2nd
EDITION

原书第2版

Pediatric Epilepsy Surgery
Preoperative Assessment and Surgical Treatment

小儿癫痫外科学
术前评估与手术治疗

原著 ［美］Oğuz Çataltepe ［美］George I. Jallo

主译 操德智

中国科学技术出版社
·北 京·

图书在版编目（CIP）数据

小儿癫痫外科学：术前评估与手术治疗：原书第 2 版 /（美）奥古兹·卡特尔德佩,（美）乔治·I. 贾洛原著;操德智主译. -- 北京：中国科学技术出版社, 2025. 6. -- ISBN 978-7-5236-1295-8

Ⅰ. R726.511

中国国家版本馆 CIP 数据核字第 2025RP2149 号

著作权合同登记号：01-2024-4418

策划编辑	宗俊琳　张　龙
责任编辑	张凤娇
装帧设计	佳木水轩
责任印制	徐　飞

出　　版	中国科学技术出版社
发　　行	中国科学技术出版社有限公司
地　　址	北京市海淀区中关村南大街 16 号
邮　　编	100081
发行电话	010-62173865
传　　真	010-62179148
网　　址	http://www.cspbooks.com.cn

开　　本	889mm×1194mm　1/16
字　　数	1253 千字
印　　张	49
版　　次	2025 年 6 月第 1 版
印　　次	2025 年 6 月第 1 次印刷
印　　刷	北京博海升彩色印刷有限公司
书　　号	ISBN 978-7-5236-1295-8/R·3464
定　　价	428.00 元

（凡购买本社图书，如有缺页、倒页、脱页者，本社销售中心负责调换）

译者名单

主　译　操德智

副主译　陈　彦　李　霖　梁树立　朱凤军

译　者　（以姓氏汉语拼音为序）

蔡　渡　首都医科大学附属北京天坛医院

操德智　深圳市儿童医院

曹卫国　深圳市儿童医院

曹雪艳　深圳市儿童医院

陈　芳　深圳市儿童医院

陈　鸿　深圳市儿童医院

陈　彦　深圳市儿童医院

翟　锋　首都医科大学附属北京儿童医院

丁　平　首都医科大学附属北京儿童医院

樊修良　首都医科大学附属北京天坛医院

郭　强　广东三九脑科医院

何柏坚　首都医科大学附属北京儿童医院

李　聪　深圳市儿童医院

李　霖　深圳市儿童医院

李申申　首都医科大学附属北京儿童医院

李燕梅　深圳市儿童医院

李　颖　深圳市儿童医院

梁树立　首都医科大学附属北京儿童医院

林　淳　深圳市儿童医院

林桂森　深圳市儿童医院

林洁琼　深圳市儿童医院

刘　畅　首都医科大学附属北京儿童医院

刘一迪　深圳市儿童医院

刘珍珍　深圳市儿童医院

马红霞　东莞市妇幼保健院

钱若兵　中国科技大学附属第一医院

任晓帆　深圳市儿童医院

孙　洋　深圳市儿童医院

谭伟婷　深圳市儿童医院

谭泽世　深圳市儿童医院

唐晓伟　广东三九脑科医院

王佳琪　首都医科大学附属北京儿童医院

韦志荣　首都医科大学附属北京儿童医院

熊海芮　深圳市儿童医院

姚　远　首都医科大学附属北京天坛医院

易祖港　深圳市儿童医院

袁庆庆　深圳市儿童医院

曾洪武　深圳市儿童医院

张　凯　首都医科大学附属北京天坛医院

张思琪　深圳市儿童医院

张　甜　深圳市儿童医院

朱凤军　深圳市儿童医院

邹东方　深圳市儿童医院

邹华芳　深圳市儿童医院

内容提要

　　本书引进自 Thieme 出版社，由世界知名的儿童神经外科专家 Oğuz Çataltepe 教授和 George I. Jallo 教授联袂编写。全书共五篇 74 章，系统、详细地介绍了小儿癫痫术前评估、外科解剖和标测技术、癫痫的外科治疗（如先天性或早期脑损伤的癫痫手术）、术前神经心理学和认知评估、立体定向脑电图、脑磁图，以及全身麻醉下重要功能皮质和白质纤维束的定位、皮质刺激和功能定位等内容。本书内容翔实、图文并茂，非常适合儿科医生、神经外科医生、医学生、规培生，以及在临床实践中需拓宽相关知识范围的其他专业医学人员参考阅读。

主译介绍

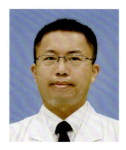

操德智

　　医学博士，主任医师，硕士研究生导师，博士后合作导师，深圳市儿童医院神经内科主任、神经外科负责人、癫痫中心主任兼外科病区负责人。广东省抗癫痫协会副会长，中国抗癫痫协会（CAAE）理事，CAAE青年委员会/生酮饮食专业委员会/癫痫外科术前评估与手术技术专业委员会副主任委员，深圳市抗癫痫协会候任会长，深圳市脑科学学会儿童分会主任委员，中华医学会儿科学分会脑科学委员会委员，广东省医学会儿科学分会神经学组委员。2009年获亚洲癫痫学会青年奖学金前往日本国立静冈癫痫中心研修1年，2014年作为广东省第三批中国援加纳医疗专家队队员前往非洲加纳进行医疗援助1年，并开展西非首例生酮饮食治疗药物难治性癫痫，2017年前往美国加州大学洛杉矶分校美泰儿童医院访问学习半年。从事儿童神经内科与癫痫工作25年，在儿童各种类型癫痫综合征，特别是婴儿癫痫性痉挛综合征、Dravet综合征，癫痫性脑病的规范化诊治，以及儿童难治性癫痫的病因诊断、生酮饮食治疗、外科术前评估、神经调控等方面开展了系统的临床与基础研究工作。

　　荣获广东省及深圳市科学技术进步二等奖各1项，2017年深圳市"优秀医务义工"，2019年"胡润·平安中国好医生"，2020年度深圳市市级优秀教师，2019—2024年度"岭南名医"。先后主持各级课题8项，获专利5项，编译和编写专著8部，发表SCI收录论文30余篇。

原著者名单

原　著

Oğuz Çataltepe, MD
Professor of Neurosurgery and Pediatrics;
Director, Pediatric Neurosurgery and
　Epilepsy Surgery
Department of Neurosurgery
University of Massachusetts Medical
　School and Medical Center
Worcester, Massachusetts, USA

George I. Jallo, MD
Professor of Neurosurgery and Pediatrics;
Director
Institute for Brain Protection Science
Johns Hopkins All Children's Hospital
St. Petersburg, Florida, USA

参编者

Seema Adhami, MD, MRCP
Associate Professor
Pediatrics and Neurology;
Chief
Division of Pediatric Neurology
University of Massachusetts Medical School and
　Medical Center
Worcester, Massachusetts, USA

Çiğdem Inan Akman, MD
Associate Professor
Department of Neurology;
Director
Department of Pediatric Epilepsy
Columbia University Medical Center
Morgan Stanley Children's Hospital
New York—Presbyterian Hospital
New York, USA

Berrin Aktekin, MD
Professor
Department of Neurology
Yeditepe University School of Medicine
Kadikoy, Istanbul, Turkey

Krothapalli Srinivasa Babu, PhD
Senior Scientist
Neurophysiology Laboratory
Department of Neurological Sciences
Christian Medical College
Vellore, Chennai, India

Jitin Bajaj, MD
Assistant Professor
Department of Neurosurgery

NSCB Government Medical College
Jabalpur, Madhya Pradesh, India

Torsten Baldeweg, MD, CCST
Professor
Developmental Cognitive Neuroscience
UCL Institute of Child Health
Holborn, London, England

Mitchel S. Berger, MD, FAANS, FACS
Professor and Chair
Department of Neurological Surgery
University of California San Francisco
San Francisco, California, USA

Mark Bernstein, MD, MHSc (Bioethics), FRCSC
The Greg Wilkins-Barrick Chair in International
　Surgery Professor
Department of Surgery
University of Toronto
Toronto Western Hospital
Toronto, Ontario, Canada

†Sanjiv Bhatia, MD
Pediatric Neurosurgeon
Chief, Department of Surgery
Nicklaus Children's Hospital Brain Institute;
Affiliated Professor
Department of Neurosurgery
University of Miami Miller School of Medicine
Miami, Florida, USA

Canan Aykut Bingöl, MD
Professor
Department of Neurology

Yeditepe University School of Medicine
Kadikoy, Istanbul, Turkey

Jeffrey P. Blount, MD
Professor
Division of Neurosurgery
Chief
Section of Pediatric Neurosurgery
Children's of Alabama Hospital
The University of Alabama at Birmingham
Birmingham, Alabama, USA

Robert J. Bollo, MD, MS, FACS, FAAP, FAANS
Associate Professor
Department of Neurosurgery
Surgical Director, Pediatric Epilepsy Program
University of Utah School of Medicine
Primary Children's Hospital
Salt Lake City, Utah, USA

Jeffrey Bolton, MD
Instructor
Department of Neurology
Boston Children's Hospital
Boston, Massachusetts, USA

Katrina M. Boyer, PhD
Assistant Professor of Psychology
Harvard Medical School
Staff Neuropsychologist
Director, Neuropsychology and Epilepsy Program
Epilepsy Center
Boston Children's Hospital
Boston, Massachusetts, USA

Kees P. J. Braun, MD PhD
Professor of Child Neurology
Brain Center Rudolf Magnus
University Medical Center Utrecht
Utrecht, The Netherlands

Carol Camfield, MD
Professor Emeritus of Child Neurology
Department of Pediatrics
Dalhousie University
The IWK Health Center
Halifax, Nova Scotia, Canada

Peter Camfield, MD
Professor Emeritus of Child Neurology
Department of Pediatrics
Dalhousie University
The IWK Health Center
Halifax, Nova Scotia, Canada

Francesco Cardinale, MD, PhD
Neurosurgeon
Department of Neurosurgery
"C. Munari" Epilepsy Surgery Center
Azienda Ospedale Niguarda Ca' Granda
Milan, Italy

Oğuz Çataltepe, MD
Professor of Neurosurgery and Pediatrics;
Director, Pediatric Neurosurgery and Epilepsy Surgery
Department of Neurosurgery
University of Massachusetts Medical School and
    Medical Center
Worcester, Massachusetts, USA

Deniz Çataltepe, BA, MPhil
Department of History and Philosophy of Science
University of Cambridge
Cambridge, UK;
Medical Student
University of Massachusetts Medical School
Worcester, Massachusetts, USA

P. Sarat Chandra, MD
Professor
Department of Neurosurgery
All India Institute of Medical Sciences
AIIMS National Brain Research Center
New Delhi, Delhi India

Kai-Ping Chang, MD
Attending Physician
Department of Pediatrics
Taipei Veterans General Hospital
Taipei, Taiwan

Patrick Chauvel, MD
Staff Neurologist
Epilepsy Center
Neurological Institute
Cleveland Clinic
Cleveland, Ohio, USA

Harry T. Chugani, MD
Professor
Department of Neurology
New York University School of Medicine
Langone's Comprehensive Epilepsy Center
New York, USA

Alessandro Consales, MD
Neurosurgeon
Department of Neurosurgery
Giannina Gaslini Children's Research Hospital
Genoa, Italy

Giulia Cossu, MD
Staff Neurosurgeon
Department of Neurosurgery
University Hospital of Lausanne
Lausanne, Switzerland

Massimo Cossu, MD
Neurosurgeon
Department of Neuroscience
"C. Munari" Epilepsy Surgery Center
Azienda Ospedale Metropolitano Niguarda
Milan, Italy

Daniel J. Curry, MD
Associate Professor
Department of Neurosurgery
Baylor College of Medicine
Director of Functional Neurosurgery and
    Epilepsy Surgery
Texas Children's Hospital
Houston, Texas, USA

Piergiorgio d'Orio, MD
Neurosurgeon
Department of Neurosurgery
"C. Munari" Epilepsy Surgery Centre
Azienda Ospedale Niguarda Ca' Granda
Milan, Italy

Roy Thomas Daniel, MD
Professor of Neurosurgery
Department of Clinical Neuroscience
Section of Neurosurgery
University Hospital of Lausanne
Lausanne, Switzerland

Matthew C. Davis, MD
Resident
Department of Neurosurgery
Section of Pediatric Neurosurgery
Children's of Alabama
The University of Alabama at Birmingham
Birmingham, Alabama, USA

Tara Der, MSc, MD, FRCPC
Assistant Professor
Department of Anesthesia and Pain Medicine ;
Director of Neurosurgical and Craniofacial
    Anesthesia Program

University of Toronto
The Hospital for Sick Children
Toronto, Ontario, Canada

Elizabeth Donner, MD, FRCP(C)
Associate Professor
Department of Pediatrics;
Director of Comprehensive Epilepsy Program
Division of Neurology
University of Toronto
The Hospital for Sick Children
Toronto, Ontario, Canada

Georg Dorfmüller, MD, PhD
Professor and Chair
Department of Pediatric Neurosurgery
Rothschild Foundation Hospital
Paris, France

Sathish Kumar Dundamadappa, MD
Associate Professor
Department of Radiology
Director of Neuroradiology
University of Massachusetts Medical School and
    Medical Center
Worcester, Massachusetts, USA

Gaston Echaniz, MD, FACS
Staff Anesthesiologist
Department of Anesthesiology
Vall d'Hebron Hospital
Autonomous University of Barcelona
Barcelona, Spain

Walid Ibn Essayed, MD
Clinical Fellow
Department of Neurosurgery
Brigham and Women's Hospital
Boston, Massachusetts, USA

Stephen J. Falchek, MD
Pediatric Neurologist and Clinical Neurophysiologist;
Chief, Division of Pediatric Neurology
Department of Neurology
Nemours/Alfred I. DuPont Hospital for Children
Sidney Kimmel Medical College at Thomas
    Jefferson University
Wilmington, Delaware, USA

David T. Fernandes Cabral, MD
Professor
Department of Neurological Surgery
UPMC Presbyterian
Pittsburgh, Pennsylvania, USA

Juan C. Fernandez-Miranda, MD, FACS
Professor
Department of Neurosurgery and Medicine;
Surgical Director
Brain Tumor, Skull Base, and Pituitary Centers
Stanford University Medical Center
Palo Alto, California, USA

Sarah Ferrand-Sorbets, MD
Pediatric Neurosurgeon
Department of Pediatric Neurosurgery
Rothschild Foundation Hospital
Paris, France

András Fogarasi, MD, PhD
Professor
Head of Neurology Department
Bethesda Children's Hospital
Budapest, Hungary

Susan Lee Fong, MD
Resident
Department of Pediatric Neurology
Johns Hopkins University School of Medicine
Baltimore, Maryland, USA

Kostas N. Fountas, MD
Head and Assistant Professor
Department of Neurosurgery
University of Thessaly
School of Medicine
Larissa, Greece

Nisha Gadgil, MD
Resident
Department of Neurosurgery
Baylor College of Medicine
Houston, Texas, USA

Davide Giampiccolo, MD
Neurosurgery Resident
Institute of Neurosurgery
University Hospital
University of Verona
Verona, Italy

Cristina Go, MD, ABPN-Neurology, CSCN-EEG
Associate Professor
Department of Pediatrics
Division of Neurology
University of Toronto
The Hospital for Sick Children
Toronto, Ontario, Canada

Alexandra J. Golby, MD
Professor of Neurosurgery and Radiology
Harvard Medical School
Haley Distinguished Chair in the Neurosciences
Department of Neurosurgery
Brigham and Women's Hospital
Boston, Massachusetts, USA

Jorge A. Gonzalez-Martinez, MD, PhD
Staff Neurosurgeon
Epilepsy Center
Neurological Institute
Cleveland Clinic
Cleveland, Ohio, USA

Olesya Grinenko, MD, PhD
Neurologist
Epilepsy Center
Neurological Institute
Cleveland Clinic
Cleveland, Ohio, USA

Bartosz Grobelny, MD
Clinical Fellow in Stereotactic and Functional
  Neurosurgery
Department of Neurosurgery
Emory University Hospital
Atlanta, Georgia, USA

Hussein Hamdi, MD
Neurosurgeon
Department of Neurological Surgery
Functional and Stereotaxy Unit
Tanta University
Tanta, Egypt;
Department of Stereotactic and Functional
  Neurosurgery
Aix Marseille University
Timone University Hospitals
Marseille, France

Chellamani Harini, MD
Instructor
Department of Neurology
Harvard Medical School
Boston Children's Hospital
Boston, Massachusetts, USA

Caitlin Hoffman, MD
Assistant Professor
Department of Neurosurgery
NewYork–Presbyterian Hospital
Weill Cornell Medical Center
New York, USA

Kevin Li-Chun Hsieh, MD
Attending Physician
Department of Medical Imaging
Taipei Medical University Hospital
Taipei, Taiwan

Ann Hyslop, MD
Director of Neurocritical Care Program
Department of Pediatric Neurology
Brain Institute
Nicklaus Children's Hospital
Miami, Florida, USA

George M. Ibrahim, MD
Assistant Professor
Division of Neurosurgery
University of Toronto
Fohio
Toronto, Ontario, Canada

George I. Jallo, MD
Professor of Neurosurgery and Pediatrics;
Director
Institute for Brain Protection Science
Johns Hopkins All Children's Hospital
St. Petersburg, Florida, USA

Ibrahim Jalloh, MA, PhD, FRCS (SN)
Consultant Neurosurgeon
Cambridge University Hospitals NHS
  Foundation Trust
Cambridge, United Kingdom

Floor E. Jansen, MD, PhD
Neurologist
Department of Pediatric Neurology
University Utrecht Medical Center Brain Center
Utrecht, The Netherlands

Prasanna Jayakar, MD, PhD
Adjunct Professor
Chairman, Nicklaus Children's Brain Institute
Nicklaus Children's Hospital
Florida International University
Miami, Florida, USA

Michael V. Johnston, MD
Professor
Department of Neurology and Pediatrics;
Director
Neuroscience Laboratory
Kennedy Krieger Institute
Johns Hopkins University School of Medicine
Baltimore, Maryland, USA

Shilpa D. Kadam, PhD
Assistant Professor
Department of Neurology
Hugo W. Moser Research Institute at Kennedy
  Krieger Institute
Johns Hopkins University School of Medicine
Baltimore, Maryland, USA

Kota Kagawa, MD
Division of Neurology
Department of Pediatrics
University of Toronto
The Hospital for Sick Children
Toronto, Ontario, Canada;
Department of Neurosurgery
Hiroshima University Hospital
Hiroshima, Japan

Ahmet Hilmi Kaya, MD
Professor
Department of Neurosurgery
Yeditepe University School of Medicine
Kadikoy, Istanbul, Turkey

Bobby P. C. Koeleman, PhD
Associate Professor
Department of Genetics
Center for Molecular Medicine
University Medical Center

Utrecht, The Netherlands

Ajay Kumar, MD, PhD, DNB
Assistant Professor
Department of Pediatrics, Neurology and
  Radiology
Wayne State University School of Medicine
PET Center
Children's Hospital of Michigan
Detroit, Michigan, USA

Shang-Yeong Kwan, MD
Neurologist
Section of Epilepsy
Neurological Institute
Taipei Veterans General Hospital
Taipei, Taiwan

Sandi Lam, MD
Associate Professor
Department of Neurosurgery
Baylor College of Medicine
Texas Children's Hospital
Houston, Texas, USA

Sebastien Lebon, MD
Pediatric Neurologist
Department of Pediatrics
Unit of Pediatric Neurology and Neurorehabilitation
University Hospital of Lausanne
Lausanne, Switzerland

Gregory P. Lee, PhD
Professor
Department of Clinical Neuropsychology
Barrow Neurological Institute
Phoenix, Arizona, USA

Mikael Levy, MD
Neurosurgeon
Department of Neurosurgery
Rabin Medical Center
Petah Tikva, Israel

Frédérique Liégeois, PhD
Lecturer
Developmental Cognitive Neuroscience Unit
UCL Institute of Child Health
Holborn, London, England

David D. Limbrick Jr., MD, PhD
Professor and Neurosurgeon
Department of Neurosurgery
Washington University School of Medicine
St. Louis Children's Hospital
St. Louis, Mississippi, USA

Tobias Loddenkemper, MD
Associate Professor
Department of Neurology
Harvard Medical School
Boston Children's Hospital
Boston, Massachusetts, USA

David W. Loring, PhD
Professor
Department of Neurology;
Director of Neuropsychology
Department of Neurology
Emory University
Atlanta, Georgia, USA

Joseph R. Madsen, MD
Associate Professor
Department of Neurosurgery
Harvard Medical School
Boston Children's Hospital
Boston, Massachusetts, USA

Mohit Maheshwari, MD
Associate Professor of Radiology
Department of Radiology
Children's Hospital of Wisconsin
Medical College of Wisconsin
Milwaukee, Wisconsin, USA

Neena I. Marupudi, MD, MS
Assistant Professor
Department of Neurosurgery
Wayne State University School of Medicine
Children's Hospital of Michigan-Detroit Medical
  Center
Detroit, Michigan, USA

Luca Massimi, MD
Assistant Professor
Department of Neurosurgery
Catholic University School of Medicine
Rome, Italy

Gary W. Mathern, MD
Professor
Departments of Neurosurgery, Psychiatry, and
  BioBehavioral Medicine
University of California
David Geffen School of Medicine
Los Angeles, California, USA

Robert A. McGovern, MD
Assistant Professor
Department of Neurosurgery
University of Minnesota Medical School
Minneapolis Veterans Affairs Health Care System
Minneapolis, Minnesota, USA

Michael L. McManus, MD, MPH, FAAP
Associate Professor
Department of Anesthesia
Harvard Medical School
Children's Hospital Boston
Boston, Massachusetts, USA

Antonio Meola, MD, PhD
Clinical Assistant Professor
Department of Neurosurgery
Stanford University Medical Center and Medical
School
Stanford, California, USA

Mahmoud Messerer, MD
Staff Neurosurgeon
Department of Neurosurgery
University Hospital of Lausanne
Lausanne, Switzerland

Ian Miller, MD
Director of Epilepsy and Neurophysiology
  Program
Department of Neurology
Brain Institute
Nicklaus Children's Hospital
Miami, Florida, USA

†**John M. K. Mislow, MD, PhD**
Neurosurgery Resident
Department of Neurosurgery
Brigham and Women's Hospital
Boston, Massachusetts, USA

Sandeep Mittal, MD, FRCSC, FACS
Professor and Chair
Department of Neurosurgery;
Wayne State University School of Medicine
Detroit Medical Center and Karmanos Cancer
  Institute
Detroit, Michigan, USA

Imad M. Najm, MD
Director
Department of Neurology
Epilepsy Center
Neurological Institute
Cleveland Clinic
Cleveland, Ohio, USA

Ika Noviawaty, MD
Assistant Professor
Department of Neurology
University of Massachusetts Medical School and
Medical Center
Worcester, Massachusetts, USA

Maximiliano Nunez, MD
Neurosurgeon
Department of Neurosurgery
El Cruce Hospital
Buenos Aires, Argentina

Hirokazu Oguni, MD
Professor
Department of Pediatrics
Tokyo Women's Medical University
Shinjuku-ku, Tokyo, Japan

Hiroshi Otsubo, MD
Associate Professor
Department of Pediatrics;
Director of Neurophysiology Lab
Department of Neurology

University of Toronto
The Hospital for Sick Children
Toronto, Ontario, Canada

Sandip S. Panesar, MD, MSc

Postdoctoral Fellow
Department of Neurological Surgery
Stanford University Medical Center
Stanford, California, USA

Eun-Hyoung Park, PhD

Instructor
Department of Neurosurgery
Boston Children's Hospital
Boston, Massachusetts, USA

Daxa M. Patel, MD

Pediatric Neurosurgeon
Joe DiMaggio Children's Hospital
Hollywood, Florida, USA

Jurriaan M. Peters, MD, PhD

Assistant Professor of Neurology
Department of Neurology
Division of Epilepsy and Clinical Neurophysiology
Harvard Medical School
Boston Children's Hospital
Boston, Massachusetts, USA

Julie G. Pilitsis, MD PhD

Chair and Professor of Neurosurgery, Neuroscience,
and Experimental Therapeutics
Department of Neuroscience and Experimental
Therapeutics
Albany Medical College
Albany Medical Center
Albany, NY, USA

Sanjay P. Prabhu, MBBS, FRCR

Assistant Professor
Department of Radiology
Harvard Medical School
Boston Children's Hospital
Boston, Massachusetts, USA

Etienne Pralong, MD

Staff Neurologist
Department of Neurosurgery
University Hospital of Lausanne
Lausanne, Switzerland

Klajdi Puka, HBSc

PhD Candidate
Department of Epidemiology and Biostatistics
Western University
London Ontario, Canada

Jeffrey S. Raskin, MD

Assistant Professor
Department of Neurological Surgery
Indiana University School of Medicine
Indianapolis, Indiana, USA

Charles Raybaud, MD, FRCPC

Professor
Department of Neuroradiology
University of Toronto
The Hospital for Sick Children
Toronto, Ontario, Canada

Jean Régis, MD

Professor and Director
Department of Stereotactic and Functional
Neurosurgery
Aix-Marseille University
Timone University Hospital
Marseille, France

James J. Riviello Jr., MD

Professor
Department of Pediatrics;
Department of Neurology
Baylor College of Medicine;
Associate Section Head
Department of Epilepsy, Neurophysiology, and
Neurocritical Care
Section of Neurology and Developmental
Neuroscience
Texas Children's Hospital
Houston, Texas, USA

Michele Rizzi, MD

Neurosurgeon and Research Assistant
Department of Neurosciences
"C. Munari" Epilepsy Surgery Centre
Azienda Ospedale Niguarda Ca' Granda
Milan, Italy

Concezio Di Rocco, MD

Professor and Director
Pediatric Neurosurgery
International Neuroscience Institute
Hannover, Germany

Jarod L. Roland, MD

Assistant Professor
Department of Neurological Surgery
University of California San Francisco
UCSF Benioff Children's Hospital
San Francisco, California, USA

John D. Rolston, MD, PhD

Director of Functional Neurosurgery
Department of Neurosurgery
University of Utah
Salt Lake City, Utah, USA

**James T. Rutka, MD, PhD, FRCSC, FACS,
FAAP, FAANS**

RS McLaughlin Professor and Chair
Department of Neurosurgery and Surgery
Hospital for Sick Children
University of Toronto
Toronto, Ontario, Canada

Mustafa Şahin, MD, PhD

Professor of Neurology
Department of Neurology
Harvard Medical School
Boston Children's Hospital
Boston, Massachusetts, USA

Francesco Sala, MD

Professor of Neurosurgery
Department of Pediatric Neurosurgery
Institute of Neurosurgery
University Hospital
University of Verona
Verona, Italy

Maurits W. C. B. Sanders, MD

Department of Child Neurology
Brain Center Rudolf Magnus
University Medical Center Utrecht
Utrecht, The Netherlands

Johannes Schramm, MD

Professor
Department of Neurosurgery
University of Bonn
Bonn University Medical Center
Bonn, Germany

Margitta Seeck, MD, PhD

Professor of Neurology
Epilepsy Unit
Department of Clinical Neurosciences
University Hospital of Geneva
Geneva, Switzerland

Hiroyuki Shimizu, MD

Professor Emeritus
Shimizu Clinic
Kohenjiminami, Suginamiku, Japan

Nir Shimony, MD

Pediatric Neurosurgeon
Department of Neurosurgery
Geisinger Commonwealth School of Medicine
and Medical Center
Dannville, Pennsylvania, USA

Thomas W. Smith, MD

Professor of Pathology and Neurology
Department of Pathology
University of Massachusetts Medical School and
Medical Center
Worcester, Massachusetts, USA

Mary Lou Smith, PhD

Professor
Department of Psychology
Hospital for Sick Children
University of Toronto
Toronto, Ontario, Canada

Matthew D. Smyth, MD

Appoline Blair Professor of Neurological

Surgery and Pediatrics
Department of Neurosurgery
Washington University School of Medicine
St. Louis Children's Hospital
St. Louis, Mississippi, USA

O. Carter Snead III, MD
Professor
Department of Pediatrics and Medicine (Neurology);
Head, Division of Neurology;
University of Toronto
The Hospital for Sick Children
Toronto, Ontario, Canada

Sulpicio G. Soriano, MD
Professor
Department of Anesthesiology
Harvard Medical School
BCH Endowed Chair in Pediatric Neuroanesthesia
Boston Children's Hospital
Boston, Massachusetts, USA

Carl E. Stafstrom, MD, PhD
Professor
Department of Pediatric Neurology
Johns Hopkins University School of Medicine
Baltimore, Maryland, USA

James L. Stone, MD
Professor
Department of Neurosurgery and Neurology
New York University Langone Medical Center
New York, USA

Scellig S. Stone, MD, PhD, FRCSC
Assistant Professor
Department of Neurosurgery
Harvard Medical School
Boston Children's Hospital
Boston, Massachusetts, USA

Samuel Strantzas MSc, DABNM, REP
Associate Clinical Neurophysiologist
Division of Neurosurgery
University of Toronto
The Hospital for Sick Children
Toronto, Ontario, Canada

Heri Subianto, MD
Fellow in Epilepsy and Functional Neurosurgery
Department of Neurosurgery
All India Institute of Medical Sciences
AIIMS National Brain Research Center
New Delhi, India

Michael Tan, MBChB, FANZCA
Pediatric Anesthesiologist and Honorary Lecturer
Department of Pediatric Anesthesiology
Starship Children's Hospital and Department of
Anesthesiology
University of Auckland

Grafton, Auckland, New Zealand

Zulma S. Tovar-Spinoza, MD
Associate Professor
Department of Neurosurgery and Pediatrics;
Director
Pediatric Neurosurgery
SUNY Upstate Medical University
Syracuse, New York, USA

Manjari Tripathi, MD
Professor
Department of Neurology
All India Institute of Medical Sciences (AIIMS)
AIIMS National Brain Research Center
New Delhi, India

Min-Lan Tsai, MD
Pediatric Neurologist
Department of Neurosurgery
Taipei Medical University
Taipei, Taiwan

Uğur Türe, MD
Professor and Chairman
Department of Neurosurgery
Yeditepe University School of Medicine
Kadikoy, Istanbul, Turkey

Ingrid Tuxhorn, MD
Professor
Department of Pediatric Neurology
Case Western Reserve University
Pediatric Epilepsy Rainbow Babies and Children's
Hospital
Lakewood, Ohio, USA

Prashin C. Unadkat, MBBS
Postdoctoral Research Fellow
Surgical Planning Laboratory and Golby Laboratory
Brigham and Women's Hospital
Boston, Massachusetts, USA

Rafael Uribe, MD, MHS
Neurosurgery Resident
Department of Neurosurgery
Weill Cornell Medicine
New York-Presbyterian Hospital/Weill Cornell
Medical Center
New York, USA

Ahsan Moosa Naduvil Valappil, MD
Staff Neurologist
Section of Pediatric Epilepsy
Epilepsy Center
Neurological Institute
Cleveland Clinic
Cleveland, Ohio, USA

Doris D. Wang, MD, PhD
Clinical Fellow in Stereotactic and Functional

Neurosurgery
Department of Neurological Surgery
University of California San Francisco
San Francisco, California, USA

Alexander G. Weil, MD, FRCSC, FAANS, FACS
Assistant Professor
Division of Pediatric Neurosurgery
Sainte Justine University Hospital
University of Montreal
Montreal, Quebec, Canada

Howard L. Weiner, MD, FACS, FAAP, FAANS
Professor and Vice-Chairman
Department of Neurosurgery
Baylor College of Medicine;
Chief of Neurosurgery
Texas Children's Hospital
Houston, Texas, USA

Nicholas M. Wetjen, MD
Neurosurgeon
Department of Neurological and Spinal Surgery
The Iowa Clinic
Des Moines, Iowa, USA

Elysa Widjaja, MRCP, MD, FRCR
Associate Professor
Department of Neuroradiology
University of Toronto
The Hospital for Sick Children
Toronto, Ontario, Canada

Tai-Tong Wong, MD
Professor
Chief
Department of Neurosurgery
Taipei Medical University
Taipei, Taiwan

Edward E. Woodward,
Medical Student
University of South Florida Morsani College of
Medicine
Tampa, Florida, USA

Elaine Wyllie, MD
Professor
The Cleveland Clinic Lerner College of Medicine;
Staff Neurologist
Epilepsy Center
Neurological Institute
Cleveland Clinic
Cleveland, Ohio, USA

Fang-Cheng Yeh, MD, PhD
Assistant Professor
Department of Neurological Surgery
University of Pittsburgh Medical Center
Pittsburgh, Pennsylvania, USA

中文版序

癫痫是一种常见的神经系统疾病，严重影响着患者的身心健康和社会功能。小儿癫痫的发病率高于成人，且具有多样的临床表现和病因。难治性癫痫是指经正规药物治疗未能控制发作的癫痫，占癫痫患者的 1/3 左右，需要考虑外科手术治疗。小儿癫痫外科由此而兴起，成为一门新兴学科，近年来在国内外均取得了显著的进展和成果。

Pediatric Epilepsy Surgery: Preoperative Assessment and Surgical Treatment, 2e 是一部全面、系统、权威的专业著作，由北美、欧洲和亚洲 10 多个国家、在各自领域最为杰出的专家联合编写，涵盖了小儿癫痫外科的基础理论、临床实践和未来发展，是癫痫外科医师和相关专业人员的必备参考书。

深圳市儿童医院癫痫中心是国内最早开展儿童难治性癫痫手术治疗的中心之一，拥有一支专业、优秀、富有经验的医疗团队，为广大癫痫患儿提供了高质量的诊疗服务。他们牵头组织国内多家癫痫中心的小儿癫痫外科专家将这部经典著作翻译为中文版，为我国的癫痫外科事业做出了重要贡献。在此，对他们的工作表示衷心的感谢。

有幸受邀，为深圳市儿童医院癫痫外科团队牵头组织翻译的这部译著作序。希望本书能够帮助更多的医生和患者家属了解小儿癫痫外科的最新进展和最佳治疗，为提高小儿癫痫的诊断和治疗水平、改善小儿癫痫的生活质量提供助力，进而促进我国的癫痫外科学科发展。

中国抗癫痫协会创会会长

补充说明

本书配套视频已更新至网络，读者可通过扫描右侧二维码，关注出版社"焦点医学"官方微信，后台回复"9787523612958"，即可获得视频网址，请使用 PC 端浏览器在线观看。

原 书 序

多种病因的中枢神经系统疾病影响着我们各个年龄段的患者，造成急性、亚急性或慢性的症状和缺陷，令人痛苦不堪。从古至今，人们对治疗方法进行了不断研究、分析和应用，无论是合理的、不合理的，还是替代性的。发现疾病的原因和探索治疗的可能性和可供选择方法的热情，激发了医学界的发展，这种探索从古至今，从未停止。

1953 年 1 月 4 日，是我神经外科医生职业生涯的第一天，在瑞士苏黎世大学医院，Hugo Krayenbühl 教授为一名难治性颞叶癫痫的年轻患者进行了手术。计划的手术是右侧前 2/3 颞叶切除术。在有玻璃窗的相邻房间里，神经内科医生和脑电图专家 Rudolf M. Hess 教授、伦敦的 W. A. Cobb 博士和布里斯托尔的 G. Walter，指导并监督了术中脑电图的记录。2 名护士、1 名住院医生和 1 名技术员协助进行脑电图导联和连接。一根非常长的金属管从巨大的脑电图机器上方延伸出来，作为连接的载体，从窗户上方弯曲进入手术室，悬挂在开放的伤口上方，接收放置在暴露的大脑表面电极上的导联。手术耗时很长，进展缓慢。每切除 1mm 的皮质，就用脑电图记录颞区的电活动状态。Hess 教授传达了简短的信息，"周围还有尖波"，直到最后，听到"没有尖波了"，才带来一种快乐的解脱感。

Krayenbühl 教授转过身来，对我们这些观摩者说："把癫痫治好是神经外科义不容辞的责任。"这句话给我留下了深刻的印象，并产生了深远影响。我想，神经生理学和神经外科学之间的合作可能是一种合理的追求途径。

不管是巧合还是命运，65 年后的今天，我很荣幸为 Oğuz Çataltepe 和 George I. Jallo 编写的 *Pediatric Epilepsy Surgery: Preoperative Assessment and Surgical Treatment, 2e* 撰写序言。本书包含了 74 章，内容均由该领域的专家撰写，再由 2 名主创将其编制成一部引人入胜、发人深思的"交响曲"。数学、基础科学、科学技术及医疗产业的进步都为过去 200 年的发展做出了贡献。20 世纪 50 年代以来，研究的激增和所取得的成就在科学的多个领域取得了前所未有的突破，并为在神经科学的最广泛领域进行更深入的研究提供了可能性。

该书特别探索了与癫痫相关的所有神经科学的进展和成就，包括神经外科的影响，如诊断的过程，对各种神经治疗的适应证的仔细斟酌，术前、术中和术后护理的注意事项，以及神经药理学、神经心理学、神经生理学、言语治疗和社会护理的重要性。

Wilhelm Sommer（1852—1900 年）在《Ammon 角的病变作为癫痫的病因》（*Erkrankung des Ammonshorns als aetiologisches Moment der Epilepsie*，*Archiv für Psychiatrie und Nervenkrankheiten*，1880，10：631-675）中，记录了 36 例癫痫患者的尸检大脑中 Ammon 角（海马）的变化，并推断这一发现可以解释癫痫的因素。他赞扬了 G. B. Morgagni 和 J. E. Greding 在 18 世纪，以及 Th. H. Meynert 在 19 世纪对癫痫患者海马变化的观察。Sommer 希望研究结果能得到他人认可。1899 年，E. Bratz 在一幅木刻上展示了一个正常的海马，将其与一例癫痫患者的大脑中有明显萎缩和显微镜下细胞丧失的海马进行了比较，这种病变被称为 Ammon 角硬化（海马硬化）（*Ammonshornbefunde der Epileptischen. Archiv für Psychiatrie und Nervenkrankheiten*，1899，31：820-836）。现代可视化技术和组织病理学的进步是确认海马硬化、皮质发育不良、胶质增生和微梗死诊断的过程。

19 世纪后半叶开启了医学和外科的重大进步，如医院的新理念、注册护士的任命，尤其是为缓解难治性癫痫患者的负担和压力进行了勇敢尝试。

选择性杏仁核 – 海马切除术由 Paul Niemeyer 于 1954 年首创，并由我发展成为翼状突经大脑裂入路手术，同时由 Uğur Türe 的顶枕入路对其进行了补充。这两种方法都能有效地治疗内侧基底颞叶癫痫患者。这些方法是对中枢神经系统的一个小且紧密、高功能区域的外科探索。入路和致痫灶彻底切除的成功取决于对这一复杂解剖的了解，以及对微创神经外科技能和技术的掌握。实验室培训提供了一个理想的环境，用尸体解剖来学习脑池、血管和实质的神经解剖，以及完善显微技术技能。

选择与个体患者特定癫痫问题相关的治疗方式是实现完全控制癫痫发作（或减少癫痫发作频率和严重程度），从而改善生活质量的决定性因素。一个在医院内建立的、专注于癫痫及其医学和社会影响的多学科治疗、研究团队，有能力为患者提供更优质的服务。书中的主题、信息和数据的组合，代表了当前医疗发展水平，并展望了癫痫领域未来的研究和治疗前景。这些洞察、判断和平衡的评估和结论，希望能激励年轻医生接受挑战，有效防止令人衰弱和恐惧的癫痫发作。

M. Gazi Yaşargil，MD
Professor of Neurosurgery
Yeditepe University Hospital
Istanbul，Turkey

下面是为各种类型、不同病因的癫痫开创有效治疗手段做出贡献的神经科学家及神经外科医生，现整理时间脉络如下。

1879 年	W. Macewen	颅脑外伤后皮质切除术；一名 7 岁男孩
1880 年	J. L. Corning	颈动脉神经刺激术
1882 年	W. Alexander	双侧椎动脉结扎
1886 年	V. Horsley	瘢痕组织的切除
	S. H. Jackson	
1893—1912 年	F. Krause	Faraday 刺激。第一次针对运动皮质的准确定位。瘢痕组织的切除

1925—1935 年	O. Foerster	癫痫外科手术中首次使用脑电图
1930—1980 年	W. Penfield	部分颞叶切除术和其他几种切除术
	H. Jasper	
	M. Baldwin	
	T. Rasmussen	
	W. Feindel	
1954 年	P. Niemeyer	经脑室选择性杏仁核–海马切除术
1973 年	M.G. Yaşargil	翼状突前经大脑裂入路杏仁核–海马切除术
2012 年	U. Türe	顶枕入路杏仁核–海马切除术

半球切除术

1938 年	K. G. McKenzie
1950 年	R. A. Krynauw
1970 年	T. Rasmussen
1992 年	J. Schramm
1993 年	J. G. Villemure

胼胝体离断术

1940 年	W. P. Van Wagenen 等
1962 年	J. E. Bogen 等
1970 年	A. J. Luessenhop 等
1993 年	A. R. Wyler

发育不良皮质切除术

1971 年	D. C. Taylor 等
2003 年	R. I. Kuzniecky
2004 年	W. J. Hader 等

迷走神经刺激术

| 1990 年 | J. K. Penry，J. C. Dean |
| 1998 年 | A. Handforth 等 |

译者前言

记得是一年多前，在申昆玲院士和郑跃杰教授的引荐和帮助下，我们癫痫中心非常荣幸地获得出版社邀约组织翻译 Oğuz Çataltepe 教授编写的这部 *Pediatric Epilepsy Surgery: Preoperative Assessment and Surgical Treatment, 2e*。这是一部全面且权威的小儿癫痫外科教科书，涵盖了从基础理论到临床实践的各个方面，由世界各地最杰出的专家联合撰写。我觉得本书对提高我们癫痫外科方面的知识和技能水平非常有益，也对改善国内的癫痫患者的诊疗方案非常有帮助。

翻译本书是一项艰巨且有意义的任务。好的翻译不仅要准确地传达原文的内容和意义，尽量保留原文的风格和语气，还要注意避免语言和文化上的歧义，保持专业术语和缩略语的一致性。在本书翻译过程中，我们参考了许多相关文献和网站，也向一些在这一领域有经验的同事和朋友请教和求证，尽力做到了忠实、通顺和准确。

在此，衷心感谢 Oğuz Çataltepe 教授和 George I. Jallo 教授，以及所有参与本书编写的作者，他们为小儿癫痫外科的发展和进步做出了巨大贡献；感谢中国科学技术出版社，他们给予我们翻译本书的机会，对中文版的问世给予了大力支持；感谢所有参与本书翻译的专家、同仁，他们在翻译过程中积极配合，反复修改，付出了大量精力和时间。最后，我要衷心感谢中国抗癫痫协会创会会长李世绰教授，李教授已年过八十，事务繁忙，仍欣然接受为本书作序的邀请，让我备受鼓舞！

我希望本书能够为国内癫痫从业者带来帮助和启发，也希望借此来促进这一领域的国际交流和合作。我相信，通过大家的共同努力，一定能为癫痫的预防和治疗开辟更广阔的前景。

本书获深圳市"医疗卫生三名工程"（编号：SZSM202311028）及深圳市医学重点学科建设（编号：SZXK033）项目资助。

深圳市儿童医院

原书前言

通常癫痫的外科治疗是非常复杂的，对临床医生和神经外科医生而言都挑战巨大，在小儿癫痫领域尤为突出。优秀的癫痫外科著作有不少，但很少有专注于小儿癫痫外科治疗的。我们构思了这部全面的小儿癫痫外科教科书，目的就是填补这一领域的空白，旨在整合小儿神经外科和癫痫外科的视角。我们真诚地希望，经过修订更新的第 2 版能够更接近这一目标。

在第 1 版中，我们试图通过回顾当时最先进的术前评估方法和外科技术的详细内容，以及由各领域的权威专家阐述的各个专题来引导读者走进这一复杂的领域。本书首次出版已有 9 年，我们的目标没有改变。然而，我们觉得有必要修订本书，以便能够跟上这一领域新概念和技术发展的步伐。此外，第 2 版还增补了大量内容，以便提供更全面和完整的小儿癫痫外科治疗的介绍。在第 2 版中，有 37 个全新的章节，其他章节也经过了精心更新或重新撰写。

第一篇先回顾了小儿癫痫外科历史的发展史，然后专门讨论了小儿癫痫流行病学、神经病理学、脑可塑性、癫痫发作对发育中大脑的影响、伦理考量和灾难性癫痫综合征等内容。

第二篇从多个方面提供了术前评估的内容，如临床与神经心理学评估、电生理学和神经影像学的内容。

第三篇是本版新添加的内容，旨在回顾外科解剖和定位技术。在过去的 10 年中，不同方式的脑定位技术，如功能磁共振成像和皮质 / 皮下刺激技术，在癫痫外科手术中被更频繁地使用。然而，这仍然是一个对许多神经外科医生和医疗中心来说经验有限的领域，因为资源和专业知识稀缺。标准和方法也因中心而异。因此，第 2 版中增加了一个新的部分来专门讨论这一重要的主题，我们非常荣幸邀请到了这一领域最受尊敬的专家。这一部分回顾了大脑皮质和白质的解剖，配以大量的插图来增强读者对内容的理解。我们认为，对于神经外科医生、癫痫学家和电生理学家来说，对皮质和白质解剖有一个透彻的了解是至关重要的。这样可以更好地认识到皮质刺激和当前定位技术的优势和局限性。本部分的其他章节回顾了最常用的皮质 / 皮下定位和定位技术，如功能磁共振成像、Wada 实验、磁性和电性皮质及皮下刺激方式。

第四篇是本书的关键部分，涵盖了与小儿癫痫外科治疗相关的很多主题，这一部分在第 2 版中有了显著扩展，增加了许多由这些领域最受尊敬的专家撰写的新章节，以明确外科病理、麻醉技术和最先进的外科入路。该篇和各章分别回顾了麻醉的评估和方法，颅内侵入性诊断技术，颞叶和额颞叶癫痫的外科入路，多叶和半球外科技术，各种断连、神经调节和消融手术。我们邀请了最有经验的专家为这些外科手术的所有主要变体撰写了完整的章节，帮助读者对这些外科技术有深层次的理解。

第五篇则重点关注了术后过程和结果，包括外科失败和再次手术、术后癫痫控制，以及最后的术后神经心理和社会心理结局等章节。读者可能会注意到，书中的一些内容会有一定程度的重复。虽然这在多作者的教科书中是不可避免的，但我们也有意保留了一些章节中的重复内容，以便让读者对不同的观点和做法有一个更好的概览。我们也觉得，去掉所有的重复内容会破坏各自章节的完整性和一致性。

当然，我们的主要目标是为管理难治性癫痫儿童的癫痫外科医生和癫痫学家提供服务，旨在成为每一个关心癫痫儿童的医疗团队的参考书，包括成人和儿童神经外科医生和神经内科医生、住院医师和研究员、临床神经心理学家、电生理学家、神经放射学家和参与癫痫患者评估和外科治疗的医学生。

本书汇集了来自北美洲、欧洲和亚洲 10 多个国家的专家，他们在各自领域具有卓越的学术成就和实践经验。这些专家在撰写各自章节时享有充分的灵活性和独立性，确保了内容的全面性和前沿性，为读者提供了深度的领域洞察。我们深感荣幸能够组织完成这一宏大的作品，并对所有作者表示由衷的感谢。

我们真诚地希望，全新第 2 版能够填补这一领域的空白，并为改善小儿癫痫患者的护理发挥作用。

Oğuz Çataltepe, MD

George I. Jallo, MD

致　谢

我们感谢与我们一起工作的同事，特别是癫痫学家。这些临床医生是管理癫痫患者的多学科团队中最重要的一部分。我们也感谢研究员、住院医师和医学生的持续参与和洞察力。最重要的是，我们要感谢患儿的父母，他们把最珍贵的宝贝托付给我们，这对我们所有人来说是一个非凡的荣誉和巨大的责任。

我们还要向我们的朋友、同事和本书的贡献者之一 Sanjiv Bhatia 博士表示敬意，他于2018 年 5 月意外去世。他是 Nicklaus 儿童医院、迈阿密大学和小儿神经外科社区受人尊敬的成员。Bhatia 博士是小儿癫痫的热情倡导者，他为小儿癫痫外科做出的重大贡献将永远被铭记。

我们感谢 Thieme 出版社编辑和制作团队的每位成员，特别是 Timothy Hiscock。他们以专业和团结协作的态度指导我们完成了本书。

Oğuz Çataltepe, MD

George I. Jallo, MD

献　词

谨以本书献给我的妻子 Sule 和我们的孩子 Deniz 和 Arda。

Oğuz Çataltepe

谨以本书献给 Maxwell、Nicholas 和 Alexis，他们提醒我爱、信任和生活。

George I. Jallo

视频列表

目　录

第三篇　外科解剖与标测技术

第四篇　癫痫的手术治疗

第五篇　术后病程及结果

第一篇

小儿癫痫介绍
Introduction to Epilepsy in Children

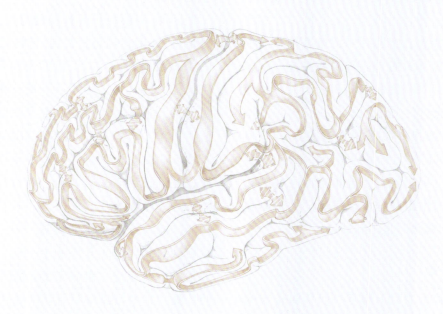

第1章　儿科癫痫手术的基本考量
Basic Considerations of Pediatric Epilepsy Surgery

Oğuz Çataltepe　George I. Jallo　著

曹雪艳　陈　鸿　译　操德智　校

癫痫是儿童最常见的神经系统疾病。在发达国家，小儿癫痫发病率是每年 33/10 万～82/10 万[1-3]。几乎一半的癫痫儿童都有学习困难、认知发育迟缓、精神 / 行为障碍，以及心理社会问题的高风险。因此，在这类群体中与实现癫痫无发作同样重要的是预防认知和发育的停滞或倒退。大约 20% 的癫痫儿童不得不持续忍受药物难以完全控制的癫痫发作，手术通常是这部分儿童唯一的治疗选择，它不仅是为了控制癫痫发作，还为了预防和改善共患病[2, 4-9]。

小儿癫痫的综合治疗具有一定挑战性，需要癫痫内科和外科两方面的专业知识和技能。双方在多学科合作环境中的良好协调和合作关系是成功管理小儿癫痫患者的关键因素之一。为小儿癫痫提供外科治疗的癫痫中心数量在过去 20 年中显著增加，癫痫手术已经在全世界范围内成为一种规范的治疗选择。我们还看到近年来由一些国际组织成立的专业工作组和分委会发起的儿科癫痫手术有关主题的出版物数量不断增加[5, 10-12]。

一、历史演变

虽然癫痫患者的手术干预有一段相对较长的历史，但在成人癫痫中，还是经历了数十年的时间，手术才逐步成为一种规范的治疗选择。在小儿癫痫中，这个过程则更加纠结。它只是在少数几个中心中成为小儿癫痫治疗的最后迫不得已的选择。很长一段时间里，即使是确定的难治性局

灶性癫痫患儿，也很少被转诊到专业的癫痫外科中心去治疗。

以往不愿意进行小儿癫痫手术的原因是一些合理的担忧和限制，如许多地方没有癫痫中心、诊断技术的局限性、手术效果欠佳，以及普遍对小儿癫痫手术的认知匮乏或错误认知。癫痫手术对儿童长期影响的数据有限，以及妄信许多小儿癫痫发作是良性的且预后良好，也是导致不接受小儿癫痫手术的原因[2, 7, 10, 13]。

因此，在最初的小儿癫痫手术系列发表后，过了近 20 年的时间才看到提供小儿癫痫手术治疗的中心数量增加[14-17]。虽然最初的手术系列多为年龄较大的儿童，但患者年龄逐渐降低，甚至在医学期刊上开始看到关于婴儿癫痫手术系列的报道[6 - 9, 12, 18, 19]。手术系列积累的数据和报告的结果鼓舞人心，它清楚地表明，手术干预对顽固性癫痫患儿的预后有显著改善，不仅导致癫痫发作的减少和完全无发作，还改善了行为、语言和认知功能，同时提高了生活质量[20-22]。因此，在相对较短的时间内，小儿癫痫手术从一种很少实施的干预措施转变为一种确定的治疗顽固性癫痫儿童的选择。这些发展导致在世界范围内建立了许多专门的小儿癫痫手术项目。因此，小儿癫痫手术成为许多小儿神经外科医生感兴趣的亚专科。

二、小儿癫痫手术

从术前评估到手术技术，癫痫外科的主要原

则最初都是针对成人癫痫患者制订的。这些原则后来被拓展并应用于小儿癫痫患者[23]。虽然小儿癫痫与成人癫痫患者的外科治疗有许多共同的特点，但也有许多不同之处。了解这些差异对小儿癫痫患者的管理至关重要[5, 24]。小儿癫痫患者的病因各种各样，其中一些患者表现出不同的、有时是独特的电生理学和症状学特征。他们也更容易出现神经发育和社会心理问题，在考虑手术时必须考虑到这些问题。此外，在儿童，尤其是婴儿的围术期和神经外科技术方面拥有专业知识，对小儿癫痫患者的外科治疗至关重要。

在小儿癫痫患者中，婴幼儿是一个极具挑战性的群体。了解与年龄相关的特征及与该患者群体管理相关的特殊模式和事项是确保良好手术结果的重要前提。儿童药物难治性癫痫的外科治疗具有许多独特的挑战性问题，需要在许多领域具有特殊的经验和专业知识，如术前评估、选择手术候选人和为每个患者确定最合适的手术策略。

1998 年，国际抗癫痫联盟（International League Against Epilepsy，ILAE）成立了一个小儿癫痫手术小组委员会，以应对所有这些挑战，并制订小儿癫痫手术的适当标准。2003 年，小组委员会组织了一次会议，讨论以下问题[5]。

(1) 癫痫儿童的特征及其综合征是否有足够的差异来证明专门的小儿癫痫中心的合理性？

(2) 是否有足够的信息为小儿癫痫手术患者的病例选择和手术治疗制订专门的指南？

小组委员会一致认为，"癫痫的神经生物学方面是儿童所特有的，尤其是低龄儿童，因此需要专门的小儿癫痫专业知识。总的来说，这些特性共同证明了成立专门的小儿癫痫外科中心是必要的[5]。"

三、儿童特征和特殊注意事项

虽然小儿癫痫的许多方面及其外科治疗与成人相似，但儿童，尤其是婴幼儿，存在显著的差异和特点。从术前评估开始，延伸到外科手术干预，这些差异可能在小儿癫痫治疗的许多阶段都

至关重要。我们将简要总结这些领域，以提供关于该主题的一般观点。

（一）年龄分层

虽然年龄分层在成人癫痫患者的治疗中不是一个重要的话题，但它主导了小儿癫痫手术的许多领域的讨论，包括术前评估、手术指征、手术时机、手术方式和预后指标。婴儿早期和儿童期大脑的快速成熟是临床特征、癫痫发作症状学、脑电图（electroencephalogram，EEG）和神经影像学结果复杂演变的关键原因[5, 24]。这种复杂性使得临床、电生理和影像学结果的评估和解释非常具有挑战性。自然，儿童在认知成熟度、语言发育水平，以及学习配合程度中的水平都较低，这可能成为某些术前检查的障碍或限制因素，如 Wada 试验或功能磁共振成像。因为大脑的髓鞘化尚不完全，低龄儿童，尤其在婴儿早期，就算是结构性的 MRI 检查，其结果也可能看似是有问题的。因此，低龄儿童可能需要间隔一段时间进行影像学复查。癫痫发作对幼儿发育中的大脑可产生有害的，又或灾难性的影响，这是一个需要着重关心的问题。这构成了有些婴儿需要尽早进行手术干预的强烈提示。同样，低龄可能是儿童使用某些外科技术的限制因素，如局部麻醉下的皮质电刺激和定位，以及立体定向脑电图（stereotactic electroencephalogram，SEEG）的深度电极放置。

（二）儿童特有的癫痫综合征和病理学

可接受手术的小儿癫痫发作的原因多种多样（表 1-1），如围产期损伤、皮质发育不良、发育性脑肿瘤［如胚胎发育不良性神经上皮肿瘤（dysembroplastic neuroepithelial tumor，DNET）］和节细胞胶质瘤，罕见病变和疾病，如下丘脑错构瘤、Rasmussen 脑炎、Sturge-Weber 综合征等[1, 4, 25]。其中一些仅见于儿童，很少或从未发生在成人。此外，根据年龄不同，每种疾病的发病率也不同，它们具有独特的诊断和手术挑战。皮质畸形是儿童最常见的神经病理学基础（23%～78%），

根据 ILAE 的一项调查，皮质发育畸形占 4 岁以下小儿癫痫手术病例病理的 60%（表 1-2）[25]。同样，发育性脑肿瘤，如节细胞胶质瘤和 DNET，在儿童中更为常见，且常伴有邻区局灶性皮质发育不良，占比为 20%～50%[26]。尽管儿童中颞叶内侧硬化（mesial temporal sclerosis，MTS）的发生率比成人低得多（6.5%～38%），但与 MTS 相关的双重病理在儿童中发生率更高[1, 4-5, 8, 25]。

表 1–1　小儿癫痫手术患者的病因 / 基础病（2004 年 ILAE 调查）	
病因 / 基础病	比率（%）
皮质发育不良	42.4
肿瘤	19.1
脑萎缩 / 脑卒中	9.9
海马硬化	6.5
胶质增生	6.3
结节性硬化症	5.1
下丘脑错构瘤	3.6
Rasmussen 脑炎	2.7
血管性病变	1.5

ILAE. 国际抗癫痫联盟

引自 Harvey AS, Cross JH, Shinnar S, the Paediatric Epilepsy Surgery Survey Taskforce, et al. Defining the spectrum of international practice in paediatric epilepsy surgery patients. Epilepsia. 2008;49:146–155.

（三）症状学与电生理学特征

与成人癫痫综合征相对明确的临床和电生理学特征相比，儿童时期的难治性癫痫发作可能相当不典型且定义不明确。儿童期难治性、部位相关性的癫痫的临床和电生理表现可能是异质性和广泛性的。儿童单侧局灶性和半球性病变均可表现为全面性癫痫发作表现和脑电图模式[5, 24]。其中一些表现为演变的、年龄依赖性电临床综合征，如早期婴儿型癫痫性脑病演变为 West 综合征，然后演变为 Lennox-Gastaut 综合征[27]。同样，一些复杂的早发性癫痫综合征，如 West 综合征和 Lennox-Gastaut 综合征，在脑电图上表现为双侧或广泛性癫痫样放电，尽管其起源于局灶性皮质病变，如局灶性皮质发育不良或皮质结节，它们对局灶性切除手术反应良好[28-31]。大脑和皮质通路的不成熟性在癫痫发作不典型的临床和电生理表现中起着核心作用。

婴幼儿大脑皮质活动的电生理评估可能极其困难，主要有以下几个原因：①很难界定未成熟大脑的脑电图模式是否正常；②缺乏确切的癫痫样放电；③发作期电活动可以快速扩散；④发作的电生理模式存在巨大的可变性。这些特征使得儿童脑电图结果的定位价值与成人相比非常有争议。因此，在许多情况下，确定未成熟大脑中的致痫区是一项艰巨的任务，需要大量的专业知识来处理。

表 1–2　小儿癫痫手术患者病因 / 基础病的年龄分布（2004 年 ILAE 调查）				
病因 / 基础病	0—4 岁（%）	4—8 岁（%）	8—12 岁（%）	12—18 岁（%）
皮质发育不良	60	45	32	32
肿瘤	10	20	24	25
脑萎缩 / 脑卒中	7	8	14	12
海马硬化	1	5	9	12
胶质增生	5	5	8	8

ILAE. 国际抗癫痫联盟

引自 Harvey AS, Cross JH, Shinnar S, the Paediatric Epilepsy Surgery Survey Taskforce, et al. Defining the spectrum of international practice in paediatric epilepsy surgery patients. Epilepsia. 2008;49:146–155.

（四）癫痫发作对发育中的大脑的影响

频繁癫痫发作对发育中的大脑的累积有害影响可能是灾难性的。除了频繁的临床发作外，癫痫持续状态和频繁的发作间期癫痫性放电可能会导致大脑皮质功能障碍，在某些情况下，还可能继发新的癫痫发生。因此，顽固性癫痫发作对发育中的大脑的有害影响包括认知能力下降、神经衰弱、攻击性、注意缺陷障碍和多动[32]。尽管癫痫发作可以自发缓解，但在大脑发育的这一关键时期，永久性神经、社会心理和认知损害的风险，以及抗癫痫发作药物（anti-seizure medication，ASM）的不良影响是显著的。早发性癫痫和长期的癫痫发作与不良的神经发育结局有关[33]。

成功的癫痫控制可以促进认知发展，并有助于减轻癫痫对儿童和家庭的行为和（或）心理负担。虽然这一点尚未得到证实，但有研究表明，早期手术治疗和癫痫发作终止后，生活质量和社会心理结果得到改善，认知能力也得到增强[5, 21-22]。因此，在决定对儿童进行癫痫手术时，癫痫发作控制不应是唯一的考虑因素，还应考虑癫痫发作对发育中的大脑的潜在有害影响及成功的手术干预后神经发育改善的机会。

（五）功能的可塑性

基于实验动物研究、手术切除后癫痫患者的观察，以及对幼时脑损伤患者的观察，大量关于幼儿脑功能可塑性的数据已经被积累下来。这些数据表明，幼儿在脑损伤（或外科手术）后具有更大的恢复潜力和显著的神经功能重组能力[13, 20, 34-36]。这一点在5岁以下儿童言语相关功能的恢复和定位转移中尤为明显[36]。幼儿脑的功能可塑性也使儿童更容易受到反复发作的有害影响，这会导致发育异常或延迟，并引发发育中的神经回路的永久性变化。因此，至关重要的是，小儿癫痫手术团队深刻领会到幼儿脑的功能可塑性和恢复的潜力，并在做手术抉择的时候考虑到这些特点[5]。

（六）药物难治性

儿童的药物难治性标准也不同于成人。与成人癫痫患者不同，早期确认小儿癫痫患者的药物难治性在许多情况下是可行的，因为某些小儿癫痫综合征或癫痫病因本身就意味着难治性，这些儿童不需要进行长时间各种ASM的尝试[11]。发育中的大脑也更容易受到ASM的不良影响，这使得对ASM长期尝试的风险/效益评估在儿童中比在成人中更为关键。此外，小儿癫痫通常不是一种固定的疾病，虽然在某些情况下可能会发展为难以治愈，但在另一些情况下可能会自行缓解或停止。因此，虽然在某些诊断明确的小儿癫痫综合征中，可以很容易和迅速地做出关于药物难治性的决定，而在其他病例中，决定患者是否是真正的手术候选者是必须非常谨慎的。

（七）手术时机

手术时机是治疗小儿癫痫的另一个难点。如前所述，癫痫对早期大脑发育累积的有害影响是小儿癫痫患者治疗中的一个关键。尽管仍缺乏共识，但文献中越来越多的数据支持早期手术干预对灾难性癫痫的益处。由于某些小儿癫痫综合征固有的就是药物难治性的，因此在这些病例开始考虑手术过程之前，无须"证明"药物难治性。长时间的癫痫发作和ASM对突触形成、大脑发育和认知/社会心理发展的有害影响支持了对小儿癫痫患者进行早期手术的论点。即使通过药物治疗成功地控制了临床癫痫发作，频繁的发作间期放电仍然会导致未成熟大脑的突触发生和细胞结构的改变，并可能产生继发的癫痫灶。

突触和树突棘密度高的时期（3—7岁）是大脑的可塑性达峰的时候，这个时期术后损伤恢复的潜能最高[18]。在此时间范围内进行的手术可能有助于加快康复，预期的术后损伤可能会较轻。在精心挑选的患者中，早期手术干预可以防止癫痫发作对认知、社会心理和发育的负面影响[2, 5]。因此，早期手术干预可以帮助儿童发育而不造成进一步的社会心理伤害，并且在许多情况下，可以最大限度地发挥他们的发展潜力[32]。

然而，对于小儿癫痫患者的早期手术干预也

有重要的关注。因为一些小儿癫痫在成年后可自发缓解，所以自发缓解的可能性是手术早期干预遭质疑的主要原因之一。质疑手术早期干预的其他问题包括使用 ASM 可以实现癫痫发作永久控制的可能性，以及婴幼儿手术干预相关的致残率和致死率。

（八）外科手术的目标

小儿癫痫手术的目标与成人有所不同，因为癫痫发作对发育中的大脑的有害影响至关重要。因此，小儿癫痫手术的目标不仅是控制癫痫发作，还是防止未控制的癫痫发作对未成熟大脑可能产生的有害后果。控制导致永久性的认知、行为和社会心理问题的持续发作间期放电；防止继发性癫痫发生，并避免 ASM 对发育中的大脑的不良影响[32]。然而，尽管癫痫发作控制对儿童认知、行为和心理发展的潜在好处已被普遍接受，但关于这一问题的确切数据仍悬而未决。因此，小儿癫痫手术的中心目标仍然局限于实现无癫痫发作[5]。

小儿癫痫患者常用的外科手术术式和占比与成人患者有一定的差异（表 1-3）。低龄儿童的癫痫发作通常发生在颞叶外，且覆盖较大的多脑叶皮质区域，包括功能皮质。因此，与成人相比，儿童可能更需要侵入性监测、皮质功能定位和电刺激检查，而这些检查的处理需要大量的内科和外科专业知识。一些外科手术，如半球或多脑叶切除、离断或分期切除手术，在小儿癫痫患者中比在成人中更常见。半球综合征的外科手术经常

需要在低龄儿童中进行，甚至在婴儿中，但很少在成人中进行，这些手术在一些小儿癫痫手术中心进行的手术干预中占很大一部分。

小儿癫痫的手术类型也因儿童年龄组的不同而有显著性差异（表 1-4）。一方面，在 4 岁以下儿童的癫痫手术中，半球和多脑叶手术占 52%[25]。这些手术是比较复杂且富有挑战性的，围术期并发症的风险要高于任何其他癫痫手术，需要相当多的专业知识。另一方面，局灶性切除和脑叶切除在年龄较大的儿童中非常常见，占 12 岁以上儿童手术的 60%[25]。

一些有病灶的癫痫及其外科治疗在儿童年龄

表 1-3 小儿癫痫手术患者的常见外科手术（2014 年 ILAE 调查）

手术类型	占比（%）
脑叶 / 局灶性切除术	48
颞叶	23.2
额叶	17.5
多脑叶	12.9
大脑半球切除术	15.8
迷走神经刺激术	15.8
胼胝体切开术	3.1

ILAE. 国际抗癫痫联盟
引自 Harvey AS, Cross JH, Shinnar S, the Paediatric Epilepsy Surgery Survey Taskforce, et al. Defining the spectrum of international practice in paediatric epilepsy surgery patients. Epilepsia. 2008;49:146–155.

表 1-4 小儿癫痫手术患者的年龄特征（2014 年 ILAE 调查）

手术方式	0—4 岁（%）	4—8 岁（%）	8—12 岁（%）	12—18 岁（%）
脑叶 / 局灶性切除术	35	47	49	60
多脑叶切除术	20	11	12	10
大脑半球切除术	32	15	10	8
姑息治疗（VNS，CC）	9	25	23	20

CC. 胼胝体切开术；ILAE. 国际抗癫痫联盟；VNS. 迷走神经电刺激
引自 Harvey AS, Cross JH, Shinnar S, the Paediatric Epilepsy Surgery Survey Taskforce, et al. Defining the spectrum of international practice in paediatric epilepsy surgery patients. Epilepsia. 2008;49:146–155.

组中更常见。下丘脑错构瘤的手术干预及结节性硬化症的多期皮质切除术就是这组病变的两个例子。Sturge-Weber 综合征是另一种见于儿童的疾病，受累的患者可能需要紧急考虑进行多脑叶或半球离断手术，因为该综合征具有潜在的有害影响，如发育迟缓和进行性偏瘫。Rasmussen 综合征和 Landau-Kleffner 综合征也主要出现在儿童时期，其治疗需要丰富的内科和外科专业知识[5, 24, 37]。

四、现状和未来注意事项

在过去 20 年中，结构 / 功能神经成像、脑电图 / 视频监控技术、侵入性诊断技术、围术期护理和手术技术等方面都取得了许多进展，并彻底改变了小儿癫痫手术的实践。小儿癫痫手术中心的数量，以及接受癫痫手术的年轻癫痫患者的数量在过去 10 年中呈指数级增长。这些患者的年龄分布发生了巨大变化，婴儿癫痫手术比以前更加普遍。许多更复杂先进的无创和侵入性神经生理学数据采集技术已经开发出来，小儿癫痫手术结果数据的可用性在过去 10 年中显著增加。术前计划技术的进步是无法想象的，如用于多模态影像融合三维重建技术，以及现代神经外科设备中的新工具和技术，如神经导航系统、术中磁共振成像（magnetic resonance imaging，MRI）、SEEG、激光消融技术、内镜技术等，使神经外科医生能够对癫痫患者进行侵入性更小、更精确的干预。神经外科技术和技术的进步，以及癫痫外科医生的手术技能和经验的提高，导致越来越复杂的外科手术。此外，小儿神经麻醉学和儿童重症监护室护理方面的显著改进对癫痫患儿的手术结果产生了巨大的影响。此外，完善的术前和术后神经心理评估技术和改进的数据积累方法也为当前外科干预对

癫痫患儿不同生活领域的影响提供了宝贵的见解。随着所有这些领域的出现，包括 MRI 阴性病例在内的癫痫患儿的手术候选范围显著扩大。

这些进展为小儿癫痫手术打开了一扇独特的机会之窗。在过去 10 年里，小儿癫痫手术中心和小儿癫痫手术的数量急剧增加。儿童神经外科医生参与小儿癫痫病例已成为一种标准实践。因此，小儿癫痫手术已经成为一种公认的、安全的、有效的治疗方式，适用于精心挑选的儿童。

然而，小儿癫痫手术仍面临许多障碍，如缺乏针对手术候选人的识别和选择标准的共识，以及缺乏确定手术时机的指南。尽管外科手术技术比以往任何时候都更加精细和安全，但小儿癫痫手术中许多新的和潜在的有益领域仍有待探索和发展，包括新的神经调控技术，如脑深部电刺激及消融和放射外科技术在儿童中的应用。这些外科手术和类似治疗方法的数据仍然有限或有待收集。

结论

虽然小儿癫痫手术是治疗这一高度可变患者群体的一种公认的治疗选择，但累积的数据在提供明确的指导方针和参数方面仍远远不能令人满意。因为儿童，特别是婴儿，是仍在不断发展的人群。癫痫在这一患者群体中不是固定的，而是一个不断进展且复杂的过程。因此，为癫痫手术选择和转诊年轻患者是一项艰巨的工作，需要非常谨慎和专业的处理。必须在避免不必要的手术和对自发缓解的不切实际的期望而无意中导致患者出现社会心理恶化或 ASM 的不良影响之间保持精准的平衡。这是小儿癫痫外科界目前面临并必须克服的独特挑战。

参 考 文 献

[1] Guerrini R. Epilepsy in children. Lancet 2006;367(9509):499–524

[2] Cross JH. Epilepsy surgery in childhood. Epilepsia 2002;43(Suppl 3): 65–70

[3] Camfield P, Camfield C. Incidence, prevalence and aetiology of seizures and epilepsy in children. Epileptic Disord. 2015;17(2): 117–232

[4] Spencer S, Huh L. Outcomes of epilepsy surgery in adults and children. Lancet Neurol 2008;7(6):525–537

[5] Cross JH, Jayakar P, Nordli D, et al; International League Against Epilepsy, Subcommission for Paediatric Epilepsy Surgery, Commissions of Neurosurgery and Paediatrics. Proposed criteria for referral and evaluation of children for epilepsy surgery: recommendations of the Subcommission for Paediatric Epilepsy Surgery. Epilepsia 2006;47:952–959

[6] Wyllie E. Catastrophic epilepsy in infants and children: identification of surgical candidates. Epileptic Disord 1999;1(4):261–264

[7] Duchowny M. Epilepsy surgery in children. Curr Opin Neurol 1995;8(2):112–116

[8] Wyllie E, Comair YG, Kotagal P, Bulacio J, Bingaman W, Ruggieri P. Seizure outcome after epilepsy surgery in children and adolescents. Ann Neurol 1998;44(5):740–748

[9] Dunkley C, Kung J, Scott RC, et al. Epilepsy surgery in children under 3 years. Epilepsy Res 2011;93(2–3):96–106

[10] Harvey AS, Cross JH, Shinnar S, Mathern GW; ILAE Pediatric Epilepsy Surgery Survey Taskforce. Defining the spectrum of international practice in pediatric epilepsy surgery patients. Epilepsia 2008;49(1):146–155

[11] Kwan P, Arzimanoglou A, Berg AT, et al. Definition of drug resistant epilepsy: consensus proposal by the ad hoc Task Force of the ILAE Commission on Therapeutic Strategies. Epilepsia 2010;51(6):1069–1077

[12] Wilmshurst JM, Gaillard WD, Vinayan KP, et al. Summary of recommendations for the management of infantile seizures: Task Force Report for the ILAE Commission of Pediatrics. Epilepsia 2015;56(8):1185–1197

[13] Stafstrom CE, Lynch M, Sutula TP. Consequences of epilepsy in the developing brain: implications for surgical management. Semin Pediatr Neurol 2000;7(3):147–157

[14] Falconer MA. Place of surgery for temporal lobe epilepsy during childhood. BMJ 1972;2(5814):631–635

[15] Goldring S. A method for surgical management of focal epilepsy, especially as it relates to children. J Neurosurg 1978;49 (3):344–356

[16] Green JR, Pootrakul A. Surgical aspects of the treatment of epilepsy during childhood and adolescence. Ariz Med 1982;39(1):35–38

[17] Rasmussen T. Surgical aspects. In: Lee RG, ed. Topics in Child Neurology. New York: Spectrum Publications; 1977:143–157

[18] Adelson PD. Temporal lobectomy in children with intractable seizures. Pediatr Neurosurg 2001;34(5):268–277

[19] Duchowny M, Levin B, Jayakar P, et al. Temporal lobectomy in early childhood. Epilepsia 1992;33(2):298–303

[20] Depositario-Cabacar DT, Riviello JJ, Takeoka M. Present status of surgical intervention for children with intractable seizures. Curr Neurol Neurosci Rep 2008;8(2):123–129

[21] Skirrow C, Cross JH, Harrison S, et al. Temporal lobe surgery in childhood and neuroanatomical predictors of long-term declarative memory outcome. Brain 2015;138(Pt 1):80–93

[22] Skirrow C, Cross JH, Cormack F, Harkness W, Vargha-Khadem F, Baldeweg T. Long-term intellectual outcome after temporal lobe surgery in childhood. Neurology 2011;76(15):1330–1337

[23] Obeid M, Wyllie E, Rahi AC, Mikati MA. Approach to pediatric epilepsy surgery: state of the art, part I: general principles and presurgical workup. Eur J Paediatr Neurol 2009;13:102–114

[24] Shewmon DA, Shields WD, Chugani HT, Peacock WJ. Contrasts between pediatric and adult epilepsy surgery: rationale and strategy for focal resection. J Epilepsy 1990;3(Suppl):141–155

[25] Harvey AS, Cross JH, Shinnar S, Mathern GW; ILAE Pediatric Epilepsy Surgery Survey Taskforce. Defining the spectrum of international practice in pediatric epilepsy surgery patients. Epilepsia 2008;49(1):130–155

[26] Holthausen H, Fogarasi A, Arzimanoglou A, Kahane P. Structural (symptomatic) focal epilepsies of childhood. In: Bureau M, Genton P, Dravet C, Delgado-Escueta A, Tassinari CA, Thomas P, Wolf P, eds. Epileptic Syndromes in Infancy Childhood and Adolescence. Paris: John Libbey Eurotext Ltd.; 2012:455–505

[27] Ohtahara S, Yamatogi Y. Epileptic encephalopathies in early infancy with suppression-burst. J Clin Neurophysiol 2003;20(6):398–407

[28] Asarnow RF, LoPresti C, Guthrie D, et al. Developmental outcomes in children receiving resection surgery for medically intractable infantile spasms. Dev Med Child Neurol 1997;39 (7):430–440

[29] Wyllie E, Lachhwani DK, Gupta A, et al. Successful surgery for epilepsy due to early brain lesions despite generalized EEG findings. Neurology 2007;69(4):389–397

[30] Peltola ME, Liukkonen E, Granström ML, et al. The effect of surgery in encephalopathy with electrical status epilepticus during sleep. Epilepsia 2011;52(3):602–609

[31] Jadhav T, Cross JH. Surgical approaches to treating epilepsy in children. Curr Treat Options Neurol 2012;14(6):620–629

[32] Berg AT. Paediatric epilepsy surgery: making the best of a tough situation. Brain 2015;138(Pt 1):4–5

[33] Berg AT, Smith SN, Frobish D, et al. Longitudinal assessment of adaptive behavior in infants and young children with newly diagnosed epilepsy: influences of etiology, syndrome, and seizure control. Pediatrics 2004;114(3):645–650

[34] Obeid M, Wyllie E, Rahi AC, Mikati MA. Approach to pediatric epilepsy surgery: State of the art, Part II: Approach to specific epilepsy syndromes and etiologies. Eur J Paediatr Neurol 2009; 13(2):115–127

[35] Benifla M, Sala F Jr, Jane J, et al. Neurosurgical management of intractable rolandic epilepsy in children: role of resection in eloquent cortex. Clinical article. J Neurosurg Pediatr 2009;4(3):199–216

[36] Hertz-Pannier L, Chiron C, Jambaqué I, et al. Late plasticity for language in a child's non-dominant hemisphere: a pre- and post-surgery fMRI study. Brain 2002;125(Pt 2):361–372

[37] Saneto RP, Wyllie E. Surgically treatable epilepsy syndromes in infancy and childhood. In: Miller JW, Silbergeld DL, eds. Epilepsy Surgery. New York: Taylor and Francis; 2006:121–141

第2章 癫痫手术及在儿童中应用的历史回顾
A Historical Review of Epilepsy Surgery and Its Application in Children

Deniz Çataltepe　Oğuz Çataltepe　著
李燕梅　陈　鸿　译　操德智　校

摘　要

癫痫手术的历史可以追溯到19世纪晚期，Victor Horsley 在 1886 年进行了第一次癫痫手术，他在初期手术及之后的针对癫痫患者的手术，是伦敦皇后广场残疾与癫痫国立医院的临床生理学家和外科医生之间合作完成的一个高峰。大约同一时期，Fedor Krause 在德国创办一所专注于皮质刺激术和运动皮质定位技术的癫痫外科学校。1909 年成立的国际抗癫痫联盟把这些开创性的人物与外科医生 William Macewen 和 Harvey Cushing 等一起召集在一起。第一次世界大战后，随着癫痫手术技术通过这个网络传播起来，脑电图（EEG）被发明出来用于术中记录、定位致痫灶及指导手术切除。德国神经学家和神经外科医生 Otfrid Foerster 是脑电图学的拥护者之一，他在 1928 年开始指导 Wilder PenfieldPenfield 在皮质刺激术方面的工作。Penfield 随后建立了蒙特利尔神经研究所（Montreal Neurological Institute，MNI），该研究所是癫痫患者电生理指导治疗的先驱。虽然这些癫痫手术里程碑事件中涉及儿科患者，但 Murray A. Falconer 是第一个专注于这一特定患儿群体的手术系列，并于 1970 年在伦敦完成，Sidney Goldring 于 1978 年至 1987 年间在圣路易斯发表了其他重要的系列。第一届国际小儿癫痫外科研讨会于 1989 年第一次召开，之后定期举行会议和研讨会来制订小儿癫痫手术的指南和推荐。癫痫手术的历史与现代神经外科的历史紧密交织，涵盖了小儿癫痫手术的早期基础，这一专科至今仍在进一步得到完善。

关键词

历史，癫痫手术，小儿癫痫手术，Horsley，Penfield，Falconer

现代癫痫手术的历史始于19世纪末，当时我们对皮质功能及其临床相关性的理解发生了巨大转变。这种观念上的改变，不仅打开了认识癫痫临床的大门，也为癫痫患者的外科治疗和现代神经外科的开创铺平了道路。从某种意义上说，癫痫手术的早期历史也就是现代神经外科初始阶段的历史。

一、开端：英格兰

癫痫及其外科治疗史上的开创性人物是 John Hughlings Jackson（1835—1911 年）。1862 年，在 Charles Édouard Brown-Séquard 的支持下，Jackson 被指派为伦敦皇后广场和癫痫国家医院的助理医师。Brown-Séquard 的神经系统生理学研究方法对 Jackson 产生了重大影响，使他对神经系统疾病产生了浓厚兴趣[1, 2]。Jackson 在短时间内发表了具有里程碑意义的演讲和出版物，对神经科学产生了巨大的影响。1864 年，他在伦敦医院发表了题为"基于临床生理学的神经病学诊断方法"的演讲。1869 年，他在英国皇家医学院就"神经系统疾病的研究和分类"发表了著名的古尔斯顿演讲，最后在 1870 年发表了开创性著作 *A Study of Convulsions*，描述了局灶性癫痫的生理学及其皮质定位[1, 3-7]。这些讲座和出版物在科学界极具影响力，Jackson 在几年内发生了巨大转变，为神经生理学和癫痫的科学理解创造了概念框架。他是癫痫史上的关键人物，甚至被认为是"癫痫之父"。他对临床神经学和神经外科的主要影响来自于他的"大脑定位"理论，该理论指出大脑的某些区域与不同的功能相关。

Jackson 以理念定义了异常皮质神经元活动和局灶性癫痫发作之间的因果关系，他说："抽搐只是一种症状，仅意味着神经组织在肌肉上的偶尔、过度和无序地放电[7]。"在这之前，大脑皮质普遍被认为是一种不可兴奋的组织，Jackson 是第一个认为癫痫发作是起源于皮质的无序性放电的人。然而，这只是基于临床观察的一个假设。1870 年，柏林的 Gustav Theodor Fritsch 和 Eduard Hitzig 首次电刺激狗清醒时的皮质运动区，表明某些区域的皮质刺激可产生类似的反应，并具有可预测性[1]。这为 Jackson 的假说提供了实验依据，Jackson 观察到这一结果后指出："癫痫是大脑灰质间断的、突然的、过度的、快速的局部放电[8]。"这为后来的大脑功能定位和图谱绘制研究打开了大门。

Victor Horsley（1857—1916 年）是这一激动人心的新研究领域的一名学生，作为一名研究者，他对动物，尤其是猕猴和猩猩进行了大量的开颅手术，并追随 Fritsch 和 Hitzig 的脚步研究皮质定位和大脑功能定位。1886 年，他被指派担任伦敦皇后广场和癫痫国家医院的外科医生，主要为患者进行开颅手术，这也是历史上第一个正式的"大脑外科医生"职位[1, 3-6]。Horsley 将其归因于

Jackson 和 Ferrier 提出的"癫痫发作期间癫痫放电的皮质定位与症状之间的关系"的概念框架，并与他们合作为患者做手术（图 2-1）。1886 年，他在 Jackson 和 Ferrier 都在手术室的情况下完成了第一台癫痫手术[6]，并且同年也发表了他的开创性论文 *Brain Surgery*[9]。这篇论文是他在布莱顿举行的第 54 届英国医学学会外科分会的演讲抄录，他在演讲开始时说："简单描述一下我所采用的大脑操作方法，它成功地应对了这项任务中的各种困难和危险……"。Horsley 从患者的准备、麻醉、伤口的处理、切口线、骨的去除、硬脑膜的治疗、脑的治疗和伤口的缝合等方面详细描述了他的手术技术，并证明了脑部手术的可行性，随后他又讨论了三个解释性的手术病例，这三个病例都是癫痫患者。如今，人们普遍认为首例现代癫痫手术病例是他所展示的第一个病例（22 岁的男性患者）。后来他继续为更多的癫痫患者进行了手术，并在 1 年后出版了接受手术治疗的癫痫患者的病例集[10]，其中 3 名患者分别是 4 岁、10 岁的儿童和 18 岁的刚成年患者。

当 Horsley 的手术和演讲引起轰动时，另一位英国神经外科医生 William Macewen（1848—1924 年）也在为癫痫患者进行手术治疗。Macewen 与 Horsley 的背景截然不同，他没有研究经验，也在遵循 Jackson 的脑定位技术。他通过观察癫痫的症状来确定大脑皮质的定位，第一篇论文发表于 1879 年，甚至早于 Horsley 的著名演讲[11]。报道的病例是有关一个脑外伤后癫痫发作的男性患儿，他的发作是从面部到四肢的 Jackson 式的癫痫发作。Macewen 还发表了另外两篇文章，讨论了各种神经外科病例，包括一些癫痫手术病例[12]。Macewen 也是第一位仅根据患者的临床表现对"看不见"的病变进行皮质切除术的外科医生[13]。其中一名是反复发作的 7 岁女孩患者[14]，也是历史上最早发表的小儿癫痫手术病例之一。Macewen 对该病例的描述展示了他对症状和大脑定位概念的处理方法及皮质病变切除的外科技术。

7 岁女孩反复癫痫发作：以右脚踇趾疼痛感起

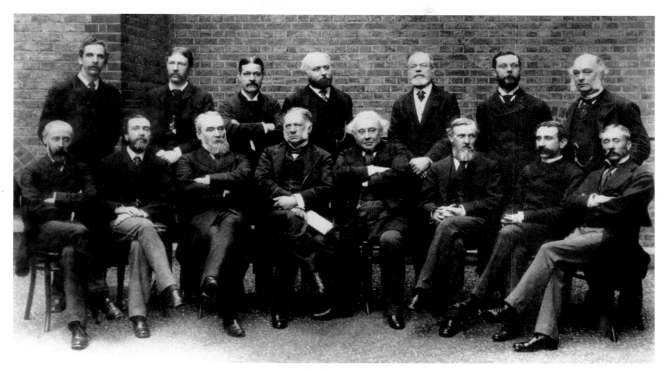

▲ 图 2-1　1888 年伦敦皇后广场的医务人员

Victor Horsley（后排，左一）、John Hughlings Jackson（前排，左三）和 David Ferrier（前排，右一）（经伦敦皇后广场图书馆和档案馆许可转载）

始，其严重程度使她尖叫。不久后，该脚趾在强直性痉挛中紧紧伸展，持续约 5min，有时发作到此结束。更常见的情况是以右脚、小腿和大腿的肌肉出现阵挛性收缩结束。偶尔也会延伸到躯干肌肉，然后是右侧面部和右臂的肌肉，其肌肉收缩的停止是按照开始的顺序逐渐停下来的。其发作很少涉及对侧，当涉及对侧时，患者会失去知觉……在手术中，暴露出来的部分沟回上除了少数麦粒大小的结节附着在额上回上部的血管上外，表面上什么也看不到。在仔细触诊上行的脑回时，在上行顶叶的上半部分发现了一个埋在脑实质中的环形结节，通过切开灰质时，可见结节状肿瘤，约有榛子大小，并且很容易剥开……女孩术后已经一年多没有发作了，目前健康状况非常好[14]。

二、德国：皮质刺激、定位和脑电图

当 Horsley 和 Macewen 在英国忙于对癫痫患者进行手术时，Fedor Krause（1857—1937 年）大约在同一时期开始为德国的癫痫患者做手术。他对癫痫手术特别感兴趣。他早在 1893 年就在运动皮质的手术中使用电刺激。他根据患者的大脑皮质刺激数据，发表了第一张人类运动皮质的详细定位图（图 2-2）。他为 400 多名癫痫患者做过手术，并在其综合外科教科书的第二卷中用了很大篇幅（＞200 页）介绍癫痫和癫痫手术[15]。他改进了 Horsley 首创的方法，并扩大了癫痫手术的适应证，包括大量的"病灶阴性"病例。他在技术中使用了单极电极来刺激诱发癫痫发作，然后定位致痫灶进行切除。他广泛使用皮质刺激，并用患者的刺激数据以前所未有的详细程度进行了人类运动皮质功能定位。Krause 也可能是第一个在儿童身上进行大脑皮质术中电刺激的外科医生。他报道了一名 15 岁的患者，自 2 岁起就有癫痫发作，术后癫痫发作完全得到控制。在这个病例中，他用皮质刺激来定位切除区域[16]。Krause 还强调了切除发作起始区"初级痉挛中心"（primares krampfendes zentrum）对术后良好控制癫痫发作的关键意义[1]。

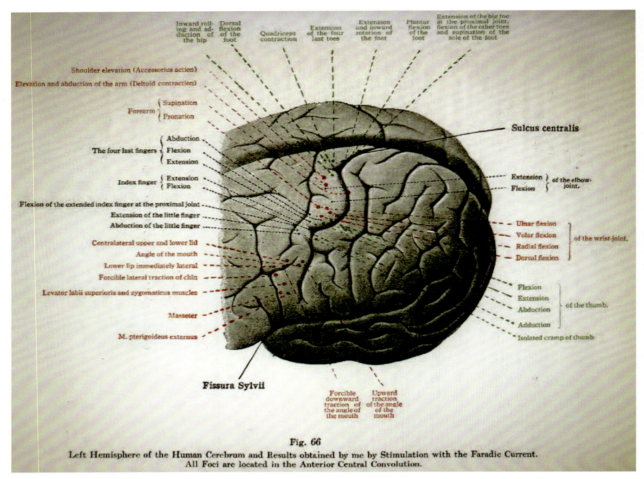

▲ 图 2-2　基于电刺激反应的运动皮质定位

引自 Krause T. Surgery of the brain and spinal cord; Based on personal experiences. Vol Ⅱ（English Adaptation Max Thorek）
New York: Rebman Company; 1912, 291.

1909 年，ILAE 在布达佩斯召开了创立大会。许多著名的神经外科医生，包括 William Macewen、Fedor Krause 和 Harvey Cushing 出席了会议并发表演讲[1]。Victor Horsley 爵士是剑桥大学著名的莱纳克尔讲座的发言人，并发表了题为"所谓大脑运动区的功能"的著名演讲。Horsley 在讲座中介绍了一名 14 岁儿童的病例，"他左手有徐动样动作，然后发展成整个上肢的剧烈抽搐样运动"[17]。虽然这些发作的真正性质尚不清楚，但患者经过了详细的定位，然后进行了运动皮质的切除术（图 2-3）。患者的痉挛性运动立即消失，一年后他的手臂运动部分恢复。他在这次讲座中所展示的图片清晰地记录了他细致入微的皮质刺激和定位技术。

第一次世界大战后，欧洲的许多老兵因各种脑部创伤而继发癫痫。在德国，耶拿大学的神经精神病学家 Hans Berger（1873—1941 年）进行了一系列实验，在战争时期手术后出现颅骨缺损的患者的头皮下放置电极针。其中一名患者是一个有巨大颅骨缺陷的 17 岁男孩，Berger 在 1924 年对这个患者记录了第一个人类脑电图。起初，他不确定他所记录的脑电波的性质，随后进行了许多其他试验，决定等到 1929 年再发表他的第一篇关于人类脑电图的论文[18-19]。接下来，另一位德国神经学家和神经外科医生 Otfrid Foerster（1873—1941 年）将脑电图用于术中记录。1934 年，他发表了他的术中脑电图研究结果，描述了 30 名患者的侵入性脑电图记录的癫痫发作模式[20]。大约在同一时间，Gibbs 和 Lennox 开始在美国系统地使

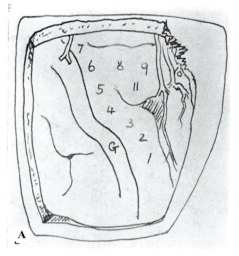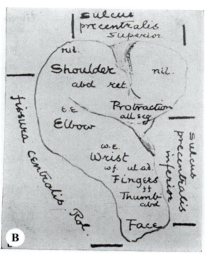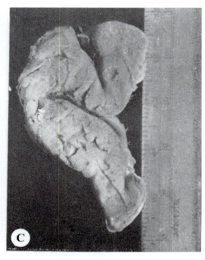

▲ 图 2-3　A. Horsley 在手术后立即绘制的手术草图，数字表示受刺激的点；B. 切除的中央前回的轮廓；C. 被切除的中央前回固定在福尔马林中的照片

引自 Linacre Lecture, 1909—Victor Horsley. Function of so-called motor area of the brain. British Medical Journal 1909; 11:125–132.

用头皮脑电图对癫痫患者进行诊断[21]。脑电图的发展为定位致痫皮质区创造了一条新的途径[22-23]，几年后，Bailey 和 Gibbs 报道了在一系列癫痫患者中进行发作间期脑电图引导的切除技术[24]。

这个时代的另一个关键人物是德国布雷斯劳的 Otfrid Foerster（1873—1941 年）[1, 3, 5, 25]。Foerster 原本是一名神经内科医生，但在对医院里其他外科医生的术后结果感到失望后，开始为患者做手术。他是用皮质刺激进行清醒开颅术及进行人类皮质功能定位的先驱。他在几乎所有的大脑手术病例中都使用了皮质刺激，并积累了大量的经验和数据，这帮助他基于刺激结果绘制出详细的大脑功能图。他还首次对患者进行了皮质脑电图的记录（electrocorticography，ECoG）。他的名气吸引了许多来自美国和英国的神经外科医生，包括 Fulton、Bucy、Bailey 及 Penfield 来参观布雷斯劳神经病学研究所[25]。Wilder Penfield 在 1928 年与 Foerster 一起工作学习清醒开颅术和皮质刺激技术。他在牛津大学学习时参加了 Sherrington 生理学实验室，对神经系统的刺激研究比较熟悉。Penfield 计划通过与 Foerster 合作，扩大扩展他在皮质刺激方面的经验。Penfield 与 Foerster 共同发表论文，其中包括 1930 年的一篇描述人类皮质扩展图的论文，

不仅仅展示了运动皮质，还包括感觉、听觉和视觉代表的其他功能区域的详细信息[26-27]。Penfield 对 Foerster 的手术技术，主要是他的清醒手术和皮质定位，以及"布雷斯劳神经病学研究所"的医院模式印象深刻，在该模式下，神经病学和神经外科学紧密合作。受这一模式的启发，几年后，Penfield 在加拿大蒙特利尔创建了一个类似的机构：MNI。职业生涯早期阶段的这段时期也为他成为人脑生理外科医生奠定了基础[28]。

三、蒙特利尔神经研究所：一个新时代的开始

Penfield 回到蒙特利尔后，对癫痫的外科治疗产生了更大的兴趣和热情。他后来将他在德国的时光描述为他生命中"最伟大的时刻之一"[28]。Penfield 在自己的工作中采用了 Foerster 的两项创新技术：清醒手术和手术中的皮质刺激。后来，Penfield 明确承认 Foerster 对他的影响："1928 年，我开始对致痫性瘢痕进行手术，我以 Otfrid Foerster 为榜样，对他的感激之情显而易见[29-30]。"回到蒙特利尔后，Penfield 使用 Foerster 的技术为他的患者进行手术，并于 1934 年与同事 William Cone 建立了 MNI（图 2-4）。

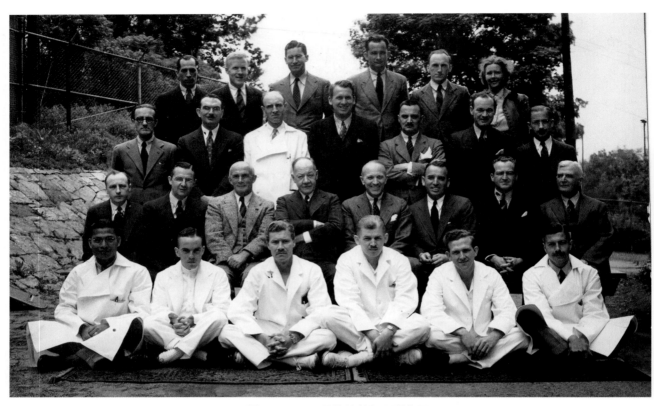

▲ 图 2-4　MNI 早期的教师和研究员

Penfield（第二排右四）和 William Cone（第二排右三）（经麦吉尔大学奥斯勒医学史图书馆许可使用）

同年，Penfield 为一名 14 岁的儿童做了手术，他使用局部麻醉和皮质刺激进行手术[31]。最初，Penfield 使用 Foerster 的技术绘制患者的运动和感觉区域，以保护他们在手术切除致痫灶时免受神经缺陷的影响。然而，Penfield 和 Rasmussen 逐渐更进一步刺激其他皮质区域，并确定了各种复杂和高级的认知反应，包括语言、第二感觉和运动区、自主功能，甚至 "梦和记忆的场所"[5, 16]。Penfield 和他在 MNI 的同事通过术中电刺激整个大脑（包括脑岛）继续进行皮质功能映射研究，并以最小的细节记录了他们的结果（图 2-5）。这个数据库涵盖了整个人类大脑皮质及其功能表现。根据他们从 400 多个皮质刺激中收集的数据，逐渐形成了 "小人" 的概念[32-35]。1947 年，Penfield 在斯坦福大学的莱恩讲座上提出了 "人的大脑皮质"[36]。

Penfield 在其培训的早期阶段就认识到了神经生理学的重要性，并迅速看到了脑电图在评估癫痫患者方面的价值，并在 MNI 为 Jasper 建立了一个脑电图和神经生理学的实验室。Penfield 和 Jasper 之间的密切合作使 MNI 在 20 世纪 30 年代后半期成为电生理学指导下治疗癫痫患者的先驱[37]（图 2-6）。自然，MNI 是发展长程有创脑电监测的第一个癫痫中心。1939 年，Penfield 描述了第一个用有创电极进行长期脑电监测的案例[5, 38-40]。这一名 32 岁的男性患者，患有脑外伤和难治性癫痫。MNI 团队将双侧硬膜外电极通过颞叶上放置在双侧，并进行了第一次长程有创脑电图记录，并进行了一系列的脑电图记录，但仅在白天进行，持续 3 天。异常活动被定位在左侧有外伤的区域上。该患者接受术中皮质刺激和定位技术，以及通过 ECoG 切除了瘢痕组织。然而，该患者在手术后没有任何改善。此后，Penfield 和 Jasper 在 20 世纪 50 年代引入了使用硬膜下电极的皮质脑电技术。所有在 MNI 进行的研究都已发表，开创了在癫痫患者中应用脑电图的新时代，既可用于术前诊断，也可用于手术中致痫区的定位[41-42]。

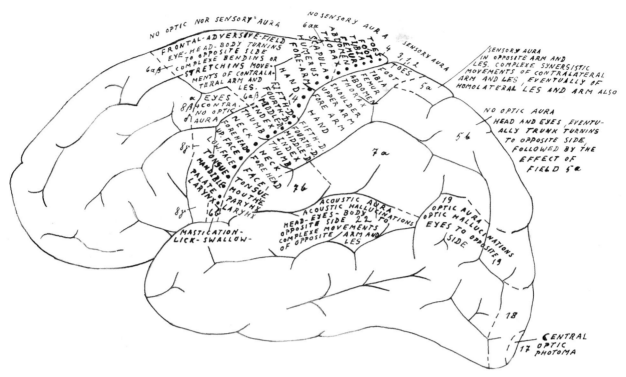

▲ 图 2-5　**Penfield 一位患者的术中皮质刺激示意**
经麦吉尔大学奥斯勒医学史图书馆许可使用

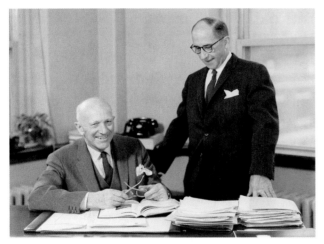

▲ 图 2-6　**1954 年蒙特利尔神经研究所的 Wilder Penfield 和 Herbert Jasper**
经 Feindel 和 Leblanc 于 2016 年许可使用

　　最初，MNI 的手术多为颞叶外侧和病变组织，因为 Penfield 反对切除正常外观的皮质[28, 42]。渐渐地，他与 Jasper 合作开始使用 ECoG 引导切除术，当 ECoG 显示病变周围的正常皮质有致痫活动时，并切除这些区域。后来，Penfield 的工作重点转移到了颞叶癫痫上（temporal lobe epilepsy，TLE），颞叶癫痫的手术治疗成为 MNI 的主要重点。在 Penfield 的领导下，以及与在 MNI 工作的其他先驱者（如 Jasper、Rasmussen、Feindel 和 Gloor）的合作下，MNI 逐渐成为癫痫外科领域最具创新性的中心。随着神经心理学评估成为癫痫手术患者工作的一个标准部分，Wada 试验也在 MNI 得到了发展。此外，Rasmussen 通过描述功能性半球切除术，改进了多脑叶 / 半球癫痫患者的半球手术。他还显著增加了 MNI 的小儿癫痫手术病例的数量。结果，MNI 成为一个非常重要的癫痫手术基地，世界各地的众多参观者和学员来到这里学习。

四、颞叶癫痫手术治疗的探索

　　1934 年，Frederick Gibbs、Erna Gibbs 和 WG Lennox 组成的"波士顿团队"首次在小儿癫痫患者的脑电图中有说服力地记录到了棘慢波。这一发展使脑电图在癫痫诊断中处于战略地位。2 年后，Gibbs 和 Lennox 将精神运动性发作描述为一个独立的实体，并在 1948 年报道了 300 多名"精神运动性发作"的发现，描述了前颞叶的异常脑电图表现[43-46]。

1944 年，Frederic 和 Erna Gibbs 搬到了芝加哥，与芝加哥的伊利诺伊大学的 Percival Bailey 一起工作[43]。1947 年，Gibbs 说服 Bailey 进行 ECoG 引导下的切除手术。直到 1948 年 1 月，Bailey 利用这种方法为 16 名患者进行了手术，但成功率并不令人满意[42-43]。这促使 Bailey 开发了一种更彻底的切除技术，他开始通过保留内侧颞骨结构来进行从侧裂到枕颞沟的前颞叶切除术。他切除的后缘达到中央沟的后方水平，此结果要好得多[6,42,47]。大约在同一时期，乔治敦大学医学院的 Arthur Morris 也对精神运动性发作的患者进行了手术。他的脑叶切除技术除了前外侧颞叶皮质外，还包括钩回、杏仁核和海马体前 2~4cm[28,42]。Morris 最初使用 ECoG，但后来认为这没有帮助，并开始在没有 ECoG 的情况下进行简单的"标准颞叶切除术"[42]。Penfield 于 1931 年首次进行了颞叶切除术[28]。最初，他的切除仅限于颞叶新皮质。在 1939 年至 1949 年期间，他对 68 个病例进行了手术，只有 2 例切除了海马体[28,42]。1949 年后，Penfield 开始常规地沿着 Labbe 静脉前面的颞叶新皮质前部切除钩回、杏仁核和海马体，并随后将这项技术定义为"标准的 MNI 颞叶切除术"[5,16,28,47-48]。

虽然 MNI 颞叶切除术是许多中心的标准方法，但伦敦盖伊 – 莫德斯利医院的 Murray A. Falconer 开发了用于颞叶癫痫患者的全前颞叶切除术，并开始将全海马体作为整块标本送去进行病理检查[49-51]。整块切除使病理学家有机会在保持结构解剖的完整性基础上检查致痫组织。这一方法对我们理解颞叶癫痫病理产生了巨大影响。因此，在盖伊 – 莫德斯利医院颞叶癫痫的病理检查中，海马硬化是最常见的组织学异常[52]。1963 年，在对 Falconer 的颞叶标本进行了详细的组织学检查时发现，内侧颞叶硬化症是主要的病理类型，占所有病例的 47%[51]。1971 年，Taylor 和 Falconer 也用这些标本描述了另一个病理实体——局灶性发育不良[53]。

20 世纪 60 年代末，两项颞叶手术的重大贡献来自苏黎世。1967 年，M.G. Yaşargil 将手术显微镜和显微外科技术引入神经外科。他还开发了一种创新的经外侧裂入路来治疗动脉瘤和 Willis 环的血管畸形。后来，1973 年 M.G. Yaşargil 开始应用这一技术对内侧颞叶癫痫患者进行选择性经外侧裂杏仁核——海马切除术[54]。在癫痫患者的治疗中，显微神经外科技术的应用对手术结果的质量产生了巨大的影响。

五、探索致痫网络：立体脑电图

MNI 的研究员之一是法国神经学家 Henri Hecaen，他在巴黎圣安娜医院的 2 名神经外科同事 G. Mazars 和 J. Guillaume 的鼓励下来到 MNI 进行癫痫手术培训[1]。在 MNI 完成研究后，Hecaen 在巴黎圣安娜医院开始了癫痫方面的工作，在 20 世纪 50 年代初，癫痫手术病例开始增加。在此期间，同一家医院的另一位神经外科医生 Jean Talairach 正专注于立体定向技术和脑深部刺激。来自巴黎萨尔贝蒂耶医院的神经科医生 Jean Bancaud 意识到立体放置的深部电极在脑电图记录中的潜在价值，并加入圣安娜团队并与 Talairach 合作。他们一起引入了立体置入深度电极来检测脑电活动的时空电分布，并在 20 世纪 50 年代末将这种技术命名为 SEEG[1,55-56]。

尽管 Hayne 和 Meyers 在 1949 年报道了第一个用于人类脑电记录的立体定向深部电极放置，但在圣安娜团队建立这一方法论之前，它并没有得到普遍使用[57]。其目的是确定致痫网络，并将其与癫痫发作症状学联系起来。SEEG 提供了对癫痫发作模式及其传播的三维分析的信息，并使监测更长时间的颅内脑电图成为可能。在 MNI 进行的术中脑电图和电刺激检查主要有助于记录发作间期活动，但对发作期的活动帮助不大。Talairach 和 Bancaud 能够使用长程 SEEG 监测来记录癫痫发作模式及其临床相关性。他们还建立了解剖 – 电 – 临床相关性的概念，并用来定义致痫网络[38]。后来，G. Szikla 和 G. Munari 加入了 Talairach

团队，A.Bonis 和 P. Chauvel joined 加入了 Bancaud 团队，使圣安娜医院成为癫痫外科中又一个吸引许多其他医院和国家的参观者和学员的中心。

六、记录癫痫发作：长程脑电图 / 视频监测

1954 年，Paul Crandall 加入加州大学洛杉矶分校（University of California Los Angeles，UCLA）医学院，成为神经外科的三个创始人之一。大约在同一时间，UCLA 的 Ross Adey 在 1956 年为 NASA 开发了一套无线电遥测系统，用于记录和传输地球轨道上的黑猩猩的脑电图和其他生理学数据[58, 59]。与在麻省理工学院接受生物电信号培训的神经学家 Richard Walter 一起，Crandall 认识到这项技术的价值，并在加州大学洛杉矶分校建立了第一个癫痫遥测装置。Crandall 使用遥测技术从深部电极获得很长一段时间内连续的脑电记录数据。尽管巴黎的圣安娜团队开发了使用立体定向深部电极的脑电记录，但法国法律允许的记录时间不超过 7h。加州大学洛杉矶分校，Crandall 改良了这项技术，并于 1961 年将其用于长程脑电监测，每天约 8h，持续数周[60]。UCLA 的研究小组于 1963 年发表了他们用立体置入的深部电极进行长期脑电监测的经验，以记录自发性癫痫发作时发生的脑电图变化。1968 年，Crandall 及其同事首次使用颅内电极记录了人类癫痫发作的起始情况。遥测装置增加了视频监测功能，并于 20 世纪 70 年代初建立了脑电图 / 视频监测装置[13, 61-63]。

深部电极放置术并不是唯一的侵入性电诊断技术。MNI 团队也使用硬脑膜下电极，Ajmane-Marsan 和 Van Buren 在 1958 年发表了一项非常详细的硬膜下电极研究[64]。作者甚至描述了一种治疗颞叶癫痫的置入计划，但所需的硬膜下格状电极直到 20 世纪 80 年代中期才得到普及。后来，它成为美国最常用的侵入性监测技术[38, 65]。

七、小儿癫痫手术的发展

癫痫外科手术发展中，儿童一直是癫痫外科

手术的一部分，包括 1887 年 Horsley 的第一个癫痫病手术系列[10]。然而，对小儿癫痫及其手术治疗成体系的路径是最近才发展起来的。Murray A. Falconer 是第一位主张外科手术治疗小儿癫痫的人（图 2-7）。据报道，Falconer 自信地对他的一位同事说，"在确立了颞叶手术的适应证和方法学之后，宣传和推广这些理论并鼓励癫痫医生在儿童时期应用这些技术是我的使命"[66]。毫不奇怪，他在任职期间成为儿童颞叶癫痫手术治疗的先导者，并发表了一系列论文来报告他对小儿癫痫患者的手术治疗结果[67-69]。他在会议上介绍了他的研究结果，并报告说，小儿癫痫手术的成功率与成人相当[66, 70]。Falconer 是最早发表纯小儿癫痫手术系列的神经外科医生之一[67-70]。在 Falconer 之前，几乎所有发表的系列都包括大部分成年患者，偶尔有小儿病例，而这些患者大多是大龄儿童。甚至 Falconer 在 1970 年发表的第一个系列也只有 9 名儿童（9—14 岁）[67]。他在 1975 年发表的一篇文章包括 40 名患有颞叶癫痫的儿童。这些儿童中有 6 名年龄在 10 岁以下[69]。这个系列的随访时间是 1~24 年，Falconer 报告 77% 的患者预后良好。很快，开始发表更多专门针对小儿癫痫手术的报告。Rasmussen 在 MNI 开始专注于儿科病例，并于 1977 年发表了他的经验[71]。1978 年，Green 等发表了 50 例小儿癫痫手术病例，年龄为 2—18 岁[72]。

另一位小儿癫痫手术的先驱是圣路易斯华盛顿大学的 Sidney Goldring（图 2-8）。他的第一份报告包括 1978 年的 17 名患者（2—14 岁），然后是 1984 年的 44 名儿童（5 月龄至 14 岁），最后是 1987 年的 75 名儿童（5 月龄至 15 岁）[73-75]。与当时许多其他神经外科医生一样，他最初使用 ECoG 来确定儿童的致病区。然而，对儿童进行清醒的开颅手术是非常困难的，而且只适用于年龄较大的儿童[75]。

1971 年后，Goldring 开始进行开颅手术，置入硬膜外电极进行术外刺激和绘图，以确定儿童的致病区[73-79]。1967—1986 年，Goldring 为 95 名患有医学上难治性癫痫的儿童进行了手术。他在 1987 年发表的系列文章是对癫痫儿童进行侵入性

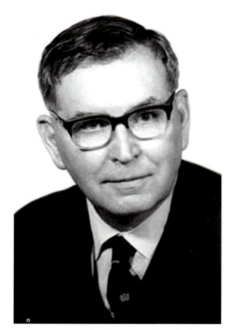

▲ 图 2-7　**Murray A. Falconer，1910—1977 年**

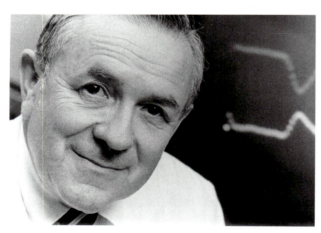

▲ 图 2-8　**Sidney Goldring，1923—2004 年**
经华盛顿大学圣路易斯医学院神经外科部门档案馆许可使用

监测的最早和最大的系列文章之一[73]。在这个系列中，他报告了 75 名患有顽固性癫痫的儿童，年龄在 5 月龄到 15 岁之间。他对其中 53 名儿童通过硬膜外电极进行了脑电图 / 视频监测。Goldring 继续为小儿癫痫手术患者进行手术直至其职业生涯结束，术后效果良好，并报告了包括 Rasmussen 脑炎、内侧颞叶硬化、婴儿偏瘫、皮质发育不良、结节性硬化症等在内的各种病变。

后来，人们回顾并在 2012 年发表了 361 名从

1967 年到 1990 年在巴恩斯 / 圣路易斯儿童医院由 Sidney Goldring 博士进行癫痫手术的患者的长期结果。这组患者的平均随访期为 26 年，引人注意的是，其中 48% 的患者仍为 Engel Ⅰ级[76]。

Meyer 等 1986 年发表了另一系列儿科癫痫手术病例[77]，包括 50 名儿童（7—18 岁）。在 20 世纪 90 年代初，报告病例的年龄逐渐下降，最终，Morrison 等发表了对 45 名儿童的研究，平均年龄为 9 岁[78]。在这一系列患者中，57% 的患者年龄在 10 岁以下，24% 的患者年龄在 5 岁以下。另一个大型的儿科癫痫手术系列由 MNI 发表，回顾了他们在儿科年龄组中的结果[79-80]。这些患者大多是 Rasmussen 做的手术，这份报告涵盖了 1940—1980 年的一大段时期。这些患者通常是较大的儿童，手术时平均年龄为 11.7 岁（范围为 0.6—15 岁），0—5 岁儿童仅 11 例，6—10 岁儿童 18 例。20 世纪 80 年代末，随着 MRI 和正电子发射计算机断层显像（positron emission tomography，PET）/ 单光子发射计算机断层成像（single photon emission computed tomography，SPECT）等诊断技术的进步，以及麻醉学和外科技术的改进，癫痫的外科治疗逐渐成为低龄儿童和婴儿的治疗方式。1988 年，第一个报告婴儿癫痫手术结果的系列报道开始发表[81-86]。最初，这些报告大多来自加州大学洛杉矶分校、迈阿密儿童医院和克利夫兰诊所，后来越来越多的关于婴儿癫痫手术的报告和陈述开始来自欧洲其他国家及日本。

八、儿科指南、工作组和会议

第一次国际性的癫痫外科会议是"棕榈沙漠癫痫外科治疗会议"，该会议由 J. Engel 在加利福尼亚组织，于 1986 年举行的，讨论和比较癫痫外科项目对癫痫患者的手术方法[87]。此后不久，1989 年在迈阿密儿童医院举办了第一届国际小儿癫痫外科研讨会。此后，又召开了另一次以小儿癫痫外科为重点的会议，即 1995 年伯特利 -CCF 癫痫专题讨论会：小儿癫痫外科。ILAE 的神经外科委员会在 1998 年成立了"小儿癫痫外科小组

委员会"，其任务是制订小儿癫痫手术的指南和建议。该小组委员会为此组织了几次会议和研讨会，分别于 1999 年在奥兰多、2000 年在克利夫兰和洛杉矶，以及 2003 年在法国举行。该小组委员会于 2006 年发表了其报告"转诊和评估的建议标准"[88]。最后，成立了"ILAE 儿科和外科治疗委员会小儿癫痫外科工作组"，以调查相关主题并发表报告[89]。

结论

儿科癫痫外科手术的历史可以追溯到 1887 年 Victor Horsley 在伦敦报道的第一个癫痫外科手术系列。从那时起，癫痫外科医生除了对成年患者进行手术外，还对儿童进行手术。然而，在最初的系列手术之后，过了将近一个世纪，才发表了第一个专注于小儿癫痫手术系列。为规范化难治性癫痫儿童的手术方法，甚至花了更长的时间来制订准则。如今，感恩于这些开创的内科和外科医生，小儿癫痫手术已成为包括婴儿在内的广泛年龄段的既定治疗方式。

参考文献

[1] Schijns OEM, Hoogland G, Kubben PL, Koehler PJ. The start and development of epilepsy surgery in Europe: a historical review. Neurosurg Rev 2015;38(3):447–461

[2] York GK, Steinberg DA. An introduction to the life and work of John Hughlings Jackson with a catalogue raisonné of his writings. Med Hist Suppl 2006;26(26):3–157

[3] Magiorkinis E, Diamantis A, Sidiropoulou K, Panteliadis C. Highlights in the History of Epilepsy: The Last 200 Years. Epilepsy Res Treat 2014;582039:13

[4] Taylor DC. One hundred years of epilepsy surgery: Sir Victor Horsley's contribution. J Neurol Neurosurg Psychiatry 1986;49(5):485–488

[5] Feindel W, Leblanc R, de Almeida AN. Epilepsy surgery: historical highlights 1909–2009. Epilepsia 2009;50(Suppl 3):131–151

[6] Shorvon S. The evolution of epilepsy theory and practice at the National Hospital for the Relief and Cure of Epilepsy, Queen Square between 1860 and 1910. Epilepsy Behav 2014;31:228–242

[7] Hughlings JJ. A study of convulsions. Trans St Andrews Med Grad Assoc 1870;3:162–204

[8] Hughlings JJ. On the anatomical, physiological, and pathological investigation of epilepsies. West Riding Lunatic Asylum Medical Reports 1873;3:315–349

[9] Horsley V. Brain surgery. BMJ 1886;2:670–675

[10] Horsley V. Remarks of ten consecutive cases of operations upon the brain and cranial cavity to illustrate the details and safety of the method employed. BMJ 1887;1(1373):863–865

[11] Macewen W. Tumour of the dura mater removed during life in a person affected with epilepsy. Glasgow Med J 1879;12:210

[12] Macewen W. Intra-cranial lesions: illustrating some points in connexion with the localisation of cerebral affections and the advantages of aseptic trephining. Lancet 1881;2:544–581

[13] Wilson SJ, Engel J Jr. Diverse perspectives on developments in epilepsy surgery. Seizure 2010;19(10):659–668

[14] Macewen W. An address on the surgery of the brain and spinal cord. BMJ 1888;2(1441):302–309

[15] Krause F. Chirurgie des Gehirns und Ruckenmarks nach eigenen Erfahrungen. Berlin: Urban und Schwarzenberg; 1911

[16] Olivier Andre, Boling WW, Tanriverdi T. History of epilepsy surgery. In: Techniques in Epilepsy Surgery: The MNI Approach. Cambridge: Cambridge University Press; 2012:1–14

[17] Horsley V. The Linacre lecture on the function of the so-called motor area of the brain. BMJ 1909;2(2533):121–132. (Delivered to the Master and Fellows of St. John's College, Cambridge, May 6, 1909.)

[18] Berger H. Über das Elektroencephalogramm des Menschen. Arch Psychiatr Nervenkr 1929;87(1):527–570

[19] Tudor M, Tudor L, Tudor KI. [Hans Berger (1873–1941)— the history of electroencephalography] Acta Med Croatica 2005;59(4):307–313

[20] Foerster O, Altenburger H. Elektrobiologische Vorgänge an der menschlichen Hirnrinde. Dtsch Z Nervenheilkd 1934;135: 277–288

[21] Gibbs FA, Gibbs EL, Lennox WG. The electro-encephalogram in diagnosis and in localization of epileptic seizures. Arch Neurol Psychiatry 1936;36(6):1225–1235

[22] Gibbs FA, Gibbs EL, Lennox WG. Cerebral dysrhythmias of epilepsy. Arch Neurol Psychiatry 1938;39(2):298–314

[23] Jasper H, Kershman J. Electroencephalographic classification of the epilepsies. Arch Neurol Psychiatry 1941;45(6):903–943

[24] Bailey P, Gibbs FA. The surgical treatment of psychomotor epilepsy. J Am Med Assoc 1951;145(6):365–370

[25] Piotrowska N, Winkler PA. Otfrid Foerster, the great neurologist and neurosurgeon from Breslau (Wrocław): his influence on early neurosurgeons and legacy to present-day neurosurgery. J Neurosurg 2007;107(2):451–456

[26] Foerster O, Penfield W. Der narbenzug am und im gehirn bei traumatischer epilepsie in seiner bedeutung für das zustandekommen der anfälle und für die therapeutische bekämpfung derselben. Z Ges Neurol Psychiat 1930;125:475–572

[27] Foerster O, Penfield W. The structural basis of traumatic epilepsy and results of radical operation. Brain 1930;53(2):99–119

[28] de Almeida AN, Teixeira MJ, Feindel WH. From lateral to mesial: the quest for a surgical cure for temporal lobe epilepsy. Epilepsia 2008;49(1):98–107

[29] Penfield W. No man alone. Toronto: Little, Brown & Co.;1977:48

[30] Penfield W. Epilepsy and surgical therapy. Arch Neuro Psych 1936;36(4):449–484

[31] Elder R. Speaking secrets: epilepsy, neurosurgery and patient testimony in the age of the explorable brain, 1934–1960. Bull Hist Med 2015;89(4):761–789

[32] Rasmussen T, Penfield W. The human sensorimotor cortex as studied by electrical stimulation. Fed Proc 1947;6(1 Pt 2):184

[33] Rasmussen T, Penfield W. Further studies of the sensory and motor cerebral cortex of man. Fed Proc 1947;6(2):452–460

[34] Penfield W, Boldrey E. Somatic motor and sensory representation in the cerebral cortex of man as studied by electrical stimulation. Brain 1937;60(4):389–443

[35] Penfield W, Faulk ME Jr. The insula; further observations on its

function. Brain 1955;78(4):445–470

[36] Feindel W, Leblanc R. The Wounded Brain Healed: The Golden Age of the Montreal Neurological Institute, 1934–1984. Montreal: McGill-Queen's University Press; 2016:206

[37] Penfield W. The epilepsies: with a note on radical therapy. N Engl J Med 1939;221:209–218

[38] Reif PS, Strzelczyk A, Rosenow F. The history of invasive EEG evaluation in epilepsy patients. Seizure 2016;41:191–195

[39] Almeida AN, Martinez V, Feindel W. The first case of invasive EEG monitoring for the surgical treatment of epilepsy: historical significance and context. Epilepsia 2005;46(7):1082–1085

[40] Penfield W, Flanigin H. Surgical therapy of temporal lobe seizures. AMA Arch Neurol Psychiatry 1950;64(4):491–500

[41] Jasper H, Pertuisset B, Flanigin H. EEG and cortical electrograms in patients with temporal lobe seizures. AMA Arch Neurol Psychiatry 1951;65(3):272–290

[42] Moran N, Shorvon S. The surgery of temporal lobe epilepsy: historical development, patient selection and seizure outcome. In: Shorvon S, Pedley TA, eds. The Epilepsies, 3rd ed. Philadelphia, PA: Saunders Elsevier; 2009:294–306

[43] Stone JL. Biography: Frederic A. Gibbs, M.D. Surg Neurol 1994;41(2):168–171

[44] Gibbs GA, Davis H, Lennox WG. The electro-encephalogram in epilepsy and in conditions of impaired consciousness. Arch Neurol Psychiatry 1935;34(4):1133–1148

[45] Gibbs FA, Gibbs EL, Lennox WG. Epilepsy: a paroxysmal cerebral dysrhythmia. Brain 1937;60:377–388

[46] Gibbs EL, Gibbs FA, Fuster B. Psychomotor epilepsy. Arch Neurol Psychiatry 1948;60(4):331–339

[47] Moran NF. A more balanced and inclusive view of the history of temporal lobectomy. Epilepsia 2008;49(3):543–544

[48] Penfield W, Jasper H. In epilepsy and functional anatomy of the human brain. London: J&A Churchill Ltd.; 1954:v–vii

[49] Falconer MA. Clinical manifestations of temporal lobe epilepsy and their recognition in relation to surgical treatment. BMJ 1954;2(4894):939–944

[50] Falconer MA, Meyer A, Hill D, Mitchell W, Pond DA. Treatment of temporal-lobe epilepsy by temporal lobectomy; a survey of findings and results. Lancet 1955;268(6869):827–835

[51] Falconer MA, Serafetinides EA. A follow-up study of surgery in temporal lobe epilepsy. J Neurol Neurosurg Psychiatry 1963;26(2):154–165

[52] Falconer MA. The significance of mesial temporal sclerosis (Ammon's horn sclerosis) in epilepsy. Guys Hosp Rep 1968;117(1):1–12

[53] Taylor DC, Falconer MA, Bruton CJ, Corsellis JAN. Focal dysplasia of the cerebral cortex in epilepsy. J Neurol Neurosurg Psychiatry 1971;34(4):369–387

[54] Wieser HG, Yaşargil MG. Selective amygdalohippocampectomy as a surgical treatment of mesiobasal limbic epilepsy. Surg Neurol 1982;17(6):445–457

[55] Talairach J, David M, Tournoux P. L'exploration Chirugicale Stereotaxique du Lobe Temporale dans L'epilepsie Temporale. Paris: Masson et Cie; 1958

[56] Bancaud J, Talairach J, Schaub C, et al. Stereotaxic functional exploration of the epilepsies of the supplementary areas of the mesial surfaces of the hemisphere. Electroencephalogr Clin Neurophysiol 1962;14:788

[57] Hayne R, Meyers R, Knott JR. Characteristics of electrical activity of human corpus striatum and neighboring structures. J Neurophysiol 1949;12(3):185–195

[58] Crandall PH, Walter RD, Rand RW. Clinical applications of studies on stereotactically implanted electrodes in temporal lobe epilepsy. J Neurosurg 1963;20:827–840

[59] Dymond AM, Sweizig JR, Crandall PH, Hanley J. Clinical application of an EEG radio telemetry system. Proceedings of the Rocky Mountain Bioengineering Symposium. Fort Collins: Colorado State University; 1971;16–20

[60] Engel J, Mathern GW. Paul H. Crandall, MD (1923–2012). Neurology 2012;79(2):121–122

[61] Engel J Jr, Rausch R, Lieb JP, Kuhl DE, Crandall PH. Correlation of criteria used for localizing epileptic foci in patients considered for surgical therapy of epilepsy. Ann Neurol 1981;9(3):215–224

[62] Ives JR, Gloor P. A long term time-lapse video system to document the patients spontaneous clinical seizure synchronized with the EEG. Electroencephalogr Clin Neurophysiol 1978;45(3):412–416

[63] Ives JR, Gloor P. A longterm time-lapse video system to document the patients spontaneous clinical seizure synchronized with the EEG. Electroencephalogr Clin Neurophysiol

[64] Ajmone-Marsan C, Van Buren J. Epileptiform activity in cortical and subcortical structures in the temporal lobe of man. In: Baldwin M, Bailey P, eds. Temporal Lobe Epilepsy. E Springfield, IL: Thomas; 1958:78–108

[65] Wyler AR, Ojemann GA, Lettich E, Ward AA Jr. Subdural strip electrodes for localizing epileptogenic foci. J Neurosurg 1984;60(6):1195–1200

[66] Bladin PF. Murray Alexander Falconer and the Guy's-Maudsley Hospital seizure surgery program. J Clin Neurosci 2004;11(6):577–583

[67] Falconer MA. Significance of surgery for temporal lobe epilepsy in childhood and adolescence. J Neurosurg 1970;33(3):233–252

[68] Falconer MA. Place of surgery for temporal lobe epilepsy during childhood. BMJ 1972;2(5814):631–635

[69] Davidson S, Falconer MA. Outcome of surgery in 40 children with temporal-lobe epilepsy. Lancet 1975;1(7919):1260–1263

[70] Falconer MA. Reversibility by temporal-lobe resection of the behavioral abnormalities of temporal-lobe epilepsy. N Engl J Med 1973;289(9):451–455

[71] Rasmussen T. Surgical aspects. In: Blau ME, Rapin I, Kinsbourne M, eds. Topics in Child Neurology (First International Congress of Child Neurology). New York, NY: Spectrum; 1977:143–57

[72] Green JR, Sidell AD, Walker ML. Neurosurgery of epilepsy in childhood and adolescent with comments about 50 patients. In: Thompson RA, Green JR, eds. Pediatric Neurology and Neurosurgery. New York, NY: Medical Science Book; 1978:151

[73] Goldring S. Pediatric epilepsy surgery. Epilepsia 1987;28 (Suppl 1):S82–S102

[74] Goldring S. A method for surgical management of focal epilepsy, especially as it relates to children. J Neurosurg 1978;49(3):344–356

[75] Goldring S, Gregorie EM. Surgical management of epilepsy using epidural recordings to localize the seizure focus. Review of 100 cases. J Neurosurg 1984;60(3):457–466

[76] Mohammed HS, Kaufman CB, Limbrick DD, et al. Impact of epilepsy surgery on seizure control and quality of life: a 26–year follow-up study. Epilepsia 2012;53(4):712–720

[77] Meyer FB, Marsh WR, Laws ER Jr, Sharbrough FW. Temporal lobectomy in children with epilepsy. J Neurosurg 1986;64(3):371–376

[78] Morrison G, Duchowny M, Resnick T, et al. Epilepsy surgery in childhood. A report of 79 patients. Pediatr Neurosurg 1992;18(5–6):291–297

[79] Fish DR, Smith SJ, Quesney LF, Andermann F, Rasmussen T. Surgical treatment of children with medically intractable frontal or temporal lobe epilepsy: results and highlights of 40 years' experience. Epilepsia 1993;34(2):244–247

[80] Quesney LF, Fish DR, Rasmussen T. Extracranial EEG and acute ECoG in children with medically refractory partial seizures. J Epilepsy

1990;3(Suppl 3):55–67S

[81] Chugani HT, Shields WD, Shewmon DA, Peacock WJ, Mazziotta JC, Phelps MA. Surgical treatment of intractable neonatal-onset seizures: the role of positron emission tomography. Neurology 1988;38:1178–1188

[82] Chugani HT, Shields WD, Shewmon DA, Olson DM, Phelps ME, Peacock WJ. Infantile spasms: I. PET identifies focal cortical dysgenesis in cryptogenic cases for surgical treatment. Ann Neurol 1990;27(4):406–413

[83] Chugani HT, Shewmon DA, Shields WD, et al. Surgery for intractable infantile spasms: neuroimaging perspectives. Epilepsia 1993;34(4):764–771

[84] Duchowny MS, Resnick TJ, Alvarez LA, Morrison G. Focal resection for malignant partial seizures in infancy. Neurology 1990;40(6):980–984

[85] Wyllie E, Comair YG, Kotagal P, Raja S, Ruggieri P. Epilepsy surgery in infants. Epilepsia 1996;37(7):625–637

[86] Duchowny M, Jayakar P, Resnick T, et al. Epilepsy surgery in the first three years of life. Epilepsia 1998;39(7):737–743

[87] Engel J Jr. Surgical Treatment of the Epilepsies. New York, NY: Raven Press; 1987

[88] Cross JH, Jayakar P, Nordli D, et al; International League against Epilepsy, Subcommission for Paediatric Epilepsy Surgery. Commissions of Neurosurgery and Paediatrics. Proposed criteria for referral and evaluation of children for epilepsy surgery: recommendations of the Subcommission for Pediatric Epilepsy Surgery. Epilepsia 2006;47(6):952–959

[89] Harvey AS, Cross JH, Shinnar S, Mathern GW; ILAE Pediatric Epilepsy Surgery Survey Taskforce. Defining the spectrum of international practice in pediatric epilepsy surgery patients. Epilepsia 2008;49(1):146–155

第3章 儿童难治性癫痫的流行病学研究
Epidemiology of Intractable Epilepsy in Children

Peter Camfield   Carol Camfield   著

马红霞 译   操德智 校

摘 要

儿童难治性癫痫的流行病学很复杂，但在选择癫痫手术候选者方面有潜在的重要性。据估计，小儿癫痫的年发病率为 80/10 万～300/10 万，1 岁内发病率最高。在 11—15 岁，发病率与成年人相似。患病率更高（3‰～6‰）。难治性、耐药性和抗药性癫痫在已发表文献中有不同的定义，其风险为癫痫儿童的 8%～20%。虽然大多数可能有癫痫发作控制期与难治期交织，仍有 1/3 或更多的难治性癫痫儿童最终会获得长期或永久性的癫痫缓解。目前准确预测难治性的结局是不可能的。从统计学上来说，它与神经功能缺陷、智力障碍、早期高发作频率、某些癫痫综合征、颞叶癫痫和 MRI 上可见致病性病灶相关。重要的是，约 1/3 MRI 有确定病因的癫痫患儿仍会获得癫痫发作缓解。即使小儿癫痫持续到成年，目前也不清楚儿童难治性癫痫是否与癫痫猝死（SUDEP）相关。

关键词

流行病学，难治性，癫痫，儿童，结局

小儿癫痫的基本流行病学在世界范围内得到了很好的描述，并且相当一致[1]。在基于人口学的研究中，发达国家报告的 16 岁以下儿童年发病率为 33.3 /10 万～82 /10 万。在欠发达国家，发病率可能略高。迄今为止的所有研究都发现，发病率在生后第 1 年内最高，从明尼苏达州罗切斯特市奥姆斯特德县[2]（Olmstead County, Rochester, Minnesota）的 81/10 万到新斯科舍省（Nova Scotia）[3] 的 118/10 万，再到冰岛[4] 的 130/10 万，发病率在不同国家地区不同。

在 1—11 岁，发病率相当稳定，无太大可变性[3, 4]。在 11—15 岁，发病率似乎较低，但再次稳定在约 21/10 万，这估计与成年人的发病率相似[5]。小儿癫痫的患病率高于发病率，因为癫痫通常是一种慢性疾病。在欧洲，小儿癫痫的患病率在 3.2‰～5.1‰[6]。美国国家儿科研究估计，活动性癫痫的终生患病率为 6.3‰（95%CI 4.9‰～7.8‰）[7]。癫痫在贫困家庭的儿童中更为常见。在加拿大，一项全国性调查显示，小儿癫痫患病率为 5.26‰[8]。

一些而非全部的研究表明，在欠发达国家儿童期癫痫的发病率较高，可能是因为这段时期像脑膜炎、囊虫病和头部外伤等原因导致获得性脑疾病的机会较高[9-14]。在发展中国家，有一个相当一致的趋势，即农村地区的患病率高于城市地区[9]。

这本书的主题是小儿癫痫手术，手术团队的目标是在癫痫发作无法通过药物或其他医学治疗得到控制的情况下改善结局。癫痫发作被认为是难治性的、耐药性的，或者只是抗药性的。在本章中，我们重点关注被认为难治性的基于人群的癫痫儿童研究。这些研究包括来自加拿大的新斯科舍、荷兰、美国康涅狄格州、明尼苏达州罗切斯特的奥姆斯特德县和芬兰的图尔库的研究。表 3-1 和表 3-2 概述了来自这些队列的一些相关研究。我们考虑了癫痫儿童相关的难治性的定义、难治性可能出现和消失的方式、难治性的预测，以及死亡率。

一、难治性癫痫的定义

小儿癫痫的发作有三种可能的结局：使用或不使用 ASM 的无癫痫发作、持续的不频繁发作和难治性癫痫。持续的不频繁发作的癫痫和难治性癫痫之间的区别是比较随意的。就生活质量而言，即使是罕见的癫痫发作也会对其产生重大影响，如妨碍一些职业、限制某些活动和不能驾驶。

一项针对 396 例成年人的癫痫手术的关键研究中指出，"生活质量持续改善特别需要无癫痫发作：那些没有获得无癫痫发作的人并没有显示出持久的健康相关生活质量（health-related quality of life，HRQoL）的改善"[32]。一项对 134 例接受药物治疗的难治性癫痫患者的 HRQoL 的研究也指出，无癫痫发作的影响远大于癫痫发作频率降低的影响[33]。然而，难治性的概念通常意味着持久和频繁的发作，并通常考虑到医疗强度。

有许多已发表的难治性癫痫定义，见表 3-2。Berg 等在对康涅狄格州队列中 92% 的患者进行了至少 5 年的随访后，对队列中应用了六种难治性的定义[21]。根据定义，难治性占比为 9%～24%。定义的一致性从 0.45（中等一致性）到 0.79（强烈一致性）。最为一致的三个定义是来自康涅狄格州[22]、新斯科舍省[17] 和苏格兰的研究[34]，作者认为，不同的定义可能对不同的适应证有用。

经过反复考量的综合分析后，ILAE 治疗策略委员会特设工作组得出结论："药物难治性癫痫可定义为合理选择并足量尝试 2 种耐受性好的 ASM 方案（无论是单药治疗或联合用药）后，未能获得持续无发作"。坚持"足量的""耐受性好的"和"合

理选择的"有助于该定义具有特别的临床相关意义。工作小组并没有准确定义"持续无癫痫发作"。这一定义受到了 Kwan 和 Brodie 的论文强烈影响。Kwan 和 Brodie 研究了 470 例 9—93 岁的新诊断癫痫患者（大多数是成年人），他们被转介至苏格兰的一个区域中心[28]。在平均 5 年的随访期间（范围：2～16 年），113 名患者因未能控制癫痫发作而停止了首次治疗的 ASM。只有 11% 的患者通过第 2 种 ASM 治疗成功控制了癫痫发作。

然而，在儿童中，一种或两种 ASM 的失败并没那么令人担忧。在新斯科舍省的研究中，417 例患者在治疗的第 1 年进行了第 1 种 ASM 失败 / 成功的评估[35]。如果第 1 种 ASM 成功，那么在接下来的 8 年中，只有 4% 的患者发展为难治性癫痫，61% 的患者最终能够成功停用 ASM 治疗。如果第 1 种 ASM 因疗效原因而失败，并且开始第 2 种 ASM 治疗，则难治性风险从 4% 上升到 29%（$P \leq 0.0001$），但仍有 42% 的患者病情获得完全缓解。

在康涅狄格州的研究中，613 名新接受治疗的儿童，有 128 例儿童使用 2 种 ASM 治疗失败[23]。在 2 种药物失败的患者中，有 73 例（57%）在服用了 3 种或以上 ASM 后，获得至少 1 年发作缓解；然而，50 例患者在第 3 种 ASM 治疗获得缓解后至少复发一次。在最后一次随访时，2 种 ASM 失败的患者中有 48 例（38%）处于 1 年或以上的终点缓解。

我们得出结论，2 种 ASM 治疗失败与儿童持续性癫痫相关，但约 1/3 的儿童最终会在使用 3 种或更多的 ASM 后获得缓解。因此，第 2 种 ASM 失败并不是儿童难治性的可靠定义，必须考虑其他因素。

表 3-1 概述了每项基于人群的研究和其他几项研究所使用的定义，这些研究中估计总的难治率为 8%～16%。尚不清楚哪个定义最有用。加拿大萨斯喀彻温省的一项研究调查了四个定义[36]，分别为 ILAE[30]、新斯科舍省[17]、康涅狄格州[22] 和苏格兰[36] 的定义。每个定义被应用于 250 例主要为成人的不同严重程度癫痫患者的队列。根据

表 3-1　基于人群的难治性小儿癫痫的预后研究（首次发作时年龄为 1 月龄至 16 岁）					
研究者，出版年份	例　数	随　访	终点缓解	随访结束时难治性的比例	评论 / 预测
Turku, Finland 1993[15]	所有类型的癫痫共 245 例（150 例发病，95 例患病）；178 例存活并被追踪	30 年	74%（服用或停用 ASM）	23%	耐药性癫痫的预测因素：初始 ASM 失败、癫痫持续状态、高初始发作频率、远期症状性病因
Turku, Finland 2012[16]	癫痫发作 2 年内有 102 例难治性癫痫（原始队列的 42%，59 例发病，43 例患病）	中位数 41 年（范围 4～55）	49%（服用或停用 ASM）	51%	耐药性癫痫的预测因素：初始 ASM 失败、癫痫持续状态、高初始发作频率、远期症状性病因
Nova Scotia 1996[17]	504 例发病病例（不包括失神发作、婴儿痉挛和肌阵挛性癫痫）	≥5 年（平均 8 年）	54%（停用 ASM）	7.7%	难治性的预测因素：智力障碍、治疗第 1 年的癫痫控制不佳、复杂部分性发作
Nova Scotia 2005[18]	260 例局灶性和（或）全面性惊厥患者，有≥1 次无发作后试图停止 ASM 治疗	平均 6.5 年	79%（停用 ASM）	1%	注：本研究仅适用于那些停止 ASM 治疗、发作重新开始且未被控制（难治性）的人。后期难治性的预测因素：智力障碍、治疗第 1 年的发作控制不佳、复杂部分性发作
Nova Scotia 2005[19]	复杂部分性发作 ± 继发性全面性，n=108；继发全身性发作，n=80	28 年	57%（停用 ASM）；81%（停用 ASM）	24%；3%	两组的比较具有显著的统计学意义
Dutch 2010[20]	431 例，包括各种类型的癫痫	15 年	70.9%	8.5%	难治性的预测因素：非特发性病因、发热性惊厥、3 个月无缓解、早期难治性
Connecticut 2006[21]	527 例，包括各种类型的癫痫	9.7 年（中位数）	未说明	23.2%（2 例药物失败）	难治性的预测因素：癫痫类型："灾难性"＞局灶性＞特发性
Connecticut 2001[22]	599 例，包括各种类型的癫痫	4.8 年（中位数）	未说明	10%（2 例药物失效，18 个月内每月＞1 次发作）	论文讨论了"早期顽固性"。预测因素：综合征分组、早期发作频率、EEG 局灶性减慢
Connecticut 2009[23]	128 例 2 种 ASM 失败（占总队列的 23%）	平均 11.1 年	22%≥3 年终点缓解	61%	缓解的预测因素：特发性综合征和较低频率的发作天数
Rochester 2013[24]	381	10.3 年（中位数）		19% 的"早期"难治性（诊断后 2 年），平均 12 年之后 50% 仍然难治。总的 9% 的患者"持续"难治性	"持久"难治性的预测因素：致病性的 MRI 病变
Rochester 2012[25]	127（癫痫发病＜3 岁）	78 个月（中位数）		35%	难治性的预测因素：发病年龄 ≤ 12 个月，发育迟缓，神经影像学异常和局灶性 EEG 减慢

ASM. 抗癫痫药物；EEG. 脑电图

研究者	疗效失败 ASM 的最低数量	发作频率	评 论
表 3-2　难治性的定义			
Connecticut[21]	2	每月有 1 次发作，持续时间≥18 个月，并且在此期间（在诊断后 3 年内）<3 个月无癫痫发作	需要非常仔细地记录无癫痫发作的间隔时间
Nova Scotia[17, 19]	3	在随访的最后一年，每 2 个月发作≥1 次	需要非常仔细地记录癫痫发作频率
Rochester[25]	2	最终随访时每 6 个月发作≥1 次，或在≥2 个 ASM 失败后行癫痫手术	可能随着随访时间的长短而变化
Turku，Finland 1993[15]	—	随访≥10 年期间，<1 年缓解	需要很长的随访时间
Turku，Finland 2009[26]	≥1	尽管充分治疗，随访≥10 年期间，<1 年缓解	单一药物失败是独特的
Turku，Finland 2012[27]	1 或 2	癫痫发作后 2 年内充分的治疗试验，无 1 年缓解	用来定义"事件耐药"
Dutch[20]	—	未能≥3 个月无癫痫发作（诊断后>6 个月）	不考虑治疗强度
Scotland[28]	2	<1 年终点缓解	易于应用
Hong Kong[29]	2	在≥2 年内平均每个月有≥1 次无端发作	不评估治疗强度
ILAE[30]	2	≥2 种足量的、耐受性好的 ASM 治疗失败	"足量的"和"耐受性好的"定义明确；可能对成人比对儿童更有用
Germany[31]	—	每天或每周发作≥1 次	作者用于评估伴智力障碍者；不包括治疗强度

ASM. 抗癫痫药物；ILAE. 国际抗癫痫联盟

每个定义，所有患者都被分为难治性和非难治性。"使用康涅狄格州（j=0.56）和苏格兰（j=0.58）的定义，观察者之间的一致性是适中的，而使用新斯科舍省的定义（j=0.69）和 ILAE 共识（j=0.77）的定义具有强的一致性[36]。"每个方案定义的患者几乎没有差异。

二、可有可无的"难治性"

在一些基于人群的小儿癫痫研究中，一个显著发现是，一个人可能既有难治性癫痫期，又有缓解期。通常情况下，难治性癫痫在临床过程的早期出现并持续存在。然而，在许多患者中，难治性可能会随着时间的推移而消失，或在无发作多年后突然出现。

一项基于临床的研究首次真正指出了这一点。在 Huttenlocher 等受人关注的研究中，从芝加哥的一个诊所中确定了 167 例患有明确的难治性癫痫的儿童（尽管有"在耐受血药浓度水平下足量合理使用的抗惊厥药物"，但发作仍≥1 次 / 月且持续≥2 年，）[37]。如果患者智商低于 30，患有脑肿瘤或起病年龄>13 岁，则被排除。作者对 167 例患者中的 155 例进行了随访，随访率为 93%。10 例患者接受了癫痫手术，剩下 145 例患者接受药物治疗。良好预后被定义为在随访结束时每年发作≤1 次。由于随访时间长短不同，对生存曲线进行了分析，结果表明，随访 18 年后，智力正常的患者中只有 25% 仍然是难治性癫痫，而智力障碍的患者中有 70% 仍然患有难治性癫痫（30% 无）。

随访时间越长，预后越好。对于智力正常的患者，30% 的患者在 5 年后每周仍有 1 次以上癫痫发作；然而，14 年后，只有 5% 出现每周有 1 次以上的癫痫发作。有些从病因上判断考虑预后不佳的患者，却控制得很好。例如，5 例单侧 Sturge Weber 病患者中，有 4 例仅通过药物治疗就实现了无癫痫发作。

随后，一些基于人群的研究证实并扩大了芝加哥的研究。在新斯科舍省的研究中，首次癫痫发作后平均随访 7.5 年，39 例（8%）符合难治性标准[17]。约 5 年后（诊断后 12.5 年），7/39（18%）有至少 1 年的终点缓解（无癫痫发作）。然而，早期完全控制癫痫发作并不能保证长期良好预后。新斯科舍省研究中，有 296 例患者智力正常，平均随访（28±4）年。有 7 例患者（2%）有较长的无发作缓解期（中位数：5 年；范围：5～18 年），然后复发出现难治性癫痫，直到随访结束。他们中有 5 例为局灶性癫痫，1 例为症状性全面性癫痫，另 1 例为非分类的癫痫[38]。

在荷兰的研究中，难治性是在两个时间点上考虑的：诊断后随访 5 年后和随访 15 年后[20]。对于每个时间点，难治性被视为随访的最后一年（第 4～5 年以及第 14～15 年）。研究中，15 年的随访非常完整。经过 5 年随访的 453 例中，431 例（95%）在 15 年后接受了问卷调查。在随访 5 年时，34 例（8%）被认为是难治的，而在这 34 例中，只有 19 例（56%）在随访 15 年时仍癫痫难治。在 5 年内 379 例非难治患者中，有 16 例（4%）在 15 年内变得难治。随访 15 年时，难治性的总例数为 35 例（8%），与随访 5 年时的比例相同，但后者中约有 50% 是不同的患者。因此，难治性通常在 5～15 年消失或在同一时间段又出现。

康涅狄格州研究中的一份报告描述了随访约 10 年的 527 例患者[16]。82 例（14%）在临床病程中的某个阶段患有难治性癫痫，26 例（32%）难治性癫痫患者在治疗开始后至少 3 年才出现难治性。在那些难治性癫痫患者中，有 21% 的患者获得了最终缓解。

最后，在芬兰的研究中，选择了 102 例新发局灶性或全面性强直 - 阵挛发作的患者，使用 2 种或 2 种以上 ASM 治疗失败，随访时间大于 10 年[27]。实际上，平均随访时间为 40.5 年。在发展为难治性癫痫后，102 例患者中有 3 例（3%）出现 1 年的缓解，11 例（11%）出现至少一次 2 年的缓解，18 例（18%）出现至少 1 次 5 年缓解，52 例（52%）出现 5 年或 5 年以上的终点缓解。只有 18 例（18%）后来没有 1 年或以上的缓解。因此，很明显，经过长时间的随访，许多有耐药性或难治性癫痫的患者（也许大多数）将经历显著的无癫痫发作期。有时这些无癫痫发作期持续一年或两年，然后复发，但癫痫似乎完全消失的情况并不少见。考虑癫痫手术时，必须考虑到特定的难治性患者的自然病史可能最终包括不做手术的显著、有价值的缓解。然而，目前不可能知道哪些患者属于这一类。同样明显的是，患者可能多年无癫痫发作，然后发展为难治性癫痫。没有绝对性。

三、难治性癫痫的预测

对于在诊断为癫痫时或接近诊断为癫痫时的个别儿童，很难准确预测其长期预后。荷兰和新斯科舍省队列研究合并提供了 1055 例新诊断儿科患者的样本，最少随访 5 年[39]。根据诊断时或治疗 6 个月后的许多临床变量，开发了一些统计模型试图预测有或无终点缓解。缓解状态的预测正确率仅为 70%，30% 的预测不正确。因此，预测难治性问题同样具有挑战性，这并不奇怪。

在康涅狄格州的研究中，在多变量分析中，早期（诊断后 5 年内）难治性癫痫与一些癫痫综合征、初始高发作频率、局灶性脑电图慢化和急性症状性或新生儿癫痫持续状态相关[22]。

在罗切斯特的研究中，19.7% 的患者出现了早期难治性[24]。经过平均 11.7 年的随访，49% 的患者（占整个队列的 9.6%）仍然存在药物难治性。如果有致病的 MRI 病变和早期难治性，"持久"难治性癫痫的概率估计为 91%（95%CI 77%～97%）。

而对于那些 MRI 上无病变的患者，"持久"难治性癫痫的概率是 40%（CI 26%～36%）。罗切斯特研究的另一份出版物检查了 127 例发病年龄＜3 岁的儿童，发现 35% 的儿童患有难治性癫痫，在多变量分析中与以下因素有关：发病年龄≤12 个月、发育迟缓、神经影像学异常和局灶性脑电图变化[25]。

在新斯科舍省队列中，智力障碍使难治性癫痫的风险比智力正常者增加 18 倍（95%CI 8.2～39.6）[17]。在芬兰的研究中，与早期发作频率较低的癫痫患者相比，诊断后第 1 年每周发作患者 40 年后耐药性癫痫增加 8 倍（危险比 8.2；CI 1.6～42）[26]。

中国香港西北区的一项前瞻性研究致力于"难治性"的发展和预测[29]。患者是从该地区唯一的转诊医院招募的，尽管还不清楚是否所有癫痫儿童最终都会转诊到该中心。难治性被定义为尽管使用了 3 种 ASM 治疗，每月至少发作 1 次，持续 2 年。招募了 309 例癫痫儿童，其中 44 例（14.2%）符合难治性标准。总的随访时间并没有报告。然而，在难治性癫痫患者中，54% 有局灶性发作，23% 有婴儿痉挛症，11% 有多种发作类型，12% 的未说明发作形式。

将 44 例难治性癫痫患者与 265 例非难治性癫痫患者进行比较。在单变量分析中，显著预测因素包括起病年龄＜1 岁、ASM 治疗前每日发作次数、治疗前超过 20 次的发作、婴儿痉挛症和多种发作类型、症状性病因、神经功能异常（包括智力障碍）、新生儿期的发作、初始脑电图异常、癫痫持续状态、在治疗的前 6 个月内发作次数≥3 次。在多变量分析中，模型中保留的 4 个因素是神经功能异常（包括智力障碍）、治疗前每日癫痫发作和治疗后 6 个月内的暴发性发作，以及以往有发热性惊厥（未说明发热性惊厥的时长）。

总之，在大多数研究中，单变量分析中，智力障碍、神经功能异常和难治性癫痫之间有很强的关联。早期发作频率高也常常与难治性有关。具有已知病因的癫痫不太可能获得缓解，而致病性的 MRI 病变所致的癫痫更难治。然而，值得注意的是，在罗切斯特的研究中，致病的 MRI 病变仍与 32% 的无须手术获得长期缓解的机会相关。此外，在康涅狄格州的研究中，33% 有致病的 MRI 病变患者获得"完全缓解"（≥5 年无药物治疗且≥5 年无癫痫发作），同样没有手术[40-41]。

四、癫痫综合征

在 Rochester 的研究中，不到 50% 的儿童患有可识别的癫痫综合征[42]。令人失望的是，很少有癫痫综合征具有绝对明确的预后，即几乎总是缓解或几乎总是继续发展为难治性癫痫。Rolandic 癫痫、Panayiotopoulos 综合征和一些新生儿或早期婴儿综合征是与病情缓解相关的一些综合征[43]。令人惊讶的是，几乎很少癫痫性脑病总是表现出长期的难治性（如 Dravet 综合征和游走性局灶性癫痫）。1/4～1/2 的婴儿痉挛症患者最终会获得完全缓解[44]。即使在 Lennox-Gastaut 综合征中，也有少数患者会完全无癫痫发作[45]。

儿童颞叶癫痫的难治性比例是小儿癫痫手术的一个需要特别关注的问题。在以人群为基础的研究中，要确定小儿癫痫是否起源于颞叶并不总是容易的，除非 MRI 上有致病性病变，或者癫痫发作足够频繁可以进行视频脑电图检查。尽管如此，对于大多数儿童来说，颞叶可能是过去被称为复杂部分性发作或认知障碍性发作、最近称为伴有知觉受损的局灶性非运动性发作的大多数小儿癫痫的起源灶[46]。在 Nova Scotia 的研究中，我们入组的病例均确定为智力正常、无癫痫综合征及局灶性发作的儿童[19]。我们比较了 80 例局灶性继发全面性发作和 108 例复杂部分性伴或不伴继发全面性发作的患者。平均随访（29±5）年。大多数复杂部分发作组的患者可能患有颞叶癫痫。与继发全面性发作组相比，复杂部分性发作组在随访结束时更容易出现难治性癫痫或接受癫痫手术治疗（36% vs. 5%；$P<0.00001$）。显然，并非所有可能患有颞叶癫痫的儿童都会出现难治性癫痫。

澳大利亚维多利亚的一份基于社区样本确定

了 77 例新诊断为颞叶癫痫的儿童，他们随后接受了平均 14 年的随访[47]。在随访结束时，43 例（56%）患者没有获得无癫痫发作或曾接受过颞叶切除术。在 77 例患者中，28 例患者在 MRI 上显示有颞叶病变，除非他们接受了手术，否则没有一名患者有终点缓解。因此，颞叶癫痫通常是难治性的，MRI 上的病变似乎是持续性或难治性癫痫发作的有力预测因素。

五、死亡率

与普通人群相比，癫痫儿童在成年早期死亡的风险是普通人群的 5～10 倍[48-49]。几乎所有这些过度的死亡率都是由共患病引起的，如出生窒息导致的痉挛性四肢瘫痪患儿的延髓功能障碍：癫痫发作并未发挥因果作用[50]。少数死亡与癫痫直接相关。癫痫发作期间的跌倒等事故可能会导致受伤，但很少会导致死亡。溺水是更常见的死亡原因[51]。癫痫猝死（sudden unexpected deaths in epilepsy，SUDEP）也许是最可怕的"原因"，但幸运的是，它在儿童中非常罕见。对康涅狄格州、罗切斯特、荷兰和新斯科舍省队列的综合分析（总计 2239）表明小儿癫痫发作中 SUDEP 的风险仅为每年 10/30 000[48]。SUDEP 的主要危险因素是全面性强直 - 阵挛发作（尤其是在睡眠中）、频繁发作和长时间癫痫发作[52]。在成年人中，那些正在考虑进行癫痫手术的患者或那些通过癫痫手术无法控制癫痫的患者出现 SUDEP 的风险最高[53]。在大多数关于 SUDEP 的研究中，一个非常引人注目的结果是，癫痫持续时间越长，SUDEP 风险越高[52]。

来自芬兰队列的一份著名的文章表明，当患有持续性癫痫儿童成为年轻的成年人时，SUDEP 的风险增加[51]。据估计，儿童期起病的癫痫患者在一生中发生 SUDEP 的总风险为 7%。这一队列比较复杂，因为它一开始就把初发的和已经患病的病例包括进去了，而且"远期症状性癫痫"的发生率很高（是新斯科舍省队列的 3 倍）（未公布的数据）。在新斯科舍省队列中，我们并没有发现迟发的 SUDEP 的风险同样这么高（未公布的数据）。

儿童难治性癫痫相关的 SUDEP 风险尚未有文献记载。在丹麦的三级癫痫转诊中心，对 1974 例儿童进行了为期 9 年的 SUDEP 率的抽样调查，该中心被描述为"丹麦唯一的此类中心"[53]。共有 43 例死亡，其中 9 例发生 SUDEP。排除因神经性代谢障碍死亡的 9 例患者后，其余 34 例死亡患者中有 30 例患有智力障碍，31 例有难治性癫痫。如上所述，众所周知，智力障碍与严重癫痫和并发症所致死亡有关，因此这一发现并不意外。在 9 例 SUDEP 患者中，7 例患有难治性癫痫，7 例患有智力障碍。SUDEP 患者的癫痫综合征没有很好的描述，但在"其他癫痫类型"中，所有患者都有全面性强直 - 阵挛发作。因此，在本研究中，死亡与难治性癫痫之间似乎有很强的关联，但这种关联对 SUDEP 并非特异的。通过早期手术预防难治性癫痫儿童 SUDEP 的说法似乎合理，但尚未得到证实。

结论

儿童期发病癫痫的难治性的理想定义仍有待确定。根据基于人群的研究，大约 10% 的新发癫痫儿童会发展为长期顽固性癫痫。虽然难治性通常是在临床病程早期出现并持续存在，但至少有 1/3 的难治性只有通过药物治疗才能解决。目前尚不清楚这些缓解是否反映了癫痫的自然病史，或是 ASM 治疗的结果。对于一些患者来说，癫痫发作缓解多年后可能会出现难治性。难治性癫痫与初始发作频率高、神经或认知缺陷及已知的病因有关。SUDEP 与难治性癫痫相关，但尚未证明小儿癫痫手术可以预防 SUDEP。

参考文献

[1] Camfield P, Camfield C. Incidence, prevalence and aetiology of seizures and epilepsy in children. Epileptic Disord 2015;17(2): 117–123

[2] Hauser WA, Annegers JF, Kurland LT. Incidence of epilepsy and unprovoked seizures in Rochester, Minnesota: 1935–1984. Epilepsia 1993;34(3):453–468

[3] Camfield CS, Camfield PR, Gordon K, Wirrell E, Dooley JM. Incidence of epilepsy in childhood and adolescence: a population-based study in Nova Scotia from 1977 to 1985. Epilepsia 1996;37(1):19–23

[4] Olafsson E, Ludvigsson P, Gudmundsson G, Hesdorffer D, Kjartansson O, Hauser WA. Incidence of unprovoked seizures and epilepsy in Iceland and assessment of the epilepsy syndrome classification: a prospective study. Lancet Neurol 2005;4(10):627–634

[5] Wirrell EC, Grossardt BR, Wong-Kisiel LCL, Nickels KC. Incidence and classification of new-onset epilepsy and epilepsy syndromes in children in Olmsted County, Minnesota from 1980 to 2004: a population-based study. Epilepsy Res 2011;95(1–2):110–118

[6] Forsgren L, Beghi E, Oun A, Sillanpää M. The epidemiology of epilepsy in Europe: a systematic review. Eur J Neurol 2005;12(4):245–253

[7] Russ SA, Larson K, Halfon N. A national profile of childhood epilepsy and seizure disorder. Pediatrics 2012;129(2):256–264

[8] Prasad AN, Sang X, Corbett BA, Burneo JG. Prevalence of childhood epilepsy in Canada. Can J Neurol Sci 2011;38(5):719–722

[9] Ngugi AK, Bottomley C, Kleinschmidt I, Sander JW, Newton CR. Estimation of the burden of active and life-time epilepsy: a meta-analytic approach. Epilepsia 2010;51(5):883–890

[10] Benamer HTS, Grosset DG. A systematic review of the epidemiology of epilepsy in Arab countries. Epilepsia 2009;50(10):2301–2304

[11] Lavados J, Germain L, Morales A, Campero M, Lavados P. A descriptive study of epilepsy in the district of El Salvador, Chile,1984–1988. Acta Neurol Scand 1992;85(4): 249–256

[12] Burneo JG, Tellez-Zenteno J, Wiebe S. Understanding the burden of epilepsy in Latin America: a systematic review of its prevalence and incidence. Epilepsy Res 2005;66(1–3):63–74

[13] Mac TL, Tran DS, Quet F, Odermatt P, Preux PM, Tan CT. Epidemiology, aetiology, and clinical management of epilepsy in Asia: a systematic review. Lancet Neurol 2007;6(6):533–543

[14] Garofalo NG, Garcia AMG, Concepcion OF, Camfield CS, Camfield PR. Prevalence, syndromes and severity of childhood epilepsy in Cuba. J Pediatr Neurol 2012;10:1–6

[15] Sillanpää M. Remission of seizures and predictors of intractability in long-term follow-up. Epilepsia 1993;34(5):930–936

[16] Berg AT, Vickrey BG, Testa FM, et al. How long does it take for epilepsy to become intractable? A prospective investigation. Ann Neurol 2006;60(1):73–79

[17] Camfield PR, Camfield CS. Antiepileptic drug therapy: when is epilepsy truly intractable? Epilepsia 1996;37(Suppl 1): S60–S65

[18] Camfield P, Camfield C. The frequency of intractable seizures after stopping AEDs in seizure-free children with epilepsy. Neurology 2005;64(6):973–975

[19] Camfield CS, Camfield PR. The adult seizure and social outcomes of children with partial complex seizures. Brain 2013;136 (Pt 2):593–600

[20] Geerts A, Arts WF, Stroink H, et al. Course and outcome of childhood epilepsy: a 15–year follow-up of the Dutch Study of Epilepsy in Childhood. Epilepsia 2010;51(7):1189–1197

[21] Berg AT, Kelly MM. Defining intractability: comparisons among published definitions. Epilepsia 2006;47(2):431–436

[22] Berg AT, Shinnar S, Levy SR, Testa FM, Smith-Rapaport S, Beckerman B. Early development of intractable epilepsy in children: a prospective study. Neurology 2001;56(11):1445–1452

[23] Berg AT, Levy SR, Testa FM, D'Souza R. Remission of epilepsy after two drug failures in children: a prospective study. Ann Neurol 2009;65(5):510–519

[24] Wirrell EC, Wong-Kisiel LC, Mandrekar J, Nickels KC. What predicts enduring intractability in children who appear medically intractable in the first 2 years after diagnosis? Epilepsia 2013;54(6):1056–1064

[25] Wirrell E, Wong-Kisiel L, Mandrekar J, Nickels K. Predictors and course of medically intractable epilepsy in young children presenting before 36 months of age: a retrospective, population-based study. Epilepsia 2012;53(9):1563–1569

[26] Sillanpää M, Schmidt D. Early seizure frequency and aetiology predict long-term medical outcome in childhood-onset epilepsy. Brain 2009;132(Pt 4):989–998

[27] Sillanpää M, Schmidt D. Is incident drug-resistance of childhood-onset epilepsy reversible? A long-term follow-up study. Brain 2012;135(Pt 7):2256–2262

[28] Kwan P, Brodie MJ. Early identification of refractory epilepsy. N Engl J Med 2000;342(5):314–319

[29] Kwong KL, Sung WY, Wong SN, So KT. Early predictors of medical intractability in childhood epilepsy. Pediatr Neurol 2003;29(1):46–52

[30] Kwan P, Arzimanoglou A, Berg AT, et al. Definition of drug resistant epilepsy: consensus proposal by the ad hoc Task Force of the ILAE Commission on Therapeutic Strategies. Epilepsia 2010;51(6):1069–1077

[31] Steffenburg U, Hedström A, Lindroth A, Wiklund LM, Hagberg G, Kyllerman M. Intractable epilepsy in a population- based series of mentally retarded children. Epilepsia 1998;39(7):767–775

[32] Spencer SS, Berg AT, Vickrey BG, et al; Multicenter Study of Epilepsy Surgery. Health-related quality of life over time since resective epilepsy surgery. Ann Neurol 2007;62(4):327–334

[33] Birbeck GL, Hays RD, Cui X, Vickrey BG. Seizure reduction and quality of life improvements in people with epilepsy. Epilepsia 2002;43(5):535–538

[34] Kwan P, Brodie MJ. Drug treatment of epilepsy: when does it fail and how to optimize its use? CNS Spectr 2004;9(2):110–119

[35] Camfield PR, Camfield CS, Gordon K, Dooley JM. If a first antiepileptic drug fails to control a child's epilepsy, what are the chances of success with the next drug? J Pediatr 1997;131(6):821–824

[36] Téllez-Zenteno JF, Hernández-Ronquillo L, Buckley S, Zahagun R, Rizvi S. A validation of the new definition of drug-resistant epilepsy by the International League Against Epilepsy. Epilepsia 2014;55(6):829–834

[37] Huttenlocher PR, Hapke RJ. A follow-up study of intractable seizures in childhood. Ann Neurol 1990;28(5):699–705

[38] Camfield PR, Camfield CS. Intractable seizures after a lengthy remission in childhood-onset epilepsy. Epilepsia 2017;58(12): 2048–2052

[39] Geelhoed M, Boerrigter AO, Camfield P, et al. The accuracy of outcome prediction models for childhood-onset epilepsy. Epilepsia 2005;46(9):1526–1532

[40] Berg AT, Testa FM, Levy SR. Complete remission in nonsyndromic childhood-onset epilepsy. Ann Neurol 2011;70(4):566–573

[41] Dhamija R, Moseley BD, Cascino GD, Wirrell EC. A populationbased study of long-term outcome of epilepsy in childhood with a focal or hemispheric lesion on neuroimaging. Epilepsia 2011;52(8):1522–1526

[42] Wirrell EC. Predicting pharmacoresistance in pediatric epilepsy. Epilepsia 2013;54(Suppl 2):19–22

[43] Camfield P, Camfield C. Childhood epilepsy: what is the evidence for what we think and what we do? J Child Neurol 2003;18(4):272–287

[44] Riikonen R. Infantile spasms: therapy and outcome. J Child Neurol 2004;19(6):401–404

[45] Kim HJ, Kim HD, Lee JS, Heo K, Kim DS, Kang HC. Long-term prognosis of patients with Lennox—Gastaut syndrome in recent decades. Epilepsy Res 2015;110:10–19

[46] Fisher RS, Cross JH, French JA, et al. Operational classification of seizure types by the International League Against Epilepsy: position Paper of the ILAE Commission for classification and terminology. Epilepsia 2017;58(4):522–530

[47] Spooner CG, Berkovic SF, Mitchell LA, Wrennall JA, Harvey AS. New-onset temporal lobe epilepsy in children: lesion on MRI predicts poor seizure outcome. Neurology 2006;67(12): 2147–2153

[48] Berg AT, Nickels K, Wirrell EC, et al. Mortality risks in new-onset childhood epilepsy. Pediatrics 2013;132(1):124–131

[49] Christensen J, Pedersen CB, Sidenius P, Olsen J, Vestergaard M. Long-term mortality in children and young adults with epilepsy—A population-based cohort study. Epilepsy Res 2015;114:81–88

[50] Camfield CS, Camfield PR, Veugelers PJ. Death in children with epilepsy: a population-based study. Lancet 2002; 359(9321):1891–1895

[51] Sillanpää M, Shinnar S. Long-term mortality in childhood-onset epilepsy. N Engl J Med 2010;363(26):2522–2529

[52] Donner EJ, Camfield P, Brooks L, et al. Understanding death in children with epilepsy. Pediatr Neurol 2017;70:7–15

[53] Tomson T, Surges R, Delamont R, Haywood S, Hesdorffer DC. Who to target in sudden unexpected death in epilepsy prevention and how? Risk factors, biomarkers, and intervention study designs. Epilepsia 2016;57(Suppl 1):4–16

第 4 章　癫痫外科遗传学
Genetics in Epilepsy Surgery

Maurits W. C. B. Sanders　Floor E. Jansen　Bobby P. C. Koeleman　Kees P. J. Braun　著

邹华芳　译　　操德智　校

摘　要

在过去 10 年里遗传学病因在全面性和局灶性癫痫中所起的作用越来越为人所知。自从第一个癫痫致病基因 *CHRNA4* 基因（胆碱能受体烟碱 α4 亚单位基因）被发现以来，许多其他的致病性离子通道或非离子通道编码基因陆续被发现。2008 年二代测序（NGS）技术的引入允许在一次分析中对多个基因、全外显子或全基因组进行测序。因此，许多结构性和非结构性癫痫综合征的遗传基础逐渐被揭示。在局灶性癫痫中，最重要的新基因在哺乳动物西罗莫司靶点（mTOR）通路中被发现了。这条信号通路上的突变可导致脑发育畸形引起局灶性癫痫，包括结节性硬化症（TSC）和局灶性皮质发育不良（FCD，特别是 Ⅱ 型），以及非病变性局灶性癫痫亚型。另一类具有遗传基础的非病变性癫痫的广泛临床谱包括早发性癫痫性脑病，其中 *SCN1A*、*KCNQ2*、*KCNT1*、*ARX*、*CDKL5*、*SLC25A22*、*SPTAN1 STXBP1*、*MECP2* 和 *GRIN2A* 是重要的致病突变。努力识别引起癫痫的基因并阐明其神经生物学信息是由改善癫痫治疗的目标驱动的。在手术前评估中发现癫痫的遗传学病因可以防止不必要的侵入性检查，甚至切除手术（例如，如果致病性变异指向一种没有局灶性结构病变的遗传综合征），或者鼓励进一步的手术前评估（例如，如果致病性变异指向一种微小结构病损引起的结构性癫痫而"磁共振阴性"）。此外，识别致病性变异可以指导预后和遗传咨询。迄今为止，遗传学诊断在术前评估中并不是常规进行，对癫痫手术候选者进行遗传学检测的重要性还需要进一步阐明。

关键词

基因发现，mTOR- 通路，手术前遗传学检测，癫痫手术

在过去 10 年里，遗传学病因在全面性和局灶性癫痫中所起的作用越来越为人所知。家族性癫痫的链锁分析研究提供了人类癫痫基因发现的基础。1995 年，通过 Sanger 测序（最早于 1977 年被描述，数十年运用最广泛的测序技术），*CHRNA4* 作为第一个被发现的致病基因与常染色体显性遗传夜间额叶癫痫表型相关，近期被重命名为睡眠相关过度运动癫痫（sleep-related hypermotor epilepsy，SHE）[1]。其他基因致病突变，最初由与离子通道功能相关的基因组成，之后被不断发现。这些按发现的时间先后顺序，相继为 *SCN1B*、*KCNQ2*、*KCNQ3*、*SLC2A1*、*SCN1A*、*GABRA1* 和 *GABRG2* [2-8]。这些基因突变导致的癫痫，既往被称为特发性癫痫，这些发现最终形成人类癫痫的遗传学基础。

自 21 世纪初以来，微阵列技术已被广泛应用

于检测 1kb 以上的缺失和重复，包含单基因或多基因的染色体小片段的拷贝数变异（copy number variant，CNV），微阵列比较基因组杂交和单核苷酸多态性微阵列技术的引入导致癫痫患者中 CNV 被有效、系统地发现。文献表明致病性 CNV 可在 5% 以上的不同类型癫痫患者中被识别，如全面性性癫痫、局灶性癫痫或癫痫性脑病的人群[9-11]。此外，某些 CNV 并不主要认为引起癫痫综合征，更多地被认为与对照组相比在癫痫患者中发现率更高，因此更可能发展成癫痫的危险因素。这些 CNV 被认为是易感性的拷贝数变异。大家熟知的例子有 15q11.2、15q13.3 和 16p13.11 上的缺失和染色体 1q21.1 及 16 p11.2 上的缺失和重复[12-14]。

2008 年，自二代测序（next-generation sequencing，NGS）技术问世以来代表了继 Sanger 测序之后的全新测序技术水平。使得多个基因、全外显子或全基因组能在一次测序中完成分析。这使得在全外显子范围识别很多新的癫痫候选基因。NGS 的引入加速了不同表型癫痫队列患者的新癫痫基因的发现[15-16]。特别是全外显子测序技术（whole exome sequencing，WES），在过去十年里，通过扫描人类基因组的所有编码基因去寻找明显的致病基因变异，加速了新的癫痫基因的发现。WES 的引入，解决了许多散发的严重受影响的癫痫患者的遗传学问题，特别是所谓的癫痫性脑病。在这些特别罕见的癫痫患者中，遗传学病因一直被怀疑，但由于基因检测的困难一直没有被确认。通过 WES 发现，很大一部分患者携带新发变异，这些新发变异被证实能导致癫痫性脑病，发生于父母其中之一的生殖细胞水平。这些新的案例解释了很多癫痫的症候群，直到今天，超过 500 个基因被认为能引起癫痫[17]。这其中包含仅仅引起癫痫的基因，癫痫是核心症状的基因或癫痫只是其他许多症状之一的基因。

进一步来说，代谢性疾病和皮质发育畸形（malformations of cortical development，MCD）都是癫痫众所周知的两大病因，它们也可以由单基因突变引起[17]。在局灶性癫痫患者中，最重要的

新基因发现是在 mTOR 信号通路上。这个通路的突变可以通过产生 MCD，从而导致局灶性癫痫，例如，结节性硬化症（tuberous sclerosis complex，TSC）及非病灶性局灶性癫痫亚型[16, 18]。除此之外，WES 使得新发体细胞突变被确认，这些是在 30%～50% MCD 患者异常（被切除）的组织中发现的合子后突变[16, 18-19]。

一、遗传性癫痫的神经生物通路

癫痫的基因产物是不同途径的一部分。第一个人类癫痫基因的发现提出了癫痫发展的病理生理机制是不同离子通道病变的概念[15, 20]。然而，在 2002 年，*LGI1* 被发现是常染色体显性遗传局灶性癫痫伴听觉特征（autosomal-dominant partial epilepsy with auditory feature，ADPEAF）的非离子通道编码致病基因，ADPEAF 是一种罕见的内侧颞叶癫痫。从那时起，许多不同癫痫表型的非离子通道编码基因不断被发现，意味着广泛的疾病机制。除了那些涉及离子通道的途径外，重要的途径还包括突触传递功能障碍、转运蛋白缺陷、转录调控异常、DNA 修复受损、轴突髓鞘形成、中间神经元迁移、神经间突起形成，以及细胞 - 细胞黏附和代谢缺陷[21]（表 4-1）。

同样途径中的基因异常所表现出来的表型也不是很清楚。比如，*DEPDC5* 被确定为 mTOR 通路中的致病基因，引起与皮质脑发育畸形相关的局灶性癫痫[22]。该途径中其他基因的测序导致 *NPRL2* 和 *NPRL3* 致病突变的发现，它们与 *DEPDC5* 一起组成 *GATOR1* 复合体[23]。这个复合体的任何一个基因的突变都可能出现相似类型的癫痫。迄今为止，*GATOR1* 复合体基因突变被认为可以解释至少 11% 的局灶性癫痫[18]。

与几乎所有癫痫基因相关的一个显著并被详细描述的现象是其可变的临床表型，或表型异质性。这种表型变异可能是轻微的，但也可能包括疾病严重程度的两个极端。例如，编码电压门控钠通道（*SCN1A*）基因的致病变异与以热敏感癫痫为特征的癫痫综合征相关，从家系里相对比较

癫痫基因	神经生物学通路	位 置
表 4-1　主要的且与基因有关的癫痫，根据假定的神经生物学通路分类（基于 McTague 等）[21]		
SLC2A1	葡萄糖转运	血脑屏障
SLC35A2、ST3GAI3、SLC12A5、SLC13A5、SLC25A22、QARS、AAR5、PIGA、PIGQ、PIGO	蛋白翻译和修饰	神经元
CDKL5、FOXG1、ARX、MEF2C、PNKP、CHD2、SIK1、CDKL5、MECP2、LGI1	转录，DNA 修饰和调节，突触产生	
PIK3CA、PIK3R2、AKT3、MTOR、DEPDC5、NPRL2、NPRL3、PTEN、TSC1、TSC2	PIK3/Akt/mTOR 通路：细胞生长，突触可塑性等	
ARX、LISI、DCX、TUBA1A、TUBB2B、GPR56、FLNA、NEDD4L、RELN、CNTNAP2	神经元移行，神经再生	
PCDH19	细胞与细胞间黏附	
WWOX、WDR45	凋亡，自噬	
ALG1	糖基化	
CHD2、IQSEC2、PNPO、PRICKLE1、HDAC4	其他	
SPTAN1	轴突髓鞘化	轴突
SCN1A、SCN2A、SCN8A、SCN1B、SCN9A	钠离子通道	
KCNQ2、KCNQ3	钾离子通道	
CNCNA1A、CACNA2D2	钙离子通道	
DNM1、NECAP1、TBC1D24	囊泡的生态内循环	突触前膜
STXBP1、GOSR2、PRRT2	SNARE 复合物	
KCNT1	钾 / 钠离子通道	
KCNA2、KCNB1	钾离子通道	
GABRG2、GABRA1、GABRB3、GABRD	γ- 氨基丁酸受体	突触后膜
GRIN1、GRIN2A、GRIN2B	NMDA 受体	
CHRNA4、CHRNA2、CHRNB2、PRIMA1	烟碱型受体	
DOCK7、SYNGAP1、ARHGEF9、GNAO1、PLCB1	G 蛋白耦联信号传导	
IP3、DAG、PKC	第二信使	
HCN1	钾离子 / 钠离子（HCN）通道	

轻的表型 "遗传性癫痫伴热性惊厥附加症"（genetic epilepsy with febrile seizures "plus"，GEFS+），到严重的癫痫性脑病（Dravet 综合征，或婴儿严重肌阵挛性癫痫 severe myoclonic epilepsy of infancy，SMEI）[24]。关于这一主题的大量研究已被报道，迄今为止已经确定了 600 多个 SCN1A 基因序列变异，通过关注突变类型和位置，可以通过基因型 – 表型相关性详细地解释 SCN1A 表型异质性[25-26]。其他报道的与该表型相关的突变基因有 SCN1B 和 GABRG2[2]。

新生儿和婴儿的自限性癫痫是一组相对罕见的综合征，呈常染色体显性方式遗传，其特征是在生命的第一年发生丛集性局灶性癫痫，最终自发消失。这些癫痫与 KCNQ2 和 KCNQ3 基因（编码电压依赖 K⁺ 通道）的致病变异有关，与良性家族性新生儿惊厥有关[27]。然而，KCNQ2 特定结构域的新发突变可导致非常严重的癫痫性脑病，新生儿期就发病。表型异质性甚至在同一家系中也有报道。例如，携带 KCNT1 相同致病变异的家庭成员可能表现为常染色体显性遗传睡眠相关过度运动癫痫（autosomal-dominant sleep-related hypermotor epilepsy，ADSHE）或为严重的早发婴儿游走性部分性癫痫。

疾病严重程度的可变性并不是完全能用突变的类型和位置来解释，这导致对疾病修饰因子的推测。对于由 SCN1A 突变引起的 Dravet 综合征尤其如此。在几个 GEFS+ 家系中报道，患有严重表型 Dravet 综合征家族成员的突变位点与表型为偏良性 GEFS+ 家族成员的突变位点一样[28]。此外，在散发的 Dravet 综合征患者中，可以观察到疾病严重程度不一致，但无法通过突变的类型和位置来解释。修饰基因的第二次打击假说得到了关于一系列基因的几项研究的支持。最后，近来的一项研究提供了证据，表明约 8% 的 Dravet 综合征患者存在 SCN1A 突变嵌合体，因此具有较轻的表型[28]。

对于一些已知的致病变异，基因型 – 表型相关性仍不清楚[29]。总体来说，表型异质性的机制可能与体细胞嵌合、变异类型、其他遗传 / 表观遗传因素或替代基因转录本的差异表达有关。

二、结构性和非结构性癫痫的遗传学原理

根据病因，癫痫曾被分为两大类：（假定的）症状性癫痫和特发性癫痫。症状性癫痫是由明显的大脑结构异常引起的，包括 MCD 和获得性脑损伤，或者由代谢、炎症、退行性疾病引起。当怀疑大脑结构异常，但无法通过现有诊疗手段所发现时，癫痫被归类为"假定症状性"（或"隐源性"）。症状性癫痫既可以有遗传基础，也可以由外部因素决定，或者有混合因素。其余患者在过去被归类为"特发性癫痫"，考虑除了假定的遗传易感性之外，没有明显的潜在病因。在过去的几十年里，研究这两类癫痫的遗传学对于临床研究，以及理解潜在发病机制至关重要[30]。如今，新的国际抗癫痫联盟分类要求对所有癫痫患者遵循以下六大因素进行病因学分类：结构性、遗传性、代谢性、感染性、免疫性和未知原因，之前将癫痫分为症状性或特发性的分类已经被摒弃[31]。

（一）非结构性癫痫

许多非结构性癫痫综合征的遗传基础逐渐被阐明，从已证实的具有孟德尔遗传模式的单基因疾病（单基因缺陷）到可能是假设多基因或复杂遗传方式增加疾病易感性的复杂癫痫。临床上，非结构性癫痫综合征包括广泛的表型谱，如典型的全面或多灶性症状学，也可以包括局灶性癫痫发作，这通常伴随不同相关基因的表型重叠（图 4-1）。

非结构性癫痫的一个重要的广泛疾病谱系包括早发性癫痫性脑病，其表现从（丛集性）局灶性或游走性部分性发作到癫痫性痉挛和强直或强直 – 阵挛发作，通常伴有严重和早发性发育迟缓。在许多癫痫性脑病中，癫痫活动本身被认为可导致认知问题的严重性。这些癫痫性脑病可由 SCN1A、KCNQ2 和 KCNT1 等离子通道基因的致病变异引起，也可由非离子通道编码基因的致病变异引起，如 ARX、CDKL5、SLC25A22 和 SPTAN1[32, 33, 34]。有些致病变异虽然是在癫痫性脑病患者中被确认，但患者即便在癫痫发作控制后仍有严重的脑病，如 STXBP1、MECP2 和 GRIN2A[35]。

特发性（现称为遗传性）全面性癫痫（idiopathic generalized epilepsy，IGE 或 genetic generalized epilepsy，GGE）包括一大组癫痫和几种癫痫综合征，其中有儿童失神癫痫、青少年失神癫痫、青少年肌阵挛癫痫，以及仅表现为全面性强直 – 阵

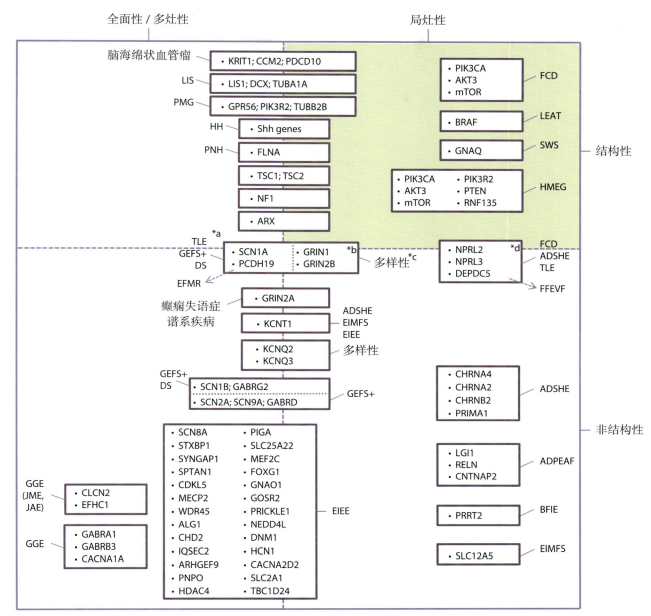

▲ 图 4-1 单基因突变引起的癫痫按全面性 / 多灶性和局灶性，结构性和非结构性进行比较

*a. 继发于海马硬化 / 双重病理；*b. 相关的皮质发育畸形已被描述（散发部位）；*c. 多种形式的局灶性癫痫和全面性癫痫；*d. 不清楚 / 多少核磁阴性未做手术的患者有局灶性皮质发育不良。ADPEAF. 常染色体显性遗传局灶性癫痫伴听觉特征；BFIE. 良性家族性婴儿癫痫；DS. Dravet 综合征；EFMR. 限于女性的癫痫和精神发育迟滞；EIEE. 早发性婴儿癫痫性脑病；FCD. 局灶性皮质发育不良；FS. 热性惊厥；GEFS+. 全面性癫痫伴随热性惊厥附加症 +；GGE. 遗传性全面性癫痫；HH. 下丘脑错构瘤；HMEG. 半侧巨脑回；JAE. 青少年失神癫痫；JME. 青少年肌阵挛癫痫；LEAT. 低级别癫痫相关肿瘤；NF. 神经纤维瘤病；PMG. 多细小脑回；SWS. 韦伯综合征；TSC. 结节性硬化症；TLE. 颞叶癫痫

挛发作。GGE 大多被认为是遗传性癫痫，具有复杂、多基因遗传方式。

然而，在家系链锁分析中，与该表型谱相关的单基因的致病变异已被报道。*GABRA1*、*CLCN2* 和 *EFHC1* 的致病变异已在青少年肌阵挛癫痫家系中被描述，但也存在异质 GGE 表型[4, 36]。*GABRG2* 和 *CACNA1H* 致病变异在儿童失神癫痫家系中被发现[37]。其他研究也提供了一些证据，表明

GABRD、*ME2*、*BRD2* 和 *NEDD4L* 是 GGE 的易感基因 [38-41]。最近的全基因组关联研究表明，GGE 事实上是一种多因素遗传性疾病，在基因组中有多个易感位点，这可降低疾病发病风险 [42]。

（二）结构性癫痫

特别是在过去的二十年里，癫痫遗传学在确定结构性癫痫的遗传和分子学基础方面也取得了类似进展，这在临床上与局灶性或多灶性癫痫表型有关（图 4-2）。局灶性皮质发育不良（focal cortical dysplasia，FCD）。特别是Ⅱ型，是大家熟知的可引起严重耐药癫痫基础的皮质发育畸形 [43]。主要的但不仅限于 FCD 的重要临床综合征是 ADSHE、伴有可变病灶的家族性局灶性癫痫和 ADPEAF。虽然 FCD 通常是散发的，但家系研究已经在许多 FCD 病例（尤其是 FCDⅡ型）中，确定了 mTOR 通路的生殖细胞或体细胞单基因突变 [16]。该通路参与各种中枢神经系统发育过程，如神经元生长、迁移和增殖。mTOR 通路的上调也与其他皮质发育畸形和顽固性癫痫相关的神经系统疾病的发病机制有关，包括 TSC 和半侧巨脑畸形。mTOR 复合体 1（mTOR1）是最重要的细胞生长调节器之一。GATOR1（DEPDC5、NPRL2、NPRL3）及 TSC1 和 TSC2 都是 mTORC1 复合物的负调控因子。在该信号通路上游的其他关键分子是 PI3K 和 AKT，在伴有各种类型脑发育畸形的局灶性癫痫患者中，已经发现了与这些调控因子相关的几个基因致病突变（如 *PIK3CA*、*PIK3R2* 和 *AKT3*）[44]。

从总体上解释局灶性结构癫痫的遗传学基础，特别是在具有相同致病变异的家族内观察到的病变变异和表型差异的主要假说是所谓的"二次打

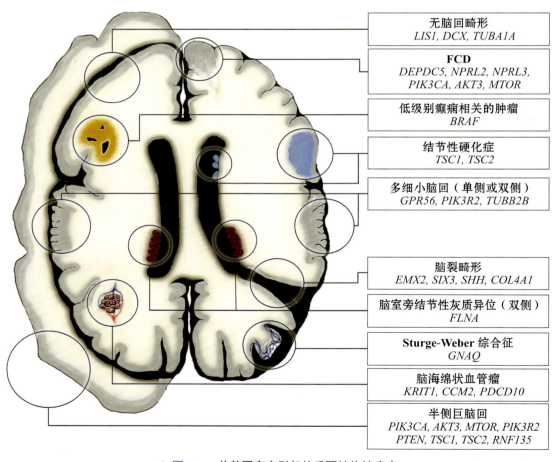

无脑回畸形
LIS1, DCX, TUBA1A

FCD
DEPDC5, NPRL2, NPRL3,
PIK3CA, AKT3, MTOR

低级别癫痫相关的肿瘤
BRAF

结节性硬化症
TSC1, TSC2

多细小脑回（单侧或双侧）
GPR56, PIK3R2, TUBB2B

脑裂畸形
EMX2, SIX3, SHH, COL4A1

脑室旁结节性灰质异位（双侧）
FLNA

Sturge-Weber 综合征
GNAQ

脑海绵状血管瘤
KRIT1, CCM2, PDCD10

半侧巨脑回
PIK3CA, AKT3, MTOR, PIK3R2
PTEN, TSC1, TSC2, RNF135

▲ 图 4-2　单基因突变引起的重要结构性癫痫
FCD. 局灶性皮质发育不良

击"理论。这一理论强调病变可能由两种不同的突变事件引起：一种是生殖细胞突变，来自家族遗传的皮质发育不良基因，其本身不足以引起疾病；另一种是在 FCD（或其他 MCD）表达的该基因另一个等位基因发生体细胞突变。这一假设可以解释为什么如果没有发生第二次打击，家庭成员可能仍然没有症状。此外，病变特征的差异可以通过以下假设来解释：在具有相同致病变异的家庭成员之间，二次突变可以在不同时间点影响神经发育前体[45]。

其他具有明确遗传基础的重要皮质发育畸形疾病包括弥漫性神经元移行障碍疾病，如无脑回畸形、脑室周围灰质结节灰质异位和大多是双侧的多细小脑回[46]。到目前为止，已经确定了 100 多个可能与一种或多种类型的 MCD 相关的基因[46]。除皮质发育畸形外，其他遗传性结构疾病，越来越被认为是以局灶性或多灶性癫痫为重要临床特征的神经发育疾病，包括神经纤维瘤病 I 型、脑海绵状畸形和 Sturge-Weber 综合征[47]。

（三）癫痫手术的遗传学挑战

所有明确癫痫致病基因和阐明其神经生物学机制的努力都是以改善癫痫治疗为目的。致病变异的确定可以指导治疗选择，以及预后和遗传咨询。所谓遗传性癫痫精准治疗的例子是在 Dravet 综合征（SCN1A）中避免使用钠通道阻滞药，生酮饮食作为葡萄糖转运体 –1（glucose transporter-1，GLUT-1）缺乏的主要治疗（SLC2A1）[48]。从癫痫手术的角度来看，癫痫基因的确定正越来越多地转化为特定病例的精准医疗。一般来说，癫痫手术被认为是具有局灶性、病灶性、难治性癫痫患者的最佳治疗方案，这意味着可以定位和划定一个明确的致痫灶，以实现完全切除或离断，前提是该致痫灶位于功能区皮质之外。相反，原发性遗传性癫痫患者，涉及更广泛的病理生理机制，不能形成一个明确的可被切除的致痫区，被认为不适合进行切除手术和侵入性诊断。虽然有几个预后因素影响术后癫痫的发作结果，但选择适合

手术患者仍然不是最佳的，确切的适应证和禁忌证还不完全清楚。在许多患者，特别是那些没有明显的脑结构异常患者（MRI 阴性患者），详尽的术前评估是必要的，包括越来越多的患者中有创颅内脑电监测。目前，平均只有 65% 的患者在手术后实现癫痫无发作，而 MRI 阴性的手术患者达到癫痫无发作的概率更低[49]。

此外，缺乏特定的组织病理学异常（约占所有手术患者的 8%）是预后不良的主要预测因素[50]。可手术癫痫和不可手术癫痫患者之间的关键区别（在假定的病灶性癫痫和非病灶性癫痫之间）需要新的可靠的生物学标志物。最近的文献表明，癫痫的一些致病变异可能与局灶性癫痫患者癫痫手术的疗效相关。一项共包括 82 例患者的系统综述显示，尽管至少有些患者癫痫发作症状学呈局灶性，与离子通道功能和突触传递相关的致病基因变异（如 SCN1A、SCN1B 和 CNTNAP2）的患者中，术后癫痫完全无发作率仅占 14%[51]（表 4–2 和表 4–3）。

相反，癫痫手术在 mTOR 通路种系突变患者中完全无发作率达到了 58%（例如，DEPDC5、NPRL2 和 NPRL3）。该亚组中同时有生殖系和体细胞突变的患者，无发作率高达 71%[51]。

在离子通道和突触传递有致病基因突变的患者中，不尽人意的总体癫痫手术控制疗效提示了癫痫手术（和侵入性诊断）的相对禁忌证，特别是对 MRI 阴性的患者。一个例外可能是，如果癫痫手术被用作姑息性手段治疗特定的难治性局灶性癫痫，比如，与 SCN1A 有关的海马硬化，不期望能达到所有的癫痫发作类型控制无发作。mTOR 基因种系或嵌合体致病变异患者适宜术前评估，即便患者是 MRI 阴性。这一研究可能会增加发现局灶性癫痫患者潜在皮质发育畸形的可能性。虽然大多数遗传性癫痫患者仅是很少部分接受癫痫手术，阻碍了得出确切的结论，但这些发现鼓励评估新的和已知癫痫基因中的致病变异作为潜在的生物学标志，以改善术前决策，并最终提高难治性癫痫患者的手术预后。

表 4–2　不同遗传学病因（生殖细胞突变）导致的癫痫患者手术成功率

	突变的基因	MRI 有病灶 癫痫无发作 / 总体	MRI 无病灶 癫痫无发作 / 总体	总体 癫痫无发作 / 总体
基因突变包含离子通道病和突触传递异常	SCN1A	FCD：0/2 HS：0/2 脑软化 0/1 皮质下信号异常区域：0/1	0/2	0/8
	SCN1B	HS：1/1	1/1	2/2
	CNTNAP2	HS：0/2	0/1	0/3
	STXBP1	—	0/1	0/1
	总计	1/9	1/5	2/14（14%）
mTOR 通路基因突变	DEPDC5	FCD：3/6	2/3	5/9
	PTEN	半侧巨脑回：1/1	—	1/1
	NPRL2	—	0/1	0/1
	NPRL3	FCD：1/1	—	1/1
	总计	5/8	2/4	7/12（58%）
其他遗传学病因导致的癫痫	微缺失	HS：9/10	0/2	9/12
	神经纤维瘤病 1 型	FCD：2/2 HS：4/6 多细小脑回 0/1 肿瘤 5/11	1/1	12/21
	脆性 X 综合征	HS：2/2	—	2/2
	线粒体疾病	HS：1/3	—	1/3
	总计	23/25	1/3	24/38（63%）
总计		29/52（56%）	4/12（33%）	33/64（52%）

FCD. 局灶性皮质发育不良

迄今为止，遗传学诊断还没有在术前评估流程中常规执行。在接受基因检测的患者中，通常只有在患者已经接受或拒绝手术后才会确定基因诊断。这可能使患者倾向于接受不必要的侵入性诊断，甚至是切除性手术（例如，如果致病性变异指向没有可识别病灶的遗传综合征），或者不公正地拒绝手术（例如，如果致病性变异指向"MRI 阴性"微结构病变引起的结构性癫痫）。需要更大样本的前瞻性研究来进一步阐明基因检测在被认为适于癫痫手术患者中的重要性。

突变的基因		头部 MRI 有病灶 癫痫无发作 / 总体	头部 MRI 无病灶 癫痫无发作 / 总体	总体 癫痫无发作 / 总体
表 4-3　不同遗传学病因（体细胞突变）导致的癫痫患者手术成功率				
mTOR 通路 基因突变	*PIK3CA*	半侧巨脑回：5/5 FCD：1/1	—	6/6
	AKT3	半侧巨脑回：1/3 FCD：1/1	—	2/4
	mTOR	半侧巨脑回：1/1 FCD：6/7	—	7/8
总计		15/18（83%）		15/18（83%）

FCD. 局灶性皮质发育不良

经 Sterelink 等许可使用

参 考 文 献

[1] Steinlein OK, Mulley JC, Propping P, et al. A missense mutation in the neuronal nicotinic acetylcholine receptor alpha 4 subunit is associated with autosomal dominant nocturnal frontal lobe epilepsy. Nat Genet 1995;11(2):201–203

[2] Baulac S, Huberfeld G, Gourfinkel-An I, et al. First genetic evidence of GABA(A) receptor dysfunction in epilepsy: a mutation in the gamma2–subunit gene. Nat Genet 2001;28(1):46–48

[3] Charlier C, Singh NA, Ryan SG, et al. A pore mutation in a novel KQT-like potassium channel gene in an idiopathic epilepsy family. Nat Genet 1998;18(1):53–55

[4] Cossette P, Liu L, Brisebois K, et al. Mutation of GABRA1 in an autosomal dominant form of juvenile myoclonic epilepsy. Nat Genet 2002;31(2):184–189

[5] Escayg A, MacDonald BT, Meisler MH, et al. Mutations of SCN1A, encoding a neuronal sodium channel, in two families with GEFS+2. Nat Genet 2000;24(4):343–345

[6] Seidner G, Alvarez MG, Yeh JI, et al. GLUT-1 deficiency syndrome caused by haploinsufficiency of the blood-brain barrier hexose carrier. Nat Genet 1998;18(2):188–191

[7] Singh NA, Charlier C, Stauffer D, et al. A novel potassium channel gene, KCNQ2, is mutated in an inherited epilepsy of newborns. Nat Genet 1998;18(1):25–29

[8] Wallace RH, Wang DW, Singh R, et al. Febrile seizures and generalized epilepsy associated with a mutation in the Na+–channel beta1 subunit gene SCN1B. Nat Genet 1998;19(4):366–370

[9] Mefford HC, Muhle H, Ostertag P, et al. Genome-wide copy number variation in epilepsy: novel susceptibility loci in idiopathic generalized and focal epilepsies. PLoS Genet 2010;6(5):e1000962

[10] Olson H, Shen Y, Avallone J, et al. Copy number variation plays an important role in clinical epilepsy. Ann Neurol 2014;75(6):943–958

[11] Vlaskamp DRM, Callenbach PMC, Rump P, et al. Copy number variation in a hospital-based cohort of children with epilepsy. Epilepsia Open 2017;2(2):244–254

[12] de Kovel CG, Trucks H, Helbig I, et al. Recurrent microdeletions at 15q11.2 and 16p13.11 predispose to idiopathic generalized epilepsies. Brain 2010;133(Pt 1):23–32

[13] Mefford HC. CNVs in Epilepsy. Curr Genet Med Rep 2014;2:162–167

[14] Mullen SA, Carvill GL, Bellows S, et al. Copy number variants are frequent in genetic generalized epilepsy with intellectual disability. Neurology 2013;81(17):1507–1514

[15] Helbig I, Tayoun AA. Understanding genotypes and phenotypes in epileptic encephalopathies. Mol Syndromol 2016;7(4): 172–181

[16] Møller RS, Weckhuysen S, Chipaux M, et al. Germline and somatic mutations in the MTOR gene in focal cortical dysplasia and epilepsy. Neurol Genet 2016;2(6):e118

[17] Wang J, Lin ZJ, Liu L, et al. Epilepsy-associated genes. Seizure 2017;44:11–20

[18] Weckhuysen S, Marsan E, Lambrecq V, et al. Involvement of GATOR complex genes in familial focal epilepsies and focal cortical dysplasia. Epilepsia 2016;57(6):994–1003

[19] Guerrini R, Dobyns WB. Malformations of cortical development: clinical features and genetic causes. Lancet Neurol 2014;13(7):710–726

[20] Kalachikov S, Evgrafov O, Ross B, et al. Mutations in LGI1 cause autosomal-dominant partial epilepsy with auditory features. Nat Genet 2002;30(3):335–341

[21] McTague A, Howell KB, Cross JH, Kurian MA, Scheffer IE. The genetic landscape of the epileptic encephalopathies of infancy and childhood. Lancet Neurol 2016;15(3):304–316

[22] Dibbens LM, de Vries B, Donatello S, et al. Mutations in DEPDC5 cause familial focal epilepsy with variable foci. Nat Genet 2013;45(5):546–551

[23] Ricos MG, Hodgson BL, Pippucci T, et al; Epilepsy Electroclinical Study Group. Mutations in the mammalian target of rapamycin pathway regulators NPRL2 and NPRL3 cause focal epilepsy. Ann Neurol 2016;79(1):120–131

[24] Harkin LA, McMahon JM, Iona X, et al; Infantile Epileptic Encephalopathy Referral Consortium. The spectrum of SCN1A-related infantile epileptic encephalopathies. Brain 2007;130 (Pt 3):843–852

[25] Claes LR, Deprez L, Suls A, et al. The SCN1A variant database: a novel research and diagnostic tool. Hum Mutat 2009;30(10):E904–E920

[26] Zuberi SM, Brunklaus A, Birch R, Reavey E, Duncan J, Forbes GH. Genotype-phenotype associations in SCN1A-related epilepsies. Neurology 2011;76(7):594–600

[27] Singh NA, Westenskow P, Charlier C, et al; BFNC Physician Consortium. KCNQ2 and KCNQ3 potassium channel genes in benign familial neonatal convulsions: expansion of the functional and mutation spectrum. Brain 2003;126(Pt 12): 2726–2737

[28] de Lange IM, Koudijs MJ, van't Slot R, et al. Mosaicism of de novo pathogenic SCN1A variants in epilepsy is a frequent phenomenon that correlates with variable phenotypes. Epilepsia 2018;59(3):690–703

[29] Myers KA, Scheffer IE. GRIN2A-related speech disorders and epilepsy. In: Adam MP, Ardinger HH, Pagon RA, Wallace SE, Bean LJH, Stephens K, et al. editors. Gene Reviews (R). Seattle, WA: University of Washington; 1993.

[30] Helbig I, Scheffer IE, Mulley JC, Berkovic SF. Navigating the channels and beyond: unravelling the genetics of the epilepsies. Lancet Neurol 2008;7(3):231–245

[31] Scheffer IE, Berkovic S, Capovilla G, et al. ILAE classification of the epilepsies: position paper of the ILAE Commission for classification and terminology. Epilepsia 2017;58(4): 512–521

[32] Kato M, Saitoh S, Kamei A, et al. A longer polyalanine expansion mutation in the ARX gene causes early infantile epileptic encephalopathy with suppression-burst pattern (Ohtahara syndrome). Am J Hum Genet 2007;81(2):361–366

[33] Elia M, Falco M, Ferri R, et al. CDKL5 mutations in boys with severe encephalopathy and early-onset intractable epilepsy. Neurology 2008;71(13):997–999

[34] Milh M, Villeneuve N, Chouchane M, et al. Epileptic and nonepileptic features in patients with early onset epileptic encephalopathy and STXBP1 mutations. Epilepsia 2011;52 (10):1828–1834

[35] Stamberger H, Nikanorova M, Willemsen MH, et al. STXBP1 encephalopathy: a neurodevelopmental disorder including epilepsy. Neurology 2016;86(10):954–962

[36] D'Agostino D, Bertelli M, Gallo S, et al. Mutations and polymorphisms of the CLCN2 gene in idiopathic epilepsy. Neurology 2004;63(8):1500–1502

[37] Chen Y, Lu J, Pan H, et al. Association between genetic variation of CACNA1H and childhood absence epilepsy. Ann Neurol 2003;54(2):239–243

[38] Dibbens LM, Ekberg J, Taylor I, et al. NEDD4–2 as a potential candidate susceptibility gene for epileptic photosensitivity. Genes Brain Behav 2007;6(8):750–755

[39] Dibbens LM, Feng HJ, Richards MC, et al. GABRD encoding a protein for extra- or peri-synaptic GABAA receptors is a susceptibility locus for generalized epilepsies. Hum Mol Genet 2004; 13(13):1315–1319

[40] Greenberg DA, Cayanis E, Strug L, et al. Malic enzyme 2 may underlie susceptibility to adolescent-onset idiopathic generalized epilepsy. Am J Hum Genet 2005;76(1):139–146

[41] Pal DK, Evgrafov OV, Tabares P, Zhang F, Durner M, Greenberg DA. BRD2 (RING3) is a probable major susceptibility gene for common juvenile myoclonic epilepsy. Am J Hum Genet 2003;73(2):261–270

[42] Steffens M, Leu C, Ruppert AK, et al; EPICURE Consortium. EMINet Consortium. Genome-wide association analysis of genetic generalized epilepsies implicates susceptibility loci at 1q43, 2p16.1, 2q22.3 and 17q21.32. Hum Mol Genet 2012;21(24):5359–5372

[43] Baldassari S, Licchetta L, Tinuper P, Bisulli F, Pippucci T. GATOR1 complex: the common genetic actor in focal epilepsies. J Med Genet 2016;53(8):503–510

[44] Baulac S, Ishida S, Marsan E, et al. Familial focal epilepsy with focal cortical dysplasia due to DEPDC5 mutations. Ann Neurol 2015;77(4):675–683

[45] Leventer RJ, Jansen FE, Mandelstam SA, et al. Is focal cortical dysplasia sporadic? Family evidence for genetic susceptibility. Epilepsia 2014;55(3):e22–e26

[46] Parrini E, Conti V, Dobyns WB, Guerrini R. Genetic basis of brain malformations. Mol Syndromol 2016;7(4):220–233

[47] Shirley MD, Tang H, Gallione CJ, et al. Sturge–Weber syndrome and port-wine stains caused by somatic mutation in GNAQ. N Engl J Med 2013;368(21):1971–1979

[48] Weber YG, Biskup S, Helbig KL, Von Spiczak S, Lerche H. The role of genetic testing in epilepsy diagnosis and management. Expert Rev Mol Diagn 2017;17(8):739–750

[49] Téllez-Zenteno JF, Hernández Ronquillo L, Moien-Afshari F, Wiebe S. Surgical outcomes in lesional and non-lesional epilepsy: a systematic review and meta-analysis. Epilepsy Res 2010;89(2–3):310–318

[50] Wang ZI, Alexopoulos AV, Jones SE, Jaisani Z, Najm IM, Prayson RA. The pathology of magnetic-resonance-imaging-negative epilepsy. Mod Pathol 2013;26(8):1051–1058

[51] Stevelink R, Sanders MW, Tuinman MP, et al. Epilepsy surgery for patients with genetic refractory epilepsy: a systematic review. Epileptic Disord 2018;20(2):99–115

第5章 小儿癫痫的外科神经病理学
Surgical Neuropathology of Pediatric Epilepsy

Thomas W. Smith 著

邹华芳 译 操德智 校

摘 要

本章概述了在接受癫痫病灶切除手术的儿童中可能遇到的病理情况。这些病变被分为六大类：皮质发育畸形、肿瘤病变、错构瘤、海马硬化（内侧颞叶硬化）、血管畸形和获得性损伤（包括血管、创伤性、感染性和自身免疫性疾病）。重点是对这些病变的宏观和组织学外观的描述，包括适当的免疫组织化学和分子/遗传结果。

关键词

皮质发育畸形，胶质神经元肿瘤，错构瘤，海马硬化，血管畸形，自身免疫性脑炎

小儿癫痫手术的一个重要目标是确定导致癫痫发作的潜在病理过程的性质。虽然成像技术在特定的 MRI 中已经显著提高了这些病变的识别，并在一定程度上提高了这些病变的一般分类，但组织学检查仍然是必要的，以确定病理过程的确切性质，并提供有关手术切除的充分性、生物学行为和预后的辅助信息。

一、皮质发育畸形

（一）异常的神经元和胶质增殖或分化所致皮质发育畸形

这些病变［连同胶质和胶质神经元肿瘤（glioneuronal tumor，GNT）］是儿科年龄组可手术治疗癫痫患者最常见原因之一。它们还包括局灶性皮质发育不良（FCD）和相关疾病——皮质结节（结节性硬化症）、半侧巨脑畸形。

1. 局灶性皮质发育不良

在本节中，我们将使用当前 ILAE 所使用的 FCD 分类三层架构。FCD 较轻的形式包括 FCD Ia-c［作为孤立病变发生的放射状和（或）切线皮质排列异常］和 FCD Ⅲa-d（与其他致痫病灶相关的皮质排列异常）[1, 2]。这些病灶在影像学上很难被发现，它们与癫痫发作的确切关系尚不确定。此外，由于选取标本的方向性错误和难以解释正常结构的细微变化或变异，对皮质分层异常的组织学鉴定和分类具有挑战性。其他组织学表现常归入这一类，包括神经元和（或）少突胶质细胞的异常聚集、白质中孤立的"异位"神经元、少突胶质细胞增生和一些胶质–神经元错构瘤。

FCD Ⅱ 型在组织学和神经影像学上都是最常见和最能被识别的 FCD 病变[1-3]。宏观上，受累皮质通常增厚，灰质与白质之间边界不清。在显微镜下观察，正常的皮质分层排列被破坏，这可以很容易地在苏木精–伊红染色或甲酚紫染色切片上观察到。可能存在胶质增生和异常髓鞘形成。FCD Ⅱ 型的组织学外观由两种特定的细胞类型所

定义：异形神经元和气球样细胞[2, 3]。若病灶仅含异形神经元而没有气球样细胞，则为 FCD Ⅱa 型。如果同时存在异形神经元和气球样细胞，则将病变归类为 FCD Ⅱb 型。异形神经元（图 5-1A）的特征是其显著增大的体积（神经元巨细胞），细胞分化的方向或"极性"异常，扭曲的树突，以及异常的细胞质丝，这些细胞质丝对磷酸化的神经丝蛋白和其他神经元蛋白具有免疫活性。这些细胞不应与正常的 Betz 神经元混淆，也不应被误认为肿瘤细胞，如可能发生在神经节胶质瘤等胶质神经元肿瘤中。气球样细胞（图 5-1B）为圆形或椭圆形的大细胞，胞质呈偏侧玻璃状粉红色，细胞核偏侧，可包括多核或巨核。它们表面上类似于大型活化星形胶质细胞，但对胶质纤维酸性蛋白（glial fibrillary acidic protein，GFAP）具有不一致的免疫反应。有些可能只表达神经元标志物或同时表达胶质和神经元标志物，这反映了它们的异常成熟或分化。异形神经元和气球样细胞均可在所有皮质和皮质下白质被发现。

2. 结节性硬化症

结节性硬化症（tuberous sclerosis complex，TSC）合并药物难治性癫痫患者可接受致痫性皮质结节手术切除术。由于皮质结节代表了一种形式的皮质发育不良，它们与 FCD Ⅱ型有许多共同的

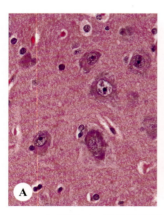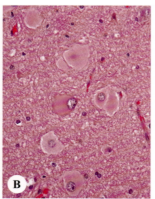

▲ 图 5-1 局灶性皮质发育不良（FCD）Ⅱ型

A. 异形神经元：神经元体积显著增大，细胞结构异常包括纤维丝胞浆，FCD Ⅱa 和 Ⅱb 型可以见到异形神经元。B. 气球电池：异常大细胞，细胞核偏心，细胞质呈玻璃状粉红色；这些细胞通常具有与神经元和星形胶质细胞相同的形态学和免疫组化特征。气球样细胞仅存在于 FCD Ⅱb 型

组织学特征，包括皮质分层紊乱及异形神经元和气球样细胞的存在[2, 3]。皮质结节中的异形神经元可能不像 FCD Ⅱ型那样频繁地出现或表现为极端的巨细胞化。弥漫性胶质增生、非典型星形细胞和钙化也可能在结节中更为常见。然而，在许多情况下，FCD 和 TSC 之间的组织学区别可能不那么清楚，需要考虑 TSC 其他临床和影像学特征或检测 TSC1/TSC2 突变。

3. 半侧巨脑畸形

半侧巨脑畸形（hemimegalencephaly，HME）是一种极端形式的皮质发育不良，涉及一侧半球的大部分，通常导致大脑不对称增大。HME 通常以散发性病变的形式出现，然而，这种疾病的系统性变异与部分或全部半侧巨人症和一些神经皮肤综合征有关[3]。HME 中皮质受累的程度是可变的，可能并不总是影响一侧半球的所有区域。异常的皮质通常过度肥厚，灰质和白质之间的分界不清。在某些病例中可出现异常的巨脑回或多细小脑回。HME 的组织学特征与严重的 FCD Ⅱ型相似，包括皮质分层紊乱、变大的异形神经元和气球样细胞。由于 HME 中皮质发育不良的组织学可显示与 FCD 和皮质结节有相当大的重叠，在缺乏支持性临床和影像学信息的情况下，在手术标本中可能很难区分这些疾病。

4. 皮质发育不良病灶的病理机制

FCD Ⅱ型、TSC 和 HME 的皮质组织学和免疫表型的显著相似性与发生在生命早期（孕 8～20 周）脑室旁胚胎上皮的共同异常有关，并导致异常神经胶质祖细胞的迁移、成熟和分化。这三种情况都出现在生殖系或体细胞突变直接或间接参与磷脂酰肌醇 3– 激酶 /Akt/ 哺乳类动物靶向西罗莫司（PI3K/Akt/mTOR）通路，该通路在神经元生长和迁移中起了关键作用[2-6]。TSC 的特征是 TSC1（编码错构瘤蛋白）或 TSC2（编码马铃薯球蛋白）的生殖细胞系突变。错构瘤和马铃薯球蛋白都是负向调节 mTOR 通路的调节蛋白。相比之下，FCD Ⅱ型和 HME 是 mTOR 通路中合子后体细胞嵌合突变，包括 MTOR、PI3KCA、AKT3 和 DEPDC5。

所有三种情况下的异形神经元和气球细胞都已被证明表达 mTOR 通路的活化（磷酸化）成分，如 pS6 [2]。这些突变在细胞周期表达时机可以解释表型的差异性：晚期细胞周期突变可能导致以 FCD Ⅱ 型或 TSC 为特征的较小病变，而早期细胞周期突变则引起以半侧巨脑回为特征的更广泛的损伤 [4]。FCD Ⅱ 型和 HME 中 mTOR 通路体细胞突变的根本原因还不清楚。病毒病因（人类乳头瘤病毒）已被提出，但尚未被证实 [4]。

除了涉及 mTOR 通路的分子变化外，FCD 和 TSC 中的异形神经元和气球细胞均被发现异常表达双皮质素样蛋白（doublecortin-like，DCL），它是一种微管相关蛋白，在神经元分裂和径向迁移中起关键作用。这表明双皮质素蛋白（doublecortin，DCX）相关基因可能在这些疾病的发病机制中起作用，尽管具体的突变尚未被确定 [7]。

FCD Ⅰ 型和Ⅲ型的发病机制尚不清楚，但认为与 mTOR 信号通路可能无关。

（二）由于神经元异常迁移引起的皮质发育畸形

1. 无脑回畸形

无脑回畸形（lissencephaly，LIS）通常被分为两类：典型无脑回畸形（LIS Ⅰ）和鹅卵石无脑回畸形（LIS Ⅱ）[2]。LIS Ⅰ 是一种以无脑回或脑回缺陷为特征的皮质发育异常 [2, 8]。LIS Ⅰ 的表型谱可包括无脑回或接近无脑回（无脑回）或体积增大，平滑的脑回（巨脑回畸形）。LIS Ⅰ 通常影响双侧半球，尽管半侧无脑回畸形也可能发生。虽然 LIS Ⅰ 通常与严重难治性癫痫有关，但在某些病例中，特定的致痫灶可能是手术切除的指征。神经影像学通常可以帮助正确识别皮质病变为 LIS Ⅰ，这对病理科医生有帮助，因为他们可能只会得到病灶的一小部分进行检测。在显微镜下，LIS Ⅰ 的外观很容易被识别为一层厚厚的、杂乱无序的皮质，具有异常的水平分层，有四层，而不是通常的六层。从皮质表面开始，这四层可以进一步描述为：①细胞数增多难以定义的分子层；②伴大锥体神经元弥散分布的浅表高细胞带伴；③伴大

量有髓神经纤维的神经元相对稀疏带；④伴神经元无序分布，常呈柱状排列，较厚的深部皮质带。

典型无脑回畸形是一种遗传性疾病，最常与 X 染色体上的 DCX 或 17 号染色体上的 LIS I 基因突变有关 [2, 8-10]。DCX 突变的半合子男性引起典型无脑回畸形而女性杂合突变则引起皮质下带状灰质异位（subcortical band heterotopia，SBH）。DCX 和 LIS I 基因都参与正常的神经元移行和成熟。其他基因突变可能与 LIS Ⅰ 有关，尽管相应的组织学表型特征还不是很清楚。

LIS Ⅱ 在组织学上与典型无脑回畸形不同，其特征是：①缺乏可识别的分层模式；②神经元和胶质细胞过度迁移到蛛网膜腔隙，导致皮质外神经胶质层形成，这解释了无脑回脑表面"鹅卵石"样外观 [2, 8]。LIS Ⅱ 的皮质异常被认为是大脑最外层的软脑膜胶质层的缺陷，导致皮质板的异常沉降。LIS Ⅱ 是一种常染色体隐性遗传的特征性疾病体，与大脑、眼部和肌肉缺陷相关，这些缺陷归因于 α- 肌营养不良聚糖的异常糖基化，与至少 6 个基因（POMT1、POMT2、POMGNT1、LARGE、FKTN 和 FKRP）突变有关 [11]。

2. 皮质下带状灰质异位

SBH 的特征是位于侧脑室和正常大脑皮质之间的白质中异位灰质（双皮质）的离散带 [2, 8]。典型条带为双侧对称，且在前段稍微突出。大脑通常没有其他畸形。在显微镜下，异位带由分化良好但排列混乱的神经元组成的浅层区，柱状排列的小神经元组成的中间区，以及可能具有结节状结构灰质异位带的深层区所组成。SBH 的临床症状包括智力低下和癫痫，其严重程度与灰质异位带厚度大致相关。SBH 被认为是发育过程中神经元迁移缺陷导致灰质异位带的形成。SBH 最常由 DCX 基因生殖系突变引起，并以 X 连锁显性模式遗传。女性会有 SBH，而男性会有典型的无脑回畸形。一些病例可能由 17 号染色体上的 LIS I 基因的体细胞突变引起 [8-10]。

3. 脑室旁结节性灰质异位

脑室旁结节性灰质异位（periventricular nodular

heterotopia，PNH）是最常见的脑灰质异位形式，由邻侧脑室或凸出侧脑室的灰质结节团组成[2]。它们可能是单个或多个，分开或相邻的。侧脑室三角区和枕角最常受累。显微镜下，PNH 由成熟神经元组成，没有明显的组织或最基本的分层。灰色结节可被有髓纤维隔开或包含有髓纤维。PNH 的主要临床表现为严重癫痫，发生在 80%～90% 的患者。在一些患者中，当致痫灶可以被确定时，手术治疗可能是有益的。

尽管偶尔 PNH 可能呈散发出现，大多数 PNH 患者与 *FLNA* 基因突变有关，*FLNA* 基因编码丝蛋白 A，一种参与细胞结构、黏附和运动的肌动蛋白结合蛋白[2, 8-10]。因此，该蛋白的缺陷可能会破坏大脑发育过程中神经元的正常迁移模式，并导致侧脑室壁毗邻神经元的异常黏附。一些 PNH 病例也与 *ARFGEF2* 基因突变或 5 号染色体异常有关，这也与神经元迁移有关[8-9]。

（三）皮质组织异常引起的皮质发育畸形

1. 多小脑回畸形

多小脑回畸形（polymicrogyria，PMG）是大量小而不规则脑回，被浅沟隔开，导致不规则的皮质表面[2, 8]。PMG 的程度可有很大变化，从累及单个脑回到更弥漫性地累及，可能是单侧或双侧，对称或非对称。最常累及的是外侧裂皮质。PMG 通常作为一种孤立的畸形发生，尽管在某些病例中可以看到合并多样其他脑畸形。PMG 有两种主要的组织学亚型。

(1) 单层 PMG 的特征是连续的分子层缺乏脑回模式。皮质神经元呈放射状分布，缺乏层状组织。这种亚型与早期正常神经元迁移中断和随后的皮质紊乱一致。

(2) 双层 PMG 是由最外层向内折叠成"微沟"非细胞分子层，神经元外层，神经纤维层和内在的神经元层组成。虽然其确切的发病机制尚不清楚，但该亚型被认为是发生在孕 20～24 周的血流灌注障碍，导致层状坏死和后期皮质移行障碍和结构紊乱障碍。两种组织学亚型可发生在同一皮质区域。

PMG 的病因和病理形成机制是复杂、多因素的；获得性和遗传性因素都有被提及[2, 8, 12]。获得性病因包括缺氧或低灌注，以及先天性感染，如弓形虫病、风疹病和巨细胞病毒。PMG 可能由特定的基因突变引起，但除少数外（例如，双侧额顶叶 PMG 中的 GPR56；单侧 PMG 中的 PAX6），大多数尚未确定。PMG 也可能作为与染色体异常相关的多种先天性异常综合征的一部分。

PMG 的高度可变表现及其与其他脑畸形的可能联系解释了这种疾病的广泛临床表型。大多数 PMG 患者会有癫痫发作。虽然 PMG 通常是一个广泛的病变，但若致痫灶可以被确定的话。手术切除是适宜的。

2. 裂脑症

裂脑症（schizencephaly，SCZ）是一种不常见的皮质畸形，以从脑膜表面延伸到侧脑室室管膜贯穿整个大脑半球且充满脑脊液的裂缝为特征[2, 8]。裂壁常排列有异常灰质，外观看上去像 PMG。裂可为单侧或双侧，闭合（SCZ I 型）或开放（SCZ II 型）。约 2/3 的裂位于额叶或顶叶，约 1/3 位于颞叶或枕叶。裂壁中异常皮质的组织学外观与典型 PMG 难以区分。SCZ 被认为是原发性大脑脑裂的裂区脑膜发育不全的结果。因此，必须将 SCZ 与前期破坏性损伤（通常是梗死）引起的间隙（如孔洞脑）区分开来。SCZ 可与其他脑畸形合并发生，最常见的是透明隔发育不全和视神经发育不全。

SCZ 的病因尚不清楚，环境因素（如宫内巨细胞病毒感染、中毒和胚胎血管损伤）和遗传易感因素（如 *EMX2*、*SIX3*、*SHH* 和 *COL4A1* 突变）都被涉及[2, 8, 13]。

SCZ 的临床表现取决于受累的严重程度，可能包括发育迟缓、语言和运动功能缺陷，以及癫痫发作，这些通常出现在该疾病中。如果有特定的致痫灶（通常是裂附近的异常皮质）可以确定的话，癫痫手术可能是适宜的。在 SCZ 畸形中，识别部分外科切除病灶一般依赖于神经影像学。

二、肿瘤病变

脑肿瘤是导致儿童长期癫痫最常见的结构性原因之一。其中许多肿瘤可归为"长期癫痫相关肿瘤（long-term epilepsy-associated tumor，LEAT）"一大类[14, 15]。LEAT 通常与其他脑肿瘤的不同之处在于发病年龄小，生长缓慢，并位于新皮质，通常是颞叶。许多 LEAT 由神经元和胶质成分组成，因此被称为"胶质神经元的"。它们是组织学上的低级别肿瘤，在世界卫生组织分类系统中通常为 I 级。LEAT 毗邻的皮质组织学类似于 FCD Ⅲb。

（一）胶质神经元混合肿瘤

1. 胚胎发育不良性神经上皮肿瘤（ WHO Ⅰ 级 ）

胚胎发育不良性神经上皮肿瘤（dysembryoplastic neuroepithelial tumor，DNT）是一种低级别的 GNT，几乎总是与癫痫有关[14, 16]。这是一种组织学上复杂的肿瘤，可能包含星形细胞、少突胶质细胞和神经细胞成分，具有特征性结节（或多结节）结构，主要位于皮质内，好发于颞叶。DNT 的组织学特征是"特异性胶质神经元成分"，由少突胶质细胞样或神经囊性细胞和轴突束组成，轴突束被含有黏液样物质的微囊腔隔开，其中较大的正常形态神经元似乎漂浮在其中（"漂浮神经元"）（图 5-2）。

DNT 中通常不会出现神经节细胞瘤（ganglion cell tumor，GCT）中典型的异常神经元。肿瘤结节附近皮质常可出现发育不良的细胞构筑，还可以看到退行性改变，如钙化、囊变和白质稀少。绝大多数 DNT 生长缓慢，组织学进展缓慢，对应 WHO 分级中的 I 级；它们几乎没有任何有丝分裂活动，也缺乏其他提示间变性改变组织特征。手术切除被认为是根治性的；即便是部分切除，大多数 DNT 也不会复发。真正的 DNT 恶性转化是极其罕见的。

DNT 的组织学诊断可能具有挑战性，特别是当特定的胶质神经元成分不明显时。在这种情况下，结合其他临床和影像学特征后，通常可以做出 DNT 的适当诊断。DNT 应与其他 GNT（如 GCT）和胶质肿瘤（如少突胶质细胞瘤）区分开，后者可能具有相似的组织学外观。检测异柠檬酸脱氢酶 1/2（isocitrate dehydrogenase 1/2，IDH1/2）突变和 1p/19q 共缺失可能有助于在疑难病例中区分 ĐNT 与其他神经胶质肿瘤。

2. 神经节细胞瘤（WHO Ⅰ 级或 WHO Ⅲ 级）

GCT 生长缓慢，通常是低级别的 GNT，并且经常伴有顽固的癫痫发作[14]。GCT 最常发生在颞叶，但也能发生在大脑的许多其他区域及脊髓。GCT 通常为边界分明的均匀肿块，但也可表现为较大的囊性病变伴附壁结节（类似于毛细胞性星形细胞瘤）。GCT 可以进一步细分，这取决于神经元是唯一的肿瘤成分（神经节细胞瘤）[17]，还是神经元和肿瘤胶质细胞都存在（神经节胶质瘤）[18]。在两种 GCT 亚型中，神经节细胞成分由成熟的神经元组成，表现出异常的成簇生长、极性和（或）细胞构筑，包括显著的大小变异和双核或多核形式（图 5-3）。

神经节胶质瘤中的胶质成分可能表现出与毛细胞性星形细胞瘤相似的组织学特征，包括致密的纤维细胞结构、嗜酸性颗粒体和罗森塔尔纤维。偶尔胶质成分可以完全掩盖神经元成分的存在，这可能需要对神经元标志物，如突触素进行免疫组化染色来确认。肿瘤细胞对干细胞标志物 CD34 的免疫活性在 GCT 中经常被观察到，这可能有助

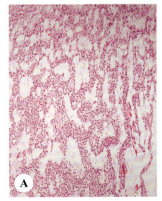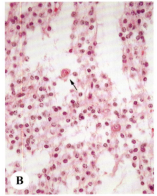

▲ 图 5-2　胚胎发育不良性神经上皮肿瘤

A. 由少突胶质细胞样细胞柱状排列形成特异性胶质神经元成分，由松散的微囊区隔开；B. 微囊腔中的"漂浮神经元"（箭）

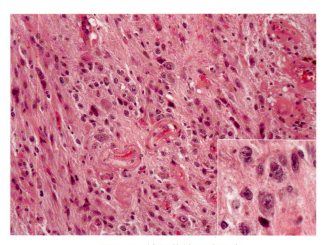

▲ 图 5-3　神经节神经胶质瘤

肿瘤中的神经元数量增加，大小不一，异常成簇出现；星形细胞成分以密集纤维基质上遍布肿瘤神经元为特征；小图（右下）：高倍镜显示神经元异常细胞结构，包括大小和形态异常

于诊断具有挑战性的病例。由于大多数 GCT 通常的生物学特征是生长缓慢的良性肿瘤，因此，它们被列为 WHO I 级肿瘤。在罕见的神经节胶质瘤中，胶质成分可表现为间变的组织学改变，包括有丝分裂，Ki-67 增殖指数升高，在某些情况下微血管增生和坏死。这些肿瘤被描述为 WHO III 级 [19]。20%～60% 的 GCT 具有 BRAF V600E 点突变，该突变被认为在这些肿瘤中激活 RAS/MAPK 信号通路。这些可以通过直接分子突变分析或 BRAF V600E 突变蛋白的免疫染色进行评估 [18]。GCT 通常没有 IDH1/2、TP53、PTEN、CDK4 或 EGFR 突变，或在 FISH 上显示 1p/19q 共缺失。因此，这些检测可能有助于在组织学上区分具有挑战性的 GCT 与其他神经胶质肿瘤。

（二）神经胶质肿瘤

1. 少突胶质细胞瘤（WHO II 级或 WHO III 级）

少突胶质细胞瘤是 WHO II 级弥漫性浸润性胶质瘤，主要位于大脑半球 [14, 20]。他们通常与慢性癫痫发作史有关，这可能反映了它们生长相对缓慢。大多数少突胶质细胞瘤发生于成人，在 15 岁以下的儿童中相对罕见。少突胶质细胞瘤的典型组织学表现为肿瘤细胞的均匀排列，细胞核为圆形或椭圆形，周围有核周光晕（"煎蛋"外

观），在石蜡包埋的切片上能一致看到的假象（图 5-4A）。肿瘤经常伴有纤细薄壁分支毛细血管网和微钙化。这种典型的组织学表现与 IDH1 或 IDH2 突变和 1p/19q 共缺失高度相关 [20]。少数组织学上典型的少突胶质细胞瘤，主要发生在儿童和青少年，在分子检测中可能缺乏 IDH 突变或 1p/19q 共缺失 [20]。这个亚群还没有完整的分子学特征。然而，有些与 BRAF 融合基因有关（类似于毛细胞星形细胞瘤）。由于 DNT 和其他肿瘤，如毛细胞性星形细胞瘤和神经细胞瘤可能具有与少突胶质细胞瘤重叠的组织学特征，在诊断儿童期肿瘤（IDH 突变和 1p/19 共缺失）阴性的患儿为少突胶质细胞瘤之前，应排除这些肿瘤。

间变性少突胶质细胞瘤（WHO III 级）的特征是细胞密度增加、有丝分裂活性、微血管增生和（或）坏死 [21]。它们在儿童中非常罕见，与 II 级分级相比，它们不太可能表现为癫痫发作。小儿间变性少突胶质细胞瘤也不太可能有 IDH 突变或 1p/19q 共缺失，尽管尚未确立一个独特的分子学特征。

2. 弥漫性星形细胞瘤（WHO II～IV 级）

这一类包括所有弥漫性浸润性胶质肿瘤，其细胞类型能被可靠地确定为星形胶质细胞 [14, 22]（图 5-4B）[14, 22]。在 WHO 分类中，它们被分类为 II 级（弥漫性星形细胞瘤）、III 级（间变性星形细胞瘤）或 IV 级（胶质母细胞瘤）。组织学分级是基于四个参数的评估：细胞异型性、有丝分裂活性、微血管增生和坏死 [22]。弥漫性星形细胞瘤在成人中比在儿科年龄组中更容易发生，尽管所有级别的病例都可能发生于儿童。癫痫发作可能是大脑发生弥漫性星形细胞瘤的表现或伴随特征，但与大多数 GNT 相比，它们不太可能表现为长期癫痫发作。弥漫性星形细胞瘤的分类最近已经更新到包括分子水平，特别是 IDH 突变状态 [23]。IDH 突变经常在 WHO II 级星形细胞瘤，以及许多 III 级肿瘤中被发现。然而，大多数胶质母细胞瘤是 IDH 野生型，除了"继发性"胶质母细胞瘤是由较低级别的星形细胞瘤（通常是 IDH 突变型）逐步退行发育引起的 [23]。

儿童弥漫性星形细胞瘤在组织学上与成人弥漫性星形细胞瘤相似，并使用相同的组织学标准被 WHO 分级。然而，有一些主要的区别：①虽然大多数发生在大脑半球，但与成人不同，更大比例涉及中线结构，如丘脑和脑干；②他们通常有不同的基因谱：许多不表达 IDH、TP53 或 ATRX 突变，而这些突变在成人星形细胞瘤中更常见，它们更可能有多种其他基因的突变，如 MYB 和 BRAF [23]。据报道，位于大脑半球的更高级别儿童星形细胞瘤有多种不同基因的改变，包括 NTRKT、TP53、ATRX、SETD2、CDKN2A 和 PDGFRA，而 IDH、TERT 和 EGFR 的改变相对少见 [24]。H3 基因 K27M 突变是许多弥漫性中线胶质瘤的特征，与野生型病例相比，与较差的预后有关 [25]。

3. 毛细胞性星形细胞瘤（WHO Ⅰ 级）

毛细胞性星形细胞瘤（WHO Ⅰ 级）是一种低级别胶质细胞瘤，几乎可以发生在神经轴的任何位置 [14, 26]。毛细胞性星形细胞瘤很少发生在大脑皮质，但由于其缓慢生长的特性，可能与慢性癫痫有关。毛细胞性星形细胞瘤是典型的边界清晰的肿块，可为实性或囊性。典型的组织学表现为具有双相模式的星形细胞性肿瘤，包括由罗森塔尔纤维和密集纤维状星形细胞组成的致密区域，含有微囊肿，偶见嗜酸性颗粒体的疏松区域（图 5-5）。虽然在一些毛细胞星形细胞瘤中可能有局灶性的细胞异型性、罕见的有丝分裂和微血管增生，但这些特征通常不能构成该肿瘤间变性改变的证据。罕见的毛细胞星形细胞瘤可能表现明显偏高的细胞密度和高有丝分裂活性。然而，这些"非典型"毛细胞星形细胞瘤的生物学特征与高级弥漫性星形细胞瘤不同。真正的间变性是极其罕见的。毛细胞性星形细胞瘤的基因表达谱与弥漫性星形细胞瘤不同。几乎所有毛细胞性星形细胞瘤的特征是存在编码 MAPK 通路蛋白基因突变。在毛细胞星形细胞瘤中最常见的改变是 7q34 的串联重复，包含 BRAF 基因，导致致癌 BRAF 融合蛋白。毛细胞星形细胞瘤不显示 IDH 或 TP53 突变或 1p/19q 共缺失。

4. 多形性黄色星形细胞瘤（WHO Ⅱ 或 WHO Ⅲ 级）

多形性黄色星形细胞瘤（pleomorphic xanthoastrocytoma，PXA）是一种相对罕见的神经胶质肿瘤，最常见于儿童和年轻人 [14, 27]（图 5-6）。PXA 患者常伴有长期的癫痫发作史。几乎所有的 PXA 都位于幕上，最常位于颞叶。它们为浅表肿瘤，累及软脑膜和大脑，常为囊性，可有壁内结节。PXA 组织学特征是大和多形性，奇形怪状的细胞通常是多核的，还有梭形细胞和脂化细胞（图 5-6）。

网状蛋白染色显示致密的细胞周围网状蛋白网络。几乎所有 PXA 都含有颗粒状嗜酸性体。有

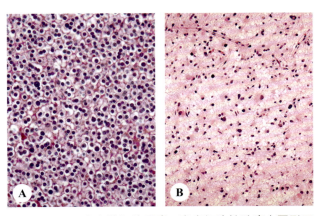

▲ 图 5-4　**A.** 少突神经胶质瘤：高度细胞性肿瘤由圆形至椭圆形细胞核和突出的核周光晕组成；**B.** 弥漫性星形细胞瘤：中度细胞性肿瘤由多形深染核，粉色胞质的星形细胞和纤维化进程组成

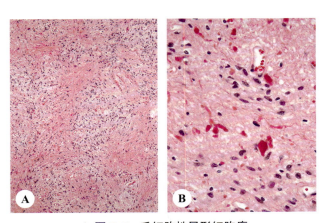

▲ 图 5-5　毛细胞性星形细胞瘤

A. 密集和疏松区域共存的双相性；B. 不规则浅粉红色罗森塔尔纤维组成的密集纤维带

丝分裂通常很少见或不存在，坏死也很少。免疫组化一致证实存在胶质分化，大多数肿瘤细胞表达 GFAP 和 S100 蛋白。然而，许多 PXA 也有表达神经元标记的细胞，如神经丝、突触素和 MAP2。PXA 的这种双表型特征表明，肿瘤可能起源于多能性神经外胚层前体细胞，可能位于脑膜下区域。大多数 PXA 通常预后良好，特别是与弥漫性星形细胞瘤相比，并被归类为 WHO Ⅱ 级肿瘤。间变性 PXA（WHO Ⅲ 级）的生存率明显较低，有丝分裂大于 5 个 /10HPF，经常表现为坏死[28]。PXA 通常表达 BRAF V600E 突变，这一特征与缺乏 IDH 突变相结合，将有助于支持诊断[27]。

三、错构瘤

错构瘤是一种由组织成分组成的肿瘤样畸形，通常出现在特定部位，但通常以紊乱的形式排列。在影像学研究中，这些病变可能难以与真正的肿瘤区分，因此需要组织学评估。以下是三种主要的与癫痫相关的中枢神经系统错构瘤。

（一）胶质神经元和胶质错构瘤

胶质神经元和胶质错构瘤已被报道出现在不同的皮质位置，特别是在颞叶和额叶。它们主要是显微镜下的病变，因此在影像学检查中可能难以识别。在组织学上，它们由成熟的神经胶质细胞和神经元组成，可以通过其杂乱无章的方向和聚集的倾向与正常皮质区分开来[29]。这些病变也可见于邻近 FCD 或某些 GNT，特别是 DNT 附近。胶质错构瘤是指具有中 / 大型不典型核的胶质细胞群，它们在特征上与神经纤维瘤病 Ⅱ 型（neurofibromatosis Ⅱ，NF Ⅱ）有一定相关性，主要位于大脑皮质的分子层或深层[30]。

（二）下丘脑错构瘤

下丘脑错构瘤是一种结节性非肿瘤性肿块，通常来源并邻近于下丘脑基底部[31]。一些例子可能位于鞍上间隙或脚间池。虽然许多是偶然发现，一些病例与痴笑发作或内分泌异常有关，特别是性早熟。显微镜下，这些病变与正常的下丘脑非

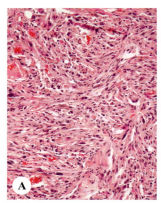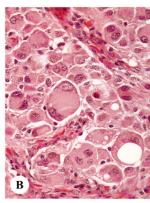

▲ 图 5-6 多形性黄色星形细胞瘤
A. 多形肿瘤细胞成束状排列；B. 高倍镜视野显示肿瘤细胞大小和形态各异，包含多核和（或）液泡

常相似，由成熟神经元随意分散或聚集在可能含有活性星形胶质细胞的神经纤维网中所组成。一些病变可能表现出下丘脑释放激素（如促性腺激素释放激素）的免疫活性。

（三）脑膜血管瘤病

脑膜血管瘤病是一种斑块样病变，由脑膜上皮细胞或成纤维样细胞非肿瘤性增生组成，累及蛛网膜下腔，并沿小血管延伸至大脑皮质（图 5-7）[32]。散发病例通常表现为单一的皮质病变，然而，NF Ⅱ 中也可出现多灶性病变和非皮质性病变[30]。病变主要发生在儿童和年轻人，由于其通常位于皮质，患者可表现为慢性癫痫发作。本病的发病机制尚不明确。在某些病例中伴有相关的脑膜瘤（伴有或不伴有 NF Ⅱ）和上皮膜抗原（脑膜上皮 / 蛛网膜细胞的标志物）细胞的不同染色提示可能源于脑膜[33]。

四、海马硬化（内侧颞叶硬化）

海马硬化，也被称为内侧颞叶或阿蒙角硬化，是慢性癫痫的一个公认的结构性病因[34-36]。虽然海马硬化最常见于成人，但该病在儿童中也越来越多地被认识到。海马硬化患者的手术治疗通常包括切除受影响的海马、杏仁核和部分颞叶，从而全部用来进行组织学评估，不仅要确认海马硬化的诊断，还要确定是否存在任何双重病理，如皮质发

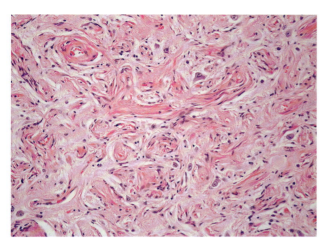

▲ 图 5-7　脑膜血管瘤病，脑皮质小血管周围来自脑膜上皮或纤维原细胞的梭形细胞非肿瘤性增生，成熟的神经元异常地分布在血管之间

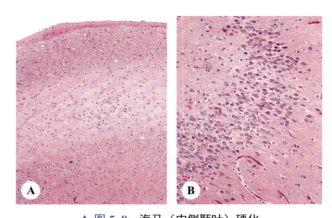

▲ 图 5-8　海马（内侧颞叶）硬化
A. 海马 CA1 扇区（中间淡色带）宽度明显减少，锥体神经元几乎全部丧失；B. 齿状回，颗粒细胞神经元分布分散，排列松散

育不良、肿瘤、错构瘤病变或血管畸形。

海马硬化的主要显微特征存在于海马体中[34-36]。这部分通常被切除并标记为一个单独的标本，必须全部用来进行充分的组织病理学评估。海马硬化的标志是显著的锥体神经元丧失和胶质增生，几乎影响所有海马亚区，海马角 1（cornu ammonis 1，CA1）和 CA4 通常受累最严重（图 5-8A）。通常会有一个相对突然的转变从严重受损的 CA1 区到外观正常的海马下托。CA1 扇形区的厚度通常显著减少，也可能有突出的淀粉样小体。在某些情况下，神经元损失和胶质细胞增生可能主要只影响 CA1 或 CA4 区，其他区影响相对较轻或不涉及。大多数海马硬化病例也会表现出齿状回的异常，通常是颗粒细胞神经元的分散或松散堆积，实际上这些细胞的数量是减少的（图 5-8B）。

使用标准苏木精 - 伊红染色可评估神经元丢失和胶质细胞增生，然而，更有挑战性的病例可能需要神经元和胶质标志物额外免疫染色。最近 ILAE 基于海马亚区和齿状回神经元丢失的半定量评估提出海马硬化分类方案[35]，这可能有助于某些病例的评估。苔藓纤维发芽是海马硬化的另一个特征。然而，其鉴定需要特殊的组织学方法（如 Timm 银染色或强啡肽 A 免疫染色），这些方法可

能无法常规获得。

手术切除的其他结构（杏仁核和颞叶）在组织学上的表现更加多变，范围从单纯的胶质细胞增生［通常在软膜下区域最为明显（Chaslin 胶质细胞增生）］到局灶性神经元丢失。在这些颞叶切除术标本中，除了海马硬化外，还应识别可能存在的其他独立病变（FCD、肿瘤、血管病变等）。这些病变必须与脑电监测的相关局灶性病灶（如深部电极放置）辨清关系。

海马硬化的病因和发病机制尚不清楚，病变是癫痫发作的直接原因还是结果尚不明确；这两种因素很可能都促成了该病的产生[36]。大多数病例是散发的，除了在一些海马硬化患者中发现 SCN1A 突变（SCN1A 基因编码脑部表达的钠通道）[37]这种例外情况外，目前没有确定一致的遗传学病因。海马硬化患者通常在儿童早期有热性惊厥的病史，但这也不一定都是这样。然而，已知的是严重的长时间惊厥会导致兴奋性神经递质谷氨酸和天冬氨酸的过度释放，这可能导致神经元细胞死亡，特别是在海马体。相反，海马硬化和其他局灶性结构改变，如 FCD、某些 GNT（如 DNT 和 GCT）的双重发生，甚至更微妙的畸形样异常（如颞叶白质中出现过多数量的异位神经元），都表明预先存在的"发育"异常。

五、血管畸形

（一）动静脉畸形和海绵状血管瘤

动静脉畸形（arteriovenous malformation，AVM）和海绵状血管瘤可能发生在儿童的大脑中，并可能与癫痫有关 [3, 38]。这些患者的癫痫发作的病因很可能与广泛的病变周围胶质增生、微出血或含铁血黄素沉积，以及与异常血管分流相关的局部缺血性改变有关。虽然这些病变通常被描述为"先天性的"，但它们应该被视为动态病变，可能会随着时间的推移继续扩大。这些病变的组织学通常很容易被识别。动静脉畸形通常由不同大小但通常相当大的异常血管组成，其组织学外观为动脉、静脉或两者的"混合体" [39]，其间没有毛细血管床。异常血管位于蛛网膜下腔之上和脑内，在那里血管通常被脑实质分开，可能显示广泛的胶质细胞增生和含铁血黄素沉积，以及提示缺血性损伤的坏死区域。海绵状瘤由大小不一的相邻薄壁血管通道组成，缺乏动脉或静脉的特征，如弹性组织和平滑肌 [39]。它们由一层内皮细胞组成，可出现钙化和血栓形成。与动静脉畸形不同，它们没有脑膜成分，血管通道通常不会被其中的脑组织分开。海绵状瘤周围的大脑通常表现为广泛的胶质细胞增生和含铁血黄素沉积。

（二）Sturge-Weber 综合征

Sturge-Weber 综合征（Sturge-Weber syndrome，SWS）是一种神经皮肤综合征，由 GNAQ 基因的体细胞嵌合突变引起，其特征是涉及软脑膜和面部皮肤的血管瘤（葡萄酒色），通常分布在三叉神经的眼支和上颌支 [40]。脑膜血管瘤多为单侧，但也有双侧受累的病例，顶叶和枕叶最常受累。SWS 的大脑组织病理学包括两部分：脑膜血管瘤（图 5-9A）和其下大脑皮质萎缩、胶质细胞增生和广泛钙化（图 5-9B）。脑膜血管瘤具有独特的外观，与其他脑血管畸形不同的是存在大量类似毛细血管和小静脉的薄壁血管。脑组织的变化被认为是继发性改变，很可能与静脉瘀积引起的缺氧缺血性损伤有关。癫痫在 SWS 患者中很常见，对于难治性病例，可能需要手术切除病变部位。

六、获得性损伤

（一）血管和创伤性损伤

在围产期或儿童早期既往经历过血管损伤或创伤性损伤的儿童可能会发生药物难治性癫痫。手术切除致痫病灶对其中一些患者可能是有益的 [41]。这些病变包括缺血性脑卒中（如脑穿通性囊肿）、缺氧缺血性损伤（如瘢痕性脑回）、皮质挫伤和脑出血。由于其具有慢性特点，如果最初出现出血，这些病变在组织学上通常只表现为非特异性胶质增生和含铁血黄素沉积。因此，病变的确切分类将取决于临床、神经影像学和病理结果的相关性。

癫痫患儿中可能出现的一种特殊的血管异常是瘢痕脑回。围产期缺氧缺血性病变，优先影响脑沟深处皮质，脑回表面受影响较小，导致"蘑菇状"脑回 [42]。瘢痕脑回可发生在单侧或双侧，最常累及大脑后动脉或大脑中 / 后动脉交界所在区域的顶叶和枕叶。瘢痕脑回的大体形态通常在神经影像学上是明显的，组织病理学检查显示皮质萎缩，有明显的神经元丧失和胶质增生，在脑沟深处最为严重。

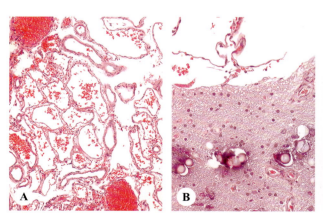

▲ 图 5-9　Sturge-Weber 综合征

A. 软脑膜血管瘤，由许多类似毛细血管和小静脉的薄壁血管组成；B. 邻近血管瘤周围的脑皮质显示出钙化和胶质增生

（二）炎症性病灶

1. 感染

儿童中发生的各种感染可能与慢性癫痫发作有关，其中一些可能是由于可通过手术切除的致痫性病变引起。这类病变包括慢性细菌脓肿、结核瘤、寄生虫感染（如囊尾蚴病）和罕见的慢性真菌感染[43]。一些从病毒性脑炎（如疱疹病毒Ⅰ型）恢复的患者可能发展为慢性癫痫，尽管这些患者很少需要手术来控制癫痫发作。从一些优秀的参考文献中可轻易获得这些病变的组织病理学描述。

2. 非感染性或自身免疫性炎症病灶

（1）Rasmussen 脑炎：Rasmussen 脑炎可能是儿童最常见的非感染性脑炎。典型表现是进行性难治性部分癫痫发作、认知功能恶化和局灶性神经功能缺损，最终可能导致一侧半球的萎缩。癫痫的控制可能需要手术切除大脑半球。Rasmussen 脑炎的组织学表现取决于病情的持续时间[3, 44]。急性或亚急性病例表现为广泛的小胶质细胞激活，小胶质细胞结节形成，伴或不伴嗜神经细胞，主要由 T 淋巴细胞引起的可变血管周围袖套改版（CD8＞CD4）和胶质细胞增生（图 5–10）。病程较长的病例表现为神经元丢失，可能呈斑块状和局灶性，有时更广泛（泛层状），并有明显的胶质细胞增生，通常具有"海绵状"特征。炎症反应消失，皮质下白质可见斑块状炎症和髓鞘脱失。

Rasmussen 脑炎的确切病因尚不清楚，但多认为是自身免疫性病因[44, 45]。早期报告表明，Rasmussen 脑炎与抗 AMPA 受体 GluR3 亚单位抗

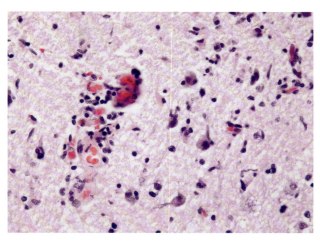

▲ 图 5–10　**Rasmussen 脑炎**，脑皮质显示血管周围淋巴细胞浸润，神经元旁边的神经纤维网中激活的小胶质细胞（细长的），淋巴细胞，组织学改变是非特异性的，可能会在其他类型的自身免疫性脑炎中看到，如病毒性脑炎

体存在关联，但尚未得到证实。另一种假说是，Rasmussen 脑炎可能是由细胞毒性 T 细胞介导的针对表达 MHC Ⅰ类抗原的神经元和星形胶质细胞损伤，可能与先前的病毒感染有关。

（2）自身免疫性脑炎：非感染性脑炎可由针对神经元细胞表面或胞质内蛋白的特异性抗体引起或与之相关[44, 45]。儿童最常见的自身免疫性脑炎是抗 NMDA 受体脑炎[45]。临床表现为认知、记忆、行为异常及癫痫发作。在自身免疫性脑炎患者中，很少建议做手术活检或异常组织切除，可能仅仅在诊断具有挑战性的病例中进行。因此，自身免疫性脑炎的组织病理学特征尚未得到很好的描述，然而，它们可能类似于 Rasmussen 脑炎的过程。

参考文献

[1] Blümcke I, Thom M, Aronica E, et al. The clinicopathologic spectrum of focal cortical dysplasias: a consensus classification proposed by an ad hoc Task Force of the ILAE Diagnostic Methods Commission. Epilepsia 2011;52(1):158–174

[2] Aronica E, Becker AJ, Spreafico R. Malformations of cortical development. Brain Pathol 2012;22(3):380–401

[3] Thom M, Sisodiya S, Najm I. Neuropathology of Epilepsy. In: Love S, Louis DN, Ellison DW, eds. Greenfield's Neuropathology. 8th ed. London: Hodder Arnold; 2008:833–887

[4] Blümcke I, Sarnat HB. Somatic mutations rather than viral infection classify focal cortical dysplasia type II as mTORopathy. Curr Opin Neurol 2016;29(3):388–395

[5] Siedlecka M, Grajkowska W, Galus R, Dembowska- Bagińska B, Jóźwiak J. Focal cortical dysplasia: molecular disturbances and clinicopathological classification (Review). Int J Mol Med 2016;38(5):1327–1337

[6] Iffland PH II, Crino PB. Focal cortical dysplasia: gene mutations, cell signaling, and therapeutic implications. Annu Rev Pathol 2017;12:547–571

[7] Srikandarajah N, Martinian L, Sisodiya SM, et al. Doublecortin expression in focal cortical dysplasia in epilepsy. Epilepsia 2009;50(12):2619–2628

[8] Leventer RJ, Guerrini R, Dobyns WB. Malformations of cortical

development and epilepsy. Dialogues Clin Neurosci 2008;10(1):47–62

[9] Liu JS. Molecular genetics of neuronal migration disorders. Curr Neurol Neurosci Rep 2011;11(2):171–178

[10] Parrini E, Conti V, Dobyns WB, Guerrini R. Genetic basis of brain malformations. Mol Syndromol 2016;7(4):220–233

[11] Devisme L, Bouchet C, Gonzalès M, et al. Cobblestone lissencephaly: neuropathological subtypes and correlations with genes of dystroglycanopathies. Brain 2012;135(Pt 2):469–482

[12] Jansen A, Andermann E. Genetics of the polymicrogyria syndromes. J Med Genet 2005;42(5):369–378

[13] Yoneda Y, Haginoya K, Kato M, et al. Phenotypic spectrum of COL4A1 mutations: porencephaly to schizencephaly. Ann Neurol 2013;73(1):48–57

[14] Thom M, Blümcke I, Aronica E. Long-term epilepsy-associated tumors. Brain Pathol 2012;22(3):350–379

[15] Blümcke I, Aronica E, Becker A, et al. Low-grade epilepsy-associated neuroepithelial tumours—the 2016 WHO classification. Nat Rev Neurol 2016;12(12):732–740

[16] Pietsch T, Hawkins C, Varlet P, Blümcke I, Hirose T. Dysembryoplastic neuroepithelial tumor. In: Louis DN, Ohgaki H, Wiestler OD, Cavenee WK, eds. WHO Classification of Tumours of the Central Nervous System. 4th ed. Lyon: International Agency for Research on Cancer; 2016:132–135

[17] Capper D, Becker AJ, Giannini C, et al. Gangliocytoma. In: Louis DN, Ohgaki H, Wiestler OD, Cavenee WK, eds. WHO Classification of Tumours of the Central Nervous System. 4th ed. Lyon: International Agency for Research on Cancer; 2016:136–137

[18] Becker AJ, Wiestler OD, Figarella-Branger D, Blümcke I, Capper D. Ganglioglioma. In: Louis DN, Ohgaki H, Wiestler OD, Cavenee WK, eds. WHO Classification of Tumours of the Central Nervous System. 4th ed. Lyon: International Agency for Research on Cancer; 2016:138–141

[19] Becker AJ, Wiestler OD, Figarella-Branger D, Blümcke I, Capper D. Anaplastic ganglioglioma. In: Louis DN, Ohgaki H, Wiestler OD, Cavenee WK, eds. WHO Classification of Tumours of the Central Nervous System. 4th ed. Lyon: International Agency for Research on Cancer; 2016:141

[20] Reifenberger G, Collins VP, Hartmann C, et al. Oligodendroglioma, IDH-mutant and 1p/19q-codeleted. In: Louis DN, Ohgaki H, Wiestler OD, Cavenee WK, eds. WHO Classification of Tumours of the Central Nervous System. 4th ed. Lyon: International Agency for Research on Cancer; 2016:60–69

[21] Reifenberger G, Collins VP, Hartmann C, et al. Oligodendroglioma, IDH-mutant and 1p/19q-codeleted. In: Louis DN, Ohgaki H, Wiestler OD, Cavenee WK, eds. WHO Classification of Tumours of the Central Nervous System. 4th ed. Lyon: International Agency for Research on Cancer; 2016:70–74

[22] Louis DN, von Deimling A, Cavenee WK. Diffuse astrocytic and oligodendroglial tumours—Introduction. In: Louis DN, Ohgaki H, Wiestler OD, Cavenee WK, eds. WHO Classification of Tumours of the Central Nervous System. 4th ed. Lyon: International Agency for Research on Cancer; 2016:16–17

[23] von Deimling A, Huse JT, Yan H, et al. Diffuse astrocytoma, IDHmutant. In: Louis DN, Ohgaki H, Wiestler OD, Cavenee WK, eds. WHO Classification of Tumours of the Central Nervous System. 4th ed. Lyon: International Agency for Research on Cancer; 2016:18–23

[24] Louis DN, Suvà ML, Burger PC, et al. Glioblastoma, IDH-wildtype. In: Louis DN, Ohgaki H, Wiestler OD, Cavenee WK, eds. WHO Classification of Tumours of the Central Nervous System. 4th ed. Lyon: International Agency for Research on Cancer; 2016:28–45

[25] Hawkins C, Ellison DW, Sturm D. Diffuse midline glioma, H3 K27M-mutant. In: Louis DN, Ohgaki H, Wiestler OD, Cavenee WK, eds. WHO Classification of Tumours of the Central Nervous System. 4th ed. Lyon International Agency for Research on Cancer; 2016:57–59

[26] Collins VP, Tihan T, Vandenberg SR, et al. Pilocytic astrocytoma. In: Louis DN, Ohgaki H, Wiestler OD, Cavenee WK, eds. WHO Classification of Tumours of the Central Nervous System. 4th ed. Lyon: International Agency for Research on Cancer; 2016:80–88

[27] Giannini C, Paulus W, Louis DN, et al. Pleomorphic xanthoastrocytoma. In: Louis DN, Ohgaki H, Wiestler OD, Cavenee WK, eds. WHO Classification of Tumours of the Central Nervous System. 4th ed. Lyon: IARC; 2016:94–97

[28] Giannini C, Paulus W, Louis DN, et al. Anaplastic pleomorphic xanthoastrocytoma. In: Louis DN, Ohgaki H, Wiestler OD, Cavenee WK, eds. WHO Classification of Tumours of the Central Nervous System. 4th ed. Lyon: International Agency for Research on Cancer; 2016:98–99

[29] Volk EER, Prayson RA. Hamartomas in the setting of chronic epilepsy: a clinicopathologic study of 13 cases. Hum Pathol 1997;28(2):227–232

[30] Louis DN, Ramesh V, Gusella JF. Neuropathology and molecular genetics of neurofibromatosis 2 and related tumors. Brain Pathol 1995;5(2):163–172

[31] Coons SW, Rekate HL, Prenger EC, et al. The histopathology of hypothalamic hamartomas: study of 57 cases. J Neuropathol Exp Neurol 2007;66(2):131–141

[32] Wiebe S, Munoz DG, Smith S, Lee DH. Meningioangiomatosis. A comprehensive analysis of clinical and laboratory features. Brain 1999;122(Pt 4):709–726

[33] Perry A, Kurtkaya-Yapicier O, Scheithauer BW, et al. Insights into meningioangiomatosis with and without meningioma: a clinicopathologic and genetic series of 24 cases with review of the literature. Brain Pathol 2005;15(1):55–65

[34] Blümcke I, Coras R, Miyata H, Özkara C. Defining cliniconeuropathological subtypes of mesial temporal lobe epilepsy with hippocampal sclerosis. Brain Pathol 2012;22(3):402–411

[35] Blümcke I, Thom M, Aronica E, et al. International consensus classification of hippocampal sclerosis in temporal lobe epilepsy: a Task Force report from the ILAE commission on diagnostic methods. Epilepsia 2013;54(7):1315–1329

[36] Thom M. Review: Hippocampal sclerosis in epilepsy: a neuropathology review. Neuropathol Appl Neurobiol 2014;40(5):520–543

[37] Kasperaviciute D, Catarino CB, Matarin M, et al; UK Brain Expression Consortium. Epilepsy, hippocampal sclerosis and febrile seizures linked by common genetic variation around SCN1A. Brain 2013;136(Pt 10):3140–3150

[38] Burch EA, Orbach DB. Pediatric central nervous system vascular malformations. Pediatr Radiol 2015;45(Suppl 3):S463–S472

[39] Ferrer I, Kaste M, Kalimo H. Vascular diseases. In: Love S, Louis DN, Ellison DW, eds. Greenfield's Neuropathology. 8th ed. London: Hodder Arnold; 2008:121–240

[40] Stafstrom CE, Staedtke V, Comi AM. Epilepsy mechanisms in neurocutaneous disorders: tuberous sclerosis complex, neurofibromatosis type 1, and Sturge–Weber syndrome. Front Neurol 2017;8:87

[41] Ghatan S, McGoldrick P, Palmese C, et al. Surgical management of medically refractory epilepsy due to early childhood stroke. J Neurosurg Pediatr 2014;14(1):58–67

[42] Nikas I, Dermentzoglou V, Theofanopoulou M, Theodoropoulos V. Parasagittal lesions and ulegyria in hypoxic-ischemic encephalopathy: neuroimaging findings and review of the pathogenesis. J Child Neurol 2008;23(1):51–58

[43] Vezzani A, Fujinami RS, White HS, et al. Infections, inflammation and epilepsy. Acta Neuropathol 2016;131(2):211–234

[44] Bauer J, Vezzani A, Bien CG. Epileptic encephalitis: the role of the innate and adaptive immune system. Brain Pathol 2012;22(3):412–421

[45] Armangue T, Petit-Pedrol M, Dalmau J. Autoimmune encephalitis in children. J Child Neurol 2012;27(11):1460–1469

第 6 章　癫痫和大脑可塑性
Epilepsy and Brain Plasticity

Shilpa D. Kadam　Michael V. Johnston　著

邹华芳　译　　操德智　校

摘　要

从围产期到幼儿期，人类大脑仍持续进行着显著的发育成熟、回路发育和突触修剪。因此，也不奇怪这一关键时期的癫痫发作可以显著影响和调节正在进行的生理性大脑可塑性。大脑不仅要适应围产期损伤时短暂的巨大可塑性，而且要在先天或后天病变存在的情况下持续进行功能优化。由于发育中的大脑独特的固有发展特性，未成熟的大脑非常容易发生癫痫，这一特征对帮助未成熟的大脑在出生后进行连接和发育也至关重要。然而，并不是所有的癫痫都是一样的。病因和癫痫发作的严重程度已经上升为决定影响大脑可塑性和随后的并发症的一些主要的基础原因。导致细胞死亡和结构病变的生命早期损伤，如局部硬化和白质纤维束改变，现在被高度认为是癫痫持续发生的预测因素，这是疾病进展的基础，并可能导致在远处发生额外的致痫灶。早期手术切除原发性结构性病灶已呈现出预防进一步发生癫痫的希望。与癫痫复发有关的手术失败更多出现在晚期手术干预或继发病灶已经发展到远离原始损伤或癫痫最初发生的位置。

关键词

激发状态，苔藓纤维出芽，难治性癫痫，炎症，神经发生，癫痫发生

一、癫痫发作的易感性和发育期大脑瞬时可塑性

发育中大脑的可塑性根据其自适应性或适应不良的性质分为许多系统性亚型[1]。这些对时间敏感的反应预示着在关键和敏感时期被增强的可塑性，这为干预时机提供了窗口。发育中的大脑在经历发育成熟的过程中，以及应对外界有益和有害的刺激，在结构上和功能上，具有巨大的可塑性。适应性和瞬时渐进的遗传、分子和细胞机制是这种可塑性及最佳可塑性的关键"窗口期"的基础[2,3]。通过对癫痫亚型[4,5]和癫痫负担的修

订分类系统，以及与之相关的兴奋性毒性细胞损伤[6]，我们更好地了解了未成熟大脑中癫痫发作的机制和致痫性神经元活动的长期后果。在许多方面，未成熟的大脑比成年大脑对惊厥更有易感性[7]，而癫痫发作本身与海马回路、神经发生和树突生长等许多神经可塑性变化有关[8,9]。

二、癫痫发作起始的病因学及长期可塑性

人类关于大脑长期结构可塑性的数据主要基于尸解组织病理学。大脑组织病理学和电生理记

录的另一个来源是来自于手术中切除的组织标本，这些患者对抗癫痫发作药物药理学上无反应（"难治性"）。这通常是外科手术切除那些被认为引发癫痫的区域。这种情况经常发生在颞叶癫痫[10, 11, 12]和皮质发育不良[13]，切除的区域可能不仅包括海马，还包括邻近的皮质区域和杏仁核。海马组织病理学显示齿状回神经回路的重组有利于齿状颗粒细胞（dentate granule cells，DGC）的过度兴奋。这些变化包括颗粒细胞下门中间神经元、门苔藓细胞和颗粒细胞的总体减少。此外，出芽的颗粒细胞苔藓纤维在齿状回分子层内形成反复的侧支。并且含有神经肽 Y、生长抑素和 P 物质的轴突出芽贯穿整个分子层[14, 15]。从这些切除的和尸解组织中的发现使我们对决定癫痫发生和有关神经合并症可塑性机制有了详尽的认识。他们同样帮助研究者设计适当的动物模型，既能复制人体组织学发现，又能重现各自癫痫的临床特征[16, 17]。对有新生儿脑病病史的儿童进行 MRI 随访也被证明具有长期共患病的预测性，特别是语言发育和言语智商[18, 19]。

关于单次癫痫发作和多次复发性癫痫发作是如何导致这些长期可塑性的变化（有时会导致需要手术干预的药物难治性癫痫）的研究已经衍生了人们非常有趣的洞察[20]。鉴于临床表现的可变性，在人体研究中直接解决这类问题仍然具有挑战性。在这里，不成熟的啮齿动物癫痫模型提供了重要的优势，包括对预先存在的因素控制，以及癫痫发作的次数、持续时间、严重程度和部位。当对啮齿动物幼仔进行评估时，长时间的癫痫发作本身并不会导致未成熟大脑神经元细胞死亡。然而，当同样的癫痫发作叠加在轻度至中度缺氧缺血性损伤上时，神经病理损伤显著增加[21]，特别是在海马区，突出病因学和癫痫发作负担是长远预后的关键因素。

然而，基于诱发癫痫模型的方法不同，动物模型也显示出不同的分子和功能后果，如果不注意，这可能会使转化医学意义复杂化[5]。在临床上，现在很清楚，反复癫痫发作同样可能产生神经元损伤，这在早期被认为只有在癫痫持续状态的情况下才可能发生[22, 23]。癫痫发作会产生长期进行性的结构和功能的改变，这在癫痫患者的纵向影像学研究和长期神经心理学研究中得到印证，并且在慢性进展性癫痫模型中也得到了复制[24, 25]。

三、癫痫发作是否会引发癫痫发作

"癫痫发作是否会引发癫痫发作"是一个长期讨论和争论的问题，它表明每次癫痫发作都会增加后续癫痫发作的风险，但这只得到部分临床观察结果支持[26, 27]。这种可能性的增加是由于潜在病理的进展，还是每次自发性癫痫发作本身都会引起大脑发生变化，从而降低随后癫痫发作的阈值，这些问题正在使用被人通过大量模型系统进行研究。特别是当涉及临床相关性时，重要的是要理解癫痫的发生、药物耐药和癫痫发作会引起癫痫发作并不完全是一回事[28]。在神经科学研究中，点燃被理解为一个过程，其中重复的被诱发癫痫发作会导致癫痫发作持续时间有一个可分级的增加，伴随更多的行为学内容，直到这个可分级的量表上达到一个稳定水平（如 Racine 量表）。点燃是癫痫发作和癫痫被使用最广泛的模型之一，其中癫痫发作可由大脑的局部电刺激引起[29]。

TLE 通常被认为会随着时间而进展[30]。具体来说，结构损伤在癫痫持续时间较长的个体中更为明显，神经影像学记录的损伤随着时间而进展。进行性癫痫在某些动物模型的病程中已被记录，显示出 TLE 样海马硬化和自发性癫痫发作[25, 31]。人类 TLE 的进展和继发性癫痫发生的可能性是显而易见的，有文献证明其可发展为独立的对侧致痫灶[32]。这种现象可解释为何有些 TLE 的手术预后比较差。

四、癫痫的神经发生

在海马齿状回的颗粒下区存在的神经干细胞产生 DGC 和前脑侧脑室的脑室下区贯穿一生。虽然大多数细胞是在生命早期产生的，但在人类的整个成年期和衰老过程中，新的 DGC 以较低的速度增长[33]。成年产生的 DGC 在成熟时整合到先前存在的海马回路中，随着时间的推移，获得与它们毗邻部位相似的电生理特征。DGC 神经发生似乎在某些形式的海马依赖的学习和记忆，以及情绪行为或焦虑的调节中至关重要。长时间癫痫发作可急剧增加成人 DGC 神经发生，内侧 TLE 神经发生改变的功能意义是一个需要大量研究的课题。有趣的是，生命早期的癫痫发作改变 DGC 出现的方式与成年癫痫发作模型不同，甚至是相反的[34]。在啮齿动物模型中，发生癫痫的年龄似乎起着重要作用。也有证据表明，神经发生的改变确实有助于人类内侧 TLE 中记录的几种明确特征的细胞异常，如苔藓纤维发芽、DGC 层分散和异位 DGC。与年龄匹配的对照组相比，婴儿和幼儿期具有海马病理改变（如阿蒙角硬化）的癫痫与干细胞和分裂细胞数量增加有关[35, 36]。然而，儿童早期的严重癫痫与生后颗粒细胞神经发生减少，例如，聚唾液酸神经细胞黏附分子免疫反应性（polysialylatedneural cell adhesion molecule immunoreactivity，PSA-NCAM IR），它是一种神经元可塑性的候选标志物和苔藓纤维轴突连接异常（neo-Timm：可见含锌的神经元轴突，有助于检测中枢神经系统内新发芽的轴突和轴突末梢）的组织特征相关，没有癫痫诱导细胞死亡的证据，表明在其他研究中发现的分裂干细胞数量的增加可能正在成为非神经元细胞类型，而不是成为 DGC[37]。随着时间的推移，这些长期变化是适应性的还是致病性的仍然是研究领域的焦点之一。

五、细胞死亡和轴突出芽

长期以来，获得性癫痫发生过程中细胞死亡后的轴突出芽和突触重组一直是癫痫研究领域的重要组成部分[38]。一个具体的例子是来自新生儿缺血损伤后自发性癫痫患者和动物模型的齿状回内分子层的 Timm 染色（也称为苔藓纤维芽，代表反复兴奋）（图 6-1）。轴突出芽的概念包含在许多其他假说中：①反复兴奋[39]，海马齿状回

和 CA3 中的锥体神经元萌发轴突，以神经支配邻近的锥体细胞；②在初级损伤中，GABA 能神经元的损失导致一种代偿机制，在这种机制中，幸存的 GABA 能神经元萌发轴突，要么激发其他 GABA 能神经元，提高细胞损失区域的整体抑制强度，要么萌发侧支，增加与锥体神经元的突触连接，以弥补任何抑制功能的减弱。反击或代偿性抑制的微妙平衡掩蔽了随着时间推移轴突发芽而增加的复发性兴奋，已经被假设为癫痫发作的基础，其中复发性兴奋超过了周边抑制，使得癫痫大脑同步放电。在获得性癫痫中，经历最初的儿童期或新生儿期损伤到第一次自发性癫痫发作之前通常有一段潜伏期。

其中原因之一就是突触的重组，特别是轴突的出芽和新生反复兴奋性环路，之所以被广泛研究，是因为这种机制有望提供一个缓慢而连续的过程，这可能就是在许多颞叶和其他形式的获得性癫痫患者和动物模型中所观察到的潜伏期。这些假设还有很多疑惑。例如，海马和皮质中存在多种类型的中间神经元，它们是全部还是只有一部分进行重组。中间神经元是抑制其他中间神经元从而降低 GABA 能神经元的抑制？在新的突触兴奋性和抑制性受体改变是永远不变的吗？从药物难治性 TLE 患者体内切除的手术标本进行的研究表明，TLE 的患者海马中的兴奋性和抑制性氨基酸受体都发生了改变[40]，并与 CA1 和 CA4 区苯二氮䓬类结合受体显著减少有关。同样，长时间和局灶性复杂热性惊厥已被证明会产生急性海马损伤，并演变为海马萎缩。然而，有些海马异常在第一次临床惊厥发作之前就已出现[41, 42]，因此使我们对此类情况因果关系的理解复杂化。

六、炎症和癫痫

脑部炎症被确定为促进癫痫发生的共同因素，特别是在不同病因的耐药癫痫中，是正在进行的研究热点。药物难治性癫痫患者的反复发作本身是长期炎症反应的持续原因之一[43, 44]。根据这一观点，新的研究表明，特定炎症分子和途径

同侧背侧海马控制

对侧缺氧缺血海马回治疗癫痫

同侧缺氧缺血海马回治疗癫痫

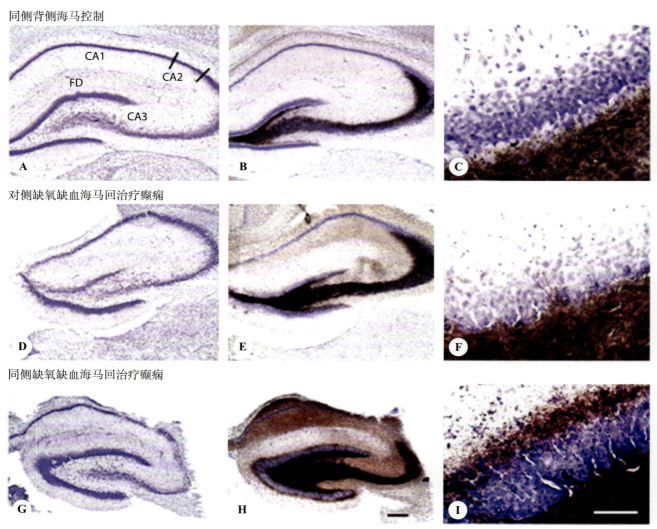

▲ 图 6-1　对照组和经历围产期缺血后癫痫性 Sprague Dawley 大鼠代表性的冠状位甲酚紫和 Timm 染色切片，集中在同侧和对侧海马背侧；顶部和底部显示同侧甲酚紫染色（**A 和 G**），Timm 染色切片（**B 和 H**），齿状回内分子层放大图像（**C 和 I**），各自对应对照组和缺氧缺血（**HI**）处理的癫痫大鼠；中间图像（**D 至 F**）来自同样经 **HI** 处理的癫痫大鼠，是图 C 相对应的对侧切面；对照组大鼠的海马背侧切片（**A**）显示齿状回（**FD**）和阿蒙角（**CA3**、**CA2 和 CA1**）；**Timm** 染色切片显示苔藓纤维神经支配区域沉淀黑棕色（**B**）；齿状回内分子层 0 级 Timm 染色（**C**）；对侧背侧海马（**D**）**CA3** 神经元没有明显的细胞丢失；**Timm** 染色显示，与对照组相比，Timm 染色分布更稳定（**E**），在齿状内分子层可见最小（1 级）染色产物（**F**）；在癫痫大鼠同侧区域可见大量 **CA3** 神经元损失，导致 **CA3 和 CA2**（相对较少）交界处明显分界（**G**）；注意相对还保留在那里的齿状回中间 **CA3** 区和门神经元；**CA3** 区强染色直到 **CA3/CA2** 交界处苔藓纤维掩盖了少数存活的神经元，通过甲酚紫反染色呈现出来（**H**）；齿状内分子层显示 **3** 级染色产物（**I**）；注意同侧背侧海马萎缩是与对策和对照组切片相对照；比例尺为 **250μm**（**A、B、D、E、G、H**）；比例尺为 **50μm**（**C、F、I**）
源自 Kadam 和 Dudek 2007 年的图象[17]

的药物阻滞可以显著减少惊厥和癫痫的实验模型中的癫痫发作[45]。相似的，使用白细胞介素 1（interleukin-1，IL-1）β 作为潜在的生物标志物，以及使用靶向 IL-1β 治疗来帮助减少创伤后癫痫，炎症在创伤性脑损伤后癫痫发作中的作用也引起了人们的兴趣[46]。从临床角度来看，尽管这种可能性得到了大量证据的支持，炎症在人类癫痫病理生理学中的作用仍旧是一种假说[47]。最近的研究强调了 IL-1RA/IL-6 比值作为发热性癫痫持续状态后急性海马损伤的生物标志物的可能性[48]。诸如此类的进展可以帮助在早期识别最终发展成内侧颞叶癫痫的患者。癫痫发作和炎症引起的血脑屏障通透性增加和内皮转运体功能改变具有重要的临床意义。如预测的那样，血脑屏障的渗漏可允许具有免疫原性或炎症潜能的化合物进入脑组织中。如在干扰素诱导的癫痫发作中[49]。此外，它也可能促进那些本来很少或不能进入中枢神经系统的具有治疗潜能的化合物进入脑组织。

七、病灶性癫痫和镜像焦点的发育

镜像焦点的概念在临床文献中已经被提及了数十年，许多临床观察的例子表明它发生在人类身上[15, 50-52]。一个围产期缺氧 - 缺血后进行性癫痫模型的长期、连续的无线电遥测记录显示出致痫灶来自病灶对侧未损伤皮质的病例（这与单侧诱发的围产期缺血导致的同侧损伤不同）。因此，尽管在研究中连续脑电监测 6 个月，模型中同侧和对侧皮质之间存在主要结构差异，随着时间的推移，对侧同型皮质似乎以这样一种方式重组，其电生理的特征在电诱发的局部场电位似乎发生了演变，看起来与同侧损伤皮质非常相似。最近报道的人类 TLE32 的类似发现有助于验证获得性癫痫模型的转化价值。

八、可能的临床意义

临床研究调查了切除手术作为一种潜在治疗儿童损伤性颞叶外癫痫的疗效，显示出有效性[53, 54]。然而，即使有证据表明癫痫发作 7 年内进行手术更有可能达到癫痫无发作，这些切除手术作为一种潜在的治疗方法仍未得到充分利用[55]。更长的癫痫病史（＞7 年）似乎会导致较低的成功率。在远处可能出现独立的致痫灶，这可能会使本来早期切除最初的致痫灶就可以治愈的癫痫变得不太适合手术治疗。此外，与癫痫相关的精神合并症似乎也是 TLE 手术后长远癫痫发作情况的预测因子[56]，这提示了术前心理学评估在判断预后中的价值。此外，切除手术可揭开对侧半球的功能可塑性的"面纱"。例如，1 例 Rasmussen 脑炎患者，因儿童早期左侧半球癫痫放电其语言区从左半球转移至右半球，但在通过左半球切开术切除癫痫病灶之前，这个新区域并没有被运用（图 6-2）。在功能性 MRI 上，右侧激活主要位于术前无法检测到的区域，但镜像表现在左侧大脑半球之前被发现的区域，这表明在先前存在的双侧网络中发生了功能重组[57]。

结论

大约 30% 的癫痫患儿即使在服药期间仍然会发作。尽管在过去十年中大量新的抗癫痫发作药物已经进入临床应用，难治性癫痫患者人群比例一直保持稳定。任何手术都有风险，然而，同样重要的是要知道癫痫不能控制的风险。如上所述，持续的癫痫发作会改变大脑如何去工作。在癫痫影响儿童发育之前终止癫痫发作是非常重要的。

如上所讨论的，儿童发育中的大脑比成人的大脑更具"可塑性"。这也意味着，如果原来的大脑区域受损，运动和语言等功能有可能由大脑的新区域控制。成年人的大脑在"关键发育窗口期"之后就会失去这种能力。因此，当有必要时，尽早进行手术是很重要的。手术方法和定位致痫灶可靠性的显著提高也大大提高了这些难治性病例的癫痫控制成功率。目前，小儿癫痫手术主要有三大类：切除性手术、胼胝体切开术和迷走神经刺激器置入术。MRI 扫描上有明显结构性病变的患者可能是癫痫手术的合适人选，特别是如果他们的癫痫是局灶起源的。正如上面提及的，持续的癫痫发作会产生不良后果，特别是儿童和婴幼儿发育期大脑。在这些情况下，进展不仅可以体现在癫痫进行性加重（可能被掩盖为以 GABA 能轴突发芽形式的有益可塑性的结果，可能有助于维持兴奋性回路），还可以体现为功能异常的加重，例如，癫痫患儿学校学业失败、缺乏自信、焦虑、抑郁和较高自杀风险。

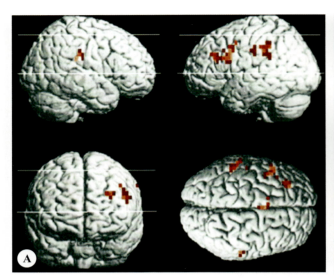
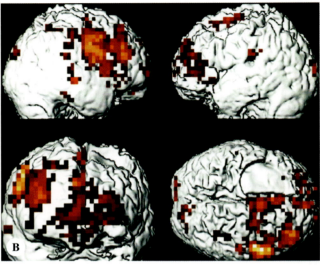

▲ 图 6-2　晚期手术干预揭露对侧半球可塑性

A. 术前功能 MRI：在统计参数图（SPM）字词产生对比静息状态下覆盖的（SPM）模板，白线表示切面涵盖的范围，高度阈值，$P<0.01$（未校正，在体素水平上），校正范围阈值为 $P<0.227$，每簇。左侧激活网络包括额下回、辅助感觉运动区和缘上回（$P<0.07$ 每簇；$Z>3.28$）。注意右侧缘上回的激活并未具有簇集水平显著性（$P=0.227$；$Z=4.26$）。B. 同一患者左半球离断后的术后功能 MRI。左半球萎缩，脑切除。高度阈值，$P<0.001$（未在体素水平进行校正），校正范围阈值为 $P<0.05$ 每簇。字词生成与静息的统计参数图。右侧激活网络主要涉及额叶区域（额下回、额中回、中央前回、辅助运动区）和少数颞上回、颞下回及缘上回。在左侧的缘上回，两侧的枕叶皮质和额极也可以观察到激活

引自 Hertz-Pannier 等于 2002 年发表的文章[57]

参考文献

[1] Ismail FY, Fatemi A, Johnston MV. Cerebral plasticity: windows of opportunity in the developing brain. Eur J Paediatr Neurol 2017;21(1):23–48

[2] Johnston MV. Plasticity in the developing brain: implications for rehabilitation. Dev Disabil Res Rev 2009;15(2):94–101

[3] Johnston MV, Ishida A, Ishida WN, Matsushita HB, Nishimura A, Tsuji M. Plasticity and injury in the developing brain. Brain Dev 2009;31(1):1–10

[4] Fisher RS, Cross JH, French JA, et al. Operational classification of seizure types by the International League Against Epilepsy: position Paper of the ILAE Commission for classification and terminology. Epilepsia 2017;58(4):522–530

[5] Kang SK, Kadam SD. Neonatal Seizures: impact on neurodevelopmental outcomes. Front Pediatr 2015;3:101

[6] Pitkänen A, Sutula TP. Is epilepsy a progressive disorder? Prospects for new therapeutic approaches in temporal-lobe epilepsy. Lancet Neurol 2002;1(3):173–181

[7] Rakhade SN, Jensen FE. Epileptogenesis in the immature brain: emerging mechanisms. Nat Rev Neurol 2009;5(7):380–391

[8] Scharfman HE. Epilepsy as an example of neural plasticity. Neuroscientist 2002;8(2):154–173

[9] Naegele J. Epilepsy and the plastic mind. Epilepsy Curr 2009;9(6):166–169

[10] de Lanerolle NC, Lee TS, Spencer DD. Histopathology of Human Epilepsy. In Noebels JL, Avoli M, Rogawski MA, et al., eds. Jasper's Basic Mechanisms of the Epilepsies. 4th edition. Maryland, US: National Center for Biotechnology Information; 2012.

[11] Margerison JH, Corsellis JA. Epilepsy and the temporal lobes. A clinical, electroencephalographic and neuropathological study of the brain in epilepsy, with particular reference to the temporal lobes. Brain 1966;89(3):499–530

[12] Zaveri HP, Duckrow RB, de Lanerolle NC, Spencer SS. Distinguishing subtypes of temporal lobe epilepsy with background hippocampal activity. Epilepsia 2001;42(6):725–730

[13] Andres M, Andre VM, Nguyen S, et al. Human cortical dysplasia and epilepsy: an ontogenetic hypothesis based on volumetric MRI and NeuN neuronal density and size measurements. Cereb Cortex 2005;15(2):194–210

[14] Pitkänen A, Sutula TP. Is epilepsy a progressive disorder? Prospects for new therapeutic approaches in temporal-lobe epilepsy. Lancet Neurol 2002;1(3):173–185

[15] Teyler TJ, Morgan SL, Russell RN, Woodside BL. Synaptic plasticity and secondary epileptogenesis. Int Rev Neurobiol 2001;45:253–267

[16] Majores M, Schoch S, Lie A, Becker AJ. Molecular neuropathology of temporal lobe epilepsy: complementary approaches in animal models and human disease tissue. Epilepsia 2007;48(Suppl 2):4–12

[17] Kadam SD, Dudek FE. Neuropathological features of a rat model for perinatal hypoxic-ischemic encephalopathy with associated epilepsy. J Comp Neurol 2007;505(6):716–737

[18] Steinman KJ, Gorno-Tempini ML, Glidden DV, et al. Neonatal watershed brain injury on magnetic resonance imaging correlates with verbal IQ at 4 years. Pediatrics 2009;123(3):1025–1030

[19] Shapiro KA, Kim H, Mandelli ML, et al. Early changes in brain structure correlate with language outcomes in children with neonatal encephalopathy. Neuroimage Clin 2017;15:572–580

[20] Baram TZ. Long-term neuroplasticity and functional consequences of single versus recurrent early-life seizures. Ann Neurol 2003;54(6):701–705

[21] Wirrell EC, Armstrong EA, Osman LD, Yager JY. Prolonged seizures exacerbate perinatal hypoxic-ischemic brain damage. Pediatr Res 2001;50(4):445–454

[22] Sutula TP, Pitkänen A. More evidence for seizure-induced neuron loss: is hippocampal sclerosis both cause and effect of epilepsy? Neurology 2001;57(2):169–170

[23] Sutula TP, Hagen J, Pitkänen A. Do epileptic seizures damage the brain? Curr Opin Neurol 2003;16(2):189–195

[24] Sutula TP. Mechanisms of epilepsy progression: current theories and perspectives from neuroplasticity in adulthood and development. Epilepsy Res 2004;60(2–3):161–171

[25] Kadam SD, White AM, Staley KJ, Dudek FE. Continuous electroencephalographic monitoring with radio-telemetry in a rat model of perinatal hypoxia-ischemia reveals progressive post-stroke epilepsy. J Neurosci 2010;30(1):404–415

[26] Morimoto K, Fahnestock M, Racine RJ. Kindling and status epilepticus models of epilepsy: rewiring the brain. Prog Neurobiol 2004;73(1):1–60

[27] Berg AT, Shinnar S. Do seizures beget seizures? An assessment of the clinical evidence in humans. J Clin Neurophysiol 1997;14(2):102–110

[28] Sills GJ. Seizures beget seizures: a lack of experimental evidence and clinical relevance fails to dampen enthusiasm. Epilepsy Curr 2007;7(4):103–104

[29] Bertram E. The relevance of kindling for human epilepsy. Epilepsia 2007;48(Suppl 2):65–74

[30] Coan AC, Cendes F. Epilepsy as progressive disorders: what is the evidence that can guide our clinical decisions and how can neuroimaging help? Epilepsy Behav 2013;26(3):313–321

[31] Williams PA, White AM, Clark S, et al. Development of spontaneous recurrent seizures after kainate-induced status epilepticus. J Neurosci 2009;29(7):2103–2112

[32] Gollwitzer S, Scott CA, Farrell F, et al. The long-term course of temporal lobe epilepsy: From unilateral to bilateral interictal epileptiform discharges in repeated video-EEG monitorings. Epilepsy Behav 2017;68:17–21

[33] Eriksson PS, Perfilieva E, Björk-Eriksson T, et al. Neurogenesis in the adult human hippocampus. Nat Med 1998;4(11):1313–1317

[34] Porter BE. Neurogenesis and epilepsy in the developing brain. Epilepsia 2008;49(Suppl 5):50–54

[35] Blümcke I, Schewe JC, Normann S, et al. Increase of nestinimmunoreactive neural precursor cells in the dentate gyrus of pediatric patients with early-onset temporal lobe epilepsy. Hippocampus 2001;11(3):311–321

[36] Takei H, Wilfong A, Yoshor D, Armstrong DL, Bhattacharjee MB. Evidence of increased cell proliferation in the hippocampus in children with Ammon's horn sclerosis. Pathol Int 2007;57(2):76–81

[37] Mathern GW, Leiphart JL, De Vera A, et al. Seizures decrease postnatal neurogenesis and granule cell development in the human fascia dentata. Epilepsia 2002;43(Suppl 5):68–73

[38] Dudek FE. Axon sprouting and synaptic reorganization of GABAergic interneurons: a focused look at a general question. Epilepsy Curr 2010;10(5):126–128

[39] Dudek FE, Sutula TP. Epileptogenesis in the dentate gyrus: a critical perspective. Prog Brain Res 2007;163:755–773

[40] McDonald JW, Garofalo EA, Hood T, et al. Altered excitatory and inhibitory amino acid receptor binding in hippocampus of patients with temporal lobe epilepsy. Ann Neurol 1991;29(5):529–541

[41] Lewis DV, Barboriak DP, MacFall JR, Provenzale JM, Mitchell TV, VanLandingham KE. Do prolonged febrile seizures produce medial temporal sclerosis? Hypotheses, MRI evidence and unanswered questions. Prog Brain Res 2002;135:263–278

[42] VanLandingham KE, Heinz ER, Cavazos JE, Lewis DV. Magnetic resonance imaging evidence of hippocampal injury after prolonged focal febrile convulsions. Ann Neurol 1998;43(4):413–426

[43] Vezzani A, Auvin S, Ravizza T, Aronica E. Glia-neuronal interactions in ictogenesis and epileptogenesis: role of inflammatory mediators. Jasper's Basic Mechanisms of the Epilepsies. 4th ed. 2012

[44] Vezzani A, Aronica E, Mazarati A, Pittman QJ. Epilepsy and brain inflammation. Exp Neurol 2013;244:11–21

[45] Choi J, Koh S. Role of brain inflammation in epileptogenesis. Yonsei Med J 2008;49(1):1–18

[46] Diamond ML, Ritter AC, Failla MD, et al. IL-1β associations with posttraumatic epilepsy development: a genetics and biomarker cohort study. Epilepsia 2014;55(7):1109–1119

[47] Vezzani A, Granata T. Brain inflammation in epilepsy: experimental and clinical evidence. Epilepsia 2005;46(11):1724–1743

[48] Gallentine WB, Shinnar S, Hesdorffer DC, et al; FEBSTAT Investigator Team. Plasma cytokines associated with febrile status epilepticus in children: A potential biomarker for acute hippocampal injury. Epilepsia 2017;58(6):1102–1111

[49] Pavlovsky L, Seiffert E, Heinemann U, Korn A, Golan H, Friedman A. Persistent BBB disruption may underlie alpha interferon-induced seizures. J Neurol 2005;252(1):42–46

[50] Gilmore R, Morris H III, Van Ness PC, Gilmore-Pollak W, Estes M. Mirror focus: function of seizure frequency and influence on outcome after surgery. Epilepsia 1994;35(2):258–263

[51] Kim J, Shin HK, Hwang KJ, et al. Mirror focus in a patient with intractable occipital lobe epilepsy. J Epilepsy Res 2014;4(1):34–37

[52] Morrell F, deToledo-Morrell L. From mirror focus to secondary epileptogenesis in man: an historical review. Adv Neurol 1999;81:11–23

[53] Englot DJ, Breshears JD, Sun PP, Chang EF, Auguste KI. Seizure outcomes after resective surgery for extra-temporal lobe epilepsy in pediatric patients. J Neurosurg Pediatr 2013;12(2):126–133

[54] Englot DJ, Chang EF. Rates and predictors of seizure freedom in resective epilepsy surgery: an update. Neurosurg Rev 2014;37(3):389–404, discussion 404–405

[55] Cascino GD. Temporal lobe epilepsy is a progressive neurologic disorder: Time means neurons! Neurology 2009;72(20): 1718–1719

[56] Koch-Stoecker SC, Bien CG, Schulz R, May TW. Psychiatric lifetime diagnoses are associated with a reduced chance of seizure freedom after temporal lobe surgery. Epilepsia 2017;58(6): 983–993

[57] Hertz-Pannier L, Chiron C, Jambaqué I, et al. Late plasticity for language in a child's non-dominant hemisphere: a pre- and postsurgery fMRI study. Brain 2002;125(Pt 2):361–372

第 7 章　癫痫发作及其共患病对发育中大脑的影响
Effects of Seizures and Their Comorbidities on the Developing Brain

Susan Lee Fong　Carl E. Stafstrom　著

邹华芳　译　　操德智　校

摘　要

癫痫发作是一种继发于神经元过度、超同步放电的神经功能或行为发作性改变。这些病理性放电表现为临床可观察到的癫痫发作，这无疑是癫痫最突出的表现。因此，并不奇怪，反复发作的癫痫会引发人们关于癫痫对发育中的大脑产生潜在有害后果的担忧。已知癫痫也有许多相关的认知和精神合并症，这可能对生活质量有相当大的影响。在考虑癫痫发作对发育中的大脑的影响时，有几个问题会出现：这些共患病是癫痫后继发脑损伤的结果吗？癫痫患者所面临的许多功能障碍背后的神经生物学机制是什么？目前的治疗方法能预防癫痫相关的脑损伤吗？在本章中，我们针对这些问题，回顾与癫痫相关的行为变化的数据，并探索癫痫发作和发育中的大脑之间的关系。

关键词

癫痫，早期发作，认知，精神疾病的共患病

一、癫痫的共患病

虽然癫痫的定义是反复癫痫发作，但人们越来越关注到与癫痫相关的许多共患病也会对患者产生深刻影响[1]。神经、行为和精神方面的共患病，如学习障碍、认知缺陷、抑郁、焦虑、注意缺陷多动障碍、多动、社交障碍和孤独症，发病率都很高，对患者及其家人的生活质量也会产生深远的影响。与一般人群相比，癫痫患者中这些共患病的发病率更高（表 7-1），并且根据一些数据表明[2, 3]，共患病的负担可能已经超过了癫痫发作本身。

（一）认知缺陷

在与癫痫相关的无数合并症中，认知障碍是最常见和最令人关注的一种。认知障碍在癫痫儿童中更为常见[4, 5]，约 25% 的患者表现出认知功能障碍[6]。癫痫儿童的许多技能都受到影响，包括算术、阅读、拼写、写作、加工速度、记忆和执行功能[7, 8]。即使是"无并发症"癫痫患者，如神经系统检查正常、神经影像学正常、整体智力正常，也经常需要特殊教育服务[4, 9]，这表明轻微的认知功能障碍仍然存在。

虽然癫痫和认知障碍之间已经建立了密切的联系，但构成这种联系的基础机制尚不清楚。粗略评估，癫痫发作的核心临床特征，如癫痫发作类型、发病年龄、癫痫发作频率和持续时间，以及癫痫综合征，可能可以解释癫痫患儿认知功能的异质性。的确，某些小儿癫痫综合征有一定的自然病程，临床医生可能能够据此提供一些关于神经发育结果的预后信息。如癫痫性脑病，包

表 7-1　与癫痫相关的共患病发生率	
共患病	**发生率**
任何精神疾病	>66%
注意缺陷多动障碍	30%～40%
焦虑	10%～30%
抑郁	约 20%
自杀观念	20%
精神错乱或精神病特征	2%～8%
智力障碍	25%
孤独症谱系障碍	约 20%
社会心理障碍	约 40%

引自 Camfield 和 Camfield 2017 年的文章[5]，以及 Filippini M, Gobbi G. Behavioural problems in childhood epilepsy. In: Lagae L, ed. Cognition and Behaviour in Childhood Epilepsy. London: Mac Keith Press; 2017:17-42.

括大田原综合征、West 综合征、Dravet 综合征、Lennox-Gastaut 综合征和 Landau-Kleffner 综合征，从定义上来说，其特征是耐药性癫痫和进行性认知功能损害[10, 11]，有一些证据表明，癫痫性脑病中癫痫发作的减少与认知功能的改善有关[12, 13]。相比之下，良性的儿童期局灶性癫痫，如伴中央颞区棘波良性儿童期癫痫没有相关的结构病变，局灶性癫痫发作容易控制，相对轻微的认知缺陷[14, 15]。来自一项大规模人群前瞻性队列研究的数据显示，癫痫性脑病是认知能力差的独立预测因子，该亚组患者的认知功能明显比所有其他非癫痫性脑病患者累计起来还要差[6]。与认知功能相关的其他因素包括癫痫的起病年龄、缓解期和当前使用的抗癫痫发作药物（ASM）。

然而，癫痫发作和癫痫综合征的临床特征只是理解影响癫痫认知结果的众多谜团的一部分。在排除癫痫性脑病患者的研究中，认知能力与临床癫痫发作特征或癫痫综合征之间的相关性很差[16]。事实上，许多其他独立于癫痫发作的因素，如家庭环境（照顾者焦虑）、家庭特征（父母智商）和结构性脑损伤的程度，都与认知表型相关[8, 16]。

对癫痫患儿病程中认知缺陷的时间、程度和纵向进展的仔细检查也提供了见解。一项针对近期发作癫痫儿童的前瞻性研究表明，基线认知缺陷在诊断时或接近诊断时已经存在[17]。此外，5～6 年的纵向评估表明，癫痫患儿和非癫痫患儿的认知功能差异随着时间的推移保持不变，既没有恶化也没有恢复，不管疾病的进展和治疗是否开始。在如此早期的疾病阶段出现认知差异，突显了癫痫发作和认知缺陷都是由共同的潜在神经生物学机制引起的可能性。如获得性损伤（缺氧缺血性损伤、外伤、继发于热性惊厥的颞叶内侧硬化等）和基因异常（脆性 X 染色体综合征、Rett 综合征和 TSC 等）均可导致癫痫的发展及显著的认知功能障碍。

（二）精神类共患病

除了认知障碍外，癫痫患者的行为和精神合并症也被广泛报道（表 7-1）。癫痫患者有较高频率出现内化行为障碍[19]，如抑郁症、双相情感障碍和焦虑，以及外化行为障碍，如注意缺陷多动障碍。抑郁症是儿童和成人最常见的精神合并症之一，癫痫患者抑郁症状和自杀意念的报告比普通人群或其他慢性疾病患者要高 5 倍多[18]。

癫痫和精神类共患病之间的关系被描述为双向的。一方面，癫痫患者患抑郁症的风险更大，这可能部分是由于癫痫发作继发的社会和功能障碍。确实，癫痫患儿的父母经常对孩子参与平常儿童活动的能力表示担忧，而社会因素可能有助于整体心理健康。这一观察结果与癫痫患者在完成学业、结婚和维持就业方面的长期不良社会结果及适应能力障碍是相一致的[20]。在生化水平上，癫痫可能通过破坏神经递质系统，特别是血清素和去甲肾上腺素，从而增加抑郁症的易感性[21]。另一方面，绝大多数癫痫患者正在接受药物治疗，其中一些药物会改变大脑中的神经递质浓度，并产生有精神作用的不良反应。相反，抑郁症和焦虑症患者患癫痫的风险也会增加[18]。事实上，当抑郁发作的时间被检查出来与癫痫的诊断有关时，数据显示癫痫发作前抑郁发作的比例会增加[21]。最近对抑郁症患者的神经影像学研究已经明确了海马和其他与癫痫有关的边缘结构的解剖和功能改变。重要的是，应激诱导的脑炎症反应正在成为联系癫痫与其共患病的一个关键因素，这也提高了消炎治疗可能改善癫痫发作和癫痫相关共患病的可能性[22]。与认知缺陷一样，神经心理合并症可能先于癫痫发作，这表明共同的病因可能会增加癫痫和这些合并症的易感性。

癫痫发作本身不太可能是癫痫患者脑发育和神经精神合并症的唯一原因。相反，文献表明了一种复杂的关系，可能涉及遗传和环境影响，并强调了更好地理解疾病发病机制的重要性。癫痫发作与其共患病之间的关系受多种决定因素的影响，其中一些尚未确定。有强有力的证据表明，情绪障碍、抑郁和心理沮丧是影响癫痫患者生活质量的可靠预测因素，这与癫痫发作频率和是否控制情况无关[2]。此外，生命早期的神经精神和发育障碍会产生长远的后果，影响成年后的社会成功。理解癫痫及其相关疾病之间的病理生理联系可能对癫痫患者的生活产生重大影响。

二、生命早期癫痫发作的影响

来自动物模型的实验室研究在理解癫痫发作的神经生物学效应方面取得了许多进展。在这些研究中，研究者能够更好地控制相关变量，如发作年龄、癫痫发作次数和持续时间，以及潜在病因。这些研究已经证明了癫痫发作后大脑结构和功能的变化。特别值得关注的是，研究结果显示远期结果的差异具有年龄依赖性[23]，发育成熟和发育中的大脑对癫痫发作的反应有显著差异。如惊厥诱发的损伤在成熟大脑中要广泛得多，可以看到显著的细胞结构改变，包括神经元死亡[24]。在一些癫痫模型中，成年动物在癫痫发作后除出现癫痫外，还会出现认知和行为异常。相比之下，即使癫痫发作更严重，年幼的动物遭受的可观察到的结构病变相对较少。尽管幼年癫痫发作后的大脑总体外观正常，但有时很细微的形态和生理变

化也可以在神经元及其网络可以被观察到[25]。已经证明幼年期的癫痫发作可引起突触重组、神经递质受体表达的改变、神经再生减少、神经元通路异常和神经回路的过度兴奋[25]。事实上，当与成年大鼠一样进行测试时，大鼠幼仔的（即使没有癫痫发作）发作间期放电与很少的海马神经元和记忆受损相关[26]。幼年时期细胞水平的形态和功能改变可能会干扰正常的突触和网络发育，从而增加癫痫发作的易感性及持久的认知和行为改变。

来自实验动物模型和临床研究的数据表明，幼年反复的癫痫发作与远期神经认知损害相关。有早期癫痫发作的儿童发生认知缺陷的风险很大，尤其是在癫痫发作频繁且药物有抵抗性的情况下[27]。神经影像学检查可以检查癫痫患儿的大脑结构变化和功能网络组织的变化。一些研究已经证明了脑容积的变化[28]和结构重组不良，因此有幼年癫痫发作的儿童有更大程度发生神经网络孤立及网络之间的整合减少[29]。虽然这些改变在癫痫诊断时已经很明显，但我们仍不清楚特定网络何时、如何（或为何）受到影响。在大脑成熟的关键时期发生的异常癫痫活动可能会干扰多个神经发育进程，从而导致网络组织改变和功能缺陷[30]。

三、对治疗的影响

尽管对癫痫发作及其许多共患病之间的关系尚不完全清楚，但有一点是明确的，即发育中的大脑易受认知和行为缺陷的影响，但也易于接受治疗干预。药物干预是临床癫痫发作的主要治疗手段。抗癫痫药物主要通过多种分子机制调节神经元活动和突触功能。虽然抗癫痫发作药物可能抑制癫痫的发生，但对最佳癫痫控制的愿望必须与镇静等医源性副作用相平衡。由于抗癫痫发作药物具有镇静作用，因此会导致癫痫患儿的神经发育缺陷，特别是在巴比妥类药物和苯二氮䓬类药物使用中描述最为一致[31]。然而，一些研究未能证明癫痫发作缓解、使用抗癫痫药物和认知功能之间的联系[7]。药物治疗对认知功能障碍的独立作用很难确定，因为药物使用与许多核心癫痫发

作特征关联密切。

　　如果药物治疗不能控制癫痫发作，那么对合适的患者，切除性癫痫手术是另一种可行的治疗方式[32, 33]。关于术后认知结局，癫痫手术对认知的直接影响仍有争议[34, 35]。在考虑手术对最终认知和行为状态的影响时，需要考虑多个变量，所有这些变量都与发育中大脑的动态变化相关。这些因素包括癫痫的发病年龄（较早或较严重的癫痫与较差的预后相关）、手术前的癫痫持续时间（癫痫病程越长预示预后越差，因为癫痫发作次数较多，抗癫痫药物使用时间较长）、癫痫综合征、手术类型（大多数据来自大脑半球切除和颞叶切除术）和切除的位置。术前的发育水平也起着一定的作用，因为术前发育缺陷较严重的患儿一旦切除癫痫灶，可能会获得相对更多的益处。所有这些问题在最近的一篇综述中都进行了深入的讨论[36]。总之，研究可靠地表明，即使在癫痫未完全控制的情况下，癫痫发作减少对适应性功能（如教育水平和就业状况）、精神状态和生活质量也有改善作用[37, 38]。如果根据癫痫发作特征判断患者适合接受癫痫手术，则可告知患者家属患者的认知和行为结局可能也会改善。虽然这些问题可以

使用动物模型来验证和还原，但关于癫痫手术后认知结局的实验研究基本上不存在[4]。饮食疗法和丰富的环境也在癫痫患儿和癫痫模型中证实对认知功能有益[39, 40]。

结论

　　尽管与癫痫相关的认知和精神障碍的发生频率较高，但对这一关系的理解目前仍存在一定差距。癫痫发作是大脑病理活动的表现，同时可引起神经网络的结构和功能异常。包括遗传易感性、环境因素、神经发育过程中的功能损伤和潜在的大脑发育异常等在内的诸多因素，都可能导致癫痫的发生和结果。癫痫患者中观察到的复杂临床表型可能是这些危险因素及核心发作特征共同作用的结果（图 7-1）。癫痫与共患病之间存在以下潜在联系：①共患病可能是癫痫发作的直接或间接后果；②共患病也可能是由一种完全独立的病理引起的，并在癫痫发作开始后表型加重；③癫痫发作和共患病可能有共同的潜在原因；④共患病可能是诱发癫痫发作的众多危险因素之一。在理解癫痫发作对发育中的大脑影响方面已经取得了相当大的进展，但仍有许多重要的问题有待今后的研究。

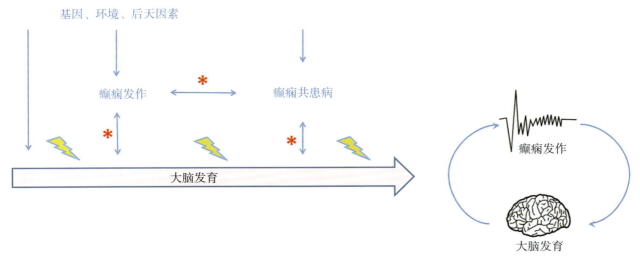

▲ 图 7-1　脑发育、癫痫发作和癫痫合并症之间的关系；遗传、环境因素和获得性脑损伤调节正在发育中的大脑；反复癫痫发作（黄色闪电图标）能改变大脑功能取决于脑发育阶段；在某些关键时期反复癫痫发作促进癫痫合并症的发生；合并症在脑发育的不同阶段有不同的表现
*. 包括手术在内可能的治疗干预措施

参 考 文 献

[1] Nickels KC, Zaccariello MJ, Hamiwka LD, Wirrell EC. Cognitive and neurodevelopmental comorbidities in paediatric epilepsy. Nat Rev Neurol 2016;12(8):465–476

[2] Gilliam F, Hecimovic H, Sheline Y. Psychiatric comorbidity, health, and function in epilepsy. Epilepsy Behav 2003;4(Suppl 4):S26–S30

[3] Verrotti A, Carrozzino D, Milioni M, Minna M, Fulcheri M. Epilepsy and its main psychiatric comorbidities in adults and children. J Neurol Sci 2014;343(1–2):23–29

[4] Brooks-Kayal AR, Bath KG, Berg AT, et al. Issues related to symptomatic and disease-modifying treatments affecting cognitive and neuropsychiatric comorbidities of epilepsy. Epilepsia 2013;54(Suppl 4):44–60

[5] Camfield P, Camfield C. The interaction between childhood-onset epilepsy and cognition: long-term follow up. In: Lagae L, ed. Cognition and Behaviour in Childhood Epilepsy. London: Mac Keith Press; 2017:43–53

[6] Berg AT, Langfitt JT, Testa FM, et al. Global cognitive function in children with epilepsy: a community-based study. Epilepsia 2008;49(4):608–614

[7] Berg AT, Langfitt JT, Testa FM, et al. Residual cognitive effects of uncomplicated idiopathic and cryptogenic epilepsy. Epilepsy Behav 2008;13(4):614–619

[8] Dunn DW, Johnson CS, Perkins SM, et al. Academic problems in children with seizures: relationships with neuropsychological functioning and family variables during the 3 years after onset. Epilepsy Behav 2010;19(3):455–461

[9] Berg AT, Caplan R, Hesdorffer DC. Psychiatric and neurodevelopmental disorders in childhood-onset epilepsy. Epilepsy Behav 2011;20(3):550–555

[10] Howell KB, Harvey AS, Archer JS. Epileptic encephalopathy: use and misuse of a clinically and conceptually important concept. Epilepsia 2016;57(3):343–347

[11] Stafstrom CE, Kossoff EM. Epileptic encephalopathy in infants and children. Epilepsy Curr 2016;16(4):273–279

[12] Chapman KE, Specchio N, Shinnar S, Holmes GL. Seizing control of epileptic activity can improve outcome. Epilepsia 2015;56(10):1482–1485

[13] Jehi L, Wyllie E, Devinsky O. Epileptic encephalopathies: optimizing seizure control and developmental outcome. Epilepsia 2015;56(10):1486–1489

[14] Vannest J, Tenney JR, Gelineau-Morel R, Maloney T, Glauser TA. Cognitive and behavioral outcomes in benign childhood epilepsy with centrotemporal spikes. Epilepsy Behav 2015;45:85–91

[15] Garcia-Ramos C, Jackson DC, Lin JJ, et al. Cognition and brain development in children with benign epilepsy with centrotemporal spikes. Epilepsia 2015;56(10):1615–1622

[16] Hermann BP, Zhao Q, Jackson DC, et al. Cognitive phenotypes in childhood idiopathic epilepsies. Epilepsy Behav 2016;61:269–274

[17] Rathouz PJ, Zhao Q, Jones JE, et al. Cognitive development in children with new onset epilepsy. Dev Med Child Neurol 2014;56(7):635–641

[18] Kanner AM. The treatment of depressive disorders in epilepsy: what all neurologists should know. Epilepsia 2013;54(Suppl 1): 3–12

[19] Pham T, Sauro KM, Patten SB, et al. The prevalence of anxiety and associated factors in persons with epilepsy. Epilepsia 2017;58(8):e107–e110 –[published online ahead of print June 9, 2017]

[20] Berg AT, Smith SN, Frobish D, et al. Longitudinal assessment of adaptive behavior in infants and young children with newly diagnosed epilepsy: influences of etiology, syndrome, and seizure control. Pediatrics 2004;114(3):645–650

[21] Catena-Dell'Osso M, Caserta A, Baroni S, Nisita C, Marazziti D. The relationship between epilepsy and depression: an update. Curr Med Chem 2013;20(23):2861–2867

[22] Mazarati AM, Lewis ML, Pittman QJ. Neurobehavioral comorbidities of epilepsy: Role of inflammation. Epilepsia 2017;58(Suppl 3):48–56

[23] Sayin U, Hutchinson E, Meyerand ME, Sutula T. Age-dependent long-term structural and functional effects of early-life seizures: evidence for a hippocampal critical period influencing plasticity in adulthood. Neuroscience 2015;288:120–134

[24] Stafstrom CE. Assessing the behavioral and cognitive effects of seizures on the developing brain. Prog Brain Res 2002;135:377–390

[25] Holmes GL. Effect of seizures on the developing brain and cognition. Semin Pediatr Neurol 2016;23(2):120–126

[26] Khan OI, Zhao Q, Miller F, Holmes GL. Interictal spikes in developing rats cause long-standing cognitive deficits. Neurobiol Dis 2010;39(3):362–371

[27] Berg AT, Zelko FA, Levy SR, Testa FM. Age at onset of epilepsy, pharmacoresistance, and cognitive outcomes: a prospective cohort study. Neurology 2012;79(13):1384–1391

[28] Zelko FA, Pardoe HR, Blackstone SR, Jackson GD, Berg AT. Regional brain volumes and cognition in childhood epilepsy: does size really matter? Epilepsy Res 2014;108(4):692–700

[29] Bonilha L, Tabesh A, Dabbs K, et al. Neurodevelopmental alterations of large-scale structural networks in children with newonset epilepsy. Hum Brain Mapp 2014;35(8):3661–3672

[30] Kleen JK, Holmes GL. Disentangling the role of seizures and EEG abnormalities in the pathophysiology of cognitive dysfunction. In: Lagae L, ed. Cognition and Behaviour in Childhood Epilepsy. London: Mac Keith Press; 2017:65–78

[31] Kim EH, Ko TS. Cognitive impairment in childhood onset epilepsy: up-to-date information about its causes. Korean J Pediatr 2016;59(4):155–164

[32] Engel J Jr, McDermott MP, Wiebe S, et al; Early Randomized Surgical Epilepsy Trial (ERSET) Study Group. Early surgical therapy for drug-resistant temporal lobe epilepsy: a randomized trial. JAMA 2012;307(9):922–930

[33] Ryvlin P, Cross JH, Rheims S. Epilepsy surgery in children and adults. Lancet Neurol 2014;13(11):1114–1126

[34] D'Argenzio L, Colonnelli MC, Harrison S, et al. Cognitive outcome after extratemporal epilepsy surgery in childhood. Epilepsia 2011;52(11):1966–1972

[35] Gallagher A, Jambaqué I, Lassonde M. Cognitive outcome of surgery. Handb Clin Neurol 2013;111:797–802

[36] Van Schooneveld MMJ, Braun KPJ, Cross JH. Cognitive and behavioural outcomes after epilepsy surgery in children. In: Lagae L, ed. Cognition and Behaviour in Childhood Epilepsy. London: Mac Keith Press; 2017:172–186

[37] Alonso NB, Mazetto L, de Araújo Filho GM, Vidal-Dourado M, Yacubian EM, Centeno RS. Psychosocial factors associated with in postsurgical prognosis of temporal lobe epilepsy related to hippocampal sclerosis. Epilepsy Behav 2015;53:66–72

[38] Hamid H, Blackmon K, Cong X, et al. Mood, anxiety, and incomplete seizure control affect quality of life after epilepsy surgery. Neurology 2014;82(10):887–894

[39] Kotloski RJ, Sutula TP. Environmental enrichment: evidence for an unexpected therapeutic influence. Exp Neurol 2015;264:121–126

[40] IJff DM, Postulart D, Lambrechts DAJE, et al. Cognitive and behavioral impact of the ketogenic diet in children and adolescents with refractory epilepsy: a randomized controlled trial. Epilepsy Behav 2016;60:153–157

第8章 小儿癫痫手术的伦理考量
Ethical Considerations in Pediatric Epilepsy Surgery

George M. Ibrahim Mark Bernstein 著

袁庆庆 译 操德智 校

摘 要

从开始出现癫痫发作到最终走向癫痫手术的过程对许多患者及其家属来说都可谓历经艰辛。从转诊到术前评估、手术决策和术后管理的所有决定必须以临床敏锐度、证据和伦理原则为指导。本章主要介绍在儿童中实施癫痫手术的伦理原则的概况。其中的话题包括接受手术、手术决策，以及Rolandic癫痫（难治性的）在内的疑难病例的知情同意，还讨论了包括临床癫痫手术研究的伦理行为、手术创新的转化，以及严重发育迟缓儿童的癫痫手术在内的新兴话题。这些内容旨在为参与小儿癫痫手术的临床医生提供一个重要的视角。

关键词

赞同，能力，同意，儿童期癫痫，伦理学，癫痫手术，知情同意，手术创新，治疗性误解

从癫痫第一次发作到走向癫痫手术的道路是漫长的，对患儿及其家属来说一直伴随着挑战和困难。由于癫痫往往会带来严重的医疗和社会心理负担，而同时手术干预可能带来无癫痫发作的希望，因此接受术前评估的儿童构成了一个弱势患者群体。在通往癫痫手术的道路上，伦理挑战会出现在每个路口。从开始考虑癫痫手术、术前评估、决定手术到术后评价，临床医生必须认识到可能会遇到各种伦理的困境。此外，当我们在有限的医疗条件下诊治一些共患癫痫的重度发育迟缓患儿时，也会出现其他独特的考量。本章将阐述患者及其家属在通往手术治疗道路上的一些复杂场景下产生的跟小儿癫痫手术相关的伦理话题。

虽然许多医学生物伦理学文献可以直接用于指导癫痫手术的实施，但关键的是，我们还得领会到一些独特的伦理考量因素也会随时产生。癫痫是一种尚未完全了解的疾病，在某些情况下，它与个体的本原能动性、自主性及身份认同会发生关系，且确实可以产生影响。基于对大脑、能动中心和意识的影响，包括癫痫在内的神经系统疾病通常在疾病的重视程度方面被赋予独特的地位。虽然从医学伦理学的基本原则——有利、不伤害、自主和公正可以推断出许多东西，但新兴的"神经伦理学"领域在这些基础上进行了扩展，以试图理解和检验神经认知功能、疾病和伦理学之间的相互作用。

一、关于接受癫痫手术的伦理问题

病例：一名患有脑性瘫痪、严重发育迟缓、有分流性脑积水和非局灶性癫痫的12岁男孩，每天癫痫发作数十次。迷走神经刺激器可能会降低

癫痫发作频率，但医院的预算每年只能接受放置几台这样的设备。

由于越来越多地认识到癫痫发作对发育中的大脑的有害影响，医生对癫痫手术的接受程度更高[1, 2]。不受控制的癫痫持续时间较长与认知关系密切的神经网络发育受损有关[3]，手术治疗的延迟也会导致成功的可能性越小。为了促进癫痫手术更便利，转诊指南已经发行[4]。

尽管人们越来越意识到癫痫手术的好处，但大多数儿童缺乏足够的接受癫痫手术的机会，这对有利和公正的原则提出了伦理挑战。一项针对小儿癫痫中心的国际调查显示，在手术前癫痫的平均持续时间为 5.7 年，年龄较大的小儿癫痫持续时间明显更长[5]。小儿癫痫手术的公平问题不仅是目前正在进行的宣传内容之一，而且是与分配公平原则相对应的伦理挑战[6]。现已经描述了一个生物伦理框架，用以为公众、机构和公共政策提供关于小儿癫痫的信息[6]。该框架的基本期许是可获得性、对弱势群体的保护、透明、公平和对社会有利。

患有严重发育迟缓和癫痫的儿童是一个特定的弱势患者群体，他们接受癫痫手术的机会有限。通常情况下，癫痫完全无发作是很难实现的，但为了提高他们的生活质量，可以考虑进行姑息性手术。这些儿童经常陷入被称为"双重危险"的道德泥潭[7, 8]。首先，因为他们的严重疾病，这些儿童的生活质量往往不佳，随后，由于他们病情的严重性，能够逐步改善他们日常生活或护理没有被优先给予。随着临床医生和大众对癫痫手术好处的认识不断提高，有关小儿癫痫手术的更具包容性的政策被提出，以促进提供合乎伦理的护理。

在用于治疗患者的资源有限的情况下，可用于确定治疗决策优先次序的一个生物伦理框架是合理问责（accountability for reasonableness，A4R）框架[9, 10, 11]。A4R 的四个主要期望是关联、公开、挑战和监管。小儿癫痫手术治疗的个人、机构或公共卫生优先权必须以证据为指导、必须得到所有利益相关方的支持、必须进行有效沟通，通过公平的上诉程序接受挑战，并建立机制来不断改进这一程序。通过采用这样一种明确的机制来确定癫痫手术的优先次序，违反了合理性标准，开始出现更多的道德行为模式。

二、难治性癫痫患儿术前评估中的伦理问题

一旦一个患儿被转诊进行术前评估，就必须考虑一些重要的伦理因素。虽然这一过程本身可能会引起许多伦理挑战，但术前评估最关键的方面可能是在知情同意讨论中向患者和家属介绍评估结果。本节概述了在临床和研究环境中对知情同意的道德行为的最低要求。

（一）癫痫手术的知情同意

在医患关系中，知情同意是为了保护患者，而医患关系中患者更容易受到伤害[12]。知情同意的最低原则：①患者的能力；②充分披露；③自愿原则，没有过度的影响[13]。虽然每个单独的定义在文献中差别很大，而且经常与法律定义重叠，但总的原则是普遍适用的。大多数定义都以合理性为前提，也就是说，一个通情达理的人在知情同意讨论中可能会期望什么，一个通情达理的有能力的患者必须"理解"和"意识到"手术的风险[14]。充分披露往往是不可能的[15]，这可能被看作是医生认为一个通情达理的人在决定是否接受治疗时可能重视的风险[16]。最后，这一过程必须尊重患者的自主权，避免强迫。

实际上，知情同意过程是双向的和动态的，并可根据治疗因素和患者因素进行完善。治疗因素，如手术的侵入性有多大，患者因素包括患者的病情及他们对手术需要的程度。对一个处于难治性癫痫持续状态并且需要紧急癫痫手术的儿童的讨论，往往与那些发作不频繁或危害性小的相对健康儿童的讨论大不相同。知情同意的"合理性"观点认为，治疗需要与患者对疾病的主观体验相关，这会改进知情同意过程[17, 18]。

（二）儿童知情同意

对儿童和青少年进行手术的知情同意讨论需要有远见，了解家庭动态，并对这个儿童的智力有全面的了解。在发育过程中，儿童是以自我为中心的，缺乏将主观经验与普遍信念分离的工具。当然，年幼的孩子不能同意手术，因为他们的思维过程还不成熟。因此，为了保护儿童的利益，特定的司法管辖区为儿童决策设定了年龄界定的法律门槛。

越来越多的文献表明，决定儿童独立决策能力的可能是他们的经验与成熟度，而不是一个武断的年龄界定[19]。如一项针对接受重大手术儿童的研究表明，成年人一般会尊重 7 岁以上儿童的意愿[20]。因此，许多研究者主张让儿童参与整个决策过程[19]。一个重要的认识是，如果一个医生只接受他或她认为的患儿同意符合患儿最大利益的情况下的知情同意，那么该知情同意书可能就不是完全真实的。因此，对于不能真正表示同意、赞同的儿童而言，他们可能只会获得一个较低标准的默认治疗方案[21]。

虽然知情同意在很大程度上是由患者不可剥夺的自主权引起的，但大多数幼儿没有（实际上也不能）表达他们的意愿。因此，对幼儿进行干预的伦理论证应符合他们的"最大利益"，也就是说，保护儿童的利益。这对癫痫手术提出了挑战。虽然一些研究表明，癫痫会影响儿童的发育[3, 22]，但小儿癫痫手术的提供仍然存在高度的不一致，关于癫痫手术在改善行为和认知方面的作用也存在分歧。

对于危及生命的疾病，如急性梗阻性脑积水或颅后窝肿瘤，患儿的安全和利益决定了干预的必要性。进行癫痫手术的决定往往是非常有价值的，并且是儿童（和家庭）的癫痫经历及与干预相关的风险所独有的。因此，手术治疗的风险、收益状况必须在儿童患病经历的背景下提出。

（三）知情同意的研究和治疗性误解

必须认识到，接受实验性治疗的患者是一个独特的患者群体，具有特殊的伦理考量。与这些患者相关伦理问题的讨论超出了本章的范围。然而，一个重要的考虑因素是"治疗性误解"。当患者没有认识到医生同时具有临床研究者和主要照顾者这两种相互竞争的义务，而所提供的干预措施还没有被证实的益处或优越性时，这种误解就会表现出来[14, 23, 24]。对自己的健康持有消极观点的弱势患者群体特别容易出现治疗性误解[25]。

临床医生可以采取各种措施来减轻治疗性误解的表现。首先，必须明确承认参与研究的目的是造福未来的患者，而不是当前的个人。一份报告建议参与者应该了解研究的以下五个方面，以减少治疗性误解：①科学目的，造福未来的患者；②研究程序，不是患者照护所必需的；③不确定性，比标准治疗更多；④遵守协议，比标准治疗更严格；⑤临床医生作为研究人员和治疗医师的双重角色[26]。

三、术中决策的伦理问题

癫痫手术的原则是患者接受干预的风险，以改善发作控制的假定可能性。I 级证据表明，在成人颞叶癫痫的情况下，手术干预比持续的药物管理更有益[27]。而儿童往往表现出各种各样的涉及广泛网络的癫痫综合征。尽管如此，人们普遍认为手术的好处远远超过持续的药物治疗。

（一）涉及重要功能皮质的手术

病例：一名患有以过度运动性发作为特征的药物难治性癫痫的 3 岁女孩，正电子发射断层扫描（positron emission tomography，PET）显示其初级运动皮质存在一个低代谢区域。她接受了深部电极脑电监测，证实了癫痫发作发生在初级运动皮质内，多学科团队与家属讨论了该结果。

从评估、技术和伦理的角度来看，涉及重要功能皮质的手术对临床医生来说都是一个巨大的挑战。在这些患者的评估方面的进步，如功能影像和包括清醒开颅术在内技术的进步，有助于提供更安全的干预措施。然而，这种进步只有在病灶靠近重要功能皮质的情况下是有用的。正如此病例所表明的，在某些情况下，病灶本身就在重要功能皮质的网络中。虽然新技术如反应性神经电刺激可能对部分患者有益，但切除性手术策略更有可能获得癫痫完全无发作[28]。

当然，也许一些中心认为在重要功能皮质内进行切除手术的风险太大[6, 29]。尽管这能减少对重要功能皮质的医源性损伤，但也剥夺了弱势患者群体的治疗机会，而这种治疗可以显著改善他们的生活质量。相反，当患者进行涉及重要功能皮质的手术治疗前，有效的做法是建立有助于他们生活质量的优先次序，即所谓的需求层次理论[30]。对一些患者来说，终生的致残性癫痫发作可能比医源性残疾更糟糕。将无癫痫发作置于神经功能之上就是基于这一层结构，这也受到干预措施导致无癫痫发作的可能性大小和预计缺陷严重程度的影响。对于前者来说，定位到特定的大脑皮质区域或病灶性癫痫综合征的一致模式提供了更大的无癫痫发作的可能性，并且可能在需求层次理论中更为有利。对于后者，患者可能更容易接受面瘫，而不是上肢或下肢的瘫痪。

当然，外科医生坚持"首先不伤害"的原则。但是，对于接受在重要功能皮质进行切除手术的患者来说，伤害的定义是有显著背景意义的，必须把不治疗癫痫的危害考虑进去。因此有人提出"允许伤害"原则，根据该原则，如果一项干预措施有更好的效果或某方面更大的好处，就算它具有明显可预见的伤害，也应该考虑是合理的[31]。

（二）手术创新的临床转化

病例：一名患有难治性癫痫的 10 岁男孩接受了侵入性脑电监测，致痫皮质表现为病理性高频振荡（pathological high frequency oscillations，pHFO），癫痫发作传播的区域比表达 pHFO＞200Hz 的区域要大。诊疗小组开会讨论切除计划。

与医学领域的其他方面一样，癫痫手术也得益于外科技术的进步和神经科学的进展，这有助于更好地理解导致癫痫发作的异常环路，其中包括癫痫病灶的间质热消融术或 HFO 引导下的切除术。虽然随机对照试验是使实验性治疗合法化的基准，但实际上大多数手术创新没有经过如此严格的评估，它们可能并没有实践意义或不可能用于癫痫手术[32]。

一项手术创新需要规范的程度与它偏离现有确证疗法的程度直接相关[33]。这可能会给癫痫手术带来挑战，因为癫痫手术的实践是异质性的，只有极少的指南可以指导临床医生确定"诊疗标准"。此外，据报道，学术界的外科医生往往无法区分外科手术小的改进和大的变革，尤其是当这种变化是逐渐累加的时候[34]。随着癫痫手术不断开辟新的前沿，新干预措施的伦理基础及其转化到手术室也必须受到越来越严格的审查[32]。

结论

癫痫手术的实施必须用证据加以管控，以实用主义和伦理原则为指导。癫痫儿童及其家属在通往癫痫手术的道路上必须穿过一个约定、调查和决策的复杂迷宫。因此，临床医生有义务向当事的家庭提供合理的临床判断和伦理关怀。本章所述的有关癫痫手术伦理行为的基本原则应为癫痫儿童的评估和治疗提供参考。

参 考 文 献

[1] Holmes GL, Ben-Ari Y. Seizures in the developing brain: perhaps not so benign after all. Neuron 1998;21(6):1231–1234

[2] Meador KJ. Cognitive outcomes and predictive factors in epilepsy. Neurology 2002;58(8, Suppl 5):S21–S26

[3] Ibrahim GM, Morgan BR, Lee W, et al. Impaired development of intrinsic connectivity networks in children with medically intractable localization-related epilepsy. Hum Brain Mapp 2014;35(11):5686–5700

[4] Cross JH, Jayakar P, Nordli D, et al; International League against Epilepsy, Subcommission for Paediatric Epilepsy Surgery. Commissions of Neurosurgery and Paediatrics. Proposed criteria for referral and evaluation of children for epilepsy surgery: recommendations of the Subcommission for Pediatric Epilepsy Surgery. Epilepsia 2006;47(6):952–959

[5] Harvey AS, Cross JH, Shinnar S, Mathern GW, Taskforce IPESS; ILAE Pediatric Epilepsy Surgery Survey Taskforce. Defining the spectrum of international practice in pediatric epilepsy surgery patients. Epilepsia

2008;49(1):146–155

[6] Ibrahim GM, Barry BW, Fallah A, et al. Inequities in access to pediatric epilepsy surgery: a bioethical framework. Neurosurg Focus 2012;32(3):E2

[7] Harris J. Life: quality, value and justice. Health Policy 1988; 10(3):259–266

[8] Harris J. QALYfying the value of life. J Med Ethics 1987;13(3):117–123

[9] Daniels N, Sabin JE. Accountability for reasonableness: an update. BMJ 2008;337:a1850

[10] Hasman A, Holm S. Accountability for reasonableness: opening the black box of process. Health Care Anal 2005;13(4):261–273

[11] Ibrahim GM, Tymianski M, Bernstein M. Priority setting in neurosurgery as exemplified by an everyday challenge. Can J Neurol Sci 2013;40(3):378–383

[12] Surbone A. Telling the truth to patients with cancer: what is the truth? Lancet Oncol 2006;7(11):944–950

[13] Etchells E, Sharpe G, Walsh P, Williams JR, Singer PA. Bioethics for clinicians: 1. Consent. CMAJ 1996;155(2):177–180

[14] Appelbaum PS, Grisso T. Assessing patients' capacities to consent to treatment. N Engl J Med 1988;319(25):1635–1638

[15] Bernstein M. Fully informed consent is impossible in surgical clinical trials. Can J Surg 2005;48(4):271–272

[16] Canterbury v Spence C. 464 F (2nd). 1972:772

[17] Donchin A. Understanding autonomy relationally: toward a reconfiguration of bioethical principles. J Med Philos 2001;26 (4):365–386

[18] Feminist Health Care Ethics Research Network, Sherwin S, et al. A relational approach to autonomy in health-care. In: The Politics of Women's Health: Exploring Agency and Autonomy. Philadelphia, PA: Temple University Press; 1988:19–44

[19] Alderson P, Sutcliffe K, Curtis K. Children's competence to consent to medical treatment. Hastings Cent Rep 2006;36(6):25–34

[20] Alderson P. Consent to Surgery. Buckingham: Open University Press; 1993

[21] Weithorn LA, Campbell SB. The competency of children and adolescents to make informed treatment decisions. Child Dev 1982;53(6):1589–1598

[22] Ibrahim GM, Cassel D, Morgan BR, et al. Resilience of developing brain networks to interictal epileptiform discharges is associated with cognitive outcome. Brain 2014;137(Pt 10):2690–2702

[23] Appelbaum PS, Lidz CW, Grisso T. Therapeutic misconception in clinical research: frequency and risk factors. IRB 2004;26 (2):1–8

[24] Lidz CW, Appelbaum PS, Grisso T, Renaud M. Therapeutic misconception and the appreciation of risks in clinical trials. Soc Sci Med 2004;58(9):1689–1697

[25] Goebel S, von Harscher M, Mehdorn HM. Comorbid mental disorders and psychosocial distress in patients with brain tumours and their spouses in the early treatment phase. Support Care Cancer 2011;19(11):1797–1805

[26] Henderson GE, Churchill LR, Davis AM, et al. Clinical trials and medical care: defining the therapeutic misconception. PLoS Med 2007;4(11):e324

[27] Wiebe S, Blume WT, Girvin JP, Eliasziw M; Effectiveness and Efficiency of Surgery for Temporal Lobe Epilepsy Study Group. A randomized, controlled trial of surgery for temporal-lobe epilepsy. N Engl J Med 2001;345(5):311–318

[28] Morrell MJ; RNS System in Epilepsy Study Group. Responsive cortical stimulation for the treatment of medically intractable partial epilepsy. Neurology 2011;77(13):1295–1304

[29] Erba G, Moja L, Beghi E, Messina P, Pupillo E. Barriers toward pilepsy surgery. A survey among practicing neurologists. Epilepsia 2012;53(1):35–43

[30] Tomasini F. Exploring ethical justification for self-demand amputation. Ethics Med 2006;22(2):99–115

[31] Kamm FM. Intricate Ethics: Rights, Responsibilities, and Permissible Harm. New York, NY: Oxford University Press; 2007

[32] Ibrahim GM, Fallah A, Snead OC III, Drake JM, Rutka JT, Bernstein M. The use of high frequency oscillations to guide neocortical resections in children with medically-intractable epilepsy: how do we ethically apply surgical innovations to patient care? Seizure 2012;21(10):743–747

[33] Bernstein M, Bampoe J. Surgical innovation or surgical evolution: an ethical and practical guide to handling novel neurosurgical procedures. J Neurosurg 2004;100(1):2–7

[34] Reitsma AM, Moreno JD. Ethical regulations for innovative surgery: the last frontier? J Am Coll Surg 2002;194(6): 792–801

第9章 婴儿期和儿童期起病的灾难性癫痫综合征
Infantile and Childhood-Onset Catastrophic Epilepsy Syndromes

Hirokazu Oguni 著

马红霞 译 操德智 校

摘 要

"儿童灾难性癫痫"一词最早由北美先驱者提出，他们开始对患有难治性癫痫及经历了灾难性临床过程的儿童进行癫痫手术。这些癫痫的发病率在婴儿期和儿童早期最高，且病因多样。这些患者有耐药性、致残性癫痫发作，并且在电-临床上表现为癫痫性脑病。其中，早期肌阵挛脑病（EME）、大田原综合征（OS）和婴儿痉挛（IS）是众所周知的婴儿期灾难性癫痫综合征。最近发现了新的癫痫综合征，该综合征在婴儿早期发病，并经历了灾难性临床过程，包括 KCNQ2 脑病、婴儿癫痫伴游走性局灶性发作（EIMFS）和主要由大脑内离子通道基因突变引起的 Dravet 综合征（DS）。这些综合征可以在临床过程的早期，在电-临床特征足够进行综合征诊断之前，通过基因分析来诊断。在儿童早期，存在许多灾难性癫痫综合征，包括癫痫伴肌阵挛-失张力发作（EMAS）、Lennox-Gastaut 综合征（LGS）、癫痫伴慢波睡眠期持续棘慢波（CSWS）、Landau-Kleffner 综合征（LKS）和 Rasmussen 综合征（RS）。根据电临床信息，进行长程视频脑电监测、神经影像学研究、代谢筛查检测和遗传分析，以尝试在早期诊断这些灾难性癫痫综合征。尽管目前这些癫痫大多数治疗策略有限，但除了抗癫痫药物（ASM）外，还需要考虑病因特异性治疗（如维生素 B_6 和叶酸）、促肾上腺皮质激素（ACTH）或大剂量类固醇、生酮饮食疗法和手术治疗（如有指征），以改变灾难性的临床病程。

关键词

灾难性癫痫，癫痫综合征，癫痫性脑病，结构性和代谢性病因，耐药性，神经影像学，长程视频脑电监测

"儿童灾难性癫痫"一词最早是由北美先驱者提出，他们开始对儿童进行癫痫手术，这些儿童在生命早期开始癫痫发作，而且非常频繁和剧烈，以至于他们的精神运动发育和日常生活都受到严重损害[1,2,3]。这些癫痫在婴儿期和儿童早期最为普遍，通常由严重的潜在疾病引起。最近，出生后 3 年内小儿癫痫的病因在超过 50% 的病例中已经得到阐明[4,5,6]。结构-代谢性病因是最常见的，占 35%～54%；其次是遗传性病因，占 7%～22%；其余病例病因未知。然而，由于神经成像设备、代谢测定和遗传分析的进步，未知病因的发生率一直在下降。先前有报道称，具有结构-代谢病因的癫痫，可能导致灾难性癫痫，在生后的前 6 个月发病率最高[4]。因此，先天性代谢性疾病是重要原因，即维生素 B_6 缺乏、GABA 代谢性疾病、非酮症性高甘氨酸血症或葡萄糖转运体 1 缺陷综合征、过氧化

物酶体病和溶酶体病[7, 8]。由于其中一些疾病是可以治疗的，因此早期诊断和治疗是必然的[9]。

神经影像学方式的进步，特别是高分辨率 MRI，有助于更好地了解 MCD[10]。在治疗由 MCD 引起的婴儿期和儿童灾难性癫痫时，临床表型、MRI 结构特征、神经病理学及潜在的遗传机制都要结合癫痫症状学和 EEG 结果进行综合考虑[11]。关于遗传病因，二代测序技术的引入加速了在婴儿期起病的灾难性癫痫中新的癫痫致病基因的发现[12]。

因此，寻找潜在病因与对癫痫或癫痫综合征进行电临床诊断同样重要，因为灾难性癫痫的预后及其治疗选择在很大程度上取决于病因。

一、婴儿期和儿童期起病的灾难性癫痫

据报道，一些 ILAE 公认的癫痫综合征可能导致灾难性癫痫。这些综合征的发病率各不相同，在一项基于医院的调查中，婴儿痉挛症（infantile spasm，IS）和 Lennox-Gastaut 综合征（Lennox-Gastaut syndrome，LGS）占近 50% 的病例[3]（图 9-1）。本章将根据癫痫起病年龄概述婴儿和儿童期起病的灾难性癫痫综合征的诊断和治疗。

（一）新生儿期（小于 1 月龄）

大多数新生儿惊厥是由缺氧缺血性损伤、低血糖或中枢神经系统（central nervous system，CNS）感染引起的围产期 CNS 损伤所致的急性癫痫发作，并不总是会发展为慢性癫痫。尽管新生儿期起病的癫痫发病率明显低于急性癫痫发作，但患有先天性代谢性疾病或 MCD 的新生儿更容易发展为慢性癫痫发作[13]。在 ILAE 公认的癫痫综合征中，早期肌阵挛脑病（early myoclonic encephalopathy，EME）、大田原综合征（Ohtahara syndrome，OS）和婴儿癫痫伴游走性局灶性发作（epilepsy of infancywith migrating focal seizures，EIMFS）最初出现在这个年龄段[14-16]。因此，提出"新生儿起病的癫痫性脑病"这一新概念，涵盖了这三种癫痫综合征和最近发现的由 KCNQ2 基因新发突变所致的 KCNQ2 脑病，由于它们的临床表型、EEG 结果和责任基因存在显著重叠[17-19]。

1. KCNQ2 脑病

KCNQ2 基因突变不仅会导致良性家族性新生儿惊厥，还会导致在出生后第 1 周起病的严重癫痫性脑病[17-19]。其特征是中度至重度发育迟缓，伴有姿势和自主神经功能改变的强直性发作[17] 和暴发 - 抑制 EEG 模式，与 OS 有相同的电临床特征。然而，对卡马西平（carbamazepine，CBZ）或其他钠通道阻滞药的反应良好，很少演变为 IS[17]。与癫痫控制良好不同，其发育预后通常很差。

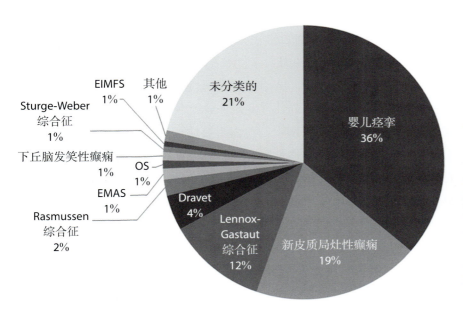

◀ 图 9-1　小于 6 岁的灾难性癫痫综合征分类

一项多机构研究的结果展示，该研究招募了 314 名年龄小于 6 岁诊断为灾难性癫痫的儿童。最常见的癫痫综合征是婴儿痉挛，占 36%；其次是未分类的癫痫，占 21%；新皮质局灶性癫痫占 19%；Lennox-Gastaut 综合征占 12% 和其他类型。EMAS. 癫痫伴肌阵挛—失张力发作；OS. 大田原综合征；EIMFS. 婴儿癫痫伴游走性局灶性发作

2. 早期肌阵挛脑病

EME 的发病年龄常在生后 1 个月内。其主要的电临床特征是片段性或不稳定的肌阵挛和暴发 – 抑制 EEG 模式[15, 20]。头颅 MRI 结果无特异性。EME 最常见的原因是先天性代谢紊乱，包括非酮症性高甘氨酸血症。最近在一些 EME 患者中发现了 SLC25A22 和 GABAAG2 基因突变[21, 22]。长期预后极差，因为 50% 的患者在 2 岁之前死亡[20]。

（二）婴儿期（1—24 月龄）

在最近的一项调查中，在发病年龄 1—2 岁的癫痫中，40% 或更少的癫痫是特定形式的癫痫性脑病[4, 6]，其中 IS 是最常见的形式。这些癫痫具有极强的耐药性，导致神经系统和智力方面的不良预后。以下讨论 ILAE 公认的癫痫综合征。

1. 大田原综合征

OS 的发病年龄在新生儿期至 3 月龄。OS 的特点是成簇的癫痫性痉挛（epileptic spasms，ES）和清醒期及睡眠期 EEG 中的暴发 – 抑制模式[20, 23]。以往认为结构性和代谢性病因是 OS 的重要原因。然而，遗传病因学最近受到越来越多的关注，例如 STXBP1、SCN2A 和 KCNQ2 这些基因的致病性新发突变是导致超过 1/3OS 病例的病因[18, 24, 25]。

关于治疗，OS 不仅对 ASM 耐药，而且对促肾上腺皮质激素（adrenocorticotropic hormone，ACTH）和大剂量类固醇治疗也有耐药性[20]。有少数例外的 OS 病例由半侧巨脑畸形引起，对大脑半球切开术有反应[26]。OS 经常在 3 月龄后演变为 IS，此时 ACTH 有望发挥一定作用。长期癫痫发作和智力发育预后很差。

2. 婴儿癫痫伴游走性局灶性发作

EIMFS 的特点是丛集性局灶性运动性发作或局灶扩展至双侧强直 – 阵挛发作（focal to bilateral tonic-clonic seizures，FBTCS），从出生后第 1 周到 6 个月开始出现[27]。每次癫痫发作持续 1～4min 并连续发生，频率有时会上升到每天 100 次（视频 9-1）[27, 28]。这些发作被描述为游走性局灶性发作，EEG 显示脑电发作起源的游走性。精神

运动发育停滞并因轴性肌张力减低而显著延迟。头颅 MRI 结果可能显示髓鞘化延迟伴白质高信号[28]。长程脑电监测有助于进行电临床诊断，可以揭示大脑半球之间发作起始区域的游走或不同大脑半球发作起始区域的重叠[28]。基因诊断很有用，因为超过 50% 的病例携带 KCNT1 突变，而 SCN1A、PLCB1、SCN2A 和 SCN8A 基因突变较少见[28, 29]。已尝试应用作用于钾通道的奎尼丁治疗，用于改善 KCNT1 突变引起的癫痫发作，无论是否可以成功[30, 31]。在其他临床试验中，发现溴化钾（KBr）、司替戊醇（stiripentol，STP）及氯硝西泮（clonazepam，CZP）、左乙拉西坦（levetiracetam，LEV）也是有效的[32, 33]。

视频 9–1 因 KCNT1 基因突变导致的婴儿癫痫伴游走性局灶性发作 https://www.thieme.de/de/q.htm?p=opn/tp/255910102/9781626238176_c009_v001&t=video

3. 婴儿痉挛症

IS 的三联征包括成串的 ES、发作间期 EEG 高峰节律紊乱，以及精神运动发育的停滞或恶化[34]。它是婴儿期最常见的癫痫综合征，占所有婴儿癫痫的 20%～40%[4, 6]。发病年龄在 3—11 月龄，很少超过 2 岁。ES 的特点是躯干、颈部和四肢的屈肌和伸肌短暂收缩，每 8～15 秒重复 1 次，持续数分钟。ES 在一簇的重复发作中，间隔逐渐延长，强度逐渐减弱，最常发生在觉醒时[35, 36]。一些 IS 患者经常表现为 ES 的不对称或不同步[37]（图 9-2A 和 B）。其他患者可能在 ES 成簇发作前出现局灶性发作（局灶性发作演变为 IS）[38]。在这些案例中，我们需要通过连续 MRI 仔细评估局灶性结构性病因，有时可以在 1—2 岁后检测到皮质下白质异常[39]（图 9-2C）。

EEG 高峰节律紊乱模式是其另一个特征，EEG 可见非常高的电压、不规则、非同步慢波，重叠于多灶性癫痫样放电之上[40]。然而，双侧半球的持续不对称性高峰节律紊乱可能表明单侧结构性病因，需要详细的神经影像学进行研

究[41]（图 9-2）。

关于病因，约 80% 的病例被归类为由异质性疾病引起的症状性 IS，包括围产期缺氧缺血性脑病、脑室周围白质软化、脑出血、染色体异常和先天性多发畸形综合征。然而，超过 50% 的病例病因未知[42]。基因检测越来越多地发现病因不明的症状性 IS 的致病性新发基因突变（包括 ARX、STK9/CDKL5、CASK、ALG13、STXBP1、PNPO 和 ADSL）[12, 43]。神经影像学研究不仅对研究病因很重要，而且对癫痫手术的候选对象选择也很重要。局灶性皮质发育不良和半侧巨脑畸形是 IS 的重要结构性病因[39, 44, 45]。

关于 IS 的治疗，ACTH、氨己烯酸或它们的组合目前是发达国家的首选[36, 46-48]。其他的 ASM 价值有限，尽管经常尝试使用大剂量维生素 B_6、丙戊酸（valproic acid，VPA）、托吡酯（topiramate，TPM）、唑尼沙胺和苯二氮䓬类药物[36, 49]。即使 ACTH 无法控制 IS，使用牛奶配方的生酮饮食疗法也值得采用[50]。至于手术治疗，如果有指征，在大多数手术病例系列中，全或次全大脑半球切除术的预后优于局限性的病灶切除术[44, 51, 52]。

关于癫痫发作的短期预后，50%～80% 的病例通过 ACTH 或其他药物治疗达到无发作[46, 47, 48]。然而，其余 30%～40% 的病例后期演变为 LGS[14]。在长期预后来看，近 50% 的 IS 病例最终发展为某种形式的癫痫发作，超过 80% 的病例仍存在

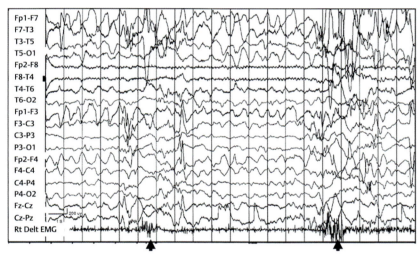
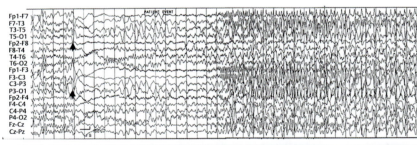
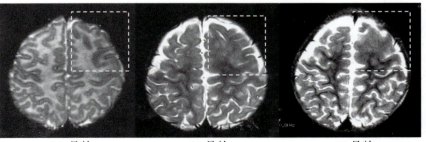

1.5 月龄　　12 月龄　　18 月龄

◀ 图 9-2　局灶性皮质发育不良引起的症状性局灶性癫痫，10 岁 7 个月的女孩在出生后 2 周出现了成簇的癫痫性痉挛（ES）
A. 2 月龄时发作期视频记录显示不对称 ES，对应于左侧大脑半球偏侧的弥漫性不规则多棘慢波；B. 使用唑尼沙胺控制了 ES，她获得了良好的精神运动发育，直到 16 月龄出现了反复的局灶性癫痫发作，伴随姿势性异常提示发作从右额部起源；C. 轴向 T_2 加权 MRI 图像显示 2 月龄时没有病灶，但在 12 月龄时显示左额叶有稍高信号的病灶，在 18 月龄时变得明显，白色虚线指示；她在 20 月龄时成功接受了左额叶切除术。病理标本显示皮质发育不良 ⅡB 型

智力障碍[36]。

4. Dravet 综合征

在 Dravet 综合征（Dravet syndrome，DS）中，发育正常的婴儿在 2—10 月龄开始出现癫痫发作，表现为局灶性、单侧或全面性阵挛或强直 - 阵挛发作[53, 54]。局灶性或单侧癫痫发作可在一次又一次的发作中出现不同身体侧别交替发作[55]。无论病因如何（感染和热水浴），他们对体温升高极为敏感，并且很容易发展为癫痫持续状态[53]。发作间期 EEG 结果在 1 岁之前可以是正常的[53]。在 1—4 岁，伴有运动（头部偏斜、单侧肢体的僵直或抽搐、动作减少的发作）的局灶性发作和自主神经症状逐渐取代全面性强直 - 阵挛发作（generalized tonic-clonic seizures，GTCS）。此外，肌阵挛和非典型型失神发作（伴有眼睑肌阵挛和 3Hz 弥漫性棘慢波）有时每天出现多达 100 次，伴或不伴强的光灵敏度[53, 56]。EEG 显示伴背景活动慢的弥漫性或多灶性癫痫样放电。5 岁后，肌阵挛和非典型型失神发作（光敏感性）逐渐消失，只有对体温升高敏感的局灶性和全面性发作会持续到成年期[53, 54]。

1 岁后精神运动发育停滞，导致走路延迟和缺乏语言表达能力[55]。一旦识别出上述临床特征，DS 的临床诊断并不难，其中应特别注意对体温升高极为敏感的癫痫发作。基因检查可以发现大约 80% 的 DS 患者中存在 SCN1A 基因突变[57]。

DS 的治疗策略是 VPA、氯巴占（clobazam，CLB）、STP、KBr、TPM 和各种组合的生酮饮食，以及避免使用苯妥英、CBZ 和拉莫三嗪（lamotrigine，LTG）[53, 54, 58]。尽管 STP、VPA 和 CLB 的组合是目前的主要治疗方法[59]，但不能有效减少发作频率和致残性癫痫发作。由于难治性癫痫发作持续存在，癫痫发作和智力预后通常较差[54]。据报道，癫痫猝死和急性脑病的发病率分别在 1—4 岁和 7 岁达到高峰[60]。

5. PCDH19 相关癫痫

最初报道 PCDH19 相关癫痫为仅限于女性的癫痫，在家族性病例系列中有智力障碍的报道[61]，由位于 Xq22.1 的 PCDH19 基因突变引起[62]。在无 SCN1A 基因突变的 DS 女性患者中发现了相同的新发突变[63]。因此，电临床特征与 DS 相同。

癫痫的发病年龄 <2 岁（平均 8—11 月龄）[64, 65, 66]。其他健康的女婴会出现丛集的短暂的局灶性发作（大多有情感症状）或 FBTCS，持续数天至 1 周，然后在大约 6 个月的无发作期后，再次出现丛集性发作。随后一系列癫痫发作随着年龄的增长而持续，以每月或每年的频率出现[65, 67]。通常由发热诱发。KBr、CLB、TPM、VPA 和 CZP 被证明是有效的慢性治疗方法[64, 66]。

随着癫痫发作的持续，70%～80% 的患者逐渐发展为认知障碍，30%～40% 的患者出现自闭症行为[65, 66]。尽管癫痫发作在青春期后得到合理控制，但神经行为问题仍然很严重。

（三）儿童期（2 岁以上）

在 ILAE 公认的癫痫综合征中，癫痫伴肌阵挛 - 失张力发作（epilepsy with myoclonic-atonic seizures，EMAS）、LGS、癫痫伴慢波睡眠期持续棘慢波（epilepsy with continuous spike-wave during slow sleep，CSWS）的癫痫、Landau-Kleffner 综合征（Landau–Kleffner syndrome，LKS）和 Rasmussen 综合征（Rasmussen's syndrome，RS）在这个年龄段发展，并经历了灾难性的临床过程。与新生儿期和婴儿期起病的灾难性癫痫相比，代谢和遗传分析的帮助较小，而详细的神经影像学和长程视频 EEG 研究对于癫痫综合征的诊断更有用。

1. 癫痫伴肌阵挛 - 失张力发作

EMAS 曾被称为肌阵挛—站立不能性癫痫或 Doose 综合征[68]。癫痫发作在 2—5 岁既往健康的儿童（男孩 > 女孩）出现[69]。患者开始出现反复 GTCS 发作，并且在平均 1 个月后开始出现频繁的跌倒发作。跌倒发作是由屈肌肌阵挛或失张力发作引起的，无论失张力发作起始前伴或不伴轻微肌阵挛[70]。前者表现为上身躯干突然前推，有时脸撞到桌子，而后者表现为突然身体向前、向后或直接向下摔到臀部[71]。患者立即恢复，没有发作后的意识混乱。这些癫痫发作对 ASM 耐药，并且发作频率可能增加至每天 100 次。患者多处受伤，尤其是面部。

大约 50% 的患者也有非典型失神发作。预后不良的患者在临床过程的中后期出现夜间 GTCS[69]。

发作间期 EEG 显示背景活动减慢，通常以中央顶叶为主和频繁的弥漫性慢棘慢波或频率为 1～3Hz 的多棘慢波发放，无局灶或偏侧特征。跌倒发作总是对应于弥漫性高波幅的棘慢波或多棘慢波发放，可用于区分 LGS 中由 ES 引起的放电[72]。头颅 CT 和 MRI 通常正常。

关于癫痫发作的预后，尽管最初耐药，大多数案例中肌阵挛 / 失张力跌倒发作会在 1～3 年消失。然而，GTCS 或强直性发作可能会持续[73]。跌倒发作最有效的治疗方法似乎是生酮饮食，其次是促肾上腺皮质激素 / 类固醇和乙琥胺（ethosuximide，ESM）[73, 74]。根据最终癫痫发作的结局，EMAS 可分为良好的、中间的和不良的预后，其中预后良好的占病例的 2/3[69]。

2. Lennox-Gastaut 综合征

LGS 最初的特征是：①全面性强直发作（generalized tonic seizures，GTS）和非典型失神发作（视频 9-2）；②明显的智力障碍；③发作间期 EEG 记录显示假节律 1.5～2.5c/s 弥漫性慢棘慢波发放。在这些标准中增加了站立不能或跌落发作，以及睡眠 EEG 中大约 10Hz 的全面性快节律[55, 75]。

视频 9-2　Lennox-Gastaut 综合征和全面性强直发作 https://www.thieme.de/de/q.htm?p=opn/tp/255910102/9781626238176_c009_v002&t=video

LGS 中首次癫痫发作的年龄在 1—8 岁，具体取决于其病因。1/3 的 LGS 患者是从 IS 演变而来的[14]。显示诊断标准中描述的 LGS 的全面电临床特征需要时间[75]。在 LGS 的早期形式，或从 IS 到 LGS 的演变中，患者表现为频繁 ES，伴或不伴周期性成簇发作，以及弥漫性杂乱的多灶性慢棘慢

波（图 9-3）。

在鉴别诊断中，非典型儿童良性部分性癫痫和 EMAS 是区别于 LGS 的两个重要癫痫综合征，因为这两种综合征具有 LGS 的一些电临床特征[75, 76, 77]。前者被称为假性 LGS 或类 LGS[78]，其特征是结合了 CSWS 相关的局灶性运动发作和癫痫性负性肌阵挛，并且预后更好[77]。后者需要与隐源性 LGS 相区别，隐源性 LGS 表现为由轴性痉挛（ES 的一种特殊形式）导致的跌倒发作，在既往健康的儿童中出现规则的弥漫性慢棘慢波[76]。鉴别诊断有时需要长程视频脑电监测[72]。

长期癫痫发作和智力预后通常较差[55]。VPA、LTG、TPM、卢非酰胺和 CLB 组合可作为 ASM 的选择[75, 79, 80]。如果癫痫发作是药物难治性的，建议在临床早期进行生酮饮食治疗[81, 82]（图 9-3）。胼胝体切开术适用于因跌倒发作使日常活动能力丧失的情况[55, 75]。在胼胝体切开术之前或同时进行迷走神经刺激术也是值得的[55, 75, 83, 84]。

3. 慢波睡眠中持续棘慢复合波和 Landau-Kleffner 综合征

伴有 CSWS 的癫痫是一种年龄相关的自限性疾病，其特征是不同的癫痫发作类型、全面或部分性神经心理发育倒退、运动功能障碍，以及典型的睡眠期持续癫痫样放电的 EEG 模式，占非快速眼动睡眠期 85% 以上[85-87]。在 LKS 中，CSWS 被认为会影响与听觉和语言相关的外侧裂皮质，导致言语听觉失认症（词盲），然后是语言退化[88-90]。相反，获得性癫痫性岛盖综合征会导致构音障碍和言语障碍，因为 CSWS 可能扰乱岛盖的功能[91]。CSWS 以前又被称为慢波睡眠中电持续状态，可能会损害相应大脑区域的功能[85, 86]。

首次癫痫发作的年龄为 2—12 岁，在 4—5 岁达到高峰[55]。通常表现为夜间局灶性运动性发作和 FBTCS，有时持续超过 30min。发作频率因人而异，有时在 LKS 的罕见病例中频率也有所不同[55]。在其他一些病例中，在 CSWS 中会出现负性肌阵挛、失张力发作或非典型失神发作[77, 85]。

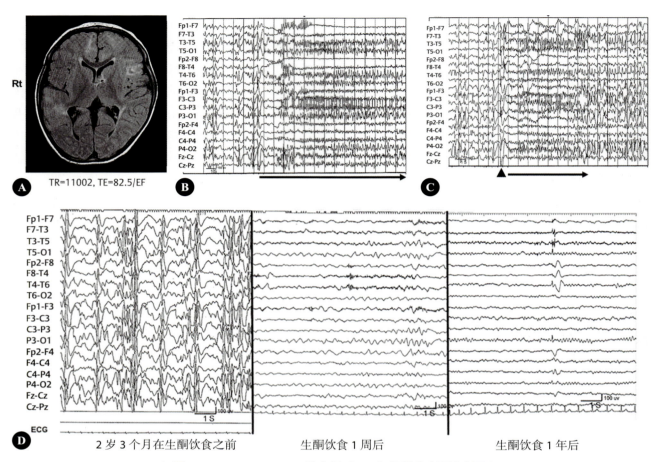

▲ 图 9–3　Lennox-Gastaut 综合征（LGS）从婴儿痉挛演变而来

A. 13 岁女孩在 3 月龄时出现成簇癫痫性痉挛，通过头颅 CT 及 MRI 诊断为结节性硬化导致的婴儿痉挛（IS）（FLAIR 成像）；B. IS 逐渐演变为 LGS，其特征是频繁的全面性强直发作；C. 屈肌痉挛和 EEG 弥漫性慢棘慢波放电；D. 在 2 岁 3 个月时进行生酮饮食治疗，显著改善了癫痫发作和 EEG，从那以后，她一直没有癫痫发作

　　1/3～1/2 的 CSWS 病例存在先天神经系统异常及神经影像学异常，包括多小脑回畸形、早期丘脑病变和脑积水[92, 93]。

　　发作间期 EEG 最初显示中央颞区、额极区和枕区的局灶性或多灶性棘慢波，随后在睡眠期间演变为弥漫性和持续性，满足 4—14 岁 CSWS 的 EEG 标准[85]。研究者定义 CSWS 的棘波指数范围各不相同，占非快速眼动睡眠期的 50%～85%[86, 94]。

　　神经行为和神经认知的退化随着 CSWS 的持续而进展[85, 93]。因此，对于近期出现的神经行为退化和睡眠 EEG 提示 CSWS 的患者，建议进行长程视频脑电监测。

　　CSWS 和 LKS 的治疗方案包括 ASM、大剂量皮质类固醇 /ACTH、KD、静脉注射免疫球蛋白（intravenous immunoglobulin，IVIG）和癫痫外科手术[85, 87, 95]。VPA、ESM、苯二氮䓬类药物、舒噻美、LEV 和 LTG 的各种组合是可作为 ASM 的选择[93, 95]。大剂量皮质类固醇 /ACTH 可以控制癫痫发作和 CSWS，但需要持续数月，除非患者复发。关于对 LKS 患者进行多软膜下横切术（multiple subpial transection，MST），目前没有足够的证据推荐 MST 优于药物治疗[96, 97]。

　　长期癫痫发作和 CSWS 预后良好，因为它们是自限性的，大多数案例直到青春期才消失[98, 99]。但是，神经行为和认知预后（LKS 的语言问题）不如癫痫发作和 CSWS[90, 93]。50%～90% 的患者仍存在不同程度的残余缺陷[93, 100]。

4. Rasmussen 综合征

RS 的特征表现为难治性局灶性癫痫，伴有持续部分性癫痫（epilepsia partialis continua，EPC），以及由于慢性局限性脑炎引起的身体偏侧缓慢进行性神经功能缺陷[101, 102]。发病年龄在 1—14 岁，高峰约为 6 岁[103]。RS 影响健康发育的儿童，并且没有性别差异。RS 患者先出现局灶性运动发作或感觉 – 运动性发作、复杂性局灶性发作或 FBTCS，即使进行 ASM 治疗，发作频率仍逐渐增加[101]。EPC 通常在起病后 3 年内发生，并累及手指、手臂、腿或口。56%～100% 的 RS 患者出现 EPC，但没有 EPC 不能排除 RS 的诊断[103, 104]。

发作间期 EEG 的特点是持续的多形性 δ 活动，主要在受累大脑半球中央顶区，伴或不伴癫痫样放电。头颅 MRI 最初正常或表现为单侧岛叶和岛周区域萎缩[102, 105]。随后，在受累的大脑半球出现进行性弥漫性萎缩和增加的高信号病变。发作间期单光子发射 CT 和氟代脱氧葡萄糖正电子发射体层扫描也分别显示同一大脑半球的灌注和葡萄糖摄取减少[102]。虽然 RS 被认为是一种免疫介导的脑炎和癫痫，但没有特异性自身抗体或免疫介导的产物有助于 RS 的早期诊断[105]。RS 的临床诊断可根据特征性的临床特征和脑部 MRI 的进行性变化得出，很少需要病理证实[102, 105]。

关于 RS 的治疗，各种 ASM 的试验价值有限[103]。在癫痫持续状态或癫痫发作加剧的情况下，大剂量类固醇治疗或大剂量 IVIG 可能会缓解病情[102, 106]。在 RS 中发现细胞介导的免疫过程，他克莫司或其他抑制这些机制的药物一直在试验中[106, 107]。然而，这些免疫调节治疗似乎只是减缓而不是阻止疾病的进展，最终并没有改变疾病的预后[105]。关于手术治疗，功能性半球切开术是最终和最佳的选择，但当 RS 影响优势半球时需要谨慎考虑[103, 105]。

参 考 文 献

[1] Wyllie E. Surgery for catastrophic localization-related epilepsy in infants. Epilepsia 1996;37(Suppl 1):S22–S25

[2] Shields WD. Catastrophic epilepsy in childhood. Epilepsia 2000;41(Suppl 2):S2–S6

[3] Oguni H, Otsuki T, Kobayashi K, et al. Clinical analysis of catastrophic epilepsy in infancy and early childhood: results of the Far-East Asia Catastrophic Epilepsy (FACE) study group. Brain Dev 2013;35(8):786–792

[4] Gaily E, Lommi M, Lapatto R, Lehesjoki AE. Incidence and outcome of epilepsy syndromes with onset in the first year of life: a retrospective population-based study. Epilepsia 2016;57(10):1594–1601

[5] Vignoli A, Peron A, Turner K, et al. Long-term outcome of epilepsy with onset in the first three years of life: findings from a large cohort of patients. Eur J Paediatr Neurol 2016;20(4):566–572

[6] Eltze CM, Chong WK, Cox T, et al. A population-based study of newly diagnosed epilepsy in infants. Epilepsia 2013;54(3):437–445

[7] Rahman S, Footitt EJ, Varadkar S, Clayton PT. Inborn errors of metabolism causing epilepsy. Dev Med Child Neurol 2013;55(1):23–36

[8] Wolf NI, García-Cazorla A, Hoffmann GF. Epilepsy and inborn errors of metabolism in children. J Inherit Metab Dis 2009;32(5):609–617

[9] Pearl PL. Inherited metabolic epilepsies. New York, NY: Demos Medical Publishing; 2012:1–13

[10] Barkovich AJ, Guerrini R, Kuzniecky RI, Jackson GD, Dobyns WB. A developmental and genetic classification for malformations of cortical development: update 2012. Brain 2012;135 (Pt 5):1348–1369

[11] Barkovich AJ, Dobyns WB, Guerrini R. Malformations of cortical development and epilepsy. Cold Spring Harb Perspect Med 2015;5(5):a022392

[12] Michaud JL, Lachance M, Hamdan FF, et al. The genetic landscape of infantile spasms. Hum Mol Genet 2014;23(18):4846–4858

[13] Nordli Jr. DR, Pellock JM, Sankar R, Wheless JW, eds. Neonatal seizures. In: Pellock's Pediatric Epilepsy: Diagnosis and Therapy. 4th ed. Washington, DC: Springer Publishing Company; 2016:489–503

[14] Yamatogi Y, Ohtahara S. Early-infantile epileptic encephalopathy with suppression-bursts, Ohtahara syndrome; its overview referring to our 16 cases. Brain Dev 2002;24(1):13–23

[15] Ohtahara S, Yamatogi Y. Ohtahara syndrome: with special reference to its developmental aspects for differentiating from early myoclonic encephalopathy. Epilepsy Res 2006;70(Suppl 1):S58–S67

[16] Coppola G, Plouin P, Chiron C, Robain O, Dulac O. Migrating partial seizures in infancy: a malignant disorder with developmental arrest. Epilepsia 1995;36(10):1017–1024

[17] Weckhuysen S, Ivanovic V, Hendrickx R, et al; KCNQ2 Study Group. Extending the KCNQ2 encephalopathy spectrum: clinical and neuroimaging findings in 17 patients. Neurology 2013;81(19):1697–1703

[18] Kato M, Yamagata T, Kubota M, et al. Clinical spectrum of early onset epileptic encephalopathies caused by KCNQ2 mutation. Epilepsia 2013;54(7):1282–1287

[19] Millichap JJ, Park KL, Tsuchida T, et al. KCNQ2 encephalopathy: features, mutational hot spots, and ezogabine treatment of 11 patients. Neurol Genet 2016;2(5):e96

[20] Ohtahara S, Yamatogi Y. Epileptic encephalopathies in early infancy with suppression-burst. J Clin Neurophysiol 2003; 20(6):398–407

[21] Ishii A, Kang JQ, Schornak CC, et al. A de novo missense mutation of GABRB2 causes early myoclonic encephalopathy. J Med Genet 2017;54(3):202–211

[22] Cohen R, Basel-Vanagaite L, Goldberg-Stern H, et al. Two siblings

with early infantile myoclonic encephalopathy due to mutation in the gene encoding mitochondrial glutamate/H+ symporter SLC25A22. Eur J Paediatr Neurol 2014;18(6):801–805

[23] Ohtahara S, Ohtsuka Y, Yamatogi Y, Oka E. The early-infantile epileptic encephalopathy with suppression-burst: developmental aspects. Brain Dev 1987;9(4):371–376

[24] Saitsu H, Kato M, Okada I, et al. STXBP1 mutations in early infantile epileptic encephalopathy with suppression-burst pattern. Epilepsia 2010;51(12):2397–2405

[25] Nakamura K, Kato M, Osaka H, et al. Clinical spectrum of SCN2A mutations expanding to Ohtahara syndrome. Neurology 2013;81(11):992–998

[26] Otsuki T, Kim HD, Luan G, et al; FACE Study Group. Surgical versus medical treatment for children with epileptic encephalopathy in infancy and early childhood: Results of an international multicenter cohort study in Far-East Asia (the FACE study). Brain Dev 2016;38(5):449–460

[27] Coppola G. Malignant migrating partial seizures in infancy: an epilepsy syndrome of unknown etiology. Epilepsia 2009;50(Suppl 5):49–51

[28] McTague A, Appleton R, Avula S, et al. Migrating partial seizures of infancy: expansion of the electroclinical, radiological and pathological disease spectrum. Brain 2013;136(Pt 5):1578–1591

[29] Barcia G, Fleming MR, Deligniere A, et al. De novo gain-of-function KCNT1 channel mutations cause malignant migrating partial seizures of infancy. Nat Genet 2012;44(11):1255–1259

[30] Chong PF, Nakamura R, Saitsu H, Matsumoto N, Kira R. Ineffective quinidine therapy in early onset epileptic encephalopathy with KCNT1 mutation. Ann Neurol 2016;79(3):502–503

[31] Milligan CJ, Li M, Gazina EV, et al. KCNT1 gain of function in 2 epilepsy phenotypes is reversed by quinidine. Ann Neurol 2014;75(4):581–590

[32] Djuric M, Kravljanac R, Kovacevic G, Martic J. The efficacy of bromides, stiripentol and levetiracetam in two patients with malignant migrating partial seizures in infancy. Epileptic Disord 2011;13(1):22–26

[33] Okuda K, Yasuhara A, Kamei A, Araki A, Kitamura N, Kobayashi Y. Successful control with bromide of two patients with malignant migrating partial seizures in infancy. Brain Dev 2000;22(1):56–59

[34] Lux AL, Osborne JP. A proposal for case definitions and outcome measures in studies of infantile spasms and West syndrome: consensus statement of the West Delphi group. Epilepsia 2004;45(11):1416–1428

[35] Vigevano F, Fusco L, Pachatz C. Neurophysiology of spasms. Brain Dev 2001;23(7):467–472

[36] Hrachovy RA, Frost JD Jr. Infantile spasms. Handb Clin Neurol 2013;111:611–618

[37] Watanabe K, Negoro T, Okumura A. Symptomatology of infantile spasms. Brain Dev 2001;23(7):453–466

[38] Yamamoto N, Watanabe K, Negoro T, et al. Partial seizures evolving to infantile spasms. Epilepsia 1988;29(1):34–40

[39] Sankar R, Curran JG, Kevill JW, Rintahaka PJ, Shewmon DA, Vinters HV. Microscopic cortical dysplasia in infantile spasms: evolution of white matter abnormalities. AJNR Am J Neuroradiol 1995;16(6):1265–1272

[40] Watanabe K, Negoro T, Aso K, Matsumoto A. Reappraisal of interictal electroencephalograms in infantile spasms. Epilepsia 1993;34(4):679–685

[41] Fujii A, Oguni H, Hirano Y, Shioda M, Osawa M. A long-term, clinical study on symptomatic infantile spasms with focal features. Brain Dev 2013;35(5):379–385

[42] Osborne JP, Lux AL, Edwards SW, et al. The underlying etiology of infantile spasms (West syndrome): information from the United Kingdom Infantile Spasms Study (UKISS) on contemporary causes and their classification. Epilepsia 2010;51(10):2168–2174

[43] Allen AS, Berkovic SF, Cossette P, et al; Epi4K Consortium. Epilepsy Phenome/Genome Project. De novo mutations in epileptic encephalopathies. Nature 2013;501(7466):217–221

[44] Chugani HT, Ilyas M, Kumar A, et al. Surgical treatment for refractory epileptic spasms: The Detroit series. Epilepsia 2015;56(12):1941–1949

[45] Chugani HT, Shewmon DA, Shields WD, et al. Surgery for intractable infantile spasms: neuroimaging perspectives. Epilepsia 1993;34(4):764–771

[46] Lux AL, Edwards SW, Hancock E, et al; United Kingdom Infantile Spasms Study. The United Kingdom Infantile Spasms Study (UKISS) comparing hormone treatment with vigabatrin on developmental and epilepsy outcomes to age 14 months: a multicentre randomised trial. Lancet Neurol 2005;4(11):712–717

[47] O'Callaghan FJ, Edwards SW, Alber FD, et al; Participating Investigators. Safety and effectiveness of hormonal treatment versus hormonal treatment with vigabatrin for infantile spasms (ICISS): a randomised, multicentre, open-label trial. Lancet Neurol 2017;16(1):33–42

[48] Knupp KG, Coryell J, Nickels KC, et al; Pediatric Epilepsy Research Consortium. Response to treatment in a prospective national infantile spasms cohort. Ann Neurol 2016;79(3):475–484

[49] Coppola G, Pascotto A. The medical treatment of infantile spasms. In: Guzzetta F, Dalla Bernadina B, Guerrini R, eds. Progress in epileptic spasm and West syndrome. London, UK: John Libbey Eurotext; 2007:153–173

[50] Hirano Y, Oguni H, Shiota M, Nishikawa A, Osawa M. Ketogenic diet therapy can improve ACTH-resistant West syndrome in Japan. Brain Dev 2015;37(1):18–22

[51] Jonas R, Asarnow RF, LoPresti C, et al. Surgery for symptomatic infant-onset epileptic encephalopathy with and without infantile spasms. Neurology 2005;64(4):746–750

[52] Harvey AS, Cross JH, Shinnar S, Mathern GW, Taskforce IPESS; ILAE Pediatric Epilepsy Surgery Survey Taskforce. Defining the spectrum of international practice in pediatric epilepsy surgery patients. Epilepsia 2008;49(1):146–155

[53] Oguni H, Hayashi K, Osawa M, et al. Severe myoclonic epilepsy in infancy: clinical analysis and relation to SCN1A mutations in a Japanese cohort. Adv Neurol 2005;95:103–117

[54] Dravet C, Oguni H. Dravet syndrome (severe myoclonic epilepsy in infancy). Handb Clin Neurol 2013;111:627–633

[55] Dravet C, Bureau M, Oguni H, Cokar O, Guerrini R. Dravet syndrome (severe myoclonic epilepsy in infancy). In: Michelle B, Pierre G, Charlotte D, eds. Epileptic syndromes in infancy, childhood and adolescence. London, UK: John Libbey Eurotext; 2012:125–156

[56] Tsuda Y, Oguni H, Sakauchi M, Osawa M. An electroclinical study of absence seizures in Dravet syndrome. Epilepsy Res 2013;103(1):88–96

[57] Wang JW, Kurahashi H, Ishii A, et al. Microchromosomal deletions involving SCN1A and adjacent genes in severe myoclonic epilepsy in infancy. Epilepsia 2008;49(9):1528–1534

[58] Oguni H, Hayashi K, Oguni M, et al. Treatment of severe myoclonic epilepsy in infants with bromide and its borderline variant. Epilepsia 1994;35(6):1140–1145

[59] Aras LM, Isla J, Mingorance-Le Meur A. The European patient with Dravet syndrome: results from a parent-reported survey on antiepileptic drug use in the European population with Dravet syndrome. Epilepsy Behav 2015;44:104–109

[60] Sakauchi M, Oguni H, Kato I, et al. Retrospective multiinstitutional study of the prevalence of early death in Dravet syndrome. Epilepsia 2011;52(6):1144–1149

[61] Scheffer IE, Turner SJ, Dibbens LM, et al. Epilepsy and mental retardation limited to females: an under-recognized disorder. Brain 2008;131(Pt 4):918–927

[62] Dibbens LM, Tarpey PS, Hynes K, et al. X-linked protocadherin 19 mutations cause female-limited epilepsy and cognitive impairment. Nat Genet 2008;40(6):776–781

[63] Depienne C, Bouteiller D, Keren B, et al. Sporadic infantile epileptic encephalopathy caused by mutations in PCDH19 resembles Dravet syndrome but mainly affects females. PLoS Genet 2009;5(2):e1000381

[64] Higurashi N, Nakamura M, Sugai M, et al. PCDH19–related female-limited epilepsy: further details regarding early clinical features and therapeutic efficacy. Epilepsy Res 2013;106(1–2):191–199

[65] Marini C, Darra F, Specchio N, et al. Focal seizures with affective symptoms are a major feature of PCDH19 gene-related epilepsy. Epilepsia 2012;53(12):2111–2119

[66] Lotte J, Bast T, Borusiak P, et al. Effectiveness of antiepileptic therapy in patients with PCDH19 mutations. Seizure 2016;35:106–110

[67] Higurashi N, Shi X, Yasumoto S, et al. PCDH19 mutation in Japanese females with epilepsy. Epilepsy Res 2012; 99(1–2):28–37

[68] Doose H, Gerken H, Leonhardt R, Völzke E, Völz C. Centrencephalic myoclonic-astatic petit mal. Clinical and genetic investigation. Neuropadiatrie 1970;2(1):59–78

[69] Oguni H, Hayashi K, Imai K, et al. Idiopathic myoclonic-astatic epilepsy of early childhood—nosology based on electrophysiologic and long-term follow-up study of patients. Adv Neurol 2005;95:157–174

[70] Oguni H, Fukuyama Y, Imaizumi Y, Uehara T. Video-EEG analysis of drop seizures in myoclonic astatic epilepsy of early childhood (Doose syndrome). Epilepsia 1992;33(5):805–813

[71] Oguni H, Uehara T, Imai K, Osawa M. Atonic epileptic drop attacks associated with generalized spike-and-slow wave complexes: video-polygraphic study in two patients. Epilepsia 1997;38(7):813–818

[72] Itoh Y, Oguni H, Hirano Y, Osawa M. Study of epileptic drop attacks in symptomatic epilepsy of early childhood—differences from those in myoclonic-astatic epilepsy. Brain Dev 2015;37(1):49–58

[73] Oguni H, Tanaka T, Hayashi K, et al. Treatment and long-term prognosis of myoclonic-astatic epilepsy of early childhood. Neuropediatrics 2002;33(3):122–132

[74] Wiemer-Kruel A, Haberlandt E, Hartmann H, Wohlrab G, Bast T. Modified Atkins diet is an effective treatment for children with Doose syndrome. Epilepsia 2017;58(4):657–662

[75] Arzimanoglou A, French J, Blume WT, et al. Lennox–Gastaut syndrome: a consensus approach on diagnosis, assessment, management, and trial methodology. Lancet Neurol 2009;8(1):82–93

[76] Kaminska A, Oguni H. Lennox–Gastaut syndrome and epilepsy with myoclonic-astatic seizures. Handb Clin Neurol 2013;111:641–652

[77] Fujii A, Oguni H, Hirano Y, Osawa M. Atypical benign partial epilepsy: recognition can prevent pseudocatastrophe. Pediatr Neurol 2010;43(6):411–419

[78] Hahn A. Atypical benign partial epilepsy/pseudo-Lennox syndrome. Epileptic Disord 2000;2(Suppl 1):S11–S17

[79] Montouris GD, Wheless JW, Glauser TA. The efficacy and tolerability of pharmacologic treatment options for Lennox–Gastaut syndrome. Epilepsia 2014;55(Suppl 4):10–20

[80] Ohtsuka Y, Yoshinaga H, Shirasaka Y, Takayama R, Takano H, Iyoda K. Long-term safety and seizure outcome in Japanese patients with Lennox–Gastaut syndrome receiving adjunctive rufinamide therapy: An open-label study following a randomized clinical trial. Epilepsy Res 2016;121:1–7

[81] Kossoff EH, Shields WD. Nonpharmacologic care for patients with Lennox–Gastaut syndrome: ketogenic diets and vagus nerve stimulation. Epilepsia 2014;55(Suppl 4):29–33

[82] Cross JH. The ketogenic diet in the treatment of Lennox–Gastaut syndrome. Dev Med Child Neurol 2012;54(5):394–395

[83] Lancman G, Virk M, Shao H, et al. Vagus nerve stimulation vs. corpus callosotomy in the treatment of Lennox–Gastaut syndrome: a meta-analysis. Seizure 2013;22(1):3–8

[84] Katagiri M, Iida K, Kagawa K, et al. Combined surgical intervention with vagus nerve stimulation following corpus callosotomy in patients with Lennox–Gastaut syndrome. Acta Neurochir (Wien) 2016;158(5):1005–1012

[85] Tassinari CA, Cantalupo G, Dalla Bernardina B, et al. Encephalopathy related to status epilepticus during slow sleep (ESES) including Landau–Kleffner syndrome. In: Epileptic Syndromes in Infancy, Childhood and Adolescence. London, UK: John Libbey Eurotext; 2012:255–275

[86] Patry G, Lyagoubi S, Tassinari CA. Subclinical "electrical status epilepticus" induced by sleep in children. A clinical and electroencephalographic study of six cases. Arch Neurol 1971;24(3):242–252

[87] Veggiotti P, Pera MC, Teutonico F, Brazzo D, Balottin U, Tassinari CA. Therapy of encephalopathy with status epilepticus during sleep (ESES/CSWS syndrome): an update. Epileptic Disord 2012;14(1):1–11

[88] Paetau R. Magnetoencephalography in Landau–Kleffner syndrome. Epilepsia 2009;50(Suppl 7):51–54

[89] Hirsch E, Valenti MP, Rudolf G, et al. Landau–Kleffner syndrome is not an eponymic badge of ignorance. Epilepsy Res 2006;70(Suppl 1):S239–S247

[90] Robinson RO, Baird G, Robinson G, Simonoff E. Landau–Kleffner syndrome: course and correlates with outcome. Dev Med Child Neurol 2001;43(4):243–247

[91] Tachikawa E, Oguni H, Shirakawa S, Funatsuka M, Hayashi K, Osawa M. Acquired epileptiform opercular syndrome: a case report and results of single photon emission computed tomography and computer-assisted electroencephalographic analysis. Brain Dev 2001;23(4):246–250

[92] Galanopoulou AS, Bojko A, Lado F, Moshé SL. The spectrum of neuropsychiatric abnormalities associated with electrical status epilepticus in sleep. Brain Dev 2000;22(5):279–295

[93] Kramer U, Sagi L, Goldberg-Stern H, Zelnik N, Nissenkorn A, Ben-Zeev B. Clinical spectrum and medical treatment of children with electrical status epilepticus in sleep (ESES). Epilepsia 2009;50(6):1517–1524

[94] Fernández IS, Peters JM, Hadjiloizou S, et al. Clinical staging and electroencephalographic evolution of continuous spikes and waves during sleep. Epilepsia 2012;53(7):1185–1195

[95] Sánchez Fernández I, Chapman K, Peters JM, et al. Treatment for continuous spikes and waves during sleep (CSWS): survey on treatment choices in North America. Epilepsia 2014;55(7):1099–1108

[96] Morrell F, Whisler WW, Smith MC, et al. Landau–Kleffner syndrome. Treatment with subpial intracortical transection. Brain 1995;118(Pt 6):1529–1546

[97] Downes M, Greenaway R, Clark M, et al. Outcome following multiple subpial transection in Landau–Kleffner syndrome and related regression. Epilepsia 2015;56(11):1760–1766

[98] Smith MC, Hoeppner TJ. Epileptic encephalopathy of late childhood: Landau–Kleffner syndrome and the syndrome of continuous spikes and waves during slow-wave sleep. J Clin Neurophysiol 2003;20(6):462–472

[99] Paquier PF, Van Dongen HR, Loonen CB. The Landau–Kleffner syndrome or 'acquired aphasia with convulsive disorder'. Longterm follow-up of six children and a review of the recent literature. Arch Neurol 1992;49(4):354–359

[100] Soprano AM, Garcia EF, Caraballo R, Fejerman N. Acquired epileptic aphasia: neuropsychologic follow-up of 12 patients. Pediatr Neurol 1994;11(3):230–235

[101] Oguni H, Andermann F, Rasmussen T. The natural history of the syndrome of chronic encephalitis and epilepsy: a study of the MNI series of forty-eight cases. In: Andermann F, ed. Chronic Encephalitis and Epilepsy—Rasmussen's Syndrome. Boston, MA: Butterworth–Heinemann; 1991:7–35

[102] Bien CG, Granata T, Antozzi C, et al. Pathogenesis, diagnosis and treatment of Rasmussen encephalitis: a European consensus statement. Brain 2005;128(Pt 3):454–471

[103] Oguni H, Andermann F, Rasmussen TB. The syndrome of chronic encephalitis and epilepsy. A study based on the MNI series of 48 cases. Adv Neurol 1992;57:419–433

[104] Muto A, Oguni H, Takahashi Y, et al. Nationwide survey (incidence, clinical course, prognosis) of Rasmussen's encephalitis. Brain Dev 2010;32(6):445–453

[105] Varadkar S, Bien CG, Kruse CA, et al. Rasmussen's encephalitis: clinical features, pathobiology, and treatment advances. Lancet Neurol 2014;13(2):195–205

[106] Takahashi Y, Yamazaki E, Mine J, et al. Immunomodulatory therapy versus surgery for Rasmussen syndrome in early childhood. Brain Dev 2013;35(8):778–785

[107] Bien CG, Tiemeier H, Sassen R, et al. Rasmussen encephalitis: incidence and course under randomized therapy with tacrolimus or intravenous immunoglobulins. Epilepsia 2013;54(3):543–550

第 10 章　先天性或早期脑部病变的癫痫手术
Epilepsy Surgery for Congenital or Early Brain Lesions

Ahsan Moosa Naduvil Valappil　Tobias Loddenkemper　Elaine Wyllie　著

刘一迪　译　　操德智　校

摘　要

癫痫手术候选者的确定最初源自成人和青少年癫痫患者的经验，他们通常在年龄较大时获得致痫病变。在该患者人群中，预测术后无癫痫发作的标志性特征包括：神经影像学显示的局灶性病变，以及癫痫发作症状学、发作期和发作间期 EEG 方面一致的局灶性特征。20 世纪 90 年代，随着外科手术成功治愈了一组由局灶性皮质发育不良引起的痉挛症患儿，人们普遍认为，在年幼的癫痫手术候选者中，癫痫发作症状学和 EEG 可能缺乏较大年龄时获得的致痫性病变所特有的局灶性特征。在大脑快速生长发育阶段和神经系统未发育成熟的阶段中，先天性和早期获得的脑部病变对于癫痫的临床和电生理表型具有特殊影响，高达 1/4 的患儿 EEG 表现出全面性放电，有时表现为对侧大脑放电。在这些先天性或早期获得性脑损伤的癫痫患儿中，癫痫手术的评估和确定不再基于传统的 EEG 和发作症状学上的单侧或局灶性的表现。相反，它是基于患有严重癫痫的综合评估、MRI 上发现的单侧潜在的致痫病灶、局灶性或全面性 EEG 放电和发作类型。对选定的严重癫痫患儿应尽早手术治疗，以减少癫痫发作和药物负担，并充分利用大脑的可塑性阶段最大限度地发挥发育潜能。

关键词

癫痫外科手术，致痫病变，非适应性可塑性，大脑半球性病变

癫痫手术候选者的确定最初源自成人和青少年癫痫患者的经验，他们通常在年龄较大时获得致痫病变[1, 2]。在这一患者人群中，预测术后无癫痫发作的标志性特征包括：神经影像学显示的局灶性病变，以及癫痫发作症状学、发作期和发作间期 EEG 一致的局灶性特征[3]。随着 MRI 对识别更细微的病变更加敏感，如皮质发育畸形（MCD）[4, 5]，癫痫手术成为婴儿和儿童的主流治疗方法[6-10]，这一选择模式面临着一些挑战。20 世纪 90 年代，随着外科手术成功治愈了一组由局灶性皮质发育不良引起的痉挛症患儿（婴儿），人们普遍认为，在年幼的癫痫手术候选者中，癫痫发作症状学和 EEG 可能缺乏较大年龄时获得的致痫性病变所特有的局灶性特征[11]。因此，这些早期病变对手术候选者的选择提出了独特的挑战。

一、引起癫痫的先天性或早期获得性病变的类型

从手术规划的角度来看，先天性或早期获得性病变可分为两大类：大脑半球病变和局灶或多灶性病变[12]。前者需要行大脑半球切除术，后者需要行脑叶或多脑叶切除术。此外，选择手术方

式时需考虑致痫灶的定位、功能区的分布、患儿年龄和大脑的可塑性潜能。

（一）大脑半球病变

与适合手术治疗的成人癫痫患者相比，儿童患者中累及整个或大部分大脑半球的致痫性病变更常见。MCD、Sturge-Weber 综合征、各种损伤导致的脑软化症和 Rasmussen 脑炎构成了四种主要的类型。这些病变通常伴有偏瘫，伴或不伴偏盲。

1. 皮质发育畸形

MCD 可影响整个或大部分大脑半球，这里称为半球畸形[13]。大脑半球 MCD 的原型是半侧巨脑畸形。半侧巨脑畸形可独立存在或与神经皮肤综合征一起出现，如表皮痣综合征[14]、伊藤色素减少症[15]、Klippel-Trenauney-Weber 综合征[16]、Proteus 综合征[17]、神经纤维瘤病 1 型[18] 和结节性硬化症[19]。在这些病例中，精准诊断对于解决这些综合征中的其他系统问题很重要。在一些病例中，巨脑畸形可能不会累及整个大脑半球，仅局限于受累半球的后部或前部脑区，一些学者将这些病例称为半 – 半侧巨脑畸形[20]。一些半球性 MCD 可能存在脑萎缩，并且与巨脑畸形不同[21]。外科手术系列中其他不太常见的畸形包括脑裂畸形和多小脑回畸形[21, 22]。在对侧半球存在细微或明显的异常很常见，在接受半球切除术的儿童中，可能有多达 2/3 的儿童出现这种异常。双侧大脑畸形，如无脑回畸形和皮质下带状异位症被排除在该组之外，因为目前他们通常不适合接受癫痫手术治疗。

2. Sturge-Weber 综合征

在对婴儿进行的早期大脑半球切除术系列中，Sturge-Weber 综合征是最早接受手术的疾病类型之一[23]。这种综合征很容易通过面部鲜红痣、对侧偏瘫、视野缺陷的临床三联征和特征性神经放射学异常来识别，神经放射学异常包括典型的后头部软脑膜和脑实质内血管瘤病、脉络丛肥大、脑回状钙化和进行性局部或半球脑萎缩[24, 25]。

3. 脑软化症

影响大部分大脑半球的广泛性囊性脑软化症或胶质增生症是最近儿科系列手术中的一个重要类型[26-28]。早期获得性脑软化症最常见的原因是产前或围产期的大脑动脉梗死、脑室内出血或缺氧缺血。创伤和感染是出生后、婴儿期和幼儿期的重要病因。

4. Rasmussen 综合征

Rasmussen 综合征是一种进行性疾病，其特征是严重的单侧局灶性癫痫，常伴有持续性部分性癫痫发作和进行性神经功能缺损，包括偏瘫、认知能力下降和失语症（如果优势半球受累）[29-31]。早期 MRI 检查是正常的。很少有患者在起病时出现短暂的局灶性皮质肿胀。随着疾病进展，将会在岛叶和岛叶周围区域出现进行性大脑半球萎缩，T_2 加权和液体衰减反转恢复序列上的皮质和皮质下信号增高[30, 32]。同侧尾状核头和壳核常受累[33]。双侧半球均受累的情况罕见[34]。

5. 肿瘤

肿瘤很少累及一侧大脑半球的大部分，但这种情况下控制癫痫发作可能不是手术的唯一目的。脑胶质瘤病可能被误诊为半侧巨脑畸形，特别是当它发生在患有难治性癫痫的儿童身上时[35]。

（二）局灶性病变

儿童需要手术治疗的早期局灶性致痫病灶主要为局灶性皮质发育不良[7, 36]。其他局灶性畸形包括灰质异位、多细小脑回、脑裂畸形和下丘脑错构瘤[37]。胚胎发育不良性神经外胚层肿瘤和结节性硬化症的多灶性皮质结节也属于肿瘤边缘区域的发育不良范围[37]。其他早期肿瘤包括神经节细胞胶质瘤、神经节细胞瘤和多形性黄色星形细胞瘤[7, 38]。由血管损伤、创伤和感染引起的局灶性胶质增生区域构成早期局灶性病变[9, 39]。

虽然已经有 4 月龄的病例被报道[40]，但颞叶内侧硬化（mesial temporal sclerosis，MTS）在生命早期仍是一种罕见的病变[9]。在适合手术治疗的小儿癫痫患者中，MTS 更有可能以同侧前颞皮质发育不良的双重病理形式存在[9, 38, 41]。

（三）非病变区域 MRI

尽管在结构神经成像方面取得了进展，但仍有相当多的耐药性局灶性癫痫患者在 MRI 上没有可识别的结构性病变。基于临床和电生理数据的融合[7]或功能成像研究，如正电子发射体层成像（PET）或发作期单光子发射 CT 的支持下，许多没有明显的病变患者已经成功地进行了手术切除[11]。该组患者经常需要进行有创监测来绘制潜在的癫痫发作区域。组织病理学通常显示皮质发育不良、神经元异位和局灶性胶质增生是大多数 MRI 阴性病变中癫痫发生的基础[7, 42]。

二、早期病变的影响

（一）适应性可塑性

与成人不同，年轻大脑的可塑性可作为缓冲，以应对功能区（如语言、运动和初级视觉皮质区）切除术后出现的新的神经功能缺损[43-45]。简单地说，在这种情况下，可塑性是指募集神经元去执行原本非指定的功能。这种通过可塑性获得的功能被称为适应性可塑性[44]。典型的例子是早期左侧大脑半球损伤时语言功能转移到右侧大脑半球[43, 46-50]。在早期损伤时，惯用手也可有效转移。惯用手可能是由位于顶下小叶的实践中心而不是语言区决定的[51]。然而，语言中心和实践中心通常存在于同一侧大脑半球，因此，惯用手是语言优势的替代标记[51, 52]。运动、感觉和视觉功能的可塑性有限，而且神经元可塑性对功能恢复的作用有限。认知功能的可塑性很难单独评估，但可能明显超过感觉运动功能。

可塑性和由此产生的功能转移最好在语言领域进行研究。在大多数正常人中，Broca 区和 Wernicke 区在解剖位置上是一致的。这些位置及周围的致痫性病变将语言功能转移到相邻区域，或者在极端情况下转移到对侧半球的同源区域[49, 50, 53]。影响语言功能转移的三个主要因素：起病时的年龄、病变的大小和病变的性质。起病时

年龄较小、病灶较大和破坏性病灶更容易发生语言区转移。其中最重要的因素是起病时的年龄，而 6 岁通常是发生有效语言迁移的截止时间[50]。然而，许多这种早期病变可能直到后来才表现为癫痫，已超过了有效可塑期。在这些情况下，脑损伤时的年龄比癫痫发作时的年龄或手术时的年龄更重要。因此，只要病变是在可塑性窗口期内获得的，通常是在 6 岁之前，这些可塑性规律甚至可能适用于成人。尽管在生命早期发生脑损伤时会发生有效的功能转移，但在年龄较大儿童甚至成年期，仍可能存在一定程度的可塑性[47, 54, 55]。围产期脑卒中或半侧大脑畸形导致大脑半球出现较大的病灶会将语言区域转移到对侧半球[49, 50]。相反，较小的病变（如肿瘤）往往会将语言区转移到同一侧大脑半球的邻近区域[53]。在对这种病变进行手术时，这些信息至关重要，因为肿瘤周围大脑区域可能具有语言功能。

迁移的语言功能从来没有自然习得的语言好，几项研究表明，在大多数患者的语言习得中，左侧大脑半球在系统发育上处于优势地位[43, 56]。与接受性语言功能相比，这更适用于表达语言功能。颈内动脉阿莫巴比妥试验（Wada 试验）难以在伴有神经认知缺陷的儿童中进行，但据报道在某些情况下有帮助[57]。功能 MRI 和儿童特定语言测试模式可能很快取代 Wada 试验对语言的偏侧性测试[58, 59]。

（二）EEG 表现

早期致痫性脑部病变与正常发育过程之间的相互作用可能导致 EEG 模式不同于大脑成熟后获得性病变的患者，且 EEG 比其更弥散。这最早表现为全面性高峰节律紊乱和婴儿痉挛中发现，并且在先天或早期获得的局灶性或半球脑损伤进行切除术后无癫痫发作[11, 42]。随后，对于患有早期脑损伤和具有其他广泛性 EEG 模式的年龄较大的儿童和青少年，也有成功进行癫痫手术的报道，包括传统上与 Lennox-Gastaut 综合征相关的广泛性慢棘慢复合波的模式（图 10-1）或在广泛性单侧脑软化症中观察到的对侧模式（病变对侧大脑半球的

最高波幅癫痫样放电）[26, 60]（图 10-2）。

　　伴有高峰节律紊乱的 West 综合征和伴有广泛性慢棘慢波的 Lennox-Gastaut 综合征最初都认为不适合行手术治疗[61, 62]。这些综合征无病因特异性，可出现于各种脑损伤的反应。在这些疾病中发现可识别的局灶性和多灶性病变，促使多个中心尝试对这些患者进行病变切除术，这些患者原

本患有耐多药性癫痫，癫痫发作负担非常高，剩下可选择的治疗方法非常少[8, 11, 26, 60, 63–65]。这些患者的手术成功拓宽了适合手术的癫痫表型范围。

　　在这些适合手术的患者中，表现出广泛性 EEG 模式的关键因素似乎是病变发生时的年龄（78% 在产前或围生期；在一个研究队列中，90% 发生在出生后 2 年以内），而不是评估癫痫

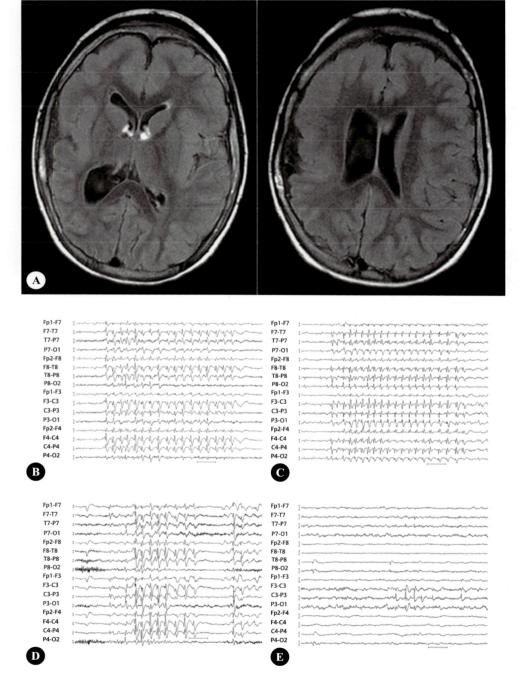

◀ 图 10-1　A. 轴位 MRI 显示一名 8 岁女童右侧大脑半球皮质发育畸形，自 18 月龄起出现左侧偏瘫、智力障碍和难治性癫痫。癫痫发作包括每日多次跌倒发作，跌倒伴意识丧失和摇头，持续 10 ～ 30s，每天 50 ～ 100 次。B. 发作间期 EEG 显示广泛性慢棘慢复合波。C. 发作期 EEG 显示在跌倒伴意识丧失和摇头的发作过程中，出现广泛慢棘慢复合波。D. 大多数慢棘慢复合波的暴发在开始时是双侧同步的，但也有少数有初始最大值或从左侧或右侧引入。E. 术后 EEG，右侧功能性大脑半球切除术后 6 个月，显示预期的背景减弱，右侧出现尖波，左侧出现持续性局灶性尖波。术后 1 年、2 年、3 年随访 EEG 均未见对侧发作间期癫痫样放电

经 Wyllie 等授权使用[26]

手术时的年龄（0.2—24 岁；中位数：8 岁）。这种"局灶性病变中的广泛性模式"现象遵循类似于前面描述的语言迁移中的适应性可塑性规律。当我们评估任何年龄左侧大脑半球切除术患者时，决定语言优势侧的重要因素是病变发生时的年龄，而不是术前评估时的年龄[50]。在局灶性病变中观察到的广泛性 EEG 模式似乎遵循相同的规律[26]。

虽然并非所有早期病变的儿童或青少年都会出现全面性或对侧癫痫样放电，但重要的是要意识到这一现象，以便经过仔细评估的有局灶性或单侧致痫病变的儿童不被排除在手术考虑之外。在一个研究队列中[26]，与有同侧癫痫样放电的儿童相比，有广泛 EEG 异常的早期脑损伤儿童和青少年（72% 的患者在最后一次随访时无癫痫发作），术后无癫痫发作的结局无差异。这一队列中，病变对侧 EEG 异常（24% 的患者）似乎代表了广泛性 EEG 模式的另一种表达方式，在受较大的破坏性病变影响的同侧放电减少。这种错误定位和定侧 EEG 异常不限于大的破坏性大脑半球病变。

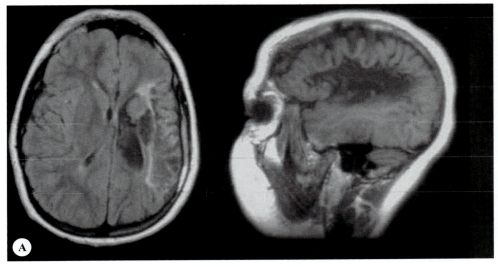

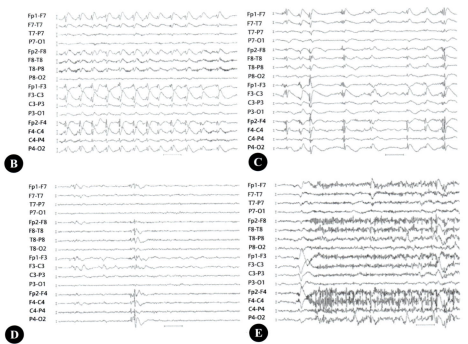

◀ 图 10-2　A. 轴位和矢状位 MRI 显示，12 岁男孩因围产期左侧大脑中动脉梗死而出现囊性脑软化，自 9 岁起出现严重的右侧偏瘫、智力障碍和难治性癫痫，每天都有强直性发作；B. 发作间期清醒 EEG 显示一系列广泛性慢棘慢复合波；C. 睡眠期的发作间期 EEG 显示广泛性多棘慢复合波，有时右侧或左侧波幅最高；D. 发作间期 EEG 显示右侧棘波波幅最高，左侧额区持续减慢；E. 发作期 EEG 显示初始运动伪影，随后出现广泛的多棘波，在右侧额区波幅最高；在所有 11 次记录的癫痫发作中均观察到相同的模式

经 Wyllie 等授权使用[26]

即使在典型的局灶性癫痫综合征中，如由儿童期肿瘤引起的颞叶癫痫，也可能表现为多区域和病变对侧 EEG 异常，这些异常在成功切除局灶性致痫灶后消失[66, 67]。这类型患者中大多数患早发性脑部病变。

在局灶性大脑病变中广泛性癫痫样放电的机制尚不清楚。一些学者认为这是未成熟大脑的一种不适应可塑性[44, 60]。年轻大脑未成熟 / 成熟神经网络环境中的病变改变了神经回路，引起自发性超同步放电，从而产生泛化的特征[68]。一些作者认为丘脑 – 皮质网络也参与其中[69]。广泛性癫痫样异常也见于下丘脑错构瘤患者[65]。在一项关于儿童下丘脑错构瘤所致癫痫演变的研究中，婴儿期出现痴笑发作，6 岁左右出现全面性强直发作。早期 EEG 表现正常，但随着广泛性异常癫痫样放电的出现，EEG 逐渐出现异常。术中 EEG 显示，即使在切除错构瘤后，仍存在广泛的发作间期棘波，但这些放电在术后研究中消失。这一观察结果表明，广泛性癫痫样放电可能是继发性癫痫发生的结果，类似于动物身上的点燃现象[70]。据推测，如果在继发性致痫区完全独立之前去除点燃的原发病灶，则这些放电可能最终消失。

（三）手术的时机

生后 2 岁以内的难治性癫痫是智力障碍的重要危险因素，尤其是在每天发作的癫痫患儿中[71]。此外，反复发作的长时程癫痫持续状态可能带来更大的全面性损害。大脑损伤的机制可能因病因而异。例如，在 Sturge-Weber 综合征中，进行性神经功能缺损的发生有两个过程：血栓形成和静脉淤滞引起的低氧血症，可影响患侧大脑半球，以及反复癫痫发作，后者可能影响对侧大脑半球[72, 73]。早期成功的手术可以防止病灶对侧大脑的损伤。

在有效的神经元可塑性窗口期进行癫痫手术，为最大限度地发挥发育潜能和减少术后缺陷提供了最佳时机。如前所述，如果在 6 岁之前进行涉及优势大脑半球的手术，即使功能区位于手术区域内，也不太可能导致严重的语言缺陷[50]。在婴儿期接受手术的儿童，其发育商可能会改善[74]。在另一项研究中[75]，癫痫手术后学龄前儿童的认知功能得到了改善，无癫痫发作的儿童，追赶发育也得到了改善。癫痫持续时间短与术后发育商改善显著相关。这些患儿发育结局的改善可能与多种因素有关，包括癫痫发作的控制、癫痫性脑病的缓解、毒性抗癫痫药物减少等。

作为指导原则，癫痫手术的理想年龄可能是符合通常手术选择标准的最早年龄[6, 11]。这些标准建立在三个关键问题之上：是否需要手术？手术有效吗？手术安全吗？如果三个问题的答案都是肯定的，那么手术应该尽早进行。对于早期患癫痫性脑病的儿童，可能需要在 1 岁以内进行手术，尽管会有特殊风险，并且在专科儿科中心进行手术可能最安全。

三、选择适合手术治疗的患者

在这些有先天性或早期获得性病变的癫痫患儿中，癫痫手术的评估和确定不再基于传统的 EEG 和发作症状学上的单侧或局灶性的表现。相反，它是基于患有严重癫痫患儿的综合评估、MRI 上发现的单侧潜在的致痫病灶、局灶性或全面性发作的 EEG 放电及发作类型。对于癫痫发作和 EEG 异常定位一致的局灶性病变患者，手术决策相当简单，但当 EEG 表现为广泛性异常时，手术决策则更具挑战性。癫痫发作时的局灶性临床特征有助于提示癫痫发作发生在病变一侧。但这些可能存在，也可能不存在，即使在术后无癫痫发作的儿童中也是如此[26, 60]。偏瘫也可能有助于手术计划，只要它与拟行手术的侧别一致。

当癫痫发作和 EEG 表现为全面性时，手术决策是具有挑战性的。在接受手术治疗的早期一系列全面性癫痫表型中，EEG 和症状学共存的占优势的局灶性特征被视为决定癫痫患儿是否适合手术的主要因素[8, 11, 63, 76]。然而，最近的经验表明，全面性放电的 EEG 模式和早期单侧脑损伤的儿童和青少年中，手术也可以成功[26, 60]。有创监测在这一组中的作用有限，并且没有用于阐明这些队列[26, 60]中术后无癫痫发作患者的致痫区范围。正如高峰节律紊乱是婴儿早期致痫性病变的一种公认的弥漫性表现一样，慢棘慢复合波和其他形式的全面性放电也可能是在较大儿童期这一病变的表现。

对于因早期破坏性脑损伤而出现广泛脑软化的儿童和青少年，同侧大脑半球侧可能不会表现出正常或异常的 EEG 活动（图 10-2）。在这些病例中，发作期和发作间期的癫痫样放电可能在对侧半球最多，这可能代表了患侧放电减少的全面性放电[26]。在每个病例中，考虑手术的两个关键特征包括单侧脑部病变的性质、时间和范围，以及癫痫发作的严重程度[26, 60]。对此类患者进行术前视频 EEG 评估具有重要意义，主要有以下 3 个原因：①在临床癫痫发作期间识别局灶性 EEG 特征或偏侧体征，有助于在复杂病例中确定手术患者；②明确所有报告的临床事件实际上都是癫痫发作，而不是非癫痫事件；③扩展我们对此类病例及其术后演变的理解。

EEG 在结节性硬化症等多灶性病变的儿童中起重要作用。仔细识别致痫区可使其中一些患者术后无癫痫发作[77, 78]。EEG 异常与孤立的或最大的结节位置一致预示着良好的预后。一些癫痫中心已采用多阶段方法进行一系列有创监测，以识别结节性硬化症中多个可能的致痫病灶[79, 80]。在这种方法中，第二次手术将包括切除最初有创监测确认的致痫灶，还将包括放置额外的电极进一步监测，以绘制额外的致痫区域（如果有的话）。由于存在与多次手术相关的明显的术后并发症，这一方法并未得到广泛应用。

四、早期病变的手术类型

早期病灶的癫痫切除手术可分为三大类：半球切除术、病灶切除术或脑叶切除术和多脑叶切除术[7, 8, 21, 26]。关于手术方式的决策是一种多学科的方法，涉及小儿癫痫学家、神经外科医师、神经心理学家、神经放射科医师、社会工作者和生物伦理学家。大脑半球切除术和多脑叶切除术是在有早期病变的儿童和青少年中进行的常见手术[6-9, 21, 26]，但在某些病例中，病变切除术或范围更局限的脑叶切除术可能是合适的[81, 82]。手术方式的决定是基于对所有证据的全面评估，包括发作症状学、EEG、MRI、神经系统检查和其他特征。

婴幼儿对大脑半球切除术等大型手术具有独特的风险，有经验的小儿癫痫手术团队对获得更好的结果至关重要。胼胝体切开术、多处软脑膜下横断术和迷走神经刺激术是主要的姑息性手术。读者可以参考关于手术的专门章节，以获得本书其他部分关于这些手术程序的更多细节。

五、结局

小儿癫痫人群是具有异质性的，在对术后结果数据进行有意义的解释之前，必须考虑许多因素。术后结局不仅应强调癫痫发作的结果，还应强调患者发育和认知的结果，以及患者和护理人员的生活质量[83]。我们应权衡癫痫手术的风险与手术的获益，以及持续不受控制的癫痫发作之间的风险[83, 84]。

尽管病因与年龄有关，但儿童脑叶切除术的结果与成人相当[85, 86]。儿童和青少年皮质发育不良切除术后的癫痫发作结果与成人无显著差异[9]。婴儿期的手术也可以产生类似的结果[7, 8, 21, 42]。在 170 例接受大脑半球切除术的患者中，66% 的患者在平均 5.3 年的随访时间里无癫痫发作。另有 5% 的患者在较晚时期达到了缓解，9% 的患者癫痫负担有显著改善[87]。总体而言，80% 的患者预后良好。其他癫痫中心也报告了类似结果[21, 22, 88-91]。虽然这似乎违反常理，需要进行最广泛切除手术的大病变（如大脑半球梗死或后头部畸形）可能比功能区附近的小病变（如伴 / 不伴轻偏瘫的额中央回畸形）有相对更好的机会获得无癫痫发作的结果，后者通常导致较小的切除，有时不完全切除。在这些病例中，手术范围的局限性可能降低了完全切除致痫区的能力。

许多研究致力于无癫痫发作结局的预测因素。

在一个研究队列中[39]，致痫灶和 EEG 异常区域的完全切除是预后良好的主要决定因素。切除部位、病变状态和病理诊断不是预后的重要预测因素[39]。单独的智商并不是预后的预测因素，如果其他术前数据表明有可切除的病灶，则不应拒绝智商低下患者进行手术[92]。经过仔细选择的早期单侧脑部病变患者中，广泛性 EEG 异常的存在并不预示预后不良[26, 60]。在一个含 170 例行大脑半球切除术患者的队列中，癫痫发作起始的年龄、手术年龄、癫痫发作类型、病因及是否存在广泛性 EEG 异常和对侧大脑半球异常的存在均不影响癫痫发作的预后。双侧氟代脱氧葡萄糖 PET 异常和术后急性癫痫发作与癫痫复发相关。

成功的癫痫手术已被证明可以改善难治性癫痫患儿的生活质量[93, 94]。癫痫手术对认知和其他发育方面的影响尚不清楚[95]。在一个病例队列中，颞叶切除术已被证明在高功能儿童中对言语记忆技能有负面影响[96]。然而，与成人相比，在儿科癫痫手术候选者中，左侧和右侧颞叶手术的功能恢复均较好[45]。成功的癫痫手术后，个别患儿的认知功能可能有巨大改善[11]。在一个研究队列中，年龄较小的儿童和患癫痫性痉挛的儿童术后发育商有较大的增长[74]。

结论

总之，儿童药物难治性癫痫常继发于大脑快速生长发育阶段的先天性或早期获得性脑部病变。这些在未成熟神经系统环境中的早期病变对癫痫的临床和电生理表型具有特殊意义，部分患者可出现广泛性或病变对侧 EEG 放电。患有严重癫痫的儿童应尽早手术治疗，以减轻癫痫发作和药物负担，并充分利用大脑的可塑性阶段，最大限度地发挥发育潜能。

参考文献

[1] Engel J Jr. Update on surgical treatment of the epilepsies. Summary of the second international palm desert conference on the surgical treatment of the epilepsies (1992). Neurology 1993;43(8):1612–1617

[2] Engel J Jr. Surgery for seizures. N Engl J Med 1996;334(10):647–652

[3] Berg AT, Walczak T, Hirsch LJ, Spencer SS. Multivariable prediction of seizure outcome one year after resective epilepsy surgery: development of a model with independent validation. Epilepsy Res 1998;29(3):185–194

[4] Kuzniecky R, Berkovic S, Andermann F, Melanson D, Olivier A, Robitaille Y. Focal cortical myoclonus and rolandic cortical dysplasia: clarification by magnetic resonance imaging. Ann Neurol 1988;23(4):317–325

[5] Sperling MR, Wilson G, Engel J Jr, Babb TL, Phelps M, Bradley W. Magnetic resonance imaging in intractable partial epilepsy: correlative studies. Ann Neurol 1986;20(1):57–62

[6] Wyllie E. Catastrophic epilepsy in infants and children: identification of surgical candidates. Epileptic Disord 1999;1(4): 261–264

[7] Duchowny M, Jayakar P, Resnick T, et al. Epilepsy surgery in the first three years of life. Epilepsia 1998;39(7):737–743

[8] Wyllie E, Comair YG, Kotagal P, Raja S, Ruggieri P. Epilepsy surgery in infants. Epilepsia 1996;37(7):625–637

[9] Wyllie E, Comair YG, Kotagal P, Bulacio J, Bingaman W, Ruggieri P. Seizure outcome after epilepsy surgery in children and adolescents. Ann Neurol 1998;44(5):740–748

[10] Centeno RS, Yacubian EM, Sakamoto AC, Ferraz AF, Junior HC, Cavalheiro S. Pre-surgical evaluation and surgical treatment in children with extratemporal epilepsy. Childs Nerv Syst 2006;22(8):945–959

[11] Chugani HT, Shields WD, Shewmon DA, Olson DM, Phelps ME, Peacock WJ. Infantile spasms: I. PET identifies focal cortical dysgenesis in cryptogenic cases for surgical treatment. Ann Neurol 1990;27(4):406–413

[12] Engel J Jr, Cascino GD, Shields WD. Surgically remediable syndromes. In: Engel J, Jr, Pedley TA, eds. Epilepsy: A Comprehensive Textbook. Vol II. Philadelphia, PA: Lippincott-Raven Publishers; 1997:1687–1696

[13] Hallbook T, Ruggieri P, Adina C, et al. Contralateral MRI abnormalities in candidates for hemispherectomy for refractory epilepsy. Epilepsia 2010;51(4):556–563

[14] Pavone L, Curatolo P, Rizzo R, et al. Epidermal nevus syndrome: a neurologic variant with hemimegalencephaly, gyral malformation, mental retardation, seizures, and facial hemihypertrophy. Neurology 1991;41(2 (Pt 1)):266–271

[15] Tagawa T, Futagi Y, Arai H, Mushiake S, Nakayama M. Hypomelanosis of Ito associated with hemimegalencephaly: a clinicopathological study. Pediatr Neurol 1997;17(2):180–184

[16] Cristaldi A, Vigevano F, Antoniazzi G, et al. Hemimegalencephaly, hemihypertrophy and vascular lesions. Eur J Pediatr 1995;154(2):134–137

[17] Griffiths PD, Welch RJ, Gardner-Medwin D, Gholkar A, McAllister V. The radiological features of hemimegalencephaly including three cases associated with proteus syndrome. Neuropediatrics 1994;25(3):140–144

[18] Cusmai R, Curatolo P, Mangano S, Cheminal R, Echenne B. Hemimegalencephaly and neurofibromatosis. Neuropediatrics 1990;21(4):179–182

[19] Maloof J, Sledz K, Hogg JF, Bodensteiner JB, Schwartz T, Schochet SS. Unilateral megalencephaly and tuberous sclerosis: related disorders? J Child Neurol 1994;9(4):443–446

[20] D'Agostino MD, Bastos A, Piras C, et al. Posterior quadrantic dysplasia or hemi-hemimegalencephaly: a characteristic brain malformation. Neurology 2004;62(12):2214–2220

[21] González-Martínez JA, Gupta A, Kotagal P, et al. Hemispherectomy

for catastrophic epilepsy in infants. Epilepsia 2005;46(9):1518–1525

[22] Devlin AM, Cross JH, Harkness W, et al. Clinical outcomes of hemispherectomy for epilepsy in childhood and adolescence. Brain 2003;126(Pt 3):556–566

[23] Hoffman HJ, Hendrick EB, Dennis M, Armstrong D. Hemispherectomy for Sturge–Weber syndrome. Childs Brain 1979;5(3):233–248

[24] Krings T, Geibprasert S, Luo CB, Bhattacharya JJ, Alvarez H, Lasjaunias P. Segmental neurovascular syndromes in children. Neuroimaging Clin N Am 2007;17(2):245–258

[25] Bourgeois M, Crimmins DW, de Oliveira RS, et al. Surgical treatment of epilepsy in Sturge–Weber syndrome in children. J Neurosurg 2007;106(1, Suppl):20–28

[26] Wyllie E, Lachhwani DK, Gupta A, et al. Successful surgery for epilepsy due to early brain lesions despite generalized EEG findings. Neurology 2007;69(4):389–397

[27] Guzzetta F, Battaglia D, Di Rocco C, Caldarelli M. Symptomatic epilepsy in children with poroencephalic cysts secondary to perinatal middle cerebral artery occlusion. Childs Nerv Syst 2006;22(8):922–930

[28] Carreño M, Kotagal P, Perez Jiménez A, Mesa T, Bingaman W, Wyllie E. Intractable epilepsy in vascular congenital hemiparesis: clinical features and surgical options. Neurology 2002;59(1):129–131

[29] Dubeau F. Rasmussen's encephalitis (chronic focal encephalitis). In: Wyllie E, Gupta A, Lacchwani DK, eds. The Treatment of Epilepsy. 4th ed. Philadelphia, PA: Lippincott Williams & Wilkins; 2006:441–454

[30] Bien CG, Granata T, Antozzi C, et al. Pathogenesis, diagnosis and treatment of Rasmussen encephalitis: a European consensus statement. Brain 2005;128(Pt 3):454–471

[31] Hart Y. Rasmussen's encephalitis. Epileptic Disord 2004;6(3): 133–144

[32] Vining EP, Freeman JM, Brandt J, Carson BS, Uematsu S. Progressive unilateral encephalopathy of childhood (Rasmussen's syndrome): a reappraisal. Epilepsia 1993;34(4):639–650

[33] Rajesh B, Kesavadas C, Ashalatha R, Thomas B. Putaminal involvement in Rasmussen encephalitis. Pediatr Radiol 2006;36(8):816–822

[34] Tobias SM, Robitaille Y, Hickey WF, Rhodes CH, Nordgren R, Andermann F. Bilateral Rasmussen encephalitis: postmortem documentation in a five-year-old. Epilepsia 2003;44(1):127–130

[35] Maton B, Resnick T, Jayakar P, Morrison G, Duchowny M. Epilepsy surgery in children with gliomatosis cerebri. Epilepsia 2007;48(8):1485–1490

[36] Sisodiya SM. Surgery for malformations of cortical development causing epilepsy. Brain 2000;123(Pt 6):1075–1091

[37] Raymond AA, Fish DR, Sisodiya SM, Alsanjari N, Stevens JM, Shorvon SD. Abnormalities of gyration, heterotopias, tuberous sclerosis, focal cortical dysplasia, microdysgenesis, dysembryoplastic neuroepithelial tumour and dysgenesis of the archicortex in epilepsy. Clinical, EEG and neuroimaging features in 100 adult patients. Brain 1995;118(Pt 3):629–660

[38] Maton B, Jayakar P, Resnick T, Morrison G, Ragheb J, Duchowny M. Surgery for medically intractable temporal lobe epilepsy during early life. Epilepsia 2008;49(1):80–87

[39] Paolicchi JM, Jayakar P, Dean P, et al. Predictors of outcome in pediatric epilepsy surgery. Neurology 2000;54(3):642–647

[40] DeLong GR, Heinz ER. The clinical syndrome of early-life bilateral hippocampal sclerosis. Ann Neurol 1997;42(1):11–17

[41] Mohamed A, Wyllie E, Ruggieri P, et al. Temporal lobe epilepsy due to hippocampal sclerosis in pediatric candidates for epilepsy surgery. Neurology 2001;56(12):1643–1649

[42] Chugani HT, Shewmon DA, Shields WD, et al. Surgery for intractable infantile spasms: neuroimaging perspectives. Epilepsia 1993;34(4):764–771

[43] Helmstaedter C, Kurthen M, Linke DB, Elger CE. Right hemisphere restitution of language and memory functions in right hemisphere language-dominant patients with left temporal lobe epilepsy. Brain 1994;117(Pt 4):729–737

[44] Johnston MV. Clinical disorders of brain plasticity. Brain Dev 2004;26(2):73–80

[45] Gleissner U, Sassen R, Schramm J, Elger CE, Helmstaedter C. Greater functional recovery after temporal lobe epilepsy surgery in children. Brain 2005;128(Pt 12):2822–2829

[46] Helmstaedter C, Kurthen M, Linke DB, Elger CE. Patterns of language dominance in focal left and right hemisphere epilepsies: relation to MRI findings, EEG, sex, and age at onset of epilepsy. Brain Cogn 1997;33(2):135–150

[47] Loddenkemper T, Wyllie E, Lardizabal D, Stanford LD, Bingaman W. Late language transfer in patients with Rasmussen encephalitis. Epilepsia 2003;44(6):870–871

[48] Liégeois F, Connelly A, Cross JH, et al. Language reorganization in children with early-onset lesions of the left hemisphere: an fMRI study. Brain 2004;127(Pt 6):1229–1236

[49] Rausch R, Walsh GO. Right-hemisphere language dominance in right-handed epileptic patients. Arch Neurol 1984;41(10): 1077–1080

[50] Rasmussen T, Milner B. The role of early left-brain injury in determining lateralization of cerebral speech functions. Ann N Y Acad Sci 1977;299:355–369

[51] Meador KJ, Loring DW, Lee K, et al. Cerebral lateralization: relationship of language and ideomotor praxis. Neurology 1999;53(9):2028–2031

[52] Papagno C, Della Sala S, Basso A. Ideomotor apraxia without aphasia and aphasia without apraxia: the anatomical support for a double dissociation. J Neurol Neurosurg Psychiatry 1993;56(3):286–289

[53] DeVos KJ, Wyllie E, Geckler C, Kotagal P, Comair Y. Language dominance in patients with early childhood tumors near left hemisphere language areas. Neurology 1995;45(2):349–356

[54] Hertz-Pannier L, Chiron C, Jambaqué I, et al. Late plasticity for language in a child's non-dominant hemisphere: a pre- and postsurgery fMRI study. Brain 2002;125(Pt 2):361–372

[55] Boatman D, Freeman J, Vining E, et al. Language recovery after left hemispherectomy in children with late-onset seizures. Ann Neurol 1999;46(4):579–586

[56] de Bode S, Curtiss S. Language after hemispherectomy. Brain Cogn 2000;43(1–3):135–138

[57] Jansen FE, Jennekens-Schinkel A, Van Huffelen AC, et al. Diagnostic significance of Wada procedure in very young children and children with developmental delay. Eur J Paediatr Neurol 2002;6(6):315–320

[58] Gaillard WD, Balsamo LM, Ibrahim Z, Sachs BC, Xu B. fMRI identifies regional specialization of neural networks for reading in young children. Neurology 2003;60(1):94–100

[59] Gaillard WD, Berl MM, Moore EN, et al. Atypical language in lesional and nonlesional complex partial epilepsy. Neurology 2007;69(18):1761–1771

[60] Gupta A, Chirla A, Wyllie E, Lachhwani DK, Kotagal P, Bingaman WE. Pediatric epilepsy surgery in focal lesions and generalized electroencephalogram abnormalities. Pediatr Neurol 2007;37(1):8–15

[61] Nolte R, Christen HJ, Doerrer J. Preliminary report of a multicenter study on the West syndrome. Brain Dev 1988;10(4):236–242

[62] Dulac O, N'Guyen T. The Lennox–Gastaut syndrome. Epilepsia 1993;34(Suppl 7):S7–S17

[63] Kramer U, Sue WC, Mikati MA. Focal features in West syndrome indicating candidacy for surgery. Pediatr Neurol 1997; 16(3):213–217

[64] Wyllie E, Comair Y, Ruggieri P, Raja S, Prayson R. Epilepsy surgery in the setting of periventricular leukomalacia and focal cortical dysplasia. Neurology 1996;46(3):839–841

[65] Freeman JL, Harvey AS, Rosenfeld JV, Wrennall JA, Bailey CA, Berkovic SF. Generalized epilepsy in hypothalamic hamartoma: evolution

and postoperative resolution. Neurology 2003;60(5):762–767

[66] Blume WT, Girvin JP, Kaufmann JC. Childhood brain tumors presenting as chronic uncontrolled focal seizure disorders. Ann Neurol 1982;12(6):538–541

[67] Wyllie E, Chee M, Granström ML, et al. Temporal lobe epilepsy in early childhood. Epilepsia 1993;34(5):859–868

[68] Sutula TP. Mechanisms of epilepsy progression: current theories and perspectives from neuroplasticity in adulthood and development. Epilepsy Res 2004;60(2–3):161–171

[69] Van Hirtum-Das M, Licht EA, Koh S, Wu JY, Shields WD, Sankar R. Children with ESES: variability in the syndrome. Epilepsy Res 2006;70(Suppl 1):S248–S258

[70] Bertram E. The relevance of kindling for human epilepsy. Epilepsia 2007;48(Suppl 2):65–74

[71] Vasconcellos E, Wyllie E, Sullivan S, et al. Mental retardation in pediatric candidates for epilepsy surgery: the role of early seizure onset. Epilepsia 2001;42(2):268–274

[72] Jansen FE, van der Worp HB, van Huffelen A, van Nieuwenhuizen O. Sturge–Weber syndrome and paroxysmal hemiparesis: epilepsy or ischaemia? Dev Med Child Neurol 2004;46(11):783–786

[73] Comi AM. Pathophysiology of Sturge-Weber syndrome. J Child Neurol 2003;18(8):509–516

[74] Loddenkemper T, Holland KD, Stanford LD, Kotagal P, Bingaman W, Wyllie E. Developmental outcome after epilepsy surgery in infancy. Pediatrics 2007;119(5):930–935

[75] Freitag H, Tuxhorn I. Cognitive function in preschool children after epilepsy surgery: rationale for early intervention. Epilepsia 2005;46(4):561–567

[76] Asano E, Chugani DC, Juhász C, Muzik O, Chugani HT. Surgical treatment of West syndrome. Brain Dev 2001;23(7):668–676

[77] Lachhwani DK, Pestana E, Gupta A, Kotagal P, Bingaman W, Wyllie E. Identification of candidates for epilepsy surgery in patients with tuberous sclerosis. Neurology 2005;64(9):1651–1654

[78] Jansen FE, van Huffelen AC, Algra A, van Nieuwenhuizen O. Epilepsy surgery in tuberous sclerosis: a systematic review. Epilepsia 2007;48(8):1477–1484

[79] Romanelli P, Najjar S, Weiner HL, Devinsky O. Epilepsy surgery in tuberous sclerosis: multistage procedures with bilateral or multilobar foci. J Child Neurol 2002;17(9):689–692

[80] Weiner HL, Carlson C, Ridgway EB, et al. Epilepsy surgery in young children with tuberous sclerosis: results of a novel approach. Pediatrics 2006;117(5):1494–1502

[81] Cataltepe O, Turanli G, Yalnizoglu D, Topçu M, Akalan N. Surgical management of temporal lobe tumor-related epilepsy in children. J Neurosurg 2005;102(3, Suppl):280–287

[82] Minkin K, Klein O, Mancini J, Lena G. Surgical strategies and seizure control in pediatric patients with dysembryoplastic neuroepithelial tumors: a single-institution experience. J Neurosurg Pediatr 2008;1(3):206–210

[83] Gilliam F, Wyllie E, Kashden J, et al. Epilepsy surgery outcome: comprehensive assessment in children. Neurology 1997;48(5):1368–1374

[84] Donner EJ, Smith CR, Snead OC III. Sudden unexplained death in children with epilepsy. Neurology 2001;57(3):430–434

[85] Mizrahi EM, Kellaway P, Grossman RG, et al. Anterior temporal lobectomy and medically refractory temporal lobe epilepsy of childhood. Epilepsia 1990;31(3):302–312

[86] Adler J, Erba G, Winston KR, Welch K, Lombroso CT. Results of surgery for extratemporal partial epilepsy that began in childhood. Arch Neurol 1991;48(2):133–140

[87] Moosa ANV, Gupta A, Jehi L, et al. Longitudinal seizure outcome and prognostic predictors after hemispherectomy in 170 children. Neurology 2013;80(3):253–260

[88] Basheer SN, Connolly MB, Lautzenhiser A, Sherman EM, Hendson G, Steinbok P. Hemispheric surgery in children with refractory epilepsy: seizure outcome, complications, and adaptive function. Epilepsia 2007;48(1):133–140

[89] Jonas R, Nguyen S, Hu B, et al. Cerebral hemispherectomy: hospital course, seizure, developmental, language, and motor outcomes. Neurology 2004;62(10):1712–1721

[90] Kossoff EH, Vining EP, Pillas DJ, et al. Hemispherectomy for intractable unihemispheric epilepsy etiology vs outcome. Neurology 2003;61(7):887–890

[91] Delalande O, Bulteau C, Dellatolas G, et al. Vertical parasagittal hemispherotomy: surgical procedures and clinical long-term outcomes in a population of 83 children. Neurosurgery 2007; 60(2, Suppl 1):ONS19–ONS32, discussion ONS32

[92] Gleissner U, Clusmann H, Sassen R, Elger CE, Helmstaedter C. Postsurgical outcome in pediatric patients with epilepsy: a comparison of patients with intellectual disabilities, subaverage intelligence, and average-range intelligence. Epilepsia 2006;47(2):406–414

[93] Sabaz M, Lawson JA, Cairns DR, et al. The impact of epilepsy surgery on quality of life in children. Neurology 2006;66 (4):557–561

[94] van Empelen R, Jennekens-Schinkel A, van Rijen PC, Helders PJ, van Nieuwenhuizen O. Health-related quality of life and self-perceived competence of children assessed before and up to two years after epilepsy surgery. Epilepsia 2005;46(2): 258–271

[95] Lah S. Neuropsychological outcome following focal cortical removal for intractable epilepsy in children. Epilepsy Behav 2004;5(6):804–817

[96] Szabó CA, Wyllie E, Stanford LD, et al. Neuropsychological effect of temporal lobe resection in preadolescent children with epilepsy. Epilepsia 1998;39(8):814–819

第二篇

术前评估
Preoperative Assessment

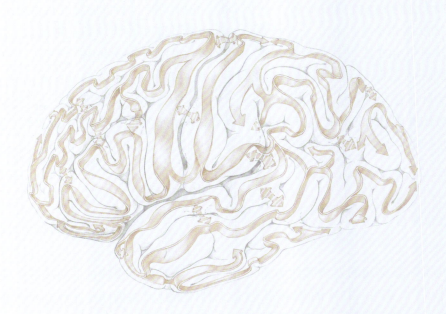

Part A 术前临床与神经心理学评估
Preoperative Clinical and Neuropsychological Assessment

第 11 章 儿童难治性癫痫和选择手术候选者
Intractable Epilepsy in Children and Selection of Surgical Candidates

Çiğdem Inan Akman James J. Riviello Jr. 著

林 淳 译 陈 彦 校

摘 要

癫痫手术被认为是难治性癫痫患儿安全、有效的一种治疗方式，从癫痫发病到手术治疗的时间长短对这些患儿的手术预后和术后认知改善至关重要。基于每个患儿具体特征，如病因学，癫痫病灶部位和癫痫病灶所在皮质功能的不同，有多种不同的手术方式可供选择。选择一个手术患者首先从准确描述其癫痫发作的临床表现开始的，称为癫痫症状学。这主要是根据患儿的病史总结出来的，接下来要进行常规体格检查和神经系统检查、基本的和计算机化的神经心理测试、EEG、脑磁图（MEG）、结构检查（MRI），功能性神经成像（SPECT、PET）和神经心理学检查。选择手术候选者时必须仔细审查测试结果。如果在术前评估期间收集的信息一致提示：孤立的癫痫病灶位于无功能表达的皮质，且周围存在结构损伤，则无须进一步的功能成像或侵入性监测，患儿可以直接进行手术治疗。如果病灶未能明确识别，或可能位于有功能表达的皮质内或与之重叠，则可能需要额外的影像学和神经电生理学检查来进一步定位。

关键词

癫痫，儿童，术前评估

普通人群中儿童新发癫痫的发病率约为每年每 10 000 例中 5 例[1, 2]。23%～33% 的癫痫儿童发展为难治性癫痫[3, 4]。难治性癫痫的定义范围广泛，且随意而不规范。ILAE 专门委员会将难治性癫痫定义为：合理选择并正规服用两种抗癫痫药物（ASM）仍不能控制的癫痫发作。

目前，癫痫手术是公认的治疗所有儿童年龄组药物难治性癫痫的一种方法。基于每个患者的具体特征，如病因学，癫痫病灶部位和癫痫病灶所在皮质功能的不同，会选择不同的手术方式。同时考虑癫痫术后发作的控制和患儿的生活质量是极其重要的。如果癫痫病灶位于具有重要神经功能的皮质区域（通常是语言、运动、初级感觉或记忆，称为功能皮质），而切除手术会牺牲这一部分功能，即使术后无癫痫发作，对患儿生活质量造成的损害也是不可接受的。最好的结局是孤立的癫痫病灶位于非功能表达区，可进行完全切除，术后完全无癫痫发作且无副损伤。癫痫病灶及其下皮质功能的识别需要多种形式的资料：临床、神经生理学和神经解剖学。识别癫痫病灶的方式包括以下几点。

1. 临床
- 症状学。
- 全身体格检查及神经系统检查。

2. 神经电生理
- EEG（发作间期）。
- EEG（发作期）。
- 脑磁图（magnetoencephalography，MEG）（源分析）。

3. 结构影像学
- MRI。
- 弥散张量成像（diffusion tensor imaging，DTI）。
- 弥散权权成像（diffusion-weighted image，DWI）。
- 磁共振波普分析（magnetic resonance spectroscopy，MRS）。
- CT。

4. 功能神经影像学
- SPECT（发作间期 / 发作期）。
- PET（发作间期）。
- MEG（带诱发电位）。
- 功能磁共振成像。
- 静息态功能磁共振成像（发作间期）。

5. 其他侵入性检查
- 颈动脉内异戊巴比妥注射（IAP，Wada 试验）。
- 侵入性监测，EEG，皮质电刺激。
- 侵入性监测期间的诱发电位。
  - 体感。
  - 视觉诱发电位。

ILAE 神经外科委员会制订了癫痫手术标准。ILAE 于 1998 年成立了小儿癫痫手术小组委员会。

其目标是制订儿童各年龄组癫痫手术的标准和指南。他们对 20 个癫痫中心进行了调查，以考察应用于小儿癫痫手术的国际惯例。在 543 例接受癫痫手术的儿童（年龄＜18 岁）中，超过一半（60%）的儿童在 2 岁之前就开始癫痫发作。尽管癫痫起病年龄小，但只有 29% 的患儿在癫痫病程较短（≤2 年）时进行了手术治疗[5]。

癫痫手术被认为是儿童难治性癫痫的一种安全有效的治疗方法，从癫痫起病到进行手术治疗之前这段时间内的信息，对这些患儿的术后疗效和认知功能改善至关重要。尽管在过去十年中接受癫痫手术的儿童人数稳步增加，但外科手术治疗儿童难治性癫痫的方法仍然没有被充分利用。康涅狄格州一项基于社区的研究显示，25% 的新诊断癫痫的儿童发展为难治性癫痫，然而这些患儿中只有 50% 被转诊进行了综合评估，最终只有 16% 的患儿接受了手术治疗[6]。

一个以社区为基础的新诊断癫痫儿童队列研究确认了耐药性癫痫的几个临床因素。在考虑是否存在潜在病因的时候，与特发性综合征儿童相比，非特发性癫痫综合征儿童发生难治性癫痫的风险更高（32.9%：9.3%）[7]。此外，MRI 异常是儿童耐药病程的独立危险因素。与特发性癫痫相比，MRI 异常显著增加了非特发性癫痫患者难治性癫痫的风险（54.5%：0%）[6]。

一、推荐儿童进行癫痫手术的时间

尽管癫痫治疗取得了进展，但难治性癫痫的精确定义仍然不明确[1, 8-11]（表 11-1）。为解决这一问题，ILAE 最近在治疗策略委员会旗下成立了一个工作组，以制订这项提案，就如何定义难治性癫痫，才能达成共识。在一项基于社区的前瞻性研究中发现，613 例癫痫儿童中有 13% 是难治性的。尽管有 2/3 的儿童处于早期缓解期，但灾难性癫痫综合征仍然是一个危险因素，包括"隐源性""症状性"的全面性癫痫综合征[12]。起病初期癫痫发作频繁、起病年龄早，以及 EEG 局灶性慢波是耐药病程的其他危险因素。与成人类似，

表 11-1　难治性癫痫的定义

来　源	定　义
ILAE 专门委员会[5]	2 个或 3 个合适的抗癫痫药物治疗失败，不能耐受癫痫发作产生的后果，或不能耐受药物不良反应
康涅狄格[12]	两个以上一线抗癫痫药治疗失败，超过 18 个月平均每月发作 1 次，并且在这段时间没有连续超过 3 个月完全无癫痫发作
哈利法克斯 / 加拿大[13]	在随访的最后 1 年，尽管接受作为单药或多药联合的至少 3 种抗癫痫药的治疗，每 2 个月仍有 2 次或 2 次以上癫痫发作
荷兰[14]	不能达到 3 个月以上完全无癫痫发作，并且确诊后 6 个月 EEG 有癫痫样放电
费城[15]	在癫痫首次发病后，尽管服用至少 2 种抗癫痫药物达到最大剂量，在 18～24 个月仍存在任意形式的癫痫发作

刻板的局灶性发作或单侧性癫痫发作的儿童属于耐药性癫痫，MRI 检查中如果发现潜在可切除的致痫性病变应考虑进行外科手术治疗[13]。此外，还需关注小儿癫痫的具体病因，因为包括局灶性皮质发育不良、结节性硬化综合征、多细小脑回、下丘脑错构瘤、半球综合征（半侧巨脑畸形）、Sturge-Weber 综合征、Rasmussen 脑炎和 Landau-Kleffner 综合征在内，药物难治的风险较高[13, 14]。

癫痫手术评估还存在许多困难。一项对神经科医生进行的全国性调查发现，他们对难治性癫痫的定义和癫痫手术的适应证的认识还存在差距。只有 51% 的参与者能正确定义"难治性"癫痫，即使是难治性癫痫，也只有 54% 的医生认为需要将患儿转诊，进行癫痫手术评估[15]。原因包括部分内科医生不愿意和患儿的陪护人讨论可以进行手术评估和治疗的方案，还有部分内科医生不愿意给患者介绍治疗癫痫可以用"脑部手术"这个理念，对癫痫发作自然缓解持乐观态度，并渴望再有机会进行药物试验[16]。难以获得专业的医疗诊治是另一个延迟转诊的因素，特别是那些生活在卫生保健资源有限的农村地区的人群[17]。

低收入人群，少数民族和种族也存在这些不平等现象，他们得到专业的治疗机会有限[18]。使用公共保险的儿童经常在术前评估中被延误[19]。如果不受保险范围的影响，癫痫发作的严重程度和发作频率是缩短儿童进行癫痫手术评估和手术治疗时间的影响因素。如每日发作频繁的婴儿痉挛症活动期的儿童，会被转诊到专业的医疗团队。

二、选择外科评估候选对象的流程

选择何种合适的治疗方式由术前评估决定。这分为三个阶段：第 1 阶段，无创术前评估；第 2 阶段，侵入性监测；第 3 阶段，手术切除。并非每个患者都需要三个阶段。三个主要的目标如下。

- 癫痫病灶定侧定位。
- 确定癫痫病灶皮质的功能（大脑功能测绘）。
- 确定外科手术可以达到最大概率控制癫痫发作而不造成神经功能副损伤。

外科手术候选者的选择始于对癫痫的临床表现准确地描述，称为癫痫症状学。这是根据病史总结出来的，然后进行常规的体格检查和神经检查，基本的和计算机化的神经心理测试，EEG 和 EMG，结构检查（MRI、SPECT 和 PET）和神经心理评估。医生根据这些结果进行仔细分析，以确定是否存在局灶、多灶或弥漫性神经功能障碍。根据每个病例的具体情况，有可能需要进一步进行侵入性监测。虽然非侵入性诊断技术，如 EEG 引导下 MRI 和 MEG，被用于测绘皮质功能（语音、视觉、运动和感觉功能），但是颈动脉内异戊巴比妥注射（Wada 试验）仍然是儿童语言功能区评估的金标准。侵入性脑电监测不仅用于确定癫痫发作起始的具体部位，还用于测绘大脑皮质功能区。癫痫病灶本身由多个皮质区组成，每种不同的检查模式反映不同的皮质区（表 11-2）。

表 11-2　皮质区	
致病区	**癫痫发生不可或缺的皮质区** **致病区可包含以下部分或全部区域**
功能缺损区	• 发作间期功能失常的皮质区域 • 神经系统检查，神经心理评估，EEG 和功能 MRI 可帮助定位此区域
激惹区	激惹区是产生发作间期尖棘波的区域
症状发生区	• 症状发生区是当癫痫发作放电刺激产生发作期症状的区域 • 癫痫放电传播的初级或次级激活区
发作起始区	• 癫痫发作实际上产生的皮质区域 • 静默，如果从静默皮质区域产生
癫痫损伤区	• 导致癫痫发作的神经影像学病灶 • 在术前评估中很重要，但不是所有的病灶都必然导致难治性癫痫（如脑软化）
功能表达区	• 与被赋予功能相关的皮质 • 对于癫痫手术，通常指初级运动、初级感觉、语言或记忆功能 • "静默皮质"一词用词不当：它实际上是功能还不清楚，可能是因为没有使用正确的模式进行测试

三、术前临床评估

该过程从最初的门诊评估开始。在侵入性手术前以下几个问题需要写明。

• 这个孩子真的患有癫痫吗？非癫痫性发作、血管迷走神经性事件、周期性运动障碍和过度惊吓是否已经排除？

• 这个病例需要手术吗？是否存在代谢或退行性疾病或伴中央颞区棘波儿童良性癫痫？

• 潜在的病因是什么（损伤、非损伤、离子通道病变、代谢、退行性、肿瘤、感染等）？

• 癫痫真的是药物难治吗？是否已将合适的抗癫痫药物用到最高治疗剂量？

• 缓解仍然是可能的吗？是否所有非手术途径都已尝试但无能为力？

• 孩子和他的家人为手术做了什么准备？他们是否接受过可能出现并发症的心理咨询？

我们发现最好住院前，在门诊就回顾这些问题，以便家长知道该怎么办，我们也能知道该如何根据孩子个体需求和预期做第 1 阶段评估的最好计划。

癫痫科医生必须首先确定癫痫的最初诊断是否正确。很多非癫痫发作性事件容易被误诊为癫痫，用抗癫痫药物治疗，然后最终被转诊至术前评估。在一个对 223 例被转诊至三级癫痫中心的儿童的研究发现，87 例（39%）并不是癫痫[20]。有些可能被认为是药物难治性癫痫的患儿，其实是别的诊断，尤其是非癫痫性发作、血管迷走神经性事件，包括直立性晕厥，周期性运动障碍和过度惊吓。在长程脑电监测状态下捕获惯常发作有助于排除这些诊断。在考虑手术之前，需确认这种癫痫发作类型或癫痫综合征是否已得到合理的抗癫痫药物治疗。如果癫痫发作有潜在的代谢性或退行性病因，则不宜进行手术治疗。癫痫综合征分为良性或恶性。这两者的区别除了与发育的预后相关，还与癫痫发作的最终进展程度有关。灾难性癫痫一词适用于低龄起病的癫痫综合征，除非癫痫发作得到控制，否则预后不理想，这通常发生在结构性损伤并导致药物难治性癫痫的患者。再者，良性癫痫综合征的儿童，如伴中央颞区棘波儿童良性癫痫，可能会有很难控制癫痫发作的情况，这种患儿最终也应该被排除[21]。

（一）发作症状学和神经系统检查

癫痫发作症状学和神经系统检查是症状产生区和功能缺损区定侧及定位环节的首要步骤，最终目的是回答这一主要问题：发作是从哪里起始的？因此，为更好的协助这一过程，推荐使用症状学分类系统[22, 23]（表 11-3）。

表 11-3 癫痫症状学			
颞 叶	**额 叶**	**顶 叶**	**枕 叶**
颞叶内侧 海马 / 杏仁核：胃气上升感；恶心；害怕、惊恐；自主神经症状；似曾相识感，就像以前见到的感觉一样	**额叶外侧** 头眼向对侧强直性偏转；言语停止	积极或消极的感觉症状，如疼痛、麻木、触电感；感觉异常扩散（杰克逊扩散）；渴望移动，移动的感觉或对身体的一部分失去知觉；幽闭症	简单或复杂的视觉症状，如火花、闪光、光幻视，盲点、偏盲、黑矇，感知错觉、感觉振荡；阵挛性或强直性头眼偏转；眼睑抽搐，眼睑强迫性闭合
颞叶后外侧 幻听或幻觉；眩晕、视错觉；语言障碍	**扣带回** 有 CPS 和复杂运动手势的失神发作，GTCS；自主神经症状；情绪改变 **额极** 投掷攻击，强直发作，偏转发作（头和眼）；继发 GTC 发作；强迫思维		
	眶额回 伴自动症的 CPS，嗅幻觉和幻觉，自主神经症状 **额盖** 伴面部阵挛的简单部分性发作；咀嚼，流涎，吞咽；言语停止，害怕，上腹部先兆，味觉幻觉，自主神经症状 **运动区（中央区）** 伴阵挛运动的简单部分性发作；局灶性部分性癫痫持续状态		

CPS. 复杂部分性发作；GTCS. 全面性强直 – 阵挛性发作

临床病史，癫痫发作类型的描述，癫痫起始年龄，神经发育史，EEG 和神经影像学结合为小儿癫痫特征提供所需信息，包括癫痫综合征和潜在病因。结合发作期结果的临床描述（症状学）和癫痫发作的顺序演变对定位起始区至关重要。然而，症状学可能并不总能识别发作起始区，如在一些病例中，发作起始区可能位于静默区，只有当癫痫发作扩散至症状表达区的时候，才出现临床症状。

在儿童身上，癫痫症状可能随年龄变化出现改变。局灶性癫痫可能表现为全面性症状[24]。类似失神发作的行为停止，颞叶和颞叶外侧癫痫的婴儿会有双侧末端强直姿势，双侧阵挛运动和痉挛的临床表现[25, 26]。婴儿和低龄儿童不太可能出现继发性全面性发作[25]。复杂的临床特征，如精神错乱、先兆、自动症和头部偏斜运动，对于 6 岁以上较年长的儿童来说比较常见[22, 27, 28]。

（二）体格检查

体格检查为伴有神经皮肤综合征的某些癫痫综合征提供了线索，如结节性硬化症、神经纤维瘤病，表皮痣，色素性失禁症。单侧肢体或面部体积的减小或不同，提示对侧大脑半球可能存在获得性或先天性结构异常，包括半侧巨脑畸形，半侧脑萎缩或半侧脑软化症。其他在神经系统检查中的局灶性发现，如单侧精细运动协调障碍，失用症和视野缺损对识别局灶性皮质异常也同样重要。需要进行优势手评估，并在检查时进行确认。大部分儿童在 2 岁时表现出优势手。然而，在 1 岁以前持续出现优势手需引起警惕，这时需要仔细检查对侧上肢肌力是否减弱。

四、术前评估技术和方式

ILAE 对 20 个小儿癫痫中心的调查证实，视频 EEG 和脑部 MRI 是术前评估普遍应用的诊断技术，而其他成像模态的应用不均衡。在这份调查中，功能成像模态 PET 和 SPECT 分别被 17（85%）和 16（80%）家癫痫中心应用。评估语言优势侧，功能 MRI 使用频率更高，有 14 家（70%）癫痫中心在使用，而 Wada 试验仅在 10 家（50%）癫痫中心使用。EEG 在儿童术前评估中应用价值仍然有限，且只在少数几个癫痫中心使用，在这份调查中仅有 7 家癫痫中心在使用（35%）[5]。有 14 家癫痫中心在使用发作期 SPECT 和 PET 相结合扫描。根据上述研究总结得出，小儿癫痫手术术前评估最基本应包含以下诊断模式：①神经生理学检查（有睡眠记录的发作间期 EEG 和发作期视频 EEG）；②高分辨率解剖成像；③神经心理学评估。

每一种检查方式都可以协助识别大脑皮质异常区域，并进行一些皮质表达功能定位。一个理想的癫痫手术患者，具有一个局部的皮质区域，包含一个局灶性的癫痫病灶，且此区域不是功能表达的皮质。理想的情况是，皮质异常的区域与未能检测出表达皮质的局部区域是一致的。一致性数据提示神经功能障碍只在一个部位，预示着癫痫无发作的机会更大。反之，不一致的数据，如多灶的功能异常区域，可能存在多灶的癫痫发作起始，预示完全无发作的可能性较低[11, 29]。

（一）无创电生理监测

视频脑电监测在临床实践的应用，提升了我们对癫痫的诊断及将其从其他临床事件中辨别出来的能力。特别是除癫痫发作以外的其他发作性事件，如肌张力障碍、舞蹈症和刻板动作也经常可以在幼儿和残疾儿童中见到。很多癫痫综合征，

如 Lennox-Gestaut 综合征存在多种发作类型。据报道，20% 诊断为局灶性癫痫的儿童患者存在无临床症状的电发作[30]。电发作多见于婴儿和低龄儿童，存在神经功能损伤和癫痫发作的高风险。总之，视频脑电监测有不可或缺的地位，合理地运用 EEG 工具，可以描述及辨识临床事件的电 – 临床特征，以勾勒儿童各年龄组的"症状产生区"。

成年癫痫患者的癫痫发作自我报告可能具有误导性。23% 的局灶性癫痫成年患者的癫痫发作被漏报。漏报的原因是癫痫发病年龄较大，存在独立的双半球癫痫样活动，双侧致痫性病变和颞叶癫痫[31, 32]。有一项研究汇报了动态 EEG 在门诊患者应用的地位，并着重强调 38% 的临床发作并非患者提供的事实[33]。在儿童年龄组，有篇综述记录 78 例接受视频脑电监测的患儿中有 1244 次癫痫发作，这揭示了儿童，尤其是婴幼儿，有 50% 的癫痫发作报告不准确[32]。运动性癫痫发作与失神或复杂部分性发作相比之下更经常被报道。癫痫发作没有报道归因于以下因素：①因为细微的临床特征无法识别为癫痫发作；②缺乏癫痫发作目击者的口述；③癫痫发作没有临床特征，只能由 EEG 记录。作者还指出，在视频脑电监测过程中尽管与父母同睡，或睡在同一房间，很多癫痫发作仍被父母忽视。尽管大多数癫痫发作（72%）是在视频脑电监测的前 2 天记录到的[28]，但一些需要更精确诊断的患儿，可能需要延长脑电监测时间至 3 天以上[34]。

无创性监测还可基于发作间期 EEG 尖棘波的部位和分布有效确定"激惹区"。局限性慢波的出现是对"功能缺损区"定义的补充。发作期 EEG 是定义"发作起始区"的必要条件。除 EEG 视频监测之外，MEG 成像和偶极子是另一种神经生理学工具，用来显示致痫灶产生的磁场。EEG 和 MEG 是互补的：EEG 善于识别垂直偶极子，而 MEG 识别水平偶极子。MEG 偶极子可以叠加于核磁上，这样更有助于定位。脑电监测和其他无创性电生理监测将在本书的其他相关章节中进行更详细的讨论。

（二）结构神经影像

所有年龄组的癫痫手术的目标是完全切除致痫皮质，而不造成永久性神经功能损伤。癫痫手术的预后取决于潜在病因和病变皮质波及的范围。MRI 发现单个致痫病变，并且 MRI 发现的这个部位与发作期 EEG 起始部位一致，提示可能预后较好。

结构性病变被认为是致痫灶最好的标记物之一，因为特定的病变与癫痫具有较高的相关性。然而，结构性病变可能不总是包含核心区，或可能存在双重病理。脑部 MRI 是难治性癫痫的儿童和成人发现病变的首选成像方法[10, 35]。

有很多致痫病变，如下所述。

1. 半球病变
- 获得性。
  - Rasmussen 脑炎。
  - 囊性脑软化。
- 先天性。
  - 半侧巨脑畸形。
  - 半侧多细小脑回畸形。
  - 半侧脑萎缩畸形。

2. 局灶性病变
- 局灶性皮质发育不良。
- 神经胶质瘤。
  - 节细胞胶质瘤。
  - 胚胎发育不良性神经上皮肿瘤。
- 胶质瘤。
  - 少突胶质瘤。
- 局灶性脑软化。
- 脑穿通畸形囊肿。

3. 颞叶内侧硬化

4. 血管畸形
- 海绵状血管瘤。
- 动静脉畸形。
- Sturge-Weber 综合征。

5. 脑炎

6. 神经皮肤综合征
- 结节性硬化症。
- 神经纤维瘤病。

- 表皮痣。

7. 其他
- 脑囊虫病。
- 钙化。

FCD 是接受癫痫手术的药物难治性癫痫患儿最常见的病变类型[5]。与接受癫痫手术的成人难治性癫痫患者相反，接受颞叶切除的患儿中，仅有 13% 有颞叶内侧海马硬化（mesial temporal sclerosis，MTS），并且经常合并其他的病变类型（双重病理），如皮质发育不良、脑软化、脑穿通畸形或低级别肿瘤（图 11-1）。因此，脑部 MRI 出现颞叶内侧结构硬化征象可能是双重病理所致的致痫性病灶，不局限于颞叶内侧硬化，还可能是新皮质病变如皮质发育畸形，脑软化和肿瘤。

FCD 的影像学表现可能很细微（图 11-2）。FCD 组织病理学改变的程度，通常与 FCD 在解剖影像上的明显性程度相关。40%FCD Ⅰ 型和 10%FCD Ⅱ 型脑部 MRI 可能不会显示任何异常。因此，需要特殊的采集协议以增加发现细微皮质畸形的敏感性。建议使用 T_1 加权各向同性体积采集，1mm³ 体素增加空间分辨率[36, 37]。Wiggins 等证明，与 8 通道商用磁头线圈相比，高磁场磁体的应用等于或大于 3T（32 通道磁头线圈），可将图像中的信噪比提高 3.5 倍，并提供高分辨率图像[38]。3T 脑部 MRI 的解剖影像白质和灰质交界处的清晰对比，有助于检测 FCD。如果 1.5T MRI 无法检测 FCD，那么需应用 3T 特殊癫痫协议再次进行 MRI 检查。FCD 的主要 MRI 表现如下。

1. T_1 加权序列
- 皮质增厚。
- 灰白质交界模糊。
- 白质下信号减低。

2. T_2 加权序列
- 灰质高信号。

3. T_2 流体衰减反转恢复序列（FLAIR）
- 皮质下白质高信号。
- Transmantle 征（漏斗状高信号从皮质延伸至侧脑室上外侧边缘）。

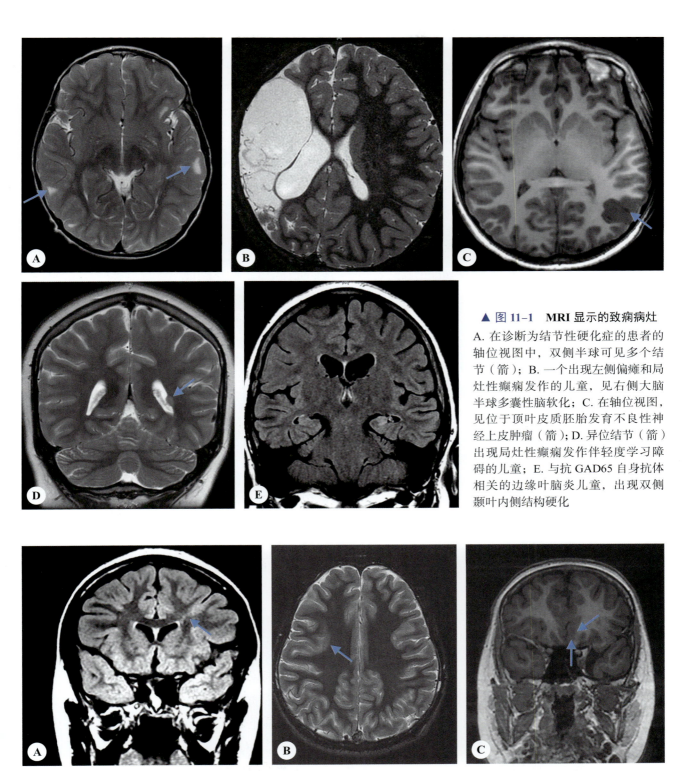

▲ 图 11-1　**MRI** 显示的致病病灶

A. 在诊断为结节性硬化症的患者的轴位视图中，双侧半球可见多个结节（箭）；B. 一个出现左侧偏瘫和局灶性癫痫发作的儿童，见右侧大脑半球多囊性脑软化；C. 在轴位视图，见位于顶叶皮质胚胎发育不良性神经上皮肿瘤（箭）；D. 异位结节（箭）出现局灶性癫痫发作伴轻度学习障碍的儿童；E. 与抗 GAD65 自身抗体相关的边缘叶脑炎儿童，出现双侧颞叶内侧结构硬化

▲ 图 11-2　手术筛查时，诊断为局灶性皮质发育不良的患者的脑部 **MRI** 上检测到的细微异常（箭）

A. FCD Ⅱ型 Transmantle 征，FLAIR 图像的冠状位视图所示，在额叶白质可见从脑回底部延伸至侧脑室尖端 FLAIR 信号增高征象；B. 局灶性皮质萎缩和上顶叶皮质 FLAIR 信号增高征象；C. 一个诊断为药物难治性局灶性癫痫的儿童，T_1 序列见眶额回灰质和白质之间分界模糊

2 岁以上的 FCD 患儿标准的 MRI 协议包括以下内容：①矢状位 T$_1$ 加权像，厚度 5mm；②轴状位 FLAIR 和 T$_2$ 加权像，厚度≤5mm；③冠状位 FLAIR≤5mm 切片；④冠状双回声序列，5mm 切片；⑤轴位或冠位 T$_2$ 梯度回波成像；⑥冠位 – 矢状 T$_1$ 加权 1～1.5mm 分隔三维体积采集[39]。

某些 MRI 序列，切片方向和层厚能更好地识别特定的致痫性病变。致痫性肿瘤在轴向和冠状位 T$_1$、T$_2$ 加权像和 FLAIR 的多平面 MRI 上最容易识别。梯度回波成像对海绵状血管瘤的检出率较高。颞叶内侧硬化，可以观察到冠状位垂直定向在海马长轴的 FLAIR 和 T$_2$ 信号强度增高。对于皮质发育不良，T$_2$ 加权 FLAIR 成像也有助于检测灰白质交界不清。

FLAIR 成像提高了检测海马硬化、肿瘤和神经胶质瘤的灵敏度。因此，FLAIR 是一种经典的筛查方式，高实质信号和脉冲伪差可导致出现假阳性结果，所以需要用 T$_2$ 加权像进行确认。然而，<6 月龄由于髓鞘化不完全，T$_2$ 加权像与较大年龄儿童相比，显示的白质信号更亮。因此，<6 月龄的儿童 T$_2$ 加权像上灰白质交界模糊可能会更暗（低强度）。相控阵表面线圈研究报道 3T（3T PA MRI）在检测并确定细微病变方面优于 1.5T MRI[23]。

CT 检查在术前评估中有局限性，但是在发现钙化病变方面优于 MRI。

（三）功能神经影像学

功能神经影像学是指应用代谢或血流量识别功能失常皮质的核医学研究，并将数据在解剖视图上呈现出来[40, 41]。功能成像在 MRI 阴性（无病灶）时尤其有用。这包括 SPECT［含发作期和发作间期（图 11–3）］、PET 扫描［通常是发作间期（图 11–4 和图 11–5）］、MRI-PET（图 11–6）和功能 MRI。

基于功能成像的定位假设不正常皮质区域产生癫痫发作会出现不正常的灌注或代谢，并且这些可能也会确定功能缺损区域。致痫区和功能缺损区可能不总是在相同区域。功能 MRI 和 MEG 可能也会识别表达区。每种模态都各有优缺点，对定位致痫灶和功能皮质而言，没有单一的最好模态。MRS 是一种非侵入性化学物质测量方式，尤其是在致痫区内可能测量出 N– 乙酰天门冬氨

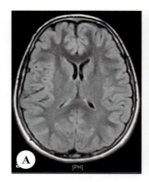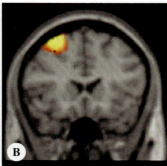

▲ 图 11–3　13 岁额叶癫痫患者，脑部 MRI 正常。应用 SPM-5 技术将发作间期和发作期 SPECT 减影并在脑部 MRI 共同显示，发作起始映射在额上回皮质

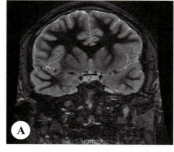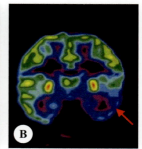

▲ 图 11–4　17 岁诊断颞叶癫痫的男性患者，脑部 MRI 正常。尽管解剖成像正常，静息状态可见左侧颞叶（箭）局部代谢降低

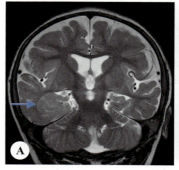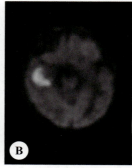

▲ 图 11–5　2 岁患儿，局灶性发作及药物难治性痉挛发作
A. 脑部 MRI 显示弥漫性皮质萎缩及右颞叶含内侧结构（箭）局灶性皮质发育不良；B. 同一患者 PET 成像显示局灶性皮质发育不良区域葡萄糖摄取增加，尽管在 PET 成像期间没有癫痫发作

酸，胆碱和乳酸等物质的异常。DTI，测量水分子的扩散，识别白质束，这有助于制订手术计划，并且如果在癫痫发作后迅速执行，DWI 也许可以识别致痫区。EEG 引导下功能 MRI 利用癫痫样活动识别皮质区，尽管在临床实践中，除了失神癫痫，对大多数癫痫发作类型而言，因为伪差，获得发作期研究有困难。基于任务的功能映射技术在低龄和发育障碍患者是特别困难的。据报道，静息态功能映射是一种对执行适龄功能能力有限儿童的一种有前景的工具[42]。

（四）神经心理评估

神经心理学检查可识别功能缺损区，并确定是否存在局灶或多灶性皮质发育障碍。和其他模态相似，癫痫病灶可能位于这个功能失常的皮质内。各种局灶性癫痫：额叶、颞叶、顶叶或枕叶，也有特定的神经心理学特征[43, 44]。神经心理学评估也可确认个人智力的强弱，以便制订更优化的教育计划，并且帮助补偿缺失，还可预测术后缺损风险，这在确定手术风险 – 收益比中尤其重要。

Wada 试验期间进行的神经心理测试有助于确定大脑对语言、记忆和视觉空间功能的支配作用。语言或语言记忆缺损，提示优势半球功能障碍，视觉空间记忆缺损，提示非优势半球颞叶功能障碍，并且双侧缺陷提示双侧颞叶病变。Wada 试验

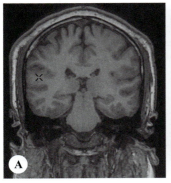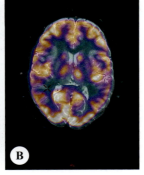

▲ 图 11–6　16 岁局灶性耐药性癫痫女孩的 MRI 和 PET 配准
A. 脑部 MRI TI 序列显示颞上回增大（×）并且皮质变薄；B. PET-MRI 提升了空间分辨率，可显示出右侧前头部皮质的局灶性病变

是由神经学、神经心理学和神经生理学成员组成的团队完成。当孩子低智商、年龄低于 10 岁或癫痫发作来自优势半球的时候，Wada 试验很难成功进行[45]。另一项研究分析了 30 例儿童在进行涉及确定语言优势半球的 Wada 试验时，记录的临床和初始 EEG 特征[46]。23 例患者确定了语言功能优势半球，但有 7 例患者无法耐受该检查过程。精神错乱、躁动以及困倦状态是完成这项检查失败的原因。除了低龄外，没有其他临床特征与 IAP 临床结果有相关性。在未完成的 Wada 试验患者中，EEG 可观察到在异戊巴比妥注射后，额区快速出现高波幅慢波活动。

癫痫会给患儿及其家庭造成很大压力。尤其是当癫痫是难治性时，这种压力可能会更大，并可能由于术前评估而进一步加剧。如果需要颅内 EEG 检测，取得父母和患儿的合作对实现 EEG 安全监测的目标至关重要。因此，神经心理学评估需检测潜在的心理和精神问题，并决定是否需要进行干预。

五、癫痫手术讨论和侵入性监测

第 1 阶段术前评估收集的信息在癫痫手术讨论时提出，参加讨论人员包括癫痫内科医生、癫痫外科医生、神经心理医生、神经放射医生、电生理技术医生，以及癫痫和神经科学员。最好是能对合适的手术方案取得共识。如果所有资料一致显示单一致痫灶位于非表达皮质区，并与结构损伤区相邻，则无须进一步功能影像学成像或侵入性监测，这个患者可以直接进行手术治疗。一项"精简评估"研究认为，如果 MRI 可以看到致癫痫病灶则不需要其他检查。但是，目前癫痫手术并非按此流程实行[47]。

如果病灶不能被清晰识别或可能位于表达皮质，则需要做功能 MRI 或 MEG 以明确这些结论。如果癫痫发作起始或表达皮质的范围不明确，则需要进行侵入性监测。

侵入性脑电监测的常用适应证包含以下内容。

- 影像学正常或无局灶性病灶（病灶阴性），

定位局灶的癫痫发作起始。

- 确定癫痫起始区周围潜在致痫区。
- 在非侵入性检查结果不一致的情况下收集更多数据。
- 评估多个病灶或发作间期多灶性癫痫样活动。
- 确认表达皮质的定位。

六、手术治疗及预后

ILEA 在小儿癫痫中心进行的调查提示对于儿童，切除手术比姑息性手术更常见。在进行切除性手术的儿童（n=440）之中，261 例（48%）做了局灶性切除，86 例（15.8%）做了大脑半球切除术，还有 70 例（12.9%）进行了多脑叶切除术。在局灶或脑叶切除中，颞叶切除占较大比例，有 126 例（23.2%），而与之相比额叶切除占 95 例（17.5%），顶叶切除占 15 例（2.8%）。

如果存在单一病灶，如颞叶内侧海马硬化、血管畸形、低级别肿瘤，更合适的手术方案是病灶切除术和 / 或脑叶切除术。在这种情况下，完全切除病变和病变周围区域对获得良好预后至关重要。

除了病灶切除术和多脑叶切除术，还有大脑半球离断术或功能性大脑半球离断术。功能性和解剖性大脑半球切除术是适合诊断为致痫病灶延伸至整个大脑半球的一种手术方式。儿童诊断为 Rasmussen 脑炎、半侧巨脑畸形或 Sturge-Weber 综合征是适合做大脑半球切除术的半球畸形中的几个例子。

姑息性手术包括多灶皮质切除术、大脑半球切除术、胼胝体切开术和多处软脑膜下横切术（MST）。这些操作被认为是多灶或全面性癫痫发作的治疗方式。多灶性皮质切除术或大脑半球切除术适合多灶致痫区，但主要在一侧，胼胝体切开术适合于双侧或全面性癫痫发作起始的癫痫发作，多处软脑膜下横切术适用于致痫灶在表达皮质区内。神经刺激技术，如迷走神经刺激术，或反应性神经刺激，适用于那些被认为不是理想的可进行局灶性切除术的候选者，如多灶性癫痫发作的患者，或患者的致痫区位于表达皮质，以及患者或家庭对切除性手术不感兴趣。

一份针对 75 例来自迈阿密儿童医院的儿童预后研究发现，当致痫性病变完全切除时，92% 的患者预后良好，而不完全切除的患儿中预后良好的仅占 50%[48]。即使在病灶阴性的难治性局灶性癫痫中，应用多模态方法完整切除致痫区域之后，也可以取得好的预后[49]。

七、术后随访

术后随访阶段（包括常规复查），应该至少持续 5 年。复查需应用公认的量表来衡量抗癫痫药物使用、生活质量和神经心理状态，以评估手术预后。术后 MRI 应在手术后至少 3 个月复查，尤其是在手术失败或出现并发症时。在考虑抗癫痫药物减量时，儿童应规律复查。我们通常让孩子术后 1 个月、6 个月、12 个月和 2 年回来复查，并采用改良的 Engel 量表评估。我们会在术后 1 年进行完整的神经心理评估，根据具体情况，会考虑在术后 6 个月进行 EEG 检查或 EEG 长程监测[50]。

参 考 文 献

[1] Camfield PR, Camfield CS. Antiepileptic drug therapy: when is epilepsy truly intractable? Epilepsia 1996;37(Suppl 1):S60–S65

[2] Olafsson E, Ludvigsson P, Gudmundsson G, Hesdorffer D, Kjartansson O, Hauser WA. Incidence of unprovoked seizures and epilepsy in Iceland and assessment of the epilepsy syndrome classification: a prospective study. Lancet Neurol 2005;4(10):627–634

[3] Berg AT, Shinnar S, Levy SR, Testa FM, Smith-Rapaport S, Beckerman B. Early development of intractable epilepsy in children: a prospective study. Neurology 2001;56(11):1445–1452

[4] Berg AT, Vickrey BG, Testa FM, et al. How long does it take for epilepsy to become intractable? A prospective investigation. Ann Neurol 2006;60(1):73–79

[5] Harvey AS, Cross JH, Shinnar S, Mathern GW; ILAE Pediatric Epilepsy Surgery Survey Taskforce. Defining the spectrum of

international practice in pediatric epilepsy surgery patients. Epilepsia 2008;49(1):146–155

[6] Berg AT, Mathern GW, Bronen RA, et al. Frequency, prognosis and surgical treatment of structural abnormalities seen with magnetic resonance imaging in childhood epilepsy. Brain 2009;132 (Pt 10):2785–2797

[7] Berg AT, Levy SR, Testa FM, D'Souza R. Remission of epilepsy after two drug failures in children: a prospective study. Ann Neurol 2009;65(5):510–519

[8] Arts WF, Geerts AT, Brouwer OF, Boudewyn Peters AC, Stroink H, van Donselaar CA. The early prognosis of epilepsy in childhood: the prediction of a poor outcome. The Dutch study of epilepsy in childhood. Epilepsia 1999;40(6):726–734

[9] Camfield PR, Camfield CS, Gordon K, Dooley JM. If a first antiepileptic drug fails to control a child's epilepsy, what are the chances of success with the next drug? J Pediatr 1997;131(6):821–824

[10] Commission on Neuroimaging of the International League Against Epilepsy. Guidelines for neuroimaging evaluation of patients with uncontrolled epilepsy considered for surgery. Epilepsia 1998;39(12):1375–1376

[11] Kurian M, Spinelli L, Delavelle J, et al. Multimodality imaging for focus localization in pediatric pharmacoresistant epilepsy. Epileptic Disord 2007;9(1):20–31

[12] Ko TS, Holmes GL. EEG and clinical predictors of medically intractable childhood epilepsy. Clin Neurophysiol 1999;110(7):1245–1251

[13] Cross JH, Jayakar P, Nordli D, et al; International League against Epilepsy, Subcommission for Paediatric Epilepsy Surgery. Commissions of Neurosurgery and Paediatrics. Proposed criteria for referral and evaluation of children for epilepsy surgery: recommendations of the Subcommission for Pediatric Epilepsy Surgery. Epilepsia 2006;47(6):952–959

[14] Perry MS, Duchowny M. Surgical management of intractable childhood epilepsy: curative and palliative procedures. Semin Pediatr Neurol 2011;18(3):195–202

[15] Roberts JI, Hrazdil C, Wiebe S, et al. Neurologists' knowledge of and attitudes toward epilepsy surgery: a national survey. Neurology 2015;84(2):159–166

[16] Jehi L, Mathern GW. Who's responsible to refer for epilepsy surgery? We all are! Neurology 2015;84(2):112–13

[17] Meyer AC, Dua T, Boscardin WJ, Escarce JJ, Saxena S, Birbeck GL. Critical determinants of the epilepsy treatment gap: a cross-national analysis in resource-limited settings. Epilepsia 2012;53(12):2178–2185

[18] Pestana Knight EM, Schiltz NK, Bakaki PM, Koroukian SM, Lhatoo SD, Kaiboriboon K. Increasing utilization of pediatric epilepsy surgery in the United States between 1997 and 2009. Epilepsia 2015;56(3):375–381

[19] Baca CB, Vickrey BG, Vassar S, et al. Time to pediatric epilepsy surgery is related to disease severity and nonclinical factors. Neurology 2013;80(13):1231–1239

[20] Uldall P, Alving J, Hansen LK, Kibaek M, Buchholt J. The misdiagnosis of epilepsy in children admitted to a tertiary epilepsy centre with paroxysmal events. Arch Dis Child 2006;91(3):219–221

[21] Ong HT, Wyllie E. Benign childhood epilepsy with centrotemporal spikes: is it always benign? Neurology 2000;54(5):1182–1185

[22] Lüders H, Acharya J, Baumgartner C, et al. Semiological seizure classification. Epilepsia 1998;39(9):1006–1013

[23] Knake S, Triantafyllou C, Wald LL, et al. 3T phased array MRI improves the presurgical evaluation in focal epilepsies: a prospective study. Neurology 2005;65(7):1026–1031

[24] Brockhaus A, Elger CE. Complex partial seizures of temporal lobe origin in children of different age groups. Epilepsia 1995;36(12):1173–1181

[25] Korff C, Nordli DR Jr. Do generalized tonic-clonic seizures in infancy exist? Neurology 2005;65(11):1750–1753

[26] Nordli DR. Varying seizure semiology according to age. Handb Clin Neurol 2013;111:455–460

[27] Alqadi K, Sankaraneni R, Thome U, Kotagal P. Semiology of hypermotor (hyperkinetic) seizures. Epilepsy Behav 2016;54:137–141

[28] Kotagal P, Arunkumar G, hammel J, Mascha E. Complex partial seizures of frontal lobe onset statistical analysis of ictal semiology. Seizure 2003;12(5):268–281

[29] Labiner DM, Weinand ME, Brainerd CJ, Ahern GL, Herring AM, Melgar MA. Prognostic value of concordant seizure focus localizing data in the selection of temporal lobectomy candidates. Neurol Res 2002;24(8):747–755

[30] Akman CI, Montenegro MA, Jacob S, et al. Subclinical seizures in children diagnosed with localization-related epilepsy: clinical and EEG characteristics. Epilepsy Behav 2009;16(1):86–98

[31] Heo K, Han SD, Lim SR, Kim MA, Lee BI. Patient awareness of complex partial seizures. Epilepsia 2006;47(11):1931–1935

[32] Montenegro MA, Sproule D, Mandel A, et al. The frequency of non-epileptic spells in children: results of video-EEG monitoring in a tertiary care center. Seizure 2008;17(7):583–587

[33] Tatum WO IV, Winters L, Gieron M, et al. Outpatient seizure identification: results of 502 patients using computer-assisted ambulatory EEG. J Clin Neurophysiol 2001;18(1):14–19

[34] Asano E, Pawlak C, Shah A, et al. The diagnostic value of initial video-EEG monitoring in children—review of 1000 cases. Epilepsy Res 2005;66(1–3):129–135

[35] Commission on Neuroimaging of the International League Against Epilepsy. Recommendations for neuroimaging of patients with epilepsy. Epilepsia 1997;38(11):1255–1256

[36] Barkovich AJ, Dobyns WB, Guerrini R. Malformations of cortical development and epilepsy. Cold Spring Harb Perspect Med 2015;5(5):a022392

[37] Barkovich AJ, Rowley HA, Andermann F. MR in partial epilepsy: value of high-resolution volumetric techniques. AJNR Am J Neuroradiol 1995;16(2):339–343

[38] Wiggins GC, Triantafyllou C, Potthast A, Reykowski A, Nittka M, Wald LL. 32–channel 3 Tesla receive-only phased-array head coil with soccer-ball element geometry. Magn Reson Med 2006;56(1):216–223

[39] Woermann FG, Vollmar C. Clinical MRI in children and adults with focal epilepsy: a critical review. Epilepsy Behav 2009;15(1):40–49

[40] So EL. Role of neuroimaging in the management of seizure disorders. Mayo Clin Proc 2002;77(11):1251–1264

[41] Kim SK, Na DG, Byun HS, et al. Focal cortical dysplasia: comparison of MRI and FDG-PET. J Comput Assist Tomogr 2000;24(2):296–302

[42] Vadivelu S, Wolf VL, Bollo RJ, Wilfong A, Curry DJ. Resting-state functional MRI in pediatric epilepsy surgery. Pediatr Neurosurg 2013;49(5):261–273

[43] Lassonde M, Sauerwein HC, Jambaqué I, Smith ML, Helmstaedter C. Neuropsychology of childhood epilepsy: pre- and postsurgical assessment. Epileptic Disord 2000;2(1):3–13

[44] Helmstaedter C. Neuropsychological aspects of epilepsy surgery. Epilepsy Behav 2004;5(Suppl 1):S45–S55

[45] Hamer HM, Wyllie E, Stanford L, Mascha E, Kotagal P, Wolgamuth B. Risk factors for unsuccessful testing during the intracarotid amobarbital procedure in preadolescent children. Epilepsia 2000;41(5):554–563

[46] Akman CI, Micic V, Quach M, et al. Application of envelope trend to analyze early EEG changes in the frontal regions during intracarotid amobarbital procedure in children. Epilepsy Behav 2015;43:66–73

[47] Patil SG, Cross JH, Kling Chong W, et al. Is streamlined evaluation of children for epilepsy surgery possible? Epilepsia 2008;49(8):1340–1347

[48] Paolicchi JM, Jayakar P, Dean P, et al. Predictors of outcome in pediatric epilepsy surgery. Neurology 2000;54(3):642–647

[49] Jayakar P, Gaillard WD, Tripathi M, Libenson MH, Mathern GW, Cross JH; Task Force for Paediatric Epilepsy Surgery, Commission for Paediatrics, and the Diagnostic Commission of the International League Against Epilepsy. Diagnostic test utilization in evaluation for resective epilepsy surgery in children. Epilepsia 2014;55(4):507–518

[50] Lachhwani DK, Loddenkemper T, Holland KD, et al. Discontinuation of medications after successful epilepsy surgery in children. Pediatr Neurol 2008;38(5):340–344

第12章 术前评估临床症状学
Clinical Semiology in Preoperative Assessment

András Fogarasi 著

林 淳 译 陈 彦 校

摘 要

临床症状学是术前评估难点的重要部分。观察癫痫发作，并在视频脑电监测下分析其细节或日常手机记录到的发作可以提供很多线索。是癫痫性还是非癫痫性发作？是颞叶的还是颞叶外的？从哪里起始？大脑哪些部分参与了？癫痫发作过程中是否有侧别征象？发作与患儿的 EEG 和 MRI 资料是否一致？很多问题我们只能用恰当的小儿癫痫发作症状学知识来回答。在这一章节，我们将通过小儿癫痫发作症状学的重要因素分析定位、定侧与年龄相关这方面的特点，还有典型的症状相关陷阱。两个视频文件，一个收录了一些儿童围发作期侧别征象，一个收录了多种癫痫性痉挛发作。本章节将就这些症状进行说明。

关键词

癫痫发作症状学，定位，定侧，年龄相关特征，颞叶，颞叶外，岛叶，多脑叶，癫痫发作起始区，陷阱

癫痫发作是一大类反复发作的、刻板的大脑功能障碍性发作[1]。癫痫发作症状学描述这一发作性事件的临床特征，并支持对其进行精准分类[2]。对癫痫发作症状学有效认识及合理运用，可以在很大程度上帮助对癫痫发作进行合理分类，还可运用这些表现对癫痫发作起始区进行定侧定位。例如，典型颞叶癫痫（temporal lobe epilepsy，TLE）患儿可能会有上腹部先兆，随后出现反应迟钝，凝视，口部及手部自动症，对侧肌张力障碍，以及发作后意识模糊。在优势半球起始的病例，癫痫发作可能会伴随短暂性失语。典型的额叶癫痫发作（frontal lobe epilepsy，FLE）可能会在睡眠期发作，没有任何征兆，随后出现双侧复杂自动症或不对称强直姿势，会快速结束并立即

恢复。枕叶癫痫发作通常会有视觉先兆，并且根据它们的症状学，经常会扩散至颞叶。顶叶癫痫发作最不常见，可能会有感觉先兆，还会模拟额叶癫痫发作[3]，然而，正如我们所看到的，小儿癫痫发作可能也有很多例外。

由于术前评估的原因，特别是长程视频 EGG 监测的出现，通过了解不典型的症状学特征，我们对癫痫发作的症状学的认识变得更加准确了。反复观察癫痫发作的录像，可以帮助我们注意到很细微的细节（如细微肌阵挛、自主神经症状等），即使这些内容可能会被非专业人士，甚至有经验的癫痫科医生所忽视。此外，癫痫发作的确切持续时间，发作时的意识水平，发作后轻度偏瘫，或感觉性失语，只能通过视频记录和发作期测试

客观评判。

在术前评估过程中，神经影像、EEG 记录和癫痫发作症状学用来定位癫痫发作起始区；因此，不同的症状研究使用不同的方式定位致痫灶[4]。然而，确认患儿的癫痫起始区主要依赖于经手术干预后无癫痫发作这一"金标准"，此类患儿先前切除的皮质组织中包含癫痫发作起始区[5-7]。

智能手机的广泛应用使癫痫发作的记录更方便[8]。虽然这些记录经常会错过发作的最初几秒，但对于某些癫痫发作提取症状学信息时仍然非常有用。在这一章节，我们将通过分析小儿癫痫症状学的定位、定侧和年龄依赖方面，以及最典型的症状学相关功能缺陷，来探讨小儿癫痫症状学最重要的因素。

一、依据癫痫症状学定位

（一）额叶癫痫

FLE 是颞叶外癫痫最常见的类型，在术前评估中有显著地位。第一个也是最大的成人额叶癫痫症状学研究，早在 19 世纪 80 年代完成。Rasmussen 等报道了 40 例手术后至少 5 年无癫痫发作的额叶癫痫患者的发作期特征[9]。他们发现，比较典型的发作为：频繁地发作前先兆，发作期自动症和继发全面性强直 – 阵挛发作（secondary generalized tonic-clonic seizures，SGTCS）。这一最早的综合性研究，将额叶作为一个解剖整体来处理，而没有区分其中的子区域。

10 多年后，Salanova 和 Mihara 观察到成人额叶癫痫的三种不同发作类型[10, 11]。致痫灶的部位让他们推断出局灶性运动性癫痫发作组和辅助运动性癫痫发作组患者的致痫区局限于额叶后 1/3。癫痫发作起源于额叶后 1/3 会产生感觉运动表现，然而，精神运动性癫痫发作组患者的致痫区域主要位于额叶前 2/3。

应用深部电极可以评估额叶内更多的解剖区域并区分其癫痫发作症状[12-14]。根据癫痫发作起始区的部位，可以区分为初级运动区、额叶内侧面、额叶外侧面、额极、中央区、眶额区及盖部癫痫（图 12-1）。然而这些癫痫发作通常会重叠，因而，又造成新的挑战。

Salanova 等指出，遗憾的是在临床表现和部分性发作的确切起源部位之间的联系仍然存在疑问[15]。很多患者有相当大的皮质区域与癫痫发作有关，并且一旦癫痫活动开始，额叶癫痫很少局限于小范围皮质区域。因此，很多发作期临床表现可能是由癫痫发作扩散至邻近或远隔皮质所致，并且在一些患者中，发作期症状很难与任何额叶特定部位相联系[15]。所以，他们将其定义为额叶癫痫综合征，而不是将额叶癫痫拆分为更小的区域。我们经常在低龄儿童中看到这种重叠的症状学，他们的扩散趋势甚至更显著。成人额叶癫痫的典型表现包含以下内容。

- 频繁、短暂的癫痫发作。
- 夜间发作倾向。
- 突发突止。

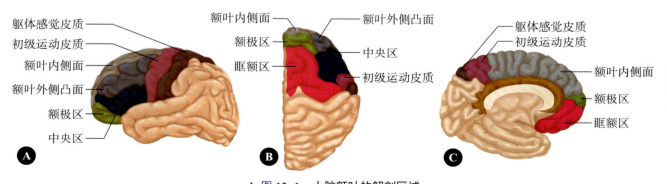

▲ 图 12-1 大脑额叶的解剖区域
A. 前外侧视图；B. 下视图；C. 中视图

- 早期运动症状。
- 频繁发声。
- 强直性发作（强直性姿势和偏转发作）。
- 伴有双侧手足自动症的过度运动性癫痫发作。
- 很少或没有发作后意识障碍。

夜间发作倾向，除了是成人额叶癫痫发作的特征外，在儿童额叶癫痫中也常见[16]。运动症状在婴幼儿尤其具有代表性。在一系列儿童额叶癫痫（<7 岁）中，所有患儿有至少一次运动性癫痫发作，而分析的 111 次发作事件中，只有 6 次（5%）完全没有运动症状。强直姿势（64%），阵挛发作（36%）和癫痫性痉挛（36%）是非常有典型的运动性发作。然而，偏转和过度运动性癫痫发作，还有 SGTCS 在这一年龄段较罕见。没有学会语言前组患儿，发作后再定位的测试困难，但那些能较好配合 EEG 技师的低龄患儿，可以表现出短暂的发作后意识障碍，通常至少持续 10s[17]。

儿童额叶癫痫和睡眠障碍的鉴别诊断是一个重要的挑战。在一项针对 22 例 16 岁以下患儿的研究中发现[18]，癫痫发作时间短（30s 至 2min），发作形式刻板，夜间发作（17/21）且频繁（3～22次 / 晚）。临床特征包括突然发作、尖叫、躁动、僵硬、踢腿或双腿蹬踏，以及尿失禁。因此，在转诊前，这些患儿没有任何一个被诊断为额叶癫痫；相反，他们被诊断为睡眠障碍（10），精神问题（6），或其他癫痫类型（6）。间歇期常规 EEG 和 MRI 表现正常（18/21），这又增加了诊断的挑战[18]。

（二）颞叶癫痫

颞叶癫痫在术前评估系列中主要是局灶性癫痫发作，并且它的发作症状学非常明确。成人颞叶癫痫的典型表现包含以下内容。

- 嗅觉 / 上腹部 / 精神先兆。
- 行为中止。
- 凝视或环顾。
- （部分）意识丧失。
- 口部或手部自动症。

- 面部作怪相。
- 肌张力障碍性姿势。
- 躁动。
- 偏转成分。

颞叶癫痫的儿童手术后也可能会有好的预后，因此，有很多基于金标准进行儿童颞叶癫痫检查的研究[5-7, 19-23]。颞叶癫痫症状学似乎受年龄相关性影响比较显著，低龄患儿的发作期表现可能不能给这个部位相关的癫痫发作提供太多的提示。因此诊断及转诊这些患儿做进一步评估，特别是癫痫手术评估，可能会被过度延误。了解这些癫痫发作与年龄相关的时间演变是至关重要的，因为幼儿不成熟的发作表现可能随年龄增长转化为典型成熟的类似成人的症状学表现。

Duchowny 等研究了 16 例 12 岁以下耐药性颞叶癫痫儿童[6]。他们发现其中 75% 患儿有典型的复杂部分性发作，只有少数低龄（<5 岁）患儿出现运动性发作表现。Brockhaus 和 Elger 研究比较了儿童颞叶癫痫与成人颞叶癫痫的发作表现[5]。该研究以 29 例颞叶癫痫儿童的视频记录为基础，年龄分布在 18 月龄至 16 岁之间。他们发现>6 岁的患儿发作表现与成人颞叶癫痫的类似。在更小年龄的患儿中，典型症状学包含对称性肢体运动，与成人额叶癫痫发作类似的姿势性发作，以及类似于婴儿痉挛症一样的点头动作。Jayakar 和 Duchowny 进一步指出，这种症状学在生后第 2 年至第 6 年之间出现改变[22]。一项基于病因评估单纯性海马硬化（hippocampal sclerosis，HS）患者的研究还发现，4 岁左右颞叶内侧癫痫的儿童临床特征与成人类似[24]。

另一项只评估患有颞叶癫痫的学龄前儿童的研究表明，这种转变作为函数以线性方式发生，由此从 4 岁开始，精神运动性癫痫发作的非运动性成分，作为成人边缘叶癫痫的标志，是主要的癫痫发作表现形式。相比之下，所有低于 42 月龄的患儿在所观察到的癫痫发作成分中有较高概率出现运动性症状，包括强直、阵挛和肌阵挛成分，以及癫痫性痉挛。超过 42 月龄后，伴有动作中止和自动症的复杂部分性癫痫症状学出现概率增加，并成为半数以上儿童的主要发作特征[25]。

研究发现未成熟幼鼠药物诱导的边缘叶癫痫表现出年龄依赖性发作行为。在幼鼠出生后的前 2 周，用红藻氨酸和毛果芸香碱诱发的癫痫发作，相当于人类婴儿年龄阶段，这些幼鼠出现过度活跃、抓伤、肢体的过度伸展、震颤、头部摆动和肌阵挛动作[26, 27]。年龄 > 2 周的更成熟的大鼠，出现的边缘叶癫痫症状包括用后腿站立、不动，以及除了显著运动症状之外的咀嚼动作。对海马点燃大鼠幼崽的进一步研究表明，后放电阈值在出生后第 2 至第 3 周最高，提示边缘叶系统对同步化的抵抗作用[28]。这些来自动物研究的发现似乎为颞叶癫痫在未成熟幼儿中为什么只有超过 4 岁才会出现更典型的精神运动特征提供了合理的解释，因为这个时候边缘系统已经发育成熟。

另一项研究评估了从婴儿到成人术后无发作的颞叶癫痫患者的癫痫症状学，除了运动性癫痫成分，还描述了与年龄相关的症状学特征[29]。在这一研究中，由相同的癫痫科医生分析儿童及成人癫痫发作，发现不只是运动成分，继发性全面性癫痫发作也具有年龄相关的分布特点。学龄前组没有观察到 SGTCS，学龄组也罕见（< 3%）（图 12–2）。之后，在青春期及成年人，继发性

全面性发作总体发生率达 20%。其原因可能可以归结为以下几点：大脑皮质逐渐发育成熟[30]，树突发育与髓鞘发育未成熟，两侧大脑半球间不同步[31]，还有就是我们的年幼患者从癫痫起病到视频脑电监测的年龄间隔缩短[32]。

围发作期自主神经症状是典型的颞叶癫痫症状，其中，儿童颞叶癫痫胃气上升感和发作后咳嗽比颞叶外癫痫更常见。其他自主神经元素（如恶心、呕吐、呼吸暂停、过度通气和面色潮红）是典型的儿童症状学特点，但没有任何定位价值[33]。婴儿局灶性癫痫发作通常以单纯自主神经症状起始（如呼吸暂停或心动过速），这导致新生儿和早产儿的早发性癫痫不能被早期识别[34]。

情绪症状——特别是负面情绪，比如害怕、焦虑和哭泣——是成人颞叶癫痫围发作期的临床表现。通过分析发现负面情绪症状在儿童局灶性癫痫中总体出现率很高（约 50%），但在颞叶外癫痫比颞叶癫痫出现频率更高[35]。

（三）后头部癫痫

对大脑后部起源的癫痫发作的研究通常将枕叶和顶叶癫痫混合起来，因为每个中心的病例数都很少。顶叶被分为两个小叶。顶上小叶和顶下小叶，负责整合全身的躯体感觉信息及视觉 – 运

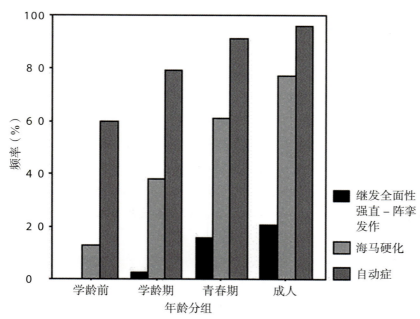

▲ 图 12–2　继发全面性强直 – 阵挛发作频率（P < 0.001）和发作期自动症（P < 0.001），以及海马硬化的病因（P < 0.001）在颞叶癫痫患者中的出现率具有年龄相关性
经 Fogarasi 等 2007 年授权转载[29]

动协调。枕叶是视觉系统的中枢，包括位于内侧的初级视觉皮质，纹区皮质负责颜色辨别、运动知觉与视觉空间加工[36]。后头部癫痫发作的特征性表现反映了这些区域的正常功能，包括躯体感觉（痛觉和感觉异常）、前庭感觉和视觉先兆，还有眼球运动特征，如眼球震颤、眼睑肌阵挛和眼球偏斜[37-42]。成人后头部癫痫的典型表现包含以下内容。

- 感觉（主要是视觉）先兆。
- 眼球运动特征。
- 眼球震颤。
- 眼睑肌阵挛。
- 眼球偏斜。
- 癫痫发作扩散的症状。
  - "类似颞叶"症状学。
  - "类似 SMA"症状学。
- 口部、手部或复杂的自动症。

视觉先兆起源于初级视觉皮质的可以是简单视幻觉或黑矇，而起源于纹区皮质的可表现为视错觉，或复杂视幻觉。然而，区别低龄儿童的这两种视觉先兆的细微特征通常很困难。围发作期头痛在枕叶癫痫和偏头痛患者都很常见，这使两者之间鉴别诊断更加困难[43]。持续性眼球偏斜和发作期呕吐的病例，必须排除 Panayiotopoulos 综合征（一种非结构性儿童枕叶癫痫综合征）[44]。

第一个以视频为基础对儿童症状学的研究，评估了 20 例 16 岁以下的枕叶癫痫儿童，发现 70% 的患儿有视觉先兆，包括最常见的视幻觉、发作性失明、甚至是癫痫性黑矇持续状态[45]。视觉丧失通常为双侧，但可能也会出现癫痫起始区对侧的同向性偏盲[39]。

另一个对 19 例年龄在 4—22 岁的症状性枕叶癫痫患者的研究发现，癫痫发作非常短暂（<30s），并且频繁扩散至颞区，因此，会出现非常多变的症状学[46]。对 12 例枕叶癫痫的新生儿和婴儿的癫痫发作进行总结的一项研究发现，双侧癫痫发作（包括 58% 的痉挛发作）和异常眼球运动多见[47]。我们对学龄前儿童的症状学金标准研

究发现，频繁（13/18）眼球运动症状，可表现为眼球震颤、眼球偏斜、眼睑肌阵挛及快速、重复性眨眼。发作期面色潮红（5/18），还有发作期微笑（5/8）是其他小儿癫痫发作时罕见的典型症状学表现[48]。需要提醒的重要一点是要注意眼球偏斜本身没有定侧[49]或定位意义，因为它可以是枕叶[50]和额叶眼动区共同激活的表现[51]。

比较儿童单纯额叶癫痫和后头部癫痫（posterior cortex epilepsy，PCE）的发作症状学，我们发现，成人颞叶外癫痫的特征性的表现在小儿癫痫中经常缺失。肌阵挛发作、癫痫性痉挛发作、精神运动性发作、失张力发作、口部和手部自动症发作，还有发声和眼球偏斜在两组癫痫发作中无显著性差异，提示癫痫发作在颞叶外和颞叶区域快速扩散。虽然发作期表现在区分儿童额叶癫痫和后头部癫痫中的作用有限，夜间发作（更经常在额叶）和先兆的类型（视觉先兆出现于后头部癫痫）具有较高的定位价值，因此更强调准确记录病史的重要性[52]（表 12-1）。

（四）岛源性癫痫

岛叶癫痫及其手术治疗是一个特殊并极具挑战性的领域，尤其在儿童期。不仅是因为手术评估困难，还因为高比例的漏诊率。因为它是隐藏于盖部之下的区域，EEG 记录到的异常放电通常很稀少，并且如果临床医生不给放射科同事一定的相关引导，岛叶病变很难被影像学检查所发现。岛叶癫痫没有大型的手术系列报道，有关岛叶癫痫的信息主要来源于儿童 SEEG。

Dylgjeri 等报道了 10 例经置入于岛叶皮质 SEEG 电极证实的岛叶癫痫儿童[53]。他们得出的结论是，岛叶癫痫是一种严重的局灶性癫痫，以早期起病为特征（平均 1.3 岁），对儿童的神经心理发育有显著影响。对于低龄儿童来说，由于先兆描述的缺失及不足会延误诊断。他们认为如果出现一些特殊症状学表现，比如陌生感或不愉快的反应、心跳停止、疼痛及自主神经症状，应考虑岛叶起始。他们还发现岛叶癫痫的症状学与额叶

症状学非常相似（单侧强直阵挛及过度运动癫痫发作），这使得此类发作的儿童在鉴别诊断上出现难度。然而，我们不知道单纯岛叶癫痫病例的确切症状学，因为所有患者都需要岛叶加岛叶外区域的切除：岛叶 – 岛盖（3 例）、岛叶 – 额盖（1 例），

岛叶 – 中央盖（2 例）、岛叶 – 额叶（1 例）和岛叶 – 颞叶（1 例）。

最近的另一项研究应用非线性回归分析 SEEG 记录的 5 例患者的癫痫发作，发现额叶症状通过岛叶及额叶内侧面区域之间具有强大的功能联系表达[54]。这些资料提示，在考虑癫痫发作岛叶起源的时候，还需警惕隐匿性额叶内侧面癫痫的可能。

（五）多脑叶和半球性癫痫

早发型儿童灾难性癫痫，尤其是病因为局灶性皮质发育不良的，常表现为多脑叶类型。最近的一系列研究发现，5 岁以下药物难治性癫痫儿童中，有 1/3 为多脑叶发育不良，需要进行侵入性术前评估[55]。最常见的类型是额颞及颞顶枕病例，表现出各种各样的癫痫症状学。近期另一项研究，分析了 225 例接受视频脑电监测的小儿癫痫患者发现，其中多脑叶癫痫有 91 例（40%）。而强直发作，过度运动发作和偏转是症状学中最突出的构成部分[56]。有一个以上发作起始区的病例具有很大的挑战性。一项针对 17 例有双重致痫灶的患者的双盲研究发现，这些患者在定位癫痫起始区过程中，癫痫症状学没有侵入性 EEG 有用[57]。

二、癫痫性痉挛发作：当年龄战胜定位

任何病因、部位或大脑病灶延伸区域的婴儿都有可能出现一种独特的癫痫症状：成串癫痫性痉挛发作。自从功能影像学出现以来，很多以婴儿痉挛为表现的病灶阴性的癫痫婴幼儿已接受手术治疗。一项对 23 例 3 岁以下、因难治性婴儿痉挛发作而进行皮质切除或大脑半球切除术的患者的研究发现，功能损伤区非常大：其中一半包括颞顶枕区，另外有 6 例为整个半球[58]。

另一个研究发现，颞叶与痉挛发作和局灶性发作之间有联系[59]。而另一些人则假设痉挛发作可能由部分性发作促发（甚至包含其中）[60]。在对 214 例癫痫性痉挛儿童的长期随访中发现，其中有 60% 患儿发展为新的局灶性癫痫发作，大部分来

表 12–1　35 名＜ 12 岁颞叶外癫痫儿童的围发作期频率及定位价值			
观察到的表现	出现于 FLE 患者（n=20）	出现于 PCE 患者（n=15）	P 值
先兆			
躯体感觉先兆	5（25%）	0	0.06
视觉先兆	0	4（27%）	0.01
上腹部先兆	1（5%）	1（7%）	1.00
癫痫发作表现			
强直	14（70%）	3（20%）	＜0.01
偏转	0	3（20%）	0.07
阵挛	10（50%）	3（20%）	0.07
肌阵挛	5（25%）	3（20%）	1.00
癫痫性痉挛	6（30%）	4（27%）	0.83
过度运动	4（20%）	0	0.12
失张力	2（10%）	1（7%）	1.00
精神运动性	6（30%）	8（53%）	0.16
SGTCS	3（15%）	2（13%）	1.00
其他发作表现			
口部自动症	8（40%）	8（53%）	0.43
手部自动症	3（15%）	5（33%）	0.25
发声	6（30%）	3（20%）	0.70
眼球偏斜	8（40%）	7（47%）	0.69
眼球震颤	0	7（47%）	＜0.01
发作后表现			
擦鼻	2（10%）	6（40%）	0.051
Todd 麻痹	1（5%）	0	1.00
失语	0	1（7%）	0.41

FLE. 额叶癫痫发作；PCE. 后头部癫痫；SGTCS. 继发全面性强直 – 阵挛发作

经 Fogarasi 等 2005 年许可转载[52]

自颞叶[61]。这些数据支持一种模型，即痉挛虽然可能发生在皮质下水平，但却是由病理性皮质局灶放电引起的[62]。也有数据支持皮质和皮质下异常结构都是痉挛的诱因[62]，因为高兴奋性及阵发性活动向基底神经节扩散的高度倾向，局灶性皮质损伤可能触发皮质下结构，导致丛集性癫痫性痉挛发作[62]。

当前与婴儿期起病的临床痉挛发作相关的疾病谱比以往想象的更广泛。因此，痉挛发作的术语已经改变[63]。在一些癫痫中心，婴儿痉挛综合征定义为：在婴儿期起病的癫痫综合征，有成串临床痉挛发作和 EEG 高度失律。根据这一分类，West 综合征是以成串癫痫性痉挛发作、高度失律和认知发育迟缓或倒退为特征的子分类。如果出现痉挛发作但没有成串，我们可以使用婴儿痉挛孤立性痉挛变异型这一术语。最后，也存在没有婴儿痉挛发作的高度失律和没有高度失律的婴儿痉挛发作。

尚不清楚为什么有相似病变的患儿有的会发展为痉挛（以及其他更严重症状的 West 综合征），有的"只是"单纯的局灶性癫痫。越来越多的证据表明，婴儿痉挛可能是由于大脑发育的关键遗传途径受到干扰所致。生理缺陷、孤独症、运动障碍或全身性畸形可能与这些基因有关联[63]。

由于症状学多样，许多细微的痉挛几乎无法与正常婴儿运动行为辨别。这种发作性事件可以很轻微，以至于在发作过程中只出现眼球运动、非常轻微的点头或很轻微的肩膀上抬。尽管如此，丛集性的细微改变可能有助于识别癫痫性痉挛发作[64]（视频 12-1）。

视频 12-1　癫痫性痉挛（视频由 András Fogarasi 提供）https://www.thieme.de/de/q.htm?p=opn/tp/255910102/9781626238176_c012_v001&t=video

三、病因学在小儿癫痫症状学中所起的作用

没有任何研究支持癫痫发作症状学取决于其病因本身的观念。然而，药物难治性癫痫的病因具有年龄依赖性特征。皮质发育畸形在婴儿和低龄儿童中更常见，但在更年长的儿童组中，血管和肿瘤畸形病因更常见[65]。在颞叶癫痫之中，海马硬化是引起青少年和成人的主要病因，它会造成颞叶内侧癫痫综合征及成人的典型症状学。我们对颞叶癫痫多年龄组队列研究发现，随年龄增长，发作期自动症、继发全面性强直－阵挛发作和不同定侧症状的数目出现频率增加，而运动性癫痫成分的比例减少。然而，应用海马硬化病因适应线性模型提示了发作期自动症、继发全面性强直－阵挛发作和不同定侧症状的数目的出现频率增加，是海马硬化的独立显著变量，而影响运动性癫痫成分的因素有年龄和病因两方面[29]。

病因经常决定部位，例如，海马硬化、良性肿瘤经常好发于颞叶区域。血管性病变经常在颞叶外，而结节性硬化具有多脑叶的特点。最后，半球性癫痫是 Sturge-Weber 综合征、严重卒中、Rasmussen 脑炎、半侧巨脑回和某些多细小脑回的典型表现[66]。

四、儿童的发作后定侧症状

在术前评估的过程中，对定侧症状的认识可以为癫痫科医生提供极大的帮助。定侧症状是指特殊的发作期或发作后期可以提供判断哪侧半球在具体一次发作中起作用的信息。对不同成人的症状学研究发现，单侧肌张力障碍或强直姿势、单侧口角偏斜、其他单侧面部或远端运动表现（如阵挛或肌阵挛癫痫发作），以及出现继发性全面性强直－阵挛发作之前的强迫性头部偏转，定位于对侧，而单侧眨眼、手部自动症、发作后擦鼻是定位同侧的表现——特别在颞叶癫痫组最常见。在语言优势半球，癫痫发作的典型表现包括发作后失语或言语困难。然而，性高潮先兆、发作期说话、围发作期自主神经症状及自动症伴意识大部分保留是非优势半球起源的癫痫发作[67-70]。

我们对 100 例儿童进行的多盲观察者研究发现，儿童定侧症状比成人的少见，但在观察者之

间一致性较好，且预测价值较高。大部分症状是达成共识的，其中只有少数因为太罕见而不可靠。最常见及可靠的儿童定侧症状总结在表 12-2，也在视频 12-2 中展示。某些症状（如单侧手部自动症或发作后擦鼻）非常常见（＞20%），它们大部分有比较高的预测价值（90%～100%）。非常重要的一点是，需注意眼球偏斜并没有定侧价值，即使它是最常见的围发作期不对称症状[49]。

> 视频 12-2 癫痫发作区的偏侧化（视频由 András Fogarasi 提供）https://www.thieme.de/de/q.htm?p=opn/tp/255910102/9781626238176_c012_v002&t=video

在监测时，很多不同的定侧症状在每个患者身上呈现出年龄的线性相关，这提示个体发育表达随大脑发育成熟而改变。虽然婴儿和低龄儿童多表现为发作期对称性的运动症状，而不是单侧运动性发作，但是也有在类似于所有年龄段较为常见而且可靠的定侧症状（图 12-3）。其中，不对称癫痫性痉挛发作[71]，单侧性阵挛运动，发作期眼球震颤，还有发作后擦鼻及 Todd 麻痹在临床实践中非常重要。这些后期定侧症状，在评估低龄儿童和没有学会语言前的儿童致痫灶时，也能提供重要信息[72]。

与定侧症状类似，癫痫定位在低龄人群中也更具挑战性。最近一项研究将现行的 ILAE 分类[73]与 138 例儿童的癫痫发作症状学分类[74]进行比较，发现后者比 ILAE 在预测致痫区域更具特异性。在大龄儿童，局限病灶和特定癫痫发作类型之间有清晰的关联性，而在低龄儿童，很多病灶会导致同样的癫痫发作类型，并且没有清晰的局灶定位，并倾向于广泛性起始[75]。

五、儿童症状学

（一）模仿小儿癫痫症状学的非癫痫性事件

由于大脑成熟过程，非癫痫性和癫痫性事件在儿童特定年龄可能会彼此表现类似。区分皮质下周期性阵发性运动障碍与癫痫发作是一项常见

而又困难的任务。最具挑战性的群体是继发于皮质和皮质下病变的缺血缺氧性脑病的早产儿。这些病例存在混合性癫痫和锥体外系运动障碍。这些阵发性运动会类似于癫痫发作中的强直、阵挛或肌阵挛发作，以及癫痫性痉挛发作[76]。因为有大量运动伪差，发作期 EEG 在鉴别诊断时并不总

表 12-2 年龄＜12 岁儿童不同围发作期体征的出现频率和定侧价值（n=100）

观察的症状 / 发作期症状	n	定侧		P 值
		对侧	同侧	
眼球偏斜	32	17	15	0.86
单侧手部自动症 [a]	23	1	22	＜0.001
肌张力障碍姿势 [a]	16	16	0	＜0.001
单侧强直发作 [a]	14	14	0	＜0.001
偏转 [a]	12	11	1	＜0.01
单侧阵挛发作 [a]	10	9	1	0.02
眼球震颤 [b]	5	5	0	0.06
口角歪斜	3	3	0	0.25
不对称痉挛	3	3	0	0.25
单侧眨眼	2	1	1	1.000
	n	左侧	右侧	P 值
自动症并保留反应性	4	1	3	0.33
发作期说话	4	1	3	0.33
吐口水	2	0	2	0.21
呕吐	2	2	0	0.50
发作后症状	n	对侧	同侧	P 值
擦鼻 [a]	31	4	27	＜0.001
Todd 麻痹 [a]	14	14	0	＜0.001
擦脸 [a]	6	0	6	0.03
	n	左侧	右侧	P 值
咳嗽	16	10	6	0.46
语言障碍 [a]	9	9	0	＜0.01

a. 显著的定侧价值；b. 趋于显著
经 Fogarasi 等 2006 年许可复制[49]

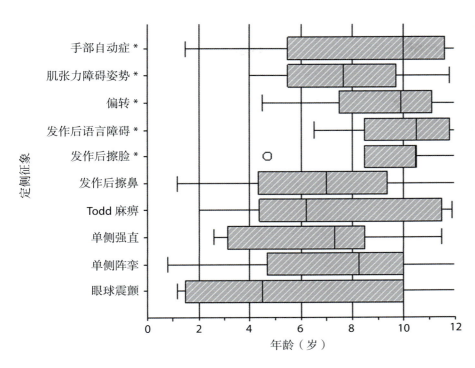

*. 代表定侧征象明显在年长的儿童中更多见（经 Fogarasi 等 2006 年许可[49]）

是能提供帮助。发作性事件的持续时间（运动障碍可能会持续出现），以及对抗癫痫药物无效可能有助于鉴别诊断。

心因性非癫痫发作（psychogenic nonepileptic seizures，PNES）在学龄前儿童中非常罕见，但在学龄期儿童和青少年比较常见。重要的是要知道，儿童 PNES 的症状与成人不同，但这个年龄组内部通常具有同质性。呆滞（没有运动性成分的无反应事件）性 PNES 在低龄儿童中比较典型，而通常保留意识的抖动是儿童期最常见的 PNES 运动症状。然而，成人的特征性 PNES 运动症状，过度运动（伴复杂自动症和骨盆抽动）在儿童人群中非常罕见[77]。

最后，睡眠障碍在儿童人群中出现率高达 10%，也可以类似癫痫发作[18]。最具挑战性的是夜惊症（夜间恐惧），因为部分意识丧失，过度运动症状和难以理解的语言，使其与夜间额叶癫痫发作的鉴别变得复杂。另一种儿童常见的睡眠障碍，梦游，可能与精神运动性癫痫发作非常类似。

（二）非手术小儿癫痫综合征中的局灶性症状

除了确切观察和识别定侧及定位症状，我们还必须区分出某些癫痫综合征，非常遗憾的是这些癫痫综合征不能进行外科治疗。由离子通道病变引起的婴儿期癫痫中，Dravet 综合征通常以长时间的单侧性癫痫发作和早期耐药为特点，增加了进一步手术评估的可能性[78]。另外，若干年后，在这些病例中会观察到海马硬化。但是，它只是一个继发性病理改变，不会对这些儿童引起任何颞叶内侧癫痫的症状[79]。因此，早期临床和基因（SCN1A 突变）诊断至关重要，以避免后期出现错误的治疗步骤。对 6 例行切除性手术的 SCN1A 突变患儿的回顾性研究得出结论：因为基因缺陷和意料之外的皮质发育轻度弥漫性畸形的神经病理学发现，皮质切除不可能对这些儿童有益。他们的发现提示，此类癫痫患者的相对弥散的病理生理机制可能对局灶性切除手术无效[80]。另一种伴局灶性婴儿癫痫发作的离子通道病是婴儿恶性游走性部分性癫痫，但通常很容易早期鉴别[81]。良性儿童局灶性癫痫（如中央颞叶癫痫及枕叶癫痫）通常不会被误认为是可以手术的病例，因为他们具有特征性的电临床特征和良性预后[82]。然而，在所有不典型儿童良性癫痫病例中，用高分辨率的 MRI 癫痫序列排除可能的癫痫病灶是必不可少的。

相反，有些具有全面性症状，并频繁发作的灾难性癫痫患儿，尽管他们有全面性的癫痫症状学和 EEG 放电特征，但是仍有手术可补救的癫痫发作起始区，这对于这些患儿病因及定位的解释是非常重要的。典型案例是有明确的癫痫起始区的 West 综合征的婴幼儿和 Lennox-Gastaut 综合征的儿童。最新的文献记录了 76 例 Lennox-Gastaut 患儿和 19 例 West 综合征的患儿，手术干预后癫痫发作减少，认知得到改善 [83]。

（三）有颞叶癫痫症状的颞叶外癫痫

在儿童颞叶外癫痫发作中，经常观察到被认为是"典型颞叶"癫痫来源的症状表现。上文提到评估儿童额叶及枕叶癫痫发作的比较，发现了一些类似颞叶癫痫的成分（例如，精神运动性癫痫发作伴口部自动症）[52]。另一篇文章分析了儿童局灶性癫痫的症状学，发现最初用于描述成人颞叶癫痫的定侧症状（例如，单侧手部自动症，肌张力障碍样姿势或发作后擦鼻）发生在儿童颞叶及颞叶外癫痫的概率相同 [49]。因为小儿癫痫快速扩散的趋势，早期发作成分，尤其是先兆，在这个年龄段是最可靠的定位症状。

（四）有颞叶外症状的颞叶癫痫

众所周知，在成人颞叶癫痫，癫痫发作从颞叶向额叶快速扩散会引起颞叶外症状 [84]。为了评估儿童的这一现象，Lange 等 [85] 回顾性分析了 10 例 20 岁以下的患者，他们在高分辨率 MRI 上提示只有颞叶异常，但有颞叶外癫痫的症状学特征。

他们在进行侵入性视频脑电监测后，都做了颞叶切除术。侵入性记录显示，4/10 的患者既有颞叶外又有颞叶起源的癫痫发作（他们之中没有人在仅切除颞叶后无癫痫发作），侵入性脑电监测，6/10 的患者仅出现颞叶癫痫发作起始的症状，发作时向额叶继发性扩散出现额叶症状学。第二组在颞叶切除后预后良好。他们得出结论，儿童颞叶外症状学可以提示颞叶到额叶的快速扩散，也可能暗示存在颞叶外致病区，即使 MRI 提示只有颞叶病灶 [85]。

（五）术前评估期间数据不协调 / 不一致

术前评估和癫痫手术一样，与所有医学各部分一样，是一门艺术。没有完全一致的案例，而且解剖 – 电 – 临床资料也经常是有差异的。在儿童术前评估的过程中，我们必须记住，症状学只是难题的一部分，神经影像学和电生理资料经常在确定癫痫发作起始区时扮演更为重要的角色。我们必须尽一切努力对患者进行可靠的高分辨率神经影像，以确认或排除可能的致病病灶。其次，详细分析 EEG 数据有助于推测癫痫发作起始区，大部分颞叶外及病灶阴性的病例，需要通过侵入性 EEG 记录完成。因为未成熟大脑的快速扩散趋势，癫痫症状学资料通常在诊断评估中不太重要。然而，如果我们知道部位相关的癫痫发作症状学的典型表现，也知道它们在儿童的年龄相关差异性，未来会有更多的儿科癫痫外科手术候选者被发现。

参 考 文 献

[1] Engel J, Pedley TA. Introduction: what is epilepsy? In: Engel Jr. J, Pedley TA, eds. Epilepsy: A Comprehensive Textbook. Philadelphia, PA: Lippincott-Raven Publishers; 1997:1–7

[2] Dreifuss FE. Classification of epileptic seizures. In: Engel Jr. J, Pedley TA, ed. Epilepsy: A Comprehensive Textbook. Philadelphia, PA: Lippincott-Raven Publishers; 1997:517–520

[3] Bromfield EB, Cavazos JE, Sirven JI, eds. An Introduction to Epilepsy. West Hartford, CT: American Epilepsy Society; 2006

[4] Carreño M, Lüders HO. General principles of presurgical evaluation. In: Lüders HO, Comair YG, ed. Epilepsy Surgery. Philadelphia, PA:

Lippincott Williams & Wilkins; 2001:185–200

[5] Brockhaus A, Elger CE. Complex partial seizures of temporal lobe origin in children of different age groups. Epilepsia 1995;36(12):1173–1181

[6] Duchowny M, Levin B, Jayakar P, et al. Temporal lobectomy in early childhood. Epilepsia 1992;33(2):298–303

[7] Wyllie E, Chee M, Granström ML, et al. Temporal lobe epilepsy in early childhood. Epilepsia 1993;34(5):859–868

[8] Dash D, Sharma A, Yuvraj K, et al. Can home video facilitate diagnosis of epilepsy type in a developing country? Epilepsy Res 2016;125:19–23

[9] Rasmussen T. Characteristics of a pure culture of frontal lobe epilepsy.

Epilepsia 1983;24(4):482–493

[10] Mihara T, Tottori T, Matsuda K, et al. Analysis of seizure manifestations of "pure" frontal lobe origin. Epilepsia 1997;38(Suppl) (6):42–47

[11] Salanova V, Morris HH, Van Ness P, Kotagal P, Wyllie E, Lüders H. Frontal lobe seizures: electroclinical syndromes. Epilepsia 1995;36(1):16–24

[12] Bancaud J, Talairach J. Clinical semiology of frontal lobe seizures. In: Chauvel P, et al. ed. Advances in Neurology. New York, NY: Raven Press; 1992:3–37

[13] Quesney LF, Cendes F, Olivier A, et al. Intracranial electroencephalographic investigation in frontal lobe epilepsy. In: Jasper HH, Riggio S, Goldman-Rakic PS, eds. Epilepsy and the Functional Anatomy of the Frontal Lobe. New York, NY: Raven Press; 1995:243–258

[14] Saint-Hilaire JM, Veilleux F, Giard M, et al. Frontal lobe epileptic manifestations studied with depth electrodes. Epilepsia 1988;29:207–208

[15] Laskowitz DT, Sperling MR, French JA, O'Connor MJ. The syndrome of frontal lobe epilepsy: characteristics and surgical management. Neurology 1995;45(4):780–787

[16] da Silva EA, Chugani DC, Muzik O, Chugani HT; Silva da EA. Identification of frontal lobe epileptic foci in children using positron emission tomography. Epilepsia 1997;38(11):1198–1208

[17] Fogarasi A, Janszky J, Faveret E, Pieper T, Tuxhorn I. A detailed analysis of frontal lobe seizure semiology in children younger than 7 years. Epilepsia 2001;42(1):80–85

[18] Sinclair DB, Wheatley M, Snyder T. Frontal lobe epilepsy in childhood. Pediatr Neurol 2004;30(3):169–176

[19] Blume WT, Girvin JP, McLachlan RS, Gilmore BE. Effective temporal lobectomy in childhood without invasive EEG. Epilepsia 1997;38(2):164–167

[20] Bourgeois BFD. Temporal lobe epilepsy in infants and children. Brain Dev 1998;20(3):135–141

[21] Harvey AS, Berkovic SF, Wrennall JA, Hopkins IJ. Temporal lobe epilepsy in childhood: clinical, EEG, and neuroimaging findings and syndrome classification in a cohort with new-onset seizures. Neurology 1997;49(4):960–968

[22] Jayakar P, Duchowny MS. Complex partial seizures of temporal lobe origin in early childhood. J Epilepsy 1990;3(Suppl):41–45

[23] Salanova V, Markand O, Worth R, et al. Presurgical evaluation and surgical outcome of temporal lobe epilepsy. Pediatr Neurol 1999;20(3):179–184

[24] Fogarasi A, Jokeit H, Faveret E, Janszky J, Tuxhorn I. The effect of age on seizure semiology in childhood temporal lobe epilepsy. Epilepsia 2002;43(6):638–643

[25] Mohamed A, Wyllie E, Ruggieri P, et al. Temporal lobe epilepsy due to hippocampal sclerosis in pediatric candidates for epilepsy surgery. Neurology 2001;56(12):1643–1649

[26] Cavalheiro EA, Silva DF, Turski WA, Calderazzo-Filho LS, Bortolotto ZA, Turski L. The susceptibility of rats to pilocarpine-induced seizures is age-dependent. Brain Res 1987;465(1–2):43–58

[27] Cherubini E, De Feo MR, Mecarelli O, Ricci GF. Behavioral and electrographic patterns induced by systemic administration of kainic acid in developing rats. Brain Res 1983;285(1):69–77

[28] Moshé SL. The effects of age on the kindling phenomenon. Dev Psychobiol 1981;14(1):75–81

[29] Fogarasi A, Tuxhorn I, Janszky J, et al. Age-dependent seizure semiology in temporal lobe epilepsy. Epilepsia 2007;48(9):1697–1702

[30] Chugani HT, Phelps ME, Mazziotta JC. Positron emission tomography study of human brain functional development. Ann Neurol 1987;22(4):487–497

[31] Aicardi J. Overview: syndromes of infancy and early childhood. In:

Engel Jr. J, Pedley TA, eds. Epilepsy: A Comprehensive Textbook. Philadelphia, PA: Lippincott-Raven; 1997:2263–5

[32] Dravet C, Catani C, Bureau M, Roger J. Partial epilepsies in infancy: a study of 40 cases. Epilepsia 1989;30(6):807–812

[33] Fogarasi A, Janszky J, Tuxhorn I. Autonomic symptoms during childhood partial epileptic seizures. Epilepsia 2006;47(3):584–588

[34] Gataullina S, Dulac O, Bulteau C. Temporal lobe epilepsy in infants and children. Rev Neurol (Paris) 2015;171(3):252–258

[35] Fogarasi A, Janszky J, Tuxhorn I. Ictal emotional expressions of children with partial epilepsy. Epilepsia 2007;48(1):120–123

[36] Francione S, Mai R. The posterior cortex: semiology. In: Arzimanoglou A, Cross JH, Holthausen H, et al, eds. Pediatric Epilepsy Surgery. Montrouge: John Libbey; 2016:111–120

[37] Blume WT, Whiting SE, Girvin JP. Epilepsy surgery in the posterior cortex. Ann Neurol 1991;29(6):638–645

[38] Blume WT, Wiebe S. Occipital lobe epilepsies. Adv Neurol 2000;84:173–187

[39] Liava A, Mai R, Cardinale F, et al. Epilepsy surgery in the posterior part of the brain. Epilepsy Behav 2016;64(Pt A):273–282

[40] Kuzniecky R. Symptomatic occipital lobe epilepsy. Epilepsia 1998;39(Suppl 4):S24–S31

[41] Olivier A, Boling W Jr. Surgery of parietal and occipital lobe epilepsy. Adv Neurol 2000;84:533–575

[42] Siegel AM, Williamson PD. Parietal lobe epilepsy. Adv Neurol 2000;84:189–199

[43] Dainese F, Mai R, Francione S, Mainardi F, Zanchin G, Paladin F. Ictal headache: headache as first ictal symptom in focal epilepsy. Epilepsy Behav 2011;22(4):790–792

[44] Panayiotopoulos CP. Visual phenomena and headache in occipital epilepsy: a review, a systematic study and differentiation from migraine. Epileptic Disord 1999;1(4):205–216

[45] Shaw S, Kim P, Millett D. Status epilepticus amauroticus revisited: ictal and peri-ictal homonymous hemianopsia. Arch Neurol 2012;69(11):1504–1507

[46] Bernardina DB, Fontana E, Cappellaro O, et al. The partial occipital epilepsies in childhood. In: Andermann F, Beaumanoir A, Mira L, Roger K, Tassinari CA, eds. Occipital Seizures and Epilepsies in Children. London: John Libbey; 1993:173–81

[47] Lortie A, Plouin P, Pinard JM, Dulac O. Occipital epilepsy in neonates and infants. In: Andermann F, Beaumanoir A, Mira L, Roger K, Tassinari CA, eds. Occipital Seizures and Epilepsies in Children. London: John Libbey; 1993:121–32

[48] Fogarasi A, Boesebeck F, Tuxhorn I. A detailed analysis of symptomatic posterior cortex seizure semiology in children younger than seven years. Epilepsia 2003;44(1):89–96. IF:3.55

[49] Fogarasi A, Janszky J, Tuxhorn I. Peri-ictal lateralizing signs in children: blinded multiobserver study of 100 children < or =12 years. Neurology 2006;66(2):271–274

[50] Munari C, Bonis A, Kochen S, et al. Eye movements and occipital seizures in man. Acta Neurochir Suppl 1984;33:47–52

[51] Blanke O, Seeck M. Direction of saccadic and smooth eye movements induced by electrical stimulation of the human frontal eye field: effect of orbital position. Exp Brain Res 2003;150(2):174–183

[52] Fogarasi A, Tuxhorn I, Hegyi M, Janszky J. Predictive clinical factors for the differential diagnosis of childhood extratemporal seizures. Epilepsia 2005;46(8):1280–1285

[53] Dylgjeri S, Taussig D, Chipaux M, et al. Insular and insulo-opercular epilepsy in childhood: an SEEG study. Seizure 2014;23(4):300–308

[54] Hagiwara K, Jung J, Bouet R, et al. How can we explain the frontal presentation of insular lobe epilepsy? The impact of non-linear analysis of insular seizures. Clin Neurophysiol 2017;128(5):780–791

[55] Dorfmüller G, Ferrand-Sorbets S, Fohlen M, et al. Outcome of

surgery in children with focal cortical dysplasia younger than 5 years explored by stereo-electroencephalography. Childs Nerv Syst 2014;30(11):1875–1883

[56] Vendrame M, Zarowski M, Alexopoulos AV, Wyllie E, Kothare SV, Loddenkemper T. Localization of pediatric seizure semiology. Clin Neurophysiol 2011;122(10):1924–1928

[57] Rathke KM, Schäuble B, Fessler AJ, So EL. Reliability of seizure semiology in patients with 2 seizure foci. Arch Neurol 2011;68(6):775–778

[58] Chugani HT, Shewmon DA, Shields WD, et al. Surgery for intractable infantile spasms: neuroimaging perspectives. Epilepsia 1993;34(4):764–771

[59] Kubota T, Aso K, Negoro T, et al. Epileptic spasms preceded by partial seizures with a close temporal association. Epilepsia 1999;40(11):1572–1579

[60] Carrazana EJ, Lombroso CT, Mikati M, Helmers S, Holmes GL. Facilitation of infantile spasms by partial seizures. Epilepsia 1993;34(1):97–109

[61] Riikonen R. A long-term follow-up study of 214 children with the syndrome of infantile spasms. Neuropediatrics 1982;13(1):14–23

[62] Dulac O, Chiron C, Robain O, et al. Infantile spasms: a pathophysiological hypothesis. In: Nehlig A, et al., eds. Childhood Epilepsies and Brain Development. London, UK: John Libbey; 1999:93–102

[63] Pavone P, Striano P, Falsaperla R, Pavone L, Ruggieri M. Infantile spasms syndrome, West syndrome and related phenotypes: what we know in 2013. Brain Dev 2014;36(9):739–751

[64] Watanabe K, Negoro T, Okumura A. Symptomatology of infantile spasms. Brain Dev 2001;23(7):453–466

[65] Arzimanoglou A, Cross JH, Holthausen H, et al, eds. Pediatric Epilepsy Surgery. Montrouge: John Libbey; 2016

[66] Otsuki T. Hemispehrotomy and multilobar surgery. In: Arzimanoglou A, Cross JH, Holthausen H, et al., eds. Pediatric Epilepsy Surgery. Montrouge: John Libbey; 2016:387–398

[67] Chee MW, Kotagal P, Van Ness PC, Gragg L, Murphy D, Lüders HO. Lateralizing signs in intractable partial epilepsy: blinded multiple-observer analysis. Neurology 1993;43(12):2519–2525

[68] Marks WJ Jr, Laxer KD. Semiology of temporal lobe seizures: value in lateralizing the seizure focus. Epilepsia 1998;39(7):721–726

[69] Palmini A, Gloor P. The localizing value of auras in partial seizures: a prospective and retrospective study. Neurology 1992;42(4):801–808

[70] Privitera MD, Morris GL, Gilliam F. Postictal language assessment and lateralization of complex partial seizures. Ann Neurol 1991;30(3):391–396

[71] Gaily EK, Shewmon DA, Chugani HT, Curran JG. Asymmetric and asynchronous infantile spasms. Epilepsia 1995;36(9):873–882

[72] Loddenkemper T, Wyllie E, Neme S, Kotagal P, Lüders HO. Lateralizing signs during seizures in infants. J Neurol 2004;251(9):1075–1079

[73] Berg AT, Berkovic SF, Brodie MJ, et al. Revised terminology and concepts for organization of seizures and epilepsies: report of the ILAE Commission on Classification and Terminology, 2005–2009. Epilepsia 2010;51(4):676–685

[74] Lüders H, Acharya J, Baumgartner C, et al. Semiological seizure classification. Epilepsia 1998;39(9):1006–1013

[75] Hirfanoglu T, Serdaroglu A, Capraz I, Bilir E, Arhan EP, Aydin K. Comparison of ILAE 2010 and semiological seizure classification in children with epilepsy. Epilepsy Res 2017;129:41–50

[76] Apartis E, Vercueil L. To jerk or not to jerk: A clinical pathophysiology of myoclonus. Rev Neurol (Paris) 2016;172(8–9):465–476

[77] Szabó L, Siegler Z, Zubek L, et al. A detailed semiologic analysis of childhood psychogenic nonepileptic seizures. Epilepsia 2012;53(3):565–570

[78] Gataullina S, Dulac O. From genotype to phenotype in Dravet disease. Seizure 2017;44:58–64

[79] Siegler Z, Barsi P, Neuwirth M, et al. Hippocampal sclerosis in severe myoclonic epilepsy in infancy: a retrospective MRI study. Epilepsia 2005;46(5):704–708

[80] Skjei KL, Church EW, Harding BN, et al. Clinical and histopathological outcomes in patients with SCN1A mutations undergoing surgery for epilepsy. J Neurosurg Pediatr 2015; 16(6):668–674

[81] Coppola G. Malignant migrating partial seizures in infancy. Handb Clin Neurol 2013;111:605–609

[82] Pal DK, Ferrie C, Addis L, et al. Idiopathic focal epilepsies: the "lost tribe". Epileptic Disord 2016;18(3):252–288

[83] Lee YJ, Lee JS, Kang HC, et al. Outcomes of epilepsy surgery in childhood-onset epileptic encephalopathy. Brain Dev 2014;36(6):496–504

[84] Götz-Trabert K, Hauck C, Wagner K, Fauser S, Schulze-Bonhage A. Spread of ictal activity in focal epilepsy. Epilepsia 2008;49(9):1594–1601

[85] Lange J, Pieper T, Hartlieb T, Winkler P, Kudernatsch M, Staudt M. How red are red flags in lesional childhood temporal lobe epilepsy? An electro-clinico-anatomical correlation analysis of intracranial video-EEG data. Neuropediatrics 2016;47:P01–P05

第 13 章 术前神经心理和认知评估
Preoperative Neuropsychological and Cognitive Assessment

Katrina M. Boyer 著

李 颖 译 陈 彦 校

摘 要

神经心理评估已成为癫痫术前评估的标准做法。评估的目的包括功能定位、术后认知、情绪和行为结果的预测，并建立一个基线，根据需要评估术后结果和目标干预措施。在癫痫患儿的术前神经心理评估中，评估发育成本和益处对选择手术方式至关重要。大脑的发育不是孤立的，而是与环境刺激和健康相关的影响相互依赖。在儿童中，发育背景是一个重要的因素，因为神经系统疾病可以打乱神经认知功能定位的标准假设。发病时间和年龄都可以改变神经心理学表现的期望及手术后的结果。因此，一个彻底的临床访谈和全面的分析，对解释神经心理学研究结果是重要的，即使关注的主要功能非常具体。

关键词

小儿神经心理学，神经心理学，小儿癫痫外科，癫痫神经心理学，神经心理学评估

神经心理学评估已经成为癫痫术前评估的标准做法，尽管儿童神经心理学评估的目的与成人有些不同。神经心理学评估提供了关于与特定脑区和网络相关的功能完整性的独特信息。除了功能定位外，评估目的还包括预测术后的认知结果以及情绪，并行为调整，并建立一个基线，来评估术后结果和根据需要进行目标干预。在癫痫患儿的术前神经心理学评估中，对于发育成本和收益的评估对手术选择至关重要。

大脑的发育不是孤立的，而是与环境刺激和健康相关的影响相互依赖。随着儿童的发育和对环境的影响，反馈逐渐增强并塑造发育中的联系。遗传因素在大脑发育中的作用才刚刚开始被理解。儿童时期的神经损伤肯定会影响发育；儿童时期神经损伤的时间对于决定各种功能的发育轨迹是

很重要的。治疗对神经过程的影响也是需要考虑的重要因素。因此，即使所关注的主要功能非常具体，在解释神经心理学发现时，进行彻底的临床访谈和全面的分析也很重要。在儿童中，发育背景是一个重要的因素，因为神经疾病可以破坏神经认知功能定位的标准假设。发病时间和发病年龄都可以改变神经心理学表现的期望及手术后的结果。

一、儿童神经心理学评估

各种神经心理学评估方法应用于儿科人群；一些理论把认知作为分析的核心方面，发育方面的考虑起辅助作用，而另一些理论则更重视广义上的发育，以及环境和情境对大脑 – 行为关系的影响[1]。发育神经心理学方法包括评估当前的认知技能、社会适应和情感功能，以构建一个模型，

这个模型不仅可以了解儿童如何在其世界中发挥作用，而且还了解其为什么会发挥作用。后一种模型允许根据当前的发育和对发育潜在的干扰来提出关于未来功能的假设。这种方法尤其适用于手术干预前对癫痫患儿的评估。了解儿童的发育轨迹，以及了解支持和威胁发育进步的各种因素，对预测结果是必要的。

发育神经心理学家的职业工具包括训练有素的观察技能、发育史收集、心理测试，以及对结果的综合分析和解释。

对儿童的神经心理学评估不仅仅是收集各种认知测试结果。虽然定量测试结果很重要，但它本身并不足以评估一个儿童的认知功能。仔细观察一个孩子如何运用其技能得出结论、解决问题、操纵物体和提供答案，对于解释研究结果至关重要。此外，儿童的个人技能不是孤立运作的，而是在其他神经行为功能的背景下运作的。因此，一份神经心理学的心理档案需要仔细解释，而不是简单地提供测试分数。

二、标准化心理测试

评估认知能力的心理测试通常是标准化的、规范参照的工具。这意味着管理指示是具体的，应该以结构化的方式向儿童呈现材料和问题，以便将回答结果与同一年龄范围的典型发育儿童的样本（规范性参考样本）进行比较。选择适合儿童发育水平的测试是评估有效性的必要条件。当前的规范性数据也很重要，关于特定目的措施的可靠性和有效性的信息也同样很重要。心理测试是为了测量特定的概念而设计的；然而，完全分离神经行为概念是不可能的，尤其在儿童中。因此，了解认知功能的自然发育知识和良好的观察技能，在解释心理测试成绩和将这些发现与儿童的社会、发育和神经发育史相结合是必不可少的。

三、神经心理学评估领域

儿童的神经心理学评估可以采取不同的形式，这取决于神经心理学家采取的理论方法和评估的具体目标。大多数神经心理学评估涉及收集来自几个功能领域的信息，包括一般认知能力（也称为智力）、语言、视觉感知、运动、感觉、记忆、注意力和执行功能（执行功能通常包括调节、计划、组织和综合解决问题的技能），以及情绪、社会和适应功能的评估。

（一）综合认知能力

推理能力、解决新问题的能力、形成概念的能力、论证所获得知识的能力都是与一般认知能力有关的因素。标准化测试旨在量化智力，并提供结构化的机会来观察儿童的思维方式。许多测试可用于评估儿童的认知能力；选择使用哪种测试不仅是专业偏好的问题，而且还受到儿童的发育状况和儿童对测试要求的反应能力的影响。

（二）语言

作为神经心理学评估的一部分，语言评估涉及多种信息来源，包括特定的语言测试、父母关于交流技能的问卷数据、语言发育史和直接观察。对表达语言能力和接受语言能力的评估通常包括对图片命名、即时重复、言语流利性、词汇接受性和遵循言语指示能力的测试。

（三）记忆

详细的记忆评估是神经心理学评估的核心内容。直接评估通常包括言语和非言语记忆测量。此外，语义性言语记忆通常分为故事记忆和列表记忆，包括即时回忆和延迟回忆，以及延迟识别测试。非言语记忆评估通常包括视觉识别（通常是对典型的面孔的识别）和结构记忆能力（对复杂人物图形的回忆），每一种都有即时和延迟的回忆或识别评估。

（四）视觉空间

作为神经心理学评估的一部分，非言语问题解决技能包括视觉 – 运动整合、结构技能、空间判断和视觉感知。空间判断是通过患者匹配各种方位的线条来评估的。视觉 – 运动整合评估包括复制几何形状和集成多种基本几何形式的复杂图形。观察儿童对建构任务的态度，提供关于感知、组织、计划和整合功能的信息。

（五）执行能力

将执行控制能力细分为元认知技能和行为调节两类是很有帮助的。父母的访谈中报告和问卷调查是神经心理评估的基本特征。

观察儿童参与目标导向行为和在线解决问题的方法，除了测试出听觉工作记忆、空间规划、排序和设置转换技能等能力的结果之外，还提供了关于元认知功能的重要信息。行为调节包括对内部状态和思维过程的自我监控，以及情绪、反应抑制和身体活动水平的外部表现[2]。

（六）运动与功能

通常，神经心理学评估将从对步态、姿势和物体操作的观察及医疗记录中收集关于基本运动功能的信息。精细运动速度和灵巧性的特定测试，也被用来更好地区分左右精细运动皮质区域的相对完整性，并评估存在运动缺陷的程度。对上肢和手功能的观察，在可能涉及运动或感觉区域的手术计划特别有帮助。

（七）心理社会调适

对行为、情绪调节和社会适应的评估是神经心理学评估的重要内容。对儿童情绪和社会适应的评估，包括对父母和患儿（独立）的访谈、观察和从父母、患儿和教师那里收集的关于社会发育、与同伴和家庭的关系、情绪调节、情绪和行为管理的问卷数据。考虑到这一人群中情绪障碍的发生率非常高，以及手术后情绪问题的潜在恶化，建议对这一人群进行抑郁和焦虑行为的筛查。

（八）学术技能

在神经心理学评估背景下，学业成绩评估将因年龄和转诊原因而异。在所有情况下，儿童的受教育史都将是信息收集过程的一个组成部分。

（九）适应功能

日常生活活动能力和环境适应能力的评估通常是儿童神经心理学评估的常规组成部分，因为这些因素是生活质量的重要指标。家长访谈和问卷调查提供了这一领域的大量数据。

四、小儿癫痫及其对神经心理功能的影响

小儿癫痫对发育的影响是高度多样化的，这并不奇怪，因为小儿癫痫的病因很多，而且往往是未知的。此外，癫痫患儿的临床表现也是多种多样的。作为一个群体，癫痫患儿容易出现神经发育功能障碍。然而，在这个群体中出现了各种不同的发育轨迹，不能做出广泛的概括。特异性和特征良好的癫痫综合征与相对特异性的神经心理学特征有关。例如，患有 Lennox-Gastaut 综合征的儿童几乎总是在中度至重度智力发育迟滞的范围内，而患有良性 Rolandic 癫痫的儿童通常具有一般的认知能力，同时在语言、学习和信息处理速度等方面有可能出现特定功能障碍[3]。然而，大多数癫痫儿童没有明确定义归属于现有的癫痫综合征，而且癫痫发作的原因也是不明的。

15%～30% 的癫痫患儿会出现认知发育方面的严重限制，导致智力迟缓；20%～30% 的癫痫患儿会出现自闭症谱系障碍[4]。也就是说，大多数癫痫儿童在抗癫痫药物治疗下，癫痫发作控制良好，并没有表现出实质性的智力损伤[5]。

癫痫的特殊病因往往使儿童处于神经心理功能障碍的危险之中。早期发作与较差的认知结果相关；这可能是因为早发性癫痫多发生在皮质畸形的患儿或在生命早期出现灾难性癫痫综合征（如 West 综合征）有相关性[5]。智力功能下降的风险是癫痫儿童关注的一个问题，并且由于许多因素的作用而变化，但并非所有因素都得到了很好的了解[6]。癫痫儿童整体认知发育的主要风险似乎主要与癫痫持续状态的存在、大脑发育畸形导致的早发癫痫、顽固性癫痫发作和抗癫痫药物的毒副作用有关[5]。神经心理强弱的特异性模式可能与定位相关性癫痫的神经解剖学病灶有关，起病晚更容易导致局灶性神经心理异常，发病早更易出现

弥漫性脑功能障碍。

其他因素也会导致相同认知障碍，如神经发育、癫痫相关因素（发病年龄、综合征、癫痫严重程度）和抗癫痫药物副作用，也会使患儿面临学业不良的风险。特定的神经心理能力损伤，如注意力或记忆力，对患儿在学校的表现也有很大的影响。社会心理影响对学习成绩的作用是非常重要的，包括自尊、个人效能感和社会经济地位[5]。

患有癫痫的儿童经历精神障碍的可能性是未患神经系统疾病儿童的 3～9 倍[4]。大约 1/3 的小儿癫痫患者有情感或焦虑障碍[7]。考虑到抑郁症的发病率，即使在控制癫痫发作频率的情况下，它也是生活质量的重要预测指标[8]。手术后情绪障碍增加的风险很大，尤其是颞叶切除术；然而，有颞叶外切除术和既往情绪问题史的患儿也有再次出现情绪障碍的风险[9]。

五、小儿癫痫手术中神经心理学评估的目的

小儿癫痫手术前神经心理学评估的目的有三个：第一，确定手术前的神经心理功能基线水平，对于检测和量化手术后的任何功能变化是必要的。第二，神经心理学评价提供了认知功能定位的信息。认知优势和弱势的分布，可能与功能和功能失调的大脑系统相对应，并提供关于致病区域位置的线索，以及识别支持良好发展的认知功能的大脑系统。第三，手术干预的风险很高；根据患儿的情况不同，这些可能包括情绪和行为的潜在困难加剧，同时也增加了手术后认知功能的风险。

一般说来，如果认知功能被认为局限于癫痫发作区域，而其他神经心理学特征完整的情况下，所发现的受损的认知功能与其他神经诊断的病灶区域相一致，那么切除相关的功能区风险可能很小，因为计划切除的区域似乎已经没有预期的功能了。或者，如果观察到的缺陷是与一般有限的神经心理学背景下感兴趣区域相关，则神经心理学特征被认为是非局部化的。在这种情况下，术后功能受损的风险可能增高，且考虑到功能障碍的普遍性，控制癫痫发作的可能性也可能降低。然而，如果没有发现局灶性功能缺损，且其他神经心理学能力良好，这种患儿手术风险相当高，因为术后功能障碍的可能性会增加。

六、癫痫患儿神经心理学评估的特殊考虑

希望在生命早期手术干预顽固性癫痫的愿望，导致越来越多的婴儿和蹒跚学步的幼儿成为癫痫手术的候选人。因此，癫痫手术团队中的儿科神经心理学家应接受训练，且有经验来评估从幼儿（如果不是婴儿）阶段到青年阶段的个体神经发育情况。神经心理学工具和实用的评估方法，随着不同的发育阶段而变化，从业者的基础知识必须是全面和灵活的。

当与儿童神经科医生一起合作时，必须考虑许多影响儿童发育的因素，包括神经损伤的时间和对未来发育的影响、行为和结构可塑性，以及儿童的社会和家庭环境的影响[10]。难治性癫痫儿童在神经心理学评估期间可能会出现癫痫发作，或者在癫痫发作后状态下进行评估；有必要制定一个处理这种情况的计划，包括重新安排机会和确定评估的优先次序，以便在评估早期收集基本信息。

癫痫儿童的交流或感觉功能可能会受到损害，需要对经典的评估方法进行修改，依赖于训练有素的观察变得至关重要。当儿童有沟通功能障碍时，需要仔细的评估计划，以便在评估非语言能力时对沟通功能的要求最低。沿视辐射受损或初级视皮质受损的患儿，可能会出现视野缺损，测试时需要在保留的视野中呈现信息。偏瘫带来了特殊的挑战，因为建筑技能测试需要双手协调使用才能达到最佳表现。因此，在非言语认知评价中，测试组和对照组的选择是至关重要的。在这些情况下，观察双侧的运动功能、社会参与、交流能力和情绪/行为调节对建立基线和预测手术效果非常有帮助。家长报告的适应性问卷和发育史访谈也是必不可少的。

七、神经心理学资料对致痫区的定位和定侧研究

长期以来，人们一直倾向于将来自成年人群的脑功能组织理论和神经认知研究成果扩展到发育中的大脑。然而，认知发育的本质和过程已被证明是相当复杂的，目前还远远未被理解。特定功能的可塑性是可变的，因此某些功能比其他功能更容易重组。神经损伤发生的时间可能会对不同认知功能的发育产生不同的影响。而且，功能的重组并不总是遵循可预测的规则。

（一）语言

在成熟的大脑中，语言偏侧化且定位于左侧额颞区已经得到了很好的证实。尽管成年后额下回 Broca 区或颞上回的 Wernicke 区及其周围皮质的损害确实会导致失语，但受到类似损伤的幼儿却很少表现出相同程度的语言障碍[11]。如果左侧大脑半球在生命早期（通常在 6 岁之前）受到损害，发育中的大脑可以表现出显著的可塑性来重组语言功能[12]。这种重组可以发生在左侧大脑半球健康的其余部分，或者也有可能转移到右侧大脑半球。除了生命早期左侧大脑半球几乎完全被破坏之外，鉴于我们目前在这一领域的认知状况，我们无法预测是否会发生半球内或半球间的功能转移。

人们认为，当病灶非常大或侵犯语言皮质（如 Broca 区和 Wernicke 区）时，功能发生半球间转移，而病灶发生在离初级语言皮质更远的左侧大脑半球时，则发生功能半球内重组。功能成像研究正在揭示语言技能的正常发育和在典型神经发育中断时这些功能的神经可塑性。在发育中的大脑中，语言功能的重组并不像以前所认为的那样可预测，最近一项对患有发育性左侧大脑半球病变且有难治性癫痫儿童的功能 MRI 研究表明了这一点[11]。

也有文献表明，经过一段相对正常的语言发育后，如果因为病变或手术后语言功能会出现重组。一名患有 Rasmussen 综合征的男孩在手术前后的功能 MRI 显示，他在 5.5 岁时左侧大脑半球为语言优势侧，在左侧大脑半球切开术后，左侧大脑半球认知功能和语言功能明显退化，而右侧大脑半球逐渐占优势。手术后，这个患儿重度失语，尽管他在手术后 1 年没有完全恢复语言功能，但术后功能 MRI 记录到了典型的初级语言皮质位于右侧语言网络。其他研究证明，儿童中晚期大脑半球切除术后，至少部分语言功能会恢复[13, 14]。

（二）记忆

尽管不是全部，但大部分关于记忆功能的成人文献表明，言语记忆缺陷与左侧颞叶癫痫有关，右侧颞叶癫痫与非言语记忆缺陷有关[15]。相比之下，关于小儿癫痫文献的数量相当少；然而，较多的研究结果表明，在小儿癫痫发作中，推理性记忆没有很好的侧向性[16]。言语记忆一直被证明是颞叶癫痫儿童的一个局限性区域，特别是颞叶内侧癫痫发作，但右侧和左侧发作灶都有产生言语记忆障碍的倾向。相比之下，面部识别更一致地偏侧到右侧颞叶。其他类型的非言语记忆并没有明显的偏侧性，如几何图形记忆或位置记忆。

言语和非言语记忆可塑性的发现为推理性记忆的发育提供了线索。语言处理能力在生命的最初几年发育起来，而面孔可以说是人类婴儿主动处理的第一个刺激。参与语言处理和言语记忆的大脑系统，如果在发育完成之前被破坏，并且如果有健康的大脑结构来承担语言功能，就可以重组。由于面部处理开始得更早，所以重组机会更少[17]。

（三）视觉空间

主要的视觉处理发生在枕叶，而顶叶分析和整合空间信息，并与额叶协调，以导航空间与物体互动。颞叶参与对已知形式的识别。这两种处理通路通常分别被称为视觉处理"在哪里"和"干什么"的数据流[18]。因此，顶叶癫痫灶的儿童可能表现出视觉运动整合缺陷，他们能够复制简单和可识别的形状，如三角形和圆形，但由于视觉

场景的高度空间需求，当这些相同的形状结合在一起形成更复杂和抽象的图形时，他们无法准确地复制这些形状。这些儿童可能能够很好地识别常见的物体，无论视觉多么复杂，因为在这种情况下顶叶系统的需求减少了。人们通常认为，这种视觉运动整合问题主要与右侧顶叶损伤有关，但任何顶叶功能障碍都可能导致这种缺陷。

（四）执行职能

对儿童进行术前神经心理学评估的目标是比较狭隘地关注在可局限于额叶的执行控制技能上，而对于某些病例是可以进行定侧的。众所周知，这个目标很难通过神经心理评估来实现；神经心理评估旨在衡量这些能力在测试中的表现，往往不能预测日常功能中执行控制障碍。这些能力在概念上不容易划分，在神经解剖学上也不是独立的。

调节技能在基本水平上涉及前额叶皮质内侧和内侧皮质下通路。这种调节技能包括集中和转移注意力、抑制、情绪反应调节和身体活动水平的自我管理。这些技能在难治性癫痫儿童中往往受损，可能反映了一个很容易被破坏的广泛性功能网络。

执行控制技能的元认知方面通常涉及外侧前额叶皮质。这些元认知技能包括工作记忆（对即时记忆中的信息的主动操作）、计划和组织。儿童和成人的功能成像数据表明，工作记忆功能涉及前额叶背外侧皮质，通常在左侧[19]。空间规划技能也涉及两侧的前额叶外侧皮质。有证据表明，右侧前额叶皮质参与制订解决空间问题的计划，而左侧额叶网络参与监控和执行计划[20]。

患儿通常表现出不同的执行功能的特征，这并不奇怪，因为该结构是非常广泛。对表现模式分析和对行为的观察可以区分额叶外侧和内侧系统功能障碍，但神经心理学家不能仅根据执行功能数据来区分侧向功能障碍。

（五）认知功能定位和偏侧化的特殊测试

我们还远没有明确的规则来预测儿童语言和

记忆功能重组的性质。需要功能测试来识别表达皮质和功能网络的分布。术前激化（功能性 MRI）和去激化（WADA、经颅磁刺激和皮质标测）的研究，在额颞区癫痫手术前仍然是必不可少的。请参阅本书中其他回顾功能评估的章节。

八、关于手术后可能出现的问题，向家长和老师提供建议

可以理解，手术后，癫痫是否发作的结果是最值得关注的。但术后其他方面的恢复，也需要重点关注。神经心理学家可以帮助患儿、家长和老师，预测和减少术后可能出现的潜在困难。在一些局部病灶切除的情况下，患儿通常能够行走和说话，看起来像是在手术后不久就完全康复了，应该鼓励他们尽快重返学校和其他日常的活动。然而，强烈建议计划逐渐回到先前的期望，因为认知的恢复和身体的疲劳可能会持续数周，认知技能的恢复可能是缓慢的，有时是令人沮丧的过程[2]。也可能出现预期的情绪疲劳和情绪不稳定，因为随着儿童从神经外科手术中恢复，调节能力可能会不稳定。

在大脑半球切除或表达皮质切除的情况下，根据患儿的术前功能，可以预期更重要的康复需求，包括视力治疗以解决视野缺损，物理和作业疗法以解决偏瘫，以及言语和语言治疗以解决交流中的任何新挑战。

神经心理学评估在教育父母，教师和患儿自己关于了解他们的学习方式，优势和认知局限性方面非常有用。有了这些知识，照顾者可以更有同理心，更对患儿的需求做出反应。

在手术干预前，识别心理功能障碍是必要的，这样可以通过未来的调整支持患儿和家庭。考虑到手术后精神症状恶化的可能性，在手术前识别风险，并建立一个行为健康治疗团队来管理出现此类表现的变化是非常有价值的。当他们准备并度过癫痫手术过程和恢复期时，让一位经验丰富的社会工作者加入癫痫治疗团队，并成为其中一分子对家庭和患儿来说是宝贵的资源。

九、随访评估及神经心理学结果

术后需要进行后续的神经心理学评估的随访，以评估认知和行为结果，识别任何可能需要康复的新问题，并提出更广泛的建议来支持患儿的发育。术后 6 个月首次随访通常是合适的，因为急性恢复期已经过去，神经心理功能相对稳定，但长期恢复仍在进行中，认知康复可能是有效的。长期随访差异很大，可能取决于患儿的年龄和需求。请参阅本书中儿科癫痫外科的神经心理学结果章节，以获得更多关于这一主题的信息。

结论

尽管术前神经心理学评估的目的主要是建立基线功能水平，确定功能定位，并识别与手术相关的风险，但次要目的还包括识别患儿的学业和心理社会需求。与其他神经诊断信息一样，神经心理学特征可以通过揭示潜在致痫区，以及适当发育皮质功能来指导手术过程。建立基线神经心理功能是确定术后认知或行为问题的关键，这些问题可能是康复的目标。预测认知功能和社会心理适应的风险，使护理者能够为术后的问题做好准备，并尽量减少问题，从而支持癫痫手术患者的发育和生活质量。

致谢

特别感谢 Shannon Lundy-Krigbaum 和 Philip Rotella。

参 考 文 献

[1] Bernstein JH. Developmental neuropsychological assessment. In: Yeats KO, Ris MD, Taylor HG, eds. Pediatric Neuropsychology: Research, Theory, and Practice. New York, NY: The Guilford Press; 2000;405–438

[2] Bernstein JH, Prather PA, Rey-Casserly C. (1995). Neuropsychological assessment in preoperative and postoperative evaluation. In: Adelson PD, Black PM, eds. Neurosurgery Clinics of North America: Surgical Treatment of Epilepsy in Children. Philadelphia, PA: W.B. Saunders Company, a division of Harcourt Brace & Company; 1995;443–454

[3] Besag FMC. Cognitive and behavioral outcomes of epileptic syndromes: implications for education and clinical practice. Epilepsia 2006;47(2, Suppl 2):119–125

[4] Plioplys S, Dunn DW, Caplan R. 10–year research update review: psychiatric problems in children with epilepsy. J Am Acad Child Adolesc Psychiatry 2007;46(11):1389–1402

[5] Williams J, Sharp GB. (2000). Epilepsy. In: Yeats KO, Ris MD, Taylor HG, eds. Pediatric Neuropsychology: Research, Theory, and Practice. New York, NY: The Guilford Press; 2000;47–73

[6] Seidenberg M, Pulsipher DT, Hermann B. Cognitive progression in epilepsy. Neuropsychol Rev 2007;17(4):445–454

[7] Caplan R, Siddarth P, Gurbani S, Hanson R, Sankar R, Shields WD. Depression and anxiety disorders in pediatric epilepsy. Epilepsia 2005;46(5):720–730

[8] Boylan LS, Flint LA, Labovitz DL, Jackson SC, Starner K, Devinsky O. Depression but not seizure frequency predicts quality of life in treatment-resistant epilepsy. Neurology 2004;62(2):258–261

[9] Wrench J, Wilson SJ, Bladin PF. Mood disturbance before and after seizure surgery: a comparison of temporal and extratemporal resections. Epilepsia 2004;45(5):534–543

[10] Lassonde M, Sauerwein HC, Jambaqué I, Smith ML, Helmstaedter C. Neuropsychology of childhood epilepsy: pre- and postsurgical assessment. Epileptic Disord 2000;2(1):3–13

[11] Liégeois F, Connelly A, Cross JH, et al. Language reorganization in children with early-onset lesions of the left hemisphere: an fMRI study. Brain 2004;127(Pt 6):1229–1236

[12] Hertz-Pannier L, Chiron C, Jambaqué I, et al. Late plasticity for language in a child's non-dominant hemisphere: a pre- and postsurgery fMRI study. Brain 2002;125(Pt 2):361–372

[13] Vargha-Khadem F, Carr LJ, Isaacs E, Brett E, Adams C, Mishkin M. Onset of speech after left hemispherectomy in a nineyear- old boy. Brain 1997;120(Pt 1):159–182

[14] Boatman D, Freeman J, Vining E, et al. Language recovery after left hemispherectomy in children with late-onset seizures. Ann Neurol 1999;46(4):579–586

[15] Bell BD, Davies KG. Anterior temporal lobectomy, hippocampal sclerosis, and memory: recent neuropsychological findings. Neuropsychol Rev 1998;8(1):25–41

[16] Gonzalez LM, Anderson VA, Wood SJ, Mitchell LA, Harvey AS. The localization and lateralization of memory deficits in children with temporal lobe epilepsy. Epilepsia 2007;48(1):124–132

[17] Jocic-Jakubi B, Jovic NJ. Verbal memory impairment in children with focal epilepsy. Epilepsy Behav 2006;9(3):432–439

[18] Dutton GN. Cognitive vision, its disorders and differential diagnosis in adults and children: knowing where and what things are. Eye (Lond) 2003;17(3):289–304

[19] Dowker A. What can functional brain imaging studies tell us about typical and atypical cognitive development in children? J Physiol Paris 2006;99(4–6):333–341

[20] Newman SD, Carpenter PA, Varma S, Just MA. Frontal and parietal participation in problem solving in the Tower ofLondon: fMRI and computational modeling of planning and high-level perception. Neuropsychologia 2003;41(12):1668– 1682

第 14 章 脑电图和无创电生理评估
Electroencephalography and Noninvasive Electrophysiological Assessment

Çiğdem Inan Akman　James J. Riviello Jr.　著
张　甜　译　陈彦　校

摘　要

癫痫外科手术的目标是在不损失任何皮质功能的情况下定位和切除致痫灶。术前评估的目的是结合癫痫发作的症状学、神经影像学和 EEG 等数据，对致痫灶进行定侧和定位。EEG 和无创电生理评估是建立癫痫临床表现（癫痫症状学）空间和时间关系所必需的。尽管 EEG 从更广泛的表面以高时间分辨率对大脑活动进行采样，但在检测更深和更小的皮质区域方面，EEG 仍然不那么敏感。近年来出现了许多无创的神经生理学方法来定位致痫灶，如脑磁图 – 脑电图（MEG-EEG）、EEG 起源建模、记录高频振荡（HFO）或超慢波（ISA）的阵发性活动和功能性近红外光谱 –EEG 技术（fNIRS-EEG）。

关键词

癫痫外科，脑电监测，脑磁图

癫痫外科手术的目标是在不损失任何皮质功能的情况下定位和切除致痫灶。术前评估的目的是结合癫痫发作的症状学、神经影像学和 EEG 等数据，对致痫灶进行定侧和定位。最初采用头皮进行脑电活动记录是无创的，采集的术前数据决定是否需要进一步使用颅内记录电极进行有创监测。本章回顾了用于确定致痫灶发作间期和发作期脑电数据，并讨论了癫痫症状学和无创 EEG 在定侧和定位方面的缺陷。

癫痫发作的分类取决于皮质起源的部分——局灶性或全身性——由发作症状学和无创头皮 EEG 决定。癫痫发作有几个阶段：发作起始阶段（发作或先兆）、发作持续阶段（在此期间放电可能扩

散，激活新的神经元），以及发作后阶段。无意识改变的局灶性发作称为简单部分性发作，伴有意识改变的局灶性发作称为复杂部分性发作。现在新的分类系统中，无意识改变的局灶性发作被称为不伴有意识或知觉损害的局灶性发作，而有意识改变的局灶性发作被称为伴有意识或知觉损害的局灶性发作[1]。

发作间期的 EEG 数据是必不可少的，但金标准是在视频脑电监测过程中，捕捉到 EEG 与视频有锁时关系的惯常发作，并分析其临床发作次序和 EEG 的表现。因此，可能需要长时间的脑电记录，称为长程监测。癫痫的临床表现（发作症状学）在脑电监测中分析空间和时间关系很重要，

因为发作期 EEG 可能开始于一个区域，但在临床表现被注意到之前扩散到另一个区域。因此常用癫痫症状学和发作期头皮 EEG 数据来预测致痫灶的皮质位置[2]。

一、致痫区的组成

致痫区域的概念是一种识别癫痫灶的实用方法。在本书第 11 章中回顾的各种形式的数据被用来识别其组成部分。在这几篇文章中，特别是 Rosenow 和 Lüders 的文章中，可以找到对致痫灶及其组成的深入讨论[1-4]。

从理论上讲，致痫区是产生临床发作所必需的皮质区域，为了控制癫痫发作，需要完全清除致痫区[5, 6]。致痫区由以下区域组成。

- 刺激区是产生癫痫样活动的皮质区域，可由发作间期的棘波和尖波进行定位。刺激区通常比实际的致痫区大，被认为可能是癫痫灶的所有区域。在儿童中，发作间期棘波可能传导的区域更多。

- 发作起始区是癫痫发作放电产生的区域，如果发作起始区位于静默皮质区域（非表达功能区），则没有相关的临床表现。

- 症状产生区是大脑皮质被激活时产生实际发作症状的区域。它可能是癫痫发作放电的起始区，也可能是发作起始区（癫痫发作起始区）的放电传导引起的区域。

- 致痫病变区是引起癫痫的神经影像学病变的区域。因此，神经影像学（通常是 MRI）是一种重要的手段，但并不是所有 MRI 上显示的病变都是致痫的，或者必然发生在癫痫发作的皮质区域。

- 功能缺陷区是发作间期的皮质异常区。这一区域可以是局灶性的，也可以是弥漫性的，由几种方式定义：神经学检查、神经心理检查和 EEG 或神经功能成像（通常是 SPECT 或 PET）检查。EEG 显示功能缺陷区存在慢波，但没有癫痫样放电。功能缺陷区可能不会出现在每个患者中。如果有弥漫性功能障碍，这个区域可能是局灶性的或广泛性的。

- 功能表达皮质是指确定的临床功能所在的皮质。对于癫痫外科手术，功能表达皮质指的是初级运动、初级感觉、语言或记忆功能。有些区域被称为"静默皮质"。然而，"静默皮质"这个术语用词不当，因为每个皮质区域都有一定的功能，只是可能无法被正确地识别到。

癫痫症状学（见第 11 章，表 11-4）和发作期头皮 EEG 为致痫灶的定位提供了第一印象，结合这些方法可以提高对侧向性的定位[5]。使用这些数据来推断癫痫灶的皮质位置被称为逆向推导问题[2]。症状区由临床表现确定，而发作起始区由 EEG 放电来识别。必须确定临床发作和 EEG 发作之间的确切时间关系。这需要通过仔细检查记录癫痫发作的视频来完成，将临床发作的时间记为"时间 0"然后将 EEG 发作开始与这一"时间 0"联系起来。发作起始区和症状区无疑是相互关联的。理想情况下，这些区域应该位于相同或相邻的皮质区，而局灶性切除可以将两者都切除。但发作起始可能发生在无功能表达的皮质区域，直到传导并激活了症状区，才会引起临床症状。

二、脑电图解读

皮质神经元产生的电活动，包括兴奋性和抑制性突触后电位的总和，这些电位扩散到放置记录电极的头皮表面，从而被 EEG 记录到。电活动和电极之间的所有结构都会衰减和改变这些信号，特别是头皮和头骨。头皮 EEG 电极按照美国临床神经生理学学会指定的标准阵列 – 导联方式（蒙太奇）组合。EEG 采用国际标准的 10–20 系统放置电极，电极位置与头皮下的大脑相关[7]。当需要为癫痫手术定位时，可能需要添加额外的头皮电极，使用 10–10[8]，甚至 10–5 阵列安置电极[9]（根据头皮电极间距的不同而调整）（图 14-1）。紧密排列的电极为癫痫手术提供的定位更精确[8]。高密度脑电记录可以更好地定位癫痫灶。

分析发作间期和发作期的 EEG，从发作间期的脑电背景开始：连续性、对称性，以及清醒及睡眠状态下的各个波组成成分[10]（图 14-2）。轻微的背景活动不对称，对于侧向性和定位可能很重要，

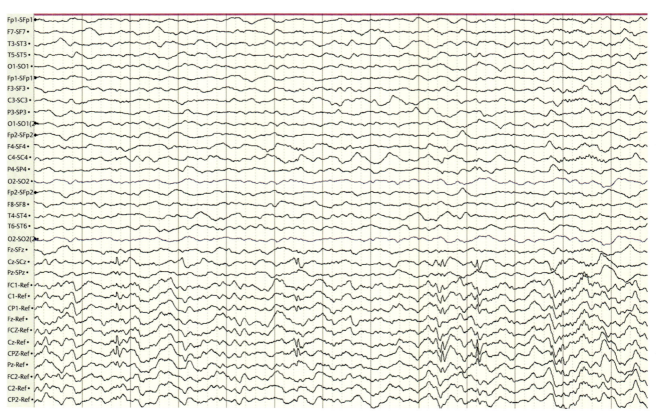

▲ 图 14-1　改良的 10/10 系统导联方式。10/10 系统导联显示了 Cz 为主的尖波侧边在左侧中央顶中线区域

特别是在没有癫痫样波出现的情况下（表 14-1）。慢波活动也是潜在的皮质功能障碍（功能缺陷区）的指标。癫痫样活动（棘波和尖波）根据其位置确定发作间期的刺激区或发作开始时的发作区。

分析惯常发作对于确定它们是否起源于一个位置或者在某些情况下排除其为非癫痫发作至关重要。即使存在病变，发作期 EEG 也证实癫痫发作源于该病变或不是多灶性的。我们希望捕捉至少 3 次惯常发作。在 183 例儿童共 259 次发作期的 EEG 研究中发现，其中有 101 次发作被确认为癫痫发作，并可以根据发作期 EEG 进行癫痫发作分类；37 次发作类型被误判（检出 11 次为非癫痫发作），20 次癫痫发作未被发现。11 例儿童没有发作间期棘波[11]。

发作期的脑电模式可能会因潜在的病因，脑表面的范围而有所不同。最初的发作节律可以预测发作的起源[5]。除了棘波放电外，发作起始时可以检测到不同频率（α、β、δ）阵发性活动、低波幅快活动或突然发作的阵发性活动抑制（电递减反应）。

（一）颞叶癫痫

前颞区棘波（F7/F8）是颞叶癫痫（TLE）最常见的癫痫样波特征。可见局灶性棘波、棘慢波放电，以及慢波（特别是多形性 δ 活动）或独立、同步或锁时（稍有时间滞后）的双侧颞区放电。同步的双侧颞区棘波表明信号传至两侧颞叶，而锁时的双侧颞区放电则意味着通过胼胝体传导。广泛性放电也可能发生[12, 13]。有症状的颞叶癫痫和颞叶内侧硬化的患儿会有频繁的发作间期放电，但在这些患者中只有 1/3 是有严格的颞区放电[13]。在迈阿密儿童医院的系列研究中，22 例（36%）患儿 EEG 出现单侧颞区放电。此外，23 例患儿出现单侧多脑区或无法定位的异常放电，12 例患儿 EEG 出现双侧异常，3 例患儿未出现异常[14]。清醒状态或睡眠期间的棘波提供了最佳定位数据，睡眠通常还会激活前颞区放电[15]。

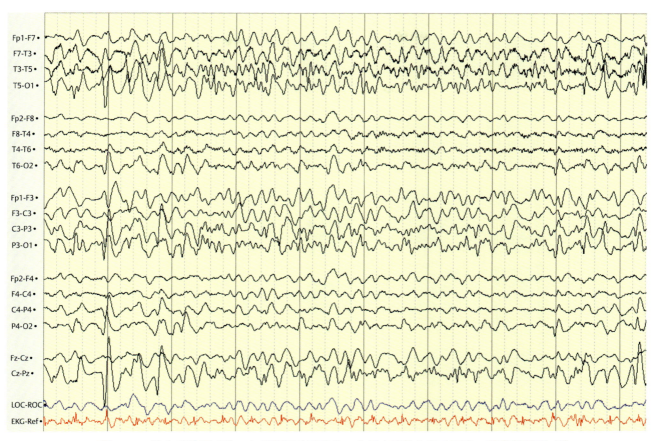

▲ 图 14-2　脑电背景不对称。左侧巨脑畸形患儿，右侧大脑脑电活动正常，背景明显不对称

表 14-1　发作间期脑电背景分析	
整体背景	**对称性或不对称性**
后头部优势节律	• 反应性与非反应性 • 对称性与不对称性 • 节律减慢或加快
中央区节律	对称性与不对称性（电压）
睡眠纺锤	同步或非同步（时相）
慢波	局灶或全面
癫痫样波特点	棘波、尖波

迄今为止最大型的接受颞叶切除术的儿童队列研究，描述了 126 例儿童的发作间期和发作期 EEG 结果[16]。发作间期 EEG 显示 68/126（54%）的儿童呈单侧癫痫样放电。在其余患儿中，26 例（20%）观察到同侧广泛的癫痫样放电，7 例（5%）观察到双侧颞区棘波放电，8 例（6%）观察到广泛性棘波放电，17 例（13%）为正常 EEG 活动。

而关于发作期 EEG 检查结果，72 例患儿童（57%）脑电定位在同侧，3 例（2%）患儿出现了更广泛性模式。还有 19 例患儿（15%）或者没有癫痫发作或者 EEG 正常。相反，在迈阿密系列研究中，33 例儿童（54%）出现单侧且定位明确的发作，23 例儿童虽是单侧放电，但是难以定位或者是多灶性放电；3 例儿童单侧或双侧同步放电[14]。

在颞叶癫痫中，两侧颞区独立放电或者放电由一侧颞区扩散到另一个颞区，提示癫痫病灶累及双颞[17]。此外，仅有 4% 的患儿为伪偏侧性[18, 19]。

Ebersole 和 Pacia 描述了颞叶癫痫三种发作期 EEG 表现：1 型，规律的 5～9Hz 节律；2 型，不规则的 2～5Hz 节律；3 型，没有明显的发作期放电。1 型癫痫发作可能起源于海马，而 2 型癫痫发作起源于新皮质[12]。在儿童中，颞叶癫痫有两种类型的发作期放电：一种为节律性 δ-θ 模式，幅度逐渐增加，随后是节律性单形性 θ 活动和伴随着快活动的颞区电压压低（电压衰减），常常扩散到周围区域，而在发作后，颞区主要以慢波活动为主[12]（图 14-3）。

（二）颞叶外侧癫痫

1. 额叶癫痫

额叶有很大一部分皮质表面可能无法通过头皮脑电监测检测到癫痫样活动，包括内侧面、眶额面和大脑半球之间的皮质。因此，头皮 EEG 只能在 60%～80% 的患者中检测到发作间期的癫痫样放电。在一项额叶癫痫（frontal lobe epilepsy，FLE）患者的队列研究中，18/21（85%）例的患儿发作间期 EEG 未发现明显异常。此外，发作间期放电可以看到双侧额叶模式或者广泛性模式。因此，通过棘波进行定侧、定位具有挑战性和局限性。因此，建议使用 10-10 阵列的近距离加密电极放置来优化定位的准确性，即使如此，定侧的准确性可能仍然有局限性[14]。

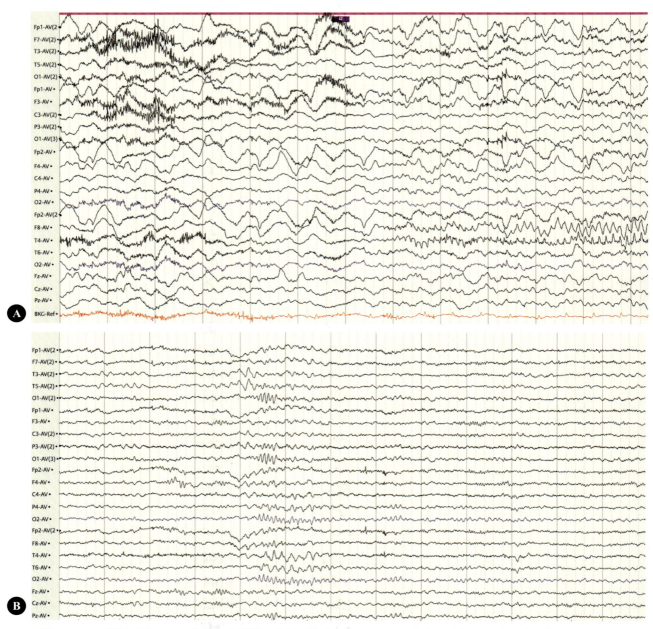

▲ 图 14-3　A. 颞叶癫痫，MRI 表现为右侧颞叶内侧硬化症患者 EEG 显示起源于右侧颞叶的癫痫发作；B. 颞叶癫痫，发作间期同一区域的慢波活动（T4 和 T6 电极）

128

在额叶癫痫中，头皮 EEG 记录很容易检测到额叶背外侧面的癫痫样活动，而来自额叶内侧面的癫痫样波可能记录不到，或者记录的是双侧额叶的电活动[20]。年龄越小与额叶癫痫的 EEG 结果越不一致，二者之间具有相关性。额叶内侧面的癫痫样放电，在 Fz、Cz 和 Pz 电极上显示最明显[21]。

额叶癫痫发作通常是短暂的，伴有运动表现，EEG 表现往往被肌肉和运动伪差遮挡。

因此，用头皮 EEG 对额叶癫痫进行定侧、定位具有挑战性[8]。在一项研究中，有 21 例患儿被确诊为额叶癫痫，大多数患儿（18/21）的发作间期 EEG 表现正常；而超过一半患儿（13/21）发作期 EEG 为双额叶或非偏侧发作[22]。有 3% 的额叶癫痫患儿基于发作期 EEG，出现定侧错误[8]。广泛性放电往往意味着手术失败的可能[17]。记录到发作，而缺失发作间期的棘波，提示为颞叶外癫痫[20, 21, 23-27]。

额叶癫痫有三种发作期 EEG 表现[28]：波幅快速变高，随后出现低电压快活动、节律性快活动 / 低幅活动伴随慢活动混合尖棘波活动，以及周期性、阵发性的局部性节律性活动混合尖棘波[28]（图 14-4）。

由辅助感觉运动区引起癫痫发作的儿童中，发作间期 EEG 对定位信息较少，49% 的患儿可能表现不明显，19% 的患儿表现出广泛性慢波或背景紊乱[29]。然而，发作间期阵发性活动通常表现出包括中线棘波在内的广泛性异常波；正相或者负相尖波和慢波可扩散到单侧或双侧额区、颞区或顶区——所有这些异常波在非快速眼动睡眠期中更常见。实际上，发作期 EEG 表现可能是轻微的：背景活动（电压减少）突然减弱，伴随着弥漫性 β 活动，然后是额区或额中央区的半节律性 θ 或 δ 活动，或者是以中线为主的节律性减慢。因此，发作期和发作间期不明显或细微的脑电活动，经常会使医生将临床事件误诊为"非癫痫发作"[30]。

2. 枕叶和顶叶癫痫

与额叶癫痫相似，头皮 EEG 记录到顶叶内侧

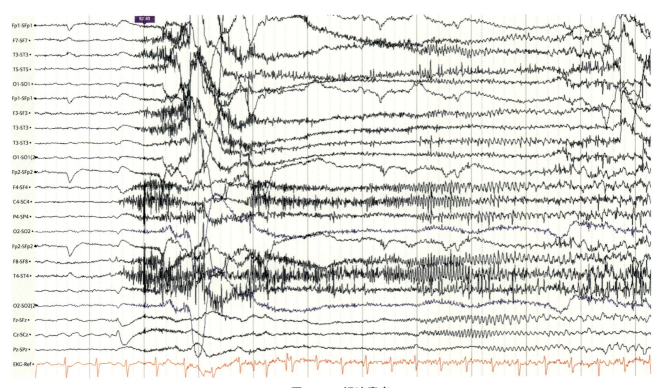

▲ 图 14-4　额叶癫痫

发作时右额叶表现为电压递减，随后出现重复的棘波活动。发作开始时的 Cz 尖波，随后是肌肉伪影和电压递减反应，最后是棘波活动。额叶癫痫发作通常有大量的运动伪差

面和枕叶基底面的癫痫样活动是有限的。除非致痫灶位于背侧面，头皮 EEG 才可以记录到发作间期癫痫样放电。如果致痫灶位于内侧面，则可看到双侧或广泛性棘波。

头皮 EEG 对顶叶的定位较差；只有 10% 的顶叶癫痫发作的 EEG 有定位意义[31]。发作间期的 EEG 可能不明显，或者有时在顶区、中央区或颞区出现单侧或双侧棘波同步或孤立发放。发作间期可以看到广泛的棘波放电或中央区或者后头部的棘波放电。发作期脑电可能在起始时表现为弥漫性抑制，随后伴随顶区的尖棘波活动，而这些放电可能扩散到其他区域，特别是额叶和额叶中线区[32]。

在更多的队列研究中，包括 Montreal 的顶叶癫痫患者的研究中，也强调了头皮脑电记录的局限性，在 66 例患者中，仅有 9 例患者（14%）头皮 EEG 发作间期可以定侧定位到顶区棘波，而仅有 4 例（6%）的患者发作期 EEG 起始区能定位于顶叶[31, 32]。

头皮 EEG 在枕叶癫痫中也可能有误导性，表现为后颞区活动或双侧、独立、枕区棘波或尖波与之同步发放，对侧波幅较低；弥散的后头部棘波或尖波；或者累及双侧额、后颞或顶区的放电[33]。发作间期 EEG 在同侧枕叶上发生改变的占 50%，而发作期 EEG 在枕叶发生改变仅占 20%[32]。

尽管文献报道中存在争议，但在枕叶癫痫患者中，靠癫痫样放电进行定位可能具有挑战性[31]。一项研究描述了 26 例枕叶癫痫患者的术后 EEG 结果[34]，其中 16 例患者术后无发作，10 例患者仍存在癫痫发作。16 例无发作患者中的 10 例和 3 例仍有发作的患者，发作间期 EEG 上提示仍有局灶性的癫痫样放电[35]。

一项临床研究报告了 15 例进行后头部脑叶切除术的后头部癫痫患儿，其中 9 例患者进行了顶叶切除术，6 例患者进行了枕叶切除术[36]。手术结果各不相同，9 例患者预后良好（Engel I 级或 II 级），2 例患者预后较差（Engel III 级），4 例患者预后不良（Engel IV 级）。手术病理结果包括局灶性皮质发育不良（FCD）（4）、脑肿瘤（4）、结节性硬化症（2）、脑血管意外（2）、脑穿通畸形（1）和正常病理（2）[37]。8 例患者记录到癫痫样放电，5 例患者位于同侧半球，2 例患者位于顶叶，1 例患者位于额叶。一例患者没有癫痫样放电，但 EEG 有局灶性慢波[34]。

总之，与颞叶外区域的癫痫发作相比，颞叶癫痫发作的定位可能更简单[8, 24]。当致痫灶位于额叶、顶叶、枕叶的中央或基底面的皮质时，发作间期和发作期可能表现为继发性双侧同步 EEG 改变，主要与侧裂旁病变有关[38-42]。

三、诱发试验

过度换气是一种传统的诱发试验，已知会引起全面性癫痫综合征患者的癫痫发作。事实上，过度换气可引发 60%～70% 特发性全面性癫痫患者的癫痫样放电或癫痫发作[43]。然而，诱发局灶性癫痫发作的概率较低[44]。在一个大型队列研究中，有 97 例患者进行了过度换气试验，其中有 24 例患者过度换气诱发出癫痫发作（24%）[43]。在 61 例颞叶癫痫患者中，18 例患者（29%）过度换气诱发出癫痫发作。同样，在 13 例顶叶 / 枕叶癫痫患者中，30% 的癫痫患者过度换气诱发出癫痫发作[9]。相反，在 20 例额叶癫痫患者中，仅有 10% 的患者过度换气诱发出癫痫发作。结合局灶性癫痫患者的病理学结果，发现 13 例（31%）颞叶内侧硬化患者、5 例（23%）皮质发育不良患者和 5 例（23%）局灶性病灶患者过度换气诱发出癫痫发作。根据 EEG 和临床特征，过度换气可诱发出惯常发作。一篇病例报告通过描述了一名非病变性颞叶癫痫且伴有发作期恐惧的癫痫患者，发作可被过度换气诱发，强调了过度换气可诱发出惯常发作的作用[35]。但是，光刺激可能引起癫痫样放电或发作的频率较低。然而，光刺激对 6%～13% 的枕叶癫痫患者却是一个非常有用的诱发试验[37, 38]（图 14-5）。

应该常规进行睡眠剥夺试验来诱发发作期与

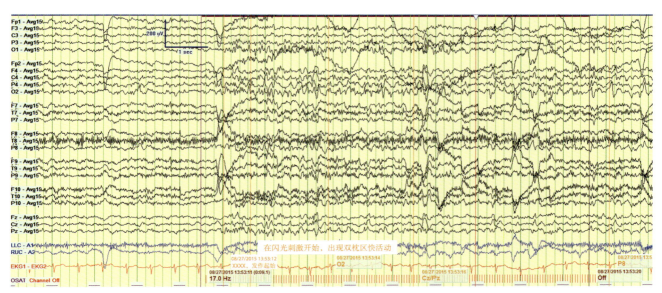

▲ 图 14-5　**EEG 显示，顶叶癫痫患者在光刺激期间发生了癫痫发作**
在光刺激开始后，左后象限出现快波活动，并伴有低幅度的不规则癫痫样活动

发作间期的癫痫样活动[39, 40]。在儿童，睡眠期间 EEG 由于没有肌电及电极的伪差影响，癫痫样活动可以为定位提供更多信息。此外，尽管清醒期间癫痫样放电在两个半球同步（双侧）发放，睡眠 EEG 仍有可能协助定位和定侧[44-46]。睡眠分期也有助于癫痫样放电的定位。例如，癫痫儿童在非快速眼动睡眠期间（non- rapid eye movement, non-REM），发作间期的癫痫样活动更明显和 / 或在同侧半球内扩散，甚至出现（双侧）同步的广泛性癫痫样放电[41]。相反，癫痫样放电在 REM 睡眠期间发生的频率较低，并且可能是局灶性的，对致痫灶的定位具有更好的价值。

四、功能成像与脑电图

（一）脑电监测与 SPECT

SPECT 是用于识别发作期起始区的成像方法之一，并被公认为定位婴儿和儿童致痫灶的有用成像方式[42, 44, 45, 47]。发作时致痫灶常常出现灌注增多（高灌注），因此人们常常根据灌注变化来定位发作期起始区。在注射放射性物质之前，需要进行视频脑电监测以确认发作期和真正的发作间期状态。在 SPECT 之前或期间出现电发作可能会增加灌注高。

173 例诊断为 FCD 的儿童中，使用 SPECT 高灌注来定位致痫灶。结果显示 58% 患儿为局灶性，32% 患儿为多灶性[46]。少数患儿出现双侧灌注。75% 的癫痫患儿在手术切除 SPECT 高灌注区域后无癫痫发作。此外，在一项随访研究中，67 例 FCD 儿童进行了 98 次 SPECT 检查，结果显示局灶性 SPECT 高灌注与注射时间短及癫痫发作持续时间相关[47]。广泛的发作期脑电活动和 MRI 显示广泛的病灶与大范围的 SPECT 高灌注区密切相关。癫痫发作类型不影响 SPECT 高灌注的结果[48]。因此，放射性物质注射的时间对于使用 SPECT 定位发作期起始区的定位至关重要。

发作期 SPECT 检查需要核医学和癫痫部门之间专门的团队合作。回顾癫痫发作的临床和 EEG 特征，对于癫痫团队在癫痫发作及早进行放射性物质注射至关重要[49]。癫痫发作起始区的定位与癫痫发作出现继发发作前注射的时机相关[50]。在某些情况下，临床特征性症状可能在 EEG 改变之后，表明发作期电活动传导到症状区。相反，发作期 EEG 改变之前出现临床症状，意味着头皮 EEG 在检测发作期电活动方面可能存在局限性。

在发作间期也可以观察到 SPECT 高灌注，这可能会混淆结果。在使用 SPECT 进行术前评估的 300 例患者中，当在发作间期注射放射性示踪剂时，14 例患者（接近 5%）在致痫区发生 SPECT 高灌注状态[48]。基于这一观察结果提出一个问题：SPECT 期间的 EEG 是否代表"真正的发作间期 EEG 状态"，因为头皮 EEG 记录在检测癫痫样活动方面具有局限性。

为了克服对 SPECT 数据的误判，需要进行减影分析来比较发作期和发作间期的灌注变化。可以使用特殊软件将减去的代谢数据叠加到 MRI 上，该软件提高了 SPECT 数据的空间分辨率，并将检测发作期起始区的灵敏度从 80% 提高到 88%。这种诊断方式称为单光子计算机断层减影与 MRI 融合成像术，也称为 "SISCOM"[51]。

（二）脑电监测和 PET

PET 用于识别局灶性癫痫儿童和成人的功能失调性（致痫性）皮质（功能缺损区）[52,53]。氟脱氧葡萄糖 – 正电子体层扫描（fluorodeoxyglucose positron emission tomography，FDG-PET）成像通过测量葡萄糖摄取获取大脑代谢活动的信息。在发作间期，尽管颅内血流和 MRI 显示正常，但在致痫区域（如局灶性皮质发育不良）葡萄糖摄取减少[54,55]。与 SPECT 成像相比，FDG-PET 中使用的放射性物质的吸收时间更长，可达 40min。同时需要在癫痫发作后立即注射放射性配体以获得 PET。然而，由于摄取时间较长，基于癫痫的扩散模式的其他皮质区域陆续发生葡萄糖摄取现象。当癫痫发作区域摄取恢复正常时，葡萄糖的摄取可能在相邻和对侧区域继续。因此，一般认为 FDG-PET 在发作间期定位致痫灶获取有用信息更多、更可靠[55]。

做 FDG-PET 时，需要 EEG 记录来确认发作间期状态。与发作间期 SPECT 成像相似，FDG-PET 可观察到 FCD、癫痫状态患者葡萄糖摄取增加[56]。此外，葡萄糖摄取的变化与发作间期 EEG 情况相关。氟代脱氧葡萄糖（fludeoxyglucose，FDG）检测到的局灶性葡萄糖低代谢与 EEG 上

的局灶性 δ 波相关[57]，而频繁的发作间期棘波放电（每分钟＞60 个棘波）与葡萄糖高代谢相关（图 14–6）[56]。

神经影像学的进展包括 PET 和 CT 的结合，优化了大脑葡萄糖代谢的解剖定位，也减少了儿童的扫描时间。在做 PET-CT 同时记录 EEG 增加了来自 EEG 电极伪差的可能[58]。

（三）EEG 和脑磁图描记术

EEG 提供了更广泛的大脑表面脑电活动的采样，具有较高的时间分辨率；然而，EEG 对更深、更小的皮质区域检测灵敏度较低[59]。相反，MEG 对来自大脑半球间、眶额回表面、岛叶、颞叶或额叶基底面的信号提供了极好的空间分辨率，而头皮 EEG 检测不到这些区域[60]。EEG 和 MEG 的棘波因在皮质表面的方向、位置、时间和大小而不同[61]。树突平行于皮质表面，可以产生切线场的大脑电活动。如果磁场与颅骨呈切线方向，MEG 就可以检测到棘波。此外，EEG 可以从更大的皮质表面检测到棘波，并对所有源定位都很敏感。这种电活动可以被 MEG 检测到，而 EEG 检测到具有径向场的活动。此外，脑磁图可以检测到来自一个更小区域（3~4cm²）的同步大脑活动。EEG 可以检测到所有 MEG 记录的峰棘波；然而，MEG 可能会漏掉一些 EEG 棘波[62-64]。

头皮 EEG 对较深、较小的皮质区敏感度较低，而 MEG 对较小、较深的致痫灶有优势[64]。如果一个皮质源产生了两个不同方向的大脑活动，即径向和切向的记录表面，径向的棘波可以被 EEG 检测到，切向的棘波可以被 MEG 检测到。因此，EEG 和 MEG 相结合的研究虽然在区域和方向上存在差异，但在检测棘波偶极子方面是相互补充的。

如果 MEG 和 EEG 的棘波区域是同步的，EEG 就能检测到棘波偶极子的径向成分；MEG 将检测到切向成分。如果 MEG 和 EEG 的棘波是非同步的，最早的棘波区域表示起始区，较晚的棘波区域表示传导模式。例如，当 MEG 棘波在 EEG

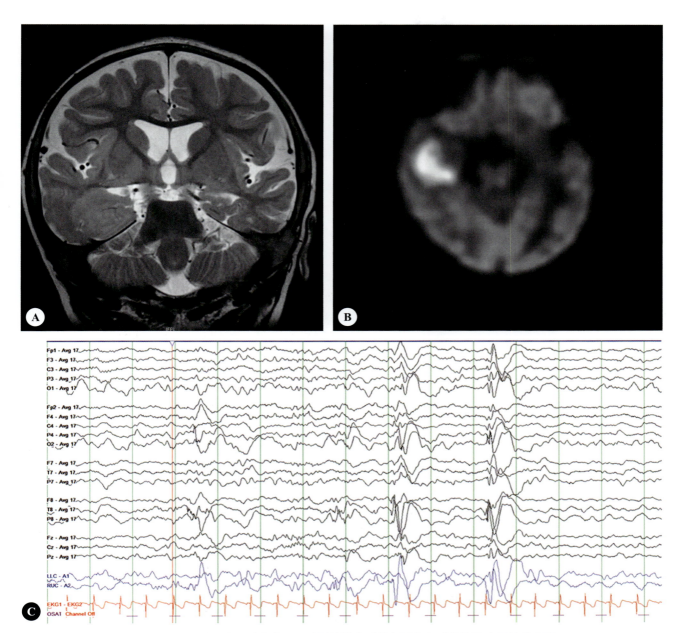

▲ 图 14-6　2 岁儿童，诊断为 Ⅱ a 型局灶性皮质发育不良和对药物治疗无效的痉挛
A. 脑 MRI 显示整个右侧颞叶皮质发育不良；B. 全麻后 FDG-PET 显示发作间期右侧颞叶葡萄糖摄取显著增加；
C. 癫痫手术前发作间期 EEG 显示右半球偶见双侧独立的癫痫样活动，但无电发作的证据

棘波之前时，MEG 识别棘波起源，而 EEG 则提示传导的径向成分。如果 EEG 棘波在 MEG 棘波之前时，EEG 将表明棘波的起源，而 MEG 将表明传导的切向分量。

在非病变颞叶癫痫中，MEG 在检测癫痫活动方面比 EEG 更敏感（图 14-7）。因此，EEG 阴性应该术前进行 MEG 检查[63, 64]。

（四）EEG 与功能磁共振

EEG 提供良好的时间分辨率；然而，空间分辨率限制了致痫灶的定位。因此，建议将 EEG 和功能 MRI（functional MRI，fMRI）结合，以提高局灶性癫痫致痫灶定位的空间分辨率。fMRI 通过检测血氧水平依赖（blood oxygen level dependent，BOLD）信号来测量局部血流的变化[65]。发作性

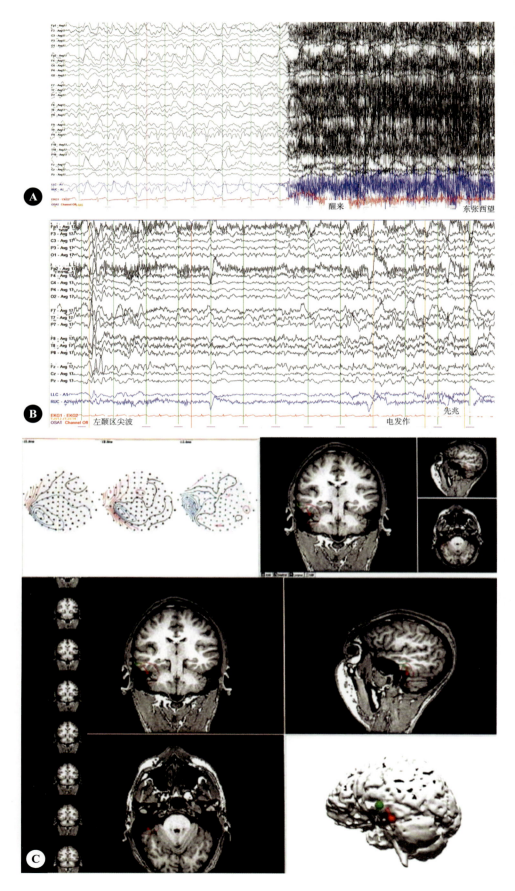

◀ 图 14-7　18 岁患者，诊断为左侧颞叶难治性癫痫。头皮 EEG 显示患者在临床发病前

癫痫术前（A）和术后（B）在后颞区的癫痫发作起始相似（见电极 P~7~ 和 T~7~）。癫痫手术术后复发完善 MEG 检查（C）：MEG 偶极子比 EEG 偶极子更早发现，提示致痫灶位于基底颞叶。EEG 偶极子显示癫痫向后外侧颞面传导

事件的发生或频繁的癫痫样放电会影响局部血流变化，这与 fMRI 检测到的 BOLD 信号变化相关。因此，EEG 与 fMRI 相结合可能对于出现频繁的棘波放电、电发作或临床发作有帮助。

五、痫性活动定位的陷阱

（一）癫痫发作症状学

癫痫发作的临床特征因致痫灶的位置而异。例如，肌张力障碍或其他运动表现多见于额叶癫痫发作时，而口部或手部的自动症常见于颞叶癫痫发作时[66]。癫痫发作的临床特征"症状学"对定位有用，但不起决定性作用。医生必须谨慎地解释症状学，特别是对起源于颞叶外的癫痫发作。例如，在额叶癫痫中，临床症状可能将致痫灶定位于额叶，而不是额叶的某一特定区域[67]。理想情况下，如果有多种发作类型，应捕捉并分析每一种发作类型，特别是可能为多灶性发作的，如皮质发育不良。如果双侧半球均有癫痫发作，则不能进行局灶性皮质切除术。然而，如果大多数致残性癫痫来自一侧，则可以考虑切除。存在双侧运动表现和缺乏局灶性癫痫临床特征的症状学，如幼儿的行为停止或自动症，可能会对局灶性癫痫产生误判。头皮发作期 EEG 可能表现出与临床症状学相对应的传导模式，并可能误导癫痫发作的实际定位。此外，当致痫灶<6cm^{2}时，头皮 EEG 无法检出先兆（癫痫起始区）[60, 68]。在一项同时记录头皮和硬脑膜下 EEG 单纯部分癫痫发作（先兆）的研究显示，55 例有先兆患者中只有 6 例被头皮 EEG 捕获到[69]。

（二）EEG 与致痫灶

MRI 上的致痫灶是癫痫发作和手术预后的有力预测指标。然而，MRI 可显示多个致痫灶，常见于结节性硬化症[70-72]。事实上，在颞叶癫痫患者中，3%～5% 的患者也可能发生错误定位。因此，对单侧结构病变的解释应谨慎，特别是在儿童中，EEG 不一致或明确的表现提示可能有另一个致痫灶。一项 29 例肿瘤相关颞叶癫痫病例的

临床研究显示，只有 63% 的患者出现了发作间期癫痫样活动；70% 的患者出现偏侧性，但只有 55% 的患者为局灶性。虽然在 80% 的患者中，头皮 EEG 使癫痫发作出现偏侧性，但只有 40% 的患者可以局灶性定位[73]。另外，发作间期，发作期 EEG 和 MRI 检查结果的一致性，对预后和预测良好的术后结果是至关重要的。皮质发育不良与其他致痫性病变共同存在称为"双重病理"。在癫痫中，双重病理是指存在不同的病理异常，这些异常可能是不相关的，或者更有可能是最初致痫病变的放电传播。共存的致痫性病变包括海马硬化、发育性肿瘤、神经胶质瘤、血管畸形和皮质发育不良[74-76]。在新的 FCD 分类系统中，同时存在的致痫性病变被归为 3 型 FCD[77, 78]。

低级别肿瘤可伴有邻近致痫病灶的皮质发育不良[71]。在神经节胶质瘤或其他发育性肿瘤（如胚胎发育不良性神经上皮肿瘤）患者中，有 4%～20% 被诊断为皮质发育不良。此外，经组织病理学证实，围产期梗死患者中可发现高达 10% 的患者伴有皮质发育不良[79]。在被诊断为皮质发育不良的患者中，也有 20% 的患者发现海马硬化。因此，与 MRI 结果相比，EEG 的发作期和发作间期的不一致，应更加警惕双重病理的可能性，主要与儿童年龄组的致痫性病变和皮质发育不良有关。

在接受癫痫手术的儿童中，FCD 是最常见的病理表现[80]。FCD 发作期与发作间期头皮 EEG 结果不能诊断潜在的发育不良组织。然而，EEG 的局灶性慢波、间断性阵发性快活动和多棘波常出现在发育不良皮质所在区域。头皮 EEG 对癫痫样活动的鉴别价值可能有限。例如，UCLA 系列研究发现，在皮质发育不良患者中，发作间期 EEG 结果可将癫痫样活动定位到一个脑叶占 49%，而发作期 EEG 可定位致痫灶占 60%[81-83]。

在儿童年龄组，早期脑损伤可能导致耐药局灶性癫痫。尽管有明显或广泛的 MRI 异常，如囊性脑软化或单侧皮质萎缩，但癫痫发作的临床症状学和 EEG 结果可能导致致痫灶定位具有了挑战

性。因为 EEG 可显示广泛性癫痫样放电，甚至高度失律。Wyllie 等描述了 50 例儿童，他们最初在术前评估中根据发作期和发作间期 EEG 的结果被排除了手术治疗。当作者回顾那些最初被排除的患儿的临床和 EEG 特征时发现，其中 50% 的患儿没有能够定位致痫病灶的局灶临床特点或 EEG 特征。此外，所有患儿均有广泛的皮质异常，提示有围产期或产后损伤。根据 MRI 异常进行癫痫手术后，72% 的患儿在最后一次随访时无癫痫发作[84]。

睡眠期癫痫性电持续状态（electrical status epilepticus of sleep，ESES）是儿科年龄组中独特的电 – 临床综合征，于 1971 年首次报道[85]。局灶性和全面性发作频繁出现，常发生在睡眠中[41]。非快速眼动睡眠期，持续出现的泛化的棘波，棘慢复合波占整个睡眠时间的 85%。尽管睡眠 EEG 显示了持续状态的异常，但癫痫发作的频率是各不相同的。ESES 患儿还经常被诊断为学习困难，行为问题，发育倒退[41, 86, 87]。抗癫痫药物治疗和生酮饮食可有效改善 EEG 表现[88, 89]。然而，尽管最初的药物治疗有所改善，但还是常见 EEG 复发。局灶性病变可引起 ESES 的全面性模式[89]。PET 成像显示了与 ESES 相关的潜在皮质功能障碍[90]。因此，尽管出现像 ESES 一样的全面性癫痫异常波，但不应该终止患儿的癫痫手术评估，特别是出现局灶性 MRI 异常的患儿[91]（图 14-8）。最近的一项关于 500 多例 ESES 患者的 Meta 分析显示，对 65% 的 ESES 患者来说，癫痫手术仍然是缓解 ESES 和改善认知功能最有效的治疗方式[87]。

（三）错误的定侧与定位

头皮（体表）EEG 对精确定位致痫灶有一定的局限性。此外，尽管颞叶癫痫患者存在单侧海马硬化症，但发作起始区却容易被错误定侧至对侧半球[18]。这种现象被称为"海马衰竭综合征"。如果海马体严重受损，头皮发作可能无法检测到新皮质神经元的募集，直到癫痫传导到对侧颞叶[19]。

颞叶发作从颞叶内侧面扩散到对侧大脑半球通常需要 3～62s。本文描述了颞叶癫痫发作时的三种传播模式：①从一侧颞叶内侧面向邻近的颞叶或额叶新皮质传播；②在同侧颞叶新皮质受累之前，从一侧颞叶内侧面向其他区域扩散；③从一侧颞叶内侧面传导至对侧颞叶内侧面，再扩散到对侧大脑半球的外侧面颞叶皮质[8]。由于发作期 EEG 难以精确地对颞叶发作进行定侧，所以就强调发作间期脑电活动对确定颞叶癫痫致痫灶定位的重要性。由于头皮发作期 EEG 数据的局限性，或与影像学表现不一致的原因，所以发作间期 EEG 表现可以整合和协助定位致痫灶[92]（图 14-9）。

当存在皮质囊肿、脑穿通畸形、脑软化和明显的皮质萎缩时，同侧皮质体积可能不足以产生头皮 EEG 可以记录到的发作起源改变或者头皮 EEG 仅仅捕捉到的是传导模式的 EEG 改变[19]。我们在其他大脑半球严重受损的疾病中也看到了这种情况，如 Sturge-Weber 综合征。如果之前有过手术，如复发性癫痫的切除，或颅骨缺损（缺口节律），那么由于颅骨缺损、充满脑脊液的腔隙，或术后解剖部位变形并伴有粘连，可能会导致癫痫样活动的失真。

（四）正常 EEG

EEG 在癫痫发作的初步评估和致痫灶的定位中具有重要作用。头皮 EEG 无癫痫样放电不妨碍术前评估。头皮 EEG（无创）记录可能无法检测到皮质棘波（图 14-10）。即使当表面电极显示与发作症状学具有相对应的明确的棘波或尖波时，这些也不一定代表此处是局部起源，也有可能代表的是更加广泛的区域化或者是传播出现的发作性电活动。

通常需要 10～20cm² 的皮质区域才能产生头皮可识别的发作间期棘波或发作期节律。需要足够的皮质源面积和发作同步性电活动才能在相应的头皮 EEG 记录到癫痫发作。振幅主要取决于起源面积和同步度，因此，它是一个不太重要的

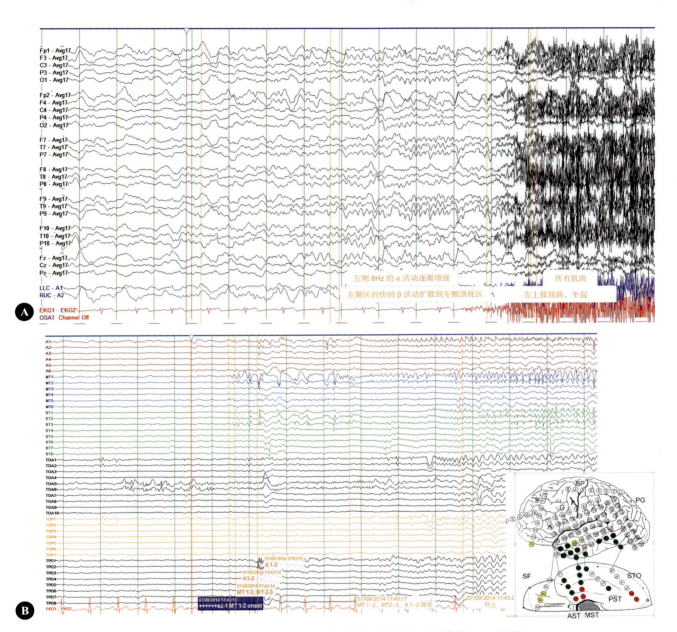

▲ 图 14-8　19 岁患者，病因不明的耐药左侧颞叶癫痫发作期 EEG 记录

A. 头皮 EEG 显示来自后侧颞叶皮质的癫痫样活动，呈扩散模式；B. 颅内 EEG 定位癫痫发作在颞基底皮质中段，并向后颞皮质扩散。颅内电极示意图上的红色闭合圆圈显示癫痫发作始于背外侧面和颞下表面的联系

因素[68, 93]。同时进行表面和侵入性记录的数据表明，在棘波起始时，头皮 EEG 电极涉及更广泛的皮质区域，而颅内皮质记录则识别出更多分散的区域[68]。

六、新兴的无创神经生理学方法

近年来出现了许多新的临床神经生理学方法来定位致痫灶。

（一）EEG 源成像

EEG 源成像（EEG source imaging，ESI）是一种新兴的基于模型的无创成像技术，它提供 EEG 的时间和空间成分信息，以检测电活动的发生器（致痫灶）。检测 ESI 的目的是探索局灶性癫痫患者中癫痫刺激区和发作起始区的位置。从头皮或颅内 EEG 记录的数据表明，ESI 具有较高的阳性预测值[42, 94, 95, 96]。在 152 例难治性癫痫患者

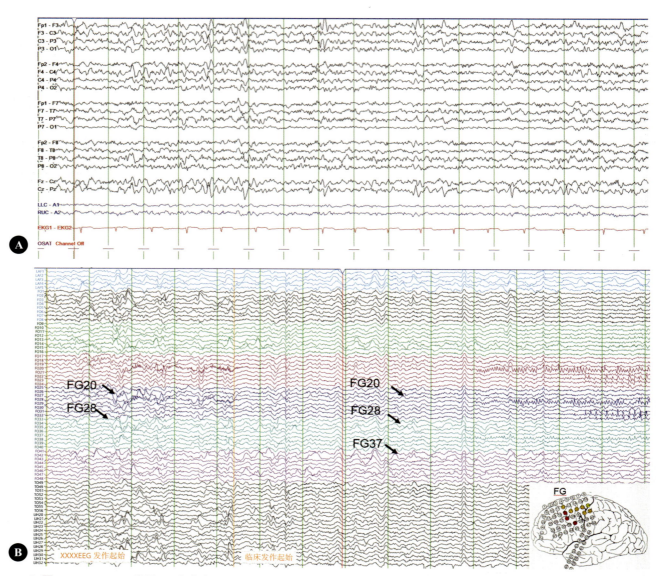

▲ 图 14-9　MRI 正常的 13 岁患者，根据头皮和颅内发作期 EEG，被诊断为左侧额叶癫痫伴局灶性皮质发育不良 Ⅱa 型

A. 由于过度运动出现肌电伪差，头皮 EEG 未能对癫痫发作定位和定侧；B. 颅内 EEG 显示来自额叶背外侧表面的局灶性棘波放电，在临床发作前定位癫痫发作。颅内电极示意图上的红色闭合圆圈表示癫痫发作始于背外侧面凸处的接头。箭所指的是临床发作前癫痫发作所涉及的特殊电极

中，将 ESI 与其他已建立的无创检查方法的准确性进行了比较。ESI 的灵敏度和特异度可与 PET、SPECT 和 MRI 相比较，且在颞叶和颞叶外癫痫上相似[97]。因此，ESI 被认为是一种很有前途的方法，可将 EEG 的可视化分析作为术前评估的一部分[96]。对头皮表面上覆盖 256 个或更多的电极的密集阵列 EEG 进行分析[98]。它能较早地检测出阵发性发作期活动而且能通过特殊的分析软件更好

地划定发作起源区[98, 99]。

由于头皮 EEG 记录的局限性，新的无创检查方法成为临床术前评估的一部分。在一个 14 例难治性癫痫患者的小型队列中，ESI 回顾了癫痫手术前的 EEG 数据。6 例患者中，有 5 例患者通过发作期 ESI 准确定位了发作起源区作为切除区，且术后预后良好。在 14 例患者中，有 9 例患者（64%）发作间期与发作期的 ESI 是一致的，

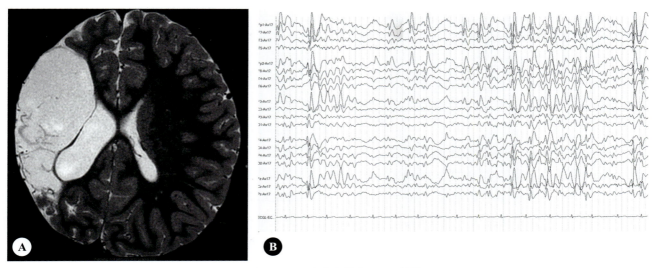

▲ 图 14-10　癫痫病灶和 EEG 结果

A. 一个 MRI 诊断为右侧大脑半球囊肿所导致的婴儿痉挛症，左侧偏瘫，且为药物难治性癫痫；B. EEG 显示，在睡眠中可见大量癫痫样放电，波幅最高的部位在双侧前额及中央区，呈 ESES 状态

而仅有 1 例患者（7%）不一致。另一项研究检查了 53 例难治性癫痫儿童的 EEG-功能磁共振成像（EEG-fMRI）和 ESI 的作用，以绘制发作间期放电。其中 29 例患儿的致痫灶特征明显；26 例患儿进行 EEG-fMRI，其中有 11 例定位正确，22 例患儿进行 ESI，其中 17 例定位正确，12 例患儿同时进行 EEG-fMRI 和 ESI，其中 11 例定位正确。通过 EEG-fMRI 的 20 例患儿中，有 8 例正确预测了癫痫切除术的预后，而通过 ESI 的 16 例患儿中，有 13 例能正确预测。而通过联合 EEG-fMRI/ESI 定位区域，9 例患儿均可准确预测预后，其中包含 3 例在 MRI 上看不到病变的病例[97]。

（二）超慢波活动

数字 EEG 的引入和放大技术的进步，扩展了对各种频率活动的检测，从超慢波（<0.5Hz）到高频振荡（80～250Hz）。频率低于 δ 波活动的慢波，也称为"超慢波（infraslow activity，ISA）""DC shift（直流电漂移）"，被用来定位致痫灶[87]。为了检测 ISA，高通滤波器的设置至少应该调整至 0.1Hz 或 0.01Hz[100-102]。ISA 代表一个小电场，在局部有负电位，在远处有正电位。因此，发作时的负基线偏移是涉及发作过程的特定部位的指标，

而不是从其他部位扩散的模式[89]。因此，ISA 被发现可以定位传统头皮 EEG 记录无法检测到的发作区域[100]。

人们研究了各种小儿癫痫综合征发作起始的 ISA。Rodin 等将 ISA 应用于 29 例失神发作和 20 例局灶性发作患儿的发作期 EEG 数据中。数据分析首先使用常规滤波器设置，然后将滤波器设置更改为 0.01～0.1Hz。同时应用 ISA 对头皮 EEG 数据进行分析[103]。另一项研究探索了 ISA 在婴儿痉挛患者发作起源定位中的作用。在对 13 例婴儿痉挛患儿的 101 次发作期 EEG 记录中，77% 的发作中检测到 ISA，20% 的发作检测到偏侧性，57% 的发作检测到全面性[104]。

（三）高频振荡

记录高频振荡（high-frequency oscillations，HFO）表示频率在 80～500Hz 范围内的阵发性活动。此外，根据频率高低，HFO 分为 ripples（80～250Hz）或 fast ripples（>250Hz）。然而，HFO 的检测需要经验来区分是伪差或生理活动导致的。因此，HFO 分析应在睡眠期间或在颅内监测的 EEG 数据中进行，以消除伪差"干扰"的风险。

头皮 EEG 不滤除 HFO，但信号幅值随产生器与记录器之间距离的增大而减小。如果记录 EEG 的电极位于棘波产生的位置，头皮 EEG 可以检测到 HFO[68]。同时进行头皮 EEG 和颅内电极的 ECOG 也可以在头皮表面和硬膜下 EEG 记录中检测到 HFO[105]。

高密度 EEG 可以过滤伪差并提供来自较小表面的信息。因此，建议使用密集阵列 EEG（高密度 EEG）对 HFO 进行采样，以消除伪差[94]。相反，颅内 EEG 记录较少受到肌肉或电极伪差的影响。例如，深部电极提供了来自中央结构的记录，具有出色的空间分辨率和较少的伪差。事实上，一些研究强调了深部电极记录对在发作活动过程中检测 HFO 的好处[105, 106]。

（四）功能性近红外光谱 –EEG

功能性近红外光谱 –（ functional near-infrared spectroscopy-EEG，fNIRS-EEG ）监测是一种利用近红外线监测血流变化和氧合变化的新型无创多模态分析方法[107]。在神经元激活增加的情况下，需要血流动力学响应来满足 fNIRS 可以检测到的代谢需求。血红蛋白是近红外线的主要吸收体。因此，fNIRS 可以记录人类大脑中脱氧血红蛋白、氧合血红蛋白和总血红蛋白浓度的变化。然而，与同样可以测量血流动力学变化的 fMRI 相比，fNIRS 信号的时间分辨率较低[108]。

fNIRS-EEG 用于监测被诊断为创伤性脑损伤儿童的脑功能[107]。在创伤性脑损伤的病例中，fNIRS-EEG 显示血红蛋白浓度的变化与颅内压和动脉压的恶化相关。此外，fNIRS 还能显示癫痫发作前大脑缺氧的情况[107]。同样，当用 fNIRS-EEG 分析新生儿癫痫时，在电发作前也观察到大脑缺氧[108]。

Steinhoff 和其同事将 fNIRS 和视频脑电监测作为术前评估的一部分[109]。持续的癫痫活动与同侧额叶皮质的大脑氧可用性降低有相关性[54]。Watanabe 研究了 fNIRS 在难治性癫痫患者中识别致痫灶的作用[110]。与 SPECT 成像相比，几乎所有患者（28/29，96%）在致痫灶处发现明显的血流增加，而 SPECT 成像仅在 69% 的患者中捕捉到血流变化。

最近的一项研究介绍了 fNIRS 在 40 例新皮质癫痫患者中识别致痫灶的作用[111]。在大多数（62%）致痫灶患者中检测到血红蛋白水平的变化。此外，在 18 例患者中，脱氧血红蛋白和氧合血红蛋白水平的变化与致痫病灶区域的发作间期癫痫样放电相关[111]。fNIRS 检测难治性癫痫致痫灶的总体灵敏度为 62%，fNIRS 只有中等灵敏度可能与癫痫放电所在区域的血流和氧合发生微小变化有关。

在难治性颞叶内侧癫痫的患者中，3 例患者记录到的 8 次癫痫发作通过 fNIRS 进行评估。所有癫痫发作均伴有明显的局部和远端血流动力学改变。血流动力学变化与癫痫发作相一致。在癫痫发作期间，脱氧血红蛋白显著下降，同时氧合血红蛋白水平增加，这通常比癫痫发作持续时间更长。此外，对侧大脑半球也观察到较低程度的血流动力学变化，提示尽管对侧大脑半球没有癫痫样活动，但癫痫仍有可能传导至对侧。

在额叶癫痫中，fNIRS 显示了脱氧血红蛋白水平的各种变化，而在发作时氧合血红蛋白增加。一项研究中 9 例额叶癫痫患者记录到 18 次癫痫发作[112]。血流动力学变化先于癫痫发作（2s 前），慢于发作终止，并与发作持续时间相关。例如，与较长时间的癫痫发作相比，短暂的 EEG 癫痫发作与血红蛋白水平的微妙变化有关。然而，对于大多数患者，局部血流变化的增加并不与血红蛋白水平的变化相耦合。对侧大脑半球也出现了类似的激活模式，但程度较轻。在一个 9 例患者的小型队列研究中，描述了 fNIRS 在后头部癫痫中的作用。在 5 例患者中，脱氧血红蛋白水平分布更广泛，然而致痫灶在一侧大脑半球。相反，EEG-fNIRS 提供的信息较少。尽管 6 例诊断为婴儿痉挛的患儿 MRI 表现异常，但 EEG-fNIRS 未能定位或定侧致痫灶，而在额叶区域可观察到血流动力学改变[113]。

参考文献

[1] Berg AT, Berkovic SF, Brodie MJ, et al. Revised terminology and concepts for organization of seizures and epilepsies: report of the ILAE Commission on Classification and Terminology, 2005– 2009. Epilepsia 2010;51(4):676–685

[2] Duchowny M, Cross JH. Preoperative evaluation in children for epilepsy surgery. Handb Clin Neurol 2012;108:829–839

[3] Beĭer EV, Arushanian EB, Titenok AL, Alferov VV. [The dorsal hippocampus injury influences chronobiological effects of depressants and antidepressants in rats] Eksp Klin Farmakol 2003;66(3):9–12

[4] Joca SR, Padovan CM, Guimarães FS. Activation of post-synaptic 5–HT(1A) receptors in the dorsal hippocampus prevents learned helplessness development. Brain Res 2003;978(1–2):177–184

[5] Mintzer S, Cendes F, Soss J, et al. Unilateral hippocampal sclerosis with contralateral temporal scalp ictal onset. Epilepsia 2004;45(7):792–802

[6] Yang CS, Chow JC, Tsai JJ, Huang CW. Hyperventilation-induced ictal fear in nonlesional temporal lobe epilepsy. Epilepsy Behav 2011;21(1):100–102

[7] Kudr M, Krsek P, Maton B, et al. Ictal SPECT is useful in localizing the epileptogenic zone in infants with cortical dysplasia. Epileptic Disord 2016;18(4):384–390

[8] Foldvary N, Klem G, Hammel J, Bingaman W, Najm I, Lüders H. The localizing value of ictal EEG in focal epilepsy. Neurology 2001;57(11):2022–2028

[9] Guaranha MS, Garzon E, Buchpiguel CA, Tazima S, Yacubian EM, Sakamoto AC. Hyperventilation revisited: physiological effects and efficacy on focal seizure activation in the era of video-EEG monitoring. Epilepsia 2005;46(1):69–75

[10] Kudr M, Krsek P, Maton B, et al. Predictive factors of ictal SPECT findings in paediatric patients with focal cortical dysplasia. Epileptic Disord 2013;15(4):383–391

[11] Krsek P, Kudr M, Jahodova A, et al. Localizing value of ictal SPECT is comparable to MRI and EEG in children with focal cortical dysplasia. Epilepsia 2013;54(2):351–358

[12] Lantz GC. Regional anesthesia for dentistry and oral surgery. J Vet Dent 2003;20(3):181–186

[13] Koh S, Jayakar P, Resnick T, Alvarez L, Liit RE, Duchowny M. The localizing value of ictal SPECT in children with tuberous sclerosis complex and refractory partial epilepsy. Epileptic Disord 1999;1(1):41–46

[14] Krsek P, Jahodova A, Maton B, et al. Low-grade focal cortical dysplasia is associated with prenatal and perinatal brain injury. Epilepsia 2010;51(12):2440–2448

[15] Krsek P, Maton B, Korman B, et al. Different features of histopathological subtypes of pediatric focal cortical dysplasia. Ann Neurol 2008;63(6):758–769

[16] Lantz G, Grave de Peralta R, Spinelli L, Seeck M, Michel CM. Epileptic source localization with high density EEG: how many electrodes are needed? Clin Neurophysiol 2003;114(1):63–69

[17] Pfund Z, Chugani DC, Juhász C, et al. Evidence for coupling between glucose metabolism and glutamate cycling using FDG PET and 1H magnetic resonance spectroscopy in patients with epilepsy. J Cereb Blood Flow Metab 2000;20(5):871–878

[18] Lantz G, Spinelli L, Seeck M, de Peralta Menendez RG, Sottas CC, Michel CM. Propagation of interictal epileptiform activity can lead to erroneous source localizations: a 128–channel EEG mapping study. J Clin Neurophysiol 2003;20(5):311–319

[19] Fonseca VdeC, Yasuda CL, Tedeschi GG, Betting LE, Cendes F. White matter abnormalities in patients with focal cortical dysplasia revealed by diffusion tensor imaging analysis in a voxelwise approach. Front Neurol 2012;3:121

[20] White NM, Salinas JA. Mnemonic functions of dorsal striatum and hippocampus in aversive conditioning. Behav Brain Res 2003;142(1–2):99–107

[21] Mirsattari SM, Steven DA, Keith J, Hammond RR. Pathophysiological implications of focal cortical dysplasia of end folium for hippocampal sclerosis. Epilepsy Res 2009;84(2–3):268–272

[22] Obeid M, Wyllie E, Rahi AC, Mikati MA. Approach to pediatric epilepsy surgery: State of the art, Part II: approach to specific epilepsy syndromes and etiologies. Eur J Paediatr Neurol 2009;13(2):115–127

[23] Wyllie E, Lachhwani DK, Gupta A, et al. Successful surgery for epilepsy due to early brain lesions despite generalized EEG findings. Neurology 2007;69(4):389–397

[24] Lüders H, Dinner DS, Morris HH III, Wyllie E, Godoy J. EEG evaluation for epilepsy surgery in children. Cleve Clin J Med 1989;56(Suppl Pt 1):S53–S61, discussion S79–S83

[25] Obeid M, Wyllie E, Rahi AC, Mikati MA. Approach to pediatric epilepsy surgery: state of the art, Part I: general principles and presurgical workup. Eur J Paediatr Neurol 2009;13(2):102–114

[26] Mohamed A, Wyllie E, Ruggieri P, et al. Temporal lobe epilepsy due to hippocampal sclerosis in pediatric candidates for epilepsy surgery. Neurology 2001;56(12):1643–1649

[27] Loddenkemper T, Cosmo G, Kotagal P, et al. Epilepsy surgery in children with electrical status epilepticus in sleep. Neurosurgery 2009;64(2):328–337, discussion 337

[28] Gupta A, Chirla A, Wyllie E, Lachhwani DK, Kotagal P, Bingaman WE. Pediatric epilepsy surgery in focal lesions and generalized electroencephalogram abnormalities. Pediatr Neurol 2007;37(1):8–15

[29] Battaglia D, Lettori D, Contaldo I, et al. Seizure semiology of lesional frontal lobe epilepsies in children. Neuropediatrics 2007;38(6):287–291

[30] Nordli DR. Varying seizure semiology according to age. Handb Clin Neurol 2013;111:455–460

[31] Rezayof A, Zarrindast MR, Sahraei H, Haeri-Rohani A. Involvement of dopamine receptors of the dorsal hippocampus on the acquisition and expression of morphine-induced place preference in rats. J Psychopharmacol 2003;17(4):415–423

[32] Gilbert PE, Kesner RP. Localization of function within the dorsal hippocampus: the role of the CA3 subregion in paired-associate learning. Behav Neurosci 2003;117(6):1385–1394

[33] Bhardwaj SK, Beaudry G, Quirion R, Levesque D, Srivastava LK. Neonatal ventral hippocampus lesion leads to reductions in nerve growth factor inducible-B mRNA in the prefrontal cortex and increased amphetamine response in the nucleus accumbens and dorsal striatum. Neuroscience 2003;122(3):669–676

[34] Michel CM, Murray MM, Lantz G, Gonzalez S, Spinelli L, Grave de Peralta R. EEG source imaging. Clin Neurophysiol 2004;115(10):2195–2222

[35] Kun Lee S, Young Lee S, Kim DW, Soo Lee D, Chung CK. Occipital lobe epilepsy: clinical characteristics, surgical outcome, and role of diagnostic modalities. Epilepsia 2005;46(5):688–695

[36] Sperli F, Spinelli L, Seeck M, Kurian M, Michel CM, Lantz G. EEG source imaging in pediatric epilepsy surgery: a new perspective in presurgical workup. Epilepsia 2006;47(6):981–990

[37] Sinclair DB, Wheatley M, Snyder T, Gross D, Ahmed N. Posterior resection for childhood epilepsy. Pediatr Neurol 2005;32(4):257–263

[38] Aykut-Bingol C, Bronen RA, Kim JH, Spencer DD, Spencer SS. Surgical outcome in occipital lobe epilepsy: implications for

pathophysiology. Ann Neurol 1998;44(1):60–69

[39] Beleza P, Pinho J. Frontal lobe epilepsy. J Clin Neurosci 2011; 18(5):593–600

[40] Gotman J. Interhemispheric relations during bilateral spikeand- wave activity. Epilepsia 1981;22(4):453–466

[41] Kellinghaus C, Lüders HO. Frontal lobe epilepsy. Epileptic Disord 2004;6(4):223–239

[42] Salanova V, Andermann F, Rasmussen T, Olivier A, Quesney LF. Parietal lobe epilepsy. Clinical manifestations and outcome in 82 patients treated surgically between 1929 and 1988. Brain 1995;118(Pt 3):607–627

[43] Michel CM, Lantz G, Spinelli L, De Peralta RG, Landis T, Seeck M. 128–channel EEG source imaging in epilepsy: clinical yield and localization precision. J Clin Neurophysiol 2004;21(2):71–83

[44] Klein KM, Knake S, Hamer HM, Ziegler A, Oertel WH, Rosenow F. Sleep but not hyperventilation increases the sensitivity of the EEG in patients with temporal lobe epilepsy. Epilepsy Res 2003;56(1):43–49

[45] Adachi N, Alarcon G, Binnie CD, Elwes RD, Polkey CE, Reynolds EH. Predictive value of interictal epileptiform discharges during non-REM sleep on scalp EEG recordings for the lateralization of epileptogenesis. Epilepsia 1998;39(6):628–632

[46] Giorgi FS, Perini D, Maestri M, et al. Usefulness of a simple sleep-deprived EEG protocol for epilepsy diagnosis in de novo subjects. Clin Neurophysiol 2013;124(11):2101–2107

[47] Taylor I, Scheffer IE, Berkovic SF. Occipital epilepsies: identification of specific and newly recognized syndromes. Brain 2003;126(Pt 4):753–769

[48] Modur PN, Vitaz TW, Zhang S. Seizure localization using broadband EEG: comparison of conventional frequency activity, high-frequency oscillations, and infraslow activity. J Clin Neurophysiol 2012;29(4):309–319

[49] Díaz-Negrillo A. Influence of sleep and sleep deprivation on ictal and interictal epileptiform activity. Epilepsy Res Treat 2013;2013:492524

[50] Sammaritano M, Gigli GL, Gotman J. Interictal spiking during wakefulness and sleep and the localization of foci in temporal lobe epilepsy. Neurology 1991;41(2 (Pt 1)):290–297

[51] Mirkovic N, Adjouadi M, Yaylali I, Jayakar P. 3D source localization of epileptic foci integrating EEG and MRI data. Brain Topogr 2003;16(2):111–119

[52] Lee DS, Lee SK, Kim SK, et al. Late postictal residual perfusion abnormality in epileptogenic zone found on 6–hour postictal SPECT. Neurology 2000;55(6):835–841

[53] So EL. Integration of EEG, MRI, and SPECT in localizing the seizure focus for epilepsy surgery. Epilepsia 2000;41(Suppl 3):S48–S54

[54] Chugani HT. PET in preoperative evaluation of intractable epilepsy. Pediatr Neurol 1993;9(5):411–413

[55] Chugani HT. The role of PET in childhood epilepsy. J Child Neurol 1994;9(Suppl 1):S82–S88

[56] Chugani HT, Shields WD, Shewmon DA, Olson DM, Phelps ME, Peacock WJ. Infantile spasms: I. PET identifies focal cortical dysgenesis in cryptogenic cases for surgical treatment. Ann Neurol 1990;27(4):406–413

[57] Nickels K, Wirrell E. Electrical status epilepticus in sleep. Semin Pediatr Neurol 2008;15(2):50–60

[58] Viñas FC, Zamorano L, Mueller RA, et al. [15O]–water PET and intraoperative brain mapping: a comparison in the localization of eloquent cortex. Neurol Res 1997;19(6):601–608

[59] Scholtes FB, Hendriks MP, Renier WO. Cognitive deterioration and electrical status epilepticus during slow sleep. Epilepsy Behav 2005;6(2):167–173

[60] van den Munckhof B, van Dee V, Sagi L, et al. Treatment of electrical status epilepticus in sleep: a pooled analysis of 575 cases. Epilepsia 2015;56(11):1738–1746

[61] Hauptman JS, Mathern GW. Surgical treatment of epilepsy associated with cortical dysplasia: 2012 update. Epilepsia 2012;53(Suppl 4):98–104

[62] Liu Z, Nagao T, Desjardins GC, Gloor P, Avoli M. Quantitative evaluation of neuronal loss in the dorsal hippocampus in rats with long-term pilocarpine seizures. Epilepsy Res 1994;17(3):237–247

[63] Guerrini R, Genton P, Bureau M, et al. Multilobar polymicrogyria, intractable drop attack seizures, and sleep-related electrical status epilepticus. Neurology 1998;51(2):504–512

[64] Erbayat Altay E, Fessler AJ, Gallagher M, et al. Correlation of severity of FDG-PET hypometabolism and interictal regional delta slowing in temporal lobe epilepsy. Epilepsia 2005;46(4):573–576

[65] Mathern GW. Epilepsy surgery patients with cortical dysplasia: present and future therapeutic challenges. Neurology 2009;72(3):206–207

[66] Cepeda C, André VM, Flores-Hernández J, et al. Pediatric cortical dysplasia: correlations between neuroimaging, electrophysiology and location of cytomegalic neurons and balloon cells and glutamate/ GABA synaptic circuits. Dev Neurosci 2005;27(1):59–76

[67] Cepeda C, Hurst RS, Flores-Hernández J, et al. Morphological and electrophysiological characterization of abnormal cell types in pediatric cortical dysplasia. J Neurosci Res 2003;72(4):472–486

[68] Tassinari CA, Rubboli G. Cognition and paroxysmal EEG activities: from a single spike to electrical status epilepticus during sleep. Epilepsia 2006;47(Suppl 2):40–43

[69] Cammarota M, Bevilaqua LR, Kerr D, Medina JH, Izquierdo I. Inhibition of mRNA and protein synthesis in the CA1 region of the dorsal hippocampus blocks reinstallment of an extinguished conditioned fear response. J Neurosci 2003;23(3):737–741

[70] Hahn B, Shoaib M, Stolerman IP. Involvement of the prefrontal cortex but not the dorsal hippocampus in the attention-enhancing effects of nicotine in rats. Psychopharmacology (Berl) 2003;168(3):271–279

[71] Kelley SA, Kossoff EH. How effective is the ketogenic diet for electrical status epilepticus of sleep? Epilepsy Res 2016;127:339–343

[72] Thornton R, Laufs H, Rodionov R, et al. EEG correlated functional MRI and postoperative outcome in focal epilepsy. J Neurol Neurosurg Psychiatry 2010;81(8):922–927

[73] Kim DW, Lee SK, Nam H, et al. Epilepsy with dual pathology: surgical treatment of cortical dysplasia accompanied by hippocampal sclerosis. Epilepsia 2010;51(8):1429–1435

[74] Harvey AS, Cross JH, Shinnar S, Mathern GW; ILAE Pediatric Epilepsy Surgery Survey Taskforce. Defining the spectrum of international practice in pediatric epilepsy surgery patients. Epilepsia 2008;49(1):146–155

[75] Blumcke I, Spreafico R, Haaker G, et al; EEBB Consortium. Histopathological findings in brain tissue obtained during epilepsy surgery. N Engl J Med 2017;377(17):1648–1656

[76] Lerner JT, Salamon N, Hauptman JS, et al. Assessment and surgical outcomes for mild type I and severe type II cortical dysplasia: a critical review and the UCLA experience. Epilepsia 2009;50(6):1310–1335

[77] Lee I, Kesner RP. Time-dependent relationship between the dorsal hippocampus and the prefrontal cortex in spatial memory. J Neurosci 2003;23(4):1517–1523

[78] van der Stelt HM, Broersen LM, Olivier B, Westenberg HG. Effects of dietary tryptophan variations on extracellular serotonin in the dorsal hippocampus of rats. Psychopharmacology (Berl) 2004;172(2):137–144

[79] Okuyaz C, Aydin K, Gücüyener K, Serdaroğlu A. Treatment of electrical status epilepticus during slow-wave sleep with highdose corticosteroid. Pediatr Neurol 2005;32(1):64–67

[80] Veggiotti P, Pera MC, Teutonico F, Brazzo D, Balottin U, Tassinari CA. Therapy of encephalopathy with status epilepticus during sleep

(ESES/CSWS syndrome): an update. Epileptic Disord 2012;14(1):1–11

[81] Ferbinteanu J, Ray C, McDonald RJ. Both dorsal and ventral hippocampus contribute to spatial learning in Long-Evans rats. Neurosci Lett 2003;345(2):131–135

[82] Wang WT, Han D, Zou ZY, Zeng J. [Epileptiform activity of the anterior dorsal hippocampal network induced by acute tetanization of the right posterior dorsal hippocampus of the rat] Sheng Li Xue Bao 2003;55(3):339–348

[83] White NM, Holahan MR, Goffaux P. Involuntary, unreinforced (pure) spatial learning is impaired by fimbria-fornix but not by dorsal hippocampus lesions. Hippocampus 2003;13(3):324–333

[84] Blümcke I, Thom M, Aronica E, et al. The clinicopathologic spectrum of focal cortical dysplasias: a consensus classification proposed by an ad hoc Task Force of the ILAE Diagnostic Methods Commission. Epilepsia 2011;52(1):158–174

[85] Patry G, Lyagoubi S, Tassinari CA. Subclinical "electrical status epilepticus" induced by sleep in children. A clinical and electroencephalographic study of six cases. Arch Neurol 1971;24(3):242–252

[86] Jayakar PB, Seshia SS. Electrical status epilepticus during slowwave sleep: a review. J Clin Neurophysiol 1991;8(3):299–311

[87] Francois D, Roberts J, Hess S, Probst L, Eksioglu Y. Medical management with diazepam for electrical status epilepticus during slow wave sleep in children. Pediatr Neurol 2014;50(3): 238–242

[88] Inutsuka M, Kobayashi K, Oka M, Hattori J, Ohtsuka Y. Treatment of epilepsy with electrical status epilepticus during slow sleep and its related disorders. Brain Dev 2006;28(5):281–286

[89] Sakata-Haga H, Sawada K, Ohta K, Cui C, Hisano S, Fukui Y. Adverse effects of maternal ethanol consumption on development of dorsal hippocampus in rat offspring. Acta Neuropathol 2003;105(1):30–36

[90] Jeong A, Strahle J, Vellimana AK, Limbrick DD Jr, Smyth MD, Bertrand M. Hemispherotomy in children with electrical status epilepticus of sleep. J Neurosurg Pediatr 2017;19(1):56–62

[91] Sammaritano M, de Lotbinière A, Andermann F, Olivier A, Gloor P, Quesney LF. False lateralization by surface EEG of seizure onset in patients with temporal lobe epilepsy and gross focal cerebral lesions. Ann Neurol 1987;21(4):361–369

[92] Bast T, Zhang WN, Feldon J. Dorsal hippocampus and classical fear conditioning to tone and context in rats: effects of local NMDA-receptor blockade and stimulation. Hippocampus 2003;13(6):657–675

[93] Ray A, Tao JX, Hawes-Ebersole SM, Ebersole JS. Localizing value of scalp EEG spikes: a simultaneous scalp and intracranial study. Clin Neurophysiol 2007;118(1):69–79

[94] Brodbeck V, Spinelli L, Lascano AM, et al. Electroencephalographic source imaging: a prospective study of 152 operated epileptic patients. Brain 2011;134(Pt 10):2887–2897

[95] Towart LA, Alves SE, Znamensky V, Hayashi S, McEwen BS, Milner TA. Subcellular relationships between cholinergic terminals and estrogen receptor-alpha in the dorsal hippocampus. J Comp Neurol 2003;463(4):390–401

[96] Holmes MD, Tucker DM, Quiring JM, Hakimian S, Miller JW, Ojemann JG. Comparing noninvasive dense array and intracranial electroencephalography for localization of seizures. Neurosurgery 2010;66(2):354–362

[97] Centeno M, Tierney TM, Perani S, et al. Combined electroencephalography- functional magnetic resonance imaging and electrical source imaging improves localization of pediatric focal epilepsy. Ann Neurol 2017;82(2):278–287

[98] Sinclair DB, Aronyk KE, Snyder TJ, et al. Pediatric epilepsy surgery at the University of Alberta: 1988–2000. Pediatr Neurol 2003;29(4):302–311

[99] Vanhatalo S, Holmes MD, Tallgren P, Voipio J, Kaila K, Miller JW. Very slow EEG responses lateralize temporal lobe seizures: an evaluation of non-invasive DC-EEG. Neurology 2003;60(7):1098–1104

[100] Miller JW, Kim W, Holmes MD, Vanhatalo S. Ictal localization by source analysis of infraslow activity in DC-coupled scalp EEG recordings. Neuroimage 2007;35(2):583–597

[101] Rodin E, Constantino T, van Orman C, House P. EEG infraslow activity in absence and partial seizures. Clin EEG Neurosci 2008;39(1):12–19

[102] Modur PN. High frequency oscillations and infraslow activity in epilepsy. Ann Indian Acad Neurol 2014;17(Suppl 1): S99–S106

[103] Tao JX, Baldwin M, Hawes-Ebersole S, Ebersole JS. Cortical substrates of scalp EEG epileptiform discharges. J Clin Neurophysiol 2007;24(2):96–100

[104] Kumar A, Asano E, Chugani HT. α-[11C]–methyl-L-tryptophan PET for tracer localization of epileptogenic brain regions: clinical studies. Biomarkers Med 2011;5(5):577–584

[105] Jirsch JD, Urrestarazu E, LeVan P, Olivier A, Dubeau F, Gotman J. High-frequency oscillations during human focal seizures. Brain 2006;129(Pt 6):1593–1608

[106] Awaad Y, Shamato H, Chugani H. Hemidystonia improved by baclofen and PET scan findings in a patient with glutaric aciduria type I. J Child Neurol 1996;11(2):167–169

[107] Kumar A, Muzik O, Chugani D, Chakraborty P, Chugani HT. PET-derived biodistribution and dosimetry of the benzodiazepine receptor-binding radioligand (11)C-(R)–PK11195 in children and adults. J Nucl Med 2010;51(1):139–144

[108] Khanna S, Chugani HT, Messa C, Curran JG. Corpus callosum agenesis and epilepsy: PET findings. Pediatr Neurol 1994;10(3):221–227

[109] Engel J Jr, Henry TR, Risinger MW, Sutherling WW, Chugani HT. PET in relation to intracranial electrode evaluations. Epilepsy Res Suppl 1992;5:111–120

[110] Juhász C, Nagy F, Muzik O, Watson C, Shah J, Chugani HT. [11C] Flumazenil PET in patients with epilepsy with dual pathology. Epilepsia 1999;40(5):566–574

[111] Peng K, Nguyen DK, Tayah T, et al. fNIRS-EEG study of focal interictal epileptiform discharges. Epilepsy Res 2014;108(3):491–505

[112] Pouliot P, Tran TP, Birca V, et al. Hemodynamic changes during posterior epilepsies: an EEG-fNIRS study. Epilepsy Res 2014;108(5):883–890

[113] Bourel-Ponchel E, Mahmoudzadeh M, Delignières A, Berquin P, Wallois F. Non-invasive, multimodal analysis of cortical activity, blood volume and neurovascular coupling in infantile spasms using EEG-fNIRS monitoring. Neuroimage Clin 2017;15:359–366

第 15 章　有创电生理监测
Invasive Electrophysiological Monitoring

Prasanna Jayakar　Ann Hyslop　Ian Miller　著

张　甜　译　陈　彦　校

摘　要

本章讨论了有创电生理监测（IEM）在癫痫外科手术评估中的适应证、局限性、技术考虑因素和解释。作者确定了通过立体脑电图（SEEG）或放置深部、栅状或条状电极进行有创监测的患者特征，从而更准确地划定致痫区域（ER），最小化皮质切除，并成功切除靠近功能表达皮质的癫痫病灶。同时对颅内 EEG 判读的错综复杂深入讨论，并帮助读者识别放电模式，通过这些模式可以区分癫痫发作起始区，刺激区域或静态功能异常区。

关键词

有创监测，颅内 EEG，硬膜下 EEG，电极置入，立体 EEG，SEEG

　　难治性癫痫术前评估的主要目的是确定致痫区与其周围功能表达皮质区之间的关系。致痫区的定义是为了改善目标癫痫发作类型必须切除的最小范围的皮质组织。这一皮质组织包括癫痫发作起始区，可能后来成为潜在致痫性的癫痫扩散区，与致痫性相关的结构损伤和功能异常区。与成人一样，儿童的手术方案也是要结合影像学、结构和功能影像，以及神经生理学数据一起分析指导。鉴于病因病理基质和影响临床表现和调查结果的成熟因素的异质性，这项任务可能是非常艰巨的[1]。

　　有创电生理监测（invasive electrophysiological monitoring，IEM）在小儿癫痫外科评估中的作用已经发生了变化。随着 MRI、SPECT 和 PET 技术的进步，许多儿童可以在没有有创监测的情况下完成术前评估和手术计划的制定。此外，越来越多的使用脑磁图，三维 EEG 偶极子源定位算法，以及 fMRI 在脑皮质方面的应用，进一步减少了对 IEM 的需求。在 ILAE 对 543 例儿童的研究中，全球 20 个癫痫中心参与报告称，在他们的手术中恰好有超过 25% 的患儿术前评估中使用了 IEM[2]。然而，随着先进的儿科癫痫中心在日益复杂的病例中采用外科干预策略，这一种趋势又被抵消了。本章批判性地探讨了 IEM 在术前评估中的推进作用。

一、实际考虑

　　由于 IEM 本质上比没有 IEM 的相同切除手术费用更昂贵，且有风险，其作用必须出于实际的考虑才使用。在术前评估的非有创部分，谨慎考虑使用 IEM 对 ER 进行更精确的定义是否会改变最终的手术切除范围和结果。如果无创性研究支持存在无法安全切除的广泛的致痫功能障碍区，则 IEM 可能起不到什么作用。例如，当影像学检查正常的患者出现痉挛或头皮 EEG 弥漫性发作模式时，或多发性皮质下结节性异位症、大范围的浸润性病变或广泛的多脑叶皮质发育不良时，IEM不可能记录到独立的癫痫发作起始区。因此，如果手术目的主要是姑息性治疗时，则IEM带来的风险可能超过益处。

虽然IEM在采集和分析方面有局限性，但我们的经验表明，神经发育完好的儿童，通过结构或功能影像学或临床症状学怀疑有很小的局灶性ER，即使头皮EEG是正常的，应该也能从设计的IEM中获得最大的益处。在这种情况下，之前的无创评估应可以提供足够的信息，以形成关于ER定位及ER最接近大脑功能表达皮质之间位置关系的合理假设，以便从IEM获得的数据能够更好地定位ER，并将尽可能最小范围将其切除。最后，如果术中皮质电极脑电图（electrocorticography，ECoG）检测到非表达皮质功能区近连续性，局灶性发作期电活动位于之前怀疑的ER中，那么手术外IEM的好处不会大于风险。

当不可能进行术中功能定位，或术中功能定位数据不理想时，通常需要IEM来确定功能表达区。对于年幼儿童或患有焦虑或语言障碍的年长儿，很少能在术中进行语言测试。术中正中神经刺激的体感反应常用于成功识别中央沟，但由于全身麻醉的影响，直接刺激中央前回来精确定位运动皮质可能会产生不准确的数据。

最后，在决定每个孩子的最佳手术方案时，家庭关系动态也起着重要作用。在建议该技术之前，父母双方（或监护人）必须被告知IEM的风险和局限性。在IEM术中或进行IEM监测中，特别是在确定周围皮质功能时，需要监护人为患儿提供心理支持。

二、适应证

虽然IEM的使用主要由每个癫痫中心的可用资源来主导，但ILAE已经就其在术前评估中的作用提出了一般建议[3, 4]。所有儿童应做视频EEG和脑MRI；那些有特殊类型的MRI癫痫病变患者，如果临床症状学和头皮EEG表现一致，则不需要进一步IEM检查。在其他所有情况下，功能成像（SPECT/PET）、三维EEG偶极子源定位算法和fMRI识别语言和运动皮质都是必要的。建议与在神经学、神经外科学、神经放射学和神经心理学实践中有经验的同事进行多学科病例回顾。在前面讨论的实际考虑的指导下，IEM通常被推荐用于以下适应证：不确定的术前数据；术前数据不一致；ER靠近功能皮质（表15-1）。

三、不确定的术前数据

（一）正常或非特异性结构神经影像学表现

尽管MRI技术取得了进步，但仍有许多与局部相关的难治性癫痫患儿影像表现正常；在ILAE系列研究中，每4例儿童中大约就有1例在MRI上没有明确的病变[2]。在一项系列研究中，有102

表 15-1　有创电生理监测的一般指征	
指　征	临床表现
在无创数据不确定的情况下精确定位 ER	常见的情况包括如儿童早期见到的快速的"全身性"癫痫发作，区分脑叶或多脑叶性区域（如颞叶癫痫与颞叶癫痫附加症），确定由一侧颞叶内侧面起始的发作，是只在颞叶内侧面还是扩散到新皮质区，"双"颞叶病理，特别是MRI不明显的隐匿性发育不良相关的深部或半球间皮质病变
解决无创数据指向两个或多个致痫区域的分歧	这种分歧并不罕见；特别容易发生的情况包括双侧颞叶内侧面病灶、大病灶（如脑软化）、多发病灶（如结节性硬化症或结节性异位症）
精确绘制皮质功能图	癫痫病灶侵入或包括在大脑功能表达皮质。与病变倾向于取代功能的获得性肿瘤或早期获得性萎缩/胶质不同，发育基质通常保留表达功能，并可能表现出非典型表征
次要指征	为了进一步证实ER或提供预后价值的信息，采用射频热凝选择性消融活性区域

例脑 MRI 上没有发现病因性病变的患者中，80 例患者接受了术外 IEM 监测，其余患者根据头皮 EEG、功能成像和术中 EcoG 进行了充分定位[5]。IEM 特别是在功能成像数据不确定的这一患者亚组中继续发挥着重要作用，因为切除所有由 IEM 确定的致痫皮质通常可以实现癫痫无发作。在最近一系列研究中，25 例 MRI 阴性患者做了小范围的皮质切除，除 1 例外，所有患者都进行了 IEM，在 2 年随访中，60% 的患者无癫痫发作，80% 的患者癫痫发作频率降低[6]。

（二）多病灶或大范围结构性病变

一般来说，存在独立的结构异常被认为是 ER 的可靠标志，并降低了 IEM 的使用率。然而，有许多文献报道，在儿童病灶切除术后的失败记录[7, 8]，部分原因是由这些病灶通常不是由相同的基质所引起。尽管发育性肿瘤、海马硬化、低流量血管病变或 Sturge-Weber 综合征通常可以在无创伤性评估后，通过手术成功治疗，但仍有不明确的皮质发育不良或多发性病变的儿童，如结节性硬化症，通常具有复杂和快速的癫痫传播模式，这使得头皮 EEG 和功能成像数据难以解释。IEM 通常有助于解释癫痫起源和传播，从而有助于在这些困难的病例中进行手术[8, 9, 10]。在极少数病例中，无创评估的数据可能表明，癫痫发作发生在广泛性病变的一个局限区域（如广泛性皮质发育不良或多细小脑回）；对于运动功能完好的儿童，IEM 可提供病灶切除成功的数据，并避免了半侧大脑切除术的必要性[11]。

图 15-1 显示了一例 10 岁女性 SEEG 的 IEM 弥漫性发作的高频活动，该患儿有较大的岛叶周围局灶性皮质发育不良和每日多次癫痫发作。在切除了产生高频活动的皮质后，尽管有大量局灶性皮质发育不良残留，现在已经 2 年没有癫痫发作。

（三）术前数据不一致

不同癫痫中心对数据不一致的定义不同；当临床症状学、EEG 和功能 / 结构成像数据表明 ER 位于不同的区域时，我们认为数据存在差异。这种差异在一定程度上可能是由于头皮 EEG 和功能成像技术在定义复杂神经网络、传播模式和偶极子定位方面的局限性引起的。在这些情况下，合理规划的 IEM，通常能正确识别真正的 ER，并可以成功地进行局灶性切除。在这些情况下，仔细设计电极方案是至关重要的，因为检查结果的差异可能是由非相邻皮质部位之间复杂而快速的传导引起的，必须对这些部分进行充分的 EEG 采样。当大病灶和深的病变出现分化时，建议有计划地放置深部电极及与硬膜下电极结合使用。

（四）功能性脑皮质附近的致痫区

在我们的 Rolandic 区周围出现独立病灶的系列研究中，即使在没有结构性病变的情况下，针对 ER 和运动功能皮质的关系，进行积极地裁剪式切除后，超过一半的病例达到无癫痫发作[10]。在某些情况下，切除部分支配颜面部或近端肢体运动功能的皮质，可以增加手术成功的概率，而不会产生严重的临床功能缺陷风险。同样，对于视野完整的枕叶病灶患者，值得利用 IEM 来试着对枕叶凸面或基底部的 ER 进行精确划分，以此保留大部分距状裂皮质和视觉通路，进行局限性皮质

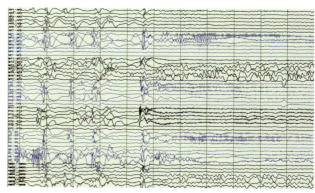

▲ 图 15-1　10 岁的具有大范围的岛叶周围局灶性皮质发育不良的患儿，每日多次癫痫发作，从 SEEG 上记录到发作起始区。七个深部电极被垂直放置在前（AF）、中（MF）和后（PF）额叶盖部和邻近的岛叶，杏仁核（AMG），中（MT）和后（PT）颞叶盖部和邻近的岛叶，以及在岛叶（S）内的前后轨迹上。SEEG 显示几乎所有触点都弥漫性电压衰减，并立即出现更快的节律，主要是在额叶后盖和岛叶上，当行切除手术时，尽管 ILAE 局灶性皮质发育不良Ⅱa 型未切除完全，但仍无癫痫发作

切除术[12]。

关于语言皮质的识别和保护的问题更为复杂。因为语言皮质在 5 岁以下可以表现出更大程度的重新构建，许多中心选择更激进的大切除，希望出现强制性语言功能的转移。而我们术前评估的策略是为了保留预定的语言位置，除非它们在发病时就被涉及。因此，我们使用 IEM 来定制切除方案，即使是在非常年幼的患者中，也能在不影响术后癫痫无发作的情况下，使语言预后最大化（图 15-2）。

四、技术层面

（一）空间覆盖率

一般来说，必须放置足够多的电极，以便对可疑致痫区进行充分覆盖，并进行足够的采样，

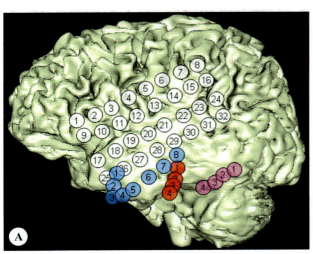

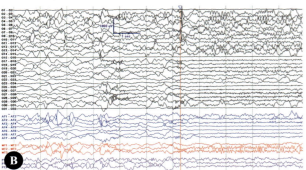

▲ 图 15-2　A. 4 岁皮质发育不良患儿，左侧颞区硬膜下电极；B. 硬膜下 EEG 记录显示在颞极的第 3 和第 4 触点开始起源，早期累及颞上回（触点：**19** 和 **20**），随后在功能上显示这里是重要的语言区域。有创监测有助于调整切除范围

以确定 ER 的边缘及范围。由于经典硬膜下电极[13]的电场采样局限性，以及儿童可置入电极数量有限，这一任务变得更具挑战性。当评估 ER 预计在重要功能区时，必须提供足够多的电极覆盖以执行功能绘制。通常在成人中会进行双侧放置，在儿童中很少需要这样做，但可以用 SEEG 来区分致痫灶。立体定向 EEG 是一种创伤性较小的 IEM 方法，促进了对年幼儿童不明确致痫区的探索[14]。

（二）电极类型

有创电极通常由铂制成，作为硬膜下电极或深部置入用。硬膜下电极间距为 5～10mm，为条状（4～8 触点）或栅状（20～64 触点），最适合外侧面、底面和内侧面大面积覆盖[15, 16]。深部电极（4～8 触点；直径 1.2mm）用于穿过软组织，对监测深部区域至关重要，如沟底型病灶、岛叶、岛盖和颞叶内侧面区域，并可在开颅后与条形电极和栅状电极联合使用；或相反，通过立体定向引导（4～8 触点；直径减少至 0.8mm），它们还提供了精确表达皮质功能区定位。使用硬膜下电极和深度电极的组合，可实现皮质表面和深部位置的全面覆盖。

（三）手术置入

硬脑膜下网状电极在开颅后直接置入，条状电极可以通过钻孔置入。深部电极通过开颅术或在立体定向 MRI 或 CT 引导技术下精确置入，可以精确放置在目标部位，包括重要的同位区域的对称双侧定位。置入可由立体定向支架引导，但该技术在年龄较小的儿童中应用有限，因为儿童的颅骨较薄，颅骨支架是使用禁忌。电极的精确位置可以在术后，通过术前的 MRI 与术后高分辨率 CT 融合注册后确定。

五、风险

专门的护理和社会干预有助于 IEM 患儿的围术期护理。预防性使用类固醇有助于降低电极置入后的反应风险，置入通常耐受性良好。但是仍报道有并发症，包括伤口感染、脑脊液漏、颅内

出血或症状性颅内积气[17, 18, 19]。深部电极置入可能会导致颅内少量出血[20]；硬膜下电极可引起局部炎症反应。再次手术的患儿风险往往更高[19]。与 IEM 相关的永久性神经功能缺损或死亡是非常罕见的。

六、记录

目前的数字系统具有较高的采样率，从 500Hz 到 1000Hz，可以检测到可能提供更多信息量的快节律。在双侧感兴趣的相同位置；虽然罕见，但应考虑可能会出现非惯常发作的可能。自发性癫痫通常在 4～10 天内记录到；有时可能需要更长时间，最长达 1 个月。一般来说，记录 3～10 次癫痫发作就认为是足够了，尽管多种因素可能会影响阅图者的信心，包括发作起源和演变的刻板印象，以及它们与其他数据的趋同性。一旦分析发现自发性发作的捕获已完成，我们可以完全恢复药物，然后尝试通过直接皮质电刺激进行功能定位。

七、解读

颅内 EEG 判读的模糊性和复杂性是公认的，用于确定 ER 的指南通常基于经验标准[10, 13, 21-24]。

（一）发作起始区

准确定义癫痫发作的区域是进行 IEM 最有力的理由，特别是在 MRI 多灶性异常和发作间期 EEG 多灶性异常的儿童中。如图 15-3 所示，周期性放电在多个区域独立出现，但癫痫发作始终从固定单一病灶出现。发作起始区可以看作从发作间期状态向发作期最初转变的区域：此集合区域显示一组在癫痫发作起始阶段通常观察到的放电模式，包括局部快节律爆发、尖波 / 多尖棘波、尖波持续发放或电压衰减[10, 25, 26]，节律性的 δ、θ 和 α 频段范围的变化作为发作起始区，被认为是显著的，但如果在发作症状之后才看到上述改变，即使有很高的波幅，也可能不是真正的发作起始区。发作起始区也可以观察到高频[27] 或缓慢的直流电

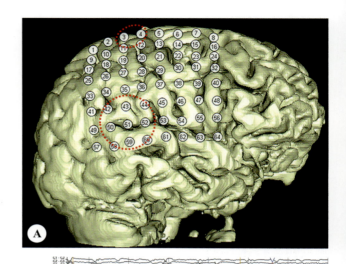

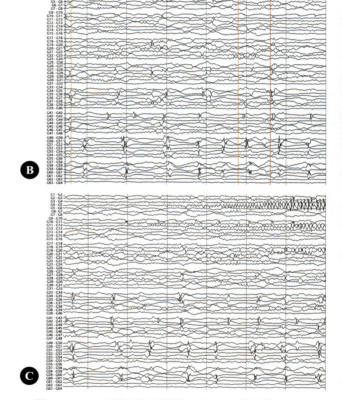

▲ 图 15-3　A. 硬膜下电极用于多灶 MRI 异常儿童。B. 硬膜下电极记录显示独立区域的半周期性癫痫样放电。在栅状电极上部的放电（电极：3 和 4）显示逐渐衰减。C. 10 秒后逐渐演变为明显的癫痫样放电。该区域在功能定位上与初级运动皮质相对应。下区（电极 51 周围）的周期性放电在发作期几乎保持不变。准确的识别发作有助于做出关键的决定，切除主要的运动区

漂移现象，但用传统的滤波设置可能会被遗漏。虽然还需要更多的研究，但最近的研究表明，在 IEM 中看到的局灶高频振荡表明该区域为高度致

痛区，当切除后，可减少术后癫痫发作的风险[28]。

发作时或发作后出现的致痫模式的类型因患者而异，有时在同一患者的不同发作之间也存在不同的发作模式。因此，对发作起始区进行客观的定义是具有挑战性的，特别是在快速扩散的患者中。一般来说，发作起始后发作期电活动在 ER 内保持的时间越长，它代表为真正致痫区的可能性就越大，在它被切除后的随访结果就越有利[25]。根据我们的经验，在有创性 EEG 的研究中，超过一半的独立性起病的儿童术后无癫痫发作，而在弥漫性起病的儿童中，只有不到 10% 的儿童术后无癫痫发作[29]。

在某些情况下，可能是因为癫痫发作源于受损或严重受损的皮质，发作起始区域不会产生典型的、强劲的发作期序列性改变，而只是作为一个触发器，激活偏远、健康的区域[10]。发作期触发器的特征可能仅是持续发作间期的细微变化，例如，发作间期尖棘波的频率、形态、分布的改变，发作间期爆发抑制背景波形和数量的改变，或者仅仅是背景的进一步衰减。这一发现只有在多次癫痫发作一致观察到相同的变化后才能得到认可。从实际的角度来看，如果不能将这种细微的变化识别为真正的发作起始区，可能会导致错误的定位或数据不一致的现象。

图 15-4 显示的是一名在额叶外侧面和内侧面置入电极的 3 岁儿童的发作期 EEG，其主要特征是局限性尖棘波活动消失，然后在额叶外侧面上部的区域出现局灶快节律。切除额叶内侧面核心皮质后，无癫痫发作。

（二）激惹区

为了最大限度地减少癫痫发作的机会，手术切除还应包括表现出明显潜在致痫性的皮质区域。然而，由于观察到引起癫痫发作的潜在风险的模式，必须将其扩大切除到发作区以外的范围时，要对可行性和安全性进行权衡。

激惹区最具代表性的模式是发作间期棘波和尖波，在形态、频率和分布上表现出相当大

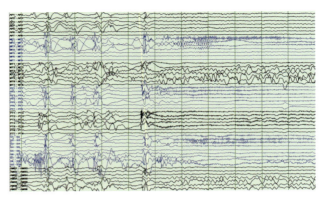

▲ 图 15-4　MRI 阴性的 3 岁儿童，夜间多次癫痫发作，头皮 EEG 无法定位。在额叶后部的外侧面和内侧面置入电极，发作起始时的 EEG 主要特征是在接触点 A10-14 处，额叶内侧面区域，发作间期的尖波消失，随后出现局灶性衰减。在临床发作时，触点 G3-6 处额叶外侧面上方出现快频率演变，提示向远处更健康的组织传播。在切除触点 A10-14 处额叶后部内侧面皮质（ILAE 1c 型）后，患者无癫痫发作

的变化，并可能在切除后持续存在而不影响预后[13, 22, 23]。因此，通常认为，如果它们始终是单病灶的，或有节律的持续出现，则就更为重要了。定量评估棘波参数，如平均频率或波幅，可能有助于解释[30]。在一些儿童中，放电可能几乎是持续的，并出现爆发或反复的募集和去募集节律，类似于癫痫电发作。这种模式被认为是皮质发育不良的标志[7]，但根据我们的经验，也可以在其他病理基质中看到[31]。

其他表明潜在致痫性的模式，尽管不常见，也可用于规划切除的范围。这些包括最初在头皮 EEG 上记录到的局灶性间歇性快节律爆发[32]，以及在癫痫发作过程中，激发激惹灶，在发作过程中形成一个定位良好的独立的癫痫序列，并比原发性癫痫发作序列持续时间更长[33]。在我们的系列研究中，3/4 的激发性激惹灶被记录为能够产生独立的癫痫发作。

对电刺激或药理学刺激反应在儿童中的作用，还没有得到很好的研究。根据我们对电刺激的经验，当诱发性癫痫的早期表现与患者的惯常发作的先兆相似时，定位价值较高；晚期表现通常不太可靠。我们也没有发现后放电阈值在定义 ER 时是有用的。

（三）功能缺陷区

背景活动中的爆发 – 抑制和快节律的局部衰减通常不被认为是癫痫样放电，但它们与 ER 的其他标志物密切相关。随着时间的推移，这两种模式保持一致：通过使用激活快速频率的药物，可以加重 β 衰减。相比之下，多形性慢波通常表现出相当大的时间变化，反映了对麻醉或电极置入的非特异性反应，可能不太有意义。发作后背景异常在头皮 EEG 上显示是可靠的，但尚未在有创研究中进行分析。同样，缺失或减弱的诱发反应的作用也不确定。

八、讨论

有创监测在儿童手术前评估中的作用随着我们对多模态无创技术经验的增加而不断发展。虽然改进的无创术前评估技术使更多儿童无须 IEM 即可成功切除，但颅内记录继续增加了符合手术干预条件的儿童总数，使皮质切除范围最小化，并降低了术后功能缺损的可能性。

参考文献

[1] Cross JH, Jayakar P, Nordli D, et al; International League against Epilepsy, Subcommission for Paediatric Epilepsy Surgery. Commissions of Neurosurgery and Paediatrics. Proposed criteria for referral and evaluation of children for epilepsy surgery: recommendations of the subcommission for pediatric epilepsy surgery. Epilepsia 2006;47(6):952–959

[2] Harvey AS, Cross JH, Shinnar S, Mathern GW; ILAE Pediatric Epilepsy Surgery Survey Taskforce. Defining the spectrum of international practice in pediatric epilepsy surgery patients. Epilepsia 2008;49(1):146–155

[3] Jayakar P, Gaillard WD, Tripathi M, Libenson MH, Mathern GW, Cross JH; Task Force for Paediatric Epilepsy Surgery, Commission for Paediatrics, and the Diagnostic Commission of the International League Against Epilepsy. Diagnostic test utilization in evaluation for resective epilepsy surgery in children. Epilepsia 2014;55(4):507–518

[4] Jayakar P, Gotman J, Harvey AS, et al. Diagnostic utility of invasive EEG for epilepsy surgery: indications, modalities, and techniques. Epilepsia 2016;57(11):1735–1747

[5] Jayakar P, Dunoyer C, Dean P, et al. Epilepsy surgery in patients with normal or nonfocal MRI scans: integrative strategies offer long-term seizure relief. Epilepsia 2008;49(5):758–764

[6] Hyslop A, Miller I, Bhatia S, Resnick T, Duchowny M, Jayakar P. Minimally resective epilepsy surgery in MRI-negative children. Epileptic Disord 2015;17(3):263–274

[7] Palmini A, Andermann F, Olivier A, et al. Focal neuronal migration disorders and intractable partial epilepsy: a study of 30 patients. Ann Neurol 1991;30(6):741–749

[8] Holthausen, H. Teixeira V, Tuxhorn I, et al. Epilepsy surgery in children and adolescents with focal cortical dysplasia. In: Tuxhorn I, Holthausen H, Boenigk H, eds. Paediatric Epilepsy Syndromes and Their Surgical Treatment. London: John Libbey; 1997:199–215

[9] Palmini A, Gambardella A, Andermann F, et al. Intrinsic epileptogenicity of human dysplastic cortex as suggested by corticography and surgical results. Ann Neurol 1995;37(4):476–487

[10] Jayakar P. Invasive EEG monitoring in children: when, where, and what? J Clin Neurophysiol 1999;16(5):408–418

[11] Duchowny M, Jayakar P, Resnick T, et al. Epilepsy surgery in the first three years of life. Epilepsia 1998;39(7):737–743

[12] Kuzniecky R, Gilliam F, Morawetz R, Faught E, Palmer C, Black L. Occipital lobe developmental malformations and epilepsy: clinical spectrum, treatment, and outcome. Epilepsia 1997;38(2):175–181

[13] Gloor P. Contributions of electroencephalography and electrocorticography to the neurosurgical treatment of the epilepsies. Adv Neurol 1975;8:59–105

[14] Taussig D, Chipaux M, Lebas A, et al. Stereo-electroencephalography (SEEG) in 65 children: an effective and safe diagnostic method for pre-surgical diagnosis, independent of age. Epileptic Disord 2014;16(3):280–295

[15] Wyllie E, Lüders H, Morris HH III, et al. Subdural electrodes in the evaluation for epilepsy surgery in children and adults. Neuropediatrics 1988;19(2):80–86

[16] Nespeca M, Wyllie E, Lüders H, Rothner D, et al. EEG recording and functional localization studies with subdural electrodes in infants and young children. J Epilepsy 1990;3:107–117

[17] Burneo JG, Steven DA, McLachlan RS, Parrent AG. Morbidity associated with the use of intracranial electrodes for epilepsy surgery. Can J Neurol Sci 2006;33(2):223–227

[18] Johnston JM Jr, Mangano FT, Ojemann JG, Park TS, Trevathan E, Smyth MD. Complications of invasive subdural electrode monitoring at St. Louis Children's Hospital, 1994–2005. J Neurosurg 2006;105(5, Suppl):343–347

[19] Musleh W, Yassari R, Hecox K, Kohrman M, Chico M, Frim D. Low incidence of subdural grid-related complications in prolonged pediatric EEG monitoring. Pediatr Neurosurg 2006;42(5):284–287

[20] Taussig D, Lebas A, Chipaux M, et al. Stereo-electroencephalography (SEEG) in children surgically cured of their epilepsy. Neurophysiol Clin 2016;46(1):3–15

[21] Lieb JP, Joseph JP, Engel J Jr, Walker J, Crandall PH. Sleep state and seizure foci related to depth spike activity in patients with temporal lobe epilepsy. Electroencephalogr Clin Neurophysiol 1980;49(5)(–)(6):538–557

[22] Luders H. Lesser RP, Dinner DS, et al. Commentary: chronic intracranial recording and stimulation with subdural electrodes. In: Engel J Jr, ed. Surgical Treatment of the Epilepsies. New York, NY: Raven Press; 1997:297–321

[23] Ajmone-Marsan C. Chronic intracranial recording and electrocorticography. In: Daly DD, Pedley TA, eds. Current Practice of Clinical Electroencephalography. New York, NY: Raven press; 1990:535–560

[24] Jayakar P, Duchowny M, Resnick TJ, Alvarez LA. Localization of seizure foci: pitfalls and caveats. J Clin Neurophysiol 1991;8(4):414–431

[25] Ikeda A, Terada K, Mikuni N, et al. Subdural recording of ictal DC

shifts in neocortical seizures in humans. Epilepsia 1996;37(7):662–674

[26] Schiller Y, Cascino GD, Busacker NE, Sharbrough FW. Characterization and comparison of local onset and remote propagated electrographic seizures recorded with intracranial electrodes. Epilepsia 1998;39(4):380–388

[27] Fisher RS, Webber WR, Lesser RP, Arroyo S, Uematsu S. High-frequency EEG activity at the start of seizures. J Clin Neurophysiol 1992;9(3):441–448

[28] Frauscher B, Bartolomei F, Kobayashi K, et al. High-frequency oscillations: The state of clinical research. Epilepsia 2017; 58(8):1316–1329

[29] Whiting SE, Jayakar P, Duchowny M, et al. The utility of subdural EEG patterns to define the epileptogenic zone in children with cortical dysplasia. American Epilepsy Society Proceedings. Epilepsia 1998;39 (Supp 6): 65

[30] Asano E, Muzik O, Shah A, et al. Quantitative interictal subdural EEG analyses in children with neocortical epilepsy. Epilepsia 2003;44(3):425–434

[31] Turkdogan D, Duchowny M, Resnick T, Jayakar P. Subdural EEG patterns in children with taylor-type cortical dysplasia: comparison with nondysplastic lesions. J Clin Neurophysiol 2005;22(1):37–42

[32] Altman K, Shewmon DA. Local paroxysmal fast activity: significance interictally and in infantile spasms. Epilepsia 1990;31:632

[33] Jayakar P, Duchowny M, Alvarez L, Resnick T. Intraictal activation in the neocortex: a marker of the epileptogenic region. Epilepsia 1994;35(3):489–494

第16章 术外和术中皮质电刺激
Extra- and Intraoperative Electrocortical Stimulation

Ingrid Tuxhorn 著

刘珍珍 译 陈 彦 校

摘 要

在规划针对药物难治性癫痫的局部切除术治疗方案时，皮质电刺激（ECS）被视为确定皮质功能区的金标准。此技术是所有Ⅳ级癫痫外科中心广泛采用的宝贵工具，尽管如此，它在特定儿科领域的应用仍然要求医生具备深厚的专业知识与实践经验。在本章中，我们将综述多个癫痫中心发布的基于电生理学原理、儿童特定刺激模式，以及安全性考量所制订的最新规范、操作流程和技术方法。同时，我们将探讨术前和术中皮质电刺激的价值，并详尽回顾发育性或后天性病理条件对发展中大脑功能解剖的潜在影响，这一点与手术切除计划紧密相关。此外，本文还将对运动、感觉、语言及更为特定的皮质区域进行电刺激的详细评述。最后，我们将讨论新兴非侵入性皮质电刺激技术的价值，这些先进技术有潜力降低传统侵入性方法所带来的风险。

关键词

皮质，皮质电刺激，皮质功能图，术外刺激，术中刺激

手术切除致痫组织已经成为难治性、局灶性癫痫儿童被认可的治疗方法，小儿癫痫外科手术治疗已经不再是最后手段了[1]。从一些重要癫痫中心的研究结果表明，支持对难治性、局灶性癫痫患儿进行早期手术评估和选择，可优化癫痫的控制和长期社会心理结局[2]。独特的发育和成熟问题要求采用特定的儿科方法进行转诊、诊断和管理，ILAE 小儿癫痫手术小组委员会最近的建议中对此进行了概述[3]。同样，儿童术前评估也需要经验丰富、知识渊博的具有特定儿科癫痫专业知识的儿科癫痫中心来执行[4]。这包括按照 ILAE 分类指南准确描述和分类癫痫类型、特定癫痫综合征和病因[5]。此外，对脑病和其他进行性癫痫患者的发育损害、发育停滞和发育倒退的风险进行诊断评估，对于优化手术干预时机至关重要。

一、皮质电刺激基础
（一）儿科术前评估

术前评估是一种综合性多模式诊断方法，其目标是定位致痫区，确定致痫机制，并描绘邻近的皮质功能图谱，以减少手术切除后神经功能缺损的风险[6]。研究结果表明，由于残留的致痫组织会增加术后持续癫痫发作的风险，所以致痫区必须完全切除[7]。与成人相比，儿童局灶性药物难治性癫痫在解剖定位、病理类型和范围及电－临床功能特征方面更具有多样性。儿童致痫灶的分

布范围广，包括局灶性病变、广泛的多脑叶病变，甚至半球性病变，如 1 型皮质发育不良[4]。此外，儿童颞叶癫痫与成人颞叶癫痫（主要由海马硬化或肿瘤引起）相比，表现出更高的特异度[8]。典型的儿童颞叶癫痫的病理学特征更广泛，涉及新皮质区域，有时甚至延伸到颞叶边缘叶以外，而非局限于颞叶内侧结构[9]。另外，癫痫症状学具有显著的年龄相关性，具有典型的运动特征（强直、肌阵挛、痉挛），这些症状学特征更常见于颞叶外癫痫发作，而不是颞叶边缘叶系统的特定表现[10]。

在确定侵入性 EEG 和功能测定可以明确发作起始区和功能表达区后，便可以精确地制订皮质切除手术的方案[11]。儿童颞叶外新皮质癫痫发病率高是一个重要的考虑因素[4]。

重要功能的皮质解剖，如感觉、运动、语言和视觉，已被详尽地描述。然而，由于个体间存在差异，这些差异可能因半球内或半球间的重组过程而在相关的发育或后天病理条件下被放大。因此，对每位患者来说，进行详尽且个性化的术前评估及功能性皮质定位显得尤为关键。尽管 fMRI、经颅脑磁图（magnetoencephalography，MEG）、经胼胝体抑制等技术有助于降低侵入风险，但皮质电刺激仍是功能性皮质定位的金标准。

（二）历史回顾

在对动物进行大量研究后，伦敦的 Victor Horsely、柏林的 Fedor Krause、波士顿的 Harvey Cushing 和布雷斯劳的 Ottfried Foerster 对人类进行了皮质刺激。蒙特利尔的 Penfield 和 Jasper 于 20 世纪 50 年代使用皮质刺激对一名患有结节性硬化症，表现为中央区为主起源的 4 岁癫痫患儿进行评估，并发表了第一份报告[12]。他们在术中进行了 ECoG，发现右侧中央区有一个定位准确的棘波病灶。他们在切除该区域之前再现了患儿的左侧阵挛性癫痫发作。他们还报道了一名 16 岁女孩，其颞上回及颞中回区域有活跃的自发棘波，并通过刺激与海马钩回相邻的前岛叶，产生了她惯常

的有恐惧感的发作先兆[12, 13]。在动物研究及 ECoG 监测中，观察到刺激钩回区域时产生的"梦幻般状态"及其他相关症状，促使 Penfield 和 Jasper 确信颞叶中下部是多数癫痫发作的起源地。针对这些区域的切除手术，预后结果显著改善。

Penfield 和 Jasper 还开创性地绘制了前语言区和后语言区及视觉和皮质区域的图谱映射，并进一步细化感觉和运动的皮质地图[12-14]。随后，许多研究描述了皮质刺激在成人和儿童术前或术中的作用，以在手术切除前描绘与致痫区相关的皮质功能区[14]。皮质电刺激仍然是成人和小儿癫痫的神经外科治疗中皮质功能测定的金标准。

（三）皮质电刺激生理学

Ranck 在 1975 年的综述性研究中表明，细胞外神经元刺激的神经生理学效应已受到广泛关注[15]。电刺激后神经组织中的电压分布取决于所施加的电流密度（与刺激频率和波形相关）以及刺激诱导的膜极化现象。硬膜下电极（subdural electrode，SDE）刺激在脑组织内产生的电场具有复杂的三维结构，潜在的神经活动可能会受到由刺激引起的去极化或超极化事件的影响，这种影响可能与刺激参数、皮质锥体神经元的细胞几何形态，以及神经元相对于刺激电极的位置有关[16, 17]。

电极邻近区域的神经元细胞所受的刺激可视为外部电场对这些细胞的直接影响，或者是通过间接方式诱发的突触后兴奋与抑制。这种现象源于大量轴突末梢的活化，从而增强了细胞树突上的突触活性。电刺激引发的跨突触活动，其性质无论是兴奋性、抑制性，或是两者并存，取决于被激活的突触受体的种类与数量。一般来说，在适当的刺激条件下，被刺激的电极可获得最大电流密度，因此，与刺激相关的反应通常代表脑回冠部的皮质功能，而这种方法不适用于研究脑沟的功能。潜在地，远距离电流传导可能导致积极的神经响应。众所周知，儿童的皮质兴奋性与成人不同，如后文所述，刺激功能性皮质后可能不

会引起积极反应。这可能导致产生假阴性反应，并有可能切除潜在功能性皮质[11, 18, 19]。

二、术外皮质电刺激

术外皮质电刺激（electrocortical Stimulation，ECS）通常通过硬膜下或深部电极直接电刺激大脑皮质来实现[11, 16, 20, 21]。这项技术已经使用了 40 多年，大量文献中描述了这两种常见的刺激效果。皮质刺激可激活大脑功能，产生积极的现象，如强直或阵挛运动，以及特殊感觉，皮质刺激也可以引起抑制功能，产生负性现象，如言语停止或运动功能停止。然而，在儿童中，直接刺激皮质进行功能定位绘制可能不太可靠，因为与成人相比，儿童合作度欠佳，在较低的刺激阈值下，未成熟皮质的功能反应缺失或不一致[11, 18, 19]。

皮质电刺激通常在颅内电极记录到发作间期放电及足够的癫痫发作之后进行，持续时间可能为数日，具体时长取决于置入电极的数量、目标刺激区域的范围，以及患者的配合程度。鉴于电刺激可能诱发癫痫，因此监测电刺激后的后放电现象，对于预测皮质下潜在的致痫性增加至关重要。在手术外颅内电极脑电监测过程中，为了诱发癫痫发作，可能需要减少或暂停抗癫痫药物的使用，但在进行皮质电刺激研究前，应重新开始抗癫痫药物治疗，以降低刺激引发的发作风险。在电刺激过程中，临时使用苯二氮䓬类药物可能有助于减少诱发癫痫的风险。

（一）基本原理和技术

一种常用于 SDE 网络进行额外皮质刺激的标准化刺激范式包括：采用双相矩形波脉冲，频率为 50Hz 的成串刺激，持续时间为 3～5s[11, 18, 21]。脉冲持续时间恒定为 0.3ms，刺激强度则按序递增，直至最大 15mA，或达到引起临床反应或后放电的刺激强度，但不超过最大阈值 15mA。

克利夫兰癫痫中心的成年患者通常使用以下刺激参数：波形为双相方波，恒定电流持续时间为 300μs，频率为 50Hz，持续 2～5s，电量

在 1～15mA 范围内，增量为 1～2mA[16]。当刺激强度逐渐增加到 15mA 时，引发阳性反应或后放电。在原始运动区和辅助运动区产生正性运动反应；在初级和次级感觉区诱发感官反应；在初级和辅助负运动区诱发负性运动反应；在 Broca、Wernicke 和左侧颞叶基础语言区诱发语言功能障碍[20-24]。刺激优势半球顶叶皮质可引发一系列特定症状，这一现象被称为 Gerstmann 综合征。该综合征包括四个主要表现：书写障碍、计算障碍、手指识别障碍，以及左右辨识障碍[25]。各种先兆可通过皮质刺激被再现[26]。

大脑皮质非功能表达区上的远程参考电极作为静态电流源，活动电极在整个网格上从一个电极系统地切换到另一个，以此方法可以探究每个电极相应皮质区域的功能[16]。

关于儿童刺激参数的研究和报告很少。然而，如前所述，成人基于固定脉冲持续时间的常规刺激模式对于婴幼儿很少引起反应[11, 18, 19]。各个儿科癫痫中心已经开发并发布了基于增加刺激强度和脉冲持续时间的刺激范例。下面将更详细地讨论这些问题。

一旦识别出重要功能表达皮质区，基于发作间期和发作期癫痫样活动的切除范围，同时设计出致痫区和周围皮质表达区皮质的位置，在保留周围皮质功能区的前提下最大限度地切除致痫皮质。

一般，如果切除了原始表达皮质（包括初级运动、感觉、语言、视觉和记忆区）会导致神经功能受损。然而，一些次级或附属功能区被切除，可能不会出现明显的永久性神经损伤。这些结构包括颞叶底面语言区、负性和第二躯体感觉区，甚至是双侧支配的面部初级运动代表区。

（二）患儿的安全问题和并发症

硬膜下或深部电极的使用是一种侵入性过程，可能会引起并发症，如感染、出血、水肿、占位效应或梗死。据各癫痫中心报道，颅内电极引起相关并发症的概率为 2%～4%。在成年患者中，有研究报告指出，接受过高剂量脑部辐射治疗的患

者可能更易发生反应性脑水肿，这种情况可能需要紧急移除 SDE[27]。此外，据文献报道，儿童患者接受 SDE 置入手术的并发症发生率与成人相似，同样较低[11]。

电刺激对大脑表面施加的能量本身可能会增加额外损伤皮质表面的风险。尽管显微镜研究未显示出严重的结构损伤，但在切除组织的病理学中已证实有轻微的炎症反应[28, 29]。

采用与 MRI 兼容的铂电极替换传统的不锈钢电极，可实现电极与 MRI 的精确配准成像[30]。然而，目前尚缺乏关于高场强 MRI 与 SDE 兼容性的安全性数据报告。特别是对于儿童患者群体，医疗从业者在实施时应保持高度谨慎。目前没有证据表明皮质电刺激具有引发癫痫的潜在风险。这是因为尽管皮质电刺激的后放电阈值可能会随着重复刺激的次数而发生变化，但并不呈现持续下降的趋势。

（三）儿童特殊的注意事项

皮质电刺激的诱发结果高度依赖于不同年龄段儿童大脑中涉及髓鞘形成和神经元连接的持续发育和成熟过程。基于刺激和神经成熟的生理学原理，Jayakar 等研究并描述了一种对未成熟的皮质诱导出反应的有效而安全的范式[9, 18]。神经组织与刺激参数相关的响应特性，可以用强度 – 持续时间（strength–duration，SD）曲线来最好地描述，该曲线将产生响应所需的电流强度作为脉冲持续时间的函数。在非常长的脉冲持续时间内诱发反应所需的最小强度被称为基强度，而在两倍基强度的刺激下引发反应所需要的脉冲持续时间被定义为时值。基强度代表 SD 曲线上引发反应的最安全点，并且受无髓鞘纤维中髓鞘形成显著延长的影响。因此，随着轴突髓鞘化和染色体缩短，SD 曲线向左移动。通过增加刺激强度和脉宽（从成人通常使用的 0.3ms 增加到 1ms），可以更有效地刺激儿童的较长时程，并引发阳性反应或后放电[9, 18]。

已发表的研究中计算了电流强度介于 1～15mA，脉冲持续时间介于 0.3～1.0ms 的所有组合对应

的能量图形。图形上的数据点代表逐步增加的能量水平[18]。遵循该曲线的刺激模式在每个步骤中确保能量增量最小化，然而，这种方法对于日常临床实践而言过于复杂。因此，研究者选择了三种序列，通过交替增加和减少强度及脉冲持续时间来接近曲线轮廓。采用的双参数增量法，从 1mA 的强度和 0.3ms 的脉冲持续时间起始，在每次实验中分别调整强度 1～2mA 或脉冲持续时间 0.1～0.2ms，直至引发临床反应或出现后放电现象。在三名分别为 1 岁、3 岁和 4.5 岁的患儿中，当固定脉冲持续时间方案未能诱发临床反应或后放电时，采用双参数增量法成功触发了阳性反应。因此，建议在儿童患者中，采用双参数增量刺激技术而非标准固定时间方案，以便精确地界定未成熟大脑中的临界皮质区域，并安全地切除相邻的癫痫病灶。在儿童大脑发育的研究领域，对于感觉运动功能区的详细发育数据的确立尚属罕见[11, 18, 31]。这一现象部分可归因于置入 SDE 所伴随的医疗风险较高，儿童患者合作度欠佳，以及麻醉需求的增加。尽管如此，累积的证据充分指出，在婴幼儿中，诱发正常与异常功能皮质区域的刺激阈值相对较高。

在临床实践中，运动反应通常在达到或超过后放电阈值时才能获得。因此，为了引发更为显著的反应，刺激范式可能需要设计为超过后放电阈值。其他研究者亦报告，在 5 岁以下儿童患者中，即便使用最大限度固定持续时间的刺激也未能诱发任何反应；然而，通过延长刺激持续时间，他们成功地引起了所需的反应[32]。

2 岁以下的儿童中，舌头的运动反应很难实现，当 Rolandic 皮质下部被电刺激时，下面部的运动反应往往是双侧的，而不是对侧和单侧的[19]。

独立手指运动的出现，通常在儿童 3 岁之后首次被观察记录，并且当中枢神经系统对手部运动区域的皮质进行电刺激时，在强直性运动之后继发出现阵挛性运动。此现象映射了大脑皮质第 4 区与第 6 区内运动神经元通路的逐步成熟过程。除了皮质发育阶段对电刺激反应的影响之外，

现有充足证据指出，在发育过程中或早期遭受损伤的儿童与成人体内，均可能形成非典型的功能性网络。这些情况将在后续章节中，特别是在探讨病理相关刺激反应时，得到更为深入的分析与讨论。

此外，在考虑皮质电生理特性成熟度对 ECS 结果的影响时，必须同时考虑到儿童在合作性和理解力方面受到其注意力及认知能力的限制。因此，在设计语言、运动及其他任务时，必须针对患者的年龄及其神经发育水平进行调整。这种个性化的适应通常需要更多时间，并且可能需要重复多次刺激才能获得稳定可靠的测试结果[11, 19]。

（四）病理学对皮质电刺激标测的影响

特定的病理学特征可能会改变皮质刺激阈值，导致表达功能反应减少和假阴性结果，这可能会使患者面临手术切除到表达功能皮质的风险。几项研究报告了损伤对儿童皮质刺激结果的影响。

1. 肿瘤

该技术能够在儿童脑肿瘤患者中准确地定位感觉运动通路。通过言语电刺激所揭示的肿瘤周围皮质变异性和某些解剖学特征上的不确定性，为手术中切除邻近语言功能区域的肿瘤提供了重要信息。

在最近的文献中，有关于 17 例儿童中枢神经系统肿瘤患者的术中电刺激研究的报道[33]。这一研究采用 0.5ms 的脉冲宽度、5s 的刺激持续时间、50Hz 的频率及 8.5～12.5mA 的电流强度，成功地诱发了 15 例年龄不超过 5 岁患者的运动功能皮质反应。

研究者们观察到，即便在 5 岁及以下的儿童群体中，术中电刺激能够有效地映射出所有先前存在运动障碍的患者的功能性皮质定位。然而，他们也报告了 2 例低分化的中央沟后肿瘤患者未能通过电刺激诱发出运动反应。在解释这些电刺激结果时，需考虑到正常组织皮质可能发生的解剖位置移位、功能性连接重组及由于发育性肿瘤损伤导致的阈值反应变化。

此外，在早期进行的一项研究中，已经发现术中电刺激技术对于脑肿瘤儿童患者来说是一种可靠、有效且安全的方法[34]。该技术能够在儿童脑肿瘤患者中准确地定位感觉运动通路。通过言语电刺激所揭示的肿瘤周围皮质变异性和某些解剖学特征上的不确定性，为手术中切除邻近语言功能区域的肿瘤提供了重要信息[34]。

2. 大脑畸形

最新的对于患有皮质发育畸形的患儿的体感诱发电位和感觉运动皮质电刺激的研究表明，中央沟的感觉和运动功能的重叠更加复杂和广泛[35]。皮质发育不良患儿的这种异常躯体皮质定位支持发育不良皮质中异常、广泛分布的大脑组织的概念。这可能是导致代偿性重组的继发机制，涉及大脑可塑性的未知过程[35]。在图 16-1、图 16-2、图 16-3 和图 16-4 所示的案例中，这种类型的躯体皮质定位得到了证明。

在最近发表的一项关于青春期女性的病例研究中，所得数据进一步支持了围绕皮质发育不良损伤区域进行神经功能重组的理论[36]。该研究所报告的患者被诊断为因轻度 1 型皮质发育不良所致的难治性局灶性癫痫。这一患者的手部运动功能区是通过术前和术中电刺激来界定的。在切除了病变组织后，患者出现了完全性偏瘫，但在随后数月内实现了基本恢复。术后观察期间，患者未再出现癫痫发作，并且只有轻微的手部无力现象。

8 例儿童和成人额叶皮质发育不良的药物难治性癫痫的患者，进行了包括皮质表达功能区的术外电刺激[37]。通过术外皮质电刺激和 ECoG 记录评估功能性语言区、运动区及致痫区，发现致痫区域和气球样细胞阴性的发育不良区域重合，MRI 上无 FLAIR 信号异常。

在进一步的研究中，6 例已知双侧语言表征的患者中，有 4 例通过术外硬膜下刺激证实了右侧语言定位[38]。这些患者的病因包括非优势侧、右侧发育不良、肿瘤和 MRI 表现阴性。语言中心通常位于大脑的优势半球，尤其是在额叶和颞叶的特定区域内。在本研究中，我们观察到一例患者展现出非典型的无声语言区域，而另一例患者则在右侧颞叶区域显示出广泛分布的单一语言异常位点[38]（图 16-1 至图 16-4）。

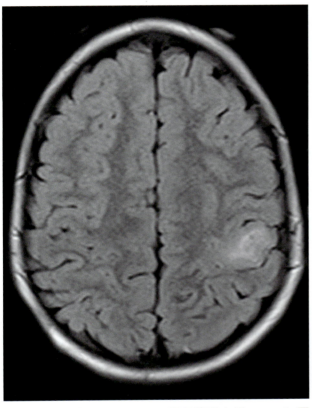

▲ 图 16-1　轴向 FLAIR MRI 显示累及左侧 Rolandic 区的局灶性皮质发育不良

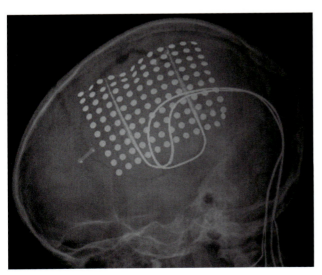

▲ 图 16-2　头颅 X 线显示 8cm×8cm 硬膜下栅状电极的位置

3. 获得性病理

据文献报道，一例 18 岁的慢性癫痫患者展现了大脑皮质功能重组的证据。该患者的皮质功能重组与获得性外周血管病变（具体为海绵状血管瘤）有关，其临床表现包括病变邻近区域手部及手指的感觉运动皮质区域显著扩张及冗余[39]。研究指出，持续性癫痫发作可能对位于病变上方的正常皮质功能施加抑制作用[39]。此外，通过皮质电刺激实验进一步揭示，相邻区域可能会接管并替代受损区域的功能[40]。

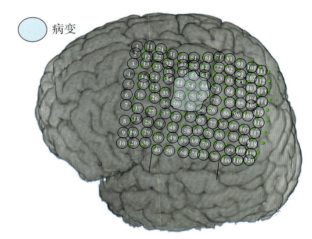

▲ 图 16-3　大脑的三维 MRI 重建与硬膜下栅状电极的配准显示了病变的覆盖范围，并识别了覆盖的电极

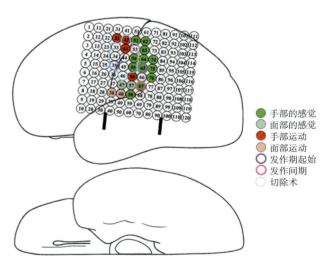

▲ 图 16-4　通过记录发作间期和发作期放电定义的病灶周围致痫区的图示映射
皮质电刺激显示异常的躯体定位小人，手运动区移位，上肢感觉皮质的重复冗余。以病灶为中心，边缘接近功能区大脑皮质，切除效果良好（此图由克利夫兰医学中心提供）

（五）儿童深部电极电刺激

法国和意大利的几个癫痫中心使用立体定向 EEG 来定位一个稳定、独立的致痫区。在记录自发性癫痫发作后，所有患者都需进行颅内电刺激，目的是更好地确定致痫区，并提供大脑功能区的分布图[41, 42]。刺激通常根据被刺激部位的兴奋性和可能被刺激出的临床症状类型以低频（1Hz，单个刺激持续时间 2~3ms，电流强度 0.4~3.0mA）或高频（50Hz，单个刺激持续时间 1ms，电流强度 1~3mA）施加在电极的相邻触点之间。根据这些研究的报告，通过诱导患者的电临床发作和分析不同的癫痫现象来获得解剖功能相关性，高频刺激是评估致痫网络的首选方法。颅内电刺激已被用于绘制皮质功能区及皮质下纤维束，如皮质脊髓束的下行纤维。法国的学派已经报道了绘制儿童体感、运动、视觉和语言区的必要性，并发现它在涉及中央区的皮质发育不良病例中很有价值，因为中央区的正常脑回解剖结构被破坏，而病变可能嵌入到功能区的皮质和神经束中。报告称，颅内电极电刺激提供的信息，对 SEEG 评估后实施切除术的一些患儿术后无运动和语言功能的缺陷，有很大贡献。目前尚无研究比较 ECS、SDE 和 SEEG 的灵敏度和特异度的报告。

（六）皮质电刺激引起的反应

在神经科学领域，已有研究描述了 ECS 诱发的功能性大脑区域所展现出的一系列稳定反应模式。为了确证这些功能性大脑区域的特定反应，已有研究描述了 ECS 刺激表达功能皮质的几种特定的反应，为了验证这些表达功能皮质的特定反应，必须在神经生理层面上观察到一致且可复现的变化。这些变化可能表现为正向效应或负向效应。虽然正向效应通常较易被观测到，甚至可以通过年龄较大的儿童自我报告来识别，但负向效应可能不那么明显，因此需要采用精密的检测手段来进行确认。特别是在年幼患者中，这些负向效应往往更加难以被检测到。

1. 原始运动区

根据 Brodmann 大脑分区，4 区是原始运动皮质，位于中央前回；前运动皮质被称为 6 区，包括中央前回前端和额上回的后部。Penfield 和其同事的工作拓展了我们对 Penfield 的小矮人所描绘的大脑皮质躯体定位图的理解[12, 13]。运动区在中央沟前 4cm 和后 2cm 的区域有更大范围的延伸，而不限于中央前回，这导致中央区更广泛的运动症状。此外，已经明确的是，不能用 ECS 描绘区分大脑的 4 区和 6 区。刺激参数，包括频率、持续时间和强度，可能会影响刺激出的运动反应类型，通常首先刺激出远端肌肉群的阵挛运动（视频 16-1）病变性和非病变性额叶癫痫侵犯或扭曲中央前区，最大限度地切除而不引起运动缺陷，最好使用详细的运动功能电刺激图（视频 16-2）。功能局部重组可能会改变传统的小矮人形表现，一方面会增加患者术后缺损的风险，另一方面，由于功能错位可能会导致扩大切除的范围，如本章其他部分详细描述的，如图 16-1 至图 16-4 所示。

视频 16-1　运动映射：手运动区（视频由 Ingrid Tuxhorn 提供）https://www.thieme.de/de/q.htm?p=opn/tp/255910102/9781626238176_c016_v001&t=video

视频 16-2　语音映射（视频由 Ingrid Tuxhorn 提供）https://www.thieme.de/de/q.htm?p=opn/tp/255910102/9781626238176_c016_v002&t=video

2. 辅助感觉运动区

一个多世纪前进行的动物研究表明，通过刺激位于下肢原始运动区前面的额上回内侧面可以引起运动反应。在 20 世纪，可置入的硬膜下栅状电极和深部电极被开发出来后，对大脑半球内侧皮质区域的系统研究就成为可能[43, 44]。

这个区域被命名为辅助感觉运动区（supplementary sensorimotor area，SSMA），因为它同时代表了感觉和运动功能。刺激 SSMA 区引起的运动模式与刺激初级运动区引起的反应截然不同。SSMA 区的运动反应的特点是近端肌肉群（通常是双侧）的强直反应、下肢和上肢的不对称运动及头部和眼睛的偏斜和发声。还定义了一种躯体定位法，即头部和眼睛区域位于前方，腿部区域位于后方，方向为前后。尽管 SSMA 切除术一般来说是安全的，但对侧暂时性无力、起初活动困难及理解完整的缄默症已被报道。此外，需要注意的是 SSMA 尾端与原始运动区控制腿部的运动和感觉控制区相接近。

因此，切除该区域的表达功能皮质区需要一份详细的风险 – 收益报告表和包括医学伦理专家指导的患者知情同意标准书。

3. 感觉区域

电刺激研究已经定义了三个可以引发体感的不同区域：中央后回的初级感觉皮质（S_1）、额顶岛盖的次级感觉皮质（S_2），以及额顶皮质内侧面的辅助感觉运动皮质（S_3）[12, 13]。

每个区域都有一个躯体特定区的结构：S_1，位于中央后回顶叶区域，由 Brodmann3a、3b、2 和 1 区组成，具有清晰的体感镜像，与运动区相似。S_2 位于外侧裂的上方，靠近额盖的顶下平面，对刺激的感觉反应特征是躯体局部的"不连续"性，影响对侧的全身，但也影响同侧，尤其是同时累及上肢和下肢[23]。S_3 区的反应经常与强直性运动混合，可能位于刺激的双侧、同侧和对侧。躯体感觉区的症状学可以很好地指示哪个感觉区是症状发生区[45]。S_1 区的切除将导致对侧感觉的永久性改变，主要影响位置感和精细触摸，但 S_1 切除通常不会影响振动和疼痛感。

4. 语言区

患者的损伤研究首先分别定义了左侧额下回和颞上回后部的前语言区（Broca）和后语言区（Wernicke）。Penfield 和 Roberts 最早在术中定位了这些区域，他们通过电刺激诱发了言语障碍、失读症、失写症、命名障碍、言语错乱和偶尔的咕哝声[12, 13, 46]。他们还定义了位于额叶内侧的 Rolandic 运动足区前的高级语言区[46]。Luders 和

Lesser 等于 1986 年在优势颞叶的颞叶基底区定义了第三个语言区[22]。

大声朗读是绘制语言区的一项可靠的筛查任务，而语言停顿是需要寻找的典型特征（视频 16-3）。在进行诊断时，至关重要的是通过对舌部运动功能的细致检查，以排除因为运动反应的消极或积极异常，及其反应性降低而引起的言语中断。在面对言语速度下降的症状时，可能需进一步实施一系列测试，包括物体命名能力、单词跟读技巧、阅读理解能力及自发说话。这一评估过程要求参与者具备良好的合作意愿，并且儿童参与者须处于适宜的发育阶段，以确保所得测试结果的可靠性。ECS 通常会在 Broca 区产生言语中断，并在刺激 Wernicke 区时引起理解障碍，但症状可能有明显重叠。当在初级负性运动区正前方的额下回进行 ECS 时，可以看到强烈的负性运动反应，这被称为主要负性运动区[12, 13, 47]。进一步的研究表明，上肢负运动区的分布范围更广，延伸到外侧前运动皮质[47]。可以选择性切除主要负性运动区，不会产生持续的言语和语言或运动缺陷。

视频 16-3　运动映射（本视频由 Ingrid Tuxhorn 提供）https://www.thieme.de/de/q.htm?p=opn/tp/255910102/9781626238176_c016_v003&t=video

（七）用刺激研究更具体的脑解剖

1. 角回

最近研究了术中刺激角回（angular gyrus，AG）的可行性，报告了 5 例在该区域有局限性病变（均为原发性或转移性肿瘤）的成年患者[48]。基于人类和动物研究，已知角回是一个高级的联合区，它整合在一个神经元网络中，通过复杂投射调节运动，到丘脑枕部及前额叶、颞叶和枕叶的同侧和对侧皮质关联区域。对优势半球角回的损害可能导致失写和失读症。之前的一篇文章报道了在电刺激优势半球的外侧裂区皮质时出现的功能性 Gerstmann 综合征[25]。

在这项较新的研究中[48]，双极和单极皮质

电刺激技术应用于角回皮质，并在对侧手臂上记录到复合肌肉动作电位。研究表明，选择性电刺激角回可在对侧上肢引起运动反应。所报告的数据表明，电刺激在术中是可行的，并且角回皮质在双手运动功能中起着重要作用，值得进一步研究。这项技术在研究接受外科癫痫治疗的 Landau-Kleffner 综合征患者中可能有价值。

2. 运动区的半球间连接

双侧大脑半球之间的功能性互联主要是通过一系列白质纤维束实现的，这些纤维束包括负责连接对侧大脑皮质的联合纤维、负责连接皮质下神经核团的投射纤维，以及负责连接同侧大脑皮质区域的弓状纤维。这些已经在体外和最近在体内用新的 MR，特别是利用扩散张量成像技术及经颅磁刺激进行了研究。此外，新的神经生理学技术已被开发用于神经纤维及其投射的体内评估。最近一项研究阐明了运动皮质半球间的联系，在接受癫痫治疗术前评估的患者中，通过向一个运动皮质上的两个电极施加双极脉冲刺激，并从平均 ECoG 反向记录对侧诱发电位[49]。使用硬膜下网格刺激，对体内皮质 - 皮质诱发电位进行研究，仅刺激运动皮质（没有其他刺激部位引发的反应）的对侧诱发反应被记录下来，半球间潜伏期为 9～24ms，为初始正向峰，第二负峰为 25～39ms。这些结果表明，双侧运动协调至少在运动皮质水平上得到部分控制。在儿童病例中，这项技术可能会揭示癫痫儿童相关运动和镜像运动的神经机制。

3. 刺激诱导的异肢现象

研究报道了一例 14 岁的患儿，由于左侧 Rolandic 区皮质发育异常而导致患顶叶癫痫之异肢现象[50]。刺激靠近额盖附近的中央皮质，会导致伴随着陌生感的不自主的右手抓握动作；患儿自诉手臂好像是别人的。研究者推测，刺激可能导致主要感觉区域的功能断开或抑制，以及手部运动区域的激活，从而导致了陌生体验的不自主运动[50]。

4. 岛叶皮质

岛叶皮质不易被 ECS 触及获得相关信息，因

为它被额叶、颞叶和顶盖皮质覆盖。与之前的研究相比，最近对经皮置入岛叶皮质的颅内深部电极的研究产生了更多成果，包括躯体感觉反应，包括对侧面部、颈部、手和上肢（后岛）的疼痛感；腹部和胸部的内脏敏感反应（前岛），通常被视为内侧颞叶癫痫和咽部收缩感的初始症状；罕见的是简单的幻听、似曾相识感、嗅觉、味觉或植物反应[51]。

5. 笑声

刺激额叶内侧面皮质可引起非发作期的笑声。据报道，这种笑声是不由自主的，与欢乐或情绪无关。同样，据报道，刺激扣带皮质、眶额皮质和颞叶内侧面和基底面的结构也会产生这种非癫痫性笑声[52]。

6. 视觉皮质

Brodmann 17 区（初级视觉皮质；也被定义为具有 Gennari 线的纹状皮质），18 区和 19 区（视觉关联皮质区）的 ECS 可能会产生与癫痫性视觉先兆密切相关的明确的视觉症状，简单的视幻觉或位于对侧象限上部或下部（由距状裂划定）的视错觉[53]。大多数枕叶癫痫患者都会有视野缺陷，但在正常视野下切除枕叶皮质会导致新的视野缺陷，这在年龄较小的儿童中通常会得到一定程度的代偿。

7. 听觉皮质

初级听觉皮质 Brodmann41 区位于颞横回的后内侧，而次级听觉区域已被证实在延伸至颞平面和颞上沟的相邻区域（42、52 和 22 区）。因为刺激反应是主观的，患者的合作必不可少。已经有研究描述了基本的粗略听觉、幻觉和错觉。该区域的单侧损伤似乎不会导致听觉缺陷。

8. 负性功能影响

据报道，在语言区（前、后或颞区基底区）、初级和次级负运动区及其他伴随着多模态联合皮质（缘上回区 40、7、39）刺激的负反应中，出现了一些稳定且可重复的负反应，产生了高级皮质功能缺陷（包括失读症、命名障碍、失用症和 Gerstmann 综合征等缺陷的组合）[24, 25]。

（八）术外皮质电刺激与其他无创功能测定技术的比较

在过去的 20 年中，Wada 测试、神经心理学评估和 2- 脱氧 -2 氟（^{18}F）脱氧葡糖正电子发射断层扫描（PET）（用来确定术前语言侧和评估记忆力）已经补充了无创测定方法，这些方法提供了较高的空间准确性和时间精度，来定位感官、运动和语言功能。

最近的非侵入性技术，如功能性 MRI 和 MEG，有助于绘制皮质功能，作为慢性置入 SDE 侵入性绘制的辅助方法。术中 ECoG 和 MEG 之间存在相对良好的相关性，尽管直接测量产生的差异受到脑沟发生器的 MEG 源映射与颅内电极的脑回表面映射的影响。神经元语言处理的时间过程可以使用 MEG 以毫秒分辨率无创成像；然而现在，仍缺乏儿童患者人群的数据[54]。

许多研究表明，功能 MRI 是一种可靠的语言优势半球定侧技术。最近的一项研究比较了颞叶癫痫患者的功能性 MRI 语言测定和术中 ECS 的结果[55]。功能性 MRI 的灵敏度为 100%，具有较高的空间准确性，表明未激活区域可以安全切除[55]。研究者强调，需要将三种语言任务，包括动词生成、图片命名和句子处理结合起来，以确保高灵敏度，因为一项任务不足以达到目的。然而，功能性 MRI 的特异度很低，只有 51% 的功能性 MRI 激活在 ECS 上得到确认[55]。功能性 MRI 的运动皮质定位通常与术中 ECS 测定高度一致[56]。

除了我们之前详细描述的高频 ECS 之外，还研究了其他几种绘制运动区的电生理技术[57]。这些包括称为 Bereitschafts 电位的缓慢皮质电位，其产生于运动皮质，发生于自主运动开始前 1.5s，并由长时间恒定放大器记录。Bereitschafts 电位反映运动皮质表层的兴奋性突触后电位，发生在锥体神经元的顶端树突。该技术可区分 M1、SSMA，并有助于非初级皮质和关联皮质的功能映射。遗憾的是，迄今为止，还没有针对儿童的相关非侵入性技术研究的数据。

如上所述，非侵入性大脑功能图绘制技术可避免在某些明确界定的单一致痫性病变的情况下进行侵入性脑图绘制，并有助于在复杂的大脑皮质或其附近功能皮质中进行侵入性研究和可能手术的决策。

三、术中皮质电刺激

自 Bartholow 于 1874 年首次引入电刺激术中皮质功能测定以来，电刺激技术已广泛应用于神经外科。随后，Victor Horsely 和 Harvey Cushing 在 1909 年使用该技术定义了肿瘤周围的感觉运动皮质。

理想情况下，患者应保持清醒，反应灵敏，但能舒适地进行术中语言皮质绘图，这在儿童患者中具有技术挑战性。因此，麻醉技术对于优化术中刺激的成功至关重要。如果计划使用 ECoG，应避免使用巴比妥类药物、苯二氮䓬类药物和抗组胺药物，因为这些药物会显著影响 EEG，并可能影响癫痫发作阈值。

在手术过程中，首选短效麻醉药，如异丙酚联合芬太尼，因为它们可以快速诱导开颅手术，但对随后的功能测绘可以让患者保持一定的警觉性。利多卡因局部镇痛可用作头皮切口和硬膜切口的局部阻滞。使用手持刺激器如球形或双分叉刺激器进行刺激，其参数与慢性手术外刺激的参数非常相似[58]。可以在皮质上选择间隔紧密的 5mm 作为个性化刺激点，然后标记以生成刺激图，并通过重复刺激来验证反应的重复性[12-14]。EcoG 将检测后放电或癫痫发作，并允许在适当的安全范围内进行刺激。因为清醒开颅手术的可行性问题，术中监测在儿童患者中的应用非常有限，更重要的是，与未成熟皮质的较高刺激阈值相关的挑战[58]。然而，术中 ECoG 在难治性新皮质癫痫患儿中的价值最近已被研究和报道[59]。

结论

皮质刺激是确定儿童语言皮质功能区和感觉运动功能区的一种成熟方法。在儿童中具体的特征，在进行刺激和解释所获得的功能图时需要考虑以下方面。

- 皮质阈值较高，与年龄相关，并与年龄成反比。实际上，这意味着需要更高的电流强度（mA）来引发反应。此外，刺激阈值的可变性更大。因此，刺激电流需要在每个部位达到最大值，为了达到这一点，可能需要"超控"后放电。改变刺激持续时间和强度的双重刺激范式对定义幼儿的重要皮质很有价值。

- 某些病理类型可能提高肿瘤的刺激阈值，从而可能难以诱发运动反应。在病变移除之后，刺激阈值降低。

- 作为解剖基础的癫痫区病理学通常是发育性的，并可能导致功能可塑性改变。这可能导致非典型区域的功能映射（如双侧语言、移位或功能区的扩展）半球内和半球间重组。

- 由于未成熟的大脑皮质对标准的成人皮质刺激的参数相对不敏感，可能需要使用更宽的脉冲宽度（0.14～200ms）、更高的频率范围（20～50Hz）、更大的电流强度（0.5～20mA）和更宽的刺激持续时间范围（3～25s）。

- 直接刺激皮质的侵入性应与每个患者获得的测定准确性相平衡，因为在某些情况下，无创测定可能更可取。但需要切除致痫皮质来治疗难治性局灶性癫痫时，直接电刺激仍是在致痫灶附近绘制功能皮质的金标准。

- 由于清醒开颅手术的技术和可行性问题，术中刺激在儿童患者中的应用有限。

致谢

感谢克利夫兰医学中心 EEG 技师 Tim O'Connor 提供的病例。感谢凯斯西储大学副教授 Asim Shahid 博士，彩虹婴儿和儿童医院儿童神经科医生和癫痫专家，感谢他在选择视频材料方面的帮助。

参考文献

[1] National Institutes of Health Consensus Conference. Surgery for epilepsy. JAMA 1990;264(6):729–733

[2] Aicardi J. Pediatric epilepsy surgery: how the view has changed. In: Tuxhorn I, Holthausen H, Boenigk H, eds. Pediatric Epilepsy Syndromes and Their Surgical Treatment. London: John Libby; 1997:3–7

[3] Cross JH, Jayakar P, Nordli D, et al; International League against Epilepsy, Subcommission for Paediatric Epilepsy Surgery. Commissions of Neurosurgery and Paediatrics. Proposed criteria for referral and evaluation of children for epilepsy surgery: recommendations of the subcommission for pediatric epilepsy surgery. Epilepsia 2006;47(6):952–959

[4] Cross JH. Epilepsy surgery in childhood. Epilepsia 2002;43 (Suppl 3):65–70

[5] Tuxhorn I, Kotagal P. Classification. Semin Neurol 2008;28(3): 277–288

[6] Lueders H. Textbook of Epilepsy Surgery. London: Informa Ltd.; 2008

[7] Engel J, Van Ness PC, Rasmussen TB, Ojeman LM. Outcome with respect to epileptic seizures. In: Engel J, ed. Surgical Treatment of the Epilepsies. 2nd ed. New York, NY: Raven Press; 2003:609–621

[8] Babb TL, Brown WJ. Pathological findings in epilepsy. In: Epel J Jr, ed. Surgical Treatment of Epilepsies. New York, NY: Raven Press; 1987: 511–540

[9] Jayakar P, Duchowny M, Resnick TJ. Subdural monitoring in the evaluation of children for epilepsy surgery. J Child Neurol 1994;9(Suppl 2):61–66

[10] Fogarasi A, Tuxhorn I, Janszky J, et al. Age-dependent seizure semiology in temporal lobe epilepsy. Epilepsia 2007;48(9):1697–1702

[11] Wyllie E, Lüders H, Morris HH III, et al. Subdural electrodes in the evaluation for epilepsy surgery in children and adults. Neuropediatrics 1988;19(2):80–86

[12] Penfield W, Jasper H. Epilepsy and the Functional Anatomy of the Human Brain. Boston, MA: Little Brown; 1954

[13] Penfield W, Rasmussen T. The Cerebral Cortex of Man. A Clinical Study of Localization of Function. New York, NY: Macmillian; 1957

[14] Gallentine WB, Mikati MA. Intraoperative electrocorticography and cortical stimulation in children. J Clin Neurophysiol 2009;26(2):95–108

[15] Ranck JB Jr. Which elements are excited in electrical stimulation of mammalian central nervous system: a review. Brain Res 1975;98(3):417–440

[16] Nair DR, Burgess R, McIntyre CC, Lüders H. Chronic subdural electrodes in the management of epilepsy. Clin Neurophysiol 2008;119(1):11–28

[17] Manola L, Roelofsen BH, Holsheimer J, Marani E, Geelen J. Modelling motor cortex stimulation for chronic pain control: electrical potential field, activating functions and responses of simple nerve fibre models. Med Biol Eng Comput 2005;43(3):335–343

[18] Jayakar P, Alvarez LA, Duchowny MS, Resnick TJ. A safe and effective paradigm to functionally map the cortex in childhood. J Clin Neurophysiol 1992;9(2):288–293

[19] Lachhwani D, Dinner D. Cortical Stimulation in the Definition of Eloquent Areas. Amsterdam: Elsevier; 2004

[20] Luders H. Symptomatic Areas and Electrical Cortical Stimulation. New York, NY: Churchill Livingstone; 2000

[21] Lesser RP, Lüders H, Klem G, et al. Extraoperative cortical functional localization in patients with epilepsy. J Clin Neurophysiol

1987;4(1):27–53

[22] Lüders H, Lesser RP, Hahn J, et al. Basal temporal language area demonstrated by electrical stimulation. Neurology 1986;36(4):505–510

[23] Lüders H, Lesser RP, Dinner DS, Hahn JF, Salanga V, Morris HH. The second sensory area in humans: evoked potential and electrical stimulation studies. Ann Neurol 1985;17(2):177–184

[24] Lüders HO, Dinner DS, Morris HH, Wyllie E, Comair YG. Cortical electrical stimulation in humans. The negative motor areas. Adv Neurol 1995;67:115–129

[25] Morris HH, Lüders H, Lesser RP, Dinner DS, Hahn J. Transient neuropsychological abnormalities (including Gerstmann's syndrome) during cortical stimulation. Neurology 1984;34(7):877–883

[26] Schulz R, Lüders HO, Tuxhorn I, et al. Localization of epileptic auras induced on stimulation by subdural electrodes. Epilepsia 1997;38(12):1321–1329

[27] Jobst BC, Williamson PD, Coughlin CT, Thadani VM, Roberts DW. An unusual complication of intracranial electrodes. Epilepsia 2000;41(7):898–902

[28] Gordon B, Lesser RP, Rance NE, et al. Parameters for direct cortical electrical stimulation in the human: histopathologic confirmation. Electroencephalogr Clin Neurophysiol 1990;75(5):371–377

[29] Wyler AR, Walker G, Somes G. The morbidity of long-term seizure monitoring using subdural strip electrodes. J Neurosurg 1991;74(5):734–737

[30] Hamer HM, Morris HH, Mascha EJ, et al. Complications of invasive video-EEG monitoring with subdural grid electrodes. Neurology 2002;58(1):97–103

[31] Chitoku S, Otsubo H, Harada Y, et al. Extraoperative cortical stimulation of motor function in children. Pediatr Neurol 2001;24(5):344–350

[32] Schuele S, McIntyre C, Lueders H. General principles of cortical mapping by electrical stimulation. In: Luders H, ed. Textbook of Epilepsy Surgery. London: Informa Ltd.; 2008:963–977

[33] Signorelli F, Guyotat J, Mottolese C, Schneider F, D'Acunzi G, Isnard J. Intraoperative electrical stimulation mapping as an aid for surgery of intracranial lesions involving motor areas in children. Childs Nerv Syst 2004;20(6):420–426

[34] Berger MS, Kincaid J, Ojemann GA, Lettich E. Brain mapping techniques to maximize resection, safety, and seizure control in children with brain tumors. Neurosurgery 1989;25(5):786–792

[35] Akai T, Otsubo H, Pang EW, et al. Complex central cortex in pediatric patients with malformations of cortical development. J Child Neurol 2002;17(5):347–352

[36] Chamoun RB, Mikati MA, Comair YG. Functional recovery following resection of an epileptogenic focus in the motor hand area. Epilepsy Behav 2007;11(3):384–388

[37] Marusic P, Najm IM, Ying Z, et al. Focal cortical dysplasias in eloquent cortex: functional characteristics and correlation with MRI and histopathologic changes. Epilepsia 2002;43(1):27–32

[38] Jabbour RA, Hempel A, Gates JR, Zhang W, Risse GL. Right hemisphere language mapping in patients with bilateral language. Epilepsy Behav 2005;6(4):587–592

[39] Kirsch HE, Sepkuty JP, Crone NE. Multimodal functional mapping of sensorimotor cortex prior to resection of an epileptogenic perirolandic lesion. Epilepsy Behav 2004;5(3): 407–410

[40] Lado FA, Legatt AD, LaSala PA, Shinnar S. Alteration of the cortical motor map in a patient with intractable focal seizures. J Neurol Neurosurg Psychiatry 2002;72(6):812–815

[41] Cossu M, Cardinale F, Colombo N, et al. Stereoelectroencephalography in the presurgical evaluation of children with drug-resistant focal epilepsy. J Neurosurg 2005;103(4, Suppl):333–343

[42] Cossu M, Cardinale F, Castana L, Nobili L, Sartori I, Lo Russo G. Stereo-EEG in children. Childs Nerv Syst 2006; 22(8):766–778

[43] Lim SH, Dinner DS, Pillay PK, et al. Functional anatomy of the human supplementary sensorimotor area: results of extraoperative electrical stimulation. Electroencephalogr Clin Neurophysiol 1994;91(3):179–193

[44] Fried I, Katz A, McCarthy G, et al. Functional organization of human supplementary motor cortex studied by electrical stimulation. J Neurosci 1991;11(11):3656–3666

[45] Tuxhorn IE. Somatosensory auras in focal epilepsy: a clinical, video EEG and MRI study. Seizure 2005;14(4):262–268

[46] Penfield W, Roberts L. Speech and Brain Mechanisms. Princeton, NJ: Princeton University Press; 1959

[47] Lüders HO, Lesser RP, Dinner DS, et al. A negative motor response elicited by electrical stimulation of the human frontal cortex. Adv Neurol 1992;57:149–157

[48] Kombos T, Picht T, Suess O. Electrical excitability of the angular gyrus. J Clin Neurophysiol 2008;25(6):340–345

[49] Terada K, Usui N, Umeoka S, et al. Interhemispheric connection of motor areas in humans. J Clin Neurophysiol 2008;25(6):351–356

[50] Boesebeck F, Ebner A. Paroxysmal alien limb phenomena due to epileptic seizures and electrical cortical stimulation. Neurology 2004;63(9):1725–1727

[51] Isnard J, Mauguière F. [The insula in partial epilepsy] Rev Neurol (Paris) 2005;161(1):17–26

[52] Hoppe M. Cortical mapping by electrical stimulation: other eloquent areas. In: Luders H, ed. Textbook of Epilepsy Surgery. London: Informa Ltd.; 2008

[53] Murphey DK, Maunsell JH, Beauchamp MS, Yoshor D. Perceiving electrical stimulation of identified human visual areas. Proc Natl Acad Sci USA 2009;106(13):5389–5393

[54] Roberts TP, Zusman E, McDermott M, Barbaro N, Rowley HA. Correlation of functional magnetic source imaging with intraoperative cortical stimulation in neurosurgical patients. J Image Guid Surg 1995;1(6):339–347

[55] Rutten GJ, Ramsey NF, van Rijen PC, Noordmans HJ, van Veelen CW. Development of a functional magnetic resonance imaging protocol for intraoperative localization of critical temporoparietal language areas. Ann Neurol 2002;51(3):350–360

[56] Chapman PH, Buchbinder BR, Cosgrove GR, Jiang HJ. Functional magnetic resonance imaging for cortical mapping in pediatric neurosurgery. Pediatr Neurosurg 1995;23(3):122–126

[57] Ikeda A, Miyamoto S, Shibasaki H. Cortical motor mapping in epilepsy patients: information from subdural electrodes in presurgical evaluation. Epilepsia 2002;43(Suppl 9):56–60

[58] Çataltepe O, Comair Y. Intrasurgical cortical stimulation. In: Luders H, Noachtar S, eds. Epileptic Seizures: Pathophysiology and Clinical Semiology. New York, NY: Churchill Livingstone; 2000:172–176

[59] Asano E, Benedek K, Shah A, et al. Is intraoperative electrocorticography reliable in children with intractable neocortical epilepsy? Epilepsia 2004;45(9):1091–1099

163

第 17 章　立体定向脑电图
Stereoelectroencephalography

Ika Noviawaty　Patrick Chauvel　著

陈　彦　译　　操德智　校

摘　要

立体脑电图（SEEG）可以利用多个颅内深部电极为那些无创诊断数据不一致的患者确定致痫区和手术切除的可行性提供重要信息。SEEG 通过精确的立体定向技术置入多通道、多触点的颅内电极，直接采集大脑皮质及皮质下结构的三维电生理活动数据。该技术旨在基于解剖学、电生理学和临床分析，精确界定致痫灶，并实施有针对性的切除术，以实现患者无发作的治疗目标。置入策略的制定需基于术前评估，对大脑可能参与癫痫发作起源和扩散的区域进行精确假设。SEEG 的优势包括能够深入探查皮质下结构，描绘出三维的癫痫网络，并且相较于其他方法具有较低的并发症风险。

关键词

立体定向 EEG，解剖 – 电临床分析，时空，颅内电极

癫痫是一种脑部疾病，其特征是具有产生癫痫发作的反复、持久易感性，并因此导致相应的神经生物学、认知、心理和社会后果[1, 2]。反复出现的癫痫发作是由于大脑中异常、过度或同步的神经元活动引起的体征和（或）症状的短暂出现[3]。虽然抗癫痫药物治疗的医疗管理是癫痫患者的一线治疗原则，但约 1/3 的患者对药物治疗无效。外科手术已经被证实是这一组癫痫患者群体公认的可选择的治疗。这些患者需要接受全面深入的术前评估，以确定他们是否是合适的手术候选人，以及他们最合适的手术方式。在那些无创诊断数据不一致的患者中，颅内电极监测为确定致痫区和手术切除的可行性提供了重要信息[4]。SEEG 通过颅内电极提供诊断信息。

一、SEEG 的发展史

法国的癫痫手术始于 20 世纪 50 年代初，这也是 EEG 诊断技术产生的时间及其在癫痫手术病例中的应用快速发展的时期。当时，神经学家 / 神经心理学家 Henri Hécaen 访问了加拿大蒙特利尔神经学研究所，当时 Wilder Penfield 正活跃在当地，鼓励神经外科医生 G. Mazars 和 J. Guillaume 在巴黎圣安妮医院建立癫痫手术项目。他们开始在大脑皮质 EEG 电描技术的辅助下进行手术治疗。几年后，另一位在巴黎圣安妮医院独立的神经外科组的医生 Jean Talairach 开始与临床神经生理学家 Jean Bancaud 合作，Jean Bancaud 此前在巴黎 La Salpêtrière 医院工作。Bancaud 熟悉由 Penfield 开发的皮质定位和基于临床症状学的癫痫定位技术，但他意识到表面电生理评估方法不足以在合

理的基础上定位癫痫发作。Talairach 非常精通立体定向和功能解剖学，并于 1958 年 5 月发表了第一个脑深部核团的立体定向图谱[5]。Talairach 和 Bancaud 的合作开创了癫痫深部电极的立体定向置入。1959 年，第一个立体定向外科手术室在圣安妮开业。1962 年，Talairach 和 Bancaud 引入了"立体脑电图"一词。尽管第一个慢性深部电极 EEG 记录是由牛津大学的 Bickford 和 Kairns 于 1944 年完成的，但用于直接探测大脑的立体定位深部电极记录 EEG 的现代方法是由 Talairach 和 bancard 首创的[6-9]。Talairach 的立体定位系统基于前后联合线以及血管造影和脑摄像技术的叠加，彻底改变了由多模式影像技术引导的癫痫手术领域。SEEG 可将病灶、激惹区和致痫区作为致痫病变的基本组成部分进行三维定位。该方法还允许在不同时间进行侵入性 EEG 和个性化定制的手术。

SEEG 诞生并发展于欧洲，但在过去的十年中，北美的许多癫痫中心也开始采用这种技术。这显然与对颞叶癫痫复杂性认识的加深有关。颞叶癫痫的范围不仅包括 MRI 可见的海马硬化，还涉及额叶和顶叶癫痫的多样性。此外，即使是 MRI 阴性的癫痫患者，也可能从癫痫手术中获益。

二、SEEG 的基本原理

SEEG 通过立体定向置入多个多触点的颅内电极，直接采集大脑皮质和皮质下区域的三维脑电生理活动数据。置入策略是基于对最可能参与癫痫起源和传播的大脑区域的精确假设而仔细确定下来的，这些假设是基于对无创评估结果的详细分析而形成的。因此，与癫痫症状学出现相关的时空癫痫动态（解剖学 – 电 – 临床相关性）对于制定最佳手术策略至关重要。最佳癫痫手术策略的目的是在避免术后神经功能缺损导致的不良事件的同时，实现控制癫痫发作。

SEEG 的基本原理是 Bancaud 和 Talairach 在 1965 年开发和定义的，已经得到了超过半个多世纪的验证[10-13]。这一时期神经影像学的快速发展也促进了 SEEG 的发展，SEEG 通过其独特的三维

EEG 记录途径将癫痫表现为一种动态疾病。SEEG 提供的证据表明，癫痫发作并不总是起源于一个受限的"焦点"。相反，癫痫发作是由于皮质网络（大小不一）的异常同步变化破坏了其正常功能，并产生了癫痫的表现[13-16]。

（一）解剖学 – 电 – 临床相关性和致痫网络概念

临床症状学是癫痫的表现形式，也是患者从其疾病中所经历的体验。从历史上看，对癫痫发作的直接观察和对癫痫患者的大脑进行尸检，是 19 世纪用来对癫痫这种疾病进行研究的仅有的两种可用方法。几十年来，EEG 通过提供神经功能障碍的客观生物标志物，对神经病学领域的深入研究做出了显著贡献。与 EEG 改变相关的症状学的出现，进一步精确定义了癫痫发生和扩散的定位假说形成过程。Bancaud 和 Talairach 在成像前时代提出了解剖 – 电 – 临床相关概念，而这一概念依然是 SEEG 解释病变的基础，特别是在 MRI 没有发现病变的情况下。

SEEG 可以分析癫痫发作产生的时空关系和跨越遥远不同脑区结构之间的传播情况。在电起始和最初临床症状出现之间有一个可变的时间滞差。当发作期放电先于临床发作时，在这个时间滞后内所发生的情况是确保癫痫起源灶精确位置的关键性窗口分析所在。在此期间，时间滞后多变性的原因与所涉及的大脑区域有关。从临床症状起始到临床症状学完全表达的时间窗也是有可变性的。

在颞叶内侧癫痫中，症状和体征出现得缓慢而渐进，而在额叶癫痫中，症状和体征出现得相当迅速。这是分析临床症状学和解剖定位之间关系的一个关键时间窗口。癫痫发作时的局部电活动改变不足以解释症状学的出现。症状学的出现依赖于所涉及的大脑皮质区域出现阵发性网络激活或失活现象[17]。这种激活 / 失活通常会涉及远距离的脑区之间。这种现象在功能性神经影像学文献中有很好的记录[18-21]。

在神经网络内发生的癫痫发作中，发作间期

和发作期之间的转换可能或多或少是突发的。当一种"调谐"的形式发生时，在某一大脑区域内的癫痫放电会在另一个可能具有功能连接的结构中诱发相同频率的活动或其谐波。癫痫神经网络中的整个区域也可能以这种方式同步化，这有助于临床症状学的进展[22]（图17-1）。Jacksonian关于中枢神经系统组织层次的概念表明，上层组织控制下层组织。该概念在解释癫痫功能障碍时，可能指的是大脑皮质功能失调，从而引发释放现象，即控制力的缺失。这种现象可能导致运动体征和行为表现出失去抑制的症状，这些症状并非相关脑区正常功能的预期表现。

在动物颞叶癫痫发作模型中，同步丘脑皮质振荡的作用已被证明为癫痫发作放大器。人类研究的结果显示，丘脑和颞叶结构之间的相关性增加，特别是在癫痫发作结束时，这也与癫痫发作持续时间呈负相关。这个理论提出的超同步化，

也可以作为癫痫发作的终止因素[23]。

（二）传播学说

癫痫传播的经典模型是脑皮质发作期癫痫放电向邻近区域传播的过程（"扩散"）。杰克逊式扩散就是这种传播模式的一个例子，即在初级躯体运动皮质邻近区域的发作期阵挛性癫痫放电产生相应周边区域的肌肉阵挛性发作[24]。实际上，症状学和癫痫发作的大脑网络之间的关系是复杂的。SEEG显示癫痫发作的传播是时空动态相结合的，取决于导致癫痫发作的组织结构和相关区域。癫痫产生和早期扩散的脑区称为癫痫的致痫区或致痫网络（图17-2）。切除这部分组织可以让患者摆脱癫痫发作。SEEG让我们了解到，致痫区域很少是局灶性的，可能涉及多区域的网络作为一个整体，导致癫痫的发作。这一概念在癫痫学界已日益被接受为现实。此外，网络的概念为阐明脑电活动的演变

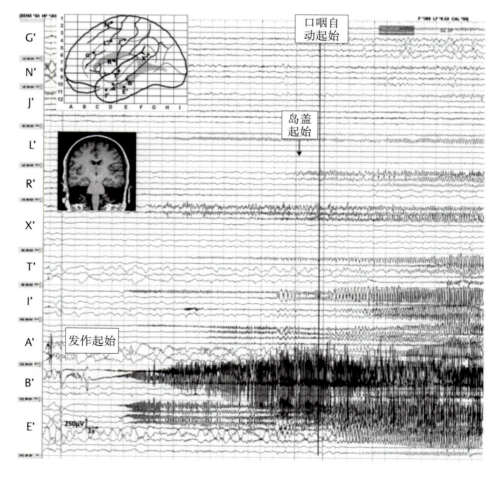

◀ 图 17-1 在颞叶癫痫发作过程中，岛盖皮质产生口消化道自动症的症状

与临床症状学的出现之间的关系提供了一个框架。

三、SEEG 的适应证

SEEG 主要适用于那些术前无创性评估无法明确单一局灶位置的药物难治性癫痫患者，而且可能提出多个假设性病灶。利用 SEEG 探查的一些优点，除了可以探查双侧半球，并有相对较低的并发症外，它还能够进入深部皮质结构，绘制出三维癫痫网络。在难以定位的药物难治性癫痫中，SEEG 可以用来证明一个主要假设，并排除几个不太可能的备选假设，包括多灶性癫痫发作。即使假设的致痫区域涉及大脑皮质的情况下，SEEG 仍优于硬膜下电极。SEEG 评估优先考虑基于解剖 – 电 – 临床相关性分析的致痫区域和特定感兴趣的脑功能的详细评估，如癫痫在优势半球时发作期

语言功能的情况。非常不鼓励没有任何强有力的假设（"摸索证明"）而进行大规模分布式 SEEG 置入。

使用 SEEG 的典型场景以下内容。

- 无病灶性癫痫（MRI 阴性）：缺乏可见的解剖病变，意味着置入前假设依赖于其他无创评估结果，特别是视频 EEG 和单光子发射 CT。

- 有病灶的病例：有明确病灶的病例通常可以放弃有创性 EEG 评估。通常情况下，如果有清晰可见的病变，头皮 EEG 评估显示有证据表明，癫痫灶的起源与其他的非侵入性检查所显示的致痫区域是相同的。然而，在非侵入性检查证据不一致的情况下，如双重病理病例或单发病灶病例，需要进一步探索解剖病变与致痫区域的关系时，那么 SEEG 是首选的探索方法。

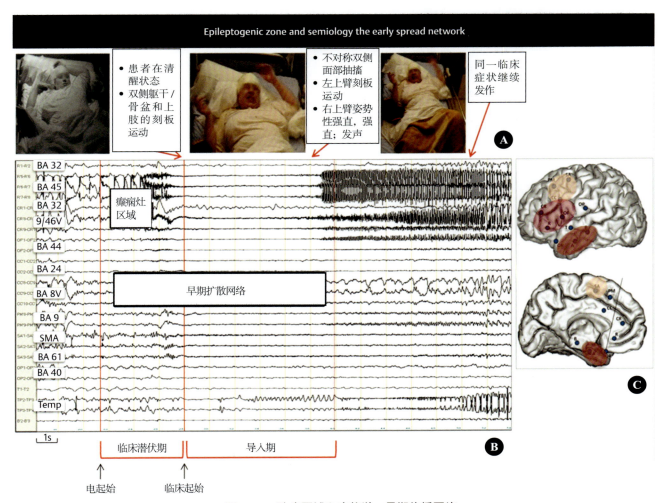

▲ 图 17-2　致痫区域和症状学，早期传播网络

• 需要进行双侧大脑半球探查：如果可能的致痫区位于大脑内侧中部结构，通常会出现这种情况。在另一些病例中，非侵入性检查形成的主要假设通常可以定位，但不能很好地定侧时，也需要双侧大脑半球探查。如果有可疑的多灶致痫区域也是进行双侧大脑半球探查的指征。

• 手术失败的病例：手术失败的原因可被归类为未能在一期切除手术后实现控制癫痫发作，或硬膜下栅状电极评估不能确定致痫区[25]。后一种情况的病例通常为从别处起始的发作期 EEG 的放电传播模式。这强调了解剖学 – 电 – 临床概念在分析 EEG 改变与临床症状学出现之间的相关性的重要性。

四、SEEG 置入策略

SEEG 置入策略的制定基于术前评估结果产生的假设。电极数量根据个体差异而调整，范围在 5～16 根。在全身麻醉下，电极通过钻孔以垂直或斜向方式置入，钻孔由立体定向的机器人的机械臂或手术框架执行，并用螺栓固定。这样，大脑内侧面和（或）外侧面区域的脑区可以同步记录到脑电活动。每根电极包含多个触点，通常为 8～16 个触点，并根据置入轨迹的长度进行选择。每个触点的直径一般分别为 0.8mm 和 1.5mm。置入后进行薄层 CT 等脑成像检查，以确定置入位置并检查是否有潜在的并发症。术后薄层 CT 通过专用软件与术前 MRI 融合。为每个电极指定一个字母。当电极位于左半球时，字母后面加个撇号用来识别。

SEEG 置入策略的目标是以最安全的方式将电极放置在某些结构和区域，这些结构和区域是根据可能的致痫区假设确定的。此外，应避免对脑组织进行采样过疏和过密的现象。采样过疏可能导致采集到的信息不充分，导致无法确定致痫区域和传播区域，而采样过密会导致棘手的并发症。可以置入一个患者脑内的电极数量是有限的。因此，假设构架的准确性和电极放置的精确度是决定 SEEG 勘探成功或失败的关键[26, 27]。

外科置入技术和方法的详细部分在本书的第 34 章中讨论。

五、SEEG 的记录

为了获得确定致痫区域的关键信息，SEEG 的一些技术要求至关重要。在发作过程中及时进行高清视频记录，对临床症状学的描述和解释是非常必要的。EEG 记录软件需要能够对至少 1000Hz 的高频率进行采样，以获取参考导联下多通道电极的大量电位信号。一般用连续的双极蒙太奇导联记录方式，记录脑电活动，也可以用参考蒙太奇导联方式记录。此外，EEG 记录软件还应具有记录皮质刺激和诱发电位的功能。在监测期间，也应该配备一根心电图导联。

（一）SEEG 数据分析与解释

每天回顾分析清醒和睡眠期间的 SEEG 记录，将有助于识别记录的基线特征和抗癫痫药物停用或其他外部因素改变时的发作期和间歇期 EEG 的动态变化模式。用于回顾的蒙太奇应该基于相关区域（如前头部到后头部）的解剖逻辑分组来设置，以便于视觉分析。癫痫病学家的知识和经验对于识别 SEEG 模式的正常、异常和非特异性变化是至关重要的。应该考虑到不同的解剖结构可能有不同的正常背景节律[28-32]。

（二）发作间期电活动

发作间期电活动受多种因素影响。由于麻醉作用，刚置入后即刻的 EEG 发作间期电活动可能会被抑制 12～24h。在 SEEG 记录分析过程中，要注意清醒或睡眠时发作间期电活动的改变，减少抗癫痫药物使用后发作间期电活动的改变，以及在发作前及发作后发作间期电活动的改变，分析这些都是很重要的。对于所存在的正常背景和异常发作间期电活动、其动态变化、数量多少、时空分布、相互关系等都要进行记录分析。SEEG 记录将对大多数病理活动进行全面评估。确定最明显病理区域有助于进一步解释和分析与病理活动产生相关的结构。发作间期尖波可能在或近或远、但紧密相连的结构之间出现同步性。这是发作间期网络联系的清晰例证。发作间期尖波或尖波网络可以独立存在,或者也可以同时出现在不同的区域[33-35]。

发作间期电活动分析的另一个关键点是阵发性快活动的存在。100Hz 及以上的快活动或极快活动(fast ripples)已被认为是致痫性的标志,不同的快活动模式可能提供不同的预后信息。在同一区域的快活动组合中,具有混合快活动的间歇期棘波的特定模式的区域,与病理区域高度相关。这在局灶性皮质发育不良中常常被描述[36-38](FCD,图 17-3)。

发作间期异常电活动的区域构成了激惹区,可以与发作起始区位于同一位置(原发性激惹区),也可以与癫痫发作在空间上不同(继发性激惹区)[39-41]。尖波和快活动与致痫网络之间的关系仍然是癫痫学界非常有趣的研究课题[42]。

(三)发作期电活动

癫痫的 EEG 发作的特征是出现与间歇期为基线的节律相比较,有明显变化的脑波活动,这种变化可以是突然的,也可以是渐进的。在 SEEG 视觉分析过程中,分析发作前的 EEG 变化与分析第一次清晰的发作时的 EEG 变化一样重要。这些电活动改变一般应先于临床症状而出现,其临床症状滞后时间的长短取决于癫痫发作的部位。考虑到 SEEG 的有限空间采样率,如果在临床发作前没有看到可识别的电活动变化,则被认为采样没有达到最佳标准。SEEG 记录中,需要捕获到多次临床发作,并分析其可重复性和变化性的电-临床模式。症状学主要是分析发作期 EEG 早期放电所涉及区域的电变化与早期症状学出现时间上滞后的相关性,是 SEEG 分析的一个精髓部分。症状学的出现和演变反映了涉及各种皮质和皮质下结构的广泛的癫痫网络被动态激活或失活。放电的类型和跨结构的同步程度也影响临床症状学的表达,也可能出现发作期 EEG 变化而无相关临床症状出现[43]。

高频放电对癫痫发作起源和致痫网络的影响最具特异性。在颞叶内侧结构中,低频率 β 和 γ(15~30Hz)活动更常见,而在新皮质癫痫中,则

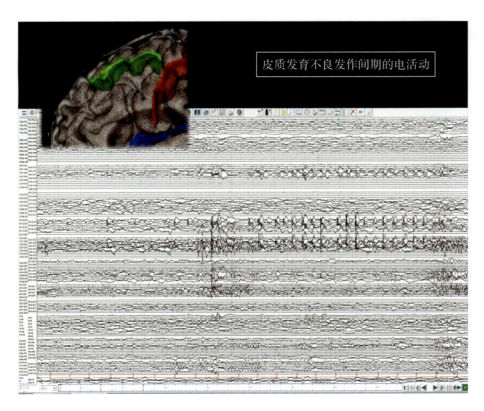

▲ 图 17-3 局灶性皮质发育不良发作间期的电活动

与更高频率的高频放电（30～100Hz 或更高）有相关性（图 17-4）。与 FCD 相关的癫痫发作，发作前到发作时的 EEG 演变特征是发作前尖波节律性增加，然后突然停止，同时出现低幅快节律发放[36, 44, 45]。

（四）发作后电活动

发作后早期电活动的分析应着重于发作终止、背景活动的衰减和某些区域的最早恢复。一般来说，病灶区域在发作后频率和波幅衰减恢复得较慢。在发作的最后阶段，同步性可以达到顶峰。不仅在动物模型中，而且在几项关于人类颅内癫痫发作记录的研究中，也注意到癫痫发作结束时同步性增加。相对而言，分析发作后期 EEG 变化特征的文献相对较少[46-48]。

（五）刺激

皮质刺激是 SEEG 结果分析中的基本要素。一般在捕捉到自发性癫痫发作后进行皮质刺激。当电刺激应用于与致痫网络有关的大脑区域时，可能会刺激出完整的癫痫发作，无论这是否伴有临床症状学或癫痫症状出现，无论是否伴有相关的 EEG 改变[49-51]。

（六）确定致痫区

SEEG 判读的目的是确定致痫区域。致痫区域用于确定负责产生癫痫的大脑结构的数量，在确定切除这些结构后来实现控制癫痫发作。致痫区不是单纯的发作起始区，主要是基于发作期放电起始区的绝对潜伏期。致痫区域还考虑了早期传播区域，称为"早期传播网络"，与临床症状学的出现密切相关。致痫区被定义为癫痫放电的"主要组织"区域，该区域构成了一种可在癫痫发作中重复出现的模式，可能由电刺激触发。如果任何一个条件都不满足，那么就可能存在采样不足的可能性，或者存在不止一个致痫区域的可能。

六、儿科患者的特别注意事项

越来越多的证据表明，对药物难治性局灶性癫痫儿童的早期手术干预可以成功地控制癫痫发作，并防止对精神运动发育和大脑成熟造成进一步

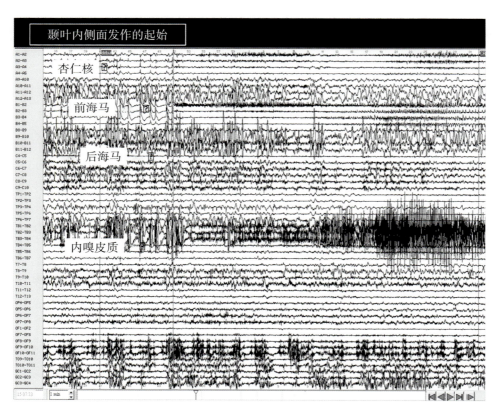

▲ 图 17-4 颞叶内侧面的发作起始

的不利后果。在儿童患者中，选择手术候选者可能具有挑战性，因为癫痫发作症状学和 EEG 癫痫发作期 EEG 改变，可能不像成年人那样容易定位。不完全髓鞘化也可能干扰 MRI 大脑皮质发育不良区域的识别。因此，需要进行有创 EEG 评估，以准确划定致痫区。目前还没有一种理想的有创 EEG 评估方法。SEEG 探测在基于解剖－电－临床分析的复杂病例中定位致痫区域是有优势的（见第 34 章）。随着 SEEG 在儿童中的应用越来越多，研究发现儿童 SEEG 手术并发症发生率与成人相似[52–59]。

结论

总之，SEEG 置入是由有关癫痫产生的大脑区域的假设指导的。这些假设是基于头皮 EEG、临床症状学和其他非侵入性检查结果形成的。SEEG 探索的目的是在解剖－电－临床分析的基础上确定致痫区域，并进行针对性的切除以达到无癫痫发作的结果。SEEG 是一种安全的手术方法，手术并发症发生率低。

参考文献

[1] Fisher RS, Acevedo C, Arzimanoglou A, et al. ILAE official report: a practical clinical definition of epilepsy. Epilepsia 2014;55(4):475–482

[2] Kwan P, Arzimanoglou A, Berg AT, et al. Definition of drug resistant epilepsy: consensus proposal by the ad hoc Task Force of the ILAE commission on therapeutic strategies. Epilepsia 2010;51(6):1069–1077

[3] Bickford RG, Dodge HW Jr, Sem-Jacobsen CW, Petersen MC. Studies on the electrical structure and activation of an epileptogenic focus. Proc Staff Meet Mayo Clin 1953;28(6):175–180

[4] Kovac S, Vakharia VN, Scott C, Diehl B. Invasive epilepsy surgery evaluation. Seizure 2017;44:125–136

[5] Talairach J, David M, Tournoux P. L'exploration Chirugicale Stereotaxique du Lobe Temporale dans L'epi`lepsie Temporale. Paris: Masson et Cie; 1958

[6] Schijns OE, Hoogland G, Kubben PL, Koehler PJ. The start and development of epilepsy surgery in Europe: a historical review. Neurosurg Rev 2015;38(3):447–461

[7] Reif PS, Strzelczyk A, Rosenow F. The history of invasive EEG evaluation in epilepsy patients. Seizure 2016;41:191–195

[8] Feindel W, Leblanc R, de Almeida AN. Epilepsy surgery: historical highlights 1909–2009. Epilepsia 2009;50(Suppl 3):131–151

[9] Wilson SJ, Engel J Jr. Diverse perspectives on developments in epilepsy surgery. Seizure 2010;19(10):659–668

[10] Bancaud J, Talairach J. La Stéréo-ÉlectroEncéphaloGraphie Dans l'Épilepsie. In: Bancaud J, Talairach J, eds. Paris: Masson et Cie; 1965

[11] Bancaud J, Ribet MF, Chagot D. Origine comparée des paroxysmes de pointes "infra-clinique" et des crises électro-cliniques spontanées dans l'épilepsie. Rev Electroencephalogr Neurophysiol Clin 1975;5(1):63–66

[12] Kahane P, Landré E, Minotti L, Francione S, Ryvlin P. The Bancaud and Talairach view on the epileptogenic zone: a working hypothesis. Epileptic Disord 2006;8(Suppl 2):S16–S26

[13] Isnard J, Taussig D, Bartolomei F, et al. French guidelines on stereoelectroencephalography (SEEG). Neurophysiol Clin 2018;48(1)5–13

[14] Chauvel P, Vignal J, Biraben A, et al. Stereoelectroencephalography. Multimethodological Assessment of the Epileptic Focus. New York, NY: Springer Verlag; 1996:80–108

[15] Munari C, Talairach J, Musolino A, et al. Stereotactic methodology of functional neurosurgery in tumoral epileptic patients. Ital J Neurol Sci 1983;2(suppl):69–82

[16] Chauvel P, Buser P, Badier JM, Liegeois-Chauvel C, Marquis P, Bancaud J. [The "epileptogenic zone" in humans: representation of intercritical events by spatio-temporal maps.] Rev Neurol (Paris) 1987;143(5):443–450

[17] Chauvel P, McGonigal A. Emergence of semiology in epileptic seizures. Epilepsy Behav 2014;38:94–103

[18] Friston KJ. Functional and effective connectivity: a review. Brain Connect 2011;1(1):13–36

[19] Stephan KE, Friston KJ. Analyzing effective connectivity with functional magnetic resonance imaging. Wiley Interdiscip Rev Cogn Sci 2010;1(3):446–459

[20] Campo P, Garrido MI, Moran RJ, et al. Network reconfiguration and working memory impairment in mesial temporal lobe epilepsy. Neuroimage 2013;72:48–54

[21] Pinotsis DA, Hansen E, Friston KJ, Jirsa VK. Anatomical connectivity and the resting state activity of large cortical networks. Neuroimage 2013;65:127–138

[22] Aupy J, Noviawaty I, Krishnan B, et al. Insulo-opercular cortex generates oroalimentary automatisms in temporal seizures. Epilepsia 2018;59(3):583–594

[23] Guye M, Régis J, Tamura M, et al. The role of corticothalamic coupling in human temporal lobe epilepsy. Brain 2006;129(Pt 7):1917–1928

[24] Chauvel P, Trottier S, Vignal JP, Bancaud J. Somatomotor seizures of frontal lobe origin. Adv Neurol 1992;57:185–232

[25] Vadera S, Mullin J, Bulacio J, Najm I, Bingaman W, Gonzalez-Martinez J. Stereoelectroencephalography following subdural grid placement for difficult to localize epilepsy. Neurosurgery 2013;72(5):723–729, discussion 729

[26] Cardinale F, Casaceli G, Raneri F, Miller J, Lo Russo G. Implantation of stereoelectroencephalography electrodes: a systematic review. J Clin Neurophysiol 2016;33(6):490–502

[27] Kalamangalam GP, Tandon N. Stereo-EEG implantation strategy. J Clin Neurophysiol 2016;33(6):483–489

[28] Bulacio JC, Chauvel P, McGonigal A. Stereoelectroencephalography: Interpretation. J Clin Neurophysiol 2016;33(6):503–510

[29] Serletis D, Bulacio J, Bingaman W, Najm I, González-Martínez J. The stereotactic approach for mapping epileptic networks: a prospective study of 200 patients. J Neurosurg 2014;121(5): 1239–1246

[30] Gonzalez-Martinez JA. The stereo-electroencephalography: the epileptogenic zone. J Clin Neurophysiol 2016;33(6): 522–529

[31] Bartolomei F, Lagarde S, Wendling F, et al. Defining epileptogenic networks: contribution of SEEG and signal analysis. Epilepsia 2017;58(7):1131–1147

[32] Lopes da Silva F, Blanes W, Kalitzin SN, Parra J, Suffczynski P, Velis

DN. Epilepsies as dynamical diseases of brain systems: basic models of the transition between normal and epileptic activity. Epilepsia 2003;44(Suppl 12):72–83

[33] Bourien J, Bartolomei F, Bellanger JJ, Gavaret M, Chauvel P, Wendling F. A method to identify reproducible subsets of co-activated structures during interictal spikes. Application to intracerebral EEG in temporal lobe epilepsy. Clin Neurophysiol 2005;116(2):443–455

[34] Bartolomei F, Wendling F, Régis J, Gavaret M, Guye M, Chauvel P. Pre-ictal synchronicity in limbic networks of mesial temporal lobe epilepsy. Epilepsy Res 2004;61(1–3):89–104

[35] Spencer SS, Goncharova II, Duckrow RB, Novotny EJ, Zaveri HP. Interictal spikes on intracranial recording: behavior, physiology, and implications. Epilepsia 2008;49(11):1881–1892

[36] Wendling F, Bartolomei F, Bellanger JJ, Bourien J, Chauvel P. Epileptic fast intracerebral EEG activity: evidence for spatial decorrelation at seizure onset. Brain 2003;126(Pt 6):1449–1459

[37] Kerber K, Dümpelmann M, Schelter B, et al. Differentiation of specific ripple patterns helps to identify epileptogenic areas for surgical procedures. Clin Neurophysiol 2014;125(7): 1339–1345

[38] Chassoux F, Devaux B, Landré E, et al. Stereoelectroencephalography in focal cortical dysplasia: a 3D approach to delineating the dysplastic cortex. Brain 2000;123(Pt 8):1733–1751

[39] Badier JM, Chauvel P. Spatio-temporal characteristics of paroxysmal interictal events in human temporal lobe epilepsy. J Physiol Paris 1995;89(4)(–)(6):255–264

[40] Malinowska U, Bergey GK, Harezlak J, Jouny CC. Identification of seizure onset zone and preictal state based on characteristics of high frequency oscillations. Clin Neurophysiol 2015;126(8):1505–1513

[41] Malinowska U, Badier JM, Gavaret M, Bartolomei F, Chauvel P, Bénar CG. Interictal networks in magnetoencephalography. Hum Brain Mapp 2014;35(6):2789–2805

[42] Roehri N, Pizzo F, Lagarde S, et al. High-frequency oscillations are not better biomarkers of epileptogenic tissues than spikes. Ann Neurol 2018;83(1):84–97

[43] Perucca P, Dubeau F, Gotman J. Intracranial electroencephalographic seizure-onset patterns: effect of underlying pathology. Brain 2014;137(Pt 1):183–196

[44] Fisher RS, Webber WR, Lesser RP, Arroyo S, Uematsu S. High-frequency EEG activity at the start of seizures. J Clin Neurophysiol 1992;9(3):441–448

[45] Gnatkovsky V, de Curtis M, Pastori C, et al. Biomarkers of epileptogenic zone defined by quantified stereo-EEG analysis.

Epilepsia 2014;55(2):296–305

[46] Toussaint D, Moura M, Allouche L, et al. Can Early Post-Ictal Activities Help to Better Localise and Lateralise the Epileptogenic Zone. Epilepsia. Oxon: Blackwell; 2005:324

[47] Schiff SJ, Sauer T, Kumar R, Weinstein SL. Neuronal spatiotemporal pattern discrimination: the dynamical evolution of seizures. Neuroimage 2005;28(4):1043–1055

[48] 48. Kramer MA, Eden UT, Kolaczyk ED, Zepeda R, Eskandar EN, Cash SS. Coalescence and fragmentation of cortical networks during focal seizures. J Neurosci 2010;30(30): 10076–10085

[49] Trébuchon-Da Fonseca A, Bénar CG, Bartoloméi F, et al. Electrophysiological study of the basal temporal language area: a convergence zone between language perception and production networks. Clin Neurophysiol 2009;120(3):539–550

[50] Chauvel P, Landré E, Trottier S, et al. Electrical stimulation with intracerebral electrodes to evoke seizures. Adv Neurol 1993;63:115–121

[51] Kovac S, Kahane P, Diehl B. Seizures induced by direct electrical cortical stimulation—mechanisms and clinical considerations. Clin Neurophysiol 2016;127(1):31–39

[52] Cossu M, Schiariti M, Francione S, et al. Stereoelectroencephalography in the presurgical evaluation of focal epilepsy in infancy and early childhood. J Neurosurg Pediatr 2012;9(3): 290–300

[53] Taussig D, Dorfmüller G, Fohlen M, et al. Invasive explorations in children younger than 3 years. Seizure 2012;21(8): 631–638

[54] Taussig D, Chipaux M, Lebas A, et al. Stereo-electroencephalography (SEEG) in 65 children: an effective and safe diagnostic method for pre-surgical diagnosis, independent of age. Epileptic Disord 2014;16(3):280–295

[55] Freri E, Matricardi S, Gozzo F, Cossu M, Granata T, Tassi L. Perisylvian, including insular, childhood epilepsy: presurgical workup and surgical outcome. Epilepsia 2017;58(8): 1360–1369

[56] Gonzalez-Martinez J, Mullin J, Bulacio J, et al. Stereoelectroencephalography in children and adolescents with difficultto- localize refractory focal epilepsy. Neurosurgery 2014;75 (3):258–268, discussion 267–268

[57] Gonzalez-Martinez J, Lachhwani D. Stereoelectroencephalography in children with cortical dysplasia: technique and results. Childs Nerv Syst 2014;30(11):1853–1857

[58] Gonzalez-Martinez J, Najm IM. Indications and selection criteria for invasive monitoring in children with cortical dysplasia. Childs Nerv Syst 2014;30(11):1823–1829

[59] Cossu M, Cardinale F, Castana L, Nobili L, Sartori I, Lo Russo G. Stereo-EEG in children. Childs Nerv Syst 2006;22(8):766–778

第18章　脑磁图
Magnetoencephalography

Hiroshi Otsubo　Kota Kagawa　O. Carter Snead III　著

刘珍珍　译　陈彦　校

摘　要

与成人相比，儿童的癫痫病灶定位常与颞叶以外的区域有关。新皮质的致痫区通常位于功能表达区皮质的邻近位置，手术治疗需要准确描绘致痫区和功能区。据研究报道，脑磁图（MEG）可定位儿童的致痫皮质和功能表达皮质。在本章节，我们讨论了 MEG 的基本原理、脑磁图尖峰源（MEGSS）及 MEG 在以下方面的临床应用：①局灶性皮质发育不良（FCD）和结节性硬化综合征（TSC）等病变性癫痫；②颞叶外癫痫；③岛叶癫痫；④颞叶癫痫；⑤无病灶性癫痫；⑥复发性/残留性癫痫发作。

关键词

致痫区，癫痫网络，脑沟底部 FCD，脑沟底部附加结构 FCD，大脑表面 FCD

与成人相比，儿童药物难治性局灶性癫痫病灶的定位常与颞叶以外的区域有关。因此，在小儿癫痫患者中经常有必要进行侵入性颅内 EEG 和术外硬膜下电极记录，以定位致痫区。这些新皮质癫痫病灶通常与功能表达皮质区相邻，手术治疗需要精确划定致痫区和功能区。据报道，MEG 是一种有价值的非侵入性技术，可用于定位正在接受外科评估的药物难治性局灶性癫痫儿童的致痫皮质和功能皮质[1-6]。

一、脑磁图和磁源成像的基本原理

MEG 是一种关于测量神经元细胞内电流相关的磁场技术。通过 MEG 确定的癫痫棘波和诱发反应的源定位与 MRI 作为磁源成像（magnetic source imaging，MSI）配准[7]。MEG 是基于神经元细胞内电流产生伴随磁场的物理现象。磁场相对于电流的方向被描述为 Orsted 的"右手法则"，即当右手的拇指指向电流的方向时，周围的磁通量与右手手指的方向对应。MEG 使用高度灵敏的生物磁力计来检测神经元细胞内电流在颅外产生的磁场。根据右手法则，MEG 主要对来自顶树突与颅骨和头皮表面相切所在区域的信号敏感。源定位必须解决从测量的颅外磁场向后计算包括神经源的三维颅内位置、方向和强度在内的逆问题。逆问题解决的精度取决于许多因素，包括正问题。正问题使用迭代算法来确定等效电流偶极子的位置、方向和强度，该等效电流偶极子很好地解释了测量的磁场图。

正问题的精度取决于头部模型体积导体的形状和导电性。由于磁场中的均匀导电性，MEG 正问题的结果比 EEG 更稳定。因此，MEG 尖峰源（magnetoencephalography spike sources，MEGSS）

和 MSI 诱发反应的定位，对于儿童局灶性癫痫的术前评估是非常可靠的 [2]。总之，MEG 是一种非常有价值和可靠的技术，可用于定位发作间期癫痫样放电的源头 [8]。

二、脑磁图峰值源

加拿大多伦多儿童医院率先将 MEG 用于小儿癫痫的临床评估。2000 年 8 月至 2016 年 12 月，作为术前方案的一部分，该医院对 1300 多例局灶性癫痫患儿应用了 MEG，该方案还包括基于临床特征和长时间头皮视频 EEG、MRI 和神经心理测试来仔细定义癫痫症状学 [2]。根据这些数据，其中 800 多例患儿已接受癫痫手术。

我们已经通过数量和密度定义了 MEGSS 的分布 [6]。MEG 尖峰簇是 6 个或更多个尖峰源，相邻尖峰源之间的距离为 1cm 或更小。无论尖峰源之间的距离如何，MEG 尖峰散点都少于 6 个尖峰源，或者无论组中源的数量如何，尖峰源之间的尖峰散点都超过 1cm。根据硬膜下电极记录的术外颅内视频 EEG，聚集性 MEGSS 区与发作起始区和显著的发作间期相关 [6, 9, 10]。应单用颅内视频 EEG 检查 MEG 尖峰散点，因为 MEGSS 的散点分布中可能存在致痫区。我们已经证明，MEG 簇所在区域的完全切除与术后无癫痫发作相关 [11, 12]。对于术前评估，MEG 所定位的切除区域、侵入性 EEG 和 MRI 异常的定位一致与癫痫预后相关 [13]。EEG 棘波和 MEGSS 的侧别不一致表明致痫半球不确定，在没有进一步检查的情况下禁止进行手术 [14]。

三、病灶性癫痫

继发于病灶的癫痫外科治疗需要切除病灶并切除或离断致痫组织。MSI 提供了病理性颞叶外癫痫患儿的病灶、致痫区和功能区皮质的空间关系的准确数据 [4]。MEG 描绘了围绕病灶和功能表达皮质的不对称致痫区 [15]。当局灶性癫痫继发于肿瘤时，尽管术后残留 ECOG 棘波和边缘外 MEGSS，但完全切除肿瘤并切除肿瘤边缘的 MEGSS 可取得良好的预后 [4]。当局灶性癫痫

继发于发育不良的大脑时，应完全切除 MRI 表现出的病变和从 MRI 病变延伸出的以 MEGSS 簇为特征的皮质发育不良的区域，包括解剖病变和 MEGSS，以实现控制癫痫发作的结果 [16-18]。

四、局灶性皮质发育不良

FCD 是一种神经发育障碍，其特征为皮质迁移异常。这种病理状态本质上具有致痫潜能，常导致难以控制的癫痫发作，FCD 所致的难治性癫痫可以通过外科手术得到治疗 [17]。MEG 在 FCD 患者的术前评估中特别有用，因为皮质沟底部的病变产生径向生物磁场，理想情况下可以被 MEG 传感器检测到 [19]。常规 MRI 检查可能无法识别 FCD 亚群中的病变。然而，针对 MEGSS 定位的高分辨率薄层特殊 MRI 检查，可以揭示 MRI 阴性的 FCD [20]。FCD 的术前定位对于手术计划和致痫性病变的切除至关重要。Widjaja 等表明，13 例完全切除 MEGSS 簇的患者中的 11 例（85%），和 17 例完全切除 MRI 病变的患者中的 15 例（88%）都实现了术后无癫痫发作 [21]。

与大脑表面 FCD 的致痫区不同，在沟底发现了许多小的 FCD 病变 [22]。Nakajima 等研究了大脑沟底 MEG 尖波和 MRI 损伤之间的空间一致性（图 18-1）。8 例患者中有 4 例患者的 MEGSS 与 MRI 病灶部分重叠，另有 4 例患者不一致。MRI 病灶的切除可以控制 MEGSS 不一致患者的癫痫发作。与 MEGSS 部分重叠的 MRI 病变可能具有与 MRI 可见病变连续的延伸致痫区。在这些情况下，MEGSS 的定位可能与 MRI 病变不一致，因为：①闭场效应；②神经元密度低；③病变小 [23]。

五、结节性硬化症

MEG 已被证实可用于诊断患有 TSC 的儿童，这些患儿有进行癫痫手术的可能（图 18-2）。2006 年，Wu 等研究了 6 例 TSC 继发局灶性癫痫的儿童 [24]。6 例继发于双侧多脑叶皮质结节的局灶性癫痫的 TSC 患者中，发作期的视频 EEG 推断切除区域的灵敏度为 56%，特异度为 80%，准确度

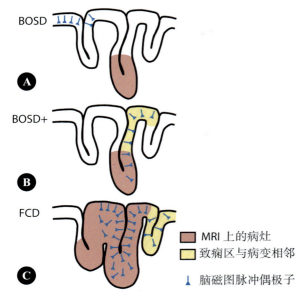

▲ 图 18-1 三种类型的局灶性皮质发育不良（FCD）Ⅱ型和脑磁图（MEG）尖峰偶极子的示意

A. MEG 棘波偶极子的远端簇和沟底 FCD 的 MRI 可见病变。B. MEG 棘波偶极子和 FCD 的部分重叠簇表明 MRI 上可见的损伤，具有连续延伸的致痫区（脑沟底部附加结构）。C. 脑表面 MEG 尖峰偶极子和 FCD 的重叠簇。注意，MEG 尖峰偶极子代表大脑表面广泛 FCD 内的中心[23]

为 77%。然而，发作间期的 MEG 表现较好，灵敏度为 100%，特异度为 94%，准确度为 95%。在 TSC 中，MEGSS 倾向于定位在可见的结节周围。Okanishi 等报道，除了聚集性 MEGSS 外，最大可能切除分散的 MEGSS 与 TSC 儿童的预后同样相关[25]。MEG 能够精准定位癫痫灶，并为继发于 TSC 的局灶性癫痫儿童的外科治疗提供了重要信息[26-29]。

六、颞叶外癫痫

在婴幼儿中，枕叶经常是引起局灶性发作的起源灶，甚至会出现婴儿痉挛[30]。在儿童中，枕叶棘波向前扩散多于额叶棘波向后扩散[31]。总体而言，Ibrahim 报道，41 例难治性枕叶癫痫患者中，68% 的患者手术后预后令人满意[32]。他们发现，发病年龄越小，发作类型越多，需要进行更广泛的切除手术才能获得术后无癫痫发作的结局。因此，在颞叶外相关癫痫的年幼患者致痫灶定位中，颞叶/顶叶/枕叶经常出现多个聚集性 MEGSS，

而在年长患者中，经常在额叶的发作起始区观察到单个聚集性 MEGSS[9]。这些数据表明，后头部癫痫可以通过发育中大脑的解剖和功能连接向前延伸，以扩大癫痫网络，而额叶癫痫则较少转移到其他脑叶。因此，与后头部癫痫网络相关的多发聚集性 MEGSS 可能需要广泛切除，尤其是在幼儿中。相反，在年龄相对较大的患者中，与离散的前头部致痫区相关的单个簇可能预测一个成功的局灶性切除。

额叶癫痫的诊断可能由于双侧大脑半球的深度、分布或快速扩散的癫痫样活动引起的头皮 EEG 的电临床定位不佳而复杂化。MEGSS 在额叶癫痫致痫区定位方面优于 EEG，因为前者具有较高的空间和时间分辨率[33]（图 18-3）。据 Mu 等报道，在接受额叶癫痫手术的患者中，31 例仅出现单一磁源成像 MEG 峰簇的患者中有 58.1% 术后无癫痫发作，而 7 例出现多个 MEG 峰簇的患者中无一例实现术后无发作状态[34]。

当头皮 EEG 上的发作间期癫痫样放电呈现弥散半球分布或双侧同步棘波放电时，在最早时间点分析 MEGSS 或动态统计参数图可以确定致痫区的侧别和位置[35, 36]。由于 MEG 是无创的，可以监测整个大脑，因此在研究癫痫活动的扩散方面，优于颅内视频 EEG[37]。Shirozu 等应用梯度磁场地形图（gradient magnetic-field topography, GMFT），在三维大脑表面图像上可视化癫痫活动的范围和动态变化[38]。他们发现 MEG 尖波开始时，GMFT 的分布与颅内视频 EEG 中观察到的发作起始区重叠，且与手术切除后无癫痫发作相关。MEG 尖波峰值处的 GMFT 分布始终大于开始时的 GMFT。

在与年龄相关的癫痫中，良性 Rolandic 癫痫（benign Rolandic epilepsy, BRE）和 Landau-Kleffner 综合征（LKS）是具有特殊特征的小儿癫痫，可以通过药物控制。BRE 和 LKS 的 MEGSS 方向相同，分别垂直于中央沟[39]和外侧裂[40]。然而，表现出 BRE 和 LKS 的某些特征，但不符合这些癫痫综合征的所有标准的患者被定义为非典型 BRE 和 LKS

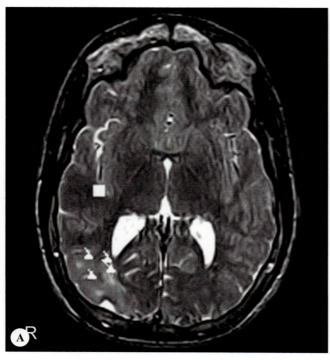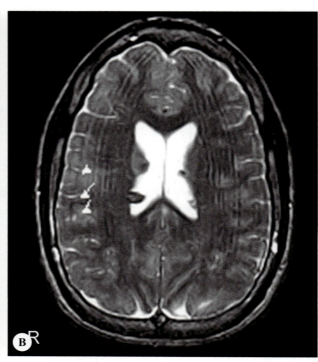

▲ 图 18–2　结节性硬化症患儿术前评估中的 MEG

轴向 T$_2$ MRI 显示多个皮质结节、脑磁图信号源（MEGSS）和听觉诱发场。这名 17 岁的右利手男孩表现为结节性硬化综合征继发的间歇性癫痫。他的癫痫发作包括呕吐，随后面部和左上肢出现阵挛性运动。MEG 显示总共 70 个 MEGSS，由右侧大脑半球上的两个簇组成。A. 轴向 T$_2$ MRI 显示枕皮质结节周围右侧颞枕区 46 个聚集性 MEGSS 中的 4 个。（闭合三角形表示 MEGSS 的位置，尾部表示 MEGS 的方向。）闭合正方形表示听觉诱发场。B. 轴向 T$_2$ MRI 显示 24 个聚集性 MEGSS 中的 3 个位于右额下方至上方 Rolandic 区、额皮质结节的上方和后方。他使用 103 个硬膜下栅状和深部电极进行了颅内视频脑电监测。在右枕颞区和额下区进行皮质切除，这与两个 MEGSS 簇相关。他服药 9 个月未见癫痫发作

变异型。我们引入了恶性 Rolandic-Sylvian 癫痫这一术语来描述这一亚组，其特征是 EEG 上的额颞叶棘波、MRI 上无病灶、中央沟和外侧裂周围随机定向的 MEGSS，导致难治性感觉运动部分性癫痫及神经认知问题[3]。

七、岛叶癫痫

岛叶位于盖部皮质的下方，可能与其他潜在的致痫区有广泛的网络。岛叶癫痫与邻近额叶、颞叶或顶叶的癫痫发作相似或是其一部分[41, 42]。手术前无创性评估在这一脑区具有显著的局限性。它们不能可靠地排除岛叶癫痫[43]。发作期或发作间期头皮 EEG 的空间分辨率不足，无法区分岛叶癫痫和其上覆盖的额叶、顶叶或颞叶癫痫[44]。PET 或 SPECT 可能提供误导性结果或多灶异常[45]。Mohamed

等报道，MEG 在检测岛叶癫痫方面优于 PET 和 SPECT[46]。这些研究者调查了 14 例岛叶癫痫患者，发现了三种 MEGSS 模式：①分布在前岛叶和岛盖的簇（7 例）；②分布在后岛叶的簇（2 例）；③弥漫性边缘分布的簇（4 例）；一例患者未检测到尖波。6 例分布在前岛叶、1 例分布在后岛叶和 2 例弥漫性边缘分布的患者接受了岛叶癫痫手术，术后效果良好（Engel Ⅰ 级或 Engel Ⅱ 级）[47]。在进行手术的前岛叶及岛盖簇的 6 例患者中，与其中 4 例患者的发作期 SPECT 和 5 例患者的发作间期 PET 相比，MEG 提供了更好的信息。

八、颞叶癫痫

儿童颞叶癫痫的颞叶切除术后的癫痫无发作率与成人报道的结果相似[48]。与颞叶外局灶性癫

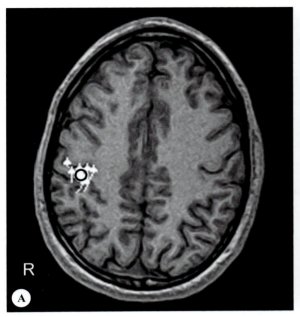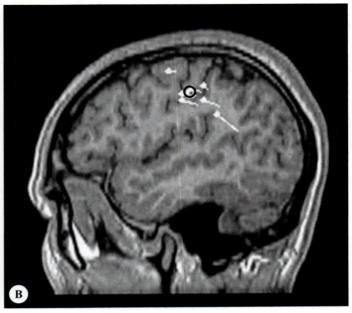

▲ 图 18-3　MEG 在颞叶外局灶性癫痫患儿术前评估中的应用

T₁ MRI 显示 MEGSS 和体感诱发磁场（SEF）。这位 17 岁的右利手男孩出现了感觉先兆，伴有或不伴有继发性全身强直阵挛发作。MRI 显示右侧 Rolandic 周围区域出现小的非特异性高 FLAIR 信号。A. 轴向 T₁ MRI 显示中央后回上聚集的 75 个 MEGSS 中的 6 个（闭合三角形表示 MEGSS 的位置，尾部指示 MEGSS 方向）。B. 矢状 T₁ MRI 显示中央沟周围有 7 个 MEGSS，主要由中央后回扩展至缘上回。黑色圆圈表示 SEF。他在右额顶区使用 120 个硬膜下电极进行了颅内视频脑电监测。对右中央后回进行皮质切除术，包括成簇 MEGSS。病理报告为 Ⅱ b 型皮质发育不良。他已经服用药物 5 个月没有癫痫发作

痫不同，颞叶癫痫中的 MEGSS 并不代表发作间期癫痫样放电起源的确切位置[8]。MEG 在这方面失败的原因有以下五个。

- 颞叶内侧距离 MEG 传感器较远[49]。因为磁场衰减与离震源的距离成正比[50]，所以颞叶内侧的 MEG 尖波不太明显。

- 海马神经元的圆柱形结构抵消了产生的兴奋性突触后电位（闭环），与新皮质神经元的线性和层状结构（开环）相反[49]。

- 整个头部的 MEG 传感器阵列对颞叶下磁场的覆盖不足，会增加偶极子估算的误差。

- 癫痫样放电通过边缘网络传导到周围的颞叶结构不适用于单偶极子分析[51]。

- 来自颞叶外侧和颞上皮质的磁场压倒来自颞叶内侧的磁场。

当颞叶是局灶性癫痫更广泛的回路的一部分时，MEG 更有价值。例如，一名脑炎后颞顶枕穿通畸形囊肿继发的难治性癫痫患儿，在没有

颞叶上外侧皮质的情况下，获得了垂直定向的 MEGSS。缺少颞叶上外侧皮质、显著的颞叶 EEG 尖波、不太显著的 MEG 尖波和使用空间滤波方法的近基底合成孔径磁力计尖波，都表明垂直定向的 MEGSS 直接从近颞叶基底投射[52]。

另一个病例中，一名 9 岁男孩，同时有良性 Rolandic 癫痫样放电和 MRI 表现出海马硬化继发的难治性颞叶内侧癫痫，通过头皮视频 EEG 对其进行了研究。视频 EEG 显示，临床症状出现上腹部先兆后，左侧颞叶出现节律性尖波，随后出现凝视[53]。MEG 识别出 Rolandic 区的 MEGSS，这在头皮 EEG 上也很明显。然而，MEG 无法定位颞叶的致痫灶，因为在这种情况下，Rolandi 区棘波的高波幅信号掩盖了颞叶内侧的低波幅棘波。Rolandic 区 MEGSS 的良性形式，其中偶极子的方向与 BRE 的方向相同且垂直于中央沟，通常在儿童中被视为与年龄相关的现象，这一现象偶尔在患有颞叶癫痫的成人中被发现。

九、无病灶性癫痫

无病灶性癫痫是小儿癫痫外科评估的一个挑战。在一个由 75 例年龄小于 12 岁的儿童组成的队列中，35 例在 MRI 上没有明显病灶的儿童，在小儿癫痫中心接受了难治性癫痫切除手术[54]。此外，一些研究人员已经表明，MRI 对近 29% 患者的术前评估没有帮助，这一群体的 MRI 是正常的或是非特异性异常[55]。大脑 MRI 表现正常的患者，癫痫手术后的结果取决于病例选择标准和癫痫中心的专业知识。

MRI 正常但聚集性 MEGSS 的儿童难治性癫痫手术为大多数患儿提供了良好的术后结果[19, 56, 57]。发作起始区较小可预测术后无发作。当 EEG 和 MEG 定位一致时，无癫痫发作的可能最大，而当这些结果不一致时，则最不可能术后无癫痫发作。MEG 簇双侧或仅为散在、多种发作类型和计划的致痫区未完全切除的患儿术后无癫痫发作的可能性较小。

MEGSS 可显著指导无病灶的癫痫患者侵入性脑电监测的手术策略[11, 12, 58]。成簇的 MEGSS 可纳入颅内视频脑电监测的手术计划中，利用手术导航技术指导适合的硬膜下栅状的放置和通过立体定向 EEG 定位深部电极[59-63]。这些互补的方法已被证明能够成功控制癫痫发作。

十、手术后复发或残留癫痫

颞叶外癫痫在儿童中尤为常见，手术成功率仍然令人失望。通过 Meta 分析显示，长期随访无癫痫发作的概率为 27%～46%[64]。癫痫术后的患者使用的标准 MRI 技术，可能会忽略残余病变的范围。同样，由于颅骨缺损、硬脑膜瘢痕、颅内充满脑脊液，以及术中大脑结构的改变或变形，术后发作期头皮 EEG 结果也会产生误导性。首次癫痫手术未能控制癫痫发作而进行第二次癫痫手术的患者中，由于首次手术部位正常皮质表面和胶质化皮质表面之间的振幅差异，硬膜下电极记录的侵入性 EEG 的解释变得复杂。在 17 例癫痫手术后反复发作的儿童中，特定的 MEGSS 模式描绘了致痫区[65]。10 例患者（A 组）聚集性 MEGSS

出现在之前手术切除的两个相邻脑回内边缘，3 例患者（B 组）在空间上，从边缘延伸 3cm 或更小出现聚集性 MEGSS，6 例患者（C 组）远离切除边缘 3cm 以上，出现聚集性 MEGSS。2 例患者同时出现在 A 组和 C 组。13 例患儿接受了包括切除聚集性 MEGSS 区域的再次手术，有 11 例获得了良好的手术效果。

MEG 对那些考虑进行第二次癫痫手术的儿童尤其有利，因为之前进行过手术的儿童，MEG 信号远没有头皮 EEG 那样因术后颅骨缺损、硬膜下瘢痕、蛛网膜粘连和正常大脑转移到切除区域而失真。因此，对于癫痫手术后晚期复发性癫痫患者亚组，MEG 可以识别复发性癫痫的致痫区。

十一、功能性映射

癫痫手术的成功结果通常定义为无癫痫发作状态，无神经功能缺损[66]。要实现这两个目标，必须满足两个标准。首先，需要精确定位大脑中的致痫区。其次，必须确定辅助感觉、运动、语言和记忆等功能皮质的解剖定位。因此，神经外科医生需要在手术前，对致痫区和大脑皮质进行精确的解剖定位。目前，一些癫痫中心常规使用非侵入性 MEG 研究来定位癫痫手术患者的大脑皮质。

刺激正中神经出现的体感诱发磁场（somatosensory-evoked magnetic field，SEF）现在被广泛认为是于识别初级体感皮质和中央沟定位的最可靠方法[67]。因为 SEF 的 N20m 成分反映了初级感觉皮质的直接神经元活动，所以 SEF 是从中央后回产生的。

Pihko 等[68]成功地测量了正常新生儿在餐后频繁睡眠期间的 SEF。然而，由于较大月龄婴儿的睡眠期周期缩短，睡眠记录不太可行。因此，异丙酚全静脉麻醉已应用于欠合作儿童的 MEG 和 MRI 研究中[69]。我们分析了 26 例 4 岁以下的婴儿，在使用异丙酚的全静脉麻醉下的情况，并表明在这些条件下仍然可以检测和可靠地观察到 SEF[70]。诱发场的 MEG 源定位，可以解决皮质发育畸形中是否存在初级感觉模态的功能重组的问题[71]。

MEG 还可以识别运动皮质。手指自主运动后的运动相关脑磁场显示了儿童运动控制的一个独特领域[72]。

听觉诱发磁场用于识别初级听觉皮质。对侧音频刺激后 100ms 左右，N 100m 的显著成分代表颞横回和颞平面中的听觉诱发磁场[73, 74]。同样的，视觉诱发磁场用于定位初级视觉皮质。视觉刺激后约 100ms 的 P100m 在枕叶内侧产生视觉诱发磁场[75]。

据报道，MEG 可用于癫痫患者语言功能的定侧和定位[76-78]。在 MEG 记录过程中，参与单词识别任务的患者被证明激活了语言区域。据报道，MEG 数据与 Wada 测试结果非常吻合[79]。此外，MEG 和术中直接皮质刺激在定位语言区方面有良好的相关性[80]。

参考文献

[1] Wheless JW, Willmore LJ, Breier JI, et al. A comparison of magnetoencephalography, MRI, and V-EEG in patients evaluated for epilepsy surgery. Epilepsia 1999;40(7):931–941

[2] Minassian BA, Otsubo H, Weiss S, Elliott I, Rutka JT, Snead OC III. Magnetoencephalographic localization in pediatric epilepsy surgery: comparison with invasive intracranial electroencephalography. Ann Neurol 1999;46(4):627–633

[3] Otsubo H, Chitoku S, Ochi A, et al. Malignant Rolandic–Sylvian epilepsy in children: diagnosis, treatment, and outcomes. Neurology 2001;57(4):590–596

[4] Otsubo H, Ochi A, Elliott I, et al. MEG predicts epileptic zone in lesional extrahippocampal epilepsy: 12 pediatric surgery cases. Epilepsia 2001;42(12):1523–1530

[5] Pataraia E, Simos PG, Castillo EM, et al. Does magnetoencephalography add to scalp video-EEG as a diagnostic tool in epilepsy surgery? Neurology 2004;62(6):943–948

[6] Iida K, Otsubo H, Matsumoto Y, et al. Characterizing magnetic spike sources by using magnetoencephalography-guided neuronavigation in epilepsy surgery in pediatric patients. J Neurosurg 2005;102(2, Suppl):187–196

[7] Holowka SA, Otsubo H, Iida K, et al. Three-dimensionally reconstructed magnetic source imaging and neuronavigation in pediatric epilepsy: technical note. Neurosurgery 2004;55(5):1226

[8] Ebersole JS. Defining epileptogenic foci: past, present, future. J Clin Neurophysiol 1997;14(6):470–483

[9] Oishi M, Kameyama S, Masuda H, et al. Single and multiple clusters of magnetoencephalographic dipoles in neocortical epilepsy: significance in characterizing the epileptogenic zone. Epilepsia 2006;47(2):355–364

[10] Agirre-Arrizubieta Z, Huiskamp GJM, Ferrier CH, van Huffelen AC, Leijten FS. Interictal magnetoencephalography and the irritative zone in the electrocorticogram. Brain 2009;132(Pt 11):3060–3071

[11] Ochi A, Otsubo H. Magnetoencephalography-guided epilepsy surgery for children with intractable focal epilepsy: SickKids experience. Int J Psychophysiol 2008;68(2):104–110

[12] Albert GW, Ibrahim GM, Otsubo H, et al. Magnetoencephalography-guided resection of epileptogenic foci in children. J Neurosurg Pediatr 2014;14(5):532–537

[13] Englot DJ, Nagarajan SS, Imber BS, et al. Epileptogenic zone localization using magnetoencephalography predicts seizure freedom in epilepsy surgery. Epilepsia 2015;56(6):949–958

[14] Ochi A, Otsubo H, Iida K, et al. Identifying the primary epileptogenic hemisphere from electroencephalographic (EEG) and magnetoencephalographic dipole lateralizations in children with intractable epilepsy. J Child Neurol 2005; 20(11):885–892

[15] Bennett-Back O, Ochi A, Widjaja E, et al. Magnetoencephalography helps delineate the extent of the epileptogenic zone for surgical planning in children with intractable epilepsy due to porencephalic cyst/encephalomalacia. J Neurosurg Pediatr 2014;14(3):271–278

[16] Bast T, Oezkan O, Rona S, et al. EEG and MEG source analysis of single and averaged interictal spikes reveals intrinsic epileptogenicity in focal cortical dysplasia. Epilepsia 2004;45(6):621–631

[17] Otsubo H, Iida K, Oishi M, et al. Neurophysiologic findings of neuronal migration disorders: intrinsic epileptogenicity of focal cortical dysplasia on electroencephalography, electrocorticography, and magnetoencephalography. J Child Neurol 2005;20(4):357–363

[18] Kagawa K, Iida K, Kakita A, et al. Electrocorticographic-histopathologic correlations implying epileptogenicity of dysembryoplastic neuroepithelial tumor. Neurol Med Chir (Tokyo) 2013;53(10):676–687

[19] Jung J, Bouet R, Delpuech C, et al. The value of magnetoencephalography for seizure-onset zone localization in magnetic resonance imaging-negative partial epilepsy. Brain 2013;136(Pt 10):3176–3186

[20] Wilenius J, Medvedovsky M, Gaily E, et al. Interictal MEG reveals focal cortical dysplasias: special focus on patients with no visible MRI lesions. Epilepsy Res 2013;105(3):337–348

[21] Widjaja E, Otsubo H, Raybaud C, et al. Characteristics of MEG and MRI between Taylor's focal cortical dysplasia (type II) and other cortical dysplasia: surgical outcome after complete resection of MEG spike source and MR lesion in pediatric cortical dysplasia. Epilepsy Res 2008;82(2–3):147–155

[22] Besson P, Andermann F, Dubeau F, Bernasconi A. Small focal cortical dysplasia lesions are located at the bottom of a deep sulcus. Brain 2008;131(Pt 12):3246–3255

[23] Nakajima M, Widjaja E, Baba S, et al. Remote MEG dipoles in focal cortical dysplasia at bottom of sulcus. Epilepsia 2016;57(7):1169–1178

[24] Wu JY, Sutherling WW, Koh S, et al. Magnetic source imaging localizes epileptogenic zone in children with tuberous sclerosis complex. Neurology 2006;66(8):1270–1272

[25] Okanishi T, Akiyama T, Mayo E, et al. Magnetoencephalography spike sources interrelate the extensive epileptogenic zone of tuberous sclerosis complex. Epilepsy Res 2016;127:302–310

[26] Iida K, Otsubo H, Mohamed IS, et al. Characterizing magnetoencephalographic spike sources in children with tuberous sclerosis complex. Epilepsia 2005;46(9):1510–1517

[27] Xiao Z, Xiang J, Holowka S, et al. Volumetric localization of epileptic activities in tuberous sclerosis using synthetic aperture magnetometry. Pediatr Radiol 2006;36(1):16–21

[28] Kamimura T, Tohyama J, Oishi M, et al. Magnetoencephalography in patients with tuberous sclerosis and localization-related epilepsy. Epilepsia 2006;47(6):991–997

[29] Sugiyama I, Imai K, Yamaguchi Y, et al. Localization of epileptic foci

in children with intractable epilepsy secondary to multiple cortical tubers by using synthetic aperture magnetometry kurtosis. J Neurosurg Pediatr 2009;4(6):515–522

[30] Koo B, Hwang P. Localization of focal cortical lesions influences age of onset of infantile spasms. Epilepsia 1996;37(11):1068–1071

[31] Oguni H, Hayashi K, Osawa M. Migration of epileptic foci in children. Adv Neurol 1999;81:131–143

[32] Ibrahim GM, Fallah A, Albert GW, et al. Occipital lobe epilepsy in children: characterization, evaluation and surgical outcomes. Epilepsy Res 2012;99(3):335–345

[33] Ossenblok P, de Munck JC, Colon A, Drolsbach W, Boon P. Magnetoencephalography is more successful for screening and localizing frontal lobe epilepsy than electroencephalography. Epilepsia 2007;48(11):2139–2149

[34] Mu J, Rampp S, Carrette E, et al. Clinical relevance of source location in frontal lobe epilepsy and prediction of postoperative long-term outcome. Seizure 2014;23(7):553–559

[35] Hara K, Lin FH, Camposano S, et al. Magnetoencephalographic mapping of interictal spike propagation: a technical and clinical report. AJNR Am J Neuroradiol 2007;28(8):1486–1488

[36] Shiraishi H, Ahlfors SP, Stufflebeam SM, et al. Application of magnetoencephalography in epilepsy patients with widespread spike or slow-wave activity. Epilepsia 2005;46(8):1264–1272

[37] Shibata S, Matsuhashi M, Kunieda T, et al. Magnetoencephalography with temporal spread imaging to visualize propagation of epileptic activity. Clin Neurophysiol 2017;128(5):734–743

[38] Shirozu H, Iida K, Hashizume A, et al. Gradient magnetic-field topography reflecting cortical activities of neocortical epilepsy spikes. Epilepsy Res 2010;90(1–2):121–131

[39] Ishitobi M, Nakasato N, Yamamoto K, Iinuma K. Opercular to interhemispheric source distribution of benign Rolandic spikes of childhood. Neuroimage 2005;25(2):417–423

[40] Sobel DF, Aung M, Otsubo H, Smith MC. Magnetoencephalography in children with Landau-Kleffner syndrome and acquired epileptic aphasia. AJNR Am J Neuroradiol 2000;21(2):301–307

[41] Ryvlin P, Kahane P. The hidden causes of surgery-resistant temporal lobe epilepsy: extratemporal or temporal plus? Curr Opin Neurol 2005;18(2):125–127

[42] Barba C, Barbati G, Minotti L, Hoffmann D, Kahane P. Ictal clinical and scalp-EEG findings differentiating temporal lobe epilepsies from temporal 'plus' epilepsies. Brain 2007;130(Pt 7):1957–1967

[43] Weil AG, Fallah A, Lewis EC, Bhatia S. Medically resistant pediatric insular-opercular/perisylvian epilepsy. Part 1: invasive monitoring using the parasagittal transinsular apex depth electrode. J Neurosurg Pediatr 2016;18(5):511–522

[44] Nguyen DK, Nguyen DB, Malak R, et al. Revisiting the role of the insula in refractory partial epilepsy. Epilepsia 2009;50(3):510–520

[45] Ryvlin P, Minotti L, Demarquay G, et al. Nocturnal hypermotor seizures, suggesting frontal lobe epilepsy, can originate in the insula. Epilepsia 2006;47(4):755–765

[46] Mohamed IS, Gibbs SA, Robert M, Bouthillier A, Leroux JM, Khoa Nguyen D. The utility of magnetoencephalography in the presurgical evaluation of refractory insular epilepsy. Epilepsia 2013;54(11):1950–1959

[47] Engel JJ, Van Ness PC, Rasmussen TB, et al. Outcome with respect to epileptic seizures. In: Engel J Jr., ed. Surgical Treatment of the Epilepsies. New York, NY: Raven Press; 1993:367–373

[48] Benifla M, Otsubo H, Ochi A, et al. Temporal lobe surgery for intractable epilepsy in children: an analysis of outcomes in 126 children. Neurosurgery 2006;59(6):1203–1213, discussion 1213–1214

[49] Mikuni N, Nagamine T, Ikeda A, et al. Simultaneous recording of epileptiform discharges by MEG and subdural electrodes in temporal

lobe epilepsy. Neuroimage 1997;5(4 Pt 1):298–306

[50] Sato S, Balish M, Muratore R. Principles of magnetoencephalography. J Clin Neurophysiol 1991;8(2):144–156

[51] Alarcon G, Guy CN, Binnie CD, Walker SR, Elwes RD, Polkey CE. Intracerebral propagation of interictal activity in partial epilepsy: implications for source localisation. J Neurol Neurosurg Psychiatry 1994;57(4):435–449

[52] Imai K, Otsubo H, Sell E, et al. MEG source estimation from mesio-basal temporal areas in a child with a porencephalic cyst. Acta Neurol Scand 2007;116(4):263–267

[53] RamachandranNair R, Ochi A, Benifla M, Rutka JT, Snead OC III, Otsubo H. Benign epileptiform discharges in Rolandic region with mesial temporal lobe epilepsy: MEG, scalp and intracranial EEG features. Acta Neurol Scand 2007;116(1):59–64

[54] Paolicchi JM, Jayakar P, Dean P, et al. Predictors of outcome in pediatric epilepsy surgery. Neurology 2000;54(3):642–647

[55] Semah F, Picot MC, Adam C, et al. Is the underlying cause of epilepsy a major prognostic factor for recurrence? Neurology 1998;51(5):1256–1262

[56] RamachandranNair R, Otsubo H, Shroff MM, et al. MEG predicts outcome following surgery for intractable epilepsy in children with normal or nonfocal MRI findings. Epilepsia 2007;48(1):149–157

[57] Widjaja E, Shammas A, Vali R, et al. FDG-PET and magnetoencephalography in presurgical workup of children with localizationrelated nonlesional epilepsy. Epilepsia 2013;54(4):691–699

[58] Schneider F, Irene Wang Z, Alexopoulos AV, et al. Magnetic source imaging and ictal SPECT in MRI-negative neocortical epilepsies: additional value and comparison with intracranial EEG. Epilepsia 2013;54(2):359–369

[59] Sutherling WW, Mamelak AN, Thyerlei D, et al. Influence of magnetic source imaging for planning intracranial EEG in epilepsy. Neurology 2008;71(13):990–996

[60] Knowlton RC, Razdan SN, Limdi N, et al. Effect of epilepsy magnetic source imaging on intracranial electrode placement. Ann Neurol 2009;65(6):716–723

[61] Ahmed R, Rutka JT. The role of MEG in pre-surgical evaluation of epilepsy: current use and future directions. Expert Rev Neurother 2016;16(7):795–801

[62] Murakami H, Wang ZI, Marashly A, et al. Correlating magnetoencephalography to stereo-electroencephalography in patients undergoing epilepsy surgery. Brain 2016;139(11):2935–2947

[63] Iida K, Otsubo H. Stereoelectroencephalography: indication and efficacy. Neurol Med Chir (Tokyo) 2017;57(8):375–385

[64] Téllez-Zenteno JF, Dhar R, Wiebe S. Long-term seizure outcomes following epilepsy surgery: a systematic review and meta-analysis. Brain 2005;128(Pt 5):1188–1198

[65] Mohamed IS, Otsubo H, Ochi A, et al. Utility of magnetoencephalography in the evaluation of recurrent seizures after epilepsy surgery. Epilepsia 2007;48(11):2150–2159

[66] Snead OC III. Surgical treatment of medically refractory epilepsy in childhood. Brain Dev 2001;23(4):199–207

[67] Kawamura T, Nakasato N, Seki K, et al. Neuromagnetic evidence of pre- and post-central cortical sources of somatosensory evoked responses. Electroencephalogr Clin Neurophysiol 1996;100(1):44–50

[68] Pihko E, Lauronen L, Wikström H, et al. Somatosensory evoked potentials and magnetic fields elicited by tactile stimulation of the hand during active and quiet sleep in newborns. Clin Neurophysiol 2004;115(2):448–455

[69] Sharma R, Pang EW, Mohamed I, et al. Magnetoencephalography in children: routine clinical protocol for intractable epilepsy at the Hospital for Sick Children. In: Cheyne D, Ross B, Stroink G, Weinberg H, eds. New Frontiers in Biomagnetism. International

Congress Series 2007;1300. Amsterdam: Elsevier; 2007:685–688

[70] Bercovici E, Pang EW, Sharma R, et al. Somatosensory-evoked fields on magnetoencephalography for epilepsy infants younger than 4 years with total intravenous anesthesia. Clin Neurophysiol 2008;119(6):1328–1334

[71] Burneo JG, Kuzniecky RI, Bebin M, Knowlton RC. Cortical reorganization in malformations of cortical development: a magnetoencephalographic study. Neurology 2004;63(10):1818–1824

[72] Gaetz W, Cheyne D. Localization of sensorimotor cortical rhythms induced by tactile stimulation using spatially filtered MEG. Neuroimage 2006;30(3):899–908

[73] Nakasato N, Kumabe T, Kanno A, Ohtomo S, Mizoi K, Yoshimoto T. Neuromagnetic evaluation of cortical auditory function in patients with temporal lobe tumors. J Neurosurg 1997;86(4):610–618

[74] Pang EW, Gaetz W, Otsubo H, Chuang S, Cheyne D. Localization of auditory N1 in children using MEG: source modeling issues. Int J Psychophysiol 2003;51(1):27–35

[75] Nakasato N, Yoshimoto T. Somatosensory, auditory, and visual evoked magnetic fields in patients with brain diseases. J Clin Neurophysiol 2000;17(2):201–211

[76] Pataraia E, Simos PG, Castillo EM, et al. Reorganization of languagespecific cortex in patients with lesions or mesial temporal epilepsy. Neurology 2004;63(10):1825–1832

[77] Breier JI, Castillo EM, Simos PG, et al. Atypical language representation in patients with chronic seizure disorder and achievement deficits with magnetoencephalography. Epilepsia 2005;46(4):540–548

[78] Lee D, Sawrie SM, Simos PG, Killen J, Knowlton RC. Reliability of language mapping with magnetic source imaging in epilepsy surgery candidates. Epilepsy Behav 2006;8(4):742–749

[79] Papanicolaou AC, Simos PG, Castillo EM, et al. Magnetocephalography: a noninvasive alternative to the Wada procedure. J Neurosurg 2004;100(5):867–876

[80] Papanicolaou AC, Simos PG, Breier JI, et al. Magnetoencephalographic mapping of the language-specific cortex. J Neurosurg 1999;90(1):85–93

Part C 术前神经影像学
Preoperative Neuroimaging

第 19 章 小儿癫痫结构脑影像
Structural Brain Imaging in Pediatric Epilepsy

Charles Raybaud Elysa Widjaja 著

林洁琼 曾洪武 译 李霖 校

摘 要

神经影像学，尤其是 MRI（结合临床表现、功能检查、EEG/ MEG）检查在癫痫评估中起着核心作用。MRI 是证明病灶与疾病间因果关系的最有效手段，是成功实施手术治疗的前提。病灶可能很明显，但更多时候是相当隐匿的，因此，必须尽可能提高成像质量：采用多平面、多序列高清成像，尽可能采用高场强（3T 以上）和多相控阵线圈。弥散张量成像（DTI）对手术规划也很重要。癫痫外科手术的适应证包括严重的、耐药性癫痫。儿童常见的是低级别癫痫相关肿瘤［其中以神经节胶质瘤及其变异型、胚胎发育不良性神经上皮肿瘤（DNET）、多形性黄色星形细胞瘤（PXA）等为主，其他少见的肿瘤类型还包括血管中心性胶质瘤、乳头状胶质神经元肿瘤（PGNT），以及任何涉及皮质的胶质细胞瘤。FCD 是一种非常细微的致痫性、发育性病变。组织学上分为三种类型：最典型的是 FCD2 型（Taylor's），其特征是巨型细胞的出现；FCD1 型以异常的皮质分层为特征，在影像上较难识别；FCD3 型是指癫痫合并一种主要病变，包括海马硬化、低级别癫痫相关肿瘤（LEAT）、血管畸形、结构破坏性病变等。其他手术指征包括半侧巨脑畸形（半侧性 FCD），部分的结节性硬化症（症状性 FCD）、下丘脑错构瘤（通常无蒂且附着在乳头体上）。累及皮质的海绵状血管瘤具备明确的手术指征。Sturge-Weber 综合征或 Rasmussen 脑炎，以及一些慢性脑软化性疾病则可能需要进行姑息性手术。显然，与成人类似，颞叶内侧硬化是儿童难治性癫痫的重要病因，也是手术指征，但这种情况较成人少见。特殊情况下，广泛的皮质发育畸形（MCD），如灰质异位、多小脑回畸形（PMG）或脑裂畸形可能需要通过手术治疗，且只能通过 MRI 诊断。

关键词

癫痫，影像学，低级别癫痫相关肿瘤，局灶性皮质发育不良，半侧巨脑畸形，结节性硬化症，下丘脑错构瘤，Sturge-Weber 综合征，Rasmussen 脑炎，颞叶内侧硬化从影像角度而言，应区分首次癫痫发作（可能由任何急性脑疾病引起）和真正的慢性癫痫，但显然一次新的发作可能意味着慢性癫痫的起始。即使是儿童首次癫痫发作，也应区分热性惊厥（影像诊断率极低[1]）和无热惊厥（诊断率高[2]）。任何非良性、特发性癫痫（可通过临床和 EEG 特征识别）都需要神经影像学检查，包括病灶相关的局灶性癫痫，可能与脑结构异常相关的特定癫痫综合征如 Ohtahara 或 West 综合征，新发癫痫持续状态及病情进行性恶化的所谓的灾难性癫痫。影像学用于检测癫痫病理基础的主要方式是 MRI，CT 结果阴性不能排除 FCD 等细微病变，即使 CT 提示异常，仍缺乏 MRI 的精准度和特异度，并且也不建议发育期儿童接受电离辐射。在新诊断癫痫的患儿中，388 例中有 62 例（13%）[3]MRI 提示异常，在难治性癫痫患者中，这个比例达到了 82%～86%[4, 5]。

与 CT 相比，MRI 具有良好的软组织对比度、更好的空间分辨率、多平面能力和更高的灵敏度，是首选的成像方式。即使在影像上提示"正常"的患者中，在反复检查 MRI 并进行经验性总结后，特别是在技术进步的情况下，也可以帮助识别先前未发现的结构异常[6, 7]。联合 MRI、临床和电生理数据（EEG，MEG）以避免错误定位极其重要。MRI 对判断预后也有一定意义：相比已发现病灶者，未能在 MRI 上发现病灶者手术预后更差。

一、磁共振技术

磁共振检测异常的灵敏度取决于所使用的磁共振技术、病理类型和看图医生的经验[8]。评估致痫灶病理特征的最佳 MR 技术应包括多种序列，包括 T_1WI 和 T_2WI、质子密度加权和 FLAIR 序列。这些需要在覆盖整个大脑的至少两个正交平面上获得，并使用最小层厚。在颞叶癫痫患者中，冠状面应垂直于海马体的长轴，以优化颞叶内侧结构的显示。对于颞叶外癫痫，标准方法是采用前后联合平面（平行于前后联合）。层厚 1mm 的三维 T_1WI 容积序列提供了出色的灰质 / 白质对比，

可以重建为任何正交或非正交平面，在不需要增加扫描时间的前提下，可以进行其他的影像后处理。双反转恢复序列也应推荐使用[9, 10]。钆不能改善癫痫患者 MR 的灵敏度，只能用于检查特定的脑内病变，如血管畸形或肿瘤。应对检查序列进行系统地考量以优化细微病变和双重病理的检测。

值得注意的是，婴幼儿由于缺乏髓鞘而导致 MRI 上皮质与皮质下的对比相较于成人大脑是相反的。这意味着在发育过程中，长达数月时间这种对比会减弱，使诊断细微的皮质发育不良变得困难。另一方面，反复局灶性癫痫可诱导早期髓鞘形成，在某些情况下可用于确定致痫灶的位置。

磁共振波谱可用于更好地描述病变特征（主要根据波谱区分不同肿瘤或肿瘤与发育不良），或通过降低的 $N-$ 乙酰天冬氨酸（NAA）峰来定位致痫灶。然而，这些变化可能反映了结构异常以及与癫痫发作相关的同侧和对侧的代谢改变，导致结果难以解释[11, 12]。

在癫痫持续状态下弥散成像可显著异常，表现为局部和远隔部位的细胞毒性水肿，包括同侧丘脑枕、同侧海马、对侧小脑半球（失联络现象）以及胼胝体[13]。这种能量消耗和供应之间的不匹配解释了大脑对反复或长时间癫痫发作的反应，这对于确定病灶可能有帮助。在常规 MR 基础上，弥散张量成像（diffusion tensor imaging，DTI）能更好地描述脑白质的结构。虽然目前还没有用于诊断，但它可能有助于理解与皮质畸形相关的白质异常[13, 14]。DTI 纤维束成像也有助于手术入路的规划[13, 15]。灌注成像在癫痫的应用仍处于实验阶段。

图像结构分析包含了各种计算机辅助方法，旨在提高癫痫患者脑部细微病灶的检出率。大多数方法基于分割技术和后处理算法用于量化大脑各部分体积，如灰质、白质或特定的脑叶或脑结构（如海马），或评估皮质厚度或皮质与皮质下交界处的模糊程度。然而，这些方法并非完全自动化，耗时长且难以应用于临床实践。将 MRI 的解剖数据、发作间期 PET 或发作 / 发作间期 SPECT

的功能数据、皮质或立体定向 EEG 的电生理数据或 MEG 进行多模态整合，也有助于识别致痫灶和潜在的结构异常[16]。术前评估主要包括功能磁共振成像和纤维束成像：功能磁共振旨在确定重要功能皮质的位置，对于存在慢性结构和功能异常的儿童，这些功能皮质的分布可能与经典的解剖位置并不一致；纤维束成像提供了主要白质束的位置。功能连接的研究有助于了解癫痫如何影响大脑功能，但尚未成为术前评估的一部分[17]。

二、致痫灶的病理类型

虽然儿童顽固性局灶性癫痫的病理类型与成人相似，但小儿癫痫患者的手术标本病理检查的结果以广泛的皮质发育畸形（malformations of cortical development，MCD）和发育性肿瘤最常见。相反，与成人相比，海马硬化在儿童患者中不太常见。

（一）低级别癫痫相关肿瘤

LEAT 可能占手术病理分类的 2/3[18]，它们起源于皮质并从皮质发展而来，临床上表现为癫痫发作。肿瘤生长缓慢，边缘清晰，通常无水肿或坏死。肿瘤完全切除可以很好地控制癫痫发作或完全无发作。这些肿瘤的周围通常伴有皮质发育不良，目前认为此类 FCD 是由肿瘤的异常放电引起的[19]，然而也有假说认为肿瘤可能与皮质发育不良组织来源于同一前体细胞[20, 21]。与癫痫相关的肿瘤包括神经节细胞瘤及其变异型（神经节细胞瘤、脑室外神经细胞瘤、结缔组织增生性婴儿神经节胶质瘤）、胚胎发育不良性神经上皮肿瘤（dysembryoplastic neuroepithelial tumor，DNET）、多形性黄色星形细胞瘤（pleomorphic xanthoastrocytoma，PXA），以及低级别星形细胞瘤或少突胶质细胞瘤。其他已报道的胶质神经元肿瘤［如血管中心型胶质瘤、乳头状胶质神经元肿瘤（papillary glioneuronal tumor，PGNT）］较少见[22]。

神经节胶质瘤在男性中的比例稍高，但儿童比成人更常见。大体观上，发生于儿童的肿瘤体积几乎是成人的 8 倍[23]，85% 的病例表现为慢性癫痫发作，且主要位于颞叶内侧（50%）或颞叶外侧（29%）[24]。在组织学上，肿瘤由两组细胞群组成：神经元和胶质细胞。其中神经元成分不会扩张，而胶质成分很少会恶变。43% 的神经节胶质瘤表现为实性肿块，5% 为囊性，52% 为囊实性病变。肿瘤累及皮质，通常使脑回增宽，并可能引起毗邻颅骨的重塑。肿瘤通常在新皮质形成分散的、边界清晰的肿块，但在颞叶内侧区域更多形成浸润性肿块[25]。在 MR 上，肿瘤在 T_1WI 上呈与灰质相比的低或等信号，T_2WI 及 FLAIR 呈高或等信号，无弥散受限。30%～50% 的肿瘤由于钙化，可能表现为内部 T_1WI 高信号。60% 的病例钆增强后可见强化，呈结节样、环状或实性强化，可见脑膜受累。相比其他的 LEAT，神经节胶质瘤的结局最佳（92% 为 Engel I 级和 Engel II 级）[18, 24]。

神经节细胞瘤并不常见，多发于青少年和青年。肿瘤侵犯皮质，由没有神经胶质组织的神经元组成，通常呈囊实性。在 MRI 上，神经节细胞瘤 T_1WI 呈低信号，T_2WI 及 FLAIR 呈高信号，钆增强可见强化。

婴儿结缔组织增生性神经节胶质瘤是一种罕见的、可能是先天性的肿瘤，在婴幼儿期发病。肿瘤通常体积巨大，多位于外侧裂以上，呈囊实性。实性部分累及皮质，并与硬脑膜弥漫性粘连，肿瘤具有强烈的促纤维增生性，可能有钙化表现；囊性部分延伸到白质。约半数的病例表现为大头畸形、神经功能障碍和癫痫。在 MRI 上，实性成分 T_1WI 呈等灰质信号，T_2WI 呈高、等或低信号，通常具有异质性。实性成分呈明显强化，并延伸至硬脑膜，囊性成分的壁未见强化。尽管肿瘤外形巨大，但预后良好[26]。

DNET 主要侵犯额颞叶，在儿童中发病率低于神经节胶质瘤（43%）[18]，占 14%。肿瘤边缘可清晰或略显模糊，可呈多结节状，可导致脑回增宽、脑沟移位和脑室变形[27]，有 44% 病例可出现肿瘤上方颅骨的重塑[28]，也有钙化的报道[18, 28]。MRI

表现为 T₁WI 低信号、T₂WI 高信号的多囊多结节样改变和"气泡状"外观，FLAIR 呈中心低信号，伴周边薄的高信号影[27]。30% 的病例呈楔形并延伸至脑室，1/3 的病例有微弱的点状或环状强化，既往有肿瘤自发出血的报道。肿瘤通常在数年内保持稳定，但也有少数体积明显增大的记录[29]。

与神经节胶质瘤相比，DNET 的预后较差，这可能由于肿瘤切除不彻底或伴有 MRI 上难以分辨的皮质发育不良。DNET 的鉴别诊断包括其他的 LEAT 和 FCD。FCD 不出现强化，通常不具有占位效应，皮质可能会模糊，但不像肿瘤一样完全消失。神经节胶质瘤通常有更多的占位效应。据报道，DNET 有正常的 MRS 表现[30]，而神经胶质瘤和神经节胶质瘤可见升高的胆碱峰和降低的 NAA 峰。

另一种被描述为非特异性 DNET 或皮质少突胶质细胞瘤（WHO Ⅱ 级）的肿瘤是一种皮质内半球性肿瘤，临床仅表现为癫痫发作，无神经功能障碍或颅内压升高。影像学上与 DNET 类似，表现为有分隔的三角形皮质病变，T₁WI 呈低信号，T₂WI 呈高信号，周围无水肿或占位效应，无强化。相比于位于大脑深部的少突胶质细胞瘤，这种表浅的癫痫相关肿瘤预后良好[31]。

PXA 是一种好发于青少年的罕见肿瘤。与其他 LEAT 类似，PXA 生长缓慢，位于皮质，具有高度致痫性。肿瘤位于皮质，并延伸至脑实质，98% 的病例位于幕上，大部分位于颞叶（49%）。囊性和实性肿瘤均可显示与硬脑膜相互延续。钙化罕见，肿瘤边界清楚，无瘤周水肿[32]。有关于肿瘤出血的报道。肿瘤以胶质成分为主，但也可能含有神经元成分[33]。在 MRI 上，与灰质相比肿瘤 T₁WI 呈低或等信号，T₂WI 及 FLAIR 呈高或等信号，无弥散受限，囊性部分呈脑脊液样信号。增强扫描后，结节状实性部分以及邻近硬脑膜强化（硬脑膜尾征）。与 DNET 一样，PXA 也常伴有皮质发育不良[34]。预后一般良好，但也可能复发和恶变。

血管中心型胶质瘤是均匀但分界不清的皮质肿瘤，可浸润侵及脑回中的白质，有时可穿过皮质向侧脑室壁延伸（茎样结构）。受累脑回体积增大，相邻脑沟消失，但无水肿或明显的占位效应。肿瘤位于皮质的部分在 T₁WI 上呈高信号，T₂WI 及 FLAIR 呈高信号，肿瘤的白质部分在 T₁WI 上呈低信号，T₂WI 及 FLAIR 呈高信号，无弥散受限，增强无强化[25]。周围的 FCD 在 MRI 上并不明显。

PGNT（WHO Ⅰ 级）通常表现为近期癫痫发作史，或偶然癫痫发作。肿瘤多位于脑室周围而不是周围表浅部位，好发于额角。肿瘤分界清晰，呈囊实性，可有坏死，有时呈囊性伴囊壁结节，T₁WI 呈低信号，T₂WI 及 FLAIR 呈高信号，无弥散受限。增强可见肿瘤实性成分和囊壁强化，可有钙化，常有轻微的水肿和占位效应[25]。

弥漫性低级别（纤维性）星形细胞瘤（DA，WHO Ⅱ 级）主要位于额颞叶皮质，不含神经节细胞。MRI 表现为均匀的 T₁WI 低、T₂WI 及 FLAIR 高信号占位，无弥散受限，肿瘤增大可浸润邻近皮质，增强无强化，但能显示出突出的横贯血管。钙化、囊肿、出血或周围水肿不常见。与成人的组织学相似（但基因不同）的肿瘤不同，儿童 DA 几乎从未表现出恶性进展。

（二）常见的皮质发育畸形

在 MCD 的不同亚型中，FCD、半球巨脑回畸形（hemimegalencephalies，HME）和 TSC 等癫痫病变往往采用手术治疗。

FCD 具有内在致痫性，是小儿癫痫的常见原因[35, 36]。其致痫机制尚不清楚：可能包括发育异常的神经元异常放电，伴有群体神经元异常同步化的突触回路功能障碍，或抑制性中间神经元结构异常。

FCD 一词最初由 Taylor 等[37]提出，用来描述一种由"异型神经元"、巨大畸形"气球样细胞"和无序皮质结构构成的特定的病理特征，FCD 一词在文献中被广泛使用，其定义包含了一系列皮质结构异常相关疾病，并由此产生了各种分类。

最新的 ILAE 共识分类将发育不良分为三型[19]。

- FCD 1 型。
  - FCD 1a：皮质呈微柱状放射状结构紊乱。
  - FCD 1b：皮质呈切线状结构紊乱。
  - FCD 1c：同时存在 FCD 1a 和 1b 的病理改变。
- FCD 2 型（Taylor）。
  - FCD 2a：皮质结构紊乱，伴异型神经元。
  - FCD 2b：皮质结构紊乱，伴异型神经元和气球样细胞。
- FCD 3 型（伴有其他主要病变）。
  - FCD 3a：伴有海马硬化的颞叶皮质结构紊乱。
  - FCD 3b：伴有胶质细胞肿瘤或胶质神经元肿瘤的皮质结构紊乱。
  - FCD 3c：伴有血管畸形的皮质结构紊乱。
  - FCD 3d：伴有任何早期获得性病变的皮质结构紊乱。

总之，皮质结构紊乱可能是孤立的（FCD 1 型），或与细胞畸形有关（FCD 2 型，Taylor FCD），或伴有特定的主要病变（FCD 3 型）。FCD 1 型和 2 型是不同的病变，被认为与异常发育发生的阶段有关[38]。

FCD 2 型被认为是由早期神经胶质 – 神经元分化障碍引起的[39]。FCD 2a 型的特征是存在异型神经元，FCD 2b 型的特征是存在异型神经元和气球样细胞。异型神经元可能是锥体细胞或中间神经元，但气球细胞来源于胶质细胞。FCD 2 型更有可能在白质中表现出异常信号和异位神经元，并从皮质延伸至脑室（伴 transmantle 征的发育不良）[40]；由于与室旁区向皮质的迁移路径一致，因此支持病变发生于发育早期的假说[40, 41]。此外，皮质第 1 层和白质中存在大量形态异常的神经元[42]，这提示神经发生过程的严重滞后，可能存在放射状胶质细胞和板下神经元的残留，表明该过程可能在皮质发育的后期仍在进行。然而无论如何，异常的或错位的神经元可能不会产生正确的连接，由神经元连接而形成的脑回可能也是异常的[43]。

在 MRI 上，90% 的 FCD 2b 型可见主要诊断特征，但只有 50% 的 FCD 2a 有这些特征[44]。典型的 MRI 表现为皮质局灶性增厚，T_2WI 及 FLAIR 呈高信号，有时在 T_1WI 上亦呈高信号[45]。皮质 – 皮质下交界不清在 FCD 2b 型中更加典型。皮质下白质在 T_1WI 上可能呈低信号（与灰质相似），T_2WI 及 FLAIR 呈稍高信号，但强度弱于皮质，此特点较容易识别，并可据此鉴别 FCD 和 LEAT（图 19-1）。白质信号的改变可能从皮质到脑室逐渐减弱，形成发育不良 "Transmantle 征"，这几乎是 FCD 2b 型独有的特征[40]（图 19-2）。皮质 – 皮质下交界不清在 FCD 2b 型中更常见（图 19-3）。脑回异常可存在，但通常并不明显。FCD 2b 型的一种特殊形式是位于沟底的皮质发育不良，在脑沟底部可见模糊的局部皮质信号异常[45, 46]（图 19-4）。FCD 1 型是一种广泛的病变，通常与整个脑叶的发育不良有关，临床表现为发育迟缓。与 FCD 2 型相比，它被归为发育晚期畸形[38]。FCD 1a 型的特征是保留早期的放射状柱状结构，FCD 1b 型的特征是缺乏皮质六层结构，而 FCD 1c 型的特征是两者的结合。放射状细胞柱出现于皮质早期，反映了放射状胶质细胞引导下神经元的径向迁移。切线方向皮质六层结构的发育出现在皮质内连接构

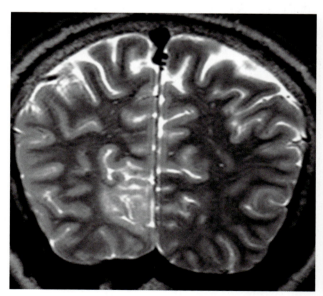

▲ 图 19-1　右侧枕部 FCD 2 型，T_2WI，病变的特征是皮质及皮质下白质信号增高，皮质结构是可以辨别的

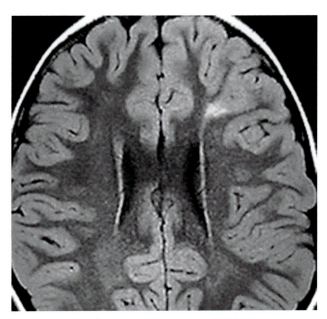

▲ 图 19-2 左额部 **FCD 2b** 型，**FLAIR**。其特征是 **Transmantle** 征，白质的信号异常从发育不良的皮质逐渐向脑室壁减弱，皮质增厚，皮质 – 皮质下交界处模糊

筑完成之后[47]。皮质内连接发育异常可导致皮质六层结构严重紊乱，如果大脑皮质在发育后期出现损伤，其结构也将改变。皮质发育不良也可能是在出生后获得的，因为连接性的破坏可导致巨大的、定向不良神经元的发生，并形成异常的环路。在围产期或产后早期受到严重损伤的婴儿中已经观察到这种现象[48-52]。在 MRI 上，FCD 1 型诊断较困难，经常漏诊，其主要特征是脑叶发育不良，与相邻白质正常对比度减弱；其病理机制可能是反复放电引起胶质增生和脱髓鞘，而非发育不良本身。

微小 MCD（以前被称为微发育不良）与 FCD 1 型一样，被认为是晚期发育障碍所致[38]。形态学上，它们的定义不明确，主要特征为异位神经元。影像学上，与 FCD 1 型相似，容易被遗漏，或者仅由于脑叶萎缩和轻微白质改变被诊断为疑似病灶（图 19-5）。然而，这一组也包括"变异"型，如皮质血管周围卫星现象[53]，透明质星形细胞包涵体[54]或少突胶质细胞增生[55]，这些可能表现出更明显的（如果不是特异性的）MR 信号改变。

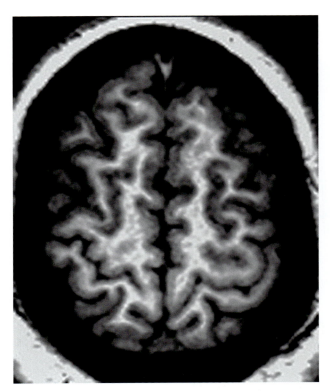

▲ 图 19-3 左侧中央前回局灶性皮质发育不良（FCD 2b 型），T₁WI
与周围正常皮质相比，发育不良皮质 – 皮质下交界处模糊

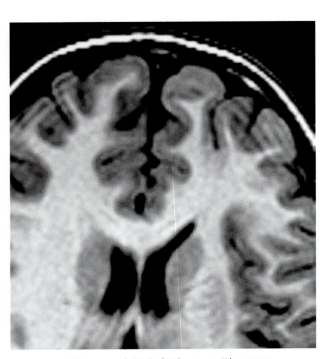

▲ 图 19-4 左额沟底型 FCD 2 型，T₁WI
左侧额上沟（前部，旁矢状面）较右侧更深。沟底部的 FCD 在 T₁WI 上相比周围皮质信号更高

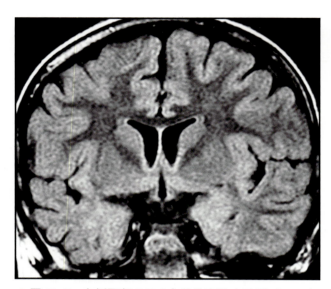

▲ 图 19-5　右侧颞部 FCD/ 皮质发育微小畸形（MCD），FLAIR

与左侧相比，右侧颞部白质的正常低信号消失。右侧颞叶在一定程度上小于左侧

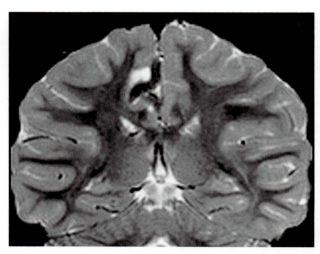

▲ 图 19-6　脑膜血管瘤病伴局灶性皮质发育不良（FCD 3c 型），T₂WI

右半球内侧皮质增厚、信号减低（提示弥漫性微钙化），皮质下白质信号增高

从概念上讲，FCD 3 型是指 FCD 1 型伴有一个主要病变：如果是 FCD 2 型，则认为是双重病变 [19]。FCD 3a 型是 FCD 1 型伴有海马硬化，颞叶皮质发育不良可能包括颞叶硬化、神经元异位和凸透镜样灰质异位（MRI 未见）的任何组合。对于海马硬化和发育不良，仍不清楚它们是因果关系还是共同产生 [56]。FCD 3b 型是 FCD 1 型伴有致痛性皮质肿瘤（如 LEAT）；发育不良可能是肿瘤的致痛性活动所致 [19]，但肿瘤也可能起源于发育不良的皮质 [20]。FCD 3c 型是 FCD 1 型伴有（可能继发于）血管畸形。FCD 3d 型继发于脑组织破坏后的瘢痕形成过程 [48-52]。在 MRI 上，当海马硬化伴有颞叶萎缩和轻微白质信号改变时，可以确定为 FCD 3a 型。在 FCD 3b 型、3c 型和 3d 型中，则根据主要病变来进行诊断。在主要病变为脑膜血管瘤病的特定情况下，血管病变通常不可见，但皮质发育不良的核磁表现可能具有特征性，即 T₂WI 低信号，皮质增厚，皮质下为无髓鞘的白质区（图 19-6）。增强有时可显示部分软脑膜强化。

FCD 的 MR 表现可能随着大脑的成熟而改变。在纵向 MR 研究中，早期影像可能是正常的，但后期随访可能发现异常的白质 T₂WI 高信号、皮质

T₁WI 高信号以及皮质 – 皮质下白质交界处的模糊信号 [57]。此外，成熟儿童发育不良皮质附近白质的 T₂WI 及 FLAIR 信号增高，与之相反，新生儿和婴儿可能表现出 T₂WI 低信号和 T₁WI 高信号：这被认为是因癫痫反复发作诱导的早期髓鞘形成所致。小鼠研究表明，反复的神经元癫痫发作样电活动可诱导髓鞘形成 [58]。

HME 可呈散发性，也可与神经皮肤综合征（TSC，表皮痣综合征，线状皮脂腺痣综合征，伊藤色素减少症，海神综合征，静脉畸形骨肥大综合征和脑颅皮肤脂肪过多症）伴发。散发的 HME 常被认为是 FCD 的半球变异，然而，该病异质性较高，因此可能更适合被称为"半球性 MCD" [59]。组织学特征包括脑回异常，连接异常，分层紊乱，灰白质交界处模糊，位于灰白质内的异型神经元，以及在 50% 病例可出现的气球样细胞。临床上早期表现为顽固性癫痫、偏瘫、偏盲和智力低下。在影像学上，一侧大脑半球增大，颅骨膨大，患侧侧脑室增大（非全部）[60]。皮质增厚，脑回增宽，白质呈 T₁WI 低信号，T₂WI 及 FLAIR 高信号，可有囊变和钙化。婴儿患侧半球的白质可表现为 T₁WI 高信号和 T₂WI 低信号，提示继发于癫痫的早期髓鞘形成 [61]。HME 可累及小脑 [62]，也可局限

于大脑半球的一部分[63]。随着癫痫反复发作或出现难治性癫痫持续状态时，增大的大脑半球可继发萎缩。由于难以控制的癫痫发作和病情进行性恶化，可能需要功能性或解剖性半球切除术来控制发作[59]。

TSC 的神经系统病变被认为可能是 FCD 综合征的变异，其遗传代谢途径具有类似的缺陷。皮质结节中的"巨型星形胶质细胞"与 Taylor FCD 2b 型中的"气球样细胞"相对应。TSC 影像学表现为皮质和皮质下结节，伴脑回增宽、皮质增厚以及皮质和皮质下白质信号异常，常见 transmantle 征，偶见钙化和囊性改变。室管膜下结节多见钙化，可强化，典型者位于室间孔附近，可形成巨细胞星形细胞瘤（giant cell astrocytomas，SEGA）。小脑皮质也可出现发育不良。如果电生理检查和 PET 或 SPECT 成像显示出单一的致痫灶，偶尔也可进行手术。

（三）其他的皮质发育畸形

除 FCD 外，其他 MCD 还包括细胞增殖障碍（如小头畸形，对其而言，癫痫发作只是全部严重症状的一部分）、迁移障碍（如结节型和带状灰质异位）和组织结构紊乱（如 PMG 和脑裂畸形），这些情况通常不宜手术。

灰质异位是指大量看上去正常的灰质位于异常部位，其致痫性被认为是由它们产生的异常连接造成的。其表面的皮质也有一定程度的发育不良，通常与异位皮质的范围成正比。MRI 显示异位的灰质与中央或皮质灰质有相似的信号。结节型灰质异位被定义为位于脑室周围（孤立的、多发的、弥漫的，但不位于基底节、丘脑或胼胝体）和皮质下（通常很大，贯穿大脑半球，与白质混合）的病灶。带状灰质异位通常位于皮质下，伴发无脑回 / 巨脑回畸形时，通常位于其病变范围较小的一端[38]。大多数灰质异位不具备癫痫手术的指征。

PMG 和脑裂畸形都被归类为皮质晚期组织紊乱[38]，可能是散发性、家族性或获得性［通常与

巨细胞病毒（cytomegalovirus，CMV）有关］。在约 50% 的病例中，患者表现为神经功能障碍和癫痫。PMG 的特征是在光滑连续的分子层下有密集折叠的皮质。通常以外侧裂为中心，可在大脑半球凸起处不同程度地扩展，所形成的脑沟的形态是紊乱的；病灶可能是单侧或双侧，通常不对称。所累及的白质和脑干出现萎缩。白质的 T_2WI 高信号区提示既往 CMV 感染。通常情况下，异常的皮质仍有功能，周围正常的皮质可能是致痫性的，这可能是因为连接异常。先天性 PMG 多为双侧对称。总之，除了大脑半球切除术外，PMG 通常不是癫痫手术的指征，但在少数情况下病灶为局限性，则可以手术切除[64]。

脑裂畸形的特征是多小脑回畸形皮质经大脑的裂隙与脑室相连接，裂隙可大可小，单侧或双侧，不对称，透明隔往往缺失。具备癫痫手术指征的脑裂畸形并不常见，但有关于闭合型脑裂畸形手术成功的报道[65-67]，脑裂周围的致痫皮质的病理改变为伴有巨型神经元的皮质发育不良[66]。

（四）下丘脑错构瘤

下丘脑错构瘤是位于或附着于灰结节的异位灰质，位于下丘脑前方的有蒂错构瘤临床上与中枢性性早熟有关，位于下丘脑后内侧的错构瘤与乳头体相连，临床上与早期严重的、典型的痴笑样癫痫发作有关（随着时间推移会导致认知能力下降和行为问题）[68, 69]。病灶信号类似正常灰质，由于癫痫发作导致局部胶质增生，随着时间推移信号会略有改变（T_1WI 呈低信号，T_2WI 及 FLAIR 呈高信号）（图 19-7）。

下丘脑错构瘤无强化或钙化，极少会呈囊性。病灶可为单侧或双侧、脑室内或脑室外、对称或不对称，肿块大小不一，只与大脑成比例增长。肿瘤向前可延伸至垂体柄，向后压迫可使大脑脚分开、基底动脉移位。癫痫相关的下丘脑错构瘤可通过手术切除或放疗。

（五）海马硬化

虽然海马硬化是成人癫痫外科疾病中最常见

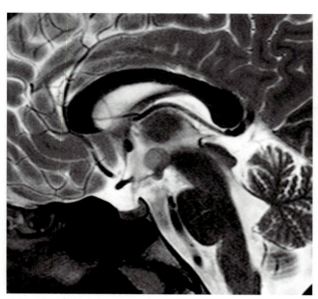

▲ 图 19-7　下丘脑后方无蒂错构瘤，T_2WI

患者存在严重的痴笑癫痫，一个小的下丘脑肿瘤附着于乳头体的脑室侧，T_2WI 相较皮质呈稍高信号

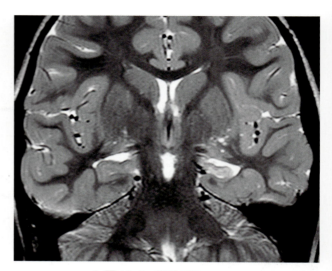

▲ 图 19-8　海马硬化，T_2WI

海马硬化的典型表现：左侧海马头 T_2WI 信号增高，内部结构缺失

的病理类型，但在儿童中并不多见。典型的海马硬化特征主要是 CA1 和 CA4 区的神经元死亡和胶质细胞增生，这与最近 ILAE 海马硬化分类共识中的 ILAE 1 型海马硬化相一致，此类型通常与儿童早期的原发性损伤有关，癫痫发作起始早，手术预后良好[56]。MR 表现包括海马萎缩，T_2WI 及 FLAIR 信号增高，海马内部结构和海马趾的消失（图 19-8），可能伴有同侧乳头体和穹窿的萎缩。这种表现可能与颞叶体积减小和颞叶白质信号增高有关，反映了继发于癫痫的胶质增生和脱髓鞘，甚至可能与皮质发育不良有关（归入 FCD 3a 型）[56]。在现代设备辅助下，MRI 用于定性评估海马硬化的灵敏度非常高。海马体积缩小与神经元损伤的严重程度相关。

（六）Rasmussen 脑炎

Rasmussen 脑炎是一种病因不明的慢性进行性脑炎[70]。从解剖学上看，它表现为一侧半球皮质依次发生的、多灶的炎症破坏过程，伴有大量神经元和胶质细胞的损失。临床表现为既往正常的儿童突然开始癫痫发作，包括局灶性发作和癫痫局灶性发作持续状态。随着疾病进展，患者会在

几个月内出现偏瘫（轻偏瘫）和明显的认知能力下降。组织学表现为慢性非特异性脑炎，伴血管周围淋巴细胞套状浸润、胶质细胞增生、小胶质细胞结节激活和神经元丢失，在后期导致非特异性萎缩、胶质增生和轻度炎性细胞浸润。在病程早期，MRI 可能完全正常或仅显示皮质肿胀。随着疾病进展，灰白质逐渐出现异常信号，出现萎缩（图 19-9）。

10 例患者的连续 MRI 成像显示了一种阶梯式的演变，不同脑区相继受累[71]。额叶和额颞叶是常见的受累区域，可能与同侧纹状体和海马萎缩有关。MRS 显示 NAA 峰下降，可能与神经元损伤有关。药物治疗效果不佳，手术切除半球可能是阻止疾病进展的最佳选择。

（七）儿童部分或灾难性癫痫的其他病因

Sturge-Weber 综合征患儿的智力和神经发育取决于癫痫反复发作的情况。如果药物治疗无效，在对侧半球不受累的前提下，可能需要进行半球切除术。Sturge-Weber 综合征的特征是大脑半球表面的弥漫性强化，通常以后头部为主，在 T_1WI 或 FLAIR 增强序列上为软脑膜血管瘤病的表现。脂

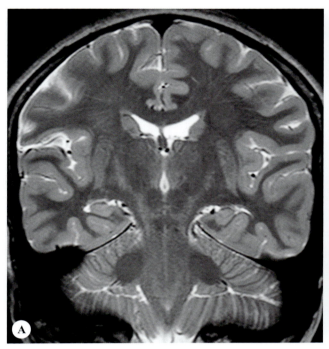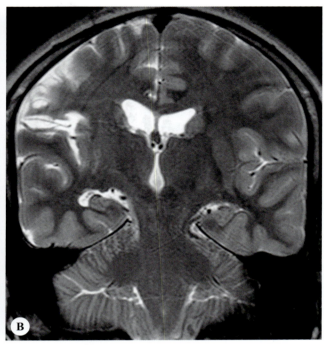

▲ 图 19-9 Rasmussen 脑炎，T₂WI

A. 右侧额盖轻度萎缩，皮质变薄；B. 3 年后，脑实质体积减少，皮质坏死范围扩大，双侧侧脑室较前增大

肪饱和技术可以显示眼球脉络膜和颅骨的相关异常，其他常见表现为同侧侧脑室有较大的脉络膜丛和突出的 DVA 样穿髓静脉。也可以表现为急性缺血伴局部水肿、出血或长时间癫痫发作引起的弥漫性半球肿胀。癫痫发作和（或）灌注减少可能导致半球萎缩。婴儿中白质可表现为癫痫诱发的早期髓鞘化的 T₂WI 低信号，婴儿不常见钙化，但会随着时间推移而发展。

动静脉畸形通常不会引起小儿癫痫，除非是范围较大的畸形。海绵状瘤常位于皮质 - 皮质下白质交界处，常引起癫痫，推测是由于含铁血黄素沉积引起的，但通常伴有皮质发育不良（FCD 3c 型）[19]。动静脉畸形既可以凝血又可以出血。在 T₂WI*GE 或磁敏感成像中表现为开花状伪影。治疗方式首选手术。脑膜血管瘤病罕见、散发，其特点包括脑膜血管增生和钙化[72]。如上所述，相应皮质可能发育不良，具有内在致痫性（FCD 3c

型）[19]，治疗首选手术。

难治性癫痫和癫痫性脑病是早期破坏性脑损伤的常见并发症，原因是瘢痕附近的神经元回路异常重组（FCD 3d 型，见上文）。它们通常与妊娠晚期、围产期或婴儿早期事件（如出血、缺血、感染、创伤、HIE 和低血糖等）有关。情况严重时，可选择手术切除致痫皮质。

结论

除上述病理类型外，任何类型的脑畸形（包括 Chiari 畸形 Ⅱ 型或经典的联合发育不全）均可出现局灶性癫痫。在过去十年中，由于信噪比的提高（得益于高场强和更好的线圈）和成像序列设计的优化，MRI 在检测和评估癫痫相关局灶性病变、指导手术方案等方面有了很大的进展。各种变化正在悄然发生，为了提高诊断水平，MRI 必须与临床评估、EEG（或 MEG，如果可用）数据、SPECT 或 PET 的功能研究联系起来。

参考文献

[1] Kimia AA, Ben-Joseph E, Prabhu S, et al. Yield of emergent neuroimaging among children presenting with a first complex febrile seizure. Pediatr Emerg Care 2012;28(4):316–321

[2] Al-Shami R, Khair AM, Elseid M, et al. Neuro-imaging evaluation after the first afebrile seizure in children: a retrospective observational study. Seizure 2016;43:26–31

[3] Berg AT, Testa FM, Levy SR, Shinnar S. Neuroimaging in children with newly diagnosed epilepsy: a community-based study. Pediatrics 2000;106(3):527–532

[4] Bronen RA, Fulbright RK, Spencer DD, et al. Refractory epilepsy: comparison of MR imaging, CT, and histopathologic findings in 117 patients. Radiology 1996;201(1):97–105

[5] Scott CA, Fish DR, Smith SJ, et al. Presurgical evaluation of patients with epilepsy and normal MRI: role of scalp video-EEG telemetry. J Neurol Neurosurg Psychiatry 1999;66(1):69–71

[6] Wang ZI, Suwanpakdee P, Jones SE, et al. Re-review of MRI with post-processing in nonlesional patients in whom epilepsy surgery has failed. J Neurol 2016;263(9):1736–1745

[7] Jeon TY, Kim JH, Lee J, Yoo SY, Hwang SM, Lee M. Value of repeat brain MRI in children with focal epilepsy and negative findings on initial MRI. Korean J Radiol 2017;18(4):729–738

[8] Daghistani R, Widjaja E. Role of MRI in patient selection for surgical treatment of intractable epilepsy in infancy. Brain Dev 2013;35(8):697–705

[9] Morimoto E, Kanagaki M, Okada T, et al. Anterior temporal lobe white matter abnormal signal (ATLAS) as an indicator of seizure focus laterality in temporal lobe epilepsy: comparison of double inversion recovery, FLAIR and T2W MR imaging. Eur Radiol 2013;23(1):3–11

[10] Soares BP, Porter SG, Saindane AM, Dehkharghani S, Desai NK. Utility of double inversion recovery MRI in paediatric epilepsy. Br J Radiol 2016;89(1057):20150325

[11] Guye M, Le Fur Y, Confort-Gouny S, et al. Metabolic and electrophysiological alterations in subtypes of temporal lobe epilepsy: a combined proton magnetic resonance spectroscopic imaging and depth electrodes study. Epilepsia 2002;43(10):1197–1209

[12] Wu WC, Huang CC, Chung HW, et al. Hippocampal alterations in children with temporal lobe epilepsy with or without a history of febrile convulsions: evaluations with MR volumetry and proton MR spectroscopy. AJNR Am J Neuroradiol 2005;26(5):1270–1275

[13] Widjaja E, Blaser S, Miller E, et al. Evaluation of subcortical white matter and deep white matter tracts in malformations of cortical development. Epilepsia 2007;48(8):1460–1469

[14] Szmuda M, Szmuda T, Springer J, et al. Diffusion tensor tractography imaging in pediatric epilepsy – A systematic review. Neurol Neurochir Pol 2016;50(1):1–6

[15] Nilsson D, Starck G, Ljungberg M, et al. Intersubject variability in the anterior extent of the optic radiation assessed by tractography. Epilepsy Res 2007;77(1):11–16

[16] Dorfer C, Widjaja E, Ochi A, Carter Snead Iii O, Rutka JT. Epilepsy surgery: recent advances in brain mapping, neuroimaging and surgical procedures. J Neurosurg Sci 2015;59(2):141–155

[17] Widjaja E, Zamyadi M, Raybaud C, Snead OC, Doesburg SM, Smith ML. Disrupted global and regional structural network and subnetworks in children with localization-related epilepsy. AJNR Am J Neuroradiol 2015;36(7):1362–1368

[18] Luyken C, Blümcke I, Fimmers R, et al. The spectrum of longterm epilepsy-associated tumors: long-term seizure and tumor outcome and neurosurgical aspects. Epilepsia 2003;44(6):822–830

[19] Blümcke I, Thom M, Aronica E, et al. The clinicopathologic spectrum

[20] Blümcke I, Löbach M, Wolf HK, Wiestler OD. Evidence for developmental precursor lesions in epilepsy-associated glioneuronal tumors. Microsc Res Tech 1999;46(1):53–58

[21] Pasquier B, Péoc'H M, Fabre-Bocquentin B, et al. Surgical pathology of drug-resistant partial epilepsy. A 10–year-experience with a series of 327 consecutive resections. Epileptic Disord 2002;4(2):99–119

[22] Blümcke I, Aronica E, Becker A, et al. Low-grade epilepsy-associated neuroepithelial tumours—the 2016 WHO classification. Nat Rev Neurol 2016;12(12):732–740

[23] Provenzale JM, Ali U, Barboriak DP, Kallmes DF, Delong DM, McLendon RE. Comparison of patient age with MR imaging features of gangliogliomas. AJR Am J Roentgenol 2000;174(3):859–862

[24] Luyken C, Blümcke I, Fimmers R, Urbach H, Wiestler OD, Schramm J. Supratentorial gangliogliomas: histopathologic grading and tumor recurrence in 184 patients with a median follow-up of 8 years. Cancer 2004;101(1):146–155

[25] Raybaud C. Cerebral hemispheric low-grade glial tumors in children: preoperative anatomic assessment with MRI and DTI. Childs Nerv Syst 2016;32(10):1799–1811

[26] Tamburrini G, Colosimo C Jr, Giangaspero F, Riccardi R, Di Rocco C. Desmoplastic infantile ganglioglioma. Childs Nerv Syst 2003;19(5–6):292–297

[27] Ostertun B, Wolf HK, Campos MG, et al. Dysembryoplastic neuroepithelial tumors: MR and CT evaluation. AJNR Am J Neuroradiol 1996;17(3):419–430

[28] Stanescu Cosson R, Varlet P, Beuvon F, et al. Dysembryoplastic neuroepithelial tumors: CT, MR findings and imaging follow-up— a study of 53 cases. J Neuroradiol 2001;28(4):230–240

[29] Daghistani R, Miller E, Kulkarni AV, Widjaja E. Atypical characteristics and behavior of dysembryoplastic neuroepithelial tumors. Neuroradiology 2013;55(2):217–224

[30] Bulakbasi N, Kocaoglu M, Ors F, Tayfun C, Uçöz T. Combination of single-voxel proton MR spectroscopy and apparent diffusion coefficient calculation in the evaluation of common brain tumors. AJNR Am J Neuroradiol 2003;24(2):225–233

[31] Peters O, Gnekow AK, Rating D, Wolff JEA. Impact of location on outcome in children with low-grade oligodendroglioma. Pediatr Blood Cancer 2004;43(3):250–256

[32] Lipper MH, Eberhard DA, Phillips CD, Vezina LG, Cail WS. Pleomorphic xanthoastrocytoma, a distinctive astroglial tumor: neuroradiologic and pathologic features. AJNR Am J Neuroradiol 1993;14(6):1397–1404

[33] Im SH, Chung CK, Kim SK, Cho BK, Kim MK, Chi JG. Pleomorphic xanthoastrocytoma: a developmental glioneuronal tumor with prominent glioproliferative changes. J Neurooncol 2004;66(1–2):17–27

[34] Lach B, Duggal N, DaSilva VF, Benoit BG. Association of pleomorphic xanthoastrocytoma with cortical dysplasia and neuronal tumors. A report of three cases. Cancer 1996;78(12):2551–2563

[35] Palmini A, Gambardella A, Andermann F, et al. Intrinsic epileptogenicity of human dysplastic cortex as suggested by corticography and surgical results. Ann Neurol 1995;37(4):476–487

[36] Otsubo H, Ochi A, Elliott I, et al. MEG predicts epileptic zone in lesional extrahippocampal epilepsy: 12 pediatric surgery cases. Epilepsia 2001;42(12):1523–1530

[37] Taylor DC, Falconer MA, Bruton CJ, Corsellis JA. Focal dysplasia

of the cerebral cortex in epilepsy. J Neurol Neurosurg Psychiatry 1971;34(4):369–387

[38] Barkovich AJ, Guerrini R, Kuzniecky RI, Jackson GD, Dobyns WB. A developmental and genetic classification for malformations of cortical development: update 2012. Brain 2012;135(Pt 5):1348–1369

[39] Englund C, Folkerth RD, Born D, Lacy JM, Hevner RF. Aberrant neuronal-glial differentiation in Taylor-type focal cortical dysplasia (type IIA/B). Acta Neuropathol 2005;109(5):519–533

[40] Colombo N, Tassi L, Galli C, et al. Focal cortical dysplasias: MR imaging, histopathologic, and clinical correlations in surgically treated patients with epilepsy. AJNR Am J Neuroradiol 2003;24(4):724–733

[41] Barkovich AJ, Kuzniecky RI, Bollen AW, Grant PE. Focal transmantle dysplasia: a specific malformation of cortical development. Neurology 1997;49(4):1148–1152

[42] Andres M, Andre VM, Nguyen S, et al. Human cortical dysplasia and epilepsy: an ontogenetic hypothesis based on volumetric MRI and NeuN neuronal density and size measurements. Cereb Cortex 2005;15(2):194–210

[43] Mellerio C, Roca P, Chassoux F, et al. The power button sign: a newly described central sulcal pattern on surface rendering MR images of type 2 focal cortical dysplasia. Radiology 2015;274(2):500–507

[44] Colombo N, Tassi L, Deleo F, et al. Focal cortical dysplasia type IIa and IIb: MRI aspects in 118 cases proven by histopathology. Neuroradiology 2012;54(10):1065–1077

[45] Grant PE, Barkovich AJ, Wald LL, Dillon WP, Laxer KD, Vigneron DB. High-resolution surface-coil MR of cortical lesions in medically refractory epilepsy: a prospective study. AJNR Am J Neuroradiol 1997;18(2):291–301

[46] Besson P, Andermann F, Dubeau F, Bernasconi A. Small focal cortical dysplasia lesions are located at the bottom of a deep sulcus. Brain 2008;131(Pt 12):3246–3255

[47] Marin-Padilla M. Prenatal and early postnatal ontogenesis of the human motor cortex: a golgi study. I. The sequential development of the cortical layers. Brain Res 1970;23(2):167–183

[48] Lombroso CT. Can early postnatal closed head injury induce cortical dysplasia. Epilepsia 2000;41(2):245–253

[49] Marín-Padilla M. Developmental neuropathology and impact of perinatal brain damage. I: Hemorrhagic lesions of neocortex. J Neuropathol Exp Neurol 1996;55(7):758–773

[50] Marín-Padilla M. Developmental neuropathology and impact of perinatal brain damage. II: white matter lesions of the neocortex. J Neuropathol Exp Neurol 1997;56(3):219–235

[51] Marín-Padilla M. Developmental neuropathology and impact of perinatal brain damage. III: gray matter lesions of the neocortex. J Neuropathol Exp Neurol 1999;58(5):407–429

[52] Marín-Padilla M, Parisi JE, Armstrong DL, Sargent SK, Kaplan JA. Shaken infant syndrome: developmental neuropathology, progressive cortical dysplasia, and epilepsy. Acta Neuropathol 2002;103(4):321–332

[53] Komori T, Arai N, Shimizu H, Yagishita A, Mizutani T, Oda M. Cortical perivascular satellitosis in intractable epilepsy: a form of cortical dysplasia? Acta Neuropathol 2002;104(2):149–154

[54] Hazrati LN, Kleinschmidt-DeMasters BK, Handler MH, et al. Astrocytic inclusions in epilepsy: expanding the spectrum of filaminopathies. J Neuropathol Exp Neurol 2008;67(7): 669–676

[55] Schurr J, Coras R, Rössler K, et al. Mild malformation of cortical development with oligodendroglial hyperplasia in frontal lobe epilepsy: a new clinic-pathological entity. Brain Pathol 2017;27(1):26–35

[56] Blümcke I, Thom M, Aronica E, et al. International consensus classification of hippocampal sclerosis in temporal lobe epilepsy: a Task Force report from the ILAE commission on diagnostic methods. Epilepsia 2013;54(7):1315–1329

[57] Yagishita A, Arai N, Maehara T, Shimizu H, Tokumaru AM, Oda M. Focal cortical dysplasia: appearance on MR images. Radiology 1997;203(2):553–559

[58] Demerens C, Stankoff B, Logak M, et al. Induction of myelination in the central nervous system by electrical activity. Proc Natl Acad Sci U S A 1996;93(18):9887–9892

[59] Lega B, Mullin J, Wyllie E, Bingaman W. Hemispheric malformations of cortical development: surgical indications and approach. Childs Nerv Syst 2014;30(11):1831–1837

[60] Barkovich AJ, Chuang SH. Unilateral megalencephaly: correlation of MR imaging and pathologic characteristics. AJNR Am J Neuroradiol 1990;11(3):523–531

[61] Yagishita A, Arai N, Tamagawa K, Oda M. Hemimegalencephaly: signal changes suggesting abnormal myelination on MRI. Neuroradiology 1998;40(11):734–738

[62] Di Rocco F, Novegno F, Tamburrini G, Iannelli A. Hemimegalencephaly involving the cerebellum. Pediatr Neurosurg 2001;35(5):274–276

[63] D'Agostino MD, Bastos A, Piras C, et al. Posterior quadrantic dysplasia or hemi-hemimegalencephaly: a characteristic brain malformation. Neurology 2004;62(12):2214–2220

[64] Wang DD, Knox R, Rolston JD, et al. Surgical management of medically refractory epilepsy in patients with polymicrogyria. Epilepsia 2016;57(1):151–161

[65] Leblanc R, Tampieri D, Robitaille Y, Feindel W, Andermann F. Surgical treatment of intractable epilepsy associated with schizencephaly. Neurosurgery 1991;29(3):421–429

[66] Maehara T, Shimizu H, Nakayama H, Oda M, Arai N. Surgical treatment of epilepsy from schizencephaly with fused lips. Surg Neurol 1997;48(5):507–510

[67] Cascino GD, Buchhalter JR, Sirven JI, et al. Peri-ictal SPECT and surgical treatment for intractable epilepsy related to schizencephaly. Neurology 2004;63(12):2426–2428

[68] Arita K, Kurisu K, Kiura Y, Iida K, Otsubo H. Hypothalamic hamartoma. Neurol Med Chir (Tokyo) 2005;45(5):221–231

[69] Freeman JL, Coleman LT, Wellard RM, et al. MR imaging and spectroscopic study of epileptogenic hypothalamic hamartomas: analysis of 72 cases. AJNR Am J Neuroradiol 2004;25(3):450–462

[70] Pardo CA, Nabbout R, Galanopoulou AS. Mechanisms of epileptogenesis in pediatric epileptic syndromes: Rasmussen encephalitis, infantile spasms, and febrile infection-related epilepsy syndrome (FIRES). Neurotherapeutics 2014;11(2):297–310

[71] Bien CG, Urbach H, Deckert M, et al. Diagnosis and staging of Rasmussen's encephalitis by serial MRI and histopathology. Neurology 2002;58(2):250–257

[72] Wiebe S, Munoz DG, Smith S, Lee DH. Meningioangiomatosis. A comprehensive analysis of clinical and laboratory features. Brain 1999;122(Pt 4):709–726

第 20 章　功能磁共振成像在小儿癫痫外科中的应用

Functional Magnetic Resonance Imaging in Pediatric Epilepsy Surgery

Torsten Baldeweg　Frédérique Liégeois　著

谭伟婷　曾洪武　译　　李霖　校

摘　要

功能磁共振成像（fMRI）已被证明是在神经外科手术四个关键阶段中均发挥重要作用的非侵入性诊断工具：①评估手术切除的可行性并预测其认知功能风险；②细化切除的范围和位置；③选择患者进行侵入性功能定位；④术中功能区的可视化处理。本文从儿童 fMRI 扫描方法学的最新改进、语言和记忆侧向性的评估、运动性语言中枢的定位，以及癫痫样放电的定位等方面概述 fMRI 在儿外科实践中应用的最新进展。

关键词

功能磁共振成像，癫痫手术，功能皮质，语言侧向性，语言优势，语言，记忆，儿童，癫痫样放电

fMRI 已经迅速成为可能适合手术的局灶性癫痫患者的检查方法。尤其是在对认知和运动功能的术前评估中起到了重要作用。无创性、可重复性和多数地区的可用性是其广泛运用的主要因素。fMRI 在临床上可以用于评估功能皮质的功能状态，近期还用于判断癫痫发作的起始和传播。

在本章中，我们将概述 fMRI 应用的一些基本原则，以辅助完成经神经外科治疗的儿童和青少年的神经心理学评估。我们将聚焦在目前最受关注的两个主要问题：fMRI 是否提供了一种无创的方法来可靠地评估语言和记忆功能的优势半球并对重要功能区进行定位？最后，我们将简要介绍定位与癫痫活动相关的血流变化的进展。前面已回顾了术前使用 fMRI 对感觉运动皮质进行定位 [1, 2]，本章将不再讨论。多篇综述涵盖了 fMRI 应用于癫痫手术评估的不同方面 [3-5] 及其在儿童患者中的应用 [1, 6, 7]。

一、仪器和方法

（一）fMRI 的基本原理

fMRI 基于 T_2 加权信号对血红蛋白氧合状态的依赖性，其衍生信号称为血氧水平依赖信号（blood oxygen level dependent，BOLD）。fMRI 信号相对于神经元活动的开始延迟约 6s，表现出更长的时间进程，持续约 20s 后才恢复到基线水平。猴视觉皮质的神经生理学研究表明，神经元兴奋导致（正向的）BOLD 信号增高，而神经兴奋性减少导致（负向的）BOLD 信号降低 [8]。空间分辨率为几毫米数量级（典型体素大小：$3mm \times 3mm \times 3mm$ [3]），其有效分辨率取决于信号处理过程中使用的空间滤波。

（二）实验设计

运用以下两种实验范式之一来检测 fMRI 激活：由重复激活 – 基线状态周期组成的区块设计

和事件相关设计，其中离散事件被单独分析，从而允许在数据分析期间控制行为任务执行。后者用于研究记忆（例如，比较回忆的和忘记的 / 新的项目），而前者通常用于语言和运动激活研究。因高信噪比减少了获得明显 fMRI 激活所需的扫描时间，区块设计已经在儿童和青少年中常规使用。

刺激任务是根据所研究的认知领域而定制的，使用视觉或听觉刺激呈现。评估表达性语言优势半球的最常用的任务是对字母（流畅性）或单词（动词或同义词生成）的无声词生成。其他语言任务包括故事理解、语义决策（根据听到的故事来描述对象[9]或对故事进行 "空白填充"[10]）。记忆任务通常使用视觉呈现的单词、图片或人脸的识别。

近年来，也出现了利用静息态功能磁共振成像（resting-state fMRI，rs-fMRI）对儿童进行术前评估的现象[11]。此方法的主要优点是儿童处于清醒或镇静状态下，无须执行任务。"静息态网络"中的连接来自 BOLD 信号的同步低频波动，这种波动在远隔的大脑区域之间自发产生。在静息态 fMRI 成为术前计划的一部分之前，需要反复验证其在个体水平上定位功能优势侧的能力。

（三）反应监测

早期的语言 fMRI 研究已经指导患者产生内部语言反应，以避免大声讲话引起的头部运动。尽管这对大多数患者来说效果很好，但它的缺点是，如果激活模式不典型或在不太配合的患者中失激活，容易产生模棱两可的结果。新近的研究使用如下实验方案，即要求患者按下按钮做出反应，表示在不同刺激类别或特定目标项之间的选择[12]。显性言语任务也普遍使用连续或间断的 fMRI 采集，以允许患者在安静间隙进行显性言语反应[13]。

使用与 MRI 兼容的灵敏的麦克风，可以在 fMRI 扫描期间连续进行显性言语。可以使用诸如运动指纹[14]和功能图像伪影校正启发式之类的现代运动和伪影抑制后处理方法来减少产生的细微运动伪影[15]。在局灶性癫痫儿童的语言 fMRI 扫描中直接比较隐性和显性言语，结果显示，显性言

语对识别语言皮质的激活具有更高的灵敏度，总体上提高了术前 fMRI 的检出率[16]。

（四）fMRI 激活的侧向性评估

fMRI 侧向性这个术语通常用于指 fMRI 在特定感兴趣区域的大脑半球间不对称激活，可以指激活的程度、激活的水平，或两者兼而有之。一些癫痫中心成功地依靠拥有丰富 fMRI 经验的神经放射科医生进行侧向性的定性判断[12, 17, 18]。而另一些中心则使用定性和统计测量[19, 20]作为综合证据来判断。

这里一个主要的实用进展是 "LI- 工具箱"，它使用 Bootstrapping 算法得出特定感兴趣区（Broca 区、Wernicke 区、小脑）的稳定的、与阈值无关的侧向性估计[19]。

二、在术前评估中的应用

大多数已发表的研究对象是成人，只有少数儿童研究被报道[20-24]。因此，我们在这里回顾成人和小儿癫痫研究的证据，同时尝试指出可能对儿科实践具有特殊意义的问题。

（一）语言侧向性的术前评估

语言 fMRI 任务用于癫痫手术的候选对象，以改善患者术后言语和语言功能缺陷。主要的问题是，是否计划在语言优势半球进行手术，以及语言功能皮质是否位于计划切除区域的附近。在局灶性癫痫或左侧大脑半球病变患者中，非典型语言偏侧化（右侧或双侧）的频率增加已被发现超过 40 年[25]。早期使用颈内动脉异戊巴比妥试验[（intracarotid amobarbital test，IAT）或 Wada 试验]的研究也表明，主要位于经典语言皮质（Broca 和 Wernicke 区）内的病灶是导致语言功能向右半球转移的原因。然而，随着现代神经影像技术的发展，最近的研究表明，相当大比例的早期获得性或发育性左侧外侧裂区病变的患者显示出在病变附近的半球内语言重组的证据（保留典型的左侧侧向性，图 20-1A）[23, 24, 26]。此外，致痫灶位于远离经典语言功能皮质的癫痫患者，特别是在内侧

颞叶皮质者，通常表现出非典型的、双侧的语言表征[23, 27, 28]（图 20-1B）。

一项针对左侧大脑半球致痫灶患者（包括儿童）的大型队列研究发现，以下因素与非典型语言侧向性有关：左撇子、6 岁前癫痫发作以及 MRI 病变类型[29]。值得注意的是，关于后一种病理因素，脑卒中患者表现出非常高的语言功能区重组率，而 MRI 正常的患者中约有 35% 的患者有非典型语言功能区。后者的发现指出了癫痫活动驱动功能重组的可能性[30]。在左侧局灶性癫痫的儿童中，预测功能重组的因素包括病变位置，在颞叶上回和额叶下回后部（Broca）区域和左撇子（主要为病理因素诱导的）。这项研究还表明，大脑结构的不对称性，如右侧半球颞平面较短，可能会降低语言重组到右侧半球的可能性[31]。值得注意的是，癫痫患者可能存在多种语言重组模式，包括同一个体内的颞叶和额叶存在侧向性的差异[32]（"交叉偏侧"，图 20-1C）。这表明语言优势应该基于区域或脑叶的基础上进行评估，而不是使用单一的半球侧向性指数。

（二）语言侧向性的评估：fMRI 和 IAT

1. 成人研究

尽管 IAT 仍然是确定言语和语言半球优势的金标准，但许多癫痫中心现在已常规使用 fMRI[5, 33]。在成人中比较这两种方法[17, 18, 34]，结果显示约 80%～90% 病例的结论是一致的。尽管一种是基于观察的方法（fMRI），一种是基于抑制的方法（颈内动脉异戊巴比妥试验）[2]，两者有显著差异，但仍有多种其他因素可能导致差异[12, 17, 35]，包括 fMRI 和 IAT 任务[18, 36]之间的差异以及 fMRI 侧向性分析时选择感兴趣区的不同[35, 37]。最后，与 IAT 相比，fMRI 还可以检测到对执行任务不重要的区域的激活（冗余激活）。如果这些区域位于非优势半球，这可能使 fMRI 的结果更偏向于双侧（Woermann 等例子[18]）。目前还没有方法在 fMRI 上区分基本激活灶和冗余激活灶。fMRI 上检测到的对侧激活也可能预示着术后

功能重组的潜力。实际上，两项同时使用 fMRI 和 IAT 的研究发现，fMRI 可以更好地预测术后认知结果。Sabsevitz 等[38]对 24 名行左侧前颞叶切除术（left anterior lobe lobectomy，L-ATL）的患者的研究表明，fMRI 侧向性指数对预测明显的视觉命名能力下降的灵敏度为 100%，准确度为 73%。Binder 等[39]的一项研究证实了 L-ATL 后关于言语记忆结果的发现，并将在后面更详细地讨论。

一项对 229 名成年癫痫患者的大规模研究表明[40]，语言 fMRI 与 IAT 在语言方面的诊断是一致的，特别是在左侧为优势侧的病例中。方法间的不一致性会随着 fMRI 双侧性的增加而增加。极度不一致是罕见的（<2%），可能是由于额叶和颞叶之间的交叉语言优势，这在该研究中没有被评估。

虽然 fMRI 与 IAT 的直接比较是验证这一新方法的第一步，但 IAT 本身也存在潜在的问题[41]，如缺乏标准化和可重复性，某些患者出现躁动和昏迷，大脑半球血管间存在的潜在的连接，关注于表达性任务等许多其他问题（见第 26 章）。实际上，有报道称 IAT 证实的侧向性有误，而皮质电刺激（ECS）[42]或术后语言障碍[43]证实了 fMRI 显示的侧向性是正确的。因此，只有 Sabsevitz[38]和 Binder 等[39]报道的远期术后结果研究才能证明基于 fMRI 的语言侧向性的真正预测价值。

综上所述，回顾所有可用的研究可得出结论[44]，fMRI 极大地增加了正确预测各种手术患者（伴或不伴有癫痫）语言优势侧的可能性。

2. 儿童研究

只有少数文献专门研究了 fMRI 在评估小儿癫痫手术候选者中的作用[20-22, 24, 45]，通常将 fMRI 与侵入性检查（IAT、皮质电刺激）或临床观察综合进行比较。这些研究证实了 fMRI 在评估儿童语言优势方面的可行性和准确性，但在一些 fMRI 证实为双侧语言表征的病例中，只能获得单侧的确凿证据[20, 24]。一项涉及一小批同样接受 ECS 和 IAT 的儿童小规模研究表明[46]，fMRI 双侧激活的频率要高于 IAT，但此研究没有给出详细步骤。最近一

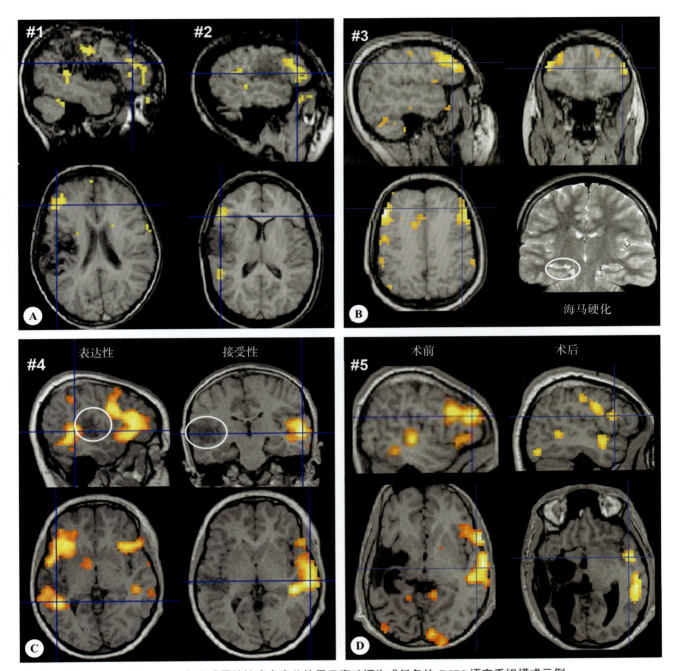

▲ 图 20-1 左半球局灶性病变患儿使用无声动词生成任务的 fMRI 语言重组模式示例

A. 2 例广泛的环外侧裂区发育性病灶的患者大脑半球内重组（病例 1 和 2；更多细节见 Liégeis 等的研究[23]）。B. 患有海马硬化症（圆圈）的儿童（病例 3）的大脑半球间语言重组。fMRI 表明双侧语言功能表征，颈内动脉异戊巴比妥钠试验证实了这一结果。C. 颞叶后部病变的儿童的"交叉"偏侧化。表达性语言任务（动词生成）激活左侧额叶下部和颞叶后部，而接受性任务（故事理解）主要激活右侧颞区。D. 左半球卒中患者在大脑半球切除前后的对侧语言结构。手术没有导致语言能力下降。十字准线表示局部最大激活。左半球在左边

项针对 20 名儿童的研究显示出极好的一致性，没有出现分类不一致的情况[45]。作者提醒，在 ESM 和 IAT 证实有双侧语言表征的情况下，仍要进行 fMRI 检查，并且 fMRI 专家用肉眼所判断的结果

更能准确预测优势侧。

fMRI 纵向研究对于由广泛的左侧大脑半球损伤或进行性神经退行性疾病（如 Rasmussen 脑炎）所引起的小儿癫痫特别有价值，可以揭示患儿语

言重组的过程[47]，这可用于优化手术的时机，还可以用于预测术后语言能力水平[13]。术后的纵向研究也可揭示在"转移"到非优势半球后参与语言功能重建的其他脑区[48]。

近期，一些研究也使用 rs-fMRI 来评估语言优势侧，在一项包含 23 例各年龄混合（其中 6 例是儿童，10—17 岁）的顽固性癫痫患者的研究中，基于静息态语言网络和 IAT 在判断语言优势侧方面具有高度一致性[49]。研究显示静息态 fMRI 具有较高的敏感度、准确度和特异度（96%）。如果该研究可重复，这些发现有望用于不配合患者的评估。

（三）语言皮质的定位：fMRI 和 ECS

1. 成人研究

皮质电刺激是术前定位重要脑区的金标准。然而，术中测试的大多数皮质电刺激位点与语言缺陷无关[50]。此外，鉴于个体皮质电刺激语言位点的位置差异很大，因此，我们希望术前能够有选择地将电极放置于关键区域。当 ECS 应用于儿童时尤其如此，因为即使提前埋置了颅内电极，在长时间的测试过程中，儿童配合及积极性可能是一个问题。最初的研究显示了一些有前景的结果[51-53]，如 fMRI 在预测皮质电刺激语言位点方面的灵敏度为 80%～100%，特别是当多个 fMRI 语言任务（听觉和视觉）结合在一起时。这些研究还表明，冗余（非关键）语言位点中的 fMRI 激活混淆了这种相关性，通常导致 fMRI 识别阳性皮质电刺激位点的特异度降低约 50%。

Roux 等[54]的研究结果却并不乐观（动词生成和命名任务相结合的最高敏感度为 66%），并强调了将这两种方式结合起来的困难。根据需要，fMRI 和 ECS 使用不同的刺激任务，通常使用不同的反应模式（隐性和显性）。在 fMRI 和 ECS 中都存在固有的空间误差，均可达 1cm。此外，如果使用较短时间的序列，fMRI 的信噪比会较差[54]。事实上，具有一致相关性的报告[51,53]至少使用了 3 种不同的足够长的 fMRI 语言任务，以实现较高

的信噪比并聚焦于关键语言区。另外，与使用单字或项目处理的任务相比，涉及句子理解的任务似乎更适合激活颞顶叶语言区域[52,53]。

由于激活的强度可能因人而异，因此显示 fMRI 激活灶的统计阈值问题尤其关键[19]。Fitzgerald 等[51]建议使用可变的阈值，使激活灶在皮质表面形成大约 1cm² 或更大范围的集合，这与皮质电刺激语言位点的大致范围一致。相反，Rutten 等[53]使用了一个独立于操作者的固定阈值：这也许是他们的研究得到较高信噪比的原因。

Guissani 等[55]回顾了术前语言 fMRI 在脑肿瘤手术中确定皮质电刺激位点的能力，得出的结论是，现有证据不支持 fMRI 替代 ECS 来定位语言功能区。在不同研究方法中，术前语言 fMRI 定位灵敏度为 59%～100%，特异度为 0%～97%。

2. 儿童研究

一项包含 8 名儿童的比较性研究称，语言 fMRI（隐性句子生成）在检测皮质电刺激位点方面的灵敏度很高（100%），但特异度很低[56]。需注意的是，该研究使用了不同皮质电刺激任务，如计数、阅读或自发讲话。作者还指出，使用一个固定的统计阈值来显示 fMRI 结果可能会遗漏关键部位。fMRI 应该通过优化深部电极的位置来提高儿童皮质电刺激位点的阳性率。

我们自己在患儿术外语言皮质电刺激方面的经验与前面的结论一致。皮质电刺激位点通常位于主要的 fMRI 激活病灶附近（图 20-2A 中的例子）。然而，与其他作者一致的是，fMRI 的激活区域并不能确切地预测皮质电刺激位点。过去使用单一的 fMRI 任务（听觉动词生成）虽然可以形成明显并可重复的激活，但如果在皮质电刺激期间由不同的任务引发，这并不足以定位基本的皮质电刺激位点（图 20-2B）。使用多个任务和可重复的数据可以克服这一缺陷。此外，fMRI 可以显示运动性语言中枢皮质的不典型位置，特别是当其位于深部脑沟周围时，皮质电刺激可能无法检测到。Rutten 等[57]在一例肿瘤转移到 Broca 脑区的 14 岁患儿身上发现了这种情况。

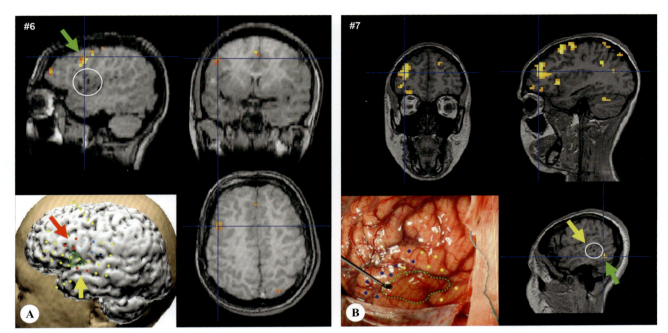

▲ 图 20-2　**A.** 展示了联合语言 fMRI 和皮质电刺激（ECS）进行功能定位时可能需要注意的事项。病例 **6**：因经典 **Broca** 区存在局灶性皮质发育不良（圆圈）而使额叶激活区域（绿箭）向背侧移位，并通过术后皮质电刺激证实（左下角皮质重建的红箭和红点）。fMRI 上未见位于颞上回前部的第二个皮质电刺激位点（黄箭）。**B.** 病例 **7**：术中对一个局灶性皮质发育不良患儿进行功能定位时，识别出多个听觉（蓝点）和视觉（黄点）的皮质电刺激位点相冲突（**MRI** 影像上的圆圈和照片上的线）。fMRI 无法确定颞上回后部（**Wernicke**）功能区（黄箭）的范围。只在病变后方发现一个小的 fMRI 激活灶（绿箭），这表明可能需要更多的 fMRI 任务。fMRI 在两种情况下都正确地识别了语言优势半球。注意：十字准线表示使用无声动词生成任务的局部最大激活灶。左半球在左边

总而言之，尽管最初的比较研究是出于用 fMRI 取代皮质电刺激的目的，但目前似乎难以实现。然而，迄今为止积累的证据表明，fMRI 语言功能定位辅助制定手术切除范围，指导硬膜下和立体定向电极的放置，并为皮质电刺激提供靶点。

（四）记忆优势侧的术前评估

前颞叶切除术是治疗成人和儿童耐药性颞叶癫痫（TLE）的成熟方法。主要的临床问题是，如果位于语言优势侧半球，切除前颞叶后会有言语记忆障碍的风险。虽然儿童的远期预后要优于成人，大多数儿童可以恢复到术前的记忆水平[58]，但短期内仍有较高的记忆缺陷风险[59-61]。事实上，如果在语言 fMRI 确定的具有语言优势半球的颞叶进行手术，语言记忆功能缺陷将最为明显[58, 61]。

儿童前颞叶切除术还与不同程度的语义记忆缺陷（事实记忆不同于情景记忆）有关[58]。语义记忆依赖于前颞叶新皮质，fMRI 可以利用语义决

定或理解任务来确定前颞叶新皮质的参与程度[62]。

迄今为止，只有少数研究证明了在健康儿童中进行群体水平的记忆 fMRI 研究的可行性[63, 64]，目前还没有关于临床儿科人群的报道。

因此，我们仅对成人的 fMRI 研究进行简要综述，重点关注以下与癫痫外科相关的方面（见 Powell 等[65]的综述）：fMRI 研究证实了颞叶内侧（medial temporal lobe，MTL）记忆进程的物质特异性侧向性和定位。通常，左侧内侧颞叶激活与单词记忆有关，而右侧内侧颞叶激活与面部记忆有关；双侧内侧颞叶激活与视觉记忆有关[66]。成人患者的 fMRI 研究揭示了单侧颞叶癫痫如何影响内侧颞叶记忆系统组织。fMRI 证据表明，通常情况下，左侧颞叶癫痫患者（大多由海马硬化引起）的言语记忆功能重组到右侧内侧颞叶（集中在海马），而右侧颞叶癫痫患者的语言优势更多位于左侧内侧颞叶[66]。在对照组受试者中，非言语任务

（如心理导航或视觉场景编码）显示了双侧内侧颞叶激活，而不对称的激活则转移到颞叶癫痫发作病灶的对侧[67-69]。在大多数患者中，记忆 fMRI 偏侧化与 IAT 的记忆分数一致，但研究仅限于小样本病例[68, 70]。

此外，海马体积减小与物质及区域特定的内侧颞叶激活方式相关：左侧颞叶内侧的语言编码相关激活与左侧海马体积有关，右侧颞叶内侧的图片编码相关激活与右侧海马体积有关[71]。因此，硬化的海马内 fMRI 激活与记忆分数相关也就不足为奇：左侧为言语记忆，右侧为非言语记忆。相反，对侧海马内的激活与记忆能力呈负相关，这表明重组的颞叶内侧功能对术前记忆功能没有作用。

关键问题是，这些 fMRI 表现是否能够判断前颞叶切除术后的记忆功能改变。事实上，在小型的前颞叶切除术患者的研究中，已经证明了术前记忆 fMRI 与术后记忆变化具有相关性。在这些专门针对成人患者的研究中，均发现同侧颞叶内侧激活越强或其激活的不对称性越大[66, 72]，其术后的记忆功能受损就越大[73]，言语记忆改变[66] 及非言语记忆丧失也是如此[66, 69]。

这些结果与成人前颞叶切除术后记忆受损的功能充分性模型一致[74]，并且术前较高的记忆力是术后记忆力严重下降的危险因素。对侧颞叶内侧 fMRI 的激活被视为单侧颞叶癫痫引起的功能重组的证据。但在迄今报道的较短的术后随访期内，尚未发现其与术后记忆力相关。

尽管记忆 fMRI 在技术上具有挑战性且内侧颞叶的激活强度通常较低，但仍可以使用 fMRI 确定语言功能优势侧来预测前颞叶切除术对记忆的影响。事实上，据 Binder 和他的同事[39] 报道，在左侧前颞叶切除术的成人患者群体中，与 IAT 所检测记忆优势侧相比，fMRI 能更有效地判断患者言语记忆的预后。

同样，一项对有或无癫痫发作的成人和儿童的大规模研究表明[9]，颞叶内侧激活可能来源于语言范式（听觉语义决定任务）。这项研究有两个发现：第一，语言 fMRI 侧向性研究表明了 MTL 侧向性在成人中占有极大比例，在儿童却不同；第二，儿童左侧颞叶内侧的偏侧程度弱于成人。未来的研究应该确定，除了神经心理学评估、海马体积测定和语言 fMRI 侧向性之外，记忆 fMRI 是否会提高预测能力。

（五）运用 fMRI 对癫痫样放电活动进行定位

1. 成人研究

自从首次描述儿童局灶性癫痫发作期间的 BOLD 变化以来[75]，fMRI 已被越来越多地用于研究与正常和异常脑电活动相关的脑血流变化[76]。在 MRI 阴性的情况下，可以定位与 EEG 相关的 BOLD 反应[77]，因此 EEG-fMRI 可能有助于识别出其他源定位技术无法确定病灶位置的有手术适应证的患者。只有比例不固定的成人患者表现出显著的与 EEG 局灶性放电相关的 fMRI 激活；然而，在大多数情况下，这两种方式之间仍存在一定程度的一致性。最近的研究表明，大脑皮质发育畸形患者在发作期和发作间期的 EEG-fMRI 检查可以确定病变的致痫性，并可能有助于确定潜在的手术靶点[78]。

Zijlmann 等[79] 评估了那些因 EEG 病灶不明确或多个病灶而被认为不符合手术条件的成人手术候选者的 EEG-fMRI 数据。EEG-fMRI 改善了一部分患者的病灶源定位并重新评估其手术的可能性，对另一部分患者则支持了最初的不适合手术的决定。作者为 EEG-fMRI 的应用提出了以下指南。

（1）最佳适应证是对颞叶外（MRI 阴性）癫痫的致痫灶的定位，以及对病灶深度进行定位。

（2）在假设有多个病灶的情况下，EEG-fMRI 可能会证实这一假设，但是它有时可能会倾向于其中某一个病灶。

（3）前期对于感兴趣区的设定是至关重要的：局部不相关的协同（去）激活可能缺乏临床意义。

（4）EEG-fMRI 可以指导有创电极的放置。

2. 儿童研究

在一项包含 53 名耐药性局灶性癫痫儿童的前

瞻性研究中获得了可喜的发现[80]。将 fMRI 定位与间期放电的脑电图电源成像（electrical source imaging，ESI）以及手术效果进行比较。29 例患者致痫灶被准确定位，在使用 EEG-fMRI 判断发作预后的 20 例患者中，其中有 8 例患者预测正确。在联合使用 EEG-fMRI/ESI 进行预测的 9 例患者中均预测正确，其中包括 3 例 MRI 阴性患者。这个研究表明，EEG-fMRI 联合 ESI 可能比单独检测能够更好地预测手术结果，包括 MRI 阴性患者。

结论

fMRI 在癫痫外科多学科检查中发挥着重要作用。结合智力、语言和记忆能力的综合神经心理学评估，fMRI 语言优势侧结果有助于评估术后认知改变的风险。预计在不久的将来，fMRI 将会像评估成人颞叶癫痫患者一样去评估儿童的记忆功能。尽管在定位功能区方面仍存在缺陷，但必须强调的是，近年来 fMRI 研究在不同的年龄阶段和能力范围中都取得了相当大的进展，这对其在儿童群体的广泛应用产生了影响。这包括图像采集、任务设计及后处理方面的改进。更高的场强有助于提高信噪比，并缩短扫描时间。在扫描过程中，监控显性语言等任务执行情况，可以减少非典型的模糊的激活模式。最后，减少 fMRI 侧向性指数对统计阈值的依赖的方法现已被常规使用。fMRI 已被证实为神经外科实践中四个关键阶段的重要诊断工具。

- 评估手术切除的可行性并预测认知障碍风险。
- 明确手术对象的切除范围和部位。
- 选择患者进行侵入性功能定位操作。
- 术中使用图像引导系统可视化功能区。

近期成人癫痫术前评估操作指南建议[81]，在局灶性癫痫患者中，建议用 fMRI 代替 IAT 用于确定语言功能优势侧，并用于判断颞叶癫痫患者在前颞叶切除术后语言和记忆预后。然而，支持取代有创性技术的证据水平可能因致痫病变的类型不同而不同。虽然目前还没有用于儿童的系统性证据，但自从引进 fMRI 以来，许多儿科癫痫中心已经显著减少了 IAT 的使用。

参 考 文 献

[1] Liégeois F, Cross JH, Gadian DG, Connelly A. Role of fMRI in the decision-making process: epilepsy surgery for children. J Magn Reson Imaging 2006;23(6):933–940

[2] Tharin S, Golby A. Functional brain mapping and its applications to neurosurgery. Neurosurgery 2007;60(4, Suppl 2):185–201, discussion 201–202

[3] Detre JA. Clinical applicability of functional MRI. J Magn Reson Imaging 2006;23(6):808–815

[4] Bartsch AJ, Homola G, Biller A, Solymosi L, Bendszus M. Diagnostic functional MRI: illustrated clinical applications and decisionmaking. J Magn Reson Imaging 2006;23(6):921–932

[5] Bargalló N. Functional magnetic resonance: new applications in epilepsy. Eur J Radiol 2008;67(3):401–408

[6] Sachs BC, Gaillard WD. Organization of language networks in children: functional magnetic resonance imaging studies. Curr Neurol Neurosci Rep 2003;3(2):157–162

[7] O'Shaughnessy ES, Berl MM, Moore EN, Gaillard WD. Pediatric functional magnetic resonance imaging (fMRI): issues and applications. J Child Neurol 2008;23(7):791–801

[8] Logothetis NK, Pauls J, Augath M, Trinath T, Oeltermann A. Neurophysiological investigation of the basis of the fMRI signal. Nature 2001;412(6843):150–157

[9] Sepeta LN, Berl MM, Wilke M, et al. Age-dependent mesial temporal lobe lateralization in language fMRI. Epilepsia 2016;57(1):122–130

[10] Lidzba K, Schwilling E, Grodd W, Krägeloh-Mann I, Wilke M. Language comprehension vs. language production: age effects on fMRI activation. Brain Lang 2011;119(1):6–15

[11] Vadivelu S, Wolf VL, Bollo RJ, Wilfong A, Curry DJ. Resting-state functional MRI in pediatric epilepsy surgery. Pediatr Neurosurg 2013;49(5):261–273

[12] Gaillard WD, Balsamo L, Xu B, et al. fMRI language task panel improves determination of language dominance. Neurology 2004;63(8):1403–1408

[13] Liégeois F, Connelly A, Baldeweg T, Vargha-Khadem F. Speaking with a single cerebral hemisphere: fMRI language organization after hemispherectomy in childhood. Brain Lang 2008;106(3):195–203

[14] Wilke M. An alternative approach towards assessing and accounting for individual motion in fMRI timeseries. Neuroimage 2012;59(3):2062–2072

[15] Tierney TM, Weiss-Croft LJ, Centeno M, et al. FIACH: A biophysical model for automatic retrospective noise control in fMRI. Neuroimage 2016;124(Pt A):1009–1020

[16] Croft LJ, Rankin PM, Liégeois F, et al. To speak, or not to speak? The feasibility of imaging overt speech in children with epilepsy. Epilepsy Res 2013;107(1–2):195–199

[17] Benke T, Köylü B, Visani P, et al. Language lateralization in temporal lobe epilepsy: a comparison between fMRI and the Wada test. Epilepsia 2006;47(8):1308–1319

[18] Woermann FG, Jokeit H, Luerding R, et al. Language lateralization

by Wada test and fMRI in 100 patients with epilepsy. Neurology 2003;61(5):699–701

[19] Wilke M, Lidzba K. LI-tool: a new toolbox to assess lateralization in functional MR-data. J Neurosci Methods 2007;163(1):128–136

[20] Liégeois F, Connelly A, Salmond CH, Gadian DG, Vargha-Khadem F, Baldeweg T. A direct test for lateralization of language activation using fMRI: comparison with invasive assessments in children with epilepsy. Neuroimage 2002;17(4): 1861–1867

[21] Hertz-Pannier L, Gaillard WD, Mott SH, et al. Noninvasive assessment of language dominance in children and adolescents with functional MRI: a preliminary study. Neurology 1997;48(4):1003–1012

[22] Stapleton SR, Kiriakopoulos E, Mikulis D, et al. Combined utility of functional MRI, cortical mapping, and frameless stereotaxy in the resection of lesions in eloquent areas of brain in children. Pediatr Neurosurg 1997;26(2):68–82

[23] Liégeois F, Connelly A, Cross JH, et al. Language reorganization in children with early-onset lesions of the left hemisphere: an fMRI study. Brain 2004;127(Pt 6):1229–1236

[24] Anderson DP, Harvey AS, Saling MM, et al. FMRI lateralization of expressive language in children with cerebral lesions. Epilepsia 2006;47(6):998–1008

[25] Rasmussen T, Milner B. The role of early left-brain injury in determining lateralization of cerebral speech functions. Ann N Y Acad Sci 1977;299:355–369

[26] Duchowny M, Jayakar P, Harvey AS, et al. Language cortex representation: effects of developmental versus acquired pathology. Ann Neurol 1996;40(1):31–38

[27] Adcock JE, Wise RG, Oxbury JM, Oxbury SM, Matthews PM. Quantitative fMRI assessment of the differences in lateralization of language-related brain activation in patients with temporal lobe epilepsy. Neuroimage 2003;18(2):423–438

[28] Weber B, Wellmer J, Reuber M, et al. Left hippocampal pathology is associated with atypical language lateralization in patients with focal epilepsy. Brain 2006;129(Pt 2):346–351

[29] Gaillard WD, Berl MM, Moore EN, et al. Atypical language in lesional and nonlesional complex partial epilepsy. Neurology 2007;69(18):1761–1771

[30] Janszky J, Mertens M, Janszky I, Ebner A, Woermann FG. Left-sided interictal epileptic activity induces shift of language lateralization in temporal lobe epilepsy: an fMRI study. Epilepsia 2006;47(5):921–927

[31] Pahs G, Rankin P, Helen Cross J, et al. Asymmetry of planum temporale constrains interhemispheric language plasticity in children with focal epilepsy. Brain 2013;136(Pt 10):3163–3175

[32] Berl MM, Zimmaro LA, Khan OI, et al. Characterization of atypical language activation patterns in focal epilepsy. Ann Neurol 2014;75(1):33–42

[33] Szaflarski JP, Holland SK, Jacola LM, Lindsell C, Privitera MD, Szaflarski M. Comprehensive presurgical functional MRI language evaluation in adult patients with epilepsy. Epilepsy Behav 2008;12(1):74–83

[34] Binder JR, Swanson SJ, Hammeke TA, et al. Determination of language dominance using functional MRI: a comparison with the Wada test. Neurology 1996;46(4):978–984

[35] Rutten GJ, Ramsey NF, van Rijen PC, Alpherts WC, van Veelen CW. FMRI-determined language lateralization in patients with unilateral or mixed language dominance according to the Wada test. Neuroimage 2002;17(1):447–460

[36] Risse GL, Gates JR, Fangman MC. A reconsideration of bilateral language representation based on the intracarotid amobarbital procedure. Brain Cogn 1997;33(1):118–132

[37] Lehéricy S, Cohen L, Bazin B, et al. Functional MR evaluation of temporal and frontal language dominance compared with the Wada

test. Neurology 2000;54(8):1625–1633

[38] Sabsevitz DS, Swanson SJ, Hammeke TA, et al. Use of preoperative functional neuroimaging to predict language deficits from epilepsy surgery. Neurology 2003;60(11):1788–1792

[39] Binder JR, Sabsevitz DS, Swanson SJ, Hammeke TA, Raghavan M, Mueller WM. Use of preoperative functional MRI to predict verbal memory decline after temporal lobe epilepsy surgery. Epilepsia 2008;49(8):1377–1394

[40] Janecek JK, Swanson SJ, Sabsevitz DS, et al. Language lateralization by fMRI and Wada testing in 229 patients with epilepsy: rates and predictors of discordance. Epilepsia 2013;54(2):314–322

[41] Abou-Khalil B. An update on determination of language dominance in screening for epilepsy surgery: the Wada test and newer noninvasive alternatives. Epilepsia 2007;48(3):442–455

[42] Kho KH, Leijten FS, Rutten GJ, Vermeulen J, Van Rijen P, Ramsey NF. Discrepant findings for Wada test and functional magnetic resonance imaging with regard to language function: use of electrocortical stimulation mapping to confirm results. Case report. J Neurosurg 2005;102(1):169–173

[43] Hunter KE, Blaxton TA, Bookheimer SY, et al. (15)O water positron emission tomography in language localization: a study comparing positron emission tomography visual and computerized region of interest analysis with the Wada test. Ann Neurol 1999;45(5):662–665

[44] Medina LS, Bernal B, Ruiz J. Role of functional MR in determining language dominance in epilepsy and nonepilepsy populations: a Bayesian analysis. Radiology 2007;242(1):94–100

[45] Rodin D, Bar-Yosef O, Smith ML, Kerr E, Morris D, Donner EJ. Language dominance in children with epilepsy: concordance of fMRI with intracarotid amytal testing and cortical stimulation. Epilepsy Behav 2013;29(1):7–12

[46] Kadis DS, Iida K, Kerr EN, et al. Intrahemispheric reorganization of language in children with medically intractable epilepsy of the left hemisphere. J Int Neuropsyehol Soc 2007;13(3):505–516

[47] Hertz-Pannier L, Chiron C, Jambaqué I, et al. Late plasticity for language in a child's non-dominant hemisphere: a pre- and postsurgery fMRI study. Brain 2002;125(Pt 2):361–372

[48] Bulteau C, Jambaqué I, Chiron C, et al. Language plasticity after hemispherotomy of the dominant hemisphere in 3 patients: Implication of non-linguistic networks. Epilepsy Behav 2017;69:86–94

[49] DeSalvo MN, Tanaka N, Douw L, et al. Resting-state functional MR imaging for determining language laterality in intractable epilepsy. Radiology 2016;281(1):264–269

[50] Sanai N, Mirzadeh Z, Berger MS. Functional outcome after language mapping for glioma resection. N Engl J Med 2008;358(1):18–27

[51] FitzGerald DB, Cosgrove GR, Ronner S, et al. Location of language in the cortex: a comparison between functional MR imaging and electrocortical stimulation. AJNR Am J Neuroradiol 1997;18(8):1529–1539

[52] Carpentier A, Pugh KR, Westerveld M, et al. Functional MRI of language processing: dependence on input modality and temporal lobe epilepsy. Epilepsia 2001;42(10):1241–1254

[53] Rutten GJ, Ramsey NF, van Rijen PC, Noordmans HJ, van Veelen CW. Development of a functional magnetic resonance imaging protocol for intraoperative localization of critical temporoparietal language areas. Ann Neurol 2002;51(3):350–360

[54] Roux FE, Boulanouar K, Lotterie JA, Mejdoubi M, LeSage JP, Berry I. Language functional magnetic resonance imaging in preoperative assessment of language areas: correlation with direct cortical stimulation. Neurosurgery 2003;52(6):1335–1345, discussion 1345–1347

[55] Giussani C, Roux FE, Ojemann J, Sganzerla EP, Pirillo D, Papagno C. Is preoperative functional magnetic resonance imaging reliable for

language areas mapping in brain tumor surgery? Review of language functional magnetic resonance imaging and direct cortical stimulation correlation studies. Neurosurgery 2010;66(1):113–120

[56] 56. de Ribaupierre S, Fohlen M, Bulteau C, et al. Presurgical language mapping in children with epilepsy: clinical usefulness of functional magnetic resonance imaging for the planning of cortical stimulation. Epilepsia 2012;53(1):67–78

[57] Rutten GJ, van Rijen PC, van Veelen CW, Ramsey NF. Language area localization with three-dimensional functional magnetic resonance imaging matches intrasulcal electrostimulation in Broca's area. Ann Neurol 1999;46(3):405–408

[58] Skirrow C, Cross JH, Harrison S, et al. Temporal lobe surgery in childhood and neuroanatomical predictors of long-term declarative memory outcome. Brain 2015;138(Pt 1):80–93

[59] Jambaqué I, Dellatolas G, Fohlen M, et al. Memory functions following surgery for temporal lobe epilepsy in children. Neuropsychologia 2007;45(12):2850–2862

[60] Gleissner U, Sassen R, Lendt M, Clusmann H, Elger CE, Helmstaedter C. Pre- and postoperative verbal memory in pediatric patients with temporal lobe epilepsy. Epilepsy Res 2002;51(3):287–296

[61] Law N, Benifla M, Rutka J, Smith ML. Verbal memory after temporal lobe epilepsy surgery in children: do only mesial structures matter? Epilepsia 2017;58(2):291–299

[62] Binder JR. Preoperative prediction of verbal episodic memory outcome using FMRI. Neurosurg Clin N Am 2011;22(2): 219–232, ix

[63] Chiu CY, Schmithorst VJ, Brown RD, Holland SK, Dunn S. Making memories: a cross-sectional investigation of episodic memory encoding in childhood using FMRI. Dev Neuropsychol 2006;29(2):321–340

[64] van den Bosch GE, El Marroun H, Schmidt MN, et al. Brain connectivity during verbal working memory in children and adolescents. Hum Brain Mapp 2014;35(2):698–711

[65] Powell HW, Koepp MJ, Richardson MP, Symms MR, Thompson PJ, Duncan JS. The application of functional MRI of memory in temporal lobe epilepsy: a clinical review. Epilepsia 2004;45(7):855–863

[66] Powell HW, Richardson MP, Symms MR, et al. Preoperative fMRI predicts memory decline following anterior temporal lobe resection. J Neurol Neurosurg Psychiatry 2008;79(6):686–693

[67] Jokeit H, Okujava M, Woermann FG. Memory fMRI lateralizes temporal lobe epilepsy. Neurology 2001;57(10):1786–1793

[68] Detre JA, Maccotta L, King D, et al. Functional MRI lateralization of memory in temporal lobe epilepsy. Neurology 1998;50(4):926–932

[69] Rabin ML, Narayan VM, Kimberg DY, et al. Functional MRI predicts post-surgical memory following temporal lobectomy. Brain 2004;127(Pt 10):2286–2298

[70] Golby AJ, Poldrack RA, Illes J, Chen D, Desmond JE, Gabrieli JD. Memory lateralization in medial temporal lobe epilepsy assessed by functional MRI. Epilepsia 2002;43(8):855–863

[71] Powell HW, Richardson MP, Symms MR, et al. Reorganization of verbal and nonverbal memory in temporal lobe epilepsy due to unilateral hippocampal sclerosis. Epilepsia 2007;48(8):1512–1525

[72] Frings L, Wagner K, Halsband U, Schwarzwald R, Zentner J, Schulze-Bonhage A. Lateralization of hippocampal activation differs between left and right temporal lobe epilepsy patients and correlates with postsurgical verbal learning decrement. Epilepsy Res 2008;78(2–3):161–170

[73] Sidhu MK, Stretton J, Winston GP, et al. Memory fMRI predicts verbal memory decline after anterior temporal lobe resection. Neurology 2015;84(15):1512–1519

[74] Chelune GJ. Hippocampal adequacy versus functional reserve: predicting memory functions following temporal lobectomy. Arch Clin Neuropsychol 1995;10(5):413–432

[75] Jackson GD, Connelly A, Cross JH, Gordon I, Gadian DG. Functional magnetic resonance imaging of focal seizures. Neurology 1994;44(5):850–856

[76] Krakow K, Woermann FG, Symms MR, et al. EEG-triggered functional MRI of interictal epileptiform activity in patients with partial seizures. Brain 1999;122(Pt 9):1679–1688

[77] Hamandi K, Salek-Haddadi A, Fish DR, Lemieux L. EEG/functional MRI in epilepsy: The Queen Square Experience. J Clin Neurophysiol 2004;21(4):241–248

[78] Tyvaert L, Hawco C, Kobayashi E, LeVan P, Dubeau F, Gotman J. Different structures involved during ictal and interictal epileptic activity in malformations of cortical development: an EEG-fMRI study. Brain 2008;131(Pt 8):2042–2060

[79] Zijlmans M, Huiskamp G, Hersevoort M, Seppenwoolde JH, van Huffelen AC, Leijten FS. EEG-fMRI in the preoperative work-up for epilepsy surgery. Brain 2007;130(Pt 9):2343–2353

[80] Centeno M, Tierney TM, Perani S, et al. Combined electroencephalography- functional magnetic resonance imaging and electrical source imaging improves localization of pediatric focal epilepsy. Ann Neurol 2017;82(2):278–287

[81] Szaflarski JP, Gloss D, Binder JR, et al. Practice guideline summary: use of fMRI in the presurgical evaluation of patients with epilepsy: report of the guideline development, dissemination, and implementation subcommittee of the American Academy of Neurology. Neurology 2017;88(4):395–402

第21章　正电子发射和单光子发射计算机成像技术在小儿癫痫外科中的应用

Application of Positron Emission Tomography and Single-Photon Emission Computed Tomography in Pediatric Epilepsy Surgery

Stephen J. Falchek　Ajay Kumar　Harry T. Chugani　著

熊海芮　曹卫国　译　　李　霖　校

摘　要

近年来，功能神经影像已被证明是颅内脑电监测的有效辅助手段，可用于判别癫痫患者是否需要手术以及确定相应的癫痫发作起始区。最常用的手段为发作期 SPECT 和 ^{18}F–氟代脱氧葡萄糖正电子发射断层成像术（FDG-PET）。前者对特定部位的脑灌注区进行定位成像，后者则标注脑葡萄糖利用率，两者共同用于辨别癫痫发作起始区。这些技术不仅能辅助识别手术切除区域，而且对继发性癫痫灶的可视化处理、双重病理诊断、皮质功能定位、术后确定二次手术切除范围和术后疗效的预测均有所帮助。这些技术有助于治疗多种其他难治性癫痫，包括婴儿痉挛症、Lennox-Gastaut 综合征、多灶性皮质发育不良、结节性硬化症、Sturge-Weber 综合征和 Rasmussen 脑炎。发作期 SPECT 能对 70%～90% 的单侧颞叶癫痫患者病灶进行准确定位，对颞叶外癫痫也十分有效。在高达 95% 的病例中，配准技术如统计参数映射（SPM）或发作期单光子发射计算机断层显像减影和 MRI 图像配准（SISCOM），可以提高识别致痫灶的灵敏度和特异度。其他 PET 放射性示踪剂包括 ^{11}C-氟马西尼（flumazenil，FMZ），该示踪剂与 γ-氨基丁酸 A 型受体（GABAA）–苯二氮䓬受体的 α 亚基相结合，在颞叶内侧癫痫的成像中很有作用。追踪色氨酸代谢的 ^{11}C-α-甲基 –L–色氨酸（AMT）在结节性硬化症（AMT-PET）中较为有效，然而 FDG-PET 却经常产生假阳性。放射性配体 ^{11}C-PK11195 能与外周型苯二氮䓬受体进行特异性结合，使用该配体的 PET 正被探索用于神经炎症成像，例如，对 Rasmussen 综合征或其他脑部炎症疾病的早期诊断，可伴或不伴癫痫。新近发展的 PET-MR 扫描仪比 PET 和 MR 成像体素的简单配准具有更多的研究和临床优势，包括用于 PET 动态研究的自动运动校正，必要时可进行单次镇静，动脉输入函数图像派生法，以及比 PET-CT 的放射性更低。

关键词

发作期 SPECT，发作间期 SPECT，PET，PET-MR，SISCOM，放射性示踪剂，神经功能失联络，颞叶癫痫，颞外癫痫，结节性硬化症，婴儿痉挛症，Rasmussen 脑炎，Sturge-Weber 综合征癫痫是最常见的神经系统疾病，发病率为 1%～2%，终生累积发病率超过 3%。近 25% 的癫痫患者对多种抗癫痫治疗无效，并且有难治性（医学上称为顽固性的）癫痫发作。手术切除大脑皮质的致痫灶有助于这些患者的治疗。然而，为了实现这一目标，在手术前必须精确地定位致痫灶。事实上，术前评估的目的是确定可切除的致痫灶，从而使癫痫发作得到完全控制，同时又不至于造成难以接受的神经功能损伤。这一目标并不是总能够实现，在权衡完全控制癫痫发作与丧失某些神经功能的利弊关系时必须做出困难的抉择。利用颅内 EEG（皮质 EEG）来监测癫痫发作仍是制定癫痫患者手术计划的金标准[1, 2]；然而，功能神经影像（如 PET 和 SPECT）结合 EEG，在制订手术计划方面起着非常重要的作用。对于在 CT 或 MRI 上没有病灶的患者（影像学阴性病例），或是有多个结构性病变而其中仅有一两个致癫痫的患者，或是 MRI 与头皮表面 EEG 不一致或不确定的患者，这些技术可在术前以无创方式对潜在致痫灶进行定位。这些技术可在手术整个阶段提供有效帮助，包括引导颅内条形、栅状电极的精准放置以进行皮质 EEG 来确认致痫灶。

一、PET 和 SPECT 的基本原理

SPECT 和 PET 是使用放射性同位素或放射性标记分子（术语放射性示踪剂将用于这两者中）来研究器官的灌注或生化功能的成像技术，甚至在细胞或分子水平上进行研究。在这两种方法中，都是将非常少量的特定的放射性示踪剂注射到患者体内。放射性示踪剂需根据预期目的进行选择，即医生对探索哪些器官和功能感兴趣。在适当的探测器的帮助下，在外部探测到由放射性示踪剂发出的伽马射线，并生成这些放射性示踪剂的空间分布图像。因此，从理论上讲，只要有适当的放射性示踪剂，就可以研究任何器官的功能。在癫痫中应用 PET 和 SPECT 的原理是癫痫区域（以及相关的癫痫传播网络）的代谢（特别是葡萄糖代谢）、受体密度和神经传导、脑血流发生了改变，并且可以通过这些成像技术进行检测。

（一）PET 的原理和成像技术

PET 是一种可以对各种器官进行功能测定的无创成像技术。在 PET 中，把发射正电子的放射性核素（如 ^{18}F、^{11}C、^{15}O 和 ^{13}N）用于标记各种天然生物底物或药物。这些物质结构中的氢、碳、氧或氮可以被放射性正电子发射物所代替，从而成为具有放射性的物质，该物质仍具有与原始化合物类似的行为，被称为放射性示踪剂或 PET 示踪剂。放射性示踪剂通过相同的生理途径，发射正电子与相关生物组织床中的大量电子碰撞从而产生成对的反向高能（511keV）光子。这些光子可以被外部探测器探测到，整个过程也可以被追踪或成像。任何生理或代谢过程，如葡萄糖代谢、蛋白质合成、酶促过程或受体 – 配体相互作用，都可以使用适当的放射性示踪剂和各种动力学模型来描述其生化行为或途径从而进行研究[3]。

癫痫患者最常用的 PET 示踪剂是 2– 脱氧 –2（^{18}F）FDG（半衰期：110min），可以用于测量葡萄糖代谢。FDG 在组织中被运输，并以与葡萄糖相同的方式被磷酸化为 FDG-6– 磷酸。然而，FDG-6– 磷酸并不是下一步糖酵解的底物。由于它不能立即离开细胞，磷酸化的 FDG 仍然被困在细胞内，其位置和数量可以通过 PET 成像来测量。在稳态条件下，FDG 的摄取量反映了葡萄糖的代谢率。在大脑中，其代谢率与脑组织的突触密度和功能活动高度相关。

由于大脑葡萄糖代谢会发生与年龄相关的变化，特别是在幼儿期，医生在解释儿童 FDG-PET 扫描结果时应该了解与年龄相关的因素。从定量上看，出生时大脑皮质中葡萄糖的代谢率通常比成人低约 30%。在出生后的第二年达到成年值，在第三年超过成年值，在 3—4 岁时达到峰值（几乎是成年值的 2 倍），然后达到一个稳定的平台期，这一时期一直持续到大约 10 岁，然后在 16—18 岁时下降到成年值。葡萄糖代谢模式和 PET 扫描上的表现形式也随着年龄的增长而变化。在新

生儿中，葡萄糖代谢活动在初级感觉和运动皮质、丘脑、脑干和小脑蚓部、扣带回皮质、杏仁核和海马体中最为活跃。在 2—4 月龄期间，顶叶、颞叶和初级视觉皮质（枕叶内侧或距状裂皮质）以及基底神经节和小脑半球的葡萄糖利用率增加。在 6—8 月龄时，在前额的外侧和下部区域葡萄糖的利用率增加，8—12 月龄时，内侧和背侧额叶皮质变得活跃。到 1 岁时为成人分布模式[4, 5]。

发作间期 FDG-PET 的典型表现为致痫区的放射性示踪剂摄取减少（低代谢）（图 21-1）。低代谢可由多种机制引起，包括神经元丢失、神经功能失联络、突触密度降低、癫痫病灶的紧张性抑制，或这些因素的各种组合。三维脑表面重建与颅内脑电监测结果相匹配后的证据有力表明，低代谢区边缘常常是致痫灶的精确位置。这与目前对致痫性脑损伤机制的理解是一致的，即癫痫活动起源于紧邻病变的正常组织[6]。皮质代谢功能低下可能与癫痫发作的持续时间、频率和严重程度有关。这可能是为什么通常只有 1/4 新发癫痫的儿童出现代谢低下，而这一比例在成人难治性癫痫中为 80%～85%[7]。癫痫发作持续存在或频率增加可能导致低代谢区扩大，而低代谢皮质的缩小甚至其消失可能与癫痫发作控制有关[8]。从 PET 采集到最近一次癫痫发作之间的时间间隔也可能影响皮质异常的范围和严重程度，较短的时间间隔对低代谢区的范围和严重程度有积极的影响[9]。换句话说，在注射 FDG 前不久发生癫痫发作可能会提高低代谢致痫区域的糖代谢，并掩盖低代谢，从而产生阴性结果。癫痫发作和注射 FDG 之间的时间间隔为什么会产生这种效果还不是很清楚。

在发作期，致痫区域的代谢增加数倍。然而，

由于 FDG-PET 显示的是 30～45min 内的累积 FDG 摄取量（即 FDG 磷酸化为 FDG-6- 磷酸），"发作期研究"的最终图像可能是可变和复杂的，这取决于潜在的病理类型、发作持续时间、发作演变过程及发作期、发作后和发作间期代谢的净累积效应。因此，发作期 FDG-PET 不是很可靠，往往难以解释，应在 FDG 摄取期间进行脑电监测以排除任何临床或亚临床癫痫发作。因为发作期 FDG-PET 实际上并没有完成，所以在随后的所有讨论中，我们使用术语 FDG-PET 来代替发作间期 FDG-PET。

通常，FDG-PET 通常表现出超出致痫区域的更大面积的低代谢；因此，它不能可靠地用于精准确定外科手术切除范围。然而，它可以用于致痫灶的定侧和定位。除此之外，这些数据还可以帮助确定潜在致痫区，从而确定后续硬膜下电极放置的目标位置，这可能对 MRI 表现正常的病例更加有用（图 21-2）。如下文所述，使用更具体的示踪剂有助于更精确地显示致痫区的范围；这在发育中的儿童大脑以及当致痫灶可能涉及运动性语言中枢（初级运动、语言或视觉区域）时变得尤为重要。其他有可能检测到致痫区的 PET 示踪剂包括 FMZ（与 GABAA- 苯二氮䓬类受体的 α 亚基结合），以及 ^{11}C- 甲基 -L- 色氨酸（AMT）（用于测量色氨酸代谢）。FMZ 的结合或 FMZ 的体积分布（FMZ volume of distribution，FMZ-VD）是一种结合受体密度和结合亲和力的定量测量方法，在 2 岁时很高，然后随着年龄的增长呈指数级下降，直到大约 20 岁时达到成人值。2 岁时脑部区域的顺序为（从最高到最低的 FMZ 结合程度排序）：初级视觉皮质、额上回皮质、内侧颞叶

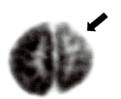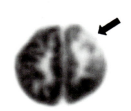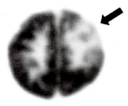

▲ 图 21-1　2- 脱氧 -2（^{18}F）氟 -d- 葡萄糖正电子发射断层扫描显示一名 8 岁儿童的左额叶低代谢区（箭），该儿童患有难治性癫痫，MRI 表现正常。术后组织病理学显示皮质发育不良

皮质、颞叶、前额叶皮质、小脑、基底节和丘脑。FMZ 在内侧颞叶的结合足够牢固，因此具有良好的可视性（与 FDG-PET 相比，其中内侧颞叶区，特别是海马，往往不能很好地显示）。这是 FMZ-PET 在被怀疑有内侧颞叶异常的癫痫患者中发挥重要作用的主要原因之一。

AMT 是色氨酸的类似物，它是 5- 羟色胺合成的前体。与色氨酸不同，AMT 并没有大量结合到蛋白质中。静脉注射 AMT 示踪剂通过色氨酸羟化酶转化为甲基血清 – 羟色胺（alpha-methylserotonin，AM-5HT），并与可释放的 5- 羟色胺池一同累积于神经元和神经末梢中。前 20min 内，AM-5HT 在大脑中积累（到达峰值时，总量低于注射剂量的 2%），之后维持恒定长达 60min 且在正常人中通常左右对称。

正电子发射物质的半衰期极大地影响了 PET 放射性示踪剂的物流运输和实际应用。例如，半衰期短至 20min 的 ^{11}C 需要回旋加速器来进行现场制备，因此仅有极少数机构能实际使用。这种局限性促使了对其他替代性示踪剂的研究，例如，^{18}F- 氟马西尼，在颞叶癫痫定位中，它已经显示出与 ^{11}C FMZ 类似的效能[10]。标记有 ^{18}F 的 AMT 类似物现在依然无法广泛获取，因此该类示踪剂的使用仅限于配置有回旋加速器的 PET 中心。

（二）SPECT 的原理和成像技术

在 SPECT 中，旋转的伽马相机（探测器）被用来对注射了放射性示踪剂的相关感兴趣器官进行成像。为此使用了一到三个探测器和发射伽马射线的放射性同位素。对于大脑，特别是癫痫，SPECT 主要用于研究脑灌注，最常用放射性示踪剂为用 ^{99m}Tc 标记的六甲基丙二基胺肟（hexamethyl propylene amine oxime，HMPAO）和双半胱乙酯（ethylene cysteine dimer，ECD）。HMPAO 很容易穿过血脑屏障，大约 80% 在第一次通过血脑屏障时被大脑摄取。一旦进入神经元和神经胶质细胞，HMPAO 就会被谷胱甘肽氧化成一种不可扩散的化合物，从而有效地捕获该放射性示踪剂。总共有 4%～7% 的注射剂量滞留在大脑内，在 1～2min 达到峰值。ECD 是另一种亲脂性化合物，和 HMPAO 一样，其转化为亲水性化合物而无法扩散返回，因此滞留于神经元内。它的首过摄取率为 60%～70%，注射后 1～2min，最多有 6%～7% 的注射剂量在大脑中累积。随后对大脑进行成像，必要时可在镇静状态下进行，所得到的图像为注射后即刻灌注图。这就是在癫痫中应用脑 SPECT 的基础原理，因为发作期和发作间期通常分别与致痫灶的血流增加或减少有关。然而，在癫痫发作期间，脑血流随时间迅速变化，这取决于癫痫发作的类型及其传播方式。因此，在癫痫发作期间，早期注射放射性示踪剂以捕捉致痫区的血流变化是必要的。

同样，了解注射的确切时间（因为放射性示踪剂从手臂静脉到达大脑需要 20～30s）和癫痫发作持续时间对于正确解释 SPECT 图像非常重要。根据具体的注射时间，延迟注射放射性示踪剂可能显示出不一样的血流变化模式，该种血流变化与致痫区的癫痫演变以及癫痫传播模式直接相关。

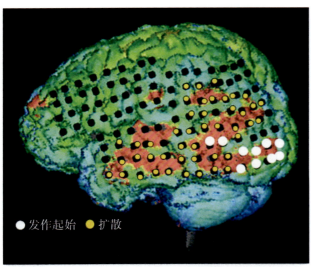

▲ 图 21-2　8 岁儿童，难治性癫痫发作，MRI 正常

● 发作起始　● 扩散

皮质摄取 2- 脱氧 -2（^{18}F）FDG 的三维脑成像显示，左侧顶下小叶和枕叶皮质代谢低下，向前延伸至左侧颞叶。EEG 显示左侧弥漫性癫痫样放电，主要来自颞顶皮质。根据 FDG 的结果，将颅内电极（黑圈）放置在顶下小叶和枕叶皮质上，发现大多数癫痫样放电来自枕区区域。其余位于低代谢区范围的电极是癫痫发作扩散区域

此外，由于癫痫发作的传播通常是从颞叶到额叶，或从后头部（顶枕叶）到前头部皮质区域（颞叶和额叶）[11-14]，如果不清楚放射性示踪剂注射和癫痫发作的确切时间，那么对发作期 SPECT 的解释可能非常具有挑战性。因此，将放射性示踪剂注射与视频–脑电监测同步是首选的方法。

在发作期，致痫区的血流量可增加至 300%，可视为发作期 SPECT 的一个高灌注区域[15]。真正的发作期 SPECT（在癫痫发作后立即注射示踪剂，SPECT 图像显示该时间点的灌注情况）表现为致痫区的高灌注，周围环绕低灌注区，这在发作期结束时显得更加明显。周围的低灌注区可能是由盗血综合征（邻近的血流转移到癫痫发作病灶）引起的，或者这个区域可能作为一个抑制区试图限制癫痫的扩散[16]。发作间期 SPECT（在患者没有任何明显临床或亚临床癫痫发作时注射示踪剂，此时 SPECT 图像显示基线灌注模式）表现为致痫区域内低灌注或正常灌注。即使存在低灌注也可能非常轻微，有时在视觉上难以与周围的正常大脑进行区分。目前，发作间期 SPECT 的主要作用是提供基准血流量，并辅助评估发作期 SPECT（使用 SPM 或 SISCOM 进行观察或定量分析），即发作期 SPECT 图像减去发作间期的图像，并将结果显示在配准的 MR 图像上。使用这些配准技术可以提高发作期 SPECT 的灵敏度和特异度。

研究表明与视觉分析相比，SPM 可以提高 SPECT 检查的灵敏度[17-19]。然而，缺乏与年龄相匹配的对照受试者可能会使其难以使用，尤其是对 6 岁以下的儿童[20]。相反，SISCOM 似乎对儿童非常有效，特别是对颞叶外核磁阴性癫痫[1, 2]。使用 SISCOM 可以帮助重新检查和检测出最初被忽视的 MRI 的细微变化[21]。研究表明，切除 SISCOM 异常区域与手术预后有关；SISCOM 异常范围的切除面积越大效果越好[22, 23]。然而，相互矛盾的是，虽然完全切除 SISCOM 上的高灌注区有利于减少术后癫痫发作[1, 24]，但将其完全切除的病例却不总是能获得良好的效果[1]。尽管有手术失败的研究报道，但是能够获得最好的手术效果的方法仍然是将皮质 EEG 上显示为异常的致痫区域进行完整切除[1]。这类手术的失败可能与皮质 EEG 的局限性有关，而潜在的致痫皮质（通常是"次级"病灶）可能在记录过程中保持休眠，只是在手术后才发现它们具有致痫能力。

SPECT 在儿科人群中的主要局限在于难以获得良好的发作间期或发作期脑 SPECT。那是因为非常频繁或短暂的癫痫发作模式在儿童中很常见（如婴儿痉挛症或肌阵挛性癫痫）。另一个限制是 SPECT 的空间分辨率（10~15mm）比 FDG-PET（5~6mm）差，这对于幼儿大脑更为关键。

二、PET 和 SPECT 在小儿癫痫手术中的作用

- 检测致痫皮质。
- 确定双重病理（内侧颞叶受累）。
- 评估继发性致痫灶。
- 评估致痫区域外的功能状态。
- 评估语言功能皮质。
- 术后评估。

（一）致痫区

1. 颞叶癫痫

在颞叶癫痫中，发作间期葡萄糖低代谢区域不能用来精确定位颞叶致痫区以及具有病理改变的脑组织。这些低代谢区域通常超出颞叶结构，延伸到同侧顶叶、额叶皮质以及丘脑，偶尔也会延伸到对侧颞叶[25-28]。尽管这可能代表了参与发作传导的癫痫网络，并可能与慢性癫痫的行为和神经心理变化有关，但是仍需进一步检查来证实颞叶以外的低代谢皮质区域是否形成次级致痫灶并具有内在致痫性。FMZ-PET 对颞叶癫痫高度敏感，在硬化的海马中表现为 FMZ 结合减少[26, 29]，并且降低的程度通常要超过单纯因海马体积减小所带来的结合的减少[30, 31]。在颞叶癫痫中，FDG-PET 通常表现为颞叶外（顶叶和额叶皮质）的低代谢（可能与认知功能障碍有关，或反映了神经

功能失联络），而 FMZ 结合的减少通常代表神经元丢失或与致痫性有关的受体改变，因此应该更加仔细地检查[26]。

据报道，FMZ-PET 检测单侧海马硬化的灵敏度高达 100%，有 1/3 的患者出现对侧异常[10, 26, 29]。在 MRI 阴性的患者中，多达 85% 的颞叶癫痫患者出现 FMZ-PET 异常[32-34]。事实上，FMZ-PET 在识别致痫区方面似乎比 FDG-PET 更敏感，且与更好的手术预后有关，即使 MRI 阴性时也是如此。SPM 可以检测到 FMZ 结合的细微变化从而进一步提高 FMZ-PET 的准确性，而这些细微变化很难靠肉眼观察到[26, 35]。SPM 研究有时也发现 FMZ 结合增加[36-39]，在某些情况下也说明存在皮质发育畸形[37]。使用 SPM 还发现在看起来正常的颞叶白质中 FMZ 结合增加，组织病理学检查发现该区域存在微发育不良[40]。这是一个有趣的发现，因为这些异位的神经元群可能通过形成一个异常的回路导致癫痫发生。另一种 PET 示踪剂 AMT 在内侧颞叶癫痫病例中似乎并不十分有用，特别是对海马硬化的病例。

在颞叶癫痫中，发作期 SPECT 的灌注模式取决于癫痫发作的起源。颞叶内侧病变的患者通常表现为涉及同侧颞叶内侧和外侧的局部高灌注区域，而颞叶外侧病变的患者通常表现为双侧高灌注，同侧灌注更高[41, 42]。这可以用神经元连接不同从而具有不同的发作传播机制来解释。对于颞叶癫痫，示踪剂的注射时间也很重要，因为发作时、发作后和围发作期的 SPECT 具有不同的灌注模式，同时也取决于颞叶的受累区域。在颞叶内侧癫痫，发作期扫描（在癫痫发作后 20s 内注射示踪剂）通常会显示整个内侧颞叶的高灌注，并伴额眶部皮质或整个额叶周围的低灌注。近发作期扫描（稍微延迟注射，癫痫发作后 20~60s）将显示颞叶外侧皮质、额眶部皮质、基底神经节和对侧颞叶的高灌注，这可能是因为癫痫发作的快速传播。发作后扫描（癫痫发作结束后 4min 内注射）显示内侧颞叶持续高灌注，颞叶外侧的低灌注逐渐延伸至周围的高灌注区域。内侧颞叶保持等灌

注 10~15min，然后逐渐变成低灌注，类似于发作间期扫描。

广泛的 SPECT 研究经验可供成人使用；儿科相关的研究数据也在不断发表。总的来说，发作间期 SPECT 在检测小儿颞叶癫痫致痫区方面的灵敏度非常低（＜50%），20%~75% 的病例为假阳性或假阴性。然而，在 70%~90% 的单侧颞叶癫痫患者中，发作期 SPECT 可以正确定位癫痫病灶[43-46]。如前所述，各种配准技术如 SPM 或 SISCOM，可以进一步提高发作期的灵敏度和特异度。在儿童中发现 SISCOM 有助于识别高达 95% 的病例中的致痫区[21]。与颅内 EEG 检查结果相比，发现在 80% 的难治性癫痫儿童中，发作期 SPECT 能够正确定位发作起始区[47]。定位错误通常是由癫痫发作的快速传播或临床下癫痫发作引起的。此外，在大多数（70%）切除性癫痫手术预后良好的儿童中，手术切除范围与 SPECT 病灶范围相吻合。发作后 SPECT 也比发作间期 SPECT 更敏感（70%~90%），如果使用 SISCOM 则可以进一步提高灵敏度[48, 49]。SISCOM 在胚胎发育不良性神经上皮肿瘤（dysembryoplastic neuroepithelial tumor，DNET）中特别有用，这种肿瘤在儿科人群中更为普遍。SISCOM 可以显示 DNET 周围的一些其他发育不良区域，而切除这些区域对于更好的手术预后至关重要。使用 SISCOM 可以将致痫灶检出率提高到 93%，而不使用 SISCOM 则为74%[3, 21, 50]。

2. 颞叶外癫痫

FDG-PET 通过提供重要的定侧和定位信息来术中电极的放置（图 21-3），在儿童颞叶外癫痫的术前评估中发挥重要作用。由于幼儿额叶癫痫通常伴有细微的结构改变（如皮质发育不良或灰质异位），但在 MRI 中表现常不明显，FDG-PET 在儿童中比在成人中能提供更多的信息。即使 MRI 表现异常，FDG-PET 也是非常有用的。它可能显示出超出病变范围的低代谢区。术中颅内电极应覆盖这些区域并采集数据，因为病灶周围皮质也可能具有致痫性，仅切除病灶可能不足以避免癫

痫发作。在额叶癫痫中，FDG-PET 在定位致痫区方面的灵敏度为 45%～73%[51-55]。然而，使用高分辨率 PET 扫描仪，我们发现 FDG-PET 在检测儿童额叶癫痫的致癫痫区方面的灵敏度为 92%，特异度为 62.5%[51]。在枕叶癫痫的病例中，据报道 FDG-PET 的定位价值较低[56]。

据报道在新皮质癫痫中，FMZ-PET 与颅内发

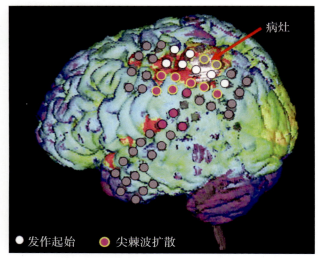

病灶

● 发作起始　　● 尖棘波扩散

▲ 图 21-3　氟 -D- 葡萄糖摄取量的三维图像，显示葡萄糖低代谢范围延伸到结构性病变之外。颅内脑电监测显示大部分癫痫样放电来自病灶附近

作期 EEG 相比具有 60%～100% 的灵敏度[57-60]。FMZ 的异常通常以一种偏侧性的方式延伸到病变之外。然而，延伸范围通常小于 FDG-PET 所见到的大的病灶周围的低代谢区，并与颅内 EEG 提示的癫痫样放电范围有良好的一致性[7, 61, 62]。在颞叶外癫痫中，70% 的 MRI 阴性的患者存在 FMZ-PET 异常[33]。FMZ-PET 在识别致痫灶方面似乎比 FDG-PET 更敏感；完全切除 FMZ 异常区与良好的手术预后相关，即使 MRI 阴性时也是如此[59, 63]（图 21-4）。新皮质癫痫患者中，SPM 的使用可以进一步提高 FMZ-PET 的有效性，包括 MRI 阴性或阳性患者[38, 64]。

另一种 PET 示踪剂 AMT，似乎在颞叶外癫痫的特定病例中具有很强的临床应用价值。这种分子是 5- 羟色胺合成和尿氨酸途径的底物。在致痫区域，AMT 摄取可能增加，这取决于癫痫的发生机制。它已被证明在结节性硬化症、经组织学证实的皮质发育不良 2b 型的非结节性硬化症患者和多小脑回 / 灰质异位病例中特别有效[65, 66]。虽然 AMT 摄取的灵敏度约为 70%，但经颅内脑电监测证实，其对致痫灶的特异度接近 100%。在非特异

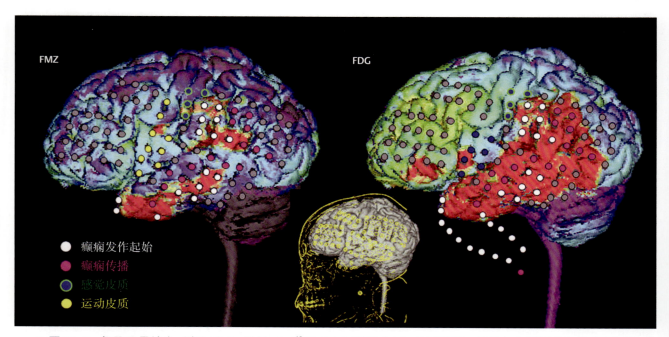

FMZ　　　　FDG

● 癫痫发作起始
● 癫痫传播
○ 感觉皮质
● 运动皮质

▲ 图 21-4　氟马西尼结合（左）和 2- 脱氧 -2（18F）FDG 摄取（右）的三维图，显示与左侧颞叶和额叶广泛的 FDG 摄取减少区域相比，FMZ 结合减少的区域小得多

性胶质细胞增生的病例中，AMT 摄取的变化要小得多[63]。同样，它在识别微小皮质畸形、皮质发育不良 1a 型和 2a 型以及室管膜下灰质异位等致痫灶的效果要差得多[65]。与 FMZ 结合异常的情况类似，AMT 摄取增加区比相应的葡萄糖低代谢区范围明显更小。在某些情况下，即使 FDG 和 FMZ-PET 阴性，AMT-PET 也能识别致痫皮质。

SPECT 可为颞叶外癫痫患者颅内电极的放置提供依据。然而，由于一些小儿癫痫发作的持续时间很短，可能难以获得发作期 SPECT。发作后扫描的帮助也不大，因为与颞叶癫痫不同的是发作引起的灌注变化并不总是持续到发作后期。虽然发作期 SPECT 在颞叶外癫痫定位中通常不像颞叶癫痫那样成功，但仍有报道称其准确率为70%[67]。同样，SISCOM 的使用可以进一步提高其定位价值，最高可达 93%[22, 68]。

3. 婴儿痉挛症

PET 可以在婴儿痉挛症的评估中发挥重要作用。例如，在关于葡萄糖代谢的 PET 扫描中，大多数诊断为隐源性婴儿痉挛症的婴儿会出现局灶性或多灶性皮质代谢低下，与发作期和发作间期的 EEG 异常区域相对应[69, 70]。对 140 名婴儿痉挛症患儿的研究发现，95% 初步诊断为隐源性婴儿痉挛症的患儿存在单灶和多灶性皮质代谢异常[71]。对于顽固性痉挛发作和单一局灶性 PET 异常的情况，根据 EEG 所提示的病灶范围，手术切除病灶不仅可以有效地控制癫痫发作，还可以完全或部分逆转相关的发育迟缓。当葡萄糖低代谢模式是广泛的和对称的而不太像局部病变时，在进一步的评估和管理中应考虑神经代谢或神经遗传性疾病。伴有痉挛发作的婴儿的 PET 研究结果也表明，皮质与皮质下的相互作用是很复杂的。豆状核和脑干葡萄糖代谢显著被认为是皮质局灶性放电继而泛化导致痉挛发作的重要原因，这也是大多数痉挛发作双侧运动受累和相对对称的原因，即使在存在散在的局灶性病变的情况下。

葡萄糖代谢模式似乎与婴儿痉挛症的结局显著相关。通过对 23 例患有隐源性 West 综合征并且 MRI 阴性的患者进行研究[72]，在确诊时和 10 月龄时均进行 FDG-PET 配对成像，并且在 13~21 年后对癫痫的发作结局和发育情况进行了评估，持续的研究发现第一次 PET 扫描与癫痫发作或发育结局无关。然而，在第二次 PET 中，7 例代谢低下的患者中有 5 例（71%）随后出现智力障碍，16 例代谢正常的患者中有 13 例（81%）智力正常。同样，在第二次 PET 中，71% 的代谢低下的患者中有持续性癫痫发作，88% 的代谢正常的患者无癫痫发作[73]。

4. 结节性硬化症

FDG-PET 显示无论是致痫性还是非致痫性结节均表现为代谢低下。因此，这种方法在评估儿童结节性硬化症时并不是很有效。然而，如前所述，AMT 可用于区分结节性硬化症儿童的致痫性结节和非致痫性结节，因为它仅在致痫性结节中显示 AMT 摄取增加（图 21-5）。

在致痫性结节中，由于尿氨酸通路的激活，AMT 的摄取量增加，随后在细胞内积累[74]，这会导致产生神经毒性和惊厥性代谢产物如喹啉酸[75]。AMT-PET 可以在近 2/3 的结节性硬化症和难治性癫痫儿童中识别出致痫性结节[74, 76, 77]。虽然 AMT-PET 的特异性非常高，但其灵敏度不佳，似乎与潜在的病理和图像分析方法有关。在结节性硬化症和难治性癫痫患者中，基于 MRI 的定量评估将 AMT-PET 的灵敏度从视觉评估的 44.4% 提高到 79%[78]。这是因为非致痫结节通常表现为 AMT 摄取减少，而一些显示 AMT 摄取相对增加的致痫结节在没有定量分析的情况下很难与相邻的正常皮质区分开来。AMT-PET 提示的致痫性结节切除与癫痫发作预后之间也存在良好的相关性，在完全切除 AMT 所提示的病灶的 14 例患者中有12 例为 Engel I 级[79]。与外观正常的皮质相比，AMT 摄取至少增加了 10% 的结节都是致癫痫性的。AMT 摄取率的截止阈值为 1.02，为检测应切除以获得无癫痫发作结果的结节提供了 83% 的准确性[76, 79]。

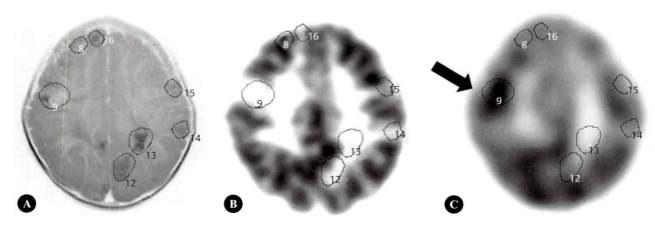

▲ 图 21-5　A. MRI 显示一名诊断为结节性硬化症和难治性癫痫儿童的多发结节，大部分癫痫发作来自右额叶；B. 2- 脱氧 -2（¹⁸F）FDG 正电子发射断层扫描（FDG-PET）表现为结节葡萄糖代谢减低；C. α- 甲基 -L- 色氨酸 PET 扫描显示右额叶一结节明显摄取，与 EEG 病灶相一致

从 AMT 与 MRI 或 FDG 共配准所获得的其他信息显示，AMT 摄取等于或略高于正常皮质（摄取率为 0.98 或更高）的结节与致痫灶有显著关联，非致痫结节的 AMT 摄取低于正常皮质。如果没有与 PET-MRI 共配准，这一分析和结论是不可能的，因为仅在 AMT-PET 上无法将这些结节与正常皮质区分开[76]。与 AMT-PET 相反，我们使用 FMZ-PET 的研究没有发现致痫性和非致痫性结节之间的 FMZ 结合差异（未发表的数据）。

SPECT 也可能在鉴别致痫结节中发挥一定作用。一项针对 15 名儿童的小型研究发现，发作期 SPECT 和发作期头皮 EEG 之间存在良好的一致[80]。SISCOM 可提高需手术切除的致痫性结节的检出率；因此，结节性硬化症儿童和成人的个体和小规模系列病例报告显示，在应用 SISCOM 引导定位后 66%～100% 患者无癫痫发作[81, 82]。

5. Lennox-Gastaut 综合征

诊断为 Lennox-Gastaut 综合征（三联征：包括强直发作在内的多种癫痫发作形式，发育迟缓，EEG 表现为 1～2.5Hz 广泛的慢棘满波）的儿童在 FDG-PET 上可能有四种代谢模式：单侧局灶性、单侧弥漫性、双侧弥漫性低代谢及正常模式[83-85]。发作间期通常显示多个低灌注区域[86]。如果 PET 和发作期 EEG 结果一致，单侧局灶性和单侧弥漫性模式的患者可偶尔考虑进行皮质切除。

6. Sturge-Weber 综合征

在患有 Sturge-Weber 综合征的儿童中，FDG-PET 显示与面部痣同侧的脑组织低代谢，且常可识别出超出 MRI 可见病变的其他异常皮质区域[87, 88]。然而，婴儿可能在软脑膜血管瘤下方的皮质间表现出葡萄糖代谢增加的矛盾模式；随着疾病的进展，高代谢区变为低代谢[87]。在一些患者中，连续的 FDG-PET 扫描显示受影响区域迅速进展和明显低代谢，可能是因为血管瘤附近的脑组织迅速死亡；这些患者的癫痫发作和认知功能将有所改善，因此可能不需要手术干预。然而，短暂高代谢的存在似乎也增加了手术干预的可能性。因此，它可以作为一个反映疾病进展的更长期的标志[89]。单侧 Sturge-Weber 综合征病例的早期和快速进展可导致对侧皮质早期和更有效地进行重建。相反，病变持续轻度低代谢可能表明持续功能紊乱、重组效率低下，这些患者可能表现出持续性癫痫发作和发育停滞[90]。这些患者需要手术干预以控制癫痫发作，并可能通过迫使对侧大脑半球进行有效重组来改善认知能力，而此时大脑可塑性仍处于发育的高峰。

在 Sturge-Weber 综合征中，有害的代谢损害通常发生在 3 岁之前[91]，这与参与发育调节的大脑代谢需求剧增发生在同一时期。这种大脑代谢需求增加与程序化突触增殖相关[5]。进行性低代谢与这些儿童的癫痫高频率发作有关。然而，在一些癫痫发作控制良好的儿童中，代谢异常影响可能有限，甚至会在后来部分恢复。代谢恢复伴神经系统症状改善为单侧 Sturge-Weber 综合征儿童提供了治疗干预窗口[88]。

灌注 SPECT 甚至在癫痫发作前就显示了某些病变的高灌注[91]，类似于在 PET 上看到的短暂高代谢[87, 88]。1 岁后这些区域通常表现为低灌注[92]。在 1 例功能性大脑半球切除术失败的病例报告中，发作期 SPECT 显示残余病灶的高灌注，而在 EEG 上出现的癫痫样放电的侧别是错误的；进一步的手术后无癫痫发作[93]。

7. Rasmussen 综合征和其他炎症性癫痫

在某些病例中，神经炎症可能是难治性癫痫的潜在原因，如 Rasmussen 综合征的慢性局灶性脑炎。神经炎症是通过激活小胶质细胞介导的，其分泌多种促炎因子，如细胞因子［IL-1、IL-6、TNF-α）、趋化因子（MIP-1α、MIP-1β）、单核细胞趋化蛋白 -1（MCP-1）］和神经毒素、自由基、一氧化氮、蛋白酶、类二十碳和兴奋毒素，这些可能在癫痫发生中起重要作用。虽然确切的机制尚不清楚，但似乎炎症介质通过增加谷氨酸神经递质，减少 GABA 介导的电流和诱导新生血管形成，和破坏血脑屏障来发挥作用。以前是不可能用放射学方法或生化技术检测小胶质细胞的，需要对脑组织进行组织病理学检查，这是相当有侵入性的，或仅可能在死后进行。

由于激活的小胶质细胞表达外周型苯二氮䓬受体（转运蛋白），它们可以用 ^{11}C-PK11195（一种与外周型苯二氮䓬受体特异性结合的放射性配体）进行 PET 成像，从而使神经炎症的在体成像成为可能。使用 ^{11}C-PK-11195 的 PET 扫描可以帮助早期诊断 Rasmussen 综合征或其他伴或不伴癫痫的脑部炎症，而 CT 和 MRI 在疾病出现临床表现后的几个月内往往是正常的，随后只显示非特异性的异常，如萎缩。对最受影响的脑区域进行定位也可以为确定脑活检部位（如有指征）提供指导，以避免取样错误，并指导该区域的手术切除[94]。

8. 其他半球性癫痫

除了 Rasmussen 脑炎外，患有半侧巨脑畸形、产前和产后中风及广泛的皮质发育畸形的患者通常受益于部分切除和一侧半球皮质的完全离断，称为功能性大脑半球切除术或大脑半球离断术。基于是否存在双侧代谢异常，FDG-PET 已被证明有助于判断手术预后（包括发育结果）。在 35 名患者的队列研究中，单侧 FDG 异常患者 100% 无癫痫发作，而双侧异常患者仅有 75% 无癫痫发作[95]。

9. 双重病理

未确诊的双重病理（神经皮质病变伴海马硬化）可能是癫痫手术失败的原因，因为必须同时切除皮质病变和受累海马才能控制癫痫发作。虽然 FDG-PET 可以用于评估海马的功能异常，但 FMZ-PET 的高灵敏性使其在这种情况下更有效，特别是当 MRI 没有显示海马信号异常或萎缩时。这是非常有用的，因为切除病变本身和继发受累的海马是保证手术效果所必须的[96]。

10. 继发性致痫灶

Morrell[97, 98] 将"继发性"致痫灶定义为由原发性癫痫灶的发作诱发的"经突触的和持久性改变的神经细胞行为，以阵发性脑电异常和临床发作为特征"。继发性致痫灶通常位于癫痫发作的传播路径中，但与原发病灶不同部位。这些继发性病灶的组织病理学检查通常显示为胶质增生，而没有原发病灶的病理变化[99]。我们的经验表明，FMZ-PET 在检测继发性致痫灶方面可以发挥非常重要的作用[57, 99]。如果继发性致痫灶已经达到可以独立产生癫痫发作，则需要完全切除原发和继发病灶，以达到最佳手术效果。相反，如果继发病灶发作需要依赖于原发病灶，则不需要切除。慢性癫痫的挑战是要能够区分"依赖性"和"独立性"的继发性致痫灶。

（二）大脑其他部分的功能状态

FDG-PET 在手术计划中评估致痫区以外的脑区的功能完整性方面非常有价值，可以提供预后信息。非致痫性功能障碍区域的存在意味着受切除手术影响的功能重建基础较差。

在患有半侧巨脑畸形的儿童中，FDG-PET 经常在另一个半球表现出额外的不太明显的异常，这可能是即使手术切除了严重异常的大脑半球后，即使癫痫发作完全控制了，认知预后也不理想的原因。因此，FDG-PET 在这类情况下可以用于评估大脑半球切除术前对侧大脑半球的功能完整性，并有助于判断认知预后。

在癫痫儿童中，葡萄糖低代谢的程度似乎与整体智力水平相关，其定侧与智力能力的子测验表现有关。在 78 名儿童中，根据中国韦氏儿童智力量表，FDG-PET 的低代谢程度与全量表智商呈负相关。语言 / 表现差异得分（verbal/performance discrepancy scores，VIQ-PIQ）在左半球和右半球低代谢组之间存在显著性差异；左半球代谢低下显示出负差异（表现智商大于言语智商），而右半球显示出正差异[100]。

功能皮质

尽管 ^{15}O- 水 PET 在过去被用来评估运动、语言功能区（如运动和语言皮质），但现在大多数情况下已经被功能磁共振成像所取代。后者可以根据指示重复进行，并具有无辐射照射的优点。因此，PET 或 SPECT 在癫痫患者术前评估功能激活检查的中的作用非常有限。置入金属装置的癫痫患者，如果不符合 MRI 的检查要求，又需要进行无创的脑功能检查，可能更适合进行 ^{15}O- 水 PET 功能激活检查。

（三）术后再次评估

当手术失败考虑第二次手术时，很少有神经影像方法可以用来确定残余的致痫组织。偶尔发作期 SPECT 检查可能在这方面会有所帮助，但在大多数情况下，癫痫病学家会用头皮 EEG 和癫痫症状来指导颅内电极的放置。在一项研究中，SISCOM 显示近 80% 的再次手术患者存在局部高灌注区域，70% 的病例与 EEG 结果一致[101]。切除这些病变可获得良好的手术预后。AMT-PET 在这种情况下特别有用，与 MRI、发作间期 FDG 或

FMZ-PET 不同，AMT-PET 可以在大约一半的病例中区分致痫皮质和第一次手术造成的非致痫组织损伤[102]。如果在第一次手术后 2 个月至 2 年之间进行扫描，则效果最好。然而，在这组接受再次手术的复杂患者中还需要做更多的工作。

最后，FDG-PET 可用于术后评估和监测术前表现为低代谢的非致痫性脑部区域（与 EEG 无关）。在某些病例中，低代谢的消退表明该脑区具有抑制性的功能特点。相反，持续存在的位于远端但相关联的低代谢区或新出现的低代谢区则意味着一个潜在的继发性癫痫病灶。

三、其他 PET 示踪剂在癫痫中的经验

使用阿片类药物、组胺、N- 甲基 -D- 天冬氨酸（N-methyl-D-aspartate，NMDA）、乙酰胆碱、多巴胺和其他神经受体 PET 示踪剂在癫痫中的临床经验有限。目前现有的数据或者显示出结合增加的有［^{11}C- 卡芬太尼（μ- 阿片类受体激动剂），^{11}C- 甲基萘三烯（δ- 阿片类受体拮抗剂），^{18}F- 环氟氧基（μ，κ- 阿片类受体拮抗剂），^{11}C- 多西平（H_1 受体拮抗剂），^{11}C-L-deprenyl（MAO-B 抑制剂）］或显示出结合降低的 ^{11}C- 二丙诺啡［^{11}C-diprenorphine（μ，δ，K- 阿片类受体拮抗剂），$^{11}C/^{18}F$-FCWAY（5HT1A 受体拮抗剂），^{18}F-MPPF（5HT1A 受体拮抗剂），^{18}F- 谷血素 18F-altanserin（5HT2A 受体拮抗剂），^{11}C-（甲基 - 氯胺酮 ^{11}C-（S）-［N-methyl］-ketamine（NMDA 受体拮抗剂），^{11}C-NMBP（mAch 受体拮抗剂），^{123}碘地西胺 ^{123}I-iododexetimide（mAch 受体拮抗剂）］。然而，由于缺乏数据，他们目前在难治性癫痫的术前评估中的作用尚未确定。

四、多模态成像与 PET-MR

MRI 和 PET 都是在小儿癫痫手术中评估结构和功能的强大的成像工具，它们从不同的影像角度相互补充。在一套装置中同时完成这两项检查，如近期开发的 PET-MR 扫描仪具有许多研究及临床优势（图 21-6）。这项新技术是生物医学研究的一个重大进展，因为它可以无创获得解剖、功

能和组织代谢测量的数据，并对其进行定量比较。事实上，同时采集 PET 和 MR 数据的基本优势远远超过了简单的 PET 和 MR 图像体素的简单配准。对儿童来说，重要的问题包括使用 MR 导航序列进行 PET 动态检查的自动运动校正，结构和功能图像同时采集但只需要一次镇静（如有必要），图像衍生的动脉输入功能免除了用于定量建模的动脉血液采样的需要，以及较低的放射性，因为目前 PET-CT 技术不再需要使用 CT 来进行衰减校正了。

当使用 PET-MR 时，扫描时间更多地取决于

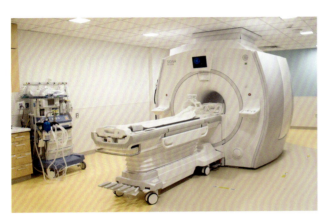

▲ 图 21-6　GE SIGNA PET-MR 3.0T

这台扫描仪拥有目前市场上最灵敏的 PET 检测系统；此外，其 MR 功能是最先进的。使用新型示踪剂和新型 MR 成像序列同时采集 PET 和 MR 信号，将有助于儿童神经系统疾病（包括癫痫）进行新型诊断方式的转变

MRI 采集时间（约 40min，取决于所需的序列）而不是 PET 采集时间（约 10min）。我们利用了这一点，特别是在儿童中我们将 FDG 的剂量减少了 50% 以上，并将 PET 采集时间增加到与 MRI 所需时间相等。在癫痫手术患者中，我们常规采用扩散张量成像，以研究运动或语言纤维的位置与 PET 和 MRI 异常的关系（图 21-7），以尽量减少在切除过程中对这些重要区域的损伤。PET-MR 也迅速成为癫痫研究的一个重要研究工具，它通过一种强大的方法来研究解剖 – 功能关系，或双重功能关系，如与 PET 分子成像相关的 MR 波谱或功能 MRI。

结论

在癫痫手术中，SPECT 和 PET 已被证明是颅内 EEG 记录的有效的辅助手段。目前的技术可以精确识别癫痫发作区、继发性致痫灶、双重病理、皮质功能、术后二次切除手术目标定位以及手术结果预测。这些技术使治疗其他类型的难治性癫痫成为可能，包括婴儿痉挛症、Lennox-Gastaut 综合征、多灶性皮质发育不良、结节性硬化症、Sturge-Weber 综合征和 Rasmussen 脑炎。正在进行的工作将允许对神经炎症和其他潜在疾病进行无创识别。随着这项技术的应用越来越广泛，更多的患者将在癫痫治疗方面获益。

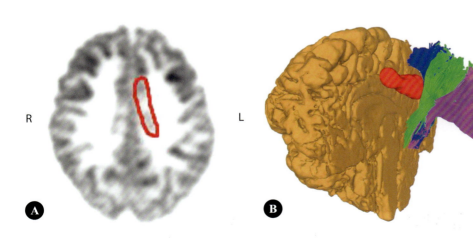

◀ 图 21-7　A. 一名患有难治性癫痫的 10.5 岁女孩的 PET 脑图像。手动绘制红色 ROI 表示左侧扣带回皮质代谢低下；MRI 解剖图像正常。B. 图像中红色显示的是三维的低代谢区及其与基于扩散张量成像的运动路径的相对位置（蓝色代表腿，绿色代表手指，洋红色代表嘴 / 唇）

参考文献

[1] Kudr M, Krsek P, Marusic P, et al. SISCOM and FDG-PET in patients with non-lesional extratemporal epilepsy: correlation with intracranial EEG, histology, and seizure outcome. Epileptic Disord 2013;15(1):3–13

[2] Perissinotti A, Setoain X, Aparicio J, et al. Clinical role of subtraction ictal SPECT coregistered to MR Imaging and 18F-FDG PET in pediatric epilepsy. J Nucl Med 2014;55(7):1099–1105

[3] Carson RE. Precision and accuracy considerations of physiological quantitation in PET. J Cereb Blood Flow Metab 1991;11(2):A45–A50

[4] Chugani HT, Phelps ME. Maturational changes in cerebral function in infants determined by 18FDG positron emission tomography. Science 1986;231(4740):840–843

[5] Chugani HT, Phelps ME, Mazziotta JC. Positron emission tomography study of human brain functional development. Ann Neurol 1987;22(4):487–497

[6] Juhász C, Chugani DC, Muzik O, et al. Is epileptogenic cortex truly hypometabolic on interictal positron emission tomography? Ann Neurol 2000;48(1):88–96

[7] Gaillard WD, Kopylev L, Weinstein S, et al. Low incidence of abnormal (18)FDG-PET in children with new-onset partial epilepsy: a prospective study. Neurology 2002;58(5):717–722

[8] Benedek K, Juhász C, Chugani DC, Muzik O, Chugani HT. Longitudinal changes in cortical glucose hypometabolism in children with intractable epilepsy. J Child Neurol 2006; 21(1):26–31

[9] Bouvard S, Costes N, Bonnefoi F, et al. Seizure-related shortterm plasticity of benzodiazepine receptors in partial epilepsy: a [11C] flumazenil-PET study. Brain 2005;128(Pt 6):1330–1343

[10] Vivash L, Gregoire MC, Lau EW, et al. 18F-flumazenil: a γ-aminobutyric acid A-specific PET radiotracer for the localization of drug-resistant temporal lobe epilepsy. J Nucl Med 2013;54(8):1270–1277

[11] Lee SK, Yun CH, Oh JB, et al. Intracranial ictal onset zone in nonlesional lateral temporal lobe epilepsy on scalp ictal EEG. Neurology 2003;61(6):757–764

[12] Noachtar S, Arnold S, Yousry TA, Bartenstein P, Werhahn KJ, Tatsch K. Ictal technetium-99m ethyl cysteinate dimer single- photon emission tomographic findings and propagation of epileptic seizure activity in patients with extratemporal epilepsies. Eur J Nucl Med 1998;25(2):166–172

[13] Williamson PD, Boon PA, Thadani VM, et al. Parietal lobe epilepsy: diagnostic considerations and results of surgery. Ann Neurol 1992;31(2):193–201

[14] Williamson PD, Thadani VM, Darcey TM, Spencer DD, Spencer SS, Mattson RH. Occipital lobe epilepsy: clinical characteristics, seizure spread patterns, and results of surgery. Ann Neurol 1992;31(1):3–13

[15] Hougaard K, Oikawa T, Sveinsdottir E, Skinoj E, Ingvar DH, Lassen NA. Regional cerebral blood flow in focal cortical epilepsy. Arch Neurol 1976;33(8):527–535

[16] Prince DA, Wilder BJ. Control mechanisms in cortical epileptogenic foci. "Surround" inhibition. Arch Neurol 1967;16(2):194–202

[17] Bruggemann JM, Som SS, Lawson JA, Haindl W, Cunningham AM, Bye AM. Application of statistical parametric mapping to SPET in the assessment of intractable childhood epilepsy. Eur J Nucl Med Mol Imaging 2004;31(3):369–377

[18] Lee JD, Kim HJ, Lee BI, Kim OJ, Jeon TJ, Kim MJ. Evaluation of ictal brain SPET using statistical parametric mapping in temporal lobe epilepsy. Eur J Nucl Med 2000;27(11):1658–1665

[19] Tae WS, Joo EY, Kim JH, et al. Cerebral perfusion changes in mesial temporal lobe epilepsy: SPM analysis of ictal and interictal SPECT. Neuroimage 2005;24(1):101–110

[20] Muzik O, Chugani DC, Juhász C, Shen C, Chugani HT. Statistical

[21] Chiron C, Véra P, Kaminska A, et al. [Ictal SPECT in the epileptic child. Contribution of subtraction interictal images and superposition of with MRI]. [in French] Rev Neurol (Paris) 1999;155(6–7):477–481

[22] O'Brien TJ, So EL, Mullan BP, et al. Subtraction ictal SPECT co-registered to MRI improves clinical usefulness of SPECT in localizing the surgical seizure focus. Neurology 1998;50(2):445–454

[23] O'Brien TJ, So EL, Mullan BP, et al. Subtraction peri-ictal SPECT is predictive of extratemporal epilepsy surgery outcome. Neurology 2000;55(11):1668–1677

[24] Kudr M, Krsek P, Maton B, et al. Ictal SPECT is useful in localizing the epileptogenic zone in infants with cortical dysplasia. Epileptic Disord 2016;18(4):384–390

[25] Gaillard WD, Bhatia S, Bookheimer SY, Fazilat S, Sato S, Theodore WH. FDG-PET and volumetric MRI in the evaluation of patients with partial epilepsy. Neurology 1995;45(1):123–126

[26] Henry TR, Frey KA, Sackellares JC, et al. In vivo cerebral metabolism and central benzodiazepine-receptor binding in temporal lobe epilepsy. Neurology 1993;43(10):1998–2006

[27] Swartz BE, Halgren E, Delgado-Escueta AV, et al. Neuroimaging in patients with seizures of probable frontal lobe origin. Epilepsia 1989;30(5):547–558

[28] Van Bogaert P, Massager N, Tugendhaft P, et al. Statistical parametric mapping of regional glucose metabolism in mesial temporal lobe epilepsy. Neuroimage 2000;12(2):129–138

[29] Koepp MJ, Richardson MP, Brooks DJ, et al. Cerebral benzodiazepine receptors in hippocampal sclerosis. An objective in vivo analysis. Brain 1996;119(Pt 5):1677–1687

[30] Koepp MJ, Labbé C, Richardson MP, et al. Regional hippocampal [11C]flumazenil PET in temporal lobe epilepsy with unilateral and bilateral hippocampal sclerosis. Brain 1997;120(Pt 10):1865–1876

[31] Stanišić M, Coello C, Ivanović J, et al. Seizure outcomes in relation to the extent of resection of the perifocal fluorodeoxyglucose and flumazenil PET abnormalities in anteromedial temporal lobectomy. Acta Neurochir (Wien) 2015;157(11):1905–1916

[32] Koepp MJ, Hammers A, Labbé C, Woermann FG, Brooks DJ, Duncan JS. 11C-flumazenil PET in patients with refractory temporal lobe epilepsy and normal MRI. Neurology 2000;54(2):332–339

[33] Koepp MJ, Woermann FG. Imaging structure and function in refractory focal epilepsy. Lancet Neurol 2005;4(1):42–53

[34] Lamusuo S, Pitkänen A, Jutila L, et al. [11 C]Flumazenil binding in the medial temporal lobe in patients with temporal lobe epilepsy: correlation with hippocampal MR volumetry, T2 relaxometry, and neuropathology. Neurology 2000;54(12):2252–2260

[35] Bouilleret V, Dupont S, Spelle L, Baulac M, Samson Y, Semah F. Insular cortex involvement in mesiotemporal lobe epilepsy: a positron emission tomography study. Ann Neurol 2002;51(2):202–208

[36] Hammers A, Koepp MJ, Labbé C, et al. Neocortical abnormalities of [11C]–flumazenil PET in mesial temporal lobe epilepsy. Neurology 2001;56(7):897–906

[37] Richardson MP, Friston KJ, Sisodiya SM, et al. Cortical grey matter and benzodiazepine receptors in malformations of cortical development. A voxel-based comparison of structural and functional imaging data. Brain 1997;120(Pt 11):1961–1973

[38] Richardson MP, Koepp MJ, Brooks DJ, Duncan JS. 11C-flumazenil PET in neocortical epilepsy. Neurology 1998;51(2):485–492

[39] Richardson MP, Koepp MJ, Brooks DJ, Fish DR, Duncan JS. Benzodiazepine receptors in focal epilepsy with cortical dysgenesis:

an 11C-flumazenil PET study. Ann Neurol 1996;40(2):188–198

[40] Hammers A, Koepp MJ, Hurlemann R, et al. Abnormalities of grey and white matter [11C]flumazenil binding in temporal lobe epilepsy with normal MRI. Brain 2002;125 (Pt 10):2257–2271

[41] Ho SS, Berkovic SF, McKay WJ, Kalnins RM, Bladin PF. Temporal lobe epilepsy subtypes: differential patterns of cerebral perfusion on ictal SPECT. Epilepsia 1996;37(8):788–795

[42] Ho SS, Newton MR, McIntosh AM, et al. Perfusion patterns during temporal lobe seizures: relationship to surgical outcome. Brain 1997;120(Pt 11):1921–1928

[43] Benifla M, Otsubo H, Ochi A, et al. Temporal lobe surgery for intractable epilepsy in children: an analysis of outcomes in 126 children. Neurosurgery 2006;59(6):1203–1213, discussion 1213–1214

[44] Harvey AS, Bowe JM, Hopkins IJ, Shield LK, Cook DJ, Berkovic SF. Ictal 99mTc-HMPAO single photon emission computed tomography in children with temporal lobe epilepsy. Epilepsia 1993;34(5):869–877

[45] Lee JJ, Kang WJ, Lee DS, et al. Diagnostic performance of 18F-FDG PET and ictal 99mTc-HMPAO SPET in pediatric temporal lobe epilepsy: quantitative analysis by statistical parametric mapping, statistical probabilistic anatomical map, and subtraction ictal SPET. Seizure 2005;14(3):213–220

[46] Rowe CC, Berkovic SF, Austin MC, McKay WJ, Bladin PF. Patterns of postictal cerebral blood flow in temporal lobe epilepsy: qualitative and quantitative analysis. Neurology 1991;41(7):1096–1103

[47] Kaminska A, Chiron C, Ville D, et al. Ictal SPECT in children with epilepsy: comparison with intracranial EEG and relation to postsurgical outcome. Brain 2003;126(Pt 1):248–260

[48] O'Brien TJ, So EL, Mullan BP, et al. Subtraction SPECT co-registered to MRI improves postictal SPECT localization of seizure foci. Neurology 1999;52(1):137–146

[49] Rowe CC, Berkovic SF, Austin M, McKay WJ, Bladin PF. Postictal SPET in epilepsy. Lancet 1989;1(8634):389–390

[50] Valenti MP, Froelich S, Armspach JP, et al. Contribution of SISCOM imaging in the presurgical evaluation of temporal lobe epilepsy related to dysembryoplastic neuroepithelial tumors. Epilepsia 2002;43(3):270–276

[51] da Silva EA, Chugani DC, Muzik O, Chugani HT. Identification of frontal lobe epileptic foci in children using positron emission tomography. Epilepsia 1997;38(11):1198–1208

[52] Henry TR, Sutherling WW, Engel J Jr, et al. Interictal cerebral metabolism in partial epilepsies of neocortical origin. Epilepsy Res 1991;10(2–3):174–182

[53] Kim YK, Lee DS, Lee SK, Chung CK, Chung JK, Lee MC. (18)F-FDG PET in localization of frontal lobe epilepsy: comparison of visual and SPM analysis. J Nucl Med 2002;43(9):1167–1174

[54] Lee SK, Lee SY, Kim KK, Hong KS, Lee DS, Chung CK. Surgical outcome and prognostic factors of cryptogenic neocortical epilepsy. Ann Neurol 2005;58(4):525–532

[55] Swartz BW, Khonsari A, Vrown C, Mandelkern M, Simpkins F, Krisdakumtorn T. Improved sensitivity of 18FDG-positron emission tomography scans in frontal and "frontal plus" epilepsy. Epilepsia 1995;36(4):388–395

[56] Patil S, Biassoni L, Borgwardt L. Nuclear medicine in pediatric neurology and neurosurgery: epilepsy and brain tumors. Semin Nucl Med 2007;37(5):357–381

[57] Juhász C, Chugani DC, Muzik O, et al. Electroclinical correlates of flumazenil and fluorodeoxyglucose PET abnormalities in lesional epilepsy. Neurology 2000;55(6):825–835

[58] Muzik O, da Silva EA, Juhasz C, et al. Intracranial EEG versus flumazenil and glucose PET in children with extratemporal lobe epilepsy. Neurology 2000;54(1):171–179

[59] Ryvlin P, Bouvard S, Le Bars D, et al. Clinical utility of flumazenil-PET versus [18F]fluorodeoxyglucose-PET and MRI in refractory partial epilepsy. A prospective study in 100 patients. Brain 1998;121(Pt 11):2067–2081

[60] Savic I, Thorell JO, Roland P. [11C]flumazenil positron emission tomography visualizes frontal epileptogenic regions. Epilepsia 1995;36(12):1225–1232

[61] Arnold S, Berthele A, Drzezga A, et al. Reduction of benzodiazepine receptor binding is related to the seizure onset zone in extratemporal focal cortical dysplasia. Epilepsia 2000;41(7):818–824

[62] Szelies B, Sobesky J, Pawlik G, et al. Impaired benzodiazepine receptor binding in peri-lesional cortex of patients with symptomatic epilepsies studied by [(11)C]–flumazenil PET. Eur J Neurol 2002;9(2):137–142

[63] Juhász C, Chugani DC, Muzik O, et al. Alpha-methyl-L-tryptophan PET detects epileptogenic cortex in children with intractable epilepsy. Neurology 2003;60(6):960–968

[64] Richardson MP, Hammers A, Brooks DJ, Duncan JS. Benzodiazepine-GABA(A) receptor binding is very low in dysembryoplastic neuroepithelial tumor: a PET study. Epilepsia 2001;42(10):1327–1334

[65] Chugani HT, Kumar A, Kupsky W, Asano E, Sood S, Juhász C. Clinical and histopathologic correlates of 11C-alpha-methyl-L-tryptophan (AMT) PET abnormalities in children with intractable epilepsy. Epilepsia 2011;52(9):1692–1698

[66] Kumar A, Asano E, Chugani HT. α-[11C]–methyl-L-tryptophan PET for tracer localization of epileptogenic brain regions: clinical studies. Biomarkers Med 2011;5(5):577–584

[67] Hwang SI, Kim JH, Park SW, et al. Comparative analysis of MR imaging, positron emission tomography, and ictal single-photon emission CT in patients with neocortical epilepsy. AJNR Am J Neuroradiol 2001;22(5):937–946

[68] Véra P, Kaminska A, Cieuta C, et al. Use of subtraction ictal SPECT co-registered to MRI for optimizing the localization of seizure foci in children. J Nucl Med 1999;40(5):786–792

[69] Chugani HT, Shewmon DA, Shields WD, et al. Surgery for intractable infantile spasms: neuroimaging perspectives. Epilepsia 1993;34(4):764–771

[70] Chugani HT, Shields WD, Shewmon DA, Olson DM, Phelps ME, Peacock WJ. Infantile spasms: I. PET identifies focal cortical dysgenesis in cryptogenic cases for surgical treatment. Ann Neurol 1990;27(4):406–413

[71] Chugani HT, Conti JR. Etiologic classification of infantile spasms in 140 cases: role of positron emission tomography. J Child Neurol 1996;11(1):44–48

[72] Chugani HT, Shewmon DA, Sankar R, Chen BC, Phelps ME. Infantile spasms: II. Lenticular nuclei and brain stem activation on positron emission tomography. Ann Neurol 1992;31(2):212–219

[73] Natsume J, Maeda N, Itomi K, et al. PET in infancy predicts longterm outcome during adolescence in cryptogenic West syndrome. AJNR Am J Neuroradiol 2014;35(8):1580–1585

[74] Chugani DC, Muzik O, Chakraborty P, Mangner T, Chugani HT. Human brain serotonin synthesis capacity measured in vivo with alpha-[C-11]methyl-L-tryptophan. Synapse 1998; 28(1):33–43

[75] Stone TW. Kynurenines in the CNS: from endogenous obscurity to therapeutic importance. Prog Neurobiol 2001;64(2):185–218

[76] Asano E, Chugani DC, Muzik O, et al. Multimodality imaging for improved detection of epileptogenic foci in tuberous sclerosis complex. Neurology 2000;54(10):1976–1984

[77] Fedi M, Reutens DC, Andermann F, et al. alpha-[11C]–Methyl-L-tryptophan PET identifies the epileptogenic tuber and correlates with interictal spike frequency. Epilepsy Res 2003;52(3):203–213

[78] Juhász C, Chugani DC, Asano E, et al. Alpha[11C]methyl-L-tryptophan positron emission tomography scanning in 176 patients

with intractable epilepsy. Ann Neurol 2002:S118 (abstract)

[79] Kagawa K, Chugani DC, Asano E, et al. Epilepsy surgery outcome in children with tuberous sclerosis complex evaluated with alpha-[11C] methyl-L-tryptophan positron emission tomography (PET). J Child Neurol 2005;20(5):429–438

[80] Koh S, Jayakar P, Resnick T, Alvarez L, Liit RE, Duchowny M. The localizing value of ictal SPECT in children with tuberous sclerosis complex and refractory partial epilepsy. Epileptic Disord 1999;1(1):41–46

[81] Aboian MS, Wong-Kisiel LC, Rank M, Wetjen NM, Wirrell EC, Witte RJ. SISCOM in children with tuberous sclerosis complex- related epilepsy. Pediatr Neurol 2011;45(2):83–88

[82] Song P, Joo EY, Seo DW, Hong SB. Seizure localization in patients with multiple tubers: presurgical evaluation in tuberous sclerosis. J Epilepsy Res 2012;2(1):16–20

[83] Chugani HT, Mazziotta JC, Engel J Jr, Phelps ME. The Lennox—Gastaut syndrome: metabolic subtypes determined by 2–deoxy-2[18F]fluoro-D-glucose positron emission tomography. Ann Neurol 1987;21(1):4–13

[84] Iinuma K, Yanai K, Yanagisawa T, et al. Cerebral glucose metabolism in five patients with Lennox—Gastaut syndrome. Pediatr Neurol 1987;3(1):12–18

[85] Theodore WH, Rose D, Patronas N, et al. Cerebral glucose metabolism in the Lennox—Gastaut syndrome. Ann Neurol 1987;21(1):14–21

[86] Heiskala H, Launes J, Pihko H, Nikkinen P, Santavuori P. Brain perfusion SPECT in children with frequent fits. Brain Dev 1993;15(3):214–218

[87] Chugani HT, Mazziotta JC, Phelps ME. Sturge—Weber syndrome: a study of cerebral glucose utilization with positron emission tomography. J Pediatr 1989;114(2):244–253

[88] Juhász C, Batista CE, Chugani DC, Muzik O, Chugani HT. Evolution of cortical metabolic abnormalities and their clinical correlates in Sturge—Weber syndrome. Eur J Paediatr Neurol 2007;11(5):277–284

[89] Alkonyi B, Chugani HT, Juhász C. Transient focal cortical increase of interictal glucose metabolism in Sturge—Weber syndrome: implications for epileptogenesis. Epilepsia 2011; 52(7):1265–1272

[90] Lee JS, Asano E, Muzik O, et al. Sturge—Weber syndrome: correlation between clinical course and FDG PET findings. Neurology 2001;57(2):189–195

[91] Pinton F, Chiron C, Enjolras O, Motte J, Syrota A, Dulac O. Early single photon emission computed tomography in Sturge—Weber syndrome. J Neurol Neurosurg Psychiatry 1997;63(5):616–621

[92] Chiron C, Raynaud C, Tzourio N, et al. Regional cerebral blood flow by SPECT imaging in Sturge—Weber disease: an aid for diagnosis. J Neurol Neurosurg Psychiatry 1989;52(12): 1402–1409

[93] Bilgin O, Vollmar C, Peraud A, la Fougere C, Beleza P, Noachtar S. Ictal SPECT in Sturge—Weber syndrome. Epilepsy Res 2008;78(2–3):240–243

[94] Kumar A, Chugani HT, Luat A, Asano E, Sood S. Epilepsy surgery in a case of encephalitis: use of 11C-PK11195 positron emission tomography. Pediatr Neurol 2008;38(6):439–442

[95] Traub-Weidinger T, Weidinger P, Gröppel G, et al. Presurgical evaluation of pediatric epilepsy patients prior to hemispherotomy: the prognostic value of 18F-FDG PET. J Neurosurg Pediatr 2016;25(6):683–688

[96] Juhász C, Nagy F, Muzik O, Watson C, Shah J, Chugani HT. [11C] Flumazenil PET in patients with epilepsy with dual pathology. Epilepsia 1999;40(5):566–574

[97] Morrell F. Secondary epileptogenesis in man. Arch Neurol 1985;42(4):318–335

[98] Morrell F, deToledo-Morrell L. From mirror focus to secondary epileptogenesis in man: an historical review. Adv Neurol 1999;81:11–23

[99] Juhász C, Asano E, Shah A, et al. Focal decreases of cortical GABAA receptor binding remote from the primary seizure focus: what do they indicate? Epilepsia 2009;50(2):240–250

[100] Tang Z, Chen Z, Zhai Q, Hao Y, Zhang Y, Zeng X. Correlation between interictal cerebral glucose hypometabolism and IQ in children with epilepsy. Epilepsy Behav 2014;31(2):15–18

[101] Wetjen NM, Cascino GD, Fessler AJ, et al. Subtraction ictal single-photon emission computed tomography coregistered to magnetic resonance imaging in evaluating the need for repeated epilepsy surgery. J Neurosurg 2006;105(1): 71–76

[102] Juhász C, Chugani DC, Padhye UN, et al. Evaluation with alpha-[11C]methyl-L-tryptophan positron emission tomography for reoperation after failed epilepsy surgery. Epilepsia 2004;45(2):124–130

第 22 章　多模成像和融合技术
Multimodality Imaging and Coregistration

Prashin C. Unadkat　Walid Ibn Essayed　John M. K. Mislow　Alexandra J. Golby　著

熊海芮　曹卫国　译　李　霖　校

摘　要

多模态影像已发展成为难治性癫痫术前评估的关键组成部分。本章回顾了较新的影像技术，包括先进的结构和功能成像、术中成像和现代共配准工具，重点介绍了它们对当前小儿癫痫外科治疗的影响。

关键词

共配准，功能磁共振成像，DTI，难治性癫痫，手术计划，MEG，PET，SPECT

在难治性癫痫的术前评估中，了解致痫灶的精确位置是至关重要的。尽管成像技术不断进步，但很难对多种结构和功能成像模式的数据进行综合评估。因此，临床医生可能无法以最有效的方式综合所有可用的数据。因此，多模态的共配准已被证明是外科团队医疗装备中的一个宝贵工具，并提升了美国癫痫患者的手术量[1]。此外，由于新的成像技术提高了术前病变的检出率，并可显示出以前可能被认为是非病变的异常病变，如海马萎缩或海马硬化、皮质发育不良、小血管病变或低级别肿瘤[2]，因此共配准提高了神经外科治疗效果。

一、共配准

直接数据融合技术将多幅图像叠加在一起，帮助外科医生粗略估计功能区的位置。当手术目标是单一的、分散的、非运动语言区域时，这可能足以满足要求。然而，如果手术目标是多灶、不明确或位于运动语言皮质，理解结构和功能之间的相关性是非常有帮助的。

共配准是依据各类图像所共有的成像数据将功能图像以体素形式融合到结构图像上的过程[3, 4]。因此，相比于图像直接叠加，配准图能提供更大的优势。图像对图像的共配准通常依赖于两幅图像中共同点的识别，这类共同点称为连接点。因此，用于图像共配准的软件包［如统计参数映射（statistical parametric mapping，SPM）、FreeSurfer，3D Slicer、AFNI 和 Caret］通常使用一种自动化的、基于区域的技术来识别图像连接点。共配准软件执行线性或非线性转换；线性转换在技术上比非线性转换更容易、更快，但产生的共配准图像质量明显较低[5]。

最初，来自 PET 和 SPECT 的脑功能数据与 Talairach 和 Tournoux 的标准化立体定位图集进行体素配准[6, 7]，但人类大脑的大体形态和微观结构的差异[8]使得基于图集的方法在大多数个体患者的术前计划中不可靠，特别是对于皮质病变[9]。因此，临床图像共配准通常意味着体素融合中涉及的所有数据都完全来自一个患者。

为解决图像数据融合对手术计划的影响，Mountz 及其同事描述了将患者大脑的 SPECT 和 CT 图像进行融合的一种方法，提供了一种准确、无创的方法，用于将功能（以血流形式）与神经解剖学相关联[10]（图 22-1）。该作者在肿瘤、发育异常（自闭症）、脑血管疾病等临床实例中展示了病变或病理结果，特别是在癫痫发作的发作期通过注射示踪剂展示了癫痫的病变[10]。

MRI 的到来预示着临床医生能够高度精确地确定神经解剖学目标。因此，MRI 取代了 CT 用于手术计划，MRI-PET 共配准（图 22-2）取代 PET-CT 共配准作为术前计划和临床评估的标准。Viñas 和他的同事对运动语言皮质的癫痫手术术前计划中 MRI-PET 共配准的研究证实了这一演变[11]。12 名患者在术前接受了 MRI-PET 在运动、视觉和语言区域图像的配准，随后在 MR 图像辅助引导下清醒地接受了开颅手术，术中进行了皮质刺激或视觉诱发电位。研究人员发现，PET 在识别大多数（但不是全部）运动、视觉和语言皮质方面是可靠的，因此得出在神经外科手术计划中，MRI-PET 图像共配准是识别运动语言皮质的有用工具这一结论[11]。虽然作者得出这一结论，但术中皮质刺激和视觉诱发电位仍然是皮质功能定位的金

标准[11]，SPECT 和 MRI 的进一步改进，提高了癫痫术前图像配准的准确性和可靠性[12, 13]。随着技术进一步完善，MRI-PET 图像共配准已被证明在难治性癫痫以外的患者中具有临床价值：通过区分实际的低灌注和部分容积效应造成的假性低灌注，并提高发作间期患者不对称性指数的准确性，其使用范围扩大到局灶性发作癫痫患者[12]。

在 MRI-PET 图像共配准初期的另一个挑战是速度，为了达到可接受的准确度，必须进行大量的离线处理和手工注册工作[14]。通过使用多分辨率方法并将输入图像体素自动分割成感兴趣区和背景区，Cízek 和同事证明，通过适当的预处理，对 PET 和 MRI 图像进行相当准确的共配准的时间可以减少 10 倍[15]。

共配准的下一步是将 MRI、CT 和 PET 结合进行配准，以协助在影像引导下的硬膜下电极放置，然后利用硬膜下电极收集的信息（结合 CT 对电极的精确定位）来协助癫痫手术患者进行可疑致痫灶的手术切除[16-19]。普及的数码相机的出现给癫痫手术带来了更高的确定性；由于现在可以将大脑皮质的数字照片与 3D MRI 数据集的结果进行配准[20, 21]，它可以识别硬膜下栅状电极下的解剖细节，并提高神经外科医生的手术过程中的确定性和精确度（图 22-3）。此外，大多数现代神经

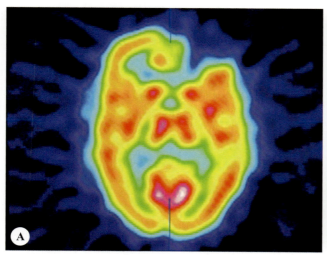
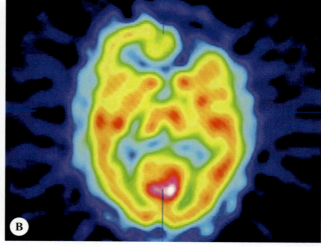

▲ 图 22-1　**A.** 发作期的脑 SPECT。**B.** 发作间期的脑 SPECT。对配准图像进行量化将有助于划定两次扫描之间的明显的高灌注区域。在发作期 SPECT 上看到的位于手术切除区域外侧的左侧前额叶局部高灌注区域提示可能是癫痫病灶的区域

外科手术室中的手术导航系统可以将术前数据集与患者术中头部位置进行共配准[22]。

多项研究已经证实了多模态图像共配准的临床有效性。明确硬膜下条形电极、栅状电极以及深部电极与周围的功能皮质的位置关系，对于术前切除范围的规划至关重要。电极放置后，使用术前 MRI 作为参考框架的问题之一是软组织变形，这可能会导致结果不准确。解决这一问题的一种方法是使用电极置入后的 MRI 或 CT 图像，但由于术后 MRI 的磁敏感伪影和术后 CT 的软组织对比度较差，这些图像可能不够理想[23]。

Taimouri 及其同事[24] 通过将从术后 CT 获取的电极位置配准到从术前 MRI 获取的皮质表面的三维几何配准模型上来解决这些问题。电极放置的二维术中照片证实了该方法的准确性，并显示空间精度为（1.31±0.69）mm[24]。

一项研究发现进行多模态图像共配准的患者由于可以更好地定位病灶且手术预后较好，因此可能并不需要进行侵入性 EEG 检查[25]。另一项研究发现，PET-MRI 图像配准在定位致痫区方面优于 PET 单独定位。PET-MRI 图像配准发现，80% 的 MRI 结果阴性的患者存在低代谢区域，这些区域与 EEG 确定的致痫区高度一致[26]。发作期单光子发射计算机断层显像减影和 MRI 图像配准（SISCOM）提高了 SPECT 定位致痫灶的灵敏度和特异度，并发现 SISCOM 定位和切除部位之间的一致性可以判断手术预后，这一点在 SPECT 单独定位时是做不到的[27]。

2004 年，Murphy 及其同事评估了 22 名患者的结果，这些患者被选择接受多模态图像共配准［PET-MRI、SPECT-MRI 或液体衰减反转恢复（fluid-attenuated inversion recovery，FLAIR）MRI］

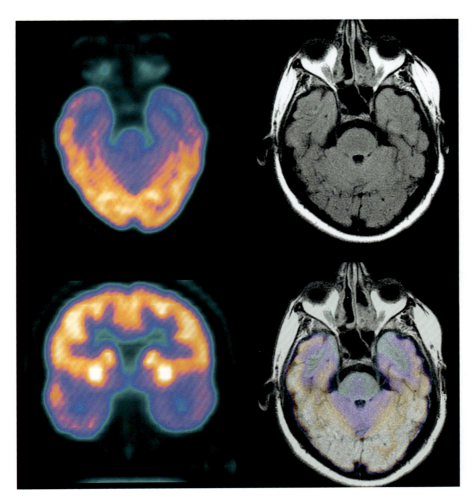

◀ 图 22-2　PET-MRI 共配准显示左颞叶低代谢区，该低代谢区对于影像学阴性致痫灶定侧和定位至关重要

经 Dr. Laura Horky 许可转载

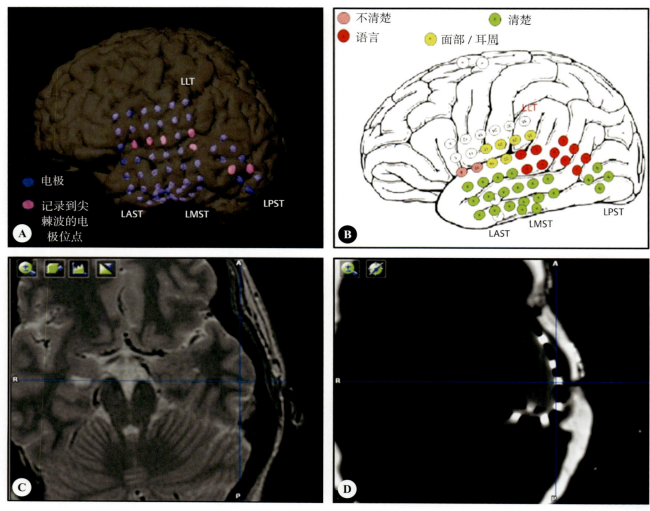

▲ 图 22-3　颅内硬膜下电极置入并长时程监测

从术前 T₂ 加权 MRI 重建出的皮质（A）及用术后 CT 重建出来的（C）和硬膜下栅状电极（D）。蓝色点代表每个电极，粉色点代表记录到尖棘波的电极位点。B. 电生理学监测所提示的位于面部和语言功能区的电极位点。C. 电极置入前和 D. 电极置入后之间的"大脑漂移"。LLT. 左侧颞叶外侧；LPST. 左侧颞叶后下方；LMST. 左侧颞叶中部；LAST. 左侧颞叶前下方。请参考栅状电极的系统命名法（经 Dr. Page Pennell and Alexandra Golby 许可转载）

用于术前计划，入组标准如下：在常规 MRI 序列中看不到病变，有多个病变，或有一个非常大的病变因术后高死亡风险而不能完全切除[1]。另一组在运动语言皮质内有病变的患者也被纳入研究，并与硬膜下栅状电极进行了进一步的配准[1, 16]。经过平均 27 个月的术后随访，作者发现 77% 的患者癫痫发作控制良好，86% 的患者预后良好。1 例患者出现永久性严重功能障碍，3 例患者出现永久性轻微功能障碍。如果没有术前多模态图像共配准，这些患者并不会接受手术治疗，因此这一研究较为有力地表明该方法可能可以用于手术落选患者

的再评估，这类患者并不符合论文作者之前罗列的手术筛选标准。

2007 年，Doelken 等[28] 对 49 名颞叶癫痫（temporal lobe epilepsy，TLE）患者进行了 MRI、MRI 波谱和 SPECT 的共配准研究，并将影像结果与传统的非侵入性 EEG 视频监测结果进行了比较，在双侧半球受累和手术效果方面评估了受累半球的偏侧性，证实了 Murphy 等[1] 的发现。作者发现 EEG 和 MRI 在确定 TLE 和致痫病灶的单侧性或双侧性方面具有高度一致性，且在 MRI 或 EEG 的侧性不明确的情况下，SPECT 和 MR 波谱可以协助

识别致痫灶的单侧或双侧性。因此，该研究表明，癫痫的多模态成像有助于识别双侧受累，这对于识别那些不太可能从癫痫手术中获益的患者来说非常重要。

二、更新的成像技术

（一）磁共振成像

超高场 MRI（7 特斯拉）具有较强的组织对比度和更高的空间分辨率，提供了更多的解剖和病理细节，特别是在局灶性癫痫和海马硬化症患者中；然而，它在临床中的实用性，特别是在手术计划中的实用性仍有待研究[29-31]。

（二）功能磁共振成像

fMRI 已被用于癫痫手术患者的语言功能的定侧和定位[32, 33]，内侧颞叶（medial temporal lobe，MTL）癫痫记忆功能的偏侧性[34]以及症状性局灶性癫痫儿童患者的运动功能定位[35]。在图像采集后，仍需要进行一些离线处理。在一项 10 名患者的研究中，Kesavadas 及其同事[36]通过使用实时功能磁共振成像而非离线分析来克服这一问题，在该报道中，使用了 SPM 软件对感觉运动、语言和视觉进行了实时功能磁振成像和离线分析的对比研究。这两种技术之间具有显著的一致性，有效证明实时功能磁共振成像可以轻松有效地用于小儿癫痫的术前评估[36]。

许多 FDA 批准的软件包可供购买，这些软件包可以实时监测头部运动，实现中期图像分析，同时处理功能磁共振成像或 DTI 数据，将其传输到图像存档和通信系统（picture archiving and communication system，PACS），并输出数据以集成到神经导航系统中，但这些软件包的购买成本可能很高[37]。

EEG 和 fMRI 相结合被认为有助于手术术前评估及发现影像学阴性额叶癫痫的致痫灶[38, 39]。EEG-fMRI 联合应用的研究还发现，在术中将 EEG 提示有发作间期癫痫样放电和相应的有 BOLD（血氧水平依赖）反应的区域切除，手术效果要好于未切除者[40]。

虽然处于早期阶段，使用静息态功能磁共振成像的各种分析技术已被用于识别潜在的致痫网络[41]以及受损的功能网络[42, 43]。

（三）扩散张量成像

DTI 是一种成像技术，在降低神经外科并发症的发生率和死亡率方面有很好的前景。通过对扩散和各向异性的定量测量，评估水分子在体素水平的运动，DTI 可以提供关于脑组织结构完整性的数据[3, 44]。这种对水分子的优先扩散方向的放射学评估可以重建大脑中主要白质通路，从而可以推断出大脑网络的结构基础[3, 44, 45, 46]。

DTI 还可以提供关于小儿癫痫患者白质完整性的可靠信息[47]。Carlson 及其同事[47]的研究发现白质扩散变量如平均扩散系数、径向扩散系数、轴向扩散系数以及各向异性分数，具有较低的测量变异性和较高的测量者之间和测量者内部的可靠性。DTI 也有助于预测术后功能障碍的风险。在 James 及其同事的研究[48]发现 Meyer's 襻的前缘到颞极的距离有助于预测前颞叶切除术后视野缺损的风险，因此可以作为制定治疗决策的因素。

（四）脑磁图

MEG 是癫痫领域的另一种新兴的成像技术。在 MEG 中，超导量子干涉仪（superconducting quantum interference devices，SQUID）阵列实时检测由人脑的神经元内电流产生的轻微磁场（10^{-12} 特斯拉）[49]。MEG 可直接测量神经电生理活动，具有较高的时间分辨率（<1ms），但空间分辨率相对较低[49]。与 EEG 数据相比，将脑磁图数据与 MRI 或 fMRI 进行配准的好处是没有磁场失真和头皮与 EEG 电极之间的导电性衰减[49]。RamachandranNair 及其同事[50]最近的临床数据表明，用 MEG 进行手术前规划可以很好地预测哪些患者是合适的手术人选，因为双侧 MEG 偶极聚集或只有分散偶极的儿童术后无发作率较低。此外，作者还证实了 MEG 可以与 EEG 数据联合分析，以确定哪些患者可能是或不可能是合适的手术人

选，因为在临床研究中，当 EEG 和 MEG 定位一致时，最有可能控制癫痫发作，而当这些结果不一致时，控制癫痫发作的可能性最小[50]。一项研究发现，与颅内脑电图（intracranial EEG，ICEEG）相比，MEG 记录的成簇的棘波源高度准确，尽管在识别 ICEEG 所确认的激惹区时灵敏度较低。然而，还发现 MEG 与 ICEEG 在识别发作起始区方面的相关性较差，这可能是一个潜在的限制因素[51]。

（五）术中影像

在手术室内进行的术中磁共振成像可以在不移动患者的情况下实时获取磁共振成像，是无须术前成像就可以进行在线图像引导的立体定向，并根据磁共振图像实时跟踪手术区域内的器械[52]。

高分辨率术中 MRI 已被证明可改善胶质瘤手术的手术效果，并发现对病灶性癫痫有一定的作用[53, 54]。然而，相对较高的成本和苛刻的手术环境在一定程度上限制了它的广泛使用。术中 MRI 帮助外科医生对开颅和病变切除后"脑部位移"造成的结构变形进行补偿，此外使用较新的成像算法，术前共配准图像如 fMRI、PET 和 DTI 可以被修改，并与新的术中 MRI 进行重新配准，以提供更加信服更加辩证的信息[55-57]。一项涉及 415 例患者的研究发现，术中 MRI 联合神经导航是有益的，并具有良好的癫痫发作预后，特别是对那些有癫痫相关肿瘤的患者[58]。

术中超声提供了一个低成本的解决方案，它对手术工作流程的干扰最小。通过导航超声探头，可以将超声图像与术前多模态图像进行共配准，并有助于纠正"脑部位移"[59-61]。除了"脑部位移"矫正外，超声还被用于划定局灶性致痫病灶和指导半球切除术；目前仍缺乏令人信服的证据证明其在癫痫手术中的应用[62, 63]。

术中 CT 通过引导硬膜下电极和深部电极的放置，可以提高颅内 EEG 的准确性，减少修正手术的需要，提高颅内 EEG 的精度[64]。置入反应性神经刺激装置也可能受益于术中 CT，因为它提高了准确性，并能在术中进行目标校正和重构[65]。

最后，使用术中 MRI 热成像，激光间质热疗（laser interstitial thermal therapy，LITT）程序已被证明是治疗局灶性癫痫和内侧颞叶癫痫的一种有效和安全的治疗选择[66, 67]。

（六）未来展望

随着临床医生可获得的信息越来越多，在术前和术中对这些多模态图像的整合和可视化以实现最佳决策，是一个备受关注的话题。随着计算能力的提高，各种交互式可视化平台以及增强和虚拟现实系统已经被提出，这些平台和系统可能有助于提高治疗质量，尽管其对临床治疗的整体影响在很大程度上依然有待探索[68-70]。

结论

准确性和精确性仍然是神经外科的标志，而最近影像引导技术的进步为神经外科医生的诊疗方法库提供了宝贵工具。随着图像共配准技术的出现和新成像模式的引入，包括术中 MRI、fMRI、CT、PET、SPECT、DTI、EEG 和 MEG 在内的多幅图像都可以进行体素融合，以绘制极其复杂和精确的功能神经解剖学图像（图 22-4）。

通过高分辨率的神经影像学方法，如 MRI、fMRI、MEG、EEG 和 DTI，收集功能和解剖数据，神经外科医生现在可以直观地看到患者大脑的三维结构，评估哪些路径可能被病变（颞叶癫痫的硬化、肿瘤等）破坏或移位[3, 22, 71]。所有这些成像模式，特别是功能成像，在改善癫痫患者的诊断和预后方面已显示出巨大的潜力。虽然目前成像技术的进步（如 3T+ MRI，fMRI 和 DTI 更快的图像采集，以及 MEG 更高的空间精度）提高了检测和定位致痫灶的准确性，但这些进步只有在能够实现准确的共配准的情况下才能具有临床效果。

致谢

四位作者感谢以下基金支持：NIH P41-EB015898、5P41-EB015902-20、R01-NS049251、R21-CA198740、R25-CA 089017、U01CA199459。

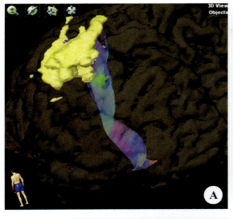

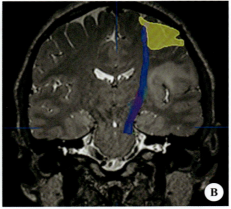

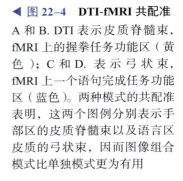

◀ 图 22-4　DTI-fMRI 共配准

A 和 B. DTI 表示皮质脊髓束，fMRI 上的握拳任务功能区（黄色）；C 和 D. 表示弓状束，fMRI 上一个语句完成任务功能区（蓝色）。两种模式的共配准表明，这两个图例分别表示手部区的皮质脊髓束以及语言区皮质的弓状束，因而图像组合模式比单独模式更为有用

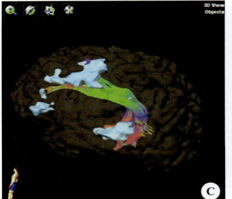

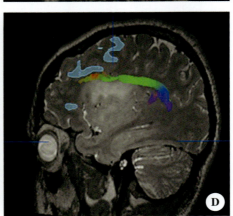

参考文献

[1] Murphy MA, O'Brien TJ, Morris K, Cook MJ. Multimodality image-guided surgery for the treatment of medically refractory epilepsy. J Neurosurg 2004;100(3):452–462

[2] Brázdil M, Mikl M, Chlebus P, et al. Combining advanced neuroimaging techniques in presurgical workup of non-lesional intractable epilepsy. Epileptic Disord 2006;8(3):190–194

[3] Rykhlevskaia E, Gratton G, Fabiani M. Combining structural and functional neuroimaging data for studying brain connectivity: a review. Psychophysiology 2008;45(2):173–187

[4] Wells WM III, Viola P, Atsumi H, Nakajima S, Kikinis R. Multimodal volume registration by maximization of mutual information. Med Image Anal 1996;1(1):35–51

[5] Sugiura M, Kawashima R, Sadato N, et al. Anatomic validation of spatial normalization methods for PET. J Nucl Med 1999;40(2):317–322

[6] Talairach J, Tournoux P. Coplanar Stereotaxic Atlas of the Human Brain: 3–Dimensional Proportional System—an Approach to Cerebral Imaging. New York, NY: Thieme Medical; 1988

[7] Collins DL, Neelin P, Peters TM, Evans AC. Automatic 3D intersubject registration of MR volumetric data in standardized Talairach space. J Comput Assist Tomogr 1994;18(2):192–205

[8] Fischl B, Sereno MI, Tootell RB, Dale AM. High-resolution intersubject averaging and a coordinate system for the cortical surface. Hum Brain Mapp 1999;8(4):272–284

[9] Brett M, Johnsrude IS, Owen AM. The problem of functional localization in the human brain. Nat Rev Neurosci 2002;3(3):243–249

[10] Mountz JM, Zhang B, Liu HG, Inampudi C. A reference method for correlation of anatomic and functional brain images: validation and clinical application. Semin Nucl Med 1994;24(4):256–271

[11] Viñas FC, Zamorano L, Mueller RA, et al. [15O]–water PET and intraoperative brain mapping: a comparison in the localization of eloquent cortex. Neurol Res 1997;19(6):601–608

[12] Shiga T, Morita K, Takano A, et al. Clinical advantages of interictal SPECT coregistered to magnetic resonance imaging in patients with epilepsy. Clin Nucl Med 2001;26(4):334–339

[13] Shin WC, Hong SB, Tae WS, Seo DW, Kim SE. Ictal hyperperfusion of cerebellum and basal ganglia in temporal lobe epilepsy: SPECT subtraction with MRI coregistration. J Nucl Med 2001;42(6):853–858

[14] Pietrzyk U. Registration of MRI and PET images for clinical applications. In: Hajnal J, Hawkes D, Hill D, eds. Medical Image Registration. Boca Raton, FL: CRC Press; 2001:199–216

[15] Cízek J, Herholz K, Vollmar S, Schrader R, Klein J, Heiss WD. Fast and robust registration of PET and MR images of human brain. Neuroimage 2004;22(1):434–442

[16] Hogan RE, Lowe VJ, Bucholz RD. Triple-technique (MR imaging, single-photon emission CT, and CT) coregistration for imageguided surgical evaluation of patients with intractable epilepsy. AJNR Am J Neuroradiol 1999;20(6):1054–1058

[17] Kovalev D, Spreer J, Honegger J, Zentner J, Schulze-Bonhage A, Huppertz HJ. Rapid and fully automated visualization of subdural electrodes in the presurgical evaluation of epilepsy patients. AJNR Am

J Neuroradiol 2005;26(5):1078–1083

[18] Ken S, Di Gennaro G, Giulietti G, et al. Quantitative evaluation for brain CT/MRI coregistration based on maximization of mutual information in patients with focal epilepsy investigated with subdural electrodes. Magn Reson Imaging 2007;25(6):883–888

[19] Zhang Y, van Drongelen W, Kohrman M, He B. Three-dimensional brain current source reconstruction from intra-cranial ECoG recordings. Neuroimage 2008;42(2):683–695

[20] Dalal SS, Edwards E, Kirsch HE, Barbaro NM, Knight RT, Nagarajan SS. Localization of neurosurgically implanted electrodes via photograph-MRI-radiograph coregistration. J Neurosci Methods 2008;174(1):106–115

[21] Mahvash M, König R, Wellmer J, Urbach H, Meyer B, Schaller K. Coregistration of digital photography of the human cortex and cranial magnetic resonance imaging for visualization of subdural electrodes in epilepsy surgery. Neurosurgery 2007;61(5, Suppl 2):340–344, discussion 344–345

[22] O'Shea JP, Whalen S, Branco DM, Petrovich NM, Knierim KE, Golby AJ. Integrated image- and function-guided surgery in eloquent cortex: a technique report. Int J Med Robot 2006;2(1):75–83

[23] Yang AI, Wang X, Doyle WK, et al. Localization of dense intracranial electrode arrays using magnetic resonance imaging. Neuroimage 2012;63(1):157–165

[24] Taimouri V, Akhondi-Asl A, Tomas-Fernandez X, et al. Electrode localization for planning surgical resection of the epileptogenic zone in pediatric epilepsy. Int J CARS 2014;9(1):91–105

[25] Perry MS, Bailey L, Freedman D, et al. Coregistration of multimodal imaging is associated with favourable two-year seizure outcome after paediatric epilepsy surgery. Epileptic Disord 2017;19(1):40–48

[26] Fernández S, Donaire A, Serès E, et al. PET/MRI and PET/MRI/SISCOM coregistration in the presurgical evaluation of refractory focal epilepsy. Epilepsy Res 2015;111:1–9

[27] O'Brien TJ, So EL, Mullan BP, et al. Subtraction ictal SPECT co-registered to MRI improves clinical usefulness of SPECT in localizing the surgical seizure focus. Neurology 1998;50(2):445–454

[28] Doelken MT, Richter G, Stefan H, et al. Multimodal coregistration in patients with temporal lobe epilepsy—results of different imaging modalities in lateralization of the affected hemisphere in MR imaging positive and negative subgroups. AJNR Am J Neuroradiol 2007;28(3):449–454

[29] Breyer T, Wanke I, Maderwald S, et al. Imaging of patients with hippocampal sclerosis at 7 Tesla: initial results. Acad Radiol 2010;17(4):421–426

[30] Veersema TJ, van Eijsden P, Gosselaar PH, et al. 7 tesla T2*–weighted MRI as a tool to improve detection of focal cortical dysplasia. Epileptic Disord 2016;18(3):315–323

[31] Santyr BG, Goubran M, Lau JC, et al. Investigation of hippocampal substructures in focal temporal lobe epilepsy with and without hippocampal sclerosis at 7T. J Magn Reson Imaging 2017;45(5):1359–1370

[32] Gabrieli JD, Poldrack RA, Desmond JE. The role of left prefrontal cortex in language and memory. Proc Natl Acad Sci USA 1998;95(3):906–913

[33] Wagner AD, Desmond JE, Glover GH, Gabrieli JD. Prefrontal cortex and recognition memory. Functional-MRI evidence for context-dependent retrieval processes. Brain 1998;121 (Pt 10):1985–2002

[34] Golby AJ, Poldrack RA, Illes J, Chen D, Desmond JE, Gabrieli JD. Memory lateralization in medial temporal lobe epilepsy assessed by functional MRI. Epilepsia 2002;43(8):855–863

[35] De Tiège X, Connelly A, Liégeois F, et al. Influence of motor functional magnetic resonance imaging on the surgical management of children and adolescents with symptomatic focal epilepsy.

Neurosurgery 2009;64(5):856–864, discussion 864

[36] Kesavadas C, Thomas B, Sujesh S, et al. Real-time functional MR imaging (fMRI) for presurgical evaluation of paediatric epilepsy. Pediatr Radiol 2007;37(10):964–974

[37] Yousem DM. The economics of functional magnetic resonance imaging: clinical and research. Neuroimaging Clin N Am 2014;24(4):717–724

[38] Moeller F, Tyvaert L, Nguyen DK, et al. EEG-fMRI: adding to standard evaluations of patients with nonlesional frontal lobe epilepsy. Neurology 2009;73(23):2023–2030

[39] Zijlmans M, Huiskamp G, Hersevoort M, Seppenwoolde JH, van Huffelen AC, Leijten FS. EEG-fMRI in the preoperative work-up for epilepsy surgery. Brain 2007;130(Pt 9):2343–2353

[40] Thornton R, Laufs H, Rodionov R, et al. EEG correlated functional MRI and postoperative outcome in focal epilepsy. J Neurol Neurosurg Psychiatry 2010;81(8):922–927

[41] Pizarro R, Nair V, Meier T, et al. Delineating potential epileptogenic areas utilizing resting functional magnetic resonance imaging (fMRI) in epilepsy patients. Neurocase 2016;22(4):362–368

[42] Maneshi M, Vahdat S, Fahoum F, Grova C, Gotman J. Specific resting-state brain networks in mesial temporal lobe epilepsy. Front Neurol 2014;5:127

[43] Zhang Z, Lu G, Zhong Y, et al. Impaired perceptual networks in temporal lobe epilepsy revealed by resting fMRI. J Neurol 2009;256(10):1705–1713

[44] Duncan JS. Imaging the brain's highways-diffusion tensor imaging in epilepsy. Epilepsy Curr 2008;8(4):85–89

[45] Karis JP; Expert Panel on Neurologic Imaging. Epilepsy. AJNR Am J Neuroradiol 2008;29(6):1222–1224

[46] Wu W, Rigolo L, O'Donnell LJ, Norton I, Shriver S, Golby AJ. Visual pathway study using in vivo diffusion tensor imaging tractography to complement classic anatomy. Neurosurgery 2012;70(1, Suppl Operative):145–156, discussion 156

[47] Carlson HL, Laliberté C, Brooks BL, et al. Reliability and variability of diffusion tensor imaging (DTI) tractography in pediatric epilepsy. Epilepsy Behav 2014;37:116–122

[48] James JS, Radhakrishnan A, Thomas B, et al. Diffusion tensor imaging tractography of Meyer's loop in planning resective surgery for drug-resistant temporal lobe epilepsy. Epilepsy Res 2015;110:95–104

[49] Knowlton RC. Can magnetoencephalography aid epilepsy surgery? Epilepsy Curr 2008;8(1):1–5

[50] RamachandranNair R, Otsubo H, Shroff MM, et al. MEG predicts outcome following surgery for intractable epilepsy in children with normal or nonfocal MRI findings. Epilepsia 2007;48(1):149–157

[51] Kim D, Joo EY, Seo DW, et al. Accuracy of MEG in localizing irritative zone and seizure onset zone: quantitative comparison between MEG and intracranial EEG. Epilepsy Res 2016;127:291–301

[52] Moriarty TM, Kikinis R, Jolesz FA, Black PM, Alexander E III. Magnetic resonance imaging therapy. Intraoperative MR imaging. Neurosurg Clin N Am 1996;7(2):323–331

[53] Kurwale NS, Chandra PS, Chouksey P, et al. Impact of intraoperative MRI on outcomes in epilepsy surgery: preliminary experience of two years. Br J Neurosurg 2015;29(3):380–385

[54] Olubiyi OI, Ozdemir A, Incekara F, et al. Intraoperative magnetic resonance imaging in intracranial glioma resection: a singlecenter, retrospective blinded volumetric study. World Neurosurg 2015;84(2):528–536

[55] Nimsky C, Ganslandt O, Cerny S, Hastreiter P, Greiner G, Fahlbusch R. Quantification of, visualization of, and compensation for brain shift using intraoperative magnetic resonance imaging. Neurosurgery 2000;47(5):1070–1079, discussion 1079–1080

[56] Upadhyay UM, Golby AJ. Role of pre- and intraoperative imaging

and neuronavigation in neurosurgery. Expert Rev Med Devices 2008;5(1):65–73

[57] Archip N, Clatz O, Whalen S, et al. Compensation of geometric distortion effects on intraoperative magnetic resonance imaging for enhanced visualization in image-guided neurosurgery. Neurosurgery 2008;62(3, Suppl 1):209–215, discussion 215–216

[58] Roessler K, Hofmann A, Sommer B, et al. Resective surgery for medically refractory epilepsy using intraoperative MRI and functional neuronavigation: the Erlangen experience of 415 patients. Neurosurg Focus 2016;40(3):E15

[59] Comeau RM, Sadikot AF, Fenster A, Peters TM. Intraoperative ultrasound for guidance and tissue shift correction in imageguided neurosurgery. Med Phys 2000;27(4):787–800

[60] Prada F, Del Bene M, Mattei L, et al. Fusion imaging for intraoperative ultrasound-based navigation in neurosurgery. J Ultrasound 2014;17(3):243–251

[61] Miga MI, Sun K, Chen I, et al. Clinical evaluation of a modelupdated image-guidance approach to brain shift compensation: experience in 16 cases. Int J CARS 2016;11(8):1467–1474

[62] Miller D, Knake S, Bauer S, et al. Intraoperative ultrasound to define focal cortical dysplasia in epilepsy surgery. Epilepsia 2008;49(1):156–158

[63] Kanev PM, Foley CM, Miles D. Ultrasound-tailored functional hemispherectomy for surgical control of seizures in children. J Neurosurg 1997;86(5):762–767

[64] Lee DJ, Zwienenberg-Lee M, Seyal M, Shahlaie K. Intraoperative computed tomography for intracranial electrode implantation surgery in medically refractory epilepsy. J Neurosurg 2015;122(3):526–531

[65] Kerolus MG, Kochanski RB, Rossi M, Stein M, Byrne RW, Sani S. Implantation of responsive neurostimulation for epilepsy using intraoperative computed tomography: technical nuances and accuracy assessment. World Neurosurg 2017;103: 145–152

[66] Kang JY, Wu C, Tracy J, et al. Laser interstitial thermal therapy for medically intractable mesial temporal lobe epilepsy. Epilepsia 2016;57(2):325–334

[67] Le S, Ho A, Fisher RS, et al. Laser Interstitial Thermal Therapy (LITT): Seizure outcomes refractory mesial temporal lobe epilepsy. Epilepsy Behav 2018;89:37–41

[68] Golby AJ, Kindlmann G, Norton I, Yarmarkovich A, Pieper S, Kikinis R. Interactive diffusion tensor tractography visualization for neurosurgical planning. Neurosurgery 2011;68(2):496–505

[69] Pelargos PE, Nagasawa DT, Lagman C, et al. Utilizing virtual and augmented reality for educational and clinical enhancements in neurosurgery. J Clin Neurosci 2017;35:1–4

[70] Wendt MA. Bani-Hashemi, Sauer F. Intra-operative image-guided neurosurgery with augmented reality visualization. 2001, Google Patents

[71] Archip N, Clatz O, Whalen S, et al. Non-rigid alignment of preoperative MRI, fMRI, and DT-MRI with intra-operative MRI for enhanced visualization and navigation in image-guided neurosurgery. Neuroimage 2007;35(2):609–624

第三篇

外科解剖与标测技术
Surgical Anatomy and Mapping Techniques

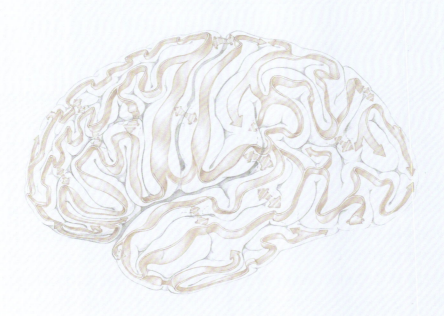

第23章　大脑皮质：胚胎发育和局部解剖学
Cerebral Cortex: Embryological Development and Topographical Anatomy

Oğuz Çataltepe　著

李　霖　译　　朱凤军　校

摘　要

大脑的大体形态在胎儿期的发育过程中发生了显著的改变。在出生后，大脑仍在继续这一过程。出生后至 2 岁前，是大脑发育最活跃和最关键的时期，在新生儿早期和胎儿后期，大脑的形态结构，包括皮质的厚度和折叠模式，发生了与特定功能以及轴突连接密切相关的一系列变化。大脑皮质形态的发展分为两个阶段：神经细胞迁移和皮质褶皱。人类的大脑皮质是由数不清的有着大量变异的皮质褶皱组成的。脑沟的走行定义了脑回的形态，并由此为大脑半球表面不同的功能区域提供了固有的标志。对于每个神经外科医生来说，熟悉皮质解剖是至关重要的，甚至是强制性的，因为对于脑沟的解剖及皮质表面功能定位的准确理解是计划和实施安全而精准的脑部手术所必不可少的。

关键词

大脑皮质，脑沟，脑回，额叶，顶叶，枕叶，颞叶，岛叶

　　人类的大脑皮质是由数不清的有着大量变异的皮质褶皱组成的。这种复杂的结构为神经外科医生准确定位病变和安全导航至目标区域带来了巨大的挑战。由于神经影像学和导航技术的进步，在术中利用神经解剖信息准确定位在当今已经成为现实。然而，对于每个神经外科医生来说，熟悉皮质解剖是至关重要的，甚至是强制性的。这不仅是由于它是基本的解剖学知识，更是出于实际的临床需求。这包括通过成熟的皮质解剖标志来判断病灶的位置，以及在靠近关键功能区的手术中能够合理地设计手术路径使手术更加安全。因此，对于脑沟的解剖以及功能皮质表面标志的准确理解是计划和实施安全而精准的脑部手术所必不可少的。脑沟是皮质蛛网膜下腔的延伸，为处理位置深在的病灶提供了天然的手术路径。因

此，对于大脑皮质解剖的熟练掌握，可以有效地帮助外科医生利用经脑沟解剖或者经软膜下切除等技术按照术前的手术计划安全地进行操作。同样地，对于皮质解剖标志的熟悉可以使外科医生安全地到达大脑中的某些目标，例如，颞角很小，但沿着侧副沟就可以容易地找到，又例如，沿着位于额下回三角部底部的前环岛沟的方向可以到达额角等。皮质解剖学知识在癫痫手术病例中尤为适用，因为这些患者的皮质解剖结构仍然存在，皮质解剖标志仍可准确辨认[1-8]。

一、人类大脑皮质

　　人类大脑皮质面积巨大（1200～1500cm^2），表面有大量褶皱。其中只有约 1/3 的皮质表面是可见的，其余的部分隐藏在皮质褶皱的内部或下

方[4, 8-10]。根据其不同的特性，包括拓扑结构、功能特点、细胞构筑、连接特征等等，大脑皮质被划分为不同的功能区。尽管这些功能分区为理解大脑皮质提供了宝贵的信息，但从神经外科的角度，最有价值的方法仍然是根据神经影像及术中直接观察到的皮质形态和皮质标志来明确皮质的结构和功能[11]。

Yaşargil[5] 根据特定的沟回将每一侧大脑半球的皮质分为 7 个脑叶，分别是额叶、中央区、顶叶、枕叶、颞叶、岛叶以及边缘叶。除了传统的大脑半球脑叶分区，他进一步根据皮质的胚胎发生学、解剖学、生理学以及功能方面的共同特征将皮质分为 3 个脑叶，分别是中央叶、岛叶和边缘叶。从神经外科的角度来看，这是一种非常实用的大脑皮质解剖分区的方法。人类大脑皮质有着大量的褶皱和结构变异以及隐藏在沟底的一系列相互连接的脑回，这使得大脑皮质具有复杂的结构且难以对其解剖位置进行准确定义。

Yaşargil[5] 对于"脑回的连续性"特别重视（图 23-1）。脑回的连续性可以被定义为不间断的连续脑回，其中的主体部分是由"或长或短，或大或小的横向脑回"连接而成[5]（图 23-2）。Tamraz 和 Alkadhi 也报道了之前由 Gratiolet 和 Paul Broca 观察到的这种相似的皮质解剖结构[12, 13]。他们使用"pli de 通道"来描述解剖学上的"桥"样结构，它可以是一个脑回与另一个脑回之间的连接部，也可以是在解剖学上一个脑回到另一个脑回之间没有任何障碍的过渡部分。而对于这种整个皮质间不间断的连接现象，Yaşargil[5] 也有很好的描述："从脑叶的一极开始（无论是额极、颞极或是枕极），沿着粗大的脑回的轮廓向外延伸，可能沿着这个脑回不间断地延伸至整个大脑半球[5]。"

外侧裂区脑回的连接是脑回连续性的一个很好的例子。我们可以很容易地发现围绕着侧裂三面的脑回可以相互连续为一个脑回，它由颞上回的前端起始向后延伸，然后自缘上回的后部向缘上回前部延续，继续向前延续至中央后回的下部，中央下回，中央前回下部，额下回盖部以及额下回三角部，最终止于额下回眶部。脑回连续性不仅仅是一个解剖学概念，而是一种非常重要的神经外科理念。神经外科医生在软膜下切除一个脑回时，通过与其相连的较小的脑回，容易将邻近的、位于同一脑沟内的、有重要功能的脑回误切[5-7]。

二、大脑皮质的胚胎学和皮质发育

大脑皮质的产前发育发生在两个相互关联的时期：胚胎期（第 5 周至第 8 周）和胎儿期（第 8 周至出生）。胎儿期的发育特征是表面皮质的剧烈扩张和皮质折叠[1, 14]。在这段时间里，发育中的

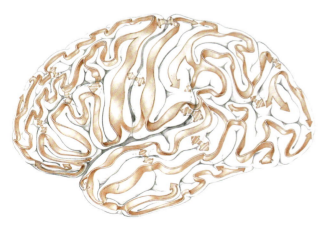

▲ 图 23-1 Yaşargil 博士提出的脑回延续性的概念：在大脑半球内的每个脑回，都通过位于皮质表面或者脑沟内的联系不间断地彼此相连

经 Yaşargil 教授允许，图片来源于 Microneurosurgery Vol IVA；Thieme，1994.

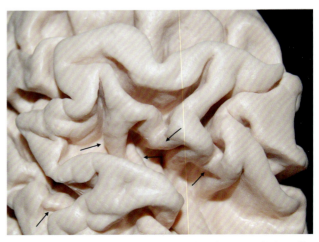

▲ 图 23-2 在固定了的大脑中可以看到脑沟内的脑横回（箭）

大脑的大体形态发生了惊人的变化。人类大脑最初是一个光滑的"无脑回"结构，并逐渐发展成其特有的脑回和脑沟的折叠[14-16]。最初，早在妊娠 14 周，大脑外侧表面唯一可见的凹陷是外侧裂，下方的岛叶是一个浅凹痕。脑回和脑沟的形成是一个有序的过程。脑沟可分为初级脑沟、次级脑沟和第三级脑沟。

在妊娠 30 周之前，在所有具有脑回的灵长类动物中发现的脑沟均称为初级脑沟[12]。初级脑沟最早见于大脑功能区，次级脑沟在初级脑沟的基础上形成，继而是第三级脑沟。第一个形成的脑裂是分开两侧大脑半球的大脑纵裂。它起始于端脑泡的上中线凹陷。早在妊娠 8 周，它的发育就开始于头端，并向尾端发展，直到妊娠 22 周发育完成。然后，端脑泡和间脑泡之间出现横向裂隙。

逐渐地，其他主要的脑沟开始发育：侧裂、扣带沟、顶枕沟和距状沟（妊娠 14～16 周）；中央沟，颞上沟（妊娠 20～24 周）；额上沟，中央前沟，额下沟，中央后沟，顶内沟（妊娠 25～26 周）。次级沟形成于妊娠 30～35 周，第三级沟形成于妊娠 36 周，并一直延伸到出生后（图 23-3）。

中央沟、中央前沟和中央后沟最初表现为上下两个独立的部分，然后它们连接成为一条完整的沟。岛盖发育开始于妊娠 20～22 周，由后向前发展。岛盖前部直到妊娠期结束仍不完整，因此岛叶在一定程度上仍然是暴露的（图 23-4 至图 23-6）[10, 12, 14, 15, 17-22]。人类大脑皮质的平均表面积在妊娠 12 周时为 20cm²，在胎儿期结束时变为716cm²[19]。在整个过程中，皮质厚度从妊娠 11 周的 350μm 增加到妊娠 40 周的 1500～1700μm。由

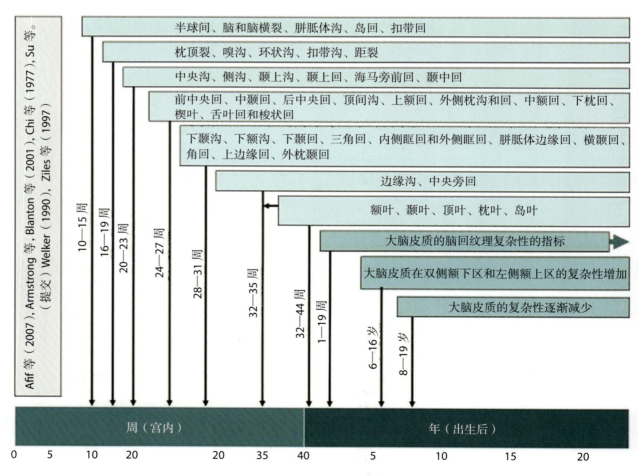

▲ 图 23-3 大脑沟 / 回形成时间表
经作者允许使用，White 等，2010[15]

于皮质内卷的过程中产生了大量的沟和裂，因此皮质表面积的显著增加并未影响大脑的总体积。这种独特的发育过程的最终结果是在脑沟和裂隙的深处隐藏了大量的皮质（占整个皮质表面的 2/3）。大脑皮质外侧面、基底面和内侧面的脑沟发展模式有一些差异，位于外侧面和基底面的脑沟的方向指向脑室，而半球内侧面的脑沟则会受到胼胝体发育的影响[4, 12]。

出生后大脑仍在继续发育。出生后 2 岁是大脑发育最活跃和最关键的时期[17, 21]。从出生到 2 岁这段时间内，脑容量体积显著增加至一倍以上，在这段时期结束时，脑容量可达到成人的 80%[23]。大脑皮质灰质体积在出生后第 1 年翻倍，在第 2 年进一步增加（14%～18%）[17]。初级运动皮质区和感觉皮质区生长较慢，而联合皮质区生长相对绞快。在出生后 1 年内，中央区、颞横回、楔叶、距状沟周围皮质和颞上回的生长速度最慢。而这一时期生长最快的区域是岛叶、额下回（盖部）、额上回（眶部）、颞下回、颞极、中扣带回、旁扣带回、角回和梭状回。在出生后第一年，海马的生长速度也慢于杏仁核。在 2 岁时，角回和缘上回、额上回的背外侧和内侧部分、额中回和颞中回的颞极部分生长速度最快[17, 21, 23]。

虽然生长速度慢于 2 岁之前，但在整个青少年时期大脑都会继续生长和成熟。6 岁时，大脑总容量达到其最大容量的 95%[24]。顶叶皮质和额叶皮质分别在 10 岁和 11 岁时达到最大体积[24]。而在颞叶，皮质体积的峰值出现在 16 岁，其中发生最晚的体积扩张出现在颞上回，它整合了视听觉输入和物体识别功能（联合前额叶和顶叶下部皮质）。同样，在 4—18 岁部分颞叶区域（如杏仁核和海马体）出现了显著的成熟[24]。虽然大脑皮质的厚度和表面积在 10 岁前达到峰值，但在青春期时有所下降。由于二十年来髓鞘化的不断进展

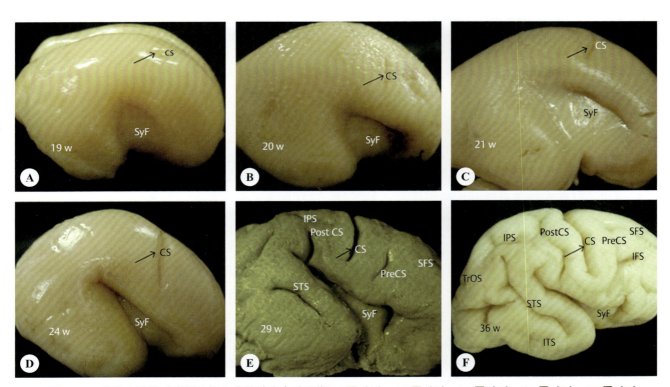

▲ 图 23-4　位于大脑半球表面外侧上方的脑沟在胎儿期 19 周（A）、20 周（B）、21 周（C）、24 周（D）、29 周（E）和 36 周（F）的发育形态，中央沟的发育（箭）

w. 周；CS. 中央沟；IFS. 额下沟；IHF. 半球间脑裂（大脑纵裂）；IPS. 顶内沟；ITS. 颞下沟；PostCS. 中央后沟；PreCS. 中央前沟；SFS. 额上沟；STS. 颞上沟；SyF. 外侧沟（侧裂）；TrOS. 枕横沟（经作者允许，图片复制于 Nishikuni and Ribas 2013）[18]

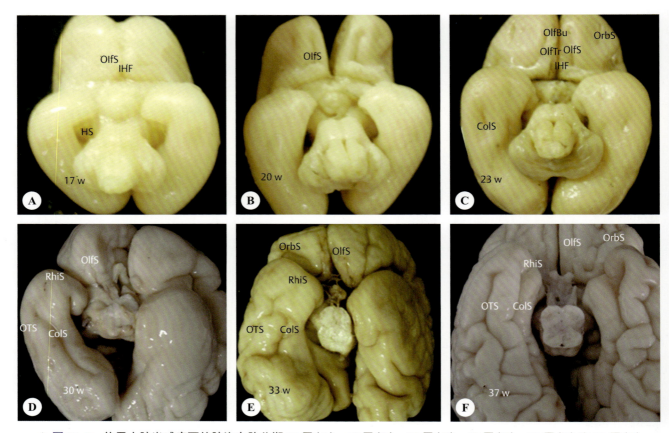

▲ 图 23-5　位于大脑半球底面的脑沟在胎儿期 17 周（A）、20 周（B）、23 周（C）、30 周（D）、33 周（E）和 37 周（F）的发育形态

ColS. 侧副沟；HS. 海马沟；OlfBu. 嗅球；Olfs. 嗅沟；OlfTr. 嗅束；RhiS. 嗅脑沟；w. 周（经作者允许，图片复制于 Nishikuni and Ribas 2013）[18]

以及突触的不断形成，脑灰质的总体积逐渐减少，而脑白质的总体积逐渐增加[25]。

　　总之，在新生儿早期和胎儿后期，发育中的人类大脑的结构在皮质厚度和皮质折叠模式上动态地变化着，这些变化与特定功能和突触连接密切相关[21, 26]。

三、脑沟和脑回

　　基于比较解剖学，我们发现人类的大脑将哺乳动物的一些进化趋势发挥到了极致，却由于新皮质和与其紧密相连的中部核心结构例如丘脑、内囊和胼胝体的不成比例的生长而受到限制。在不改变脊椎动物大脑基本拓扑结构的情况下，皮质的折叠和平滑脑向沟回脑的转变是由新皮质不成比例的扩张所驱动的[10, 27]。皮质形态的发展不

是一个随机的过程。它的发生分为两个阶段：神经元迁移和皮质褶皱形成。在整个过程中，局部分布的轴突可以将某些脑区联系到一起而让其他脑区随着皮质的扩张而远离，因此在皮质褶皱形成以及脑沟回的排列中起到了关键的作用。包括这种形式在内的多种与皮质褶皱形成相关的动力学机制在脑沟回形成过程中发挥了重要作用，例如脑沟在侧面和基底面都朝向最近的脑室腔，以及位于半球间皮质表面的脑沟都围绕着胼胝体展开[4, 8, 10, 28]。

　　脑沟的走行决定了脑回的形态，并为大脑半球表面不同的功能区提供了固有的标志。脑沟在其长度、深度和连续性等方面各不相同。它们的深度在几毫米至 3cm 之间。脑沟的另一个多变的特性是其连续性。连续的、不间断的脑沟常与

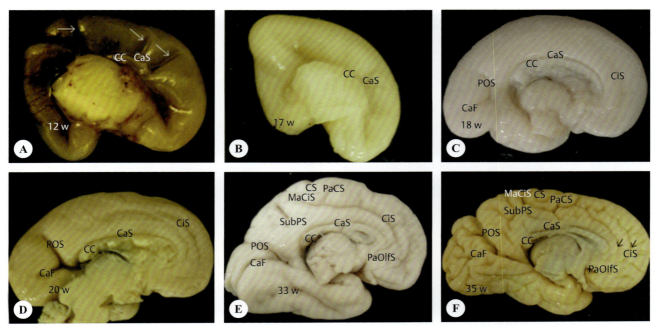

▲ 图 23-6　位于大脑半球内侧面的脑沟在胎儿期 12 周（A）、17 周（B）、18 周（C）、20 周（D）、33 周（E）和 35 周（F）的发育形态。在大脑发育最初阶段短暂出现的一些脑沟（A，白箭）及两条矢状位的扣带沟（F，黑箭）
CaF. 距状沟；CaS. 胼胝体沟；CC. 扣带沟；CiS. 扣带沟；MaCis. 扣带沟的边缘支；PaCS. 中央旁沟；PaOlfS. 旁嗅沟；POS. 顶枕沟（距状裂）；SubPS. 顶下沟（经作者允许，图片复制于 Nishikuni and Ribas 2013）[18]

特定脑区相关。中央沟、侧裂、胼胝体沟、侧副沟、顶枕沟以及距状沟几乎总是不间断的。其余的沟常有不同程度的中断。如果一个脑沟比通常的更宽、更深，而且在解剖学上更恒定，则被称为"裂"。根据上述胚胎发育的时间表，脑沟也被定义为初级、次级和第三级脑沟[5-8, 10, 12]。

脑回的解剖形态由周围的脑沟来确定。脑回是连续的、不规则的、起伏的皮质褶皱，并通过脑沟内较小的横行脑回与周围不间断地相互连接。Yasargil[5] 用"脑回的连续性"这一术语来定义这种特征。虽然每个脑回的命名和定义就好像它是一个独立的结构，但它应该被视为整体功能单位的一部分。脑回也表现出许多变化，就像脑沟，有不同的宽度，皮质厚度和连续性。皮质厚度波动在 1.5~4.5mm 范围内，变化很大[9, 29]。最厚的皮质位于原始运动区（4.5mm），最薄的皮质位于原始视觉皮质（1.5mm）[29]。脑回皮质的厚度和表面积与该脑区的半球优势侧、功能和特化程度密切相关。因此，在大脑半球优势侧的基础上，两个半球的同一个脑回可能表现出一定程度的不对

称。左侧大脑半球的颞横回的面积通常较大，同样，颞平面的表面积在主侧半球也大得多。在大脑功能区，如 Broca 区和 Wernicke 区，皮质的厚度及体积也会共同变化。通常情况下，如果一个个体的 Broca 区皮质变厚，那么 Wernicke 区皮质也会变厚[4, 23]。

（一）额叶

额叶覆盖了大脑半球前部的大部分区域，是大脑半球表面面积最大的脑叶。它占据了近 40% 的人类大脑皮质（图 23-7 和图 23-8）[27]。额叶有内侧、外侧和基底面。额极构成额叶外侧面、内侧面和基底面之间的过渡区域，由额上回、额中回、眶回和直回合并而成。额叶在所有的面均有明确的边界，是唯一的在解剖学上可以与其他脑区分开的脑叶。

1. 外侧面

外侧面的上界至脑表的上缘，下界和后界分别为外侧裂和中央前沟（图 23-9）。两个水平方向的脑沟，额上沟和额下沟，以及起源于外侧裂和

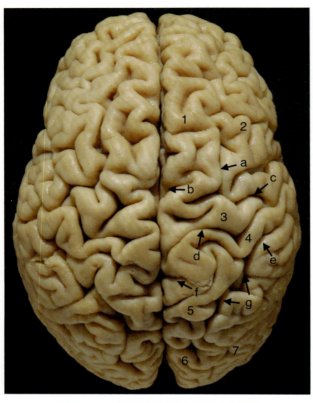

▲ 图 23-7　双侧大脑半球脑回的上面观

a. 额上沟；b. 旁中央沟；c. 中央前沟；d. 中央沟；e. 中央后沟；f. 扣带沟的边缘支；g. 顶内沟。1. 额上回；2. 额中回；3. 中央前回；4. 中央后回；5. 顶上沟；6. 枕上回；7. 枕中回（图 23.7-23.14 所使用的解剖标本由 Dr. Uğur Türe 教授提供）

中央前沟的几个分支，共同构成额叶外侧面脑回结构的解剖标志。额上沟起始于一侧半球的眶缘，并与大脑纵裂平行延伸，随着其向后走行逐渐与脑裂分离。它是一个浅沟，且常常被短的横回打断[12]。额上沟止于中央前沟，共同构成一个 T 形。额下沟起始于眶外侧回后方，常呈 Y 形分叉，平行于侧裂向后延伸。它是一个很深的沟，在部分层面非常接近岛叶平面。在几乎 50% 的人群中，它是一个间断走行的沟，并终止于中央下回的前部[10, 12]。中央前沟是一个连续的沟，基本上由额上沟和额下沟的后升降分支组成。在 75% 的人群中，中央前沟被连接中央前回和额中回的桥接皮质分为中央前沟上部和下部。中央前沟平行于中央沟走行。它的上端没有到达半球的上缘，但下端经常与侧裂相连[5-8, 10]。

三个宽脑回，额上回，额中回，额下回，沿着上述的脑沟，构成额叶的外侧表面。额上回（F1）是最长的额叶脑回，其外侧表面的宽度为 1～2cm。它位于前部的额极和后部的中央前回上部之间，并通过一个短的皮质桥与中央前回相连。额上回位于大脑半球背侧，沿背侧上缘继续延伸到额叶的内侧面。额上回是唯一一个占据额叶三

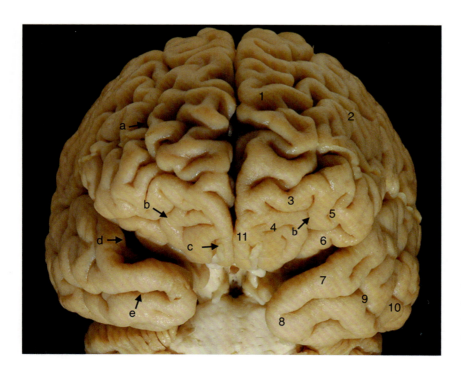

◀ 图 23-8　额极和颞极前面观

a. 额上沟；b. H 形眶沟；c. 嗅沟；d. 侧裂；e. 颞上沟；1. 额上回；2. 额中回；3. 眶前回；4. 眶中回；5. 眶外侧回；6. 眶后回；7. 颞上回；8. 颞极；9. 颞中回；10. 颞下回；11. 直回

个表面的脑回。额上回位于大脑半球间的部分称为内侧额回，位于额上回背侧面上界和扣带沟之间。额上回的后部位于半球间的部分称为辅助运动区。这一重要区域的边界划分不清楚，并呈现出个体差异。额上回后部毗邻中央前回，前部与额中回以及额极的眶回和直回相毗邻[5-8, 12, 30]。

额中回（F2）是额叶最宽的脑回，位于额上沟和额下沟之间。额中回的后部与中央前回被中央前沟所分开，但并不完全。它仍然通过底部的一个短的皮质桥与中央前回相连。前方，额叶中回与前面描述的额极处的其他额叶脑回融合到一起。

前运动皮质位于额上回和额中回的后部，构成额极皮质和初级运动皮质之间的过渡区。尽管界限还不清楚，但是它的面积大约是初级运动皮质的6倍。前运动皮质没有躯体定位功能，但参与整合视觉、听觉和躯体感觉的随意运动功能。它与小脑共同协调协同运动。电刺激该区域可产生刻板的需要多个肌肉群协调运动的粗大动作，如头部、眼睛和躯干的偏转；抬起或弯曲手臂、肘部等。前运动皮质的电刺激阈值高于初级运动皮质。该部位的切除可能导致与复杂动作顺序相关的运动障碍（失用症）。额眼区位于前运动皮质前面的额叶中回。它在引导视线方面起作用。这个区域的电刺激或病变会使眼球向对侧偏斜[29]。

额下回（F3）是额叶外侧表面面积最小的区域，延伸于侧裂和额下沟之间。中央前沟的下段为 F3 的后界。它的形状不规则，经常被额下沟的各种小分支和侧裂的几个大的分支打断。在前面，额下回与额中回汇合。虽然中央前沟为 F3 的后边界，但有一个皮质桥，即所谓的"pli de passage"，连接 F3 和中央前回[5, 6, 7, 12, 30]。

侧裂的水平支和上升支通常位于侧裂前部增宽的蛛网膜下腔。额下回三角部局部体积缩小，使侧裂前部有一个明显的变宽的区域，这个区域被称为"前侧裂点"。侧裂的水平支和上升支将额下回分成三个部分：眶部、三角部和盖部。眶部是 F3 突出的部分。额下回的这三个部分像一条折叠的丝带一样不间断地延续。额下回三角部在解剖学上比其他部分更小，位于侧裂的水平支和上升支之间。来自额下沟的细的分支常常会进入三角部。在优势半球，额下回三角部的形态呈典型的 V 形，而在非优势半球则呈 Y 形。额下回盖部的前下部为前侧裂点，其整体呈一个连续的 U 形。它位于侧裂上升支和中央前沟以及侧裂的前中央下分支之间。额盖部的后半部分与中央下回相连。额下回三角部和盖部，即 Broca 语言区，通常在主侧半球更为发达。它们的形成的皮质褶皱可达侧裂的深部，位于前环岛沟和上环岛沟处[4-8, 10, 12, 30, 31]。

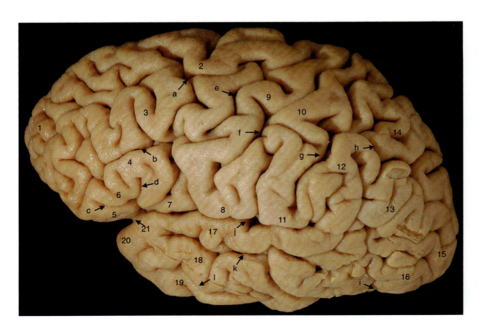

◀ **图 23-9　左侧大脑半球侧面观**
a. 额上沟；b. 额下沟；c. 水平支；d. 升支；e. 中央前沟；f. 中央沟；g. 中央后沟；h. 顶内沟；i. 颞枕切迹；j. 外侧裂；k. 颞上沟；l. 颞下沟；1. 额极；2. 额上回；3. 额中回；4. 额下回；5. 额下回眶部；6. 额下回三角部；7. 额下回盖部；8. 中央下回；9. 中央前回；10. 中央后回；11. 顶盖；12. 缘上回；13. 角回；14. 顶上小叶；15. 枕极；16. 枕下回；17. 颞上回；18. 颞中回；19. 颞下回；20. 颞极；21. 岛阈

2. 内侧面

额上回位于半球间的部分（内侧额回）和前扣带回组成了额叶的内侧面（图 23-10）。前扣带回延伸到胼胝体前部和扣带沟之间。扣带回沟开始于胼胝体的嘴部下方，沿着胼胝体的曲线延伸至胼胝体膝部周围，将扣带回和内侧额回分开。扣带回沟以分隔旁中央小叶和楔前叶的边缘支为终点。虽然我们在这里认为前扣带回是额叶的一部分，但它也被描述为"边缘叶"的一部分。扣带回在前方与胼胝体下回相邻，并与海马旁回在后方通过胼胝体峡部继续相连[4-8, 12, 30]。

额上回构成额叶的内侧上部，其面积比扣带回大。它向上延伸至大脑半球背侧边缘，向下延伸至扣带沟。虽然前后边界不是很清楚，但通常认为直回是它的前界，中央旁沟是它的后界。在后方，额上回与中央前回相连。

辅助运动区（supplementary motor area，SMA）位于内侧额回的后部，主要覆盖中央旁小叶前面的区域。SMA 前侧边界不明确。在 SMA 和初级运动皮质之间没有明确的沟界。扣带沟是 SMA 的内侧下界，中央前沟是 SMA 后部边界。然而，有些作者将其边界向下方延伸至扣带回，并越过侧凸向外上侧额上沟延伸。SMA 通过胼胝体与同侧初级运动区、前运动区、体表感觉区以及对侧辅助运动区相互连接。SMA 在运动的发起、语言和多个序贯动作的姿势调整中起着至关重要的作用[5-7, 12, 29, 30, 32]。

虽然辅助运动区通常被为前 SMA 区和 SMA 固有区两个部分，但这种划分主要基于不同的功能和皮质 - 皮质下连接[32]。前 SMA 区和 SMA 固有区之间没有明确的边界。刺激 SMA 区可以产生一种被称为"击剑姿势"的复杂运动：对侧上肢抬起，肩膀外旋、肘部屈曲。SMA 区的电刺激阈值高于初级运动皮质，刺激 SMA 区可以观察到同侧和双侧肢体的反应[29]。SMA 固有区是按照躯体位置进行排列的，并通过皮质脊髓束与初级运动皮质和脊髓直接相连。在 SMA 固有区中，面部和上肢代表区在下肢和躯干代表区的前方。另一方面，前 SMA 区则具有体感组织结构和更高级功能。切除 SMA 区可能会导致术后的功能障碍，包括肌张力增高，运动和语言启动方面的问题包括从延迟启动到表现为运动性缄默症和运动瘫痪的完全性抑制[6, 7, 29]。这被称为"SMA 综合征"，通过对侧 SMA 复合体的代偿机制，这种症状几乎总可以在几周内缓解。然而，对两只手交替运动的干扰可能是永久性的。

3. 基底面

基底面的内侧和额眶面是相互连续的，共同构成额叶基底面（图 23-11）。基底面内侧位于嘴沟和前扣带沟之间。在某些标本中可以分成上嘴

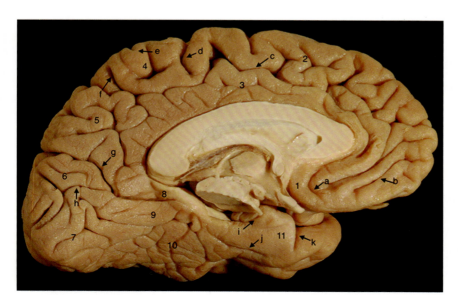

◀ 图 23-10　左侧大脑半球内侧观
a. 胼胝体下沟；b. 眶下沟；c. 扣带沟；d. 旁中央沟；e. 中央沟切迹；f. 扣带沟边缘支；g. 顶枕沟；h. 距状沟；i. 钩回；j. 侧副沟；k. 嗅沟；1. 胼胝体下回；2. 内侧额回；3. 扣带回；4. 旁中央小叶；5. 楔前叶；6. 楔叶；7. 第四枕回；8. 峡部；9. 舌回；10. 梭状回；11. 海马旁回

沟，下嘴沟及副嘴沟。嘴沟起于嗅旁沟，然后围绕胼胝体嘴部平行于扣带沟走行，终于内侧面的额极后方。直回位于嗅沟和大脑纵裂之间。它在解剖学上是最恒定、最直的脑回。它覆盖了额叶内侧面和基底面的一个狭窄的部分，并在这两个面上与额上回互相融合。嗅沟是一条非常深且笔直的沟，平行于大脑纵裂走行。它起始于基底面的额极的后方，终止于分为内侧嗅纹和外侧嗅纹的前穿质。它走行于靠近中线的旁正中位置，并将直回和眶回分开。它有一个靠近中线的旁正中位置，将直回和眶回分开。一个 H 形的眶沟（十字沟）将眶回划分为四个独立的、较小的回：眶前回、眶后回、眶内侧回和眶外侧回（图 23-11）。这四个脑回一起占据了额叶底面的大部[4-8, 10, 12, 30]。

（二）中央叶

中央叶由中央前回、中央后回、中央下回

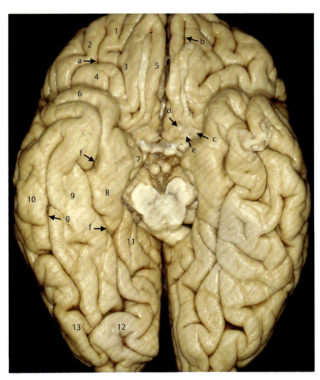

▲ 图 23-11　双侧大脑半球底面观

a.H 形眶沟；b. 嗅沟；c. 外侧嗅纹；d. 内侧嗅纹；e. 前穿质；f. 侧副沟（内侧颞枕沟）；g. 外侧颞枕沟；1. 前眶回；2. 外侧眶回；3. 内侧眶回；4. 后眶回；5. 直回；6. 颞极；7. 钩回；8. 海马旁回；9. 梭状回；10. 颞下回；11. 舌回；12. 第四枕回；13. 枕下回

和旁中央小叶共同组成（图 23-7，图 23-9，图 23-10）。所有这些脑回一起构成了一个有着独特的形态和功能的脑叶。它由中央沟垂直分开，周围环绕着多个脑沟和脑沟的分支，包括中央前沟、中央后沟、旁中央沟以及中央下回的前、后支和扣带沟的边缘支。中央叶有内侧面、背外侧面和岛盖 - 岛面，并有大脑中最活跃的功能区之一：初级感觉运动皮质。中央前回和中央后回在大脑的外侧面斜向前方。这两个脑回在上端、下端相互连接，功能上密切相关。两个脑回在半球上端内侧表面相互连接的部分称为中央旁小叶，在中央沟下端连接两个脑回的短回称为中央下回[5-8, 12, 30, 33]。

中央前沟和中央后沟为中央叶的前后边界，中央沟将中央叶分为两个平行脑回，在纵裂和侧裂之间蜿蜒曲折地斜向前方走行。中央沟（Rolando 裂）是人类大脑上最恒定的沟。它几乎总是不间断的，深度可变（12～17mm），它的上下两端被两个脑回连接所覆盖：旁中央小叶和中央下回[10, 12, 33]。它经常（80%）开始于半球的背侧边缘，在半球内侧的旁中央小叶上有一个向后的小切迹，即 "Crochet Rolandique"[3, 12]。它沿着由三条曲线（上膝、中膝和下膝）组成的正弦曲线走行，其末端与侧裂没有直接相连[12, 33]。其中上膝和下膝的曲线向前凹陷，中膝则是向后凹陷。中膝是中央沟最深的部分，也是手 - 上肢功能区所在的位置。中央沟的下端通常（80%～85%）不会到达侧裂，但与岛中央沟对齐（图 23-12，图 23-13）[3, 10, 12]。

中央前沟与中央沟的走行轨迹相似。它的上端到达大脑纵裂的概率低于中央沟。它的下端为额下回盖部的后界。中央前沟是一个间断的沟。几个脑回（1～3）将中央前回与额上回、额中回和额下回连接起来。中央后沟比中央沟深，深度可达 2cm。在大约一半的人群中，中央后沟可以直接到达大脑纵裂和侧裂。而在大多数情况下，中央后沟与顶内沟之间有着固定的解剖关系[3, 5-8, 10, 12, 30]。

中央前回位于运动皮质，是大脑半球最宽的脑回之一（宽 9～15mm，长 10～12cm）[5, 12]。它位于纵裂与侧裂之间，方向和走行与中央沟相同。它垂直地以略微倾斜的方向从后上方向前下方走行。它与相邻的脑回有多个连接。它在上端和下端都与中央后回相连。它在上端与中央后回一起形成半球内侧的中央旁小叶，在下端形成中央下回（Rolandic 盖）。中央前回与前方的三个额回通过几个皮质桥相连，向后通过一条短横回与中央后回连接，这条短横回隐藏在中央沟的深处，在表面观察不到。它所在的位置位于中央沟的膝中部，对应的是手功能区，在 MRI 上表现为钩形或 Ω 形，并由此来定位[4-8, 10, 12, 30, 34]。

中央后回即为躯体感觉区，拓扑结构与中央前回相似。与中央前回相似，中央后回沿着中央沟走行。除了中央盖部以外，它一般比中央前回窄[12]。中央后回向旁中央小叶的延伸只是一个狭小的区域，远没有中央前回凸出，但在下方中央盖部分却明显比中央前回宽。中央后回的下端到达侧裂，与下方的颞横回（Heschl 回）相邻（图23–12）。中央后回通过几个脑回桥与后方的顶叶相连[33]。

旁中央小叶位于中央叶的内侧、扣带沟远端和半球背侧边缘之间的区域（图 23-10）。它的后界是扣带沟的边缘支，前界是位于中央前沟顶端前方的旁中央沟。然而，由于此区域旁中央沟和中央前沟都很浅，所以旁中央小叶的前界常不清晰。

中央下回（Rolandic 盖）由位于中央沟下部的中央前回和中央后回的下端合并而成，覆盖了岛叶的后半部分[4]（图 23-13）。侧裂的中央下沟前、后支分别为它的前、后界。

中央前回作为功能区，与对侧不同肌群有明确的功能对应。这些肌群在中央前回有着精确但不成比例的代表区。脸、嘴唇、手、拇指和食指在中央前回上的代表区大于其他部位。面部和舌部均为双侧支配。身体不同部位在中央后回的投射与中央前回相似。中央叶的下部，在侧裂上方 3cm 的中央盖部，有面部代表区。咽部、舌部和下颌部的代表区位于盖部的内侧。从拇指代表区开始到肩膀代表区结束的这一区域，是面部和手 – 上臂功能区之间的过渡区域。中央叶的上段在半球的外侧面有躯干代表区，在半球的内侧面有腿 – 脚代表区。中央叶内侧上段与 SMA 融合，分界不清[4, 12, 30]。

对中央前回的刺激可导致对侧肢体独立的不连贯的运动。然而，眼外肌、面部、舌、颌、喉和咽等区域在刺激双侧皮质时均可产生反应。运

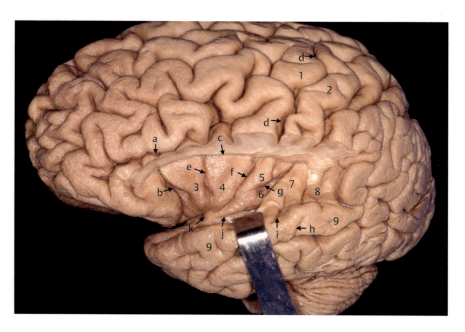

◀ 图 23–12　切除额顶盖后，暴露岛叶及颞上回的上面观
a. 额下沟；b. 前环岛沟；c. 上环岛沟；d. 中央沟（Rolandic 沟）；e. 岛中央前沟；f. 岛中央沟；g. 岛中央后沟；h. 听沟；i. 颞横沟；j. 下环岛沟；k. 岛阈；1. 中央前回；2. 中央后回；3. 前岛短回；4. 后岛短回；5. 前岛长回；6. 后岛长回；7. 颞横回（Heschl 回）；8. 颞平面；9. 颞上回

动皮质区域的毁损或切除可导致弛缓性瘫痪，并丧失所有反射能力。因为面部和舌是由双侧皮质支配，切除一侧面部和舌的代表区通常没有明显后遗症。中央后回的毁损会导致触觉、压力、疼痛和温度感觉的丧失。疼痛、温度和轻触觉经常会恢复，但仍然存在精细触觉和本体感觉的完全丧失。综上所述，切除位于中央后回的舌和面部代表区的影响较小，但手指 – 手 – 脚代表区的切除会导致本体感觉的严重损害[12, 29, 30, 34]。

（三）岛叶和环岛叶区域

岛叶（Reil岛）和岛叶周围区域具有复杂的解剖结构，在癫痫手术中需要特别注意。岛叶隐藏在侧裂的深处，是内陷的皮质岛。只有当充分打开侧裂，牵开盖部皮质时才可见（图23-12，图23-13）。侧裂是半球外侧表面唯一真正的脑裂，是一个主要的解剖标志。它可分为基底部和外侧部。位于前部的基底部（侧裂干）起源于前穿质的外侧界，覆盖在岛阈的上方并分离眶外侧回和颞极。侧裂的外侧部有三个两端深凹的分支：前支、水平支和后支。前支和后支沿侧裂基底部走行至皮质褶皱深处，并从前后包住岛叶。前支有两个分支伸入额下回：水平支和垂直支。前上升支与岛叶周围的环岛沟相连。侧裂的水平支走行于大脑半球的外侧面。后支垂直向上在大脑外侧

面形成上升支和下降支，还深入到颞上回的后上方分离颞横回与颞平面[5-8, 10, 12, 30, 35-40]。

岛叶属于旁边缘结构，是中皮质的一部分。它大部位于侧裂的水平支以下，并被额盖、顶盖和颞盖所覆盖。岛叶呈倒三角金字塔状，底部在上，顶端在下。岛阈构成岛叶金字塔的顶端，并将岛叶的前外侧面与前穿质和额叶连接起来[5-8, 10, 12, 30, 36-40]。

眶额盖覆盖岛叶的前表面，额、顶、颞盖覆盖岛叶的外侧表面。岛叶周围被前环岛沟、上环岛沟和下环岛沟（岛周）所包围。前环岛沟并不是真正的脑沟，而是将岛叶前表面与眶后回分隔开来的内折。上环岛沟被认为是大脑外侧面唯一内部没有动脉贯穿走行的沟。岛叶动脉垂直穿过上环岛沟，而不沿着沟走行[5, 8, 10, 12, 30, 35, 36, 38-40]。

岛叶的外侧面和前面构成侧裂的底部，向内覆盖中央核团。岛叶的前部覆盖尾状核的头部，后部则覆盖尾状核体部和丘脑。岛叶的前表面有一个位于外侧的垂直走行的脑回（岛副回）和一个短的位于内侧的横向走行的脑回（eberstaller横回），这两个脑回将岛阈与眶回后部、外侧嗅纹连接起来。岛中央沟是岛叶外侧表面的一个突出的脑沟，从上环岛沟一直延伸至岛阈。岛中央沟由后上向前下斜行穿过岛叶，将岛叶外侧面分为前、

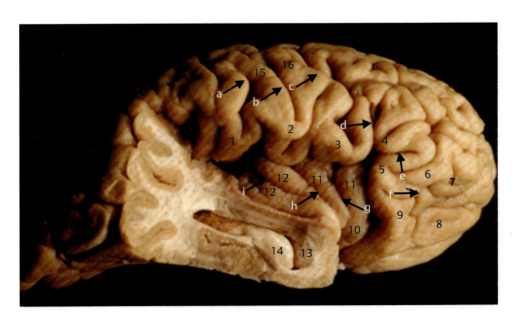

◀ 图23-13　切除上部和外侧颞叶皮质，暴露颞叶内侧结构及岛叶

a.中央后沟；b.中央沟；c.中央前沟；d.侧裂上升支；e.侧裂水平支；f.H形眶回；g.岛中央前回；h.岛中央沟；i.岛中央后沟；1.顶盖；2.中央下回；3.额下回盖部；4.额下回三角部；5.额下回眶部；6.外侧眶回；7.前眶回；8.内侧眶回；9.后眶回；10.岛顶；11.岛短回；12.岛长回；13.杏仁核；14.海马；15.中央后回；16.中央前回

后两部分。岛叶前部的面积较大，有 3 个岛短回。岛叶后部面积较小，有两个长而斜的岛长回。这 5 个脑回呈扇形排列，构成三角形的岛叶的外侧面。

构成岛叶前部的岛短回分为前岛短回、中岛短回和后岛短回，由岛前沟和岛中央前沟分开。这三个脑回与岛叶前表面的脑回合并，形成岛尖。岛叶前方只与额叶相连。岛叶的后部由前、后岛长回组成，两者由岛中央后沟隔开。后岛叶分别与顶叶和颞叶相连。岛叶中央沟与上方的中央沟有相对恒定和连续的关系。这两个沟在 60% 的人群中是相互连续而不间断的[5-8, 10, 12, 30, 35-40]。

岛叶具有重要的生理功能，包括疼痛整合、语言运动规划、听觉处理、前庭功能、味觉感觉、内脏感觉运动、心脏功能甚至运动功能的控制[2, 35, 39, 40]。前岛叶参与包括语言功能在内的运动功能，后岛叶则与躯体感觉的处理相关。刺激前岛叶会导致唤词困难和语言失用症，尤其是左侧。刺激岛叶还会产生旋转和运动的感觉。刺激右侧岛叶可以增强交感神经功能，而刺激左侧岛叶可引起副交感神经张力增强[2, 29]。

（四）颞叶

颞叶有许多特征，内侧解剖结构复杂、扭曲。它是第二大脑叶，占据了大脑皮质的 20% 以上的面积，其中包括半球基底面的大部。颞叶也被认为是形态上异质性最高的脑叶。它包含了不同组织学起源的皮质结构，包括人类大脑的古皮质和中间皮质的主要部分[5-8, 12, 27, 30, 41, 42]。

颞叶呈金字塔形，有侧面、上面、内侧面和基底面以及一个极。颞叶外侧面上方与额叶、顶叶由侧裂分开。然而，它在外侧面与枕叶和顶叶的分界，以及在基底面与枕叶的分界是不清晰的，由两条假象的线来定义：顶颞线和颞枕线。顶颞线从顶枕裂的上端到枕前切迹，并确定了颞叶和枕叶在外侧面的分界。颞枕线从侧裂的后端到顶颞线的中点，为颞叶和顶叶的后部的分界。枕前切迹和顶枕裂下端的假想连线为颞叶和枕叶在基底面的分界[5-8, 12, 27, 30, 41-43]。

1. 外侧面

颞叶外侧面从侧裂起始，向颞窝底部走行。它有三个脑回（颞上回、颞中回和颞下回），由两个平行的脑沟（颞上沟和颞下沟）分开。颞上沟与侧裂平行，但长度较长。颞上沟是一个非常固定的很长很深（2.5～3cm）的脑沟，底部接近岛叶平面的下端，且几乎从不间断。颞上沟的前端可到达颞极，后端伸入顶下小叶。角回盖住颞上沟的末端。颞下沟分隔了颞中回和颞下回，它通常是一个不连续的沟，有时很难辨认[5-8, 10, 12, 30, 41-43]。

颞上回位于侧裂和颞上沟之间，有外侧面和上面两个面。外侧面在侧裂的下方，一直延伸到顶下小叶。它在前方与颞下回合并形成颞极，并在后方继续与缘上回相连。颞上回的上面与外侧裂中的颞横回前部相连。

颞中回是颞叶外侧面最宽、最突出的脑回。它位于颞上沟、颞下沟之间，走行呈波浪形，并常出现中断。颞中回在前方勉强到达颞极，在后方与角回和枕叶汇合，之间没有任何清晰的边界。

颞下回位于颞下沟和颞枕沟之间。它的上半部分覆盖颞叶外侧面下部，下半部分延伸至颞叶基底面。颞下回经常（70%）不连续[12]。它的前端与颞极汇合，后端与枕下回相连。

2. 上面

颞上回的上面位于侧裂深部，构成颞叶的上表面。它从前向后分为三部分：颞极平面、颞横回前和颞平面（图 23-12）。颞极平面是一个平坦的区域，位于钩回和 H 颞横回之间，占据颞叶上表面的前部。颞极平面是一个斜面，有多个短小的脑回。颞横回位于颞极平面和颞平面之间，是一个单一的脑回或者是由颞横回中间沟分隔的两个脑回。其前界为 Holl 前界沟（听沟），后界是颞横沟（Heschl 沟）。它起源于颞上回的中后缘，由前向后斜行穿入侧裂。它的外部与中央后回的底部对齐，内部延伸至枕叶的侧脑室房部的外侧壁。左侧半球的颞横回更大，走行更倾斜。颞平面由两个脑回组成：中颞横回和后颞横回。它是一个三角形的区域，顶端为侧裂底部的上、下环岛沟的交界处。其后缘为侧裂的后升支[5-8, 12, 30, 31, 41, 43]。

3. 基底面

颞叶有一个较大的基底面，其后缘与枕叶的基底面相延续。颞叶基底面有三个脑回：颞下回下半部分，梭状回和海马旁回（图 23-10，图 23-11）。颞下回和梭状回（枕颞回）由外侧枕颞沟分隔，梭状回和海马旁回由侧副沟（内侧枕颞沟）。枕颞外侧沟经常中断，其后端靠近枕前切迹。侧副沟是一个清晰的比较深的脑沟，且通常不中断。它前方与嗅脑沟相连，后方与距状沟相连。侧副沟底部可延伸至颞角，并在颞角内留下一个凸起（侧副隆起）。嗅脑沟是一条短沟，分开了钩突和梭状回[5-8, 10, 12, 27, 30, 41, 43]。

尽管边界并不清晰，但初级听觉皮质主要位于颞横回前部，听觉联合区位于颞平面。在颞横回内可能存在不同的音调定位结构；高频声音定位在内侧，低频声音定位在外侧[44]。左侧的颞横回和颞平面通常更宽更长。颞上回后部、颞横回和角回区（Wernicke 区）参与了与口语和书面语言理解相关的功能。颞叶联合皮质包括颞中回和颞下回，在记忆名字和单词方面起作用。颞下区包括视觉联合区，在接受视觉刺激和辨别物体形状方面起作用。刺激颞横回后部会产生嗡嗡声、滋滋声等耳鸣样感觉。该区域的病变会导致双侧听力下降，也会导致声音空间定位受损。优势半球 Wernicke 区病变可导致感觉性失语[29]。

4. 颞叶内侧结构

侧副沟和嗅脑沟将内侧颞叶与颞叶其余部分分开（图 23-10，图 23-11）。这个区域包括海马旁回、钩回、海马体、海马伞、齿状回和杏仁核。几个短而浅的脑沟和一个非常突出的侧副沟确定了颞叶内侧皮质结构的边界。这些是辨认该区域的明显的结构标志。嗅脑沟是人类大脑的一个浅沟，是颞叶内侧结构的前外侧边界。而侧副沟则是一个相当深而突出的脑沟，是颞叶内侧结构的整个外侧边界[5-8, 10, 12, 30, 41-43, 45, 46]。

众所周知，颞叶内侧的解剖结构非常复杂。它虽然是颞叶的一部分，但它的功能连接与颞叶

的其他部分大为不同。它通过峡部与扣带回紧密相连，通过颞干与岛叶紧密相连，通过杏仁核与苍白球紧密相连，通过岛阈与基底额叶紧密相连。颞叶内侧结构和其他一些胚胎上相关、解剖上相连的大脑结构构成了一个功能网络，并被统称为"边缘叶"。"边缘叶"由一系列相互连接的神经结构组成。"边缘回"是边缘叶的主要连接结构，沿着弯曲的呈 C 型的"边缘裂"，由初级嗅觉皮质出发，绕胼胝体和脑干上部到达钩回。边缘裂是由几个独立的、不连续的脑沟形成的，包括胼胝体下沟、扣带沟、顶下沟、距状沟、侧副沟和嗅脑沟。边缘回由胼胝体下回、扣带回、扣带回和海马旁回组成。它还连接着海马体、杏仁核和颞极。边缘叶在新皮质和原始中央区域之间架起了系统发育的桥梁[5-8, 10, 12, 30, 41-43, 45, 46]。

（1）钩回

颞叶前内侧区域包括钩回和内嗅皮质。钩回是由海马或海马旁回前端向内向后弯曲形成的（图 23-14）。钩回在转向内侧后继续向后弯曲，直至海马旁回。这种扭曲形成了钩状的卷曲的脑回（uncus，拉丁语）。它的后 1/3 由海马体形成，前 2/3 由腹侧的内嗅回、背侧的杏仁核周围皮质和外侧的杏仁核形成。钩回沟在前部将钩回与海马旁回分隔开。钩回呈锥形，其前端和后端共同构成了锥的顶端。它的前内侧面毗邻颈动脉池[12, 30, 41, 43, 46]。

钩回前部表面有两个可见的突起：半月回和环回，由环状沟将两者分开。半月回覆盖着杏仁体的皮质核，由上外侧的内嗅沟和前内侧的半月沟分开。环回位于半月回下方，主要由内侧突出的内嗅皮质形成，并覆盖着杏仁核。环回在其上有一个可见的压迹，是由天幕游离缘对钩回形成的压痕所造成的：即钩回切迹。钩回后部由钩回沟分为上下两部分。下部由内嗅区形成，其外侧边界由前方的嗅脑沟和后方的侧副沟界定。而上部由海马头构成。终帆连接着海马伞的前端和颞角顶部的终纹，构成了钩回的后缘。钩回的这部分有三个小回：钩状回、Giacomini 带和缘内回。

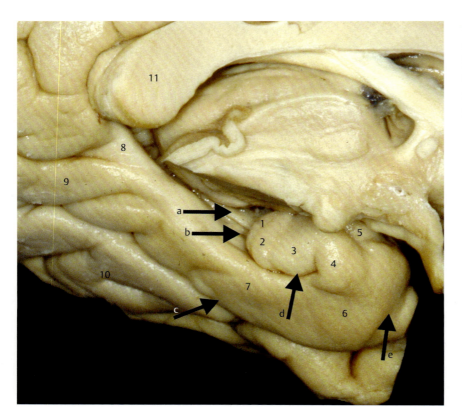

◀ 图 23-14　左侧颞叶的内侧底部观
a. 海马伞；b. 齿状回；c. 侧副沟；d. 钩回沟；e. 嗅脑沟；1. 钩回顶；2.Giacomini 带；3. 钩回；4. 环回；5. 半月回；6. 内嗅区；7. 海马旁回；8. 峡部；9. 舌回；10. 梭状回；11. 胼胝体膝

钩回继续在苍白球上表面走行，周围没有明确的边界[8, 12, 30, 41, 43, 46, 47]。

（2）杏仁核

杏仁核是边缘系统的两个主要的端脑组成部分之一。它主要包裹在钩回内，位于海马体的背侧和颞角尖端的前方。其周围边界不清。它的内侧和前上侧面被钩回所包裹，它的前下侧面与内嗅区发生联系。杏仁核的后下侧面与海马头融合，其后上侧面与视束紧密相邻，与屏状核和苍白球相融合。大体观，杏仁核呈榛子样的褐色，可以此辨认。杏仁核由中央核群、皮质内侧核群和基底外侧核群组成，与各个脑区有广泛的联系。它接收来自边缘系统多个脑区和相关皮质区域的神经投射，其主要传出通路是终纹和杏仁核腹侧通路[5, 8, 12, 30, 41, 42, 45, 46, 48]。

（3）海马旁回

海马旁回是颞叶基底面和内侧面之间的过渡区（图 23-10，图 23-11，图 23-14）。它从钩回起始，沿幕缘走行，向后一直延伸至距状裂。继而在此交汇处与下方的舌回和上方的扣带回峡部相连。它的外侧界为嗅脑沟和侧副沟。海马旁回可分为前段和后段。前段面积较大，又称梨状叶，包括内嗅区和钩区。后段较窄，上表面平坦（下托），借海马沟与海马体分隔。海马旁回也有各种分区方法，如分为下托，前下托，旁下托以及内嗅区。这些区域在解剖上没有明确的边界。内嗅区位于海马旁回前段，其背部与杏仁核周围皮质内侧融合，后部与前下托皮质相融合，但其后界不清。下托位于海马旁回后段，包括海马旁回最中间的部位，并被称为"海马的床"。它是皮质结构由六层转变为三层的过渡区域。在上方，海马旁回与齿状回借海马沟分开[5-8, 10, 12, 30, 41, 42, 45-48]。

5. 海马

海马体构成了侧脑室颞角的底面和内侧面（图 23-13 至图 23-15）。海马的脑室外侧面构成了颞叶的内侧面，包括齿状回、穹窿海马伞和海马沟。海马体位于海马旁回的下托之上，由两个紧密连接的 U 形皮质板组成：Ammon 角（海马本体）和齿状回（fascia dentate）。海马沟起自前方的钩回，将海马的齿状回与下托分开。齿状回与穹窿海马

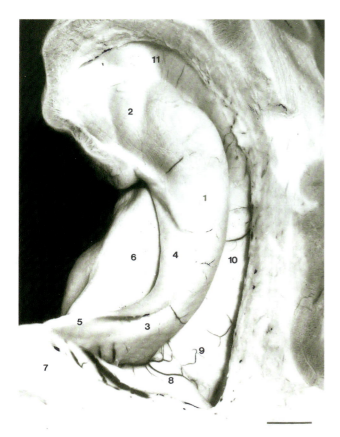

▲ 图 23-15 打开颞角，切除脉络丛后，观察海马的脑室面

1. 海马体；2. 海马头及指状突起（内部突起）；3. 海马尾；4. 海马伞；5. 穹窿脚；6. 下托；7. 胼胝体压部；8. 禽距；9. 侧副三角；10. 侧副隆起；11. 颞角的钩回隐窝（经作者允许，图片来源于 Duvernoy 1998）[46]

伞伴行至峡部。

海马体的背侧和外侧位于颞角，被一层白质纤维覆盖：海马槽。其内侧与脉络膜裂相邻。当到达脉络膜裂时，海马槽的纤维会聚形成穹窿伞，构成海马的主要输出通道。伞部是一条扁平的纤维带，平铺于齿状回的上方。穹窿伞起于脉络膜裂的前下端（下脉络膜点），并随着向后走行而变厚。下脉络膜点标志着钩回的后界。脉络膜前动脉自下脉络膜点进入颞角，颞下静脉同样在此处离开颞角[5-8, 12, 30, 41, 42, 45-48]。

海马分为头、体、尾三部分。成人的海马体头到尾的总长度为 3.5~4cm[46, 49]。海马头位于海马裂的前方，与杏仁核相邻。海马头呈横向，面积较大（宽 1.5~2cm），是海马体中唯一没有脉络丛覆盖的区域[46, 49]。海马头脑室面有几个指状突起。海马头、海马体交界处对应下脉络膜点（Aeby 终帆），此处可见钩回、穹窿伞带以及终纹。海马体沿矢状方向走行，宽约 1cm。它从下脉络膜点起始，与海马头不同，海马体被脉络丛覆盖。侧副隆起是海马体在脑室内的外侧界。海马尾并没有一个明确的起点，大约起始于脑室后部的丘脑枕部水平。当海马本体变薄，伞部变厚时，海马体部即过渡至海马尾部。在海马尾部平面，齿状回和穹窿伞走行逐渐分开。齿状回向胼胝体上区延伸形成灰被，而穹窿沿胼胝体下方走行向乳头体[5-8, 12, 30, 41, 42, 45-48]。

包括海马旁回或海马体在内的内侧颞叶结构，在学习、空间记忆和将记忆巩固为持久记忆方面起着至关重要的作用。杏仁核在情绪控制、行为动机、自主神经功能和行为反应中起着重要作用。刺激杏仁核会诱发负面情绪，如恐惧、悲伤、焦虑，以及防御甚至暴力行为。

（五）顶叶

顶叶的形态多变，多个脑回界限不清（图 23-7，图 23-9）。顶叶前、内侧边界是明确的，但其与枕叶、颞叶的边界不清。中央后沟是顶叶的前界，顶叶外侧面的后界是枕前切迹与顶枕沟背侧末端间的一条假想线。顶内沟将顶叶外侧表面分为顶上小叶和顶下小叶。顶内沟相当的深，几乎可达侧脑室，并平行于纵裂。顶内沟在前方多起源于中央后沟的中点，经常（40%）与中央后沟的上部或下部相连，并向后与枕沟相融合[4-8, 10, 12, 30]。

顶枕沟是位于大脑半球内侧面的一个非常清晰、恒定的深沟。它从大脑半球背侧上缘起始，向下延伸至峡部，终止于距状裂。它将楔前叶和楔叶分开，它的背侧末端是大脑半球边缘的一个切迹。楔前叶位于顶上小叶的内侧，边界明确，包括扣带沟的边缘支、顶下沟和顶枕沟。顶叶下小叶包含缘上回、角回和顶叶后回。缘上回包绕侧裂上升支的末端，角回包绕颞上沟的上升支。缘上回和角回由第一中间沟分隔，共同构成顶叶粗隆。缘上回包绕了侧裂的末端，前面与中央后回相邻，下面与颞上回和角回相邻。此外，角回绕着颞上沟的后端，并与前颞中回和后枕中回继续相连。感觉性语言区（Wernicke 区）包括缘上回、角回及颞上回和颞中回的后部。语言区后部还包括颞横回和颞平面[4, 5, 12, 37]。

优势半球的角回和周围皮质包含了主要的联合皮质，其功能是一个更高阶的、复杂的多种感知觉联合区域。它在沟通技能中起着重要的作用，其病变会导致感觉性和运动性失语、无法书写（失写症）、无法识别多感官知觉（失认症）、左右混淆、难以识别不同手指（手指失认症）、无法计算（失算症）。这组复杂的损伤被称为 Gerstmann 综合征。非支配侧顶叶的病变导致对侧身体和视觉空间的忽视。该区域的双侧病变导致无法将手伸向清晰可见的物体[29]。

（六）枕叶

枕叶是大脑半球最小的脑叶，位于半球外侧面顶枕切迹与枕前切迹之间的假想线的后方（图 23-9，图 23-10，图 23-11）。其脑回形态的变异程度较高，而且有许多浅沟。外侧面的枕回在形态学上难以区分，在某些情况下可以定义为枕上回（O1）、枕中回（O2）、枕下回（O3）和第四枕回。作为顶内沟的延续，枕内沟继续走行于 O1 和 O2 之间。三个枕回全部合在一起形成枕极。

枕叶内侧表面的边界由解剖学上恒定的脑沟和脑回组成，十分清晰（图 23-10）。枕叶内侧面主要的脑沟是距状裂。它起始于扣带回峡部和舌回交界处的下方，并沿着半球的内下侧边界向枕极延伸。顶枕沟在靠近峡部的一点与距状裂相连，它将距状裂分为近端和远端。距状裂是一个相当深的脑裂（2.5~3cm），并在挤压枕角留下痕迹，称为禽距[4, 12]。距状裂和顶枕沟被楔舌回分开。距状裂将枕内侧叶分为楔形的楔叶和由海马旁回延续而来的舌回。枕叶基底面与颞叶基底面相延续，且没有明确的边界（图 23-11）。梭状回的后部延续为枕下回[4-8, 10, 12, 30]。

初级视觉皮质位于距状裂周围，更具体地说，位于距状裂远端的楔叶侧和舌回侧。视觉皮质的刺激会产生对侧视野明亮闪光的感觉。累及下距状皮质（舌回侧）的病变可影响对侧上象限视野，累及上距状皮质（楔叶侧）的病变可影响对侧下象限视野。视觉联合皮质位于初级视觉皮质周围，覆盖面积更大。其功能包括空间感知、视觉定位以及识别物体、控制眼球运动等。枕叶基底部有次级视觉皮质区，双侧颞枕交界处病变可导致无法识别熟悉的面孔（脸盲症）。单侧颞枕下部皮质病变可导致对侧视野色觉丧失（偏侧色盲）[12, 29]。

四、大脑皮质解剖结构的 MRI 表现

Oğuz Çataltepe and Sathish Kumar Dundamadappa　著

高分辨率 MRI 可以清晰显示大脑皮质结构。此外，为了便于判读 MRI 图像，人们描述了许多解剖标志和特征，以识别 MRI 上有功能意义的脑沟和脑回[50-61]。在这里，我们描述了磁共振图像上已经确定的标志和特征，这些标志和特征有助于定位主要的脑沟和脑回的位置。然而，皮质解剖结构的变异是很常见的。其中只有一部分脑沟/回的影像特征或标志足够明确，仅凭其影像就可辨认解剖结构（例如，中央沟两侧皮质厚度的差异、手结节等）。影像学上应结合多种征象进行解剖结构辨认。

（一）额叶

1. 中央沟（图 23-16）
向上直达纵裂的深沟（箭所指）。

2. 中央前结节
对应于手运动区，在轴位上呈倒 Ω（图 23-16，绿线 -1），偶尔也可表现为水平的 ε（图 23-16，绿线 -2）。矢状位上表现为在岛叶水平的一个向后的钩子（图 23-17，红星）。

3. 中央前回和中央后回的厚度差
矢状位上，中央前回（图 23-17，红星）的厚度约为中央后回厚度（图 23-17，红点）的 1.5 倍。中央前回的后部皮质（初级运动区）（图 23-18，白箭）比相邻的中央后回的前部皮质厚

（图 23-18，黑箭）。

4. 边缘部

扣带沟的后部（图 23-19，绿线 -1），是边缘部向上方的延伸，可到达半球边缘。在轴位，两侧半球的边缘部的后部看上去像两个水平的括弧："括弧征"（图 23-16，绿线 -3）。中央沟的内侧端就位于括弧的前方（图 23-16，箭）。在矢状位，位于边缘部前方的中央沟半球内侧端呈向后弯的切迹。

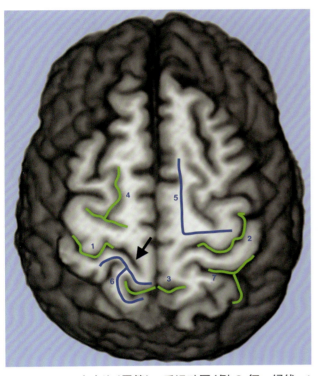

▲ 图 23-16　中央沟（黑箭），手运动区（倒 Ω 征；绿线 -1 和水平的 ε；绿线 -2），边缘部（括弧征，绿线 -3），上 T 形征（绿线 -4），L 形征（绿线 -5），分叉中央后回征（绿线 -6），顶叶的 T 形征（绿线 -7）

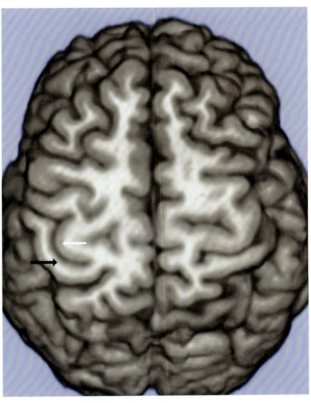

▲ 图 23-18　中央前回后部的皮质（白箭）比相邻的中央后回前部的皮质（黑箭）更厚

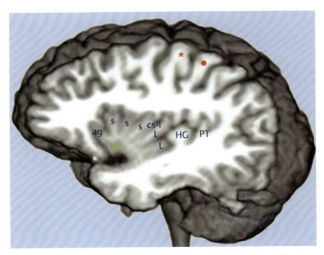

▲ 图 23-17　颞横回（HG），颞平面（PT），岛中央沟（cs-i），短回（s），长回（L），岛顶（绿星），岛副回（ag），中央前回结节（绿线 - 红星），中央后回（红点）

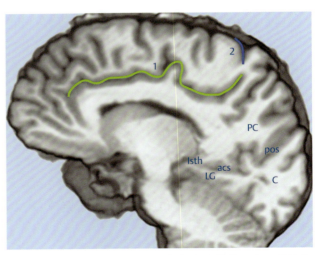

▲ 图 23-19　带沟（绿线），中央沟（蓝线 -2），顶枕沟（pos），楔前叶（PC），楔叶（C），舌回（LG），峡部（Ish），以及前距状沟（acs）

5. 上 T 形征

上 T 形征由额上沟与中央前沟相交处呈字母 T 形，较易识别（图 23-16，绿线 -4）。

6. 下 T 形征（图 23-20）

额下沟向后终止于中央前沟，同样呈字母 T 形状（绿线），其背侧后界为中央前回。

7. L 形征

额上回终止于中央前回，中央前回从额上回后端向外侧走行，共同形成 "L"（图 23-16，蓝线 -5：在右侧半球会表现为镜像的 L）。

8. M 形额下回

侧裂的前水平支（ahr）和上升支（ar）伸入额下回，使额下回呈 M 形（图 23-21，绿线 -1）。M 的最前面的垂直线代表眶部，中间部分代表三角部，后面的垂直线代表盖部。注意，额下沟向三角部突出的一小支降支也形成了一个 M 形。这个 M 形在后方内侧的垂直线是中央前回。

9. U 形征

在矢状位可辨认。在额下回水平上，第一个被侧裂旁 U 形脑回（中央下回）（图 23-21，绿线 -2）包围的连续的脑沟为中央沟。

10. 额叶底面（图 23-22）

最内侧的脑回为直回（gyrus rectus，GR），外

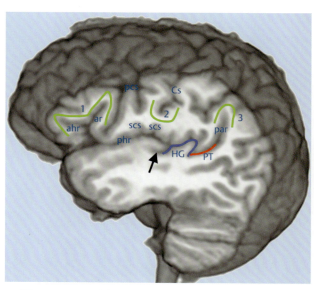

▲ 图 23-21 M 形征（绿线 -1），U 形征（绿线 -2），中央沟（Cs），缘上回（绿线 -3），Heschl 回（绿线 -HG），颞平面（红线），侧裂前水平支（ahr），前降支（ar），后水平支（phr），后升支（par），中央下回的前部和后部（scs），颞横沟（黑箭）

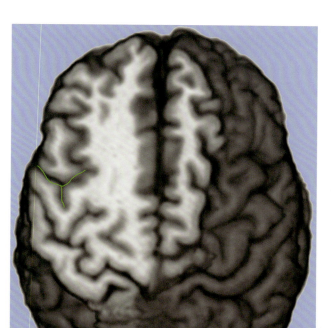

▲ 图 23-20 额下沟形成的下 T 形征

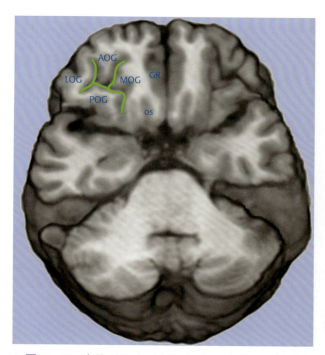

▲ 图 23-22 直回（GR）、嗅沟（os）、H 形眶回（绿线）、内侧眶回（MOG）、外侧眶回（LOG）、前眶回（AOG），以及后眶回（POG）

侧界嗅沟（olfactory sulcus，os ）。大致呈 H 形的眶沟（绿线）将眶回分为内侧眶回（orbital gyri into medial，MOG ）、外侧眶回（orbital gyri into lateral，LOG ）、前眶回（orbital gyri into anterior，AOG ）和后眶回（posterior orbital gyri，POG ）。

11. 额叶内侧面

额上回（superior frontal gyrus，SFG ）和扣带回（cingulate gyrus，CG ）的内侧面由扣带沟（cing ）分隔（图 23-23 ）。旁中央小叶（paracentral lobule，PL ）的后界是扣带沟边缘支（曲线箭），前界是旁中央沟（直箭）。

（二）顶叶

1. 中央后回分叉征

中央后回向纵裂方向走行过程中被扣带沟的边缘支分为前后两支，分叉的中央后回从前后包绕边缘支，形成中央后回分叉征（图 23-16，蓝线 -6 ）。

2. 顶内沟

顶内沟的前端多与中央后沟垂直相交（图 23-16，绿线 -7 ）。此沟将顶叶外侧分为顶叶上小叶和顶下小叶。

3. 缘上回

位于侧裂升支后部周围的马蹄状脑回（图 23-21，绿线 -3 ）。

4. 角回（图 23-24 ）

围绕颞上沟（superior temporal sulcus，sts ）后端的马蹄状脑回（绿线）。

5. 顶叶内侧面（图 23-23 ）

突出的顶枕沟（pos ）是顶叶和枕叶在内侧面的分界，它横贯整个顶叶内侧面并几乎平行于边缘支。大约呈 H 形的顶下沟（绿线）是楔前叶（PC ）的下界，并将其与扣带回（CG ）分开。

（三）颞叶

1. 外侧面和基底面（图 23-25 ）

颞上沟（sts ）和颞下沟（inferior，its ）将颞叶外侧表面分为颞上回（superior temporal gyrus，S ）、颞中回（middle temporal gyrus，M ）和颞下回

（inferior temporal gyrus，I ），颞下回也构成了基底面外侧的一部分。侧副沟（Collateral sulcus，cls ）和外侧的枕颞沟（lateral occipitotemporal sulcus，lots ）将基底面分为海马旁回（parahippocampal gyrus，PH ）和梭状回，也可以称为枕颞回（F ）和颞下回（occipitotemporal gyrus，I ）。海马（hippocampa，H ）位于海马旁回上方。

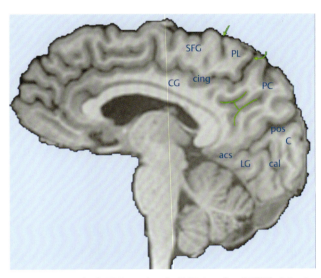

▲ 图 23-23　额上回（**SFG**）、扣带回（**CG**）、扣带沟（**cing**）、旁中央小叶（**PL**）、扣带沟的边缘支（绿弯箭），旁中央沟（绿箭）、顶枕沟（**pos**）、楔前叶（**PC**）、楔叶（**C**）、距状沟（**calcarine sulcus，cal**）、前距状沟（**acs**）、舌回（**LG**）

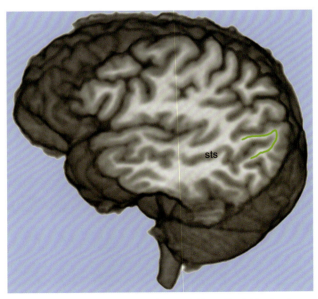

▲ 图 23-24　角回（马蹄形，绿线）、颞上沟（**sts**）

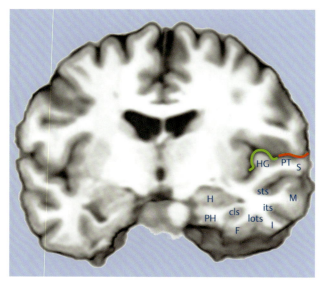

▲ 图 23-25　颞上回（S）、颞上沟（sts）、颞中回（M）、颞下沟（its）、颞下回（I）、外侧枕颞沟（lots）、梭状回（枕颞回）（F）、侧副沟（cls）、海马旁回（PH）、海马（H）、Heschl 回（绿线 –HG）、颞平面（红线 –PT）

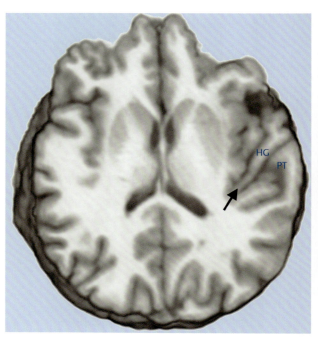

▲ 图 23-26　Heschl 回（HG 和箭）、颞平面（PT）

2. Heschl 回

位于岛叶外侧，呈矢状位，其特征形态很容易识别（图 23-17，图 23-21）。根据 Heschl 脑回的数量，可呈现出单个 Ω 形（图 23-17，绿线 –HG；图 23-21，蓝线 –HG）、蘑菇形、心形或双 Ω 形的外观。轴位上，它是在丘脑中间块水平向前外侧方向走行的一个或多个脑回（图 23-26，箭，HG）。冠状位上，在两侧穹窿汇聚及第七脑神经水平可见 Heschl 回（图 23-25，绿线，HG）。颞平面（图 23-25，红线 –PT；图 23-26，PT）是指颞叶扁平的上表面，由 Heschl 回后缘的 Heschl 沟延伸至外侧裂末端。

（四）岛叶区域

1. 侧裂（图 23-21）

五大分支分别为前水平支（ahr）、前升支（ar）、后水平支（phr）、后升支（par）和后降支（图中未示）。小的分支包括前、后中央下沟（scs）和颞横沟（黑箭）。

2. 岛回（图 23-17）

岛中央沟（cs-i）从后上向前下方向斜穿过岛叶。岛叶前部有 3 个岛短回（s），后部有 2 个斜行的岛长回。3 个岛短回在前下方汇聚形成岛顶（绿星）。副回（ag）和横向定向的内侧回构成岛叶的前面。

（五）枕叶

内侧面（图 23-19，图 23-23）

顶枕沟（pos）将位于顶叶的楔前叶（PC）与后方位于枕叶的楔叶（C）分离。其走行平行于边缘支，末端与距状沟（cal）的前端相连，并延续为前距状沟（acs）。距状沟将上方的楔叶与下方的内侧颞枕回（舌回，LG）分开。前距状沟将前方的扣带回和后方的舌回分开。

致谢

本章中所有解剖标本均由 Uğur Türe 教授提供，作者非常感激他的慷慨惠赠。

参考文献

[1] Sun A, Hou LC, Cheshier SH, et al. The accuracy of topographical methods in determining central sulcus: a statistical correlation between modern imaging data and these historical predications. Cureus 2014;6(6):e186

[2] Ulmer OJ. Neuroanatomy and cortical landmarks. In: Ulmer S, Jansen O, eds. fMRI—Basics and Clinical Applications. Berlin-Heidelberg: Springer-Verlag; 2013:7–16

[3] Frigeri T, Paglioli E, de , Oliveira E, Rhoton AL Jr. Microsurgical anatomy of the central lobe. J Neurosurg 2015;122(3):483–498

[4] Ribas GC. The cerebral sulci and gyri. Neurosurg Focus2010;28(2):E2

[5] Yaşargil MG. Topographic anatomy for microsurgical approaches to intrinsic brain tumors. In: Yaşargil MG, ed. Microneurosurgery IVA. New York, NY: Thieme; 1994:2–115

[6] Olivier A, Boling WW. Surgical Anatomy. In: Olivier A, Boling WW, Tanriverdi T, eds. Techniques in Epilepsy Surgery. Cambridge: Cambridge University Press; 2012:30–40

[7] Boling W, Olivier A. Anatomy of important cortex. In: Byrne RW, ed. Functional Mapping of the Cerebral Cortex. Heidelberg: Springer; 2016:23–40

[8] Ribas GC. The microneurosurgical anatomy of cerebral cortex. In: Duffau H, ed. Brain Mapping: from Neural Basis of Cognition to Surgical Application. Wien, New York: Springer; 2012:7–26

[9] Creutzfeldt OD. Phylogenetic, ontogenetic, and functional development of the cerebral cortex and the general structural organization of the neocortex. In: Creutzfeldt OD, ed. Cortex cerebri: Performance, Structural and Functional Organization of the Cortex. New York, Oxford: Oxford University Press; 1995:9–89

[10] Ono M, Kubick S, Abernathy CD. Atlas of the cerebral sulci. Stuttgart, New York: Georg Thieme Verlag; 1990

[11] Glasser MF, Coalson TS, Robinson EC, et al. A multi-modal parcellation of human cerebral cortex. Nature 2016;536(7615):171–178

[12] Tamraz JC, Comair YG. Atlas of regional anatomy of the brain using MRI with functional correlations. Berlin, Heidelberg: Springer-Verlag; 2000

[13] Alkadhi H, Kollias SS. Pli de passage fronto-pariétal moyen of broca separates the motor homunculus. AJNR Am J Neuroradiol 2004;25(5):809–812

[14] Dubois J, Benders M, Cachia A, et al. Mapping the early cortical folding process in the preterm newborn brain. Cereb Cortex 2008;18(6):1444–1454

[15] White T, Su S, Schmidt M, Kao CY, Sapiro G. The development of gyrification in childhood and adolescence. Brain Cogn 2010;72(1):36–45

[16] Ribas GC, Yasuda A, Ribas EC, Nishikuni K, Rodrigues AJ Jr. Surgical anatomy of microneurosurgical sulcal key points. Neurosurgery 2006;59(4, Suppl 2):ONS177–ONS210, discussion ONS210–ONS211

[17] Gilmore JH, Shi F, Woolson SL, et al. Longitudinal development of cortical and subcortical gray matter from birth to 2 years. Cereb Cortex 2012;22(11):2478–2485

[18] Nishikuni K, Ribas GC. Study of fetal and postnatal morphological development of the brain sulci. J Neurosurg Pediatr 2013;11(1):1–11

[19] Marin-Padilla M. Human motor cortex: development and cytoarchitecture. In: Marin-Padilla M, ed. The Human Brain: Prenatal Development and Structure. Berlin, Heidelberg: Springer-Verlag; 2011:11–34

[20] Donkelaar HJT. Fetal development of the brain. In: Donkelaar HJT, Lammens M, Hori A, eds. Clinical Neuroembryology. Berlin, Heidelberg, New York: Springer; 2006

[21] Stiles J, Jernigan TL. The basics of brain development. Neuropsychol Rev 2010;20(4):327–348

[22] Chi JG, Dooling EC, Gilles FH. Gyral development of the human brain. Ann Neurol 1977;1(1):86–93

[23] Alexander-Bloch A, Giedd JN, Bullmore E. Imaging structural co-variance between human brain regions. Nat Rev Neurosci 2013;14(5):322–336

[24] Lenroot RK, Giedd JN. Brain development in children and adolescents: insights from anatomical magnetic resonance imaging. Neurosci Biobehav Rev 2006;30(6):718–729

[25] Gogtay N, Giedd JN, Lusk L, et al. Dynamic mapping of human cortical development during childhood through early adulthood. Proc Natl Acad Sci USA 2004;101(21):8174–8179

[26] Vasung L, Fischi-Gomez E, Hüppi PS. Multimodality evaluation of the pediatric brain: DTI and its competitors. Pediatr Radiol 2013;43(1):60–68

[27] Gloor P. Comparative anatomy of the temporal lobe and of the limbic system; macroscopic anatomy of temporal isocortex and some adjacent mesocortical areas; macroscopic anatomy and morphology of the human mesial temporal region. In: Gloor P, ed. The Temporal Lobe and Limbic System. New York, Oxford: Oxford University Press; 1997:21–112, 113–157, 326–348

[28] Maudgil DD, Free SL, Sisodiya SM, et al. Identifying homologous anatomical landmarks on reconstructed magnetic resonance images of the human cerebral cortical surface. J Anat 1998;193:559–571

[29] Afifi AK, Bergman RA. Functional Neuroanatomy. New York, NY: McGraw Hill; 1998:37–58

[30] Duvernoy H. Surface anatomy of the brain. In: Duvernoy H, ed. The Human Brain: Surface, Three-Dimensional Sectional Anatomy and MRI. New York, NY: Springer; 1991:3–45

[31] Wen HT, Rhoton AL Jr, de , Oliveira E, Castro LH, Figueiredo EG, Teixeira MJ. Microsurgical anatomy of the temporal lobe: part 2—sylvian fissure region and its clinical application. Neurosurgery 2009;65(6, Suppl):1–35, discussion 36

[32] Bozkurt B, Yagmurlu K, Middlebrooks EH, et al. Microsurgical and tractographic anatomy of the supplementary motor area complex in humans. World Neurosurg 2016;95:99–107

[33] Sindou M, Guenot M. Surgical anatomy of the temporal lobe for epilepsy surgery. Adv Tech Stand Neurosurg 2003;28:315–343

[34] Boling W, Reutens DC, Olivier A. Functional topography of the low postcentral area. J Neurosurg 2002;97(2):388–395

[35] Afif A, Mertens P. Description of sulcal organization of the insular cortex. Surg Radiol Anat 2010;32(5):491–498

[36] Türe U, Yaşargil MG, Al-Mefty O, Yaşargil DCH. Arteries of the insula. J Neurosurg 2000;92(4):676–687

[37] Chen CY, Zimmerman RA, Faro S, et al. MR of the cerebral operculum: topographic identification and measurement of interopercular distances in healthy infants and children. AJNR Am J Neuroradiol 1995;16(8):1677–1687

[38] Tanriover N, Rhoton AL Jr, Kawashima M, Ulm AJ, Yasuda A. Microsurgical anatomy of the insula and the sylvian fissure. J Neurosurg 2004;100(5):891–922

[39] Naidich TP, Kang E, Fatterpekar GM, et al. The insula: anatomic study and MR imaging display at 1.5 T. AJNR Am J Neuroradiol 2004;25(2):222–232

[40] Türe U, Yaşargil DCH, Al-Mefty O, Yaşargil MG. Topographic anatomy of the insular region. J Neurosurg 1999;90(4):720–733

[41] Al-Otaibi F, Baeesa SS, Parrent AG, Girvin JP, Steven D. Surgical techniques for the treatment of temporal lobe epilepsy. Epilepsy Res

Treat 2012;2012:374848

[42] Wen HT, Rhoton AL Jr, de Oliveira E, et al. Microsurgical anatomy of the temporal lobe: part 1: mesial temporal lobe anatomy and its vascular relationships as applied to amygdalohippocampectomy. Neurosurgery 1999;45(3):549–591, discussion 591–592

[43] Kucukyuruk B, Richardson RM, Wen HT, Fernandez-Miranda JC, Rhoton AL Jr. Microsurgical anatomy of the temporal lobe and its implications on temporal lobe epilepsy surgery. Epilepsy Res Treat 2012;2012:769825

[44] Leaver AM, Rauschecker JP. Functional topography of human auditory cortex. J Neurosci 2016;36(4):1416–1428

[45] Van Hoesen GW. Anatomy of the medial temporal lobe. Magn Reson Imaging 1995;13(8):1047–1055

[46] Duvernoy HM. The Human Hippocampus. 2nd ed. Berlin, Heidelberg: Springer-Verlag; 1998:39–72

[47] DeFelipe J, Fernández-Gil MA, Kastanausk, aite A, Bote RP, Presmanes YG, Ruiz MT. Macroanatomy and microanatomy of the temporal lobe. Semin Ultrasound CT MR 2007;28(6):404–415

[48] Campero A, Tróccoli G, Martins C, Fernandez-Miranda JC, Yasuda A, Rhoton AL Jr. Microsurgical approaches to the medial temporal region: an anatomical study. Neurosurgery 2006;59(4, Suppl 2):ONS279–ONS307, discussion ONS307 –ONS308

[49] Tubbs RS, Loukas M, Barbaro NM, Cohen-Gadol AA. Superficial cortical landmarks for localization of the hippocampus: appli- cation for temporal lobectomy and amygdalohippocampectomy. Surg Neurol Int 2015;6:16

[50] Wagner M, Jurcoane A, Hattingen E. The U sign: tenth landmark to the central region on brain surface reformatted MR imaging. AJNR Am J Neuroradiol 2013;3;4(2):323–326

[51] Naidich TP, Valavanis AG, Kubik S. Anatomic relationships along the low-middle convexity: part I—Normal specimens and magnetic resonance imaging. Neurosurgery 1995;36(3):517–532

[52] Yousry TA, Schmid UD, Alkadhi H, et al. Localization of the motor hand area to a knob on the precentral gyrus. A new landmark. Brain 1997;120(Pt 1):141–157

[53] Naidich TP, Blum JT, Firestone MI. The parasagittal line: an anatomic landmark for axial imaging. AJNR Am J Neuroradiol 2001;22(5):885–895

[54] Lehman VT, Black DF, Bernstein MA, Welker KM. Temporal lobe anatomy: eight imaging signs to facilitate interpretation of MRI. Surg Radiol Anat 2016;38(4):433–443

[55] Naidich TP, Brightbill TC. The intraparietal sulcus: a landmark for localization of pathology on axial CT scans. Int J Neuroadiol 1995;1:3–16

[56] Naidich TP, Brightbill TC. The pars marginalis, II: a "bracket" sign for the central sulcus in axial plane CT and MRI. Int J Neuroradiol 1996;2:3–19

[57] Naidich TP, Brightbi, ll TC. Systems for localizing fronto-parietal gyri and sulci on axial CT and MRI. Int J Neuroradiol 1996;2:313–338

[58] Naidich TP, Valavanis AG, Kubik S, Taber KH, Yaşargil M. Anatomic relationships along the low-middle convexity. Part II: lesion localization. Int J Neuroradiol 1997;3:393–409

[59] Yousry TA, Schmid UD, Jassoy AG, et al. Topography of the cortical motor hand area: prospective study with functional MR imaging and direct motor mapping at surgery. Radiology 1995;195(1):23–29

[60] Yousry TA, Fesl G, Buttner A, Noachtar S, Schmid UD. Heschl's gyrus: anatomic description and methods of identification on magnetic resonance imaging. Int J Neuroradiol 1997;3:2–12

[61] Meyer JR, Roychowdhury S, Russell EJ, Callahan C, Gitelman D, Mesulam MM. Location of the central sulcus via cortical thickness of the precentral and postcentral gyri on MR. AJNR Am J Neuroradiol 1996;17(9):1699–1706

第 24 章 基于纤维束成像的白质解剖
Tractographic Anatomy of White Matter

Sandip S. Panesar David T. Fernandes-Cabral Antonio Meola Fang-Cheng Yeh

Maximiliano Nunez Juan C. Fernandez-Miranda 著

李霖 译 朱凤军 校

摘 要

经典的脑白质解剖最初来源于尸检解剖。20 世纪末，弥散磁共振纤维束成像的应用使研究人员和临床医生能够在大规模受试者上对白质连接、侧向性和分类进行研究，并达到此前尸检技术无法达到的高准确度。在本章中，我们探讨了纤维束成像在白质神经解剖学研究中的应用。我们进一步讨论了纤维束成像对理解主要白质系统（投射、联络、边缘神经、连合和脑神经）解剖学的贡献。

关键词

纤维束成像术，白质解剖，神经外科解剖，白质通路

使用弥散加权 MRI 对人类中枢神经系统进行在体纤维束成像，为临床医生提供了新的手段来重建健康和患病受试者的白质结构和排列。与传统使用的尸检白质解剖方法相比，纤维束成像具有几个显著的优势：首先，它不需要移除覆盖其上的皮质或白质，从而完全保留了半球结构的完整性。其次，它允许观察白质纤维的皮质末端，从而可直接观察连接。最后，可以计算白质体积，从而确定白质系统的半球间的偏侧性。

纤维束成像包括三个阶段：原始弥散加权 MRI 数据的获取，数据的重建以计算纤维的方向，以及应用概率或确定性纤维跟踪算法来圈定神经束。研究人员可以使用几种重建模式；DTI 可能是其中最常用的。它涉及每个体素的单个方向张量的计算，由限制在轴突中的质子的弥散特性推导而来。张量的主方向随后与轴索方向相对应。随后，通过类似定向的方向张量（或对非张量技术

等效）的逐步连接，实现了纤维束的可视化。基于张量的纤维束成像的缺点是它不能准确地追踪交叉纤维，也不能准确地显示皮质末端[1-3]。这些限制已通过引入先进的纤维束成像模式，如 q-ball 模型、弥散光谱成像（diffusion spectrum imaging，DSI）和高角分辨率弥散成像得到部分解决[2, 4]。

中枢神经系统白质排列可分为一系列在解剖学和功能上相互连接的系统：边缘纤维、投射纤维、连合纤维和联络纤维[5-8]。历史上，关于这些系统的解剖学知识来源于神经解剖学家和临床医生的开创性工作，他们利用尸检解剖与临床相关性进行解剖推断。自然，随着研究的进展，争议也随之出现，其中许多争议一直存在。纤维束成像技术可以在大群健康和患病受试者中进行在体研究，解决了其中一些争议。

然而，由于在纤维束成像的模式和方法上的

差异，出现了关于白质系统的结构、分类、连接甚至白质纤维是否存在的新的争议[2]。本章旨在提供当前 CNS 白质系统解剖学知识的概述，这些知识一部分来自经典的白质解剖学，一部分来自纤维束成像技术带来的新的发现。

一、边缘系统

边缘系统是记忆和情感的主要神经基础，由白质纤维相互连接的灰质核团组成：以名字命名的 Papez 环路由一个环组成，从海马体开始，通过穹窿连接到乳头体（图 24-1）。继续向前延伸到丘脑前核，成为乳头丘脑束。短的投射，即丘脑前辐射，自丘脑投射至扣带回。在旁矢状位，扣带回位于胼胝体的背侧并包绕其周围，最终扣带回终止于内嗅皮质，完成 Papez 循环[9]。目前的观点，边缘系统还包括其他灰质结构，例如杏仁核、嗅球、中隔区和下丘脑等[10, 11]。

（一）穹窿

穹窿是主要的海马传出通路，很容易通过神经纤维束成像算法重建。它起源于海马下托和内嗅皮质，即海马伞。一侧的海马伞沿着后部丘脑枕的内侧边缘向前。它在侧脑室房部和体部交界水平与对侧穹窿交汇，形成穹窿体，位于胼胝体压部的下方。两侧半球的穹窿体通过海马体连合（或称琴）相互连接。穹窿体沿着丘脑枕后部的上内侧缘向前延伸，然后在 Monro 孔的前上方再次分离向各自半球延伸。这些向前的分支又进一步分为前柱和后柱。前柱止于下丘脑、伏隔核和隔区。后柱向腹侧走行，位于前连合的后方，终止于内侧乳头体核、邻近的下丘脑和丘脑前核[5, 9, 11]（图 24-1）。

（二）乳头丘脑束

从内侧乳头体核出发，极短的纤维向背侧上升至丘脑前核，这一连接被称为 Vicq d'Azyr 乳头丘脑束。丘脑后纤维向背侧进一步延伸，与来自内囊前肢的纤维穿插在一起，最终在扣带和扣带回内终止[9]。

（三）扣带

扣带是一个由两部分组成的长的白质系统，由几个较短的白质群组成。它前方起源于胼胝体膝下方的胼胝体下回和嗅旁区。它绕着胼胝体的

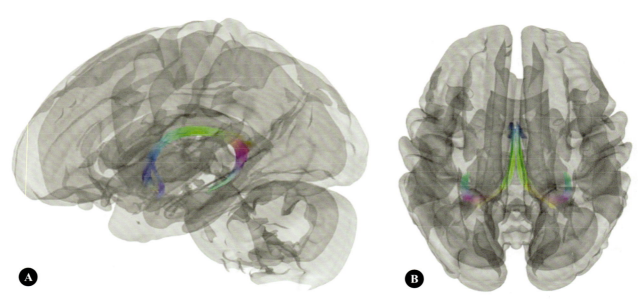

A　　　　　　　　　　**B**

▲ 图 24-1　以 842 名健康受试者的平均弥散数据为模板进行弥散频谱纤维束成像

本章节所采用的全部纤维束成像图像均由 DSI Studio software 生成（http://dsi-studio.labsolver.org）。A. 旁矢状位透视观察基于纤维束成像重建的穹窿，融合脑组织投影用于定位；B. 轴位上方透视观察基于纤维束成像重建的穹窿，融合脑组织投影用于定位

膝和压部走行，在扣带回的白质内向后移动，在矢状位呈现其轮廓。这部分被称为前（背侧）部。后（腹侧）部扣带纤维继续通过内侧颞叶到达钩束、海马旁回和杏仁核内。在它走行的过程中，分出很多短纤维与邻近的甚至较远的皮质相联系[5, 9, 11]。由于扣带由长度和轨迹不同的短纤维组成，准确的神经纤维束成像是困难的，并且，由于扣带靠近充满液体的脑室，使这一问题进一步复杂化。尽管如此，基于张量的纤维束成像研究根据其所连接的皮质区域和解剖结构的不同将扣带分为两部分[12]或三部分[13]（图 24-2）。

（四）丘脑辐射

丘脑辐射是短纤维，从丘脑灰质放射状投射到额叶、顶叶、颞叶和枕叶。因此，丘脑辐射分别位于内囊前肢、膝、后肢、豆状核后部和下部的白质内[14]。针对边缘系统，丘脑前核接受穹窿和乳突丘脑束的输入，通过丘脑辐射将信息传递到前扣带回和眶额回皮质[11]。为了与丘脑作为感觉中继的作用保持一致，内囊的丘脑皮质辐射中也包括上行感觉投射纤维。

二、投射系统

投射系统同时承担皮质感觉输入和运动输出功能。它是由分散的和与躯体特定功能相关的白质纤维束组成。视辐射、听辐射、丘脑皮质束和丘脑外束（丘系系统）和小脑上束构成感觉投射通路。运动投射通路包括膝状纤维和穿过膝内、内囊后部的皮质脊髓束和皮质脑桥束。

（一）丘脑皮质感觉投射

丘脑皮质感觉纤维是按躯体特定功能排列从丘脑到达中央后回，在内囊中位于皮质脊髓束和皮质脑桥束纤维的内侧。它们起源于丘脑的腹后内侧核和腹后外侧核，经放射冠投射到皮质感觉中枢。丘脑皮质感觉投射在中央后回皮质内的末端发生了所谓的向后的"旋转"（在轴位观察时为顺时针方向），与经典的感觉皮质的功能定位相一致，并由神经纤维束成像进一步证实[15, 16]（图 24-3）。

（二）丘脑外投射系统

有四种类型的丘脑外传入纤维经过丘脑底核和皮质区域。它们是从中脑中缝核、桥脑蓝斑核、黑质 / 腹侧被盖区复合体和无名质基底核发出的五羟色胺能、去甲肾上腺素能、多巴胺能和胆碱能纤维。这些通路在尸体解剖中仍然不清楚，需要用免疫组化方法来明确[17]。纤维束成像无法区分传入和传出投射纤维。然而，这些较小的投射仍然可以被重建为它们所经过的较大纤维束的一部分。

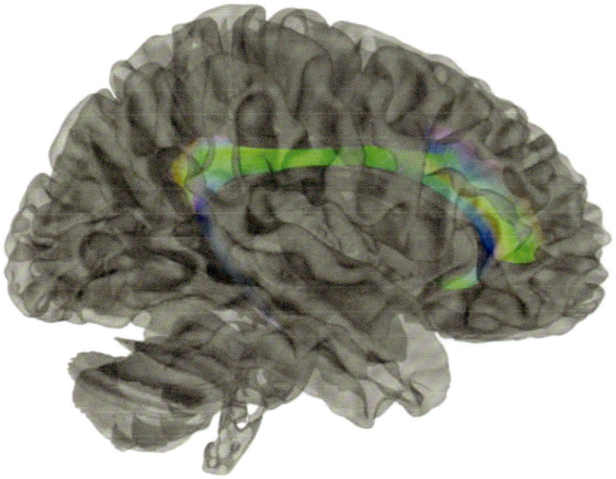

▲ 图 24-2　右侧矢状位观，神经纤维成像技术重建扣带。融合脑组织投影用于定位

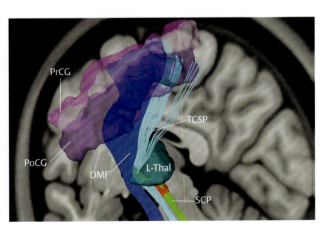

▲ 图 24-3　左侧斜后切面显示左侧中央前回、中央后回、丘脑、下行运动纤维、丘脑皮质感觉投射和小脑上脚投射
经 Meola 等 .2016.21 许可转载

1. 丘脑外五羟色胺能投射

背侧纵束是主要的投射到丘脑的五羟色胺能神经纤维。它以两条细束（背侧束和腹侧束）起源于中缝背核，在脑干内沿中线旁上升，并在中脑尾端合并，然后再次分离。其中一组纤维在内囊内上升，并终止于大脑皮质外侧。另一组纤维向腹侧弯曲，通过内侧前脑束到达下丘脑[18]。内侧前脑束已使用基于张量的方法进行神经纤维束成像[19, 20]，背侧纵束的脑干部分可以使用非张量方法重建[21]（图 24-4）。

2. 丘脑外去甲肾上腺素能投射

丘脑外向新皮质的去甲肾上腺素能投射纤维主要来自蓝斑核，这种纤维投射在白质中呈弥漫性分布以到达不同位置的皮质区域。有关其解剖结构的研究主要局限于非人的免疫组化示踪研究；然而，人们认为其向额叶皮质的投射路径首先通过脑干，然后经扣带由前向后掠过整个半球，并在走行过程中与皮质产生广泛联系[17, 22]。扣带一直是大量纤维束成像研究的焦点（见扣带部分）。

3. 丘脑外多巴胺能投射

丘脑外多巴胺能传入来自中脑腹侧被盖区内的黑质。它们通过内侧前脑束（见第 20 章，"成人研究"部分），经过丘脑下方，然后与内囊的腹侧前肢相连，继续到达前额叶皮质的末端。除此之外，关于这些投射在人体内走行轨迹的信息有限[20]。

4. 丘脑外胆碱能投射

丘脑外胆碱能投射产生于基底前脑的 Meynert 基底核（Ch4）。它们通过外侧和内侧两种途径发出投射。内侧通路起源于 Ch4 核，通过直回和内侧眶回到达胼胝体嘴部，然后进入扣带。作为扣带的一部分，它向眶额回、胼胝体下回、扣带回、旁扣带回皮质和压后皮质投射。外侧投射通路分为两部分。一部分起自 Ch4，通过与壳核相邻的

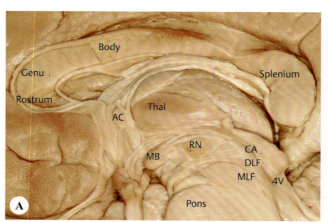

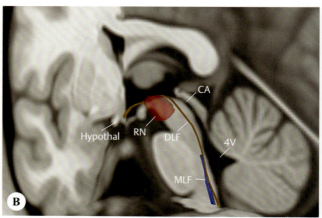

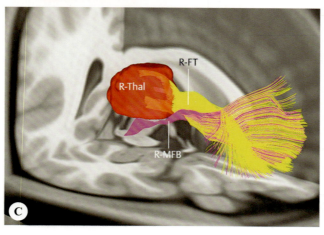

▲ 图 24-4 A. 尸体标本大脑半球内侧面矢状观。胼胝体切面纵贯整个中线结构。图中分别标注胼胝体嘴（Rostrum），胼胝体膝部（Genu），胼胝体体部（Body），以及胼胝体峡部（Splenium）。可以观察到前联合的切面。其他可见的结构包括丘脑（Thal）、乳头体、红核、大脑导水管、背侧纵束、中纵束、第四脑室、脑桥。B. 左侧半球斜后方剖面图展示左侧红核（L-RN）、背侧纵束（DLF）终止于下丘脑（Hypothal）、中纵束（MLF）、中脑导水管（CA）、第四脑室（4V）。C. 右侧半球斜后方剖面图展示右侧丘脑（R-Thal），额叶丘脑束纤维，以及内侧前脑束
经作者同意，部分图片来源于 Meola 等 2016[21]

外囊向上，止于额顶叶皮质背侧、颞中回及颞下回、颞下皮质和海马旁回。个别经外囊的纤维通过钩突束到达杏仁核（这可能存在争议，见下文）。第二个外侧通路的组成部分是环侧裂部，也在屏状核内走行，然后转向外侧终止于额下回和颞上回。个别的环侧裂的纤维投射到额顶盖、颞上回和岛叶 [23]。在其解剖平面上，也就是屏状皮质纤维系统中，可以看到环侧裂纤维的纤维成像图 [24]（图 24–5）。

（三）视辐射

视辐射来自丘脑腹侧外侧膝状核。纤维首先走行于脑室前角内侧壁内侧的颞叶内部，然后在前角的前上方急剧转向并持续呈扇形散开，走

行于侧脑室的外侧，继续向后延伸至枕叶。视辐射呈矢状位走行，位于构成侧脑室侧壁的胼胝体毯的表面。视辐射终止于距状沟的上、下皮质边缘 [25]。由于视辐射纤维按照分级排列顺序走行于侧脑室前角周围，特定纤维组从外侧膝状核出发的走行轨迹不同，以及每组纤维构成视野的不同部分，视辐射的解剖功能可分为"前 – 上"束（神经纤维绕行脑室颞角的前端，如 Meyer 襻）、"中央 – 黄斑"束（穿过颞角顶部，走行于前束和后束之间），和"后 – 下"束（经过顶部和前房部）[26, 27]。这种解剖功能分类有助于颞叶手术中对视辐射的保护，术前利用纤维束成像技术重建视辐射可用于确定切除边界和 / 或预测术后功能缺损。

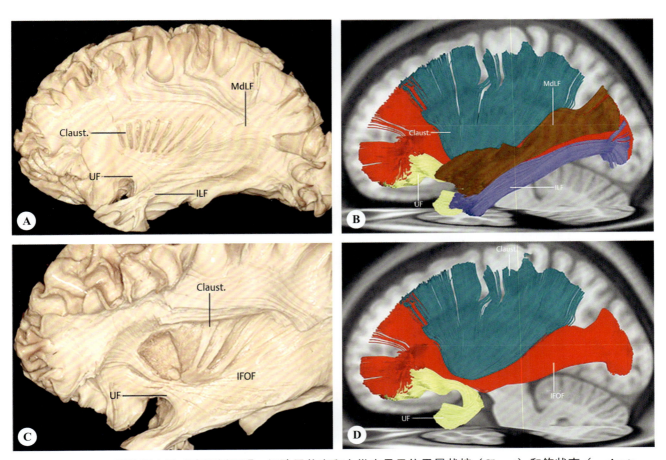

▲ 图 24–5　A. 尸检标本半球表面侧面观。切除弓状束和上纵束显示位于屏状核（Claust）和钩状束（uncinate fasciculi，UF）表面的下纵束和中纵束。B. 图 A 的纤维束成像图。在视觉上"切除"了 AF 和 SLF，以显示 ILF 和 MdLF。C. 尸检标本半球表面侧面观。由图 A 继续解剖。切除 ILF 和 MdLF 以显示外囊腹侧结构 [UF、下额枕束（inferior fronto-occipital fasciculi，IFOF）以及 Claust]。D. 图 A 的纤维束成像图。切除 ILF 和 MdLF 以显示 UF、IFOF 及 Claust

尽管有助于临床决策，但对大多数纤维束成像来说，准确地显示视辐射是很困难的。计算机算法可能无法跟踪视辐射的分级和快速的轨迹转换，例如，它们绕过脑室前角然后倾斜向上走行。视辐射与充满液体的脑室的距离过近也可能影响信号强度，而与其他位于矢状位的解剖结构（例如 IFOF、ILF）距离过近也可能导致持续产生伪影。

（四）听觉投射

听觉投射将听觉信息从内侧膝状体核传递到初级听觉皮质。对于其白质走行的认识相对较少，有人将其描述为曲折的 S 形 [28]。它们从丘脑后部的内侧膝状体核发出，最初经过视辐射下方和内囊后部，然后绕着岛叶的下环岛沟，弯曲终止于 Heschl 回的初级听觉皮质 [26, 29]。听觉投射的走行过程会通过几个垂直方向的纤维束（特别是颞干），使其重建过程进一步复杂化 [30]。如前所述，DTI 的一个限制是它无法追踪交叉通路。因此听觉辐射更适合神经纤维束成像，并已有学者成功地通过非张量技术实现了纤维束重建 [30, 31]。

（五）皮质小脑投射

两个主要的下行皮质小脑投射通路的作用都是辅助运动协调 [32]。它们将小脑中脚作为额叶皮质区和小脑半球白质之间的通道。在小脑中脚内，相对于脑桥外的投射，皮质脑桥束排列在上方，并沿齿状核周围投射到各个小脑皮质区域。在下方排列的脑桥外纤维投射到小脑后部 [33]。"皮质 – 脑桥 – 小脑"投射包括脑桥核，作为它们在皮质和小脑之间的中继核团。在这个层面上，下行通路交叉并继续延伸到对侧小脑半球 [34]。DTI 研究表明，皮质脑桥投射是由来源于所有主要皮质区域（以前额叶、额叶和顶叶皮质为主）的神经纤维按一定的排列顺序向下走行 [35]。人们推测还有一组皮质 – 小脑通路由皮质到达小脑而不经过脑桥。虽然已经使用基于张量的方法对它们进行了重建 [33]，但这些通路在文献中鲜有报道，它们在半球的轨迹（包括是否交叉）仍然不清楚 [32]。下行成分可以用分隔的方式进行纤维束成像重建；

由于这些通路涉及多个阶段的突触联系，可以在皮质 – 脑桥 – 小脑投射的各个已知分支上设定感兴趣区，使用张量 [33, 34, 36] 和非张量 [21] 方法实现它们的重建（包括交叉）。

皮质小脑束的上升支从齿状核通过小脑上脚投射至丘脑，也参与运动的协调。它们向上穿过同侧脑桥，与第四脑室背外侧壁相邻，在中脑内交叉至对侧红核。继而它们终止于对侧丘脑的腹外侧核 [21, 33, 37]。由于通路以红核为中继核团，这条通路有时也被称为齿状红核丘脑束。丘脑皮质投射是通过内囊到达所有皮质区域的，然而，与运动功能密切相关的是那些到达中央前回皮质区域的投射，这些投射是按照躯体特定功能区排列的 [15]，与运动区的皮质功能结构相一致，并且可使用纤维束成像技术重建 [38]。使用基于张量 [37] 和非张量的方法可重建该系统的下丘脑部分（包括交叉纤维）（图 24–6）。

（六）运动投射的下降支

皮质脊髓束纤维从中央前回向下走行于内囊后肢和大脑脚中。它们由两个功能部分组成：皮质脊髓束和皮质延髓束。皮质脊髓束纤维在延髓锥体的上 1/3 处交叉，参与支配对侧身体的躯体运动功能。历史上，人们曾推测皮质脊髓投射按照躯体功能的排列是与中央前回的功能分布一致的。神经纤维束成像证实了这种结构分布一直延续到中脑水平。对于皮质延髓投射，对侧躯体性脑神经通路（有例外）的上运动神经元组成部分通过放射冠 – 膝 – 大脑脚路径，在相对应的皮质脊髓投射的前面，在脑神经运动核上交叉并形成突触。这些通路也已经通过纤维束成像手段进行了重建和分类。大多数纤维束成像能够显示皮质脊髓投射的垂直部分；然而，在许多研究中，一个共同的缺点是对来自中央前回腹外侧面的纤维显示不完全。呈放射状的来自中央前回的纤维一定会穿过半卵圆中心，它是侧脑室外上侧的一个白质区，由交叉投射、联系和连合纤维组成。在这个区域内的高密度的方向各异的交叉纤维可能

很难被一些纤维束成像算法充分解决（图 24-6C
和 D）。

三、连合纤维

连合纤维是位于端脑的白质结构，可在半球
间传递信息。有三种被普遍接受的连合纤维：前
连合、胼胝体和海马连合。后连合尚未在人体中
得到广泛研究，因此未被纳入经典的连合纤维中。

（一）前连合和后连合

前连合和后连合是致密的端脑的纤维通路，

穿过中线，连接着半球内的灰质和白质结构。它
们很容易被大多数纤维束成像算法重建。多功能
的前连合（图 24-4A）是一个密集的白质束，当
它在两个半球之间穿行时呈自行车车把状[6]。前连
合体部是横向走行的密集的白质纤维束，在第三
脑室前壁内穿过两侧半球。在每侧半球内，体部
外侧分为前肢和后肢。

前肢走行于眶额白质内侧，止于嗅球、前穿
质和嗅前核。后肢继续向外上方颞叶和枕叶走行。
其中在颞叶延续至颞极，并止于海马体和杏仁核，
在枕叶与矢状层融合，并止于枕部皮质[6, 14]。后连

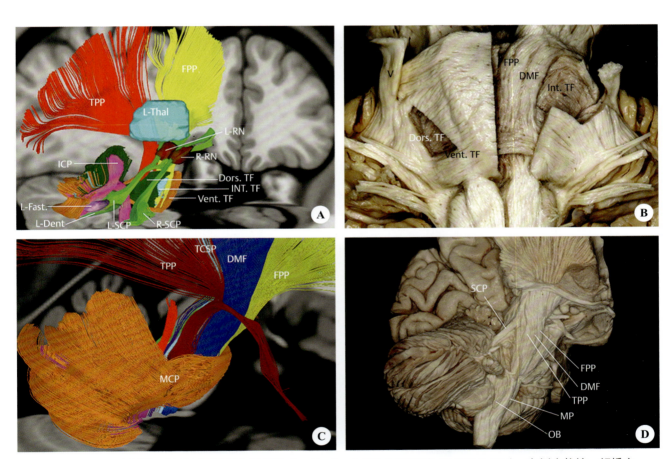

▲ 图 24-6　A. 右侧观，斜后剖面展示左侧丘脑（L-Thal）、右侧和左侧红核（R-RN，L-RN）、左侧齿状核、额桥束、
颞顶桥束内囊纤维、右侧和左侧小脑上脚，以及背侧、中间、腹侧横行的脚间纤维。B. 斜下方观察脑干结构。可见
小脑中脚腹侧横行纤维束（Vent.TF），中间横行纤维束（Int.TF）和背侧横行纤维束（Dors.TF）。其他纤维束可见
额桥束（FPP）及下行运动纤维（DMF）。C. 斜前方观察右侧小脑中脚纤维束（MCP）横向跨过脑桥。在深部垂直
于小脑中脚纤维走行的包括额桥束纤维（FPP，前内侧），运动纤维下降支（DMF，前外侧），颞桥束纤维（TPP，
后外侧），以及丘脑皮质感觉投射纤维（TCSP，位于前述纤维束的深部）。D. 斜前方右侧观已解剖的脑组织标本。
切除小脑中脚以观察下方垂直其走行的纤维束。可见额桥束纤维（FPP，前内侧），运动纤维下降支（DMF，前外
侧），颞桥束纤维（TPP，后外侧）。其他结构可见小脑上脚（SCP）、延髓锥体、橄榄体
经作者同意，A 图来源于 Meola 等，2016[21]

合处位于三脑室的后部。它连接双侧顶盖区内的核团并参与间接对光反射功能。尽管近期针对后连合在动物和人类进行了 DTI 研究，但其解剖学和功能仍未完全确定[41]。

（二）胼胝体

胼胝体是一个组织学异质性较大的位于半球间的白质通道，横跨中线连接着同源和异源的皮质区域。它参与多种功能包括认知、知觉、决策和学习。胼胝体大致可分为三个区域：胼胝体膝部、胼胝体体部和胼胝体压部；然而，目前纤维束成像研究基于其连接网络的不同提出了新的分段方案。由于通过肉眼观察尸检标本，胼胝体的形态似乎是一致的，因此早期对于胼胝体的分段是基于解剖学基础的。Witelson[42] 最初的设想是以胼胝体最大矢状位长度的固定比例来分段；并假定每个胼胝体节段内都有同源的双侧半球的皮质区域相互联系[43, 44]。该方案没有纳入任何解剖学理念（如皮质连接模式或组织学起源）作为胼胝体分类的标准。Hofer 和 Frahm[44] 对基于张量的白质连接研究进行了详细阐述，并对 Witelson 的研究进行了修改，根据连接双侧半球额叶、运动前区、辅助运动区、初级运动区、初级感觉区、顶叶、颞叶和枕叶的白质纤维投射的不同，将胼胝体分为 5 个节段。由于胼胝体白质的主体垂直于大部分投射纤维（上下走行）和联络纤维（前后走行），胼胝体的成像可能更适用于不受交叉纤维限制的纤维束成像方法；Jarbo 等[42] 使用弥散光

谱成像来观察胼胝体的连接，发现在额叶、顶叶和枕叶的同源性连接最密集，而颞叶的连接最少。作者还发现胼胝体参与了皮质与皮质下基底神经节和丘脑的连接（图 24-4A，图 24-7）。

四、联络纤维

联络纤维参与了高级认知功能，包括语言和视觉功能的整合。与进化理论一致的是，与非人类物种相比，人类的联络纤维系统表现出了更大的分化程度。因此，对联络纤维在皮质连接中的研究对于理解皮质的功能解剖是至关重要的。用于追踪纤维连接的"金标准"——免疫组化技术需要牺牲研究对象，因此仅限于非人类物种。同样，人类尸检白质解剖的局限性在上面已经讨论过了。纤维束成像技术有可能弥补这些缺陷，使人们可以在体研究人类大脑的连接。尽管如此，数据采集参数、纤维束成像模态和跟踪方法的差异在研究之间引入了显著的可变性。由于这些问题的存在，人类大脑的解剖和功能的争议一直存在。

（一）弓状束

弓状束（AF）是一个 C 形的纤维束，通过侧裂连接颞叶和额叶。它位于皮质 – 皮质 U 形纤维深处，是最表浅的大型白质系统。纤维束成像的引入使我们对以前尸检观察所掩盖的弓状束的形态和连接有了深入的了解：基于张量和非张量的方法都表明，人类大脑左侧 AF 在体积和连接上具有偏侧优势。这种偏侧优势被认为是人类特有

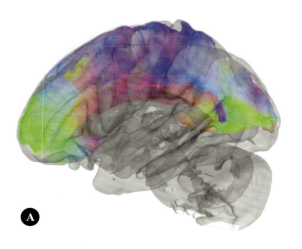
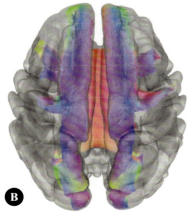

◀ 图 24-7　A. 侧方矢状位观，纤维束成像展示胼胝体左侧半球连接。融合大脑等位图以定位。B. 上方轴位观，纤维束成像展示胼胝体的连接。融合大脑等位图以定位

的复杂语言功能进化的基础，特别是在语音和语义处理领域[45, 46]。Fernandez-Miranda 等[46] 最近的研究表明左侧弓状束由一个较大的背侧部和一个较小的腹侧部两个部分组成。背侧部将中央前回的腹侧和额中回后部与颞中回和颞下回后部相连。腹侧部则连接颞中回的前上部与额盖部。右侧弓状束没有表现出同样程度的体积或连接的分化；腹侧部连接颞上回与额盖三角部。背侧段则连接颞中回和颞下回的前部与额盖和额中回的后部（图 24-8，图 24-9）。

（二）上纵束

上纵束（SLF）是一组在背侧走行的联络纤维的集合。它位于皮质间 U 形纤维的深部，紧邻弓状束的背侧分支。历史上，弓状束一直被认为是更大的 SLF 系统的一部分[6]，然而，最近从进化的角度得到的解剖 - 功能分化的证据反驳了这一观念。SLF 由两个不同的部分组成：SLF-Ⅱ（较大，位于背侧）和 SLF-Ⅲ（位于腹侧）。一般来说，SLF-Ⅱ 将缘上回和角回与额中回后部相连，SLF-Ⅲ 连接缘上回与额盖。两侧半球的 SLF 各组成部分的连接模式并不相同，左侧的 SLF-Ⅱ 与中央前回后外侧有额外的连接，而右侧的 SLF-Ⅲ 则与额叶三角部有特定联系。由于右侧半球 SLF 具有体积上的偏侧优势，这进一步证明了 AF 和 SLF 是两个独立的联络系统[47]（图 24-8，图 24-10）。

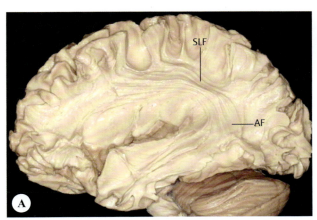

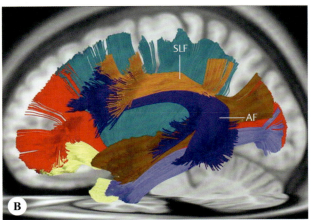

▲ 图 24-8　A. 尸检标本左侧大脑半球表面。切除表明灰质及 U 形纤维以展示弓状束（AF）及上纵束（SLF）。B. 与 A 图相应的纤维束成像图。最表面的大型纤维束包括弓状束（AF）和上纵束（SLF）

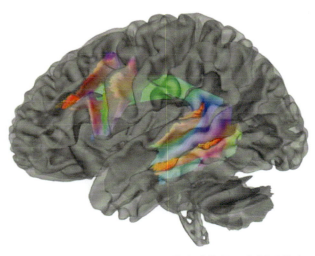

▲ 图 24-9　侧方矢状位观，纤维束成像展示左侧弓状束。融合大脑等位图以定位

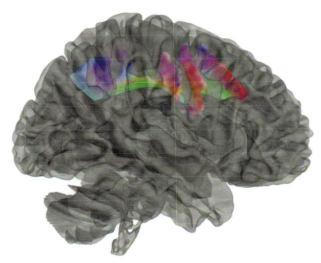

▲ 图 24-10　侧方矢状位观，纤维束成像展示右侧上纵束。融合大脑等位图以定位

（三）下额枕束

下额枕束是一个巨大的、位于腹侧的纤维束，连接额叶腹侧皮质和枕叶皮质。它的前肢和后肢呈 "蝴蝶结" 状排列，由一致密的白质干相连。下额枕束位于外囊和极外囊白质内的弓状束深处，其中外囊部分走行于颞干白质中。下额枕束在其额部起源处位于钩状束的背侧，两个纤维束一起进入颞干[6]。在颞干后部，下额枕束转向内侧加入矢状层。与人类进化相关的是，下额枕束在非人灵长类动物中没有发现，它和其他腹侧纤维束一起被认为在其他复杂功能中辅助词汇语义的处理。在文献中，它的准确分部、连接和侧向性一直存在相当大的争议；然而，无论是基于张量[48]的还是非张量[49]的研究，都普遍认为它由浅层和深层组成，可以进一步分类。然而，关于层内分类的共识尚未达成。

从体积上看，它不像弓状束那样明显具有左侧优势。最后，尽管大多数研究小组一致认为它终止于额极和枕叶皮质，但独立的纤维束成像研究表明，它与背内侧和背外侧（Broca 区）额叶皮质、顶叶皮质和颞叶皮质（梭状回）有着不同程度的联系[48, 49, 50]。至于下额枕束的终点，由于其末端加入矢状层，纤维束成像方法可能无法将 IFOF 与矢状层中的其他纤维束分开，可能导致观察到错误的结果（图 24-5C 和 D，图 24-11）。

（四）钩状束

钩状束（UF）是位于前额叶区域腹侧和颞极之间的纤维束。它起源于下额枕束腹侧的眶额皮质和额极内，终止于颞极[6]。它与其他腹侧联络纤维一起辅助词汇语义的处理。关于它的连接有普遍的共识，但也有一些例外；大部分的纤维束成像研究已经证明了钩状束在额叶分为两支分别与内侧和外侧眶额回、直回和腹外侧额回相连。在颞叶与颞极、钩回和海马旁回相连。关于它与杏仁核（一个边缘系统灰质核团）的连接存在争议[50, 51]。此外，关于 UF 的体积是否具有侧向性，在各种纤维束成像研究中结论也不一致（图 24-5C

和 D，图 24-12）。

（五）下纵束

下纵束是位于腹侧的联络纤维。它连接颞上、中、下回和梭状回到楔叶、舌回和枕极。它位于弓状束的向后延伸的部分和下额枕束的囊后部之间，其走行的后段近似于侧脑室的外侧轮廓。下纵束的存在受到质疑，有人认为颞枕叶在腹侧的连接实际上是由皮质间 U 形纤维所执行的[52]。然而，某些基于张量的研究表明，它是一种双组分结构，由间接和直接部分组成。间接部分被认为由一系列皮质间 U 形纤维组成，位于直接部分的

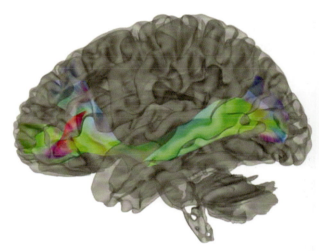

▲ 图 24-11　侧方矢状位观，纤维束成像展示左侧下额枕束。融合大脑等位图以定位

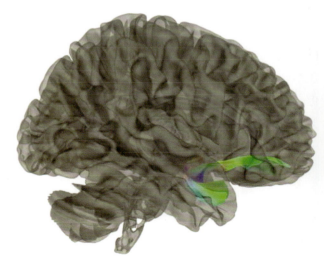

▲ 图 24-12　侧方矢状位观，纤维束成像展示右侧钩状束。融合大脑等位图以定位

外侧，将颞上回、颞中回和颞下回的前部、内侧海马结构以及杏仁核与枕叶相连[7, 53]（图 24-5A 和 B，图 24-13）。

（六）中纵束

中纵束是最近发现的一个白质纤维束。基于张量和非张量纤维束成像的研究表明它位于弓状束和下额枕束之间，在后者的后上方斜向走行。一般认为，中纵束连接颞上回与楔前叶和楔叶[3, 54]。最初认为中纵束在背侧终止于角回，然而，Wang[3] 等的研究表明，由于中纵束的走行存在一定程度的变异，此前的结论可能并不准确。此外，中纵束存在体积优势侧的结论亦不可靠，因为各纤维束成像研究的结果相互矛盾（图 24-5A 和 B，图 24-14）。

五、脑神经

一些试图将脑神经颅内部分重建的研究得到了不同的结果[55]。神经外科医生特别感兴趣的是胼胝体膝前视束、感觉运动相关脑神经和前庭神经，所有这些神经都容易因占位性病变挤压而移位，并容易产生相应的临床体征。因此，在体神经纤维束成像可用于术前制定手术计划。基于张量和非张量的研究已经部分重建了健康和病理移位的脑神经的颅内部分。

结论

纤维束成像提供了对几乎所有颅内白质成分的结构、功能和连接的观察。尽管尸体解剖和免疫组化方法为颅内白质的解剖学知识提供了基础，但无论在临床还是基础研究中，在体纤维束成像为收集和整合大脑解剖和功能提供了无与伦比的

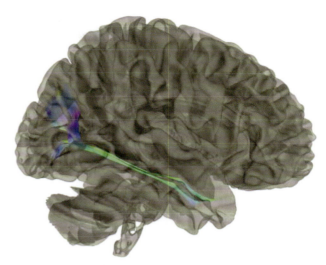

▲ 图 24-13　侧方矢状位观，纤维束成像展示右侧下纵束。融合大脑等位图以定位

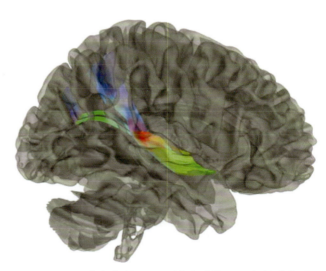

▲ 图 24-14　旁矢状位观，纤维束成像展示右侧中纵束。融合大脑等位图以定位

机会。尽管有诸多优势，但是关于最佳的纤维束成像的模式和方法的共识尚未达成，这在很大程度上仍是一项进展中的工作。

参考文献

[1] Farquharson S, Tournier JD, Calamante F, et al. White matter fiber tractography: why we need to move beyond DTI. J Neurosurg 2013;118(6):1367–1377

[2] Abhinav K, Yeh FC, Pathak S, et al. Advanced diffusion MRI fiber tracking in neurosurgical and neurodegenerative disorders and neuroanatomical studies: a review. Biochim Biophys Acta 2014;1842(11):2286–2297

[3] Wang Y, Fernández-Miranda JC, Verstynen T, Pathak S, Schneider W, Yeh FC. Rethinking the role of the middle longitudinal fascicle in language and auditory pathways. Cereb Cortex 2013;23(10):2347–2356

[4] Yeh FC, Wedeen VJ, Tseng WY. Generalized q-sampling imaging. IEEE Trans Med Imaging 2010;29(9):1626–1635

[5] Fernández-Miranda JC, Rhoton AL Jr, Alvarez-Linera J, Kakizawa Y, Choi C, de Oliveira EP. Three-dimensional microsurgical and tractographic anatomy of the white matter of the human brain. Neurosurgery 2008;62(6, Suppl 3):989–1026, discussion 1026–1028

[6] Catani M, Howard RJ, Pajevic S, Jones DK. Virtual in vivo interactive dissection of white matter fasciculi in the human brain. Neuroimage 2002;17(1):77–94

[7] Catani M, Thiebaut de Schotten M. A diffusion tensor imaging tractography atlas for virtual in vivo dissections. Cortex 2008;44(8):1105–1132

[8] Wakana S, Jiang H, Nagae-Poetscher LM, van Zijl PC, Mori S. Fiber tract-based atlas of human white matter anatomy. Radiology 2004;230(1):77–87

[9] Shah A, Jhawar SS, Goel A. Analysis of the anatomy of the Papez circuit and adjoining limbic system by fiber dissection techniques. J Clin Neurosci 2012;19(2):289–298

[10] Concha L, Gross DW, Beaulieu C. Diffusion tensor tractography of the limbic system. AJNR Am J Neuroradiol 2005;26(9):2267–2274

[11] Catani M, Dell'acqua F, Thiebaut de Schotten M. A revised limbic system model for memory, emotion and behaviour. Neurosci Biobehav Rev 2013;37(8):1724–1737

[12] Thiebaut de Schotten M, Dell'Acqua F, Valabregue R, Catani M. Monkey to human comparative anatomy of the frontal lobe association tracts. Cortex 2012;48(1):82–96

[13] Jones DK, Christiansen KF, Chapman RJ, Aggleton JP. Distinct subdivisions of the cingulum bundle revealed by diffusion MRI fibre tracking: implications for neuropsychological investigations. Neuropsychologia 2013;51(1):67–78

[14] Gungor A, Baydin S, Middlebrooks EH, Tanriover N, Isler C, Rhoton AL Jr. The white matter tracts of the cerebrum in ventricular surgery and hydrocephalus. J Neurosurg 2017;126(3):945–971

[15] Yamada K, Nagakane Y, Yoshikawa K, et al. Somatotopic organization of thalamocortical projection fibers as assessed with MR tractography. Radiology 2007;242(3):840–845

[16] Zhang D, Snyder AZ, Shimony JS, Fox MD, Raichle ME. Noninvasive functional and structural connectivity mapping of the human thalamocortical system. Cereb Cortex 2010;20(5):1187–1194

[17] Foote SL, Morrison JH. Extrathalamic modulation of cortical function. Annu Rev Neurosci 1987;10:67–95

[18] Hornung JP. The human raphe nuclei and the serotonergic system. J Chem Neuroanat 2003;26(4):331–343

[19] Cho ZH, Law M, Chi JG, et al. An anatomic review of thalamolimbic fiber tractography: ultra-high resolution direct visualization of thalamolimbic fibers anterior thalamic radiation, superolateral and inferomedial medial forebrain bundles, and newly identified septum pellucidum tract. World Neurosurg 2015;83(1):54–61.e32

[20] Coenen VA, Panksepp J, Hurwitz TA, Urbach H, Mädler B. Human medial forebrain bundle (MFB) and anterior thalamic radiation (ATR): imaging of two major subcortical pathways and the dynamic balance of opposite affects in understanding depression. J Neuropsychiatry Clin Neurosci 2012;24(2):223–236

[21] Meola A, Yeh FC, Fellows-Mayle W, Weed J, Fernandez- Miranda JC. Human connectome-based tractographic atlas of the brainstem connections and surgical approaches. Neurosurgery 2016;79(3):437–455

[22] Jones BE, Moore RY. Ascending projections of the locus coeruleus in the rat. II. Autoradiographic study. Brain Res 1977;127(1):25–53

[23] Selden NR, Gitelman DR, Salamon-Murayama N, Parrish TB, Mesulam MM. Trajectories of cholinergic pathways within the cerebral hemispheres of the human brain. Brain 1998;121 (Pt 12):2249–2257

[24] Fernández-Miranda JC, Rhoton AL Jr, Kakizawa Y, Choi C, Alvarez-Linera J. The claustrum and its projection system in the human brain: a microsurgical and tractographic anatomical study. J Neurosurg 2008;108(4):764–774

[25] Sincoff EH, Tan Y, Abdulrauf SI. White matter fiber dissection of the optic radiations of the temporal lobe and implications for surgical approaches to the temporal horn. J Neurosurg 2004;101(5):739–746

[26] Párraga RG, Ribas GC, Welling LC, Alves RV, de Oliveira E. Microsurgical anatomy of the optic radiation and related fibers in 3-dimensional images. Neurosurgery 2012;71(1, Suppl Operative):160–171, discussion 171–172

[27] Ebeling U, Reulen HJ. Neurosurgical topography of the optic radiation in the temporal lobe. Acta Neurochir (Wien) 1988;92(1–4):29–36

[28] Maffei C, Soria G, Prats-Galino A, Catani M. Imaging white-matter pathways of the auditory system with diffusion imaging tractography. Handb Clin Neurol 2015;129:277–288

[29] Rademacher J, Bürgel U, Zilles K. Stereotaxic localization, intersubject variability, and interhemispheric differences of the human auditory thalamocortical system. Neuroimage 2002;17(1):142–160

[30] Berman JI, Lanza MR, Blaskey L, Edgar JC, Roberts TP. High angular resolution diffusion imaging probabilistic tractography of the auditory radiation. AJNR Am J Neuroradiol 2013;34(8):1573–1578

[31] Behrens TE, Berg HJ, Jbabdi S, Rushworth MF, Woolrich MW. Probabilistic diffusion tractography with multiple fibre orientations: what can we gain? Neuroimage 2007;34(1):144–155

[32] Ramnani N. The primate cortico-cerebellar system: anatomy and function. Nat Rev Neurosci 2006;7(7):511–522

[33] Akakin A, Peris-Celda M, Kilic T, Seker A, Gutierrez-Martin A, Rhoton A Jr. The dentate nucleus and its projection system in the human cerebellum: the dentate nucleus microsurgical anatomical study. Neurosurgery 2014;74(4):401–424, discussion 424–425

[34] Kamali A, Kramer LA, Frye RE, Butler IJ, Hasan KM. Diffusion tensor tractography of the human brain cortico-ponto-cerebellar pathways: a quantitative preliminary study. J Magn Reson Imaging 2010;32(4):809–817

[35] Ramnani N, Behrens TE, Johansen-Berg H, et al. The evolution of prefrontal inputs to the cortico-pontine system: diffusion imaging evidence from Macaque monkeys and humans. Cereb Cortex 2006;16(6):811–818

[36] Thiebaut de Schotten M, Ffytche DH, Bizzi A, et al. Atlasing location, asymmetry and inter-subject variability of white matter tracts in the human brain with MR diffusion tractography. Neuroimage 2011;54(1):49–59

[37] Hong JH, Kwon HG, Jang SH. Probabilistic somatotopy of the spinothalamic pathway at the ventroposterolateral nucleus of the thalamus in the human brain. AJNR Am J Neuroradiol 2011;32(7):1358–1362

[38] Fernandez-Miranda JC, Pathak S, Engh J, et al. High-definition fiber tractography of the human brain: neuroanatomical validation and neurosurgical applications. Neurosurgery 2012;71(2):430–453

[39] Holodny AI, Gor DM, Watts R, Gutin PH, Ulug AM. Diffusion-tensor MR tractography of somatotopic organization of corticospinal tracts in the internal capsule: initial anatomic results in contradistinction to prior reports. Radiology 2005;234(3): 649–653

[40] Kwon HG, Hong JH, Lee MY, Kwon YH, Jang SH. Somatotopic arrangement of the corticospinal tract at the medullary pyramid in the human brain. Eur Neurol 2011;65(1):46–49

[41] Ozdemir NG. The anatomy of the posterior commissure. Turk Neurosurg 2015;25(6):837–843

[42] Jarbo K, Verstynen T, Schneider W. In vivo quantification of global connectivity in the human corpus callosum. Neuroimage 2012;59(3):1988–1996

[43] Witelson SF. Hand and sex differences in the isthmus and genu of the human corpus callosum. A postmortem morphological study. Brain 1989;112(Pt 3):799–835

[44] Hofer S, Frahm J. Topography of the human corpus callosum revisited— comprehensive fiber tractography using diffusion tensor magnetic resonance imaging. Neuroimage 2006;32(3):989–994

[45] Rilling JK, Glasser MF, Preuss TM, et al. The evolution of the arcuate fasciculus revealed with comparative DTI. Nat Neurosci 2008;11(4):426–428

[46] Fernandez-Miranda JC, Wang Y, Pathak S, Stefaneau L, Verstynen T, Yeh FC. Asymmetry, connectivity, and segmentation of the arcuate fascicle in the human brain. Brain Struct Funct 2015;220(3):1665–1680

[47] Wang X, Pathak S, Stefaneanu L, Yeh FC, Li S, Fernandez- Miranda JC. Subcomponents and connectivity of the superior longitudinal fasciculus in the human brain. Brain Struct Funct 2016;221(4):2075–2092

[48] Sarubbo S, De Benedictis A, Maldonado IL, Basso G, Duffau H. Frontal terminations for the inferior fronto-occipital fascicle: anatomical dissection, DTI study and functional considerations on a multi-component bundle. Brain Struct Funct 2013;218(1):21–37

[49] Caverzasi E, Papinutto N, Amirbekian B, Berger MS, Henry RG. Q-ball of inferior fronto-occipital fasciculus and beyond. PLoS One 2014;9(6):e100274

[50] Hau J, Sarubbo S, Perchey G, et al. Cortical terminations of the inferior fronto-occipital and uncinate fasciculi: anatomical stembased virtual dissection. Front Neuroanat 2016;10:58

[51] Von Der Heide RJ, Skipper LM, Klobusicky E, Olson IR. Dissecting the uncinate fasciculus: disorders, controversies and a hypothesis. Brain 2013;136(Pt 6):1692–1707

[52] Tusa RJ, Ungerleider LG. The inferior longitudinal fasciculus: a reexamination in humans and monkeys. Ann Neurol 1985;18(5):583–591

[53] Martino J, De Lucas EM. Subcortical anatomy of the lateral association fascicles of the brain: a review. Clin Anat 2014;27(4):563–569

[54] Menjot de Champfleur N, Lima Maldonado I, Moritz-Gasser S, et al. Middle longitudinal fasciculus delineation within language pathways: a diffusion tensor imaging study in human. Eur J Radiol 2013;82(1):151–157

[55] Yoshino M, Abhinav K, Yeh FC, et al. Visualization of cranial nerves using high-definition fiber tractography. Neurosurgery 2016;79(1):146–165

第25章 运用功能磁共振成像和弥散张量成像定位运动皮质和皮质下通路

Localization of Motor Cortex and Subcortical Pathways Using Functional Magnetic Resonance Imaging and Diffusion Tensor Imaging

Sathish Kumar Dundamadappa　　Mohit Maheshwari　著

林佳森　曾洪武　译　　朱凤军　校

摘　要

术前感觉运动皮质和皮质下通路的定位对于术前风险评估、手术轨迹规划、优化术中定位，以及在保留脑功能的情况下取得最大的切除至关重要。当仅靠结构成像无法实现精确定位时，fMRI 起着关键作用，同时也增加了外科医生对定位的信心。本章节讨论了感觉运动系统的功能解剖、皮质脊髓束的基本解剖、感觉运动定位的常用范式和弥散张量成像技术。另外还讨论了幼儿功能性成像的特殊考虑和挑战。

关键词

术前定位，感觉运动系统，感觉运动定位，血氧水平依赖（BOLD），fMRI，术前白质功能定位，弥散张量成像

当计划切除的范围与运动皮质相邻时，精确定位运动皮质和皮质下白质通路与致痫区或病变的关系是手术规划的关键。运动皮质和皮质下白质通路定位的最常见原因如下。

- 术前风险评估。
- 规划术中皮质或皮质下定位。
- 规划手术入路和路径。
- 在保护重要脑功能区的同时，最大程度的切除病灶。

如果结构解剖定位有很高的可信度，并且手术病灶远离运动皮质和皮质脊髓束，那么仅基于结构成像的定位通常就足以进行手术规划。然而，通过结构成像定位并不总是简单的。fMRI 定位在这些情况下是有帮助的。

一、功能磁共振成像定位运动皮质

（一）指征

以下原因需运用 fMRI 对运动皮质进行定位[1]。

- 可能存在解剖学上的变异（如中央前回截断）[2]。
- 占位性病变常导致肿块效应和解剖标志扭曲。
- 发育畸形包括皮质发育畸形，可导致解剖标志的丢失和同位或异位重组。
- 慢性或缓慢生长异常情况下的皮质功能重组，特别是在儿科患者中。

• 需要进行皮质小人定位，特别是对于术中不适合进行皮质定位的患者（如年龄小的儿科患者）。

• 多平面定位（如在冠状面定位没有可靠的结构标志）。

• 分析 DTI 中识别的白质束的意义，特别是在围产期或产前损伤的情况下，皮质重组是可能的。

• 对于肉眼或术中超声检查不明显的小病变，其与术前 fMRI 激活的关系可与术中皮质定位相关联，以便更好地定位。

• 如果病变位于辅助运动区（SMA）附近，切除这些区域将导致无法在术中检测运动功能。fMRI 可以在术前显示病变与辅助运动区的关系，并改变病变边缘切开的顺序，从而不影响术中检测。

• 如果肿瘤形态或位置与功能缺陷不一致，fMRI 有助于评估是否重组。

• 在运动皮质中，只有手的区域一定程度上在结构图像上可以确定（手结区）。否则，结构成像对功能地形图的评价是不足的。

• 术中很难刺激足运动区皮质，因为该区域靠近上矢状窦[3]。因此，该区域的 fMRI 定位对于手术规划是有用的。

• 经皮立体 EEG 导联放置的手术规划和术中导航。

功能磁共振成像被认为是术前检查手术病灶邻近运动皮质或皮质脊髓束患者的标准检查。它是最常用于定位大脑皮质功能的非侵袭性方法。它与被认为是金标准的术中皮质定位高度相关。

（二）血氧水平依赖 fMRI

大多数功能磁共振成像研究使用 BOLD 对比进行定位。BOLD 对比依赖于"神经血管耦合"，这是指神经活动引起的局部血流增加。局部血流量的增加超过了增加的需氧量的几倍。研究表明，血流量增加约 30%，而耗氧量仅增加 5%[4]。这导致较高的静脉氧饱和度，影响氧血红蛋白和脱氧血红蛋白之间的平衡。脱氧血红蛋白是顺磁性的，而氧合血红蛋白是抗磁性的。氧合血红蛋白的相对增加导致磁场不均匀性的降低，从而导致 MRI 信号强度的轻度增加。这种信号增加的幅度很小，通常在 1.5 特斯拉（T）时约为 2%，在 3T 时约为 4%。这种微小的信号变化无法在原始图像中直接看到，需要使用一般线性模型进行进一步处理和统计分析，以生成"信号图"。

（三）刺激呈现

fMRI 研究最好是在更高强度的磁体（3T）上进行，因其提供了更高的信噪比，这有助于捕捉较弱的 BOLD 信号。"Box-car block 设计"是临床最常用的范式设计（图 25-1）。这包括任务的交替周期（通常包括手指或手、脚趾、舌头或嘴唇的运动）和控制（通常是运动范式的休息）。用视觉刺激投影的方法将范例呈现给患者。数据的统计分析通常在单独的工作站上进行，然后注册到结构数据。

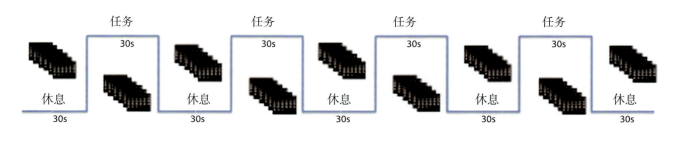

▲ 图 25-1　BOLD fMRI 块设计示例

（四）感觉运动系统的功能解剖

感觉运动系统是一个复杂的系统，涉及许多皮质和皮质下区域，它们的位置和功能都很精确[5]。其完整范围尚不清楚。总的来说，大部分额叶和顶叶区域、扣带回、基底神经节和小脑对运动的不同方面有贡献。然而，从 fMRI 和手术的角度来看，初级运动皮质、初级感觉皮质、前运动皮质（premotor cortex，PMC）和补充运动区是运动功能的主要辅助区域[3]。在 fMRI 运动任务中，运动脑回和感觉脑回都被激活，因此，它们通常被称为初级感觉运动皮质。

1. 初级运动皮质

初级运动皮质（M1）位于中央前回（Brodmann 4 区），位于其后界并延伸入脑沟。它展示了躯体定位组构，著名的代表是"皮质小人"。皮质球区位于下外侧（大约在上纵束水平），上肢位于上外侧，下肢位于上内侧。手运动区位于冗余皮质，形成倒置的 Ω 或水平的 ε 型旋钮。这种皮质冗余为复杂的手部运动提供了必要的更大的表达区。

初级运动皮质负责运动，由运动前区计划和发起的。初级运动皮质的双向输入包括前运动皮质、感觉皮质和丘脑。基底神经节和小脑通过丘脑间接输入[6]。初级运动皮质输出到球运动神经元和脊髓。初级运动皮质损伤导致对侧运动缺陷，以及伴有旁中央小叶的步态共济[7]。皮质脊髓功能失调不能很好地恢复，而皮质球功能则往往在几周到几个月内恢复[6]。

2. 第二运动区

从术前 fMRI 角度来看，第二运动区是运动前区（位于 Brodmann 6 区），主要包括辅助运动区和前运动皮质。运动前区的作用是计划、选择和发起复杂的运动，从而指导初级运动皮质的功能[6]。这些区域在初级运动皮质激活之前暂时被激活。这些区域的 fMRI 激活随着运动复杂性的增加而增加。

辅助运动区位于额上回内侧的 Brodmann 6 区内缘，紧邻初级运动皮质的足区前方和扣带沟上面。辅助运动区中也可见躯体定位结构，面部区域位于前方。另一个令人感兴趣的区域是扣带运动区。辅助运动区后部被认为主要参与运动执行[8]，而前部被证明在动作选择、启动、动机和目标导向的行为中发挥作用[9, 10]。

PMC（6 区外侧）位于额中回后侧、中央前回前侧、中央前沟周围和额上沟后侧皮质。区分为背侧和腹侧细胞构筑区。背侧 PMC 区位于 M1 的皮质脊髓表达区附近；腹侧 PMC 区位于 M1 皮质延髓表达区附近[6]。

在 fMRI 上，单侧运动任务通常会产生双侧运动前区激活。辅助运动区缺陷可导致失用症、对侧运动障碍、异形手综合征和持续言语[7]。辅助运动区缺陷往往会几乎完全恢复。

3. 初级躯体感觉皮质（S1）

初级体感觉皮质位于中央后回，沿其顶部、前界和后界（Brodmann 分区 1、2、3a 和 3b）。它含有躯体定位组构。它也显示"手结区"，但不像运动结那么突出。主要输入来自体感性丘脑，输出到初级运动皮质、运动前区和邻近的高阶体感皮质。

4. 次级躯体感觉皮质

顶叶皮质有多个区域，处理特定的感觉信息。在这些区域中，顶下小叶的外侧顶叶感觉皮质（亦被称之为 SⅡ）被认为是负责感觉信息的高阶处理，在注意、手灵巧程度、协调、躯体感觉的暂时处理、感觉运动统合、触觉识别和触觉学习记忆等方面发挥作用[11-14]。这个区域接收来自初级躯体感觉皮质和感觉性丘脑的输入。它投射到初级运动皮质、前运动皮质、岛叶、关联区和脊髓。根据刺激的不同，该区域的不同程度 BOLD 激活显示对侧激活强于同侧激活[15]。外侧顶叶感觉皮质可能在初级躯体感觉皮质缺陷的恢复中发挥作用。许多沿顶内沟的区域在体感和视觉空间信息的整合中起着重要作用。

运动任务在初级运动皮质和初级躯体感觉皮质产生 BOLD 激活，通常以中央沟为中心，部分是与运动相关的感觉刺激。运动速率、力量和复杂性与 BOLD 激活程度相关。也有同侧失活，经胼胝体连接，对优势半球和非优势半球的影响更大[16, 17]。

外周感觉刺激也会激活初级感觉皮质和运动

皮质，继发于强烈的皮质连接引起的初级运动皮质激活[18, 19]。单侧任务可导致双侧初级躯体感觉皮质激活继发于半球间连通性，且对侧激活明显强于同侧激活[15]。

被动运动可以作为一种替代或补充任务来绘制感觉运动小人[20]。

（五）常见感觉运动范式

启 – 停运动模式

在任务块中，每当患者看到指示"开始"的听觉或视觉线索时，他 / 她就被指示执行一个运动动作（手指运动或脚趾运动或嘟嘴或舌头前后运动）。当患者保持不动时，这与控制块"停止"交替。这些模块通常持续 20～30s，并重复多次。扫描时间一般为 4～5min。这是一种简单的技术，在初级感觉运动区提供了强大的激活（图 25-2）。考虑到任务的简单性质，次要区域和关联区域的激活不那么明显。

（六）双侧复杂手指敲击

在任务块中，患者按 1、3、5、2、4 的顺序反复敲击双侧手指在大腿上。这与一个控制块是休息交替。由于其复杂的结构，这种范式在双侧感觉运动皮质、双侧基底神经节、双侧辅助运动区和上小脑提供了明显的激活。运动前激活经常被注意到。

（七）被动运动或感觉范式

当患者无法自主执行运动功能或遵循指示时（如发育迟缓或理解有限的患者），或在麻醉或镇静下进行研究时（通常小于 6 岁的儿童）使用这些方法。在任务块中，手指或脚趾被移动（如手指或脚趾的屈伸）或用刷子抚摸（用于感官刺激）。与其他范式一致，这与休息时段交替进行。与感官触觉刺激相比，被动运动已显示出更明显的 BOLD 激活（图 25-3）。

fMRI 运动任务的选择取决于病变的位置。如果需要绘制整个运动条，则需谨慎地获取手指或手、脚趾或脚、舌头或嘴唇的激活图（图 25-4）。使用特定区域激活获得解剖学外推（如使用手指运动激活来识别舌头区域）并不总是准确的。中央沟的下侧缩短并向前移动。在这个区域常有解剖学变异。这些因素使得仅通过解剖特征和通过激活运动皮质其他部位外推法精确定位面部区域变得困难。

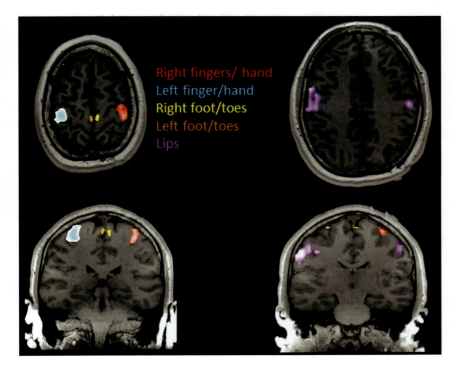

◀ 图 25-2 使用"启 – 停"模块设计范式的感觉运动定位，用地形图表示。字体颜色对应的激活区的颜色编码

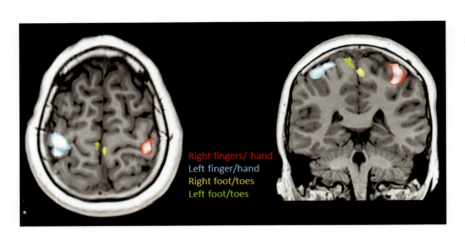

◀ 图 25-3　4 岁顽固性癫痫患儿的被动感觉运动定位

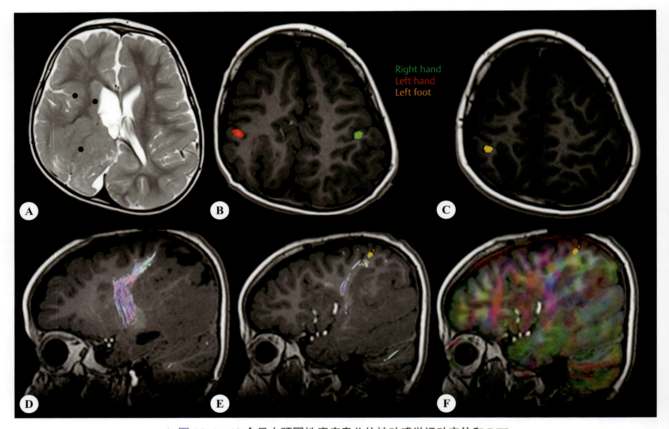

▲ 图 25-4　10 个月大顽固性癫痫患儿的被动感觉运动定位和 DTI
A. 皮质发育广泛畸形（小回增多、灰质异位），黑点表示；B. 右侧运动带重组；C. 左脚更向外侧表示（绿色表示激活）；
D 和 E. 皮质脊髓束示踪成像；F. 彩色 FA 图，确认运动带位置

（八）静息态功能磁共振成像

静息态 fMRI（resting state fMRI，rs-fMRI）测量了 BOLD 信号在静息时的自发低频波动。它有助于大脑功能结构的研究。利用该技术，可以识别出几个静止状态功能网络（由大脑空间上不同的区域组成，在静止时具有同步 BOLD 信号波

动）[21]。其中一个网络是感觉运动网络（图 25-5），它由双侧初级感觉运动皮质、补充运动皮质和次级体感觉皮质组成。该网络的主要功能是检测和处理感觉输入，以及运动功能的准备和执行[22]。

静息态 fMRI 要求较低，可用于那些无法配合任务型范式的患者，如幼儿、精神状态改变的

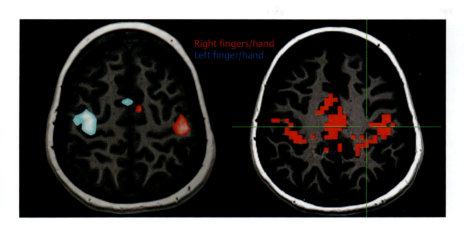

Right fingers/hand
Left finger/hand

◀ 图 25-5　在 12 岁癫痫男孩的同一天进行的基于任务的 fMRI 感觉运动定位（左侧，中线附近较小的激活表示补充运动区域）和静息状态 fMRI（右侧），显示良好的相关性

患者、服用镇静剂的患者以及麻痹或失语的患者[23-25]，尤其是因为静息态 fMRI 中所见的 BOLD 激活也在睡眠[26] 和麻醉期间[27] 出现。

（九）文献证实

皮质电刺激（electric cortical stimulation，ECS）仍然是定位重要功能皮质（包括运动皮质）的金标准。然而，fMRI 提供了一种相对低成本和非侵入性的术前定位代技术。在手术前获得这些信息有助于预测和规划手术，包括选择需要术中皮质电刺激的病例。因此，fMRI 在某些情况下是皮质电刺激的补充，在许多情况下基本上已经取代了皮质电刺激。

Bartos 等[28] 比较了 18 例中央前回附近肿瘤患者初级手运动区的 fMRI 和皮质电刺激结果。18 例患者中有 15 例在这两种技术之间表现出高度一致性。Pirotte 及其同事[29] 的另一项研究表明，在神经性疼痛患者中，fMRI 和皮质电刺激的一致性为 95%（20/21 例患者）。

Petrella 等[30] 研究了术前 fMRI 对可切除脑肿瘤患者治疗决策的影响。39 名患者中有 19 名患者在 fMRI 前后的治疗计划存在差异，其中 18 名患者采用了更积极的方法。他们表示，由于 fMRI，"在某些患者中，手术时间可能缩短，切除范围增加，开颅手术尺寸减小"。Hirsch 等[31] 发现 fMRI 识别感觉运动区的整体灵敏度为 100%。对于在这些功能区有肿瘤的患者，感觉运动区的识别灵敏度为 97%。

Tiège 等[32] 研究了运动 fMRI 对有症状局灶性癫痫的儿童和青少年手术治疗的影响。本研究中 fMRI 运动成像的成功率为 93%。在 74%（32/43）的患者中，fMRI 结果有助于做出手术决策，其中 9 例患者拒绝手术。

Kocak 等[20] 比较了被动和主动感觉运动定位。他们收集了 11 名健康志愿者在手、肘部、肩膀、脚踝、膝盖和臀部的主动和被动运动时的 fMRI 数据。研究发现，与被动运动相比，主动运动倾向于增加初级运动皮质的激活，尽管在中央前回，手、肘部和肩部的运动在激活体素的平均数量上没有统计学上的显著差异。在中央后回中，只有肩部有显著差异。此外，在 90% 的任务中，被动 - 主动运动激活位置的比例重叠超过 50%。

Ogg 等[33] 的研究表明被动 fMRI 可以准确地检测到镇静儿童的感觉运动皮质的功能性手、腿和面部区域。在 3 个病例中，主动和被动 fMRI 共定位运动皮质。在 4 例患者中，皮质电刺激也被用于识别运动皮质，所有 4 例运动皮质电刺激的结果与被动 fMRI 定位一致。16 名儿童中有 13 名接受了基于被动 fMRI 结果的切除术，术后没有意料之外的缺陷。

二、弥散张量成像

（一）术前白质成像的基本原理

功能区白质束的损伤可导致与相应脑功能区手术损伤相似的缺陷。在有致密纤维的区域（如放射冠、内囊），即使是小损伤造成的缺陷也可能是严重的。因此，术前白质定位与皮质定位同样重要。在临床实践中，白质定位是通过 DTI 技术完成的。与 BOLD 成像相比，这种测试在患者配合方面要求低得多。Wu 等[34] 分析了基于 DIT 的神经导航在锥体单束受累性脑胶质瘤手术中的效果。对于高级别胶质瘤，大体全切除的概率更高（74.4% vs. 33.3%），术后运动功能恶化的概率更低（15.3% vs. 32.8%）。研究组 6 个月 Karnofsky 评分为（86 ± 24）分，对照组为（74 ± 28）分。对于高级别胶质瘤，研究病例的中位生存期为 21.2 个月，而对照组为 14 个月。弥散张量纤维示踪与术中刺激的相关性已在多项研究中得到验证[35, 36]。

（二）成像技术

扩散加权成像和 DTI 利用水分子的热运动来探测大脑的微观结构特性。扩散序列是通过在 T_2 加权自旋回波磁共振序列上添加一对扩散敏化梯度来构建的。水分子扩散运动导致质子自旋不完全重相，导致信号强度下降；相反，运动的丧失导致高信号强度。

在各向同性扩散中，运动在所有方向上都是相等的，如脑脊液空间（图 25-6）。灰质也表现出近各向同性扩散。在白质束中，扩散倾向于更容易沿纤维束的长度发生，与正交纤维相反。这被称为各向异性扩散。DTI 技术利用了这种各向异性。

几个弥散张量参数被用来表征大脑的微观结构特性：三个特征向量（λ1、λ2、λ3）。主要特征向量（λ1）表示与纤维方向平行的最大水扩散方向和大小。λ1 被称为"纵向扩散系数"。λ2 和 λ3 的平均值被称为"径向扩散率"。平均扩散系数是指三个特征向量值的平均值。

各向异性分数（fractional anisotropy，FA），取值范围从最小值 0（相当于各向同性扩散）到最大值 1（表明强各向异性和扩散仅沿主要特征向量发生）[37]。彩色 FA 图是临床影像中最常用的张量参数。这些 FA 图有标准的颜色约定，这样它们就描绘了每个体素中的主要特征向量的方向，而这些特征向量又描绘了大部分轴突或白质束的方向。红色表示从右到左（或从左到右）方向；绿色表示前后（或后前）方向；蓝色表示颅尾（或尾颅）方向。颜色强度表示各向异性的程度。

根据 DTI 原始数据，也可以进行白质束示踪成像。在临床实践中，最常用的方法是连续跟踪分配纤维。在该方法中，主特征向量被认为是在种子点处体素内的纤维方向，当它到达体素边缘时，轨迹被改变以匹配下一个体素的主特征向

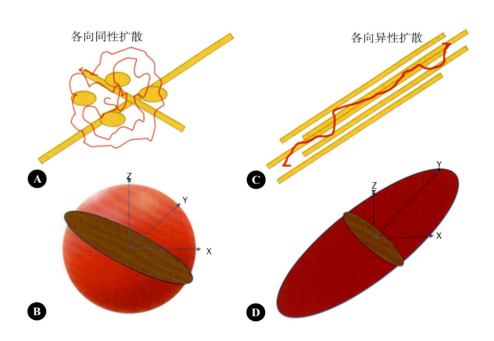

各向同性扩散

各向异性扩散

▶ 图 25-6 各向同性扩散和各向异性扩散示意

A. 灰质示意图；B. 水分子运动以红色表示，各方向相等；C. 白质束示意图；D. 水分子优先沿束方向运动

量。为了继续跟踪到后续体素，需要一个最小 FA（0.1～0.3）。对最大角度（40°～70°）施加约束，超过该角度跟踪将终止。

示踪成像有助于更好地观察病变与特定纤维束之间的关系。在 FA 彩色图中，当多个束被捆绑在一起时，示踪成像可以帮助描绘单个组分。在临床实践中，放射科医生通常在 FA 图上评估白质束，并利用示踪成像在三维上更好地说明两者之间的关系。

（三）皮质脊髓束基本解剖

离皮质纤维通过内囊下降并进入脑干。其中，皮质球纤维终止于脑干。皮质脊髓纤维沿脑干的整个长度下降，大部分穿过对侧的髓交叉，在脊髓中延续为外侧皮质脊髓束[38]。

皮质脊髓系统主要起源于中央前回运动皮质和旁中央小叶中部。大约 80% 的纤维来自中央前回[39]。来自躯体感觉区的纤维数量较少，以突触方式终止于脊髓后灰角的传入神经细胞，从而影响传出信号[40]。然后穿过放射冠、内囊、脑脚、脑桥前部和延髓。在间脑的上部，皮质脊髓束大致位于内囊后肢的中 1/3 和间脑的下部，在后 1/3，除外后方大部分区域。在中脑，它位于大脑脚的中 1/3 处。在脑桥，它位于前侧，脑桥核位于纤维之间。在延髓，锥体神经通路形成双侧前突。在延髓下部，80%～90% 的纤维在交叉处交错，形成外侧皮质脊髓束。锥体束通路中少数的未交叉部分向下延伸为前皮质脊髓束。皮质脊髓束的解剖如图 25-7 和图 25-8 所示。

三、BOLD fMRI 和 DTI 技术的基本注意事项和不足

各种术前和围术期技术，包括临床表现或缺陷、标准成像下的功能解剖，BOLD fMRI、DTI、术中皮质和皮质下定位，需要联合使用来评估功能网络邻近风险。单独考虑这些因素时，每一个都可能是不完美的风险指标，但结合起来可以提供更好的风险评估[41]。就术前 MRI 而言，联合使用 BOLD fMRI 和 DTI 进行术前风险评估优于单独使用 fMRI（图 25-9）。联合应用这些技术，术后缺陷的阴性预测值可接近 100%[42]。

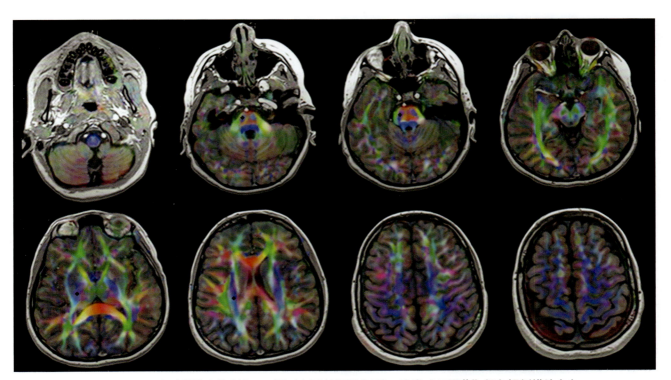

▲ 图 25-7　皮质脊髓束的彩色 FA 图（右侧以菱形表示）。注意"红绿蓝"颜色惯例描绘方向

　　DTI 和 fMRI 最适用于术前绘图中空间关系的定性评估。当测量病变到毫米级的实际距离时，应使用约束。术中使用术前资料时，还应注意术中"脑移位"现象。

　　在浸润性肿瘤中，可以见瘤内激活，这些激活会移位和分散，并与浸润程度相关[43]。在非浸润性肿瘤中，激活存在瘤外转移。

　　与对侧相比，在胶质肿瘤附近可以看到明显的 BOLD 信号降低，在胶质母细胞瘤中最为明显[44]。这可能与肿瘤引起的脑血流动力学改变、

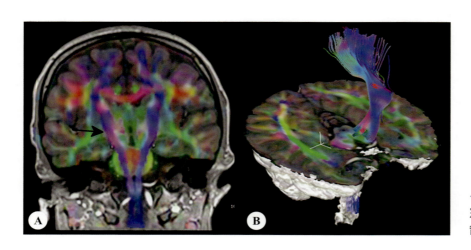

◀ 图 25-8　A. 显示皮质脊髓束的冠状位 FA 图（右侧皮质脊髓束，箭）；B. FACT 法示踪皮质脊髓束

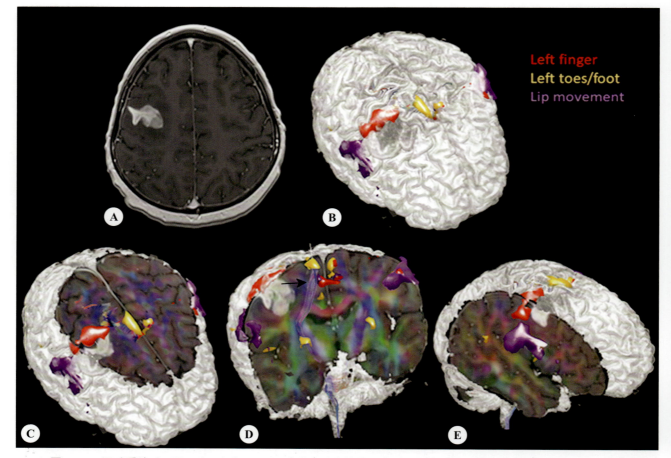

▲ 图 25-9　运动系统（A 至 C 和 E）与 BOLD 感觉运动定位图和皮质脊髓束成像（箭）显示肿块病灶（成骨肉瘤转移）（D）的关系密切

皮质神经元的直接丢失以及一定程度上的神经血管解耦联有关。

在临床实践中，DTI 的彩色编码 FA 图叠加解剖成像是评估白质束与病变之间关系的主要方法。缺乏可见的纤维束并不一定意味着疾病过程的累及。解剖扭曲和移位可能使纤维束模糊或重新定向，使它们在 DTI 技术上难以识别。肿瘤或水肿可改变纤维束的各向异性，影响纤维束的可见性。如果可见纤维束，则具有良好的阴性预测值。如果不可见，则可能意味着病变累及或扭曲或移位。在同一体素内平行运行的功能不同的纤维束不能被区分。

在纤维束示踪技术中，漂亮的彩色结构并不是真实的纤维束，它们只是通过 DTI 技术所评估的纤维方向、密度或各向同性分数的可视化表示。这种技术假设在体素中有一个单一的方向，这并不总是正确的。如果体素内存在复杂的交叉纤维，目前的临床 DTI 技术无法描绘所有的纤维。皮质和白质界面处的纤维束锐角成角也可能导致假性消失（例如，锥体束示踪术中未显示大部分皮质延髓纤维）。在这种情况下，联合多种技术（结构成像，使用 BOLD fMRI 和 DTI 的皮质定位）变得极其重要。

BOLD fMRI 是一种统计学方法。根据"选择的阈值"，激活区域可以有相当大的变化。测量到的信号变化与血管中相对氧合血红蛋白浓度的变化有关，而与神经元活动无直接关系。因此，在测量活动性与病变边缘之间的距离时应谨慎。如果病变边缘超过 10mm[45] 或间隔超过一个脑回宽度，一般认为手术是安全的。

与其他一些神经诊断技术（以毫秒为单位的脑电图和脑磁图）相比，fMRI 的时间分辨率较差（以秒为单位）。fMRI 通过评估血流动力学反应间接测量神经活动。如果存在神经血管解耦联（常见原因是动静脉畸形和动静脉分流），则会导致 fMRI 信号的假性降低。

回声平面成像技术本身容易出现伪影，尤其是在组织 – 空气和组织 – 骨交界处及顺磁性或铁磁性物体（出血、手术夹等）附近（图 25-10）。图像噪声、交叉纤维、发散或转换轨迹可以改变体素内主要特征向量的方向，并可以错误地终止纤维束。阴性纤维示踪不能排除纤维束的存在，尤其是当肿瘤侵犯或在肿瘤附近时。运动伪影和其他 MRI 伪影会影响研究。

术语"病灶边缘"或"邻近"是指当一个纤维束或 BOLD 激活与病变边界接触或距离病变边界几毫米内。当功能区距离肿瘤或周围信号强度超过 1cm 时，使用"远离"一词。"相对接近"一词用来描述介于"邻近"和"远离"之间的位置[41]。虽然对于 fMRI 的效用已经达成共识，并且通常被认为是标准治疗，但它仍未得到充分验证。

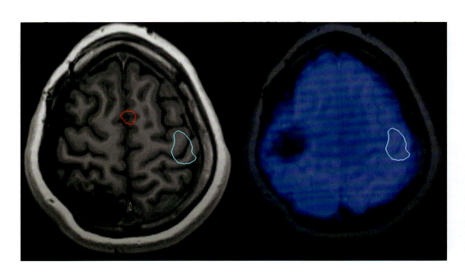

◀ 图 25-10　既往有癫痫手术史的 8 岁患儿。左手轻敲时，在初级运动皮质的预期位置（右侧中央前回）未观察到 BOLD 激活。激活见于辅助运动区（如图红色所示）。这种假激活缺失与金属血管夹在右侧额后凸处引起的磁敏感伪影有关

幼儿的特殊注意事项和挑战

神经网络的不成熟和血管反应性的差异可能是导致新生儿和婴儿在视觉和感觉运动任务中 BOLD 阴性反应的原因[46-48]。出生后 1 周以后，BOLD 血流动力学反应与成人激活相当，波幅可能增加，直至成年[49]。

在检查前评估患者的执行状态是至关重要的。任务需要根据患者的执行能力水平进行修改。一般来说，如果没有行为障碍，5—6 岁的发育年龄或 IQ 在 60 左右的儿童可以配合[50]。为了更好地配合患者，研究获取可分为两个或多个阶段。不同阶段的图像可以在分析过程中进行统一配准。对于婴幼儿和镇静患者，应注意防范 fMRI 回声平面成像噪声的不良反应。粗略的实时 fMRI 分析是有价值的，因为它提供了采集质量的连续监测。头部运动是一个关键因素。在对 fMRI 数据进行预处理时，需要特别关注患者的运动程度和矫正质量。

对于无法执行主动任务的患者，可考虑采用被动感觉运动定位（镇静或不镇静）。虽然静息态 fMRI 仍是一种不断发展的技术，但它可以很好地描述感觉运动系统。Bernal 等[51] 比较了各种麻醉药物及其对 fMRI 检查结果和患者耐受性的影响。在他们的研究所，右美托咪定联合丙泊酚通常用于被动 fMRI 研究的镇静药物。根据我们的经验，这些药物效果很好。

皮质组织的可塑性在儿童中更常见。研究表明，对侧运动区取代了先天性偏瘫患者受损的功能[52]。

结论

BOLD 和弥散张量成像的感觉运动定位在临床应用中应用价值高，特别是当存在解剖标志扭曲、先天性畸形及多平面定位时。结合标准解剖成像，它们为术前风险评估、手术规划提供了有价值的信息，并减少了术中皮质或皮质下定位所需的时间。同样重要的是要注意这些技术的局限性。

参考文献

[1] Ulmer JL, DeYoe E, Gaggl W, et al. Half A Dozen Reasons to Map the Motor Cortex. American Society Neuroradiology Conference. Montreal, Canada; 2014

[2] Salvan CV, Ulmer JL, Mueller WM, Krouwer HGJ, Prost RW, Stroe GO. Presurgical and intraoperative mapping of the motor system in congenital truncation of the precentral gyrus. AJNR Am J Neuroradiol 2006;27(3):493–497

[3] Gabriel M, Brennan NP, Peck KK, Holodny AI. Blood oxygen level dependent functional magnetic resonance imaging for presurgical planning. Neuroimaging Clin N Am 2014;24(4):557–571

[4] Fox PT, Raichle ME. Focal physiological uncoupling of cerebral blood flow and oxidative metabolism during somatosensory stimulation in human subjects. Proc Natl Acad Sci USA 1986;83(4):1140–1144

[5] Filippi M, ed. FMRI Techniques and Protocols. New York, NY: Humana; 2009

[6] Ulmer JL, Klein AP, Mark LP, Tuna I, Agarwal M, DeYoe E. Functional and dysfunctional sensorimotor anatomy and imaging. Semin Ultrasound CT MR 2015;36(3):220–233

[7] Brazis PW, Masdeu JC, Biller J. Localization in Clinical Neurology. 6th ed. Philadelphia, PA: Lippincott Williams & Wilkins; 2011:657

[8] Fink GR, Frackowiak RS, Pietrzyk U, Passingham RE. Multiple nonprimary motor areas in the human cortex. J Neurophysiol 1997;77(4):2164–2174

[9] Devinsky O, Morrell MJ, Vogt BA. Contributions of anterior cingulate cortex to behaviour. Brain 1995;118(Pt 1):279–306

[10] Deiber MP, Passingham RE, Colebatch JG, Friston KJ, Nixon PD, Frackowiak RSJ. Cortical areas and the selection of movement: a study with positron emission tomography. Exp Brain Res 1991;84(2):393–402

[11] Karhu J, Tesche CD. Simultaneous early processing of sensory input in human primary (SI) and secondary (SII) somatosensory cortices. J Neurophysiol 1999;81(5):2017–2025

[12] Huttunen J, Wikström H, Korvenoja A, Seppäläinen AM, Aronen H, Ilmoniemi RJ. Significance of the second somatosensory cortex in sensorimotor integration: enhancement of sensory responses during finger movements. Neuroreport 1996;7(5):1009–1012

[13] Hämäläinen H, Hiltunen J, Titievskaja I. fMRI activations of SI and SII cortices during tactile stimulation depend on attention. Neuroreport 2000;11(8):1673–1676

[14] Mima T, Nagamine T, Nakamura K, Shibasaki H. Attention modulates both primary and second somatosensory cortical activities in humans: a magnetoencephalographic study. J Neurophysiol 1998;80(4):2215–2221

[15] Blatow M, Nennig E, Durst A, Sartor K, Stippich C. fMRI reflects functional connectivity of human somatosensory cortex. Neuroimage 2007;37(3):927–936

[16] Tzourio-Mazoyer N, Petit L, Zago L, et al. Between-hand difference in ipsilateral deactivation is associated with hand lateralization: fMRI mapping of 284 volunteers balanced for handedness. Front Hum Neurosci 2015;9:5

[17] Hayashi MJ, Saito DN, Aramaki Y, Asai T, Fujibayashi Y, Sadato N. Hemispheric asymmetry of frequency-dependent suppression in the ipsilateral primary motor cortex during finger movement: a functional magnetic resonance imaging study. Cereb Cortex 2008;18(12):2932–2940

[18] Wannier TM, Maier MA, Hepp-Reymond MC. Contrasting properties of monkey somatosensory and motor cortex neurons activated during the control of force in precision grip. J Neurophysiol 1991;65(3):572–589

[19] Rosén I, Asanuma H. Peripheral afferent inputs to the forelimb area of the monkey motor cortex: input-output relations. Exp Brain Res 1972;14(3):257–273

[20] Kocak M, Ulmer JL, Sahin Ugurel M, Gaggl W, Prost RW. Motor homunculus: passive mapping in healthy volunteers by using functional MR imaging—initial results. Radiology 2009;251(2):485–492

[21] Lee MH, Smyser CD, Shimony JS. Resting-state fMRI: a review of methods and clinical applications. AJNR Am J Neuroradiol 2013;34(10):1866–1872

[22] Barkhof F, Haller S, Rombouts SARB. Resting-state functional MR imaging: a new window to the brain. Radiology 2014;272(1):29–49

[23] Liu H, Buckner RL, Talukdar T, Tanaka N, Madsen JR, Stufflebeam SM. Task-free presurgical mapping using functional magnetic resonance imaging intrinsic activity. J Neurosurg 2009;111(4):746–754

[24] Kokkonen SM, Nikkinen J, Remes J, et al. Preoperative localization of the sensorimotor area using independent component analysis of resting-state fMRI. Magn Reson Imaging 2009;27(6):733–740

[25] Shimony JS, Zhang D, Johnston JM, Fox MD, Roy A, Leuthardt EC. Resting-state spontaneous fluctuations in brain activity: a new paradigm for presurgical planning using fMRI. Acad Radiol 2009;16(5):578–583

[26] Fukunaga M, Horovitz SG, van Gelderen P, et al. Large-amplitude, spatially correlated fluctuations in BOLD fMRI signals during extended rest and early sleep stages. Magn Reson Imaging 2006;24(8):979–992

[27] Peltier SJ, Kerssens C, Hamann SB, Sebel PS, Byas-Smith M, Hu X. Functional connectivity changes with concentration of sevoflurane anesthesia. Neuroreport 2005;16(3):285–288

[28] Bartos R, Jech R, Vymazal J, et al. Validity of primary motor area localization with fMRI versus electric cortical stimulation: a comparative study. Acta Neurochir (Wien) 2009;151(9):1071–1080

[29] Pirotte B, Neugroschl C, Metens T, et al. Comparison of functional MR imaging guidance to electrical cortical mapping for targeting selective motor cortex areas in neuropathic pain: a study based on intraoperative stereotactic navigation. AJNR Am J Neuroradiol 2005;26(9):2256–2266

[30] Petrella JR, Shah LM, Harris KM, et al. Preoperative functional MR imaging localization of language and motor areas: effect on therapeutic decision making in patients with potentially resectable brain tumors. Radiology 2006;240(3):793–802

[31] Hirsch J, Ruge MI, Kim KH, et al. An integrated functional magnetic resonance imaging procedure for preoperative mapping of cortical areas associated with tactile, motor, language, and visual functions. Neurosurgery 2000;47(3):711–721, discussion 721–722

[32] De Tiège X, Connelly A, Liégeois F, et al. Influence of motor functional magnetic resonance imaging on the surgical management of children and adolescents with symptomatic focal epilepsy. Neurosurgery 2009;64(5):856–864, discussion 864

[33] Ogg RJ, Laningham FH, Clarke D, et al. Passive range of motion functional magnetic resonance imaging localizing sensorimotor cortex in sedated children. J Neurosurg Pediatr 2009;4(4):317–322

[34] Wu JS, Zhou LF, Tang WJ, et al. Clinical evaluation and follow-up outcome of diffusion tensor imaging-based functional neuronavigation: a prospective, controlled study in patients with gliomas involving pyramidal tracts. Neurosurgery 2007;61(5):935–948, discussion 948–949

[35] Bello L, Gambini A, Castellano A, et al. Motor and language DTI Fiber Tracking combined with intraoperative subcortical mapping for surgical removal of gliomas. Neuroimage 2008;39(1):369–382

[36] Coenen VA, Krings T, Axer H, et al. Intraoperative threedimensional visualization of the pyramidal tract in a neuronavigation system (PTV) reliably predicts true position of principal motor pathways. Surg Neurol 2003;60(5):381–390, discussion 390

[37] Mukherjee P, Berman JI, Chung SW, Hess CP, Henry RG. Diffusion tensor MR imaging and fiber tractography: theoretic underpinnings. AJNR Am J Neuroradiol 2008;29(4):632–641

[38] Standring S, ed. Gray's Anatomy: The Anatomical Basis of Clinical Practice. 41st ed. New York, NY: Elsevier Limited; 2016

[39] FitzGerald MJT, Folan-Curran J. Clinical Neuroanatomy and Related Neuroscience. 4th ed. London: Saunders; 2002

[40] Martin J. Neuroanatomy: Text and Atlas. 3rd ed. New York, NY: McGraw-Hill Medical; 2003

[41] Ulmer JL, Klein AP, Mueller WM, DeYoe EA, Mark LP. Preoperative diffusion tensor imaging: improving neurosurgical outcomes in brain tumor patients. Neuroimaging Clin N Am 2014;24(4):599–617

[42] Ulmer JL, Berman JI, Mueller WM, et al. Issues in translating imaging technology and presurgical diffusion tensor imaging. In: Functional Neuroradiology. Boston, MA: Springer; 2011:731–765

[43] Roux FE, Ranjeva JP, Boulanouar K, et al. Motor functional MRI for presurgical evaluation of cerebral tumors. Stereotact Funct Neurosurg 1997;68(1–4 Pt 1):106–111

[44] Krings T, Töpper R, Willmes K, Reinges MHT, Gilsbach JM, Thron A. Activation in primary and secondary motor areas in patients with CNS neoplasms and weakness. Neurology 2002;58(3):381–390

[45] Håberg A, Kvistad KA, Unsgård G, Haraldseth O. Preoperative blood oxygen level-dependent functional magnetic resonance imaging in patients with primary brain tumors: clinical application and outcome. Neurosurgery 2004;54(4):902–914, discussion 914–915

[46] Marcar VL, Strässle AE, Loenneker T, Schwarz U, Martin E. The influence of cortical maturation on the BOLD response: an fMRI study of visual cortex in children. Pediatr Res 2004;56(6):967–974

[47] Morita T, Kochiyama T, Yamada H, et al. Difference in the metabolic response to photic stimulation of the lateral geniculate nucleus and the primary visual cortex of infants: a fMRI study. Neurosci Res 2000;38(1):63–70

[48] Heep A, Scheef L, Jankowski J, et al. Functional magnetic resonance imaging of the sensorimotor system in preterm infants. Pediatrics 2009;123(1):294–300

[49] Shapiro KL, Johnston SJ, Vogels W, Zaman A, Roberts N. Increased functional magnetic resonance imaging activity during nonconscious perception in the attentional blink. Neuroreport 2007;18(4):341–345

[50] Hertz-Pannier L, Noulhiane M, Rodrigo S, Chiron C. Pretherapeutic functional magnetic resonance imaging in children. Neuroimaging Clin N Am 2014;24(4):639–653

[51] Bernal B, Grossman S, Gonzalez R, Altman N. FMRI under sedation: what is the best choice in children? J Clin Med Res 2012;4(6):363–370

[52] Staudt M, Pavlova M, Böhm S, Grodd W, Krägeloh-Mann I. Pyramidal tract damage correlates with motor dysfunction in bilateral periventricular leukomalacia (PVL). Neuropediatrics 2003;34(4):182–188

David W. Loring　Gregory P. Lee　著

李　霖 译　　朱凤军 校

摘　要

在许多癫痫手术中心，Wada 实验仍然是癫痫患者术前评估的重要组成部分。自临床应用以来，Wada 记忆测试的作用不断发展。除了在术前定位语言功能外，Wada 记忆结果可用于评估术后记忆衰退的风险，并辅助识别与一侧致痫灶相关的局灶性功能缺陷。多数 Wada 实验的临床经验都来自成人。然而，由于儿童患者的神经系统发育尚不完全，在成人的检查中得到的经验不一定能推广到儿童，而且 Wada 实验准确预测术后长期认知结果的能力可能会受到神经可塑性和认知成熟的影响。Wada 记忆功能检测结果可以就术后记忆衰退的可能性向患者提供咨询，严重的记忆衰退，即使达不到完全失忆的程度，也足以对生活质量、认知发展和学业表现产生严重影响。尽管与成人相比，Wada 记忆测试不太可能提供有价值的致痫灶的侧向性信息，但 Wada 实验记忆不对称（WMA）能够提示哪些患者可能存在更高的术后记忆衰退的风险。

关键词

Wada 实验，颈内动脉注射异戊巴比妥，记忆力测试，语言功能的侧向性

虽然功能磁共振成像现在常用于癫痫外科病例，但在许多癫痫手术中心，Wada 测试仍然是癫痫患者术前评估的重要组成部分。除了在术前定位大脑语言功能外，Wada 记忆结果可用于评估术后记忆衰退的风险，并辅助识别与一侧致痫灶相关的局灶功能缺陷[1-4]。尽管在成人中存在大量的 Wada 临床文献，但在小儿癫痫手术候选者中描述 Wada 实验经验的报道相对较少。

Juhn Wada 在 20 世纪 50 年代介绍了他在正在接受癫痫手术评估的成年患者的颈动脉内注射异戊巴比妥以定位大脑语言功能的技术[5]。实验流程是在进行语言功能测试的过程中，将短效巴比妥酸盐注入颈内动脉，暂时麻醉一侧大脑半球前 2/3

的区域。最常见的麻醉药是异戊巴比妥，尽管其他药物也曾被成功使用，包括依托咪酯[6]、美索比妥[7] 和异丙酚[8]。这些新药物的作用时间比异戊巴比妥短，而且就依托咪酯而言，需要持续输注药物，以产生足够的麻醉时间，以便进行语言和记忆测试。

在观察了几例颞叶切除术后记忆功能意外显著下降的病例后，人们引入了记忆功能测试作为 Wada 实验的一部分，可逆地模拟了颞叶手术后记忆功能的改变，并可据此评估术后发生严重顺行性遗忘的风险[9]。因此，Wada 试验在一些区域产生了一个可逆的药理损伤，其诱发的功能缺陷可以反映切除这些区域的手术风险。在大多数进

行 Wada 测试的中心，语言和记忆功能都要进行评估。

语言测试结果通常可作为临床决策的依据。当手术计划在语言优势半球进行时，通常会采用更保守的手术入路，并采取额外的措施来保护语言功能皮质，如皮质电刺激功能定位。虽然在各个癫痫中心进行 Wada 记忆测试的目标不尽相同，但该测试的主要目的是确定术后出现记忆衰退的风险。然而，此外，在癫痫发作起始尚不明确的患者中，半球间记忆不对称评分可用于帮助确认癫痫发作时的侧向性。结构和功能均提示一侧颞叶内侧异常的患者，往往有更好的手术疗效，术后认知功能障碍的发生率也会减低，而结构和功能结果不一致的患者则有更高的风险。

Wada 检测的大部分临床经验都来自成人。然而，由于儿童患者的神经系统发育不完全，在成人的检查中得到的经验不一定能推广到儿童，而且 Wada 实验准确预测术后长期认知结果的能力可能会受到神经可塑性和认知成熟的影响。

一、儿童 Wada 实验的特别注意事项

与成人相比，小儿癫痫患者的 Wada 实验具有独特的挑战。对于年幼的儿童来说，Wada 实验通常会带来身体上的不适以及情感上的恐惧，他们常常因不够成熟而无法全面配合评估。药物注射后引起功能障碍本身是令人恐惧的，但是甚至在这之前，为给药而放置颈动脉导管的手术就已经超出了儿童的忍耐和配合能力。训练和进行行为干预的方法可能有助于减少对手术的焦虑，但这些方法往往作用有限，耗时耗力，对较年轻的患者或认知能力下降、理解力不足的儿童效果不佳。与成人相比，儿童在 Wada 前的基线评估应更加广泛和仔细，因为在 Wada 检查期间选择使用的刺激材料必须根据每个儿童的发育和认知水平量身定制。由于这些限制，8 岁以下的儿童通常被认为不适合进行该检查。

对于对疼痛异常敏感或因其他原因可能有合作困难的青少年，可以由麻醉师给予镇静，以协助放置导管[10]。例如，使用短效异丙酚可以使麻醉快速恢复，停药后 15～25min 内可进行 Wada 实验。因此，在适当的情况下使用异丙酚可以避免与置入导管相关的焦虑和不适，从而最大限度地提高获得有效 Wada 行为结果的可能性。不幸的是，有些儿童从麻醉中醒来后会迷失方向或过度情绪化，需要进行充分安抚之后才能够进行 Wada 测试。在某些情况下，父母可能可以有效帮助孩子在麻醉初醒阶段快速平静下来。在此之后，在注射异戊巴比妥之前，家长可能会被护送出血管造影术室。

二、儿童的 Wada 语言测试

因为接受癫痫术前评估的儿童比成人更常患有颞叶外癫痫，所以需要从 Wada 实验中得到的关键的语言侧向性和语言表征信息，而 Wada 记忆结果的重要性较低。如果语言定位的金标准是皮质电刺激，那么通过 Wada 实验确定语言优势侧的必要性则显而易见。虽然报道称电刺激定位已经在 4 岁的儿童身上成功进行[11]，但电刺激语言功能定位的操作本身即困难重重，而在 10 岁以下的儿童中定位语言皮质的可能性更低[12]。在最近的一项研究中，通过电刺激语言功能定位得到的阳性结果在 10 岁或 10 岁以上儿童与成人之间没有区别。尽管这些作者也描述了 10 岁以下儿童的和 Wada 语言测试结果与大一些的儿童的相比更不可靠，但这种差异的程度并不明显。因此，Wada 语言测试似乎比皮质电刺激定位更有可能成功确定儿童的语言功能特征。

认知能力的总体水平与儿童获得有效的 Wada 实验结果的可能性有关[13]。在一个由 22 名儿童患者组成的小的队列研究中，所有智力（IQ）≥70 的儿童的语言测试都是成功的，而 IQ<70 的儿童中，只有 57% 令人满意地完成了 Wada 语言测试。在 Wada 记忆测试的结果中也看到了类似的结果。在致痫灶的同侧注药后，（IQ）≥70 的儿童有良好的记忆功能的保留，但在对侧半球注药后记忆功能明显受损，而 IQ<70 的儿童则不太可能表现出

这种偏侧性差异[14]。在另一项儿童研究中，在 42 名接受癫痫手术的青春期前的儿童中，Wada 实验在不到 2/3 的患者中成功地明确了语言记忆的优势半球。测试不成功的风险因素包括低 IQ（尤其当 IQ<80）、年龄小（尤其当年龄<10 岁）和致痫灶位于左侧半球。儿童在 Wada 实验中出现的失语症也不同于成年人的典型的失语症症状，从而使评估结果复杂化。很多时候，儿童只是在 Wada 测试中变得沉默，因此通常没有失语症的典型表现，如释义替换错误或绕弯子，以帮助确认语言功能受到了影响。

三、儿童的 Wada 记忆功能测试

自 Wada 记忆测试应用以来，其作用已经发生了变化。在颞叶癫痫手术患者的术前评估中的一个重要的方面，通过识别手术对侧颞叶内侧功能的明显损伤，来判断术后患者发展为持续性完全失忆的风险。Wada 记忆功能检测结果可以就术后记忆衰退的可能性向患者提供咨询，严重的记忆衰退，即使达不到完全失忆的程度，也足以对生活质量、认知发展和学业表现产生严重影响[15]。

Wada 记忆测试旨在评估内侧颞叶的功能完整性，并在较小程度上评估整个脑半球被麻醉剂灌注的情况。与其他功能评估的显著不同之处在于，它是孤立地评估每个脑半球，因此有助于理清并行分布式大脑网络的影响。对侧颞叶的记忆功能储备是否能独立维持记忆功能，是在麻醉内侧颞叶病灶同侧大脑半球时需要评估的[16]，这也是最早设计 Wada 记忆测试的最初目标，目的是避免术后全面性失忆。由于病灶的颞叶中存在不同程度的残余功能，因此也必须评估与致痫灶同侧的颞叶内侧结构的潜在记忆作用。这就充分评估了病灶侧颞叶功能。在致痫灶对侧注射药物时以充分评估功能。两侧半球间记忆功能的相对差异被称为 WMA。

尽管 Wada 记忆评估结果并不是判断致痫灶侧向的主要方法，但结合其他临床检查结果，WMA 仍可能有助于临床决策。临床确定致痫灶侧向性

的过程是复杂的，往往依赖于多模态检查结果的总结。因此，对于难以定侧的病例，WMA 的临床意义在于可以增加或降低致痫灶侧别的可信度。如果临床对致痫灶的侧别或位置的评估与 WMA 不完全一致，则通常认为不是理想的手术候选者，术后无癫痫发作的可能性降低，术后认知障碍的风险增加。

在儿童个体和群体水平上，WMA 都与致痫灶的侧别相对应[17]。在一项来自 3 个不同机构的 87 名儿童的病例队列中，Wada 记忆测试能够在 69% 的患者中准确地判断致痫灶的侧别，这一比例略低于成人研究中 70%～88% 的正确率。这种存在于小儿癫痫中的略低的定侧比例，可能是由于儿童群体颞叶癫痫患病率较低所致。

由于 Wada 实验的方案缺乏一致的标准，有时很难估计方法的不同在多大程度上影响文献报道的记忆功能预后的差异。我们已经证明，刺激类型（图片或真实物体）[18]、刺激的时间[19]、需要语言反应的混合刺激模式及异戊巴比妥剂量[20]等因素，均能对与致痫灶定侧相关的 Wada 记忆实验结果产生影响。失语症对某些言语记忆刺激的潜在混淆已被充分认识到[21]，必须谨慎地将特定结果推广到其他 Wada 记忆方案[22]。

与成人 Wada 实验的经验相似，使用特定的 Wada 实验流程进行评估，可能有助于确定致痫灶侧别[23]。Wada 记忆测试包括用药后展示一些需要患者记住的信息，这些材料可能包括线描图、图片、实物、文字或设计。然而，与真实物体相比，混合刺激 Wada 记忆测试对单侧起始的儿童和青少年癫痫发作似乎不太敏感。无论在个人还是群体水平，这种方法的差异对癫痫发作起源于左侧的儿童影响更大。此外，与实物相比，基于混合刺激法得到的 WMA 错误预测致痫灶侧别的风险更大。例如，当使用混合刺激 Wada 记忆测试时，在颞叶组和非颞叶组中，在大约 1/3 的患儿中错误判断了致痫灶的侧别。在 25% 发作起源于右侧大脑半球的患者中，混合刺激法也错误地预测了发作起始的侧别。这一发现与使用真实物体获得

的 WMA 形成对比，在真实物体 Wada 实验中，在 18% 的发作起源于左侧半球的儿童中错误地判断了侧别，而对于左侧颞叶癫痫的儿童，这个比例是 0%。

已有几种方法被用于验证成人 Wada 记忆测试。虽然测试结果本身可能是验证的理想变量，但记忆测试结果也用于筛选手术候选者，这就混淆了预测变量和结果变量。虽然有 Wada 记忆测试结果较差而术后记忆功能无影响的报道[24]，但也有术后出现健忘症的病例，在这些病例中，Wada 记忆测试似乎可以预测结果[25]。除了记忆功能预后方面的研究，还有大量的报道表明，Wada 记忆评分与海马体积或细胞计数之间存在关系[1, 26-29]。海马体积和 WMA 都与术后语言记忆衰退有关[1, 3, 4, 30-33]。

术后记忆功能变化的预测仍然是 Wada 记忆测试最重要的方面之一。术后风险，无论是认知功能变化还是治疗癫痫的效果，都部分取决于术前检查的一致性。与基于临床症状学预测侧别结果相反的患儿，无论是伴有或不伴有 WMA，均较伴有 WMA 但预测侧别一致的儿童具有更高的术后记忆功能下降的风险。在对 132 名接受切除性癫痫手术的儿童进行的回顾性研究中，约 70% 的儿童有与手术侧相对应的 WMA。没有与发作起始侧相对应的 WMA 的儿童表现出显著的术后言语记忆下降，而有适当 WMA 的儿童术后言语记忆分数显著提高。在个体患者水平上进行检查时，77% 的有预测侧别 WMA 的儿童术后没有言语记忆下降，而 80% 的没有正确 WMA 的儿童术后故事回忆任务的言语记忆降低。WMA 对预测术后视觉 - 空间记忆的变化没有价值。

我们的系列研究发现，故事记忆对评估儿童的言语下降更敏感，而在成人中，言语记忆的下降最好用词表任务来捕捉[3, 31]。这些关于故事记忆的发现是否源于非颞叶病例的数量更多，尚不清楚。然而，由于儿童的神经和认知系统处于发育过程中，为成人建立的大脑记忆功能相关测试可能对儿童不太适用。有文献报道儿童在功能成像下执行某些语言任务时，会比成人招募更多的神经组织。这种差异可能反映在儿童在局灶性皮质切除后出现的不同的记忆模式测试的失败。

结论

Wada 测试仍然是确定儿童语言表征和记忆功能的有价值的工具。尽管该程序在儿童中进行的技术难度通常比成人大（例如，在血管造影期间需要麻醉），并且结果更难解释（例如，失语、行为问题、技能水平范围更广），但 Wada 测试已经明确地被证实可用于儿科癫痫手术候选者的术前评估。获得满意结果的可能性取决于许多因素，如个体儿童的成熟度。与获得有效 Wada 结果的可能性相关的因素包括年龄（Wada 测试 10 岁以下的儿童的结果不太可能有用）和一般认知功能（IQ 低于 70～80 的儿童不太可能是好的候选者）。

尽管 Wada 记忆测试与成人研究相比，不太可能提供有用的侧向性信息，但 WMA 能够提示哪些患者有更高的术后记忆下降的风险。Wada 测试在预测术后记忆力下降方面是否能够提供 "超越" 其他现成的临床数据（例如，病灶的侧向性、发病年龄、内侧颞叶硬化的磁共振成像，以及术前神经心理评估，特别是记忆和语言测试分数）尚未得到证实。

参考文献

[1] Cohen-Gadol AA, Westerveld M, Alvarez-Carilles J, Spencer DD. Intracarotid Amytal memory test and hippocampal magnetic resonance imaging volumetry: validity of the Wada test as an indicator of hippocampal integrity among candidates for epilepsy surgery. J Neurosurg 2004;101(6):926–931

[2] Loring DW, Meador KJ. Wada and fMRI testing. In: Fisch B, ed. Principles and Practices of Electrophysiological and Video Monitoring in Epilepsy and Intensive Care. New York, NY: Demos Medical Publishing; 2008

[3] Sabsevitz DS, Swanson SJ, Morris GL, Mueller WM, Seidenberg M. Memory outcome after left anterior temporal lobectomy in patients with expected and reversed Wada memory asymmetry scores. Epilepsia

2001;42(11):1408–1415

[4] Stroup E, Langfitt J, Berg M, McDermott M, Pilcher W, Como P. Predicting verbal memory decline following anterior temporal lobectomy (ATL). Neurology 2003;60(8):1266–1273

[5] Wada JA. Youthful season revisited. Brain Cogn 1997;33(1):7–10

[6] Jones-Gotman M, Sziklas V, Djordjevic J, et al. Etomidate speech and memory test (eSAM): a new drug and improved intracarotid procedure. Neurology 2005;65(11):1723–1729

[7] Buchtel HA, Passaro EA, Selwa LM, Deveikis J, Gomez-Hassan D. Sodium methohexital (brevital) as an anesthetic in the Wada test. Epilepsia 2002;43(9):1056–1061

[8] Takayama M, Miyamoto S, Ikeda A, et al. Intracarotid propofol test for speech and memory dominance in man. Neurology 2004;63(3):510–515

[9] Milner B, Branch C, Rasmussen T. Study of short-term memory after intracarotid injection of sodium Amytal. Trans Am Neurol Assoc 1962;87:224–226

[10] Masters LT, Perrine K, Devinsky O, Nelson PK. Wada testing in pediatric patients by use of propofol anesthesia. AJNR Am J Neuroradiol 2000;21(7):1302–1305

[11] Chitoku S, Otsubo H, Harada Y, et al. Extraoperative cortical stimulation of motor function in children. Pediatr Neurol 2001;24(5):344–350

[12] Schevon CA, Carlson C, Zaroff CM, et al. Pediatric language mapping: sensitivity of neurostimulation and Wada testing in epilepsy surgery. Epilepsia 2007;48(3):539–545

[13] Szabó CA, Wyllie E. Intracarotid amobarbital testing for language and memory dominance in children. Epilepsy Res 1993;15(3):239–246

[14] Hamer HM, Wyllie E, Stanford L, Mascha E, Kotagal P, Wolgamuth B. Risk factors for unsuccessful testing during the intracarotid amobarbital procedure in preadolescent children. Epilepsia 2000;41(5):554–563

[15] Loring DW, Meador KJ, Lee GP, Smith JR. Structural versus functional prediction of memory change following anterior temporal lobectomy. Epilepsy Behav 2004;5(2):264–268

[16] Chelune GJ. Hippocampal adequacy versus functional reserve: predicting memory functions following temporal lobectomy. Arch Clin Neuropsychol 1995;10(5):413–432

[17] Lee GP, Park YD, Hempel A, Westerveld M, Loring DW. Prediction of seizure-onset laterality by using Wada memory asymmetries in pediatric epilepsy surgery candidates. Epilepsia 2002a;43(9):1049–1055

[18] Loring DW, Hermann BP, Perrine K, Plenger PM, Lee GP, Meador KJ. Effect of Wada memory stimulus type in discriminating lateralized temporal lobe impairment. Epilepsia 1997;38(2):219–224

[19] Loring DW, Meador KJ, Lee GP, et al. Stimulus timing effects on Wada memory testing. Arch Neurol 1994b;51(8):806–810

[20] Loring DW, Meador KJ, Lee GP. Amobarbital dose effects on Wada memory testing. J Epilepsy 1992;5(3):171–174

[21] Kirsch HE, Walker JA, Winstanley FS, et al. Limitations of Wada memory asymmetry as a predictor of outcomes after temporal lobectomy. Neurology 2005;65(5):676–680

[22] Meador KJ, Loring DW. The Wada test for language and memory lateralization. Neurology 2005;65(5):659

[23] Lee GP, Park YD, Westerveld M, Hempel A, Loring DW. Effect of Wada methodology in predicting lateralized memory impairment in pediatric epilepsy surgery candidates. Epilepsy Behav 2002b;3(5):439–447

[24] Loring DW, Lee GP, Meador KJ, et al. The intracarotid amobarbital procedure as a predictor of memory failure following unilateral temporal lobectomy. Neurology 1990;40(4):605–610

[25] Loring DW, Hermann BP, Meador KJ, et al. Amnesia after unilateral temporal lobectomy: a case report. Epilepsia 1994a;35(4):757–763

[26] Baxendale SA, Van Paesschen W, Thompson PJ, Duncan JS, Shorvon SD, Connelly A. The relation between quantitative MRI measures of hippocampal structure and the intracarotid amobarbital test. Epilepsia 1997;38(9):998–1007

[27] Davies KG, Hermann BP, Foley KT. Relation between intracarotid amobarbital memory asymmetry scores and hippocampal sclerosis in patients undergoing anterior temporal lobe resections. Epilepsia 1996;37(6):522–525

[28] Loring DW, Murro AM, Meador KJ, et al. Wada memory testing and hippocampal volume measurements in the evaluation for temporal lobectomy. Neurology 1993;43(9):1789–1793

[29] Sass KJ, Lencz T, Westerveld M, Novelly RA, Spencer DD, Kim JH. The neural substrate of memory impairment demonstrated by the intracarotid amobarbital procedure. Arch Neurol 1991;48(1):48–52

[30] Lee GP, Westerveld M, Blackburn LB, Park YD, Loring DW. Prediction of verbal memory decline after epilepsy surgery in children: effectiveness of Wada memory asymmetries. Epilepsia 2005;46(1):97–103

[31] Loring DW, Meador KJ, Lee GP, et al. Wada memory asymmetries predict verbal memory decline after anterior temporal lobectomy. Neurology 1995;45(7):1329–1333

[32] Perrine K, Westerveld M, Sass KJ, et al. Wada memory disparities predict seizure laterality and postoperative seizure control. Epilepsia 1995;36(9):851–856

[33] Sperling MR, Saykin AJ, Glosser G, et al. Predictors of outcome after anterior temporal lobectomy: the intracarotid amobarbital test. Neurology 1994;44(12):2325–2330

第27章　语言功能的定侧和定位：功能磁共振成像
Language Lateralization and Localization: Functional Magnetic Resonance Imaging

Cristina Go　Elizabeth Donner　著

张思琪　曾洪武　译　朱凤军　校

摘　要

皮质语言中枢的精准定位对于接受癫痫手术的患儿避免术后语言功能缺陷至关重要。fMRI 是一种无创的成像技术，利用执行指定任务期间区域神经元活动所产生的 BOLD 信号，提供良好的空间定位以识别参与表达和接受语言任务的脑区。尽管这对幼儿可能是一种挑战，但该技术现已成为众多儿科癫痫中心实现语言功能定侧的重要工具，侵入性的语言功能定位技术仅用于 fMRI 不能确定的病例。随着包括静息态 fMRI（rs-fMRI）在内的技术革新，fMRI 在大脑定位技术中的价值将会日益提升。

癫痫手术可为经谨慎评估的耐药性癫痫（drug-resistant epilepsy，DRE）患儿提供无癫痫发作的机会。精准定侧定位皮质语言中枢对接受癫痫手术的患儿避免术后语言功能缺陷至关重要。fMRI 是一种无创的成像技术，利用执行指定任务期间区域神经元活动所产生的 BOLD 信号，提供准确的定位信息和较高的空间分辨率，以识别参与表达和接受语言任务的脑区。2017 年美国神经病学学会在癫痫患者术前评估相关的实践指南中提出，fMRI 可成颈内动脉异戊巴比妥钠试验，即 Wada 试验的替代方案（见第 26 章），实现内侧颞叶癫痫、外侧颞叶癫痫及颞叶外癫痫患者的语言功能定侧[1]。MRI 还可用于前颞叶切除术后语言功能障碍的预测[2, 3]。fMRI 的基础原理可回顾第 20 章的内容。本章节将着重介绍 fMRI 在耐药性癫痫患儿术前语言功能定侧定位中的应用，fMRI 在儿童中因年龄和依从性产生的局限和挑战，以及可能有助于解决困境的新兴 fMRI 技术。

一、儿童功能磁共振成像：挑战和局限

直接皮质电刺激（direct electrocortical stimulation，ECS）和 Wada 试验一直是公认识别基础语言中枢和通路的金标准，直接皮质电刺激通过颅内电极直接刺激皮质从而干扰语言功能，Wada 试验则通过颈内注射麻醉剂（如异戊巴比妥钠或依托咪酯）从而抑制大脑半球活动。但直接皮质电刺激和 Wada 试验均因其侵入性存在巨大风险。直接皮质电刺激同时受限于仅能检测置入电极所覆盖区域，并存在诱发癫痫的固有风险。fMRI 在耐药性癫痫患儿术前语言功能定侧评估中使用率的增加，得益于其无创性，且不受限于特定脑区，而该技术的可重复性有助于术后随访评估语言功能的缺失和向对侧半球的潜在转变或重组[4]。

基于语言激活任务的 fMRI 最小可应用于 5—6 岁的儿童，但即使是已经充分准备、练习和适应的正常发育儿童，任务失败率仍然极高，年龄偏小者尤甚[5]。不难得知，确诊癫痫的儿童，以及患有注意力缺陷多动障碍和孤独症谱系障碍等常

见癫痫并发症的儿童，fMRI 扫描成功率不及正常发育儿童水平。虽然高达 80% 的癫痫患儿能成功完成单次 fMRI 扫描，但实现语言功能定侧所需的全套 fMRI 扫描成功率仅有 30%～ 60%[6]。扫描失败的原因包括头部频繁晃动、拒绝完成任务甚至拒绝完成 MRI 扫描，以及注意力不集中导致的任务未完成和入睡。除了癫痫自身因素、抗惊厥药物的副作用及潜在癫痫综合征导致的行为和认知异常外，扫描失败也可归因于焦虑、幽闭恐惧症、烦躁不安、疲劳和难以理解任务指令。

为了应对儿童 fMRI 的挑战，有必要在预约测试前对受试者进行筛选。一旦确定该儿童是 fMRI 的适配候选，与父母和孩子一起确认整个流程至关重要。许多癫痫中心通过模拟 MRI 扫描仪让儿童在模拟扫描环境中练习语言任务。儿童亦可以在 fMRI 扫描前获得任务样本，以练习和熟悉这些任务。还应注意的是，新任务可能会激活更强的 BOLD 信号，因此需要考虑任务练习相关的改变对激活幅度和模式的影响[7]。

二、功能磁共振成像语言任务的选择

fMRI 使用的语言任务应根据儿童的发育和教育水平进行调整。过易或过难的任务均会导致较差或较低的 BOLD 反应[8, 9]。为了确保充分评估儿童的全局语言网络，包括额叶和颞叶的语言中枢，大多数中心使用视觉和听觉的组合任务获取刺激。一组任务更有可能展示语言激活的全部范围[10]。表达性语言任务（如造词任务）和接受性语言任务（如听力或决策任务）的混合将有助于确保额叶和颞叶语言中心均获得评估（图 27-1）。

与事件相关设计范式相比，组块设计范式的语言任务通常更易于儿童理解。一个组块设计范式，要求儿童执行语言任务 20～30s，与控制任务交替进行，总采集时间为 5min 或 6min。控制任务的选择尤其关键，理想情况是控制任务与语言任务的区别仅在兴趣功能。例如，如果语言任务是阅读一个单词，那么控制任务可能是看一个"类似单词"的符号串，控制看单词相关的视觉刺激。

同样，如果语言任务是听一个句子，那么控制任务可能是听一个杂乱无章的"句子"，控制听句子相关的听觉刺激。虽然尚无严谨的科学解释，但我们发现在组块设计中加入简单的运动任务（重复手指 – 拇指敲击）与语言任务交替进行有一定益处。优势是运动组块的手部运动便于扫描仪外的操作者确认儿童正在执行任务，也可同步观察运动定位。我们将这项运动任务与字母流畅性、动词生成任务配对，该组合能实现出色的额叶语言功能区激活。

为了实现 fMRI 流程个体化，我们保留了一个机动任务模块，以便根据每个儿童的认知能力和合作水平进行调整。对于大多数患者，在 5～6min 的任务时长中我们会采用以下的替代方案：隐性字母流畅性和动词生成任务，与显性运动控制任务，隐性听觉描述和类别决策任务配对[11]。对于无法阅读的儿童，则使用听觉动词生成和对象图片命名任务。视觉刺激通过 MR 配适的护目镜投射呈现于视野中心，而数字化听觉刺激则通过气动耳机实现。

对于不易观察的任务，可通过控制按钮实现反应监测，或指导患者用单手敲打大腿以表示在不同刺激中的选择。

其他癫痫中心选择在术前使用公开任务进行语言评估，其优势是产出更高质量的扫描图像和监控扫描仪内部情况，这可能有助于提高 fMRI 收益[12]。

三、功能磁共振成像的语言功能定侧

fMRI 通过视觉观察或计算偏侧化指数（laterality index，LI）确定语言优势半球。视觉观察依赖经验丰富的神经学家、神经放射学家或 fMRI 研究者针对 fMRI 图像提供定性的临床视觉解释，此为 fMRI 语言功能定侧的适用方法，并已获广泛认可[10]。偏侧化指数为定量方法，计算每个半球的 fMRI 激活量，包括整个大脑和语言相关的感兴趣区（region of interest，ROI）。偏侧化指数确定为激活量更多的半球则是语言优势半球。

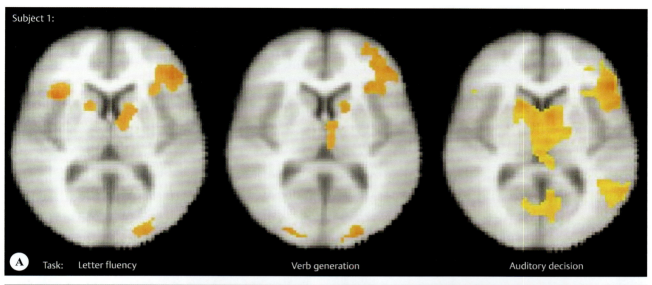

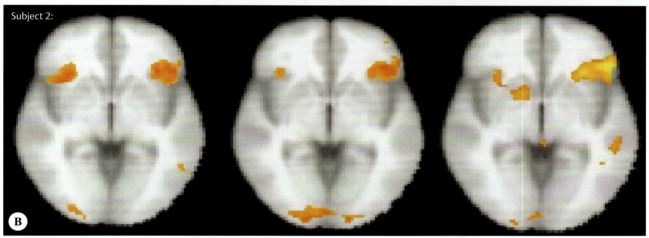

▲ 图 27-1　2 名受试儿童的 fMRI 结果证实需要一个综合 fMRI 语言任务以获取完整语言定位

A. 字母流畅性任务激活双侧额叶，动词生成任务激活左额叶，听觉决策任务激活左额叶和左颞叶。B. 字母流畅性和动词生成任务均激活双侧额叶，而听觉决策任务额外激活了左颞叶

　　语言功能的定侧取决于用手习惯、用手习惯的家族史以及大脑结构和功能病理学。年龄是语言功能偏侧性的影响因素，随着年龄增长左侧半球优势逐渐增加，在 20 岁左右达到顶峰，而在青春期后期左侧优势减低[13]。癫痫患者中非典型的语言模式占比高达 25%[14]。非典型语言模式包括以下三种形式：右侧语言优势；左侧优势伴语言激活定位改变；混合优势，一侧半球的额叶语言优势合并另侧半球的颞叶语言优势[15]。示例详见图 27-2 和图 27-3。非典型语言模式多见于左利手儿童，左侧半球癫痫或早期获得性脑损伤的患儿[16, 17]。患有癫痫和非典型语言模式的儿

童已被证实神经网络损伤更为广泛，这表明非典型语言模式可能是大脑功能障碍严重程度的标志[18]。

四、功能磁共振成像在儿童语言定位的新应用

　　fMRI 成功基础是受试者在扫描过程中完成语言任务。显然，fMRI 面临的挑战与儿科人群息息相关。1995 年 Biswal 等报道，当受试者在 MR 扫描仪中处于静息状态时，感觉运动功能区的激活亦能被检出[19]。这种技术称为静息态 fMRI，可在受试者未执行任务或处于休息状态时评估 BOLD

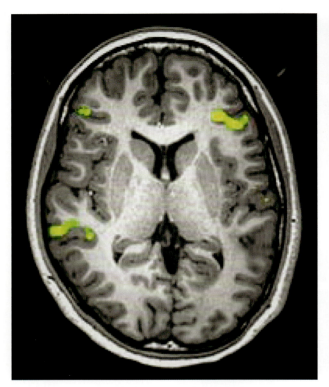

▲ 图 27–2　左颞叶癫痫患儿的混合语言优势；fMRI 显示左额叶和右颞叶语言脑区激活

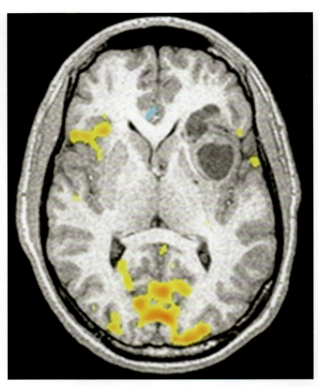

▲ 图 27–3　左侧额叶肿瘤诱发癫痫发作的儿童，右侧额叶语言脑区激活

信号的低频波动。静息状态下 BOLD 信号的相关波动已被用于识别语言、视觉和听觉网络。科学家假定静息状态下，认知产生过程能激发信号波，并用于识别网络[20, 21]。基于以上研究，他们日益关注静息态 fMRI 在术前定位中的作用[20–22]。虽然仍需更多实验验证静息态 fMRI 应用于语言定位领域的可靠性，但它前景可期，且有望完善更年幼和不能良好配合儿童的术前精准定位。

结论

在过去的二十年里，fMRI 已逐渐成为癫痫患儿术前语言定位评估公认的有力技术。在许多中心，包括我们癫痫中心，fMRI 是目前语言功能定侧的主要技术。侵入性的语言功能定位技术仅用于 fMRI 不能确定的病例。随着包括静息态 fMRI 在内的技术革新，fMRI 在大脑定位技术中的价值将会日益提升。

参 考 文 献

[1] Szaflarski JP, Gloss D, Binder JR, et al. Practice guideline summary: use of fMRI in the presurgical evaluation of patients with epilepsy: Report of the Guideline Development, Dissemination, and Implementation Subcommittee of the American Academy of Neurology. Neurology 2017;88(4):395–402

[2] Bonelli SB, Thompson PJ, Yogarajah M, et al. Imaging language networks before and after anterior temporal lobe resection: results of a longitudinal fMRI study. Epilepsia 2012;53(4):639–650

[3] Sabsevitz DS, Swanson SJ, Hammeke TA, et al. Use of preoperative functional neuroimaging to predict language deficits from epilepsy surgery. Neurology 2003;60(11):1788–1792

[4] Hertz-Pannier L, Chiron C, Jambaqué I, et al. Late plasticity for language in a child's non-dominant hemisphere: a pre- and post-surgery fMRI study. Brain 2002;125(Pt 2):361–372

[5] Byars AW, Holland SK, Strawsburg RH, et al. Practical aspects of conducting large-scale functional magnetic resonance imaging studies in children. J Child Neurol 2002;17(12):885–890

[6] Yerys BE, Jankowski KF, Shook D, et al. The fMRI success rate of children and adolescents: typical development, epilepsy, attention deficit/hyperactivity disorder, and autism spectrum disorders. Hum Brain Mapp 2009;30(10):3426–3435

[7] Raichle ME, Fiez JA, Videen TO, et al. Practice-related changes in human brain functional anatomy during nonmotor learning. Cereb Cortex 1994;4(1):8–26

[8]　Bookheimer SY. Functional MRI applications in clinical epilepsy. Neuroimage 1996;4(3, Pt 3):S139–S146

[9]　Nagel BJ, Barlett VC, Schweinsburg AD, Tapert SF. Neuropsychological predictors of BOLD response during a spatial working memory task in adolescents: what can performance tell us about fMRI response patterns? J Clin Exp Neuropsychol 2005;27(7):823–839

[10]　Gaillard WD, Balsamo L, Xu B, et al. fMRI language task panel improves determination of language dominance. Neurology 2004;63(8):1403–1408

[11]　Rodin D, Bar-Yosef O, Smith ML, Kerr E, Morris D, Donner EJ. Language dominance in children with epilepsy: concordance of fMRI with intracarotid amytal testing and cortical stimulation. Epilepsy Behav 2013;29(1):7–12

[12]　Croft LJ, Rankin PM, Liégeois F, et al. To speak, or not to speak? The feasibility of imaging overt speech in children with epilepsy. Epilepsy Res 2013;107(1–2):195–199

[13]　Szaflarski JP, Holland SK, Schmithorst VJ, Byars AW. fMRI study of language lateralization in children and adults. Hum Brain Mapp 2006;27(3):202–212

[14]　Berl MM, Zimmaro LA, Khan OI, et al. Characterization of atypical language activation patterns in focal epilepsy. Ann Neurol 2014;75(1):33–42

[15]　Dijkstra KK, Ferrier CH. Patterns and predictors of atypical language representation in epilepsy. J Neurol Neurosurg Psychiatry 2013;84(4):379–385

[16]　Anderson DP, Harvey AS, Saling MM, et al. FMRI lateralization of expressive language in children with cerebral lesions. Epilepsia 2006;47(6):998–1008

[17]　Yuan W, Szaflarski JP, Schmithorst VJ, et al. fMRI shows atypical language lateralization in pediatric epilepsy patients. Epilepsia 2006;47(3):593–600

[18]　Ibrahim GM, Morgan BR, Doesburg SM, et al. Atypical language laterality is associated with large-scale disruption of network integration in children with intractable focal epilepsy. Cortex 2015;65:83–88

[19]　Biswal B, Yetkin FZ, Haughton VM, Hyde JS. Functional connectivity in the motor cortex of resting human brain using echo-planar MRI. Magn Reson Med 1995;34(4):537–541

[20]　Lee MH, Miller-Thomas MM, Benzinger TL, et al. Clinical resting-state fMRI in the preoperative setting: are we ready for prime time? Top Magn Reson Imaging 2016;25(1):11–18

[21]　Tie Y, Rigolo L, Norton IH, et al. Defining language networks from resting-state fMRI for surgical planning—a feasibility study. Hum Brain Mapp 2014;35(3):1018–1030

[22]　Roland JL, Griffin N, Hacker CD, et al. Resting-state functional magnetic resonance imaging for surgical planning in pediatric patients: a preliminary experience. J Neurosurg Pediatr 2017;20(6):583–590

第 28 章　全麻下功能皮质和白质纤维束的定位

Localization of Eloquent Cortex and White Matter Tracts Under General Anesthesia

James L. Stone　Bartosz Grobelny　著

李　霖　译　　朱凤军　校

摘　要

癫痫手术的目标是在最大限度地保留神经功能的情况下，切除或离断致痫灶，特别是需要保护与精细运动和感觉相关的功能区。与成人相比，儿童更多地采用全身麻醉来进行这类手术，为避免术后运动或触觉感觉障碍，需要术中识别和保护 Rolandic 皮质沟。本章强调使用体感诱发电位（SSEP）和运动诱发电位（MEP）等方法直接定位功能皮质，所采用的技术包括皮质电刺激、皮质下电刺激和经颅电刺激等。同时介绍了术前在导航引导下运动区经颅磁刺激的应用，以及未来可能采用的其他监测方法。

关键词

大脑皮质表面记录到的后放电，双极皮质电刺激 –Penfield/Ojemann 技术，皮质脊髓束，D 波 – 直接 CST 波，复合肌肉动作电位，直接皮质电刺激，直接皮质下刺激，皮质 EEG，肌电图，I 波，运动诱发电位，多脉冲串 / 高频 MEP 技术，神经肌肉接头阻滞药物，导航引导下运动皮质经颅磁刺激，短潜伏期体感诱发电位，SSEP 相位反转技术，四个串刺激，经颅电刺激

　　"小儿癫痫手术领域的迅速发展可能是最近外科治疗中最引人注目的进步，提供了机会来阻止或逆转不可避免的发育迟缓和患儿终身需住院治疗，这些儿童的病情以前被认为是无望的"。

—Jerome Engel Jr. [1]

　　与成人一样，小儿癫痫手术的目标是切除或破坏致痫灶，同时最大限度地保留神经功能。为了实现这一目标，使用多个辅助器来试图确定切除的手术目标和保护功能皮质，功能皮质被定义为一个区域，对其切除或离断可能导致运动、感觉或语言功能的永久缺失[1, 2]。

　　关键的目标是保存功能皮质和相关的皮质下白质的完整性。为控制 Rolando 中央沟周围区域的癫痫发作而进行的局灶性手术，切除术后永久性功能缺陷率约为 28%，我们认为可以通过皮质或皮质下的功能定位和监测技术来减少这一功能障碍比例[3, 4]。"功能定位"是对功能皮质的识别，而"监测"是对这种皮质功能的连续或接近连续的持续评估。

　　以代谢为基础的神经成像，如功能 MRI 和放射性标记成像与局部大脑皮质血流量或氧合有关，提高了我们对"参与"特定运动、感觉或语言 / 行为任务的皮质进行定侧和定位的能力。然而，这些方法不能告诉我们，所涉及的皮质是主要的功能皮质还是继发于充血扩散所涉及的皮质[5-7]。

致痫性和非致痫性病变可导致皮质功能的可塑性，导致运动或其他功能重新分布到受影响较小的区域，从而使识别和保护潜在的功能区域变得困难 [8-11]。

正如在脑肿瘤手术中明确证明的那样，清醒状态下的开颅手术可以最大限度地减少永久性的功能皮质受损，尽管一些年龄较大的儿童可能会因此受到创伤 [12]。此外，年幼的儿童和一些成年人总是需要全身麻醉 [13]。在癫痫手术的全麻下，利用 SSEP 体感诱发电位（somatosensory-evoked potential，SSEP）和 MEP 定位和监测，这些患者可以受益于脑皮质的定位和保护。由于在全麻状态下无法对非运动功能皮质进行术中直接皮质定位检查，需要清醒、配合的患者或 12 岁以上的儿童，因此这种定位超出了本章的范围。

在本章中，我们将讨论在全麻下 SSEP 和 MEP 的基本生理学和用法，以在起源于功能中枢 / Rolandic 区附近或内部的难治性癫痫患儿的癫痫病灶切除过程中检测和保护功能皮质。接下来，我们扩展了皮质记录的 SSEP 在定位中央后回、中央沟前方和中央前回方面的有用性。对直接皮质和皮质下电刺激 MEP 的记录进行了介绍和讨论。随后，我们回顾了 TES 引起的 MEP 的使用和生理学，以及近期发展的术前导航引导下经颅磁刺激运动皮质的辅助使用。

小儿癫痫手术的实践与成功以及儿童皮质定位的需求无疑带来了额外的要求。对儿童期皮质发育相关的成熟过程的更好理解，以及从术中大脑和脊髓监测中借用的皮质电或磁兴奋性监测模式，已经产生了能够降低潜在危险电能释放的方法，从而实现对运动皮质的精确定位。我们讨论了这些模式在实际使用中的各种缺陷，包括关键的麻醉问题，并在结束时提出了新的想法和未来建议的方向。

一、解剖和应用生理学

传统的头皮记录短（潜伏期）SSEP 很容易用商用仪器记录，并依赖于周围神经的充分电刺激。

不应将其与精神病学或心理学中使用的警觉性受试者的较长潜伏期事件相关的联合的皮质反应混淆。SSEP 是由传入本体感觉和振动觉的大纤维产生的。上肢选择的神经是手腕的正中神经或尺神经，下肢选择的神经是踝关节或腘窝处的胫后神经，或踝关节或膝关节处的腓神经。信号通过后根进入脊髓，然后传播到同侧背侧（后）柱。来自颈胸区的神经纤维终止于延髓的楔束核，来自身体下部的神经纤维终止于延髓的薄束核。然后，这些纤维穿过对侧延髓，在终止于丘脑腹后外侧核体感核的内侧丘系上升。初级体感皮质（中央后回，Brodmann 分区 3、1、2 区）以躯体功能分布的方式接收来自丘脑的输入，下肢最靠近中线，外侧依次是躯干、上肢、手指和面部 [14-17]。各种 SSEP 波形峰值由它们的负性或正性（N 或 P）和在不同体积 – 传导率的神经束、突触中继或皮质终结点上的延迟的毫秒数命名（例如，在 20ms 的负向偏转 –N20）。为了成功地记录肢体 SSEP 或体感皮质功能定位，患者必须在本体感觉、轻触觉和两点分辨觉的皮质感觉功能上有正常或只有轻微的缺陷 [4]。

该通路的任何区域的严重的损伤，包括支持这些区域的血管的中断或损伤，都将导致记录波形中的一个或几个波形的振幅和潜伏期延迟的降低。大脑中动脉是颈内动脉的分支，其供血区域包括代表上肢 SSEP 皮质峰（N20）的皮质。相应的下肢 SSEP 皮质峰（P37）通常由大脑前动脉的末梢分支供血。椎动脉供应上颈髓和延髓，基底动脉主要供应脑桥和中脑，而上述动脉近端发出的穿支动脉或交通支供应中线旁间脑的深部和大脑半球的深部 [14-17]。

MEP 通路起源于对位于中央前回的初级运动皮质（邻近的中央后回较少）的刺激。初级运动皮质支配对侧肌肉群的自主的粗大运动和精细运动，而更多的皮质区域（更大的小人）支配脸、舌、手和脚。与体感皮质类似，初级运动皮质在体位上与面部、颈部和舌头运动区、接近侧裂的下方、位于后向凸部中部的手和手臂神经元、位于腿上部的近端、位于回上部顶部的膝盖、位于近端矢状旁区的下肢远端和位于下方的足部组织在一起。胎儿的脸是双侧神经支配的，但足月后的脸上部神经支配更大。舌头受双侧神经支配。

人类的锥体束或皮质脊髓束（corticospinal tract，CST）主要起源于中央前回，由位于大脑皮质第 5 层的锥体细胞轴突组成。与之前的观点相反，只有 2%～3% 的 CST 轴突来源于巨大的 Betz 细胞，其余来源于较小的锥体细胞，其中一些没有髓鞘。通常认为，DCS 诱发肌肉兴奋性反应的阈值较低，4 区第 5 层的 Betz 细胞被认为发挥了主要作用，同时也是肌肉不连续反应的主要原因[18]。在初级运动皮质内或其下方的大型髓鞘化的轴突被认为是主要被激活的纤维，由皮质脊髓束和皮质延髓束组成[19-22]。起源于运动皮质的皮质延髓束纤维与 CST 伴行，分别进入脑干并终止于中间神经元，还有少量的纤维直接与位置更低的运动神经元形成突触联系，控制脑神经支配的肌肉产生运动。CST 内神经纤维传导速度的波动范围较大，但电生理所记录到的可能是传导速度最快的同步纤维所传导的波幅最大的信号[18, 23]。只有一小部分 CST 纤维直接与前角神经元形成突触，大多数终止于背角和腹角之间的中间带的中间神经元上。小部分直接与 α 运动神经元形成突触的 CST 纤维主要参与远端肢体的精细运动。在延髓水平，70%～90% 的 CST 纤维与交叉至对侧，而小部分未交叉的纤维形成腹侧 CST（皮质脊髓前束），其大小不等，有时缺如，常仅延伸至脊髓颈节和胸节[18, 23]。

大脑中动脉和前动脉主要为运动皮质供血，豆纹动脉和脉络膜前动脉供应内囊，椎动脉和基底动脉分支供应脑干，所有这些结构都可能在缺血时对 MEP 反应产生明显影响[19, 24]。脊髓前动脉主要负责脊髓 CST 的血供。

中央前脑回和中央后脑回在中央沟深部分别在三个部位相互连接，被认为是一个区域进入另一个区域的连续体（Broca 区 plide 通道）。这些明确的感觉或运动整合区域位于侧裂上方，手的运

动和感觉区位于其内，在内上方靠近大脑纵裂[25]。在系统进化上，CST 被认为起源于中央后回（感觉），在低等动物中投射到脊髓背角的感觉区[23]。在清醒患者直接电刺激中央区皮质证实该区域感觉和运动功能重叠[26-30]。这与细胞构筑学证据一致，即锥体细胞可以在中央前回和中央后回中出现[31]。大约 2/3 的人类 CST 起源于中央前回，1/3 起源于相邻的顶叶前部中央后回区域[32]。手运动激活区位于中央后回的前面和相邻的中央沟的壁。因此，人们必须意识到，皮质功能不仅位于脑回可见的表面上，还可以出现在脑沟的壁的深处。在人类，顶叶接受脊髓背侧柱状核团（薄束核和楔束核）和脊髓背角的胶状质的投射，在 CST 中的作用可能是在整合自主运动的感觉信息并进行调节或反馈[23]。

权威观点认为，直接电刺激大脑皮质激活了位于皮质底层（锥体细胞层）的形成 CST 的上运动神经元。激活部位很可能发生在灰白质交界处附近的郎飞节初始髓鞘段之前的轴丘上。这些较大的 CST 纤维在较低的刺激电流下被"直接"激活，比直径较小的纤维具有更高的传导速度，并被记录为 D 波[33, 34]。其他 CST 神经元被皮质中间神经元继发或"间接"激活，并产生 I 波，I 波在最初的、通常振幅较高的 D 波之后，可以在胸段以上的硬脊膜外隙放置的记录上胸髓或下颈髓的电极上记录到。这可以通过脊髓肿瘤手术时在椎板切除的部位完成记录，或者从经皮插入 Tuohy 针通过硬膜外间隙向上来实现[35]。

为了成功进行皮质或皮质下运动功能定位，患者通常需要能够抵抗重力（肌力 3 级以上）的肢体力量。如果出现更严重的偏瘫，这种运动定位通常是不可能的。同样，在大约 4 岁以下的健康幼儿中，运动皮质和皮质下直接电刺激兴奋性大大降低。然而，在有严重运动缺陷的患者或幼儿中，功能定位 SSEP 相位反转（SSEP-PR）常可用于识别初级感觉皮质、中央沟以及进一步定位中央前回[4]。

如果使用了适当的麻醉方法，并且神经肌肉

阻断剂（neuromuscular blocking agents，NMBA）在适合的范围内，增加电刺激的强度也会产生可记录的肢体肌肉反应[36]。在手术过程中可以观察到肢体运动，但在目标肌肉使用 EMG 针电极记录复合肌肉动作电位（compound muscle action potential，CMAP）可以更好地量化肌肉反应[23]。

最近有人担心，在全麻下使用 NMBA 后，不同的肢体肌肉表现出不同的恢复时间和衰减曲线，并可能导致 MEP 监测结果假阳性[37]。建议麻醉或监测团队分别在上肢和下肢进行 4 个成串刺激（train-of-four，TOF）NMBA 衰减试验，特别是在 MEP 监测的同一（或对侧）肌肉上。因此，来自额头或面部肌肉的 TOF 被认为对来自上肢或下肢肌肉的 MEP 不可靠[37]。麻醉药物的选择和麻醉深度对于成功记录 SSEP 和 MEP 都是至关重要的。建议使用输液泵以更好地维持血浆药物浓度，以及使用脑电双频指数（bispectral index，BIS）或类似装置评价麻醉深度[34]。

二、体感诱发电位

（一）短潜伏期体感诱发电位

1. 体感诱发电位的刺激和记录

商用的诱发电位设备具有多个刺激和记录通道，可在头部和脊柱的神经外科手术中与 SSEP 同时监测多种诱发电位模式。在双侧记录 SSEP 时，建议交错刺激，每一肢体需要单独记录。在负极，通过一次性表面导电固体凝胶或一次性皮下针电极产生恒流矩形脉冲，刺激周围神经产生 SSEP 反应。如果在个子较矮的患者或儿童中使用更多的近端刺激位点，则标准 SSEP 潜伏期显著缩短。相反，在高的或肢体长的个体中，标准潜伏期会延长。十八九岁时即可达到成年人的正常值[14-17]。

> 刺激参数：波宽：200～300μs（0.2～0.3ms）；频率：1.5～5Hz
> 刺激强度：要引起肢体远端抽搐需要超高强度刺激；表面电极刺激应小于 60mA，皮下针电极刺激小于 40mA（使用不同的刺激器有 5～15mA 的差异）

在使用肌松剂的情况下，可以进行超大强度刺激，建议将反应的差异降至最低。这可以通过增加刺激强度来验证，当进一步增加刺激强度时，记录的反应振幅不会明显增加。

SSEP 刺激频率不应是 60 个循环（Hz），这是美国的标准或主电流频率（欧洲是 50Hz）。这是手术室中经常遇到的环境噪声。选择一个不是 60Hz 的频率，通过计算机将信号平均（将刺激后的一段时间与特定的有限分析持续时间或记录响应的时间窗口联系起来）。这有效地从平均信号中去除噪声，是将刺激响应的微伏级的信号进行叠加计算的基础。理想情况下，电极阻抗应低于 5kOhms。

由于手术室内部或附近存在来自其他设备或电线产生的电伪差和干扰，必须对采集到的信号进行平均以获得适当的信噪比。在分析 SSEP 波形之前，需要对几百到上千个响应信号进行平均。分析时间（窗口）为 100ms。头皮记录的 SSEP 的电极位置及 MEP 头皮刺激电极的位置是根据国际 10-20 系统进行定位的。

沿 SSEP 通路的不同位置的记录对于提供有关通路水平和完整性的信息至关重要。建议分别记录双侧上肢和下肢神经刺激的反应。双侧上肢和下肢神经记录还可以区分信号的改变来自整个系统（低氧血症）或环境因素（低体温）还是局部的改变。

标准 SSEP 潜伏期须根据儿童的年龄和青少年的身高下调。例如，在成人，头皮记录的由上肢腕部刺激诱发的 SSEP 是 N13，是一种皮质下反应，而在中央后回皮质记录到的是 N19/20。刺激下肢诱发的 SSEP 在成人中央后回记录到的皮质反应为 P37。不同的文献来源可能会以略有不同的潜伏期标记这些峰值：例如，N19 有时被称为 N20。然而，这些都是指由正中神经刺激引起的皮质（中央后回）电位的正向偏转。通过了解所引用的波形，就可以直观地知道所讨论的是哪个波形特征[14-17]。

SSEP 记录利用高增益放大器和带通滤波。记录皮质反应建议使用 10～30Hz 的低通滤波和

300～500Hz 的高通滤波，而记录皮质下和周围神经的反应滤波应设置在 10～30Hz 和 1000～3000Hz。

假阳性可能源于技术问题，如电极移位或采集系统和软件中的设备故障。重要的是，神经生理学监测团队必须接受商用记录系统的适当培训，并具有排除各种计算机故障的相应的技术专业知识，以纠正可能出现的问题。各种检查方法，如验证刺激伪影和测量电极阻抗值，可以帮助识别造成干扰的技术问题。

2. 头皮记录的上肢诱发 SSEP 的波形：成人（儿童校正后）潜伏期的参考值

上行的上肢 SSEP 首先可以在 Erb 点记录到。这个电位反映了臂丛神经的活动，在大多数成年人，在腕部正中神经或尺神经刺激后约 9ms 出现所谓的 N9（N7）的负向波峰。可将皮下针电极或固体凝胶电极放置于锁骨中点上方 1～2cm 处。Erb 点电位的记录是需要有参考电极的，参考电极放置于对侧 Erb 点。因此双侧刺激是交错的，并且每一侧的刺激速率是相同的，由于刺激时间也相同，保证了刺激电流不会同时在双侧传递。这就是为什么一侧 Erb 电位需以另一侧的 Erb 点为参考。

C_5 脊髓节段所记录到的皮质下电位称为 N13（P/N 8～9）（参考电极放置于非大脑半球的部位，如肩膀）。此 SSEP 电位的记录位置为颈后 C_5 的棘突处。这种波形的来源可能有多处，包括神经根入髓区、脊髓背角或背侧柱。在正中神经或尺神经刺激部位对侧的中央区域经常记录到一个小的电位 P14/N18。其可能起源于楔束核和内侧丘系。

由中央后回产生的主要的上肢皮质诱发电位被称为 N19/20[15, 38, 39]。记录电极位于正中神经或尺神经刺激的对侧，放置在 C_3' 或 C_4'（'表明是"诱发电位位置"），在成人中（儿童较少）分别位于 C_3 或 C_4 后 2cm 处，并分别以对侧（刺激同侧的）的 C_3' 或 C_4' 为参考（有时也以 FZ 或耳垂作为参考）。这种电位被认为是由丘脑皮质纤维介导的电信号传导产生的，该纤维束投射至初级体感顶叶皮质和相邻的顶叶联合皮质。当距离各自的 C_3' 或 C_4' 较近的距离记录时，N19–N20 的振幅会下降，因此它被认为是一种近场电位[15]（图 28-1）。

3. 头皮记录的下肢诱发 SSEP 的波形：成人（儿童校正后）潜伏期的参考值

在下肢 SSEP 中，腘窝电位是胫后神经刺激后的上行传导通路中的第一个诱发电位，类似于 Erb 点。记录电极位于膝关节后皮肤褶皱处，参考电极位于其上方几厘米。记录到的负向的感觉神经动作电位约为 8ms N8（N5）。位于脊柱 T_{12}～L_1 上的电极记录到的上行传导信号为 N22。

在颈部的 C_5 或 C_2 棘突处可记录一个小的下肢皮质下电位称为 N30（N20），以头皮额顶中线（Fz）或非大脑半球的部位为参考。其可能起源于丘脑下的脑干内侧丘系，也可能有薄束核的参与。

在 Cz 到 Fz，或 C'– 同侧到 C'– 对侧（例如 C_3'-C_4'，或者 C_4'-C_3'）之间可记录到内侧感觉皮质电位 P37[15, 38, 39]。这些诱发电位位置（'）在成人 C_3 和 C_4 后方约 2cm（较少用于儿童）。丘脑皮质神经纤维参与了这种电位的产生，该纤维与初级体感顶叶皮质相连，可能也包括相邻的顶叶联合皮质。通常人们认为这个电位定位于中央后回内侧更深处的体感皮质的足部代表区，这是一个负电位，但突出于头皮电极上方的偶极子记录了一个正电位。因此，P37 被认为是近场电位，因为在距离 Cz' 很短的距离记录时它的振幅会下降[15]（图 28-2）。

4. 神经发育对 SSEP 的影响

出生后体感系统的发育是复杂的，因为在一个漫长的通路上，各个环节的发育成熟是不同步的，如部分通路的外周和中枢髓鞘形成的速率不同，以及通路中突触数量的增加。这些发育序列与大脑的成熟相比相对简单，大脑的成熟包括突触发生的过程，以及丘脑皮质系统复杂的多突触通路的延长和髓鞘化过程[38, 39]。然而，体感系统发育非常早，在估计胎龄 27—32 周的早产儿中就有 SSEP 的记录，在早产期间潜伏期迅速降低[40]。出生后，由于神经系统发育未成熟，1～3 个月时

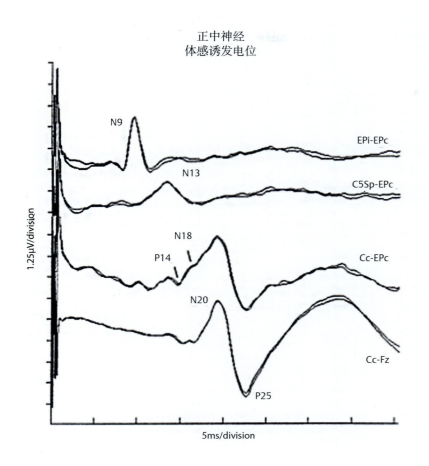

正中神经
体感诱发电位

◀ 图 28-1　头皮记录到的正常的由正中神经刺激产生的体感诱发电位
N9 臂丛神经（Erb 点）在同侧锁骨处记录。N13. 可靠的来源是脊髓 C_5 段，记录位置为颈后 C_5 的棘突处。P14/N8. 可靠的来源是楔束核 / 内侧丘系，记录位置为对侧头皮 C_3' 或 C_4'。N20. 主要的上肢皮质诱发电位，记录位置为对侧头皮 C_3' 或 C_4'。EP. Erb 点；Epi. 同侧；EPc. 对侧；Cc. 对侧体感运动皮质；Fz. 额部凸面中线区（经作者同意转自 Nuwer 和 Packwood 2008 ）[15]

的 SSEP 主要的皮质峰值（成人为 N19～20ms ）的潜伏期较长。然而，在 1 岁到青春期时，由于身高和肢体长度较短，SSEP N19～20 的潜伏期比成人短[38-40]。这与皮质脊髓束或锥体运动系统成熟的延迟形成了鲜明的对比。

5. 麻醉对于 SSEP 的影响

麻醉药物对记录的 SSEP 反应可能有不同的影响，这取决于所使用的药物的组合[17, 41-43]。通常对于 SSEP 记录，应该尽量避免或减少吸入性药物的使用。通常，麻醉深度增加的最早迹象是所有 SSEP 皮质峰的钝化或衰减，而皮质下峰相对保留[15, 44]。在增加剂量水平时，苯二氮䓬类、巴比妥酸盐和异丙酚表现出皮质波幅的进行性降低和潜伏期的增加。阿片类药物表现为皮质潜伏期的轻度增加[44, 45]。依托咪酯（低剂量）和氯胺酮可增加皮质波幅[44, 46-48]。右美托咪定对 SSEP 无显著影响[49]。为了优化术中神经生理记录的

麻醉方案，神经生理学组与麻醉组的沟通至关重要[16, 17, 44, 50-53]。

肌肉松弛剂可在 SSEP 记录存在的情况下使用，并可通过提高信噪比来增强信号的清晰度。然而，如果同时记录 MEP，使用肌肉松弛剂可显著减少并可能消除肌肉反应。

6. 功能区附近切除性手术中 SSEP 的解读和应用

如果手术中暴露中央前回和中央后回，则策略有所不同。在颅内手术中获得双侧外周、皮质下和皮质 SSEP 反应总是有利的，而不仅仅是皮质 SSEP 反应。当确定 SSEP 反应的变化时，重要的是要确定手术部位附近区域是否存在局域性变化，或者观察到的变化是否是麻醉、技术或环境温度问题所导致的。这可以通过分析信号变化水平（外周、皮质下还是皮质），以及这种变化是发生在单侧还是双侧来实现。当进行双侧外周、皮质下和

胫后神经
体感诱发电位

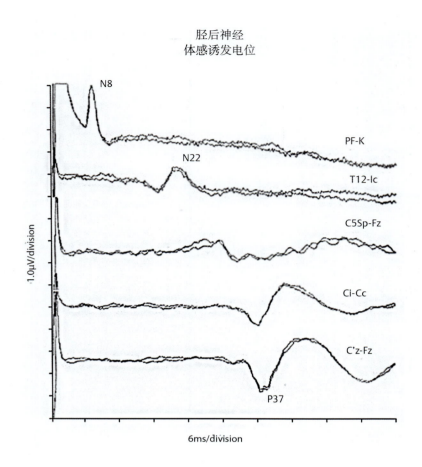

◀ 图 28–2　头皮记录到的正常的由胫后神经刺激产生的体感诱发电位
N8. 胫后神经，记录位于腘窝；N22. 记录位于 T_{12}/L_1 脊髓腰段；N30. 可靠的来源是薄束核 / 内侧丘系，记录位置为 C_5 或更上方的颈椎棘突处；P37. 下肢初级感觉运动皮质，记录位置为皮质凸面中线 Cz′；PF-K. 腘窝至膝关节；lc. 脊髓腰段；Ci. 同层感觉运动皮质；Cc. 对侧感觉运动皮质；C′z. 中央中线，Cz 后 2cm（成人），凸面；Fz. 额叶凸面中线（经作者同意转自 Nuwer 和 Packwood 2008）[15]

皮质记录时，可以分辨系统性信号变化、肢体位置不良或大面积脑梗死。

对于颅内手术中显著的术中 SSEP 变化，普遍接受的标准是 50/10 规则：与基线相比，主波形的潜伏期增加 50% 及以上或振幅减小 10% 及以上时，必须立即报告给手术团队[14-17, 54, 55]。

可导致信号改变的全身性因素有：温度、低血压或缺氧。低血压和缺氧与波幅下降或丧失有关。温度降低导致神经传导速度降低，从而增加患肢 SSEP 潜伏期。温度低的静脉注射液可增加一侧肢体的潜伏期。由于与健侧肢体相比，患侧肢体的反应对轻微的低血压或降温更敏感，因此通过 SSEP 反应检测到的先前存在的神经功能缺损可能会被放大[14-17]。

通过比较肢体固定后与基线的 SSEP 反应，并确定在外周和整个记录通路中信号恶化的部位，是判断肢体固定不当的重要方法。在这方面，SSEP 非常有价值，任何时候，长时间的手术体位将使患者面临术后神经压迫或拉伸相关损伤的风险。

当神经供血系统处于危险状态时，SSEP 记录尤其有价值，因为当每 100 克脑实质每分钟的供血量（cerebral blood flow，CBF）降低到 15ml 以下时，皮质 SSEP 波幅与脑血流之间存在线性相关。同样，皮质 SSEP 波幅降低与大脑中动脉和颈动脉梗死相关；然而，皮质 SSEP 和 EEG 一样，对皮质下缺血相对不敏感。然而，常规 EEG 对 CBF 降低比 SSEP 更敏感，可表现出波幅降低超过 50% 或 δ 慢波，CBF 值在中至低 20s[14, 17, 24, 56, 57]。

7. 实际应用中的限制

为了在术中识别初级感觉皮质、中央沟和经解剖推断的初级运动皮质时辨别 SSEP 的变化，SSEP 记录必须具有可靠和稳健的基线。这需要皮质感觉功能在本体感觉、两点辨别觉和轻触觉方面有正常或仅有轻微的神经功能缺损。SSEP 响应是平均信号，因此在获得和分析响应的速度方面有一定的限制。根据刺激的频率和使用的平均值的数量，一般可以在 1～5min 得到信号。在优化刺激和记录参数方面，训练有素的人员是必不可少的，这样就可以获得足够的信噪比，并获得持续充足的波形进行比较和解释。外科和神经生理学团队之间有效和频繁的沟通可以显著减少延迟。神经生理学团队必须清楚了解手术野或手术路径中的关键结构，并采用相关的方法持续检测。

在切除皮质下结构的过程中，确定中央后回、中央沟和中央前回后，持续的 SSEP 监测可以提示上行体感传导通路的损伤。手术团队应在即将进行关键操作或切除时进行提示，然后监测团队立即对波形重新进行采集和平均。这一点很重要，因为如果在关键操作前收集的波形也参与叠加平均，这可能会掩盖（最小化或无效）关键操作所带来的重要变化。

SSEP 监测的灵敏度因不同的手术条件和手术方法而异，但在大多数队列中，检测灵敏度约为 80%。当只考虑严重的术后功能缺损时，灵敏度和阴性预测值分别为 81% 和 98%[58]。一般来说，当使用 50/10 原则去判断一个主要的 SSEP 波形时，只有一小部分病例发生假阳性结果，假阴性病例很少[15]。在一项纳入约 51 000 例脊柱手术的大型研究中，SSEP 监测的敏感度为 92%，特异度为 98.9%，阴性预测值为 99.93%[15]。术中可能混杂的全身性改变和麻醉事件是发生假阳性结果的主要原因，需仔细辨别。

（二）使用 SSEP 相位反转技术定位初级躯体感觉和运动皮质

除了使用 SSEP 反应来监测初级体感皮质和皮质下上升通路的功能完整性外，SSEP-PR N20–P20 技术还可用于术中定位作为中央后回前界的 Rolando 沟（中央沟）的位置[59]（图 28–3 和图 28–4）。SSEP-PR 技术在约 50 年前被 Goldring 作为小儿癫痫手术的辅助手段引入[60–62]，此后多

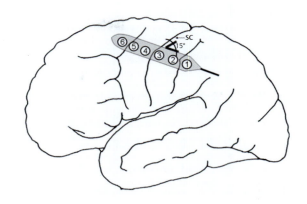

▲ 图 28-3　皮质直接记录正中神经体感诱发电位相位反转技术的配置。注意皮质电极片以大约 15 度的角度穿过中央沟，横跨假定的中央后回（电极触点 3）和中央前回（电极触点 4）的手区。中央沟位于电极触点 3 和触点 4 之间
经作者同意转自 Kombos 2008)[59]

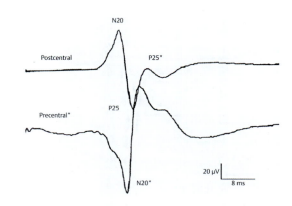

▲ 图 28-4　体感诱发电位相位反转技术（SSEP-PR）：在中央后回，使用双极电极或带参考的单极电极都可以记录到 N20/P25 波形极性（呈镜像改变）的反转（电极触点 3）；N20 向上，P25 向下。中央后回可以记录到相位相反的镜像波形（电极触点 4）；这种明显的改变提示存在位于中央前回和中央后回之间的中央沟（SC）。如果局部皮质解剖存在病理性改变（如肿瘤或皮质发育不良）或是存在严重的感觉运动功能障碍，可能会严重影响甚至不能记录到这种反应
经作者同意转自 Kombos 2008[59]

被认为有利于脑部病变的安全切除[59–61, 63–70]。通过识别中央后回和中央沟，可以定位前方的初级运动皮质或中央前回皮质并加以保护。

全身麻醉下施行暴露中央区的开颅手术并大范围打开硬脑膜。在初步识别中央后回、中央沟和中央前回后，在皮质下切除过程中可使用条状

电极进行 SSEP 监测，以避免上行体感传导通路的损伤。由于中央沟表面有较厚的蛛网膜以及走行其上的动静脉，其位置常较难确定。术中无须尝试解剖或移动这些结构，它们通常不会干扰电信号的记录。术中对侧正中神经刺激采用与头皮记录 SSEP 相似的方法。由于信噪比更高，皮质 SSEP 比头皮记录的电位有更大的波幅[67]。在标准的对侧正中神经 SSEP 刺激后，头皮和皮质表面记录均显示刺激后约 22ms（P22，成人值）在中央前回的手区可记录到诱发波形。在中央后回手区则出现在 N19～20 负电位后 2～3ms（成人值）[60-63]。这种在中央前回和后回皮质记录到的相位极性的逆转是 SSEP "相位逆转" 的基础，并可以此明确中央沟的位置。

通常，网状或条状电极被放置在皮质表面，穿过初步确定的中央沟，前方位于中央沟前 3～4cm 的初级运动皮质的手区，后方位于类似距离的感觉皮质（侧裂上 4～6cm，距中线 3～8cm）。以中央沟作为标志，其通常是由三个弯组成的正弦曲线，通常最突出的是中弯，凸面朝后。这一特征可以用来辨别中央前回的手运动区或 "手旋钮"[71]。虽然中央沟手旋钮区域可能被覆盖的蛛网膜、表面桥静脉和动脉所遮蔽，但 "术中可以很容易地识别出中央前回的手旋钮位于额上沟与中央前沟交点的对侧"[30]。如果存在占位性病变，则应将网格或条状电极放置在可见的病变边缘附近，而不是完全覆盖病变区域。然后应该调整网状或条状电极的位置，通过移动大脑表面的电极阵列，以保证用最低的刺激强度获得最大的皮质 SSEP 波幅[17, 59, 69, 72]。

通常是通过旋转电极使其在矢状面上形成一个略微向上倾斜大约 15° 来得到最佳的 SSEP 波幅，中央前回电极的位置略高于中央后回[59, 73]。监测过程需要与神经生理学团队反复沟通，耐心的确定中央沟的位置。P20 和 P22（代表中央前回，成人值）和 N19～20（代表中央后回，成人值）之间的相位反转，是由于继发于对侧腕部正中神经（手分布区）刺激的中央后回和中央前回的偶极子

源不同所致。通过调整栅状电极或条状电极的位置，使中央沟位于几个不同的电极点之间，共同验证手功能区。

也可以施行胫骨后侧或腘侧的 SSEP-PR，但代表下肢的主要感觉皮质仅限于中央后回内上侧的一个很小的区域[74]。虽然可以将小的条状电极滑入这个狭窄的区域，但此处常存在充血的桥静脉，破裂出血会使该区域的解剖结构模糊不清，导致难以验证电极位置是否正确并获得可靠的记录数据，尤其是在年幼的儿童[59]。

网状或条状电极内的每个电极点都作为一个活动的记录位置，使用一个共同的参考点。参考电极通常是放置在对侧乳突或头部的皮下针电极或固体凝胶表面电极，或是在暴露的颞肌中插入针电极作为参考电极。应例行进行阻抗检查，以验证电极的接触情况。盐水冲洗可以改善阻抗，但过度冲洗会导致电极之间的分流。

1. 功能区附近切除性手术中 SSEP 的解读和应用

在正中神经刺激之后，电正相位反转的原因是基于这样一个原理：在中央后回相对于中央沟产生垂直电偶极子，导致邻近的中央前回的偶极子发生极性变化[70]。相位反转技术的关键在于神经生理学团队确定出现相位反转的电极位置。可以利用双极或参考电极（单极）记录相位反转。与位于中央前回电极记录的负向电位（N19）峰值相比，位于中央后回的电极显示的正电位峰值的潜伏期略有增加。如图 28-3 所示，1*6 的条状电极被放置于中央沟及手感觉运动区之上[59]。图 28-4 例示了皮质正中神经 SSEP-PR 的波形[59]。图 28-3 中所示的电极条在电极点 3 和 4 之间观察到 59 个 PR[59]。

在无法充分识别清晰 PR 的情况下，增加栅状或条状电极触点的数量，并使用双极而不是参考导联，由此相邻位置的电极可以更直接地进行比较（电极之间的差分被放大），这样通常可以观察到更清晰的相位反转。

2. 应用中的限制

虽然可以根据解剖标志和 MRI 影像来识别中

央沟，但 SSEP-PR 技术被认为是识别中央沟最可靠的工具之一。病变存在时皮质结构移位导致的解剖扭曲、功能组织和解剖的个体变异、病变诱导的皮质可塑性变化以及术前影像学检查的局限性，都支持术中辅助使用 SSEP-PR 以提高中央沟识别的准确性[17, 59, 69]。

SSEP-PR 技术识别中央沟的成功率约为 90% 或更高[59, 68, 75-77]。SSEP-PR 识别中央沟失败的情况包括与病灶相关的中央沟移位、既往有显著的感觉运动功能障碍、脑回发育不良和麻醉，或类似于头皮 SSEP 记录的技术问题[59]。已报道的皮质电位缺失或扭曲的原因包括肿瘤，皮质发育不良，或位于丘脑皮质通路的病灶破坏了传入的电信号的同步性从而扭曲了皮质电偶极子向脑表面的时空投射，或者选择的记录部位可能不适合（如被瘢痕或血管遮挡）记录在中央后回的手部区域产生的电位[9, 59]。

有观点认为，虽然 SSEP-PR 在验证中央沟的位置方面是可靠的，但它不能直接验证运动功能，单独使用时，它不足以预防术后运动功能障碍。许多人认为，在条件允许的情况下也可采用运动功能定位。然而，使用 DCS 进行功能定位有诱发癫痫发作的风险。此外，对于儿童来讲，在全身麻醉下可能不能进行运动功能定位，以及在一些中心只能依靠 SSEP-PR 来确定中央沟以及其前方的初级运动皮质，而并无其他选择。

三、运动诱发电位

（一）皮质和皮质下直接运动功能电刺激

DCS 是一种定位技术，在开颅后对暴露的大脑皮质施加电流刺激。DCS 一般在中央沟位置确定后进行。可使用手持单极、双极或硬膜下条状或网状电极作为刺激电极。虽然 DCS 可以在清醒开颅手术中使用，有患者的合作反馈，但本章重点关注在全麻下运动功能定位的方法，术中有轻微或没有肌肉麻痹，以促进 CMAP 对肉眼或 EMG 所记录到的四肢运动的反应。

1. 刺激和记录

在全麻情况下，可采用两种 DCS-MEP 技术：双极皮质刺激（Penfield/Ojemann 技术）和多脉冲序列高频定位技术（Taniguchi 方法）。首先进行系统检查，以 10mA 电流刺激暴露的颞肌并用肉眼观察到肌肉收缩。这证实了刺激发生器、线路连接、电池和手持刺激器等整套系统是完整的。这也可以确定患者的麻醉程度。首先确定 Rolando 中央沟、中央前沟和中央前回的位置（通常采用 SSEP-PR 技术确认），运动刺激通常从侧裂上的中央前回开始并逐渐向上。往往在刺激最靠近中央沟的皮质时刺激效率最高[7]。

观察运动反应时，电流逐渐增加。选择约 1cm 的皮质贴片刺激不同的非相邻区域，刺激之间间隔 10～15s，以减少术中癫痫发作的概率。不同寻常的是，运动皮质电刺激会阻断正在进行的运动活动，而不是引发运动[78]。其机制尚不确定，但可能涉及潜在抑制机制的诱发或刺激电极下方的去极化阻断[79, 80]。

2. 双极皮质电刺激（Penfield 技术）

刺激参数：刺激波形为双极矩形脉冲，脉宽为 0.5～1ms，双极手持探针的尖端间距约为 5mm，或者用硬膜下栅状电极，以 50～60Hz 的频率刺激暴露的运动皮质，持续 1～4s[27]。确定在全麻状态下引起运动反应的阈值强度，由 4mA 开始，以 0.5mA 到 2mA 递增。引起运动反应的阈值通常小于 10mA[17, 19, 24, 27, 63, 65]。Penfield 技术刺激的上限一般为 15mA。Ojemann 进一步完善了 Penfield 技术，采用 60Hz/1ms 的双相恒流脉冲，以双极电极进行刺激[65, 81-86]。运动对刺激的反应本质上更趋向于强直。

（二）高频多脉冲串刺激技术：Taniguchi 方法

刺激参数：采用 4～9 串（多采用 5 串）单相正极矩形脉冲序列，持续时间 200～500μs（0.2～0.5ms），刺激间隔为 2～4ms，通过手持探针或硬膜下网状电极刺激暴露的运动皮质[87]。以 0.5～2mA 逐渐递增确定刺激阈值，但一般不超过 25mA。

在一项纳入 422 例使用 MPT 进行 DCS 的患者的大型研究中，使用高达 30mA 的电流进行皮质定位，串刺激包括 5～7 次正极电刺激，脉宽为 0.5ms，刺激间隔为 4ms，串刺激频率为 2Hz。在患者有癫痫发作史的情况下，串刺激频率降低到 0.4Hz[88]。据报道，初级运动皮质刺激的平均阈值为 6～612mA[87]。MPHF 刺激技术可以通过单极或双极方式进行刺激，参考电极置于暴露的颞肌或头皮上[17, 19, 24, 69]。刺激诱发的运动反应往往比使用 Penfield 技术更精细，使有限数量的肌肉产生局限的运动[34, 76]。

作者更倾向 MPT 刺激技术，因为它诱导癫痫发作的概率较低，总的刺激电量更低，并且在皮质电极记录后放电或癫痫样放电时产生的刺激伪影更小。MPT 技术允许对诱发的运动反应进行更定量的分析，既可以用作功能定位，还可以在皮质 / 皮质下病灶切除术中进行持续的运动功能监测（在不影响切除手术的情况下）[66, 87, 89–95]。

在 MPT 和 Penfield /Ojemann 的 DCS 方法中，都建议在逐渐增加刺激强度之前，先电刺激整个感兴趣的皮质区域。与 MPT 技术相比，Penfield 技术诱发性癫痫发作的风险更高。据报道，MPT DCS 后癫痫发作的发生率为 1.6%，而 Penfield 技术为 5%～24%[88]。对于这两种 DCS 技术，建议放置多个外周电极或在暴露的皮质上放置硬膜下栅状电极，以便在刺激的同时监测邻近皮质，以警惕是否存在长时程的后放电（afterdischarges, AD）发放甚至是即将出现的癫痫发作。在任何一种刺激技术中，均建议在术中出现临床下或临床癫痫发作时，迅速使用冷的盐水或林格氏液冲洗皮质表面[17, 24, 69, 96–98]。麻醉组必须准备静脉注射抗惊厥药或镇静剂，以应对可能导致脑肿胀的全面性癫痫发作。然而，大剂量镇静药物可以直接降低神经元兴奋性和突触活性，从而影响持续的皮质功能定位[17, 53]。

1. 记录

在全麻状态下，通过在对侧肌群放置皮下针电极进行 EMG 记录，监测 DCS 诱发的运动反应，在刺激过程中可以明确观察到肢体运动，从轻微的运动到有损伤风险的快速阵挛或强直运动。Penfield 刺激通常会引起更多的强直性肌肉反应，而 MPT 技术常会引起单一的可量化（EMG 采集）的 CMAP 反应[90]。

2. 功能区附近切除性手术中的应用

由于存在病灶或中央沟内及周围血管走行所引起的解剖结构的异常，中央沟的识别可能比较困难。尽管 SSEP 相位反转和先进的解剖和功能成像技术可以识别中央沟和中央前回，但许多人认为术中 DCS 或电极置入功能定位（手术埋置皮质条状或栅状电极后在重症监护室中完成）仍然是验证初级运动皮质功能的金标准。

在不使用肌松剂的全身麻醉下，我们首先通过 SSEP 相位反转定位中央沟，然后对推测的中央前回的初级运动皮质进行 DCS。在全麻下使用 DCS 进行皮质定位时，对于 Penfield 或模拟多脉冲方法，刺激阈值小于 10mA 通常被认为是定位运动皮质的重要指标[17, 24, 69]。

由于诱导癫痫发作的概率较低，刺激过程中施加的总电量更低，ECoG 记录中的刺激伪影最小，因此，MPT 技术越来越受欢迎。MPT 技术还可以对诱发的运动反应进行定量的分析，增加了 DCS 作为一种监测技术的价值。在 DCS 准确定位了运动功能区后，放置网状电极或条状电极阵列，利用 MPT 或 Penfield /Ojemann 的技术来刺激和唤起肌肉反应，在不影响手术操作的前提下可作为后续皮质切除期间的持续运动监测手段[66, 87, 89–95]。诱发 CMAP 反应的刺激阈值（通常为 4mA）的增加，是监测期间出现显著变化的标准[94, 99]。

3. 皮质电刺激定位运动功能的限制

为了最大限度地提高定位的特异性，以及控制不必要的电刺激的扩散，持续使用阈值或接近阈值的刺激是很重要的。超阈值的 DCS 可能会不可避免地激活运动纤维，电活动发生扩散甚至向远端传播，也因此降低了刺激部位的灵敏度和特异度。通过使用阈值或近阈值 DCS 作为皮质切除术的监测手段，只有术中出现信号显著恶化或阈值增加的患者在术后 3 个月表现出持续的运动障碍[92-94]。全麻下进行的 DCS 通常局限于初级运动区，因为辅助运动区通常不认为是功能区，而且刺激该区域常产生更复杂的强直运动[2]。由于 DCS 和经颅电刺激（TES）在刺激强度测量上存在很大差异，因此在需要进行运动功能监测时，可以使用经颅电刺激，但不需通过手术暴露初级运动皮质。DCS 诱发的运动幅度比 TES 更小，特别是成串的高频刺激技术诱发的运动更局限，比 TES 更安全。

如果在刺激过程中未能诱发 CMAP，则可以通过 ECoG 上的刺激伪影或刺激暴露的颞肌并观察肌肉抽动来验证刺激电极的功能。无论是传统皮质直接电刺激（Penfiel 方法 /Ojemann 方法）还是 MPT 技术，全身高剂量使用特定的麻醉药均可影响 DCS 诱导的 CMAP 信号。

婴儿、幼儿、儿童和成人的 DCS 存在显著的年龄相关的差异和局限性[12]。在大约 4 岁时，初级运动皮质的阈值才降低至足以诱导肌肉反应的水平[19]，而成人模式通常直到青春期才出现[12, 64]。最初的高阈值是由于形成锥体束或 CST 束的神经细胞发育不成熟，髓鞘化不良导致的轴突直径较小，以及不成熟的支持性突触活动[18]。幼儿的 DCS 仅能粗略定位，而全身麻醉通常会进一步抑制持续地诱发肌肉反应的能力[100]。

此外，幼儿与成人不同，因为他们很少在没有诱发 ADs 的情况下表现出运动反应[101-103]。16 岁或以上的儿童可具备经典皮质刺激后的运动反应，但约 50% 的 8—9 岁儿童、80% 的 4—5 岁儿童和 1 岁以下儿童无法诱发运动反应[101, 104]。在 2—4 岁以下的儿童中，尽管使用最大的刺激，但很少发现无 AD 的运动反应[102]。在 4—6 岁，开始出现无 AD 的运动反应，6 岁时出现屈伸手指的强直运动反应[12]。在 4 岁以下的患者中，只有通过一种新的"双皮质刺激范式"而不是传统的 Penfield 方法可以可靠地引起 ADs 和运动反应[103]。通过逐步增加刺激强度（特别是刺激持续时间），乏髓鞘纤维的强度 - 时间曲线趋于正常，从而促进 AD 并实现运动皮质刺激。这种方法降低了总能量的消耗并使电刺激的更加安全[12, 101-104]。在 5 到 10 岁的儿童中，这两种方法（传统的 Penfield 方法和"双皮质刺激"）都引发了功能性反应[100-103]。

（三）皮质下电刺激

当在功能区或功能区附近手术时，如沿着已确定的致痫区或邻近的结构性病变的白质边缘进行切除，更推荐使用 DSS。DSS 的刺激参数一般与直接刺激有髓纤维相同或更低[7, 104-106]。皮质下和皮质运动（subcortical and cortical motor，CST）刺激可以在全麻下进行，而感觉、言语和语言功能的皮质下刺激技术都需要局麻下患者的配合[107]。在 DCS 定位初级运动皮质后，利用传统的 Penfield 或 MPT 技术，DSS 可能用于检测相应的下行运动通路。相反，在初级感觉皮质深处，当记录初级感觉皮质的 ECoG 时，可能会刺激上行皮质纤维。再次注意，下行或上行的脑白质纤维可能不会垂直于脑回走行[7]。

双极刺激的效果更加局限且精确，因为产生的电场比单极刺激小，并且局限在探针尖端之间。然而，也有人更倾向单极刺激，单极刺激所产生的径向电流扩展形成一个的均匀的电场，并可依次来估计刺激部位与 CST 之间的距离[90, 94, 108]。DSS 术中阈值电流与 CST 距离的比例为 1～1.5mA 对应 1mm，建议皮质下刺激阈值为 2mA 时停止手术，阈值越高，距离 CST 越远[99, 109, 110]。在一项纳入 100 例患者的研究中，在切除过程中联合应用 DCS 与 DSS 来预测手术造成损伤的灵敏度和特异度分别为 67% 和 97%[94, 99]。综上所述，与 DSS 相比，当 DCS 的波动超过 4mA 时需警惕神经功能的损伤，DSS 不能直接评估神经功能或 CST 完整性，只能用来评估与 CST 的接近程度[94, 99]。

在 MEP 记录中，与 CST 相关的 D 波和 I 波（图 28-5）不受全麻的影响，它们对吸入麻醉剂和静脉麻醉剂不太敏感，而且不像肌肉记录的 MEP（mMEP）那样受肌松剂的影响。然而，尽管通过信号平均可以提高对 CST 反应的识别，但它的波幅仍比 mMEP 小得多（μV vs. mV）。目前，D 波和 I 波 CST-MEP 记录已被用于脊髓肿瘤手术。当 D 波波幅下降 50% 时，应停止进一步切除肿瘤，并且与患者的运动预后相关[33, 111]。然而 D 波波幅在此期间仍逐渐减小；约 50% 的 CST 分支在颈膨大区发出，20% 的 CST 分支经胸髓发出，最后 30% 终止于腰骶髓[18]。CST-D 波有时很难从腰骶髓记录，一般无法从马尾记录[33, 111]。通过进一步研究，DCS 或 DSS 后的 CST-D 波记录可能对于神经外科手术有重要价值，就像脊髓肿瘤手术中那样有精确的波幅阈值。

近几十年来，切除位于功能皮质和皮质下感

觉 / 运动通路附近的较大的低级别胶质瘤后，患者没有永久性的神经功能缺损。这些手术体现了显微神经外科技术、神经导航、超声肿瘤吸引、SSEP 监测以及皮质和皮质下 CST 刺激监测的优势[86, 105]。然而，有时肿瘤可能生长于功能皮质或皮质下通路内，随着肿瘤的缓慢生长，皮质功能的可塑性导致原皮质功能由一个或多个脑区替代。尽管生长缓慢的低级别胶质瘤通常局限于脑回及软脑膜内，而且对于功能性感觉和运动通路的影响多为挤压而不是直接侵犯，但在小儿癫痫患者中常见的大范围皮质发育不良以及癫痫相关的发育性肿瘤却不一定是这样[112]。在癫痫手术中，超

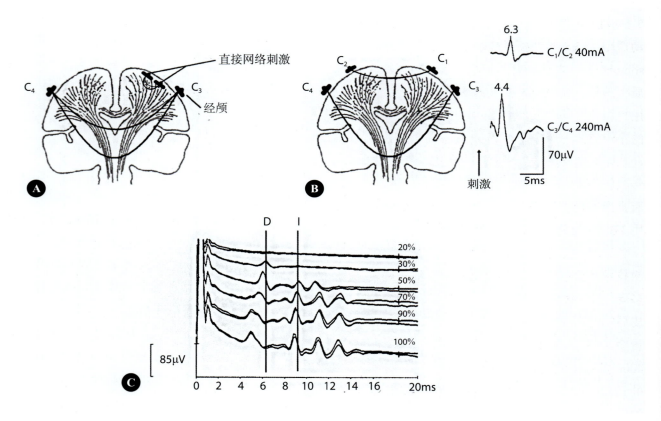

▲ 图 28-5 全麻开颅，暴露运动皮质

作者们倾向采用成串多脉冲高频刺激（MPT, Taniguchi 技术）进行直接皮质运动区刺激（DCS-MEP），MPT 通常也是经颅电刺激必不可少的（TES-MEP）。A. TES-MEP 刺激双侧皮质脊髓束（CST），在逐渐增加电压（最高达 750 V）后，在脊髓硬膜外记录到的皮质脊髓束（C）的直接波（D）和间接波（I）。B. 直接皮质刺激（DCS-MEP）采用网格状电流刺激（通常≤25mA）来实现单侧上肢或下肢的肌肉记录，如图 D 所示。然而，随着 TES-MEP 的电量增加，电流影响的脑内的深度显著加深，导致双侧皮质刺激、潜伏期缩短和肢体肌肉反应。注意，与肿瘤远端相比，左侧脊髓肿瘤近端硬膜外记录更清晰，D 波波幅增加，潜伏期缩短（C）。然而，刺激电压的增加也伴随着 I 波的突触和数量的增加。然而，D 波和 I 波的记录，受麻醉剂和肌松剂的影响要小得多，这对于 DCS 记录是一个挑战（经作者同意转自 Deletis and Sala 2008）[33]

声吸引器多用于吸除脑回的操作中，该技术可以在脑回边界内操作并对血管结构损伤较小[113]。近年来，人们致力于开发一种导电的手持超声肿瘤吸引器尖端，它可以间断地或连续地提供直接的、实时的皮质下 CST 监测，但目前仍存在许多技术挑战[114-116]。

四、经颅电刺激

如前所述，当初级运动皮质未暴露或手术中不需要暴露，但下行运动通路可能损伤时，TES 就成为术中 CST 监测的临床首选方法（图 28-5）[33, 117]。然而，在儿童或成人癫痫手术中，TES-MEP 并不常规使用，但可能偶尔会用于 4—5 岁或以上的儿童，在较低的电流刺激下监测运动通路。TES 和经颅磁刺激（transcranial magnetic stimulation，TMS）有助于我们了解基本的运动皮质生理学，以及麻醉对于 MEP 和 SSEP 的关键作用[17, 41-43, 53, 118-122]。在 20 世纪 90 年代中期，不同的小组首次演示了上述的脉冲序列，全麻下的运动功能电刺激技术[123-125]。MacDonald 2002 年的报告减轻了对人体使用 TES 的安全担忧，第一个政府批准的商业刺激器出现在市场上，全麻术中使用 TES 和相关的研究逐渐开展[19, 126]。

目前，在许多神经外科手术中，MPT-MEP 刺激技术是全麻下 TES 的首选术中方法。这包括许多脊柱手术和一些需要运动系统监测但初级运动皮质本身不需要暴露的开颅手术。TES 需要的能量明显多于 DCS（包括电流和电压）；然而，在 4000 多名接受 TES 治疗的监测患者中，癫痫发作的风险（0.7%）与 422 名接受传统 Penfield DCS 的患者（5.4%）相比要小得多[88]。

（一）生理学，刺激和记录

选择初级运动皮质的原因是由于其诱发肌肉反应所需的阈值较低[19]。深层或初级运动皮质下方的大型有髓鞘、传导最快的 CST 轴突被认为是 TES 刺激时主要激活的纤维。它们将动作电位传导到下一级运动神经元，其中一些神经元没有与

中间神经元形成突触联系[19-22, 34]。对非人灵长类动物的研究表明，CST 记录的直接波（D 波）是由单脉冲经颅电刺激产生的。这随后在接受髓内肿瘤手术的人类中得到了证实。在诱导直接轴突刺激产生的 D 波传导方面，多脉冲串刺激在全身麻醉下更有效。间接波（I 波）是由皮质内环路产生的，是在足够强的脉冲刺激下，激活足够多的皮质运动神经元后继发于 D 波出现的。适当的 D 波激活和一些 I 波募集的刺激产生足够的瞬时兴奋性突触后电位之和，可以激活下一级运动神经元，从而产生 CMAP 电位[17, 19-21, 24, 34]（图 28-5）。

对于 TES，矩形脉冲的单相正极串刺激通过头皮传递到每侧半球的运动皮质。选择 $C_1 \sim C_2$（代表上肢）和 $C_3 \sim C_4$（代表下肢）的作为头皮刺激位点，因为这些位点的刺激阈值最小，记录到的可重复的肌肉反应最大（图 28-5）。TES 通常用于脊柱手术中监测，或在不暴露中央区的开颅术中需要进行运动监测时。对于下肢 TES 反应，最近有报道表明中线区域（如 Cz 到枕骨隆突）比传统的 $C_3 \sim C_4$ 或 $C_4 \sim C_3$ 更适用于用 TES 刺激[127]。针状（螺旋的）头皮刺激电极更适合 TES，因为它们是安全的且很少移位[19, 21, 97]。

经典的 TES 参数包括 3~8 个脉冲，脉宽 50~1000μs，刺激间隔为 3.4ms。市面上有恒流和恒压刺激发生器，其安全上限为 200mA 或 1000V。然而，脉冲宽度和脉冲数量的精确组合会限制电流或电压幅值，因此总体施加的电量不会超过最大安全限制[17, 19, 126, 128]。由于颅骨具有非常高的阻抗，一般认为只有 10%~20% 的电流实际到达了运动皮质，这相当于比 DCS 有更高的安全阈值，也符合 TES 比 DCS 诱发癫痫发作率低的情况[129]。

TES 刺激被认为是沿轴向发生的，随着刺激强度的增加，D 波潜伏期缩短，这可能表明刺激在白质内的传播的深度增加。当使用接近商用设备最大值的较高的刺激水平，刺激可能发生在枕骨大孔的锥体交叉处，并导致 D 波潜伏期缩短[130]。因此，优化刺激电量（但不是明显增加）是至关重要的，以避免刺激传播到与手术部位无关的远

隔部位，并混淆监测结果[24, 33, 130, 131]。CAMP 是由放置在肌腹的两个针电极记录的，其中一个为参考电极，两个电极间隔 2～4cm。在初级运动皮质小人中定位明确（如手和脚）的区域更容易被激活。常用的肌肉部位有肱桡肌、拇短外展肌、小指外展肌、胫骨前肌和拇外展肌。CMAP 的带通滤波范围为 10～100Hz 和 1500～3000Hz[17, 19]。刺激时可能存在一些刺激伪迹，但也有助于确认实施了刺激。正常的 CMAP 是多相的，不同的刺激产生的波形和振幅是不同的，这表明激活的前角细胞及其相关的运动单元在随着刺激的进行出现了改变。有趣的是，D 波记录（需要电极靠近脊髓）并没有显示出这种变化。CMAP 的波幅范围为 10～1000μV，并且不需要像 SSEP 那样进行信号平均。颈神经所支配的肌肉潜伏期为 10～40ms，下肢肌肉潜伏期较长，且与下肢的长度相关。

TES 中使用的短脉冲（50～1000μs）被认为是安全的，因为只有当长时程单相成串刺激且脉宽大于 1ms 时才会发生电化学损伤。市面上的刺激器都有安全限度，头皮热灼伤较为罕见。TES 中使用的短时程、高频成串电刺激诱发癫痫的概率是非常小的（0.03%）。TES 最常见的并发症是由皮质延髓束激活导致下颌收缩以及牙垫放置不当引起的舌咬伤。软性牙垫应放置在两组磨牙之间，并保持其位置[19, 132]。

双脉冲成串 MEP 刺激作为条件性的或初始刺激可以很好地增强 mMEP，特别是在神经受损或反应小 / 无反应的幼儿[21, 34, 133]。同样，在 DCS 或 TES-mMEP 之前，对手掌或脚底周围神经进行刺激，已被发现可促进这种反应[34, 134, 135]。其他人采用了阈值 TES-MEP 方法，通过提高刺激阈值来产生相同的肌肉反应，这代表了 CST 反应（包括 D 波和 mMEP）活力的下降。然而，该技术是在假设麻醉剂浓度和肌松剂水平是恒定的前提下才可进行[136, 137]。

（二）麻醉方面的思考

与全麻下使用 SSEP 一样，TES-MEP 也会受某些麻醉剂的影响[17, 34, 53, 138]。神经生理学团队和麻醉团队必须密切合作，以确保 TES 是可行的，并避免出现 CMAP 的结论不确切的问题。与 SSEP 相比，TES 反应对吸入性麻醉药物更为敏感。在某些情况下，给予 0.5% 的最小肺泡浓度时，仍可记录到 SSEP 反应，但可能导致 TES 反应的缺失或结果不可重复。广泛推荐的 TES 记录的麻醉组合是静脉注射异丙酚和阿片类药物（如瑞芬太尼），称为全静脉麻醉[19, 21, 22, 33, 51, 96, 105, 136, 139–141]。特别是瑞芬太尼，即使是长时间的手术，也能快速可靠地苏醒，而且 mMEP 的剂量窗口比其他阿片类药物要宽得多[34]。对于神经监测存在困难的较年轻的儿科患者，可考虑使用氯胺酮代替异丙酚[34, 134]。一般不建议在 TES 期间使用肌松剂，但如果持续使用低剂量肌松剂，同时频繁进行成串 TES，可能会诱发四肢抽搐[19, 36, 37]。D 波记录受麻醉水平的影响要小得多，也不受肌肉麻痹剂的影响。

（三）功能区附近切除性手术中的解读和应用

邻近的占位性病变、局灶性皮质萎缩、皮质发育不良或走行于脑沟内的动脉和静脉都会扭曲中央沟的解剖，可能使其难以准确定位。此外，在一些情况下生长缓慢的大脑病变会使皮质功能从其经典的位置转移，这是皮质可塑性的一种形式。尽管解剖和功能性神经成像可能识别中央前回，但 DCS 仍然被认为是验证初级运动皮质的金标准。术中可间断地经颅对运动信号进行监测，特别是在接近功能区时。

五、导航下经颅磁刺激监测运动功能

一种新的术前辅助定位手段是 nTMS。nTMS 可以检测到：①肿瘤边界内功能皮质的存在；②神经功能缺损、缓慢生长的肿瘤或既往手术等所引起的皮质功能可塑性的存在，或在此过程中特定功能皮质功能向替代区域的迁移。nTMS 是一种无痛的过程，通过将高强度的带电铜线圈固定在头皮上，产生并传递一个简短的磁脉冲。由此产生的锥形磁能场（根据法拉第定律以及电磁

感应定律）通过头皮和头骨诱导产生电流，电流使大脑皮质下的局部神经元去极化，从而产生动作电位[142-144]。单次脉冲会短暂刺激运动皮质，而重复 TMS（rTMS）脉冲对皮质既可以产生抑制效果又可以产生刺激效果，常常在语言功能定位中使用[145, 146]。

通过使用标准的基于传感器的神经导航无框架立体定向系统，在术前患者清醒时将刺激线圈精确定位在皮质刺激部位，并与之前的高分辨率 MRI 进行融合。因此，在术前和实时下，可以得到运动皮质的相对精确的位置及其阈值（获得响应的磁脉冲强度）。此外，从手术前 nTMS 获得的皮质运动点的准确度可以精确到同一个脑回，对于接受肿瘤或皮质切除癫痫手术的患者，与其术中直接皮质运动刺激获得的皮质运动点相比，其精度在 4～5mm[147-151]。nTMS 还可用于可以配合的儿童的语言功能定位，识别与先前神经功能缺损或先前的脑组织切除相关的皮质可塑性区域，并对肿瘤或癫痫二次手术入路的安全性有显著的提升[144, 152]。

患者对 nTMS 中使用的单脉冲经颅磁刺激耐受性良好，不良反应非常小，如机器噪音、偶尔头痛和暂时性听力下降（尽管已经使用了耳塞）。癫痫发作极为罕见，在 30 年间数十万患者中仅有少量病例曾出现过[153]。其中大多数发生在有癫痫发作史或服用了抗癫痫药物的神志清醒的患者身上[142, 144, 154]。据报道，成串的经颅磁刺激或重复经颅磁刺激可引起神志清醒患者（有或无癫痫发作史）的癫痫发作[142, 155]。rTMS 的刺激频率约为 10Hz，通常用于抑郁症的治疗，目前 FDA 批准用于语言和言语功能的定位。由于许多语言功能位点位于颞肌和面神经下方，在测试过程中可能会产生肌肉痉挛从而导致构音障碍。rTMS 引起的构音障碍通常可以与失语症区分开来，因为大多数语言位点受刺激时的症状为语言停顿[144, 152]。TMS 的绝对禁忌证包括颅内置入了金属装置，如动脉瘤夹和深部脑刺激器，以及其他内部电子装置或脉冲发生器，如心脏起搏器、除颤器或耳蜗置入物[142, 156]。

六、未来的方向

难治性小儿癫痫的复杂的研究和手术治疗是一名医生所能从事的最具挑战性的工作之一。就目前情况而言，我们有许多辅助设备来帮助我们在全麻下定位大脑的躯体运动和感觉区。我们认为，改进这一工作的方向是进一步完善 MEP 的应用，包括记录直接皮质或皮质下刺激后的 D 波。D 波不受 MEP 记录肌电时的麻醉和肌松剂问题的影响，似乎可以提供更直接的信息。此外，在直接皮质电刺激或皮质下电刺激之前使用条件刺激或启动刺激可以降低这些刺激方法的阈值水平（类似于经颅电生理监测技术）。另一项进步是手持式超声脑组织吸引器的开发，它可以为定位或监测提供电流，当与 CST 图像导航系统结合时，可能更精确地确定电流强度和到激活的 CST 的距离之间的关系[23]。最后，Goldring 等希望，"直接（电的）皮质反应（DCR）"（他发现这种反应在组织学构筑上不同的皮质区域是独特的）将被证明是一种从病理性皮质组织中识别正常皮质的方法[157]。我们认为这种技术可以应用到像多处软膜下横切术一类的手术中，可以在部分或完全离断之前和之后进行 DCR，以更好地量化离断的程度，使操作流程标准化以便于手术预后的研究。随着诊断方法的不断进步以及更新形式的导航技术的出现，难治性小儿癫痫的外科治疗得到了快速发展，而新的术中神经生理监测技术无疑将继续提高手术安全性和癫痫的手术预后。

参 考 文 献

[1] Engel J Jr. Non-pharmacological therapy of seizures. Seizures and Epilepsy. 2nd ed. Vol. 83. UK: Oxford University Press; 2013:605

[2] Lachhwani DK, Dinner DS. Cortical stimulation in the definition of eloquent cortical areas. Handbook of Clinical Neurophysiology. 2003;3:273–286

[3] Delev D, Send K, Wagner J, et al. Epilepsy surgery of the rolandic

and immediate perirolandic cortex: surgical outcome and prognostic factors. Epilepsia 2014;55(10):1585–1593

[4] Celix JM, Silbergeld DL. Intraoperative Cortical Mapping Techniques and Limitations. Functional Mapping of the Cerebral Cortex. Wien, Austria: Springer; 2016:63–76

[5] Kanner AM, Morcillo MCA. Mapping of Eloquent Cortex in Focal Epilepsy with Intracranial Electrodes. Functional Mapping of the Cerebral Cortex. Wien, Austria: Springer; 2016:105–113

[6] Mueller WM, Yetkin FZ, Haughton VM. Functional magnetic resonance imaging of the somatosensory cortex. Neurosurg Clin N Am 1997;8(3):373–381

[7] Schuster J, Silbergeld D. Motor, sensory, and language mapping and monitoring for cortical resections. Youmans Neurological Surgery. Philadelphia, PA: Saunders; 2004:2531–2539

[8] Julkunen P, Karhu J. Brain Plasticity in Neurosurgery. Navigated Transcranial Magnetic Stimulation in Neurosurgery. Switzerland: Springer; 2017:267–285

[9] Kessler S. Non-invasive Brain Stimulation in Pediatric Epilepsy: Diagnostic and Therapeutic Uses. In: Kirton A, Gilbert DL, eds. Pediatric Brain Stimulation: Mapping and Modulating the Developing Brain. London: Academic Press; 2016: 281–304

[10] Mäkelä JP, Vitikainen AM, Lioumis P, et al. Functional plasticity of the motor cortical structures demonstrated by navigated TMS in two patients with epilepsy. Brain Stimul 2013;6(3):286–291

[11] Huttenlocher PR. Neural plasticity: The Effects of Environment on the Development of the Cerebral Cortex. Cambridge, MA: Harvard University Press; 2009

[12] Duchowny M, Jayakar P. Functional cortical mapping in children. In: Devinsky O, Beric A, Dogali M, eds. Electrical and Magnetic Stimulation of the Brain and Spinal Cord. Advances in Neurology Vol 63. NY: Raven Press; 1993: 149–154

[13] Kim SS, McCutcheon IE, Suki D, et al. Awake craniotomy for brain tumors near eloquent cortex: correlation of intraoperative cortical mapping with neurological outcomes in 309 consecutive patients. Neurosurgery 2009;64(5):836–845, discussion 345–346

[14] Moller AR. Intraoperative Neurophysiological Monitoring. 2nd Ed. Totowa, NJ: Humana Press Inc; 2006.

[15] Nuwer MR, Packwood JW. Somatosensory evoked potential monitoring with scalp and cervical recording. In: Nuwer MR, ed. Intraoperative Monitoring of Neural Function. Handbook of Clinical Neurophysiology. Vol. 8. Amsterdam: Elsevier; 2008:180–189

[16] Toleikis JR; American Society of Neurophysiological Monitoring. Intraoperative monitoring using somatosensory evoked potentials. A position statement by the American Society of Neurophysiological Monitoring. J Clin Monit Comput 2005;19(3):241–258

[17] Simon M. A Comprehensive Guide to Monitoring and Mapping. New York, NY: Demos Medical; 2010

[18] Lassek AM. The Pyramidal Tract—Its Status in Medicine. Charles C. Thomas. IL USA: Springfield; 1954.

[19] Macdonald DB, Skinner S, Shils J, Yingling C; American Society of Neurophysiological Monitoring. Intraoperative motor evoked potential monitoring—a position statement by the American Society of Neurophysiological Monitoring. Clin Neurophysiol 2013;124(12):2291–2316

[20] Amassian VE. Animal and human motor system neurophysiology related to intraoperative monitoring. In Deletis V, Shils J, eds. Neurophysiology in Neurosurgery: A Modern Intraoperative Approach. London:Academic Press; 2002:3–23

[21] Deletis V. Intraoperative neurophysiology and methodologies used to monitor the functional integrity of the motor system. New York, Amsterdam: Academic Press; 2002

[22] Macdonald DB. Intraoperative motor evoked potential monitoring:

overview and update. J Clin Monit Comput 2006;20(5):347–377

[23] Yingling CD. Mapping the corticospinal tract. In: Nuwer MR, ed. Intraoperative Monitoring of Neural Function. Handbook of Clinical Neurophysiology. Vol. 8. Amsterdam: Elsevier; 2008:319–331

[24] Szelenyi A. Intraoperative neurophysiological monitoring under general anesthesia. New York, NY: SpringerWien; 2011

[25] Olivier A, Boling WW, Tanriverdi T. Surgical anatomy. Endopial resection (intervascular endopial gyral emptying). Surgical treatment of cortical dysplasias. Cambridge, UK: Cambridge University Press; 2012

[26] Cushing H. A note upon the faradic stimulation of the postcentral gyrus in conscious patients. Brain 1909;32(1):44–53

[27] Penfield W, Boldrey E. Somatic motor and sensory representation in the cerebral cortex of man as studied by electrical stimulation. Brain 1937;60(4):389–443

[28] Uematsu S, Lesser RP, Gordon B. Localization of sensorimotor cortex: the influence of Sherrington and Cushing on the modern concept. Neurosurgery 1992;30(6):904–912, discussion 912–913

[29] Nii Y, Uematsu S, Lesser RP, Gordon B. Does the central sulcus divide motor and sensory functions? Cortical mapping of human hand areas as revealed by electrical stimulation through subdural grid electrodes. Neurology 1996;46(2):360–367

[30] Yousry TA, Schmid UD, Alkadhi H, et al. Localization of the motor hand area to a knob on the precentral gyrus. A new landmark. Brain 1997;120(Pt 1):141–157

[31] Brodmann K. Vergleichende Lokalisationslehre der Grosshirnrinde in ihren Prinzipien dargestellt auf Grund des Zellenbaues. Barth; 1909

[32] Kahle W, Frotscher M. Colour Atlas and Textbook of Human Anatomy: Nervous System and Sensory Organs. New York, NY: Thieme; 2003

[33] Deletis V, Sala F. Corticospinal tract monitoring with D- and I-waves from the spinal cord and muscle MEPs from limb muscles. In: Nuwer MR, ed. Intraoperative Monitoring of Neural Function. Handbook of Clinical Neurophysiology. Vol. 8. Amsterdam: Elsevier; 2008:235–251

[34] Journee HL. Motor EP physiology, risks and specific anesthetic effects. In: Nuwer MR, ed. Intraoperative Monitoring of Neural Function. Handbook of Clinical Neurophysiology. Vol. 8. Amsterdam: Elsevier; 2008;8:218–234

[35] Deletis V, Rodi Z, Amassian VE. Neurophysiological mechanisms underlying motor evoked potentials in anesthetized humans. Part 2. Relationship between epidurally and muscle recorded MEPs in man. Clin Neurophysiol 2001;112(3):445–452

[36] Sloan TB. Muscle relaxant use during intraoperative neurophysiologic monitoring. J Clin Monit Comput 2013;27(1):35–46

[37] Gavrancic B, Lolis A, Beric A. Train-of-four test in intraoperative neurophysiologic monitoring: differences between hand and foot train-of-four. J Clin Neurophysiol 2014;31(6):575–579

[38] Gilmore RL. Somatosensory Evoked Potentials in Pediatrics Normal. In: Holmes GL, Jones HR, Moshe SL. Clinical Neurophysiology of Infancy, Childhood and Adolescence. Oxford,UK: Butterworth-Heinemann; 2006:168–181

[39] Aminoff MJ. Somatosensory Evoked Potentials in Infants and Children. In: Aminoff's Electrodiagnosis in Clinical Neurology. 6th Ed. NY: Elsevier/Sanders; 2012: 603–14.

[40] Taylor MJ, Boor R, Ekert PG. Preterm maturation of the somatosensory evoked potential. Electroencephalogr Clin Neurophysiol 1996;100(5):448–452

[41] Ghaly R, Stone J, Levy W. Protocol for intraoperative SSEP-Myogenic MEP recordings. Neurosurgery 1991;29:480–482

[42] Ghaly RF, Stone JL, Levy WJ. Intraoperative Motor Evoked Potential Monitoring. Amsterdam: Elsevier; 1991

[43] Ghaly RF, Stone JL, Lee JJ, Ham JH, Levy WJ. Monitoring spinal

cord motor and somatosensory evoked potentials in anesthetized primates. Neurol Res 1999;21(4):359–367

[44] Sloan TB. Anesthetic effects on electrophysiologic recordings. J Clin Neurophysiol 1998;15(3):217–226

[45] Pathak KS, Brown RH, Cascorbi HF, Nash CL Jr. Effects of fentanyl and morphine on intraoperative somatosensory cortical- evoked potentials. Anesth Analg 1984;63(9):833–837

[46] Kochs E, Treede RD, Schulte am Esch J. [Increase in somatosensory evoked potentials during anesthesia induction with etomidate] Anaesthesist 1986;35(6):359–364

[47] McPherson RW, Sell B, Traystman RJ. Effects of thiopental, fentanyl, and etomidate on upper extremity somatosensory evoked potentials in humans. Anesthesiology 1986;65(6):584–589

[48] Schubert A, Licina MG, Lineberry PJ. The effect of ketamine on human somatosensory evoked potentials and its modification by nitrous oxide. Anesthesiology 1990;72(1):33–39

[49] Tobias JD, Goble TJ, Bates G, Anderson JT, Hoernschemeyer DG. Effects of dexmedetomidine on intraoperative motor and somatosensory evoked potential monitoring during spinal surgery in adolescents. Paediatr Anaesth 2008;18(11):1082–1088

[50] Zouridakis G, Papanicolaou A. A concise guide to intraoperative neuromonitoring. Boca Raton, FL: CRC Press; 2001

[51] Sloan T. Intraoperative neurophysiology and anesthesia managment. Vol. VII. San Diego, CA: Academic Press; 2002

[52] Sloan TB, Fugina ML, Toleikis JR. Effects of midazolam on median nerve somatosensory evoked potentials. Br J Anaesth 1990;64(5):590–593

[53] Nathanson M, Moppett IK, Wiles M. Neuroanaesthesia. England: Oxford University Press; 2011

[54] Nuwer MR, Daube J, Fischer C, Schramm J, Yingling CD. Neuromonitoring during surgery. Report of an IFCN Committee. Electroencephalogr Clin Neurophysiol 1993;87(5):263–276

[55] Society AE; American Electroencephalographic Society. Guideline eleven: guidelines for intraoperative monitoring of sensory evoked potentials. J Clin Neurophysiol 1994;11(1):77–87

[56] Neuloh G, Schramm J. Evoked potential monitoring during surgery for intracranial aneurysms. In: Nuwer MR, ed. Intraoperative Monitoring of Neural Function. Handbook of Clinical Neurophysiology. Vol. 8. Amsterdam: Elsevier; 2008:801–814

[57] Symon L. The relationship between CBF, evoked potentials and the clinical features in cerebral ischaemia. Acta Neurol Scand Suppl 1980;78:175–190

[58] Wiedemayer H, Sandalcioglu IE, Armbruster W, Regel J, Schaefer H, Stolke D. False negative findings in intraoperative SEP monitoring: analysis of 658 consecutive neurosurgical cases and review of published reports. J Neurol Neurosurg Psychiatry 2004;75(2):280–286

[59] Kombos T. Somatosensory evoked potentials for intraoperative mapping of the sensorimotor cortex. In: Nuwer MR, ed. Intraoperative Monitoring of Neural Function. Handbook of Clinical Neurophysiology. Vol. 8. Amsterdam: Elsevier; 2008:211–215

[60] Goldring S. A method for surgical management of focal epilepsy, especially as it relates to children. J Neurosurg 1978;49(3):344–356

[61] Goldring S, Gregorie EM. Surgical management of epilepsy using epidural recordings to localize the seizure focus. Review of 100 cases. J Neurosurg 1984;60(3):457–466

[62] Kelly DL Jr, Goldring S, O'Leary JL. Averaged evoked somatosensory responses from exposed cortex of man. Arch Neurol 1965;13(1):1–9

[63] Woolsey CN, Erickson TC, Gilson WE. Localization in somatic sensory and motor areas of human cerebral cortex as determined by direct recording of evoked potentials and electrical stimulation. J Neurosurg 1979;51(4):476–506

[64] Allison T. Scalp and cortical recordings of initial somatosensory cortex activity to median nerve stimulation in man. Ann N Y Acad Sci 1982;388:671–678

[65] Berger MS, Kincaid J, Ojemann GA, Lettich E. Brain mapping techniques to maximize resection, safety, and seizure control in children with brain tumors. Neurosurgery 1989;25(5):786–792

[66] Cedzich C, Taniguchi M, Schäfer S, Schramm J. Somatosensory evoked potential phase reversal and direct motor cortex stimulation during surgery in and around the central region. Neurosurgery 1996;38(5):962–970

[67] Stone JL, Ghaly RF, Crowell RM, Hughes JR, Fino JJ Jr. A simplified method of somatosensory evoked potential recording from the cerebral cortical surface: technical note. Clin Electroencephalogr 1989;20(4):212–214

[68] Wood CC, Spencer DD, Allison T, McCarthy G, Williamson PD, Goff WR. Localization of human sensorimotor cortex during surgery by cortical surface recording of somatosensory evoked potentials. J Neurosurg 1988;68(1):99–111

[69] Neuloh G, Schramm J. Intraoperative neurophysiological mapping and monitoring for supratentorial procedures. San Diego, CA: Academic Press; 2002

[70] Nuwer MR. Localization of motor cortex with median nerve somatosensory evoked potentials. Heidelberg, Berlin: Springer; 1991

[71] Boling W, Olivier A. Anatomy of important functioning cortex. In: Byrne RW, ed. Functional Mapping of the Cerebral Cortex. Cham, Switzerland: Springer; 2016:23–40

[72] Sanmillan JL, Fernández-Coello A, Fernández-Conejero I, Plans G, Gabarrós A. Functional approach using intraoperative brain mapping and neurophysiological monitoring for the surgical treatment of brain metastases in the central region. J Neurosurg 2017;126(3):698–707

[73] Szelényi A, Hattingen E, Weidauer S, Seifert V, Ziemann U. Intraoperative motor evoked potential alteration in intracranial tumor surgery and its relation to signal alteration in postoperative magnetic resonance imaging. Neurosurgery 2010;67(2):302–313

[74] Kumabe T, Nakasato N, Nagamatsu K, Tominaga T. Intraoperative localisation of the lip sensory area by somatosensory evoked potentials. J Clin Neurosci 2005;12(1):66–70

[75] King RB, Schell GR. Cortical localization and monitoring during cerebral operations. J Neurosurg 1987;67(2):210–219

[76] Kombos T, Suess O, Funk T, Kern BC, Brock M. Intra-operative mapping of the motor cortex during surgery in and around the motor cortex. Acta Neurochir (Wien) 2000;142(3):263–268

[77] Suess O, Ciklatekerlio Ö, Suess S, Da Silva C, Brock M, Kombos T. Klinische Studie zur Anwendung der hochfrequenten monopolaren Kortexstimulation (MKS) für die intraoperative Ortung und Überwachung motorischer Hirnareale bei Eingriffen in der Nähe der Zentralregion. Klin Neurophysiol 2003;34(3):127–137

[78] Lüders HO, Lesser RP, Dinner DS, et al. A negative motor response elicited by electrical stimulation of the human frontal cortex. Adv Neurol 1992;57:149–157

[79] Gugino LD, Aglio LS, Raymond SA, et al. Intraoperative cortical function localization techniques. Tech Neurosurg 2001; 7(1):19–32

[80] Ojemann G. Functional mapping of the cortical language areas in adults. Intrapoerative approaches. In: Devinsky O, Beric A, Dogali M, eds. Electrical and Magnetic Stimulation of the Brain and Spinal Cord. Advances in Neurology Vol 63. Raven Press, NY, NY, 1993:155–164

[81] Berger MS. Functional mapping-guided resection of low-grade gliomas. Clin Neurosurg 1995;42:437–452

[82] Yingling CD, Ojemann S, Dodson B, Harrington MJ, Berger MS. Identification of motor pathways during tumor surgery facilitated by multichannel electromyographic recording. J Neurosurg 1999;91(6):922–927

[83] Berger MS. Minimalism through intraoperative functional mapping. Clin Neurosurg 1996;43:324–337

[84] Berger MS, Rostomily RC. Low grade gliomas: functional mapping resection strategies, extent of resection, and outcome. J Neurooncol 1997;34(1):85–101

[85] Whitaker HA, Ojemann GA. Graded localisation of naming from electrical stimulation mapping of left cerebral cortex. Nature 1977;270(5632):50–51

[86] Berger MS, Ojemann GA. Intraoperative brain mapping techniques in neuro-oncology. Stereotact Funct Neurosurg 1992;58(1–4):153–161

[87] Taniguchi M, Cedzich C, Schramm J. Modification of cortical stimulation for motor evoked potentials under general anesthesia: technical description. Neurosurgery 1993;32(2):219–226

[88] Ulkatan S, Jaramillo AM, Téllez MJ, Kim J, Deletis V, Seidel K. Incidence of intraoperative seizures during motor evoked potential monitoring in a large cohort of patients undergoing different surgical procedures. J Neurosurg 2017;126(4):1296–1302

[89] Sala F, Lanteri P. Brain surgery in motor areas: the invaluable assistance of intraoperative neurophysiological monitoring. J Neurosurg Sci 2003;47(2):79–88

[90] Kombos T, Suess O, Kern BC, et al. Comparison between monopolar and bipolar electrical stimulation of the motor cortex. Acta Neurochir (Wien) 1999;141(12):1295–1301

[91] Deletis V, Camargo AB. Transcranial electrical motor evoked potential monitoring for brain tumor resection. Neurosurgery 2001;49(6):1488–1489

[92] Kombos T, Kopetsch O, Suess O, Brock M. Does preoperative paresis influence intraoperative monitoring of the motor cortex? J Clin Neurophysiol 2003;20(2):129–134

[93] Kombos T, Suess O, Ciklatekerlio O, Brock M. Monitoring of intraoperative motor evoked potentials to increase the safety of surgery in and around the motor cortex. J Neurosurg 2001;95(4):608–614

[94] Seidel K, Beck J, Stieglitz L, Schucht P, Raabe A. The warning-sign hierarchy between quantitative subcortical motor mapping and continuous motor evoked potential monitoring during resection of supratentorial brain tumors. J Neurosurg 2013;118(2):287–296

[95] Seidel K, Beck J, Stieglitz L, Schucht P, Raabe A. Low-threshold monopolar motor mapping for resection of primary motor cortex tumors. Neurosurgery 2012;71(1, Suppl Operative): 104–114, discussion 114–115

[96] Szelényi A, Kothbauer K, de Camargo AB, Langer D, Flamm ES, Deletis V. Motor evoked potential monitoring during cerebral aneurysm surgery: technical aspects and comparison of transcranial and direct cortical stimulation. Neurosurgery 2005;57(4, Suppl):331–338, discussion 331–338

[97] Szelényi A, Kothbauer KF, Deletis V. Transcranial electric stimulation for intraoperative motor evoked potential monitoring: stimulation parameters and electrode montages. Clin Neurophysiol 2007;118(7):1586–1595

[98] Sartorius CJ, Berger MS. Rapid termination of intraoperative stimulation- evoked seizures with application of cold Ringer's lactate to the cortex. Technical note. J Neurosurg 1998;88(2):349–351

[99] Landazuri P, Eccher M. Simultaneous direct cortical motor evoked potential monitoring and subcortical mapping for motor pathway preservation during brain tumor surgery: is it useful? J Clin Neurophysiol 2013;30(6):623–625

[100] Cross JH, Jayakar P, Nordli D, et al; International League against Epilepsy, Subcommission for Paediatric Epilepsy Surgery. Commissions of Neurosurgery and Paediatrics. Proposed criteria for referral and evaluation of children for epilepsy surgery: recommendations of the Subcommission for Pediatric Epilepsy Surgery. Epilepsia 2006;47(6):952–959

[101] Alvarez L. Cortical stimulation with subdural electrodes: special considerations in infancy and childhood. J Epilepsy 1990;3:125–130

[102] Nespeca M, Wyllie E, Lüders H, et al. EEG recording and functional localization studies with subdural electrodes in infants and young children. J Epilepsy 1990;3:107–124

[103] Jayakar P, Alvarez LA, Duchowny MS, Resnick TJ. A safe and effective paradigm to functionally map the cortex in childhood. J Clin Neurophysiol 1992;9(2):288–293

[104] Riviello JJ, Kull L, Troup C, Holmes GL. Cortical stimulation in children: techniques and precautions. Tech Neurosurg 2001;7(1):12–18

[105] Duffau H. Intraoperative cortico-subcortical stimulations in surgery of low-grade gliomas. Expert Rev Neurother 2005;5(4):473–485

[106] Mandonnet E. Intraoperative Electrical Mapping: Advances, Limitations and Perspectives. Brain Mapping [Internet]. Vienna, Springer; 2011:101–108

[107] Duffau H. Brain Mapping: From Neural Basis of Cognition to Surgical Applications. Vienna, Austria: Springer Science & Business Media; 2011

[108] Jayakar P. Cortical electrical stimulation mapping: special considerations in children. J Clin Neurophysiol 2018;35(2):106–109

[109] Kamada K, Todo T, Ota T, et al. The motor-evoked potential threshold evaluated by tractography and electrical stimulation. J Neurosurg 2009;111(4):785–795

[110] Prabhu SS, Gasco J, Tummala S, Weinberg JS, Rao G. Intraoperative magnetic resonance imaging-guided tractography with integrated monopolar subcortical functional mapping for resection of brain tumors. Clinical article. J Neurosurg 2011;114(3):719–726

[111] Costa P, Peretta P, Faccani G. Relevance of intraoperative D wave in spine and spinal cord surgeries. Eur Spine J 2013;22(4):840–848

[112] Sarnat HB, Blümcke I. Malformations of cortical development. In: Blümcke I, Sarnat HB, Coras R, eds. Surgical Neuropathology of Focal Epilepsies: Textbook and Atlas. Paris: John Libbey Eurotext; 2015:18–53

[113] Olivier A, Boling WW, Tanriverdi T. Techniques in Epilepsy Surgery: the MNI Approach. Cambridge, UK: Cambridge University Press; 2012

[114] Carrabba G, Mandonnet E, Fava E, et al. Transient inhibition of motor function induced by the Cavitron ultrasonic surgical aspirator during brain mapping. Neurosurgery 2008;63(1): E178–E179, discussion E179

[115] Raabe A, Beck J, Schucht P, Seidel K. Continuous dynamic mapping of the corticospinal tract during surgery of motor eloquent brain tumors: evaluation of a new method. J Neurosurg 2014;120(5):1015–1024

[116] Shiban E, Krieg SM, Obermueller T, Wostrack M, Meyer B, Ringel F. Continuous subcortical motor evoked potential stimulation using the tip of an ultrasonic aspirator for the resection of motor eloquent lesions. J Neurosurg 2015;123(2):301–306

[117] Thirumala PD, Crammond DJ, Loke YK, Cheng HL, Huang J, Balzer JR. Diagnostic accuracy of motor evoked potentials to detect neurological deficit during idiopathic scoliosis correction: a systematic review. J Neurosurg Spine 2017;26(3):374–383

[118] Ghaly RF, Stone JL, Aldrete J. Motor evoked potentials (MEP) following transcranial magnetic stimulation in monkey anesthetized with Nitrous Oxide, Ketamine, and Thiamylal Sodium. (Abstract) Anesthesiology 1988;69:A606

[119] Ghaly RF, Stone JL, Levy WJ, et al. The effect of neuroleptanalgesia (droperidol-fentanyl) on motor potentials evoked by transcranial magnetic stimulation in the monkey. J Neurosurg Anesthesiol 1991;3(2):117–123

[120] Ghaly RF, Stone JL, Levy WJ, Kartha RK, Miles ML, Jaster HJ. The effect of etomidate or midazolam hypnotic dose on motor evoked potentials in the monkey. J Neurosurg Anesthesiol 1990;2:244

[121] Ghaly RF, Stone JL, Aldrete JA, Levy WJ. Effects of incremental

ketamine hydrochloride doses on motor evoked potentials (MEPs) following transcranial magnetic stimulation: a primate study. J Neurosurg Anesthesiol 1990;2(2):79–85

[122] Stone JL, Ghaly RF, Levy WJ, Kartha R, Krinsky L, Roccaforte P. A comparative analysis of enflurane anesthesia on primate motor and somatosensory evoked potentials. Electroencephalogr Clin Neurophysiol 1992;84(2):180–187

[123] Jones SJ, Harrison R, Koh KF, Mendoza N, Crockard HA. Motor evoked potential monitoring during spinal surgery: responses of distal limb muscles to transcranial cortical stimulation with pulse trains. Electroencephalogr Clin Neurophysiol 1996;100(5):375–383

[124] Pechstein U, Cedzich C, Nadstawek J, Schramm J. Transcranial high-frequency repetitive electrical stimulation for recording myogenic motor evoked potentials with the patient under general anesthesia. Neurosurgery 1996;39(2):335–343, discussion 343–344

[125] Rodi Z, Deletis V, Morota N, Vodušek DB. Motor evoked potentials during brain surgery. Pflugers Arch 1996;431(6, Suppl 2):R291–R292

[126] MacDonald DB. Safety of intraoperative transcranial electrical stimulation motor evoked potential monitoring. J Clin Neurophysiol 2002;19(5):416–429

[127] Tomio R, Akiyama T, Ohira T, Yoshida K. Effects of transcranial stimulating electrode montages over the head for lower-extremity transcranial motor evoked potential monitoring. J Neurosurg 2017;126(6):1951–1958

[128] Mendiratta A, Emerson RG. Transcranial electrical MEP with muscle recording. Handbook of Clinical Neurophysiology. 2008;8:260–272

[129] Agnew WF, McCreery DB. Considerations for safety in the use of extracranial stimulation for motor evoked potentials. Neurosurgery 1987;20(1):143–147

[130] Rothwell J, Burke D, Hicks R, Stephen J, Woodforth I, Crawford M. Transcranial electrical stimulation of the motor cortex in man: further evidence for the site of activation. J Physiol 1994;481 (Pt 1):243–250

[131] Katayama Y, Tsubokawa T, Maejima S, Hirayama T, Yamamoto T. Corticospinal direct response in humans: identification of the motor cortex during intracranial surgery under general anaesthesia. J Neurol Neurosurg Psychiatry 1988;51(1):50–59

[132] MacDonald DB, Deletis V. Safety issues during surgical monitoring. In: Nuwer MR, ed. Intraoperative Monitoring of Neural Function. Handbook of Clinical Neurophysiology. Vol. 8. Amsterdam: Elsevier; 2008:882–898

[133] Journee H, Hoving E, Mooij J. P27.4 Stimulation threshold–age relationship and improvement of muscle potentials by preconditioning transcranial stimulation in young children. Clin Neurophysiol 2006;117(Suppl 1):115

[134] Erb TO, Ryhult SE, Duitmann E, Hasler C, Luetschg J, Frei FJ. Improvement of motor-evoked potentials by ketamine and spatial facilitation during spinal surgery in a young child. Anesth Analg 2005;100(6):1634–1636

[135] Taniguchi M, Schramm J. Motor evoked potentials facilitated by an additional peripheral nerve stimulation. Electroencephalogr Clin Neurophysiol Suppl 1991;43:202–211

[136] Calancie B, Harris W, Broton JG, Alexeeva N, Green BA. "Threshold-level" multipulse transcranial electrical stimulation of motor cortex for intraoperative monitoring of spinal motor tracts: description of method and comparison to somatosensory evoked potential monitoring. J Neurosurg 1998;88(3):457–470

[137] Abboud T, Schaper M, Dührsen L, et al. A novel threshold criterion in transcranial motor evoked potentials during surgery for gliomas close to the motor pathway. J Neurosurg 2016;125(4):795–802

[138] Ghaly RF, Stone JL, Levy WJ. A protocol for intraoperative somatosensory (SEP) and motor evoked potentials (MEP) recordings. J Neurosurg Anesthesiol 1992;4(1):68–69

[139] Chen Z. The effects of isoflurane and propofol on intraoperative neurophysiological monitoring during spinal surgery. J Clin Monit Comput 2004;18(4):303–308

[140] Langeloo DD, Journée HL, De Kleuver M, Grotenhuis J. Criteria for transcranial electrical motor evoked potential monitoring during spinal deformity surgery: a review and discussion of the literature. Neurophysiol 2007;37(6):431–439

[141] Sutter M, Deletis V, Dvorak J, et al. Current opinions and recommendations on multimodal intraoperative monitoring during spine surgeries. Eur Spine J 2007;16(2, Suppl 2):S232–S237

[142] Gugino LD, Aglio LS, Edmonds HL, Gonzalez AA. Magnetic cortical stimulation techniques. In: Nuwer MR, ed. Intraoperative Monitoring of Neural Function. Handbook of Clinical Neurophysiology. Vol. 8. Amsterdam: Elsevier; 2008:282–318

[143] Hallett M. Transcranial magnetic stimulation and the human brain. Nature 2000;406(6792):147–150

[144] Tarapore PE, Picht T, Bulubas L, et al. Safety and tolerability of navigated TMS for preoperative mapping in neurosurgical patients. Clin Neurophysiol 2016;127(3):1895–1900

[145] Kobayashi M, Pascual-Leone A. Transcranial magnetic stimulation in neurology. Lancet Neurol 2003;2(3):145–156

[146] Wagner T, Valero-Cabre A, Pascual-Leone A. Noninvasive human brain stimulation. Annu Rev Biomed Eng 2007;9:527–565

[147] Krieg SM, Shiban E, Buchmann N, et al. Utility of presurgical navigated transcranial magnetic brain stimulation for the resection of tumors in eloquent motor areas. J Neurosurg 2012;116(5):994–1001

[148] Lefaucheur JP, Picht T. The value of preoperative functional cortical mapping using navigated TMS. Neurophysiol Clin 2016;46(2):125–133

[149] Picht T. Current and potential utility of transcranial magnetic stimulation in the diagnostics before brain tumor surgery. CNS Oncol 2014;3(4):299–310

[150] Picht T, Schmidt S, Brandt S, et al. Preoperative functional mapping for rolandic brain tumor surgery: comparison of navigated transcranial magnetic stimulation to direct cortical stimulation. Neurosurgery 2011;69(3):581–588, discussion 588

[151] Tarapore PE, Berger MS. Outlook on the potential of nTMS in neurosurgery. Navigated Transcranial Magnetic Stimulation in Neurosurgery. Cham, Switzerland: Springer; 2017:287–299

[152] Krieg S. Navigated Transcranial Magnetic Stimulation in Neurosurgery. Cham, Switzerland: Springer; 2017:299

[153] Di Iorio R, Rossini PM. Safety considerations of the use of TMS. Navigated Transcranial Magnetic Stimulation in Neurosurgery. Cham, Switzerland: Springer; 2017:67–83

[154] Classen J, Witte OW, Schlaug G, Seitz RJ, Holthausen H, Benecke R. Epileptic seizures triggered directly by focal transcranial magnetic stimulation. Electroencephalogr Clin Neurophysiol 1995;94(1):19–25

[155] Pascual-Leone A, Valls-Solé J, Wassermann EM, Hallett M. Responses to rapid-rate transcranial magnetic stimulation of the human motor cortex. Brain 1994;117(Pt 4):847–858

[156] Chokroverty S, Hening W, Wright D, et al. Magnetic brain stimulation: safety studies. Electromyogr Clin Neurophysiol 1995;97(1):36–42

[157] Goldring S, Harding GW, Gregorie EM. Distinctive electrophysiological characteristics of functionally discrete brain areas: a tenable approach to functional localization. J Neurosurg 1994;80(4):701–709

第29章 皮质刺激和功能定位
Cortical Stimulation and Mapping

Doris D. Wang　John D. Rolston　Mitchel S. Berger　著

李　霖　译　　朱凤军　校

摘　要

难治性癫痫患儿切除性手术的目的是在不引起术后功能障碍的情况下切除致痫区。皮质和皮质下刺激功能定位是在功能上识别大脑功能区的金标准。在本章中，我们描述了在小儿癫痫手术中，用于识别语言和运动区域的皮质和皮质下功能定位的适应证和技术。我们还讨论了在使用这些技术时避免并发症的方法。我们的目标是为神经外科医生在功能区进行癫痫手术时可以安全地使用这些方法提供一个参考标准。

关键词

运动功能定位，语言功能定位，术中功能定位，功能定位，功能定位技术，皮质刺激，皮质下刺激，小儿癫痫

难治性癫痫患儿切除性手术的目的是在不引起术后功能障碍的情况下切除致痫区。语言和感觉运动功能的定位是实现对功能区病变最大限度的安全切除的金标准。自从 Penfield 在癫痫手术背景下发展了语言和运动功能定位技术以来[1]，现代的技术进步极大地促进了在功能区进行有效的切除性手术，且并发症出现的概率更低[2]。Berger 和他的同事使用直接皮质和皮质下刺激的方法，首次报道了在幕上肿瘤手术中使用术中定位技术来定位语言、感觉运动通路和致痫灶[3]。这项开创性的工作证明，生理功能定位在识别功能区方面是安全、可靠和有价值的。功能定位允许最大限度地切除肿瘤和根除致痫区，同时最大限度降低儿童并发症的发病率（图 29-1）。此后，在许多描述其在肿瘤切除和癫痫手术中的应用的文献中，功能定位在儿童中的安全性和有效性得到了肯定[4-7]。

考虑到基于传统功能区分布的较高的个体间差异，生理功能定位对于明确重要皮质区域的确切位置非常重要[8-10]。虽然功能成像已经取得了显著的进展，但 fMRI 是基于识别在特定任务中激活的皮质区域，因此无法区分大脑的必要区域和非必要区域[11-13]。同样，使用脑磁图和经颅磁刺激（magnetoencephalography，MEG）的无创成像技术可能有助于术前手术评估。但是，这些技术的灵敏度和特异度仍不足以替代术中皮质刺激定位，并且不能提供实时的术中信息[14, 15]。DTI 已被开发用于确定皮质下解剖结构，但它不能提供任何功能细节[16, 17]。因此，使用术中皮质和皮质下刺激准确划定功能区域和通路，对于安全切除位于脑功能区附近的致痫灶或病变至关重要。

在本章中，我们描述了在小儿癫痫手术中识别语言和运动区域的皮质和皮质下功能定位的适

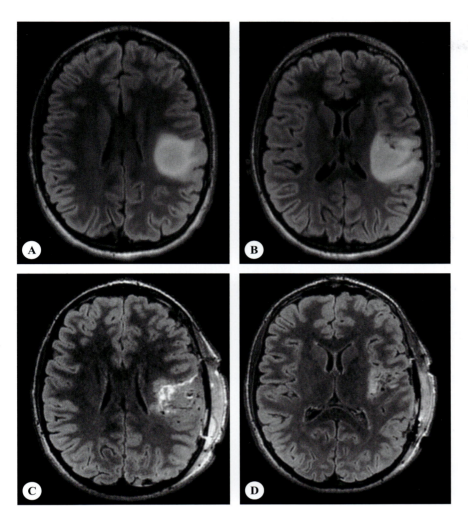

◀ 图 29-1　17 岁男孩，表现为癫痫发作

A. 术前 MRI FLAIR 提示病灶中心位于左侧顶盖（A），并累及岛叶，呈膨胀性增长，无强化（B）。术中成功进行唤醒后语言运动功能定位（C 和 D），术后 MRI FLAIR 提示病灶近完全切除

应证和技术。我们还讨论了在使用这些技术时避免并发症的方法。我们的目标是为神经外科医生在功能区进行癫痫手术时可以安全地使用这些方法提供一个参考标准。

一、语言功能定位

（一）语言功能定位的适应证

语言功能的保留必须与最大限度切除致痫灶或病变的目标相平衡，因此，一些人认为，在优势半球行切除性手术，术中语言功能定位应该是常规，而非例外 [18]。致痫灶通常位于功能性脑组织内，并与其相连续。考虑到解剖和功能结构的显著变异性，致痫灶或病变位于或接近任何语言通路的患者均应在术中进行唤醒定位。这些语言区通常包括颞上回和颞中回、额下回盖部、三角

部、额回的后下部的皮质区域，以及上纵束、弓状束、钩状束和下额枕束等皮质下通路 [9, 10, 19-22]。

术中进行语言功能定位需要清醒、合作、基本语言功能相对保留的患者，且只能在青少年患者组中进行。年龄较小的儿童（< 10 岁）更难识别语言皮质，他们通常需要放置硬膜下电极才能在术后进行功能定位 [23, 24]。在充分的术前准备下，11—17 岁的儿童可以成功地进行清醒开颅手术切除肿瘤或致痫灶，在具有良好的心理体验和手术效果的同时完成语言功能定位 [6, 7, 25]。

唤醒语言功能定位的其他一些相对禁忌证包括引起脑水肿的巨大肿瘤、肥胖和有气道问题的睡眠呼吸暂停。

（二）语言功能定位的麻醉准备

神经专科麻醉对唤醒开颅手术的成功至关重

要。根据我们的经验，在摆体位之前，患者会先用咪达唑仑进行诱导，并放置动脉管路、温度探头和尿管。外科医生在用 Mayfield 头架固定前，向固定部位的头皮注射混合局麻药，由 0.5% 布比卡因和 1% 利多卡因与 1∶100 000 肾上腺素 1∶1 混合而成。用异丙酚［最多 100μg/（kg·min）］和瑞芬太尼［0.05～2.0μg/（kg·min）］镇静[26]。在插入尿管和使用 Mayfield 头架固定过程中使用异丙酚和瑞芬太尼静脉推注。

麻醉维持到开颅完成，这时停止使用所有镇静剂，在硬脑膜打开前加强换气。然后在脑膜中动脉周围用利多卡因浸润颞肌和硬脑膜，进一步减少不适感。功能定位过程中不使用镇静剂。在刺激诱发癫痫发作时，可使用异丙酚和低温林格溶液脑表注射以抑制癫痫发作。定位完成后，可使用右美托咪定［最大量 1μg/（kg·min）］和瑞芬太尼［0.05μg/（kg·min）或更高］镇静[26, 27]。然而，如果要在之后进行皮质下功能定位，则需要在切除过程中定期暂停或中止麻醉。

在出现呼吸暂停或难以维持气道通畅的情况下，可保留喉罩通气（laryngeal mask airway，LMA）。在开颅手术或肿瘤切除过程中可使用扩张鼻腔或口腔气道，以维持气道畅通，必要时可辅助通气[26]。

（三）语言功能定位

语言基线测试通常在手术前 24～48h 进行，包括物体命名、动作命名、阅读、计数和理解测试。然后将整个命名体系进行修改，删除患者难以命名的物体、单词和任务。术中测试只使用患者在术前评估时能够正确回答的图片和文字。

我们使用双极电极（1mm 双极电极，其尖端分开 5mm）和恒流刺激器以 60Hz 的频率施加双相方波（波宽 1.25ms），每串持续 4s[26]。我们通常以低电流强度（1.5mA）开始皮质功能定位，最大可增加至 6mA。无菌编号标签（每个患者 10～20 个）放置于暴露的皮质表面（图 29-2）。在语言任务中（从幻灯片中命名对象或动作，包括画线、阅读单词或计数），连续地在皮质表面施加 1～2s 的刺激。所有被测试的语言区都应重复刺激至少 3 次。只有在测试中出现了 66% 或更高比例的语言

下方

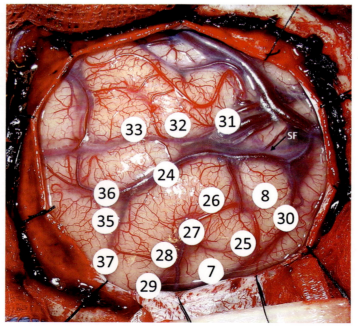

后方　前方　上方

◀ 图 29-2　术中照片展示将无菌编号标签置于暴露的皮质表面。在完成语言任务（图片命名和说一句话）的同时，使用 Ojemann 刺激器对于每一个皮质位点进行刺激（最大电流 5mA）。运动和感觉功能定位同样在这些位点进行。此患者皮质功能定位提示口部感觉功能位于位点 7 和 8。未发现运动和语言的阳性位点。在切除肿瘤的深部结构时同时进行皮质下语言和运动功能定位

错误时，这个刺激位置才可以被定义为阳性的关键位点[27]。

由电刺激引起的语言障碍通常包括语言终止、失忆症和言语错乱。当患者无法恢复运动性语言的程序编码，但仍能观察到在为发音而努力移动目标肌肉时，就会发生言语停顿或口吃[28]。失语症是指在没有认知功能障碍或发音机制损伤（仍然能够说出一个句子"这是一个……"）的情况下，无法为物体（图片命名）或动词（动作命名）提供正确的名称[20]。释义错误可以是发音错误（将sunny说成sucky），也可以是语义错误（将桌子说成椅子）[28, 29]。

使用连续的皮质脑电记录来监测后放电，将阳性语言位点与临床下发作引起的行为变化区分开来。一些中心认为，较低的刺激（最大3mA）可以降低诱发后放电和癫痫发作的风险，无须使用皮质脑电监测[30]。我们建议进行电生理记录来监测所有的后放电。只有在刺激强度达到6mA，在没有诱发后放电的情况下没有看到任何行为反应，才可以认为刺激部位皮质是无功能的[31]。在皮质中，每个阳性语言位点周围应保留1cm的边缘组织，以保护功能性脑组织不受切除的影响，尽管有人认为可以不保留任何边缘组织，但在术后出现一过性功能障碍的概率较高[32]。如果皮质下功能定位没有检测到附近有功能性白质纤维，则可以继续切除5mm的边缘组织[17]。

二、运动功能定位

（一）运动功能定位的适应证和禁忌证

皮质和皮质下刺激定位可以精确划分皮质和皮质下运动系统。明确运动系统的边界可以让外科医生在完整保留运动皮质的同时，最大限度地切除病理组织[9]。术前成像方法（如DTI、fMRI、MEG和TMS）虽然有帮助，但无法像电刺激功能定位那样精确定位运动系统[15]。因此，术中电刺激定位仍然是识别功能区、保留功能皮质的金标准。

运动功能定位的主要禁忌证是严重的偏瘫或轻偏瘫，在这种情况下，运动反应不能可靠地诱发和监测。无论在全麻（general anesthesia，GA）的"睡眠"状态下，还是在麻醉监护（monitored anesthesia care，MAC）下"清醒"状态下，都是如此。一个相对的禁忌证是低龄（≤5岁），此时大脑不太容易兴奋[33]。在儿童患者中，诱导运动反应的阈值随年龄呈线性下降，从5—7岁时约20mA的高阈值开始，在青少年时期下降至成人水平[24, 33]。在非常小的年龄，很难诱发运动反应而不触发癫痫性后放电，这导致大多数医生避免对这些患者进行测试[4, 24, 33]。

（二）清醒与睡眠运动功能定位的对比

与语言功能定位不同，运动功能定位可以在患者入睡（general anesthesia，GA）或清醒（最低有效肺泡浓度，minimum alveolar concentration，MAC）的情况下进行。清醒功能定位通常认为比睡眠功能定位更敏感，另外还允许对自主动作进行测试[34, 35]。关于自主运动，至少有一个中心的研究提示尽管可以诱发运动反应，但自主运动可以不发生相应变化，反之亦然（不伴有运动诱发电位变化的情况下自主运动的退化）[35]。这样的病例研究证明了清醒功能定位的潜在优势。

对于那些受益于清醒功能定位所带来的高灵敏度，但又不能忍受MAC下开颅手术的患者，另一种选择是置入硬膜下电极，并在术后进行运动功能定位。例如，对于无法接受清醒状态下手术的幼儿，可以在GA下置入栅状电极，一天或多天后在患者床边进行定位。

（三）清醒运动功能定位的麻醉准备

清醒时运动功能定位的麻醉方法与清醒时语言功能定位类似。患者使用短效阿片类药物（瑞芬太尼）联合异丙酚或右美托咪定镇静（有时两者联合使用）[36]。一般避免使用吸入麻醉药，但也有一些机构报道是否使用吸入麻醉并无影响[37]。用0.5%布比卡因和1%利多卡因与1∶100 000肾上腺素的1∶1混合物在切口周围局部阻滞麻醉[26]。

开颅完成前维持深度麻醉，开颅结束后停止镇静以便进行功能定位。定位完成后，可以重新开始麻醉，以利于切除病变。如果之后需要进行额外的皮质下功能定位，可以定期地暂停或中止麻醉。

与语言功能定位一样，在开颅部分或肿瘤切除过程中可以使用鼻腔气道、口腔气道和 LMA 以保持气道畅通，并在必要时采用辅助通气。

（四）睡眠运动功能定位的麻醉准备

睡眠功能定位的麻醉方案与清醒时类似。短效阿片类药物如瑞芬太尼，辅以异丙酚或右美托咪定是非常常见的[38, 39]。几乎所有大剂量的单一用药都能抑制运动反应，这就是为什么普遍采用联合用药。

在睡眠定位过程中，除低剂量使用药物外，还应避免使用吸入麻醉药[40]。虽然高达 0.5MAC 时仍可诱导运动反应，但其抑制作用在 0.25MAC 时就已经非常明显而难以克服了[40]。重要的是，一氧化二氮似乎是吸入剂中抑制作用最小的[41]。异丙酚常用于功能定位，但在 1～2μg/ml 水平时，可抑制 30%～60% 的运动反应。增加浓度可完全抑制反应。如果使用异丙酚，低于 1μg/ml 的药物浓度是最安全的[40]。其他药物，如氯胺酮、阿片类药物、苯二氮䓬类和依托咪酯，在不使用静脉推注时，对运动反应的影响极小。因此，最常见的方案往往是短效阿片类药物与异丙酚或右美托咪定联合使用。

在诱导和固定头架的过程中可使用肌松剂，但必须在定位前停止使用或明显减少使用。如果在定位过程中继续使用，则必须保持水平恒定，并需要进行监测[38]。

（五）体温和其他生理指标的重要性

特别是在睡眠中开颅时，保持正常体温是很重要的。低于 35℃的低温可以增加运动反应潜伏期，降低波幅，或完全抑制反应。体温过高也是如此，38℃以上可以引起类似的反应[40]。

其他生理参数，如血压、血氧饱和度和二氧化碳水平，也会影响运动反应。应避免出现缺氧和低血压等情况。血二氧化碳水平高于 70mmHg 的高碳酸血症可能会引起功能定位和脑水肿的问题[42]。低碳酸血症是颅脑手术的典型症状，在 13～30mmHg 的水平上波动似乎对运动反应没有影响[40]。

（六）运动功能定位技术

刺激是用双极电极（尖端分开约 5mm）或单极球状电极（电极尖端直径 2～3mm）和恒流刺激器（Ojemann 皮质刺激器、Integra LifeSciences Corporation、Saint Priest、France）。与单极电极的尖端结构相比，双极电极的尖端结构配置产生的电场更加的局限，其最高的电流产生于两个电极之间。单极刺激的接地电极位于远端，产生的电场更均匀，电场沿径向近似均匀衰减（实际电流由组织阻抗决定，组织阻抗在整个大脑以复杂的方式变化）。因此，单极刺激最适合用来在切除过程中判断与皮质下通路的接近程度，而双极刺激最适合定位大脑表面的皮质功能。

串刺激由一系列双相方波组成，频率通常为 60Hz。波宽通常为 1ms（正相和负相各 0.5ms）。在 Ojemann 刺激器，脉冲通过与组织的接触而启动。典型的时长为 1～5s。对于清醒的患者，功能定位通常从 2mA 开始，每次增加 0.5～1.0mA，直到引起反应或观察到长串的后放电（常采用的刺激范围为 2～5mA）。睡眠时通常需要更高的电流强度，4～16mA。文献报道了各种不同的串刺激参数（如频率、波宽等），其优缺点各不相同[43]。

每个皮质位点都要测试三次。阳性位点是指在三次试验中有两次引起运动反应的位点。在刺激过程中，患者的对侧肢体和面部应该暴露出来，手术室（operating room，OR）工作人员可以看到，这样可以很容易地观察到动作。在睡眠状态时，神经生理医生可以通过插入针电极监测肌电图，比直接视觉更可靠地检测诱发反应。对于清醒的患者，可以使用黏附式电极代替穿透式针电极。在一份报道中，30% 的手术在没有看到任何反应的情况下，肌电图显示阳性反应[44]。

发现阳性位点后放置小的无菌编号标签进行标记。或者，可以在定位前即将标签数字呈网格状放置，随着刺激定位的进行，将阳性和阴性的位置记录下来（图 29-2）。

切除的组织距离运动功能阳性部位可以有多近？多项研究探索了阳性功能定位位点与 DTI 标记的运动纤维束的关系，一致认为大约 5mA 范围内的刺激可以激活大约 5mm 远的运动纤维束[16, 17, 45, 46]。因此，皮质阳性刺激位点应从刺激探针扩展至少这个半径（5mm）（注意双极探针本身是 5mm 宽，使刺激位点周围的直径为 1.5cm，这与语言功能定位结果一致[8]）。对于皮质下功能定位，这个过程有些不同。通过使用电极刺激术腔的底部或腔壁，以检测附近的功能性神经纤维。如果结果为阴性则表明可以安全地再切除 5mm[17]。

三、并发症的预防

（一）癫痫发作

在大约 1.5% 的患者中，癫痫发作是由功能定位刺激引起的，无论他们之前是否患有癫痫[47]。低龄儿童需要更高的刺激阈值（最高达 20mA）才能诱发功能性反应，这可能是由于髓鞘形成不足，而更高的刺激强度则可能会诱发癫痫发作[23, 24, 33]。如果诱发了癫痫发作，应使用冰水对大脑进行冲洗，并给予异丙酚或其他药物进行麻醉。在定位开始前，外科医生应核实是否已准备好冰水，麻醉医师是否已准备好异丙酚或其他药物，并随时准备使用。

（二）导航注册

特别是在清醒的开颅手术或全身性癫痫发作时，患者有可能在固定的头架中出现移动，干扰导航的定位。出于这个原因，建议在开颅之后定位开始之前建立额外的基于颅骨的基准标记点。

这些标记可以是一系列螺丝钉或由高速磨钻产生的小坑。

（三）患者耐受性

清醒功能定位的一个局限性是儿童难以合作。术前准备对于设定患者预期和减少焦虑至关重要。我们还成功地让孩子的父母在手术进行到功能定位时进入手术室。此外，时间是术中定位的一个主要挑战，因为患者在 2h 的测试后可能会感到疲劳。因此，应采用有效的语言和运动测试，以最大限度地获取信息，辅助确定切除范围。

（四）麻醉

在清醒的开颅手术中，特别是对于肥胖患者，麻醉有可能使患者出现呼吸暂停。在这种情况下，可以使用 LMA 紧急为患者插管，在麻醉停止时保护患者的气道并进行通气。

结论

皮质和皮质下刺激功能定位是识别大脑功能性皮质区域的金标准。当手术区域靠近环 Rolandic 区、环侧裂区或已知与语言或运动处理有关的皮质下系统时，神经外科医生在任何情况下都应该进行皮质和皮质下功能定位。功能定位已被证实既能显著减少术后远期神经功能障碍，又能增加总的切除病灶的比例[48]。虽然 fMRI、MEG、TMS 和 DTI 等神经功能成像已经得到长足发展，可以辅助定位功能区和相关通路，但它们的灵敏度和特异度不足以取代术中直接皮质和皮质下功能定位[14, 15]。术中功能定位对于最终确定手术切除的边界至关重要。既往认为不可切除的位于功能高度集中的皮质功能区的病灶，使用术中功能定位技术发现其并无重要功能，手术切除后并发症的发生率在可接受范围[49]。通过神经外科医生、麻醉师和神经生理学家之间的多学科团队配合，可以可靠和安全地进行皮质和皮质下功能定位，以最大限度地切除儿童患者的致痫病灶。

参 考 文 献

[1] Penfield W. Epilepsy and the cerebral lesions of birth and infancy. Can Med Assoc J 1939;41(6):527–534

[2] De Witt Hamer PC, Robles SG, Zwinderman AH, Duffau H, Berger MS. Impact of intraoperative stimulation brain mapping on glioma surgery outcome: a meta-analysis. J Clin Oncol 2012;30(20):2559–2565

[3] Berger MS, Kincaid J, Ojemann GA, Lettich E. Brain mapping techniques to maximize resection, safety, and seizure control in children with brain tumors. Neurosurgery 1989;25(5):786–792

[4] Jayakar P, Alvarez LA, Duchowny MS, Resnick TJ. A safe and effective paradigm to functionally map the cortex in childhood. J Clin Neurophysiol 1992;9(2):288–293

[5] Sala F, Krzan MJ, Deletis V. Intraoperative neurophysiological monitoring in pediatric neurosurgery: why, when, how? Childs Nerv Syst 2002;18(6–7):264–287

[6] Balogun JA, Khan OH, Taylor M, et al. Pediatric awake craniotomy and intra-operative stimulation mapping. J Clin Neurosci 2014;21(11):1891–1894

[7] Delion M, Terminassian A, Lehousse T, et al. Specificities of awake craniotomy and brain mapping in children for resection of supratentorial tumors in the language area. World Neurosurg 2015;84(6):1645–1652

[8] Ojemann G, Ojemann J, Lettich E, Berger M. Cortical language localization in left, dominant hemisphere. An electrical stimulation mapping investigation in 117 patients. J Neurosurg 1989;71(3):316–326

[9] Sanai N, Mirzadeh Z, Berger MS. Functional outcome after language mapping for glioma resection. N Engl J Med 2008; 358(1):18–27

[10] Chang EF, Breshears JD, Raygor KP, Lau D, Molinaro AM, Berger MS. Stereotactic probability and variability of speech arrest and anomia sites during stimulation mapping of the language dominant hemisphere. J Neurosurg 2017;126(1):114–121

[11] Roux FE, Boulanouar K, Lotterie JA, Mejdoubi M, LeSage JP, Berry I. Language functional magnetic resonance imaging in preoperative assessment of language areas: correlation with direct cortical stimulation. Neurosurgery 2003;52(6):1335–1345, discussion 1345–1347

[12] Petrovich N, Holodny AI, Tabar V, et al. Discordance between functional magnetic resonance imaging during silent speech tasks and intraoperative speech arrest. J Neurosurg 2005;103(2):267–274

[13] Spena G, Nava A, Cassini F, et al. Preoperative and intraoperative brain mapping for the resection of eloquent-area tumors. A prospective analysis of methodology, correlation, and usefulness based on clinical outcomes. Acta Neurochir (Wien) 2010;152(11):1835–1846

[14] Ille S, Sollmann N, Hauck T, et al. Combined noninvasive language mapping by navigated transcranial magnetic stimulation and functional MRI and its comparison with direct cortical stimulation. J Neurosurg 2015;123(1):212–225

[15] Ottenhausen M, Krieg SM, Meyer B, Ringel F. Functional preoperative and intraoperative mapping and monitoring: increasing safety and efficacy in glioma surgery. Neurosurg Focus 2015;38(1):E3

[16] Bello L, Gambini A, Castellano A, et al. Motor and language DTI fiber tracking combined with intraoperative subcortical mapping for surgical removal of gliomas. Neuroimage 2008;39(1):369–382

[17] Leclercq D, Duffau H, Delmaire C, et al. Comparison of diffusion tensor imaging tractography of language tracts and intraoperative subcortical stimulations. J Neurosurg 2010;112(3):503–511

[18] Taylor MD, Bernstein M. Awake craniotomy with brain mapping as the routine surgical approach to treating patients with supratentorial intraaxial tumors: a prospective trial of 200 cases. J Neurosurg 1999;90(1):35–41

[19] Chang EF, Raygor KP, Berger MS. Contemporary model of language organization: an overview for neurosurgeons. J Neurosurg 2015;122(2):250–261

[20] Mandonnet E, Sarubbo S, Duffau H. Proposal of an optimized strategy for intraoperative testing of speech and language during awake mapping. Neurosurg Rev 2017;40(1):29–35

[21] Tate MC, Herbet G, Moritz-Gasser S, Tate JE, Duffau H. Probabilistic map of critical functional regions of the human cerebral cortex: Broca's area revisited. Brain 2014;137(Pt 10):2773–2782

[22] Kilbride RD. Intraoperative functional cortical mapping of language. J Clin Neurophysiol 2013;30(6):591–596

[23] Schevon CA, Carlson C, Zaroff CM, et al. Pediatric language mapping: sensitivity of neurostimulation and Wada testing in epilepsy surgery. Epilepsia 2007;48(3):539–545

[24] Gallentine WB, Mikati MA. Intraoperative electrocorticography and cortical stimulation in children. J Clin Neurophysiol 2009;26(2):95–108

[25] Soriano SG, Eldredge EA, Wang FK, et al. The effect of propofol on intraoperative electrocorticography and cortical stimulation during awake craniotomies in children. Paediatr Anaesth 2000;10(1):29–34

[26] Hervey-Jumper SL, Berger MS. Technical nuances of awake brain tumor surgery and the role of maximum safe resection. J Neurosurg Sci 2015;59(4):351–360

[27] Sanai N, Berger MS. Operative techniques for gliomas and the value of extent of resection. Neurotherapeutics 2009;6(3):478–486

[28] Rofes A, Miceli G. Language mapping with verbs and sentences in awake surgery: a review. Neuropsychol Rev 2014;24(2):185–199

[29] Ojemann G, Mateer C. Human language cortex: localization of memory, syntax, and sequential motor-phoneme identification systems. Science 1979;205(4413):1401–1403

[30] Boetto J, Bertram L, Moulinié G, Herbet G, Moritz-Gasser S, Duffau H. Electrocorticography is not necessary during awake brain surgery for gliomas. World Neurosurg 2016;91:656–657

[31] Sanai N, Berger MS. Mapping the horizon: techniques to optimize tumor resection before and during surgery. Clin Neurosurg 2008;55:14–19

[32] Gil-Robles S, Duffau H. Surgical management of World Health Organization Grade II gliomas in eloquent areas: the necessity of preserving a margin around functional structures. Neurosurg Focus 2010;28(2):E8

[33] Chitoku S, Otsubo H, Harada Y, et al. Extraoperative cortical stimulation of motor function in children. Pediatr Neurol 2001;24(5):344–350

[34] Eseonu CI, Rincon-Torroella J, ReFaey K, et al. Awake craniotomy vs craniotomy under general anesthesia for perirolandic gliomas: evaluating perioperative complications and extent of resection. Neurosurgery 2017;81(3):481–489

[35] Suzuki K, Mikami T, Sugino T, et al. Discrepancy between voluntary movement and motor-evoked potentials in evaluation of motor function during clipping of anterior circulation aneurysms. World Neurosurg 2014;82(6):e739–e745

[36] Meng L, Berger MS, Gelb AW. The potential benefits of awake craniotomy for brain tumor resection: an anesthesiologist's perspective. J Neurosurg Anesthesiol 2015;27(4):310–317

[37] Peruzzi P, Bergese SD, Viloria A, Puente EG, Abdel-Rasoul M, Chiocca EA. A retrospective cohort-matched comparison of conscious sedation versus general anesthesia for supratentorial glioma resection. Clinical article. J Neurosurg 2011;114(3):633–639

[38] Guo L, Gelb AW. The use of motor evoked potential monitoring during cerebral aneurysm surgery to predict pure motor deficits due to subcortical ischemia. Clin Neurophysiol 2011;122(4):648–655

[39] Pechstein U, Nadstawek J, Zentner J, Schramm J. Isoflurane

plus nitrous oxide versus propofol for recording of motor evoked potentials after high frequency repetitive electrical stimulation. Electroencephalogr Clin Neurophysiol 1998;108(2):175–181

[40] Lotto ML, Banoub M, Schubert A. Effects of anesthetic agents and physiologic changes on intraoperative motor evoked potentials. J Neurosurg Anesthesiol 2004;16(1):32–42

[41] Ubags LH, Kalkman CJ, Been HD, Drummond JC. Differential effects of nitrous oxide and propofol on myogenic transcranial motor evoked responses during sufentanil anaesthesia. Br J Anaesth 1997;79(5):590–594

[42] Short LH, Peterson RE, Mongan PD. Physiologic and anesthetic alterations on spinal-sciatic evoked responses in swine. Anesth Analg 1993;76(2):259–265

[43] Tate MC, Guo L, McEvoy J, Chang EF. Safety and efficacy of motor mapping utilizing short pulse train direct cortical stimulation. Stereotact Funct Neurosurg 2013;91(6):379–385

[44] Yingling CD, Ojemann S, Dodson B, Harrington MJ, Berger MS. Identification of motor pathways during tumor surgery facilitated by multichannel electromyographic recording. J Neurosurg 1999;91(6):922–927

[45] Kamada K, Todo T, Ota T, et al. The motor-evoked potential threshold evaluated by tractography and electrical stimulation. J Neurosurg 2009;111(4):785–795

[46] Ozawa N, Muragaki Y, Nakamura R, Iseki H. Identification of the pyramidal tract by neuronavigation based on intraoperative diffusion-weighted imaging combined with subcortical stimulation. Stereotact Funct Neurosurg 2009;87(1):18–24

[47] Szelényi A, Joksimovic B, Seifert V. Intraoperative risk of seizures associated with transient direct cortical stimulation in patients with symptomatic epilepsy. J Clin Neurophysiol 2007;24(1):39–43

[48] Duffau H, Moritz-Gasser S, Mandonnet E. A re-examination of neural basis of language processing: proposal of a dynamic hodotopical model from data provided by brain stimulation mapping during picture naming. Brain Lang 2014;131:1–10

[49] Krieg SM, Schnurbus L, Shiban E, et al. Surgery of highly eloquent gliomas primarily assessed as non-resectable: risks and benefits in a cohort study. BMC Cancer 2013;13:51

第 30 章　儿童开颅手术中的皮质下功能定位
Subcortical Mapping During Intracranial Surgery in Children

Francesco Sala　Davide Giampiccolo　著

李　霖　译　　朱凤军　校

摘　要

虽然切除或离断致痫灶可能控制癫痫发作，但对重要神经网络的损伤会产生永久性的功能障碍。目前，神经外科的理念已经从严格的功能皮质定位转变为对整个通路（包括功能皮质及传导纤维束）的定位，术中识别和保护重要的皮质 – 皮质下结构已成为切除性手术的一个关键目标。在术中唤醒技术的兴起及纤维束成像技术的出现，使得对累及皮质下白质结构的病变的认识和治疗取得了前所未有的进步，但在依从性不足的情况下，如对于儿童患者的手术，可能不得不应用其他治疗策略。在这种情况下，术中神经生理监测（IONM）是可能的选择之一，对于解剖不明确的结构，它可以辅助识别其功能并定位相应的白质连接。在此，我们回顾了儿童皮质下网络功能定位的当前进展和未来展望。

关键词

癫痫手术，神经生理学，儿童患者，大脑功能定位，运动诱发电位

术中神经生理监测（intraoperative neurophysiological monitoring，IONM）是一门完善的学科，它的目的不仅在于预测手术预后，还在于避免神经外科手术过程中的神经损伤。它整合了功能定位和监测技术的使用。功能定位技术可识别解剖结构模糊的神经组织，而监测技术则评估感觉、运动、视觉和听觉通路的功能完整性。

其中一些技术在幕上手术中特别有价值，可以定位功能区皮质，并识别和保存皮质下连接的完整性。无论手术目标是病灶切除，还是在非病灶性癫痫手术中切除致痫区或阻断癫痫发作的扩散，都必须将并发症的发生率降至最低。在手术生存率不断提高的情况下，维持神经功能的完整性是保证术后生活质量的先决条件，这在肿瘤和癫痫的手术中变得越来越重要。

虽然运动皮质可以在手术麻醉时定位识别，但语言和其他认知功能只能在术中唤醒手术中评估。然而，这对于年幼和（或）几乎没有合作能力的儿童来说可能是有挑战性的，大多数开颅手术术中唤醒的经验仅限于青少年和 12—14 岁以上的儿童[1-3]。当术中唤醒不可行时，传统的方法（尤其是癫痫手术）是进行两阶段手术，在切除手术前进行栅状电极置入和神经生理评估。后者的缺点包括需要进行两次手术，以及可能出现与栅状电极置入相关的风险[4]，而优势则在于与术中监测相比，电极置入后有更充分的时间进行皮质功能定位[5]。然而，无论在术中或术后，皮质功能定位都不能对皮质下通路及其连接进行有效评估。

在过去，经典的功能皮质学说认为皮质功能主要位于特定的皮质区域，因此大部分的兴趣和研究都集中在皮质而非皮质下的功能定位。Broca 区、Wernick 区和中央前回（Brodmann 4 区）被认为是"非手术区"，正如 Penfield 所写的那样，"在治疗方法中，应该指出的是，在任何切除手术中很少包括 Rolandic 区，除非需要通过手术证实这一区域是否存在病变，否则永远不要去碰大脑的这一区域。这一题外话的目的是希望阻止进行从 Rolandic 区或其他地方切除正常脑组织的手术，无论癫痫发作的形式是什么[6]。"然而，大脑功能结构在个体间的巨大差异性[7]，以及在同一皮质区域受损后临床表现不一致的现象，挑战了这一僵化的皮质功能组织概念。尽管将高级脑功能视为相关皮质区域的联合的理论最初是由 Karl Wernicke 提出的，但 Norman Geschwind 在动物和人类中发现的失连接综合征则提供了一个模型[8]，根据该模型，脑功能是由空间分布不同的功能网络动态构成的，其中包括连接不同皮质区域的不同的皮质下通路；确实，失连接综合征的典型临床表现的是对这一理论的有力支持[9]。

大脑是由各个局部功能特化的皮质区域相互连接而组成，断开连接会导致功能障碍[10]，而白质损伤后的功能丧失可能是不可逆的，因为连接某个功能区的神经束的损伤可能会造成与该功能区本身损伤一样严重的功能障碍[11]。

这种方法刷新了神经通路 - 拓扑的概念，在该概念中，人脑被视为一个"由皮质功能中心组成的完整的、广泛的可塑性网络""主题组织"，由短的局部的和大尺度的白质纤维连接[12]，由此将注意力从皮质转移到皮质下解剖结构。这一点特别重要，因为灰质和白质的可塑性并不相同。Herbet 等[11]的研究表明皮质在损伤后具有较高的重塑能力，相反，白质纤维束的可塑性较低。并且在保持皮质下白质纤维束完整性的情况下，可以对 Broca 区和 Wernicke 区等功能区进行手术切除，而不会引起不可逆的功能缺损[13, 14]。因此，目前幕上外科手术的方法是使用皮质刺激来判断

手术切入部位，而皮质下刺激则可以通过保留皮质下白质纤维束的完整性来维持功能。

唤醒手术的复兴和神经纤维成像技术（一种 MR 扩散成像的后处理方法，利用水分子的主要扩散方向推断白质结构）的出现，为皮质下连接提供了新的认识。得益于弥散张量纤维束成像技术[15]，我们可以在手术前计划中识别具有功能的白质纤维束，并在术中利用皮质下刺激对这些纤维束进行检测[16]。

从这个角度来看，术中神经生理皮质下功能定位使我们有机会研究特定皮质下网络的功能。尽管儿童神经外科的 IONM 技术在很大程度上是源于成人患者使用的相同技术，但低龄儿童运动系统的不成熟则需要对这些技术进行一些调整。对人类皮质脊髓束（corticospinal tract，CST）发育的研究表明，CST 轴突在怀孕（postconceptional age，PCA）8 周时到达髓质，在怀孕 24 周时到达颈髓下段[17, 18]。皮质脊髓连接在怀孕 18~28 周时达到骶部，并在出生时完成全部连接[19, 20]。然而，随着 CST 在整个儿童期和青春期的神经生理发育的成熟，运动通路的解剖和神经生理发育之间出现了差异[21]。

此外，不同的白质纤维束在儿童期和青春期可能表现出不同的成熟模式。Paus 等[22]对 111 名儿童和青少年获得的结构磁共振图像进行了计算分析，提示在假定的皮质脊髓束和额颞纤维束中出现了与年龄相关的白质密度增加。虽然皮质脊髓束的成熟是双侧的，但额颞通路的成熟主要出现在左半球，这为推测的运动通路和语言通路的不同的成熟模式提供了证据。与之一致的是，Lebel 等[23]的研究表明弓状束的发育比其他白质系统要慢，进一步地，Schevon 等[24]的研究则证实在 10 岁以下的患者中，语言皮质无法通过功能定位进行识别。

在发育中的大脑中，根据白质成熟的不同阶段，每当将 IONM 技术应用于儿童患者，特别是婴儿时，就需要一种特别制定的方案。如在成人中，运动皮质通常位于中线冠状缝后方 45~50mm 处。然而，2004 年，Rivet 等[25]的一项研究记录

到低龄儿童的 M1 区更偏向腹侧，而在 3 岁以下的婴幼儿中，M1 区可以移位至冠状缝后方仅 20mm 处。这可以用于指导婴儿皮质刺激电极的定位。此外，儿童神经外科医生应该意识到，在开颅手术中当暴露至冠状缝后 2～3cm 时，幼儿的运动区很可能包括在内，在选择手术入路时需注意避免出现相关的后遗症。

在本章中，我们将简要介绍神经纤维束成像的基础知识（神经影像技术在皮质下功能定位中非常重要），然后我们将回顾皮质功能定位的一些原理，同时更具体地关注儿童神经外科手术中皮质功能定位和运动诱发电位的监测。虽然作者的绝大多数经验都是从脑肿瘤手术中获得[26-28]，但同样的原则也可以应用于癫痫手术。

一、神经纤维束成像

1994 年，Basser 等[29]通过测量猪肉中水分子扩散的各向异性，首次描述了 MR 弥散张量成像，而目前弥散加权 MR 已经成为临床检查缺血性脑疾病的常规方法。在这篇开创性的文章中，作者表明如果沿着至少 6 个不同的方向测量水分子的弥散，就有可能获得一个弥散张量的数学模型，一个可以解释水分子的总体位移的椭圆形球体。

在弥散加权 MR 中，通常对水分子沿选定方向的位移进行敏化处理。如果组织的组成是各向同性的，水分子的扩散在假设的球形的所有方向上都相等地减少。如果水的扩散是各向异性的，水就会沿着一个特定的方向扩散，就像猪肉里的肌肉纤维或大脑和脊髓的白质中一样，因为轴突中的髓鞘化会迫使水分子沿着一个主轴移动，这就是白质纤维束的方向。在弥散张量成像中，它假设一个体素中的纤维沿单一方向运动，因此弥散张量成像无法解决纤维交叉问题。这是该技术的一个重要缺陷，因为据报道，大脑中约 90% 的体素包含纤维交叉[30]。因此，看到起源于外侧运动皮质的运动纤维束是不可能的，这个问题限制了运动束造影的应用，只适用于连接腿和手区域

的 CST 最背侧部分受影响的患者[31]。为了克服这一限制，已经开发出解决体素内纤维交叉的先进弥散成像技术，如高角分辨率扩散成像（high angular resolution diffusion imaging，HARDI），但在临床实践中仍未达到 FDA 批准的标准[32-34]。

2002 年由 Catani 推广[35]，该技术已允许用于出于临床和研究目的的在体白质纤维束的解析。对于儿童患者，由于其年龄较小且难以配合，无法施行唤醒手术，因此纤维束成像可能是评估儿童皮质下白质解剖的最佳方法。尽管如此，由于手术过程中可能会发生大脑移位现象，因此在解释纤维束成像结果时必须谨慎[36]，外科医生在进行手术时绝不能完全依赖于纤维束成像[16]。在外科实践中，纤维束成像的另一个用途是评估特定手术后功能障碍的风险。特别是，Powell 等[37]比较了术前视辐射的纤维束成像和术后结构 MRI，结果显示，在切除 Meyer 环后，术后出现了双眼同向上象限盲。后续研究报告称[36, 38]，Meyer 环尖端的位置和切除的程度是术后视力缺损的重要预测因素。

二、直接皮质刺激：传统的 Penfield 技术

直接皮质刺激是一种古老的技术，在 20 世纪上半叶由 W. Penfield[6]推广普及，在儿童中主要用于癫痫手术[39-41]。直到最近，在儿童神经外科中，DCS 传统上都是使用 Penfield 的技术进行的，其特点是在数秒内持续进行皮质刺激，频率为 50～60Hz，持续时间为 0.5ms 的双相刺激，电流强度最高可达 18～20mA[42]。如果在强度达到 20mA 的情况下没有记录到任何反应，则认为这部分皮质可能没有功能。然而，在将皮质区域标记为无功能之前，必须重复刺激以保持一致性，并排除任何技术问题，因为完全阴性的刺激结果永远无法为切除计划提供足够的安全性，除非术前即存在严重甚至完全的功能障碍。

Penfield 的技术目前仍被认为是进行认知功能定位的标准方法，但它在运动功能定位方面存在

一些缺点。首先，据报道术中诱发癫痫发作的概率高达 20%[43]。Penfield 技术的第二个限制是，由于刺激参数的关系，无法对运动通路进行持续监测，因此在手术过程中无法对其功能完整性进行持续评估。第三个限制，也是在儿童群体中最相关的，正如几个在癫痫手术中有丰富经验的中心一致报告的那样，在 5—6 岁以下的儿童中进行 DCS 时，诱导运动反应的成功率非常低[5, 39, 40, 44]。因此，Penfield 技术主要在语言和其他认知功能定位方面仍然有价值，但由于这需要清醒和合作的患者，因此它在儿童中的用途有限。

三、短时程串刺激技术和运动诱发电位的监测

作为 Penfield 技术的替代方案，所谓的"短时程串刺激技术"在 20 世纪 90 年代中期出现，从那时起，它在运动功能定位和监测方面逐渐取代了 Penfield 的技术[45, 46]。这项技术最初是为了允许在经颅电刺激（TES）过程中对肌肉运动诱发电位（mMEP）进行持续监测而引入的。根据 10-20 国际脑电图系统，将螺旋电极或针电极置于头皮，采用 5～7 个脉冲的短程串刺激（每个脉冲的持续时间为 0.5ms，刺激间间隔约 4.1ms）。对于 12～18 个月以下、囟门开放的婴儿，为避免穿透性损伤，放置电极应非常小心；当有分流系统存在时，应注意避免损伤引流泵或导管[26]。

然后将针电极放置在对侧肢体肌肉中记录 mMEP。选择皮质脊髓神经支配更丰富的肌肉是获得强 mMEP 的基础。拇短展肌（abductor pollicis brevis，APB）和前臂长屈肌或伸肌已被证实是上肢的良好选择，而拇短展肌（abductor hallucis brevis，AHB）是下肢的最佳选择。对于口面部肌肉，一般会用到口轮匝肌和眼轮匝肌，也会用到颏舌肌和其他参与发音的肌肉。

使用不同的刺激电极导联可以灵活地诱导 mMEP 而不会导致肌肉抽搐干扰手术的情况。在大多数情况下，C_1～C_2 是诱导对侧所有肢体 mMEP 的更好的电极导联。偶尔，（Cz−1cm）vs.（Cz+6cm）的导联可以更好地诱导下肢 mMEP，优势在于比其他导联诱发的肌肉抽搐的强度更低。

更偏向一侧的电极（C_3～C_4，C_3～C_z，C_4～C_z）导联可以诱导剧烈的肌肉抽搐，如果使用高刺激强度，这些导联也有更高的机会激活皮质脊髓束的深层部分[47]；而如果手术部位在邻近激活部位的浅层则可能导致假阴性结果。

因此，尽管 TES 是一种安全的技术[48]，而在条件允许的情况下通过 DCS 诱导 mMEP 是更可取的，因为所需的刺激电流要低得多（DCS 常<20mA，而 TES 最高可达 200mA），更多地激活运动通路的浅表部分，而激活远端皮质脊髓束的风险更低（图 30-1）。

在 DCS 技术中，在硬脑膜下中央前回表面放置一个多触点条状电极；可以通过相位反转技术定位中央沟进而识别中央前回[49]。Fpz 的电极作为负极。选择引起对侧肌肉反应的刺激阈值最低的电极用于持续的 MEP 监测。记录上下肢肌肉 MEP 的方法与 TES 相同。

在神经外科手术中，mMEP 的预警标准并不明确。如果在手术结束时仍可记录到 mMEP，其振幅与开放基线时的振幅相似，表明运动预后良好，术后仅有轻微或一过性的肢体瘫痪[50]。mMEP 振幅显著下降（范围：50%～80%）可能表明运动通路受损[51-53]。mMEP 振幅的持续下降或消失后又再次出现则可能与一过性运动障碍相关，极少可导致永久性运动障碍。另一方面，尽管也可能出现假阳性结果，但 mMEP 的完全消失与术后永久性的运动障碍密切相关[50]。对 mMEP 变化的解释并不简单，即使在生理条件下，mMEP 振幅的巨大变异性也使其更加复杂。麻醉、体温、血压和刺激参数都可能影响 mMEP 的重复性；因此，需要足够的专业知识来解释这些信号。mMEP 监测的主要优势之一是它可以监测从皮质到肌肉的运动通路的功能完整性。MEP 的变化不仅可能发生于热凝、牵拉或组织损伤所继发的 CST 的机械损伤，也可能发生于血管闭塞或血管痉挛导致的缺血性损伤。只有使用 mMEP 监测而不是皮质或皮质下功能

定位技术，才可能识别并预防出现血管功能紊乱。

对于儿童患者，应该考虑到 4—5 岁以下的儿童由于运动皮质和皮质下运动通路的不成熟，可能需要较高的刺激阈值[26, 54]。虽然幼儿由于运动通路发育不成熟导致传导速度较慢，可能会出现一定程度的潜伏期的改变，但这些患者的四肢也比成人短，因此，最终这两个因素会部分地相互补偿。

值得注意的是，尽管实际上 MEP 监测和使用所谓的"短时程串刺激技术"的皮质功能定位从 20 世纪 90 年代中期就已经开始应用，但 2009 年 Gallentine 和 Mikati 对儿童皮质刺激的综述只包括了使用 Penfield 技术的研究[45, 46]。这种对 Penfield 技术的偏见清楚地反映了 MEP 技术在儿童神经外科中心缺乏推广，特别是在北美，经颅 MEP 监测的 IONM 设备直到 2002 年才获得 FDA 批准[55]。

事实上，短时程串刺激技术有几个优点，因为它既可以通过 TES 或 DCS 连续监测 mMEP，也可以通过 DCS 对运动皮质进行定位。有传闻称该技术在 DCS 的成功率明显高于传统的 Penfield 技术[26]。

四、皮质下刺激

在皮质层面，功能定位的目的是帮助外科医生决定"从哪里进入"皮质下病变，同时识别应该被保留的重要部位。反之亦然，在皮质下层面，主要目的是决定"何时停止"切除致痫灶或离断致痫网络，以避免损伤皮质的传入和传出通路，以及连接不同皮质区域的白质纤维束。

使用与 DCS 相同的技术，可以在皮质下定位 CST。我们自己更倾向于使用短时程串刺激 MEP 技术进行皮质和皮质下的功能定位，使用单极探针而不是 Penfield 技术。然而，有必要澄清单极和双极刺激的问题，因为这通常是一个令人困惑的

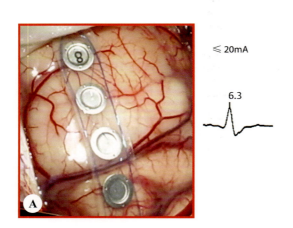

≤ 20mA

6.3

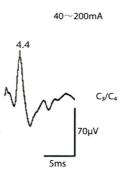

40～200mA

4.4

C₃/C₄

70μV

5ms

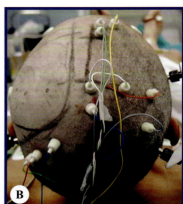

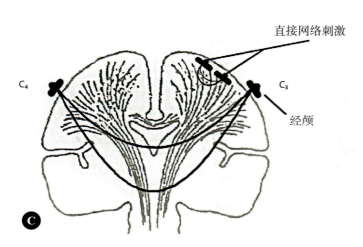

▲ 图 30-1　经颅及经皮质电刺激在监测肌肉运动诱发电位（mMEP）中的比较

A 和 B. 将条状电极放置于中央沟上，诱发 mMEP，将螺旋电极固定至头皮诱发经颅 mMEP。皮质电刺激的电流强度最高多为 20mA，经颅电刺激最高可至 200mA（设定 5 串刺激，刺激时程 0.5ms，刺激间期 4ms）。在同一个患者，将硬膜外电极放置于脊髓胸段记录脊髓运动诱发电位（D 波），经颅刺激的潜伏期（4.4ms）要明显短于经脊髓刺激（6.3ms）。C. 皮质直接电刺激诱发的电流的扩布是有限的，而对于皮质脊髓束的刺激是非常表浅的。反之亦然，选择外侧面电极导联（如 C₃～C₄），尤其采用高强度经颅电刺激可以激活皮质脊髓束的远端，造成 D 波潜伏期变短而出现 mMEP 假阴性的风险

（图 C 中标注：C₄、直接网络刺激、经颅、C₃）

问题。"单极"和"双极"严格地指的是用来输送电流的探针的类型，而不是指刺激的参数。传统上，Penfield 的技术使用双极手持刺激器，刺激器的两个球形尖端相距约 1cm，而短时程串刺激技术通常通过单极电极进行，可将参考电极插入颞肌。使用单极刺激时，电场更加弥散，被刺激的脑组织体积随着刺激强度的增加而增加，在距离刺激点一定距离处（20～25mm），有可能激活运动通路。相反，双极刺激器的电场受限制更大，激活远端运动束的风险更低，除非探针几乎直接位于运动束上，否则刺激不会产生反应[56]（图 30-2）。

我们自己更倾向单极刺激，因为外科医生可以通过电流阈值来判断他 / 她是否正在接近感兴趣的运动束，从而诱发运动反应。然而，我们要强调的是，无论使用何种技术，成功进行功能定位最重要的因素是团队（神经外科医生与神经生理医生）使用该技术的经验。

最近，人们对研究诱发皮质下运动反应的电流阈值与刺激部位和 CST 本身的距离之间的关系非常感兴趣。目前的证据表明，在刺激部位和 CST 之间间隔 1mm 时，所需的皮质下刺激电流阈值为 1mA[53, 57, 58]。然而，应该考虑的是，这个 1mA 等于 1mm 的"经验法则"也取决于刺激的参数。正如 Shiban 等[59] 最近在一篇论文中指出的，当使用阴极刺激而不是阳极刺激，且刺激持续时间为 0.5～0.7ms 时，这种相关性更接近于 1∶1。因此，有了这些参数，我们可以预测，在诱发对侧肌肉运动反应的皮质下运动阈值为 10mA、5mA 和 1mA 时，刺激位点与 CST 的距离分别约为 10mm、5mm 和 1mm。然而，这一规律是否同样适用于儿童，特别是低龄儿童仍未确定。Schucht 等[60] 发表了一个包含 8 名患者的研究，探讨了在切除儿童和青少年运动区病变的手术中，使用低阈值单极电刺激定位运动功能区的方法。他们显示，在儿童中 MEP 监测和皮质 - 皮质下功能定位都有非常高的成功率。然而，本研究中只有一名

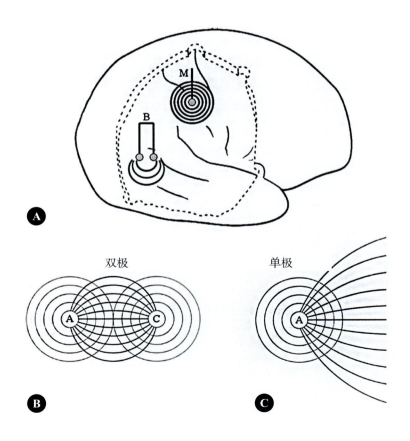

双极　　　　　单极

◀ 图 30-2　A. 使用双极（B）和单极（M）电极进行直接皮质刺激；B. 使用双极电极时的电场扩布；C. 使用单极电极时的电场扩布

经作者允许使用，图片来源于 Sala F 等 2010[26]

儿童<6 岁，因此结果无法外推到更小的儿童。

关于单极和双极电刺激，Szelényi 等[61] 在成人的研究证实了一个事实，即对于皮质下功能定位，与 Penfield 的技术和双极刺激相比，短时程串刺激和单极刺激的组合比双极刺激更有可能定位功能区。

事实上，关于儿童皮质下运动功能定位的数据非常少，而关于其他非运动通路的皮质下功能定位，在儿童中几乎没有数据存在。

皮质下运动功能定位的刺激阈值与术后功能缺损的风险之间的相关性是有争议的。同样，文献中可获得的大部分数据都与运动功能有关。很直观的是，能够引起肌肉反应的阈值越低，就越靠近运动通路，术后功能障碍的风险就越高。因此，如果阈值低于 3～4mA，CST 损伤的风险就很高，因为它距离手术解剖区域就只有 3～4mm。一般而言，高于 5mA 的阈值通常被认为是安全的，而多个研究一致表明当皮质下刺激阈值≤3mA 时患者术后出现瘫痪（至少是一过性的）的风险是显著升高[53, 62]。虽然所有这些结论都是从对成人患者的研究中挑选出来的，但同样的标准是否适用于儿童仍不确定。

最近，技术创新将皮质下功能定位推到了极限的边缘。如今，无论是吸引器还是超声吸引器，与刺激电极的联合应用都已经成为可能[63, 64]。这些工具允许进行连续或近连续的皮质下定位，而不需要定期在切除和刺激间反复转换。除了血管损伤外，在看上去安全的皮质下刺激阈值下切除组织的过程中，发生不可逆的 mMEP 消失很可能是由于在错误的时间进行了错误的操作。可能发生的情况是，在连续的皮质下定位过程间隙，外科医生在接近白质纤维束的部位切除了太多的组织。随着这些新的工具所导致的技术的不断调整，一些作者提出皮质下刺激阈值可降低至 1～2mA，术后仅有一过性功能障碍。然而，我们想再次强调这样一个事实，即如此出色的结果是基于丰富的和完善的经验，它结合了术中神经生理学和脑肿瘤手术的专业知识。在未来几年里，尽管皮质

下功能定位的极限可以也将被推进，但我们认为低于 3～5mA 的阈值都是危险的，我们建议在这一阶段停止组织切除，以避免任何对皮质下通路的永久性损伤。图 30-3 至图 30-6 给出了皮质下功能定位的例子。

五、皮质－皮质诱发电位

在皮质－皮质诱发电位（corticocortical evoked potentials，CCEP）中，使用具有锁时关系的刺激和两个不同的皮质区域的电位变化来揭示它们之间的皮质下连接。Matsumoto 等[65] 首次提出在神经外科手术中使用 CCEP 是一种有效的在体实时追踪癫痫患者白质连接的方法。该技术可以被认为是纤维束成像的补充，因为纤维束成像使白质解剖结构可视化，而 CCEP 通过测量两个或多个特定皮质区域之间的电活动的关系，提供了一个独特的角度来研究皮质下白质解剖。在术前评估时置入硬膜下电极，患者在清醒状态下，在大脑皮质上以频率为 1Hz 的交替极性施加 20～100 次的波宽为 0.3ms 的方波刺激，然后根据刺激开始的时间对波形进行叠加。如果在 15mA 时没有临床症状或后放电，则将强度设置为 10～12mA，并在不同时间至少重复刺激两次，以确定其可重复性[65]。进行评估的皮质区域包括致痫侧半球，特别注意与语言网络有关的前（额盖）、后（颞后）语言区域之间的连接。这些区域之间产生的皮质 EEG 可显示两个峰值，第一个峰值潜伏期（N1）为 22～36ms（平均 27.9ms），而第二个峰值潜伏期（N2）为 113～164ms（平均 27.9ms）。此外，N2（3～21 个电极）的分布比 N1（1～20 个电极）要更广泛。在一项研究中，N2 电位的分布表明，在颞顶枕交界处存在更广泛的后语言区，而 N1 的峰值潜伏期则被认为代表前区（Broca 区）和后区（Wernicke 区）之间的直接连接。这些结果随后得到了 Catani 和 Mesulam 的支持，他们将弓状束描述为一个由直接部分（弓状束的长节段，直接连接 Wernicke 区和 Broca 区）和两个间接部分（一个前节段和一个后节段，在顶下皮质所谓

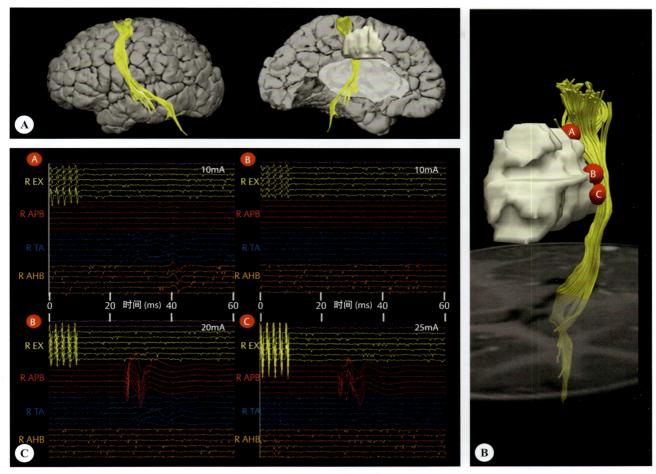

▲ 图 30-3　皮质下功能定位示意

3 岁男孩，反复出现以失神为表现的局灶性发作。A. MRI 三维重建展示位于额叶内侧面辅助运动区（SMA）、M1 区及扣带回的病灶。B. HARDI 纤维束成像提示皮质脊髓束（黄色）紧邻病灶外侧。C. 术中，采用串刺激（5 串）的方法进行皮质和皮质下功能定位。皮质下功能定位结果显示在 A 点以 10mA 的电流强度进行刺激，分别在右侧胫骨前肌（TA）和拇展肌（AHB）记录到反应。在 B 点 10mA 电刺激未记录到任何反应，但将电流增加至 20mA 可以在双侧拇短展肌（APB）和 TA 记录到反应。在 C 点，这些反应在使用 25mA 的刺激强度时才可维持。尽管仍可诱发反应，但 TA 和 AHB 的波幅下降 50%。术后患者出现右下肢轻微的运动功能障碍，病理提示为局灶性皮质发育不良。术后无癫痫发作，术后随访第 6 个月运动功能完全恢复

的 Geschwind 区间接连接 Wernicke 区和 Broca 区）组成的环侧裂语言网络[67]。Matsumoto 等的另一项研究也证实了 CCEP 在用同样的技术评估运动网络方面的潜力[68]。

有趣的是，由于使用 CCEP 时术中癫痫的发生率较低，且该技术不需要患者的配合，对于依从性差无法进行唤醒手术的儿童患者，CCEP 可能是 DCS 的有效替代方案。Yamao 将 CCEP 应用于肿瘤幕上手术，在唤醒和麻醉状态下均有尝试[69]。

在本研究中，使用纤维束成像和 fMRI 来预测前后语言区的位置。然后在唤醒手术中对这些区域进行测试，并在手术中使用 CCEP 来评估功能完整性。即使波幅下降，但 N1 在所有受试者中都保留了下来，没有患者出现手术后的长期后遗症，并提出将 N1 的存在作为评估白质完整性的标志。然而，CCEP 与术后恢复之间的联系并未显示出来。综上所述，使用 CCEP 的研究很有前景，但很少，还需要更广泛的临床验证。

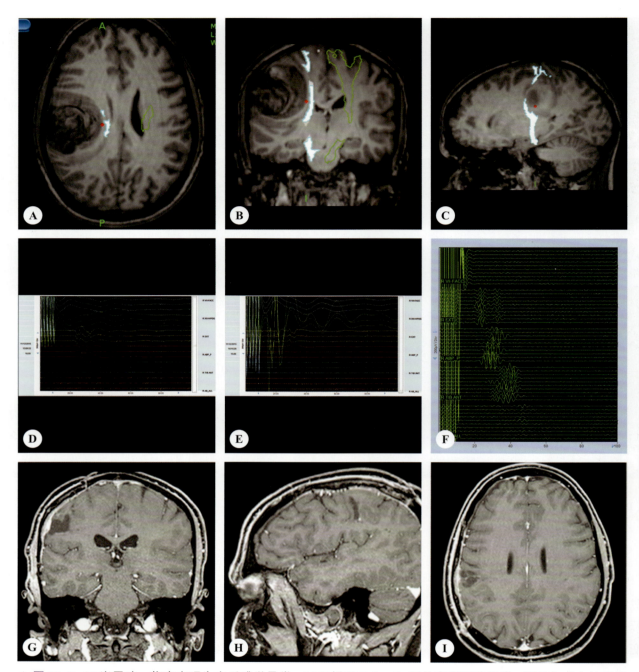

▲ 图 30-4　17 岁男孩，临床表现为右手感觉异常，MRI 提示 Rolandic 区的高级别胶质瘤，图示为术中神经导航图片

术前轴位（A）、冠状位（B）及矢状位（C）增强 T_1 像 MR 提示，皮质脊髓束（淡蓝色）位于肿瘤的前内侧。红点是在肿瘤切除即将结束时进行直接皮质下刺激的位置。皮质下功能定位时所诱导出的对侧肌肉的反应（D 和 E）。在肿瘤切除结束时进行皮质下刺激，刺激强度范围为 10～15mA（短时程 5 串电刺激，波宽 0.5ms，刺激间隔为 0.4ms，重复刺激频率 1Hz），在右侧拇短展肌、指总伸肌和舌下神经记录到了一致的反应。皮质下刺激时较高的阈值，结合术前运动功能无明显受损提示皮质脊髓束更多的是被血供丰富的肿瘤和周围的水肿带推挤到一侧。串联模式下持续的运动诱发电位（mMEP）监测表明在整个手术过程均可记录到对侧肢体 mMEP（F）。由于需要不同的刺激导联，右侧拇展肌的反应未在此显示。术后 . 轴位（A）、冠状位（B）及矢状位（C）增强 T_1 像 MR 提示肿瘤完整切除。病理提示胶质母细胞瘤。患者术后卡氏评分为 100 分，神经功能障碍无任何加重，继续进行综合治疗

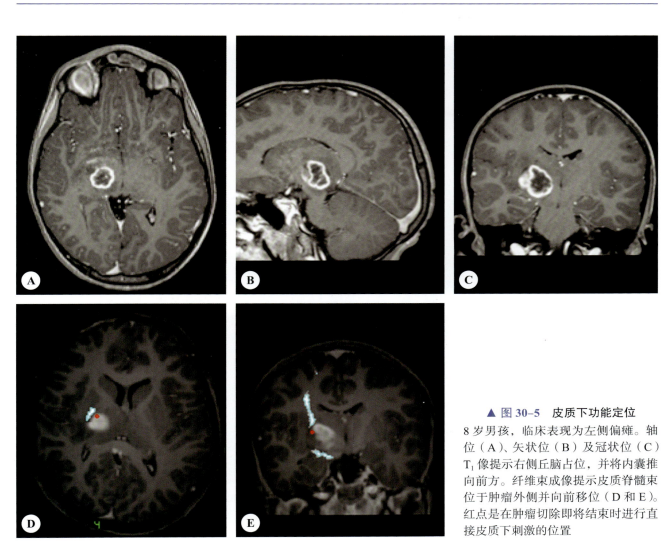

▲ 图 30-5　皮质下功能定位

8 岁男孩，临床表现为左侧偏瘫。轴位（A）、矢状位（B）及冠状位（C）T_1 像提示右侧丘脑占位，并将内囊推向前方。纤维束成像提示皮质脊髓束位于肿瘤外侧并向前移位（D 和 E）。红点是在肿瘤切除即将结束时进行直接皮质下刺激的位置

结论

人脑电生理刺激是一个令人着迷的研究领域，对临床实践有着显著的影响。近二十年来，唤醒开颅术的再次兴起，大脑功能区概念也发生了转变，如今脑功能区不再局限于皮质，而是越来越多地与皮质下连通性相关。因此，皮质下功能定位起着关键作用，新的刺激范式和预警标准已经建立起来。然而，外科医生应始终牢记，有许多因素会影响功能定位的结果，如脉冲持续时间、电流强度、脉冲次数、训练持续时间、刺激频率和刺激电极（双极电极和单极电机相比）。

皮质下功能定位对于定位皮质下水平的功能非常有用，但无法评估皮质下通路的功能完整性。为了监测这些神经束，要么需要对语言和其他认知功能进行唤醒开颅手术，要么可以监测 mMEP，以评估麻醉患者的皮质脊髓通路。2003 年，我们强烈建议将皮质下功能定位与 mMEP 监测相结合，不仅可以避免运动通路的机械损伤，还可以及时发现即将发生的血管损伤，并采用纠正措施来抵消可能的缺血[70]。从那时起，大量较大的研究已经发表，证实了 MEP 监测和皮质下功能定位在预防下行纤维束方面的关键作用。对 MEP 波幅变化和皮质下功能定位阈值都设置了警告标准。这些相同的标准是否适用于儿童，在很大程度上仍未确定，应在儿童脑肿瘤手术和小儿癫痫手术中进行研究。

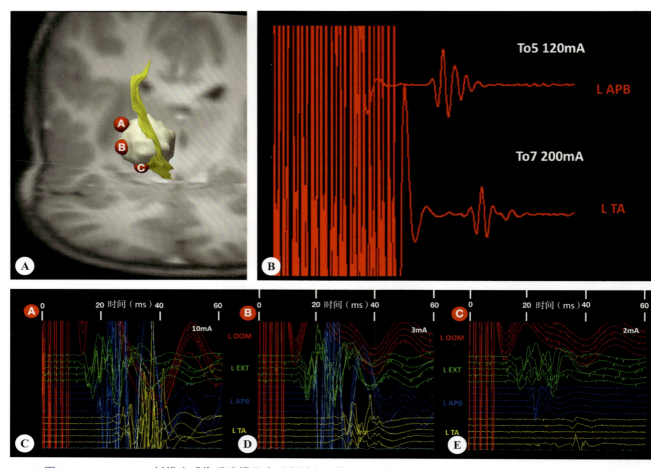

▲ 图 30-6　**A.** HARDI 纤维束成像重建提示皮质脊髓束（黄色）紧邻肿瘤；**B.** 术中，采用经颅电刺激，（在 **120mA** 和 **200mA** 分别在左侧拇短展肌）和左侧胫骨前肌记录到 **MEP**，然而在 DCS 最高 35mA 时仍未记录到 **MEP**（未展示）；**C.** 在 **A** 点 10mA 皮质下刺激可以记录到左侧 **APB**、指总伸肌和 **TA** 的反应；**D.** 在接近病灶核心的 **B** 点，**3mA** 即可诱导左侧 **APB**、**EXT** 和 **TA** 的反应；**E.** 在肿瘤切除结束时，刺激位于肿瘤外上边界的 **C** 点，**2mA** 即可诱导左侧 **APB**、**EXT** 和 **TA** 的反应。值得注意的是，从某一点诱发出多个肌肉的反应是由于在内囊附近皮质脊髓束汇集到一起所致。病理提示星形细胞瘤（**WHO II 级**）

L OOM. 左侧口轮匝肌；L EXT. 左侧指总伸肌；L APB. 左侧拇短展肌；LTA. 左侧胫骨前肌

参 考 文 献

[1] Soriano SG, Eldredge EA, Wang FK, et al. The effect of propofol on intraoperative electrocorticography and cortical stimulation during awake craniotomies in children. Paediatr Anaesth 2000;10(1):29–34

[2] Delion M, Terminassian A, Lehousse T, et al. Specificities of awake craniotomy and brain mapping in children for resection of supratentorial tumors in the language area. World Neurosurg 2015;84(6):1645–1652

[3] Balogun JA, Khan OH, Taylor M, et al. Pediatric awake craniotomy and intra-operative stimulation mapping. J Clin Neurosci 2014;21(11):1891–1894

[4] Önal C, Otsubo H, Araki T, et al. Complications of invasive subdural grid monitoring in children with epilepsy. J Neurosurg 2003;98(5):1017–1026

[5] Chitoku S, Otsubo H, Harada Y, et al. Extraoperative cortical stimulation of motor function in children. Pediatr Neurol 2001;24(5):344–350

[6] Penfield W, Boldrey E. Somatic motor and sensory representation in the cerebral cortex of man as studied by electrical stimulation. Brain 1937:389–443

[7] Tzourio-Mazoyer N, Josse G, Crivello F, Mazoyer B. Interindividual variability in the hemispheric organization for speech. Neuroimage 2004;21(1):422–435

[8] Geschwind N. Disconnexion syndromes in animals and man. II. Brain 1965;88(3):585–644

[9] Thiebaut de Schotten M, Dell'Acqua F, Ratiu P, et al. From phineas gage and monsieur leborgne to H.M.: revisiting disconnection syndromes. Cereb Cortex 2015;25(12):4812–4827

[10] Catani M. From hodology to function. Brain 2007;130 (Pt 3):602–605

[11] Herbet G, Maheu M, Costi E, Lafargue G, Duffau H. Mapping neuroplastic potential in brain-damaged patients. Brain 2016;139(Pt 3):829–844

[12] De Benedictis A, Duffau H. Brain hodotopy: from esoteric concept to practical surgical applications. Neurosurgery 2011;68(6):1709–1723, discussion 1723

[13] Duffau H. The error of Broca: From the traditional localizationist concept to a connectomal anatomy of human brain. J Chem Neuroanat 2018;89:73–81

[14] Sarubbo S, Latini F, Sette E, et al. Is the resection of gliomas in Wernicke's area reliable?: Wernicke's area resection. Acta Neurochir (Wien) 2012;154(9):1653–1662

[15] Voets NL, Bartsch A, Plaha P. Brain white matter fibre tracts: a review of functional neuro-oncological relevance. J Neurol Neurosurg Psychiatry 2017;88(12):1017–1025

[16] Duffau H. Stimulation mapping of white matter tracts to study brain functional connectivity. Nat Rev Neurol 2015;11(5):255–265

[17] O'Rahilly R, Muller F. Human Embryonic Brain. An Atlas of Developmental Stages. New York, NY: Wiley-Liss; 1994. Available at: https://scholar.google.it/scholar?hl=en&as_sdt=0%252C5&q= Human+embryonic+brain.+An+atlas+of+developmental+stages& btnG=. Accessed January 20, 2018

[18] Humphrey T. The development of the pyramidal tracts in human fetuses correlated with cortical differentiation. In: Tower DB, Schade JP, eds. Structure and Function of the Cortex: Proceedings of the Second International Meeting of Neuro-Biologists. Vol Amsterdam: Elsevier; 1960:93–103

[19] Eyre JA, Miller S, Clowry GJ, Conway EA, Watts C. Functional corticospinal projections are established prenatally in the human foetus permitting involvement in the development of spinal motor centres. Brain 2000;123(Pt 1):51–64

[20] Eyre JA. Corticospinal tract development and its plasticity after perinatal injury. Neurosci Biobehav Rev 2007;31(8):1136–1149

[21] Müller K, Hömberg V, Lenard HG. Magnetic stimulation of motor cortex and nerve roots in children. Maturation of cortico-motoneuronal projections. Electroencephalogr Clin Neurophysiol 1991;81(1):63–70

[22] Paus T, Zijdenbos A, Worsley K, et al. Structural maturation of neural pathways in children and adolescents: in vivo study. Science 1999;283(5409):1908–1911

[23] Lebel C, Walker L, Leemans A, Phillips L, Beaulieu C. Microstructural maturation of the human brain from childhood to adulthood. Neuroimage 2008;40(3):1044–1055

[24] Schevon CA, Carlson C, Zaroff CM, et al. Pediatric language mapping: sensitivity of neurostimulation and Wada testing in epilepsy surgery. Epilepsia 2007;48(3):539–545

[25] Rivet DJ, O'Brien DF, Park TS, Ojemann JG. Distance of the motor cortex from the coronal suture as a function of age. Pediatr Neurosurg 2004;40(5):215–219

[26] Sala F, Manganotti P, Grossauer S, Tramontano V, Mazza C, Gerosa M. Intraoperative neurophysiology of the motor system in children: a tailored approach. Childs Nerv Syst 2010;26(4):473–490

[27] Sala F, Coppola A, Tramontano V, Babini M, Pinna G. Intraoperative neurophysiological monitoring for the resection of brain tumors in pediatric patients. J Neurosurg Sci 2015;59(4):373–382

[28] Coppola A, Tramontano V, Basaldella F, Arcaro C, Squintani G, Sala F. Intra-operative neurophysiological mapping and monitoring during brain tumour surgery in children: an update. Childs Nerv Syst 2016;32(10):1849–1859

[29] Basser PJ, Mattiello J, LeBihan D. MR diffusion tensor spectroscopy and imaging. Biophys J 1994;66(1):259–267

[30] Jeurissen B, Leemans A, Tournier JD, Jones DK, Sijbers J. Investigating the prevalence of complex fiber configurations in white matter tissue with diffusion magnetic resonance imaging. Hum Brain Mapp 2013;34(11):2747–2766

[31] Catani M, Dell'Acqua F. Mapping white matter pathways with diffusion imaging tractography: focus on neurosurgical applications. Brain Mapp. 2011:61–75

[32] Jbabdi S, Johansen-Berg H. Tractography: where do we go from here? Brain Connect 2011;1(3):169–183

[33] Dell'acqua F, Scifo P, Rizzo G, et al. A modified damped Richardson-Lucy algorithm to reduce isotropic background effects in spherical deconvolution. Neuroimage 2010;49(2):1446–1458

[34] Thiebaut de Schotten M, Dell'Acqua F, Forkel SJ, et al. A lateralized brain network for visuospatial attention. Nat Neurosci 2011;14(10):1245–1246

[35] Catani M, Howard RJ, Pajevic S, Jones DK. Virtual in vivo interactive dissection of white matter fasciculi in the human brain. Neuroimage 2002;17(1):77–94

[36] Chen X, Weigel D, Ganslandt O, Buchfelder M, Nimsky C. Prediction of visual field deficits by diffusion tensor imaging in temporal lobe epilepsy surgery. Neuroimage 2009;45(2):286–297

[37] Powell HWR, Parker GJM, Alexander DC, et al. MR tractography predicts visual field defects following temporal lobe resection. Neurology 2005;65(4):596–599

[38] Yogarajah M, Focke NK, Bonelli S, et al. Defining Meyer's loop-temporal lobe resections, visual field deficits and diffusion tensor tractography. Brain 2009;132(Pt 6):1656–1668

[39] Duchowny M, Jayakar P. Functional cortical mapping in children. Adv Neurol 1993;63:149–154

[40] Riviello JJ, Kull L, Troup C, Holmes GL. Cortical stimulation in children: techniques and precautions. Tech Neurosurg 2001; 7(1):12–18. Available at: https://insights.ovid.com/techniques–neurosurgery/techn/2001/03/000/cortical-stimulation-children-techniques/4/00127927. Accessed January 20, 2018

[41] Gallentine WB, Mikati MA. Intraoperative electrocorticography and cortical stimulation in children. J Clin Neurophysiol 2009;26(2):95–108

[42] Sala F, Kržan MJ, Deletis V. Intraoperative neurophysiological monitoring in pediatric neurosurgery: why, when, how? Childs Nerv Syst 2002;18(6–7):264–287

[43] Szelényi A, Joksimovič B, Seifert V. Intraoperative risk of seizures associated with transient direct cortical stimulation in patients with symptomatic epilepsy. J Clin Neurophysiol 2007;24(1):39–43

[44] Resnick TJ, Alvarez LA, Duchowny MS. Cortical stimulation thresholds in children being evaluated for resective surgery. Annual Meeting of the American Epilepsy Society. Vol San Francisco, California: Raven Press; 1988:651–652. Available at: https://ci.nii.ac.jp/naid/10026281618/. Accessed January 20, 2018

[45] Taniguchi M, Cedzich C, Schramm J. Modification of cortical stimulation for motor evoked potentials under general anesthesia: technical description. Neurosurgery 1993;32(2):219–226

[46] Pechstein U, Cedzich C, Nadstawek J, Schramm J. Transcranial high-frequency repetitive electrical stimulation for recording myogenic motor evoked potentials with the patient under general anesthesia. Neurosurgery 1996;39(2):335–343, discussion 343–344

[47] Rothwell J, Burke D, Hicks R, Stephen J, Woodforth I, Crawford M. Transcranial electrical stimulation of the motor cortex in man: further evidence for the site of activation. J Physiol 1994;481 (Pt 1):243–250

[48] MacDonald DB. Safety of intraoperative transcranial electrical stimulation motor evoked potential monitoring. J Clin Neurophysiol 2002;19(5):416–429–. Available at: –Accessed January 20, 2018

[49] Cedzich C, Taniguchi M, Schäfer S, Schramm J. Somatosensory evoked potential phase reversal and direct motor cortex stimulation during surgery in and around the central region. Neurosurgery 1996;38(5):962–970

[50] Neuloh G, Pechstein U, Cedzich C, Schramm J. Motor evoked potential monitoring with supratentorial surgery. Neurosurgery 2004;54(5):1061–1070, discussion 1070–1072

[51] Krieg SM, Schäffner M, Shiban E, et al. Reliability of intraoperative neurophysiological monitoring using motor evoked potentials during resection of metastases in motor-eloquent brain regions: clinical article. J Neurosurg 2013;118(6):1269–1278

[52] Szelényi A, Hattingen E, Weidauer S, Seifert V, Ziemann U. Intraoperative motor evoked potential alteration in intracranial tumor surgery and its relation to signal alteration in postoperative magnetic resonance imaging. Neurosurgery 2010;67(2):302–313

[53] Nossek E, Korn A, Shahar T, et al. Intraoperative mapping and monitoring of the corticospinal tracts with neurophysiological assessment and 3–dimensional ultrasonography-based navigation. Clinical article. J Neurosurg 2011;114(3):738–746

[54] Journee H, Hoving E, Mooij J. P27.4 Stimulation threshold–age relationship and improvement of muscle potentials by preconditioning transcranial stimulation in young children. Clin Neurophysiol 2006;117:115

[55] Macdonald DB, Skinner S, Shils J, Yingling C; American Society of Neurophysiological Monitoring. Intraoperative motor evoked potential monitoring—a position statement by the American Society of Neurophysiological Monitoring. Clin Neurophysiol 2013;124(12):2291–2316

[56] Szelényi A, Bello L, Duffau H, et al; Workgroup for Intraoperative Management in Low-Grade Glioma Surgery within the European Low-Grade Glioma Network. Intraoperative electrical stimulation in awake craniotomy: methodological aspects of current practice. Neurosurg Focus 2010;28(2):E7

[57] Kamada K, Todo T, Ota T, et al. The motor-evoked potential threshold evaluated by tractography and electrical stimulation. J Neurosurg 2009;111(4):785–795

[58] Ohue S, Kohno S, Inoue A, et al. Accuracy of diffusion tensor magnetic resonance imaging-based tractography for surgery of gliomas near the pyramidal tract: a significant correlation between subcortical electrical stimulation and postoperative tractography. Neurosurgery 2012;70(2):283–293, discussion 294

[59] Shiban E, Krieg SM, Haller B, et al. Intraoperative subcortical motor evoked potential stimulation: how close is the corticospinal tract? J Neurosurg 2015;123(3):711–720

[60] Schucht P, Seidel K, Murek M, et al. Low-threshold monopolar motor mapping for resection of lesions in motor eloquent areas in children and adolescents. J Neurosurg Pediatr 2014;13(5):572–578

[61] Szelényi A, Senft C, Jardan M, et al. Intra-operative subcortical electrical stimulation: a comparison of two methods. Clin Neurophysiol 2011;122(7):1470–1475

[62] Seidel K, Beck J, Stieglitz L, Schucht P, Raabe A. The warning-sign hierarchy between quantitative subcortical motor mapping and continuous motor evoked potential monitoring during resection of supratentorial brain tumors. J Neurosurg 2013;118(2):287–296

[63] Shiban E, Krieg SM, Obermueller T, Wostrack M, Meyer B, Ringel F. Continuous subcortical motor evoked potential stimulation using the tip of an ultrasonic aspirator for the resection of motor eloquent lesions. J Neurosurg 2015;123(2):301–306

[64] Raabe A, Beck J, Schucht P, Seidel K. Continuous dynamic mapping of the corticospinal tract during surgery of motor eloquent brain tumors: evaluation of a new method. J Neurosurg 2014;120(5):1015–1024

[65] Matsumoto R, Nair DR, LaPresto E, et al. Functional connectivity in the human language system: a cortico-cortical evoked potential study. Brain 2004;127(Pt 10):2316–2330

[66] Catani M, Mesulam M. The arcuate fasciculus and the disconnection theme in language and aphasia: history and current state. Cortex 2008;44(8):953–961

[67] Catani M, Jones DK, ffytche DH. Perisylvian language networks of the human brain. Ann Neurol 2005;57(1):8–16

[68] Matsumoto R, Nair DR, LaPresto E, Bingaman W, Shibasaki H, Lüders HO. Functional connectivity in human cortical motor system: a cortico-cortical evoked potential study. Brain 2007;130(Pt 1):181–197

[69] Yamao Y, Matsumoto R, Kunieda T, et al. Intraoperative dorsal language network mapping by using single-pulse electrical stimulation. Hum Brain Mapp 2014;35(9):4345–4361

[70] Sala F, Lanteri P. Brain surgery in motor areas: the invaluable assistance of intraoperative neurophysiological monitoring. J Neurosurg Sci 2003;47(2):79–88

第四篇

癫痫的手术治疗
Surgical Treatment of Epilepsy

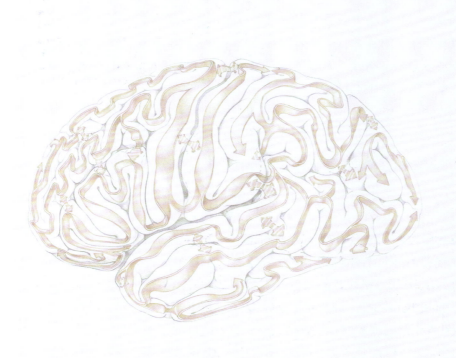

Part A 麻醉
Anesthesia

第 31 章 小儿癫痫手术的麻醉考虑及术后重症监护病房护理
Anesthetic Considerations and Postoperative Intensive Care Unit Care in Pediatric Epilepsy Surgery

Sulpicio G. Soriano　Michael L. McManus　著

陈　芳　易祖港　译　李　霖　校

摘　要

随着难治性癫痫外科技术的飞速发展，外科干预在小儿癫痫治疗中的应用越来越普遍。在这里，我们回顾小儿癫痫手术术前准备，术中监测和术后监护的麻醉相关注意事项。需要关注的具体手术类型包括栅状和条状电极置入术、立体定向消融术、癫痫病灶切除术、清醒开颅术、胼胝体切开术、大脑半球切除术以及迷走神经刺激器的放置。

关键词

小儿，癫痫，癫痫发作，栅状和条状电极，立体定向，胼胝体切开术，大脑半球切除术，迷走神经刺激器

由于术中神经影像学、EEG 和手术方式的迅速发展，难治性癫痫的外科治疗得到了进步。这些进步极大地改善了儿童和婴幼儿的预后。本章节专注于这个不断发展的领域，目的在于强调基于小儿神经外科患者年龄的围术期管理策略。

一、小儿生理差异

不同年龄的脑血管生理差异对神经外科患者围术期管理有重要影响。脑血流量（cerebral blood flow，CBF）与代谢需求密切相关，在健康新生儿中约为 400ml/（kg·min）[1]。CBF 在 2—4 岁达到峰值，在 7—8 岁稳定下来[2]，这反映了儿童神经解剖生理随年龄而变化。以往的观点认为正常新生儿大脑自我调节的血压范围为 20～60mmHg，这反映了围产期相对较低的大脑代谢需求和血压需求。然而，最近的研究提示小儿患者的大脑自我调节有更广的范围[3,4]。尽管小于 2 岁的儿童平均动脉压基线较低，但他们的大脑自我调节能力差，理论上可能面临更大的脑缺血风险[5,6]。与成人相比，这些因素使婴幼儿神经外科手术中的血

流动力学更加不稳定。

二、术前评估与术前准备

对小儿患者进行全面的术前评估是减少围术期死亡率的关键，因为相较于其他年龄段患者，婴幼儿的围术期发病率和死亡率都更高[7]。婴幼儿期患有神经外科疾病及行相关手术与死亡率增加和青春期学业成绩下降有关[8]。此外，有研究显示该类患儿的围术期发病率和死亡率都增加[9, 10]。与此疾病相关的并发症大多数是呼吸和心脏事件，因此有必要进行全面的病史收集和体格检查。

充分回顾病史以了解患者病情，发现可能需要进一步评估的方面并改善术前状态。全面的气道检查是必要的，因为颅面异常可能合并气道解剖改变，需要专门的技术及工具来确保气道的安全[11]。调整围术期心功能至最佳状态至关重要，因为大量失血、血压波动、电解质紊乱和液体超负荷可能导致心肌收缩能力下降和急性心力衰竭。因此对于所有可疑合并心脏相关问题的手术患儿，在手术前应咨询儿科心血管专家，以明确心脏相关合并症并评估心脏功能。

癫痫患儿往往伴随着多种并发症，需要在制定麻醉计划时纳入考虑。结节性硬化症（tuberous sclerosis，TSC）是一种错构瘤性疾病，通常表现为皮肤和颅内病变，后者常导致难治性癫痫[12]。错构瘤性病变常浸润心脏、肾脏和肺，影响相应系统功能。在大多数 TSC 患者中可发现合并心脏横纹肌瘤，并可导致心律失常、心内血流受阻，以及希氏束异常传导。因此，所有 TSC 患者术前都应进行超声心动图和心电图检查，以便发现所有可能存在的病变。肾脏病变常导致高血压和氮质血症，这两种情况可能会影响麻醉管理。Sturge-Weber 综合征，或称脑三叉神经血管瘤病，是另一种斑痣性错构瘤病，其特征是面部色斑和同侧软脑膜血管瘤。伴有钙化的颅内血管瘤（"轨道征"）会导致脑萎缩、精神发育迟缓和癫痫发作，通常难以治疗。颅外血管瘤病变可能涉及气道。其中 1/3 的患者患有青光眼。因此，对于 Sturge-Weber 综合征患者，气道管理、眼压和术中出血是重要的关注点。

术前实验室检查应根据拟行的神经外科手术进行调整。开颅脑叶切除和大脑半球切除会引起大量失血，增加死亡率[13]。血栓弹力图的监测结果显示，神经外科患儿在切除脑组织后早期出现血液高凝状态[14]。考虑到与开颅相关的大量失血，应监测血容量、凝血酶原时间和部分凝血活酶时间，以发现潜在的血液病或凝血障碍。在所有开颅手术前，应检测血型并交叉配血。

所有接受癫痫手术的患者都有癫痫药物治疗史。每一种药物都有副作用，可能会影响麻醉。传统的抗惊厥药物苯巴比妥、苯妥英钠和卡马西平分别是肝脏微粒体 P_{450} 酶的有效诱导剂。磷苯妥英和卡马西平 / 奥卡西平是药物的最新一代改型。肝脏 P_{450} 酶介导生物转化并促进许多药物的清除。长期服用这些特异性抗惊厥药物会导致耐药性，并增加对非极化肌松药和全麻期间阿片类药物的需求[15]。使用苯巴比妥、苯妥英钠、卡马西平进行慢性抗惊厥药物治疗的患者需要密切监测药物效果，并相应地增加剂量[16]。一般而言，新型抗惊厥药物不影响麻醉药物的代谢。然而长期服用这些药物会有其他副作用。托吡酯由于抑制碳酸酐酶而导致正常阴离子间隙型代谢性酸中毒[17]，这会加重由于大量失血引起低灌注所致的代谢性酸中毒。丙戊酸钠与血小板异常有关，并可导致出血性疾病。丙戊酸钠和菲巴酸钠可引起肝衰竭，接受这些药物治疗的患者在手术前应进行相关的实验室检查，以确定血小板和肝功能基线水平。

生酮饮食是一种高脂肪、低碳水化合物、低蛋白质的饮食方式，它促进了酮症和酸中毒的慢性代谢状态。生酮饮食是一种针对难治性癫痫患儿非常有效的辅助治疗方式，但机制尚不完全清楚。虽然脂肪能够提供充足的热量，但碳水化合物摄入量限制在 5～15g/d，并容易出现低白蛋白血症。由于碳水化合物溶液静脉滴注或摄入某些含甜糖浆的术前用药会破坏生酮饮食的代谢状态，对于生酮饮食患儿，麻醉医生应避免使用碳水化合物溶液及含甜糖浆的术前药[18]。补液可选择生理盐水和乳酸林格液，不易加重酸中毒，但在手术中必须密切监测酸碱状态。术前应监测碳酸氢盐、血糖和血酮水平，然后定时监测，以避免低血糖或高血酮（血清或尿酮＞160mg/dl）。

三、麻醉管理

（一）术前用药

与父母分离和围术期焦虑是儿科患者护理中两个重要方面，与患儿的认知水平和年龄有关。在麻醉诱导前给予术前镇静药物可以实现从术前等待区到手术室的过渡[19]，减轻患儿焦虑。口服咪达唑仑在缓解焦虑和产生顺行性遗忘方面十分有效。如果已经建立好静脉通路，可以缓慢滴注咪达唑仑以达到镇静状态。如果术中计划进行皮质脑电图（ECoG）监测，应减少咪达唑仑的用量，尽量减少苯二氮䓬类药物对 ECoG 的抑制作用[19]。

（二）麻醉诱导

麻醉诱导方法与药物的选择应根据患者的神经功能状态和合并症决定。对婴幼儿行全身麻醉时，可吸入七氟烷或 N_2O 与氧气的混合气体进行诱导。七氟烷有潜在的致痫作用[20]，但机制尚不清楚。如果患儿已经建立好静脉通路，可以用镇静催眠药物丙泊酚（3～4mg/kg）进行诱导。这类药物可迅速使意识消失，并能减轻气管插管带来的血流动力学波动。全麻诱导后给予非去极化肌松药进行气管插管。存在恶心呕吐或胃食管反流的患儿有发生吸入性肺炎的风险，应采用硫喷妥钠或丙泊酚进行快速顺序诱导麻醉，然后使用速效肌松药并加压于环状软骨。罗库溴铵可用于有琥珀胆碱使用禁忌的患儿，如脊髓损伤或四肢瘫痪患儿，在这些情况下，琥珀胆碱可引起突发的、致命性的高钾血症。

（三）气道管理

鉴于儿科患者的呼吸系统疾病发病率和死亡率很高，全面的气道评估，以及采用合适的工具与技术十分重要。由于婴幼儿气管相对较短，如果头部弯曲或转动，气管插管很容易从主气道移位到主支气管。因此，在气管插管时应确保导管处在合适位置。在清醒状态下进行开颅手术的患者由于镇静、癫痫发作或因体位原因，有气道狭窄的风险。由于存在这些因素，麻醉医生应掌控患者头面上方区域，以便进行气道操作和肺通气。

（四）体位

术前仔细计划患者术中的体位，以便神经外科医生和麻醉医生都能充分接触患者，这一点对接受清醒开颅手术的患者来说尤其重要。在清醒开颅手术中，患者必须在整个手术过程中处于一个舒适的位置。在神经心理学评估过程中，患者头面部前方应无遮挡与覆盖，以便于交流和面部观察。如果计划皮质刺激或诱导癫痫发作，必须能清楚地观察到患者的四肢。通常，神经外科手术要求头部略微抬高，以利于手术部位的静脉回流和脑脊液循环。然而随着头部高度的增加，上矢状窦压力降低，增加了静脉空气栓塞（venous air embolus，VAE）的风险[21]。头部的过度旋转会阻碍静脉通过颈静脉回流，导致脑灌注受损、颅内压（intracranial pressure，ICP）升高和静脉充血出血。

（五）血管通路

神经外科手术开始后，术中难以接触患者（尤其是低龄儿童），因此在手术开始之前，建立良好的静脉通路十分重要。一般情况下，两条粗大的静脉通路足以应对大多数开颅手术。如果外周静脉通路效果不理想，可行中心静脉穿刺置管。选择股静脉进行穿刺置管可避免锁骨下静脉穿刺引起气胸的风险，也可以避免颈内静脉穿刺对脑静脉回流的影响。也可在超声引导下，在外周穿刺置入中心静脉导管，通过头静脉、贵要静脉或肱静脉直到上腔静脉末端，具有无创和长期直接进入中央循环的优点[22]。开颅手术中可能会发生大量失血和血流动力学不稳定，桡动脉穿刺置管可以进行连续动脉血压监测和血气分析。小儿可进行动脉穿刺的部位还有足背动脉和胫后动脉。

（六）麻醉维持

维持全身麻醉的药物分为以下几类。强效挥发性麻醉剂（七氟烷、异氟烷和地氟烷）通过吸入给药。这些药物是强效的脑血管扩张剂和脑代谢抑制剂，可产生剂量依赖性的脑代谢供需解耦，增加脑血容量和 ICP。此外，由于可以导致剂量依赖性的动脉血压降低，这类药物的使用可显著降低脑灌注压[23]。强效挥发性麻醉剂可抑制 EEG，并可能干扰术中皮质 EEG。因此挥发性麻醉剂并不作为神经外科手术的必需麻醉药物。静脉麻醉药分为镇静催眠药和阿片类药物[24, 25]。这些药物也能够有效降低脑代谢，但不会导致脑血管扩张。镇静催眠药，包括丙泊酚、咪达唑仑和硫喷妥钠能快速诱导麻醉并抑制 EEG。阿片类药物也可以抑制 EEG，但作用较镇静催眠药弱。芬太尼和包括舒芬太尼在内的其他相关合成阿片类药物在肝脏代谢，随着重复给药或长时间输注，其半衰期延长，因此，这些药物的麻醉作用时间可能会延长，并引起呼吸抑制和镇静等并发症的出现。非去极化肌肉松弛药可产生深度神经肌肉阻滞作用，以避免患者自主运动，减少其他麻醉药物剂量。当计划在神经外科期间评估运动功能时，应避免使用肌肉松弛剂或等待其作用失效后进行评估。

（七）术中液体和电解质管理

手术存在突然大量失血的风险，整个手术过程中应维持正常血容量。血容量取决于患者的年龄和体重，评估患者血容量可进一步确定允许失血量和输血时机。因为生理盐水是轻度高渗液体（308mOsm/kg），常作为神经外科手术中的维持性补液。但快速输注大量生理盐水（>60ml/kg）可导致高氯血症酸中毒[26]。新生儿和婴幼儿的血容量相对较大，应根据患儿体重决定液体输注速率。应事先明确最大允许失血量，以确定输血时机。在失血早期，每 1 个单位失血量应对应输注 3 倍单位量的生理盐水进行补充，或者输注等同于失血量的 5% 白蛋白等胶体溶液。当红细胞压积低至

21%～25% 时，应考虑启动输血。大量输血可引起稀释性血小板减少和低钙血症。纠正低血压应综合运用晶体液、血液制品和缩血管药物（多巴胺、去甲肾上腺素和肾上腺素）。

出现脑水肿时，首先可以通过过度通气和将头部抬高至高于心脏水平，以减轻脑水肿。如果这些方法无效，可静脉注射甘露醇 0.25～1.0g/kg，应注意重复给药会导致严重高渗血症、肾衰竭并加重脑水肿[27]。在治疗急性脑水肿方面，呋塞米是甘露醇的有效辅助剂，体外实验证明呋塞米可预防由甘露醇引起的反跳性组织水肿。

四、特定手术的麻醉注意事项

（一）麻醉下栅状和条状电极置入术

开颅放置颅内电极手术具有上文已提及的手术风险。减浅麻醉深度，可以减轻对 EEG 的抑制。由于抗惊厥药物的使用通常是为了检测癫痫及确定分类，所以患者术后监测应侧重于未控制的癫痫持续状态。患者通常在一周内再次开颅去除栅状和条状电极，并切除癫痫灶或病灶。在硬脑膜打开之前应避免使用 N_2O，因为在开颅手术后空气可于颅内持续存在 3 周，N_2O 可导致气腔迅速扩张并导致张力性气颅[28]。近年来，微创立体定向技术在小儿癫痫患者脑内电极置入方面取得了良好的进展[29]，由于不需要开颅，接受这种微创手术的患儿血流动力学稳定，通常不需要有创血流动力学监测（有创动脉压）和输血，但术后可能并发脑水肿和颅内出血，应密切监测。

（二）立体定向引导消融术

癫痫病灶消融术在成人神经外科很常见，并逐渐推广到儿科领域[30]。近年来，该技术可应用于小儿复杂皮质病灶的射频热凝和小儿下丘脑错构瘤的激光消融[31, 32]。如上所述，这类手术术中通常平稳，但应做好术后监测[33]。

（三）致痫灶切除术

由于大部分麻醉药物对 EEG 的抑制作用，术中神经电生理监测的应用受到限制。一般来说，

维持低剂量挥发性麻醉药时，可使用 ECoG 和 EEG。刺激运动皮质时需要观察患儿对应区域的运动，因此在监测期间应避免肌肉松弛药或等待其作用失效后进行评估。由于某些致痫灶与控制言语、记忆、运动或感觉功能的皮质区域非常接近，应密切监测并通过电生理反应来最大限度地减少对这些区域的医源性损伤[34]。

（四）清醒开颅术

最好在患者清醒能合作时评估神经功能。患者的体位是这项手术成功的关键，患者应处于半侧卧位，这样可以保证患者舒适、术者操作方便以及患者气道通畅。评估术中运动感觉功能和语言功能有许多方案，包括从无镇静的局部麻醉，到"睡眠 – 清醒 – 睡眠"技术，即在功能测试之前和之后行全身麻醉诱导[35, 36]。在接受清醒开颅术的儿童中，在监测前 20min 停止使用丙泊酚不会干扰 ECoG[37]。其他可使用的药物包括瑞芬太尼和右美托咪定。然而，接受清醒开颅手术的患者必须心理成熟并做好手术前心理准备。

（五）胼胝体切开术

由于这类手术不需要术中 EEG，可以采取所有麻醉方案。值得注意的是，由于手术入路侵犯矢状窦，仍然存在大量失血和 VAE 的风险。胼胝体完全分开后，患者会出现嗜睡，在术后初期有发生吸入性肺炎和气道阻塞的风险，术后应维持气管插管和机械通气，直至患者意识完全恢复。

（六）大脑半球切除术

大脑半球切除术是所有难治性癫痫手术中最常见的手术。这类手术的失血量可超过机体血容量，并导致凝血障碍、低钾血症和低体温[38]。持续出血和输血可进展为低心排血量综合征，以低血压、对液体和正性肌力药物反应不敏感为主要表现。在持续失血时，氨甲环酸能显著减少心脏和脊柱手术患儿的失血量[39, 40]。由于氨甲环酸的凝血作用尚不清楚，应采取负荷剂量 50mg/kg、随后维持输注 5µg/（kg·h）的小剂量输注方案。

发生低心排血量综合征时，可以输注多巴胺 5～10µg/（kg·min）。如果多巴胺无效，在充分液体复苏下，可输注肾上腺素 0.05～1µg/（kg·min）。由于大量液体转移和术后嗜睡，最安全的做法是留置患者的气管插管，并在术后第一天进行机械通气。

（七）迷走神经刺激术

迷走神经刺激术是另一种治疗难治性癫痫的手术方式。需要在全身麻醉下进行手术，有报道在手术刺激和电极定位期间可发生心动过缓和一过性心脏停搏，但这些不良事件持续时间较短，不会威胁生命。心动过缓或心脏停搏的机制可能是刺激迷走神经的颈上心支，可能通过侧支电流传导，也可能是通过放置在其中一个分支上的电极传播。因此在迷走神经刺激测试时，应该仔细观察心电图。

五、术后管理

患儿术后应在重症监护室密切观察，进行一系列神经学检查和有创血流动力学监测，有助于预防和早期发现术后并发症。值得注意的是，这些患者术后仍可出现癫痫发作，死亡率明显增加。癫痫发作时，必须紧急处理[31]：首先对气道、呼吸和循环进行基础生命支持，然后给予足量的抗惊厥药物以阻止癫痫发作。常用药物是劳拉西泮 0.1mg/kg 静脉注射（必要时 10min 后重复），可立即控制症状，然后间断规律注射磷苯妥英 20mg/kg、苯巴比妥 20mg/kg 或左乙拉西坦 10mg/kg，以维持药效。

术后恶心呕吐可能是由手术、麻醉或术后药物引起。恶心呕吐会导致 ICP 突然升高，应该使用非镇静镇吐药来控制。术中预防性使用镇吐药是否有效仍不清楚[32]，但使用昂丹司琼（50µg/kg）、（地塞米松 0.25mg/kg）和（或）甲氧氯普胺（150µg/kg）均可有效治疗术后恶心呕吐。

神经外科手术后常发生水电解质紊乱。低钠血症的原因包括：补水过多［在抗利尿激素

（antidiuretic hormone，ADH）] 水平高的情况下给予低渗液体；钠的异常丢失（脑性耗盐综合征）。ADH 分泌异常增多综合征以低钠血症和高血容量为特征，而脑性耗盐综合征以低钠血症和低血容量为特征。血清钠浓度突然下降可引起癫痫发作，常规药物治疗无效，但适量的高渗盐水（3% 生理盐水，4ml/kg）有治疗反应。高钠血症发生率较低，可由隐性失水量增加（尤其是婴儿）或尿崩症引发。在尿崩症患者中，尿量常常超过 4ml/kg，可注射垂体加压素进行治疗[33]。

需要术后留置气管导管和机械通气最常见的原因是术中神经功能障碍和大量失血，其次是术后需要进行液体复苏。在这类患者中，持续输注麻醉药（芬太尼、吗啡）和苯二氮䓬类（咪达唑仑）可提供满意的镇静作用。虽然输注丙泊酚能有效镇静并苏醒迅速，但在儿科患者中，输注丙泊酚可能导致代谢性酸中毒和进行性多器官功能衰竭综合征（"丙泊酚输注综合征"）[34]。当必须使用丙泊酚时，安全的做法是将输注速度维持在

3mg/（kg·h）以内，持续时间不超过 12h。右美托咪定是一种具有镇痛及可逆性镇静作用的药物[41]，它不会导致呼吸暂停，患者可以保持自主呼吸，但可出现一过性心动过缓、低血压以及高血压等副作用。

积极预防及治疗术后疼痛是神经外科患者围术期治疗的重要组成部分。由于大多数开颅患者术后需送往重症监护室进行监护，静脉给予阿片类药物（吗啡 0.1mg/kg，根据需要可每 2～4 小时静脉注射一次）可以缓解疼痛且不会导致镇静过度。若无监测条件，术后患者可接受对乙酰氨基酚治疗（10～15mg/kg），其副作用很小。

结论

小儿癫痫手术患者的围术期管理应根据疾病状态、儿童年龄和手术类型等进行个体化考量。完善的术前评估和癫痫手术团队之间的交流合作十分重要。了解患儿年龄相关的生理变化以及麻醉和手术相互作用对于降低围术期死亡率至关重要。

参考文献

[1] Cross KW, Dear PR, Hathorn MK, et al. An estimation of intracranial blood flow in the new-born infant. J Physiol 1979;289: 329–345

[2] Wintermark M, Lepori D, Cotting J, et al. Brain perfusion in children: evolution with age assessed by quantitative perfusion computed tomography. Pediatrics 2004;113(6):1642–1652

[3] Lee JK. Cerebral perfusion pressure: how low can we go? Paediatr Anaesth 2014;24(7):647–648

[4] Brady KM, Mytar JO, Lee JK, et al. Monitoring cerebral blood flow pressure autoregulation in pediatric patients during cardiac surgery. Stroke 2010;41(9):1957–1962

[5] McCann ME, Schouten AN, Dobija N, et al. Infantile postoperative encephalopathy: perioperative factors as a cause for concern. Pediatrics 2014;133(3):e751–e757

[6] McCann ME, Schouten AN. Beyond survival; influences of blood pressure, cerebral perfusion and anesthesia on neurodevelopment. Paediatr Anaesth 2014;24(1):68–73

[7] Habre W, Disma N, Virag K, et al; APRICOT Group of the European Society of Anaesthesiology Clinical Trial Network. Incidence of severe critical events in paediatric anaesthesia (APRICOT): a prospective multicentre observational study in 261 hospitals in Europe. Lancet Respir Med 2017;5(5):412–425

[8] Hansen TG, Pedersen JK, Henneberg SW, Morton NS, Christensen K. Neurosurgical conditions and procedures in infancy are associated with mortality and academic performances in adolescence: a nationwide

cohort study. Paediatr Anaesth 2015;25(2):186–192

[9] Campbell E, Beez T, Todd L. Prospective review of 30–day morbidity and mortality in a paediatric neurosurgical unit. Childs Nerv Syst 2017;33(3):483–489

[10] Kuo BJ, Vissoci JR, Egger JR, et al. Perioperative outcomes for pediatric neurosurgical procedures: analysis of the National Surgical Quality Improvement Program-Pediatrics. J Neurosurg Pediatr 2017;19(3):361–371

[11] Nargozian C. The airway in patients with craniofacial abnormalities. Paediatr Anaesth 2004;14(1):53–59

[12] Shenkman Z, Rockoff MA, Eldredge EA, Korf BR, Black PM, Soriano SG. Anaesthetic management of children with tuberous sclerosis. Paediatr Anaesth 2002;12(8):700–704

[13] Goobie SM, DiNardo JA, Faraoni D. Relationship between transfusion volume and outcomes in children undergoing noncardiac surgery. Transfusion 2016;56(10):2487–2494

[14] Goobie SM, Soriano SG, Zurakowski D, McGowan FX, Rockoff MA. Hemostatic changes in pediatric neurosurgical patients as evaluated by thrombelastograph. Anesth Analg 2001;93(4):887–892

[15] Soriano SG, Martyn JAJ. Antiepileptic-induced resistance to neuromuscular blockers: mechanisms and clinical significance. Clin Pharmacokinet 2004;43(2):71–81

[16] Soriano SG, Sullivan LJ, Venkatakrishnan K, Greenblatt DJ, Martyn JA. Pharmacokinetics and pharmacodynamics of vecuronium

in children receiving phenytoin or carbamazepine for chronic anticonvulsant therapy. Br J Anaesth 2001;86(2):223–229

[17] Groeper K, McCann ME. Topiramate and metabolic acidosis: a case series and review of the literature. Paediatr Anaesth 2005;15(2):167–170

[18] Valencia I, Pfeifer H, Thiele EA. General anesthesia and the ketogenic diet: clinical experience in nine patients. Epilepsia 2002;43(5):525–529

[19] McCann ME, Kain ZN. The management of preoperative anxiety in children: an update. Anesth Analg 2001;93(1):98–105

[20] Gibert S, Sabourdin N, Louvet N, et al. Epileptogenic effect of sevoflurane: determination of the minimal alveolar concentration of sevoflurane associated with major epileptoid signs in children. Anesthesiology 2012;117(6):1253–1261

[21] Grady MS, Bedford RF, Park TS. Changes in superior sagittal sinus pressure in children with head elevation, jugular venous compression, and PEEP. J Neurosurg 1986;65(2):199–202

[22] Westergaard B, Classen V, Walther-Larsen S. Peripherally inserted central catheters in infants and children—indications, techniques, complications and clinical recommendations. Acta Anaesthesiol Scand 2013;57(3):278–287

[23] Sponheim S, Skraastad Ø, Helseth E, Due-Tønnesen B, Aamodt G, Breivik H. Effects of 0.5 and 1.0 MAC isoflurane, sevoflurane and desflurane on intracranial and cerebral perfusion pressures in children. Acta Anaesthesiol Scand 2003;47(8):932–938

[24] Modica PA, Tempelhoff R, White PF. Pro- and anticonvulsant effects of anesthetics (Part I) Anesth Analg 1990;70(3):303–315

[25] Modica PA, Tempelhoff R, White PF. Pro- and anticonvulsant effects of anesthetics (Part II) Anesth Analg 1990;70(4):433–444

[26] Scheingraber S, Rehm M, Sehmisch C, Finsterer U. Rapid saline infusion produces hyperchloremic acidosis in patients undergoing gynecologic surgery. Anesthesiology 1999;90(5):1265–1270

[27] McManus ML, Soriano SG. Rebound swelling of astroglial cells exposed to hypertonic mannitol. Anesthesiology 1998; 88(6):1586–1591

[28] Reasoner DK, Todd MM, Scamman FL, Warner DS. The incidence of pneumocephalus after supratentorial craniotomy. Observations on the disappearance of intracranial air. Anesthesiology 1994;80(5):1008–1012

[29] Cossu M, Schiariti M, Francione S, et al. Stereoelectroencephalography in the presurgical evaluation of focal epilepsy in infancy and early childhood. J Neurosurg Pediatr 2012;9(3):290–300

[30] LaRiviere MJ, Gross RE. Stereotactic laser ablation for medically intractable epilepsy: the next generation of minimally invasive epilepsy surgery. Front Surg 2016;3:64

[31] Wilfong AA, Curry DJ. Hypothalamic hamartomas: optimal approach to clinical evaluation and diagnosis. Epilepsia 2013;54(Suppl 9):109–114

[32] Cossu M, Fuschillo D, Casaceli G, et al. Stereoelectroencephalography-guided radiofrequency thermocoagulation in the epileptogenic zone: a retrospective study on 89 cases. J Neurosurg 2015;123(6):1358–1367

[33] Medvid R, Ruiz A, Komotar RJ, et al. Current applications of MRI-guided laser interstitial thermal therapy in the treatment of brain neoplasms and epilepsy: a radiologic and neurosurgical overview. AJNR Am J Neuroradiol 2015;36(11):1998–2006

[34] Adelson PD, Black PM, Madsen JR, et al. Use of subdural grids and strip electrodes to identify a seizure focus in children. Pediatr Neurosurg 1995;22(4):174–180

[35] Sarang A, Dinsmore J. Anaesthesia for awake craniotomy—evolution of a technique that facilitates awake neurological testing. Br J Anaesth 2003;90(2):161–165

[36] Stevanovic A, Rossaint R, Veldeman M, Bilotta F, Coburn M. Anaesthesia management for awake craniotomy: systematic review and meta-analysis. PLoS One 2016;11(5):e0156448

[37] Soriano SG, Eldredge EA, Wang FK, et al. The effect of propofol on intraoperative electrocorticography and cortical stimulation during awake craniotomies in children. Paediatr Anaesth 2000;10(1):29–34

[38] Brian JE Jr, Deshpande JK, McPherson RW. Management of cerebral hemispherectomy in children. J Clin Anesth 1990;2(2):91–95

[39] Goobie SM, Meier PM, Pereira LM, et al. Efficacy of tranexamic acid in pediatric craniosynostosis surgery: a double-blind, placebo-controlled trial. Anesthesiology 2011;114(4):862–871

[40] Faraoni D, Goobie SM. The efficacy of antifibrinolytic drugs in children undergoing noncardiac surgery: a systematic review of the literature. Anesth Analg 2014;118(3):628–636

[41] Mason KP, Lerman J. Review article: dexmedetomidine in children: current knowledge and future applications. Anesth Analg 2011;113(5):1129–1142

第 32 章　清醒开颅术
Pediatric Awake Craniotomy

Gaston Echaniz　Michael Tan　Ibrahim Jalloh　Samuel Strantzas　Tara Der　著

陈　芳　译　　李　霖　校

摘　要

在大脑语言功能区或邻近区域进行手术可能会导致永久性语言和运动功能障碍。小儿清醒开颅与术中功能定位可以最大限度切除病灶，并显著减少术后神经功能缺陷的发生率。术前准备阶段，必须帮助患者建立足够的忍耐力、动力和心理准备。术中可能会发生许多麻醉危急并发症。清醒开颅手术的成功取决于周全的术前准备和麻醉计划，其中包括患者选择、神经心理学评估、心理评估和心理准备。根据目前已有的证据和临床经验，本章阐述清醒开颅手术麻醉管理的关键步骤。

关键词

清醒开颅术，小儿麻醉，癫痫手术，肿瘤切除，语言功能区

在大脑语言功能区内或邻近的病变区域进行手术会有永久性神经功能缺陷的风险。清醒开颅并直接对脑功能监测定位是识别语言功能区的金标准[1]。定位各皮质通路可以最大限度切除病灶，并显著减少术后语言和运动障碍[2]。Sacko 等前瞻性地比较了在清醒开颅联合术中脑功能定位切除语言功能区病灶的患者和在全身麻醉下进行手术切除的患者，他们得出结论，接受清醒开颅手术患者的神经功能、切除范围和 80 个月存活率的结果更加理想，这些患者住院时间较短，没有明显的麻醉并发症，也不需要更改为全身麻醉[3]。

许多文献报道了成人患者的清醒开颅术，通常应用于接受肿瘤切除、癫痫灶切除和功能性神经外科手术的成年患者[2, 4-6]。清醒开颅术在儿科领域的数据有限，这可能与儿童脑肿瘤较少处于语言功能区的流行病学因素有关，目前已发表的病例系列数量较少，还有很多问题有待进一步阐明[7-9]。大多数病例采用"睡眠 – 清醒 – 睡眠"的方法，即在麻醉下进行开颅与关颅，术中定位和切除病灶时才唤醒患儿。但这一手术方案存在一些伦理问题，包括负面的心理体验和潜在的心理创伤[10]。

儿童清醒开颅手术的麻醉管理对麻醉医生提出了许多挑战，需要为患儿提供完善的镇痛、患儿可配合的最小限度的镇静、最少的心理创伤和满意的术中监测[11]。麻醉医生必须为患儿创造一个适度镇静且安全的条件，以获得患儿最大限度的配合，并做好准备随时处理术中各种紧急并发症[12]。在成年患者中，清醒开颅术的并发症包括气道阻塞、呼吸抑制、血流动力学不稳定、恶心呕吐、行为不受控制、癫痫发作和疼痛[6, 13]。周全的术前准备和麻醉计划直接关系到小儿清醒开颅手术的成功与否，其中包括患者选择、神经心理学评估、心理评估和心理准备。

一、患者选择与评估

当神经外科患儿被确定可清醒开颅切除病灶时，必须再进行一系列的评估，这需要包括神经内科、癫痫外科、神经心理学、神经精神科和麻醉科的多学科会诊。患儿的心理或认知水平是决定清醒开颅手术是否合适的最重要条件，参与清醒开颅术的患儿必须建立足够的耐力、动力和心理准备[14-16]，11 岁或 12 岁是被认为可以行清醒开颅术患儿的最小年龄限制[12]，但应该根据儿童的成熟程度和生活能力等神经心理发育水平进行判断。有报道称，最小可予 9 岁的儿童在清醒状态下开颅切除胶质母细胞瘤等病变[17]。在我们机构中，接受清醒开颅手术患儿最小的年龄为 7 岁，成功地完成了左额部肿瘤切除术。因此，小于最低年龄限制不是清醒开颅术的绝对禁忌证，应根据患儿的成熟程度以及手术的特殊要求进行个体化考量。在识别并选择最佳清醒开颅术患儿方面，需要多学科专业团队来共同评估。

二、麻醉评估

在我们中心，手术医生与麻醉医生需要进行详细的术前讨论，以达成共识。评估应侧重于病史、癫痫发作症状的细节和神经系统检查结果。围术期应继续使用药物控制癫痫发作。困难气道是清醒开颅术的相对禁忌证。患者的体位通常是头钉固定头部、颈部前屈，这使术中气道管理难度增大，因此完善的气道评估至关重要。与患儿及其家属的充分沟通对建立医患间的信任十分重要，医生应该提供关于手术各个阶段的详细信息，使患儿意识到他们将会经历什么，以及理解到他们将要配合的事项，充分告知潜在并发症，如癫痫发作和困难气道等。可向患儿展示手术过程的图片和视频，熟悉手术室的布局及其相应作用。

三、神经心理学评估

由神经心理学家分别于术前、术中和术后进行神经心理学评估，以明确认知水平和言语或记忆缺陷。一个全面的神经心理学评估包括测试智力（intellectual abilities，IQ）、表达能力或接受能力或更高级别的语言能力、记忆能力、视觉运动和视觉空间能力、解决问题能力、动手能力、执行能力以及学习能力（阅读、拼写、写作和计算）。最令人担心的并发症是语言皮质区的损伤，因此，应该重点关注患儿的语言能力测试，这要求手术团队了解术前已经存在的缺陷，以便术中进行比较。神经心理学评估能够很好地评估患儿的交流能力、回答问题的能力，以及可以找到患儿在手术室里感兴趣的话题。同时，神经心理学评估也是一个与患儿亲密接触和建立信任的重要过程。

四、心理准备

目前已有许多对儿童进行清醒开颅手术的报道，但大多数是关于青少年患者的病例系列报道[9, 10, 17-22]。虽然年龄较大的青少年可能在生理功能方面与成人相似，但相比之下，他们可能心理成熟度不足，对这种类型的手术没有充分的心理准备。虽然大龄的青少年的生理功能接近成年人，但与成年人相比，他们的心理不够成熟，对这类手术心理准备不足。成人患者很容易理解清醒开颅术的益处，因此他们常积极配合，以减少围术期不良事件的发生。儿童清醒开颅手术的最大挑战是根据小儿神经心理和认知发育的水平，采用合适的方法与技术。除了与成人患者有着同样的手术并发症外，小儿患者更容易出现焦虑不安、躁动不配合的情况，因此，为行这类手术的患儿心理接受度的筛选并做好充分的心理准备至关重要。

为做好充分的心理准备，人们提出了各种策略，如催眠调节、与一个接受过清醒开颅手术的儿童玩耍交流、展示手术室的图片或视频、在手术前亲密接触手术和麻醉团队[10]。有报道称做好术前心理准备可以减轻微创手术患儿的紧张焦虑[23]。Klimek 等[17] 提出了一种儿童的强化心理护理策略，该方法能够让一名接受清醒开颅的 9 岁患儿在轻度镇静下保持配合。催眠是一种简单易行且有效的方法，可以改善儿童的心理体验和促进配合，尤其是具有焦虑或抑郁人格的儿童[10]。在整个手术过程中，父母陪同也可以减少儿童焦虑，提高配合度[17]，但必须详细地向家长解释手术过程，以及当发生术中并发症时如何应对。如果怀疑父母不能配合甚至阻碍手术进程，应该让其回避。

五、术中技术

（一）手术室设置

必须在患者到达手术室之前完成人机工程学程序优化和设备放置。在清醒手术病例中大多数是左侧脑部病变，也有右侧病变，应该在手术间准备之前详细了解这些手术信息，因为程序和设备可能需要镜像设置。图 32-1 和视频 32-1 便呈现一个这样的典型情况。手术室设置的总体目标是为无菌手术设备和管路提供足够的空间，为手术助理护士提供空间，为麻醉医生管理气道和血流动力学提供通气空间、面部观察空间和线路通道空间，为患者提供舒适和交流的空间，为神经心理学家提供观察与评估的空间。

> 视频 32-1　清醒开颅和皮质刺激（这段视频由 Tara Der 提供）https://www.thieme.de/de/q.htm?p=opn/tp/255910102/9781626238176_c032_v001&t=video

无论是单独镇静还是"睡眠 - 清醒 - 睡眠"技术，麻醉医生应准备在必要时转换为气管内插管的全身麻醉。由于患者的体位是头部固定，颈部屈曲和旋转受限，气道管理十分具有挑战性，

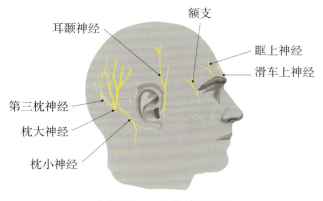

▲ 图 32-1　头皮神经支配

应预先准备气道工具，包括声门上装置，如喉罩（laryngeal mask airway，LMA）、口或鼻咽通气道、面罩、纤维支气管镜以及全身麻醉诱导药物[24]。

患者先处于仰卧位，安置好管路和气道工具后，再将患者置于半侧卧位或侧卧位。线路与管道最好放置在非手术侧，便于术中管理。术中保持患者的舒适很有必要，但维持气道通畅更为重要。适当的体位固定有助于减少颈部屈曲和旋转，以减少气道阻塞的发生，并利于脑颈静脉回流。仔细固定和填垫四肢可最大限度地减少患者在术中清醒时段的不适感。对患者覆盖毯子保暖和补液加温，以避免手术切除病灶时发生寒战。放置静脉支架或头架，以支撑覆盖于患者上半身的手术无菌单，这可以防止幽闭恐惧症，并可以直接与患者交流、观察面部和气道。

（二）麻醉技术

成人进行清醒开颅术时，通常全程在不同程度的镇静下保持清醒状态（清醒 - 清醒 - 清醒）。小儿进行清醒开颅术常采用"睡眠 - 清醒 - 睡眠"技术，患儿仅在病灶定位和病灶切除时保持清醒。

关于术前使用镇静药的看法不一，应该根据患儿焦虑、合并症和麻醉方案等方面使用术前镇静药。在我们的实验中，当采用"睡眠 - 觉醒 - 睡眠"技术，患者积极性高并做好充分的准备，通常不需要使用术前抗焦虑药，并允许父母陪同下麻醉诱导，有文献表明这种方法可以减轻一些患者的围术期焦虑[25-27]。此外，为了应对手术刺激采用全身麻醉、术前持续使用苯二氮䓬类或 α_2 受体激动剂类药物会导致苏醒延迟、过度镇静以及清醒阶段不能很好地配合体动及发声。术前可以口服对乙酰氨基酚 15mg/kg，作为多模式镇痛的一部分[28, 29]。

（三）诱导与入睡初期

对于"睡眠 - 清醒 - 睡眠"技术，麻醉诱导应遵循与其他开颅手术麻醉相同的原则，以确保最大限度地减少颅内压升高和维持脑灌注。针对小儿患者，涂抹局麻药膏可帮助顺利建立静脉通

图中标注：额支、耳颞神经、眶上神经、滑车上神经、第三枕神经、枕大神经、枕小神经

路，较少采取吸入诱导，肌肉松弛药可能会干扰运动诱发电位，并会在手术清醒阶段有肌松残余作用，通常避免使用肌肉松弛药。静脉诱导时顺序注射芬太尼 1～2μg/kg、丙泊酚 3mg/kg。诱导过程中还应给予预防性抗生素和非镇静镇吐药物，如地塞米松 0.1mg/kg 和昂丹司琼 0.1mg/kg。如果采取吸入诱导，必须尽快排出挥发性麻醉气体，以最大限度地减少对神经功能监测的干扰。额外建立一个的粗大静脉通道以防术中意外大出血，建立有创动脉监测用于实时血压监测和血气分析。如果手术时间较长，可留置导尿管，但这增加了患者在清醒期的不适，也可酌情避免。

LMA 是首选的气道工具，广泛应用于成人和儿童清醒开颅手术领域[20, 30-34]。与气管插管相比，LMA 在清醒期更容易取出，并在手术的最后一个睡眠阶段更容易被重新置入。有医院尝试术中气管插管，然而对于开颅部位暴露和头部固定的患者进行气管插管，很可能导致呛咳和损伤[35, 36]。与镇静下使用鼻导管相比，LMA 的气道稳定性更适合于控制通气，特别是在需要调控二氧化碳分压时更有优势。

（四）清醒开颅术的局部麻醉

充分有效的镇痛是医患配合的基础条件，并使患者有更好的心理体验，因此，有效的区域麻醉是清醒期手术成功的关键[37]。头皮感觉神经有六支：滑车上神经、眶上神经、额支、耳颞神经、枕小神经和枕大神经。在少数情况下，耳大神经和第三枕神经也可以分布于手术区域的头皮感觉区[38]（图 32-2）。

头皮神经阻滞术是在患儿入睡后、头钉固定前进行的。用 25G 针头浸润注射 0.25% 盐酸布比卡因和 1∶20 万肾上腺素混合溶液，可维持长达 8～12h 的镇痛作用。以眶上切迹为标志，在眉毛上方的眶上神经区域局部浸润，针尖指向内侧，也覆盖滑车上神经。其次，于前颞区局部浸润眶外侧的三叉神经上颌分支的额支。局部浸润麻醉耳颞神经的位置约为在颧骨弓水平耳屏前 1cm 处，

注意不要超过颧骨以下，这样会导致部分面神经的阻滞。随后在颧弓水平耳郭后方局部浸润麻醉耳大神经。最后在枕骨粗隆和乳突连线中点处，沿着颈上线向耳郭浸润麻醉，将枕大神经、枕小神经和第三枕神经一同阻滞。可以补充头钉处的局部浸润神经阻滞。根据患儿体重给药可避免局麻药中毒。在清醒阶段，麻醉医生和外科医生应于手术区域补充局麻药。

（五）麻醉维持

麻醉维持采用全凭静脉麻醉（total intravenous anesthesia，TIVA），具体包括丙泊酚 100～150μg/（kg·min）和瑞芬太尼 0.1～0.4μg/（kg·min），术中密切调整剂量并监测 EEG。这些药物麻醉效果确切，且容易调控，可以使患者在 5～20min 内苏醒，患者在清醒阶段只需进行轻度镇静便能配合。丙泊酚还具有镇吐、抗惊厥、降低颅内压和脑耗氧量的作用[39]，此外，如果输注剂量在正常范围，在儿童患者神经功能监测前 20min 停止注射丙泊酚并不会干扰 ECoG[21, 40]。瑞芬太尼即使在长期输注后也有非常短的消除半衰期，这一特点受年龄、肝肾功能障碍的影响很小。与丙泊酚类似，瑞芬太尼几乎不干扰 ECoG 监测[41, 42]。

以往苯二氮䓬类和精神类镇静镇痛药的使用较为普遍[17, 35, 36]，近年来 α₂ 受体激动剂受到越来越多的关注[8, 19, 33, 43-46]。然而，精神类镇静镇痛药（氟哌利多 + 芬太尼）与镇静时间延长、癫痫发作、QT 间期延长、患者不配合和容易发生心律失常相关。右美托咪定是一种高选择性 α₂ 肾上腺素能受体激动剂，具有剂量依赖性的抗焦虑、镇静和镇痛作用，它提供一种特别的"合作镇静"状态，这种状态下的患者容易被唤醒，且没有呼吸抑制[46-48]，右美托咪定还具有神经保护和解交感作用，在神经外科手术刺激下可维持血流动力学稳定[49]。因此，对于在清醒开颅术中进行复杂的神经认知测试的患者来说，右美托咪定大有益处[50]。与瑞芬太尼联合丙泊酚相比，右美托咪定在对术中脑功能定位的影响和镇静效果方面没有

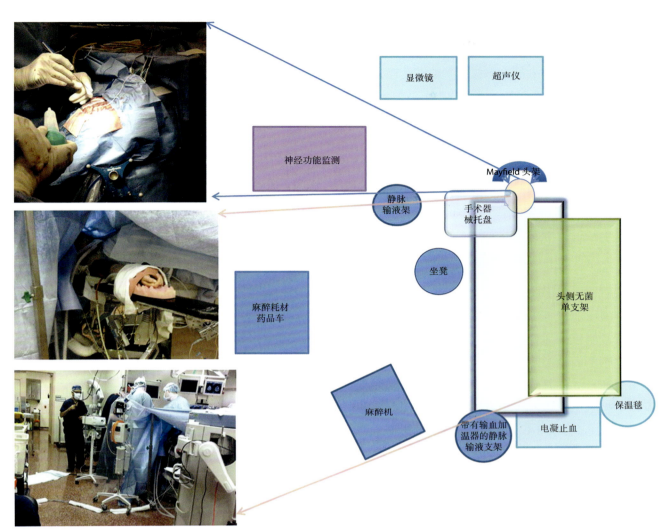

▲ 图 32-2　左侧脑损伤手术室的典型设置。右侧病变需要镜像设置

差异，但在成人清醒开颅切除幕上肿瘤时，右美托咪定的呼吸不良事件更少[51]。右美托咪定已被证明在清醒开颅术中提供有效和安全的清醒镇静，唤醒时间比丙泊酚短[52]。然而，根据我们的经验，右美托咪定可能与清醒时间延长有关，我们共纳入 23 名患者，其中 2 例在标准 TIVA 中加入右美托咪定 0.2~1.8μg/（kg·min），2 例患者的唤醒时间都超过 50min。仅使用瑞芬太尼 – 丙泊酚的平均唤醒时间为 21min（拟发表的未公布数据）。

建议进行麻醉深度监测，以便更准确地调整 TIVA 药物剂量，并使患者苏醒的时间更精确。有人使用脑电双谱指数监测，但我们发现脑电监测足以达到麻醉深度监测的目的[35]。

（六）EEG 对麻醉深度及后放电的监测

EEG 可对清醒期的苏醒质量进行监测，为麻醉深度提供标准。也可使用脑电双频指数监测仪等综合设备监测麻醉深度；然而，使用 EEG 的原始数据会更准确，尤其是在儿童患者中。EEG 的原始数据有许多优点：EEG 没有采集延迟，可以实时识别麻醉深度；它还能够快速识别会影响商业监测设备读数的人为干扰，如肌电图、电凝和 60Hz 电信号；此外，脑电监测不需要特殊的电极或设备，监测体感诱发电位的电极同样可以用于监测 EEG；最后，EEG 可以分别监测大脑左右半球的麻醉深度。

EEG 来源于大脑皮质的各频率电信号的活动。

通常随着麻醉的加深，高振幅的 δ 波（1～3Hz）和 θ 波（4～7Hz）慢波活动占优势，低振幅的不规则 α 波（8～12Hz）和 β 波（＞12Hz）快波活动消失，这种改变随着意识的恢复而逆转，当更高频率的波在 EEG 中占据主导地位时，患者开始从麻醉中苏醒，这时可准备进行语言测试（图 32–3）。

虽然确保 EEG 记录是有意义且不被人为干扰需要反复的训练，但只需要少数病例便可掌握利用 EEG 判断麻醉深度的能力。Barnard 等[53] 表明，麻醉医生经过简单的训练，便能够通过 EEG 精准地分辨出患者处于麻醉、镇静或清醒状态。

（七）清醒阶段

开颅后应根据 EEG 适当减少 TIVA 麻醉用药量。打开硬脑膜后，就开始为手术的清醒阶段做准备，暂停丙泊酚和瑞芬太尼的输注，给予非镇静镇吐药，如昂丹司琼。当患儿开始恢复自主呼吸，不接触患儿以减少患儿咳嗽和呛咳。一旦患儿醒来，便移除 LMA，并通过面罩或鼻导管给氧。在手术的清醒阶段，会对大脑的语言和（或）运动皮质区域连续测试，这要求患儿完全苏醒并充分配合，意味着在测试期间尽可能避免使用镇静药物。最好有熟悉患儿病情的神经学家或神经心理学家（或通常是麻醉医生）在场协助测试。术

中评估患儿自主运动和指令运动，以及进行认知和语言测试。根据患儿的年龄大小和语言能力，可以使用不同的方法：图示词卡、计数和复杂计算（如从 100 开始倒数 3 个数）、记忆游戏（回忆术前发生的事），以及持续的语言和运动测试。应持续评估疼痛评分，以确保患儿在这一阶段的舒适性。鼓励患儿大声说话，减少术间内的环境噪音（如降低监护仪报警音量），这样手术团队就可以持续追踪测试结果。电生理监测师观察到的任何功能变化都必须立即与外科团队沟通。

在清醒期切除病灶后，再次使用大剂量丙泊酚诱导麻醉，启动 TIVA 并调整至麻醉状态（根据 EEG 来判断）。麻醉医生置入新的 LMA，重新控制气道。对于可以配合且已充分区域阻滞的患儿，可以暂停丙泊酚的输注，在镇静下用鼻导管通气（睡眠 – 清醒 – 清醒）。

六、术中并发症

麻醉医生必须在手术的各个阶段，尤其是清醒阶段，为可能发生的各种并发症做好准备。并发症总结在表 32-1。成人手术中的一些并发症包括疼痛、癫痫发作、呼吸抑制、气道阻塞、血流动力学不稳定、呕吐和对手术不耐受[6, 13, 14, 24, 54, 55]。尽管儿童缺乏此类数据总结，但麻醉医生应主动

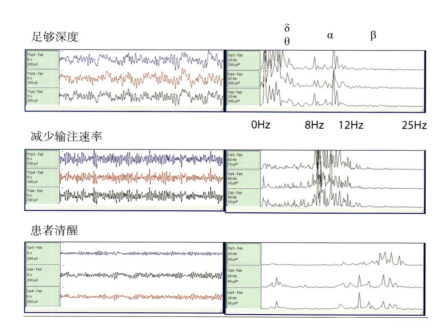

◀ 图 32–3　当患者从麻醉深度较深的状态过渡到清醒状态时，EEG 的变化。在每 5s 快照中记录三个通道的纵向双极 EEG。显示较多的慢波 δ 波和 θ 波（A），随着患者从麻醉中苏醒，这些波逐渐减少（B），最终消失（C）。清醒状态主要包含低振幅、高频不规则 β 波活动

预防和积极处理这些情况。

疼痛通常发生在头钉固定处。如果外科医生或麻醉医生的头皮神经阻滞和伤口局部浸润不能缓解疼痛，则可静脉应用阿片类药物。疼痛难以控制时可再次输注瑞芬太尼，即使出现过度镇静也可通过减少或停止输注迅速逆转。

清醒开颅术中的癫痫发作难以预测，在成年人中的发生率为5%～20%[56]。术中癫痫发作的风险似乎在患有额叶低级别胶质瘤和既往有癫痫发作史的年轻患者中更高[54]。考虑到患者在头钉固定时可发生全身性阵挛运动，危害极大，外科团队必须对癫痫发作的预兆保持高度警惕，麻醉医生应做好及时处理的准备。术前优化抗癫痫药物用药方案，必要时在术中使用。准备好用于术中脑冲洗的冷盐水，并放置在靠近手术野的地方，如果癫痫发作，用冷盐水冲洗手术野可以中止癫痫发作[36]。必要时可使用苯二氮䓬类药物，如咪达唑仑0.1mg/kg，或者给予苯妥英钠或磷苯妥英。暂停神经功能测试，直到语言或运动功能恢复。神经外科医生应明确触发癫痫事件的功能区域，以避免再次刺激。有报道可使用小剂量丙泊酚治疗术中癫痫发作，但过量时导致气道阻塞和缺氧的风险升高。如果癫痫样活动持续发作，手术团队可以按计划中止该方案，更改为全身麻醉和进行气管插管。

气道并发症包括癫痫发作或镇静过度后导致的阻塞和由此造成的缺氧。鼻咽通气道通常可以解除阻塞，但全身麻醉诱导后更换为LMA可能更为必要。如果开颅部位暴露和头钉固定的患者发生反流误吸，麻醉医生行气管插管以保护气道变得困难，可能需要通过LMA或纤支镜辅助气管插管[24]。作为最后一种选择，外科医生应该准备好覆盖手术野、拔除头钉，进行喉镜检查和气管插管。

由于镇静引起的低通气可能导致高碳酸血症，在极少情况下可导致脑水肿。对于清醒的患者，没有气道控制的情况下调整二氧化碳分压比较困难。配合的患者可以根据医生要求过度通气。然而，当患者镇静过度时将无法完成这类指令，可能引发脑水肿，在这种情况下，可以使用甘露醇或高渗盐水来降低颅内压。

相比全程保持清醒（清醒－清醒－清醒），血流动力学不稳定的患者（包括高血压、低血压和心动过速），更常采用"睡眠－清醒－睡眠"技术，但上诉情况单独发生时很少对患者造成伤害性影响。维持轻度镇静可改善血流动力学稳定性，但会增加呼吸道并发症的风险。

表32-1 术中并发症及处理

并发症	处理
癫痫发作	用冷盐水冲洗手术野
	药物
	颅钉固定部位局部麻醉
疼痛	静脉注射阿片类药物，如再次开始输注瑞芬太尼
	更改为全身麻醉
恶心/呕吐	预防和（或）治疗性使用镇吐药，如地塞米松和昂丹司琼
	注意体位摆放，尽量预防气道阻塞
气道并发症	尽量减少镇静
	使用药物控制癫痫和焦虑
	准备好气道工具车
	如果低通气导致二氧化碳分压升高，则减轻镇静
颅内压升高	要求患者过度换气
	气道管理和辅助通气
	渗透压疗法，如甘露醇
	根据临床情况考虑减少或增加镇静
患者焦虑/合作欠佳	改善患者舒适度
	提供心理/情感支持
	治疗疼痛、恶心或呕吐症状
	考虑放弃清醒麻醉，改为全身麻醉

结论

在某些神经外科手术中，包括一些癫痫病例中，儿童清醒开颅术是非常必要的。这些病例的理想麻醉管理，虽然具有挑战性，但通过周全的计划和谨慎的实施是可以实现的。

参 考 文 献

[1] Ojemann G, Ojemann J, Lettich E, Berger M. Cortical language localization in left, dominant hemisphere. An electrical stimulation mapping investigation in 117 patients. J Neurosurg 1989;71(3):316–326

[2] Ebel H, Ebel M, Schillinger G, Klimek M, Sobesky J, Klug N. Surgery of intrinsic cerebral neoplasms in eloquent areas under local anesthesia. Minim Invasive Neurosurg 2000;43(4):192–196

[3] Sacko O, Lauwers-Cances V, Brauge D, Sesay M, Brenner A, Roux FE. Awake craniotomy vs surgery under general anesthesia for resection of supratentorial lesions. Neurosurgery 2011;68(5):1192–1198, discussion 1198–1199

[4] Dziedzic T, Bernstein M. Awake craniotomy for brain tumor: indications, technique and benefits. Expert Rev Neurother 2014;14(12):1405–1415

[5] Sahjpaul RL. Awake craniotomy: controversies, indications and techniques in the surgical treatment of temporal lobe epilepsy. Can J Neurol Sci 2000;27(Suppl 1):S55–S63, discussion S92–S96

[6] Archer DP, McKenna JM, Morin L, Ravussin P. Conscious-sedation analgesia during craniotomy for intractable epilepsy: a review of 354 consecutive cases. Can J Anaesth 1988;35(4):338–344

[7] Akay A, Rükşen M, Çetin HY, Seval HO, İşlekel S. Pediatric awake craniotomy for brain lesions. Pediatr Neurosurg 2016;51(2):103–108

[8] Ard J, Doyle W, Bekker A. Awake craniotomy with dexmedetomidine in pediatric patients. J Neurosurg Anesthesiol 2003;15(3):263–266

[9] Balogun JA, Khan OH, Taylor M, et al. Pediatric awake craniotomy and intra-operative stimulation mapping. J Clin Neurosci 2014;21(11):1891–1894

[10] Delion M, Terminassian A, Lehousse T, et al. Specificities of awake craniotomy and brain mapping in children for resection of supratentorial tumors in the language area. World Neurosurg 2015;84(6):1645–1652

[11] Frost EA, Booij LH. Anesthesia in the patient for awake craniotomy. Curr Opin Anaesthesiol 2007;20(4):331–335

[12] McClain CD, Landrigan-Ossar M. Challenges in pediatric neuroanesthesia: awake craniotomy, intraoperative magnetic resonance imaging, and interventional neuroradiology. Anesthesiol Clin 2014;32(1):83–100

[13] Danks RA, Rogers M, Aglio LS, Gugino LD, Black PM. Patient tolerance of craniotomy performed with the patient under local anesthesia and monitored conscious sedation. Neurosurgery 1998;42(1):28–34, discussion 34–36

[14] Nossek E, Matot I, Shahar T, et al. Failed awake craniotomy: a retrospective analysis in 424 patients undergoing craniotomy for brain tumor. J Neurosurg 2013;118(2):243–249

[15] Khu KJ, Doglietto F, Radovanovic I, et al. Patients' perceptions of awake and outpatient craniotomy for brain tumor: a qualitative study. J Neurosurg 2010;112(5):1056–1060

[16] Leal RT, da Fonseca CO, Landeiro JA. Patients' perspective on awake craniotomy for brain tumors-single center experience in Brazil. Acta Neurochir (Wien) 2017;159(4):725–731

[17] Klimek M, Verbrugge SJ, Roubos S, van der Most E, Vincent AJ, Klein J. Awake craniotomy for glioblastoma in a 9–year-old child. Anaesthesia 2004;59(6):607–609

[18] Berger MS, Kincaid J, Ojemann GA, Lettich E. Brain mapping techniques to maximize resection, safety, and seizure control in children with brain tumors. Neurosurgery 1989;25(5):786–792

[19] Everett LL, van Rooyen IF, Warner MH, Shurtleff HA, Saneto RP, Ojemann JG. Use of dexmedetomidine in awake craniotomy in adolescents: report of two cases. Paediatr Anaesth 2006;16(3):338–342

[20] Hagberg CA, Gollas A, Berry JM. The laryngeal mask airway for awake craniotomy in the pediatric patient: report of three cases. J Clin Anesth 2004;16(1):43–47

[21] Soriano SG, Eldredge EA, Wang FK, et al. The effect of propofol on intraoperative electrocorticography and cortical stimulation during awake craniotomies in children. Paediatr Anaesth 2000;10(1):29–34

[22] Tobias JD, Jimenez DF. Anaesthetic management during awake craniotomy in a 12–year-old boy. Paediatr Anaesth 1997;7(4):341–344

[23] Kolk AM, van Hoof R, Fiedeldij Dop MJ. Preparing children for venepuncture. The effect of an integrated intervention on distress before and during venepuncture. Child Care Health Dev 2000;26(3):251–260

[24] Matsuda A, Mizota T, Tanaka T, Segawa H, Fukuda K. [Difficult ventilation requiring emergency endotracheal intubation during awake craniotomy managed by laryngeal mask airway] Masui 2016;65(4):380–383

[25] Kain ZN, Mayes LC, Caramico LA, et al. Parental presence during induction of anesthesia. A randomized controlled trial. Anesthesiology 1996;84(5):1060–1067

[26] Sadeghi A, Khaleghnejad Tabari A, Mahdavi A, Salarian S, Razavi SS. Impact of parental presence during induction of anesthesia on anxiety level among pediatric patients and their parents: a randomized clinical trial. Neuropsychiatr Dis Treat 2017;12:3237–3241

[27] Kita T, Yamamoto M. [Parental presence is a useful method for smooth induction of anesthesia in children: a postoperative questionnaire survey] Masui 2009;58(6):719–723

[28] Wick EC, Grant MC, Wu CL. Postoperative multimodal analgesia pain management with nonopioid analgesics and techniques: a review. JAMA Surg 2017;152(7):691–697

[29] Lönnqvist PA, Morton NS. Postoperative analgesia in infants and children. Br J Anaesth 2005;95(1):59–68

[30] Tongier WK, Joshi GP, Landers DF, Mickey B. Use of the laryngeal mask airway during awake craniotomy for tumor resection. J Clin Anesth 2000;12(8):592–594

[31] Murata H, Nagaishi C, Tsuda A, Sumikawa K. Laryngeal mask airway Supreme for asleep-awake-asleep craniotomy. Br J Anaesth 2010;104(3):389–390

[32] Shinokuma T, Shono S, Iwakiri S, Shigematsu K, Higa K. [Awake craniotomy with propofol sedation and a laryngeal mask airway: a case report] Masui 2002;51(5):529–531

[33] Chung YH, Park S, Kim WH, Chung IS, Lee JJ. Anesthetic management of awake craniotomy with laryngeal mask airway and dexmedetomidine in risky patients. Korean J Anesthesiol

2012;63(6):573–575

[34] Gadhinglajkar S, Sreedhar R, Abraham M. Anesthesia management of awake craniotomy performed under asleep-awake-asleep technique using laryngeal mask airway: report of two cases. Neurol India 2008;56(1):65–67

[35] Sarang A, Dinsmore J. Anaesthesia for awake craniotomy— evolution of a technique that facilitates awake neurological testing. Br J Anaesth 2003;90(2):161–165

[36] Meng L, McDonagh DL, Berger MS, Gelb AW. Anesthesia for awake craniotomy: a how-to guide for the occasional practitioner. Can J Anaesth 2017;64(5):517–529

[37] Guilfoyle MR, Helmy A, Duane D, Hutchinson PJ. Regional scalp block for postcraniotomy analgesia: a systematic review and meta-analysis. Anesth Analg 2013;116(5):1093–1102

[38] Kemp WJ III, Tubbs RS, Cohen-Gadol AA. The innervation of the scalp: a comprehensive review including anatomy, pathology, and neurosurgical correlates. Surg Neurol Int 2011;2:178

[39] Marik PE. Propofol: therapeutic indications and side-effects. Curr Pharm Des 2004;10(29):3639–3649

[40] Herrick IA, Craen RA, Gelb AW, et al. Propofol sedation during awake craniotomy for seizures: patient-controlled administration versus neurolept analgesia. Anesth Analg 1997;84(6):1285–1291

[41] Beers R, Camporesi E. Remifentanil update: clinical science and utility. CNS Drugs 2004;18(15):1085–1104

[42] Herrick IA, Craen RA, Blume WT, Novick T, Gelb AW. Sedative doses of remifentanil have minimal effect on ECoG spike activity during awake epilepsy surgery. J Neurosurg Anesthesiol 2002;14(1):55–58

[43] Gignac E, Manninen PH, Gelb AW. Comparison of fentanyl, sufentanil and alfentanil during awake craniotomy for epilepsy. Can J Anaesth 1993;40(5, Pt 1):421–424

[44] Bulsara KR, Johnson J, Villavicencio AT. Improvements in brain tumor surgery: the modern history of awake craniotomies. Neurosurg Focus 2005;18(4):e5

[45] Almeida AN, Tavares C, Tibano A, Sasaki S, Murata KN, Marino R Jr. Dexmedetomidine for awake craniotomy without laryngeal mask. Arq Neuropsiquiatr 2005;63(3B):748–750

[46] Bekker AY, Kaufman B, Samir H, Doyle W. The use of dexmedetomidine infusion for awake craniotomy. Anesth Analg 2001;92(5):1251–1253

[47] Bekker A, Sturaitis MK. Dexmedetomidine for neurological surgery. Neurosurgery 2005;57(1, Suppl):1–10, discussion 1–10

[48] Hall JE, Uhrich TD, Barney JA, Arain SR, Ebert TJ. Sedative, amnestic, and analgesic properties of small-dose dexmedetomidine infusions. Anesth Analg 2000;90(3):699–705

[49] Kondavagilu SR, Pujari VS, Chadalawada MV, Bevinguddaiah Y. Low dose dexmedetomidine attenuates hemodynamic response to skull pin holder application. Anesth Essays Res 2017;11(1):57–61

[50] Mack PF, Perrine K, Kobylarz E, Schwartz TH, Lien CA. Dexmedetomidine and neurocognitive testing in awake craniotomy. J Neurosurg Anesthesiol 2004;16(1):20–25

[51] Goettel N, Bharadwaj S, Venkatraghavan L, Mehta J, Bernstein M, Manninen PH. Dexmedetomidine vs propofol-remifentanil conscious sedation for awake craniotomy: a prospective randomized controlled trial. Br J Anaesth 2016;116(6):811–821

[52] Shen SL, Zheng JY, Zhang J, et al. Comparison of dexmedetomidine and propofol for conscious sedation in awake craniotomy: a prospective, double-blind, randomized, and controlled clinical trial. Ann Pharmacother 2013;47(11):1391–1399

[53] Barnard JP, Bennett C, Voss LJ, Sleigh JW. Can anaesthetists be taught to interpret the effects of general anaesthesia on the electroencephalogram? Comparison of performance with the BIS and spectral entropy. Br J Anaesth 2007;99(4):532–537

[54] Nossek E, Matot I, Shahar T, et al. Intraoperative seizures during awake craniotomy: incidence and consequences: analysis of 477 patients. Neurosurgery 2013;73(1):135–140, discussion 140

[55] Skucas AP, Artru AA. Anesthetic complications of awake craniotomies for epilepsy surgery. Anesth Analg 2006;102(3):882–887

[56] Sartorius CJ, Wright G. Intraoperative brain mapping in a community setting—technical considerations. Surg Neurol 1997;47(4):380–388

第 33 章 有创电生理监测：条状电极、栅状电极和深部电极的置入
Implantation of Strip, Grid, and Depth Electrodes for Invasive Electrophysiological Monitoring

Oğuz Çataltepe　Julie G. Pilitsis　著

陈 彦 译　李 霖 校

摘　要

颅内监测技术常用于小儿癫痫手术。当术前用无创监测技术获得的数据不确定或无法准确定位致痫区（EZ）时，颅内监测尤为重要。在癫痫手术中，置入颅内电极之后进行脑电监测的主要价值在于 EZ 和功能表达区脑皮质的精确定位。在颅内监测中最常用的电极有硬膜下条状电极、栅状电极和深部电极。硬膜下栅状电极可以大面积覆盖脑皮质区域，并可以记录到整个采集区域的发作间期和发作期癫痫样活动，并进行置入术后皮质电刺激和功能定位。深部电极在评估杏仁核、海马、扣带回、岛叶和眶额回等深部皮质结构时最有价值。侵入性监测技术也可能包括深部电极、条形电极和栅状电极的组合，其精确的电极置入计划需要由每个患者的解剖 – 电 – 临床症状的（AEC）结果来确定。要详细了解每种有创监测技术的优点和局限性，以便为每个患者选择最合适的方式。外科医生和癫痫团队必须意识到每种技术的优点、局限性和潜在并发症，灵活应用各种组合，以便提供最好的电生理数据，以确保得到最佳的手术方案。

关键词

颅内监测，条状电极，栅状电极，深部电极

手术干预治疗药物难治性癫痫的主要目标是在完整地切除 EZ 的同时尽可能保留重要的皮质功能区。因此，精确定位与癫痫发作有关的 AEC 网络，并确定其与功能皮质之间的关系，对于术后癫痫发作的彻底控制具有重要意义[1-5]。术前评估的目的是确定 EZ 的 AEC 特征，及其与结构病变和功能皮质之间的关系，并确定在无新的神经功能缺损的情况下手术切除 EZ 的可行性。自然，精确定位 EZ 的部位和范围及其功能状态对于良好的手术预后和神经功能的保留是至关重要的[5,6]。

尽管头皮 EEG 对确定致痫区的位置非常有帮助，但在许多 MRI 阴性的病例中，它并不能令

人满意地确定手术范围。克利夫兰的研究指出，2012 年，约 70% 的手术患者在术前非侵入性评估中实现了定位 EZ 的目标，剩下 30% 的患者中，要么无法形成明确的 AEC 假说，要么 EZ 与功能区的关系不明，无法安全地进行手术切除[5]。这些患者通常具备有创监测的适应证。

置入颅内电极之后进行脑电监测的主要价值在于 EZ 和功能表达区脑皮质的精确定位。由于颞叶外癫痫和皮质发育不良常见，难治性癫痫患儿经常需要有创性监测。在这些病例中，使用无创监测技术获得的术前评估数据可能是不确定的，或者是提供的信息不足以精确定位 EZ。此类患者在某些研究队列中占 25%～40%[2, 3, 7–9]。尽管有创性监测在儿童患者中已普遍使用，但这些技术在婴幼儿中的应用虽然在不断增加但仍然是很有限的[4, 10]。由于婴幼儿的癫痫发作症状难以解释，以及未成熟大脑的影像学改变不明显，因此婴幼儿有创监测有增加的趋势。此外，婴幼儿出现颞叶外局灶性 EZ 的概率很高也是原因之一[10]。

一、适应证

如果术前评估无创检查出现以下情况，则需要有创监测[5]。

1. MRI 阴性。

电临床资料提示局灶性癫痫，但未能准确定位 EZ 以进行手术。

2. MRI 阳性。

(1) 病灶位置与电临床假设不一致。

(2) 病灶边界不清。

(3) 电临床数据提示致痫区比 MRI 所示病灶范围更大，单纯的病灶切除术可能不能保证控制癫痫发作。

(4) 结构性病灶毗邻功能区。

3. MRI 显示病灶范围大、多灶性、半球性或双侧半球异常。

(1) 电 – 临床数据显示发作起始更局限或有偏侧性。

(2) 工作假设推测进行有限的病灶局部切除即

可以有效控制癫痫发作。

4. 存在多重病变或双重病理。

(1) 其中一个或两个都不符合电 – 临床假设。

(2) 不清楚哪一个病灶是致痫性的。

5. 无创 EEG 检查。

(1) 结论不明确，例如，①脑电提示单侧颞叶起源，而影像学提示双侧颞叶结构异常；②脑电异常侧别与影像异常侧别不一致。

(2) 脑电所提示的侧向性及定位意义不明确：症状学及 EEG 难以区分发作起源于颞叶、岛叶或是额叶。

(3) 所提供的数据不一致。

(4) 提示存在多个癫痫样放电区域[2, 3, 6–9, 11–13]。

6. EZ 累及重要功能皮质。

二、侵入性监测技术

常见的用于癫痫患者的几种侵入性记录电极有硬膜下条状电极、栅状电极和深部电极（图 33–1）。硬膜外针电极已经不再受欢迎。侵入性监测电极可以在市售电极中选择，也可以根据具体情况定制。不同种类的电极可以单独使用，也可以结合使用来确定 EZ。根据每个患者的具体情况确定电极覆盖的范围、电极类型和相关配置。侵入性监测的最初步骤是确定最可能致痫的皮质区域。视频 EEG、MRI、脑磁图（MEG）和功能成像检查（如 PET 和 SPECT）为确定需要覆盖的皮质区域

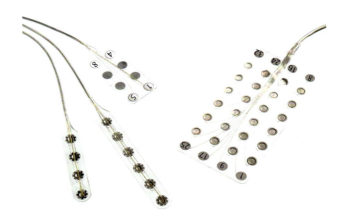

▲ 图 33–1　硬膜下条状电极和栅状电极
图片由 Integra Neurosciences（Plainsboro, New Jersey, USA）惠赠

提供了重要依据[8, 9]。侵入性电极可能放置于双侧大脑半球，但如果癫痫发作侧向性明显，只是定位可疑，则只覆盖一侧半球的皮质范围可能就可以了[6]。

（一）硬膜下条状和栅状电极

硬膜下条状电极和栅状电极都是薄的、具有生物惰性的硅橡胶或聚四氟乙烯片，其中嵌入镍铬或铂，各个电极触点相互隔离。每个电极触点直径为 2～4mm，电极间距离一般为 5～10mm。硬膜下条状电极为单排触点电极（1×4、1×6、1×8 等）。硬膜下栅状电极是一种更大的矩形阵列板，有几排平行的电极，最多可达 64 个（2×4、2×6、4×8、8×8 等）。硬膜下条状和栅状电极都是非常薄而柔韧性好的薄片，可以与皮质表面轮廓相密切贴合。它们也是透明的，透过电极能够看到其覆盖的皮质解剖结构。市面上有许多结构和形状各异的条状和栅状电极，如用于覆盖半球间皮质的弯曲的、双面栅状电极。有多种定制方案可供选择。条状电极通过钻孔放置，但如果条状电极将与栅状电极结合使用，则可以将条状电极插入骨窗边缘（图 33-2）。

多个硬脑膜下条状电极可以通过一个骨孔沿不同的方向放置，可以监测到较大面积的皮质区域的脑电活动。条状电极对于发现和大致定位最可疑的发作起始皮质区域是理想的选择。栅状电

极的放置需要进行大范围的开颅手术（图 33-3）。由于栅状电极完全覆盖了大范围的皮质区域，因此可用于 EZ 的定位、刺激和定位邻近的功能皮质。硬膜下栅状电极常用于小儿癫痫手术，以覆盖较大的颞叶外皮质区域[7-9, 11, 14]。然而，由于栅状电极的体积相对较大，所以在婴儿，特别是 2 岁以下的婴幼儿中的应用是有限的[4]。

（二）深部电极

深部电极在评估杏仁核、海马、扣带回、岛叶和额眶回皮质等深部皮质结构时最有价值[15]。深部电极在小儿癫痫手术中的使用不如硬膜下栅

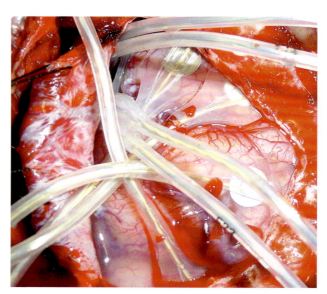

▲ 图 33-2　通过额部开颅术放置半球间栅状电极和多根条状电极

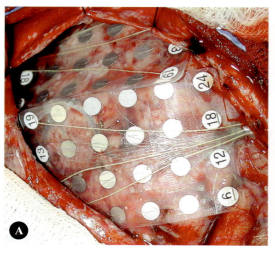

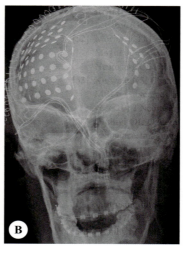

◀ 图 33-3　A. 术中照片，在额部放置多个栅状电极。注意两个栅状电极之间没有任何间隙。B. 术后颅骨 X 线显示右侧额叶外侧面和半球间隙有大片栅状电极覆盖，左侧额叶皮质有条状电极可采集数据

状电极多，当使用深部电极时，往往与硬膜下栅状电极联合使用。然而，它们的适应证已经改变，随着北美 SEEG 技术的普及，其在成人和儿童中的应用也在增加。SEEG 在第 17 章和 34 章中有详细的讨论。

深部电极是多触点电极阵列，由多达 16 个镍铬或铂触点嵌入薄的管状生物惰性硅橡胶材料中组成。它们可以借助立体定向框架、无框架神经导航引导或机器人手术辅助系统通过颅骨钻孔放置。深部电极通常用于记录来自深部结构的电活动。然而，它们不能像硬膜下栅状电极那样很好地提供皮质表面的数据，而且它们的刺激能力有限。因此，在某些病例中，深部电极会联合条状电极和栅状电极共同使用[7]。如果首选的方法不是 SEEG，那么深部电极结合硬膜下电极可以很好地

覆盖皮质表面和深部结构[7, 11, 15]。

当把深部电极放置到在颞叶内侧结构时（图 33-4 和图 33-5），可以通过颞枕交界和颞叶两个不同的入路放置。颞枕入路提供了一条与海马长轴平行的路径，而颞叶入路提供了一条与海马垂直的路径。颞枕入路的优点是用一根深部电极在杏仁核、海马头和海马体中放置多个触点。由于这种方法不能记录颞叶新皮质的电活动，因此可能需要同时放置硬膜下条状电极或栅状电极来覆盖颞叶新皮质。相反，垂直颞叶的优点是可以通过深部电极同时提供颞叶内侧面和新皮质电活动的数据。然而，这种方法往往需要多个深部电极，结果只有一个或两个触点真正在颞叶内侧结构内，而其他触点则位于白质和新皮质。与硬膜下电极相比，这种方法提供的新皮质脑电数据非常有限。

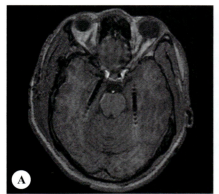
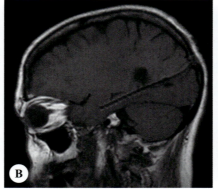
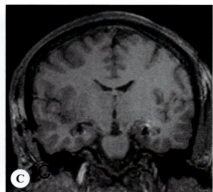

▲ 图 33-4　经颞枕入路双侧海马深部电极置入
术后 MRI 图像：A. 轴位；B. 矢状位；C. 冠状位

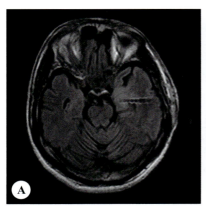
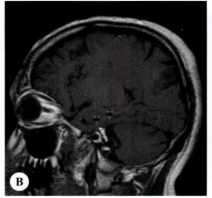
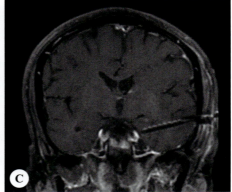

▲ 图 33-5　经颞叶入路放置单侧海马深部电极
术后 MRI 图像：A. 轴位；B. 矢状位；C. 冠状位

（三）侵入性评估的优点和局限性

侵入性电极记录有许多优点，也有许多局限性。侵入性监测的主要优点之一是电生理记录的可靠性，因为它直接从少量具有较高振幅的阻抗稳定的神经元中获得，没有由头皮和颅骨造成的信号衰减，也消除了肌肉造成的伪影[9, 11, 16]。其他的优点包括：能够检测到来自杏仁核、海马、额叶底面或颞叶皮质以及半球间皮质等深部结构的脑电活动。除此之外，还可以进行电刺激和功能区定位，这对于儿童也是非常有帮助的[9, 14, 16]。

要谨慎地了解每种有创监测技术的优点和局限性，以便为每个进行侵入性记录的患者选择最合适的方法。硬膜下条状电极的主要优点是用途广泛。它们可以很容易地通过一个小的骨孔置入，而不需要其他特殊的设备或方法。通过单个骨孔可将多个条状电极放置于不同的方向上，并可对包括颞叶基底部和额叶皮质在内的大范围脑皮质进行记录。条状电极甚至可以覆盖颞叶内侧进行记录，尽管所记录到的信号是来源于海马旁回而不是海马本身。然而，由于放置时的盲目性，条状电极的位置可能没有那么精确，难以达到最佳位置。神经导航技术可以提高定位的准确性，但仍可能偏离预定轨迹。条形电极能提供的信息是有限的。它们对皮质的覆盖是不连续的且只能沿线性方向放置，因此它们只能提供部分皮质的采样数据。皮质、皮质静脉损伤和相关出血是条状电极的主要风险。条状电极置入发生脑脊液（cerebrospinal fluid，CSF）漏和感染的风险也比深部电极高得多[11, 14]。

硬膜下栅状电极可以覆盖大范围的皮质区域以记录发作间期和发作期的癫痫样活动，并可进行电刺激以明确功能区范围。然而，只有在其他检查大致确定致痫区位置之后再置入栅状电极才能获得令人满意的效果[14]。虽然可以进行电刺激和功能定位是栅状电极最大的优势之一，但其缺点包括有限的空间和皮质采样能力，特别是对脑沟内、脑深部结构和大脑半球间皮质等位置的覆

盖不完全或不充分是其主要缺点。与 SEEG 相比，它不能构建大的三维的功能网络[5]。此外，由于体积较大和由此产生的一些风险，在儿童中放置硬膜下栅状电极是具有挑战性的。并且通过栅状电极在幼儿中获得的刺激和功能定位的数据也是颇有争议的。对低龄儿童进行皮质刺激和功能定位存在许多挑战。小于 4 岁的儿童对于皮质刺激没有反应并不代表皮质没有功能，这个年龄组的皮质刺激结果是不一致的。在 3 岁以下的儿童中，约 25% 可以诱发运动反应，而在 10 岁以下的儿童中，通过术后电刺激识别语言皮质并不总是可靠的[7, 17, 18]。硬膜下栅状电极放置是需要进行大型开颅手术的，因此患者术后风险较高，包括脑水肿、占位效应、皮质损伤、出血及一些相关问题。由于低龄儿童的颅腔容积有限而且血容量较少，因此所有这些风险在婴幼儿中更为明显。

硬膜下栅状电极置入的理想候选者是有明确的浅表皮质病变的患者，并且其位置与功能区相邻，需要皮质刺激和功能定位。然而，如果患者之前曾在同一区域进行过开颅手术（无论是诊断还是治疗），则应谨慎使用该方法。如果需要覆盖的靶点位于半球间皮质、额叶底面、颞叶、岛叶、脑沟或海马等深部结构，那么深部电极或 SEEG 可能更合适。

深部电极更适合记录深部结构。它们可以通过一个小的骨孔就可以被置入。拆除时甚至无须回到手术室，在床边就可以完成[7]。深部电极最显著的优点是能够将电极精确地放置在计划放置的深部靶点位置（包括杏仁核、海马体和岛叶）上，并可以直接记录这些结构的电活动。这对于颞叶内侧癫痫和岛叶癫痫特别有价值，因为起源于这些结构的癫痫样电活动的传播可能非常迅速，因此仅凭表面电极记录可能无法清楚地确定癫痫发作的起始部位[14]。然而深部电极的放置需要复杂的设备和更高的成本，如立体定向框架、神经导航或机器人手术辅助系统，以及这些使用技术的外科专业知识和经验。

如前所述，侵入性监测技术有许多优点。然

而，他们也存在继发于皮质采样局限性（管状视野）这个缺点的固有的偏倚，那就是容易定位错误。由于空间覆盖范围有限，如果基于 AEC 假设所产生的 EZ 的位置和范围不够完善，那么侵入性监测技术可能无法完整地准确地定位 EZ。由颅内电极检测到的异常电活动可能是传播而来的，而不是真正的癫痫发作起源[11]。单个头皮电极可以记录到相对较大的皮质区域（约 $6cm^2$）的电活动，而单个硬膜下或深部电极触点只能覆盖几平方毫米的皮质区域[13]。这种有限的皮质采样方式在触点周围可以完美地进行记录，但很容易错过相邻区域的癫痫样放电。还应强调的是，硬膜下栅状电极和条状电极覆盖的范围基本局限于皮质外侧表面。被覆盖区域的大部分皮质都埋藏在脑表面以下的脑沟中，或者像岛叶皮质这样位于岛盖下方。因此，条状电极和栅状电极与这些内陷的皮质组织没有任何直接接触。如果要监测大脑半球间和基底部皮质的电活动，使用硬膜下栅状电极和条状电极精确地覆盖预定区域是很困难的。此外，由于暴露范围有限，以及存在桥静脉和局部粘连的情况，在这些区域放置硬膜下栅状电极和条状电极是具有一定风险的。因此，深部电极是准确放置和记录这些深部结构的理想方法。

侵入性监测的另一个众所周知的潜在技术问题是偶极子角度取向的信号检测问题[1, 7-9]。其他的缺点和限制包括费用和由手术过程以及术后监测期间活动减少所引发的患者的不适。整个过程通常需要分两次手术来完成，每一次手术都有出现神经外科手术并发症甚至死亡的风险。在监测结束时，颅内电极可能仍无法提供任何定位信息，此患者可能不能进一步行皮质切除手术治疗癫痫。据报道，在一些大型队列研究中，这一比例为 12%～34%[1-3, 7, 8]。

三、外科技术

（一）硬膜下条状电极置入

硬膜下条状电极通过颅骨钻孔放置。如果条状电极需覆盖颞叶，则在颧骨上方 2cm 处钻孔，

颞叶皮质就位于耳郭前方。然后，小心地打开硬脑膜，同时需保护下方的蛛网膜。在持续冲洗下，使用无齿镊将颞叶条状电极轻轻滑入硬膜下腔。如果硬膜下空间较小，则可使用甘露醇（0.25g/kg）和地塞米松。使用 Penfield 3 号剥离子（Codman Inc.，Raynham，MA）辅助引导条状电极置入预定轨道。我们会放置 6～8 个电极触点覆盖颞极和海马旁回前部。电极置入方向朝向颞极内侧，电极在颞极前方沿蝶骨嵴转向下方到达海马旁回前部。然后，放置第二根有六个触点的电极，垂直于大脑侧裂，朝向颅中窝底部，覆盖颞中回、颞下回及梭状回，其中最远端的电极位于海马旁回中后部的下方。第三根电极（4～6 个触点）置于后侧，覆盖位于颞上回中部上方的颞后回。如果条状电极不能顺利地置入，应将其拉回并重新定向到稍微不同的轨迹进行第二次尝试[3, 16]。

神经导航的引导对于电极的准确放置是非常有价值的。在颞叶外侧，条状电极可用于覆盖于额极、额叶外侧面和额叶内侧面皮质。根据靶向皮质区域和计划覆盖位置分别确定钻孔位置。在放置条状电极后，使用留置针或特殊设计的打孔器，在距离切口 3～4cm 处将导线引出。使用明胶海绵（辉瑞公司，纽约，NY）堵塞骨孔。分层缝合帽状腱膜和头皮。

（二）硬膜下栅状电极置入

患者的头部可以放置在马蹄形头部支架上，也可以仰卧位采用头架系统固定。根据电极覆盖的范围以及未来可能的切除手术的开颅范围来确定头皮切口和皮瓣的大小。栅状电极的置入是在全麻下采用标准的神经外科开颅手术。翻开骨瓣，暴露可能的致痫区及其周围皮质。打开硬脑膜，电极置入后再将其缝合。在这个阶段，还可以在神经导航引导下更精确地确定覆盖皮质的范围。然后用无齿镊将栅状电极板放在皮质上。尽管有时可能将栅状电极板略微滑动到骨窗边缘之外，但应尽可能避免这种盲目推进，以减少皮质损伤和出血风险。硬膜下栅状电极也可用于覆盖

半球间皮质。双面栅状电极可用于半球间的双侧覆盖。如果计划只放置半球间栅状电极和几根硬脑膜下条状电极，那我们的骨瓣会横跨冠状缝，骨窗的 2/3 位于冠状缝前，1/3 位于其后（图 33-6）。

虽然栅状电极通常可以很容易地滑入半球间隙，但由于该区域经常存在粘连，且其间有桥静脉，我们在仔细解剖和探查半球间隙后才可以放置半球间栅状电极。我们也倾向于一直沿着胼胝体向后暴露和解剖大脑半球间隙以覆盖扣带回。两侧的扣带回几乎总是相互连接的，如果在不分离两侧扣带回的情况下盲目放置栅状电极，那其边缘可能会停留在扣带回的上方或者会损伤扣带回。栅状电极放置完成后，应仔细检查电极板的边缘，避免压迫皮质静脉或桥静脉。如果栅状电极板覆盖的皮质区域既往经历过手术或创伤，或有潜在的占位性病变时，那么在放置栅状电极和关颅过程中需要更加谨慎。确保所有电极稳定地接触皮质表面同样重要，因为栅状电极板可能会在颅骨下发生折叠。大型栅状电极板容易发生屈曲，因此沿着电极阵列把栅状电极板分割开来，可能有助于改变电极板的形状，使其与皮质表面稳定接触。

在某些情况下，需要并排使用栅状电极 – 栅状电极或栅状电极 – 条状电极的组合以覆盖更广泛的皮质范围。在这种情况下，放置这些相邻的

电极时，硬膜下电极之间应该不留空隙，以防止脑组织或皮质血管疝入到间隙中（图 33-3A）。在放置栅状电极后，使用留置针或专门设计的打孔器将导线穿过距离切口大于 5cm 的地方。然后拍照记录栅状电极板位置，并缝合硬脑膜。硬脑膜缝合应尽可能达到水密封的程度，并在硬膜下留有一定的空间。然后，分别检查每个触点的接触情况并进行记录，如果记录满意，则松散地还纳骨瓣。此时有必要确保骨窗边缘不会挤压导线。我们在皮肤缝合前需严密止血，以避免需要放置皮下引流管。一些外科医生倾向留置硬膜下引流管引流几天脑脊液，预防脑水肿的发生。分层缝合帽状腱膜和头皮。所有导线出口的部位都采用荷包缝合，所有导线都分别标记和编号，以识别相关电极。用大的头部敷料包扎固定。

（三）脑实质内深部电极置入

放置脑实质内深部电极的传统方法是使用立体定向框架技术。然而，近年来神经导航系统和机器人辅助的无框架立体定向技术越来越受欢迎[8, 19]。尽管立体定向框架在儿童患者的应用受到年龄的限制，一些研究小组已经在婴幼儿脑中置入深部电极了[10]。我们最初使用立体定向框架（Leksell Elekta，Stockholm，Sweden）给患者放置深部电极，但最近，我们一直在使用 ROSA（MedTech，Montpellier，France）机器人辅助系统放置深部电极，特别是用于 SEEG 病例。无框架

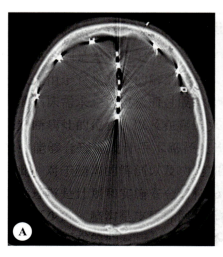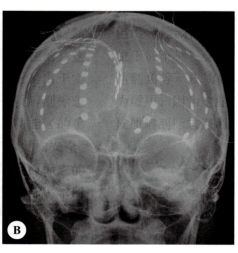

◀ 图 33-6　半球间双面栅状电极覆盖额叶内侧面皮质，多根条状电极覆盖双侧额叶凸面

A. 头部 CT 显示栅状电极触点位于半球间隙，多根不同轨迹的条状电极覆盖额叶凸面；B. 头颅 X 线显示半球间栅状电极板和双侧多根条状电极覆盖额叶凸面

系统有许多优点，包括可以在年龄很小的患者中使用，更自由地选择适当的电极置入路径，在同样的设置下同时用于引导条状电极和栅状电极的准确置入，并在进行开颅手术无须移除或围绕立体定向框架进行操作。而立体定向框架在深部电极放置方面具有非常可靠的轨迹记录和放置精度。

使用传统立体定向框架放置深部电极的时间比使用 ROSA 机器人辅助系统放置 SEEG 的时间要长。在采用立体定向框架的手术中，术前进行含钆造影剂的头颅增强 MRI 检查。然后在手术室，全麻下在将立体定向框架固定在患者头部，将患者转移至 CT 仪上。将立体定向定位器连接到框架上，并将头部固定到扫描仪台上，进行头部 CT 检查。然后将影像数据传输到计算机工作站，并利用图像融合软件将 MRI 和 CT 图像进行融合。然后选择最合适的深部电极路径。图像融合使外科医生能够将 CT 检查的精确定位与 MRI 血管增强的神经解剖和多平面成像能力结合起来。然而，用立体定向框架进行多根深部电极的置入是相当繁琐和耗时的。对于置入多根深部电极（如 SEEG）的病例，在电极放置计划和实际手术过程中，ROSA 都提供了更大的自由度。在这里，我们将描述使用 Leksell 立体定向系统进行海马深部电极的放置，第 34 章将讨论 SEEG 技术。

在 TLE 中，可通过枕颞入路放置 10～16 个触点的脑内深部电极，以最大限度地增加杏仁核和海马的电极触点数量。首先选择靶点和入点，这样就确定了电极路径。理想的路径应避开皮质血管，且不通过脑裂或脑室。电极最远端的触点位于杏仁核，其余触点位于海马头和海马体部（图 33-4）。由于个体解剖结构的变异，有时这种方式也并不总是可行，在选择入点和路径时可能需要做出一些妥协[12]。在工作站上，使用电极视角分别从轴位、矢状位和冠状位上仔细检查电极路径，在必要时可以稍微调整入点和靶点，以获得更安全的路径轨迹。选择最合适的路径轨迹后，计算并记录坐标。同时，将手术台和立体定向框架相连，使患者的头部固定在手术台上，保持患者的颈部轻微弯曲。

床头抬高到 45°，患者呈半坐位。这种体位可以对顶枕部进行完美的暴露。手术部位消毒，无菌贴膜覆盖。然后在框架和弧线上选择合适的坐标，并在头皮上插入引导套管以标记入点。在头皮上做一个小的直切口用来钻孔。热凝并穿透硬脑膜。接下来，将硬性套管和内芯放置到靶点；然后取出内芯，通过套管置入深部电极。去除套管，同时固定好深部电极和半硬材质内芯。将深部电极的内芯取出。拧紧螺帽将深部电极固定在位，或者如果没有使用螺栓，则使用特殊设计的打孔器或 14 号留置针将深部电极导线从距离切口大于 3cm 处穿过，并用 3-0 号丝线将其固定在头皮上。然后，在导线穿过帽状腱膜处使用 3-0 号丝线进行荷包缝合，以降低脑脊液漏的风险。然后电极导线缠绕成环缝合到头皮上。

四、术后管理

患者术后第一天住在儿科重症监护病房，然后转到癫痫监护病房。患者在术前和术后均静脉注射抗生素。对于放置硬膜下栅状电极的病例，术后前 3 天我们也会使用类固醇激素。术后颅骨 X 线和头部 CT 确定电极的位置。由外科医生绘制的包含有电极位置的照片和补充图被放入患者档案和神经生理检查档案中。我们还要做术后 MRI，特别是放置了深部电极的病例，以便更精确地看到电极触点的位置。置入电极后做 MRI 是一个令人担忧的问题，因为 MRI 检查可能对大脑实质产生热灼或电损伤，但我们迄今为止还没有遇到任何类似的问题；这些结果在一项大型研究中得到了证实，该研究表明 MRI 对有创监测患者是安全的[20]。另外术后 CT 与术前 MRI 融合也是很好的选择。术后影像学对确定电极触点的精确位置有重要意义，可以让癫痫手术团队更好地了解病灶、EZ 和功能皮质之间的解剖关系，以设计安全有效的皮质切除方案。

监测的持续时间和完成监测所需的理想的发作次数是有争议的。我们的目标是在拔除电极之前记录至少三次惯常发作，并与家庭成员核实以确保这些都是典型的癫痫发作。如果患者没有足够的癫痫发作次数，那么就会考虑采取刺激性措施，如剥夺睡眠，并停止药物治疗。密切监测患者是否有脑脊液漏，如果发现则需要进行缝合。我们不使用腰大池引流来防止脑脊液漏。在获得满意的电生理数据后，不管是否需要皮质切除，患者都要返回手术室取出电极，所有取出的电极都要送去培养。

五、并发症

无论是成人还是儿童，与颅内电极相关的最常见的并发症，是硬膜下血肿和感染[1, 12, 14, 16, 21]。还有一些少见的并发症的报道，如脑脊液漏、脑水肿和神经功能缺损。常见并发症的发生率很大程度上取决于颅内电极的数量和类型。硬膜下栅状电极和条状电极总的并发症发生率为 0%～21.4%，而脑实质内深部电极则为 2.1%～13.6%[11, 22-24]。颅内电极的总体并发症发生率在 9% 左右，不足 5% 的患者有神经功能缺损，只有不到 1% 的患者可能遗留永久性的功能障碍[22]。一项纳入了 2542 例使用硬膜下电极病例的 Meta 分析显示，感染率为 5.3%（其中 3% 为浅表感染），颅内出血发生率为 4%[24]。在另一个大型队列中，作者回顾了 269 例患者（包括成人和儿童），采用硬膜下电极和深部电极进行了 317 次侵入性监测[22]，总的并发症发生率为 9.1%。虽然有 4.1% 的患者出现神经功能缺损，但其中 3.5% 在术后逐渐得到缓解，只有 0.6%

的患者存在永久性功能障碍。在这个队列中，硬膜下电极的临床显著出血的发生率为 1.9%，深部电极为 0.6%。硬膜下电极感染的发生率为 4.7%，深部电极为 3.8%[22]。只有数量有限的系列文章专门回顾了儿童电极置入的并发症[1-7, 10, 21]。这些系列报道中，硬膜下电极的感染率为 3.2%～7%，硬膜下血肿发生率为 0.8%～14%[18]。克利夫兰的系列报道分析结果显示，儿童侵入性监测的并发症发生率为 3%[5]。Delalande 等报道了他们在 26 例 3 岁以下儿童中使用硬膜下和 SEEG 深部电极的经验，并发症发生率为 3%[9]。Cossu 等发表的另一个系列研究回顾了 4 岁以下儿童的 SEEG 深部电极结果，在这个系列中的 15 例患者没有感染或出血，但有 1 例儿童死于重度低钠血症和脑水肿[25]。总的来说，术后影像显示硬膜下电极置入术后硬膜下出血和非出血性脑外硬膜下积液的发生率似乎较高，尽管绝大多数是没有临床症状的脑外硬膜下积液。

结论

总之，有创监测是癫痫儿童手术的重要部分，能够额外提供非常重要的数据。侵入性监测技术通常包括深部电极、条状电极和栅状电极的组合，基于每个患者的 AEC 假设设计准确的电极置入方案。外科医生和癫痫团队必须意识到每种技术的优点、局限性和潜在并发症，并且可以灵活使用，以便提供最好的电生理数据，最终确定这些病例的最佳手术方案。

参考文献

[1] Johnston JM Jr, Mangano FT, Ojemann JG, Park TS, Trevathan E, Smyth MD. Complications of invasive subdural electrode monitoring at St. Louis Children's Hospital, 1994–2005. J Neurosurg 2006;105(5, Suppl):343–347

[2] Simon SL, Telfeian A, Duhaime AC. Complications of invasive monitoring used in intractable pediatric epilepsy. Pediatr Neurosurg 2003;38(1):47–52

[3] Bruce DA, Bizzi JWJ. Surgical technique for the insertion of grids and strips for invasive monitoring in children with intractable epilepsy. Childs Nerv Syst 2000;16(10–11):724–730

[4] Bingaman WE, Bulacio J. Placement of subdural grids in pediatric patients: technique and results. Childs Nerv Syst 2014;30(11):1897–1904

[5] Gonzalez-Martinez J, Najm IM. Indications and selection criteria for invasive monitoring in children with cortical dysplasia. Childs Nerv Syst 2014;30(11):1823–1829

[6] Munari C, Lo Russo G, Minotti L, et al. Presurgical strategies and epilepsy surgery in children: comparison of literature and personal experiences. Childs Nerv Syst 1999;15(4):149–157

[7] Adelson PD, O'Rourke DK, Albright AL. Chronic invasive monitoring

for identifying seizure foci in children. Neurosurg Clin N Am 1995;6(3):491–504

[8] Blount JP, Cormier J, Kim H, Kankirawatana P, Riley KO, Knowlton RC. Advances in intracranial monitoring. Neurosurg Focus 2008;25(3):E18

[9] Sperling MR. Clinical challenges in invasive monitoring in epilepsy surgery. Epilepsia 1997;38(Suppl 4):S6–S12

[10] Taussig D, Dorfmüller G, Fohlen M, et al. Invasive explorations in children younger than 3 years. Seizure 2012;21(8):631–638

[11] Diehl B, Lüders HO. Temporal lobe epilepsy: when are invasive recordings needed? Epilepsia 2000;41(Suppl 3):S61–S74

[12] Blatt DR, Roper SN, Friedman WA. Invasive monitoring of limbic epilepsy using stereotactic depth and subdural strip electrodes: surgical technique. Surg Neurol 1997;48(1):74–79

[13] Dubeau F, McLachlan RS. Invasive electrographic recording techniques in temporal lobe epilepsy. Can J Neurol Sci 2000;27(Suppl 1):S29–S34, discussion S50–S52

[14] Salazar F, Bingaman WE. Placement of subdural grids. In: Luders HO, ed. Textbook of Epilepsy Surgery. London: Informa; 2008:931–937

[15] Mulligan L, Vives K, Spencer D. Placement of depth electrodes. In: Luders HO, ed. Textbook of Epilepsy Surgery. London: Informa; 2008:938–944

[16] Hamer HM, Morris HH, Mascha EJ, et al. Complications of invasive video-EEG monitoring with subdural grid electrodes. Neurology 2002;58(1):97–103

[17] Schevon CA, Carlson C, Zaroff CM, et al. Pediatric language mapping: sensitivity of neurostimulation and Wada testing in epilepsy surgery. Epilepsia 2007;48(3):539–545

[18] Taussig D, Montavont A, Isnard J. Invasive EEG explorations. Neurophysiol Clin 2015;45(1):113–119

[19] Chamoun RB, Nayar VV, Yoshor D. Neuronavigation applied to epilepsy monitoring with subdural electrodes. Neurosurg Focus 2008;25(3):E21

[20] Davis LM, Spencer DD, Spencer SS, Bronen RA. MR imaging of implanted depth and subdural electrodes: is it safe? Epilepsy Res 1999;35(2):95–98

[21] Onal C, Otsubo H, Araki T, et al. Complications of invasive subdural grid monitoring in children with epilepsy. J Neurosurg 2003;98(5):1017–1026

[22] Schmidt RF, Wu C, Lang MJ, et al. Complications of subdural and depth electrodes in 269 patients undergoing 317 procedures for invasive monitoring in epilepsy. Epilepsia 2016;57(10):1697–1708

[23] Wellmer J, von der Groeben F, Klarmann U, et al. Risks and benefits of invasive epilepsy surgery workup with implanted subdural and depth electrodes. Epilepsia 2012;53(8):1322–1332

[24] Arya R, Mangano FT, Horn PS, Holland KD, Rose DF, Glauser TA. Adverse events related to extraoperative invasive EEG monitoring with subdural grid electrodes: a systematic review and meta-analysis. Epilepsia 2013;54(5):828–839

[25] Cossu M, Schiariti M, Francione S, et al. Stereoelectroencephalography in the presurgical evaluation of focal epilepsy in infancy and early childhood. J Neurosurg Pediatr 2012;9(3):290–300

第34章　儿童立体定向脑电图：方法学及手术技术

Stereoelectroencephalography in Children: Methodology and Surgical Technique

Robert A. McGovern　Jorge A. Gonzalez-Martinez　著

朱凤军　译　李霖　校

摘　要

立体定向脑电图（SEEG）是一种安全有效的术前侵入性监测方法，旨在确定皮质和皮质下致痫区（EZ）的解剖学边界。基于框架和无框架的技术都可以用于SEEG电极的置入。虽然儿童在电极置入的规划和操作方面存在一些独特的挑战，但在规划电极路径时进行血管成像检查并注意血管解剖结构对于降低出血并发症的风险至关重要。虽然儿童没有像成人一样进行系统的研究，但大多数研究发现儿童具有类似的并发症发生率及预后。在使用SEEG的临床中心中，约90%的患者能够定位EZ。接受切除手术的患者中，55%～70%在2～3年随访期中无癫痫发作。与儿童SEEG相关的主要并发症为出血1%～3%。因此，近期的主要临床挑战仍然是进一步完善不同侵入性监测方法的具体选择标准，最终目标是比较和验证这些不同方法获得的临床效果（长期无发作）。

关键词

癫痫手术，立体定向脑电图（SEEG），立体定向，并发症，癫痫预后

癫痫外科手术的主要目标是完全切除（或完全离断）产生早期致痫活动的皮质区。这个区域也被称为EZ。由于EZ可与功能性皮质区域（功能皮质）重叠，因此保留这些关键区域是任何药物难治性癫痫患者进行手术切除时的另一个目标[1-7]。因此，癫痫手术是最大限度切除EZ与保留功能性皮质之间的平衡。成功的癫痫手术依赖于准确的EZ术前定位，因此术前评估是必要的，以获得最广泛和最准确的临床、解剖和神经生理信息，最终目标是对每个患者进行个体化切除。最初，使用无创方法（头皮EEG、MRI、PET、MEG、SPECT）尝试对EZ进行定侧和定位。然后使用这些资料构建EZ解剖位置的假设。当无创数据不足以定位EZ时，可能需要进行术前有创监测。SEEG是一种可应用于难治性局灶性癫痫患者的术前侵入性评估方法，以在解剖学上确定EZ和可能相关的功能性皮质区。本章将重点讨论儿童患者SEEG方法和技术的临床问题。

一、SEEG的历史和基本原理

SEEG方法最初由Jean Talairach和Jean Bancaud在20世纪50年代发明[8]，主要在法国和西欧国家应用，是难治性局灶性癫痫侵入性监测的首选方法[7, 9-31]。在法国，在立体定向技术和框架设备（最初用于运动障碍手术）发展之后，Jean Talaiach和Jean Bancaud（1952年加入）将大部分精力投入癫痫领域。两位医生发明的新方法使他们很快脱离了仅限于浅表皮质的记录方法，而

这种方法正是蒙特利尔神经学研究所的 Wilder Penfield 和他的同事们所青睐的。他的创新思想是通过一种工作方法，全面分析大脑形态和空间功能。他 1967 年出版的端脑图谱完美地说明了立体定向的新解剖学概念[32]。得益于 Talairach 及其同事设计的新立体定向框架工具的发展，法国研究者提出通过深部电极对大脑进行功能性探索，从而允许对表层和深部皮质区域进行同时研究。SEEG 首次出现于 1957 年，当时圣安娜医院首次置入脑内电极。摆脱了当时使用的侵入性监测方法，这种新的监测方法允许在记录患者的自发性癫痫发作的同时，探索多个、浅表和深部脑结构的电活动。这种新技术方法在 1962 年被称为"立体定向 EEG"[11, 32]。

目前使用的 SEEG 方法原理与 Bancaud 和 Talairach 最初描述的解剖 – 电 – 临床（AEC）相关性原理相似。该方法的主要目的是概念化脑内癫痫放电的三维空间 – 时间结构[7, 11–13, 22– 31, 33, 34]。因此，置入的策略是个体化的，电极路径基于置入前致痫区假设，该假设考虑了患者的个体 AEC 和与假定癫痫病变的解剖关系。所以，置入前 AEC 假设的形成是规划 SEEG 放置过程中最重要的因素。如果置入前致痫区假设不正确，深部电极的放置将不充分，SEEG 的检查结果也将无法完全确定 EZ。

二、选择 SEEG 作为术前有创监测的适当方法

确诊难治性癫痫后（定义为对两种或两种以上适当选择和使用的抗癫痫药物治疗失败）[35]，术前评估有两个主要目标：①描绘 AEC 网络，以识别 EZ 及其范围；②评估致痫区的功能状态，实现这两个目标可获得发作和功能的更好的预后。如上简述，可以使用多种技术来实现上述目标。需要头皮视频脑电监测来确认局灶性癫痫的诊断（包括发作间期和发作期 EEG 记录）。视频监测中记录的临床症状学及 EEG 中的放电异常使评估小组能够识别可能参与假设致痫网络的皮质结构，并

形成明确的 AEC 假说。此外，通过结构影像（在 MRI 上可识别出的任何潜在病变），结合或不结合代谢成像（包括可能指向局灶性皮质功能障碍区域的 FDG-PET 代谢减低），可以验证 AEC 假说。其他资料可能包括发作期 SPECT、MEG 和 EEG 功能 MRI[6, 36, 37]。

在接受术前评估的患者中通过这些无创性检查资料可以定位超过一半的 EZ（2012 年在 Cleveland Clinic 接受手术的患者中约 70%，未发表数据）。这些患者无须进一步检查即可进行切除性手术。然而，其余 30% 的患者可能无法通过无创性评估资料形成明确的 AEC 假设。在这些病例中，可能是局灶性或局灶区域性癫痫，有多种 AEC 假设可能，在无创性评估后仍然无法确定。有时候，有一个合理的区域假设，但没有足够的证据支持发作起源于哪一侧半球。最后，在一些情况下虽然产生了 EZ 假设，但 EZ 的确切位置、范围和（或）与功能（言语）皮质的关系仍不清楚。因此，这些儿童可能是使用不同方法进行侵入性评估的适应者，包括术中皮质脑电记录（ECoG）或硬膜下栅状或条状电极、硬膜下栅状电极结合深部电极和 SEEG 等方法[38]。

总之，局灶性药物难治性癫痫侵入性评估的主要适应证是解决各种非侵入性技术的不确定性和局限性。基于上述原因，以下任何一种情况均应考虑进行侵入性评估。

(1) MRI 阴性病例：MRI 未发现与视频 EEG 记录形成的 AEC 假设位置一致的皮质病变。

(2) 电临床和 MRI 不一致：MRI 病变的解剖位置（有时是 PET 上明显代谢减低的局灶性区域的位置）与 AEC 假设不一致。这些包括脑深部病变的病例，如脑室旁异位结节或深部脑沟病变。此外，85%～100% 的局灶性皮质发育不良（FCD）患者的头皮 EEG 记录显示放电模式多样，发作间期棘波分布范围从局部脑叶到一侧半球，从难以定位到弥漫性（包括某些室管膜下异位病例中的全面性棘波放电）[26, 27, 31, 39–41]。根据术中监测结果或 MRI 视觉分析，发作间期棘波的空间分布通常

比结构异常范围更广泛[42]。

(3) 多灶性、部分不一致病变：存在两个或多个解剖学病变，其中至少一个病变的位置与 AEC 假设不一致，或两个病变均位于同一功能网络内，并且尚不清楚其中一个或两个是否具有致痫性。

(4) 与功能皮质重叠：AEC 假设（MRI 阴性或 MRI 可识别病变）涉及潜在的重要功能皮质。在这些病例中，EZ 的识别、范围的确定和（或）其与潜在功能皮质的关系通常无法明确。其中包括病理疑似为 FCD 的患者[4, 34, 40, 42-46]。

在这些情况下，通过侵入性评估通常可以制定明确的切除手术策略。在我们中心，大约 2/3 的 SEEG 患者可以进行下一步切除手术。在包括神经内科医生、神经外科医生、神经放射科医生和神经心理学家在内的多学科会议上讨论是否使用侵入性监测及其类型。覆盖或监测的区域和网络是根据精心制定的 AEC 假设（包括无创检查的结果）确定的。

关于侵入性评估手段的最佳选择，尚无明确共识。一些癫痫中心系统地应用了这两种技术方法，但没有一个进行了明确的比较研究。支持 SEEG 的团队认为这种方法可以解决侵入性方法所涉及的任何问题[7, 9-31, 33, 34, 38, 39, 47-68]。相反，"硬膜下监测团队"更倾向于将 SEEG 的适应证严格限制在深部结构的探查，例如，区分单侧或双侧半球癫痫，并可能用于研究结节性异位相关的癫痫。然而，SEEG 监测方法与硬膜下栅状和条状电极监测方法之间的差异远比深部与浅表监测之间的差异更为多样和复杂。如上文 SEEG 历史部分所述，这两种类型的监测的哲学基础和概念基础非常不同，有时甚至大相径庭。硬膜下监测最初是面向局灶癫痫的侵入性研究，而 SEEG 监测方法通常不关注解剖学上可定位的病灶，而是更关注研究脑功能连接网络。因此，我们建议 SEEG 更适合于 MRI 阴性的儿童，甚至有时根本不清楚是否应该进行切除性手术[38, 60-62]。此外，SEEG 使我们能够监测相距较远的脑叶和多脑叶区域，而无须开颅手术，使患者和家属有更长的思考时间，因此，

知情同意过程更完整。

硬膜下电极监测（包括栅状、条状和可能的深部电极组合）可以在术后进行功能定位，其优势在于可以对浅表皮质进行连续覆盖，从而实现准确的功能定位[69, 70]。尤其当需要确定位于浅表皮质的 EZ 的范围及其与邻近功能区（特别是后部语言区）的解剖学关系时。如果病变包含无法通过硬膜下监测获得功能定位的深部部位，则不存在这种情况。从外科角度来看，硬膜下电极置入是一种开放性手术，可更好地处理偶尔发生的颅内出血并发症。硬脑膜下监测方法的主要缺点为不能对深部结构进行记录和功能定位，例如岛叶皮质、眶额皮质、扣带回、深部脑沟等，因此，它无法分析癫痫网络的时空传播。这种情况下，SEEG 方法可能为一种更合适和安全的选择。SEEG 具有可以进行更广泛和精确的脑深部结构记录和电刺激优点（局部癫痫发作），并具有更少的并发症概率[34, 54, 55, 60-62, 71]。低并发症特征尤其适用于儿童人群。

因此，可以根据每种方法的潜在优势和缺点，选择 SEEG 与其他侵入性监测方法的特定适应证。

(1) 可能存在深部或难以覆盖的 EZ 位置：在颞叶近中线结构、外侧裂区、扣带回和近中线半球间区、腹内侧前额叶区、岛叶和脑沟深部等区域。

(2) 既往通过硬膜下侵入性监测未能清楚地记录到癫痫发作起始区的确切位置。未能识别这些患者的 EZ 可能是由多种原因导致，包括缺乏对于深部病灶或临床无症状区足够的记录。

(3) 需要广泛的双侧半球探查（特别是起源于近中线半球内侧皮质或深部岛叶区域或颞顶枕叶交界处的局灶性癫痫）。

(4) 术前评估提示在 MRI 正常的情况下癫痫网络参与范围过大（如颞额的或额顶的）（表 34-1）。

大多数接受再次手术的患者可能通过之前的硬膜下电极评估难以准确定位 EZ，癫痫手术失败。这些患者在进一步治疗方面面临着巨大的困境，可用的选择相对较少。此外，开放式硬膜下栅状电极置入可能带来硬脑膜和皮质瘢痕形成的

表 34-1　难治性局灶性癫痫有创监测方法的选择标准		
临床场景	选择方法	备选方法
MRI（＋）：潜在的致痫性病变位于浅表，接近或紧邻功能皮质	SBG	SEEG
MRI（－）：假设 EZ 位于功能皮质附近		
MRI（＋）：潜在的致癫痫的病灶位于深部皮质和皮质下区	SEEG	SBG ＋ 深度
MRI（－）：假设 EZ 位于深部或位于非功能区		
需要双侧探查和（或）二次手术者	SEEG	SBG ＋ 深度
硬膜下电极监测失败后	SEEG	SBG ＋ 深度
当 AEC 假说表明涉及更广泛的多脑叶癫痫网络时	SEEG	SBG ＋ 深度
MRI（－）的疑似额叶癫痫	SEEG	SEEG

SBG. 硬膜下电极；SEEG. 立体定向脑电图

风险，并且存在不能对深部结构进行记录的局限。使用 SEEG 进行后续评估可能会克服这些局限性，为癫痫发作定位和持续无癫痫发作的手术预后提供更多的机会[55]。SEEG 方法的缺点是功能定位的能力不足。由于位于浅表皮质的触点数量有限，无法像硬膜下电极定位那样进行功能区的连续记录[34, 54, 55]。值得注意的是，应用 SEEG 方法进行功能定位无法与电临床定位过程分离，因此，无法对两种方法进行平等的比较。最后，从 SEEG 方法中获取的功能定位信息可以经常用其他定位方法补充，如 DTI 或术中唤醒功能定位[34]，与硬膜下栅状电极相比的缺陷进一步减少。

三、如何选择 SEEG 路径：置入计划

如上所述，SEEG 置入计划的制定需要有明确的待测试 AEC 假设。AEC 假设通常是基于各种无创检查结果在多学科联合会诊期间产生。在 Cleveland Clinic，最终个体化的电极置入方案由单独的术前电极置入会议讨论产生。深部电极应记录解剖学病变（如已识别）、更可能的发作起始部位、早期和后期扩散区域以及与功能（认知、感觉运动、行为等）的相互作用网络。对假设的致痫网络上游和下游的网络节点进行三维"概念化"是术前置入方案的重要组成部分。最初，通过分

析无创评估数据和发作期临床症状的时间演变，提出 EZ 解剖位置的假设[72]。置入计划由经验丰富的癫痫科医生、神经外科医生和神经放射科医生共同制定，他们将共同制定 EZ 定位的假设。充分了解产生癫痫放电的主要部位所涉及的可能的功能网络是必要的，以便形成充分的致痫区假设。此外，医生必须考虑到深部电极记录的三维性，使其能够沿其轨迹从入点到靶点对解剖结构进行准确记录。因此，电极轨迹比靶点或入点更重要。因此，记录范围可能包括不同脑叶的外侧和内侧表面、深层皮质如深部脑沟、岛叶、半球间皮质表面的后部区域等。置入策略还应考虑癫痫发作组织模式中涉及的不同皮质细胞构筑及其与其他皮质和皮质下区域可能的连接。需要强调的是，置入策略的重点不是定位脑叶或脑区，而是定位涉及多个脑叶的致痫网络。此外，点击置入方案还应考虑到可能的备选致痫区[57, 62, 73]。

最后，从 SEEG 监测中获得更多有价值的信息不应以过多的电极数量为代价，这可能会增加电极置入并发症的发生率。通常，超过 15 个的深部电极置入是罕见的。此外，需要对发作期癫痫样放电可能涉及的功能区进行审慎的覆盖，其双重目的是评估其在癫痫发作中的作用和确定安全手术切除的边界（图 34-1）。

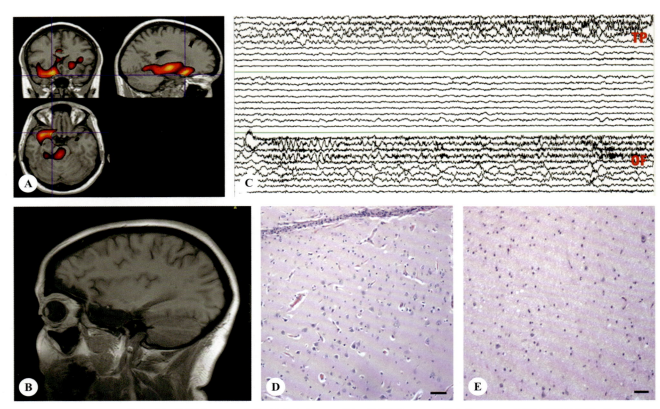

▲ 图 34-1　患有难治性癫痫 MRI（–）的青少年，15 岁，接受了 SEEG 置入和 SEEG 引导下病灶切除术

A. 置入前发作期 SPECT 显示右颞叶和眶额区高血流状态；B. 术后矢状位 MRI 显示 SEEG 引导的右眶额 / 颞叶切除；C. 发作期 SEEG 记录，显示颞极和眶额电极触点的发作期癫痫样活动；D 和 E. 眶额和颞极各自区域的手术病理学显示轻度的皮质发育不良。患者已无癫痫发作 5 年

　　SEEG 置入计划基于个体化的检查方案，该方案源于每个病例 EZ 解剖位置的主要工作假设。因此，难以对特定区域和脑叶的电极置入进行标准化。然而，如下所述，可以形成一些典型的置入方案。

（一）边缘系统网络监测

　　颞叶癫痫病例的 AEC 结果是一致的，提示边缘系统受累，通常仅在无创性检查后进行手术。一般来说，当症状学和电生理学研究证明是典型的非主侧颞叶内侧癫痫，并且影像学提示符合初始定位假设的明确病变（如颞叶内侧硬化）时，不需要使用侵入性监测。尽管如此，对于疑似 EZ（可能累及颞叶）也可能累及颞叶外区域的患者，可能需要使用 SEEG 进行侵入性检查。在这些病例中，置入模式表明放电优先扩散到颞岛前外侧裂区、颞岛眶额区或颞后区、后岛区、颞底区、顶叶区和后扣带回区。因此，颞叶外边缘系统区域的监测必须足够，以提供信息来识别可能的颞叶外起源的癫痫发作，而这些根据非侵入性评估资料，是无法精确预测的。

（二）额顶叶网络监测

　　由于额叶和顶叶的体积较大，因此需要大量电极来充分覆盖该区域。然而多数患者可以避免过度置入，并且可以在额叶和顶叶更局限的部分的置入电极。例如，怀疑眶额叶癫痫，通常需要检查直回、额极、前扣带回和颞叶前部（颞极）。同样，当评估认为由运动前皮质近中线处引起的癫痫发作，可设计电极路径靶点位于辅助运动区（supplementary motor area，SMA）的头侧和尾侧部分、SMA 前区、扣带回和扣带沟的不同部分、初级运动皮质及内侧和背外侧顶叶皮质。因此，基于工作假设的监测可以在额叶和（或）顶叶中定位 EZ，并且在一些情况下可以定位相对较小的 EZ。最后，当主要怀疑病灶位于额 – 顶叶近中线区域，非侵入性的检查方法未能定侧时，对于额 – 顶网络的监测可能是双侧的，有时是对称的。

当需要确定额叶网络监测中切除的后界或顶枕监测中切除的前界，或当 EZ 可能位于 Rolandic 皮质内或附近时，通常会放置 Rolandic 区的电极。主要目的是评价 Rolandic 对发作期放电的参与程度，并通过脑内电刺激获得功能定位。此时深部电极特别有助于中央沟深部及与该区域相关的下行和上行白质纤维束的监测。

（三）后象限网络监测

在后象限，由于经常同时累及枕叶、顶叶和后颞叶等多个结构，并且放电可多方向扩散到上下侧裂区域，电极放置时仅限于一个脑叶的情况是极其罕见的。因此，电极应覆盖枕叶的内侧和背侧皮质，包括距状沟上和距状沟下区域，电极还应覆盖颞叶后部、外侧裂后部、颞枕基底部和顶叶后部（包括顶下小叶后部和楔前叶后部）。在后象限癫痫中，由于发作活动可迅速向对侧扩散，通常需要双侧监测。

四、儿童 SEEG 置入技术的"螺母和螺栓"

一旦 SEEG 计划完成，需根据待监测的特定脑区，使用市售不同长度和触点数量的深部电极达到预期的监测目标。使用传统立体定向技术或在立体定向机器人设备的辅助下通过 2.5mm 直径的钻孔置入深部电极。在这两种技术中，深部电极通过钻孔使用正交或斜交法插入，可对侧面、中间或深部皮质和皮质下结构进行立体的颅内记录，因而可以动态地从多向时空结构说明癫痫发生和传播的路径。

最近，应用机器人辅助设备，改善了电极置入的工作流程并缩短了时间。术前将 DICOM 格式 MRI 图像传输至机器人的计划工作站，并进行三维重建成像，然后根据设定的靶点位置和电极路径进行个体化设计。电极轨迹的选择以能够最大限度地记录潜在致痫区的浅表和深部皮质以及皮质下区结构为最佳，并且在大多数情况下设计为正交置入，以便于在置入后记录阶段进行解剖 – 电生理相关性验证，入点的设计需避免由于过度成角而发生轨迹偏移。然而，当使用单个非正交路径可到达多个目标时，选择这些多目标电极路径以最小化每个患者的电极置入数量。

所有电极路径通过各自重建平面（轴位、矢状位和冠状位）及重建的"电极视野"来评估置入的安全性和靶点的准确性。在不影响从感兴趣区域记录的前提下可以适当调整任何可能损害血管结构的路径。最初设定每个电极路径工作距离为 150mm（从钻孔平台到靶点距离），然后最大限度地调整减小这个工作距离以提高置入精度。使用三维颅骨重建功能分析整体电极置入方案，并检查脑内路径以确保不存在冲突。同时检查紧邻的（<1.5cm 距离）电极在头皮的位置是否会影响电极置入。

手术当天，患者在全麻状态下使用三钉头架固定颅骨。然后定位机器人，使得工作距离（机器人臂的基底部和颅骨的中点之间的距离）大约为 70cm。锁定机器人位置后将头架与机器人相连。在置入过程中，无须对手术台进行额外的位置调整。患者与机器人相对位置固定后，利用半自动激光面部识别技术将术前 MRI 图像与患者进行配准。首先使用距离校准工具校准激光器。然后使用激光手动选择预设的面部解剖标志。手动输入解剖标志定义的区域随后使用基于激光的面部表面扫描技术进行自动配准。然后通过将额外独立选择的表面标志与 MRI 匹配程度来确认配准过程的准确性。成功配准后，机器人软件会自动验证机械臂位置按照规划路径置入电极的可行性。

然后以标准无菌方式消毒和铺巾。机器人工作臂也要覆盖无菌塑料罩。将带有 2.5mm 直径工作套管的钻孔平台固定到机械臂上。在触摸屏界面上选择所需置入的电极路径。路径确认后，通过使用脚踏板启动机械臂运动。一旦到达选定路径的位置，机械臂将自动将钻孔平台锁定到稳定位置。通过钻孔平台插入 2mm 直径的手持钻（Stryker）进行颅骨钻孔。然后使用绝缘硬脑膜穿孔器（单极电凝器）在低功率下打开硬脑膜。这一步对儿童来说特别具有挑战性，因为这个年龄段硬脑膜可能并没有完全紧密附着在颅骨内层，因此，此过程中可能发生硬脑膜移位而不是开孔。这一特殊步骤需要密切关注。将导向螺栓（Ad-Tech，Racine，WI）牢固地拧入每个骨孔中。测量从钻井平台到固定螺栓的距离，并从标准化的 150mm 平台到靶点距离中减去该值。所得到的差值即是要置入的电极的最终长度。后面每根电极置入均重复该过程。在置入电极之前所有的骨孔及导向螺栓均应固定好。然后将探针（直径 2mm）设置为先前记录的电极长度，并在固定螺栓的引导下轻轻地穿过脑实质，随后立即插入已设定长度的电极（图 34-2）。

五、儿童人群的并发症发生率及癫痫发作预后

与大多数外科手术一样，与成人相比，关于接受 SEEG 手术的儿童人群癫痫无发作率和并发症发生率的研究要少得多。我们中心报道了一项 30 例儿童患者的 SEEG 研究，这些患者要么 MRI 阴性，要么 MRI 结果与其他无创检查结果不一致。在该系列患者中，平均年龄为 15 岁，共置入 402 根深部电极（每位患者 13 个）。26 例（87%）患者定位到了致痫区，但只有 18 例（69%）进行切除手术，其余患者要么 EZ 是多灶性的，要么仅位于功能皮质，或置入后癫痫发作显著改善。在这 18 例患者中，10 例（56%）在末次随访时无癫痫发作（平均 2.2 年），5 例癫痫发作改善（28%），3 例无改善（17%）。全部患者并发症极少，1 例出现无症状脑实质内血肿，总体置入电极并发症发生率为 3.3%（每根电极 0.2%）。

很少有其他研究详细描述儿童 SEEG 的经验，但其他报道的数据似乎与我们的经验相似。同时，意大利一家中心发表了一项更大规模的病例系列研究，研究人群稍年轻，描述了个体化的颞叶外切除术。在该系列研究中，53 例患者平均年龄为 11 岁；19 例患者无创检查结果一致，未做进一步检查，直接行切除术；其余 34 例患者行 SEEG，最终 32 例（94%）行手术切除。在这些患者中，22 例（69%）在末次随访时无癫痫发作（平均值：3.7 年），5 例（16%）有显著改善（Engel Ⅰ级），5 例（16%）无改善。在该研究中未专门报告与 SEEG 相关的并发症。最后，一项法国的研究报告了 19 例更年轻儿童患者的 SEEG 的经验。这些患者年龄在 3—4 岁，诊断为耐药性局灶性癫痫，术后病理证实为 FCD。每例患者均定位 EZ 并接受了切除手术。16 例（84%）患者在末次随访时无癫痫发作（平均值：2.4 年），但同样未报告关于 SEEG 的并发症。考虑到儿童和成人系列在癫痫发作预后和 EZ 定位率方面的相似性，出于比较的目的，对比成人文献中的并发症发生率可能是有益的。

我们中心最近报告了 200 例患者（成人和儿童），置入 2663 根 SEEG 电极，以进行侵入性颅内脑电监测，从而验证个体化的置入前假设和 EZ

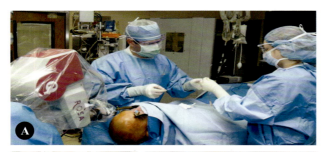

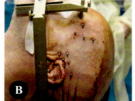 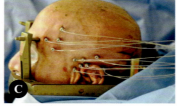

▲ 图 34-2　机器人辅助 SEEG 技术

A. 左面 SEEG 机器人置入电极期间的手术室设置，外科医生和手术助理护士位于患者两侧，机器人设备位于头颅中间顶点；B. 术中左侧额颞部 SEEG 置入图示及导向螺栓的最终位置；C. 置入深部电极后的左侧额颞 SEEG 最终结果

的解剖学范围。并发症极少。包括伤口感染（每根电极 0.08%）、出血性并发症（每根电极 0.08%）和 5 例患者出现短暂性神经功能缺损（每根电极 0.04%）。总并发症率为 2.5%。

这些结果与最近文献中的早期研究结果类似。Munari[74] 报道了他们 70 例 SEEG 患者总计 712 次电极置入的经验。在他们的系列中，特别是与 SEEG 相关的病例中，作者明确了因手术导致的永久性并发症；在移除 SEEG 电极之后形成无症状脑内血肿（占 1.4% 的发病率，或每根电极 0.1%）。最近，Guenot[75] 介绍了一项 100 例患者，共计 1118 根 SEEG 电极置入用于侵入性脑电监测的报道。作者报告了 5 例并发症（5% 的病例），包括 2 例电极部位感染（每根电极 0.2%）、2 例颅内电极断裂（每根电极 0.2%）和 1 例导致死亡的脑内血肿（本研究中死亡率为 1%）。在一项大型系列研究中，Cossu 等报道的并发症发生率为 5.6%，因脑出血导致的严重永久性缺陷为 1%[76]。

在另一项研究中，Tanriverdi 等[77] 总结了他们 491 例难治性癫痫患者系列的经验，这些患者共接受了 2490 次脑内 SEEG 电极置入和 2943 次深部电极置入[77]。根据作者的报道，他们有 4 例患者（0.8%）在电极置入部位出现颅内血肿（0.07%/电极），9 例患者（1.8%）因电极置入引起感染（0.2%/电极）；此外，他们的报道中没有直接因 SEEG 置入引起的死亡病例。最后，Cardinale 和 Lo Russo[73] 最近介绍了他们 482 例难治性癫痫患者 6496 根电极的置入经验。在他们的研究中 2 例患者出现永久性神经功能障碍（0.4% 或 0.03%/电极）；14 例患者（2.9% 或 0.2%/电极）出现出血

性并发症；2 例患者（0.4% 或 0.03%/电极）感染；1 例患者（0.2%）死于电极置入后出现的严重脑水肿及并发的低钠血症。

关于并发症发生率的比较，与深部电极相比（3%～6%），由于手术不涉及脑实质内的操作，硬膜下栅状电极历来被证明具有较低的永久性并发症发生率（0%～3%）[2, 37, 78–83]。尽管由于选择患者的差异、不同癫痫中心的差异以及电极置入数量的差异而难以比较硬膜下栅状电极和 SEEG 的并发症发生率，但欧洲和北美不同中心的临床经验表明，SEEG 方法与硬膜下栅状或条状电极方法相比安全性至少是相似的[7, 28, 29, 33, 38, 57, 61, 64, 74, 77, 83–86]。

结论

在儿童患者中，SEEG 方法的主要优势是能够以动态和三维的视角研究致痫网络，允许医生在时间和空间上将癫痫异常放电与发作症状学关联起来。主要临床挑战仍然是进一步完善不同患者侵入性监测方法的具体选择标准。最终目的是比较和验证不同的侵入性监测方法获得的结果（长期无癫痫发作）。

本章主要观点总结如下。

(1) 在儿童人群中，SEEG 是一种安全有效的术前侵入性监测方法，旨在确定引起癫痫发作起始和早期传播的大脑皮质和皮质下结构的解剖学边界。

(2) 基于框架或无框架的技术都可以用于 SEEG 电极的置入。

(3) 血管成像是安全置入 SEEG 电极的基础。注意血管解剖结构对于降低出血性并发症的风险至关重要。

参考文献

[1] Rosenow F, Lüders H. Presurgical evaluation of epilepsy. Brain 2001;124(Pt 9):1683–1700

[2] Wyllie E, Lüders H, Morris HH III, et al. Subdural electrodes in the evaluation for epilepsy surgery in children and adults. Neuropediatrics 1988;19(2):80–86

[3] Jayakar P, Duchowny M, Resnick TJ. Subdural monitoring in the evaluation of children for epilepsy surgery. J Child Neurol 1994;9(Suppl

2):61–66

[4] Adelson PD, O'Rourke DK, Albright AL. Chronic invasive monitoring for identifying seizure foci in children. Neurosurg Clin N Am 1995;6(3):491–504

[5] Jayakar P. Invasive EEG monitoring in children: when, where, and what? J Clin Neurophysiol 1999;16(5):408–418

[6] Winkler PA, Herzog C, Henkel A, et al. [Noninvasive protocol for

surgical treatment of focal epilepsies] Nervenarzt 1999;70(12):1088–1093

[7] Cossu M, Chabardès S, Hoffmann D, Lo Russo G. [Presurgical evaluation of intractable epilepsy using stereo-electro-encephalography methodology: principles, technique and morbidity] Neurochirurgie 2008;54(3):367–373

[8] Bancaud J, Dell MB. [Technics and method of stereotaxic functional exploration of the brain structures in man (cortex, subcortex, central gray nuclei)] Rev Neurol (Paris) 1959;101:213–227

[9] Bancaud J, Talairach J, Waltregny P, Bresson M, Morel P. [Stimulation of focal cortical epilepsies by megimide in topographic diagnosis. (Clinical EEG and SEEG study)] Rev Neurol (Paris) 1968;119(3):320–325

[10] Bancaud J, Talairach J, Waltregny P, Bresson M, Morel P. Activation by Megimide in the topographic diagnosis of focal cortical epilepsies (clinical EEG and SEEG study). Electroencephalogr Clin Neurophysiol 1969;26(6):640

[11] Bancaud J, Angelergues R, Bernouilli C, et al. Functional stereotaxic exploration (SEEG) of epilepsy. Electroencephalogr Clin Neurophysiol 1970;28(1):85–86

[12] Bancaud J, Favel P, Bonis A, Bordas-Ferrer M, Miravet J, Talairach J. [Paroxysmal sexual manifestations and temporal lobe epilepsy. Clinical, EEG and SEEG study of a case of epilepsy of tumoral origin] Rev Neurol (Paris) 1970;123(4):217–230

[13] Bancaud J, Talairach J. [Methodology of stereo EEG exploration and surgical intervention in epilepsy] Rev Otoneuroophtalmol 1973;45(4):315–328

[14] Geier S, Bancaud J, Talairach J, Enjelvin M. [Radio-telemetry in EEG and SEEG. Technology and material] Rev Electroencephalogr Neurophysiol Clin 1973;3(4):353–354

[15] Cabrini GP, Ettorre G, Marossero F, Miserocchi G, Ravagnati L. Surgery of epilepsy: some indications for SEEG. J Neurosurg Sci 1975;19(1–2):95–104

[16] Bancaud J, Talairach J, Geier S, Bonis A, Trottier S, Manrique M. [Behavioral manifestations induced by electric stimulation of the anterior cingulate gyrus in man] Rev Neurol (Paris) 1976;132(10):705–724

[17] Musolino A, Tournoux P, Missir O, Talairach J. Methodology of "in vivo" anatomical study and stereo-electroencephalographic exploration in brain surgery for epilepsy. J Neuroradiol 1990;17(2):67–102

[18] Engel J Jr, Henry TR, Risinger MW, et al. Presurgical evaluation for partial epilepsy: relative contributions of chronic depth-electrode recordings versus FDG-PET and scalp-sphenoidal ictal EEG. Neurology 1990;40(11):1670–1677

[19] Baucaud J, Talairach J, Munari C, Giallonardo T, Brunet P. [Introduction to the clinical study of postrolandic epileptic seizures]. Can J Neurol Sci. Le Journal Canadien des Sciences Neurologiques 1991;18(4, Suppl):566–569

[20] Talairach J, Bancaud J, Bonis A, et al. Surgical therapy for frontal epilepsies. Adv Neurol 1992;57:707–732

[21] Avanzini G. Discussion of stereoelectroencephalography. Acta Neurol Scand Suppl 1994;152:70–73

[22] Bartolomei F, Wendling F, Bellanger JJ, Régis J, Chauvel P. Neural networks involving the medial temporal structures in temporal lobe epilepsy. Clin Neurophysiol 2001;112(9):1746–1760

[23] Biraben A, Taussig D, Thomas P, et al. Fear as the main feature of epileptic seizures. J Neurol Neurosurg Psychiatry 2001;70(2):186–191

[24] Wendling F, Bartolomei F, Bellanger JJ, Chauvel P. Interpretation of interdependencies in epileptic signals using a macroscopic physiological model of the EEG. Clin Neurophysiol 2001;112(7):1201–1218

[25] Wendling F, Bartolomei F, Bellanger JJ, Chauvel P. [Identification of epileptogenic networks from modeling and nonlinear analysis of SEEG signals] Neurophysiol Clin 2001;31(3):139–151

[26] Tassi L, Colombo N, Cossu M, et al. Electroclinical, MRI and neuropathological study of 10 patients with nodular heterotopia, with surgical outcomes. Brain 2005;128(Pt 2):321–337

[27] Battaglia G, Chiapparini L, Franceschetti S, et al. Periventricular nodular heterotopia: classification, epileptic history, and genesis of epileptic discharges. Epilepsia 2006;47(1):86–97

[28] Cossu M, Cardinale F, Castana L, Nobili L, Sartori I, Lo Russo G. Stereo- EEG in children. Childs Nerv Syst 2006;22(8):766–778

[29] Sindou M, Guenot M, Isnard J, Ryvlin P, Fischer C, Mauguière F. Temporo-mesial epilepsy surgery: outcome and complications in 100 consecutive adult patients. Acta Neurochir (Wien) 2006;148(1):39–45

[30] Guenot M, Isnard J. [Epilepsy and insula] Neurochirurgie 2008;54(3):374–381

[31] Guenot M, Isnard J. [Multiple SEEG-guided RF-thermolesions of epileptogenic foci] Neurochirurgie 2008;54(3):441–447

[32] Talairach J, Bancaud J, Bonis A, Tournoux P, Szikla G, Morel P. [Functional stereotaxic investigations in epilepsy. Methodological remarks concerning a case] Rev Neurol (Paris) 1961;105:119–130

[33] Devaux B, Chassoux F, Guenot M, et al. [Epilepsy surgery in France] Neurochirurgie 2008;54(3):453–465

[34] Gonzalez-Martinez J, Bulacio J, Alexopoulos A, Jehi L, Bingaman W, Najm I. Stereoelectroencephalography in the "difficult to localize" refractory focal epilepsy: early experience from a North American epilepsy center. Epilepsia 2013;54(2):323–330

[35] Kwan P, Brodie MJ. Definition of refractory epilepsy: defining the indefinable? Lancet Neurol 2010;9(1):27–29

[36] Najm IM, Naugle R, Busch RM, Bingaman W, Lüders H. Definition of the epileptogenic zone in a patient with non-lesional tempo- ral lobe epilepsy arising from the dominant hemisphere. Epileptic Disord 2006;8(Suppl 2):S27–S35

[37] Nair DR, Burgess R, McIntyre CC, Lüders H. Chronic subdural electrodes in the management of epilepsy. Clin Neurophysiol 2008;119(1):11–28

[38] Gonzalez-Martinez J, Najm IM. Indications and selection criteria for invasive monitoring in children with cortical dysplasia. Childs Nerv Syst 2014;30(11):1823–1829

[39] Marnet D, Devaux B, Chassoux F, et al. [Surgical resection of focal cortical dysplasias in the central region] Neurochirurgie 2008;54(3):399–408

[40] Russo GL, Tassi L, Cossu M, et al. Focal cortical resection in malformations of cortical development. Epileptic Disord 2003;5(Suppl 2):S115–S123

[41] Lüders H, Schuele SU. Epilepsy surgery in patients with malformations of cortical development. Curr Opin Neurol 2006;19(2):169–174

[42] Kellinghaus C, Möddel G, Shigeto H, et al. Dissociation between in vitro and in vivo epileptogenicity in a rat model of cortical dysplasia. Epileptic Disord 2007;9(1):11–19

[43] González-Martínez JA, Srikijvilaikul T, Nair D, Bingaman WE. Long-term seizure outcome in reoperation after failure of epilepsy surgery. Neurosurgery 2007;60(5):873–880, discussion 873–880

[44] Tassi L, Colombo N, Garbelli R, et al. Focal cortical dysplasia: neuropathological subtypes, EEG, neuroimaging and surgical outcome. Brain 2002;125(Pt 8):1719–1732

[45] Srikijvilaikul T, Najm IM, Hovinga CA, Prayson RA, Gonzalez-Martinez J, Bingaman WE. Seizure outcome after temporal lobectomy in temporal lobe cortical dysplasia. Epilepsia 2003;44(11):1420–1424

[46] Francione S, Kahane P, Tassi L, et al. Stereo-EEG of interictal and ictal electrical activity of a histologically proved heterotopic gray matter associated with partial epilepsy. Electroencephalogr Clin Neurophysiol 1994;90(4):284–290

[47] Catenoix H, Mauguière F, Guénot M, et al. SEEG-guided thermocoagulations: a palliative treatment of nonoperable partial epilepsies. Neurology 2008;71(21):1719–1726

[48] Abraham G, Zizzadoro C, Kacza J, et al. Growth and differentiation of primary and passaged equine bronchial epithelial cells under conventional and air-liquid-interface culture conditions. BMC Vet Res 2011;7:26

[49] Kerr MS, Burns SP, Gale J, Gonzalez-Martinez J, Bulacio J, Sarma SV. Multivariate analysis of SEEG signals during seizure. Conf Proc IEEE Eng Med Biol Soc 2011;2011:8279–8282

[50] Centeno RS, Yacubian EM, Caboclo LO, Júnior HC, Cavalheiro S. Intracranial depth electrodes implantation in the era of imageguided surgery. Arq Neuropsiquiatr 2011;69(4):693–698

[51] Kakisaka Y, Kubota Y, Wang ZI, et al. Use of simultaneous depth and MEG recording may provide complementary information regarding the epileptogenic region. Epileptic Disord 2012;14(3):298–303

[52] Yaffe R, Burns S, Gale J, et al. Brain state evolution during seizure and under anesthesia: a network-based analysis of stereotaxic EEG activity in drug-resistant epilepsy patients. Conf Proc IEEE Eng Med Biol Soc 2012;2012:5158–5161

[53] Antony AR, Alexopoulos AV, González-Martínez JA, et al. Functional connectivity estimated from intracranial EEG predicts surgical outcome in intractable temporal lobe epilepsy. PLoS One 2013;8(10):e77916

[54] Vadera S, Marathe AR, Gonzalez-Martinez J, Taylor DM. Stereoelectroencephalography for continuous two-dimensional cursor control in a brain-machine interface. Neurosurg Focus 2013;34(6):E3

[55] Vadera S, Mullin J, Bulacio J, Najm I, Bingaman W, Gonzalez-Martinez J. Stereoelectroencephalography following subdural grid placement for difficult to localize epilepsy. Neurosurgery 2013;72(5):723–729, discussion 729

[56] Wang S, Wang IZ, Bulacio JC, et al. Ripple classification helps to localize the seizure-onset zone in neocortical epilepsy. Epilepsia 2013;54(2):370–376

[57] Cardinale F, Cossu M, Castana L, et al. Stereoelectroencephalography: surgical methodology, safety, and stereotactic application accuracy in 500 procedures. Neurosurgery 2013;72(3):353–366, discussion 366

[58] Enatsu R, Bulacio J, Nair DR, Bingaman W, Najm I, Gonzalez-Martinez J. Posterior cingulate epilepsy: clinical and neurophysiological analysis. J Neurol Neurosurg Psychiatry 2014;85(1):44–50

[59] Enatsu R, Bulacio J, Najm I, et al. Combining stereo-electroencephalography and subdural electrodes in the diagnosis and treatment of medically intractable epilepsy. J Clin Neurosci 2014;21(8):1441–1445

[60] Gonzalez-Martinez J, Lachhwani D. Stereoelectroencephalography in children with cortical dysplasia: technique and results. Childs Nerv Syst 2014;30(11):1853–1857

[61] Gonzalez-Martinez J, Mullin J, Bulacio J, et al. Stereoelectroencephalography in children and adolescents with difficult-to-localize refractory focal epilepsy. Neurosurgery 2014;75(3):258–268, discussion 267–268

[62] Gonzalez-Martinez J, Mullin J, Vadera S, et al. Stereotactic placement of depth electrodes in medically intractable epilepsy. J Neurosurg 2014;120(3):639–644

[63] Johnson MA, Thompson S, Gonzalez-Martinez J, et al. Performing behavioral tasks in subjects with intracranial electrodes. J Vis Exp 2014(92):e51947

[64] Serletis D, Bulacio J, Bingaman W, Najm I, González-Martínez J. The stereotactic approach for mapping epileptic networks: a prospective study of 200 patients. J Neurosurg 2014;121(5):1239–1246

[65] Vadera S, Burgess R, Gonzalez-Martinez J. Concomitant use of stereoelectroencephalography (SEEG) and magnetoencephalographic (MEG) in the surgical treatment of refractory focal epilepsy. Clin Neurol Neurosurg 2014;122:9–11

[66] Cardinale F, Cossu M. Letter to the Editor: SEEG has the lowest rate of complications. Journal of Neurosurgery 2014:1–3

[67] Cossu M, Fuschillo D, Cardinale F, et al. Stereo-EEG-guided radio-frequency thermocoagulations of epileptogenic grey-matter nodular heterotopy. J Neurol Neurosurg Psychiatry 2014;85(6):611–617

[68] Enatsu R, Gonzalez-Martinez J, Bulacio J, et al. Connections of the limbic network: a corticocortical evoked potentials study. Cortex 2015;62:20–33

[69] Najm IM, Bingaman WE, Lüders HO. The use of subdural grids in the management of focal malformations due to abnormal cortical development. Neurosurg Clin N Am 2002;13(1):87–92, viii–ix

[70] Widdess-Walsh P, Jeha L, Nair D, Kotagal P, Bingaman W, Najm I. Subdural electrode analysis in focal cortical dysplasia: predictors of surgical outcome. Neurology 2007;69(7):660–667

[71] Kovac S, Kahane P, Diehl B. Seizures induced by direct electrical cortical stimulation—mechanisms and clinical considerations. Clin Neurophysiol 2016;127(1):31–39

[72] Chauvel P, McGonigal A. Emergence of semiology in epileptic seizures. Epilepsy Behav 2014;38:94–103

[73] Cardinale F, Lo Russo G. Stereo-electroencephalography safety and effectiveness: some more reasons in favor of epilepsy surgery. Epilepsia 2013;54(8):1505–1506

[74] Munari C, Hoffmann D, Francione S, et al. Stereo-electroencephalography methodology: advantages and limits. Acta Neurol Scand Suppl 1994;152:56–67, discussion 68–69

[75] Guenot M, Isnard J, Ryvlin P, et al. Neurophysiological monitoring for epilepsy surgery: the Talairach SEEG method. StereoElectroEncephaloGraphy. Indications, results, complications and therapeutic applications in a series of 100 consecutive cases. Stereotact Funct Neurosurg 2001;77(1–4):29–32

[76] Cossu M, Cardinale F, Colombo N, et al. Stereoelectroencephalography in the presurgical evaluation of children with drug-resistant focal epilepsy. J Neurosurg 2005;103 (4, Suppl):333–343

[77] Tanriverdi T, Ajlan A, Poulin N, Olivier A. Morbidity in epilepsy surgery: an experience based on 2449 epilepsy surgery procedures from a single institution. J Neurosurg 2009;110(6): 1111–1123

[78] Lee WS, Lee JK, Lee SA, Kang JK, Ko TS. Complications and results of subdural grid electrode implantation in epilepsy surgery. Surg Neurol 2000;54(5):346–351

[79] Rydenhag B, Silander HC. Complications of epilepsy surgery after 654 procedures in Sweden, September 1990–1995: a multicenter study based on the Swedish National Epilepsy Surgery Register. Neurosurgery 2001;49(1):51–56, discussion 56–57

[80] Hamer HM, Morris HH, Mascha EJ, et al. Complications of invasive video-EEG monitoring with subdural grid electrodes. Neurology 2002;58(1):97–103

[81] Onal C, Otsubo H, Araki T, et al. Complications of invasive subdural grid monitoring in children with epilepsy. J Neurosurg 2003;98(5):1017–1026

[82] González Martínez F, Navarro Gutiérrez S, de León Belmar JJ, Valero Serrano B. [Electrocardiographic disorders associated to recent onset epilepsy] Neurologia 2005;20(10):698–701

[83] Ozlen F, Asan Z, Tanriverdi T, et al. Surgical morbidity of invasive monitoring in epilepsy surgery: an experience from a single institution. Turk Neurosurg 2010;20(3):364–372

[84] Afif A, Chabardes S, Minotti L, Kahane P, Hoffmann D. Safety and usefulness of insular depth electrodes implanted via an oblique approach in patients with epilepsy. Neurosurgery 2008;62(5, Suppl 2):ONS471–ONS479, discussion 479–480

[85] Nobili L, Cardinale F, Magliola U, et al. Taylor's focal cortical dysplasia increases the risk of sleep-related epilepsy. Epilepsia 2009;50(12):2599–2604

[86] Serletis D, Bulacio J, Alexopoulos A, Najm I, Bingaman W, González-Martínez J. Tailored unilobar and multilobar resections for orbitofrontal-plus epilepsy. Neurosurgery 2014;75(4): 388–397, discussion 397

Part C　颞叶癫痫手术方法
Temporal Lobe Epilepsy and Surgical Approaches

第 35 章　小儿癫痫伴颞叶内侧硬化
Mesial Temporal Sclerosis in Pediatric Epilepsy

Rafael Uribe　George I. Jallo　Caitlin Hoffman　著

梁树立　翟　锋　李申申　译　李　霖　校

摘　要

颞叶是最容易诱发癫痫的区域，也是切除性手术最常见的靶点，其中颞叶内侧硬化（MTS）是成人癫痫最常见的病因。然而在儿童中，大多数癫痫灶定位于颞叶以外，单纯颞叶内侧癫痫（MTLE）和 MTS 的较少发生。颞叶内侧结构包括海马、杏仁核、海马旁回和内嗅皮质。MTS 是指伴或不伴杏仁核受累的海马萎缩和胶质细胞增生。虽然对符合适应证的病例早期手术对癫痫发作控制和发育均有积极影响，但与成人相比，儿童 MTS 更多的是双重病理。探索这种区别对于小儿癫痫的患病率非常重要，如果 MTS 是一种继发的病理改变则进一步支持其在儿童的发病率较低。然而，目前认为癫痫的病因仍然是多因素的。尽管 MTS 在儿童患者中的发生频率较低且诊断困难，但其仍然是儿童人群难治性癫痫的重要原因，其成功的治疗方案影响发育，因此值得回顾和讨论。

关键词

颞叶，内侧，硬化，海马

难治性癫痫可能对发育中的大脑产生显著有害影响。颞叶是致痫性最高的区域，也是切除手术的最常见靶点，颞叶内侧硬化（mesial temporal sclerosis，MTS）是成人癫痫中最常见的病因[1]。然而在儿童中，大多数致痫灶定位于颞叶以外，单纯颞叶内侧癫痫（mesial temporal lobe epilepsy，MTLE）和 MTS 较少发生[1]。虽然对符合适应证的病例早期手术对癫痫发作控制和发育均有积极影响，但与成人相比，儿童 MTS 更多的是双重病理[2]。儿童髓鞘形成不完全允许更快的扩散和继发性泛化，通过非侵入性检查方式确定颞叶癫痫起源很困难。此外，MTS 病因学是讨论的主要话题，海马损伤和萎缩到底是病因，还是难治性癫痫发作随时间发展而形成的结果。研究这种区别对于儿童的患病率非常重要，如果 MTS 是一种继发的病理改变则进一步支持其在儿童的发病率较低。然而，目前认为癫痫的病因仍然是多因素的。尽管 MTS 在儿科患者中发生频率较低且诊断困难，但它仍然是儿科人群难治性癫痫的重要原因，成功的治疗方案影响发育，因此值得回顾和讨论。

一、流行病学

颞叶内侧结构包括海马、杏仁核、海马旁回和内嗅皮质。MTS 是指海马萎缩和胶质细胞增生，伴或不伴杏仁核受累[3]。在所有接受颞叶切除术的患者中，MTS 是 TLE 的主要原因，所有颞叶癫痫切除患者中 MST 占 50%～65%，但接受癫痫手术的儿童患者，MTS 仅占 15%[4, 5]。

新诊断为癫痫的儿童中 MTS 的患病率远低于成人，约占儿童难治性癫痫的 1%[6-8]。Nickels 等[9] 报道了新诊断为癫痫的儿童患者 30 年队列的结果，估计 TLE 的患病率约为 8%。在他们的样本中，在总共 468 例非特发性局灶性癫痫患者中，只有 10 例患者的 MRI 结果与 MTS 一致（2.1%）[9]。Ng 等研究了儿童的 MTS 的基础患病率[10]。根据对 3100 例 14 岁或以下儿童连续脑部 MRI 的回顾，MTS 的发病率为 0.77%（24/3100）。该系列研究中的所有 MTS 患者最初均表现为癫痫发作，因此作者得出结论，尽管 MTS 在儿童中并不常见，但其总是表现为癫痫发作。然而，这些结果可能受到选择偏倚的影响，使其难以外推至一般人群。从这些结果可以推断，一般人群中儿童 MTS 的患病率较低是合乎逻辑的。Blumcke 等根据癫痫手术切除的组织标本报告了基于组织病理学结果的癫痫患者中 MTS 的发生率[11]。他们发现，44.5% 的成人标本中存在 MTS，但在儿童患者中这一比例仅为 15%[11]。

二、组织病理学

在 MTS 中观察到的病理变异包括海马神经元丢失、胶质细胞增生、神经元退化和轴突重组[12]。ILAE 发表了一份共识，统一了海马硬化的定义和术语。工作组根据细胞损失模式提出了四组系统。1 型包括海马所有层的细胞重度损失，但大多数主要在 CA1 区。2 型主要包括 CA1 区细胞丢失，而其他区显示轻度细胞丢失。3 型主要包括 CA4 区和齿状回中的细胞丢失。4 型标记为"无海马硬化"，仅胶质增生，事实上高达 20% 的 MTLE 患者样本表现为反应性胶质细胞增生，而无典型硬化发现[13]。然而这种分类方式的临床意义尚不确定。Gales 等[14] 发表了克利夫兰临床团队的经验，并得出结论，在 IALE 定义的组织学亚型和与癫痫控制相关的手术预后之间没有关系。

三、病理生理学

某些类型药物难治性癫痫可能是由于谷氨酸过度激活所导致的兴奋性毒性的结果。在 MTS 患者受影响的脑组织中，已证实细胞外谷氨酸水平升高，谷氨酸受体上调，谷氨酰胺合成酶（一种谷氨酸代谢酶）丧失。这一观察结果被称为 MTS 发病机制的"谷氨酸假说"。星形胶质细胞在谷氨酸再摄取和代谢中起重要作用，可能在这一过程中也发挥了重要作用。为了支持这一点，在 MTS 中已经证明了星形胶质细胞过度增殖、积累，释放星形细胞谷氨酸[15, 16]。

长时间热性惊厥、头部损伤、无热性癫痫持续状态、脑炎、高血压脑病和病毒均被认为是儿童 MTS 的潜在原因。然而，这些情况可能都是癫痫发作的诱因，而长期的癫痫发作继而导致海马硬化。支持这一假设的事实是，就诊时有这些基础病因的患者的头部 MRI 最初没有表现为 MTS[17-20]。MTS 也可能是移植后环孢素 –A（cyclosporine-A，CSA）神经毒性的晚期并发症（包括儿童）。这些病例的表现包括在 CSA 治疗后出现局灶性或全身性癫痫发作，随后出现 MTS，似乎 CSA 具有神经毒性作用，可诱发癫痫发作，随后导致海马硬化的形成[21, 22]。

（一）MTS 和热性惊厥

热性惊厥（febrile convulsions，FC）发生在 6 个月至 5 岁之间，与发热有关（T＞38.3℃），但是与中枢神经系统感染无关。单纯性热性惊厥持续时间少于 15min，无相关的惊厥后神经功能缺失[23, 24]。复杂性热性惊厥病史的患者（在国家围产期合作项目中定义为惊厥持续时间超过 15min 或 24h 内 2 次以上惊厥）[25] 癫痫发生率和 MTS 的发病率增加[25-33]。MRI 研究表明 MTS 和长期局灶性 FC 之间存在联系[28-30]。在手术患者系列中，多达 30% 伴有 MTS 的 TLE 患者有长期 FC 和癫痫持续状态史，3.5% 有热性惊厥史的患者后来发展为癫痫[25, 30, 31, 34]。然而，最近的长期随访研究对这种相关性的强度提出了质疑。Tarkka 等[35] 对 24 例长期热性惊厥患者、8 例首次发作事件后出现无诱因癫痫发作患者和 32 例单次简单热性癫痫发作对照受试者进行了平均 12.3 年的随访，发现随访时不符合 MTS 的 MRI 诊断标准。

存在三种可能的假说来解释与 MTS 和 FC 的相关性。一是 FC 通过急性海马损伤引起 MTS，随后导致 TLE 的出现。第二个假设是 FC 和 MTS 都是最终导致 TLE 的另一种异常的结果。最后，MTS 可能先于 FC，表明硬化海马是独立损伤的结果，并成为随后的致痫灶[32, 36]。

（二）人类疱疹病毒 6

人类疱疹病毒 6 型（human herpes virus，HHV-6）是一种普遍存在的与婴儿红疹相关的 β 疱疹病毒。HHV-6 已被证明在免疫功能受损的宿主中引起边缘性脑炎，并被认为在其他健康个体中引起癫痫、脑膜炎和多发性硬化症[19, 20]。Theodore 等检查了 TLE 标本，发现大约 2/3 的 MTS 患者海马星形胶质细胞中含有活跃的 HHV-6B[20]。他们提出 HHV-6B 可能通过抑制星形胶质细胞内兴奋性氨基酸的运输而引起谷氨酸性兴奋毒性，导致海马硬化。

（三）双重病理

MTS 患者颞叶切除标本的术后病理评估通常不仅提示海马硬化，而且还存在皮质发育畸形（malformations of cortical development，MCD）。Mohamed 等[37] 报道了 34 例 MTS 接受前颞叶切除术的儿童和青少年的标本，其中 79% 的标本中有轻度至中度 MCD。尽管这些患者的发作间期 EEG 不像单纯 MTS 患者那样定位，但双重病理并不能预测更糟糕的预后情况。相反，Kan 等[38] 确定了 19 例 MTS 患者，其中 3 例具有双重病理（16%），其中只有 1 例（33%）在手术切除后无癫痫发作。

四、鉴别诊断

与婴幼儿颞叶癫痫发作相关的病理异常包括 MCD、移行异常、错构瘤、低级别脑肿瘤（如星形细胞瘤、神经节细胞胶质瘤和胚胎发育不良性神经上皮肿瘤）和血管畸形。15%～20% 的 TLE 患儿经病理或影像学检查可发现这些异常[5, 39, 40]。其中，神经胶质和神经元肿瘤占 10%～15%，这些病变即使在高分辨率 MRI 上也可能直到儿童后期才会明显。因此非损伤性 TLE 的另一个重要的鉴别诊断是 MTS。颞叶内侧病变、硬化、移行和增生，在影像学上可能检测不到，只有在获得标本进行组织病理学检查后才能诊断。因此，手术方法取决于癫痫发作症状学、EEG、PET，有时在这些病例还需要硬膜下电极。

五、临床表现

仅根据症状学诊断婴幼儿 TLE 可能具有挑战性。年龄与发作期运动表现呈负相关。运动表现可包括痉挛、强直、阵挛、肌阵挛和过度运动发作。增加的运动表现往往是双侧的，被认为是髓鞘发育不完全的结果。低龄患者中可能发生自动症，但通常受到此类人群中精细运动技能水平的限制。儿童患者颞叶癫痫更常见的发作表现为行为停止、凝视和嘴唇发绀[9]。

Bourgeois[6] 描述了患有颞叶癫痫的婴儿复杂部分癫痫发作的显著特征：①行为停止为主，可能伴有意识障碍；②没有可识别的先兆；③自动症是分离的，多见口面部；④惊厥活动更加突出；⑤持续时间更长（＞1min）。Brockhaus 和 Elger 研究了 29 名 TLE 患儿，发现对称的肢体运动体征、姿势（类似额叶癫痫发作所见的）和点头是最常见的体征[41]。

早期学龄儿童会有更多的侧向性症状，包括肌张力障碍、姿势异常、头横向偏转和眼球偏斜，所有这些都可能高度定位于对侧半球。在那个年龄，先兆很难评估；临床医生必须评估任何异常行为，如孩子哭泣和向父母跑去（可能表现为发作性恐惧或对意外感觉的反应）[9]。

老年患者和青少年的表现与经典成人症状类似，包括腹气上升感、似曾相识、精神先兆（例如，恐惧、焦虑或其他强烈情绪）、嗅觉先兆或自主神经变化（如心动过速、苍白、瞳孔放大）。典型的发作期通常持续 1～2min，临床表现为凝视和自动症，如咂嘴、砸嘴、咀嚼或吞咽、抠手、摩擦或摸索等。重要的是，手部自动症多见于 MTS 同侧伴对侧姿势性肌张力障碍[42]，在这些发作期间，患者可以表现出半目的性的行为，但对事件没有完全的意识。发作后期持续时间长短不一，最长可达数小时[43]。

然而，即使缺乏大龄儿童和成人的典型临床结果，也不应排除 MTS 诊断，因为症状可以快速扩散到颞外区域[44]。患有 MTS 成人通常有特定于所涉及半球的记忆障碍（优势半球疾病的言语记忆障碍和非优势半球 MTS 的非言语学习障碍）。然而，儿童较少有特异性的神经心理缺陷，而更多表现为长期记忆及语言和非语言学习方面的缺陷[45]。有证据表明早期双侧 MTS 的患者在学习和记忆方面出现严重损害的风险增加[46]。

六、评估

详细的神经系统检查应集中在记忆和语言功能障碍的证据以及局灶性神经功能缺损的其他体征。评估患者首次癫痫发作原因的标准是进行常规 30min EEG 检查[47, 48]。然而，对于平均每周发作一次的患者，在视频 EEG 期间捕获癫痫发作的概率估计约为 1%[49]。因此，大多数患者需要长期视频脑电监测。

（一）头皮 EEG 和皮质 EEG

MTS 患者发作间期 EEG 可表现为非癫痫样异常、癫痫样放电或两者结合。非癫痫样改变包括局灶性节律异常或慢波（单侧或双侧半球 θ 和 δ 活动）。这些表现可能是间歇性的，也可能是持续性的。在多达 25% 的 TLE 患者中可以看到颞叶间歇性节律性 δ 活动（temporal intermittent rhythmic delta activity，TIRDA）的存在，TIRDA 多数与癫痫样放电有关[50]。然而，这一发现并不是仅限于 MTS 的。

发作间期癫痫样放电包括单侧或双侧独立的前颞叶尖棘波[51-53]（图 35-1A）。高达 95% 的 MTS 患者出现前颞叶尖波[50]。中后颞部电极（T_3～T_4，T_5～T_6）的负性棘波很可能来自颞叶新皮质。发作间期棘波可在睡眠期间增加，这就强调了长期视频脑电监测对充分定位的重要性。单侧发作间期癫痫样放电（interictal epileptiform discharges，IED）与癫痫发作密切相关。然而，双侧放电的患者仍然可以进行手术，并且预后良好，这取决于 IED 偏侧性的程度[50]。

发作期 EEG 可在先兆期或临床发作初期表现不明显。典型的发作模式由 θ（5～7Hz）到低 α（8～9Hz）频率的节律性尖波活动组成，在发作时（初始局灶性发作）或发作后 30 秒内（延迟局灶性发作）起源于前颞区[54, 55]（图 35-1A）。这种特征性节律发生在近 90% 的 MTS 患者中，具有较高的侧向特征[50]。

在儿童中，最初的发作模式通常在短暂的低电压快活动之前，可表现为更弥漫的广泛的或双侧活动[37, 41]。发作期和发作间期头皮脑电记录不确定或常规神经影像学无 MTS 证据的患者可能需要颅内电极监测，如硬膜下条状、栅状电极及深部电极，以进一步区分 MTS 与新皮质或颞叶外致痫灶。回顾性研究表明，影像学上清晰的表现为海马硬化的患者的致痫灶可能远离海马，包括颞极[56]、杏仁核[57]或侧裂周围皮质[58]。

（二）MRI

多种神经成像方式已被用于检测 MTS。常规 MRI 在检测 MTS 时相对不敏感[59]。MRI 薄扫采用冠状位垂直于颞叶、海马和杏仁核平面，使用高分辨率、T_1 加权反转恢复序列，以及 T_2 加权图像自旋回波或快速自旋回波，以上核磁参数被认为是诊断 MTS 的影像学金标准，高分辨率 MRI 检测 MTS 的灵敏度高达 97%，特异度为 83%[60, 61]。MTS 在 MRI 上的典型表现包括海马体积减小，颞

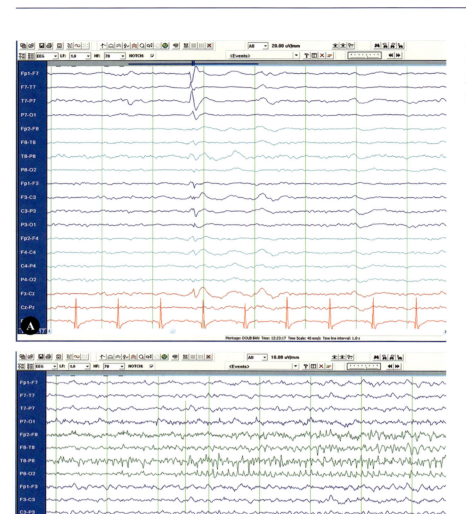

◀ 图 35-1　A. 间歇期左前颞尖波（纵向双极导联）；B. 癫痫发作时表现为 α 节律性棘波，在右侧颞后区最明显（纵向双极导联组）

叶内侧结构 T_2 信号增高（图 35-2A 和 B）。

　　T_2 高信号代表胶质细胞增生和海马内游离含水量降低。相关发现包括穹窿联合、乳头体或其他边缘系统结构萎缩[62]。考虑到正常的边缘结构比新皮质信号稍高，液体衰减反转恢复成像可显示海马体中的异常信号。海马体积计算也可以通过容积薄层 T_1 加权像分析（MRI 容积成像）进行，并显著提高了轻度单侧 MTS 的诊断[63, 64]。这些发现的意义随年龄而变化，因为 6 岁以下儿童的海马体积随年龄线性增加[65]，磁共振波谱可

以显示生物代谢物的解剖分布，检测致痫灶内代谢物的分布有助于识别内侧颞叶病因或者致痫灶定侧[66, 67]。

（三）正电子发射断层扫描和单光子发射断层扫描

　　用 ^{18}F 脱氧葡萄糖 PET 扫描显示 MTS 患者发作间期颞叶内侧结构存在低代谢（图 35-2C）。MTS 患者的颞极和颞叶新皮质以及颞叶外区域，如顶叶皮质、眶额皮质和岛叶，也可能出现低代谢，这取决于电扩散的区域和最终的癫痫发作网

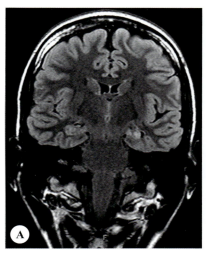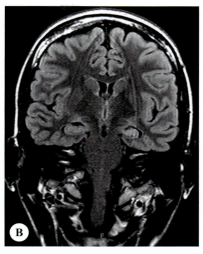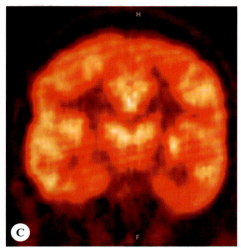

▲ 图 35-2　**A. MRI FLAIR** 序列冠状位，通过海马薄层扫描显示左侧海马体信号高；**B.** 冠状位 **MRI FLAIR** 序列显示左侧海马体积减小；**C.** 冠位 2- 脱氧 -2［F］氟葡萄糖正电子发射断层扫描（PET）显示左颞前叶代谢减低

络[68, 69]。颞极区的低代谢预示着癫痫术后效果良好[70]。没有海马硬化影像学证据的 MTS 患者也可以根据 PET 结果确定同侧海马和邻近皮质代谢减低[71]。SPECT 在注射放射性示踪剂后进行，以揭示间歇期和发作期血流分布的差异。癫痫发作时，发作部位有相对高灌注，因此放射性示踪剂摄取最多。发作间歇期与周围未受影响的脑组织相比，有相对低灌注，因此放射性示踪剂摄取减少。在一项 SPECT 成像在致痫灶定位的 Meta 分析中，Devous 等发现 SPECT 在 TLE 患者癫痫定位中的总体灵敏度：发作间期 44%，发作后期 75%，发作期 97%[72]。因此，SPECT 是明确难治性癫痫颞叶内侧起始的良好工具，但很少有研究证实发作期 SPECT 对儿童的疗效[73, 74]。

（四）脑磁图

MEG 已经发展成为难治性癫痫患者术前评估的重要辅助手段。这是一种非侵入性检查，可以检测与神经活动产生的电流相关的磁场，磁偶极子可以与 MRI 共定位，以利用 MEG 的时间分辨率和 MR 的空间分辨率，实现两者的融合，这两种诊断方式的融合被称为磁源定位。关于磁源定位在继发于 MTS 的儿童难治性癫痫患者中的临床实用性数据较少。Lida 等回顾了 16 例在术前检查中接受 MEG 儿童患者的手术经验。他们的结果

仅限于一个小样本，并不是完全集中在颞叶癫痫。他们根据偶极子聚类的程度将棘波源分为几类。结果表明，Ⅰ类集群（有 20 个或更多的棘波源，源之间距离不大于 1cm）表明存在致痫区，需要完全切除。密集棘波源簇区域的切除与良好的手术预后相关[75]。分析 MEG 引导下儿童 MTLE 患者切除手术预后的大型系列研究尚未发表。观察数据表明，MEG 能正确识别 MTS 的刺激区，有助于预测对手术治疗的反应[76]。

七、治疗

（一）抗癫痫药物

单次无明显诱因癫痫发作的患者再发癫痫的风险约为 50%[40]，一旦患者出现第二次无明显诱因癫痫发作，未来 4 年内再次癫痫发作的风险将增加到 75%[77]。在新诊断为癫痫的患者中，大约 60% 初始单药治疗有效，40% 最终发展为药物难治[78]。Stephen 等[78]研究了 73 例新诊断的 MTS 患者，发现 42% 的患者对药物治疗有反应。只有 48% 的患者需要一种以上的药物才能控制癫痫发作，这表明抗癫痫药物作为 MTS 所致 TLE 的初始治疗起到重要作用[78]。

患者刚确诊时积极的抗惊厥治疗对于帮助预防心理社会功能障碍、有限的认知功能下降和对

学习成绩的干扰很重要。药量应以最小副作用下实现无癫痫发作为目标。如果初始药物无效，应更换药物或添加与第一种药物作用机制不同的第二种药物。总体而言，在 MTS 中单药治疗失败后，使用多种药物控制癫痫发作的成功率较低[79, 80]。尽管所有市售抗惊厥药（乙琥胺除外）均被认为是有效的，既往研究支持使用钠通道阻滞药（如苯妥英、卡马西平）[81, 82]。在较新的药物中，只有托吡酯作为儿童难治性部分性癫痫的辅助治疗获得 A 级推荐[83, 84]。

（二）激光间质热疗法

激光间质热疗法（laser interstitial thermal therapy，LITT）作为一种微创治疗难治性癫痫患者的方法已经获得了广泛的应用。LITT 有消融局部致病组织的潜力，同时最大限度地减少对正常周围实质的破坏。这种方法的优点是减少手术和恢复时间，并通过保留外侧新皮质减少神经心理疾病的可能性。然而，与 MTS 患儿开颅切除术相比，LITT 神经心理和癫痫预后缺乏长期数据支持[85]。在儿科患者中使用该技术的经验正在增加[86, 87]。使用 LITT 治疗 MTS 的儿童患者仍需要进行大规模随访，从最初始系列开始需要更长的随访时间，以比较与开颅手术切除的结果。

（三）切除手术

一旦患者使用多种抗惊厥药联合治疗仍无法有效控制癫痫发作，可以考虑手术干预[88]。延迟手术会造成远期疗效变差，尤其是在儿童人群中；难治性癫痫对认知和行为有负面影响[15, 45, 78]。患者在切除手术前进行功能 MRI 检查，定位感觉运动和语言功能，并使用 Wada 试验（颈内动脉异戊巴比妥实验）用于检测语言和记忆的侧别。患者可接受术中功能定位和皮质 EEG 或侵入性记录，用以更精确的识别致痫灶。理想情况下，这些检查产生了一致的致痫区定位的信息。然而，在儿科人群中的一些研究已经证明结果并不一致[41, 89]。在硬膜下放置栅状或条状电极，患者可以通过皮质

电刺激进行功能定位。功能定位的目的是确定手术切除期间避免损伤功能区皮质。几种手术策略已被用于治疗 TLE 患者，包括颞叶前内侧结构切除术（anteromesial temporal resection，AMTR）和选择性杏仁核 – 海马切除术。后者被认为是新皮质破坏最小化的一种方法。在之前关于儿童颞叶切除术后癫痫控制的文献综述中，Wyllie 报告了总体 74%~82% 的癫痫无发作率[90]。Clusmann 等[91]评价了 89 例 TLE 儿童患者，年龄 1—18 岁，术后平均 46 个月，发现与蛛网膜下腔出血（subarachnoid hemorrhage，SAH）（75%）相比，通过颞叶前内侧结构切除术 95% 的患者癫痫得到控制，尽管该研究纳入了伴和不伴 MTS 的 TLE 患者。

Cohen-Gadol 等[92]报道了根据手术病理结果诊断的单侧 MTS 患者 2 年的术后结果，这些患者接受了前颞叶切除术和海马切除术。他们评价了保持 Engel I 级的患者百分比，发现 86% 在 6 个月时无癫痫发作，1 年为 83%，2 年为 80%，5 年和 10 年为 79%。Baldauf 等[93]报道了 41 例单侧 MTS 患者术后缓解率超过 90%，这些患者仅根据 4 次或 4 次以上间歇期 EEG 记录和 MRI 结果进行诊断，在皮质 – 杏仁体海马切除术后随访了 3 年以上。在根据发作症状学、EEG 和 MRI 结果诊断为 MTS 并接受颞叶切除术的儿科人群中，73%~100% 从手术中获益[5]。可以预见，双侧患者的手术结局不如明确单侧 MTS[37]患者，必须考虑其他治疗方式。

结论

MTS 在儿童中的发生率低于成人。由于该年龄组的临床表现多变及复杂的发作症状学，儿科患者的双重病理和延迟诊断率较高。缺乏 MTS 儿科患者手术预后的大型系列研究。治疗儿童难治性 MTS 的金标准仍然是 AMTR。侵入性较小的治疗形式如 LITT 目前已应用于临床，但是目前缺乏足够的证据推荐这些方式而不是开颅手术方法。

参 考 文 献

[1] Bourgeois M, Sainte-Rose C, Lellouch-Tubiana A, et al. Surgery of epilepsy associated with focal lesions in childhood. J Neurosurg 1999;90(5):833–842

[2] Lee YJ, Lee JS. Temporal lobe epilepsy surgery in children versu adults: from etiologies to outcomes. Korean J Pediatr 2013;56(7):275–281

[3] Thom M. Review: hippocampal sclerosis in epilepsy: a neuropathology review. Neuropathol Appl Neurobiol 2014;40(5):520–543

[4] National Institutes of Health Consensus Conference. Surgery for epilepsy. JAMA 1990;264(6):729–733

[5] Blume WT, Hwang PA. Pediatric candidates for temporal lobe epilepsy surgery. Can J Neurol Sci 2000;27(Suppl 1):S14–S19, discussion S20–S21

[6] Bourgeois BF. Temporal lobe epilepsy in infants and children. Brain Dev 1998;20(3):135–141

[7] King MA, Newton MR, Jackson GD, et al. Epileptology of the first-seizure presentation: a clinical, electroencephalographic, and magnetic resonance imaging study of 300 consecutive patients. Lancet 1998;352(9133):1007–1011

[8] Berg AT, Testa FM, Levy SR, Shinnar S. Neuroimaging in children with newly diagnosed epilepsy: a community-based study. Pediatrics 2000;106(3):527–532

[9] Nickels KC, Wong-Kisiel LC, Moseley BD, Wirrell EC. Temporal lobe epilepsy in children. Epilepsy Res Treat 2012;2012:849540

[10] Ng YT, McGregor AL, Duane DC, Jahnke HK, Bird CR, Wheless JW. Childhood mesial temporal sclerosis. J Child Neurol 2006;21(6):512–517

[11] Blumcke I, Spreafico R, Haaker G, et al; EEBB Consortium. Histopathological findings in brain tissue obtained during epilepsy surgery. N Engl J Med 2017;377(17):1648–1656

[12] Velísek L, Moshé SL. Temporal lobe epileptogenesis and epilepsy in the developing brain: bridging the gap between the laboratory and the clinic. Progression, but in what direction? Epilepsia 2003;44(Suppl 12):51–59

[13] Blümcke I, Thom M, Aronica E, et al. International consensus classification of hippocampal sclerosis in temporal lobe epilepsy: a Task Force report from the ILAE Commission on Diagnostic Methods. Epilepsia 2013;54(7):1315–1329

[14] Gales JM, Jehi L, Nowacki A, Prayson RA. The role of histopathologic subtype in the setting of hippocampal sclerosis-associated mesial temporal lobe epilepsy. Hum Pathol 2017;63:79–88

[15] Eid T, Williamson A, Lee TS, Petroff OA, de Lanerolle NC. Glutamate and astrocytes—key players in human mesial temporal lobe epilepsy? Epilepsia 2008;49(Suppl 2):42–52

[16] Liu Z, Mikati M, Holmes GL. Mesial temporal sclerosis: pathogenesis and significance. Pediatr Neurol 1995;12(1):5–16

[17] Scott RC, Gadian DG, Cross JH, Wood SJ, Neville BG, Connelly A. Quantitative magnetic resonance characterization of mesial temporal sclerosis in childhood. Neurology 2001;56(12):1659–1665

[18] Solinas C, Briellmann RS, Harvey AS, Mitchell LA, Berkovic SF. Hypertensive encephalopathy: antecedent to hippocampal sclerosis and temporal lobe epilepsy? Neurology 2003;60(9):1534–1536

[19] Donati D, Akhyani N, Fogdell-Hahn A, et al. Detection of human herpesvirus-6 in mesial temporal lobe epilepsy surgical brain resections. Neurology 2003;61(10):1405–1411

[20] Theodore WH, Epstein L, Gaillard WD, Shinnar S, Wainwright MS, Jacobson S. Human herpes virus 6B: a possible role in epilepsy? Epilepsia 2008;49(11):1828–1837

[21] Faraci M, Lanino E, Dallorso S, et al. Mesial temporal sclerosis—a late complication in four allogeneic pediatric recipients with persistent seizures after an acute episode of cyclosporine-A neurotoxicity. Bone Marrow Transplant 2003;31(10):919–922

[22] Gaggero R, Haupt R, Paola Fondelli M, et al. Intractable epilepsy secondary to cyclosporine toxicity in children undergoing allogeneic hematopoietic bone marrow transplantation. J Child Neurol 2006;21(10):861–866

[23] Gupta A. Febrile seizures. Continuum (Minneapolis, Minn) 2016;22(1 Epilepsy):51–5–9

[24] Knudsen FU. Febrile seizures: treatment and prognosis. Epilepsia 2000;41(1):2–9

[25] Nelson KB, Ellenberg JH. Predictors of epilepsy in children who have experienced febrile seizures. N Engl J Med 1976;295(19):1029–1033

[26] Cendes F, Li LM, Andermann F, et al. Dual pathology and its clinical relevance. Adv Neurol 1999;81:153–164

[27] Falconer MA, Serafetinides EA, Corsellis JA. Etiology and pathogenesis of temporal lobe epilepsy. Arch Neurol 1964;10:233–248

[28] Scott RC, Gadian DG, King MD, et al. Magnetic resonance imaging findings within 5 days of status epilepticus in childhood. Brain 2002;125(Pt 9):1951–1959

[29] VanLandingham KE, Heinz ER, Cavazos JE, Lewis DV. Magnetic resonance imaging evidence of hippocampal injury after prolonged focal febrile convulsions. Ann Neurol 1998;43(4):413–426

[30] Davies KG, Hermann BP, Dohan FC Jr, Foley KT, Bush AJ, Wyler AR. Relationship of hippocampal sclerosis to duration and age of onset of epilepsy, and childhood febrile seizures in temporal lobectomy patients. Epilepsy Res 1996;24(2):119–126

[31] Verity CM, Golding J. Risk of epilepsy after febrile convulsions: a national cohort study. BMJ 1991;303(6814):1373–1376

[32] Lewis DV. Febrile convulsions and mesial temporal sclerosis. Curr Opin Neurol 1999;12(2):197–201

[33] Annegers JF, Hauser WA, Shirts SB, Kurland LT. Factors prognostic of unprovoked seizures after febrile convulsions. N Engl J Med 1987;316(9):493–498

[34] Cendes F. Febrile seizures and mesial temporal sclerosis. Curr Opin Neurol 2004;17(2):161–164

[35] Tarkka R, Pääkkö E, Pyhtinen J, Uhari M, Rantala H. Febrile seizures and mesial temporal sclerosis: no association in a longterm follow-up study. Neurology 2003;60(2):215–218

[36] Arzimanoglou A, Guerrini R, Aicardi J. Aicardi's Epilepsy in Children. 3rd ed. Philadelphia, PA: Lippincott, Williams & Wilkins; 2004

[37] Mohamed A, Wyllie E, Ruggieri P, et al. Temporal lobe epilepsy due to hippocampal sclerosis in pediatric candidates for epilepsy surgery. Neurology 2001;56(12):1643–1649

[38] Kan P, Van Orman C, Kestle JR. Outcomes after surgery for focal epilepsy in children. Childs Nerv Syst 2008;24(5):587–591

[39] Wyllie E, Comair YG, Kotagal P, Bulacio J, Bingaman W, Ruggieri P. Seizure outcome after epilepsy surgery in children and adolescents. Ann Neurol 1998;44(5):740–748

[40] Ray A, Wyllie E. Treatment options and paradigms in childhood temporal lobe epilepsy. Expert Rev Neurother 2005;5(6):785–801

[41] Brockhaus A, Elger CE. Complex partial seizures of temporal lobe origin in children of different age groups. Epilepsia 1995;36(12):1173–1181

[42] Kotagal P, Lüders H, Morris HH, et al. Dystonic posturing in complex partial seizures of temporal lobe onset: a new lateralizing sign. Neurology 1989;39(2, Pt 1):196–201

[43] Engel J Jr. Mesial temporal lobe epilepsy: what have we learned? Neuroscientist 2001;7(4):340–352

[44] Cendes FKP, Brodie M, Andermann F. The Mesio-Temporal Lobe Epilepsy Syndrome. 3rd ed. Eastleigh: John Libbey; 2002

[45] Aldenkamp AP, Alpherts WC, Dekker MJ, Overweg J. Neuropsychological aspects of learning disabilities in epilepsy. Epilepsia 1990;31(Suppl 4):S9–S20

[46] DeLong GR, Heinz ER. The clinical syndrome of early-life bilateral hippocampal sclerosis. Ann Neurol 1997;42(1):11–17

[47] Hirtz D, Berg A, Bettis D, et al; Quality Standards Subcommittee of the American Academy of Neurology. Practice Committee of the Child Neurology Society. Practice parameter: treatment of the child with a first unprovoked seizure: report of the Quality Standards Subcommittee of the American Academy of Neurology and the Practice Committee of the Child Neurology Society. Neurology 2003;60(2):166–175

[48] Krumholz A, Wiebe S, Gronseth G, et al; Quality Standards Subcommittee of the American Academy of Neurology. American Epilepsy Society. Practice parameter: evaluating an apparent unprovoked first seizure in adults (an evidence-based review): report of the Quality Standards Subcommittee of the American Academy of Neurology and the American Epilepsy Society. Neurology 2007;69(21):1996–2007

[49] Sundaram M, Sadler RM, Young GB, Pillay N. EEG in epilepsy: current perspectives. Can J Neurol Sci 1999;26(4):255–262

[50] Javidan M. Electroencephalography in mesial temporal lobe epilepsy: a review. Epilepsy Res Treat 2012;2012:637430

[51] Gambardella A, Gotman J, Cendes F, Andermann F. The relation of spike foci and of clinical seizure characteristics to different patterns of mesial temporal atrophy. Arch Neurol 1995;52(3):287–293

[52] Cascino GD, Trenerry MR, So EL, et al. Routine EEG and temporal lobe epilepsy: relation to long-term EEG monitoring, quantitative MRI, and operative outcome. Epilepsia 1996;37(7):651–656

[53] Gilliam F, Bowling S, Bilir E, et al. Association of combined MRI, interictal EEG, and ictal EEG results with outcome and pathology after temporal lobectomy. Epilepsia 1997;38(12):1315–1320

[54] Ebersole JS, Pacia SV. Localization of temporal lobe foci by ictal EEG patterns. Epilepsia 1996;37(4):386–399

[55] Assaf BA, Ebersole JS. Visual and quantitative ictal EEG predictors of outcome after temporal lobectomy. Epilepsia 1999;40(1):52–61

[56] Kahane P, Chabardès S, Minotti L, Hoffmann D, Benabid AL, Munari C. The role of the temporal pole in the genesis of temporal lobe seizures. Epileptic Disord 2002;4(Suppl 1):S51–S58

[57] Spanedda F, Cendes F, Gotman J. Relations between EEG seizure morphology, interhemispheric spread, and mesial temporal atrophy in bitemporal epilepsy. Epilepsia 1997;38(12):1300–1314

[58] Kahane PHJ, Hoffman D. Perisylvian Cortex Involvement in Seizures Affecting the Temporal Lobe. London: John Libbey; 2001

[59] McBride MC, Bronstein KS, Bennett B, Erba G, Pilcher W, Berg MJ. Failure of standard magnetic resonance imaging in patients with refractory temporal lobe epilepsy. Arch Neurol 1998;55(3):346–348

[60] Berkovic SF, McIntosh AM, Kalnins RM, et al. Preoperative MRI predicts outcome of temporal lobectomy: an actuarial analysis. Neurology 1995;45(7):1358–1363

[61] Jack CR Jr, Rydberg CH, Krecke KN, et al. Mesial temporal sclerosis: diagnosis with fluid-attenuated inversion-recovery versus spin-echo MR imaging. Radiology 1996;199(2):367–373

[62] Chan S, Erickson JK, Yoon SS. Limbic system abnormalities associated with mesial temporal sclerosis: a model of chronic cerebral changes due to seizures. Radiographics 1997;17(5):1095–1110

[63] Ho SS, Kuzniecky RI, Gilliam F, Faught E, Morawetz R. Temporal lobe developmental malformations and epilepsy: dual pathology and bilateral hippocampal abnormalities. Neurology 1998;50(3):748–754

[64] Free SL, Li LM, Fish DR, Shorvon SD, Stevens JM. Bilateral hippocampal volume loss in patients with a history of encephalitis or meningitis. Epilepsia 1996;37(4):400–405

[65] Szabó CA, Wyllie E, Siavalas EL, et al. Hippocampal volumetry in children 6 years or younger: assessment of children with and without complex febrile seizures. Epilepsy Res 1999;33(1):1–9

[66] Capizzano AA, Vermathen P, Laxer KD, et al. Temporal lobe epilepsy: qualitative reading of 1H MR spectroscopic images for presurgical evaluation. Radiology 2001;218(1):144–151

[67] Li LM, Cendes F, Antel SB, et al. Prognostic value of proton magnetic resonance spectroscopic imaging for surgical outcome in patients with intractable temporal lobe epilepsy and bilateral hippocampal atrophy. Ann Neurol 2000;47(2):195–200

[68] Semah F, Baulac M, Hasboun D, et al. Is interictal temporal hypometabolism related to mesial temporal sclerosis? A positron emission tomography/magnetic resonance imaging confrontation. Epilepsia 1995;36(5):447–456

[69] Arnold S, Schlaug G, Niemann H, et al. Topography of interictal glucose hypometabolism in unilateral mesiotemporal epilepsy. Neurology 1996;46(5):1422–1430

[70] Dupont S, Semah F, Clémenceau S, Adam C, Baulac M, Samson Y. Accurate prediction of postoperative outcome in mesial temporal lobe epilepsy: a study using positron emission tomography with 18fluorodeoxyglucose. Arch Neurol 2000;57 (9):1331–1336

[71] Carne RP, O'Brien TJ, Kilpatrick CJ, et al. 'MRI-negative PET-positive' temporal lobe epilepsy (TLE) and mesial TLE differ with quantitative MRI and PET: a case control study. BMC Neurol 2007;7:16

[72] Devous MD Sr, Thisted RA, Morgan GF, Leroy RF, Rowe CC. SPECT brain imaging in epilepsy: a meta-analysis. J Nucl Med 1998;39(2):285–293

[73] Harvey AS, Bowe JM, Hopkins IJ, Shield LK, Cook DJ, Berkovic SF. Ictal 99mTc-HMPAO single photon emission computed tomography in children with temporal lobe epilepsy. Epilepsia 1993;34(5):869–877

[74] Pataraia E, Lindinger G, Deecke L, Mayer D, Baumgartner C. Combined MEG/EEG analysis of the interictal spike complex in mesial temporal lobe epilepsy. Neuroimage 2005;24(3):607–614

[75] Iida K, Otsubo H, Matsumoto Y, et al. Characterizing magnetic spike sources by using magnetoencephalography-guided neuronavigation in epilepsy surgery in pediatric patients. J Neurosurg 2005;102(2, Suppl):187–196

[76] Assaf BA, Karkar KM, Laxer KD, et al. Magnetoencephalography source localization and surgical outcome in temporal lobe epilepsy. Clin Neurophysiol 2004;115(9):2066–2076

[77] Hauser WA, Rich SS, Lee JR, Annegers JF, Anderson VE. Risk of recurrent seizures after two unprovoked seizures. N Engl J Med 1998;338(7):429–434

[78] Stephen LJ, Kwan P, Brodie MJ. Does the cause of localisationrelated epilepsy influence the response to antiepileptic drug treatment? Epilepsia 2001;42(3):357–362

[79] Semah F, Picot MC, Adam C, et al. Is the underlying cause of epilepsy a major prognostic factor for recurrence? Neurology 1998;51(5):1256–1262

[80] Kim WJ, Park SC, Lee SJ, et al. The prognosis for control of seizures with medications in patients with MRI evidence for mesial temporal sclerosis. Epilepsia 1999;40(3):290–293

[81] Brodie MJ, Dichter MA. Antiepileptic drugs. N Engl J Med 1996;334(3):168–175

[82] Brodie MJ. Management strategies for refractory localizationrelated seizures. Epilepsia 2001;42(Suppl 3):27–30

[83] French JA, Kanner AM, Bautista J, et al; Therapeutics and Technology Assessment Subcommittee of the American Academy of Neurology. Quality Standards Subcommittee of the American Academy of Neurology. American Epilepsy Society. Efficacy and tolerability of the

new antiepileptic drugs I: treatment of new onset epilepsy: report of the Therapeutics and Technology Assessment Subcommittee and Quality Standards Subcommittee of the American Academy of Neurology and the American Epilepsy Society. Neurology 2004;62(8):1252–1260

[84] French JA, Kanner AM, Bautista J, et al; Therapeutics and Technology Assessment Subcommittee of the American Academy of Neurology. Quality Standards Subcommittee of the American Academy of Neurology. American Epilepsy Society. Efficacy and tolerability of the new antiepileptic drugs II: treatment of refractory epilepsy: report of the Therapeutics and Technology Assessment Subcommittee and Quality Standards Subcommittee of the American Academy of Neurology and the American Epilepsy Society. Neurology 2004;62(8):1261–1273

[85] Liscak R, Malikova H, Kalina M, et al. Stereotactic radiofrequency amygdalohippocampectomy in the treatment of mesial temporal lobe epilepsy. Acta Neurochir (Wien) 2010;152(8):1291–1298

[86] Lewis EC, Weil AG, Duchowny M, Bhatia S, Ragheb J, Miller I. MR-guided laser interstitial thermal therapy for pediatric drug-resistant lesional epilepsy. Epilepsia 2015;56(10):1590–1598

[87] Curry DJ, Gowda A, McNichols RJ, Wilfong AA. MR-guided stereotactic laser ablation of epileptogenic foci in children. Epilepsy Behav 2012;24(4):408–414

[88] Brodie MJ, French JA. Management of epilepsy in adolescents and adults. Lancet 2000;356(9226):323–329

[89] Castro LH, Serpa MH, Valério RM, et al. Good surgical outcome in discordant ictal EEG-MRI unilateral mesial temporal sclerosis patients. Epilepsia 2008;49(8):1324–1332

[90] Wyllie E. Surgical treatment of epilepsy in children. Pediatr Neurol 1998;19(3):179–188

[91] Clusmann H, Kral T, Gleissner U, et al. Analysis of different types of resection for pediatric patients with temporal lobe epilepsy. Neurosurgery 2004;54(4):847–859, discussion 859–860

[92] Cohen-Gadol AA, Wilhelmi BG, Collignon F, et al. Long-term outcome of epilepsy surgery among 399 patients with nonlesional seizure foci including mesial temporal lobe sclerosis. J Neurosurg 2006;104(4):513–524

[93] Baldauf CM, Cukiert A, Argentoni M, et al. Surgical outcome in patients with refractory epilepsy associated to MRIdefined unilateral mesial temporal sclerosis. Arq Neuropsiquiatr 2006;64(2B):363–368

第36章 颞叶前内侧结构切除术
Anteromesial Temporal Lobectomy

Oğuz Çataltepe 著

梁树立 翟 锋 何柏坚 译 李 霖 校

摘 要

颞叶前内侧结构切除术（AMTL）是颞叶癫痫（TLE）患者最常用的手术治疗方法。在这种技术中，前颞叶新皮质与内侧颞叶结构（包括杏仁核和海马体）均被切除。本章逐步描述了我们用于 AMTL 的手术技术。然而，手术技术可能会根据潜在的病变和致痫区的范围而改变，特别是在皮质发育不良的患者中。一般来说，颞叶切除术包括优势半球颞叶新皮质的前 3.5cm，保留大部分的颞上回。还包括钩回、杏仁核和大约 3cm 长的海马 – 海马旁回作为一块整体标本。该技术可以根据患者的年龄、影像学和电生理学特征进行改良。儿童最常见的神经病理学基础是皮质发育不良和肿瘤，其次是神经胶质增生和颞叶内侧硬化（MTS）。颞叶切除术是治疗 TLE 的一种安全有效的外科技术，据报道其癫痫发作控制率在 60%～80%。

关键词

前内侧颞叶切除术，海马硬化，海马切除术，皮质发育不良

颞叶前内侧结构切除术（anteromesial temporal lobectomy，AMTL）是治疗颞叶癫痫（temporal lobe epilepsy，TLE）患者最常用的手术方法。尽管 TLE 在成人中更为常见，但 AMTL 也在儿童中进行。在已发表的小儿癫痫外科系列手术中，AMTL 占所有手术切除的 30%～44%，而在成人癫痫手术系列中占 62%～73% [1-6]。

造成这种差异的主要原因与引起儿童和成人癫痫的神经病理学基础差异有关。颞叶内侧硬化（mesial temporal sclerosis，MTS）是 AMTL 最常见的适应证，与儿童相比，其在成人癫痫患者中更为常见。AMTL 是一种非常有效的外科干预方法，其在治疗儿童顽固性 TLE 方面的疗效已在许多外科手术系列中得到证实 [1-2, 7-11]。

本章逐步介绍了我们用于 AMTL 的手术技术。然而，手术技术可能会根据潜在的病变和致痫区的范围而改变，特别是在皮质发育不良的患者中。所有患者均由儿科癫痫治疗小组进行全面的术前评估。术前评估包括详细的临床检查、癫痫序列、EEG 和长期视频脑电监测，以获得发作期和发作间期的电生理学数据。PET 或 SPECT、神经心理学评估和颈内动脉异戊巴比妥试验（Wada 试验）是其他常用的诊断方法和评估方式。尽管进行了所有这些检查，在相当多的 TLE 患儿中，致痫区的定位仍然存在问题，这些患者通常需要侵入性监测。关于患者选择标准、术前检查和其他病理手术技术的更多细节，可在本书其他相关章节中找到。

一、外科技术的历史演变

癫痫手术中的颞叶切除术不是一种标准技术[12, 13]。颞叶切除术意味着要切除整个颞叶，所以前颞叶切除术和颞叶前内侧结构切除术更合适。尽管 Penfield 早在 1928 年就进行了第一次颞叶切除术，但在 1945—1955 年期间，蒙特利尔神经研究所将颞叶癫痫发作定义为一个独特的癫痫类型。颞叶切除术手术技术的早期变化就是在这十年间发展起来的[13-18]。该技术的首次应用是在保留颞叶内侧结构的情况下切除颞叶新皮质。此后，Wilder Penfield 和他的团队开始颞叶新皮质与海马和钩回一起切除，并报告这种方法效果更佳，其于 1952 年发表了描述包括杏仁核和海马的前颞叶切除术的经典报告[14]。切除颞叶前内侧结构逐渐成为治疗 TLE 的既定手术方法[14-17]。在对海马体在记忆功能中的作用进行初步研究后，手术技术发展为以电生理为基础的颞叶切除术，旨在尽可能多地保留海马体[12-13, 18-19]。20 世纪 50 年代中期，Niemeyer 描述了一种新的技术：选择性经皮质杏仁核 - 海马切除术[20]。后来，Yaşargil 及其团队对这项技术进行了改进，并开发出一种经侧裂入路的选择性杏仁核 - 海马切除技术。他们报告了无须切除颞叶新皮质，就可达到令人惊叹的癫痫发作控制率[21]。这种方法的细节在本书的相关章节中也有讨论。

在蒙特利尔神经研究所，Rasmussen 进行了包括钩回和杏仁核在内的前颞叶切除术，并使用皮质 EEG 来确定海马的切除范围，其方法是只切除海马前部 1～1.5cm[22-26]。相反，同一机构的 Feindel 及其团队常规避免切除海马以保留记忆功能，同时积极切除杏仁核[27-29]。然后，Goldring 团队描述了一种保留杏仁核的前颞叶切除技术[30]。所有这些技术报道的成功率各不相同。如今，治疗 TLE 最常用的外科技术是切除前颞叶新皮质及内侧结构，包括杏仁核和海马。甚至这种技术也有一些变化，包括 Falconer 首次描述并随后由 Polkey 和 Crandal 应用的新皮质和内侧颞叶结构的整体切除[31]。耶鲁大学的 Spencer[32] 对该技术进行了另一种改良成为目前最常用的技术。这些技术的主要区别之一是前颞叶的切除长度（从前颞叶尖端开始）。大多数癫痫外科医生在优势半球的新皮质切除长度不超过 4cm，而在非优势半球的切除长度可能增加到 5.5～6cm。外科医生之间的另一个差异是在颞叶新皮质切除术中是否意图保留颞上回，许多癫痫外科医生会部分或完全保留颞上回以降低视野缺损的风险。海马切除范围也存在争议。尽管有些人认为切除海马前部 1.5cm 就足够，但其他人则通过向后延伸至尾部的后侧将海马切除范围扩大至 3cm[12-13]。

视野缺损是颞叶切除病例中的常见并发症。视野缺损与 Meyer 畔（Meyer's loop，ML）的前界密切相关。据研究报道，ML 前部范围的个体差异高达 19mm[33]。在一项研究中发现，正常受试者颞环 -ML 距离的平均上限在左侧为 35.4mm，右侧为 38.1mm；同项研究表明为避免完全象限盲而进行颞叶切除术的上限左侧为 46.2mm，右侧为 49.7mm。

二、外科技术

在此，我们将描述在马萨诸塞大学医学中心使用的前颞叶内侧结构切除技术（视频 36-1）。一般来说，如 Spencer 等所述我们进行的颞叶切除包括优势半球前 3.5cm 的颞叶新皮质，并保留大部分颞上回[32]，还包括钩回、杏仁核和大约 3cm 长的海马 - 旁海马体，作为一个整体标本。如有必要，非优势半球的新皮质切除范围可延至 5cm。如果神经心理学评估和 Wada 试验结果令人满意，则以同样的方式切除优势半球和非优势半球的内侧结构。该技术可以根据患者的年龄、影像学和电生理学特征进行改进。若存在影像学定义的皮质发育不良或电生理学上更广泛的异常，那么新皮质切除的边界将被重新考虑，并可能进一步扩大。若根据有创监测数据将致痫区限制于颞叶新皮质的某一部分，则可以相应地调整切除范围。在这些情况下，特别是在一些病灶性癫痫病例中内侧结构可以保留。此外，如果影像学发现海马硬化一直到海马尾部也很明显，则海马尾部的切除范围远超我们的标准限制。在多学科癫痫手术会议上，我们事先与儿科癫痫团队广泛讨论了手术方案，并根据上述考虑预先确定了切除范围。

视频 36-1　前内侧颞叶切除术和杏仁核海马切除术（本视频由 Oğuz Çataltepe 提供）
https://www.thieme.de/de/q.htm?p=opn/tp/255910102/9781626238176_c036_v001&t=video

（一）患者体位

患者取仰卧位，如果年龄超过 3 岁，则用头架固定其头部。马蹄形头托适用于年龄更小患者。将凝胶卷置于同侧肩部下侧，头部向对侧旋转约 60°。颈部略微伸展，头低垂约 15°，刚好使颧骨达到外科医生的视野内，并使颧骨成为中线上最高点。最后，枕部稍微向同侧肩部倾斜（图 36-1）。

这种头部位置使颞窝底部垂直于水平面。外侧颞叶表面处于水平位置，而海马体的长轴相对于术者而言垂直定位。其目的是当头部处于该位置时，颞叶内侧结构可与术者的视线对齐良好。此位置可以很好地暴露钩回 - 杏仁核复合体、整个海马体和外侧 - 基底侧颞叶新皮质。

（二）头皮切口

根据触诊到的颞浅动脉的位置，从颧骨上方开始，在耳屏前约 1cm 处绘制一个平滑弯曲的问号形头皮切口。然后，切口向上延伸，使其在耳郭的上点顺着上颞线向关键孔方向平滑地前转。根据患者的发际线，末端位于关键孔后方 3～4cm

处（图 36-1）。然后用在 1∶200 000 肾上腺素溶液中稀释的 0.5% 盐酸布比卡因，对切口进行浸润。在头皮切开过程中，触摸并保护颞浅动脉。颞浅动脉的一些小分支偶尔会被切断，但主动脉分支可以通过解剖和松解来保护。然后，完全切开与头皮切口平行的颞筋膜、肌肉和骨膜。在骨膜下分离头皮、颞筋膜、肌肉和底层骨膜，形成单一肌皮瓣。切口的下部向下延伸至颧骨。在新皮质切除术中，向下暴露至颧骨根部对顺利地进入颞窝底部至关重要。此阶段的另一个关键点是暴露眶颧骨脊或"关键孔"。关键孔可以触摸到，通过进一步牵拉头皮在其下方操作，从关键孔切开并分离颞肌。

然后，使用锋利的骨膜剥离子在骨膜下分离颞肌。骨膜应尽可能地附着于颞肌，以保护肌肉神经和血供。出于同样的原因，在解剖过程中不应使用单极电凝。严格遵守这项技术对于防止颞肌萎缩至关重要。尽管在成年患者中应用此技术可能比较困难，但在儿童，通过保持骨膜完整并附着于颞肌，更容易进行良好的骨膜下剥离。然后，用鱼钩将肌皮瓣向前外侧翻开，充分暴露颧骨。

（三）开颅术

在关键孔上和颧骨正上方钻骨孔 2 枚。用 Penfield 剥离子剥离硬脑膜，取出游离骨瓣。用咬骨钳去除蝶骨嵴使骨缘前内侧骨壁光滑。这一操作对钩回 - 杏仁核切除的良好暴露具有重要意义。需要沿着颞窝底部进一步切除骨质，向下至颧骨

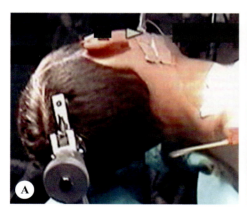

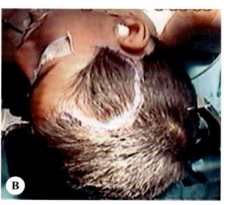

◀ 图 36-1　患者的头位

拉伸颈部，将头顶低垂约 15°，枕部向同侧肩部轻微倾斜，使颧骨成为中线上最高点；B. 将头转向对侧约 60°，从颧骨上方开始做问号形切口，向关键孔前方延伸，至发际线结束

根部，并向颞极方向移动。这将提供一个舒适的通道，以便在切除过程中进入到颅底新皮质和颞极。在此阶段，丝线悬吊硬膜，周围的硬膜外间隙填充可注射止血剂，如 Surgifoam（Johnson & Johnson，Gateway，NJ）。然后沿着骨窗边缘，从额区关键孔部位开始 C 形剪开硬脑膜，到颞极结束。折叠硬脑膜，将其应用 4-0 Nurolon 缝线缝合到蝶骨翼上方的肌瓣上。在此阶段，手术视野的暴露区域包括完整的侧裂或静脉、颞上回和中回，以及颞下回（图 36-2）。

（四）新皮质切除术

第一步需测量先前计划的外侧颞叶新皮质切除长度并标记在皮质上。借助放置在颞中回的脑压板，很容易能够看到颞极的尖端。沿颞中回测

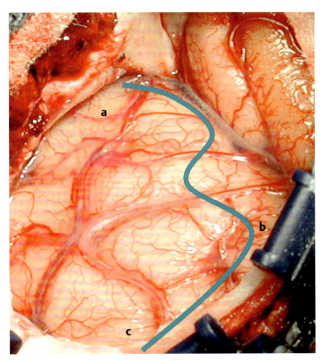

▲ 图 36-2　暴露的手术区域包括下额回的前部、侧裂静脉、颞上回和颞中回

绿线标志着手术切口线。第一条切口线（a 至 b）与侧裂保持平行，第二条切口线（b 至 c）与第一条切口线保持垂直。第一条切口线从颞极的最前内侧开始，沿着侧裂静脉向后延伸约 2cm，并在静脉下方几毫米处停留。然后，切口向颞上沟平滑弯曲，以保留颞上回，并沿着颞上沟直到后部切除线。第二条切口线从第一条切口线的最后方开始，切开颞中回和颞下回向颞底延伸

量先前计划的颞极切除长度（≥3.5；取决于优势侧或非优势侧），并在皮质上做标记。切除线始于颞极的内侧边缘，在颞极后约 2cm 处转向颞中回（图 36-2）。切口的剩余部分沿着颞中回的上缘延伸，以在后方保留大部分的颞上回。用细尖的双极电凝在颞上回和颞中回的软脑膜 - 蛛网膜上标出这条切除线，并保持平行，位于侧裂静脉或颞上沟下 5～6mm 处。热凝脑回表面蛛网膜后，用显微剪刀沿着标记的切口线进行切割。完成切口后，彻底电凝毗邻侧裂静脉的软脑膜 - 蛛网膜缘，以便在颞上回和颞中回的软膜下分离过程中形成一个适当的牵拉点。然后，从前方侧裂软脑膜和后方颞上沟分离皮质。

软膜下细致剥离，避免损伤侧裂中的大脑中动脉（middle cerebral artery，MCA）分支（图 36-3），并保护颞上回未切除部分的血管供应，在颞上回下侧保留颞上沟的两个软膜层不被破坏。从软膜层剥离皮质时，通常会出现一些出血，可以通过明胶海绵压迫止血。由于小儿软脑膜非常薄且脆弱，软膜下剥离比成人难度更大。对于非常年幼的儿童这种技术也许是不可行的。

下一个关键步骤是找到颞角。有几种方法可以解决这个问题，仔细回顾患者的 MRI，特别是冠状位图像，将有助于确定最佳方法。颞角起始于颞尖后约 3cm 处，颞上回表面与脑室之间的平均距离为 31～34mm[34-35]。我们倾向于在颞极尖端后约 3.5cm 处的颞上沟进行解剖，以到达颞角。通常，外科医生通过 T_1 沟（颞上沟）可以直接进入颞角。这可以通过脑沟内或软脑膜下入路，并沿着我们更喜欢的颞上回下壁或颞中回上壁进行。通过观察软脑膜的末端，可以很容易地识别出沟底。然后，同一切口进一步切深约 10mm 后，可以见到室管膜[35]。实际距离根据患者 MRI 的冠状切面可以较容易的测量。可以使用 Penfield #4 剥离器（Codman，MA）打开室管膜，脑脊液可以证明已进入脑室内。如果外科医生术中超过了预估的距离，而仍找不到颞角，则最好的策略是重新确定切除方向。无法找到脑室最常见的两个原

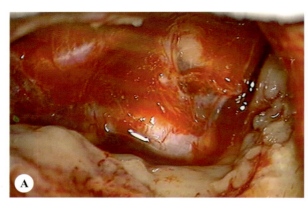 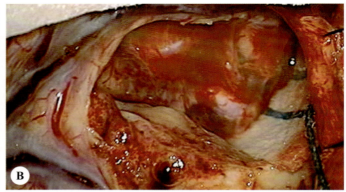

▲ 图 36-3　A. 颞前叶新皮质从侧裂中剥离，保持软脑膜完整，以避免损伤大脑中动脉分支的风险；B. 新皮质整体移除颞前叶，暴露出小脑幕和内侧颞叶结构

因是：切开的入点过于靠前；或者切开位置太靠内或太靠外。在此阶段，适当的策略是将切除方向转向颅中窝底部，而不是内侧。

向颅中窝底部深入切开，直到在邻近的枕颞回（或梭状回）上见到灰质。再次调整切除方向，这次是向内侧进入白质，直到进入颞角。如不采取上述策略而向内侧深入切除以寻找颞角，容易进入颞干和基底节，并可能引起严重的并发症。因此，正如 Wen 等明确定义的那样，首先有意地向外侧方向切开是一种更安全的方法 [34]。当进入脑室时，放置小棉条以防止血液污染，然后使用低压微吸引器和 Penfield 解剖子，首先对颞叶脑回内侧的上壁进行软膜下分离，并沿侧裂向前到达颞极前方。这种软脑膜下剥离在整个脑沟的室管膜水平上进行。然后，使用双极电凝打开室管膜，将颞角一直切开至顶端，并将一个小棉条放入颞角向心方向，以避免血液在脑室内扩散。

还有其他几种方法可以找到颞角。一种是沿着侧副沟，此入路只有在完成第二次皮质切开后才可行，这将在下一段中描述。另外，在完成前外侧颞叶切除后，如仍不能找到颞角，这种情况下首先沿着小脑幕前内侧边缘定位钩回。钩回切除完成后，其后段即形成颞角前壁，切除这部分钩回将自然暴露出颞角尖部。最后，使用神经导航系统来辅助定位颞角也是一种选择。然而，由于此阶段的脑移位，神经导航定位可能并不一直可靠的。

第二条皮质切口线从第一个切口的最后端开始，垂直指向颞窝底部（图 36-2）。新皮质切除的后线向下延伸，分别穿过颞上回、颞中回、颞下回和梭状回，并终止于侧副沟。颞角一般位于侧副沟底部的背侧，可以如前所述沿着侧副沟软脑膜找到。侧副沟深度至颞角平均距离为 3～6mm [35]。因此，第一个切口线的后端和第二个切口线的上端在颞角处相交。第三个切口通过横切颞干和颞叶基底的白质，指向侧副沟，将颞叶新皮质与海马旁回 – 海马复合体分离，并在嗅脑沟水平将侧副沟从后端离断到颞角尖端，完成颞叶外侧新皮质的切除。然后，将整个外侧新皮质作为一整体标本取出（图 36-3）。

（五）颞叶内侧切除术

对于下一步，在继续切除内侧颞叶结构之前，定位几个解剖学标志和结构是很重要的。海马体、海马伞、侧脑室沟、侧副隆起、脉络丛、脉络膜裂、下脉络膜点和杏仁核均需充分暴露，这个阶段可清晰识别。海马位于海马旁回的下托上。它有一个短而宽的头部，与逐渐缩窄的体和尾相连。海马尾在大脑后脚周围三角水平的位置向后向上转。海马头前部与钩回后部和杏仁核融合（图 36-4）。海马在侧副隆起和脉络膜裂之间很容易被识别。侧副沟位于海马体和侧副隆起之间，并在杏仁核 – 海马交界处向前延伸。海马体内侧为脉络丛，脉络膜裂最前部可见脉络膜点。如果将脉络丛轻轻向上和向内抬起，脉络膜裂和海马伞将完全暴露出来（图 36-4）。如果将脉络丛向外拉至海马体上方，则终纹就会完全暴露出来。当脉络丛的前端向后拉时，可以看到终帆和钩回后端的脉络膜点（图 36-5）。脉络膜前动脉（anterior choroidal artery，AChA）穿过脉络丛附近的环池和大脑脚池。穿透蛛网膜平面，在下脉络膜点发出大量分支来供应脉络丛。海马伞前部和终纹连接为终帆，形成脉络膜裂的前缘，下脉络膜点也位于此（图 36-5）。海马伞是一条狭窄、扁平的带状结构，覆盖于海马体内侧缘。其位于齿状回的正上方，在后方延续为穹窿海马伞。颞角被完全打开后，暴露颞角的最前部，包括隆起的杏仁核、钩回后部、杏仁核－海马交界处，以及海马头和海马体后部。钩回隐窝是将海马头部与杏仁核分开的明显标志。在牵开器脑压板的协助下，可以更好地暴露海马尾部（图 36-6A）。

将牵开器脑压板置于颞角无顶部分的最后端，并将顶部其余部分轻轻地横向抬起。通过这个动作可以暴露海马尾部，回到其向内和向上转动的位置。获得这种暴露对于顺利切除颞叶内侧结构是非常关键的。

定位脑室内标志后，首先在侧脑副沟上切切除颞叶内侧结构，侧副沟是侧副隆起和海马体之间的分界线。热凝在后方侧副沟的室管膜，作为进入海马旁回的切入点。通过吸除海马旁回，暴露侧副沟内侧软脑膜壁。从海马体开始到杏仁核－海马交界处，沿着侧副隆起，完成海马旁回的切除。然后，使用 Penfield 剥离子将海马旁回－海马复合体的侧壁从侧副沟软脑膜上剥离，从而进行近端切除（图 36-6B）。然后，继续向小脑幕边缘内侧剥离，直到暴露沿海马旁回和海马沟内侧边缘的软脑膜。在此阶段，海马体的下托向海

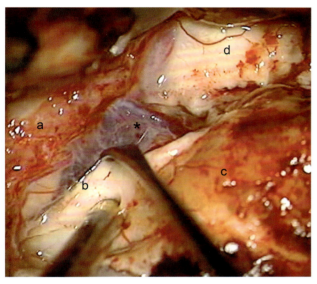

▲ 图 36-4　脉络膜点（星号）和脉络膜裂的前部通过剥离海马伞而暴露出来。注意周围结构，包括脉络丛（a）、海马伞（b）、海马体（c）和钩回后内侧部分（d）

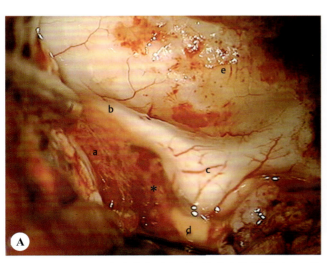
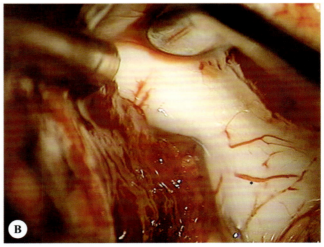

▲ 图 36-5　A. 脉络膜点（星号）被脉络丛前端（a）、海马伞（b）、终帆（c）、终纹（d）、海马头（e）包围；B. 海马伞和终纹的前部连接形成终帆（星号）

马沟剥离。通过向内嗅区和钩回的前方吸引，在这条线外侧的海马旁回被进一步吸除。此阶段，海马体很容易地从侧面缩回到海马旁回吸除所形成的空腔中，这种操作提供了海马沟前端的绝佳视野。海马沟在海马足、钩回和海马旁回前端之间的交界处呈扇形展开（图 36-5A）。此解剖结构为外科医生离断海马伞、下脉络膜点和脉络膜裂之间的海马沟提供了一个很好的起点。海马伞的最前端可以很容易地打开，并从恰好位于脉络膜外侧的脉络膜裂软脑膜剥离。然后，在下脉络膜点水平用 Rhoton 显微剥离子（Codman，MA）提起海马伞，可以暴露底层的软膜和血管系统（图 36-4）。沿着海马尾部的长度，用 Rhoton 剥离器进一步分离海马伞，一直延伸到海马尾部。这一阶段，海马体随着吸力作用向侧方回缩，海马沟显露为双层的软膜折叠，软膜层之间有几条微小的动脉穿行。海马沟是此手术中一个非常关键的标志，应该完全可见，其将海马体和下托分开。下托构成海马旁回的最内侧部分，向正中突出。

海马动脉和起始小动脉（Uchimura 动脉）位于海马沟内（图 36-7）。

这些细小的海马动脉主要由 2～6 条一组的细小血管组成，其来自 AChA 和大脑后动脉（posterior cerebral artery，PCA）的内侧 P2 段，靠近小脑幕游离缘。顺利暴露出海马沟后，用细尖的双极电凝热凝海马小动脉，并用显微剪刀逐个剪断（图 36-7C）。同样，应该注意的是，年幼儿童患者的

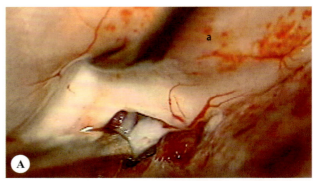

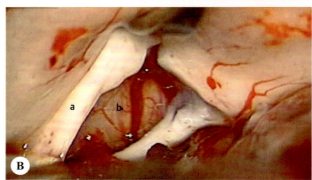

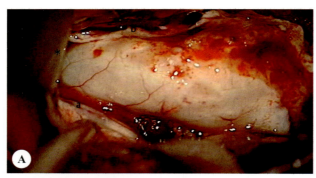

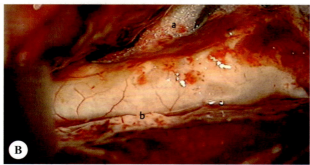

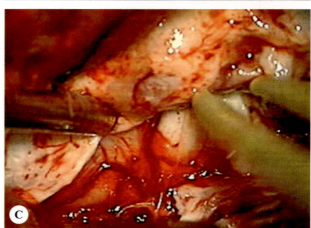

▲ 图 36-6　A. 暴露海马的头部和体部，并放置牵引器（星号）以抬高颞顶，进一步暴露海马尾部。注意脉络膜沟（a）和侧副隆起上的手术切除线（b）；B. 整个海马在侧副隆起（a）海马伞（b）之间作为整体标本进行软膜下剥离

▲ 图 36-7　A. 用剥离子提起海马伞，暴露出海马沟和海马动脉；B. 进一步剥离和提起海马伞（a），暴露下托（b）和延伸至海马沟的海马动脉；C. 下托和海马沟完全显露，海马动脉已热凝

这些动脉非常细，操作时很容易断裂。此外，小儿患者的海马动脉与 AChA 和 P2 段之间的距离非常短。因此，电凝海马动脉时，应适当地靠近海马使用非常细尖的双极谨慎操作。然后，将海马的头部从软脑膜下完全剥离，向上向后提起。这一操作在整个海马－旁海马复合体的底部提供了一个非常好的软膜下平面，接着提起海马头向上、向后抬起。使用 Penfield 4 号剥离子，在软膜下剥离剩余的海马旁附件。这样，整个海马体和海马旁回的底层部分都被剥离，并一直延伸到海马尾部。然后，在四叠体后面向上转弯处应用双极电凝切除尾部，由此将海马整块切除（图 36-8）。

手术的最后一步是切除杏仁核，同时切除钩回前部的组织。手术的这一阶段，严格软膜下剥离，并最大限度地保留软膜，对保护脑膜下面血管系统、第三脑神经和大脑脚至关重要。杏仁核前部与钩回融合，我们使用吸引器微吸力和 Penfield 剥离子，将钩回从小脑幕切迹下方的软脑膜剥离（图 36-9A）。小吸引力的超声吸引器也是吸除钩回非常有用的工具。完成钩回和颅底前部杏仁核切除后，可以在完整的软脑膜下看到大脑脚和第三神经（图 36-9B）。尽管杏仁核的前缘和颅底边界非常明确，但杏仁核背内侧的解剖学边界并不存在。杏仁核与纹状体向上融合。因此，确定杏仁核的背内侧切除边界更具挑战性。

可以在软脑膜下看到 MCA 的 M1 段。从颞角

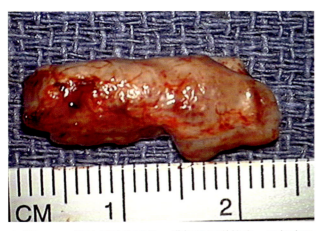

▲ 图 36-8　整块切除海马体，进行组织学检查；用超声吸引器进一步切除海马尾部

前端下脉络膜点延伸至岛阈 MCA 角，构成杏仁核切除线的前上缘。下脉络膜点位于钩回后方，脉络丛和脉络膜裂的下端。它对应于脉络膜前动脉进入颞角的入口[36]。由于存在供应基底神经节的小型 MCA 分支，应非常小心地剥离前上边界。完成杏仁核切除后，再次探查手术腔，在不侵犯软脑膜的情况下，用超声吸引器吸除所有无血供的残余皮质组织。这一阶段，通过环池和脚间池的软脑膜下可以看到小脑幕缘、第三脑神经、大脑内动脉、PCA、大脑脚之间的中脑外侧缘和顶盖。止血后，温盐水充满手术腔，用 4-0 Nurolon 缝线水密缝合硬脑膜。用微型钢板替代骨瓣，用 3-0 和 4-0 Vicryl 缝合线将颞肌、筋膜和帽状腱膜闭合缝合成两层。皮肤用 4-0 针缝合或皮下缝合。

三、并发症

据报道，儿童颞叶手术的并发症发生率为 2%～8%[2, 7, 9]。术后死亡罕见，据报道低于 0.5%[37]。术后并发症虽然少见，但可能是毁灭性的，在手术的关键阶段采用适当的手术技术和极其谨慎的态度是避免并发症的关键。最常见报告的并发症是视野缺损、感染、中风、操作或痉挛性偏瘫、第三脑神经麻痹 和语言障碍。Lopez-Gonzalez 等报告的总体并发症发生率为 7%[38]。最常见的视野缺损类型是上象限性偏盲，Benifla 等对 126 例 TLE 患儿的系列研究中，报告的发病率为 9%[7]。Benifla 等还报告了 4% 的同向性偏盲的发生率。在 Clusmann 团队的系列研究中，总的并发症发生率为 14.9%，但仅有 2.2% 的患者有永久性的缺损[8]。不完全性或完全象限性偏盲的发生率分别为 28.2% 和 3.8%。在 Kim 等的另一项研究中，术后视野缺损率为 22%[3]。

另一种常见的并发症是语言障碍，大多是暂时性的。约一半的优势部位颞叶切除中可以出现一过性的语言障碍，通常在几周内消失[39]。原因可能是颞叶内侧和新皮质的分离和生理性中断有关。第Ⅲ和第Ⅳ对脑神经麻痹虽然罕见，也可以在 AMTL 后看到。使用严格的软膜下技术，避免

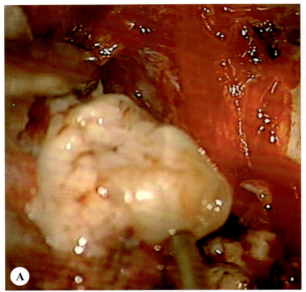

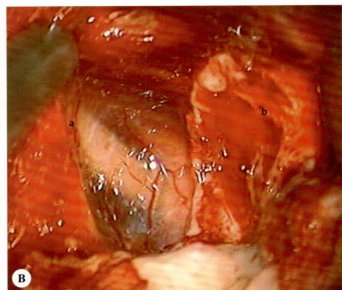

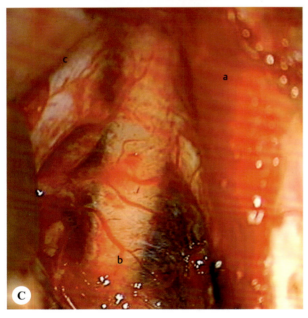

▲ 图 36-9　A. 用剥离器或低功率吸引器将钩回和杏仁核从软脑膜剥离；B. 钩回在软脑膜下清空，可见软脑膜下方的第三脑神经（a）和杏仁核的一些残余部分（b）；C. 经软膜下切除杏仁核和钩回后，完整的软脑膜下可见小脑幕缘（a）、第 III 对脑神经（b）和大脑后动脉（c）

在小脑幕周围进行烧灼，或在钩回切除过程中使用高功率吸引器，可能有助于避免这些并发症。部分第Ⅶ对脑神经麻痹是为我们所熟知的并发症，继发自位于颞肌筋膜内的面神经分支损伤。通过我们在此描述的技术，避免剥离颞肌筋膜，可以很容易地避免这种损伤。然而，在靠近面神经的地方进行牵拉和单极烧灼也可能导致面瘫，在开颅手术中应加以注意。尽管很罕见，但偏瘫是颞叶切除术中最具破坏性的并发症之一。这是一种众所周知但罕见的并发症[5]，称为操作性偏瘫，经

常与颞叶内侧结构切除时 AChA 和 PCA 的损伤有关。保持最佳的软膜下操作技术，在整个手术过程中仔细保护软脑膜，严格在海马沟内电凝和切断海马小动脉，远离主要动脉（AChA 或 PCA），可以降低这些血管损伤的风险。继发于牵开器压迫 MCA 也可能造成偏瘫。

结论

儿童颞叶切除术的癫痫控制率与成人不同，主要原因是基础病因不同。儿童最常见的神经病

理学基础是皮质发育不良和肿瘤，其次是胶质增生和 MTS [1, 7, 40]。颞叶切除术是治疗 TLE 的一种安全有效的外科技术，报道的癫痫发作控制率在 60%～80% [1, 2, 7-11, 37, 41-43]。Sinclair 等[9] 在其 42 例患者系列中报道，无发作率为 78%，Benifla 等[7] 报告为 74%，而 Clusmann 等[8] 报道了 126 名和 89 名儿童颞叶切除术 87% 的良好发作控制率（Engel Ⅰ级和 Engel Ⅱ级）。在 Benifla 等[7] 的系列报道中，颞叶肿瘤患者的预后最好（88%～92%），其次是胶质增生患者（86%）和 MTS 患者（70%）[7]。皮质发育不良患者的癫痫控制率最低。Mittal 等回顾了他们在 MNI 治疗 109 名儿童的经验，报道了 86.3% 的患者在 5 年以上的随访中获得 Engel Ⅰ级和Ⅱ级的结果[44]。Jarrar 等发现，他们的系列手术中，术后 5 年的无发作率为 82%，但 10 年后下降到 53% [45]。

Maton 等报道了他们在 20 名 5 岁以下的患儿接受早期颞叶切除的经验[41]。65% 的儿童无癫痫发作，另有 15% 的儿童在平均 5.5 年的随访中癫痫发作减少了 90% 以上。Smyth 等[46] 报告了青春期前年龄组总体 63.3% 的良好发作控制率（Engel Ⅰ级和 Engel Ⅱ级）。MTS 患者的发作控制率为 76.9%，与本研究中的皮质发育不良和胶质增生患者相比，发作控制率更好。大奥蒙德街医院（Great Ormond Street Hospital）的系列报告称，病变组的无发作率为 73%，MTS 中为 58%，双重病理组中为 33% [5]。Kim 等报告，在其小儿癫痫手术系列中，颞叶切除组的癫痫无发作率为 88% [3]。克利夫兰诊所的系列报告显示，第 1 年的癫痫无发作率为 76%，第 5 年为 54%，第 12 年为 41% [38]。在一项包括 36 项研究的 Meta 分析中，涵盖了 1318 名儿童患者，显示无发作率为 76% [47]。

参 考 文 献

[1] Wyllie E, Comair YG, Kotagal P, Bulacio J, Bingaman W, Ruggieri P. Seizure outcome after epilepsy surgery in children and adolescents. Ann Neurol 1998;44(5):740–748

[2] Adelson PD, Peacock WJ, Chugani HT, et al. Temporal and extended temporal resections for the treatment of intractable seizures in early childhood. Pediatr Neurosurg 1992;18(4): 169–178

[3] Kim SK, Wang KC, Hwang YS, et al. Epilepsy surgery in children: outcomes and complications. J Neurosurg Pediatr 2008;1(4):277–283

[4] Cossu M, Lo Russo G, Francione S, et al. Epilepsy surgery in children: results and predictors of outcome on seizures. Epilepsia 2008;49(1):65–72

[5] Harkness W. Temporal lobe resections. Childs Nerv Syst 2006;22(8):936–944

[6] Miserocchi A, Cascardo B, Piroddi C, et al. Surgery for temporal lobe epilepsy in children: relevance of presurgical evaluation and analysis of outcome. J Neurosurg Pediatr 2013;11(3):256–267

[7] Benifla M, Otsubo H, Ochi A, et al. Temporal lobe surgery for intractable epilepsy in children: an analysis of outcomes in 126 children. Neurosurgery 2006;59(6):1203–1213, discussion 1213–1214

[8] Clusmann H, Kral T, Gleissner U, et al. Analysis of different types of resection for pediatric patients with temporal lobe epilepsy. Neurosurgery 2004;54(4):847–859, discussion 859–860

[9] Sinclair DB, Aronyk K, Snyder T, et al. Pediatric temporal lobectomy for epilepsy. Pediatr Neurosurg 2003;38(4):195–205

[10] Duchowny M, Levin B, Jayakar P, et al. Temporal lobectomy in early childhood. Epilepsia 1992;33(2):298–303

[11] Mohamed A, Wyllie E, Ruggieri P, et al. Temporal lobe epilepsy due to hippocampal sclerosis in pediatric candidates for epilepsy surgery. Neurology 2001;56(12):1643–1649

[12] Schramm J. Temporal lobe epilepsy surgery and the quest for optimal extent of resection: a review. Epilepsia 2008;49(8):1296–1307

[13] de Almeida AN, Teixeira MJ, Feindel WH. From lateral to mesial: the quest for a surgical cure for temporal lobe epilepsy. Epilepsia 2008;49(1):98–107

[14] Feindel W, Leblanc R, de Almeida AN. Epilepsy surgery: historical highlights 1909–2009. Epilepsia 2009;50(Suppl 3):131–151

[15] Penfield W, Flanigin H. Surgical therapy of temporal lobe seizures. AMA Arch Neurol Psychiatry 1950;64(4):491–500

[16] Penfield W, Baldwin M. Temporal lobe seizures and the technic of subtotal temporal lobectomy. Ann Surg 1952;136(4):625–634

[17] Penfield W, Jasper H. Epilepsy and Functional Anatomy of the Human Brain. Boston, MA: Little Brown; 1954:815–816

[18] Penfield W, Milner B. Memory deficit produced by bilateral lesions in the hippocampal zone. AMA Arch Neurol Psychiatry 1958;79(5):475–497

[19] Scoville WB, Milner B. Loss of recent memory after bilateral hippocampal lesions. J Neurol Neurosurg Psychiatry 1957;20(1):11–21

[20] Niemeyer P. The transventricular amygdalo-hippocampectomy in temporal lobe epilepsy. In: Baldwin M, Bailey P, eds. Temporal Lobe Epilepsy. Springfield, IL: CC Thomas; 1958:461–482

[21] Yaşargil MG, Teddy PJ, Roth P. Selective amygdalohippocampectomy: operative anatomy and surgical technique. In: Symon L, et al., eds. Advances and Technical Standards in Neurosurgery. Vol. 12. New York, NY: Springler-Wien; 1985:93–123

[22] Rasmussen T, Jasper H. Temporal lobe epilepsy: indication for operation and surgical technique. In: Baldwin M, Bailey P, eds. Temporal Lobe Epilepsy. Springfield, IL: CC Thomas; 1958:440–460

[23] Rasmussen T, Branch C. Temporal lobe epilepsy; indications for and results of surgical therapy. Postgrad Med 1962;31:9–14

[24] Rasmussen T. Surgical treatment of patients with complex partial seizures. In: Penry JK, Daly DD, eds. Advances in Neurology. Vol. 11. Complex Partial Seizures and Their Treatment. New York, NY: Raven

Press; 1975:415–449

[25] Rasmussen T. Surgical aspects of temporal lobe epilepsy: results and problems. In: Gillingham J, Gybels J, Hitchcock ER, Szikla G, eds. Advances in Stereotactic and Functional Neurosurgery Acta Neurochirurgica, Supp 30. Vienna: Springer-Verlag; 1980:13–24

[26] Rasmussen TB. Surgical treatment of complex partial seizures: results, lessons, and problems. Epilepsia 1983;24 (Suppl 1):S65–S76

[27] Feindel W, Penfield W, Jasper H. Localization of epileptic discharges in temporal lobe automatism. In: Transactions of the American Neurological Association. New York, NY: Springer; 1952:14–17

[28] Feindel W, Penfield W. Localization of discharge in temporal lobe automatism. AMA Arch Neurol Psychiatry 1954;72(5):603–630

[29] Feindel W, Rasmussen T. Temporal lobectomy with amygdalectomy and minimal hippocampal resection: review of 100 cases. Can J Neurol Sci 1991;18(4, Suppl):603–605

[30] Goldring S, Edwards I, Harding GW, Bernardo KL. Results of anterior temporal lobectomy that spares the amygdala in patients with complex partial seizures. J Neurosurg 1992;77(2):185–193

[31] Olivier A. Transcortical selective amygdalohippocampectomy in temporal lobe epilepsy. Can J Neurol Sci 2000;27(Suppl 1): S68–S76, discussion S92–S96

[32] Spencer DD, Spencer SS, Mattson RH, Williamson PD, Novelly RA. Access to the posterior medial temporal lobe structures in the surgical treatment of temporal lobe epilepsy. Neurosurgery 1984;15(5):667–671

[33] James JS, Radhakrishnan A, Thomas B, et al. Diffusion tensor imaging tractography of Meyer's loop in planning resective surgery for drug-resistant temporal lobe epilepsy. Epilepsy Res 2015;110:95–104

[34] Wen HT, Rhoton AL Jr, Marino R Jr. Gray matter overlying anterior basal temporal sulci as an intraoperative landmark for locating the temporal horn in amygdalohippocampectomies. Neurosurgery 2006;59(4, Suppl 2):ONS221–ONS227, discussion ONS227

[35] Campero A, Tróccoli G, Martins C, Fernandez-Miranda JC, Yasuda A, Rhoton AL Jr. Microsurgical approaches to the medial temporal region: an anatomical study. Neurosurgery 2006;59(4, Suppl 2):ONS279–ONS307, discussion ONS307–ONS308

[36] Tubbs RS, Miller JH, Cohen-Gadol AA, Spencer DD. Intraoperative anatomic landmarks for resection of the amygdala during medial temporal lobe surgery. Neurosurgery 2010;66(5):974–977

[37] Adelson PD. Temporal lobectomy in children with intractable seizures. Pediatr Neurosurg 2001;34(5):268–277

[38] Lopez-Gonzalez MA, Gonzalez-Martinez JA, Jehi L, Kotagal P, Warbel A, Bingaman W. Epilepsy surgery of the temporal lobe in pediatric population: a retrospective analysis. Neurosurgery 2012;70(3):684–692

[39] Kraemer DL, Spencer DD. Temporal lobectomy under general anesthesia. Tech Neurosurg 1995;1:32–39

[40] Spencer S, Huh L. Outcomes of epilepsy surgery in adults and children. Lancet Neurol 2008;7(6):525–537

[41] Maton B, Jayakar P, Resnick T, Morrison G, Ragheb J, Duchowny M. Surgery for medically intractable temporal lobe epilepsy during early life. Epilepsia 2008;49(1):80–87

[42] Arruda F, Cendes F, Andermann F, et al. Mesial atrophy and outcome after amygdalohippocampectomy or temporal lobe removal. Ann Neurol 1996;40(3):446–450

[43] Clusmann H, Schramm J, Kral T, et al. Prognostic factors and outcome after different types of resection for temporal lobe epilepsy. J Neurosurg 2002;97(5):1131–1141

[44] Mittal S, Montes JL, Farmer JP, et al. Long-term outcome after surgical treatment of temporal lobe epilepsy in children. J Neurosurg 2005;103(5, Suppl):401–412

[45] Jarrar RG, Buchhalter JR, Meyer FB, Sharbrough FW, Laws E. Long-term follow-up of temporal lobectomy in children. Neurology 2002;59(10):1635–1637

[46] Smyth MD, Limbrick DD Jr, Ojemann JG, et al. Outcome following surgery for temporal lobe epilepsy with hippocampal involvement in preadolescent children: emphasis on mesial temporal sclerosis. J Neurosurg 2007;106(3, Suppl): 205–210

[47] Englot DJ, Rolston JD, Wang DD, Sun PP, Chang EF, Auguste KI. Seizure outcomes after temporal lobectomy in pediatric patients. J Neurosurg Pediatr 2013;12(2):134–141

第 37 章　选择性杏仁核海马切除术
Selective Amygdalohippocampectomy

Uğur Türe　Ahmet Hilmi Kaya　Berrin Aktekin　Canan Aykut Bingöl　著

梁树立　丁　平　翟　锋　译　　李　霖　校

摘　要

海马硬化（HS）是顽固性癫痫的主要原因之一，尤其影响年轻人。选择性杏仁核海马切除术（SAH）的癫痫发作控制率很高。目的是切除杏仁核、海马体和海马旁回，同时尽量减少对邻近结构（如颞叶新皮质和视辐射）的干扰。之前已经描述了各种 SAH 技术。以前，癫痫外科首选的技术是翼点经外侧裂 – 经杏仁核 SAH 技术。最近，有资深作者（UT）开发了 PST-SAH 入路，它提供了海马和杏仁核更完整的切除术，现在是我们诊所最常用的技术。在本章中，我们将详细讨论 SAH 的两种技术。

关键词

选择性杏仁核海马切除术，癫痫，海马，内侧基底颞区，旁正中小脑上经天幕入路，翼点经外侧裂经杏仁核入路

选择性杏仁核海马切除术（selective amygdalohippocampectomy，SAH）的目的是选择性切除杏仁核、海马和海马旁回。对该区域的血供及其可能变异的深入了解以及对边缘系统解剖的充分理解是进行该区域手术的"必要条件"。神经影像学的最新发展，尤其是具有高分辨率的 MRI，已经能够清楚地显示内侧基底颞区（mediobasal temporal region，MTR）的异常情况[1]。反过来，这种发展促进了手术决策的制定。纤维示踪技术（尤其是 3T MRI）以及对白质解剖学的重视，特别是从纤维解剖获得的信息，也有助于开发更有效的手术技术[1-3]。

一项前瞻性随机试验证实了手术治疗耐药性颞叶癫痫的疗效[4]。然而，哪种切除方法能更好地控制癫痫发作和获得更好的神经心理效果仍存在争议。保留海马体或杏仁核的颞叶新皮质切除术可获得约 50% 的癫痫无发作率[5]。AMTL 可提供更好的癫痫发作控制率。SAH 的癫痫发作控制率也与 AMTL 相似，同时大量证据表明接受 SAH 的患者的神经心理预后更好[4-8]。尽管基于 MTR 结构切除类型和范围的癫痫预后的 I 类证据很少，但根据现有数据，SAH 似乎提供了与颞叶切除术相似的癫痫发作控制率，但认知预后更好[5, 8]。尽管如此，尚不清楚更大的颞叶内侧切除是否会取得更好的癫痫发作控制结果。在儿童患者中，癫痫发作控制结果和功能恢复要更好[6]。

先前描述了多种 SAH 技术[9-18]。然而，我们的癫痫中心曾经首选使用 Yasargil 描述的翼点经外侧裂 SAH 技术[17, 18]。最近，本文的资深作者（UT）开发了旁正中小脑上经天幕选择性杏仁核海马切

除术（PST-SAH）[9, 16]，现在这已经成为我们最常用的技术。在本章中，我们将详细描述我们使用这两种技术的经验。

一、患者的选择和术前评估

选择合适的 SAH 候选者对于获得预期的认知结果目标和缓解癫痫发作很重要。颞叶内侧癫痫（MTE）伴海马硬化和顽固性癫痫发作的患者需要通过 MRI 显示清楚海马病变，长程视频脑电监测的发作期和发作间期 EEG 以及 PET、神经心理学评估和临床症状学确认。在 MTE 患者中，5 岁前和惯常性非热性癫痫发作前的初始诱发事件非常常见，包括热性惊厥、创伤、缺氧和颅内感染[19]。惯常性癫痫发作在伴有海马硬化的 MTE 患者中较早开始，大多数发生在 4—16 岁时。然而，这些癫痫发作可以更早或更晚开始，患者仍然表现出相同的病理变化和对手术的良好反应。超过 90% 的患者发生局灶性癫痫发作，但继发性全身性癫痫发作很少见，并且可能与病变范围相关。先兆和自动运动发作，有时伴有意识障碍，是伴有海马硬化的 MTE 的特征。先兆的主要特征是腹部上升感，而约 70% 患者中意识逐渐受损常伴随口咽部自动症[19]。20%～30% 的患者出现肌张力障碍姿势，并且是癫痫发作起始侧的对侧。

特定的基线和后续神经心理测试是重要的。MRI 是最重要的检查工具。MRI 技术的改进，特别是 3T MRI 扫描仪的改进，有助于海马硬化的诊断。MRI 容量测量和光谱学提供了更多关于 T_1、T_2 和液体衰减反转恢复（fluid-attenuation inversion recovery，FLAIR）结果的信息。^{18}F 氟脱氧葡萄糖（fluorodeoxyglucose，FDG）–PET 经常显示发作间期同侧低代谢。发作期和发作后 SPECT 优于发作间期 SPECT。在 1/3 的患者中，发作间期癫痫样放电有侧向性并局限于病灶。在另外的 2/3 中，检测到双侧同步或不同步的癫痫样放电。蝶骨电极记录也揭示了更多关于偏侧化的信息。头皮视频EEG 记录并不总是能检测到癫痫发作，80% 的患者癫痫发作是有侧向性的[19]。MRI、症状学、功能成像检查和电生理检查结果不一致的患者，需要用深部和硬膜下电极进行有创 EEG 记录。

二、外科技术

（一）翼点经外侧裂经杏仁核选择性杏仁核海马切除术

准确了解该区域的灰质、白质和血管解剖结构对于 SAH 手术成功至关重要[16, 20-34]（图 37-1 至图 37-3）。翼点开颅术是按照之前描述的常规方法进行的[18, 33, 35]。在外侧裂上方以半圆形方式切开硬脑膜，切口呈弓形翻向蝶骨嵴和眼眶侧。

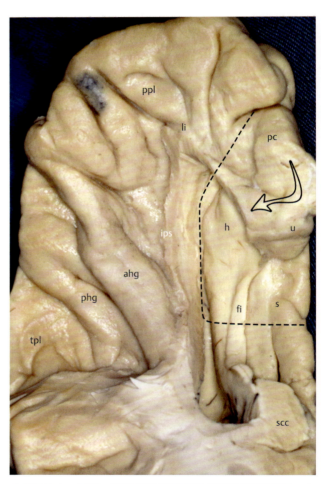

▲ 图 37-1 尸脑，左颞盖内侧表面及颞叶内侧基底区，上内侧观。虚线为经侧副隆起至侧副沟的切口，翼点经侧裂杏仁核入路穿过海马及海马旁回后界的切口。箭表示手术入路的角度

ahg. 前颞横回；fi. 海马伞；h. 海马体；ips. 下环岛沟；li. 岛阈；pc. 梨状皮质；phg. 后颞横回；ppl. 极平面；s. 海马下托；scc. 胼胝体压部；tpl. 颞平面；u. 钩。白色字母表示沟和裂

在打开外侧裂之前，可以通过额叶的眶额面探查视交叉池和颈动脉池。然后必须打开视神经和颈内动脉（internal carotid artery，ICA）之间的蛛网膜。这些步骤释放了大量的脑脊液（cerebrospinal fluid，CSF），让大脑间隙疏松利于进一步解剖。下一步，根据静脉解剖的不同，侧裂的近端在侧裂浅静脉的额侧或颞侧打开。用显微镊进行简单的分离通常就足以解剖侧裂。随着对侧裂的解剖更加深入，需要更长的显微镊。必要时，必须用显微剪刀将增厚的蛛网膜带分开。

继续解剖暴露大脑中动脉（middle cerebral artery，MCA）分叉，然后沿着 MCA 的 M1 段，

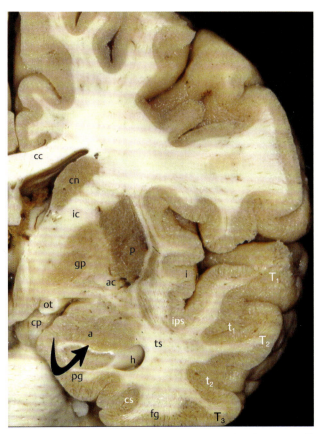

▲ 图 37-2　尸脑，左侧大脑半球经杏仁核冠状切面，前面观。海马体（h）位于颞角顶端，杏仁核（a）位于海马体的前上内侧。箭头表示手术入路的角度

ac. 前联合；cc. 胼胝体；cn. 尾状核；cp. 大脑脚；cs. 侧副沟；fg. 梭状回；gp. 苍白球；i. 岛叶；ic. 内囊；ips. 下岛周沟；ot. 视束；p. 壳核；pg. 海马旁回；T₁. 颞上回；T₂. 颞中回；T₃. 颞下回；t₁. 颞上沟；t₂. 颞下沟；ts. 颞干。白色字母表示沟和裂

可找到 ICA 分叉，此处颞区和额眶区域之间的蛛网膜纤维是分离的，沿着侧裂近端的血管也是如此向下至 ICA 及其分支，暴露动眼神经、天幕边缘和钩。辨认 ICA 外侧支 [后交通动脉（PcoA）、脉络膜前动脉（AChA）和纹状体内囊动脉] 和 M1 段皮质支（颞极动脉、颞前动脉和颞中动脉）及其变异，确定豆纹动脉的位置、变异和走行 [33]。可观察到 M2 岛叶段和下干。M2 段在下环岛沟略向外侧弯曲，正好位于岛下静脉上方。

外科医生必须找到足够的空间在颞叶动脉之间的梨状皮质上做一个切口，必要时可以把它们游离拨开。不同患者间杏仁核、钩回、海马体和海马旁回的主要供应血管存在显著变异。

在 M1 段的前外侧和岛叶段前下方切除梨状皮质可使外科医生能够到达杏仁核。杏仁核的上部位于切口线下方几毫米处，由其在白质中呈现的淡褐色来辨认。首先必须用取瘤钳（以获取组织学标本）和小吸力的吸引器将杏仁核分片切除。在切除杏仁核期间，进入侧脑室的颞角，可以更清楚地定位海马体以及杏仁核的上部、后部和外侧界。然而，在接近脑室壁时，尤其是在内侧平面上，外科医生必须牢记要保留从杏仁核返回的室管膜下静脉。这些血管在室管膜下延伸至颞角，并穿过脉络裂延伸至 Rosenthal 基底静脉。岛叶、MTR、大脑脚、视束和丘脑到基底静脉的静脉引流变化已在其他章节进行了全面描述 [23, 32]。

此阶段手术时最重要的是清楚地识别视束。术中完全切除杏仁核有一定风险损害视束和中脑。因此，我们更愿意保留杏仁核的内侧部分完好。杏仁核次全切除后，梨状皮质的其余部分和海马旁回的前部在软膜下切除。在软膜下切除后，可以很容易地从前下方识别出靠近颈动脉池外侧部分以及脚间池和环池前部的软脑膜和蛛网膜透明膜。在软脑膜切开后，可以识别重要的解剖细节，如 AChA 的入口沿脚间池和视束进入脉络膜裂，Rosenthal 基底静脉位于 AChA、大脑脚、大脑后动脉 P2 段和动眼神经的内侧。

脉络膜是脉络丛产生的透明膜，可以通过将

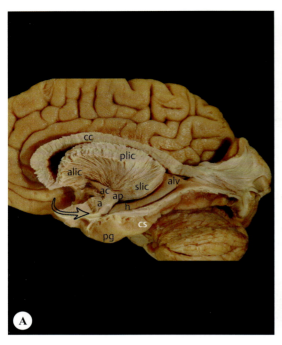
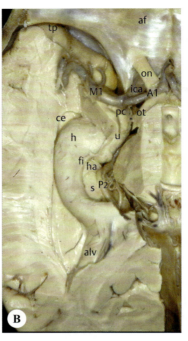

▲ 图 37-3　A. 尸脑纤维解剖技术显示左侧 MTR 和内囊，上外侧观。箭表示经侧裂 – 杏仁核的手术入路角度。B. 尸脑左侧 MTR 及动脉，上面观

星号表示脉络膜前动脉；A1. 大脑前动脉第一段；a. 杏仁核；ac. 前连合；af. 颅前窝；alic. 内囊前肢；alv. 侧脑室房部；ap. 脑脚袢；ce. 侧副隆起；cc. 胼胝体；cp. 大脑脚；cs. 侧副沟；fi. 海马伞；h. 海马；ha. 海马动脉；ica. 颈内动脉；M1. 大脑中动脉第一段；on. 视神经；ot. 视束；P2. 大脑后动脉第二段；pc. 梨状皮质；pg. 海马旁回；plic. 内囊后肢；s. 海马下托；slic. 内囊豆状核下部；tp. 颞极；u. 钩

脉络丛向内侧移到脉络裂上来分离。通过脉络膜，可以识别 AChA、海马静脉和 Rosenthal 基底静脉支流等重要结构。随后，使用精细镊将脉络丛向内反折，并打开脉络丛和穹窿带之间的脉络膜。此时，AChA 的海马和钩回分支必须电凝断开。但是，必须非常小心，不要损伤 AChA 的主干及其内侧到大脑脚、视束、苍白球、内囊、丘脑、外侧膝状体和脉络丛的分支。

当沿着海马伞打开脉络膜裂时，可以辨认出横裂外侧翼内的海马旁回（下托）的内侧部分。离开海马沟，进入 Rosenthal 基底静脉的是海马和海马旁回的静脉，它们从后向内侧穿过下托。将静脉从蛛网膜下腔分离，并仔细保护好。海马由海马动脉供应，海马动脉位于上述静脉下方，最常穿过海马沟进入海马。它们通常起源于 P2～P3 交界处附近的 P2 段，或 P3 段本身，或 P3 段的分支，偶尔也起源于 AchA。手术至此阶段，电凝并切断海马动脉。

在海马伞近端水平切断海马头 – 海马旁回，并进行整体切除。用吸引器移除海马中部和海马旁回。我们更喜欢这种方法而不是整块切除整个海马 – 海马旁回，因为它保留了前颞干（图 37-4、

图 37-5 和图 37-6）。切除海马尾的后界正好在大脑脚后缘水平，距扣带峡部 10～15mm，位于扣带回下方。切除是通过海马 – 海马旁回的后部，朝侧副沟和小脑幕边缘的方向进行的。继续用双极和吸引器沿脑沟进行切除，在海马外侧的颞角内以半圆形方式进行，然后进入侧副沟和鼻沟。这种半圆形切除，长 4～5cm，深 5～10mm，向下延伸到天幕的游离缘，使梭状回保持不变。

在侧副沟内可辨认出发自 P2～P3 交界处的颞枕干分支。电凝离断供应海马旁回的分支。随着边缘区域被切除，海马静脉再次暴露，电凝并在距 Rosenthal 基底静脉适当距离处断开。有时，腔内切除的边缘结构的软膜床可能会出血；这些区域需要用双极进行电凝止血。通常，打开侧副沟的延伸部分可以进入距离其游离缘约 2.5cm 的小脑幕及其前半部。对于颞叶内侧结构疝出的患者，内侧基底剥离必须小心进行，因为可能会损坏下面的结构。在这种情况下，可在软膜下切除海马旁回，而 P2 段及其分支、小脑上动脉、第Ⅲ对脑神经和第Ⅳ对脑神经（位于小脑幕边缘下方）可受到软脑膜和双层蛛网膜层的保护。

在此过程中，不应放置自固定牵引器。相反，

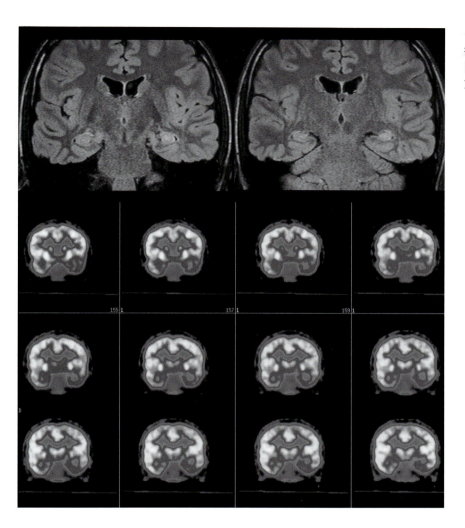

◀ 图 37-4　液体衰减反转恢复磁共振成像冠状面显示 12 岁颞内侧基底区癫痫儿童患者左侧海马硬化，术前 **FDG-PET** 显示左侧颞叶代谢减低

吸引器尖端覆盖湿润的棉质海绵，可用作温和的临时牵开器。在切除腔和 MCA、ICA、AChA、PCoA 及其分支周围仔细止血后，连续缝合关闭硬脑膜，并以正常方式复位骨瓣切除杏仁核和钩 - 海马 - 海马旁回后，邻近的结构，包括颞叶上、中、下回，梭状（外侧颞枕）回和舌回（内侧颞枕回）未受损。此外，切除前 1/3 的海马 - 海马旁回，使病理学家能够对切除的结构进行科学研究。由于它不那么复杂，并且允许外科医生保留前颞干，逐渐移除或软膜下吸除其余的海马 - 海马旁回是一种比整块切除更可取的方法。

（二）旁正中小脑上经天幕选择性杏仁核海马切除术

在大量的尸体研究后，我们发现旁正中小脑上经天幕（paramedian supracerebellar transtentorial，PST）入路适合于进入包括杏仁核和梨状皮质在内的整个 MTR。我们首先使用这种方法切除占了整个 MTR 的肿瘤。PST 方法在不干扰邻近结构的情况下，提供了 MTR 的良好全景视野。然后，我们将这种方法应用于由海马硬化症（尤其后部）引起的 MTE 患者 [9, 16, 36, 37]。因此，我们现在选择这种方法行 SAH（图 37-7）。

我们更倾向在半坐位时使用这种方法。关于半坐位的详细信息之前已经给出，这里只讨论一些重要的方面 [16]。气管插管后，患者接受经食管超声心动图（transesophageal echocardiography，TEE）探头的放置，以监测可能的空气栓塞。在摆体位前，使用 Valsalva 动作进行 "气泡试验"，以进一步评估任何可能的从右向左的心房分流。气泡试验是至关重要的，因为术前进行的经胸超声心动

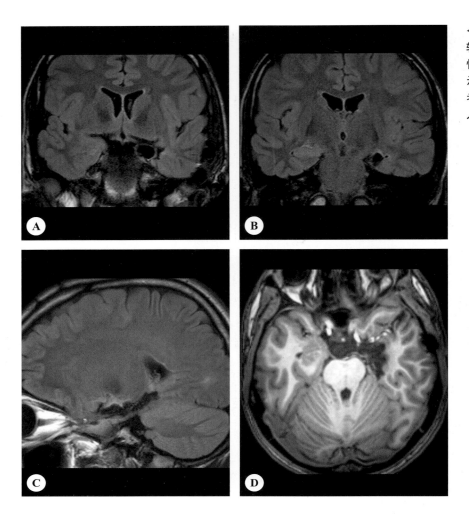

◀ 图 37-5 **A** 和 **B.** 术后液体衰减反转恢复冠状面；**C.** 术后液体衰减反转恢复矢状面；**D. T₁** 加权磁共振成像显示的 **12** 岁颞内侧基底区癫痫儿童患者，手术经左侧翼点经侧裂 – 杏仁核入路。注意保护好颞干

图可能会漏掉房间隔或室间隔缺陷，必须确认没有这种缺陷。TEE 提供了手术中心脏、大血管和进入血液循环的每个气泡的详细实时信息。因此，有可能在早期发现空气流入，并通过适当的操作预防任何并发症（图 37-8）。

患者仰卧时，将 Mayfield-Kees 三点固定装置的头架固定在头部。一枚颅钉固定在对侧乳突，两枚钉固定在同侧的额区和顶区。当外科医生牢牢固定住患者的头部时，放置定制的腿托和枕头，使患者的腿部与躯干成大约 90°，膝盖弯曲 90°。手术台的座椅部分应与地面平行，背部应向上倾斜约 25°。这种较小的倾斜度有助于防止空气栓塞相关并发症，并在手术台升高和使用外科医生托手架时保持外科医生的舒适感。在患者处于所需位置后，将 Mayfield 横杆适配器安装到手术台后部的附件导轨上，以允许改变头部的抬高程度，

而不必在手术期间从无菌单下断开 Mayfield 系统。然后将患者的头部固定在中等屈曲的中立位。必须避免头部的极端屈曲，特别是老年患者。为了保持患者半卧位下的血容量，我们避免使用利尿药。

取垂直的旁正中切口。切口线穿过枕外隆起和乳突之间一条假想线的中点。切口延伸至上项线上方的 1/3 和下方的 2/3。根据患者的皮肤厚度和肌肉力量的不同，切口可能会向上或向下延伸，但 12cm 的切口通常足以暴露。枕动脉通常会遇到两次，一次在枕额肌枕腹的浅层，其次在解剖枕下肌时。然后，切开额枕肌的枕腹，沿切开方向用等离子刀片分离枕下肌。头夹肌下的枕动脉应予以电凝离断。肌块用两个 Weitlanef 牵引器牵开，一个向上牵拉，一个向下牵拉。应向内侧暴露枕外隆突，向外侧暴露星点，以便为骨膜下剥离提供足够的暴露。无须暴露枕骨大孔区域。

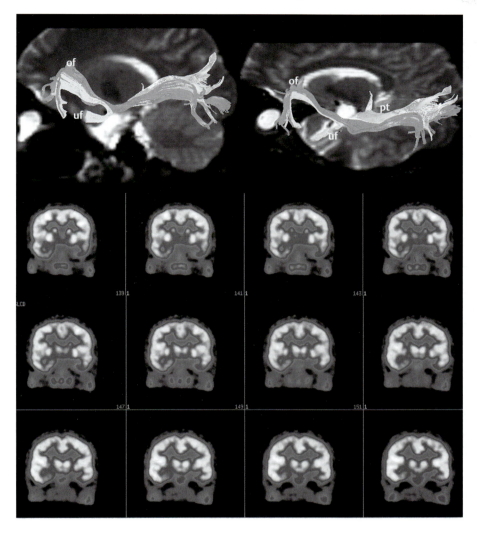

◀ 图 37-6　术后纤维束示踪显示保留钩状束、枕额束和丘脑后脚，包括视辐射，术后 FDC-PET 扫描显示左颞内侧基底区（MTR）代谢活跃

uf. 钩状束；of. 枕额束；pt. 丘脑后脚

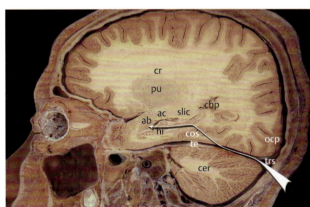

▲ 图 37-7　福尔马林固定尸头显示的经左侧海马旁正中矢状面

图中显示了 SAH 的 PST 手术入路方法。箭表示手术入路的路线。白色字母缩写表示沟和裂。ab. 杏仁核；ac. 前连合；cer. 小脑；chp. 脉络丛；cos. 侧副沟；cr. 放射冠；hi. 海马体；ocp. 枕极；pu. 壳核；slic. 内囊豆状核下部；te. 小脑幕；trs. 横窦

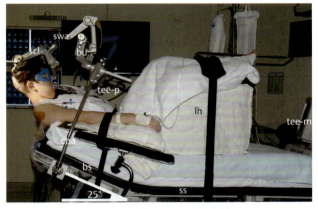

▲ 图 37-8　患者半坐位的侧位图

手术台的座部与地面平行，背部向上倾斜约 25°。头部屈曲在中立位置，没有任何旋转或倾斜。后部的附件导轨用于 Mayfield Crossbar 适配器。有了这种改进，后部的位置可以很容易地改变，而不必在手术期间从洞巾下断开 Mayfield 系统与手术台适配器的连接。scl. 头架；swa. 旋转适配器；tee-p. TEE 探头

然后钻三个骨孔。第一个在皮肤切口处，在上项线上方 2cm 处，这样能最大程度暴露术野。第二个孔位于枕外隆突的外侧，恰位于横窦的正上方，窦汇外侧，第三个孔位于星点（横窦和乙状窦的交界处）上。然后通过硬脑膜剥离子将硬脑膜和横窦与骨分离，铣刀铣开骨瓣，骨窗 1/3 在横窦上方，2/3 在横窦下方。骨窗超过横窦上方有两个方面的帮助：横窦的确切位置不同，以及有时需要根据天幕角度拉起横窦。我们尽量不暴露乳突气房，而且，不管有没有开放气房，我们都会将骨蜡涂在乳突侧的骨缘上，以防止脑脊液漏。这样骨窗在内外方向约 6cm 的骨窗，在上下方向约 5cm。这一空间可提供宽阔的手术通道，保证足够的视觉和操作空间。

在硬脑膜切开阶段，开始使用手术显微镜。值得一提的是，我们使用的手术显微镜带有300mm 物镜，没有自动对焦和变焦功能（OPMI1 FC，Zeiss，Oberkochen，Germany）。配重平衡式显微镜支架由手枪式握把手开关和声控开关控制（Contraves，Zurich，Switzerland）。我们在硬脑膜上做两个切口。第一个是一个大约 15mm 长的横向切口，位置在开颅切口的正下方，以进入枕大池，然后释放脑脊液以放松颅后窝，并允许幕下小脑上通道打开。在这里留下一个棉片，方便进入枕大池，在必要时释放更多的脑脊液。横窦和枕窦不宜切开。在做第二个切口开，使用微型多普勒超声（Mizuho America，Inc.，Beverly，MA）来确定横窦的确切位置和延伸范围。硬脑膜在横窦下方约 15mm 处做一个弧线切口。这个开口与暴露中心的横窦平行。到切口暴露的末端，硬脑膜切口处向上弯曲，更接近横窦。重要的是要从开口的中线到外侧广泛地打开硬脑膜，以形成宽阔的内侧通道。这条通道可在不牺牲小脑幕引流静脉的情况下有足够的视觉空间。这条宽阔的通道还可以看到内侧颞叶结构超出由中脑内侧和岩骨嵴外侧形成的"餐巾环"。

当外科医生在第二次硬脑膜开口期间接近横窦时，横窦可能会无意中出现一个小的开口，这可能会导致空气流入血液循环。因此，我们提醒麻醉团队注意这一现象。硬脑膜切开后，蛛网膜绒毛粘连常见于小脑最后方或最上方至硬脑膜。我们分离这些蛛网膜绒毛粘连，这是一种打开小脑上手术通道的操作。打开后，硬脑膜在横窦上方反折。此时，用微型多普勒超声再次检查横窦的通畅性，以确保硬脑膜的隆起不会影响其血流。

小脑上（小脑幕）表面与小脑幕分离（图 37-9）。然后探查小脑上间隙，并特别注意了解静脉变异。一般情况下，小脑上旁正中区域有一条小静脉进入小脑幕。在我们的第一个病例中，我们牺牲了这些静脉来获得足够的工作空间。虽然切断这些静脉没有临床或影像检查方面的问题，但后来我们试图保留这些静脉。大多数情况下，我们能够根据静脉的变异松解静脉并改良天幕切口，以打开足够的空间。外科医生不能损伤岩外侧静脉或中线周围的天幕静脉，它们是颅后窝的主要引流静脉。

继续解剖打开四叠体池和环池的后部，并识别小脑上动脉、第四对脑神经、松果体、Galen 静脉和 Rosenthal 基底静脉。识别手术中最重要的标志：下丘。为了利用内侧通道，蛛网膜应该从四叠体池内侧切开，一直到环池的外侧。

在解剖蛛网膜以显露环池和四叠体池的过程中，必须注意辨认第Ⅳ对脑神经。第Ⅳ对脑神经从大脑小脚背侧发出后，在大脑后动脉和小脑上动脉之间走行。在天幕开口之前，应跟随第Ⅳ对脑神经，直到它穿透天幕。虽然第Ⅳ对脑神经仍在 PST 入路的轨迹下方，但在接下来的手术中应始终牢记它的存在。

电凝并切开小脑幕。在距小脑幕切迹后部后外侧约 2cm 处做一个切口，正好在暴露的中心。在这个开口上方放置棉条以保护幕上结构。然后轻轻移向小脑幕裂孔至四叠体池的外侧和后部做切口。然后将切口从起点向前延伸到岩骨嵴的中点。以这种方式切开小脑幕后，用三道缝合线将小脑幕的前叶向下牵开，Dandy 镊子挂在缝合线的尾部。小脑靠重力悬垂，手术的任何部分都不

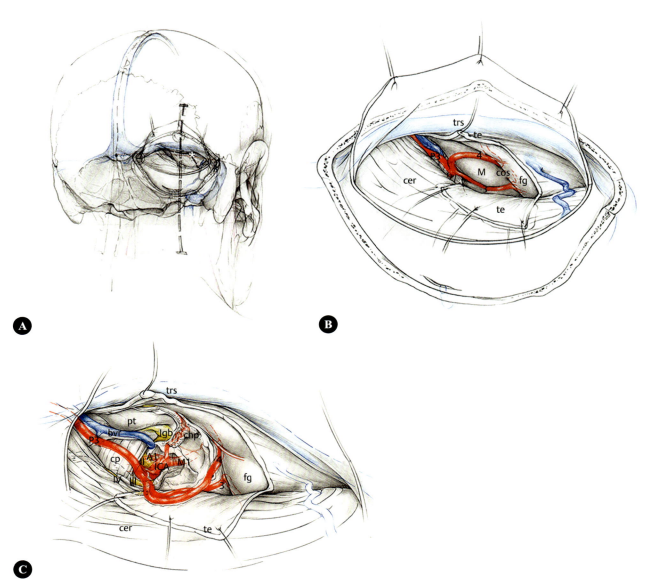

▲ 图 37–9　**A.** 显示了定位右侧旁正中上小脑上经天幕开颅手术所需的解剖标志和硬脑膜打开后的术野。垂直虚线表示皮肤切口。请注意骨窗下缘正上方的小硬脑膜开口，它用来到达枕大池释放脑脊液。划定了三个骨孔的理想位置。第一个骨孔位于上项线上方 **2cm**；第二个骨孔位于横窦上方枕外隆突的外侧，第三个钻孔位于星点上，刚好在横窦和乙状窦交界处的内侧。必须注意不要打开乳突气房以防止脑脊液漏。星表示小脑幕切口。**B.** 插图显示右侧 **MTR（M）**中部和小脑幕开口后中脑的下方视图。暴露足够宽，不用牵拉小脑。用三个固定缝合线和 **Dandy** 镊子向下牵拉小脑幕前叶，向上牵拉后叶。**C.** 右侧杏仁核、海马和海马旁回选择性切除后的术野示意图。星号表示杏仁核床

A1. 前交通（第一）段大脑前动脉；bvr. 基底静脉；cer. 小脑；chp. 脉络丛；cos. 侧副沟；cp. 大脑脚；fg. 梭状回；ICA. 颈内动脉；lgb. 外侧膝状体；M.MTR 中间部；M1. 大脑中动脉蝶骨（第一）段；P3. 大脑后动脉第三段；pt. 丘脑枕；rth. 颞角顶；trs. 横窦；zpr. 颞突；3. 颞后下动脉；4. 颞枕下动脉；Ⅱ. 视神经；Ⅲ. 动眼神经；Ⅳ. 滑车神经

会使用自动牵开器。接下来，以类似的方式拉起后叶。然后放置缝合线以帮助抬高小脑幕的上叶以移位横窦。这种操作为手术视野和操作打开了更多空间。在一些患者中，由于静脉变异，我们修改了这个小脑幕切口。我们在小脑幕引流静脉周围留下一圈硬脑膜；因此，我们能够保留大多数患者的静脉（图 37-9B）。

在此操作后，各种解剖结构可以被识别为标志物，以帮助在手术的其余部分中进行定位。下丘、滑车神经、大脑后动脉 P3 段和小脑上动脉、盖氏静脉系统和岩上静脉是整个手术的有利标志。可以看到很大一部分 MTR 和梭状回。应辨认分隔海马旁回和梭状回（内侧颞枕回）的侧副沟。在海马硬化症患者，由于颞内侧结构萎缩，可能会在这一步显露钩和第三组脑神经。然而，在肿瘤患者中，试图暴露这些结构可能是危险的，因为在这一步骤中有大量的肿瘤组织。这些不同的标志在剩余的手术中指导外科医生；这是 PST 方法的巨大优势。术中首先要做皮质脑电检查，然后将深部电极插入到海马和海马旁回，以去除海马、海马旁回和杏仁核。在所有病例都会进行记录。

下丘是海马旁回切除起点的主要标志。在 MTE 患者中，下丘也是海马旁回切除的后界，因为需要保留视觉皮质的前部延伸区域。在肿瘤累及到这一位置之后的患者，肿瘤最初是在这一点之前进行切除的。然后在手术结束时，再切除后部。下一步确定侧副沟，它标志着切除的外侧界。脉络膜裂和中脑构成切除的内侧界限。

用双极电凝在下丘水平做一个垂直的海马旁回后部切口，并在侧副沟内侧行软膜下切除，保留大脑后动脉 P3 至 P2 段的主要颞下动脉。接下来，完成下托后部的软膜下切除，并向前推进至内侧钩回。识别、电凝和切断大脑后动脉 P2 至 P3 段的海马动脉。然后识别、电凝和切断钩回动脉。侧方继续进行软膜下剥离以识别侧副沟，轻轻地剥离侧副沟内侧的海马旁回的下侧，齿状回可通过其明显的灰色而识别。切断海马后，进入颞角的后部。

这种暴露的独特之处在于，颞角的顶部在视线范围内。脉络膜裂位于侧裂的颞角，解剖向前进行到颞角的尖端。在海马伞和脉络丛之间进行解剖。此时，海马体及大部分海马头部已准备好无损伤切除，可以对 MTE 患者的海马进行详细的病理检查。在肿瘤患者中，使用双极、吸引器和超声吸引刀逐渐切除海马和海马旁回。

然后切除海马头、钩和杏仁核的其余部分，注意停在侧壁与靠近侧支的颞角顶的交界处。杏仁核的切除始于其与尾状核尾部的交界处；杏仁核呈褐色，可在室管膜下清楚地识别出来。与其他手术方法相比，这项技术提供了杏仁核的最佳视野合并可完全切除。这项技术可以防止对 Meyer 环内的视辐射造成损伤。在软膜下切除杏仁核内侧时必须谨慎，因为视束和 AChA 都有受损危险。在手术的这个阶段，我们倾向于只使用小吸力的吸引器，这样我们就可以确定脚间池的和 AICA 发出 ACh 的位置。海马旁回的下部和前部被岩骨嵴遮住了，这块区域在显微镜下看不清楚，但高清晰度（high-definition，HD）神经内镜（Aesculap，Tuttlingen，Germany）可观察到此部位，这一现象在肿瘤患者中比 MTE 患者中更为常见。

将棉片置于海马旁回下方使其更容易看到。因此，可以切除海马旁回的最前部和最下部。使用 HD 神经内镜和弯曲尖端的吸引器，我们继续切除该区域剩余的组织，达到止血的目的。可以看到 ICA 及其穿支、AChA、PCoA、第Ⅲ对和第Ⅳ对脑神经、带脉络丛的颞角顶部和尾状核尾部、大脑后动脉的 P2 和 P3 段及其主要分支、小脑上动脉和 Rosenthal 基底静脉（图 37-9C）。

止血完成后，松开小脑幕缝线，重建小脑幕的解剖位置。颅后窝硬膜下部小切口和上部大切口水密闭合，骨瓣用颅骨固定装置复位。枕额肌及枕下肌用 2-0 Vicryl 缝合。切口缝合完毕。

手术结束后患者在手术室拔管，然后转到重症监护室，直到第二天早上。在重症监护病房，患者的头部保持抬高 30°。术后第二天早上做核磁共振检查。术后 2～3 个月常规进行详细的纤维束成像 MRI 检查（图 37-10、图 37-11）。

在整个手术过程中，PST 显示了极好的标志物。因此，与其他方法相比，PST 并不是一种困难的方法。当然，它确实需要一个完全不同的 MTR 区域视角，但是这个视角可以通过尸体解剖来研究，并提供精确的定位标志物。MTR 附近的脑干和主要血管结构位于内侧，血管走行及其分支在脑池内可见，防止在 MTR 切除期间对这些结构造成重大损伤。无论是视觉皮质还是视觉辐射都与手术路径无关，因此对这些结构的伤害风险是最小的。尽管如此，在切开脉络膜裂时，外科医生应该知道外侧膝状体的位置。

对于 MTE 患者，这项技术有助于通过完全切除杏仁核和更多的海马体后部来获得真正的 SAH。这种手术方法可能使后部海马区硬化症患者更好的控制癫痫并获得更好的神经心理和社会心理结果。然而，这种差异还需要通过进一步的研究来验证。

使用 PST 方法可以避免长期存在的关于癫痫手术后视野缺陷的讨论和争议[38-41]。凭借精准的外科解剖学知识和显微外科技术，许多外科医生采用翼点经外侧裂入路取得了良好的效果，没有视野缺陷[3, 17, 42]。本文资深作者（UT）在 SAH 中使用这种方法时也有过同样的经验。然而，在使用 PST 入路后，我们对 MTE 病例也更放心地使用它，特别是如果后部有明显的海马硬化的话。PST 入路可能更可取，因为与翼点经外侧裂入路相比，它允许更多的后部切除。然而，我们必须指出，在 MTE 病例中切除硬化的海马比切除 MTR 肿瘤容易得多，因为海马小且萎缩，加上明显的颞角，手术不那么复杂，为了研究，甚至可以完整地切除海马体。对于那些通过翼点经外侧裂经杏仁核入路 SAH 有困难的患者，我们推荐 PST 入路作为一种选择。

对于 MTE 患者的 PST 入路的一个可能的缺点是，如果需要切除颞极，PST 入路很难做到。然而，随着我们在肿瘤病例中使用这种方法获得了更多的经验，我们注意到切除颞极是可能的。前

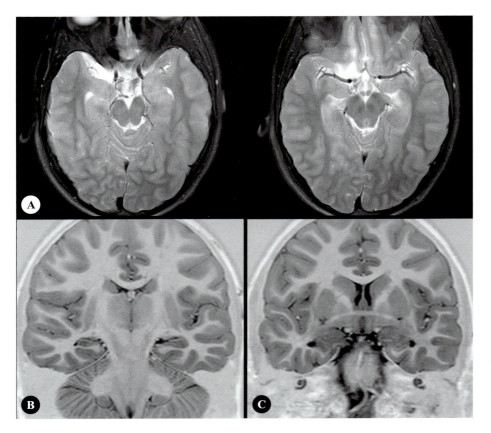

◀ 图 37-10　12 岁的患者有 11 年的顽固性癫痫病史。术前轴位 T₂ 和冠状位 T₁ 加权反转恢复 MRI 显示右侧海马硬化

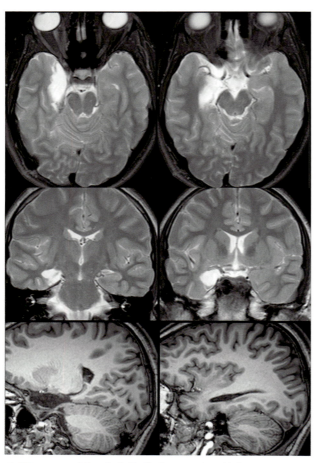

▲ 图 37–11　同一患者的术后 MRI（T_2 轴位、T_2 冠状位和 T_1 矢状位）显示选择性杏仁核海马切除术 – 旁正中小脑上经天幕（PST-SAH）入路。患者在术后 6 年内未服用任何药物治疗而无癫痫发作

部 SAH 后反复发作可能是由于对颞叶新皮质、侧裂区或颞极的医源性损伤。然而，这些区域在 PST 方法中都没有受到破坏。这种差异也需要进一步的评估和大宗病例的研究。

PST 方法成功的一个关键因素是为手术显微镜配备一个小型光学镜头。为了让外科医生连续在狭小空间的深处工作，无须伸展手臂，使用不带自动对焦和变焦功能且可通过声控开关控制的手术显微镜非常重要。液压扶手也是外科医生舒适的重要设备。

与许多其他方法一样，PST 方法也有潜在的问题和困难。例如，半坐位需要神经外科医生、麻醉师、护士、技师和整个手术团队的特别注意[35, 43, 44]，但具有 TEE 的现代神经麻醉学和现

代监测方法使这个体位变得安全。值得一提的是，由于经胸超声心动图可能会漏掉微小的室间隔缺陷，因此必须通过气泡试验用 TEE 来确认是否存在任何间隔缺陷。如果 TEE 发现房间隔缺损，则可采用翼点入路经杏仁入路 SAH。

（三）手术注意事项

颞叶内侧结构，如杏仁核、钩回、海马和海马旁回，在大小和形态上可以有很大差异[20, 28]。神经放射学，特别是 MRI 技术的进步为研究 MTR 的延伸、变化和准确的术前和术后形态提供了相当大的帮助[1, 45]。提示海马硬化的 MRI 表现包括冠状薄层 FLAIR 和 T_2 加权图像上海马体积的减少伴有侧脑室颞角的扩大和颞极部内灰质或白质分化的丧失[45]。小血管畸形或神经胶质瘤的存在也很容易识别。在进行手术干预之前，外科医生必须详细查看 MRI 图像，以了解患者的 MTR 解剖结构。

翼点经外侧裂 – 杏仁核 SAH 可以被认为是安全的，因为它不会损伤颞叶的新皮质部分。在 SAH 之后，颞叶的其余结构，即颞上回、颞中回和颞下回，以及梭状回和舌回在手术中保持不变。我们的经验表明，与标准颞叶切除术相比，翼点经外侧裂 – 经杏仁核入路在防止损伤颞干方面更胜一筹。术后纤维束示踪证实了这一点（图 37–6）。现有数据表明，保留更多功能性颞叶组织对于改善患者术后神经认知功能至关重要，特别是对于优势侧颞叶癫痫且功能良好的患者。

在经外侧裂的 SAH 中，10%～20% 的杏仁核最内侧部分（它邻接基底神经节、前连合和尾状核尾部）保持完整。因此，杏仁核并未完全切除。此外，海马旁回的后横断一般在大脑脚后缘水平，即 P2～P3 段交界处，海马延续为尾部水平，扣带回峡部前 10～15mm 处。因此，为了进行更多的后部切除，进一步向后内侧远距离解剖会有损坏 Meyer 环的风险。PST-SAH 由于其解剖学特征，将 MTR 直接暴露在手术路径的整个范围内。海马旁回的初步切除直接暴露了海马的整个范围，并

方便切除杏仁核。手术时可以清楚地看到切除的杏仁核的大部分内侧边界。海马和海马旁回的后部可以通过这种方法切除，可能会更好地控制癫痫发作，特别是对于海马后部硬化的患者。

此外，因为没有损伤主要白质结构的危险，如钩束、前连合、下和后丘脑脚（包括视辐射），以及额桥束、颞桥束和枕桥束，PST-SAH 是其他杏仁核海马切除术的良好替代方法。此外，也没有损伤外侧裂浅静脉和深静脉、大脑中动脉及其分支，尤其是颞极和颞叶新皮质的危险。最近发布了 PST-SAH 的综合手术视频[9]。

结论

MTE 管理中最常用的手术技术的比较仍然是一个未解决的问题[5]。根据最近发表的评论，SAH 似乎具有与颞叶切除术相似的癫痫发作结果，但可能具有更好的认知结果。如果术前评估严格显示癫痫患者发作的起源是单侧 MTR，再者，如果详细的 MRI 显示明显的海马硬化但外侧皮质组织正常，那么 SAH 可在不影响正常组织的前提下切除病理区域。此外，优势侧颞叶癫痫患者且具有良好功能，或术前 Wada 结果提示颞叶新皮质切除术有明显言语记忆丧失风险的患者，那么首选术式即为 SAH。然而，如果术前评估数据显示不一致的结果，那么癫痫团队应该进行更多的评估，如侵入性脑电监测。

越来越多的人倾向于向低龄小儿癫痫患者推荐早期手术干预[46]。这一建议是基于之前的观察，即儿童慢性癫痫会阻碍人格发展，并且经常与柔弱行为和精神问题相关，包括脾气暴躁、攻击性强、注意力缺陷障碍和多动症[47-50]。尽管小儿年龄组 SAH 的合适人选比成人组少得多，但这种手术方法对于一些符合适应证的小儿癫痫患者是一种可行的方法。

为了安全有效地进行 SAH，准确了解血管供应和手术解剖结构以及显微外科技术是必不可少的。SAH 是一种安全的显微神经外科手术，在治疗源自 MTR 的难治性癫痫发作方面具有良好的成功机会。选择性切除 MTR 后，术后神经心理表现似乎也更好。根据我们的经验，SAH 技术、翼点经外侧裂经杏仁核入路和 PST 入路均安全有效。特别是对于海马后部硬化，我们更推荐 PST 方法。

参考文献

[1] Widjaja E, Raybaud C. Advances in neuroimaging in patients with epilepsy. Neurosurg Focus 2008;25(3):E3

[2] Türe U, Yaşrgil MG, Friedman AH, Al-Mefty O. Fiber dissection technique: lateral aspect of the brain. Neurosurgery 2000;47(2):417–426, discussion 426–427

[3] Yaşargil MG, Türe U, Yaşrgil DCH. Impact of temporal lobe surgery. J Neurosurg 2004;101(5):725–738

[4] Tanriverdi T, Olivier A, Poulin N, Andermann F, Dubeau F. Long-term seizure outcome after mesial temporal lobe epilepsy surgery: corticalamygdalohippocampectomy versus selective amygdalohippocampectomy. J Neurosurg 2008;108(3):517–524

[5] Schramm J. Temporal lobe epilepsy surgery and the quest for optimal extent of resection: a review. Epilepsia 2008;49(8):1296–1307

[6] Gleissner U, Sassen R, Schramm J, Elger CE, Helmstaedter C. Greater functional recovery after temporal lobe epilepsy surgery in children. Brain 2005;128(Pt 12):2822–2829

[7] Khan N, Wieser HG. Psychosocial outcome of patients with amygdalohippocampectomy. J Epilepsy 1992;5(2):128–134

[8] Paglioli E, Palmini A, Portuguez M, et al. Seizure and memory outcome following temporal lobe surgery: selective compared with nonselective approaches for hippocampal sclerosis. J Neurosurg 2006;104(1):70–78

[9] Harput MV, Türe U. In reply: the paramedian supracerebellar-transtentorial selective amygdalohippocampectomy for mediobasal temporal epilepsy. Oper Neurosurg (Hagerstown) 2018;15 (3):E34–E35

[10] Hori T, Yamane F, Ochiai T, et al. Selective subtemporal amygdalohippocampectomy for refractory temporal lobe epilepsy: operative and neuropsychological outcomes. J Neurosurg 2007;106(1):134–141

[11] Miyagi Y, Shima F, Ishido K, et al. Inferior temporal sulcus approach for amygdalohippocampectomy guided by a laser beam of stereotactic navigator. Neurosurgery 2003;52(5):1117–1123, discussion 1123–1124

[12] Niemeyer P. The transventricular amygdala-hippocampectomy in temporal lobe epilepsy. In: Baldwin M, Bailey P, eds. The Temporal Lobe Epilepsy. Springfield, IL: Charles C Thomas; 1958:461–482

[13] Olivier A. Transcortical selective amygdalohippocampectomy in temporal lobe epilepsy. Can J Neurol Sci 2000;27(Suppl 1):S68– S76, discussion S92–S96

[14] Park TS, Bourgeois BF, Silbergeld DL, Dodson WE. Subtemporal transparahippocampal amygdalohippocampectomy for surgical treatment of mesial temporal lobe epilepsy. Technical note. J Neurosurg 1996;85(6):1172–1176

[15] Shimizu H, Suzuki I, Ishijima B. Zygomatic approach for resection of mesial temporal epileptic focus. Neurosurgery 1989;25(5):798–801

[16] Türe U, Harput MV, Kaya AH, et al. The paramedian supracerebellar-transtentorial approach to the entire length of the mediobasal temporal region: an anatomical and clinical study. Laboratory investigation. J Neurosurg 2012;116(4):773–791

[17] Wieser HG, Yaşargil MG. Selective amygdalohippocampectomy as a surgical treatment of mesiobasal limbic epilepsy. Surg Neurol 1982;17(6):445–457

[18] Yaşargil MG, Teddy PJ, Roth P. Selective amygdalohippocampectomy: operative anatomy and surgical technique. In: Symon L, Brihaye J, Guidetti B, et al., eds. Advances and Technical Standards in Neurosurgery. Vienna: Springer; 1985:93–123

[19] Wieser HG; ILAE Commission on Neurosurgery of Epilepsy. ILAE Commission Report. Mesial temporal lobe epilepsy with hippocampal sclerosis. Epilepsia 2004;45(6):695–714

[20] Duvernoy H. The Human Hippocampus. 4th ed. Berlin: Springer-Verlag; 2013

[21] Erdem A, Yaşargil G, Roth P. Microsurgical anatomy of the hippocampal arteries. J Neurosurg 1993;79(2):256–265

[22] Gloor P. The Temporal Lobe and Limbic System. New York, NY: Oxford University Press; 1997

[23] Huang YP, Wolf BS. The basal cerebral vein and its tributaries. In: Newton TH, Potts DG, eds. Radiology of the Skull and Brain. St Louis, MO: CV Mosby; 1974:2111–2154

[24] Klingler J, Gloor P. The connections of the amygdala and of the anterior temporal cortex in the human brain. J Comp Neurol 1960;115:333–369

[25] Marinković S, Milisavljević M, Puskas L. Microvascular anatomy of the hippocampal formation. Surg Neurol 1992;37(5):339–349

[26] Marinković SV, Milisavljević MM, Vucković VD. Microvascular anatomy of the uncus and the parahippocampal gyrus. Neurosurgery 1991;29(6):805–814

[27] Mega MS, Cummings JL, Salloway S, Malloy P. The limbic system: an anatomic, phylogenetic, and clinical perspective. J Neuropsychiatry Clin Neurosci 1997;9(3):315–330

[28] Nieuwenhuys R, Voogd J, Huijzen C van. The Human Central Nervous System. 4th ed. Berlin: Springer; 2008

[29] Türe U, Pamir MN. Small petrosal approach to the middle portion of the mediobasal temporal region: technical case report. Surg Neurol 2004;61(1):60–67, discussion 67

[30] Türe U, Yaşargil DCH, Al-Mefty O, Yaşargil MG. Topographic anatomy of the insular region. J Neurosurg 1999;90(4):720–733

[31] Wen HT, Rhoton AL Jr, de Oliveira E, et al. Microsurgical anatomy of the temporal lobe: part 1: mesial temporal lobe anatomy and its vascular relationships as applied to amygdalohippocampectomy. Neurosurgery 1999;45(3):549–591, discussion 591–592

[32] Wolf BS, Huang YP. The insula and deep middle cerebral venous drainage system: Normal anatomy and angiography. Am J Roentgenol Radium Ther Nucl Med 1963;90:472–489

[33] Yaşargil MG. Microneurosurgery, Vol I. Stuttgart: Georg Thieme; 1984

[34] Yaşargil MG. Microneurosurgery IVA. Stuttgart: Georg Thieme Verlag; 1994

[35] Yaşargil MG. Microneurosurgery IVB. Stuttgart: Georg Thieme Verlag; 1996

[36] Harput MV, Türe U. The paramedian supracerebellar-transtentorial approach to remove a posterior fusiform gyrus arteriovenous malformation. Neurosurg Focus 2017;43(VideoSuppl1, Suppl1):V7

[37] Manilha R, Harput VM, Türe U. The paramedian supracerebellar-transtentorial approach for a tentorial incisura meningioma: 3–dimensional operative video. Oper Neurosurg (Hagerstown) 2018;15(1):102

[38] Cushing H. The field defects produced by temporal lobe lesions. Brain 1922;44:341–396

[39] Falconer MA, Wilson JL. Visual field changes following anterior temporal lobectomy: their significance in relation to Meyer's loop of the optic radiation. Brain 1958;81(1):1–14

[40] Marino R Jr, Rasmussen T. Visual field changes after temporal lobectomy in man. Neurology 1968;18(9):825–835

[41] Polyak SL. The Vertebrate Visual System: Its Origin, Structure, and Function and Its Manifestations in Disease with an Analysis of Its Role in the Life of Animals and in the Origin of Man, Preceded by a Historical Review of Investigations of the Eye, and of the Visual Pathways and Centers of the Brain. Chicago, IL: University of Chicago Press; 1957

[42] Yaşargil MG, Krayenbühl N, Roth P, Hsu SP, Yaşrgil DC. The selective amygdalohippocampectomy for intractable temporal limbic seizures. J Neurosurg 2010;112(1):168–185

[43] Jadik S, Wissing H, Friedrich K, Beck J, Seifert V, Raabe A. A standardized protocol for the prevention of clinically relevant venous air embolism during neurosurgical interventions in the semisitting position. Neurosurgery 2009;64(3):533–538, discussion 538–539

[44] Matjasko J, Petrozza P, Cohen M, Steinberg P. Anesthesia and surgery in the seated position: analysis of 554 cases. Neurosurgery 1985;17(5):695–702

[45] Jack CR Jr, Rydberg CH, Krecke KN, et al. Mesial temporal sclerosis: diagnosis with fluid-attenuated inversion-recovery versus spinecho MR imaging. Radiology 1996;199(2):367–373

[46] Mittal S, Montes JL, Farmer JP, et al. Long-term outcome after surgical treatment of temporal lobe epilepsy in children. J Neurosurg 2005;103(5, Suppl):401–412

[47] Harbord MG, Manson JI. Temporal lobe epilepsy in childhood: reappraisal of etiology and outcome. Pediatr Neurol 1987;3(5):263–268

[48] Kotagal P, Rothner AD, Erenberg G, Cruse RP, Wyllie E. Complex partial seizures of childhood onset. A five-year follow-up study. Arch Neurol 1987;44(11):1177–1180

[49] Lindsay J, Ounsted C, Richards P. Long-term outcome in children with temporal lobe seizures. I: Social outcome and childhood factors. Dev Med Child Neurol 1979;21(3):285–298

[50] Wyllie E. Surgical treatment of epilepsy in pediatric patients. Can J Neurol Sci 2000;27(2):106–110

第38章 病灶性颞叶癫痫的外科治疗
Surgical Management of Lesional Temporal Lobe Epilepsy

Oğuz Çataltepe 著

梁树立 韦志荣 翟 锋 译 李 霖 校

摘 要

颞叶病变是儿童难治性颞叶癫痫（TLE）手术标本的重要组成部分。最常见的病理基础与颞叶内侧硬化（MTS）、肿瘤、血管异常、神经胶质增生和发育障碍有关。在肿瘤中，发育性肿瘤最常见，如胚胎发育不良性神经上皮肿瘤（DNET）或缓慢生长的低级别胶质肿瘤和少突胶质细胞瘤。儿童病灶性 TLE 的外科干预具有双重治疗目标：停止发作，切除病灶同时保留皮质功能。然而，致痫区可能经常超出病灶的解剖范围。因此，确定病灶性癫痫患者的切除范围是提高手术疗效的关键，但该方法不能适用于所有情况，在一些情况下术者不能完全按照该方法来处理。影响癫痫患者预后的因素除与病灶类型有关外，还与病灶的位置、致痫区的范围及切除范围有关。因此，病灶性癫痫患者的手术策略是一个多元的课题。尽管对完整切除病灶的重要性已达成共识，但额外切除邻近皮质或内侧颞叶结构的重要性仍存在争议。

关键词

病灶性癫痫，发育性肿瘤，血管病变，双重病理

颞叶病变占难治性颞叶癫痫（temporal lobe epilepsy，TLE）患儿手术标本的 30%～70%[1-8]。发育性脑肿瘤和低级别肿瘤是儿童 TLE 最常见的病因。虽然海马硬化在成人 TLE 患者中很常见，但在儿童患者人群中较少见。在本章中，我们将讨论儿童病灶性 TLE 的手术策略，其中主要集中在肿瘤和血管畸形方面。另外两种常见的神经病理学底物，皮质发育不良和颞叶内侧硬化（mesial temporal sclerosis，MTS），是本书其他章节的主题。

神经肿瘤外科的目标一直是在可行的情况下全切除肿瘤。这也与肿瘤相关癫痫病例有关，但二者存在一个明显差别，即后者有一个同样重要的手术目标：致痫区。因此，对儿童病灶性 TLE

的手术干预具有双重治疗目标：停止发作和切除病灶同时保留皮质功能。通过确定病灶与癫痫发作的因果关系及病灶与致痫区的空间关系，可以实现上述双重治疗目标。虽然致痫区经常位于紧邻病灶的皮质，但也可能延伸至病灶的解剖边界之外。因此，确定病灶性癫痫患者的切除范围是优化手术效果的关键，有时可能非常具有挑战性。此外，该方法不能适用于所有情况，在一些情况下术者不能完全按照该方法来处理。

在本章中，我们将根据已发表的数据和我们自己的临床经验讨论病灶性 TLE 患者的手术治疗。目前专门针对儿童颞叶癫痫发表的数据有限，针对儿童病灶性 TLE 的报告数量更少。病灶性 TLE

病例的真实发生率尚不清楚，在大型手术研究系列中报告的发生率差异很大[1-8]（表 38-1）。

一、病理类型

难治性癫痫患者最常见的病理类型是 MTS、肿瘤、血管异常、神经胶质增生和发育障碍[9]。我们将通过关注肿瘤和血管异常来回顾儿童期的病灶性 TLE，读者可参考本书的相关章节来获得关于 MTS 和皮质发育不良的手术治疗的详细信息。目前已发表的关于 TLE 患者病理基础的系列报道主要包括成人和儿童的混合患者人群。只有少数报道专门研究儿童年龄组[1-8, 10]。如表 38-1 所示，已发表的数据具有异质性，且很可能因癫痫中心的转诊模式而产生严重偏倚。然而，仍然可以肯定的是，肿瘤和皮质发育不良以及血管病变是儿童病灶性 TLE 中最常见的病理类型。至少在一些病例组中，MTS 构成比例很大，但仍不知道 MTS 在 TLE 患儿中的真实比例。

（一）肿瘤

由于仅针对儿童人群的研究数量有限，儿童难治性 TLE 中肿瘤的确切发生率尚未完全确定。Cataltepe 等[11] 报道，颞叶肿瘤相关癫痫患者占小儿癫痫手术病例的 40%。已发表的数据表明，TLE 患者最常见的肿瘤是发育性肿瘤，如胚胎发育不良性神经上皮肿瘤（dysembryoplastic neuroepithelial tumor，DNET），或缓慢生长的低级别胶质细胞肿瘤和少突胶质细胞瘤[1, 3-5, 10-13]。然而，在癫痫患者中所见肿瘤的发生率与已发表的研究差别很大。虽然神经细胞胶质瘤是某些研究中最常见的肿瘤，但在其他一些研究中，低级别星形细胞瘤或 DNET 更为常见（表 38-2）。

其他常见的胶质神经元瘤包括促结缔组织增生性婴儿星形细胞瘤、节细胞瘤或节细胞胶质瘤、乳头状胶质神经元肿瘤和中枢神经细胞瘤[10]。绝大多数颞叶肿瘤相关癫痫患者具有一些共同的显著特点，甚至有学者将其定义为一个独特的临床病理分组，即所谓的"长期癫痫相关肿瘤（long-term epilepsy-associated tumor，LEAT）"[14]。这些特征包括分化良好的组织学模式，常同时发生神经元和胶质分化，肿瘤位于皮质（69%～91%），常累及内侧结构（48%），常合并皮质发育不良（40%～80%），不活跃的生物学特性，低龄，常以癫痫为唯一症状，长期的癫痫发作病史，神经系统检查正常和良好的手术预后[11, 13-15]。所有这些特征使颞叶内侧胶质神经元肿瘤成为一个独特的解剖 – 临床 – 病理亚型，并且具有复杂的致痫机制和更广泛的致痫网络[16]。

（二）血管畸形

最常见的引起癫痫的血管畸形是海绵状血管瘤和动静脉畸形（arteriovenous malformations，

表 38-1　小儿 TLE 系列病变的病理基础						
研究者	病例数	肿　瘤	MTS	CD	Vase	双重病理
Sinclair 等[1]	42	33%	19%	9%	—	11%
Clusmann 等[2]	89	46%	31%	1%	—	—
Mittal 等[3]	109	35%	45%	35%	5%	25%
Benifla 等[4]	126	52%	13%	7%	3%	8%
Kan 等[5]	33	28%	28%	22%	9%	5%
Kim 等[6]	59	54%	23%	18%	—	—
Maton 等[7]	20	40%	20%	30%	—	—

MTS. 颞叶内侧硬化；TLE. 颞叶癫痫；Vase. 血管病变

AVM）。AVM 最常见的临床表现为出血和癫痫发作。迄今为止，出血是儿童 AVM 最常见的初始表现，而只有 10%～25% 的患者出现癫痫发作[17-20]。AVM 患者的癫痫发作很可能起源于散布在 AVM 内及其周围的伴有胶质细胞增生的无功能脑实质。这些胶质样改变继发于"盗血"现象引起的局灶性缺血，可能是 AVM 患者癫痫发作的主要原因。在 Yasargil 发表的包括儿童和成人在内的 414 例手术治疗的脑 AVM 患者系列研究中，最初表现为出血和癫痫的患者分别占 77.8% 和 14.7%[21]。该研究包括 74 名 15 岁以下的儿童（17.8%），其中约 11% 患有颞叶 AVM（6.8% 颞外动静脉畸形，4.1% 海马动静脉畸形）。并且，在 AVM 位于颞叶时，40% 的患者以癫痫为首发表现。

海绵状血管瘤是一种相对常见的先天性病变，在一般人群中发病率为 0.1%～0.5%，占所有脑内血管畸形的 5%～13%[22-27]。海绵状血管瘤大多发生在幕上，其中 15%～20% 位于颞叶[23-29]。在一个大型系列研究中，海绵状血管瘤更好发于颞叶（48%），其中 40% 位于内侧基底结构[30]。据报道，有症状的海绵状血管瘤患者中癫痫的发病率为 30%～70%[22, 24-28, 31-33]。位于颞叶的海绵状血管瘤与难治性癫痫相关的可能性更高，而且它们比动静脉畸形更有可能发展成为药物难治性癫痫[22, 33, 34]。位于颞叶、多发病灶、瘤体较大和（或）周边存在

含铁血黄素沉积是其他癫痫发作的预测因素[27]。在儿童海绵状血管畸形中，癫痫发作是最常见的表现（45%～54%）[29, 31, 35, 36]。据报道，单发病变的癫痫发作风险为 1.5%/年，多发病变为 2.5%/病灶每年[30, 35]。大约 40% 的病例是药物难治性癫痫[25-27]。

二、致痫机制

病灶相关性癫痫的发病机制尚未明确。目前认为造成癫痫发作的机制包括皮质组织的直接压力和刺激，周围皮质的胶质细胞变化和血管结构的破坏，细胞水平上的形态学改变，抑制性和兴奋性神经递质水平的变化，以及去神经支配后超敏反应[37-40]。周围脑组织因机械因素或血管机制发生的慢性变化也可能是缓慢生长的低级别肿瘤诱发癫痫发作的原因。发育性肿瘤甚至可能具有固有的致痫性，因为它们常与皮质发育不良相关，并且含有具有丰富神经化学特性的细胞，包括抑制性和兴奋性局部环路的改变[37, 38]。

病灶的位置也是一个关键因素。与癫痫相关的脑肿瘤通常位于皮质或灰白质交界处。当病灶位于颞叶时，其对海马的直接或间接影响可能导致癫痫发作。病灶的位置可能会干扰皮质的传入和传出，导致具有内在致痫性的某一皮质区域的相对传入阻滞。肿瘤内部和周围的小出血也会引起含铁血黄素沉积，这是高度致痫性的[37]。继发

表 38-2　儿童难治性颞叶癫痫系列中的肿瘤类型					
研究者	病例数	DNET	GG	LGA	Oligo
Sinclair 等[1]	14	14%	57%	21%	—
Clusmann 等[2]	41	17%	56%	7%	7%
Mittal 等[3]	38	13%	55%	13%	7%
Cataltepeetal[11]	29	52%	13%	21%	10%
Benifla 等[4]	65	15%	24%	24%	—
Kim 等[6]	32	37%	40%	—	9%
Maton 等[7]	8	25%	25%	50%	—
Uliel-Sibony 等[10]	48	6%	25%	41%	12.5%

DNET. 胚胎发育不良性神经上皮肿瘤；GG. 神经节细胞胶质瘤；LGA. 低级别星形细胞瘤；Oligo. 少突神经胶质瘤

性癫痫发生也可能是某些患者癫痫发作的原因。颅内 EEG 记录显示，大约一半的新皮质颞叶肿瘤患者在同侧内侧颞叶结构中有独立的致痫区[41]。AVM 患者癫痫发作的机制包括血管盗血现象、继发于房室分流术的邻近皮质局灶性缺血、进行性病变内和病变周围胶质增生、脱髓鞘、AVM 血管床含铁血黄素沉积和颞叶继发性癫痫[17, 19, 34]。也有人提出，海绵状血管瘤患者的癫痫发作与周围大脑的占位效应、皮质刺激、钙化的存在、周围脑组织的胶质增生以及含铁物质在含铁血黄素边缘的沉积有关[22-28]。

三、手术策略

尽管病变的组织学亚型始终是影响任何患者临床结局的主要因素，但病灶性癫痫发作预后的决定因素更为复杂。影响癫痫患者预后的因素不仅取决于病灶类型，还与病灶位置、致痫区范围及切除面积有关[39-42]。因此，病灶性癫痫患者的手术策略是一个多元的课题，应根据病变的位置、范围、致痫区及其组织病理学诊断来确定。确定最佳手术策略是一项有难度并且备受争议的任务。在讨论这些病例的手术方法时，单纯病灶切除、病灶合并致痫区切除、病灶合并同侧内侧颞叶结构切除都被提倡过。然而，在病灶性 TLE 病例中，支持某一特定的切除策略的临床证据有限[39]。因此，在获得更多数据之前，应根据每个患者的组织学类型和位置，致痫区的范围，以及病灶与致痫区的空间关系，根据个人情况确定手术策略。

（一）切除范围

致痫区与病灶的空间关系是决定病灶性癫痫手术切除范围的最关键因素。有几个条件可以对控制儿童病灶性癫痫发作进行优化。首先，应彻底识别病灶并切除。其次，切除区域中应包含致痫区。最后，剩余的皮质和皮质下区域不应在术后产生独立的癫痫发作。病灶性癫痫手术失败通常与病灶或致痫区未完全切除或存在额外或继发性致痫区有关[43]。另一个原因可能是在病灶边界之外有

广泛的致痫区，典型的例子包括 AVM 周围胶质细胞增生、海绵状血管瘤相关的含铁血黄素沉积环、发育性肿瘤相关的发育不良区域及双重病理。

（二）病灶

单纯病灶切除术可能是病灶性癫痫最常用的手术方式。虽然肿瘤全切除对于良好控制癫痫发作的重要性已达成广泛共识，但在已发表的癫痫系列研究中，这种手术方式的癫痫控制结果有很大差异。Khajavi 等[44]报道无癫痫发作结局仅与肿瘤切除程度相关，而与周围皮质的扩大切除无关。相反，Jooma 等[45]报道，与同时切除邻近致痫区的癫痫患者相比，单纯切除病灶的癫痫患者的无发作率显著降低。Sugano 等[46]报道，在完整切除病灶后，他们仍在高达 86% 的患者的病灶周围组织中发现残留的棘波，为更好地控制癫痫发作，建议在这些区域进行额外切除。

（三）致痫区

规划病灶性癫痫手术的第一步是明确癫痫发作起始的位置与病灶位置之间的关系。如果癫痫发作的临床和电生理特征与病灶的位置完全相关，那么下一步将是确定致痫区是否超出了病灶的解剖边界。外科医生需要与癫痫或神经生理学团队密切合作，确定致痫区，并确定其与病灶的空间关系（图 38-1）。

然后根据病灶位置、致痫区范围及相邻功能区皮质的相对位置，设计手术切除策略。包括病灶（图 38-2）在内的前颞叶切除术（anterior temporal lobectomy，ATL）或包括周围致痫皮质的个体化病灶切除术是病灶性 TLE 的两种常用手术方式。Clusmann 等[2]将他们的"术前个体化定位"技术描述为旨在完全切除 MRI 显示的病变，并在临床或电生理数据提示在相应的其他区域（如海马）发现癫痫发作起始时，进一步扩大切除范围。成像技术，如功能成像研究，脑磁成像，弥散张量成像，以及术中 ECoG，深部或硬膜下电极获得的有创监测数据，是确定新皮质和海马切除范围的可靠技术。

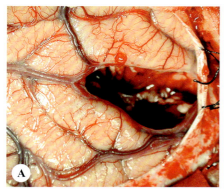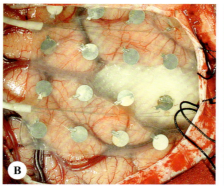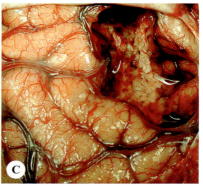

▲ 图 38-1　14 岁的患者，患有与颞叶后部局灶性皮质发育不良相关的皮质病变（胚胎发育不良神经上皮性肿瘤）
A. 切除肿瘤后的手术腔，完全清空受累的脑回；B. 术中切除病变后的皮质脑电，目的是记录邻近发育不良的致痫皮质 EEG；C. 根据皮质脑电进一步切除相邻发育不良的皮质

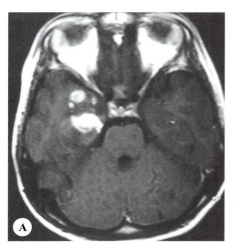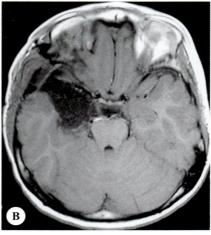

◀ 图 38-2　10 岁患儿，位于右侧海马旁回神经节细胞胶质瘤
A. 患者的术前轴位磁共振图像；B. 患者的术后轴位磁共振图像。肿瘤与前颞叶和内侧颞叶结构一起被切除

（四）颞叶内侧结构

　　一般认为原发性致痫活动发生在病灶附近。但如果病灶位于颞叶，这会使情况变得更加复杂，因为颞叶病变累及颞叶内侧结构引起的癫痫发作并不罕见。众所周知，海马是致痫性极高的结构，在病灶性癫痫中甚至可能产生一个单独的继发性致痫区。因此，即使病变位于颞叶新皮质，TLE 患者的内侧颞叶结构也应受到重视。这种思路是很合理的，因为致痫区可能不限于病灶周围的皮质，也可能包括内侧颞叶结构。如果上述说法成立，那么可能需要同时切除内侧颞叶结构和病灶，以彻底控制癫痫发作。然而，在 TLE 患者中，切除邻近内侧颞叶结构的适应证存在较大争议。如果肿瘤直接累及内侧颞叶结构，那手术方案相对简单。相反，如果内侧颞叶结构不直接位于病灶区域，则

应仔细评估切除内侧颞叶结构的风险和获益。

　　明确的海马体组织学和电生理变化对于确定最优的手术方法非常重要。不幸的是，与 MTS 患者不同，病灶性 TLE 患者海马神经元缺失的影像学表现非常隐匿。因此，利用现有的成像技术，可能很难了解颞叶新皮质病变患者海马区的病理变化，如神经元丢失。即使通过颅内监测技术显示海马具有致痫性，影像学研究也可能没有严重异常[41]。Usui 等[41] 回顾了 15 例颞叶结构病变但 MRI 显示内侧颞叶结构正常的 TLE 患者。在所有患者中，通过双侧颞叶在硬膜下和深部电极获得的颅内 EEG 数据，发现 47% 的患者的同侧颞叶内侧结构可以记录到独立的发作起源。他们推论在病灶性颞叶癫痫中内侧颞叶结构具有独立致痫性。在这一系列研究中，临床症状学、头皮 EEG

和 MRI 图像没有发现内侧颞叶癫痫发作具有可预测性。此外，在组织学检查中，内侧颞叶发作与海马神经元丢失无关。

在另一项研究中，Mathern 等[47] 利用深部电极发现，94% 的颞叶病变患者的发作要么起始于颞叶内侧结构，要么早期累及电极内侧的触点（位于颞叶内侧结构）。Mihara 和 Baba[48] 在 47% 的新皮质颞叶病变患者中发现了独立的起始于同侧颞叶内侧结构的发作，并得出结论，在这一组患者中，新皮质病变和同侧内侧颞叶组织均存在独立的致痫性。在许多病例中，准确定位病灶性 TLE 患者的致痫区具有潜在的复杂性，这使得制定正确的手术方法比较困难。

Clusmann 等[2] 将 TLE 病例内侧结构的手术方式分为 5 组：完整杏仁核海马切除术、部分（前）海马切除术、颞极 + 杏仁核海马切除术、颞叶基底部 + 杏仁核海马切除术以及累及外侧颞叶的内侧结构病灶切除术。他们报告，所有方法的癫痫缓解率基本一致。同样，Fried 等[15] 发表了他们对 41 个颞叶肿瘤患者的研究结果，并指出术后无癫痫发作率为 87%，并且与海马切除的范围没有任何相关性。另一份研究显示，在病灶性 TLE 病例中，保留海马的病灶切除术可获得 81% 的无发作率，与之前的结果相似[49]。Morris 等在他们的颞叶肿瘤系列研究中发现，采用保留海马的手术方法，术后无癫痫发作的比例较高[50]。因此，他们建议，除非海马结构异常，否则不应切除海马。另外两组研究表明，在颞叶隐匿性血管畸形的癫痫患者中，不切除海马的患者术后的癫痫控制率也与前述报道相似[51, 52]。综上所述，目前尚不清楚是否需要将病灶及颞叶内侧结构一并切除以达到彻底控制癫痫发作的目的。目前，在相关的文献中没有明确的证据支持切除颞叶病灶以及内侧结构是最佳的手术策略。

而如果颞叶病灶的内侧结构在影像上表现正常则使病情更加复杂，因为即使内侧结构在影像上表现正常，组织学异常仍可能存在，并能够产生独立的癫痫发作。这可能与起源于颞叶新皮质

病变的癫痫发作所诱发的海马突触异常重组有关。关键问题是切除颞叶肿瘤后，同侧影像学表现正常的海马的是否仍具有致痫能力。然而几乎没有数据可以回答这个问题。评估影像学表现正常的同侧海马的另一种方法是评估其功能状态。根据 Morioka 等的观点[53]，Wada 试验测试的表现受损与海马神经元缺失的程度有很好的相关性。因此，如果 PET、神经心理学和 Wada 试验测试结果提示同侧内侧颞叶结构的功能障碍，那么在确定内侧颞叶切除的范围时应考虑这一证据。相反，如果这些测试结果显示出内侧结构功能良好，那么可能会保留该结构[41]。

（五）双重病理

TLE 病例的双重病理表现为海马硬化与另一致痫病灶（如肿瘤或海绵状血管瘤）共存。这在癫痫患者中并不罕见。尽管其在文献中的发病率各不相同，但 Drake 等[54] 报告了继发于儿童颞叶肿瘤的 TLE 的双重病理发生率为 56%。Otsubo 等[55] 报道在致痫性神经节细胞胶质瘤患者中，有 54% 的患者存在双重病理。相反，我们在自己的儿童颞叶肿瘤系列研究中仅发现了 8% 的双重病理率[11]。与我们之前讨论的一样，双重病理的存在为制定 TLE 患者的手术策略带来了挑战。鲜有研究探讨这一问题。Li 等[56] 证明，在有双重病理的患者中，如果只切除其中一个病灶，无癫痫发作的比例显著降低，但当同时切除硬化海马和病灶时，无癫痫发作率相当高（73%）。Morris 等[57] 还建议，如果影像学检查与海马硬化相关，则切除硬化海马和颞叶肿瘤。在另一项研究中，Cascino 等[58] 报道，对于具有双重病理的 TLE，单纯病灶切除术的效果不理想，并建议在这些病例中切除海马和肿瘤。这些报道都强调了仔细评估具有双重病理的病灶性 TLE 患者，以确定病灶切除合并杏仁核海马切除术的必要性。这个决定需要根据电生理检查结果和内侧颞叶结构的功能状态进行个体化调整。

（六）定位

病灶性 TLE 的手术入路与病灶在颞叶内的位

置及其是否靠近内侧颞叶结构密切相关（图 38-3）。病变的可及性、与功能区的关系以及内侧颞叶结构均是决定手术入路和切除范围的关键因素。目前还没有明确的、基于定位的颞叶病变分类来描述和讨论 TLE 患者的手术方式。我们倾向于按照我们之前描述的病灶（主要是肿瘤）在颞叶内的位置将其分为三组[11]。本文将根据这一分类总结此类病例的手术入路。

（1）颞叶内侧肿瘤：海马旁、杏仁核和海马。

（2）颞叶基底部肿瘤：颞下回基底部和梭状回。

（3）颞叶外侧肿瘤：颞上回和颞中回。

我们观察到，内侧颞叶肿瘤通常与侧副沟的软脑膜边界有关，通常局限于内侧颞叶区域（图 38-4、图 38-5）。唯一的例外是高级别的恶性肿瘤。因此，可以将内侧颞叶低级别肿瘤与颞叶新皮质肿瘤分别分类。相反，基底和外侧颞叶肿瘤之间的分界不那么精确，肿瘤向两侧延伸的情况并不少见。然而，颞底肿瘤的手术入路有特殊的难度，使用该分型更清晰地确定手术入路及其原理，对我们是有帮助的。我们不仅根据肿瘤在颞叶的位置来调整我们的手术入路，还根据肿瘤位于优势半球或非优势半球来确定，并在此框架下进行讨论。应该强调的是，我们手术入路的定位描述只是为我们的讨论提供一个总体观，不应该被视为一个严格的指南。在实践中，我们通过考虑许多因素（包括年龄、详细电生理数据的可用性以及 Wada 试验和神经心理学测试的可行性）来确定每个病例的手术方式。在这些病例中，决策过程的关键部分是确定致痫区和病灶本身的空间关系。在某些情况下可能需要有创监测技术来更清楚地确定致痫区。这样，可以通过有创监测、刺激研究和功能成像仔细确定手术切除范围。

1. 颞叶内侧肿瘤

目标是将肿瘤连同内侧颞叶结构全部切除（图 38-5）。如果肿瘤未侵犯邻近的内侧结构，例如影像学上海马表现正常的杏仁核肿瘤，我们仍然考虑海马切除术，除非神经心理测试提示高风险的记忆功能障碍。如果邻近内侧结构的影像学和电生理正常，神经心理学测试正常，则目标是全部

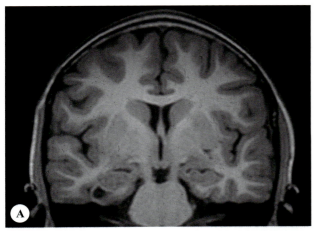

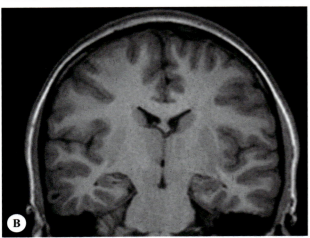

▲ 图 38-3　A. 胚胎发育不良性神经上皮肿瘤位于颞叶内侧；B. 胚胎发育不良性神经上皮肿瘤位于颞叶外侧

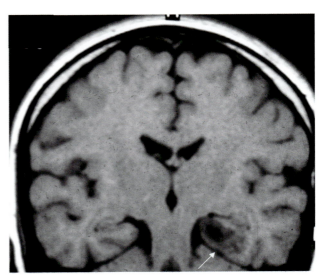

▲ 图 38-4　完全局限在海马旁回的颞叶内侧肿瘤的磁共振成像。注意侧副沟（箭）保存完好，未见肿瘤累及梭状回

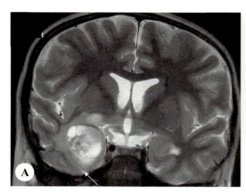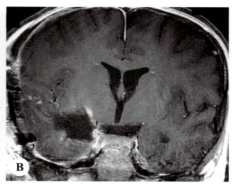

◀ 图 38-5　**A.** 位于颞叶内侧胚胎发育不良性神经上皮肿瘤的术前 **MRI**。**B.** 位于颞叶内侧胚胎发育不良性神经上皮肿瘤的 **MRI**，同时侵犯海马旁回和海马体。肿瘤与内侧颞叶结构一起被切除

术前 MRI 显示尽管肿瘤体积较大且海马旁回明显增大，但肿瘤未累及梭形回。尽管移位，但注侧副沟（箭）仍完好无损

切除肿瘤。如果邻近内侧结构在影像学和电生理上均不正常，则 Wada 试验和神经心理学测试结果在确定切除范围方面至关重要。在潜在风险可接受的情况下切除肿瘤和内侧颞叶结构。

2. 颞底肿瘤

如果内侧颞叶并非致痫区，则仅行病灶切除术。如果内侧颞叶属于致痫区的一部分，则根据 Wada 试验和神经心理学测试结果，在潜在风险可接受的情况下切除内侧颞叶结构。

3. 颞叶外侧肿瘤

如果致痫区未超出病灶的解剖边界，则仅行病灶切除术。若周围皮质组织也存在致痫区，则行病灶和致痫区同时切除的个体化手术。当然有一些病变不能严格地归入这三个解剖亚组，如双重病变、动静脉畸形和病变覆盖颞叶很大的区域。这些病例的手术难度大，应根据每个病例的组织学、影像学、功能和电生理特点谨慎选择手术方法。当神经电生理和临床症状与病变存在冲突时，应考虑进一步检查，包括有创监测。

四、血管畸形的特殊注意事项

（一）海绵状血管瘤

在海绵状血管瘤相关癫痫中，药物治疗的癫痫控制率约为 60%，而伴有海绵状血管瘤的 TLE 患者的手术指征和手术方式仍有争议[22-28]。

如果患者有罕见的癫痫发作，可考虑将药物治疗作为一线治疗。然而，也应考虑病变的位置和出血风险后，再来决定是否采取手术治疗。如果为耐药性癫痫或伴有复发性出血和功能损害的

癫痫，则应强烈考虑手术[33]。这些患者手术方式中的手术切除范围和手术干预时机是主要的争议话题。一些作者讨论了在癫痫发作持续时间较短的患者中进行早期手术可更好地控制癫痫发作，并有助于避免在海马内产生继发性致痫区[33]。然而，支持这一假设的数据有限。手术方法包括局限于海绵状血管瘤本身的病灶切除术，扩大的病灶切除术（包括海绵状血管瘤和病变周围的含铁血黄素沉积带），以及利用术中 ECoG 或颅内电极的术后监测，在切除海绵状血管瘤本身的同时切除致痫区的个体化颞叶切除术[27]。70%~80% 的患者在单纯的病灶切除术后可完全控制癫痫发作[22]。

海绵状血管瘤连同周围含铁血黄素沉积带的完整切除是最常推荐的技术。含铁血黄素边缘因含铁血黄素中铁含量高而引起周围组织的胶质样改变，提示含铁血黄素沉积环与癫痫有关。因此，一些作者认为，切除病灶周围含铁血黄素沉积带对于良好的癫痫预后至关重要[30, 34]。然而，这一手术方法仍存在争议，因为一些研究结果无法验证这一假设。虽然这一结论尚未得到充分证实，但有数据提示，基于 ECoG 的扩大切除术可更好地控制这一患者人群的癫痫发作[33]。据报道，术后癫痫控制率为 30%~70%。Englot 等[59, 60] 分析了 31 项研究的结果，包括 1226 例继发于海绵状血管瘤的癫痫患者；75% 的患者的 Engel 分级为 Ⅰ 级。该研究表明，癫痫预后不良的预测因素有海绵状血管瘤直径大于 1.5cm、多发病灶、耐药、全面性发作、癫痫持续时间超过 1 年以及病灶未完整切除。

另一个讨论的话题是手术时机。一些作者认

为，早期手术控制海绵状血管瘤患者的癫痫发作与较好的手术预后相关。Stefan 和 Hammen[33] 报道，在癫痫发作 2 年内接受手术的患者中，91.7% 的患者术后无癫痫发作。Cappabianca 等[2] 指出，对于癫痫发作时间较短（＜1 年）的患者，病灶切除术是首选的治疗方法。然而，如果患者有较长的癫痫发作史，他们建议结合神经生理学检查以检测可能的继发性癫痫灶，进行个体化手术。手术策略的另一个关键问题是确定患者是否有双重病理（海绵状血管瘤伴海马硬化）。Hammen 等[31] 发现，对于双重病理的病例，同时切除海绵状血管瘤和硬化海马至关重要。Stefan 和 Hamme[33] 还强调了双重病理评估的重要性。

对于颞叶海绵状血管瘤，如果病灶部位与癫痫发作的临床和电生理特征相一致，单纯病灶切除术可能是合理的治疗方法。对于海绵状血管瘤患者，我们第一步首选合并切除周围含铁血黄素沉积带（图 38-6）。如果癫痫持续发作，则第二步可进行更严格的检查，包括侵入性监测。颞叶海绵状血管瘤应从解剖 - 临床 - 生理的角度进行仔细评估，如果海绵状血管瘤的位置与电生理及临

床症状学等证据不一致，应考虑在切除海绵状血管瘤前进行侵入性监测。我们还认为，如果海绵状血管瘤位于颞叶内侧，特别是当 MRI 上颞叶内侧结构有异常影像学表现和（或）癫痫发作长期存在且药物治疗无效时，切除同侧内侧结构是正确的手术方法。

（二）动静脉畸形

AVM 相关的癫痫发作通常通过药物治疗得到良好控制[34]。放射外科手术对控制许多脑动静脉畸形患者的癫痫发作也非常有效[20, 61]。因此，脑动静脉畸形的外科治疗决策通常与颅内出血或未来出血的风险有关。相反，文献中关于 AVM 患者癫痫自然病程的数据有限，因为 AVM 研究的主要焦点大多是血管事件及其外科治疗。脑 AVM 手术的主要目标是在不破坏或损伤周围脑组织的情况下切除 AVM 病灶。文献中有一些数据提示，AVM 切除不仅可防止潜在的大出血，还有助于控制癫痫发作[33]。Yeh 等[62, 63] 发表了两篇关于 AVM 患者癫痫发作手术治疗的研究。如果 AVM 患者的癫痫发作累及颞叶，建议术中使用 ECoG 覆盖颞叶新

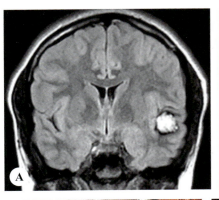
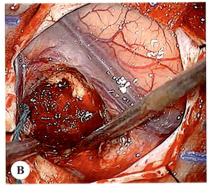
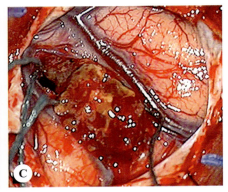
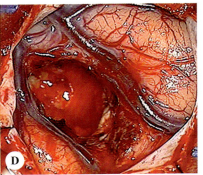
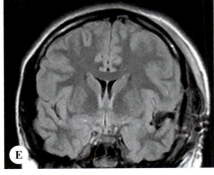

▲ 图 38-6 A. 12 岁患者手术前的冠状位核磁共振提示位于颞上回的海绵状血管瘤；B～D. 同一患者的术中照片：海绵状血管瘤的手术暴露、剥离和切除，以及切除含铁血黄素沉积带后的手术野；E. 术后冠状位 MRI 显示手术腔残留

皮质和内侧结构。基于 ECoG 数据，他们利用这一技术进行了额外的皮质切除术，包括在有良好的癫痫控制率的 17 例颞叶 AVM 患者中，对 9 例患者进行了颞叶内侧切除术。

在另一项研究中，Turjman 等确定了 AVM 早期以癫痫为主要临床表现的几个高风险特征[19]。这些特征包括靠近皮质的浅表病灶、颞顶位置和来自大脑中动脉的供血。脑动静脉畸形相关癫痫的主要问题是：脑动静脉畸形周围脑组织及胶质区是否具有独立的致痫性，颞叶脑动静脉畸形中内侧颞叶结构形成继发性致痫区的概率，可用于判断独立致痫性的合适的诊断技术，以及改善脑动静脉畸形患者术后癫痫控制的正确途径。但文献中几乎没有数据可以回答这些问题。甚至没有令人满意的数据来确定超出 AVM 胶质边缘的切除范围的大小是否对术后癫痫控制有任何影响[42]。这些与 AVM 相关的癫痫发作的关键问题值得更详细的研究。

五、预后

（一）肿瘤

肿瘤相关 TLE 的患儿的手术疗效明显优于皮质发育不良等其他病灶性癫痫。在一项大型继发于肿瘤的颞叶癫痫儿童病例系列研究中，Engel 分级为 I 级和 II 级的预后率高达 88%。在 MTS 组中，这一比例为 70%，而在同一系列的皮质发育不良患者中，这一比例为 50%[4]。在另一项包含 120 例患儿的系列研究中，达到 Engel 1 级的患儿比例为 93.3%。本研究还报道，癫痫持续时间较短和颞叶定位是预后良好的预测因素[14]。Choi 等[64] 报道，77% 的肿瘤相关颞叶癫痫患者术后无癫痫发作。他们指出，肿瘤的完全切除是术后无癫痫发作的最重要因素。其他作者报道的肿瘤相关癫痫患者术后无癫痫发作率为 75%～95%[3, 5, 65]。

根据一些研究，术后无癫痫发作的主要预测因素是肿瘤完全切除[12, 44]。另一个预测因素是肿瘤的组织学类型。Luyken 等[66] 指出，与毛细胞型星形细胞瘤和 2 级星形细胞瘤的无发作率（分别为 61% 和 66%）相比，神经节细胞胶质瘤和少突神经胶质瘤患者比例更高（＞90%）。同样的研究揭示了癫痫控制较差的临床和影像学预测因素，如有较长的癫痫发作史、EEG 提示多个病灶、双重病理和不完全的肿瘤切除。Clusmann 等[2] 报道的 89 例 TLE 患儿中，46.6% 的患者有肿瘤病变，而 83.3% 的神经节细胞胶质瘤和 DNET 患者预后良好（Engel 分级 I 级和 II 级）。

肿瘤在颞叶内的位置似乎也对结果有显著影响。Giulioni 等[67] 报道了 21 例肿瘤相关（神经节细胞胶质瘤）TLE 患者全部仅接受病灶切除术后的结果。Engel 分级为 I 级和 II 级的患者分别占 66.6% 和 33.3%。虽然颞叶新皮质肿瘤的无发作率为 100%，但本研究中颞叶内侧肿瘤患者（其中 80% 的患者接受了全肿瘤切除术）的无发作率仅为 60%。因此，Giulioni 等[67] 建议对内侧颞叶神经节胶质瘤患者进行进一步的神经电生理评估，以确定和切除潜在的致痫区。Giulioni 等[68] 再次报道了他们在小儿癫痫相关的胶质神经元肿瘤的研究结果，无癫痫发作的结局率为 86.6%。有趣的是，他们发现外侧和内侧颞叶肿瘤在手术预后方面没有任何差异。他们没有观察到癫痫发作的持续时间对术后癫痫发作结局的影响。他们还报告了这些患者中有高比例合并皮质发育不良（40%）。

手术入路是另一个可能影响临床疗效的因素。但比较不同手术技术预后的数据非常有限。Chan 等[69] 比较了 DNET 患者在两种不同手术方式后的结果。12 名患者接受肿瘤联合颞叶切除术，6 例仅行病灶切除术。虽然所有接受颞叶切除术的患者均无癫痫发作，但在仅接受病灶切除术的患者中，这一比例仅为 33%。Chan 等[69] 用 DNET 病变周围存在发育不良皮质来解释这一差异。在另一项研究中，Minkin 等[70] 报告了 24 例 DNET 患儿，在病灶位于颞叶的 15 例患者中，其中 10 例位于外侧颞叶，5 例位于内侧颞叶，总有效率为 83.3%。73% 的患者接受了单纯病灶切除术，其余患者接受了病灶切除术加海马杏仁核切除术。所有接受病灶切除术加杏仁核海马切除术的患者均无癫痫发作。因此，Minkin 等强调了杏仁核海马切除术在颞叶 DNET 治疗中的意义，并建议对该患病群体进行广泛的术前评估。然而，这些研究均为回顾性评估，大多数研究纳入的患者数量相对较少，而且没有研究是专门设计来比较不同手术入路对结局的影响。在另一项研究中发现，个体化切除比肿瘤全切除或次全切除的结果更好。在本研究中，肿瘤次全切除后无发作率为 43%，全切除后无发作率为 79%，全切除加海马加皮质切除术后无发作率为 87%。他们指出，在肿瘤全切除后，与肿瘤相关的皮质发育不良、神经胶质增生和海马硬化与持续癫痫发作密切相关，因此他们认为颞叶肿瘤的个体化切除是实现癫痫控制的关键因素[59]。尤其对于有异常影像学表现和（或）内侧颞叶结构有电活动的病例，以及有双重病理的病例，应考虑"扩大病灶切除术"[71]。

（二）海绵状血管瘤

在大多数海绵状血管瘤手术中，术后癫痫发作控制率大于 70%[29]。Baumann 等[30,72] 在一系列对成人和儿童的海绵状血管瘤患者研究中报道了 70% 的 Engel Ⅰ 级预后。与其他研究不同，Baumann 等[30,72] 并没有发现较长的癫痫持续时间是海绵状血管瘤患者预后较差的预测因素。他们报告了良好的结局预测因素，包括位于内侧颞叶、沿着海绵状血管瘤切除含铁血黄素沉积的脑组织、年龄超过 30 岁、无其他致痫灶以及无继发性全身性癫痫发作。在另一项研究中，Fortuna 等[73] 回顾了 56 例儿童海绵状血管瘤患者，最后 73.2% 的患者无癫痫发作，另外 19.6% 的患者有显著改善。另外两项研究报道海绵状血管瘤患者术后癫痫无发作率分别为 82.9% 和 84%。

（三）动静脉畸形

如前所述，AVM 手术治疗的目标是完全切除 AVM 畸形。目前尚不清楚这是否足以有效地控制术后癫痫发作。同样，从控制癫痫的角度来看，目前尚不清楚切除周围的脑实质和胶质组织或同侧内侧颞叶结构的益处。能够解决这些问题的数据显然非常有限。在其中的一项研究中，Yeh 等[62,63] 在颞叶动静脉畸形患者中使用深部电极记录了位于内侧颞叶的致痫灶。在 67% 的患者中，除了切除动静脉畸形，他们还切除了内侧结构以控制癫痫发作。他们报告 78% 的患者癫痫控制良好。Hoh 等发表了另一个大型系列文章[74]。他们报道了 141 例接受综合治疗的脑 AVM 患者。在这一系列研究中，33% 的患者在治疗前有癫痫发作。他们发现较大的 AVM（>3cm）和颞叶定位与更频繁的癫痫发作相关。手术治疗后癫痫（Engel Ⅰ 级）无发作率为 66%，Engel Ⅱ 级为 10%。Yasargi[21] 报道了 12 名海马 AVM 患者在不使用任何药物的情况下，术后全部无癫痫发作。在颞外 AVM 患者中，这一比例为 18%，另外有 56% 的患者在药物治疗后癫痫控制良好。Gerszten 等[75] 报道了用伽马刀治疗的 72 例儿童 AVM，其中 21% 的患者有癫痫发作，85% 的患者在伽马刀治疗后无癫痫发作。

结论

低级别肿瘤是儿童 TLE 最常见的病理类型之一。迄今为止，与病灶相关的颞叶癫痫的外科治疗尚未达成共识。尽管对于完整切除病变的重要性已达成共识，但同时切除邻近皮质或内侧颞叶结构的重要性仍存在争议。已发表的关于双重病理病变的系列研究中强烈表明，仅切除病变而不切除硬化的海马可能无法获得良好的癫痫控制率。我们需要对这些患者进行进一步研究，以确定同时切除病变和硬化海马是否能达到更好的结局。AVM 相关的颞叶癫痫和最有效的手术方法的数据目前非常有限。病灶切除术是治疗海绵状血管瘤合并难治性颞叶癫痫最常用的手术方式，大量研究表明，在病灶切除术的基础上去除周围含铁血黄素沉积带可进一步提高此类患者的癫痫控制率。

参 考 文 献

[1] Sinclair DB, Wheatley M, Aronyk K, et al. Pathology and neuroimaging in pediatric temporal lobectomy for intractable epilepsy. Pediatr Neurosurg 2001;35(5):239–246

[2] Clusmann H, Kral T, Fackeldey E, et al. Lesional mesial temporal lobe epilepsy and limited resections: prognostic factors and outcome. J Neurol Neurosurg Psychiatry 2004;75(11):1589–1596

[3] Mittal S, Montes JL, Farmer JP, et al. Long-term outcome after surgical treatment of temporal lobe epilepsy in children. J Neurosurg 2005;103(5, Suppl):401–412

[4] Benifla M, Otsubo H, Ochi A, et al. Temporal lobe surgery for intractable epilepsy in children: an analysis of outcomes in 126 children. Neurosurgery 2006;59(6):1203–1213, discussion 1213–1214

[5] Kan P, Van Orman C, Kestle JRW. Outcomes after surgery for focal epilepsy in children. Childs Nerv Syst 2008;24(5):587–591

[6] Kim SK, Wang KC, Hwang YS, et al. Epilepsy surgery in children: outcomes and complications. J Neurosurg Pediatr 2008;1(4):277–283

[7] Maton B, Jayakar P, Resnick T, Morrison G, Ragheb J, Duchowny M. Surgery for medically intractable temporal lobe epilepsy during early life. Epilepsia 2008;49(1):80–87

[8] Hennessy MJ, Elwes RDC, Honavar M, Rabe-Hesketh S, Binnie CD, Polkey CE. Predictors of outcome and pathological considerations in the surgical treatment of intractable epilepsy associated with temporal lobe lesions. J Neurol Neurosurg Psychiatry 2001;70(4):450–458

[9] Bronen RA, Fulbright RK, Spencer DD, Spencer SS, Kim JH, Lange RC. MR characteristics of neoplasms and vascular malformations associated with epilepsy. Magn Reson Imaging 1995;13(8):1153–1162

[10] Uliel-Sibony S, Kramer U, Fried I, Fattal-Valevski A, Constantini S. Pediatric temporal low-grade glial tumors: epilepsy outcome following resection in 48 children. Childs Nerv Syst 2011;27(9):1413–1418

[11] Çataltepe O, Turanli G, Yalnizoglu D, Topçu M, Akalan N. Surgical management of temporal lobe tumor-related epilepsy in children. J Neurosurg 2005;102(3, Suppl):280–287

[12] Englot DJ, Chang EF, Vecht CJ. Epilepsy and brain tumors. Handb Clin Neurol 2016;134:267–285

[13] Zaatreh MM, Firlik KS, Spencer DD, Spencer SS. Temporal lobe tumoral epilepsy: characteristics and predictors of surgical outcome. Neurology 2003;61(5):636–641

[14] Pelliccia V, Deleo F, Gozzo F, et al. Early and late epilepsy surgery in focal epilepsies associated with long-term epilepsy-associated tumors. J Neurosurg 2017;127(5):1147–1152 (published online)

[15] Fried I, Kim JH, Spencer DD. Limbic and neocortical gliomas associated with intractable seizures: a distinct clinicopathological group. Neurosurgery 1994;34(5):815–823, discussion 823–824

[16] Giulioni M, Rubboli G, Marucci G, et al. Seizure outcome of epilepsy surgery in focal epilepsies associated with temporomesial glioneuronal tumors: lesionectomy compared with tailored resection. J Neurosurg 2009;111(6):1275–1282

[17] Horgan MA, Florman J, Spetzler RF. Surgical management of AVM in children. In: Alexander MJ, Spetzler RF, eds. Pediatric Neurovascular Disease. New York, NY: Thieme; 2006:104–115

[18] Menovsky T, van Overbeeke JJ. Cerebral arteriovenous malformations in childhood: state of the art with special reference to treatment. Eur J Pediatr 1997;156(10):741–746

[19] Turjman F, Massoud TF, Sayre JW, Viñuela F, Guglielmi G, Duckwiler G. Epilepsy associated with cerebral arteriovenous malformations: a multivariate analysis of angioarchitectural characteristics. AJNR Am J Neuroradiol 1995;16(2):345–350

[20] Schäuble B, Cascino GD, Pollock BE, et al. Seizure outcomes after stereotactic radiosurgery for cerebral arteriovenous malformations. Neurology 2004;63(4):683–687

[21] Yasargil MG. Microneurosurgery. New York, NY: Thieme; 1988: 13–23, 11–136, 393–396

[22] Cosgrove GR. Occult vascular malformations and seizures. Neurosurg Clin N Am 1999;10(3):527–535

[23] Mottolese C, Hermier M, Stan H, et al. Central nervous system cavernomas in the pediatric age group. Neurosurg Rev 2001;24 (2–3):55–71, discussion 72–73

[24] Moran NF, Fish DR, Kitchen N, Shorvon S, Kendall BE, Stevens JM. Supratentorial cavernous haemangiomas and epilepsy: a review of the literature and case series. J Neurol Neurosurg Psychiatry 1999;66(5):561–568

[25] Sevy A, Gavaret M, Trebuchon A, et al. Beyond the lesion: the epileptogenic networks around cavernous angiomas. Epilepsy Res 2014;108(4):701–708

[26] Jehi LE, Palmini A, Aryal U, Coras R, Paglioli E. Cerebral cavernous malformations in the setting of focal epilepsies: pathological findings, clinical characteristics, and surgical treatment principles. Acta Neuropathol 2014;128(1):55–65

[27] Cossu M, Raneri F, Casaceli G, Gozzo F, Pelliccia V, Lo Russo G. Surgical treatment of cavernoma-related epilepsy. J Neurosurg Sci 2015;59(3):237–253

[28] Cappabianca P, Alfieri A, Maiuri F, Mariniello G, Cirillo S, de Divitiis E. Supratentorial cavernous malformations and epilepsy: seizure outcome after lesionectomy on a series of 35 patients. Clin Neurol Neurosurg 1997;99(3):179–183

[29] Yeh D, Crone KR. Cavernous malformations in children. In: Alexander MJ, Spetzler RF, eds. Pediatric Neurovascular Disease. New York, NY: Thieme; 2006:65–71

[30] Baumann CR, Acciarri N, Bertalanffy H, et al. Seizure outcome after resection of supratentorial cavernous malformations: a study of 168 patients. Epilepsia 2007;48(3):559–563

[31] Hammen T, Romstöck J, Dörfler A, Kerling F, Buchfelder M, Stefan H. Prediction of postoperative outcome with special respect to removal of hemosiderin fringe: a study in patients with cavernous haemangiomas associated with symptomatic epilepsy. Seizure 2007;16(3):248–253

[32] Requena I, Arias M, López-Ibor L, et al. Cavernomas of the central nervous system: clinical and neuroimaging manifestations in 47 patients. J Neurol Neurosurg Psychiatry 1991;54(7):590–594

[33] Stefan H, Hammen T. Cavernous haemangiomas, epilepsy and treatment strategies. Acta Neurol Scand 2004;110(6):393–397

[34] Kraemer DL, Awad IA. Vascular malformations and epilepsy: clinical considerations and basic mechanisms. Epilepsia 1994;35(Suppl 6):S30–S43

[35] Giulioni M, Acciarri N, Padovani R, Galassi E. Results of surgery in children with cerebral cavernous angiomas causing epilepsy. Br J Neurosurg 1995;9(2):135–141

[36] Di Rocco C, Iannelli A, Tamburrini G. Cavernomas of the CNS in children. A report of 22 cases. Acta Neurochir (Wien) 1996;138:1267–1274, discussion 1273–1274

[37] Fish DR. How do tumors cause epilepsy? In: Kotagal P, Luders HO, eds. The Epilepsies: Etiologies and Prevention. San Diego, CA: Academic Press; 1999:301–314

[38] Bartolomei JC, Christopher S, Vives K, Spencer DD, Piepmeier JM. Low-grade gliomas of chronic epilepsy: a distinct clinical and pathological entity. J Neurooncol 1997;34(1):79–84

[39] Çataltepe O, Comair YG. Strategies in operating on patients with

tumor-related epilepsy. In: Kotagal P, Luders HO, eds. The Epilepsies: Etiologies and Prevention. San Diego, CA: Academic Press; 1999:365–370

[40] Staley K. Molecular mechanisms of epilepsy. Nat Neurosci 2015;18(3):367–372

[41] Usui N, Mihara T, Baba K, et al. Intracranial EEG findings in patients with lesional lateral temporal lobe epilepsy. Epilepsy Res 2008;78(1):82–91

[42] Awad IA, Rosenfeld J, Ahl J, Hahn JF, Lüders H. Intractable epilepsy and structural lesions of the brain: mapping, resection strategies, and seizure outcome. Epilepsia 1991;32(2):179–186

[43] Van Ness PC. Pros and cons of lesionectomy as treatment for partial epilepsy. In: Kotagal P, Luders HO, eds. The Epilepsies: Etiologies and Prevention. San Diego, CA: Academic Press; 1999:391–397

[44] Khajavi K, Comair YG, Wyllie E, Palmer J, Morris HH, Hahn JF. Surgical management of pediatric tumor-associated epilepsy. J Child Neurol 1999;14(1):15–25

[45] Jooma R, Yeh HS, Privitera MD, Gartner M. Lesionectomy versus electrophysiologically guided resection for temporal lobe tumors manifesting with complex partial seizures. J Neurosurg 1995;83(2):231–236

[46] Sugano H, Shimizu H, Sunaga S. Efficacy of intraoperative electrocorticography for assessing seizure outcomes in intractable epilepsy patients with temporal-lobe-mass lesions. Seizure 2007;16(2):120–127

[47] Mathern GW, Babb TL, Pretorius JK, Melendez M, Lévesque MF. The pathophysiologic relationships between lesion pathology, intracranial ictal EEG onsets, and hippocampal neuron losses in temporal lobe epilepsy. Epilepsy Res 1995;21(2):133–147

[48] Mihara T, Baba MK. Combined use of subdural and depth electrodes. In: Luders H, Comair Y, eds. Epilepsy Surgery. 2nd ed. Philadelphia, PA: Lippincott Williams & Wilkins; 2001

[49] Lee SK, Lee SY, Kim KK, Hong KS, Lee DS, Chung CK. Surgical outcome and prognostic factors of cryptogenic neocortical epilepsy. Ann Neurol 2005;58(4):525–532

[50] Morris HH, Estes ML, Gilmore R, Van Ness PC, Barnett GH, Turnbull J. Chronic intractable epilepsy as the only symptom of primary brain tumor. Epilepsia 1993;34(6):1038–1043

[51] Cohen DS, Zubay GP, Goodman RR. Seizure outcome after lesionectomy for cavernous malformations. J Neurosurg 1995;83(2): 237–242

[52] Kraemer DL, Griebel ML, Lee N, Friedman AH, Radtke RA. Surgical outcome in patients with epilepsy with occult vascular malformations treated with lesionectomy. Epilepsia 1998;39(6):600–607

[53] Morioka T, Hashiguchi K, Nagata S, et al. Additional hippocampectomy in the surgical management of intractable temporal lobe epilepsy associated with glioneuronal tumor. Neurol Res 2007;29(8):807–815

[54] Drake J, Hoffman HJ, Kobayashi J, Hwang P, Becker LE. Surgical management of children with temporal lobe epilepsy and mass lesions. Neurosurgery 1987;21(6):792–797

[55] Otsubo H, Hoffman HJ, Humphreys RP, et al. Detection and management of gangliogliomas in children. Surg Neurol 1992;38(5):371–378

[56] Li LM, Cendes F, Andermann F, et al. Surgical outcome in patients with epilepsy and dual pathology. Brain 1999;122(Pt 5):799–805

[57] Morris HH, Matkovic Z, Estes ML, et al. Ganglioglioma and intractable epilepsy: clinical and neurophysiologic features and predictors of outcome after surgery. Epilepsia 1998;39(3):307–313

[58] Cascino GD, Jack CR Jr, Parisi JE, et al. Operative strategy in patients with MRI-identified dual pathology and temporal lobe epilepsy. Epilepsy Res 1993;14(2):175–182

[59] Englot DJ, Berger MS, Barbaro NM, Chang EF. Factors associated with seizure freedom in the surgical resection of glioneuronal tumors. Epilepsia 2012;53(1):51–57

[60] Englot DJ, Han SJ, Berger MS, Barbaro NM, Chang EF. Extent of surgical resection predicts seizure freedom in low-grade temporal lobe brain tumors. Neurosurgery 2012;70(4):921–928, discussion 928

[61] Trussart V, Berry I, Manelfe C, Arrue P, Castan P. Epileptogenic cerebral vascular malformations and MRI. J Neuroradiol 1989;16(4):273–284

[62] Yeh HS, Kashiwagi S, Tew JM Jr, Berger TS. Surgical management of epilepsy associated with cerebral arteriovenous malformations. J Neurosurg 1990;72(2):216–223

[63] Yeh HS, Tew JM Jr, Gartner M. Seizure control after surgery on cerebral arteriovenous malformations. J Neurosurg 1993;78(1):12–18

[64] Choi JY, Chang JW, Park YG, Kim TS, Lee BI, Chung SS. A retrospective study of the clinical outcomes and significant variables in the surgical treatment of temporal lobe tumor associated with intractable seizures. Stereotact Funct Neurosurg 2004;82(1):35–42

[65] Kim SK, Wang KC, Hwang YS, Kim KJ, Cho BK. Intractable epilepsy associated with brain tumors in children: surgical modality and outcome. Childs Nerv Syst 2001;17(8):445–452

[66] Luyken C, Blümcke I, Fimmers R, et al. The spectrum of long-term epilepsy-associated tumors: long-term seizure and tumor outcome and neurosurgical aspects. Epilepsia 2003;44(6):822–830

[67] Giulioni M, Gardella E, Rubboli G, et al. Lesionectomy in epileptogenic gangliogliomas: seizure outcome and surgical results. J Clin Neurosci 2006;13(5):529–535

[68] Giulioni M, Galassi E, Zucchelli M, Volpi L. Seizure outcome of lesionectomy in glioneuronal tumors associated with epilepsy in children. J Neurosurg 2005;102(3, Suppl):288–293

[69] Chan CH, Bittar RG, Davis GA, Kalnins RM, Fabinyi GCA. Longterm seizure outcome following surgery for dysembryoplastic neuroepithelial tumor. J Neurosurg 2006;104(1):62–69

[70] Minkin K, Klein O, Mancini J, Lena G. Surgical strategies and seizure control in pediatric patients with dysembryoplastic neuroepithelial tumors: a single-institution experience. J Neurosurg Pediatr 2008;1(3):206–210

[71] Tandon N, Esquenazi Y. Resection strategies in tumoral epilepsy: is a lesionectomy enough? Epilepsia 2013;54(Suppl 9):72–78

[72] Baumann CR, Schuknecht B, Lo Russo G, et al. Seizure outcome after resection of cavernous malformations is better when surrounding hemosiderin-stained brain also is removed. Epilepsia 2006;47(3):563–566

[73] Fortuna A, Ferrante L, Mastronardi L, Acqui M, d'Addetta R. Cerebral cavernous angioma in children. Childs Nerv Syst 1989;5(4):201–207

[74] Hoh BL, Chapman PH, Loeffler JS, Carter BS, Ogilvy CS. Results of multimodality treatment for 141 patients with brain arteriovenous malformations and seizures: factors associated with seizure incidence and seizure outcomes. Neurosurgery 2002;51(2):303–309, discussion 309–311

[75] Gerszten PC, Adelson PD, Kondziolka D, Flickinger JC, Lunsford LD. Seizure outcome in children treated for arteriovenous malformations using gamma knife radiosurgery. Pediatr Neurosurg 1996;24(3):139–144

413

第 39 章　MRI 阴性颞叶癫痫的手术治疗
Surgical Management of MRI-Negative Temporal Lobe Epilepsy

Francesco Cardinale　Piergiorgio d'Orio　Michele Rizzi　著

梁树立　王佳琪　翟　锋　译　　李　霖　校

摘　要

MRI 阴性的小儿癫痫患者，尤其是颞叶癫痫是很少见的。对于这类患者，我们建议进行 SEEG 监测以辅助定位癫痫病灶。手术后将近 50% 的儿童可以摆脱致残性癫痫发作（Engel Ⅰ 级）。组织学检查只有少数皮质发育不良和错构瘤，其余均对诊断没有意义。

关键词

小儿癫痫手术，MRI 阴性，颞叶癫痫，立体定向 EEG，颅内电极，侵入性记录，手术计划，多模态成像，结果预测因子，癫痫发作结果

手术去除致癫痫区［癫痫发作的起始部位和主要组织部位（epileptogenic zone，EZ）］是治疗药物难治性癫痫的有效治疗选择[1]。MRI 上可见病变的存在是成人和儿童人群术后无癫痫发作的积极预测指标[3, 4]。然而，许多儿童患有药物难治性癫痫，并且 MRI 没有明确的病灶。治疗这些复杂病例的关键是制定适当的术前策略。在此类具有挑战性的病例中，完成无创检查后需要有创记录来划定 EZ。尽管这些年来诊治流程已经进行了很大程度的更新，但是自 1996 年以来我中心一直根据 Talairach 和 Bancaud 的基本原则采用 SEEG 方法[5, 6]。当长期视频 SEEG 监测确定 EZ 时，则提示具有手术指征。

在本章中，我们将通过儿童或青少年颞叶癫痫（TLE）发作的 MRI 阴性患者的手术治疗人群来阐述米兰"Claudio Munari"癫痫中心采用的经典诊治流程，并且我们还将描述部分说明案例。

一、患者与方法

（一）"Claudio Munari"癫痫中心的诊治流程

"Claudio Munari"癫痫中心的诊治流程包括无创术前检查、可选的通过 SEEG 电极进行的有创检查及用于切除 EZ 的手术治疗。

1. 无创术前检查

我们对所有患者进行全面的术前检查，包括询问患者的病史及家族史，特别注重主观和客观的发作现象、神经系统体格检查、神经心理学测试、发作间期头皮 EEG 和颅脑 MRI。所有患者均使用八通道并搭载 SENSE 技术的 1.5TAchieva 系统（飞利浦医疗保健公司，贝斯特，荷兰）进行扫描。诊断序列包括 3D 体积快速场回波（fast-field-echo，FFE）T_1W 序列（具有 560×560 重建矩阵的连续轴向切片；0.46mm×0.46mm×0.9mm 体素；无层间距；重复时间（time of repetition，TR），7.3ms；回声时间（time of echo，TE），3.3ms；

轴向、冠状和矢状涡轮自旋回波（turbo-spin-echo，TSE）流体衰减反转恢复（fluid attenuated inversion recovery，FLAIR）序列（具有 288×288 重建矩阵的轴向、冠状和矢状切片；0.87mm×0.87mm×3mm 体素；0.6mm 层间距；TR，11ms；TE，140ms）；轴向和冠状 TSE T$_2$W 序列（具有 512×512 重建矩阵的轴向和冠状切片；0.45mm×0.45mm×3mm 体素；1mm 层间间隙；TR，6.5ms；TE，100ms）；冠状 TSE 反转恢复（inversion recovery，IR）T$_1$W 序列（具有 512×512 重建矩阵的冠状切片；0.45mm×0.45mm×3mm 体素；0.3mm 层间距；TR，3.4ms；TE，15ms）。当怀疑病变为肿瘤时，使用钆增强获得 3D FFE T$_1$W 扫描。对于未接受 SEEG 检查的患者，主要脑静脉通过轴向静脉相位对比血管造影（phase contrast angiography，PCA）序列（具有 256×256 重建矩阵的连续轴向切片；0.9mm×0.9mm×1.6mm 体素；0.8mm 层间重叠；TR，0.0015ms；TE，6.7ms）。最近，我们还添加了一个 3D 体积 TSE FLAIR 序列（具有 320×320 重建矩阵的连续轴向切片；0.78mm×0.78mm×1mm 体素；无层间间隙；TR，8ms；TE，346ms）[7] MRI 诊断结果不是 FCD。皮质增厚与某种情况存在显著关联，P=0.002。当怀疑颞叶癫痫发作起源时，图像平行（轴向）或垂直（冠状）到最长的海马轴。获得 fMRI 和弥散加权图像（diffusion weighted image，DWI）以分别绘制皮质功能激活图和重建主要白质束。

可以利用特定的图像处理技术来帮助识别病变，例如 SUrface PRojected-FLAIR（SUPR-FLAIR）分析[8]。这是一种基于表面形态学的分析，旨在将患者 FLAIR 像与许多健康对照的归一化皮质强度值进行比较。即使在常规 MRI 检查中没有明显的异常病变时，处理分析也能提高检测病变的能力。模板半球上映射 P 值的动态评估表明 FLAIR 强度值高于对照［第一个正最低 P 值簇（positive lowest P-value cluster，PLPC）的峰值］，还提供了有关其他皮质区域的信息，考虑生理性或病理性（致癫痫网络）连接。

2010 年起，大脑 FDG-PET 在我们中心投入使用，但是它仅适用于配合检查的患者。因此需要全身麻醉的年幼儿童难以进行此项检查。使用集成 PET 或 CT 相机 Biograph True-Point（Siemens Healthcare，Erlangen，Germany）获得发作间期 PET 扫描。数据集由 148 个轴向切片组成，具有 336×336 重建矩阵，1mm×1mm×3mm 体素。FDG 在可能的情况下，在大多数 MRI 阴性病例中获得 PET。

当有指征时，进行视频 EEG 长期监测，目的是记录至少一次和平时一样的电临床癫痫发作。对于入院前没有任何癫痫发作的患者，推荐采用剥夺睡眠或抗癫痫药物逐渐减量的方法。

2. 立体定向 EEG

Cossu 等 2008 年建议下述情况无创术前检查难以明确定位 EZ 时需要使用 SEEG：①MRI 阴性、发作期或发作间期头皮 EEG 结果与发作期临床症状学不一致；②局灶性 MRI 异常，电临床发现表明病灶外区域也广泛受累；③发作症状与 EEG 提示的发作形式不一致（不考虑 MRI 证据）；④大/弥漫/半球/多灶性/双侧 MRI 异常，电临床证据表明局部或一侧发作；⑤FDG 高表达区域的解剖学和（或）电临床受累。在后一种情况下，通过脑内电刺激（intracerebral electrical stimulations，IES）进行功能映射允许识别雄辩的皮质和皮质下关键束。根据孩子的合作情况，IES 可以识别初级运动、感觉、视觉和语言区域[9]。

我们的 SEEG 电极置入策略已在之前的出版物中进行了详细说明[10-12]。简而言之，电极置入方案是在整合上述所有相关影像学和电临床检查的多模态图像、三维重建图像规划的，加上旨在三维可视化和重建脑血管系统的图像。3D 锥形束 CT 数字减影血管造影术（3D cone-beam CT digital subtraction angiography，3D CBCT DSA）是通过处理通过 O 型臂（美敦力；明尼阿波利斯；明尼苏达州；MN）移动 CBCT 仪获取的图像获得的。示意性地，获得了两个图像数据集一个 200mm×150mm 圆柱体的重建 3D 体积，由一系列 12 位医学数字成像和通信（digital imaging and communications in medicine，DICOM）文件（192 个轴向切片，512×512 矩阵，0.415mm×0.415mm×0.833mm 各向异性体素）构成。第一个数据集（骨掩膜）被注册到随后的数据集并从中减去，该数据集是在标准导管血管造影过程中注射碘化造影剂时获得的。

所有处理过的数据集主要通过 FSL[13] 提供的软件程序之一，Freesurfer[14] 和 3D Slicer[15] 这三个最流行的开源软件包进行注册和处理。分段血管、Freesurfer 衍生的分段半球和所有其他有用数据都导入 Voxim（IVS，Chemnitz，德国），这是机器人系统提供的立体定向软件包。通过查看多平面重建大脑和血管表面渲染，并根据轨迹的计划矢量重新格式化图像，为每个轨迹手动定义入口点（entry point，EP）和目标点（target point，TP）。在全身麻醉下置入电极（Microdeep Intracerebral Electrodes-D08；Dixi Medical，Besançon，France；或 Depth Electrodes Range 2069；Alcis，Besançon，France）。患者登记后，机器人系统（Neuromate，Renishaw-Mayfield SA，瑞士莫尔日）沿每个计划轨迹的矢量对齐头架，以协助锚栓固定到头骨。随后，移除框架，并在放射镜控制下将电极推进到大脑中（图 39-1）。最后，使用 O 形臂获得置入后 3DCT，以评估设备的最终定位[16, 17]。

在视频 SEEG 监测期结束时，也可以进行射频热凝（radiofrequency-thermocoagulation，rf-THC）[18, 19]。我们中心自 2008 年以来就开始使用这项技术。

3. 手术规划

癫痫病学家、神经外科医生、神经放射学家和神经心理学家在多学科会议上讨论了术前检查的结果。审查和讨论无创检查的结果以及 SEEG 结果（如果有），以规划 EZ 切除或断开的手术规划。使用 3DSlicer 组装的场景中所有可用数据的多模式集成对于此类讨论和手术的最终计划有很大帮助（图 39-2）。因此，手术规划是多种因素组合的结果，包括癫痫学和解剖学信息。

完成手术规划后，将在 S7 神经导航系统（美敦力；明尼阿波利斯；明尼苏达）的协助下对患者进行手术。切除术主要使用软膜下技术和 / 或超声抽吸进行，并仔细研究和保存区域血管模式（图 39-3）。

（二）"Claudio Munari" 癫痫手术中心的 MRI 阴性颞叶癫痫病例系列

我们将讨论 MRI 阴性的 TLE 患者，这些患者在儿童期或青春期发病，并且在过去 20 年内在 "Claudio Munari" 癫痫手术中心接受过治疗。我们分析了该患者组的人口统计学、临床特征、术前评估数据、手术治疗和预后效果。

1. 患者选择

1996 年 5 月至 2017 年 5 月期间，1719 名药物难治性癫痫患者在 "Claudio Munari" 癫痫手术中心接受了切除和 / 或断开 EZ 的神经外科手术治

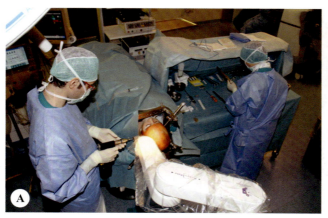
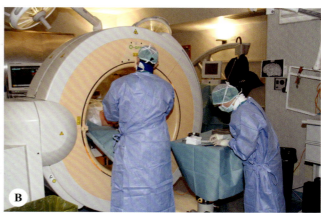

▲ 图 39-1 置入 SEEG 电极
A. 机器人辅助麻花钻固定钻孔螺钉；B. 电极在 X 射线监测下置入大脑

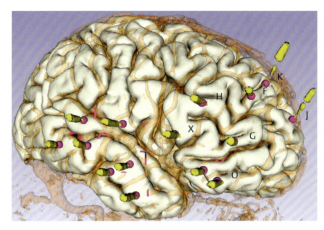

▲ 图 39-2　使用 3D Slicer 构建的多模态场景，包括软脑膜表面的 Freesurfer 衍生 3D 重建，以及使用 3D CBCT DSA 模态获得的脑血管和 SEEG 电极模型

疗。我们纳入了符合以下标准的患者的机构数据库和临床图表。

(1) 癫痫发作时年龄小于 18 岁。

(2) MRI 检查无结构性病变。

(3) 切除组织仅限于颞叶。

(4) 至少 12 个月的术后随访。

2. 统计分析

根据 Engel 的分类评估癫痫发作的结果[20]。当达到 1 级（无致残性癫痫发作）时被认为是预后良好，其余均为预后不良。我们分析了一些可能与癫痫发作相关的变量，其中分类变量是性别、惯用手、癫痫发作后无癫痫发作期的阳性病史、癫痫发作率、睡眠相关癫痫发作、视频 EEG、是否应用视频 SEEG 和 FDG-PET、切除部位和类型、

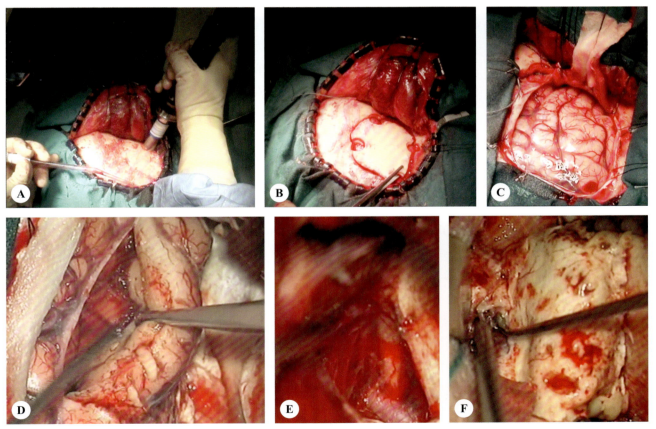

▲ 图 39-3　在右侧进行的前内侧颞叶切除术的主要步骤

A. 额颞皮肤切口后，进行开颅手术；B. 应避免典型的翼点开颅手术，必须定位骨盖的边缘，以便完全暴露颞叶；C. 硬膜瓣折返后，外侧裂，以及颞上、中、下回均暴露出来；D. 脑切除术是通过吸引器和简单的解剖器进行的，这对软膜下解剖非常有帮助，描绘了颞上回与岛叶皮质的解剖；E. 切除杏仁核和钩回后，通过蛛网膜透明可见脑池神经血管结构；F. 解剖海马体和海马旁回时必须非常仔细

组织学检查，数值变量是癫痫发作时的年龄、癫痫持续时间和手术时的年龄。

Welch 双样本 t 检验用于分析计数资料，Fisher 双尾精确检验以分析计量资料。$P < 0.05$ 被认为是有统计学意义。使用 R 3.4.0.2 进行统计分析[21]。

二、结果

26 名患者符合上述纳入标准：男性 16 人，女性 10 人。主要人口统计学和临床数据如表 39-1 所示。癫痫发作的平均年龄 [平均值（mean）± 标准差（SD）] 为（10.5 ± 4.4）岁（范围：1—18 岁）。15 名患者起初便表现为药物难治性，而其余 11 个仅开始时对药物有反应。无发作间期（Mean ± SD）为（7.45 ± 6）年（范围：1—20 岁）。术前癫痫发作的平均持续时间（mean ± SD）为（19.2 ± 7.9）年（范围：5—35 岁）对于所有 26 名患者。手术时的平均年龄（mean ± SD）为（30 ± 8.2）岁（范围：16—44 岁）。只有 2 名患者在手术时年龄小于 18 岁，分别为 16 岁和 17 岁。进行手术时患者极少发作的有 1 例，每月 1 次的有 6 例，每周 1 次的有 13 例，每天 1 次的有 6 例。其中只有 2 名患者主要是夜间癫痫发作。

25 名患者进行了无创长期视频脑电监测。17 名患者接受了视频 SEEG 监测；其中 5 人接受了 rf-THC，但均未见癫痫发作。

17 名患者进行了右侧颞叶的手术，其余 9 名患者进行了左侧颞叶的手术。26 例患者中有 23 例进行了完整的前内侧颞叶切除术，而其余 3 例患者保留了颞叶内侧结构。切除脑组织的大小主要取决于解剖 – 电 – 临床相关性，尤其是在有 SEEG 监测的患者。在语言优势半球，颞上回的切除仅限于中央前沟的投射。其他颞回的切除范围在两侧没有差异。这些患者中，FCD 3 例，错构瘤 1 例，其余 22 名受试者组织学检查均为提示异常。

26 例患者中有 14 例预后良好，其余 12 例预后不良。14 例患者中有 12 例为 Engel I a 或 Engel I c 级，因此未发生任何类型的癫痫发作。平均随访（Mean ± SD）为（91.5 ± 69）个月。14 名预后良好的患者中有 10 名已经停止服用抗癫痫药或者逐渐减量。

SEEG 电极置入手术或外科颞叶切除术未发生重大并发症。术后有 1 例轻微颅内出血，经保守治疗无后遗症。12 名患者出现了预期之内的象限盲。同时没有发现任何一个变量与癫痫发作的结果显著相关（表 39-2、表 39-3）。

典型病例

患者 32 岁左利手男性（图 39-4）。从 9 岁开始每周发作一次且多为睡眠中发作。主要表现为头部缓慢向右偏斜，而后是左上肢的肌张力障碍姿势，且经常出现晚期手势和口消化道自动症，以及短暂的语言障碍。头皮视频脑电监测允许记录右侧颞叶区域的发作间期和发作期癫痫样异常。颅脑 MRI 正常，而发作间期 FDG-PET 显示右颞区和眶额区轻微低代谢，fMRI 显示左侧语言优势半球。右颞叶和前额叶 SEEG 显示低振幅快速放电、尖峰和多尖峰的重复爆发主要位于颞上新皮质，通常涉及颞上沟和颞上回后部。发作期放电起源于同一区域，随后扩散到海马和眶额皮质。详细地说，癫痫发作始于颞上回前部（$T_1 \sim T_2$ 导联），位于在第一个 PLPC 的峰值水平。根据这些记录，我们为这名患者进行了右侧颞叶切除术，切除范围包括颞极和颞上回，并尽量保护颞部结构。患者术后 37 个月无癫痫发作，药物治疗在进行性复位中。组织学检查显示颞上回 FCD II a 型。第一个 PLPC 与 EZ 吻合良好，被包含在切除区内。继续降低 P 值偏移，统计分析的结果分别向后和向前扩散到外侧颞叶皮质和眶额叶区域。这种逐渐扩大模仿了 SEEG 电极记录的发作期电活动的扩散。

表 39-1　主要人口统计学和临床特征

编号	性别	优势侧	首次发作年龄（岁）	最长发作间隔（年）	首次发作至今（年）	手术年龄（岁）	发作频率	睡眠相关发作	FDG-PET	VEEG	V-SEEG	侧别	切除部位	组织学检查	随访时间（月）	预后
1	男	左	11	0	14	25	每周一次	否	是	是	是	右	内侧后部	FCD I 型	113	良好
2	男	左	14	0	30	44	每周一次	否	否	是	是	右	内侧后部	无	49	良好
3	男	左	8	8	24	32	每月一次	否	是	是	是	右	内侧后部	FCD II a 型	36	良好
4	女	右	18	0	20	38	极少	否	否	是	是	右	内侧后部	无	144	良好
5	男	右	8	20	31	39	每月一次	是	是	是	是	右	内侧后部	无	43	不良
6	女	右	16	0	14	30	每周一次	否	是	是	是	右	内侧后部	无	16	良好
7	女	右	5	6	17	22	每日一次	是	否	是	是	右	内侧后部	无	236	不良
8	女	右	11	1	16	27	每周一次	否	否	是	是	左	内侧后部	无	169	不良
9	女	右	15	0	15	30	每日一次	否	否	是	是	右	仅外侧	无	158	不良
10	男	右	15	0	8	23	每周一次	否	是	是	是	右	内侧后部	无	88	良好
11	女	右	8	5	11	19	每周一次	否	否	是	否	右	内侧后部	FCD I 型	140	不良
12	女	右	11	2	22	33	每周一次	否	否	是	否	右	内侧后部	无	232	不良
13	男	右	9	7	22	38	每周一次	否	是	是	否	右	内侧后部	无	12	良好
14	男	右	4	15	24	28	每月一次	否	否	是	是	左	内侧后部	无	73	良好
15	男	右	11	0	5	16	每日一次	否	否	是	否	右	内侧后部	无	186	良好
16	女	右	7	0	29	36	每日一次	否	是	是	是	左	内侧后部	无	171	不良
17	男	右	1	0	13	14	每日一次	否	否	否	是	右	仅外侧	无	77	不良
18	女	右	7	0	22	29	每周一次	否	是	是	否	右	内侧后部	无	57	良好
19	男	右	13	0	26	39	每月一次	否	是	是	否	左	内侧后部	无	25	不良
20	女	右	12	0	22	34	每月一次	否	是	否	是	右	内侧后部	无	16	良好
21	男	右	14	0	9	23	每月一次	否	是	是	否	左	内侧后部	无	49	良好
22	男	右	10	0	16	26	每月一次	否	是	是	是	左	内侧后部	无	35	良好
23	男	右	15	0	23	38	每周一次	否	否	是	是	右	内侧后部	无	39	良好
24	男	右	12	1.5	7	19	每日一次	否	否	否	是	左	仅外侧	无	44	良好
25	男	左	2	13	35	37	每日一次	否	是	是	否	右	内侧后部	错构瘤	140	不良
26	男	右	16	9	24	40	每周一次	否	否	是	否	左	内侧后部	无	31	不良

VEEG. 视频脑电图；V-SEEG. 视频立体定向脑电图

表 39-2　癫痫发作的分类变量和结果（Fisher 双尾精确检验）

变　量	变量类型	分　类	数　量	预后		P 值
				良好（%）	不良（%）	
性别	二分类	女性	10	40	60	0.42
		男性	16	62.5	37.5	
优势侧	二分类	左	4	50	50	0.6
		右	22	75.5	25.5	
术后无癫痫发作	二分类	否	15	66.6	33.3	0.23
		是	11	36.3	63.6	
发作频率	多分类	极少	1	100	0	0.66
		每月一次	6	50	50	
		每周一次	13	61.5	38.5	
		每日一次	6	33.3	66.6	
睡眠相关发作	二分类	否	24	58.3	41.7	0.2
		是	2	0	100	
长程视频脑电监测	二分类	否	1	100	0	1
		是	25	52	48	
长程视频 SEEG 监测	二分类	否	9	44.4	55.5	0.68
		是	17	58.8	41.2	
FDG-PET	二分类	否	16	43.8	56.2	0.25
		是	10	70	30	
切除侧别	二分类	左	9	33.3	66.6	0.22
		右	17	64.7	35.3	
切除方式	二分类	内侧外侧	23	56.5	43.5	0.58
		仅外侧	3	33.3	66.6	
病理	多分类	无	22	54.5	45.5	0.85
		错构瘤	1	0	100	
		FCD Ⅰ 型	2	50	50	
		FCD Ⅱ a 型	1	50	50	

表 39-3　计量变量和结果

	所有患者（mean±SD）	预后良好（mean±SD）	预后不良（mean±SD）	P 值
首次发作年龄	10.5 ± 4.45	11.9 ± 3.86	8.9 ± 4.71	0.1
首次发作至今（年）	19.2 ± 7.86	17.4 ± 7.8	21.3 ± 7.75	0.22
手术年龄（岁）	30 ± 8.19	29.8 ± 8.1	30.17 ± 8.64	0.91

使用 Welch 独立双样本 t 检验计算了根据结果分组的均值之间的比较

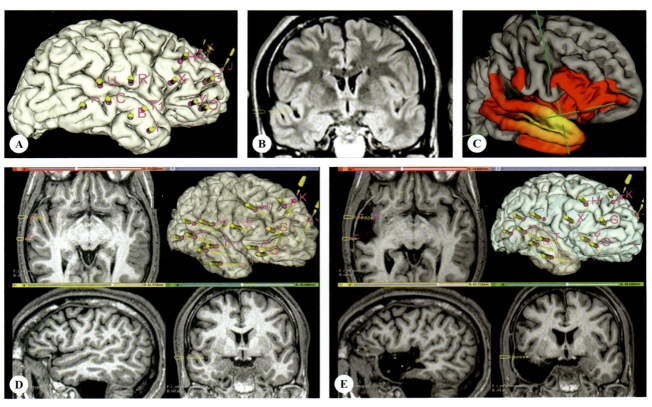

▲ 图 39-4　图解病例

A. 多模态场景说明了颞额叶 SEEG 电极的位置；B. 在颞上回的组织学检查中发现的 FCD 的冠状位 FLAIR 图像，其中 T 电极的最内部位于这里，没有明显的病变；C. SUPR-FLAIR 分析显示第一个 PLPC 的峰值（绿色十字）与 "最热" 记录导联的位置非常吻合；D. 术前多平面影像和 3D 重建；E. 术后多平面影像和 3D 重建

三、讨论

很难找到关于本节讨论的特定人群的任何文献[22-24]。该患者群体也构成了 1996 年至 2017 年间在 "Claudio Munari" 癫痫中心接受手术的癫痫患者总人口的一小部分。事实上，在我们中心，只有两名 MRI 阴性 TLE 受试者在 "儿童"（<18 岁）年龄组接受了手术。尽管其余患者在儿童时期（<18 岁）开始发作，但他们的手术是在 18 岁以后进行的。

第一个问题是：只在考虑的年龄范围内接受手术的患者是否正确？或者是否更适合将在儿科年龄开始癫痫发作的患者包括在内，而不考虑手术时的年龄？我们选择采用第二个标准，因为癫痫发作年龄完全与患者相关，而手术年龄至少部分与操作者相关。因此，我们的研究包括 26 名 18 岁之前癫痫发作的患者。

第二个问题是：为什么大多数儿童期便可以手术的患者却等了很久才手术？这是一个重要的话题，因为许多文献证据表明，较短的病程和较小的手术年龄是癫痫发作良好结果的积极预测因素[3]。因此，我们分析了纳入我们研究的患者平均随访 19 年。

在本研究中，没有一个潜在的预测因子与癫痫发作的结果显著相关。这可能是由于样本量小。事实上，缺乏显著性并不意味着没有效果，而只是无法拒绝原假设[25]。沿着这条线进一步发展，一些可以通过比较样本的平均值或比例来进行考虑。

尽管样本量较小（$P=0.1$），但癫痫发作的年龄是唯一显示出显著趋势的变量。结果良好和不良的患者癫痫发作的平均年龄分别为 11.9 岁和 8.9 岁。这可能是由于结果不佳的患者癫痫持续时间较长，但小样本量不允许我们使用可以控制混杂效应的多变量模型进一步分析数据。同样，无癫痫发作时间长的患者预后较差，同样可能是因为病程较长。显然，与大多数先前发表的研究相比，接受视频 SEEG 监测的患者有更好的结果。通常，接受过 SEEG 研究的患者结果不太好，因为与之前没有接受过侵入性记录的患者相比，他们更加复杂。此外，MRI 通常无法提供信息。在本研究中，所有患者的 MRI 均为阴性，因此脑内电极置入提供了诊断优势。这表明当成像不提供任何信息时，侵入性记录仍然是最佳选择。

我们的一些患者接受了 FDG-PET，他们的癫痫发作结果优于未接受扫描的患者。这种类型的代谢成像可能在没有 MRI 可见异常的情况下提供关键信息，但遗憾的是，我们中心最近才提供 FDG-PET。

我们举例说明的案例也支持信息成像的优势，

其中先进的图像处理技术揭示了 MRI 阴性患者可能的病变区域。这种特殊技术，包括基于体素或基于表面的几种形态学大脑特性分析，可以在许多 MRI 阴性患者中取得显著成果[8, 26-30]。

最后需要指出的是，尽管所有的手术标本都经过了病理医师的全面检查，但 26 例中有 22 例的组织学检查未见组织学异常。

结论

尽管有一些公认的癫痫发作结果的负面预测因素，如没有 MRI 可见异常和手术前癫痫持续时间长，但超过一半的研究患者有良好的结果，再次证明如果采用适当的诊断和治疗工作流程，无癫痫发作在许多最具挑战性的病例中都可以实现。这些 MRI 阴性的 TLE 患者接受颞叶手术，考虑到此类患者的罕见性，需要进行多中心进一步的研究来评估这类特殊人群的预后因素。

参 考 文 献

[1] Wiebe S, Blume WT, Girvin JP, Eliasziw M; Effectiveness and Efficiency of Surgery for Temporal Lobe Epilepsy Study Group. A randomized, controlled trial of surgery for temporal-lobe epilepsy. N Engl J Med 2001;345(5):311–318

[2] Munari C, Bancaud J. The role of stereo-electroencephalography (SEEG) in the evaluation of partial epileptic seizures. In: Porter RJ, Morselli PL, eds. The Epilepsies. Bodmin: Butterworth & Co. (Publishers) Ltd; 1985:267–306

[3] Spencer S, Huh L. Outcomes of epilepsy surgery in adults and children. Lancet Neurol 2008;7(6):525–537

[4] Téllez-Zenteno JF, Hernández Ronquillo L, Moien-Afshari F, Wiebe S. Surgical outcomes in lesional and non-lesional epilepsy: a systematic review and meta-analysis. Epilepsy Res 2010;89(2–3):310–318

[5] Bancaud J, Talairach J, eds. La Stéréo-ÉlectroEncéphaloGraphie Dans L'épilepsie. Paris: Masson & Cie, Editeurs; 1965

[6] Cardinale F, González-Martínez J, Lo Russo G. SEEG, Happy Anniversary! World Neurosurg 2016;85:1–2

[7] Colombo N, Tassi L, Deleo F, et al. Focal cortical dysplasia type IIa and IIb: MRI aspects in 118 cases proven by histopathology. Neuroradiology 2012;54(10):1065–1077

[8] Cardinale F, Francione S, Gennari L, et al. SUrface-PRojected FLAIR analysis: a novel tool for advanced imaging of epilepsy. World Neurosurg 2017;98:715–726

[9] Cossu M, Lo Russo G, Francione S, et al. Epilepsy surgery in children: results and predictors of outcome on seizures. Epilepsia 2008;49(1):65–72

[10] Cardinale F, Miserocchi A, Moscato A, et al. Talairach methodology in the multimodal imaging and robotics era. In: Scarabin JM, ed. Stereotaxy and Epilepsy Surgery. Montrouge: John Libbey Eurotext;

2012:245–272

[11] Cardinale F, Cossu M, Castana L, et al. Stereoelectroencephalography: surgical methodology, safety, and stereotactic application accuracy in 500 procedures. Neurosurgery 2013;72(3):353–366, discussion 366

[12] Cardinale F, Pero G, Quilici L, et al. Cerebral angiography for multimodal surgical planning in epilepsy surgery: description of a new three-dimensional technique and literature review. World Neurosurg 2015;84(2):358–367

[13] Jenkinson M, Beckmann CF, Behrens TE, Woolrich MW, Smith SM. FSL. Neuroimage 2012;62(2):782–790

[14] Fischl B. FreeSurfer. Neuroimage 2012;62(2):774–781

[15] Fedorov A, Beichel R, Kalpathy-Cramer J, et al. 3D Slicer as an image computing platform for the Quantitative Imaging Network. Magn Reson Imaging 2012;30(9):1323–1341

[16] Balestrini S, Francione S, Mai R, et al. Multimodal responses induced by cortical stimulation of the parietal lobe: a stereo-electroencephalography study. Brain 2015;138(Pt 9): 2596–2607

[17] Trébuchon A, Chauvel P. Electrical stimulation for seizure induction and functional mapping in stereoelectroencephalography. J Clin Neurophysiol 2016;33(6):511–521

[18] Cossu M, Fuschillo D, Cardinale F, et al. Stereo-EEG-guided radio-frequency thermocoagulations of epileptogenic greymatter nodular heterotopy. J Neurol Neurosurg Psychiatry 2014;85(6):611–617

[19] Cossu M, Fuschillo D, Casaceli G, et al. Stereoelectroencephalography-guided radiofrequency thermocoagulation in the epileptogenic zone: a retrospective study on 89 cases. J Neurosurg 2015;123(6):1358–1367

[20] Engel JJ, Van Ness PC, Rasmussen TB, Ojemann LM. Outcome with respect to epileptic seizures. In: Engel Jr. J, ed. Surgical Treatment of

the Epilepsies. 2nd ed. New York, NY: Raven Press, Ltd.; 1993:609–621

[21] R Core Team. (2017). R: A language and environment for statistical computing. R Foundation for Statistical Computing, Vienna, Austria. Available at: https://www.R-project.org/. Accessed June 21, 2017

[22] McIntosh AM, Wilson SJ, Berkovic SF. Seizure outcome after temporal lobectomy: current research practice and findings. Epilepsia 2001;42(10):1288–1307

[23] Miserocchi A, Cascardo B, Piroddi C, et al. Surgery for temporal lobe epilepsy in children: relevance of presurgical evaluation and analysis of outcome. J Neurosurg Pediatr 2013;11(3):256–267

[24] Muhlhofer W, Tan YL, Mueller SG, Knowlton R. MRI-negative temporal lobe epilepsy—What do we know? Epilepsia 2017; 58(5):727–742

[25] Altman DG. Statistics and ethics in medical research. VII—

Interpreting results. BMJ 1980;281(6255):1612–1614

[26] Duncan JS, Winston GP, Koepp MJ, Ourselin S. Brain imaging in the assessment for epilepsy surgery. Lancet Neurol 2016;15(4):420–433

[27] Bernasconi A, Bernasconi N, Bernhardt BC, Schrader D. Advances in MRI for 'cryptogenic' epilepsies. Nat Rev Neurol 2011;7(2):99–108

[28] Hong SJ, Kim H, Schrader D, Bernasconi N, Bernhardt BC, Bernasconi A. Automated detection of cortical dysplasia type II in MRI-negative epilepsy. Neurology 2014;83(1):48–55

[29] Hong SJ, Bernhardt BC, Caldairou B, et al. Multimodal MRI profiling of focal cortical dysplasia type II. Neurology 2017;88(8):734–742

[30] Wang ZI, Jones SE, Jaisani Z, et al. Voxel-based morphometric magnetic resonance imaging (MRI) postprocessing in MRI-negative epilepsies. Ann Neurol 2015;77(6):1060–1075

Part D　颞叶癫痫手术入路
Extratemporal Lobe Epilepsy and Surgical Approaches

第 40 章　儿童岛叶 – 岛盖癫痫的外科治疗
Surgical Management of Insular–Opercular Epilepsy in Children

Alexander G. Weil　Sanjiv Bhatia　著

李　霖　译　　朱凤军　校

摘　要

岛叶 – 岛盖癫痫（IOE）是一种被低估的癫痫类型，特别是在儿童。在儿童额叶、颞叶或顶叶癫痫手术后仍有持续性致残性发作的一个重要的原因，即术前未能识别岛叶为致痫灶的一部分，因此对岛叶保持高度警惕是必要的。事实上，1/3 的儿童 IOE 患者是在之前的切除性癫痫手术失败后才被认识到的。近几十年来，术前评估和神经外科手术技术的进步使各中心能够安全地对起源于岛叶和环侧裂区的癫痫进行侵入性检查和切除手术。在过去的十年中，有几个中心报告了他们在儿童中进行岛叶癫痫手术的经验。在有经验的中心，外科手术可以有效地治疗明确的岛叶癫痫患者，且手术并发症相对较少。详细的岛叶和环侧裂区的解剖知识和过硬的手术技术是必不可少的。本章回顾了相关的岛叶 – 环侧裂区的解剖和功能，总结了最新的术前检查、适应证和侵入性检查的不同方法，并描述了儿童岛叶癫痫切除手术技术的细微差别。本章还总结了支持儿童 IOE 手术的现有证据。

关键词

岛叶，岛叶 – 岛盖癫痫，环侧裂区顽固性癫痫

岛叶 – 岛盖癫痫（insular or insular-opercular epilepsy，IOE）或岛叶 – 环侧裂癫痫被定义为起源于岛叶及其周围额叶、颞叶或顶叶皮质的癫痫[1-7]。尽管 1954 年 Penfield 和 Faulk[8] 首次报道了岛叶癫痫，但由于最初较高的手术并发症发生率，近 30 余年对于岛叶癫痫的关注和手术治疗均有所下降[9]。自 2004 年[3] 对岛叶癫痫的认识更新以后，世界各地的许多癫痫中心都报道了对岛叶癫痫和 IOE 的识别和成功的外科治疗[3, 6, 10-18]。虽然颞叶外癫痫（extratemporal epilepsy，ETE）是儿童和青少年时期最常见的癫痫形式[19, 20]，但大多数关于 IOE 的报告都关于成年人[3, 6]。直到最近，IOE 在儿童中的定义仍然不明确，文献中报道较少，以前也没有在儿科癫痫教科书中提及。然而，尤其是在过去十年中，IOE 越来越被认为是一种儿童 ETE 或颞叶癫痫附加症的类型[1, 2, 10, 13, 14, 21–24]。

对 IOE 的认识是必要的，因为未被识别的岛叶癫痫已被认为是难治性额叶、顶叶和颞叶癫痫手术失败的一个重要原因 [3-6, 25-27]。对儿童药物难治性癫痫的早期干预非常重要，因为持续反复发作对发育中的大脑有负面影响，导致认知能力下降、学习成绩下降、日常功能下降和生活质量下降 [28-30]。对于岛叶癫痫也是如此，因为这些患儿中的大多数有认知功能障碍，许多患儿在手术后有显著改善 [13, 14]。与其他形式的药物难治性颞叶外癫痫一样，岛叶癫痫手术可以治愈或减少癫痫发作，减少 ASM 的使用，改善神经认知发育，并改善功能和健康相关的生活质量 [31-35]。

然而，与其他形式的颞叶外癫痫一样，IOE 代表着一种有挑战的癫痫形式，因为致痫区通常是多叶的（病灶延伸至相邻的额叶、顶叶和［或］颞叶皮质），可能涉及功能区（例如 Wernicke 区，Broca 区及手或面部的感觉运动区），很难定位、确定范围和充分切除 [1, 2, 13, 21, 22]。岛叶位于岛盖以下的深部，被上覆的大脑中动脉（middle cerebral artery，MCA）分支和下部的关键皮质下结构（如内囊、弓状束和基底节）覆盖，使得相应的岛叶手术具有挑战性 [12, 36]。术前评估和手术技术的最新进展有助于确定致痫区的位置并进行岛叶 – 岛盖切除。IOE 手术已被证明对儿童和成人都有非常良好的疗效。

一、岛叶 – 岛盖的外科治疗和功能解剖

（一）岛叶

为了安全地进行 IOE 手术，小儿癫痫外科医

生必须对岛叶和环侧裂区的解剖结构有详细的认识 [7, 36, 37]。岛叶，或称为 Reil 岛，是第 5 脑叶，是一个位于侧裂深部的倒金字塔形结构（图 40-1）。大多数患者的岛叶皮质由七个脑回组成，包括三个前部的岛短回（前、中、后）和两个后部的岛长回（前、后），此外还有位于岛极处岛叶最前下部分的岛副回和岛横回。岛中央沟将岛叶分为较大的前部和较小的后部，它从上环岛沟斜向延伸至岛阈，几乎与中央沟（至多在其前方 5mm 处）在同一水平面上。岛叶被眶额盖、额顶盖和颞盖所覆盖 [36]。其周围依靠环岛前沟、环岛上沟和环岛下沟与这些结构隔开。除了在岛阈、岛横回和岛副回，环岛沟包绕着整个岛叶。岛横回与眶额后部皮质相连，岛副回与眶下回相连。由于岛盖的切除常常需扩大至岛叶，因此环岛沟是软膜下岛叶岛盖皮质切除术中重要的外科解剖标志。岛阈位于岛顶的下方，是一个重要的手术标志，它对应于 MCA 分叉前的膝部的位置。

MCA 分支的 M2 段覆盖并供应岛叶，直到环岛沟过渡成为 MCA 的 M3 段 [7, 36, 38]。来自 MCA M2 段的长岛穿支动脉（long insular perforator arteries，LIA）从岛叶的后上部分产生，并供应放射冠。在岛盖部，来自 MCA 的长髓质动脉（long medullary arteries，LMA）也供应放射冠。

（二）岛盖

有三个主要的岛盖覆盖着岛叶。它们包括眶额盖、额顶盖和颞盖 [36]。眶额盖由眶后回、眶外

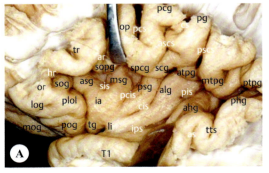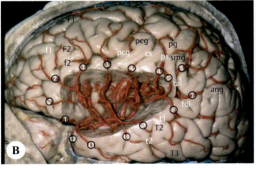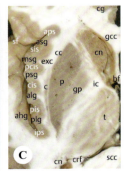

▲ 图 40-1　岛叶 – 岛盖解剖及其与侧裂血管的关系
经作者同意转载自 Ture 等 [36]

侧回的后部和额下回（眶部）组成。眶额盖覆盖在前岛叶上，并被前环岛沟与岛叶隔开。额顶盖与额眶盖由侧裂浅部的前升支分开，侧裂浅部的前升支划分了额下回的三角部和额下回的盖部，中央前回和中央后回的下部，以及缘上回的上部。额顶盖覆盖岛叶上部，并被上环岛沟与岛叶隔开。覆盖下岛叶的颞盖由颞上回、颞极后部和缘上回的下半部分组成，由环岛下沟与岛叶隔开。

在 IOE 的手术治疗中，了解岛叶解剖结构与侧裂浅部分支以及和岛盖的关系是很重要的[7]。更重要的是能够直观地看到在侧裂暴露时或在侧裂牵拉或切除后，岛叶的哪一部分将会暴露[2]。这些关系已经在一些成人尸体解剖中进行了研究。眶部、三角部和盖部的尖端都会聚在前岛短回的表面。额下回的眶部、三角部和盖部牵拉或切除后可到达上环岛沟[7, 36]。更具体地说，三角部覆盖前岛短回上部，眶部覆盖前岛短回的上半部分和前界沟的相邻部分。盖部覆盖前岛短回和中岛短回的上部。中央前回位于后岛短回上部和上界沟上方。中央后回覆盖了后、前岛长回的上部[7]。因此，打开毗邻三角部的侧裂浅部后支，就会暴露出前或中岛短回和前下岛叶。打开前水平支和上升支将暴露前岛短回（上部）和前和（或）上环岛沟。而在这个点后面打开后支，则会暴露后岛短回和长回。

在切除岛叶皮质的同时，需要了解位于岛叶下面的关键的皮质下结构。岛叶皮质覆盖着最外囊、屏状核、外囊、豆状核（壳核和苍白球）、尾状核、弓状束、内囊和丘脑[7, 36, 39, 40]。内囊膝位于后岛短回下方。豆状核位于中岛短回（middle short gyrus，MSG）中段、后岛短回、后岛长回（posterior long gyrus，PLG）中段的深部。中央沟覆盖了豆状核的后 1/3。内囊后支和丘脑在前岛长回（anterior long gyrus，ALG）和 PLG 水平位于豆状核深部。岛阈位于颞盖的内侧。下界沟位于颞上沟的内侧。缘上回包围着上翘的侧裂末端。该脑回位于岛叶后端的上、下界限沟交界处的浅表处（图 40-1）。

（三）岛叶的功能和联系

我们对岛叶的内在功能和连通性的理解来自旧时代对猕猴的研究，手术证实的岛叶癫痫的发作症状学的描述，对癫痫患者在岛叶内放置深部电极的皮质电刺激研究，以及神经影像学研究[3, 4, 6, 41-44]。然而，由于其位置较深，体积相对较小（皮质表面积的 2%），因此对它的研究较少，描述也不如其他脑叶详细[43]。对岛叶功能和网络的认识为理解岛叶癫痫发作症状学和 IOE 致痫网络提供了深刻的视角。岛叶与不同的大脑区域有广泛的相互的结构和功能连接，包括主要来自背侧丘脑、杏仁核和额叶、顶叶和颞叶的各种皮质的传入和传出联系[42, 45-47]。

根据所使用的技术，岛叶在功能上被划分为 2 到 13 个细分功能区[44, 48]。传统上，利用体内弥散张量成像和静息状态功能 MRI 将岛叶的结构和功能细分为两个在岛叶连接中具有前后梯度的亚区，其中岛叶前部主要投射到额叶皮质、眶额皮质、嗅觉皮质、前颞叶皮质和前扣带皮质，而除了一个有重叠投射的过渡性岛叶区域之外，岛叶后部则投射到顶叶、颞叶后部和感觉运动区[44, 48-50]。最近的功能成像研究将岛叶分为具有重叠和独特连接特征的三个亚区，包括与支持更高水平认知过程的前扣带回膝部和额叶区域连接的背侧前岛叶（dorsal anterior insula，AI），与支持情感过程的边缘区域连接的腹侧前岛叶（ventral anterior insula，VAI），以及与支持内感觉过程的感觉运动区连接的后岛叶（posterior insula，PI）[42, 44, 51]。这一分类方法被称为岛叶的认知 - 情感 - 内感受三方分割[44]。在一项对所有功能神经成像研究的 meta 分析中，Kuth 等将岛叶划分为四个功能细分区：除了前面提到的位于中 PI 区的感觉运动区、前 - 腹侧岛叶的社会情感区和认知前 - 背侧区域外，他们还描述了一个离散的化学 - 感觉中枢 - 嗅觉 - 味觉区域[52]。

岛叶的主要作用之一是感觉运动处理，包括内脏感觉功能（痛苦的异常感觉）、自主神经调节（心率和血压）和内感受作用，这些功能都可以反映身体的生理状况，如口渴、心悸或胃胀。岛叶在体感处理和疼痛中起着重要作用，对岛叶的刺激可引起同侧、对侧或双侧的感觉异常或收缩感。后岛叶在热感功能和疼痛感知中起作用。岛叶还参与中枢性听觉处理。岛叶负责化学感觉功能，包括嗅觉和初级味觉区，这些区域被认为位于岛叶中部[42, 51]。顶盖和岛叶后区域参与前庭神经功能。岛叶还具有社会情绪处理功能，特别是当它们与自我意识和内省有关时，如情感体验和共情。岛叶还与社会认知及风险决策有关[42, 51]。最后，岛叶参与高级认知功能，包括语言和言语记忆。此外，dAI 将外部感觉信息与内部情绪和身体状态信号整合在一起，以协调大脑网络动态，并启动默认模式网络与中央执行网络之间的切换[53]。

二、手术病理

儿童 IOE 的病理分型与儿童 ETE 一致，因为大多数患者都患有皮质发育畸形[54, 55]。很少有研究只关注 IOE 背后的病理结果。在 8 个最大的难治性儿童 IOE 手术系列中，病理显示 50%～90% 的患者为局灶性皮质发育不良。其余患者有多种致痫性病理改变，包括皮质发育的其他种类、发生于皮质的胶质瘤、低级别肿瘤（神经节细胞胶质瘤，毛细胞星形细胞瘤，胚胎发育不良性神经上皮肿瘤，少突胶质细胞瘤）、结节性硬化症和其他异常（如 Rasmussen 脑炎）[2, 10, 13, 14, 21-24]。在合并颞叶切除的患者中发现了海马硬化，这并不奇怪，因为岛叶癫痫可与颞叶内侧硬化和 TLE 共存[5, 14, 26]。

三、患者选择和外科指征

（一）外科手术患者的确认和选择

疑似 IOE 的患者，在两种 ASM 控制癫痫失败后[56]，即应被视为药物难治性癫痫，即应需要进行全面的无创性术前评估，以确定致痫区的部位和范围以及环侧裂区的脑组织功能（如语言和运动）[57, 58]。目的是评估患者是否可以接受切除性癫痫手术以及术后无癫痫发作的可能性。许多 IOE

病例是核磁阴性的，非侵入性检查难以确定致病区的确切位置和范围。在儿童中，大多数疑似 IOE 病例都需要进行有创性监测来确认是否为岛叶癫痫并充分定位致痫灶。

（二）术前评估

难治性 IOE 患者的术前综合评估包括病史和体格检查、常规发作期和发作间期头皮 EEG、长程视频脑电监测、MRI 和神经心理评估。头皮视频 EEG 和 MRI 是术前评估的核心[57]。其他功能成像研究，如 PET、SPECT 和脑磁图，是二线检查技术，可在特定情况下进行。这些二线检查技术既有优点也有局限性，每一种检查在这些患者的术前评估中都有相对的价值。在特定的情况下，特别是对于计划进行 SEEG 检查的患者，可以使用 fMRI 进行功能皮质定位。

儿童岛叶癫痫通常开始于出生后的前几年（表 40-1）。尽管大多数患者神经功能完好，但有些患者可能存在与半球性病理相关的先天损伤，如运动障碍、失用症或偏侧失调症。患者术前的认知状态可能有很大的不同。尽管一些患者可能有正常的智商和学习成绩，但大多数儿童岛叶癫痫患者的认知功能下降，广泛地影响各个领域（记忆力和执行功能等），以及存在不同程度的学习障碍（表 40-1）。

在成人人群中，岛叶癫痫的症状学已经得到了充分的认识[3, 6]。岛叶癫痫的症状学可以模拟 FLE、TLE 和 PLE[6, 26, 27, 59]。从上文详细讨论的岛叶在各种机体功能中的作用可以得出结论，提示岛叶起源或受累的典型症状学包括体感症状、内脏感觉症状、严重流涎、心悸、苍白、瞳孔变化和其他自主神经障碍，这些可能涉及发作性运动或颞叶症状学（如语言和听觉）。然而，并不是所有的患者都有典型的脸色潮红的症状。因此，在岛盖癫痫、FLE、PLE 或 TLE 手术失败的病例中，认识到岛叶受累是很重要的。事实上，大约 1/3 的儿童岛叶癫痫病例都经历过之前失败的脑叶切除术，最常见的是额叶切除术，其次是颞叶

表 40–1　文献报道经切除性手术治疗的耐药性儿童岛叶癫痫患者的特点

作者，年份	患者数量	平均手术年龄（范围）（岁）	既往手术数量（%）和类型	早期岛叶症状	MRI 可见病灶，数量（%）	发作期头皮 EEG 定侧 / 定位
Ahmed 等，2018[24]	6	13.3（5—16）	4（66%）2ATL；2FPT	>50%	3（50%）	定侧（100%）
Freri 等，2017[14]	16	12（6—17）	0	<50%	14（88%）	定侧（100%），定位：环侧裂（64%），侧裂上（36%）
Perry 等，2017[23]	20	12.8（6.1—18）	10（50%）6FL；2STG-ins；1ATL；1PL	NA	6（30%）	定侧（60%）
Alomar 等，2018[22]	8	11.3（3—18）	3（37%）1Radiosurgery；2SDDE	NA	NA	NA
Ikegaya 等，2018[38]	3	2.9（2.5—3.3）	0	>30%	3（100%）	定侧（67%）
Weil 等，2016[1]	13	8（5—16）	3（23%）	<30%	9（69%）	定侧（100%）
Dylgjeri 等，2014[13]	10	6.4（1.7—13.7）	1（10%）	>50%	8（80%）	定侧（90%）
vonLehe 等，2009[10]	6	7（1—17）	0	>30%	6（100%）	定位于额颞部 2/5（40%）；弥漫广泛性（40%）
Park 等，2009[21]	6	4.2（0.6—7）	0	NA	6（100%）	定侧（100%）
Afif 等，2008[66]	2	11（9—13）	NA	NA	2（100%）	NA

ATL. 前颞叶；FPT. 额顶颞叶；FL. 额叶；NA. 无数据；STG-ins. 颞上回 – 岛叶；PL. 顶叶

和顶叶手术。由于许多岛叶癫痫表现为主观症状（如躯体感觉先兆和内脏感觉先兆），因此 IOE 的评估在儿童中尤其具有挑战性，因为儿童由于发育不成熟或认知限制，可能无法描述这些主观症状[1, 2, 13, 14]。表现在较小的儿童中的典型的体感先兆（累及大片区域的不愉快的感觉异常）或脏器感觉 – 脏器运动症状（喉部收缩）从未见报道；但年龄较大的儿童，特别是青少年可能会描述这些症状。因此，在考虑岛叶受累时，应寻找体感或内脏感先兆的间接证据，如不正常的反应、动作终止或痛苦的感觉。早期运动症状（强直和肌阵挛）和自主神经系统症状常见于儿童岛叶癫痫，

提示有岛叶起源的发作。有趣的是，在一些研究中，高达 50%～75% 的接受 IOE 手术的患者具有典型的岛叶癫痫样症状[13, 14, 22]。

长程视频脑电监测通常有助于定侧和提供一定的具有定位价值的信息[6, 58, 59]。在儿童 IOE 病例中，绝大多数情况下，头皮 EEG 可定侧到受累半球，通常局限于额叶、颞叶和（或）中央导联，例如，环侧裂区[1, 13, 14, 22, 58]。在典型的症状学和环侧裂区磁共振结构异常的情况下，这是有帮助的。由于岛叶位于额叶、顶叶和颞叶皮质下方，因此头皮 EEG 的空间分辨率有限，无法将岛叶癫痫发作与周围额叶、颞叶或顶叶皮质引起

的癫痫发作区分开来。在一项针对 9 例经侵入性 EEG 及手术证实的 IOE（例如，行岛盖岛叶皮质切除术后达到 Engel Ⅰa）成年患者的研究中，前岛叶癫痫伴有额颞叶放电，而后岛叶癫痫与颞叶放电相关[60]。头皮间期 EEG 在 IOE 中的作用小于起源于其他脑叶的癫痫[61]。与成人相比，IOE 患儿的致痫网络更加弥漫，尽管患者可出现局灶性改变，但许多儿童患者的头皮 EEG 表现为偏侧的多灶性放电或无侧向性的异常放电[13, 14]。间期额叶的多灶性放电或双侧放电甚至可能提示岛叶癫痫[13]。尽管患者在非局灶性或双侧广泛性放电的情况下仍可能有较好的癫痫预后，但这种 EEG 通常与较差的癫痫预后相关[23]。在迄今为止规模最大的儿童病例中，30% 的患者有非局限性或双侧异常放电，其中 80% 的病例癫痫预后较差[23]。

难治性癫痫患者 MRI 上涉及岛叶和 / 或岛盖的结构异常强烈提示 IOE 的存在，特别是如果患者具有典型的类似岛叶癫痫的发作症状学和相互一致的非侵入性检查。迄今为止报道的大多数经手术治疗的儿童 IOE 病例都是核磁阳性的，MRI 的异常要么局限于岛叶，要么涉及岛叶和岛周结构，尽管有时 MRI 也可能提示岛周结构异常而和岛叶基本正常[1, 13, 14]。然而，MRI 阴性的 IOE 并不少见，在几乎所有报道的 MRI 阴性的儿童 IOE 病例中，局灶性皮质发育不良是潜在的病理类型[1, 13, 14]。最近的一项儿童研究报告了 70% 的非病灶性儿童岛叶癫痫。MRI 上病变的缺失可能会降低癫痫自由发作的可能性，因为它使得定位和评估致痫区的范围更具挑战性。在迄今报道的最大的儿科系列中，大多数报告的非病灶病例的癫痫预后相对较差。虽然一项研究报告在非损伤性病例中只有 25% 的不良预后，但在大多数研究中，至少有一半的非损伤性病例报告了不良预后[13, 14, 23]。这些发现并不令人惊讶，因为致痫区和手术切除的范围一般超出了明确的 MRI 异常，特别是在 3 岁以下的儿童[62, 63]。

发作期或发作间期区域脑血流（regional cerebral blood flow，rCBF）SPECT 或发作间期 FDG-PET 的效用有限，尚未被系统地用于疑似岛叶 – 岛盖癫痫的难治性癫痫患儿的无创伤性术前检查[1, 13, 14]。间期 FDG-PET（Ⅱ PET）很少显示岛叶或环侧裂区域的局部低代谢，更多的情况是看到岛外、非局灶性、双侧或更广泛的多灶性改变[13, 23]。在 1/4 的岛叶癫痫患者中，发作间期 FDG-PET 可能具有误导性。即使 Ⅱ PET 低代谢区与其他非侵入性检查不一致，仍有机会施行岛叶切除术，因为 25%～40% 的非局限性、多灶性或双侧Ⅱ PET 异常患者在岛叶 – 岛盖切除术后达到癫痫无发作（Engel Ⅰa）[23]。发作期的 rCBF SPECT 在很大比例的患者中可显示局限于岛叶 – 岛盖区域的一致的高灌注，是一种有价值的工具，特别是在非病灶性病例中[1, 2]。然而，在儿童中，它经常显示超出岛叶范围的整个同侧半球的异常或非局限性的双侧异常[14, 23]。虽然一致的 SPECT 可能有助于 IOE 的定位，但不一致的结果不应排除岛叶癫痫和针对岛叶的颅内深部电极检查。在最近的一项针对 20 名癫痫患者的研究中，尽管在发作期 SPECT 上存在双侧或非局限性的高灌注，仍有 44% 的患者术后可达到 Engel Ⅰa 级[23]。

脑磁图已成为难治性岛叶癫痫的有用工具，岛叶 – 岛盖区域的偶极子簇与癫痫发作的控制相关[64]。在成人岛叶癫痫中，已经确定了三种模式的 MEG 源，包括前岛盖岛叶簇、后岛盖岛叶簇和弥漫性环侧裂簇[64]。最近的两项儿童岛叶癫痫研究表明，脑磁图簇定位可用于指导侵入性脑电监测。此外，手术切除或消融由 MEG 脉冲源和侵入性脑电监测一致确定的致痫区与大多数患者良好的癫痫预后相关[23, 24]。

（三）侵入性检查的指征

非侵入性检查可能很少足以定位病灶性 IOE 病例的致痫区，尽管病灶在影像学上清晰可见，并与其他非侵入性检查的结果一致，但通常仍需要覆盖岛叶 – 岛盖的侵入性检查来确认和定位 IOE。事实上，大多数（超过 70%）已报道的儿童 IOE 病例都接受了两期手术，采用有创检查来确认发作起源于岛叶，确定致痫区范围，并进行功能检查（图 40-2 至图 40-6）。当病灶明确（如致痫性肿瘤），多种无创检查结果一致，且假定的致痫区可采用无创性功能定位（如 fMRI）或不需要功能定位时，可以进行单期岛叶癫痫手术。

在没有明确的致痫灶时，有创性检查是必须做的，而当致痫灶不明确时，其位置和范围以及与功能区的关系也需要有创性检查来确认。在任何失败的 FLE、TLE 或 PLE 病例中都应考虑岛叶，

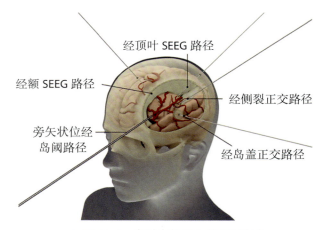

▲ 图 40-2　岛叶电极置入的不同方式
经作者允许转自 Weil 等 2016[1]

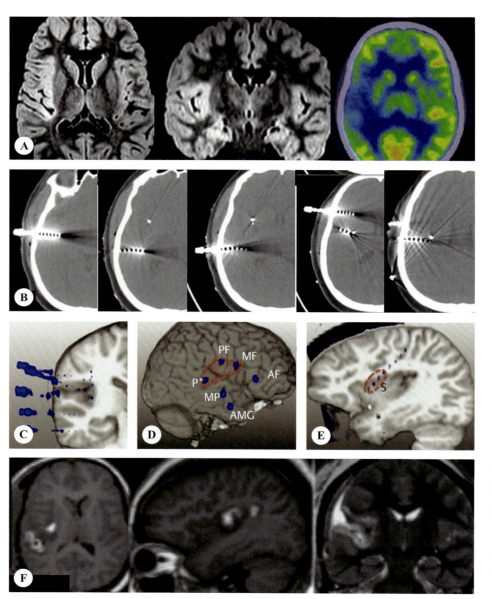

◀ 图 40-3　主要经岛盖正交置入 SEEG 电极

10 岁男孩，发作症状学提示为环侧裂起源癫痫发作，表现为大量分泌唾液，继而出现岛叶的姿势性强直症状。A. MRI 提示环侧裂区（颞上回、眶下回、额顶盖）及颞叶内侧异常信号，PET 提示环侧裂区域代谢减低；B. CT 可见 5 根 SEEG 电极经岛盖置入岛叶；C 和 D. CT/MRI 融合，其中三根电极经过额下回（PF、MF、AF），两根经过颞叶（PT、MP），还有一根置入杏仁核（AMG）；D. 经确认，发作起始区域（红色虚线）包括额顶盖、颞盖以及岛叶；E. 一根经旁矢状位（S）斜插的电极置入岛叶的岛短回；F. 术后 MRI 提示手术切除了环侧裂区及岛叶

特别是在癫痫症状学或非侵入性检查提示岛叶受累的情况下。在年龄较大的青少年和成年患者中，在癫痫术前讨论时通常会遇到五种情况，应怀疑 IOE，并需要进行侵入性检查[65]。这包括① MRI 阴性的 FLE 和 PLE；②环侧裂区癫痫；③非病灶性睡眠过度运动相关癫痫；④颞叶癫痫附加症（早期症状学提示岛叶受累的 TLE）；⑤病灶性岛叶癫痫，需进一步对其致痫区和功能进行定位[6, 11, 65]。使用上面提到的岛叶癫痫电极置入标准，岛叶癫痫的检出率也是各不相同，在一些中心的检出率为 10%～16% 到 37%[11, 13, 15, 22, 66, 67]。在较年幼的儿童中，岛叶癫痫通常是累及环侧裂区的，是包括邻近额叶、颞叶或顶叶的广泛的多灶性致痫网络。

（四）侵入性检查的选择

针对岛叶、环侧裂区和邻近脑叶的侵入性检查，有两种常用的电极置入方法，一种是 SEEG，采用基于框架的立体定向方法通过小的骨孔置入岛叶和岛叶外的电极；另一种是直接开颅的方法，在这种方法中，采用显微镜手术分开侧裂，结合皮质条状或栅状电极（使用或不使用无框架神经导航），在直视下将深部电极插入岛叶皮质[1, 11, 18, 68]。也有人描述了一种混合方法，将 SEEG 与小骨孔置入硬脑膜下条状电极联合进行[11]。选择岛叶和环侧裂区置入方法取决于每个中心的专业知识和可用的资源（表 40-2）。大多数中心采用 SEEG 方法[13, 18, 22]，在这种方法中，深部电极可以通过垂直于岛叶穿过岛盖的正交轨道[18]（图 40-2、

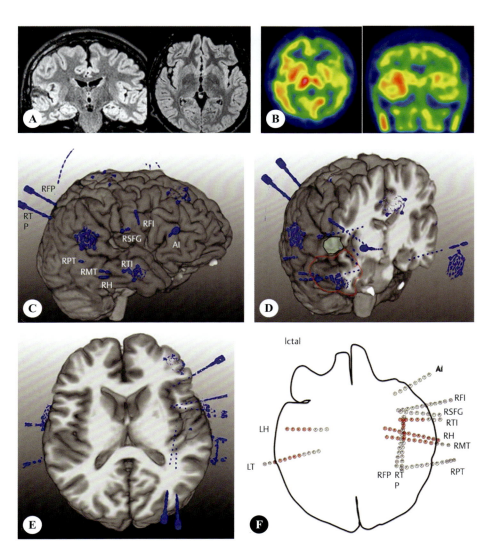

◀ 图 40-4 双侧颞叶和岛叶癫痫患者，联合旁矢状位经顶叶斜插及经岛盖 SEEG 电极置入

A. 16 岁男孩，既往曾行两期右侧颞上回局灶皮质切除，术后仍有持续发作，表现为动作终止，头部偏转及自主神经症状；B. 发作期 SPECT 提示右侧半球环侧裂区及岛叶摄取增高；C～E. 一期经顶叶旁矢状位 SEEG 电极置入岛叶（RFP，RTP），提示发作起源于右侧岛叶、右侧海马和颞叶；F. 左侧海马和颞叶。患者随后行姑息性颞叶和岛叶皮质切除术

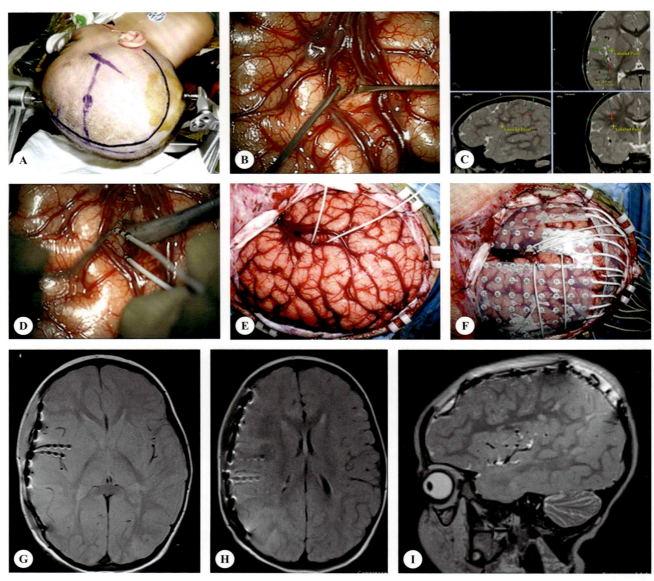

▲ 图 40-5 开颅直视下深部电极正交置入岛叶

一例结节性硬化症患者，打开侧裂后，将深部电极正交置入额岛叶结节。A. 头部固定后；B. 解剖侧裂暴露岛叶；C～E. 使用无框架立体定向导航系统引导确定需要置入电极的区域；F～I. 然后置入环侧裂硬膜下栅状电极，核磁检查充分确认电极触点位置

图 40-3）或在矢状面平行于岛叶的斜矢状旁轨道[66, 68]（图 40-4），或两者结合放置在岛叶皮质中[18, 22]。其他的深部电极被放置在可疑致痫区（图 40-3、图 40-4）。

与开颅置入电极的方法相比，SEEG 岛叶置入有几个优点。在高达 14% 的疑似儿童岛叶癫痫的病例中，当需要确保电极覆盖双侧半球以明确发作起始的侧别时，SEEG 的方法是理想的[11, 22]（图 40-4）。SEEG 还能更好地在三维空间上记录癫痫发作，因为它能更好地覆盖深部皮质和皮质下区域，如内侧颞叶结构[11, 69, 70]。SEEG 技术避免了开颅手术，总体并发症发生率为 1.3%，通常比开颅硬膜下电极置入手术风险更低[71, 72]。虽然存在与 SEEG 相关的出血性并发症的担忧，但出血率非常低（＜0.1%），而且大多数出血性并发症与电极入点而非靶点有关[22, 73]。目前尚无与 SEEG 岛叶电极置入直接相关的并发症（如岛叶或岛盖内血肿）报道[22]。当选择 SEEG 岛叶电极置入的

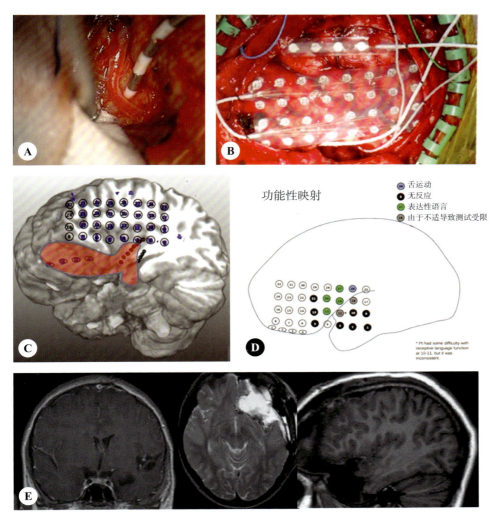

◀ 图 40-6　开颅直视下经岛顶旁矢状位置入深部电极

患者 10 岁，既往曾行单期左侧前颞叶皮质切除术，保留了颞叶内侧结构，术后癫痫立即再次发作。经岛顶旁矢状位斜插置入深部电极进行侵入性检查。A. 打开侧裂，暴露岛顶，沿后上方置入电极；B. 除此之外，左侧海马置入深部电极，硬膜下电极覆盖了眶额区、额盖及颞上回，如术中照片所示；C. 与术后 MRI 融合现实；D. ECoG 确认发作起始包括左侧眶额皮质，左侧海马以及左侧前岛叶，功能定位检查确定了位于发作起始区之外的语言表达区和舌运动区，之后患者行切除性手术；E. 术后 MRI

功能性映射

- 舌运动
- 无反应
- 表达性语言
- 由于不适导致测试受限

* Pt had some difficulty with receptive language function at 10-11, but it was inconsistent.

路径时，应该考虑正交经岛盖和额或侧交经顶叶 SEEG 入路的相对优缺点[68]。许多中心，包括我们中心，对每个患者使用正交和侧交电极组合进行有创检查（图 40-2 至图 40-4）。

在正交入路中，岛叶深部电极通过额叶、颞叶和（或）顶叶岛盖放置，允许同时覆盖岛叶和岛盖。这种方法对于疑似岛盖受累的环侧裂区癫痫尤其有用，这在儿童岛叶性癫痫患者中占很大比例（图 40-3）。它提供了极佳的岛叶皮质的中外侧覆盖。然而，由于岛叶皮质相当薄，这种方法只允许在岛叶内的每个电极有一到两个接触的电极点，为了达到良好的岛叶覆盖可能需要更多的电极数量[3, 13, 22, 23]。这种方法的另一个缺点是 MCA 分支覆盖在岛叶皮质上，这限制了电极放置在这些血管正下方的区域内[36]。文献尚未报道有

关电极穿过有功能的岛盖皮质或损伤 MCA 血管所导致的一过性神经功能损伤，而实际上这些电极是非常安全的[18, 22]。这种方法的安全性依赖于充分的术前计划和手术技术，以及设计避开 MCA 血管的无血管电极路径[18, 22]。

相比之下，通过额叶或顶叶入路实施的矢状旁斜入路，每个电极在岛叶内的接触点更多，从岛叶的后侧入路可获得岛叶内多达 6～8 个接触点，从而实现了最大的岛叶覆盖[22, 66, 68]。因此，顶叶入路可以用一个电极从岛叶前和（或）后探查多个不同的岛回[66]，在划定致痫区时很有用，并可在必要时精确地调整切除范围。除了极佳的岛叶覆盖外，额叶或顶叶矢状旁斜路径的主要优势是其轨迹避开了功能皮质，并避免了理论上 MCA 血管损伤的风险。当电极需要覆盖岛叶前部或疑似

表 40–2 儿童岛叶癫痫中岛叶电极置入的方法			
技 术	岛叶电极	优 势	缺 陷
基于框架的 SEEG 技术	TPO 深部电极	• 经非功能皮质置入 • 避免开颅，无须解剖侧裂、牵开岛盖 • 避免通过功能性盖部皮质，避免 MCA 损伤 • 沿岛叶长轴置入电极，高触点 / 电极比 • 最大限度覆盖岛叶 • 当电极需要覆盖双侧半球时更为理想 • 更适合可疑病灶位于后岛叶及额叶	• 对岛叶内 – 外侧覆盖不够 • 前岛叶覆盖有限 • 需要计算机辅助共注册 • 需要放置立体定向框架 • 术后需要确定电极的位置（与术前 MRI 融合）
	TFO 深部电极	与 TPO 相似，但更适合可疑致痫灶位于前岛叶或额叶	• 对岛叶内 – 外侧覆盖不够 • 后岛叶覆盖有限 • 与 TPO 相比对岛叶的整体覆盖不够 • 与 TPO 相比触点 / 电极比较低 • 需要计算机辅助共注册 • 需要放置立体定向框架 • 术后需要确定电极的位置（与术前 MRI 融合）
	联合 TFO/TPO	联合 TFP 和 TPO 的优势	• 对岛叶内 – 外侧覆盖不够 • 需要计算机辅助共注册 • 需要放置立体定向框架 • 术后需要确定电极的位置（与术前 MRI 融合）
	OTO 与血管影像立体融合	• 非常成熟的方法 • 岛盖覆盖良好 • 岛叶内侧和外侧的良好覆盖 • 为软膜下岛叶皮质切除提供了标志	• 理论上有 MCA 活沟内血管损伤的可能性 • 较低的触点 / 电极比（ $n=2$ ），因此需要更多的电极 • 对岛叶覆盖较差，尤其是其上有 MCA 走行的岛叶前下部 • 手术需要更多的时间 • 对大脑半球的覆盖不足
	联合 TFO/TPO/OTO	联合 TFO、TPO 和 OTO 的优势	• 需要计算机辅助共注册 • 需要放置立体定向框架 • 术后需要确定电极的位置（与术前 MRI 融合）
无框架立体定向技术 + 通过直接开颅手术置入电极	经侧裂正交深部电极联合覆盖半球的硬膜下条状和栅状电极	• 可以做到对同侧半球 / 岛盖的广泛性覆盖（这对于功能定位是非常理想的） • 对于岛叶内外侧良好的覆盖 • 在二期软膜下岛叶皮质切除可以将电极作为标志	• 当需要覆盖双侧半球时不适用 • 需要开颅、解剖侧裂、牵拉岛盖 • 较高的并发症发生率 • 与斜插（旁矢状位）技术相比，触点 / 电极比（ $n=2$ ）较低
	经侧裂经岛阈旁矢状位岛叶电极置入，与覆盖半球的硬膜下条状和栅状电极联合应用	• 可以广泛覆盖同侧半球和盖部 • （对功能定位非常理想） • 沿岛叶长轴置入：较高的触点 / 电极比	• 当需要覆盖双侧半球时不适用 • 需要开颅、解剖侧裂、牵拉岛盖 • MCA 血管损伤，牵拉岛盖时造成损伤

TFO. 经额斜插；TPO. 经顶叶斜插；OTO. 正交经岛盖

额叶癫痫，应首选经额叶路径，而当怀疑后岛叶癫痫和（或）顶叶受累时，应首选后矢状旁电极。SEEG 的主要缺点是，在确定致痫区范围和功能皮质定位时，其空间分辨率较低。然而，如果放置多个深部电极，并结合功能成像的结果，这个缺点可以克服[74]。

开颅岛叶 - 岛盖侵入性电极置入技术，除了覆盖半球皮质的条状和栅状电极外，还包括放置岛叶电极，已经有几个小组采用过这个方法[1, 21, 24, 67]。在大范围打开侧裂后，可将岛叶电极垂直[11]或沿矢状方向斜插穿过岛顶[1]。开颅电极置入术最好用于单侧病例，其主要优点在于同时放置大量覆盖额叶、顶叶和颞叶皮质的条状和栅状电极（图 40-5、图 40-6）[1]。这种技术可以很好地覆盖外侧顶叶、外侧额叶、半球间额叶 - 顶叶或下外侧颞叶新皮质。尽管新型的电极联合置入方法已经解决了电极覆盖面积不足的问题，但额盖、顶盖和颞盖卷褶的皮质仍未得到充分的记录[75]。因此，当需要对这些岛外新皮质结构进行更大的采样时，这种技术是理想的。此外，它是功能定位的最佳方法，特别是在大脑半球主侧（图 40-5、图 40-6）。

需要注意的是，虽然有几个儿科病例系列报道了岛叶癫痫开颅电极置入术均无并发症[1, 21, 24]。但众所周知，硬膜下栅状电极和条状电极的风险（包括脑水肿、硬膜下出血和感染）可在高达 1/5 的患者身上发生，因此开颅电极置入的方案需要综合其优缺点认真权衡[72, 76, 77]。一个成人岛叶 - 岛盖开颅电极置入的病例系列，报道了 12.5% 的岛叶电极置入引起的短暂神经功能并发症（一例来自电极移位，另一例与岛盖受压有关）和 19% 的硬膜下电极覆盖半球表面引起的并发症[11]。

四、侵入性检查的外科注意事项

（一）开颅方法

无论是经侧裂 - 岛顶放置旁矢状位电极或正交放置岛叶电极，硬脑膜下皮质电极的一般步骤是相似的。无论放置正交电极还是矢状旁电极，

无框架神经导航都被用作辅助工具来确定所需的入点。患者仰卧位，头部向对侧旋转 45°～60°，用三点 Mayfield 头架固定到位[1, 11]。以环侧裂区为中心，行单侧额顶颞部头皮大骨瓣开颅术（图 40-5）。钻开蝶骨小翼，以方便暴露侧裂并进入岛尖。

在手术显微镜下，采用常用的显微手术技术打开侧裂，避免使用固定牵开器，防止 MCAM3 段及伴行静脉受压闭塞。打开侧裂的方法应根据电极置入的类型来决定。

在旁矢状位经岛顶电极置入的情况下[1]，打开额下回三角部以下的侧裂后支，将暴露前岛短回或中岛短回和岛叶前下部，并向下延伸至岛顶（图 40-6）。相对血管较少的岛顶和岛极暴露出来。岛顶是岛叶横向最突出的平面，位于岛叶最前下方的岛极的后部正上方[1]。用显微刀片切开软脑膜后，可在 MCA 分支上方的岛顶的乏血管面插入岛叶深部电极。电极在后上方沿岛叶矢状轴方向插入，与软膜下的岛叶皮质平行。这也可以通过超声引导来实现。在蝶骨小翼下钻孔有助于在插入前将深部电极保持在岛叶方向。可以沿岛叶前下方向置入第二个电极，以覆盖更后方的岛叶皮质。

对于正交岛叶电极，可以利用图像引导来识别所需记录的位置，并可以在这些位置有选择地打开侧裂。因此识别岛叶皮质上血管较少的表面是很重要的[11]（图 40-5）。

在岛叶电极置入后，可将罂粟碱（30mg/ml）置于侧裂血管上，以防止 M2 和 M3 段血管的痉挛。然后，根据手术前的评估，将硬膜下栅状和条状电极放置在额叶、顶叶和颞叶邻近岛盖和皮质凸面。（图 40-5、图 40-6）将岛叶电极缝合到硬脑膜上，以防止电极移位。

（二）SEEG 方法

SEEG 的目标是通过避开血管的路径置入电极，到达通过无创检查确定的靶点[74]。一些作者使用 Talairach 和 Bancaud[3, 69]。描述的初始技术进行岛叶 - 岛盖电极置入术，其中正交（垂直于矢状面）经岛盖电极需在基于框架的立体定

向条件下进行脑血管造影。然而，许多中心已经修改了使用 CT 血管造影或 MR 血管造影（MR angiography，MRA）以及使用钆的 MR 静脉造影（MR venography，MRV）的工作流程[22]。我们在手术当天使用基于框架的 CT 或 MRI 进行正交和斜交的岛叶 SEEG 置入，并与术前容积 MRI、MRA 和 MRV 进行配准。将 DICOM 图像导入 BrainLab 软件，并使用 iPlan 软件（BrainlabAG，Feldkirchen，Germany）规划电极轨迹，以避免血管损伤。在顶叶后部 – 斜交矢状旁入路中，使用朝向岛叶前部的顶枕交界处的入点，最大限度地覆盖岛叶。在前额叶 – 斜交矢状旁入路中，电极通过额上回沿内侧至外侧方向进入前岛叶。

相比之下，正交经岛盖的岛叶电极是通过额盖、顶盖或颞盖置入。理论上，这种正交入路血管损伤的风险是最高的，需要仔细规划电极路径。许多报道的出血性并发症发生在入点，因此皮质表面的血管不应被忽视。然后，在颅骨钻孔后，使用标准的基于框架的立体定向坐标将电极置入，插入固定螺钉，热凝硬脑膜，然后将 SEEG 电极置入到所需的靶点。电极被紧密密封固定在螺钉上，以防止脑脊液漏。许多中心现在已经开始使用机器人辅助来进行电极置入。术后立即复查 MRI 或 CT，并与术前 MRI 融合，以确定电极的准确位置。然后在癫痫监测单元对患者进行监测。图 40-3 和图 40-4 显示了岛叶 SEEG 监测实例。

五、岛叶 – 岛盖切除性手术

（一）患者体位、头皮切口、骨窗

岛叶 – 岛盖切除手术是通过翼点入路额颞开颅进行的。无框神经导航是将术中解剖与术前 MRI 联系起来的有用的辅助工具。将结构 MRI 与非侵入性检查（包括 fMRI、PET、SPECT 和 MEG）进行匹配是非常有帮助的。神经纤维成像对避免锥体束（运动）和弓形束（语言）的意外损伤也很有帮助。

患者仰卧位时，将头部向对侧旋转 40°~60°。可在同侧肩下放置肩垫。颈部伸展约 15°，抬高头部，使颧弓位于最高点。对于之前没有做过开颅手术的患者，先做一个反问号切口，然后根据环侧裂区皮质切除的范围行翼点入路颅骨成形术。额颞开颅后，经蝶骨小翼钻孔进入眶上裂。这一步对于优化前岛叶的暴露和减少岛叶切除术时的脑组织塌陷非常重要。在 C 形硬脑膜切开后，可以看到典型的半球解剖结构。后续步骤取决于是否进行单纯的岛叶切除术或岛叶 – 岛盖切除术。

（二）经侧裂选择性岛叶切除术

在儿童群体中，单纯的岛叶癫痫而不累及岛盖的病例很少报道[10, 21]（表 40-1、图 40-7）。在儿童中，在无创性和（或）侵入性检查一致且局限于岛叶的病灶性病例中，可考虑单纯的岛叶切除术。在单纯的岛叶皮质切除的病例中，应采用经侧裂入路打开侧裂，然后进行岛叶皮质切除术（图 40-7）。应采用循序渐进的方法打开侧裂，从浅表的侧裂池开始，向下延伸至岛盖 – 岛叶池（侧裂深部）。由于侧裂在邻近额叶三角部顶端的部分最宽，通常应从这一点开始打开侧裂。然后可以先向后分离侧裂，然后再向前面分离[78]。

分离侧裂的范围是根据岛叶切除的位置而定的。当要完整切除岛叶时，需要充分打开侧裂。然而，当进行部分岛叶切除术时，则可以在相应的位置有限地分离侧裂。详细了解岛盖 – 岛叶三维解剖关系是必要的[7, 36, 79]。用锐性分离方法打开侧裂。侧裂在额叶三角部水平处最宽，通常从这里开始剥离[80]。采用常用的技术进行逐步剥离，即沿着 MCA 分支向下打开岛盖 – 岛叶池，保留所有 MCA 分支和尽可能多的侧裂静脉[78]。

岛叶皮质切除首先需分离侧裂至环岛上、下沟。将 MCA 的 M2 段之间的皮质热凝并切开。在软膜下切除浅层皮质，直至到达白质，以避免损伤基底神经节或皮质下锥体束。通往岛叶的 M2 穿支很难保存，但基底节区的主要动脉供应来自外侧豆纹动脉。因此，将切除范围局限于岛叶而不损伤其下方白质，可以避免并发症。一些作者建议采用经岛盖入路（通过非致痫性的岛盖）治疗

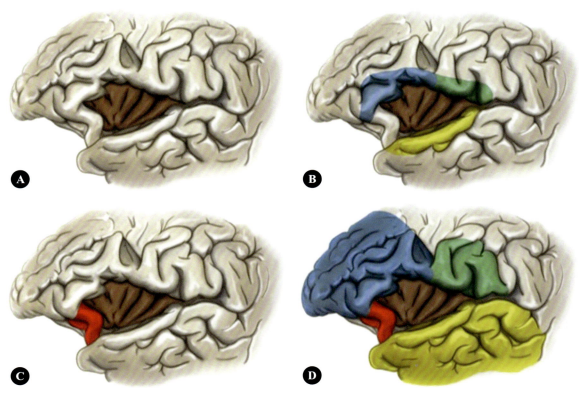

▲ 图 40-7　岛叶切除的类型

A. 选择性岛叶皮质切除术；B. 岛盖岛叶皮质切除术；C. 眶岛叶皮质切除术；D. 岛叶联合其他一个脑叶切除术
（经作者允许转自 Bouthillier 和 Nguyen 2017[81]）

岛叶癫痫，以避免打开侧裂和血管痉挛以及岛盖萎缩的风险[17]。然而，这种入路会导致较高比例的一过性面瘫，并可能危及功能区。我们建议打开侧裂，并使用这种入路完整地切除岛叶[81, 82]。

（三）软膜下岛盖岛叶皮质切除术

因为几乎所有的儿童岛叶癫痫病例都涉及岛盖，所以通常可以在岛盖切除后，在软膜下切除岛叶皮质[2, 81]（图 40-8）。根据术前非侵入性和侵入性检查明确的致痫区范围切除岛盖和环侧裂区皮质。应采用标准的显微外科技术，包括保留通向皮质的 MCA 的 M2 和 M3 段和尽可能多的静脉。功能区也应保留，包括语言支配侧的 Broca 区、Wernicke 区和顶下小叶，以及尽可能地保留手和脸的感觉运动区。在岛盖切除后，以环岛沟为界在软膜下切除皮质直至岛叶。在 IOE 病例，需要进行较大范围的岛叶皮质切除术，以及小范围的岛盖皮质切除，可在打开侧裂后行岛叶皮质切

除。此外，对于已行开颅经侧裂电极置入的病例，可以通过此已有的路径切除岛叶。岛叶深部电极可以指导岛叶皮质的切除范围。岛叶皮质切除也可与颞叶皮质切除、岛盖皮质切除联合进行[81]（图 40-7）。

（四）其他方法

1. 立体定向射频消融岛叶切除术

立体定向技术是开颅岛叶切除术的极具吸引力的微创替代方案，特别是在再手术病例或接受过 SEEG 侵入性检查的患者中。岛叶切除术已经可通过使用 SEEG 引导的射频热凝以及近期开展的 MR 引导下激光间质热疗（MR-guided laser interstitial thermal therapy，MRgLITT）来完成[22, 83, 84, 85]。对于岛叶癫痫，SEEG 引导的射频热凝术应被视为一种姑息性手术[83, 85]。使用该技术的经验有限（迄今仅报道了 5 例患者），20% 的病例术后无癫痫发作，60% 的病例癫痫发作减少[84-86]。

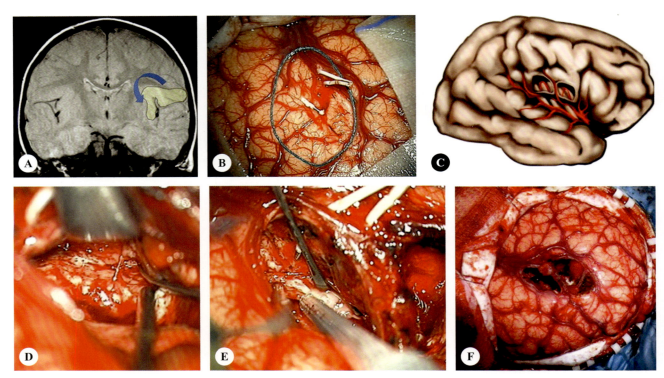

▲ 图 40-8　岛盖切除后，软膜下岛叶皮质切除技术（A），经侵入性检查已证实致痫区范围，岛盖在计划切除的范围内（B），患者 10 岁，既往曾行单期左侧前颞叶皮质切除术，保留了颞叶内侧结构，术后癫痫立即再次发作。经岛顶旁矢状位斜插置入深部电极进行侵入性检查。打开侧裂，暴露岛顶，沿后上方置入电极（A）。除此之外，左侧海马置入深部电极，硬膜下电极覆盖了眶额区、额盖及颞上回，如术中照片所示（B），与术后 MRI 融合现实（C）。ECoG 确认发作起始包括左侧眶额皮质，左侧海马及左侧前岛叶。功能定位检查确定了位于发作起始区之外的语言表达区和舌运动区（D），之后患者行切除性手术，术后 MRI（E）

在过去的 5 年里，MRgLITT 在癫痫手术中越来越受欢迎，特别是在深部病变或再手术病例中[87]。MRgLITT 用于岛叶癫痫的治疗已有三篇报道，包括最近的 20 例儿童患者系列报道[22, 23, 84]。激光束可通过前路、后路或联合类似于 SEEG 置入中使用的旁矢状位斜交入路放置。MRgLITT 的疗效略低于开颅手术，术后 1 年 63% 的患者癫痫预后良好，术后 2 年 50% 的患者无癫痫发作。无发作率较低可能与致痫区消融不完全有关，因为在本系列儿童患者中，大多数患者接受的是单纯岛叶消融，而不是岛叶 – 岛盖消融。这种方法的主要优点包括其微创性，减少了术后疼痛和住院时间，因此绝大多数患者可在 48h 内出院回家[23]。不良反应也非常轻微，只有 20% 的患者出现一过性偏瘫[23]。MRgLITT 很适合接受过 SEEG 岛叶置入检查的患者，对于有多次手术风险的患者，如结节

性硬化症患者伴有与岛叶结节相关的 IOE，是一个有吸引力的选择，我们已经针对该适应证进行了两期激光消融，并取得了良好的效果。

2. 岛叶癫痫的神经调控技术

反应性神经调控技术（responsive neurostimulation, RNS）是一种 FDA 批准的设备，可以根据记录到的 EEG 发作进行实时电刺激，已作为一种辅助疗法用于伴有频繁致残性发作且不超过两个癫痫病灶的成人部分性发作的治疗[88]。RNS 已用于岛叶癫痫，以避免与开颅手术切除相关的风险[89]。尽管 7 例患者中有 4 例是"反应者"，癫痫发作减少至少 50%，但在此研究中出现了两种并发症（脑积水，伤口感染）。由于开颅岛叶切除术通常不会有长期的功能缺失，对于不适合开颅手术或 MRgLITT 不可用的成年患者，RNS 应被视为最后的姑息性的治疗选择。

六、预后

（一）发作预后

IOE 的切除手术可获得良好的术后无发作率，特别是与儿童 ETE 相比。在接受开颅病灶切除的儿童中，报道的无发作（Engel Ⅰ～Ⅱ2 级）率约为 70%[1, 10, 13, 14, 21, 24, 38]（表 40-3）。这与已发表的最大的儿童 IOE[81] 和 ETE[19, 20] 病例系列所报道的无发作率相当。术后持续性癫痫发作与残留的岛叶皮质或未切除的环岛叶区域有关，这可能是由于这些区域涉及功能区，如眶额区、侧裂后部语言功能区或运动区等[81]。在我们的研究中，30%（4 例，共 13 例）的患者在岛叶 – 岛盖切除手术后出现持续性癫痫发作，其中 3 例患者在岛叶完整切除后获得了更好的癫痫控制[2, 81]。在一个有 6 例儿童患者的病例系列中发现，其中大多数患儿（67%）需要二次岛叶皮质切除才能控制癫痫发作[24]。另一个儿童系列的两名患者出现术后持续性癫痫发作，这与术后 MRI 显示的未按计划完全切除致痫区有关[13]。

（二）手术并发症

尽管曾经有关于手术安全的担忧，但许多癫痫中心已经证明，岛叶 – 环侧裂癫痫手术的并发症发生率可以很低。虽然从理论上讲，切除岛叶可能会导致与其功能相关的功能缺失，但目前还没有证据表明，切除岛叶皮质会直接导致永久性的神经功能缺失。

岛叶癫痫手术的主要问题之一是可能导致永久性的致残性的运动障碍。尽管癫痫发作的症状学描述和电刺激研究的证据表明，岛叶内存在运动功能，但这并没有被普遍接受。运动损伤的可能原因包括供给内囊的外侧纹状体动脉（lenticulostriate arteries，LSA）损伤导致皮质下皮质脊髓束缺血性损伤、供给后岛的起源于 MCA M2 段的 LIA 的损伤或起源于岛盖的供给放射冠血供的 LMA 损伤。供应初级运动皮质的 MCA 分支血管的痉挛或收缩，或对运动皮质的牵拉或切除等直接损伤也可能导致运动功能损

伤。在儿童病例系列中，一过性和永久性对侧运动损伤的发生率是不同的，分别为 0%～31% 和 0%～20%[2, 10, 13, 14, 21]。大多数大型小儿外科队列报道均未出现永久性运动损伤（表 40-3）。LSA 的损伤虽然罕见，但在岛叶手术中是引起对侧肢体永久性肌力下降的明确原因[90]。一过性偏瘫通常是由远端放射冠梗死引起的，继发于岛叶皮质切除术中无意的和几乎不可避免的 LIA 或 LMA 的损伤[33, 82]。术后 MRI 显示，高达 60% 的患者存在皮质下梗死，但只有 40% 的患者出现明显的临床功能缺失[82]（图 40-9）。

MCA 分支血管痉挛是一过性对侧运动无力的另一个可能的原因。另外，牵拉或切除额盖也可能导致短暂的面部或面部 – 上臂无力。这些运动功能障碍的表现或轻或重，特别是由 LIA 放射冠性穿支梗死或额盖损伤引起的运动障碍，几乎都是一过性的[82]。恢复通常需要几周，但也可能需要 6 个月。外科医生的经验可能在预防一过性和永久性神经功能缺损方面起着重要作用。仔细保护 MCA 分支和外侧豆纹动脉，切除岛叶皮质时避免损伤极外囊白质，都有助于防止永久性运动障碍。有文献报道可在上环岛沟下方保留后岛叶皮质；然而，这可能会导致在 3 例接受该手术方法的患者中有 1 例致痫灶残留和癫痫预后不良[38]。

虽然永久性的语言障碍很罕见（儿童文献中未见报道），但一过性的语言功能障碍可能是由于主侧半球额盖、颞上回或顶叶下小叶的语言通路的牵拉或切除损伤造成的。

（三）神经心理发育

尽管岛叶具有认知功能，并对发育中的大脑有潜在影响，但关于岛叶切除术对神经认知功能或社交或情感问题的影响的数据非常有限，尤其是对儿童。许多患者在接受岛叶癫痫手术后，认知功能会得到改善。在一个有 16 例 IOE 儿童的病例系列中，Freri 等报告了 37% 的患者在岛叶切除后认知功能改善，其余 63% 的患者认知能力不变[14]。术后没有患者出现神经心理功能恶化的情

表 40-3 文献报道关于儿童难治性岛叶-岛盖癫痫切除性手术治疗的预后

作者，年份	数量	切除，扩大切除岛叶的数量	平均随访时间（月）（范围）	发作预后（多次岛叶手术后）			认知预后	神经系统并发症				首次岛叶皮质切除术后再次手术
				Engel I 级, n (%)	Engel I 级和 II 级, n (%)	Engel III 级和 IV 级, n (%)		一过性运动障碍	永久性运动障碍	一过性语言损伤	永久性语言损伤	
Ahmed 等, 2018[24]	6	16（100%）岛叶-岛盖	2.8（0.8~6.8）	4（67%）	4（67%）	2（33%）	NA	1（17%）	0（0%）	0（0%）	0（0%）	2（33%）
Freri 等, 2017[14]	16	16（100%）岛叶-岛盖	中位数 39（24~119）	9（56%）	11（69%）	5（31%）	6（37.5%）进步；10（62%）无改变	5（31%）	1（6%）	2（13%）	0（0%）	0（0%）
Perry 等, 2017[23]	20	13（65%）岛叶；7（35%）岛叶-岛盖	20.4（7~39）	10（50%）	11（55%）	9（45%）	NA	6（30%）	0（0%）	1（5%）	0（0%）	4（20%）
Alomar 等, 2018[22]	8	8（100%）岛叶-岛盖	11.3（3~17）	1（13%）	5（62%）	3（38%）	NA	1（5%）	3（15%）未标明改善	0（0%）	0（0%）	0（0%）
Ikegaya 等, 2018[38]	3	3（100%）	NA	2（67%）	2（67%）	1（33%）	NA	1（33%）	0（0%）	0（0%）	0（0%）	0（0%）
Weil 等, 2016[2]	13	12（92%）	35（6~60）	9（69%）	10（77%）	3（23%）	NA	2（15%）	0（0%）	0（0%）	0（0%）	4（31%）
Dylgjeri 等, 2014	10	10（100%）	27.6（8~47）	7（70%）	8（80%）1 例有不同的发作	2（20%）	8（80%）进步；2（20%）无改变	NA	2（20%）	0（0%）	0（0%）	0（0%）
von Lehe 等, 2009[10]	6	2（33%）	62（12~164）	5（83%）	5（83%）	1（17%）	NA	1（17%）	0（0%）	0（0%）	0（0%）	1（17%）
Park 等, 2009[21]	6	6（100%）	1.5（0.5~2.75）	5（83%）	5（83%）	1（17%）	NA	NA	NA	NA	NA	0（0%）
Afif 等, 2008[66]	2	2（100%）	NA	1（50%）	1（50%）	1（50%）	NA	NA	NA	NA	NA	0（0%）

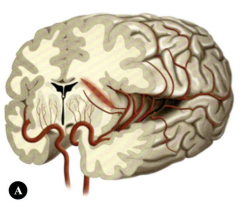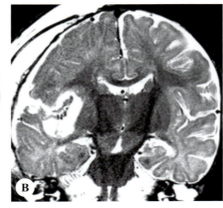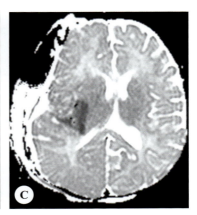

▲ 图 40-9　A. 岛叶皮质切除不慎损伤长 M2 穿支动脉，导致皮质下梗死；B 和 C. 术后 MRI
经作者允许转自 Finet 2015[82]

况。Dylgjeri 等报道了 90% 接受岛叶癫痫手术的患者神经心理方面得到改善，然而，只有 20% 的患者行为得到改善[13]。在成人中，现有的证据表明，在大多数患者中，岛叶 – 侧裂周围皮质切除不会造成严重的永久性认知衰退[91]。在一个 18 例成年耐药性 IOE 患者病例系列中，可以观察到认知功能的变化。然而，唯一显著的退步发生在颜色命名任务中，该任务依赖于口部运动速度和词汇获取[92]。有趣的是，一部分接受部分或完全岛叶切除术的成年患者在社会认知、共情和情绪处理方面出现了微妙的障碍[91, 93-95]。

结论

岛叶癫痫现在被广泛认为是一种独特的可手术治疗的儿童局灶性癫痫。对岛叶癫痫保持高度警惕是重要的，对岛叶 – 环侧裂区解剖的充分掌握是安全地在复杂的环侧裂区实施手术的必要条件。由于多种原因，岛叶 – 岛盖癫痫是一种具有挑战性的小儿局灶性癫痫。岛叶癫痫典型的主观症状学可能在较小的儿童中未见报道。头皮 EEG 可能表现为多灶性甚至双侧的癫痫样放电，其他非侵入性检查如 PET、SPECT 的价值有限。在大多数病例中，皮质发育畸形是潜在的病理类型，而致痫区则几乎普遍是多脑叶的，涉及岛叶和至少另外一个脑叶。此外，由于这些病例中有相当一部分要么是非病灶性的，要么致痫区超出 MRI 可见的病灶范围，因此在这些病例中，评估致痫区的范围也是具有挑战性的，这可以从这些病例较高的二次手术率中得到证明。

安全的岛叶 – 岛盖的侵入性检查，无论是通过开颅手术还是使用 SEEG 技术，都依赖于外科医生的良好的解剖知识和经验、细致的计划以及先进的神经外科和围术期成像技术。尽管存在这些挑战，但岛叶切除手术在较低的永久性并发症发生率的情况下提供了良好的癫痫控制率，并且现有证据表明，许多患者在术后都有认知的改善。在未来几年，手术前无创性检查的进步将提高我们识别和评估儿童岛叶癫痫的能力，以优化患者的选择和手术预后。

参 考 文 献

[1] Weil AG, Fallah A, Lewis EC, Bhatia S. Medically resistant pediatric insular-opercular/perisylvian epilepsy. Part 1: invasive monitoring using the parasagittal transinsular apex depth electrode. J Neurosurg Pediatr 2016;18(5):511–522

[2] Weil AG, Le NM, Jayakar P, et al. Medically resistant pediatric insular-opercular/perisylvian epilepsy. Part 2: outcome following resective surgery. J Neurosurg Pediatr 2016;18(5):523–535

[3] Isnard J, Guénot M, Sindou M, Mauguière F. Clinical manifestations of insular lobe seizures: a stereo-electroencephalographic study. Epilepsia 2004;45(9):1079–1090

[4] Isnard J, Mauguière F. [The insula in partial epilepsy] Rev Neurol (Paris) 2005;161(1):17–26

[5] Nguyen DK, Nguyen DB, Malak R, Bouthillier A. Insular cortex epilepsy: an overview. Can J Neurol Sci 2009;36(Suppl 2):S58–S62

[6] Nguyen DK, Nguyen DB, Malak R, et al. Revisiting the role of the insula in refractory partial epilepsy. Epilepsia 2009;50(3):510–520

[7] Tanriover N, Rhoton AL Jr, Kawashima M, Ulm AJ, Yasuda A. Microsurgical anatomy of the insula and the sylvian fissure. J Neurosurg 2004;100(5):891–922

[8] Penfield W, Faulk ME Jr. The insula; further observations on its function. Brain 1955;78(4):445–470

[9] Silfvenius H, Gloor P, Rasmussen T. Evaluation of insular ablation in surgical treatment of temporal lobe epilepsy. Epilepsia 1964;5:307–320

[10] von Lehe M, Wellmer J, Urbach H, Schramm J, Elger CE, Clusmann H. Insular lesionectomy for refractory epilepsy: management and outcome. Brain 2009;132(Pt 4):1048–1056

[11] Surbeck W, Bouthillier A, Weil AG, et al. The combination of subdural and depth electrodes for intracranial EEG investigation of suspected insular (perisylvian) epilepsy. Epilepsia 2011;52(3):458–466

[12] Malak R, Bouthillier A, Carmant L, et al. Microsurgery of epileptic foci in the insular region. J Neurosurg 2009;110(6):1153–1163

[13] Dylgjeri S, Taussig D, Chipaux M, et al. Insular and insulo- opercular epilepsy in childhood: an SEEG study. Seizure 2014;23(4):300–308

[14] Freri E, Matricardi S, Gozzo F, Cossu M, Granata T, Tassi L. Perisylvian, including insular, childhood epilepsy: presurgical workup and surgical outcome. Epilepsia 2017;58(8):1360–1369

[15] Desai A, Jobst BC, Thadani VM, et al. Stereotactic depth electrode investigation of the insula in the evaluation of medically intractable epilepsy. J Neurosurg 2011;114(4):1176–1186

[16] Dobesberger J, Ortler M, Unterberger I, et al. Successful surgical treatment of insular epilepsy with nocturnal hypermotor seizures. Epilepsia 2008;49(1):159–162

[17] Gras-Combe G, Minotti L, Hoffmann D, Krainik A, Kahane P, Chabardes S. Surgery for nontumoral insular epilepsy explored by stereoelectroencephalography. Neurosurgery 2016;79(4): 578–588

[18] Salado AL, Koessler L, De Mijolla G, et al. sEEG is a Safe Procedure for a Comprehensive Anatomic Exploration of the Insula: A Retrospective Study of 108 Procedures Representing 254 Transopercular Insular Electrodes. Oper Neurosurg (Hagerstown) 2018;14(1):1–8

[19] Ansari SF, Maher CO, Tubbs RS, Terry CL, Cohen-Gadol AA. Surgery for extratemporal nonlesional epilepsy in children: a meta-analysis. Childs Nerv Syst 2010;26(7):945–951

[20] Englot DJ, Breshears JD, Sun PP, Chang EF, Auguste KI. Seizure outcomes after resective surgery for extra-temporal lobe epilepsy in pediatric patients. J Neurosurg Pediatr 2013;12(2):126–133

[21] Park YS, Lee YH, Shim KW, et al. Insular epilepsy surgery under neuronavigation guidance using depth electrode. Childs Nerv Syst 2009;25(5):591–597

[22] Alomar S, Mullin JP, Smithason S, Gonzalez-Martinez J. Indications, technique, and safety profile of insular stereoelectroencephalography electrode implantation in medically intractable epilepsy. J Neurosurg 2018;128(4):1147–1157

[23] Perry MS, Donahue DJ, Malik SI, et al. Magnetic resonance imaging-guided laser interstitial thermal therapy as treatment for intractable insular epilepsy in children. J Neurosurg Pediatr 2017;20(6):575–582

[24] Ahmed R, Otsubo H, Snead C III, et al. Diagnostic evaluation and surgical management of pediatric insular epilepsy utilizing magnetoencephalography and invasive EEG monitoring. Epilepsy Res 2018;140:72–81

[25] Levitt MR, Ojemann JG, Kuratani J. Insular epilepsy masquerading as multifocal cortical epilepsy as proven by depth electrode. J Neurosurg Pediatr 2010;5(4):365–367

[26] Ryvlin P, Kahane P. The hidden causes of surgery-resistant temporal lobe epilepsy: extratemporal or temporal plus? Curr Opin Neurol 2005;18(2):125–127

[27] Ryvlin P, Minotti L, Demarquay G, et al. Nocturnal hypermotor seizures, suggesting frontal lobe epilepsy, can originate in the insula. Epilepsia 2006;47(4):755–765

[28] Vasconcellos E, Wyllie E, Sullivan S, et al. Mental retardation in pediatric candidates for epilepsy surgery: the role of early seizure onset. Epilepsia 2001;42(2):268–274

[29] Czochańska J, Langner-Tyszka B, Losiowski Z, Schmidt-Sidor B. Children who develop epilepsy in the first year of life: a prospective study. Dev Med Child Neurol 1994;36(4):345–350

[30] Dwivedi R, Ramanujam B, Chandra PS, et al. Surgery for drugresistant epilepsy in children. N Engl J Med 2017;377(17): 1639–1647

[31] Puka K, Smith ML. Predictors of long-term quality of life after pediatric epilepsy surgery. Epilepsia 2015;56(6):873–881

[32] Tavares TP, Puka K, Smith ML. Emotional functioning: longterm outcomes after pediatric epilepsy surgery. Epilepsia 2015;56(5):745–753

[33] Titus JB, Lee A, Kasasbeh A, et al. Health-related quality of life before and after pediatric epilepsy surgery: the influence of seizure outcome on changes in physical functioning and social functioning. Epilepsy Behav 2013;27(3):477–483

[34] Wyllie E, Comair YG, Kotagal P, Bulacio J, Bingaman W, Ruggieri P. Seizure outcome after epilepsy surgery in children and adolescents. Ann Neurol 1998;44(5):740–748

[35] Mühlebner A, Gröppel G, Dressler A, et al. Epilepsy surgery in children and adolescents with malformations of cortical development— outcome and impact of the new ILAE classification on focal cortical dysplasia. Epilepsy Res 2014;108(9):1652–1661

[36] Türe U, Yaşargil DC, Al-Mefty O, Yaşargil MG. Topographic anatomy of the insular region. J Neurosurg 1999;90(4):720–733

[37] Guenot M, Isnard J, Sindou M. Surgical anatomy of the insula. Adv Tech Stand Neurosurg 2004;29:265–288

[38] Ikegaya N, Takahashi A, Kaido T, et al. Surgical strategy to avoid ischemic complications of the pyramidal tract in resective epilepsy surgery of the insula: technical case report. J Neurosurg 2018;128(4):1173–1177

[39] Varnavas GG, Grand W. The insular cortex: morphological and vascular anatomic characteristics. Neurosurgery 1999;44(1):127–136, discussion 136–138

[40] Naidich TP, Kang E, Fatterpekar GM, et al. The insula: anatomic study and MR imaging display at 1.5 T. AJNR Am J Neuroradiol 2004;25(2):222–232

[41] Stephani C, Fernandez-Baca Vaca G, Maciunas R, Koubeissi M, Lüders HO. Functional neuroanatomy of the insular lobe. Brain Struct Funct 2011;216(2):137–149

[42] Uddin LQ, Nomi JS, Hébert-Seropian B, Ghaziri J, Boucher O. Structure and function of the human insula. J Clin Neurophysiol 2017;34(4):300–306

[43] Augustine JR. Circuitry and functional aspects of the insular lobe in primates including humans. Brain Res Brain Res Rev 1996;22(3):229–244

[44] Nomi JS, Schettini E, Broce I, Dick AS, Uddin LQ. Structural Connections of Functionally Defined Human Insular Subdivisions. Cereb Cortex 2018;28(10):3445–3456

[45] Mathern GW, Giza CC, Yudovin S, et al. Postoperative seizure control and antiepileptic drug use in pediatric epilepsy surgery patients: the UCLA experience, 1986–1997. Epilepsia 1999;40(12):1740–1749

[46] Mesulam MM, Mufson EJ. Insula of the old world monkey. III: efferent cortical output and comments on function. J Comp Neurol 1982;212(1):38–52

[47] Mesulam MM, Mufson EJ. Insula of the old world monkey. I. Architectonics in the insulo-orbito-temporal component of the

paralimbic brain. J Comp Neurol 1982;212(1):1–22

[48] Glasser MF, Coalson TS, Robinson EC, et al. A multi-modal parcellation of human cerebral cortex. Nature 2016;536(7615):171–178

[49] Deen B, Pitskel NB, Pelphrey KA. Three systems of insular functional connectivity identified with cluster analysis. Cereb Cortex 2011;21(7):1498–1506

[50] Cerliani L, Thomas RM, Jbabdi S, et al. Probabilistic tractography recovers a rostrocaudal trajectory of connectivity variability in the human insular cortex. Hum Brain Mapp 2012;33(9): 2005–2034

[51] Uddin LQ, Kinnison J, Pessoa L, Anderson ML. Beyond the tripartite cognition-emotion-interoception model of the human insular cortex. J Cogn Neurosci 2014;26(1):16–27

[52] Kurth F, Zilles K, Fox PT, Laird AR, Eickhoff SB. A link between the systems: functional differentiation and integration within the human insula revealed by meta-analysis. Brain Struct Funct 2010;214(5–6):519–534

[53] Uddin LQ. Salience processing and insular cortical function and dysfunction. Nat Rev Neurosci 2015;16(1):55–61

[54] Blumcke I, Spreafico R, Haaker G, et al; EEBB Consortium. Histopathological findings in brain tissue obtained during epilepsy surgery. N Engl J Med 2017;377(17):1648–1656

[55] Frater JL, Prayson RA, Morris HH III, Bingaman WE. Surgical pathologic findings of extratemporal-based intractable epilepsy: a study of 133 consecutive resections. Arch Pathol Lab Med 2000;124(4):545–549

[56] Cross JH, Jayakar P, Nordli D, et al; International League against Epilepsy, Subcommission for Paediatric Epilepsy Surgery. Commissions of Neurosurgery and Paediatrics. Proposed criteria for referral and evaluation of children for epilepsy surgery: recommendations of the Subcommission for Pediatric Epilepsy Surgery. Epilepsia 2006;47(6):952–959

[57] Jayakar P, Gaillard WD, Tripathi M, Libenson MH, Mathern GW, Cross JH; Task Force for Paediatric Epilepsy Surgery, Commission for Paediatrics, and the Diagnostic Commission of the International League Against Epilepsy. Diagnostic test utilization in evaluation for resective epilepsy surgery in children. Epilepsia 2014;55(4):507–518

[58] Obaid S, Zerouali Y, Nguyen DK. Insular Epilepsy: Semiology and Noninvasive Investigations. J Clin Neurophysiol 2017;34(4): 315–323

[59] Proserpio P, Cossu M, Francione S, et al. Insular-opercular seizures manifesting with sleep-related paroxysmal motor behaviors: a stereo-EEG study. Epilepsia 2011;52(10):1781–1791

[60] Levy A, Yen Tran TP, Boucher O, Bouthillier A, Nguyen DK. Operculo-insular epilepsy: scalp and intracranial electroencephalographic findings. J Clin Neurophysiol 2017;34(5):438–447

[61] Laoprasert P, Ojemann JG, Handler MH. Insular epilepsy surgery. Epilepsia 2017;58(Suppl 1):35–45

[62] Taussig D, Dorfmüller G, Fohlen M, et al. Invasive explorations in children younger than 3 years. Seizure 2012;21(8):631–638

[63] Taussig D, Montavont A, Isnard J. Invasive EEG explorations. Neurophysiol Clin 2015;45(1):113–119

[64] Mohamed IS, Gibbs SA, Robert M, Bouthillier A, Leroux JM, Khoa Nguyen D. The utility of magnetoencephalography in the presurgical evaluation of refractory insular epilepsy. Epilepsia 2013;54(11):1950–1959

[65] Ryvlin P, Picard F. Invasive Investigation of Insular Cortex Epilepsy. J Clin Neurophysiol 2017;34(4):328–332

[66] Afif A, Chabardes S, Minotti L, Kahane P, Hoffmann D. Safety and usefulness of insular depth electrodes implanted via an oblique approach in patients with epilepsy. Neurosurgery 2008;62(5, Suppl 2):ONS471–ONS479, discussion 479–480

[67] Desai A, Bekelis K, Darcey TM, Roberts DW. Surgical techniques for investigating the role of the insula in epilepsy: a review. Neurosurg Focus 2012;32(3):E6

[68] Robles SG, Gelisse P, El Fertit H, et al. Parasagittal transinsular electrodes for stereo-EEG in temporal and insular lobe epilepsies. Stereotact Funct Neurosurg 2009;87(6):368–378

[69] Talairach J, Szikla G. Application of stereotactic concepts to the surgery of epilepsy. Acta Neurochir Suppl (Wien) 1980;30:35–54

[70] Cardinale F, Cossu M, Castana L, et al. Stereoelectroencephalography: surgical methodology, safety, and stereotactic application accuracy in 500 procedures. Neurosurgery 2013;72(3):353–366, discussion 366

[71] Mullin JP, Shriver M, Alomar S, et al. Is SEEG safe? A systematic review and meta-analysis of stereo-electroencephalography-related complications. Epilepsia 2016;57(3):386–401

[72] Hader WJ, Tellez-Zenteno J, Metcalfe A, et al. Complications of epilepsy surgery: a systematic review of focal surgical resections and invasive EEG monitoring. Epilepsia 2013;54(5): 840–847

[73] Bourdillon P, Ryvlin P, Isnard J, et al. Stereotactic electroencephalography is a safe procedure, including for insular implantations. World Neurosurg 2017;99:353–361

[74] Nowell M, Rodionov R, Diehl B, et al. A novel method for implementation of frameless StereoEEG in epilepsy surgery. Neurosurgery 2014;10(Suppl 4):525–533, discussion 533–534

[75] Bouthillier A, Surbeck W, Weil AG, Tayah T, Nguyen DK. The hybrid operculo-insular electrode: a new electrode for intracranial investigation of perisylvian/insular refractory epilepsy. Neurosurgery 2012;70(6):1574–1580, discussion 1580

[76] Yang PF, Zhang HJ, Pei JS, et al. Intracranial electroencephalography with subdural and/or depth electrodes in children with epilepsy: techniques, complications, and outcomes. Epilepsy Res 2014;108(9):1662–1670

[77] Wellmer J, von der Groeben F, Klarmann U, et al. Risks and benefits of invasive epilepsy surgery workup with implanted subdural and depth electrodes. Epilepsia 2012;53(8):1322–1332

[78] Maekawa H, Hadeishi H. Venous-preserving sylvian dissection. World Neurosurg 2015;84(6):2043–2052

[79] Benet A, Hervey-Jumper SL, Sánchez JJ, Lawton MT, Berger MS. Surgical assessment of the insula. Part 1: surgical anatomy and morphometric analysis of the transsylvian and transcortical approaches to the insula. J Neurosurg 2016;124(2):469–481

[80] Ngando HM, Maslehaty H, Schreiber L, Blaeser K, Scholz M, Petridis AK. Anatomical configuration of the Sylvian fissure and its influence on outcome after pterional approach for microsurgical aneurysm clipping. Surg Neurol Int 2013;4:129

[81] Bouthillier A, Nguyen DK. Epilepsy surgeries requiring an operculoinsular cortectomy: operative technique and results. Neurosurgery 2017;81(4):602–612

[82] Finet P, Nguyen DK, Bouthillier A. Vascular consequences of operculoinsular corticectomy for refractory epilepsy. J Neurosurg 2015;122(6):1293–1298

[83] Catenoix H, Mauguière F, Montavont A, Ryvlin P, Guénot M, Isnard J. Seizures outcome after stereoelectroencephalography- guided thermocoagulations in malformations of cortical development poorly accessible to surgical resection. Neurosurgery 2015;77(1):9–14, discussion 14–15

[84] Hawasli AH, Bandt SK, Hogan RE, Werner N, Leuthardt EC. Laser ablation as treatment strategy for medically refractory dominant insular epilepsy: therapeutic and functional considerations. Stereotact Funct Neurosurg 2014;92(6):397–404

[85] Catenoix H, Mauguière F, Guénot M, et al. SEEG-guided thermocoagulations: a palliative treatment of nonoperable partial epilepsies. Neurology 2008;71(21):1719–1726

[86] Guénot M, Isnard J, Ryvlin P, Fischer C, Mauguière F, Sindou M. SEEG-guided RF thermocoagulation of epileptic foci: feasibility,

safety, and preliminary results. Epilepsia 2004;45(11): 1368–1374

[87] Lewis EC, Weil AG, Duchowny M, Bhatia S, Ragheb J, Miller I. MR-guided laser interstitial thermal therapy for pediatric drug-resistant lesional epilepsy. Epilepsia 2015;56(10):1590–1598

[88] Morrell MJ; RNS System in Epilepsy Study Group. Responsive cortical stimulation for the treatment of medically intractable partial epilepsy. Neurology 2011;77(13):1295–1304

[89] Smith JR, Fountas KN, Murro AM, et al. Closed-loop stimulation in the control of focal epilepsy of insular origin. Stereotact Funct Neurosurg 2010;88(5):281–287

[90] Lang FF, Olansen NE, DeMonte F, et al. Surgical resection of intrinsic insular tumors: complication avoidance. J Neurosurg 2001;95(4):638–650

[91] Boucher O, Rouleau I, Escudier F, et al. Neuropsychological performance before and after partial or complete insulectomy in patients with epilepsy. Epilepsy Behav 2015;43:53–60

[92] Jones CL, Ward J, Critchley HD. The neuropsychological impact of insular cortex lesions. J Neurol Neurosurg Psychiatry 2010;81(6):611–618

[93] Von Siebenthal Z, Boucher O, Rouleau I, Lassonde M, Lepore F, Nguyen DK. Decision-making impairments following insular and medial temporal lobe resection for drug-resistant epilepsy. Soc Cogn Affect Neurosci 2017;12(1):128–137

[94] Boucher O, Rouleau I, Lassonde M, Lepore F, Bouthillier A, Nguyen DK. Social information processing following resection of the insular cortex. Neuropsychologia 2015;71:1–10

[95] Hébert-Seropian B, Boucher O, Sénéchal C, et al. Does unilateral insular resection disturb personality? A study with epileptic patients. J Clin Neurosci 2017;43:121–125

第 41 章　局灶性皮质发育不良：病理、神经影像、电临床表现

Focal Cortical Dysplasia: Histopathology, Neuroimaging, and Electroclinical Presentation

Olesya Grinenko　Imad M. Najm　著

李　霖　译　　朱凤军　校

摘　要

局灶性皮质发育不良是局灶性癫痫患者常见的病理类型。在接受手术治疗的癫痫患者中，有 50%～75% 的患者存在 FCD 病变。由 FCD 引起的癫痫发作可在一生中的任何时候（从婴儿早期到成年后期）出现，但往往更常发生在幼儿（＜5 岁）。临床和组织病理学数据均表明，FCD 是一种异质性的先天性神经发育障碍。Ⅰ 型 FCD（尤其是 Ⅰa 型）非常容易让人联想到妊娠前半期（大概人类胚胎第 22 周）的胎儿组织 / 结构特征（呈清楚的微柱状），而 FCD Ⅱ 型的特征是存在异常细胞（异形神经元伴或不伴气球样细胞），并与 mTOR 通路中的几个体细胞和生殖细胞突变相关。磁共振成像为 FCD 的在检测提供了一个非侵入性的方法。与 FCD 相关的癫痫是一种广泛的谱系疾病，具有不同的电临床表现，从精神运动发育正常的局灶性癫痫到神经发育迟滞的严重癫痫性脑病不等。癫痫发作通常是频繁的、高度刻板的，通常在出生后早期出现。由 FCD 引起的癫痫最初可能对药物治疗有反应，但最终会产生耐药性，在大多数情况下需要手术治疗。手术前评估有几个基本步骤，包括：①癫痫诊断的确认和排除遗传性和代谢性病因，②药物耐药的认定和术前评估的时机（当儿童出现神经发育的落后，应尽快开始评估），③致痫区的定位（首先采用非侵入性方法，如有必要，进一步采用颅内电极），④建立致痫灶和功能 / 功能区之间的解剖关系。

关键词

局灶性皮质发育不良，局灶性皮质发育不良 Ⅰ 型，局灶性皮质发育不良 Ⅱ 型，气球样细胞

局灶性皮质发育不良（focal cortical dysplasia，FCD）是一种独特的大脑病灶类型，是癫痫发病机制的基础。1957 年 Crome 最早描述了 FCD 的一些关键的组织病理学特征[1]，1971 年 Taylor 报道了在 10 例药物难治性颞叶癫痫患者中存在"局灶性皮质发育不良"。Taylor 推测 FCD 是他所研究的患者局灶性癫痫的电 – 临床表现的原因[2]。在接下来的 40 年里，多项研究证实了 FCD 与癫痫之间的联系：在 50%～75% 手术治疗的癫痫患者中，病理诊断为 FCD[3-6]。

虽然由 FCD 引起的癫痫可在任何年龄（从婴儿早期到成年后期）出现，但最常出现症状的时间是在 5 岁之前[7]。临床表现有显著差异：从癫痫发作稀少、有长时间缓解期和神经功能发育正

常，到伴有发育迟缓的严重癫痫发作。临床和组织病理学资料均表明，FCD 是一种异质性的先天性神经发育障碍。Ⅰ型 FCD（尤其是Ⅰa 型）非常容易让人联想到妊娠前半期（大概人类胚胎第 22 周）的胎儿组织 / 结构特征(即呈清楚的微柱状)[8]。最近，在 FCDⅡ型病理生理机制研究方面取得了重大进展，在 FCDⅡ型（尤其是 FCDⅡb）患者中发现了 mTOR 通路的几个体细胞和生殖细胞突变[9-12]。

一、局灶性皮质发育不良的组织病理和分类

组织病理学上，FCD 的特征是广泛的结构和细胞异常，包括以下内容。

(1) 皮质结构的破坏，程度从层状或柱状结构的破坏到皮质结构的完全丧失。

(2) 异常细胞，如异型神经元（也称为神经丝堆积神经元）和气球样细胞（体积异常增大的卵圆形细胞，不能检测到任何细胞分化）。

(3) 灰白质交界异常，皮质下白质内有异位的神经元；皮质层 1 中的神经元和灰质中的神经元聚类。

多个团队尝试将 FCD 的组织病理学特征进行统一的分类[13-18]。Palmini 等提出了第一个基于临床的 FCD 分类，主要目的是将病理特征与影像学和临床相关因素结合起来[17]。该分类将 FCD 与轻度皮质发育畸形分开，并将 FCD 为两种主要病理类型。

(1)Ⅰ型 FCD（Ⅰa 和Ⅰb 型）：Ⅰ型 FCD 被描述为存在轻度皮质结构异常，但无畸形神经元或气球样细胞。Ⅰa 型的特征是孤立的结构紊乱，而Ⅰb 型的定义是结构紊乱混杂着巨大的、不成熟的神经元（但不是异形神经元）。

(2)Ⅱ型 FCD（Ⅱa 和Ⅱb 型）：Ⅱ型 FCD 被定义为皮质结构紊乱混杂着畸形神经元（Ⅱa 型），或在结构紊乱和畸形神经元中加入气球样细胞（Ⅱb 型）。

Palmini 分类在科学研究和临床实践中都被广泛使用（至今引用数量已超过 900 次），但其对 FCD Ⅰ型的模糊定义导致观察者内和观察者间的重复性较差[19]。为了克服这一缺点，ILAE 提出了一个修订的分类，其中包括对于 FCDⅠ型的组织病理学定义的修订[18]。ILAE 的分类还引进了Ⅲ型 FCD 的概念，将其定义为Ⅰ型 FCD 伴有另一种主要病理类型（如海马硬化，良性肿瘤，血管畸形以及其他获得性病灶）（表 41-1）。

二、局灶性皮质发育不良影像学

磁共振成像为 FCD 的在体检测提供了一个无创的方法。MRI 在临床实践（尤其是在癫痫外科）中的应用，使得各种类型 FCD 的影像学特征得以明确[20-23]。

主要的 MRI 表现包括（图 41-1）。

(1) 皮质增厚和灰白质交界不清。

(2) 皮质信号增高（主要在 T_2 序列及 T_2 FLAIR 序列）。

(3)"穿透征"：皮质下 T_2 和 FLAIR 信号异常区域，从脑室延伸至皮质。

表 41-1 局灶性皮质发育不良（FCD）ILAE 分型

FCD Ⅰ型（孤立型）	FCD 呈放射状皮质结构异常（Ⅰa 型）	FCD 呈切线状皮质结构异常（Ⅰb 型）	FCD 呈放射状及切线状皮质结构异常（Ⅰc 型）	
FCD Ⅱ型	FCD 存在异形神经元		FCD 存在异形神经元及气球样细胞	
FCD Ⅲ型（合并一种主要病变）	海马硬化伴颞叶皮质分层异常（Ⅲa 型）	胶质或胶质神经元肿瘤伴周围皮质分层异常（Ⅲb 型）	血管畸形伴周围皮质分层异常（Ⅲc 型）	其他早期获得性病灶伴周围皮质分层异常。如肿瘤，缺血性损伤，脑炎（Ⅲd 型）

数据来源于 Blümcke 等[18]

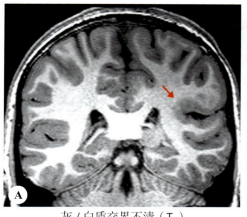

灰 / 白质交界不清（T₁）

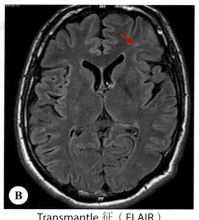

Transmantle 征（FLAIR）

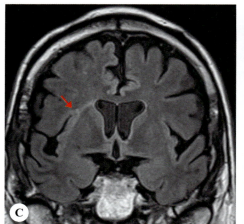

沟底 FCD（FLAIR）

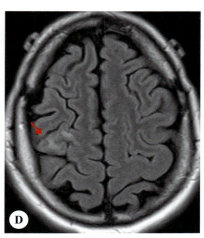

信号增高（FLAIR）

◀ 图 41-1　局灶性皮质发育不良（FCD）关键 MRI 表现
A. 冠状位 T₁ 像显示局部皮质增厚，灰 / 白质交界不清（FCD Ⅰa）；B. 轴位液体衰减反转恢复（FLAIR）序列显示"Transmantle 征"（注意皮质下方增厚，信号增高）（FCD Ⅱb 型）；C. 冠状位 FLAIR 像显示"沟底型"发育不良（注意 Transmantle 征）（FCD Ⅱb 型）；D. 轴位 FLAIR 像显示结节样 FCD，信号不均匀增高（FCD Ⅱb 型）

（4）脑沟深部局部信号增高，并呈线性延伸至邻近白质（沟底型皮质发育不良）；常见于一类深度和走行异常的脑沟。

MRI 表现不一，从无明显异常（主要为 FCD Ⅰ型），到仅在一到两个层面上有细微和局灶的皮质 FLAIR/T₂ 信号增加（如"沟底型"FCD），到清晰的呈肿瘤样改变的病灶，周围伴有轻微地信号增高和灰白质交界模糊（通常见于 FCD Ⅱ型）。除了信号变化外，在 FCD 中还可以看到异常的脑沟或脑回形态[24, 25]，但由于正常脑回 / 脑沟解剖结构存在较多变异，这些异常通常难以判断。所谓的"显著纽扣征"，即为中央沟的侧支数量增多且与中央前沟相连，通常见于 Ⅱ型 FCD[26]。

另一种有助于发现 FCD 的间接影像表现是由于髓鞘减少所导致的局灶性或脑叶性萎缩。颞极体积减小伴灰白质交界不清是颞叶 FCD 的一个常见特征[27]。值得注意的是，这一表现是非特异性的，因为它也可能反映了伴随海马硬化的白质纤维束的退化[28]。半球性体积减小可能表明范围广泛的 FCD Ⅰ型病灶的存在[29, 30]。

几种 MRI 特征的结合可以提示特定的组织病理学类型：FCD Ⅱb 型通常表现为穿透征和"沟底型"特点，[24] 而在 Ⅰ型 FCD 中，通常只有轻微地或无 MRI 改变[27, 31]。作为一般的原则，明显的 MRI 异常通常提示 Ⅱ型 FCD[23, 32]。MR 图像后处理可以更好地识别 FCD 亚型：2017 年，Hong 和同事报道了基于影像特征的自动分类方法来区分 FCD Ⅱa 型和 Ⅱb 型，灵敏度达 85%[33]。

尽管过去三十年来 MRI 技术取得了重大进展，但仍有 5～40% 的 Ⅱ 型 FCD 和 60%～70% 的 Ⅰ 型 FCD 为 MRI 阴性（肉眼观察未见明确病灶）[23, 25, 31, 32, 34]。

除了 FCD 病灶的病理特征外，在 MRI 上成功识别 FCD 还受到其他技术和经验的影响，包括 MRI 序列、患者年龄、医生判断影像资料的经验，以及结合临床特点重新分析影像数据的能力。通过专业的 MRI 评估和使用癫痫专用的 MRI 序列，可以提高检测效果[35]。如果最初的 MRI 判断为阴性，应结合临床特点和神经电生理检查重新阅片，因为有多达 40% 的 FCD 由于只有 MRI 上微小的改变而被漏诊[25]。在术前多学科团队讨论时，结合所有临床数据重新评估 MRI，可以显著提高 FCD 病灶的阳性率。对于儿童患者，进行多次检查是至关重要的，特别是在 3 岁以下的儿童中，因为髓鞘化在出生后仍在继续，一些病变只有在髓鞘化完成后才会可见。在多次检查过程中，高达 21% 的最初 MRI 阴性的儿童可有阳性结果[36]。MRI 场强可能增加 FCD 的检出率，因为 3T MRI 扫描可以识别 1.5T 扫描未发现的病变[37, 38]。在临床实践中，关于 7T MRI 的检查数据尚不充分。

MRI 后处理技术，如基于体素的形态计量分析（voxel-based morphometric，VBM），也有助于 FCD 的检测[39, 40]。VBM 主要关注灰白质交界部，突出了灰白质的交界不清。尽管结果很有帮助，但对 VBM 的解释应谨慎，且只能结合临床背景资料。

如果即使在 MRI 方案优化后仍然未发现 FCD 病灶，更多的神经影像技术可以提高一些病灶的检出率，并可能指导进一步的术前评估。FDG-PET 可识别一些 MRI 阴性的 FCD 病灶。

PET 显示 50% ～ 90% 的 FCD 患者存在低代谢区[34, 41-44]。与 MRI 相似，PET 结果应该结合临床特点和神经电生理学数据进行解释，因为 PET 可以显示一个更广泛的低代谢区域或几个可能与病变本身不共定位的区域[42]。除了低代谢外，在放电频繁的病灶中（持续的尖棘波或发作），有时也会报告 PET 高代谢区[45]。

三、局灶性皮质发育不良的脑电特征及功能状态

早在首次对 FCD 进行组织病理学描述之前，癫痫外科的开拓者们就报道了致痫灶的 EEG 特征[46, 47]。随后的研究发现致痫性和结构异常（组织病理）同时存在[23, 48-52]。在颅内电极的记录中，FCD（尤其是 FCD II 型）的关键 EEG 特征是连续的节律性或部分节律性尖波并在癫痫发作时演变到快节律[53-55]。有时头皮 EEG 可显示在 FCD 病灶出现连续的节律性尖波[56]。但直接的皮质和皮质内脑电（术中电生理或颅内电极）记录显示，尖波主要产生于紧邻于富集气球样细胞的病灶的周围皮质[55]。因此，完全切除存在尖波的脑组织对良好的手术效果至关重要[53, 57]。并不是每一个 FCD 病灶都会产生节律性或部分节律性尖波：有时只有偶然的非特异性的尖波可以被记录到。这些尖波可能只是癫痫网络传播扩散的一部分，因此它们的定位意义值得怀疑。在这些情况下，癫痫发作的记录是至关重要的，首先是头皮 EEG，如果需要，进一步记录颅内 EEG。

在颅内电极 EEG 中，FCD 有多种发作特征[54, 58-61]。大多数癫痫发作（约 80%）开始于由节律性尖波或多尖波的暴发演变的快节律[62]，也可能伴随着缓慢的基线漂移[63, 64]。快节律通常在伽马波段（30～120Hz）。发作期脑电的时频分析可以显示一种特征性发作模式，包括伴有低频节律受抑制的快节律，和发作前出现的尖波[65]。

在疑似 FCD（尤其是 MRI 阴性）的病例中，对致痫灶进行定位的一个重要问题是如何区分发作起始区（致痫灶）和发作传播 / 扩散区。在某些病例中，发作起始的时间可以有所帮助，尽管这在很大程度上取决于电极的位置。在致痫区和传播区，肉眼观察到的脑电发作特征可能是相同的。为了解决这一问题，人们提出了几种颅内 EEG 分析方法，其主要目的是识别和定位致痫区。这些方法包括：①测量与癫痫发作起始时间相关的快、慢活动之间能量比的变化（致痫指数）[66]；②将快活动与慢的极化偏移和电压抑制共定位；③支持基于向量机的分类方法识别特定的时－频模式。以上提到的分析技术可以作为辅助方法，但临床决策应始终基于临床资料与其他无创性检查

（如头皮 EEG、MRI、PET、MEG、SPECT）联合颅内电极的数据共同分析得到的一致的结论。

功能重组以前曾在 FCD 患者中被描述过（尤其是 FCD Ⅱ 型），但某些形式的 FCD（主要是 FCD Ⅰ 型和Ⅱa 型）可能会继续保留功能（如运动、感觉和语言）[29, 67]。例如，在Ⅱb 型 FCD 中描述了非典型的运动感觉小人，并报道了对局限于 Rolando 区的 FCD 进行切除是安全的[68, 69]。我们先前发现，包含气球样细胞区域的中心通常是无功能的（也是非致痫的）；该功能通常转移到邻近的和周围的皮质，那里有既致痫又具有功能性的其他 FCD 亚型（FCD Ⅰ 型和Ⅱa 型）[68]。对致痫区的范围评估不充分以及之后对周围致痫区的切除不完整可能导致术后初期的癫痫持续状态[57]。病灶和周围区域的致痫性和功能特征的定位可在术中或放置深部和（或）硬膜下电极之后来完成（见综述，Najm 等[70]）。

四、局灶性皮质发育不良相关的电临床癫痫综合征

与各种类型 FCD 相关的癫痫是一个广泛的疾病谱系，具有不同的电临床表现，从发育和智力正常的局灶性癫痫到神经发育迟缓的严重癫痫性脑病(全面性癫痫)不等。癫痫发作通常是频繁的、高度刻板的，通常在出生后早期出现（大部分患者在 5 岁前起病）[7, 23, 34, 71-74]。环 Rolando 区 FCD 可表现为癫痫持续状态，特别是表现为部分性癫痫持续状态[75]。癫痫性脑病几乎总是与严重的发育迟缓有关，但只有在发病后的头两年癫痫得到成功治疗，儿童才有机会实现正常发育[71, 72, 74]。

局灶性癫痫表现为局灶性癫痫发作，可继发全面性癫痫发作。癫痫发作通常在发病时或病程中对抗癫痫药物有良好反应而表现为数年的癫痫缓解期，但最终将发展成为耐药性癫痫[76]。一般来说，FCD 的解剖位置决定了癫痫发作的临床表现（症状学）[77]。但癫痫症状学表现的机制是复杂的，初级皮质和联合皮质所致癫痫之间存在差异[78]。患者的年龄造成了更多的复杂性，因为症状学可能在 1 岁到 14 岁之间发生变化。

如果致痫性病变局限于初级皮质（视觉、感觉、运动）或附近，则发作时的异常放电通常会导致与该部位相关的阳性症状和 / 或体征的产生。发作起源于初级视觉皮质可导致在一个视野象限内出现彩色圆圈或闪烁的星星[79]，而发作时中央后回的激活与身体某部分的刺痛感有关（通常位于手和上肢），初级运动皮质的激活导致阵挛性抽搐，并向体局部扩散（jacksonian 扩布）。

如果致痫灶位于联合皮质，那么临床症状通常表现在发作累及多个脑区之后。其激活模式通常是由生理 - 解剖连接介导的［脑叶内皮质下，脑叶间，和（或）半球间］。例如，当前额叶放电激活前扣带回、前 SMA 区和前运动皮质外侧时，前额叶癫痫可表现出复杂的手势运动行为[80]。

对局灶性癫痫发作症状学的分析为术前评估过程提供了有价值的信息。此外，高质量的癫痫发作视频加上患者在发作时和发作后的检查，显著提高了视频 EEG 评估的准确率。发作症状学应独立分析，但应结合视频脑电监测过程中所记录的发作期 EEG 以及发作形式进行解释。在小而深的 FCD 病例中，如"沟底型"皮质发育不良，可能难以记录到最初的发作期 EEG。在这些病例中，早期头皮脑电所记录到的是发作扩散［持续的和（或）皮质下的］到其他皮质区域而表现出的发作形式。这些发作形式通常不能有效定位致痫灶，有时甚至是误导的。

癫痫性脑病可表现为全面性癫痫发作，或全面性癫痫混合局灶性癫痫发作。临床癫痫表型可为 West 综合征或 Lennox-Gastaut 综合征。较少见的表现为伴有多灶放电[81] 的严重癫痫或 Ohtahara 综合征[82]。EEG 表现为广泛性或弥漫性异常波：West 综合征中的高度失律，Lennox-Gastaut 综合征中的广泛性尖慢波 / 广泛性阵发性快节律。癫痫性脑病通常在 2 岁前出现，临床表现可能随患者年龄的变化而变化。例如，它最初可表现为 West 综合征，并逐渐进展为 Lennox-Gastaut 综合征[71]。

大多数患者会出现进行性神经发育迟缓[30, 71]。病灶的范围及癫痫起病年龄和病程决定了发育迟缓的严重程度[83, 84]。病变可以是显著的，如累及多脑叶的 FCD Ⅱb 型或半侧巨脑畸形，也可以是轻微的，如累及半球的 FCD Ⅰ 型，在 MRI 上仅表现为单纯的受累半球体积轻度减小[29, 85]。除了发育迟缓外，患者还可能表现为先天性偏瘫。

尽管临床和心电图特征均为全面性的，但癫痫手术在这些病例中是非常有效的。此外，术前较短的病程可增加改善神经系统发育的机会[71, 86, 87]。在癫痫性脑病患者中识别 FCD 病变是癫痫手术成功的主要原因和最佳预测因素。因此，MRI 和其他非侵入性成像技术在这些患者的术前检查中是极其重要的[29, 72, 88, 89]。在少数经过仔细选择的病例中，颅内 EEG 可以用来进一步调整切除范围。但对于那些有多脑叶 / 一侧半球病变和先天性偏瘫的患者，切除或离断受损半球可能是最佳选择，因为它可使 80% 以上的患者术后无癫痫发作[90, 91]。对于更局限的病灶且无神经功能缺失的患者，应首先尝试剪裁式的脑叶或多脑叶切除[71, 92]。

五、局灶性皮质发育不良的外科治疗和癫痫预后

大多数由 FCD 引起的癫痫通常会发展为耐药性癫痫而需要手术治疗。手术前评估有四个基本步骤。

(1) 确诊癫痫和排除遗传和代谢病因。

(2) 在诊断药物难治性癫痫后立即开始术前评估（特别是那些伴有神经发育迟缓的儿童）。

(3) 致痫区的定位（首先是非侵入性方法，如果需要可采用颅内 EEG 方法）。

(4) 致痫区和功能区 / 功能区之间解剖关系的确定和位置关系。

ILAE 将药物难治性癫痫定义为“对两种可耐受、适当选择和使用的抗癫痫药物方案进行充分尝试”的失败（不论是作为单药或者联合用药）[93]。在确诊药物难治性癫痫后，应尽早开始术前评估，因为长期的癫痫发作降低了术后无发作的概率[92]，

并在癫痫性脑病儿童中导致不可逆的神经发育迟滞[71, 86]。

术前评估的主要目标是确定致痫区（发作产生的区域）的位置。术前评估的第一阶段包括头皮视频脑电监测，以记录惯常发作，并建立电 - 临床联系。视频 EEG 可提供癫痫症状学方面的重要信息，以及异常放电的定位（可在 70%～100% 的患者中确定）。间期异常放电的位置和分布范围及发作形式通常会超出 MRI 识别的病灶范围[94]。此外，需要有专门针对癫痫的高分辨率 MRI 序列。如果 MRI 确定了 FCD 病变的位置，那么就可以产生一个解剖 - 电 - 临床假设。在各项检查结果一致的情况下可以据此拟定手术计划，并需要明确致痫区与功能区的解剖关系。因此，可能需要进行皮质 EEG 记录和功能区定位。功能区定位可在术中（如果在头皮脑电监测期间可见到频繁或持续的尖棘波）[53] 或术后使用深部和（或）硬膜下栅状电极进行长时间颅内记录[68, 69]。

5%～40% 的 FCD Ⅱ 型和 70%～90% 的 FCD Ⅰ 型为 MRI 阴性[23, 25, 31-34]。对于这些病例或在第一阶段获得的电 - 临床与影像数据不一致的患者中，进一步的非侵入性技术（PET，SPECT，MEG 以及 MRI 后处理）可能有助于制定更明确的定位假设（第二阶段）[95-98]。在一些患者中，第二阶段的检查可能会明确致痫灶，并以此设计手术计划进行切除性手术。而对于其他患者，第二阶段的检查可以为颅内电极的置入计划（第三阶段）提供更为可靠的致痫区假设。

在临床实践中可能会遇到以下情况。

(1) 非功能区皮质引起的癫痫发作，电-临床-影像学明确一致的局灶性癫痫：建议手术切除。

(2) 电 - 临床 - 影像学明确一致的局灶性癫痫，病灶位于潜在的功能区：根据术中电生理或颅内电极制定手术计划。

(3) MRI 阴性或神经电生理和临床检查结果不一致的局灶性癫痫：需行进一步无创性检查（第二阶段）和颅内电极置入（第三阶段）。

(4) 癫痫性脑病（表现为全面性癫痫）：根据

MRI 结果（主要）和其他非侵入性检查（第二阶段）决定是否进行手术。在特定的病例中，可能需行颅内电极置入（第三阶段）。

（5）根据第一阶段、第二阶段和（或）第三阶段的检查结果，患者不适合进行手术：可能需要进一步尝试抗癫痫药物治疗、生酮饮食治疗和神经调控治疗。

第一种情况是最理想的，术后癫痫控制率最高，可达 60%～80%[99, 100]。在第二种情况下，有两种可能性：FCD 病灶位于功能区（运动、感觉、语言），在这种情况下，病灶切除将导致术后严重的功能缺失[67, 91]，或 FCD 病灶局部的皮质功能已发生转移或重组，在精确定位功能区和致痫区后可将其彻底切除，避免因致痫灶切除不完整导致术后癫痫持续状态[69]。有文献报道，在 Rolandic 区及周围皮质行病灶切除术，术后癫痫发作的控制率为 50%～70%，但术后出现运动 / 感觉障碍的风险较高[68, 69, 101, 102]。在第三种情况下，基于第一阶段和第二阶段的评估结果建立解剖 – 电 – 临床假设，然后使用颅内电极（第三阶段）进行验证[103]。

SEEG 可以精准定位致痫区，在经过严格评估的病例中，术后癫痫无发作率可达 50%～80%[92, 104-106]。但颅内电极定位的成功与否，在很大程度上取决于最初的解剖 – 电 – 临床假设是否可靠。因此，如果不能建立明确 / 可验证的致痫区假设，就不应进行侵入性记录。在由 FCD（第四种场景）引起的癫痫性脑病的病例中，癫痫症状学以及 EEG 均为全面性的（致痫灶定位意义较小），但如果能够确定"病灶"，术后癫痫控制率仍然较高[72]。如果患儿已经有先天性偏瘫和广泛的 MRI 病变，那么大脑半球切除术则为主要的手术选择，术后癫痫控制率为 80%～90%[90, 91]。在病变范围较小的情况下，应首先尝试剪裁式的单脑叶或多脑叶切除术，术后 58%～65% 的伴有轻度功能障碍的患儿无癫痫发作[71, 92]。然而，如果 MRI 仅显示轻度但广泛性 / 弥漫性异常，如Ⅰ型 FCD 中半球体积异常减小，病情则更为复杂。大多数这类儿童需要离断异常脑半球；尽管有 30%～40% 的患儿

术后无癫痫发作，但会增加术后运动和认知功能障碍，因为 FCD Ⅰ型本质上是功能性的[74]。在最后一种情况，根据第一阶段、第二阶段和第三阶段的评估结果，患者被排除在手术治疗之外。应进一步尝试抗癫痫药物治疗和神经调控技术，如迷走神经刺激、脑深部刺激和反应性神经电刺激（Guerrini 等[107]）。

六、病例

图 41-2 所示为一例临床病例，患者疑似 FCD 引起癫痫，术前评估分为三个阶段。临床病史：17 岁右利手男性，9 岁起出现局灶性耐药癫痫。患者会描述一种"头部空虚感"的先兆。在癫痫发作期间，他会失去意识，并表现出面部表情的变化，嘴唇双侧向下偏斜。他没有发作后语言障碍或意识不清。所有的癫痫发作都是模式化的，会持续约 30s，频率高达每天 20 次。

第 1 期

头皮视频 EEG 显示左额叶区域出现间断性尖波。发作模式包括左额叶区域的混合频率和振幅峰值，与左侧额颞叶和顶点区域的节律性 delta 活动相关。MRI 未发现任何异常。

第 2 期

FDG-PET 发现左侧额上回前部低代谢区；MEG 显示左侧额上回左前近中段偶极团簇，右侧额上回双偶极；发作期 SPECT 显示双侧扣带回沟和额上回高灌注区。一项患者管理讨论提出了一种解剖学 – 电 – 临床假设，指向左额叶：前额叶、额极区和额中叶区。建议进行 SEEG 评估（第 3 期）。

第 3 期

SEEG 显示，接触点采样左侧前扣带沟出现持续的节律性尖波，癫痫发作的特征是同一区域产生快速活动，但几乎同时扩散到邻近区域。L' 2-3 触点在 2mA 电流强度下的皮质电刺激诱发了典型的电临床发作。

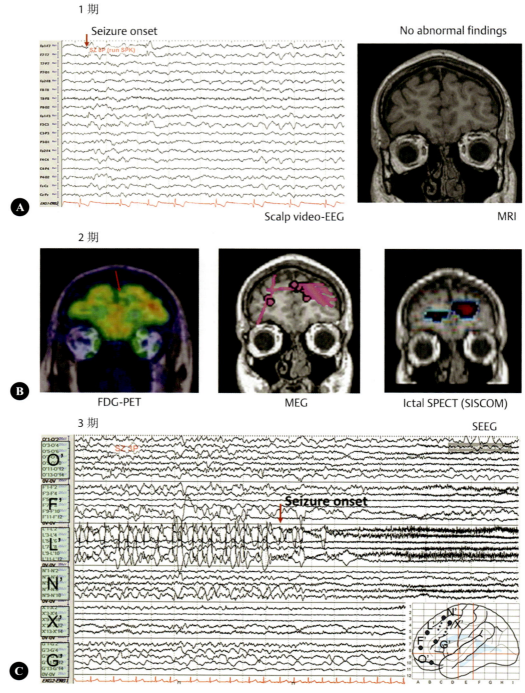

▲ 图 41-2　可疑 FCD 所致癫痫患者术前评估的不同阶段：1 期（A）；2 期（B）；3 期（C）

SEEG 评估结果在另一场患者管理会议上进行了讨论，得出的结论是，致痫带位于左侧前扣带沟。建议对该区域进行手术切除或激光消融。

患者及其家属选择进行激光消融治疗（术后

MRI，图 41-3）。激光消融两年后，患者停止服用抗癫痫药物。在最后的随访中，患者仍然没有癫痫发作（术后 39 个月）。

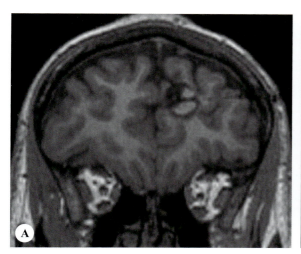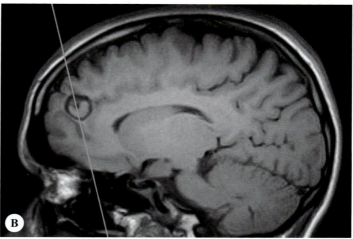

▲ 图 41-3　术后 MRI：致痫灶激光消融后（扣带沟 / 额上回内侧面）

参 考 文 献

[1] Crome L. Infantile cerebral gliosis with giant nerve cells. J Neurol Neurosurg Psychiatry 1957;20(2):117–124

[2] Taylor DC, Falconer MA, Bruton CJ, Corsellis JA. Focal dysplasia of the cerebral cortex in epilepsy. J Neurol Neurosurg Psychiatry 1971;34(4):369–387

[3] Wyllie E, Comair YG, Kotagal P, Bulacio J, Bingaman W, Ruggieri P. Seizure outcome after epilepsy surgery in children and adolescents. Ann Neurol 1998;44(5):740–748

[4] Sillanpää M, Gissler M, Schmidt D. Efforts in epilepsy prevention in the last 40 years: lessons from a large nationwide study. JAMA Neurol 2016;73(4):390–395

[5] Hemb M, Velasco TR, Parnes MS, et al. Improved outcomes in pediatric epilepsy surgery: the UCLA experience, 1986–2008. Neurology 2010;74(22):1768–1775

[6] Holthausen H, Pieper T, Winkler P, Bluemcke I, Kudernatsch M. Electro-clinical-pathological correlations in focal cortical dysplasia (FCD) at young ages. Childs Nerv Syst 2014;30(12):2015–2026

[7] Fauser S, Huppertz HJ, Bast T, et al. Clinical characteristics in focal cortical dysplasia: a retrospective evaluation in a series of 120 patients. Brain 2006;129(Pt 7):1907–1916

[8] Iffland PH II, Crino PB. Focal cortical dysplasia: gene mutations, cell signaling, and therapeutic implications. Annu Rev Pathol 2017;12:547–571

[9] Lim JS, Kim WI, Kang HC, et al. Brain somatic mutations in MTOR cause focal cortical dysplasia type II leading to intractable epilepsy. Nat Med 2015;21(4):395–400

[10] Jansen LA, Mirzaa GM, Ishak GE, et al. PI3K/AKT pathway mutations cause a spectrum of brain malformations from megalencephaly to focal cortical dysplasia. Brain 2015;138(Pt 6):1613–1628

[11] Scerri T, Riseley JR, Gillies G, et al. Familial cortical dysplasia type IIA caused by a germline mutation in DEPDC5. Ann Clin Transl Neurol 2015;2(5):575–580

[12] D'Gama AM, Woodworth MB, Hossain AA, et al. Somatic mutations activating the mTOR pathway in dorsal telencephalic progenitors cause a continuum of cortical dysplasias. Cell Reports 2017;21(13):3754–3766

[13] Mischel PS, Nguyen LP, Vinters HV. Cerebral cortical dysplasia associated with pediatric epilepsy. Review of neuropathologic features and proposal for a grading system. J Neuropathol Exp Neurol 1995;54(2):137–153

[14] Barkovich AJ, Kuzniecky RI, Dobyns WB. Radiologic classification of malformations of cortical development. Curr Opin Neurol 2001;14(2):145–149

[15] Barkovich AJ, Kuzniecky RI, Jackson GD, Guerrini R, Dobyns WB. A developmental and genetic classification for malformations of cortical development. Neurology 2005;65(12):1873–1887

[16] Barkovich AJ, Guerrini R, Kuzniecky RI, Jackson GD, Dobyns WB. A developmental and genetic classification for malformations of cortical development: update 2012. Brain 2012;135(Pt 5):1348–1369

[17] Palmini A, Najm I, Avanzini G, et al. Terminology and classification of the cortical dysplasias. Neurology 2004;62(6, Suppl 3):S2–S8

[18] Blümcke I, Thom M, Aronica E, et al. The clinicopathologic spectrum of focal cortical dysplasias: a consensus classification proposed by an ad hoc Task Force of the ILAE Diagnostic Methods Commission. Epilepsia 2011;52(1):158–174

[19] Chamberlain WA, Cohen ML, Gyure KA, et al. Interobserver and intraobserver reproducibility in focal cortical dysplasia (malformations of cortical development). Epilepsia 2009;50(12):2593–2598

[20] Bronen RA, Vives KP, Kim JH, Fulbright RK, Spencer SS, Spencer DD. Focal cortical dysplasia of Taylor, balloon cell subtype: MR differentiation from low-grade tumors. AJNR Am J Neuroradiol 1997;18(6):1141–1151

[21] Chan S, Chin SS, Nordli DR, Goodman RR, DeLaPaz RL, Pedley TA. Prospective magnetic resonance imaging identification of focal cortical dysplasia, including the non-balloon cell subtype. Ann Neurol 1998;44(5):749–757

[22] Lee BC, Schmidt RE, Hatfield GA, Bourgeois B, Park TS. MRI of focal cortical dysplasia. Neuroradiology 1998;40(10):675–683

[23] Widdess-Walsh P, Kellinghaus C, Jeha L, et al. Electro-clinical and imaging characteristics of focal cortical dysplasia: correlation with pathological subtypes. Epilepsy Res 2005;67(1–2):25–33

[24] Hofman PA, Fitt GJ, Harvey AS, Kuzniecky RI, Jackson G. Bottom-of-sulcus dysplasia: imaging features. AJR Am J Roentgenol 2011;196(4):881–885

[25] Mellerio C, Labeyrie MA, Chassoux F, et al. Optimizing MR imaging detection of type 2 focal cortical dysplasia: best criteria for clinical practice. AJNR Am J Neuroradiol 2012;33(10):1932–1938

[26] Mellerio C, Roca P, Chassoux F, et al. The power button sign: a newly described central sulcal pattern on surface rendering MR images of type 2 focal cortical dysplasia. Radiology 2015;274(2):500–507

[27] Bartolini L, Whitehead MT, Ho CY, et al. Temporal lobe epilepsy and focal cortical dysplasia in children: A tip to find the abnormality. Epilepsia 2017;58(1):113–122

[28] Garbelli R, Milesi G, Medici V, et al. Blurring in patients with temporal lobe epilepsy: clinical, high-field imaging and ultrastructural study. Brain 2012;135(Pt 8):2337–2349

[29] Krsek P, Maton B, Korman B, et al. Different features of histopathological subtypes of pediatric focal cortical dysplasia. Ann Neurol 2008;63(6):758–769

[30] Blümcke I, Pieper T, Pauli E, et al. A distinct variant of focal cortical dysplasia type I characterised by magnetic resonance imaging and neuropathological examination in children with severe epilepsies. Epileptic Disord 2010;12(3):172–180

[31] Tassi L, Colombo N, Garbelli R, et al. Focal cortical dysplasia: neuropathological subtypes, EEG, neuroimaging and surgical outcome. Brain 2002;125(Pt 8):1719–1732

[32] Colombo N, Tassi L, Deleo F, et al. Focal cortical dysplasia type IIa and IIb: MRI aspects in 118 cases proven by histopathology. Neuroradiology 2012;54(10):1065–1077

[33] Hong SJ, Bernhardt BC, Caldairou B, et al. Multimodal MRI profiling of focal cortical dysplasia type II. Neurology 2017;88(8):734–742

[34] Lerner JT, Salamon N, Hauptman JS, et al. Assessment and surgical outcomes for mild type I and severe type II cortical dysplasia: a critical review and the UCLA experience. Epilepsia 2009;50(6):1310–1335

[35] Von Oertzen J, Urbach H, Jungbluth S, et al. Standard magnetic resonance imaging is inadequate for patients with refractory focal epilepsy. J Neurol Neurosurg Psychiatry 2002;73(6):643–647

[36] Jeon TY, Kim JH, Lee J, Yoo SY, Hwang SM, Lee M. Value of repeat brain MRI in children with focal epilepsy and negative findings on initial MRI. Korean J Radiol 2017;18(4):729–738

[37] Winston GP, Micallef C, Kendell BE, et al. The value of repeat neuroimaging for epilepsy at a tertiary referral centre: 16 years of experience. Epilepsy Res 2013;105(3):349–355

[38] Mellerio C, Labeyrie MA, Chassoux F, et al. 3T MRI improves the detection of transmantle sign in type 2 focal cortical dysplasia. Epilepsia 2014;55(1):117–122

[39] Wagner J, Weber B, Urbach H, Elger CE, Huppertz HJ. Morphometric MRI analysis improves detection of focal cortical dysplasia type II. Brain 2011;134(Pt 10):2844–2854

[40] Wang ZI, Jones SE, Jaisani Z, et al. Voxel-based morphometric magnetic resonance imaging (MRI) postprocessing in MRI-negative epilepsies. Ann Neurol 2015;77(6):1060–1075

[41] Chugani HT, Shields WD, Shewmon DA, Olson DM, Phelps ME, Peacock WJ. Infantile spasms: I. PET identifies focal cortical dysgenesis in cryptogenic cases for surgical treatment. Ann Neurol 1990;27(4):406–413

[42] Chassoux F, Rodrigo S, Semah F, et al. FDG-PET improves surgical outcome in negative MRI Taylor-type focal cortical dysplasias. Neurology 2010;75(24):2168–2175

[43] Rathore C, Dickson JC, Teotónio R, Ell P, Duncan JS. The utility of 18F-fluorodeoxyglucose PET (FDG PET) in epilepsy surgery. Epilepsy Res 2014;108(8):1306–1314

[44] Salamon N, Kung J, Shaw SJ, et al. FDG-PET/MRI coregistration improves detection of cortical dysplasia in patients with epilepsy. Neurology 2008;71(20):1594–1601

[45] Talanow R, Ruggieri P, Alexopoulos A, Lachhwani D, Wu G. PET manifestation in different types of pathology in epilepsy. Clin Nucl Med 2009;34(10):670–674

[46] Jasper HH, Arfel-Capdeville G, Rasmussen T. Evaluation of EEG and cortical electrographic studies for prognosis of seizures following surgical excision of epileptogenic lesions. Epilepsia 1961;2:130–137

[47] Bancaud J, Angelergues R, Bernouilli C, et al. Functional stereotaxic exploration (SEEG) of epilepsy. Electroencephalogr Clin Neurophysiol 1970;28(1):85–86

[48] Guerrini R, Dravet C, Raybaud C, et al. Epilepsy and focal gyral anomalies detected by MRI: electroclinico-morphological correlations and follow-up. Dev Med Child Neurol 1992;34(8):706–718

[49] Raymond AA, Fish DR. EEG features of focal malformations of cortical development. J Clin Neurophysiol 1996;13(6):495–506

[50] Rosenow F, Lüders HO, Dinner DS, et al. Histopathological correlates of epileptogenicity as expressed by electrocorticographic spiking and seizure frequency. Epilepsia 1998;39(8):850–856

[51] Otsubo H, Ochi A, Elliott I, et al. MEG predicts epileptic zone in lesional extrahippocampal epilepsy: 12 pediatric surgery cases. Epilepsia 2001;42(12):1523–1530

[52] Najm IM, Bingaman WE, Lüders HO. The use of subdural grids in the management of focal malformations due to abnormal cortical development. Neurosurg Clin N Am 2002;13(1):87–92, viii–ix

[53] Palmini A, Gambardella A, Andermann F, et al. Intrinsic epileptogenicity of human dysplastic cortex as suggested by corticography and surgical results. Ann Neurol 1995;37(4):476–487

[54] Chassoux F, Devaux B, Landré E, et al. Stereoelectroencephalography in focal cortical dysplasia: a 3D approach to delineating the dysplastic cortex. Brain 2000;123(Pt 8):1733–1751

[55] Boonyapisit K, Najm I, Klem G, et al. Epileptogenicity of focal malformations due to abnormal cortical development: direct electrocorticographic- histopathologic correlations. Epilepsia 2003;44(1):69–76

[56] Brodtkorb E, Andersen K, Henriksen O, Myhr G, Skullerud K. Focal, continuous spikes suggest cortical developmental abnormalities. Clinical, MRI and neuropathological correlates. Acta Neurol Scand 1998;98(6):377–385

[57] Sarkis RA, Jehi LE, Bingaman WE, Najm IM. Surgical outcome following resection of rolandic focal cortical dysplasia. Epilepsy Res 2010;90(3):240–247

[58] Kutsy RL, Farrell DF, Ojemann GA. Ictal patterns of neocortical seizures monitored with intracranial electrodes: correlation with surgical outcome. Epilepsia 1999;40(3):257–266

[59] Spencer SS, Guimaraes P, Katz A, Kim J, Spencer D. Morphological patterns of seizures recorded intracranially. Epilepsia 1992;33(3):537–545

[60] Aubert S, Wendling F, Regis J, et al. Local and remote epileptogenicity in focal cortical dysplasias and neurodevelopmental tumours. Brain 2009;132(Pt 11):3072–3086

[61] Perucca P, Dubeau F, Gotman J. Intracranial electroencephalographic seizure-onset patterns: effect of underlying pathology. Brain 2014;137(Pt 1):183–196

[62] Lagarde S, Bonini F, McGonigal A, et al. Seizure-onset patterns in focal cortical dysplasia and neurodevelopmental tumors: Relationship with surgical prognosis and neuropathologic subtypes. Epilepsia 2016;57(9):1426–1435

[63] Ikeda A, Terada K, Mikuni N, et al. Subdural recording of ictal DC shifts in neocortical seizures in humans. Epilepsia 1996;37(7):662–674

[64] Gnatkovsky V, de Curtis M, Pastori C, et al. Biomarkers of epileptogenic zone defined by quantified stereo-EEG analysis. Epilepsia 2014;55(2):296–305

[65] Grinenko O, Li J, Mosher JC, et al. A fingerprint of the epileptogenic zone in human epilepsies. Brain 2018;141(1):117–131

[66] Bartolomei F, Chauvel P, Wendling F. Epileptogenicity of brain structures in human temporal lobe epilepsy: a quantified study from intracerebral EEG. Brain 2008;131(Pt 7):1818–1830

[67] Duchowny M, Jayakar P, Harvey AS, et al. Language cortex representation: effects of developmental versus acquired pathology. Ann Neurol 1996;40(1):31–38

[68] Marusic P, Najm IM, Ying Z, et al. Focal cortical dysplasias in eloquent cortex: functional characteristics and correlation with MRI and histopathologic changes. Epilepsia 2002;43(1):27–32

[69] Serafini S, Komisarow JM, Gallentine W, et al. Reorganization and stability for motor and language areas using cortical stimulation: case example and review of the literature. Brain Sci 2013;3(4):1597–1614

[70] Najm IM, Tassi L, Sarnat HB, Holthausen H, Russo GL. Epilepsies associated with focal cortical dysplasias (FCDs). Acta Neuropathol 2014;128(1):5–19

[71] Kwon HE, Eom S, Kang HC, et al. Surgical treatment of pediatric focal cortical dysplasia: Clinical spectrum and surgical outcome. Neurology 2016;87(9):945–951

[72] Wyllie E, Lachhwani DK, Gupta A, et al. Successful surgery for epilepsy due to early brain lesions despite generalized EEG findings. Neurology 2007;69(4):389–397

[73] Tassi L, Garbelli R, Colombo N, et al. Type I focal cortical dysplasia: surgical outcome is related to histopathology. Epileptic Disord 2010;12(3):181–191

[74] Krsek P, Pieper T, Karlmeier A, et al. Different presurgical characteristics and seizure outcomes in children with focal cortical dysplasia type I or II. Epilepsia 2009;50(1):125–137

[75] Palmini A, Holthausen H. Focal malformations of cortical development: a most relevant etiology of epilepsy in children. Handb Clin Neurol 2013;111:549–565

[76] Harvey AS, Mandelstam SA, Maixner WJ, et al. The surgically remediable syndrome of epilepsy associated with bottomof- sulcus dysplasia. Neurology 2015;84(20):2021–2028

[77] Lortie A, Plouin P, Chiron C, Delalande O, Dulac O. Characteristics of epilepsy in focal cortical dysplasia in infancy. Epilepsy Res 2002;51(1–2):133–145

[78] Chauvel P, McGonigal A. Emergence of semiology in epileptic seizures. Epilepsy Behav 2014;38(38):94–103

[79] Bien CG, Benninger FO, Urbach H, Schramm J, Kurthen M, Elger CE. Localizing value of epileptic visual auras. Brain 2000;123 (Pt 2):244–253

[80] Bonini F, McGonigal A, Trébuchon A, et al. Frontal lobe seizures: from clinical semiology to localization. Epilepsia 2014;55(2):264–277

[81] Buoni S, Zannolli R, Miracco C, et al. Focal cortical dysplasia type 1b as a cause of severe epilepsy with multiple independent spike foci. Brain Dev 2008;30(1):53–58

[82] Ohtsuka Y, Sato M, Sanada S, Yoshinaga H, Oka E. Suppression- burst patterns in intractable epilepsy with focal cortical dysplasia. Brain Dev 2000;22(2):135–138

[83] Vasconcellos E, Wyllie E, Sullivan S, et al. Mental retardation in pediatric candidates for epilepsy surgery: the role of early seizure onset. Epilepsia 2001;42(2):268–274

[84] Korman B, Krsek P, Duchowny M, Maton B, Pacheco-Jacome E, Rey G. Early seizure onset and dysplastic lesion extent independently disrupt cognitive networks. Neurology 2013;81(8): 745–751

[85] Hildebrandt M, Pieper T, Winkler P, Kolodziejczyk D, Holthausen H, Blümcke I. Neuropathological spectrum of cortical dysplasia in children with severe focal epilepsies. Acta Neuropathol 2005;110(1):1–11

[86] Loddenkemper T, Holland KD, Stanford LD, Kotagal P, Bingaman W, Wyllie E. Developmental outcome after epilepsy surgery in infancy.

Pediatrics 2007;119(5):930–935

[87] Loddenkemper T, Cosmo G, Kotagal P, et al. Epilepsy surgery in children with electrical status epilepticus in sleep. Neurosurgery 2009;64(2):328–337, discussion 337

[88] Wyllie E, Comair YG, Kotagal P, Raja S, Ruggieri P. Epilepsy surgery in infants. Epilepsia 1996;37(7):625–637

[89] Lee YJ, Kang HC, Lee JS, et al. Resective pediatric epilepsy surgery in Lennox-Gastaut syndrome. Pediatrics 2010;125(1):e58–e66

[90] Hallbook T, Ruggieri P, Adina C, et al. Contralateral MRI abnormalities in candidates for hemispherectomy for refractory epilepsy. Epilepsia 2010;51(4):556–563

[91] Moosa AN, Jehi L, Marashly A, et al. Long-term functional outcomes and their predictors after hemispherectomy in 115 children. Epilepsia 2013;54(10):1771–1779

[92] Barba C, Mai R, Grisotto L, et al. Unilobar surgery for symptomatic epileptic spasms. Ann Clin Transl Neurol 2016;4(1):36–45

[93] Kwan P, Arzimanoglou A, Berg AT, et al. Definition of drug resistant epilepsy: consensus proposal by the ad hoc Task Force of the ILAE Commission on Therapeutic Strategies. Epilepsia 2010;51(6):1069–1077

[94] Mostofi K, Marnet D, Derambure P. Surgical management of focal cortical dysplasia. Acta Neurol Belg 2011;111(4):310–316

[95] Murakami H, Wang ZI, Marashly A, et al. Correlating magnetoencephalography to stereo-electroencephalography in patients undergoing epilepsy surgery. Brain 2016;139(11):2935–2947

[96] Kudr M, Krsek P, Maton B, et al. Ictal SPECT is useful in localizing the epileptogenic zone in infants with cortical dysplasia. Epileptic Disord 2016;18(4):384–390

[97] Fernández S, Donaire A, Serès E, et al. PET/MRI and PET/MRI/ SISCOM coregistration in the presurgical evaluation of refractory focal epilepsy. Epilepsy Res 2015;111:1–9

[98] Perissinotti A, Setoain X, Aparicio J, et al. Clinical role of subtraction ictal SPECT coregistered to MR imaging and (18)F-FDG PET in pediatric epilepsy. J Nucl Med 2014;55(7):1099–1105

[99] Cossu M, Lo Russo G, Francione S, et al. Epilepsy surgery in children: results and predictors of outcome on seizures. Epilepsia 2008;49(1):65–72

[100] Teutonico F, Mai R, Veggiotti P, et al. Epilepsy surgery in children: evaluation of seizure outcome and predictive elements. Epilepsia 2013;54(Suppl 7):70–76

[101] Sandok EK, Cascino GD. Surgical treatment for perirolandic lesional epilepsy. Epilepsia 1998;39(Suppl 4):S42–S48

[102] Behdad A, Limbrick DD Jr, Bertrand ME, Smyth MD. Epilepsy surgery in children with seizures arising from the rolandic cortex. Epilepsia 2009;50(6):1450–1461

[103] Gonzalez-Martinez J, Najm IM. Indications and selection criteria for invasive monitoring in children with cortical dysplasia. Childs Nerv Syst 2014;30(11):1823–1829

[104] Dorfmüller G, Ferrand-Sorbets S, Fohlen M, et al. Outcome of surgery in children with focal dysplasia younger than 5 years explored by stereo-electroencephalography. Childs Nerv Syst 2014;30(11):1875–1883

[105] Chassoux F, Landré E, Mellerio C, et al. Type II focal cortical dysplasia: electroclinical phenotype and surgical outcome related to imaging. Epilepsia 2012;53(2):349–358

[106] Bonini F, McGonigal A, Scavarda D, et al. Predictive factors of surgical outcome in frontal lobe epilepsy explored with stereoelectroencephalography. Neurosurgery 2018;83(2):217–225

[107] Guerrini R, Duchowny M, Jayakar P, et al. Diagnostic methods and treatment options for focal cortical dysplasia. Epilepsia 2015;56(11):1669–1686

第 42 章　皮质发育不良的外科手术方法
Surgical Approaches in Cortical Dysplasia

Jeffrey Bolton　Sanjay P. Prabhu　Eun-Hyoung Park　Scellig S. Stone　Joseph R. Madsen　著
李　霖　译　　朱凤军　校

摘　要

局灶性皮质发育不良（FCD）的外科治疗已成为治疗各年龄段儿童难治性癫痫的最重要的发展领域之一。对这些异常皮质区域的认识和识别方面的进展，包括 MRI 技术和阅图水平的进步，以及术前对致痫区和功能区检查方法的改进，推动了这一领域的发展。目前的困难包括明确病灶和潜在功能区之间的分界，以及最佳的非侵入性和侵入性功能检查方案。FCD 手术的改进对于向越来越多的癫痫儿童提供手术治疗至关重要。

关键词

局灶性皮质发育不良，皮质 EEG，侵入性 EEG，立体定向 EEG，Granger 因果关系，激光间质热疗

局灶性皮质发育不良是导致小儿癫痫手术的最常见病因之一[1, 2]。通常在出生后的前几年出现症状，包括严重的难治性局灶性癫痫和认知障碍[3]。根据病理表现，FCD 可分为三种类型。FCD Ⅰ 型的特征是皮质分层异常，包括放射状层状结构不良（FCD Ⅰ a 型）、切线方向结构不良（FCD Ⅰ b 型），以及第三种亚型同时存在放射状和切线方向皮质层状结构不良（FCD Ⅰ c 型）。FCD Ⅱ 型是一种同时存在皮质层状结构不良和特定的异型神经元的皮质发育畸形，而后者将 FCD Ⅱ a 型（有异型神经元没有气球样细胞）与 FCD Ⅱ b 型（既有异型神经元又有气球样细胞）区分开来。Ⅲ 型 FCD 是指皮质层状结构异常伴有一种主要病理改变，两者通常相邻或影响同一脑区 / 叶[4]。Ⅲ 型 FCD 共有四种亚型，包括：FCD Ⅲ a 型，FCD Ⅰ 型伴海马硬化；FCD Ⅲ b 型，FCD Ⅰ 型伴肿瘤；FCD Ⅲ c 型，FCD Ⅰ 型伴血管畸形；

FCD Ⅲ c 型，FCD Ⅰ 型伴后天获得性的任何其他病变。

不同类型和亚型 FCD 的详细解剖特征可以通过各种磁共振成像序列观察到。FCD 在 MRI 上的特征包括皮质增厚（需两个序列上的至少两个层面来诊断）、灰质和白质交界处模糊、皮质信号异常（在一个或多个影像序列）、皮质及邻近皮质下白质的 T_2/FLAIR（液体衰减反转恢复序列）高信号、皮质短 T_1 信号及脑沟 / 脑回走行异常。MRI 能显示大多数 FCD Ⅱ 型病灶，但仅在部分 FCD Ⅰ 型中显示异常。FCD Ⅱ b 型（伴有气球样细胞）常以皮质下白质的髓鞘形成减少、脱髓鞘或髓鞘发育不良为特征。这在 MRI 上表现为灰质和白质交界处模糊，其表现类似皮质增厚。通常，在 T_2 像和 FLAIR 像上可以看到从灰质和白质交界延伸到脑室表面的高信号条带状影，称为"Transmantle 征"。为了最清楚地显示这一通常很轻微的改变，

应进行多平面薄层成像。在 3T MRI 扫描中，可进行三维重建的容积 FLAIR 序列是发现 FCD Ⅱ型白质高信号的极佳序列。注意，虽然这些 FLAIR 序列对白质异常敏感，但却不足以用于评估皮质病灶范围。FCD Ⅱa 型比 FCD Ⅱb 型更难在 MRI 上观察到。另一点需要注意的是，"Transmantle 征" 并不是 FCD Ⅱb 型特有的，在其他类型的 FCD 中也可以看到。

FCD 的早期识别和手术切除为这一人群提供了最佳的机会，既能避免癫痫发作，又能提高生活质量[3, 5, 6]。由于手术预后与切除的完整性有关，因此明确致痫灶的范围是至关重要的。如第 41 章所述，这可以在术前评估中使用高分辨率影像（专门用于癫痫病灶检查的 3T 核磁序列）、功能检查如单光子发射计算机断层扫描（SPECT）和正电子发射断层扫描（PET），以及先进的电生理技术、脑磁图（MEG）和源分析来完成[7, 8]。除了确定发育不良病灶的边界，它与功能皮质的关系也必须被考虑到手术计划中。这可以通过各种无创的方式来完成，如功能磁共振成像（fMRI）和经颅磁刺激（TMS）。说到这里，应该注意的是，各种 FCD 亚型在术前都存在难以识别的可能性。此外，即使使用多通道线圈的高场强扫描，也可能无法明确致痫灶的边界。

每个病例的复杂性取决于许多因素，但最终可以归结为两个关键因素：在影像学上病灶的界限的清晰程度；病变是否累及功能皮质。随着每个病例的复杂性增加，可以选择不同的手术方法。我们将使用真实的病例实例来概述可用于治疗儿童 FCD 的外科技术的范畴。

病例 1：局灶性皮质发育不良病灶清晰且远离功能区

一名 7 岁男孩，右利手，从 3 岁左右开始出现癫痫发作。其癫痫发作的症状学表现为口角向左侧歪斜，继而出现双上肢抽搐，与头皮 EEG 提示的右侧额叶起始的发作相符。3T MRI 显示右侧额极区有一个弥散的 FCD 病灶（图 42-1）。其

他的检查包括 PET、SPECT、MEG 和源分析也表明该部位为致痫灶。该患者采用一期手术切除的方案，术中使用无框架神经导航系统引导，在切除前和切除后使用 EcoG 确定切除范围，并采用超声吸引器进行切除。术中 MRI 确保了可见的发育不良病灶被完全切除。病理结果为 FCD Ⅱb 型。该患者是理想的 FCD 手术候选者的一个极好的例子。病灶清晰可见，位于远离功能皮质的位置，术前评估结果一致。由于该手术的成功在很大程度上依赖于发育不良病灶的完全切除，术中具有导航功能的立体定向系统发挥了关键作用。根据发育不良皮质的位置不同，外科医生可能无法看到皮质表面的任何异常。许多 FCD 位于脑沟的深部，如果没有先进的术中影像导航系统可能很难定位[9]。术中无框架神经导航系统是一种有效的解剖定位手段，可以在 3D 空间中与术前采集的 MRI 和（或）CT 影像进行融合。术中超声也可以在识别深部病灶方面发挥作用，并具有提供实时成像反馈的优势[10, 11]（图 42-2）。

当切除完成时，术中 MRI 是帮助外科医生

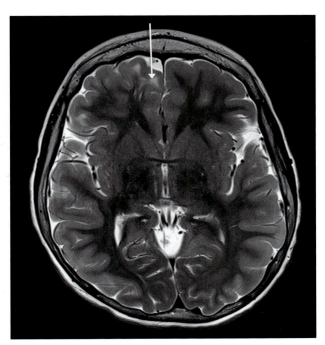

▲ 图 42-1　MRI 轴位 T₂ 像显示右侧额极皮质发育不良（箭）。病理诊断 FCD Ⅱb（病例 1）

评估切除完成程度的另一种方法[12, 13]。ECOG 在一期切除术中的应用是有争议的[14]。在我们中心，我们通常在切除前和切除后使用 ECOG 来帮助确定切除的边界[14]。虽然我们以前在术中 ECOG 中使用单个条状电极或小的栅状电极，但我们逐渐发现，使用更大的栅状电极或有时在立体定向导航下放置深部电极有助于来了解癫痫样放电的时间和空间分布。幸运的话甚至可以观察到脑电发作。完成切除后，将电极放置在切除区域的边缘，观察周围是否有癫痫样放电。通常不建议在远隔手术切除范围的区域"追求发现"癫痫样放电，因为这些异常放电可能代表更广泛的致痫网络的一部分，而不一定是癫痫

发作起始区[14, 15]。

病例 2：边界不明确的位于功能区附近的病灶

一名 13 岁右利手女性，10 岁开始癫痫发作，发作起始表现为尖叫，表情恐惧、失语症和右手自动症及反应下降。MRI 不明确，但可疑左前颞叶 FCD。术前检查提示左侧半球的运动性语言功能及感觉性语言功能占优势，癫痫发作起源于左侧颞叶。由于病灶位于主侧的颞叶，且范围不清，因此采用硬膜下电极进行进一步侵入性监测。电极置入后的 3D 重建对于神经生理专家解释侵入性脑电数据非常有帮助（图 42-3）。可以用来观

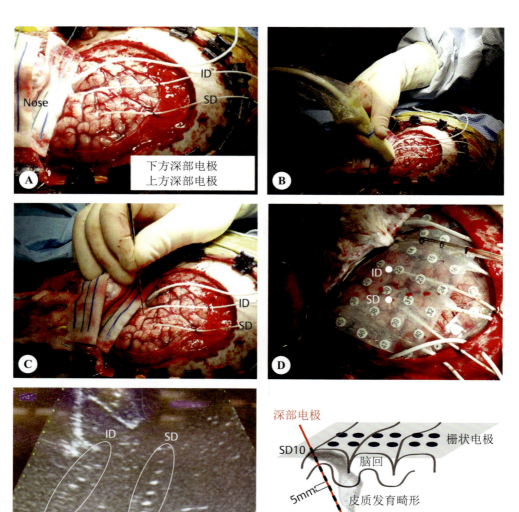

◀ 图 42-2 置入硬膜下栅状电极 / 条状电极及深部电极患者（上方的深部电极有 10 个触点（SD），下部的深部电极有 10 个触点（ID）的术中照片（A 至 D）及术中超声图像（两个深部电极 ID 和 SD 由圆圈指示）（E）。F 为硬膜下栅状电极和上方深部电极与皮质发育畸形的关系图

察单个电极与正常皮质解剖和发育畸形皮质的关系。确定了发作起始区（ictal onset zone，IOZ）后，就可以进行皮质功能定位以排除 IOZ 和功能皮质之间存在重叠[16, 17]。在病例 2 中，发作起始区位于颞叶的前内侧，远离所定位的语言功能区（图 42-4A 和 B）。病灶切除后无明显术后功能缺损（图 42-4C）。病理显示为 FCD Ⅱ a 型。

　　ILAE 最近概述了侵入性监测的指征，包括：①在非侵入性检查不确定的情况下，精准定位癫痫发作起始区；②解决非侵入性检查所提示的两个或两个以上致痫区的分歧；③精准定位功能皮质；

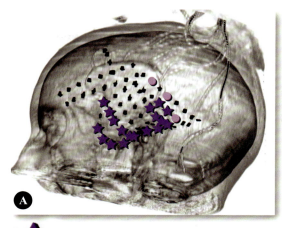

⭐ 发作起始区

🟣 早期

| 病例 2：三维重建脑组织上显示栅状电极位点 |

左侧侧面视图　　　　　下视图

Ⓐ

| 病例 2：CT 三维重建脑组织上显示栅状电极位点 |

Ⓑ

AT：4×8 栅状电极位于颞前叶，远端位于颞叶基底部
PT：2×8 栅状电极位于颞叶中后部
FR：2×8 栅状电极位于额叶
MT：1×8 栅状电极位于颞叶内侧

▲ 图 42-3　A. 皮质下栅状电极触点与 CT 三维重建大脑皮质融合图（病例 2）。B. 不同的栅状电极及大小（AT, PT, FR 及 MT 分别是 4×8, 2×8, 2×8 和 1×8，）及它们的解剖位置（由不同颜色的圆点标示）

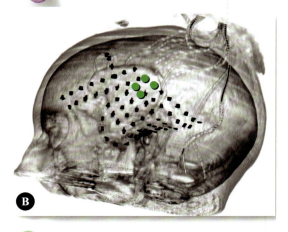

🟢 皮质电刺激引起感觉性语言功能异常的区域

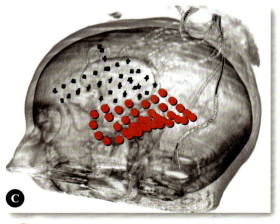

Ⓒ

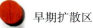 早期扩散区

▲ 图 42-4　CT 三维重建（病例 2）：发作起始及早期扩散区的电极点分布（A），皮质电刺激引起感觉性语言功能异常的区域（B）及切除区域（C）

④其他次要指征[18, 19]。病例 2 是一个很好的例子，病灶边缘不清（指征 1），且与功能皮质非常接近（指征 3）。有创监测的方式很大程度上取决于癫痫中心的经验。有些中心更倾向使用硬膜下电极，也更有经验，而另一些中心可能更倾向于使用立体定向深部电极置入和记录（立体 EEG 或 SEEG）[19, 20]。每种方法都有独特的优势，很大程度上取决于具体情况。当术前 MRI 不明确时，外科医生很难知道切除边界的适当范围。有创监测可以从电生理角度确定 IOZ 的范围[21]。

定位致痫灶的金标准是在侵入性电极记录期间捕获到患者的惯常发作。为了记录到足够多的惯常发作，常需要停用抗癫痫药物。由于癫痫持续状态和手术并发症的风险，这种监测应在重症监护室或经验丰富的癫痫监测单元由癫痫治疗团队监督执行。为了尽量减少感染、出血和水肿等并发症，侵入性监测通常限制在 7 天以内，可以将第二次手术择期安排到适当的时间。然而，如果尚未捕捉到足够的癫痫发作或功能检查不完善，有时延长监测时间是必要的。

在目前的临床实践中，侵袭性 EEG 数据主要用于定位发作起始，并假定其为致痫网络的起始部分。然而，侵入性 EEG 记录期间获得的绝大多数数据都是发作间期数据，从发作间期数据中产生的有关因果方面的信息也有优势。其优点之一是可以在几乎任何时间获得间期数据，包括术后立即在手术室中获得，这可能有助于在相对快速的时间范围内识别和显示因果网络，而不依赖于发作期事件。使用较新的计算技术，如 Granger 因果关系、高频振荡和源分析，可以构建有关致痫网络拓扑结构的附加信息[22-24]。例如，最近有研究表明，使用硬脑膜下栅状电极置入当天所记录的 20 分钟发作间期数据进行 Granger 因果关系分析，可以生成从统计学角度与 IOZ 和实际切除范围相似的图[24]。图 42-5 显示了由病例 2 数据得到的格兰杰因果图（Park and Madsen 发表的病例之一）。

在监测阶段结束时，外科医生和与该病例有关的癫痫学家共同应制订详细的切除计划。在手术室中，在切除之前应确认电极的位置，并注意栅状电极下方是否有血性渗出液的积聚。在切除过程中，硬膜下电极作为补充的解剖学标记可以保留在原位。病灶切除完成后的 ECOG 可用于评估术区周围的是否有任何残留的致痫区。

病例 3：功能区附近的、弥散的深部病灶

一名 18 岁男性，右利手，长期有累及右侧面部和右手的局灶性运动性发作病史，常继发全面性发作。多次核磁检查均提示正常，之后在中央前回的脑沟深部发现了细微的 FCD。利用 fMRI 和 TMS 完成的全面的术前运动功能定位显示，左侧中央前回有典型的对侧运动功能。由于靠近运动皮质（手 / 脸区），该患者进行了侵入性监测，并定位了运动皮质。联合使用硬膜下栅状电极和深部电极，以便能够在大脑外侧面定位运动皮质，并在脑沟深部记录癫痫发作的起始（图 42-6 和图 42-7）。在捕捉到几次惯常的癫痫发作后，进行了皮质运动功能的定位，以便采用安全的手术路径来处理位于脑沟深部的皮质发育不良病灶。他接受了病灶的完全切除，术后遗留轻微的运动障碍。

病例 3 表明，当明确定位的皮质发育不良位于功能皮质深部时所面临的挑战。尽管还不够充分，但在制定此类病例的手术计划时，术前对脑功能区的定位是极其重要的。功能磁共振成像可以辅助语言（运动性和感觉性语言功能）、运动和视觉功能的定位。它的优点是可以融合在患者的 MRI 上，可以很容易地看到发育不良病灶与特定任务的 BOLD（血氧依赖）信号的接近程度。TMS 是运动功能皮质定位的理想选择，因为它比 fMRI 有更好的空间分辨率，也可以融合在患者的 MRI 上[25]。有了高质量的术前评估数据，可以规划电极置入方案，以确保充分的皮质功能定位结合致痫灶定位[20]。在病变位于皮质深部的情况下，结合硬膜下栅状电极和深部电极可以提供最全面的数据。硬脑膜下栅状电极可以提供高分辨率的

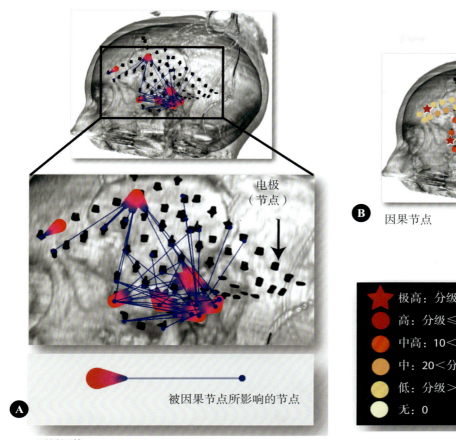

电极
（节点）

被因果节点所影响的节点

因果网络

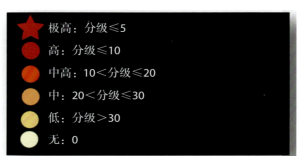

因果节点

★	极高：分级≤5
●	高：分级≤10
●	中高：10＜分级≤20
●	中：20＜分级≤30
●	低：分级＞30
○	无：0

▲ 图 42-5 格兰杰因果图：由病例 2 置入硬膜下栅状电极当天所获得的间期侵入性脑电数据所产生的因果关系连接图（A）和因果节点图（B）

皮质功能定位。这个过程是在手术室外特定的环境中完成的，有的检测方法常需要在神经心理学专家的帮助下才能完成。

通过仔细的刺激和定位，神经生理专家可能能够提供一个安全的皮质区域，术中通过这个区域到达深在的病灶。通过一系列深部电极，外科医生可以形成对于发作起始区整体范围的清晰的认识。更新的技术允许创建一个单一的多层数据集，覆盖多种模式，包括 SEEG 电极置入后的 CT 检查、结构 MRI、PET、TMS 功能定位图、功能磁共振成像和弥散张量成像数据。这样可以直接观察结构性病灶、发作起始时被激活的电极位点、功能皮质定位和重要白质纤维束之间的关系。结合这些数据集，将皮质功能定位、发作起始区以及这些数据集结合到一起，可以在将功能缺损降

低到最小的情况下尽可能完整地切除致痫灶[16]。

不幸的是，在功能皮质和癫痫发作起始区之间出现了显著重叠的情况下，接下来的治疗就不那么明朗了。如果 IOZ 和功能皮质不完全重叠，可以进行完全保留功能皮质的有限的切除。这种方法术后可能只能部分控制癫痫发作，但对一些患者来说，它至少可以减少抗癫痫药物的使用，提高生活质量。当功能区与致痫区几乎完全重叠时，更谨慎的做法可能是不进行切除性手术。在这些情况下，现在可以选择响应性神经电刺激，这种方法已被批准用于 18 岁及以上的患者[26]。在一些严重的癫痫病例中，患者和家属可能同意牺牲某些功能来换取癫痫的完全控制。对于某些患者来说，为了达到无癫痫发作，部分视野缺损或非惯用手的力量减弱可能是可以容忍的。

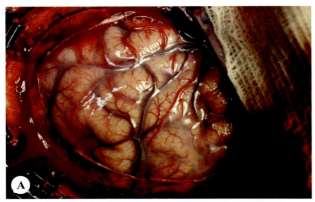

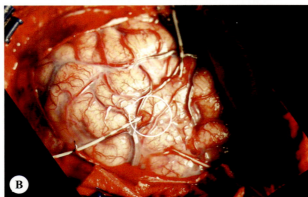

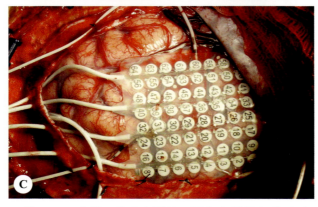

▲ 图 42-6　病例 3 的术中照片：深部电极置入前（A），以位于沟底的皮质发育不良（FCD）病灶为靶点的深部电极（圆圈所示为深部电极的皮质入点）（B），以及栅状电极覆盖于深部电极之上的照片（C）

病例 4：皮质深部的病灶边界不清，但远离功能区

　　一名 12 岁右利手年轻女性，14 个月起病，诊断难治性癫痫。致痫灶局限于左侧额叶，可见一个范围较大的、边界不明显的皮质发育不良病灶，涉及眶额叶和额叶内侧等区域。由于病灶位置和边界不清，遂行 SEEG 检查（图 42-8）。在监测期

从角度 1 观察

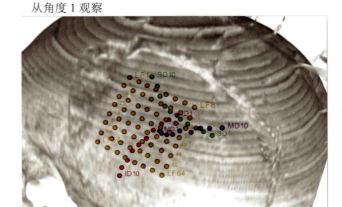

从角度 2 观察

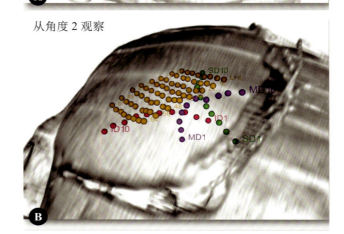

从角度 3 观察

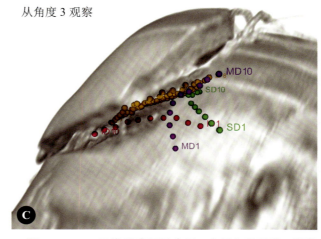

▲ 图 42-7　CT 三维重建所示病例 3 中置入的硬膜下栅状电极和深部电极

间，记录到了数次惯常发作，并计划基于发作期致痫网络进行切除。

　　该病例证明了 SEEG 对于位于皮质深部难以触及的和范围不清的 FCD 患者的优势。大多数

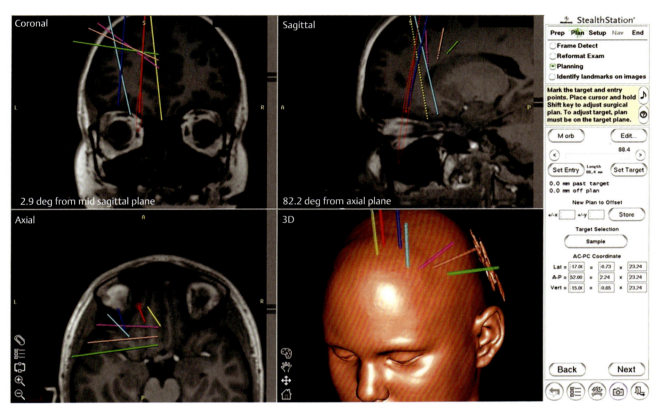

▲ 图 42-8　**MRI T$_1$ 像显示病例 4 计划置入的 7 根（不同颜色标示）SEEG 深部电极（4 个图像由 StealthStation 生成）**

FCD 是位于颞叶外的，硬膜下电极可能很难触及。例如，位于扣带回、眶额回或岛叶的皮质发育不良，用 SEEG 进行定位的效果可能更好[27]。SEEG 除了可以接触到部位更深和更内侧的结构外，还可以更大范围地覆盖多个脑叶，甚至是双侧半球[28]。SEEG 置入的风险与硬膜下栅状电极相似，出血是最令人担忧的。这可以通过术前细致的血管成像来避免。与需要开颅的硬脑膜下电极相比，患者对 SEEG 电极的耐受性很好，并且可以在床旁拔除电极，而不需要再次去手术室[29, 30]。一些中心倾向于将电极外置，然后等待一段时间再进行切除，主要的风险是感染概率增加。根据我们的经验，在颅内电极监测之后可以直接行切除性手术，患者耐受良好而不会有任何额外的风险。这样的优点是患者只需住院一次，并且在某些情况下可以将电极暂时留在原位，在手术切除过程中可作为术中参考。与硬膜下电极类似，SEEG 也可以完成皮质定位。根据电极的位置不同，皮质功能定位能力可能有轻微的限制；然而，通过全

面的术前规划，可以将这种限制降到最低。

病例 5：病灶位于皮质深部，边界清楚

一名 14 岁年轻男性，右利手，位于右顶叶矢状旁的 FCD 导致难治性癫痫发作。术前评估将癫痫发作起始区定位在右顶叶皮质发育不良病灶，且该区域非功能区。考虑到病灶的位置以及患者家人希望采用微创的手术方法，他接受了 MRI 引导下的激光间质热疗法治疗皮质发育不良（图 42-9）。

MR-LITT 是一种相对较新的技术，用于皮质发育不良的外科治疗[31]。一个或多个包含二极管激光器的液冷导管可以在术中通过立体定向技术送至目标区域，外科医生可以使用软件规划激光导管的路径，以此确定目标区域可以被包含在计划消融的区域之内（通常采取圆柱体的形式，直径约 15mm，并且在激光光纤的扩散尖端周围有长度的变化）。当放置好激光光纤，激光被激活并产生热能，此时由 MR- 热成像进行监测，可以以相

Pre MR-LITT

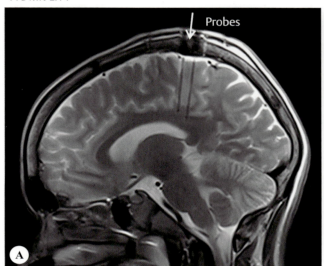

Pre MR-LITT

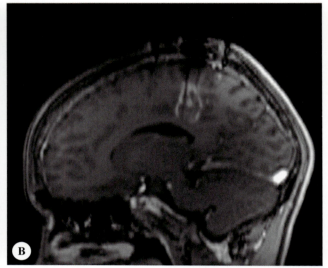

▲ 图 42-9　病例 5 接受 MR-LITT 术前（A）和术后（B）影像：右侧矢状位 T₂ 显示 MR-LITT 探针插入皮质发育不良区域（A），以及矢状位 T₁ 显示 MR-LITT 术后钆增强影像所示消融区周围环状增强区（B）

对可控的方式毁损皮质发育不良区域，并保留相邻的血管（可以作为散热器）和白质纤维束（被排除在热凝范围之外）。这种方法对于病灶位置较深的患者非常有用，比如岛叶内的病变。它还有微创的优势，避免了传统手术开颅的需要[32, 33]。最佳的候选者是那些局限于单个脑回的明确的病灶，因为周围脑沟内的脑脊液可以防止热量传递到邻近的脑回。更大或形状更复杂的皮质发育不良病灶可能需要多次置入光纤进行消融。在需要进行一定程度的颅内电极监测的情况下，可以将 SEEG 与 MR-LITT 相结合。

六、预后

一般来说，接受病灶切除术的 FCD 患者预后良好。当基于亚型分类时，FCD Ⅱb 型的预后最好，其次是 Ⅱa 型，最后是 Ⅰ 型。据推测，FCD Ⅰ 型病灶可能比影像学显示的更广泛，因此有切除不

完全的风险。据报道，FCD 手术后无癫痫发作率为 40%～70%，且与随访时间成反比[34, 35]。病灶的完整切除以及在某些情况下 MRI 阳性是预测良好手术预后的因素。在术后癫痫持续发作的情况下，尤其是术后影像学检查提示有皮质发育不良病灶残留，通常可以考虑进行第二次手术。我们发现，将术后影像与术前影像进行融合，可有助于从术后改变中定位残留的病灶。

结论

FCD 患者的治疗可能是有挑战的，但最终会为医患带来收益。为了制订理想的手术方案，必须系统全面地处理每个病例。随着技术的进步，有大量的术前和围术期研究可以帮助确定最佳的切除方案。未来可能会继续向微创技术发展，包括皮质发育不良病灶的颅内监测和消融毁损。

参 考 文 献

[1] Fauser S, Huppertz HJ, Bast T, et al. Clinical characteristics in focal cortical dysplasia: a retrospective evaluation in a series of 120 patients. Brain 2006;129(Pt 7):1907–1916

[2] Jayakar A, Bolton J. Pediatric epilepsy surgery. Curr Neurol Neurosci Rep 2015;15(6):31

[3] Ramantani G, Kadish NE, Strobl K, et al. Seizure and cognitive outcomes of epilepsy surgery in infancy and early childhood. Eur J Paediatr Neurol 2013;17(5):498–506

[4] Blümcke I, Thom M, Aronica E, et al. The clinicopathologic spectrum of focal cortical dysplasias: a consensus classification proposed by an ad hoc Task Force of the ILAE Diagnostic Methods Commission. Epilepsia 2011;52(1):158–174

[5] Chen HH, Chen C, Hung SC, et al. Cognitive and epilepsy outcomes after epilepsy surgery caused by focal cortical dysplasia in children: early intervention maybe better. Childs Nerv Syst 2014;30(11):1885–1895

[6] Kloss S, Pieper T, Pannek H, Holthausen H, Tuxhorn I. Epilepsy surgery in children with focal cortical dysplasia (FCD): results of long-term seizure outcome. Neuropediatrics 2002;33(1):21–26

[7] Papanicolaou AC, Rezaie R, Narayana S, et al. On the relative merits of invasive and non-invasive pre-surgical brain mapping: new tools in ablative epilepsy surgery. Epilepsy Res 2018;142:153–155

[8] Guerrini R, Duchowny M, Jayakar P, et al. Diagnostic methods and treatment options for focal cortical dysplasia. Epilepsia 2015;56(11):1669–1686

[9] Harvey AS, Mandelstam SA, Maixner WJ, et al. The surgically remediable syndrome of epilepsy associated with bottom-of-sulcus dysplasia. Neurology 2015;84(20):2021–2028

[10] Miller D, Knake S, Menzler K, Krakow K, Rosenow F, Sure U. Intraoperative ultrasound in malformations of cortical development. Ultraschall Med 2011;32(Suppl 2):E69–E74

[11] Chan HW, Pressler R, Uff C, et al. A novel technique of detecting MRI-negative lesion in focal symptomatic epilepsy: intraoperative ShearWave elastography. Epilepsia 2014;55(4):e30–e33

[12] Sommer B, Grummich P, Coras R, et al. Integration of functional neuronavigation and intraoperative MRI in surgery for drugresistant extratemporal epilepsy close to eloquent brain areas. Neurosurg Focus 2013;34(4):E4

[13] Sacino MF, Ho CY, Murnick J, et al. Intraoperative MRI-guided resection of focal cortical dysplasia in pediatric patients: technique and outcomes. J Neurosurg Pediatr 2016;17(6):672–678

[14] Greiner HM, Horn PS, Tenney JR, et al. Should spikes on post-resection ECoG guide pediatric epilepsy surgery? Epilepsy Res 2016;122:73–78

[15] Palmini A, Gambardella A, Andermann F, et al. Intrinsic epileptogenicity of human dysplastic cortex as suggested by corticography and surgical results. Ann Neurol 1995;37(4):476–487

[16] Terra VC, Thomé U, Rosset SS, et al. Surgery for focal cortical dysplasia in children using intraoperative mapping. Childs Nerv Syst 2014;30(11):1839–1851

[17] Yang PF, Zhang HJ, Pei JS, et al. Intracranial electroencephalography with subdural and/or depth electrodes in children with epilepsy: techniques, complications, and outcomes. Epilepsy Res 2014;108(9):1662–1670

[18] Jayakar P, Gotman J, Harvey AS, et al. Diagnostic utility of invasive EEG for epilepsy surgery: indications, modalities, and techniques. Epilepsia 2016;57(11):1735–1747

[19] Brna P, Duchowny M, Resnick T, Dunoyer C, Bhatia S, Jayakar P. The diagnostic utility of intracranial EEG monitoring for epilepsy surgery in children. Epilepsia 2015;56(7):1065–1070

[20] Nowell M, Rodionov R, Zombori G, et al. Utility of 3D multimodality imaging in the implantation of intracranial electrodes in epilepsy. Epilepsia 2015;56(3):403–413

[21] Widdess-Walsh P, Jeha L, Nair D, Kotagal P, Bingaman W, Najm I. Subdural electrode analysis in focal cortical dysplasia: predictors of surgical outcome. Neurology 2007;69(7):660–667

[22] Jacobs J, Zijlmans M, Zelmann R, et al. High-frequency electroencephalographic oscillations correlate with outcome of epilepsy surgery. Ann Neurol 2010;67(2):209–220

[23] Jacobs J, Levan P, Châtillon CE, Olivier A, Dubeau F, Gotman J. High frequency oscillations in intracranial EEGs mark epileptogenicity rather than lesion type. Brain 2009;132(Pt 4):1022–1037

[24] Park EH, Madsen JR. Granger causality analysis of interictal iEEG predicts Seizure focus and ultimate resection. Neurosurgery 2018;82(1):99–109

[25] Picht T, Krieg SM, Sollmann N, et al. A comparison of language mapping by preoperative navigated transcranial magnetic stimulation and direct cortical stimulation during awake surgery. Neurosurgery 2013;72(5):808–819

[26] Jobst BC, Kapur R, Barkley GL, et al. Brain-responsive neurostimulation in patients with medically intractable seizures arising from eloquent and other neocortical areas. Epilepsia 2017;58(6):1005–1014

[27] Dylgjeri S, Taussig D, Chipaux M, et al. Insular and insulo-opercular epilepsy in childhood: an SEEG study. Seizure 2014;23(4):300–308

[28] Gonzalez-Martinez J, Bulacio J, Alexopoulos A, Jehi L, Bingaman W, Najm I. Stereoelectroencephalography in the "difficult to localize" refractory focal epilepsy: early experience from a North American epilepsy center. Epilepsia 2013;54(2):323–330

[29] Dorfmüller G, Ferrand-Sorbets S, Fohlen M, et al. Outcome of surgery in children with focal cortical dysplasia younger than 5 years explored by stereo-electroencephalography. Childs Nerv Syst 2014;30(11):1875–1883

[30] Cossu M, Cardinale F, Castana L, Nobili L, Sartori I, Lo Russo G. Stereo-EEG in children. Childs Nerv Syst 2006;22(8):766–778

[31] Lewis EC, Weil AG, Duchowny M, Bhatia S, Ragheb J, Miller I. MR-guided laser interstitial thermal therapy for pediatric drug-resistant lesional epilepsy. Epilepsia 2015;56(10): 1590–1598

[32] Patel P, Patel NV, Danish SF. Intracranial MR-guided laser-induced thermal therapy: single-center experience with the Visualase thermal therapy system. J Neurosurg 2016;125(4):853–860

[33] Waseem H, Vivas AC, Vale FL. MRI-guided laser interstitial thermal therapy for treatment of medically refractory non-lesional mesial temporal lobe epilepsy: outcomes, complications, and current limitations: a review. J Clin Neurosci 2017;38:1–7

[34] Hudgins RJ, Flamini JR, Palasis S, Cheng R, Burns TG, Gilreath CL. Surgical treatment of epilepsy in children caused by focal cortical dysplasia. Pediatr Neurosurg 2005;41(2):70–76

[35] Park CK, Kim SK, Wang KC, et al. Surgical outcome and prognostic factors of pediatric epilepsy caused by cortical dysplasia. Childs Nerv Syst 2006;22(6):586–592

第43章 结节性硬化症
Tuberous Sclerosis Complex

Jurriaan M. Peters　Mustafa Şahin　著

李　霖 译　　朱凤军 校

摘　要

尽管结节性硬化症（TSC）颅内常有多个病灶，给小儿癫痫手术带来巨大的挑战，但新的科学理论、临床进展和技术创新已经极大地改变了该领域。此外，手术效果好的患者术后可以观察到对发育的直接影响，早期和积极的手术治疗可能会增加这种发育收益。包括 SEEG 和磁共振引导激光消融手术在内的新技术正在越来越多地应用，但仍需要临床进一步验证疗效。本章介绍 TSC 及其神经影像学表现。接下来，讨论了 TSC 中与小儿癫痫手术相关的关键问题，包括在多个结节中确定致痫性结节，致痫结节边界不清，以及在复杂病例中不同的手术目标。本文提供了 TSC 术前检查的详细描述，包括一些较新的技术，如 DTI、α-［¹¹C］甲基 –l- 色氨酸 PET 和高频振荡。最后，关注了几个有争议的外科问题，包括癫痫发作起源于结节还是结节周围皮质，癫痫发作传播到其他结节的可能性，以及采用微创技术还是最大程度切除结节等问题。

关键词

结节性硬化症，儿童，癫痫，发作，癫痫外科，EEG，术前评估

结节性硬化症（tuberous sclerosis complex，TSC）是一种遗传性神经皮肤综合征，患病率约为 1∶6 000。在符合 TSC 临床诊断标准的患者中，70%～90% 的患者中可见到遗传性常染色体显性突变（约 30%）和散发突变（约 70%）导致的肿瘤抑制基因 *TSC1*（位于 9 号染色体长臂 9q31）和 *TSC2*（位于 16 号染色体短臂 16p13.3）的失活[1, 2]。

TSC1 或 *TSC2* 基因失活导致西罗莫司靶蛋白（mTOR）通路的活性病理性增强，对蛋白质合成和细胞生长的抑制减弱[3]。这导致多个器官发生良性错构瘤畸形，包括心脏（横纹肌瘤）、肾脏（血管平滑肌脂肪瘤）、肺（淋巴管肌瘤病）、视网膜（错构瘤）和大脑（皮质结节）。在大脑中，异常的细胞增殖、分化和迁移导致包括皮质结节在内的各种畸形。超过 80% 的 TSC 患者在灰白质交界上存在发育不良和结构紊乱的病灶，其中包含有胶质细胞系和神经细胞系特征的表型不明确的细胞[4]。此外，可以看到白质放射状迁移线、室管膜下结节和室管膜下巨细胞星形细胞瘤（图 43-1）。

TSC 的诊断依据主要和次要的临床标准，其中三个主要的标准是基于神经影像学的结果。2012 年，国际结节性硬化症共识更新了 1998 年起的 TSC 诊断标准。目前，如果在 *TSC1* 或 *TSC2* 基因中发现致病变异，就可以通过基因检测[5]（框 43-1）。

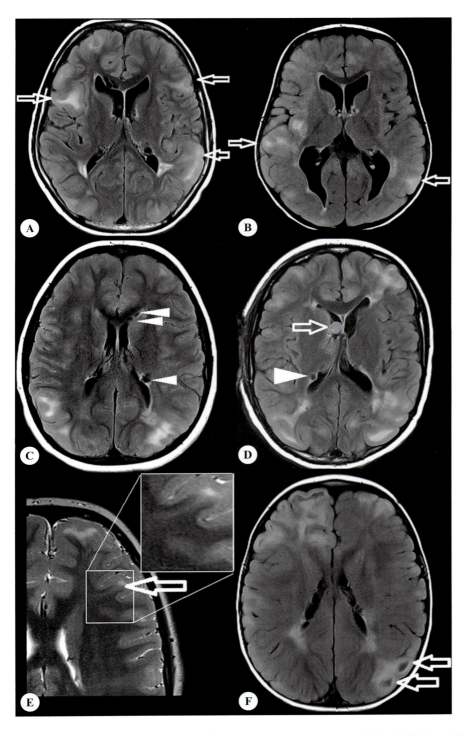

◀ 图 43-1　结节性硬化症的 MRI

A 和 B. 轴位液体衰减反转回复序列。两例患者均有皮质下较大体积和广泛分布（目前层面均未展示所有结节）的结节（箭），但是第一例患者有严重的自闭症，无言语，无活动性癫痫发作，另一例患者有轻微的运动和言语发育落后，无自闭症，多种抗惊厥药物可有效控制发作。C 和 D. 轴位液体衰减反转回复序列。室管膜下可见部分钙化的低信号结节（箭头），在室间孔水平，室管膜下可见巨细胞星形细胞瘤。E. 轴位 T$_2$ 像从结节到深部白质的径向迁移线（箭和放大框）。（F）轴位液体衰减反转回复序列。呈囊样改变的结节（箭）（经作者允许转自 Peters JM，Taquet M，Prohl AK 等。Diffusion tensor imaging and related techniques in tuberous sclerosis complex：review and future directions. Future Neurol 2013；8：583–597.）

一、癫痫和神经系统发育

出现在儿童时期的神经系统症状是最具致残性的，其中包括癫痫、发育迟缓和智力残疾（intellectual disability，ID），神经发育障碍包括行为问题和自闭症谱系障碍（autism spectrum disorder，ASD）。80% ～90% 的 TSC 患者会发生癫痫，通常在 1 岁以内发病，其中 50% ～80% 的患者对抗癫痫药物无效。儿童时期的癫痫发作尤其具有破坏性，因为它会干扰神经系统发育的早期和关键阶段，并影响长期的神经功能预后。婴儿痉挛症的存在、癫痫发作起病年龄小和发作频率与发育迟缓、ID 和 ASD 有关[6-8]。

框 43-1　2012 年修订的结节性硬化症诊断标准

基因诊断标准

在正常组织 DNA 中发现 TSC1 或 TSC2 致病性突变足以明确诊断 TSC。致病性突变被定义为明显使 TSC1 或 TSC2 蛋白功能失活的突变（例如，框外缺失或无义突变）或阻止蛋白质合成的突变（例如，大片段基因组缺失），或者是通过功能评估确定其对蛋白质功能影响的错义突变。其他对功能影响不太确定的 *TSC1* 或 *TSC2* 变异不符合这些标准，不足以明确诊断 TSC。需要注意的是，约 15% 的 TSC 患者在常规基因检测中没有发现突变，正常结果并不排除 TSC，也不影响临床诊断标准的使用。

临床诊断标准

1. 主要特征

(1) 色素缺失斑（3 处以上，直径至少 5mm）。

(2) 血管纤维瘤（3 处以上）或纤维头斑。

(3) 指甲纤维瘤（2 处以上）。

(4) 鲨鱼皮斑。

(5) 多发视网膜错构瘤。

(6) 皮质发育不良[a]。

(7) 室管膜下结节。

(8) 室管膜下巨细胞星形细胞瘤。

(9) 心脏横纹肌瘤。

(10) 淋巴管平滑肌瘤（LAM）[b]。

(11) 血管平滑肌脂肪瘤（两处以上）[b]。

2. 次要特征

(1) 皮肤碎纸屑样斑。

(2) 牙釉质凹陷（3 处以上）。

(3) 齿龈纤维瘤（2 处以上）。

(4) 视网膜色素缺失斑。

(5) 多发肾囊肿。

(6) 非肾性错构瘤。

- 确定诊断：两个主要特征或一个主要特征伴两个以上次要特征。
- 可能诊断：一个主要特征或两个以上次要特征。

数据来源于 Northrup and Krueger.[5]

a. 包括结节和大脑白质径向迁移线

b. 两个主要临床特征联合（LAM 和血管平滑肌脂肪瘤）而不伴有其他特征不符合确定诊断的标准

在较小样本量的回顾性研究中，早期治疗可改善长期认知，而延迟治疗与更差的神经功能预后相关[9, 10]。虽然个别病例的临床经验是，早期手术与早期减轻药物暴露所带来的副作用和癫痫发作对发育的有害影响有关，因此在改善神经功能发育方面更加"物有所值"，但尚无专门针对 TSC 早期手术的前瞻性研究。

二、外科治疗结节性硬化症的适应证和挑战

结节性硬化伴难治性癫痫很常见，所有药物难治性癫痫都应考虑手术治疗。此外，对于需要多种药物（多药联合）才可控制发作且伴有严重的药物副作用的患者亦应考虑手术治疗。年轻患者伴有高度难治性癫痫，具有持续的 EEG 的局灶性改变，亦具备癫痫手术适应证并应考虑早期手术。

尽管手术的成功取决于对局灶性致痫区的准确识别，但目前还没有针对 TSC 的术前评估方案[11]。准确的术前评估取决于临床特征、患儿家长和医生的偏好和经验、医疗单位的实践经验和可采用的辅助检查等多种因素。癫痫手术的方法各不相同，包括一期病灶切除，术中电生理监测与硬膜下栅状电极和深部电极监测，以及最近的立体定向 EEG 和磁共振引导的激光热消融技术（laser-induced thermal therapy，LITT）。最后，手术的目标各不相同，从完全控制癫痫发作到减少某种特定的致残性发作。因此，术后 Engel I 级在 57%～70% 波动，很难进行比较[12, 13]。TSC 的小儿癫痫手术有许多独特的挑战（表 43-1），这导致不同中心在各种检查联合使用的差异很大，有一位作者将其称为"丰富的癫痫手术配方"[11]。此外，没有一种模式（单独或联合使用检查方法）在提高术后癫痫发作率方面明显优于其他模式[14]。

首先也是最重要的是，这种多灶性疾病的治疗面临着一个不同寻常的问题：众多结节中哪一个是责任结节，以及如何将致痫结节与非致痫结节区分开来？TSC 中癫痫发生的病理生理机制尚未完全阐明。包括星形胶质细胞异常增生[15]和异型神经元[16]之间复杂的相互作用，最终有利于神经元兴奋而非抑制。星形胶质细胞和神经元都通过分子、细胞和网络水平上的各种机制促进

表 43-1　结节性硬化症小儿癫痫手术的挑战	
挑　战	方　法
年龄小，发育迟缓，行为问题不能配合非侵入性功能定位，不能配合检查（如 MEG、fMRI、高密度 EEG、用于功能定位的 TMS）	行为方面的技巧可以提高配合程度。检查时间可以安排在夜间，不使用镇静剂，在自然睡眠的情况下完成检查，少量的活动是可以接受的。镇静剂的使用需要指征。限制检查时间，只获取关键的数据
低龄儿童非特异性"静默"症状对于发作起始的定位没有帮助	多种方式检查方式联合，一致的结果可以用于定位
低龄儿童难治性癫痫较常见，且从癫痫完全控制中获得的发育收益也是最大的，但是由于颅骨较薄难以行立体 EEG 检查	考虑采用经典的外科技术包括术中电生理监测，电极置入后监测，或是采用一期手术治疗
多个结节病灶，哪一个结节是致痫性的	应用广泛的多模态检查来确定致痫灶。在侵入性监测和手术期间，可以对多个病灶进行监测
潜在致痫区广泛且范围不清，包括多个结节混合，广泛的白质异常，以及 transmantle 畸形	通常，大范围切除可以改善预后。现在立体 EEG 通过靶向置入可以确定致痫网络中的关键节点
EEG 可见广泛的或多灶性异常放电	在这种情况下仍可能取得满意的手术效果
患者表现为多种发作形式或不伴有任何定位信息的难治性婴儿痉挛症。逐渐地局灶性癫痫发作变得更广泛，导致弥漫性癫痫性脑病	回顾所有的 EEG 检查结果，包括之前做的，寻找随着时间推移一直恒定存在的异常放电的部位。在多年的病程中，致痫区的电活动可以一直是稳定的
想达到癫痫完全控制可能并不实际	TSC 患者手术治疗的其他目标包括减轻癫痫发作的负担，缓解最严重的或者是致残性的发作，缓解夜间癫痫发作以及相关的 SUDEP 风险，术后减少药物的使用和相关的副作用
术后（长期）同一或不同部位发作复发的可能性	在早期快速的神经系统发育期，即使是短期的或暂时的发作的缓解都可以是非常重要的；发作完全控制或药量的减少都可以对繁育起到加速作用

数据来源于 Northrup 和 Krueger[5]

了癫痫的发生[17]。虽然对癫痫发生机制的全面总结超出了本章的范围，但重要的是要认识到，目前所提出的癫痫发生的病理生理学机制尚未应用到新的成像技术中，如 PET 中新的配体或与致痫性相关的高分辨率 MRI 标记物。目前，在术前多模态评估结果一致的基础上，在某些情况下辅以有创监测，仍然是识别 TSC 中致痫区的金标准。

第二，结节的范围难以明确。虽然低分辨率 MRI 可显示病变范围较为弥散，但高分辨率 MRI 显示病灶范围超出了明显的边界[18]。这导致潜在的致痫区成为一个广泛的相互联系的区域，包括互相融合的多个结节复合体、广泛的白质异常和有穿透征的发育不良区域。

第三，TSC 患者通常有多种癫痫发作类型。其中一些癫痫发作在临床或 EEG 上可能没有任何定位特征（如婴儿痉挛和强直发作），也可能并非都源自同一致痫区。因此，术后完全无癫痫发作可能不是一个现实的目标。尽管如此，姑息性的目标是可以实现的：减少总的发作频率，针对某种特别具有威胁或致残性的癫痫发作类型（例如跌倒发作，长时间的呼吸暂停，夜间发作或癫痫持续状态）进行相应的治疗，减少药物治疗，或降低 SUDEP（癫痫不明原因猝死）的风险，都可以显著改善生活质量[12]。令人鼓舞的是，一些患者尽管有早发的多种发作形式和多灶性或全面性的 EEG 异常，在行多个结节切除后，手术预后却并不一定差[11, 14]。同样，低龄儿童的发作症状学常常是非特异性的，可能不能提供太多的定位信息，但不应放弃尝试癫痫手术的努力[12]。

三、结节性硬化症的术前评估

（一）影像技术

1. 传统的高分辨率核磁共振

结构 MRI 可用于 TSC 的诊断和监测，但定位致痫结节的能力有限[19]。经典的方法是使用结节体积、钙化和囊肿样变性等特征。最近的研究表明，使用与局灶性皮质发育不良相关的典型特征，包括皮质厚度、结节周围皮质异常、穿透征和灰质/白质交界处模糊，可能更有预测价值[20]。另一项研究引入了"结节中心"的放射学概念，即结节中心的牛眼状病变，可在多个层面上清晰地观察到，通常位于沟底。在术中监测时，这些结节中心中有几个是深部电极的靶点。基于对脑电信号的定性和定量分析，这些结节中心被认为既是癫痫的起点，也是结节间发作传播的部位。这项工作尚未被重复，并且与结节内神经生理功能完全缺失的报道相矛盾，这项研究的其他局限性包括使用神经导航而不是立体定向技术放置深部电极，而且研究样本数较小，结果不一。

结节的范围不清，在传统的结构 MRI 上，TSC 病灶的真实范围也难以观察。与 1.5T MRI 相比，在有更高分辨率和更高的磁场强度的 3T 或 7T MRI，可检测到微小的放射状迁移线或小袋样结节病灶（微结节），并能更好地确定病灶范围[21]。然而一些高场强、高分辨率所附带的问题，例如对伪影的敏感程度、图像失真和噪声水平可能会妨碍高分辨率核磁的临床应用。

2. 核影像

与任何常规的癫痫术前评估一样，FDG-PET 被用于检测发作间期异常低代谢区域。在接近癫痫发作的短暂时间内注射示踪剂，则可能导致病理性高代谢。在 TSC 中，结节和结节周边区域代谢减低，但非致痫结节与致痫结节不易区分。将 MRI 和 PET 配准，并对示踪剂的摄取进行定量分析提示，致痫性结节与不成比例的大面积 PET 低代谢有关[22]。

SPECT 与 PET 不同，但也广泛应用于癫痫手术。在癫痫发作时迅速注射示踪剂后进行发作期扫描，在癫痫发作之间进行单独的发作间期扫描。将所得到的两个影像相减，以强化灌注增加区域（发作期）和灌注减少区域（发作间期）之间的对比。发作期单光子发射计算机断层显像减影和 MRI 图像配准（SISCOM）可以量化强度差异和并可将明显异常（例如，超过均值两个标准差）区域与患者自身的 MRI 相融合。

关于 SPECT 在 TSC 中应用的文献很少。在一个有 6 例患者的较小规模的研究中，完全切除 SISCOM 提示的异常区域与良好的手术预后相关，而 SPECT 显示多个病灶则提示手术预后不良[23]。

（二）神经生理学

1. EEG

传统的头皮 EEG 检查包括对发作间期和发作期 EEG 的评估。所有先前做的 EEG 都应该考虑在内，因为癫痫最早发病时的发作起始可能是局灶性的，但当致痫网络随着儿童年龄的增长而扩大时，发作可能会变得更广泛，更难定位。然而，随着时间的推移，EEG 的焦点通常是一致的[24]，在发作期和发作间期数据之间有很好的一致性[25]。因此，多灶性和广泛性 EEG 异常并不能排除癫痫手术成功的可能性[12, 14]。

电生理源成像（electrical source imaging，ESI）是一种定位技术，它模拟了头皮 EEG 在大脑的起源。前向模型是根据患者自己的 MRI 构建的，它被分割成不同的层次，包括皮质、白质、CSF、头骨和头皮。根据对每一层的导电率的估计，在每个解剖区域放置一个理论上的放电源，以在头皮上产生自己独特的电压图。逆向建模反转了这一过程；而目前是一个实际的 EEG 电压图（例如，来源于发作间期的几个尖波），模型提出了大脑活动区域的可能解决方案，可以近似测量数据。与传统的 EEG 一样，只有 19 到 21 个头皮电极和数千个大脑区域可以以多种方式组合来解释被测数据，在这种情况下，该模型是"病态的"。即，在数学上同等可行解决方案可以有很多种。这个问题可以通过在解剖学和生理学的基础上向模型引入约束部分地克服。例如，"解"只允许在皮质组织中，并且必须保持与皮质表面的正交方向，以考虑锥体细胞的净方向。有了这样的约束，可能的"解"的数量就减少了。例如，在高密度 EEG 中，有了更多的电极，再加上电极的配准，解决方案就会变得更加准确（图 43-1A 和 B）。

在 TSC 中，只有少数专注于 ESI 的研究。有人认为 ESI 技术更适用于皮质结节，因为结节和结节周围区域被认为是致痫区。在一个有 11 例患者的小样本研究中，切除范围与高分辨率 ESI 一致的 5 例患者术后均无癫痫发作。在常规头皮 EEG 中，9 例患者中有 7 例与 ESI 的结果一致[26]。而 MEG 则可以进行磁源成像，如下图所示（图 43-2）。关于源定位的更详细的讨论，包括一个 TSC 病例，可以在其他地方找到[13]。

2. 脑磁图

MEG 测量由大脑中神经元同步活动产生的电流引起的小磁场。MEG 的优点包括，信号通过脑脊液、颅骨和头皮的传导不会产生衰减或失真，从而产生很高的信噪比。再加上注册到患者自身 MRI 上的大量传感器，MEG 比 EEG 具有更高的灵敏度和空间准确度。

然而，MEG 的局限性包括它对复杂硬件和软件的依赖，以及获取、处理和解释数据所需的大量专业知识。此外，机器的机动性不如 EEG，而且儿童患者可能需要镇静。记录通常很简短，患者容易配合，而且只记录发作间期活动。

只有少数专门针对 TSC 的 MEG 研究。据报道，在定位结节附近异常放电方面，MEG 要优于高密度 EEG，并且有更高的观察者间的一致性[27]。另一团队报道了 MEG 在 TSC 术前检查中的高灵

敏度和特异度，与发作期 EEG 相比，更接近结节病变，并且有更高的局部空间分辨率[28]。

（三）多模式联合

除了在手术病例筛选和手术方式的决策过程中纳入所有检查模式外，联合多种检查模式可以提高总体诊断率。在一项纳入 28 例 TSC 手术患者的研究中，将 MEG 和 PET 结果与 MRI 融合[29]。完全切除 PET 和 MEG 所确定的病灶范围与良好的手术预后相关。PET 也可以与结构影像融合。将与 MRI 融合的 PET 低代谢区域量化分析提示，与非致痫结节相比，致痫结节低代谢的范围更大[22]。

（四）其他检查模式

α-(^{11}C) 甲基 -1- 色氨酸［α-(^{11}C) methyl-l-tryptophan，AMT］是一种五羟色胺前体的标记物，是一种相对较新的 PET 示踪剂。将 AMT-PET 与 FDG-PET 进行比较，局部 AMT 摄取比例增加提示为 TSC 中的致痫区。相反，AMT-PET 无法定位则可降低手术成功率。在一项纳入 17 例患者的小型研究中，建立了 AMT 摄取率的经验性临界值[30]，而在一项涉及 191 例患者的大型研究中，该方法得到了进一步验证[31]。但该技术需要相当多的专业知识，既不能纳入医保，也难以广泛使用。

弥散加权成像和弥散张量成像可用于致痫区定位。大约 20 年前的一项纳入 4 名患者的小型研究中首次报道，与非致痫结节相比，致痫结节有较高的表面弥散系数（apparent diffusion coefficient，ADC；与平均弥散率相比）[32]。而在最近一项纳入 25 例手术患者的研究中，确实在致痫结节中发现了更高的 ADC 和结节及周边的更高的径向扩散率[33]。在实际操作中，计算每个结节（有或无结节周围）的扩散率值并非易事，需要使用尚不方便用户使用的图像后处理工具（图 43-2D 和 E）。

最后，通过复杂的后处理技术，可以从常规采集的头皮 EEG 和颅内 EEG 中提取信息。高频振荡就是高频脑电振荡，既可以是生理的，也可以是

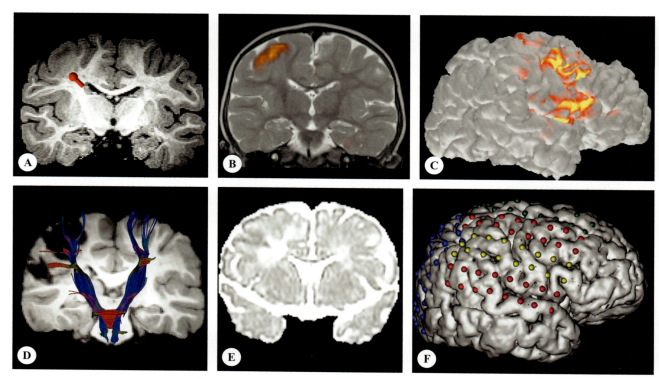

▲ 图 43-2　4 岁结节性硬化症患儿，不同的新的检查方式

A. 具有等效电流偶极子的电源成像。在这里，癫痫发作早期被激活皮质的电源的广泛平均值是用一个偶极子来模拟的。偶极子的负极（圆形）投射到活跃的皮质，并且位置很深，这样它就可以投射到大范围的皮质（就像远处的手电筒一样）。B. 分布式电源成像解决方法，在特定患者中采用低分辨率脑磁扫描构建模型。C. 发作间期尖棘波的磁源成像，使用最小范式估计，显示 MEG 峰的一个广泛的活动区域。D. 皮质脊髓束的纤维束成像，与术后影像融合可见部分纤维束位于手术切除范围内。术后该患者有偏瘫症状。E. 一个不同的弥散模型称为各向异性微结构环境的 DWI 分布（DIAMOND）；沿主张量轴扩散分布的非均匀性增加，水的自由扩散增加，表明微观结构的完整性比传统的 DTI 降低。此处展示的是沿主张量轴扩散分布的非均匀性增加，水的自由扩散增加，表明微观结构的完整性比传统的 DTI 降低。F. 术后 CT（对于金属和颅骨等坚硬组织的对比良好）与术前 MRI（软组织对比良好）融合，将栅状电极与皮质表面进行配准。这种方法可以观察到电极在脑组织表面不一致的漂移（经作者允许转自 Boom M，Raskin JS，Curry DJ，Weiner HL，Peters JM. Technological advances in pediatric epilepsy surgery：implications for tuberous sclerosis complex. Future Neurol 2017；12：101–115.）

病理的。后者又被细分为涟波（80～250Hz）、快涟波（250～500Hz）和超快涟波（500⁺ Hz），被认为是致痫区的生物标志物[34]。在一项纳入了 10 名 TSC 患者的研究中，将更多的记录到频繁的快涟波的电极所在的区域切除可以改善手术预后[35]。一些用户友好的工具可用于实时显示这种快速活动。在该技术可以更广泛地实施之前，需要进一步研究其临床用途，例如，在致痫区（发作起始区）的 HFO 与在激惹区（发作扩散 / 间期异常波）的 HFO 的区别，HFO 的传播，深部电极记录到的 HFO 等。图 43-2F 显示了颅内放置硬脑膜下栅状电极和条状电极的例子。

四、儿童结节性硬化症癫痫手术的争议

目前对 TSC 导致癫痫发作的理解正在进步，但有几个关键问题需要进一步阐明，如下文所述。

（一）结节向结节的传播

Kannan 等曾非常详细地描述了结节到结节的传播[21]。作者通过深入分析 10 名患者的颅内 EEG 揭示，虽然癫痫活动始于一个结节，但它可以传播到其他结节。超过 1/3 的具有传播活性的结节，一旦被触发，就会有自己独立的发作模式。这些具有这种"脑内激活"的结节也表现出了成为发作起始区的能力。相反，那些只显示出发作期电

活动的扩散而自身没有发作期电活动特征的结节不会独立产生发作。随着立体定向 EEG 技术在该领域的广泛应用，确认这些传播模式作为致痫性的标记将非常重要，以区分具有产生癫痫能力的结节和那些仅传播癫痫的结节。

（二）发作起始位于结节内 vs. 结节外

癫痫发作是起源于结节还是起源于结节周边组织仍有争议。一个病例系列报道中，三个接受侵入性监测患者的数据显示，结节在癫痫发作时表现为电沉默，但该研究只有一个发作期数据，电极的位置也没有经过证实[36]。在另一个包含 12 名 TSC 儿童的系列中，深部电极的触点位于结节或结节周边区域，结果并不一致；癫痫的发作几乎都是由位于结节周围和结节深部的触点起始的[37]。在一个澳大利亚的研究的 17 例患者中，发现发作起始于结节内的概率大约是结节周边的 2~3 倍[38]。在同一中心的 10 例患者中，定量分析表明结节总是早于结节周边达 20ms[21]。一些作者认为，由于结节在组织病理学上是异质的，而且界限不清，尤其是在 MRI 显示的结节的清晰边界之外分散着很多小的结节实体，因此结节周围和结节内之间的区分是随意的[18, 39, 40]。

（三）小范围的微创手术还是大范围的切除手术

癫痫发作起始于结节内部和结节周边的外科意义在于，较小范围或高度靶向的局灶性病灶切除是否可以完全控制癫痫发作。随着通过立体 EEG 的微创监测的引入和磁共振热成像引导的 LITT 的使用，可以定位于大结节团簇中的一个小的部分[13]。

然而，在一项纳入 74 例患者的大型多中心研究中[41]，结果表明将包括结节和结节周边在内的组织完整切除更有利于控制癫痫发作，这与微创手术的理念形成了对比。然而，迄今为止，在儿童立体 EEG 的文献中，TSC 患儿仅作为一个部分被纳入较大病例队列中，需要进一步对具有 TSC 专业知识的多家手术中心的集体经验进行分析和报道。

（四）全面的术前检查是否能减少侵入性监测的需要

在 TSC 小儿癫痫手术中侵入性监测的使用上，各癫痫中心之间存在相当大的差异。一些中心主张几乎完全采用非侵入性检查，然后进行单期手术[29]，而另一些中心则传统上采用多期甚至双侧侵入性监测策略[42]。由于报道的手术预后似乎相似，这表明对于一个中心来说，TSC 癫痫手术的熟悉程度、专业知识和累积的经验比所使用的技术或工具更重要。

一项多中心前瞻性观察性研究收集了术前检查、术中神经生理学、术后影像学和手术预后的数据，将有助于研究 TSC 小儿癫痫手术的最佳手术方式。

参 考 文 献

[1] Crino PB, Nathanson KL, Henske EP. The tuberous sclerosis complex. N Engl J Med 2006;355(13):1345–1356

[2] Davis PE, Peters JM, Krueger DA, Sahin M. Tuberous sclerosis: a new frontier in targeted treatment of autism. Neurotherapeutics 2015;12(3):572–583

[3] Lipton JO, Sahin M. The neurology of mTOR. Neuron 2014; 84(2):275–291

[4] Ess KC. The neurobiology of tuberous sclerosis complex. Semin Pediatr Neurol 2006;13(1):37–42

[5] Northrup H, Krueger DA; International Tuberous Sclerosis Complex Consensus Group. Tuberous sclerosis complex diagnostic criteria update: recommendations of the 2012 International Tuberous Sclerosis Complex Consensus Conference. Pediatr Neurol 2013;49(4):243–254

[6] Numis AL, Major P, Montenegro MA, Muzykewicz DA, Pulsifer MB, Thiele EA. Identification of risk factors for autism spectrum disorders in tuberous sclerosis complex. Neurology 2011;76(11):981–987

[7] Jansen FE, Vincken KL, Algra A, et al. Cognitive impairment in tuberous sclerosis complex is a multifactorial condition. Neurology 2008;70(12):916–923

[8] Capal JK, Bernardino-Cuesta B, Horn PS, et al; TACERN Study Group. Influence of seizures on early development in tuberous sclerosis complex. Epilepsy Behav 2017;70(Pt A):245–252

[9] Jóźwiak S, Kotulska K, Domańska-Pakieła D, et al. Antiepileptic treatment before the onset of seizures reduces epilepsy severity and risk of mental retardation in infants with tuberous sclerosis complex. Eur J Paediatr Neurol 2011;15(5): 424–431

[10] Muzykewicz DA, Costello DJ, Halpern EF, Thiele EA. Infantile spasms in tuberous sclerosis complex: prognostic utility of EEG. Epilepsia 2009;50(2):290–296

[11] Gupta A. "Epilepsy surgery recipes galore": in quest for the epileptogenic tuber in tuberous sclerosis complex. Epileptic Disord 2009;11(1):80–81

[12] Gupta A. Epilepsy surgery in tuberous sclerosis complex: in pursuit of the epileptogenic center(s). Epilepsy Curr 2017;17(3):150–152

[13] Boom M, Raskin JS, Curry DJ, Weiner HL, Peters JM. Technological advances in pediatric epilepsy surgery: implications for tuberous sclerosis complex. Future Neurol 2017;12(2):101–115

[14] Jansen FE, van Huffelen AC, Algra A, van Nieuwenhuizen O. Epilepsy surgery in tuberous sclerosis: a systematic review. Epilepsia 2007;48(8):1477–1484

[15] Wong M, Crino PB. Tuberous sclerosis and epilepsy: role of astrocytes. Glia 2012;60(8):1244–1250

[16] Talos DM, Kwiatkowski DJ, Cordero K, Black PM, Jensen FE. Cell-specific alterations of glutamate receptor expression in tuberous sclerosis complex cortical tubers. Ann Neurol 2008;63(4):454–465

[17] Wong M. Mechanisms of epileptogenesis in tuberous sclerosis complex and related malformations of cortical development with abnormal glioneuronal proliferation. Epilepsia 2008;49(1):8–21

[18] Peters JM, Prohl AK, Tomas-Fernandez XK, et al. Tubers are neither static nor discrete: evidence from serial diffusion tensor imaging. Neurology 2015;85(18):1536–1545

[19] Krueger DA, Northrup H; International Tuberous Sclerosis Complex Consensus Group. Tuberous sclerosis complex surveillance and management: recommendations of the 2012 International Tuberous Sclerosis Complex Consensus Conference. Pediatr Neurol 2013;49(4):255–265

[20] Jahodova A, Krsek P, Kyncl M, et al. Distinctive MRI features of the epileptogenic zone in children with tuberous sclerosis. Eur J Radiol 2014;83(4):703–709

[21] Kannan L, Vogrin S, Bailey C, Maixner W, Harvey AS. Centre of epileptogenic tubers generate and propagate seizures in tuberous sclerosis. Brain 2016;139(Pt 10):2653–2667

[22] Chandra PS, Salamon N, Huang J, et al. FDG-PET/MRI coregistration and diffusion-tensor imaging distinguish epileptogenic tubers and cortex in patients with tuberous sclerosis complex: a preliminary report. Epilepsia 2006;47(9): 1543–1549

[23] Aboian MS, Wong-Kisiel LC, Rank M, Wetjen NM, Wirrell EC, Witte RJ. SISCOM in children with tuberous sclerosis complex-related epilepsy. Pediatr Neurol 2011;45(2):83–88

[24] Jansen FE, van Huffelen AC, Bourez-Swart M, van Nieuwenhuizen O. Consistent localization of interictal epileptiform activity on EEGs of patients with tuberous sclerosis complex. Epilepsia 2005;46(3):415–419

[25] van der Heide A, van Huffelen AC, Spetgens WP, Ferrier CH, van Nieuwenhuizen O, Jansen FE. Identification of the epileptogenic zone in patients with tuberous sclerosis: concordance of interictal and ictal epileptiform activity. Clin Neurophysiol 2010;121(6):842–847

[26] Kargiotis O, Lascano AM, Garibotto V, et al. Localization of the epileptogenic tuber with electric source imaging in patients with

tuberous sclerosis. Epilepsy Res 2014;108(2):267–279

[27] Jansen FE, Huiskamp G, van Huffelen AC, et al. Identification of the epileptogenic tuber in patients with tuberous sclerosis: a comparison of high-resolution EEG and MEG. Epilepsia 2006;47(1):108–114

[28] Wu JY, Sutherling WW, Koh S, et al. Magnetic source imaging localizes epileptogenic zone in children with tuberous sclerosis complex. Neurology 2006;66(8):1270–1272

[29] Wu JY, Salamon N, Kirsch HE, et al. Noninvasive testing, early surgery, and seizure freedom in tuberous sclerosis complex. Neurology 2010;74(5):392–398

[30] Kagawa K, Chugani DC, Asano E, et al. Epilepsy surgery outcome in children with tuberous sclerosis complex evaluated with alpha-[11C] methyl-L-tryptophan positron emission tomography (PET). J Child Neurol 2005;20(5):429–438

[31] Chugani DC, Chugani HT, Muzik O, et al. Imaging epileptogenic tubers in children with tuberous sclerosis complex using alpha- [11C] methyl-L-tryptophan positron emission tomography. Ann Neurol 1998;44(6):858–866

[32] Jansen FE, Braun KP, van Nieuwenhuizen O, et al. Diffusionweighted magnetic resonance imaging and identification of the epileptogenic tuber in patients with tuberous sclerosis. Arch Neurol 2003;60(11):1580–1584

[33] Yogi A, Hirata Y, Karavaeva E, et al. DTI of tuber and perituberal tissue can predict epileptogenicity in tuberous sclerosis complex. Neurology 2015;85(23):2011–2015

[34] Zijlmans M, Jiruska P, Zelmann R, Leijten FS, Jefferys JG, Gotman J. High-frequency oscillations as a new biomarker in epilepsy. Ann Neurol 2012;71(2):169–178

[35] Okanishi T, Akiyama T, Tanaka S, et al. Interictal high frequency oscillations correlating with seizure outcome in patients with widespread epileptic networks in tuberous sclerosis complex. Epilepsia 2014;55(10):1602–1610

[36] Major P, Rakowski S, Simon MV, et al. Are cortical tubers epileptogenic? Evidence from electrocorticography. Epilepsia 2009;50(1):147–154

[37] Ma TS, Elliott RE, Ruppe V, et al. Electrocorticographic evidence of perituberal cortex epileptogenicity in tuberous sclerosis complex. J Neurosurg Pediatr 2012;10(5):376–382

[38] Mohamed AR, Bailey CA, Freeman JL, Maixner W, Jackson GD, Harvey AS. Intrinsic epileptogenicity of cortical tubers revealed by intracranial EEG monitoring. Neurology 2012;79(23): 2249–2257

[39] Marcotte L, Aronica E, Baybis M, Crino PB. Cytoarchitectural alterations are widespread in cerebral cortex in tuberous sclerosis complex. Acta Neuropathol 2012;123(5):685–693

[40] Ruppe V, Dilsiz P, Reiss CS, et al. Developmental brain abnormalities in tuberous sclerosis complex: a comparative tissue analysis of cortical tubers and perituberal cortex. Epilepsia 2014;55(4):539–550

[41] Fallah A, Rodgers SD, Weil AG, et al. Resective epilepsy surgery for tuberous sclerosis in children: determining predictors of seizure outcomes in a multicenter retrospective cohort study. Neurosurgery 2015;77(4):517–524, discussion 524

[42] Weiner HL, Carlson C, Ridgway EB, et al. Epilepsy surgery in young children with tuberous sclerosis: results of a novel approach. Pediatrics 2006;117(5):1494–1502

第44章 切除性手术治疗结节性硬化症

Resective Epilepsy Surgery for Tuberous Sclerosis Complex

Jeffrey S. Raskin　Daniel J. Curry　Howard L. Weiner 著

李霖 译　朱凤军 校

摘要

1880 年 Bourneville 治疗了第一例 TSC 患者，其症状包括癫痫、智力迟钝和皮脂腺瘤。中枢神经系统症状可由三种主要颅内病变引起：皮质或皮质下结节、室管膜下结节和室管膜下巨细胞星形细胞瘤。认知障碍和自闭症是 TSC 患者常见的表现，约 75% 的患者有癫痫发作。癫痫外科学将癫痫发作区定义为可定位的皮质或皮质下区域，它驱动神经元放电的高度同步化并引起癫痫发作。部位相关的症状性癫痫的发病机制尚不完全清楚。皮质结节和周围异常皮质均可构成致痫区。有弥漫性（双侧和多灶）结节分布的癫痫患者一般认为不适合行切除性手术。然而，随着神经外科微创技术的进步和小儿癫痫手术理念的改变，共同推动了对这一曾经被遗弃的患者群体的重新关注和有效治疗。

关键词

结节性硬化症，切除性手术，多灶性癫痫综合征，立体定向激光消融术，癫痫外科微创手术

最大的 TSC 患者前瞻性临床观察系列包括生活在美国以外的患者，其结构组成是为了研究不同种族人群中该疾病的自然病史 [1]。在美国，TSC 发病率约为 1/6000，共有 5 万至 10 万患者 [2]。1880 年 Bourneville 治疗了第一例 TSC 患者，其症状包括癫痫、智力迟钝和皮脂腺瘤，由 Vogt 在 1908 年对该综合征进行阐述 [3]。而此综合征基因方面的病理机制由 Gomez 在 1969 年提出 [4]。

TSC 是一种常染色体显性多系统遗传疾病，多以散发常见 [5, 6]。TSC1 是由影响错构瘤蛋白产生的 9 号染色体突变引起的；而 TSC2 则是由影响马铃薯球蛋白产生的 16 号染色体突变所致 [5]。在疾病状态下，特定蛋白的功能失调导致 mTOR 通路的激活，继而引起细胞的过度增殖和分化。

TSC 的病理学改变主要为多种组织的化生，表现为大脑、皮肤、心脏、眼睛、肺和肾脏的良性结节。中枢神经系统症状可由三种主要颅内病变引起：皮质或皮质下结节、室管膜下结节（subependymal nodules，SEN）和室管膜下巨细胞星形细胞瘤（subependymal giant cell astrocytoma，SEGA）。结节和 SEN 见于 85% 到 90% 的 TSC 患者中，而 SEGA 在 5% 到 20% 的患者中出现 [7, 8]。SEGA 可引起脑积水，但通常与癫痫综合征无关；皮质和皮质下结节及其周围皮质具有致痫性，是该人群癫痫综合征的治疗靶点 [5, 9, 10]。神经系统结节的组织学特征是异形神经元和巨大细胞，以及包括血管增生和营养不良性钙化在内的病理改变 [11, 12]。基于独特的组织病理学特征，结节被细分为 A 型、B 型和 C 型，B 型和 C 型与术前评估的影像学特征相关。这种分类可以作为进一步理

解结节与结节周边皮质交界部位临床 – 病理意义的基础。

一、结节硬化症中的癫痫综合征为什么难以治疗

认知障碍和自闭症是 TSC 患者常见的临床表现，约 75% 的患者有癫痫[8]。癫痫综合征之间通常互相重叠，包括复杂部分性发作、失张力发作、肌阵挛发作、失神发作和全面性强直 – 阵挛发作[8]。抗癫痫药物治疗和生酮饮食往往部分有效或完全无效[13]。癫痫外科学将癫痫发作起始区（seizure onset zone，SOZ）定义为可定位的皮质或皮质下区域，它驱动神经元放电的高度同步化并引起癫痫发作。当影像学检查提示存在病灶，且患者的癫痫发作症状单一而且刻板，那么切除 SOZ区是非常有效的。当患者的发作更加复杂且有多种发作形式时，局灶切除的效果是有争议的[14]。

部位相关的症状性癫痫的发病机制尚不完全清楚。皮质结节和结节周围异常皮质均可成为致痫区[10, 15]。利用颅内电极（intracranial electroencephalography，iEEG）配合深部电极的优化电极组合方法，对 TSC 儿童的结节中心与结节周边进行检测，发现 90% 的癫痫发作源自结节中心[16]。多因素分析结果提示将结节及周围皮质一起切除与术后更长的癫痫控制期相关[17]。而 Ma和他的同事证实了发作起始于结节及周围皮质[18]。此外，并非所有结节都是致痫性的。结节周围皮质的组织学和免疫化学研究发现存在与结节自身相似但更为轻微的皮质畸形和 mTOR 信号通路缺失，且两者都伴有髓鞘缺失，这被认为是发作起始区病理生理的基础[19]。

在伴有难治性癫痫的患者中，一般来说，似乎可以根据临床情况分为两类：①结节范围局限，发作起始于该病灶；②结节呈弥漫性分布，致痫灶定位不清[17, 20]。结节范围局限的患者更适合手术干预，与其他上皮瘤（如海绵状瘤）一样，手术通常可以有效控制癫痫发作[9, 21]。而结节呈弥漫性分布的癫痫患者，由于其双侧和多灶的病灶，一般认为不适合行切除性手术。然而，随着神经外科微创技术的进步和小儿癫痫手术理念的改变，共同推动了对这一曾经被遗弃的患者群体的重新关注和有效治疗。儿童灾难性癫痫正日益成为癫痫外科治疗的目标，特别是当存在几个潜在的致痫性结构病变时[22]。

二、切除性手术的历史

伴有难治性癫痫的 TSC 患者和他们的护理人员由于较高的癫痫负担而导致生活质量非常差，这来源于无效和昂贵的多药治疗、频繁的医生门诊和急诊室就诊、发育迟缓和终身依赖护理。现代癫痫外科手术目标是无癫痫发作和无并发症，与 ILAE 的目标一致[23]。在像 TSC 这样的遗传性难治性癫痫疾病中，目标可能不是无癫痫发作，而是减少癫痫发作和缓解与持续终身的难治性癫痫和药物治疗无效相关的风险，包括预防进一步的脑损伤和促进正常的大脑发育。其他目标包括促进心理、社会和教育方面的成长，提高整体生活质量。

考虑到这些外科目标，综合癫痫中心对 TSC患者进行结构和功能成像检查以及神经心理学评估，以确定致痫区的范围和周围皮质的功能状态。单一病灶的患者行切除性手术，SOZ 不能识别时无手术治疗指征，双侧独立病灶的患者可评估单侧病灶手术或双侧非相同部位病灶手术。

传统上，对合并难治性癫痫的 TSC 患者的手术治疗受到限制，因为这些患者通常有广泛的双侧结节和多种发作症状学。最初，I 期数据不一致的复杂难治性 TSC 患者在蒙特利尔神经病学研究所接受不同的手术治疗；在 18 例患者中，6 例患者接受了姑息性胼胝体切开术，其中 5 例患者术后癫痫发作减少[24]。在 12 例行切除性手术的患者中，有 7 例患者的预后较好，其中 5 例术后无癫痫发作，2 例仅有先兆[24]。

癫痫的外科治疗领域在不断地发生变化，外科干预变得越来越普遍，特别是对于发育倒退或癫痫性脑病患者。我们对手术治疗的风险 / 收益认

识的改变对难治性 TSC 患者有重大影响。1993 年，Kelly 和同事开始治疗罕见的伴有局灶性病变和 I 期评估数据一致的 TSC 患者[25]。在平均 35 个月的随访中，患者的预后非常好：在 9 名患者中，6 名患者无癫痫发作，2 名患者癫痫发作减少 80%，只有 1 名患者无改善。这一结果在随后的几项研究中得到了证实，这些研究选择手术预后较好的有单一结节 / 致痫灶的年龄较大的 TSC 患者，旨在揭示癫痫的预后及其预测因素的关系[26, 27]。

多个回顾性人群研究确定了良好的预后与一致的影像 –EEG 结果、单一起源的发作、轻度发育迟缓和脑叶 – 多脑叶切除而非结节切除相关，而不良的预后与中 – 重度智力障碍、强直发作、发病年龄早、婴儿痉挛症病史和间期多灶性放电相关[17, 28]。

在对于术前评估一致性较高的病例的治疗中所得到的经验，扩大了 II 期监测和后续切除手术的适应证，甚至双侧病灶的病例也具有手术指征[14, 29, 30]。Romanelli 和他的同事报道了一例患者，该患者接受了右侧顶叶结节切除术，随后进行了左侧额叶硬膜下栅状电极监测以及随后的切除手术，结果良好[31]。Weiner 和同事首先开始双侧硬膜下栅状电极监测以及手术切除，甚至电极再置入和再记录[29]。一项来自一名外科医生对 25 例 TSC 患者超过 6 年的回顾性研究，其中所有患者均经过包括 II 期监测、切除性手术以及重新置入颅内电极记录在内的三期手术，病灶通常是双侧，28 个月时 84% 的患者达到 Engel I 级。Carlson 和同事发表 20 例 TSC 的治疗经验，这些病例术前评估时脑电和影像数据不符，继而行 II 期双侧 iEEG 置入（n=20），其中 8 人在术后 25 个月时达到 Engel I 或 Engel II 级[30]。

切除性癫痫手术治疗结节性硬化症（resective epilepsy surgery for tuberous sclerosis，REST）的研究显示，在行结节切除术或更广泛地致痫灶切除后的难治性 TSC 患者，术后 1 年 65% 达 Engel I 级，术后 2 年为 50%[17]。预后较好的患者可能发病年龄较轻，病变较为局限（如单一的大结节），行致痫灶切除术而非单纯的结节切除[17]。然而，Kaplan-Meier 曲线提示 TSC 患者行切除性手术术后 5 年完全无癫痫发作率低于 40%[32]。并且，TSC 患者行双侧切除性手术治疗与其他低风险的切除性手术有着相似的术后无发作曲线。

特别具有挑战性的是有双侧脑电发作起始的 TSC 患者，其侧向性不明显，因此需要双侧 iEEG 监测。在 TSC 病例中，切除有功能的致痫皮质（例如 Rolandic 区周围）、累及多脑叶或半球的大结节的切除，及对核磁阴性的儿童进行切除手术是具有挑战性的。因此，选择特定类型的 TSC 患儿进行切除性手术可以显著减少术后癫痫发作[33]。

双侧 iEEG 置入和随后的切除性手术曾是一种新颖的和具有创新性的治疗方法。但是对于那些由于发育迟缓或病灶位于联合皮质内而无法定位 SOZ 的患者，手术仍然难以取得疗效[17]。此外，文献报道双侧多次开颅手术可导致一系列的并发症，包括瘢痕过度增生、需要输血治疗的失血性贫血、伤口感染、骨髓炎、脑膜炎，以及返回手术室对并发症进行手术治疗，其发生率从 5.7% 到 20% 以上[34-36]。

三、未来的手术治疗策略

癫痫微创手术是治疗癫痫综合征的一种越来越常用的方法[37]。该方法将 SEEG 的诊断能力与 LITT 的治疗能力相结合。SEEG 和 LITT 搭配被定义为立体定向激光消融术（stereotactic laser ablation，SLA），是伴有难治性癫痫的 TSC 患者的一种新的治疗方法[38]。改善 I 期核磁成像有助于识别 SOZ，然后先是由 SEEG 直接进行定位，再利用 SLA 进行治疗。

SLA 的工作流程包括首先利用机器人辅助或基于框架的深部电极置入技术将电极放置于可疑 SOZ 的手术靶点上。每个电极的空间位置由经颅螺钉维持在原位。然后，根据 II 期监测方案，在癫痫监测单元（epilepsy monitoring unit，EMU）对患者进行监测。如果确定了 SOZ，则将患者送回手术室，拔除电极，并将激光光纤沿经由螺钉维持的先前的轨迹放置到相同的深度。然后，激光就可以用来消融 SOZ。

对于前期手术无效的 TSC 患者，包括 SEEG 和 SLA 在内的手术模式有明显的优势。SEEG 的微创性不需要再次行开颅手术，避免了由于多次手术所导致的逐渐增加的损伤和感染风险。

在一些经筛选的病例中，SEEG 和 SLA 被用作多灶性癫痫综合征（包括 TSC）的主要治疗方法。随着我们的手术并发症率的下降和对病情的了解越来越深入，小儿癫痫手术正逐渐扩大到包括伴有双侧病灶的更严重的更小的儿童，甚至包括 TSC 这样的遗传性疾病，并可能作为一种长期的姑息治疗策略。

四、病例

DC 是一名 6 岁的男性，左利手，临床确诊为 TSC，但基因检查为阴性，患儿确诊为难治性癫痫并伴有多灶性放电。他在得克萨斯州儿童医院的癫痫外科接受了术前评估。他的主要发作症状学特征是不对称强直性发作，由轻微的右臂抬高演化为双腿伸直及全身僵硬，持续 20s 至 1min，随后是间歇出现的肌阵挛发作。癫痫每天发作 1～3 次，每天最多可发生 30 次。发作症状学没有改变。他在 15 个月大时出现婴儿痉挛症，在 3 岁以前只有一次无癫痫发作期。

患儿在多个机构进行了广泛的Ⅰ期评估，神经影像学检查明确了双侧皮质的结构和功能的空间定位（表 44-1）。头皮视频脑电监测（vEEG）明确了发作期和发作间期的异常放电，包括 9 次惯常的起源于左额叶的临床发作；其他的惯常发作起源于右侧额叶或右侧颞叶。间期异常放电主要位于双侧额颞区、左侧额叶和右侧颞叶。

经多学科讨论后建议行Ⅱ期颅内深部电极置入术，并可在监测后对主要病灶进行激光消融术（图 44-1）。

表 44-1　1 期检查及神经关联

	检查方式	新皮质定位
结构	T_1 + 钆	无结节增强
	FLAIR	弥漫性双侧额叶及左侧颞叶皮质下结节；多个室管膜下结节
	CT	左侧额叶结节钙化
功能	任务态 fMRI	预期的结节周围激活，右侧 SLF 缺乏
	静息态 fMRI	左侧语言优势侧
	MEG	左侧额叶棘波，右侧颞叶棘波簇
	FDG-PET-CT	左侧前额叶低代谢，右侧额叶外侧低代谢，右侧颞极低代谢

根据Ⅰ期评估结果置入了 10 根 SEEG 电极进行检查（表 44-2）。在 EMU 中监测的 1 周时间内记录了多次惯常发作。超过 90% 的发作起源于电极 1L SFG aps，2L MFG aps 和 3L IFG as。许多临床下发作起源于 4L SMA aems（图 44-1）。由于这些结节周围的致痫网络相对紧密，手术团队决定拔除其他电极，对电活动活跃的结节进行 SLA 治疗。

患者对这种治疗方法的耐受性非常好，消融治疗后不久就出院了。术后 6 个月，患者因复查 vEEG 入院，vEEG 未捕捉到任何癫痫发作。术后 10 个月时，他没有临床癫痫发作，并且在语言、书写和力量方面的发育取得持续性进展，药物治疗方面继续使用包括氨己烯酸、唑尼沙胺和丙戊酸钠在内的多种药物治疗。

致谢

我们要感谢 Rohini Coorg 医生对图 44-1 的协助，以及得克萨斯儿童医院癫痫综合外科团队的所有成员为准备本章所做的智力贡献。

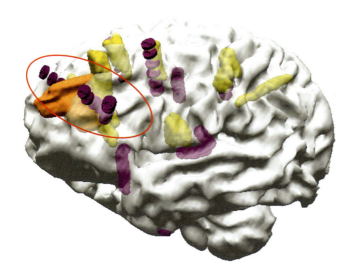

◀ 图 44-1　MRI 重建显示活跃的电极点，分别位于 1L 电极，位于额上回（SFG）；2L 电极，位于额中回（MGF）；3L 电极，位于左侧额下回（IFG）钙化结节内

紫色表示电极；橙色表示钙化结节；黄色表示结节；红色椭圆形区域表示发作起始区

表 44-2　SEEG 电极列表				
电极编号和侧别	相关部位	I 期评估	电极名称	触　点
1L	SFG	a, p, s	1L SFG aps	8
2L	MFG	a, p, s	2L MFG aps	6
3L	IFG	a, s	3L IFG as	6
4L	SMA	a, e, m, s	4L SMA aems	6
5L	SFS	a, e, p	5L SFS aep	6
6R	Operc	a, e	6R Operc ae	8
7R	S_1	a	7R S_1	6
8R	OT	e, p, s	8R OT eps	12
9R	MTG	e, Mc	9R MTG eMc	6
10R	ITG	e, Mc	10R ITG eMc	6

a. 解剖；e. 脑电图；IFG. 额下回；ITG. 颞下回；L. 左侧；m. 脑磁图偶极子；MC. MEG 簇；MFG. 额中回；MTG. 颞中回；Operc. 盖部；OT. 颞枕交界；p. PET；R. 右侧；s. 症状学；S_1. 初级感觉皮质；SFG. 额上回；SFS. 额上沟；SMA. 辅助运动区

参 考 文 献

[1] Kingswood JC, d'Augères GB, Belousova E, et al; TOSCA consortium and TOSCA investigators. TuberOus SClerosis registry to increase disease Awareness (TOSCA)—baseline data on 2093 patients. Orphanet J Rare Dis 2017;12(1):2

[2] von Ranke FM, Zanetti G, e Silva JL, et al. Tuberous sclerosis complex: state-of-the-art review with a focus on pulmonary involvement. Lung 2015;193(5):619–627

[3] O'Callaghan FJ, Osborne JP. Advances in the understanding of tuberous sclerosis. Arch Dis Child 2000;83(2):140–142

[4] Gomez MR. Prenatal and neonatal seizure disorders. Postgrad Med 1969;46(1):71–77

[5] Baybis M, Yu J, Lee A, et al. mTOR cascade activation distinguishes tubers from focal cortical dysplasia. Ann Neurol 2004;56(4):478–487

[6] Kothare SV, Singh K, Chalifoux JR, et al. Severity of manifestations in tuberous sclerosis complex in relation to genotype. Epilepsia 2014;55(7):1025–1029

[7] Hersh DS, Chun J, Weiner HL, et al. Longitudinal quantitative analysis of the tuber-to-brain proportion in patients with tuberous sclerosis. J Neurosurg Pediatr 2013;12(1):71–76

[8] Stafstrom CE, Staedtke V, Comi AM. Epilepsy mechanisms in

neurocutaneous disorders: tuberous sclerosis complex, neuro- fibromatosis type 1, and Sturge-Weber syndrome. Front Neurol 2017;8:87

[9] Arya R, Tenney JR, Horn PS, et al. Long-term outcomes of resective epilepsy surgery after invasive presurgical evaluation in children with tuberous sclerosis complex and bilateral multiple lesions. J Neurosurg Pediatr 2015;15(1):26–33

[10] Sosunov AA, McGovern RA, Mikell CB, et al. Epileptogenic but MRI-normal perituberal tissue in tuberous sclerosis complex contains tuber-specific abnormalities. Acta Neuropathol Commun 2015;3:17

[11] Jeong A, Wong M. Systemic disease manifestations associated with epilepsy in tuberous sclerosis complex. Epilepsia 2016;57(9):1443–1449

[12] Mühlebner A, van Scheppingen J, Hulshof HM, et al. Novel histopathological patterns in cortical tubers of epilepsy surgery patients with tuberous sclerosis complex. PLoS One 2016;11(6):e0157396

[13] Fallah A, Weil AG, Wang S, Lewis E, Baca CB, Mathern GW. Cost-utility analysis of competing treatment strategies for drug-resistant epilepsy in children with tuberous sclerosis complex. Epilepsy Behav 2016;63:79–88

[14] Weiner HL. Tuberous sclerosis and multiple tubers: localizing the epileptogenic zone. Epilepsia 2004;45(Suppl 4):41–42

[15] Major P, Rakowski S, Simon MV, et al. Are cortical tubers epileptogenic? Evidence from electrocorticography. Epilepsia 2009;50(1):147–154

[16] Kannan L, Vogrin S, Bailey C, Maixner W, Harvey AS. Centre of epileptogenic tubers generate and propagate seizures in tuberous sclerosis. Brain 2016;139(Pt 10):2653–2667

[17] Fallah A, Rodgers SD, Weil AG, et al. Resective epilepsy surgery for tuberous sclerosis in children: determining predictors of seizure outcomes in a multicenter retrospective cohort study. Neurosurgery 2015;77(4):517–524, discussion 524

[18] Ma TS, Elliott RE, Ruppe V, et al. Electrocorticographic evidence of perituberal cortex epileptogenicity in tuberous sclerosis complex. J Neurosurg Pediatr 2012;10(5):376–382

[19] Ruppe V, Dilsiz P, Reiss CS, et al. Developmental brain abnormalities in tuberous sclerosis complex: a comparative tissue analysis of cortical tubers and perituberal cortex. Epilepsia 2014;55(4): 539–550

[20] Madhavan D, Weiner HL, Carlson C, Devinsky O, Kuzniecky R. Local epileptogenic networks in tuberous sclerosis complex: a case review. Epilepsy Behav 2007;11(1):140–146

[21] Liang S, Zhang J, Yang Z, et al. Long-term outcomes of epilepsy surgery in tuberous sclerosis complex. J Neurol 2017;264(6): 1146–1154

[22] Holthausen H, Pieper T, Kudernatsch M. Towards early diagnosis and treatment to save children from catastrophic epilepsy— focus on epilepsy surgery. Brain Dev 2013;35(8):730–741

[23] Cross JH, Jayakar P, Nordli D, et al; International League against Epilepsy, Subcommission for Paediatric Epilepsy Surgery. Commissions of Neurosurgery and Paediatrics. Proposed criteria for referral and evaluation of children for epilepsy surgery: recommendations of the Subcommission for Pediatric Epilepsy Surgery. Epilepsia 2006;47(6):952–959

[24] Guerreiro MM, Andermann F, Andermann E, et al. Surgical treatment of epilepsy in tuberous sclerosis: strategies and results in 18 patients. Neurology 1998;51(5):1263–1269

[25] Bebin EM, Kelly PJ, Gomez MR. Surgical treatment for epilepsy in cerebral tuberous sclerosis. Epilepsia 1993;34(4):651–657

[26] Madhavan D, Schaffer S, Yankovsky A, et al. Surgical outcome in tuberous sclerosis complex: a multicenter survey. Epilepsia 2007;48(8):1625–1628

[27] Jansen FE, van Huffelen AC, Algra A, van Nieuwenhuizen O. Epilepsy surgery in tuberous sclerosis: a systematic review. Epilepsia 2007;48(8):1477–1484

[28] Fallah A, Guyatt GH, Snead OC III, et al. Predictors of seizure outcomes in children with tuberous sclerosis complex and intractable epilepsy undergoing resective epilepsy surgery: an individual participant data meta-analysis. PLoS One 2013;8(2):e53565

[29] Weiner HL, Carlson C, Ridgway EB, et al. Epilepsy surgery in young children with tuberous sclerosis: results of a novel approach. Pediatrics 2006;117(5):1494–1502

[30] Carlson C, Teutonico F, Elliott RE, et al. Bilateral invasive electroencephalography in patients with tuberous sclerosis complex: a path to surgery? J Neurosurg Pediatr 2011;7(4):421–430

[31] Romanelli P, Weiner HL, Najjar S, Devinsky O. Bilateral resective epilepsy surgery in a child with tuberous sclerosis: case report. Neurosurgery 2001;49(3):732–734, discussion 735

[32] Bulacio JC, Jehi L, Wong C, et al. Long-term seizure outcome after resective surgery in patients evaluated with intracranial electrodes. Epilepsia 2012;53(10):1722–1730

[33] Curatolo P, Moavero R. Tubers, epileptogenic foci, and epileptogenic networks in tuberous sclerosis. Epilepsia 2010;51(11): 2357–2359

[34] Önal C, Otsubo H, Araki T, et al. Complications of invasive subdural grid monitoring in children with epilepsy. J Neurosurg 2003;98(5):1017–1026

[35] Lee WS, Lee JK, Lee SA, Kang JK, Ko TS. Complications and results of subdural grid electrode implantation in epilepsy surgery. Surg Neurol 2000;54(5):346–351

[36] Wiggins GC, Elisevich K, Smith BJ. Morbidity and infection in combined subdural grid and strip electrode investigation for intractable epilepsy. Epilepsy Res 1999;37(1):73–80

[37] Quigg M, Harden C. Minimally invasive techniques for epilepsy surgery: stereotactic radiosurgery and other technologies. J Neurosurg 2014;121(Suppl):232–240

[38] LaRiviere MJ, Gross RE. Stereotactic laser ablation for medically intractable epilepsy: the next generation of minimally invasive epilepsy surgery. Front Surg 2016;3:64

第45章 儿童的颞叶外手术和分期手术
Extratemporal Resection and Staged Epilepsy Surgery in Children

Daxa M. Patel　Howard L. Weiner　Robert J. Bollo　著

李 霖 译　　朱凤军 校

摘 要

在儿童中，颞叶外起源的癫痫占主导地位，其中包括大脑发育性异常（如局灶性皮质发育不良，结节性硬化症，Sturge-Weber 综合征）和低级别皮质肿瘤（如神经节细胞胶质瘤，胚胎发育不良性神经上皮肿瘤，少突胶质细胞瘤和星形细胞瘤）有关。在因颞叶外癫痫而行切除性手术的患儿，多数病理为皮质发育不良。颞叶外癫痫的手术带来了许多独特的挑战，这需要治疗团队的医生进行严格的术前评估，最终施行的手术通常对手术技术要求较高，而一般来说术后癫痫控制情况难以令人满意。理想情况下，手术计划由综合癫痫中心的多学科团队设计，该手术计划基于多种因素，包括对可能的病理分型、神经影像数据、EEG、功能映射数据及个别患者的具体风险－收益情况的考虑。根据已发表的文献数据，颞叶外癫痫术后的癫痫控制率在 30%～80%，而颞叶癫痫的控制率超过 80%。

关键词

局灶性皮质发育不良，儿科，颞叶外，癫痫手术，药物难治性癫痫，机器辅助立体定位 EEG，激光消融，皮质功能检查，功能皮质，大脑发育性异常

颞叶癫痫手术的安全性和有效性已经得到了证实，是切除性癫痫手术的代表[1-5]。相比之下，颞叶外癫痫的手术带来了许多独特的挑战，这需要治疗团队的医生进行严格的术前评估，最终施行的手术通常对手术技术要求较高，而一般来说术后癫痫控制情况难以令人满意。众所周知，前颞叶及内侧结构切除术治疗颞叶癫痫的并发症发生率相对较低，但对于颞叶外癫痫，需要切除包括发作起始区和扩散区在内的更大范围的颞叶外皮质，而这些区域通常与皮质的重要功能区相邻或重合。在儿童中，颞叶外癫痫的病灶切除术比颞叶切除更为常见。

虽然很多关于颞叶外癫痫手术的文献都聚焦于额叶癫痫，但局灶性癫痫病灶可能位于大脑皮质内的任何位置。理想情况下，手术计划由综合癫痫中心的多学科团队设计，该手术计划基于多种因素，包括对可能的病理分型、神经影像数据、EEG、功能映射数据以及个别患者的具体风险－收益情况的考虑。根据已发表的文献数据，颞叶外癫痫术后的癫痫控制率在 30%～80%，而颞叶癫痫的控制率超过 80%[6-13]。最近一项对 36 项研究（包括 1259 名平均年龄 9.8 岁的儿童）的 Meta 分析显示，因难治性局灶性癫痫而接受颞叶外切除手术的患者术后 Engel Ⅰ 级为 56%[14]。无论解剖位置如何，治疗目标都是相同的：减少或消除癫痫发作，尽可能降低并发症发生率，以及神经认

知功能的保存或改善。几项已发表的研究已经证明了儿童颞叶外癫痫手术的安全性和有效性[6-9]。

一、儿童颞叶外癫痫手术的特殊问题

在过去的十年里，描述儿童颞叶外癫痫手术的科学文献有了巨大的增长。儿童作为一个独特的患者群体，有许多原因值得特别考虑。首先，其病理类型与成人不同。成人难治性局灶性癫痫最常见的原因是海马硬化，经典的外科治疗方法是前颞叶切除联合杏仁核海马切除术。然而，在儿童中，颞叶外起源的癫痫占主导地位，其中包括大脑发育性异常（如局灶性皮质发育不良，结节性硬化症，Sturge-Weber 综合征）和低级别皮质肿瘤（如神经节细胞胶质瘤，胚胎发育不良性神经上皮肿瘤，少突胶质细胞瘤和星形细胞瘤）有关[15-17]。在因颞叶外癫痫而行切除性手术的患儿，多数病理为皮质发育不良[16, 17]。相比之下，成人的颞叶外癫痫病灶更为多样，经常包括胶质细胞增生和局灶性细胞凋亡。与成人相比，儿童经颞叶外癫痫病灶切除后手术效果更好[18-24]。

儿童也代表着一个特殊的群体，因为经治医生必须考虑到治疗方法对发育中的神经系统的影响。发育中的大脑对反复癫痫发作带来的负面影响非常敏感，这可能导致永久性的神经心理和认知后遗症[25]。而从另一方面来说，发育中的大脑的可塑性也有助于在可能涉及功能皮质的病灶切除术后更好地恢复功能[15, 26, 27]。现在越来越多的人认识到，儿童时期难以控制的癫痫发作可能会对儿童的智力和认知能力产生不利影响，而且，在儿童时期完成癫痫手术可能在促进发育和提高整体生活质量方面发挥关键作用[25, 28]。对于年龄更小的患儿，外科治疗，特别是带有根治目的的切除性手术，与单独的药物治疗相比，可以更好地促进智力发育[1, 15, 18, 27, 29-31]。

二、术前评估

由于颞叶外癫痫的复杂性，考虑手术的患者应在综合癫痫中心接受由癫痫内科医生、癫痫外科医生、神经心理科医生、精神科医生和社会工作者组成的多学科团队的评估。通常情况下，术前评估包括一系列全面的检查，所有的测试都是为了定位致痫区和确定功能皮质。全面了解每种技术的优势和局限性对于选择适合手术的患者和获得满意的手术效果至关重要。

（一）非侵入性检查

详细的癫痫发作症状学、MRI 和记录了发作性事件的头皮视频 EEG 是任何癫痫术前评估的核心。其他非侵入性技术也常用于进一步定位致痫区和功能皮质。这些包括 7T MRI, EEG-fMRI、MEG、SPECT、PET 和 TMS。

尽管之前的 1.5T 和 3.0T MRI 设备能够检测较大范围的病灶，而先进的 7T MRI 的结构成像增强了对局灶性皮质发育不良病灶的识别[32-35]。此外，通过 7T MRI 还实现了对血管周围间隙的直接观察，与健康对照相比，血管周围间隙不仅分布不对称，而且在致痫灶中出现的可能性更高[36]。此外，利用 7T MRI 实现的同步脑电 – 功能磁共振可用于皮质和皮质下致痫网络的动态研究[37, 38]。

尽管颅内电极脑电图（invasive video-EEG, iVEEG）在儿童颞叶外癫痫发作起始区的定位方面具有优势，但许多研究表明，MEG 是一种有应用前景的定位致痫区的无创技术[39-46]。这可能部分是因为对切线方向和垂直方向的电流具有不同的灵敏度，使得这些技术具有互补性[43, 44, 47]。MEG 和 ECoG 识别的外围致痫区的切除对肿瘤患者的癫痫预后并无改善。然而，在皮质发育不良的患者中，外围致痫区的完整切除可能对癫痫的预后至关重要[40, 48]。此外，MEG 不仅能准确定位致痫区，而且完全切除 MEG 偶极子簇也是预测术后无发作的重要因素[49-53]。

在儿童难治性颞叶外癫痫的评估中，围发作期的 SPECT 也是评估局灶性代谢异常的常用工具[54]。发作期单光子发射计算机断层显像减影和 MRI 图像配准（SISCOM）提高了 SPECT 对发作起始区定位的灵敏度，并在指导颅内电极放置方面具有临床实用价值[55-57]。通过统计参数图（statistical parametric mapping，SPM）将发作期 SPECT 与正常脑 SPECT 进行比较，以识别与致痫灶相关的区域脑血流发生显著变化的区域，进一步提高了发作期 SPECT 的准确性[52]。发作期 SPECT 和 SISCOM 在为额叶癫痫患儿的颅内电极置入提供指导方面可能特别有用，因为癫痫的迅速扩散往往导致临床和电生理数据定位错误[58,59]。

与 SPECT 一样，PET 使用放射性标记示踪剂对大脑葡萄糖代谢成像，偶尔会使用蛋白质代谢、γ- 氨基丁酸以及五羟色胺受体密度成像[60]。据报道，发作间期 PET 在难治性颞叶外癫痫患者和正常人的大脑中识别低代谢灶的敏感度为 60%～80%；这种敏感度与报道的类似患者的发作期 SPECT 相似[52, 61-63]。然而，与 MEG 和 SPECT 类似，与使用颅内电极的侵入性监测相比，FDG-PET 在致痫灶定位中的临床应用价值相对有限。对伴有慢性、难治性癫痫的结节性硬化症患儿的研究表明，FDG-PET 可与 MRI 弥散加权成像（DWI）相互补充，在区分致痫结节和无临床症状结节方面发挥作用[64]。

（二）功能定位

准确识别感觉运动区、语言区、视觉区和记忆功能区，并明确其与致痫灶的神经解剖关系，对于颞叶外癫痫的手术决策和风险评估至关重要。一些非侵入性成像技术，包括 fMRI、静息态 fMRI、MEG、FDG-PET，以及最近的 TMS，提供了儿童初级感觉运动皮质的精确位置。

fMRI 的一个主要缺点是，它可以识别与某项任务有关的所有结构，而不是那些对该任务至关重要的区域，这对于幼儿来说常常是难以完成的。静息状态 fMRI 能够在没有任务表现和镇静的情况下展示大脑功能网络，并通过揭示额叶癫痫和运动网络破坏之间的关系，是对之前的非侵入性功能检查的补充[65-67]。TMS 则具有直接皮质电刺激功能定位的优势，在门诊，无须完成任务，即可确定与感觉运动功能相关的皮质[68, 69]。

也可以通过开颅放置硬膜下电极，在术中或术后通过直接皮质电刺激进行有创性皮质功能检查。对于能够配合检查的儿童，Wada 测试（经颈总动脉异戊巴比妥试验）有助于检测语言和记忆功能的主要侧别。此外，全面的神经心理评估不仅对提供术前智力发育的基线水平至关重要，而且也有助于对定位致痫灶提供更多的证据。术前和术后神经精神检查的比较可能有助于确定患者的行为是否发生了改变[70, 71]。

三、外科技术

包括多个致痫灶、高发的非病灶性 MRI 阴性癫痫、致痫区常邻近功能皮质等多种因素，均可导致颞叶外癫痫手术更为复杂。因此，手术方案的制订应根据个别患者的风险 - 收益情况，充分考虑多种治疗方案。

当全面的非侵入性术前评估没有发现明确的局灶性致痫灶时，治疗团队的专家就会在进一步的治疗方案的选择上陷入困境。可以选择不手术，或在适当的临床背景下采用姑息性手术，如迷走神经刺激术或胼胝体切开术。对于有局灶性发作症状学，但术前评估结果不一致或难以定位的患者，许多中心进行 SEEG 或立体定向放置多个颅内电极，以评估基于非侵入性检查的各种致痫区假设。在特定情况下，要进一步完善致痫区和功能皮质之间的神经解剖关系，需要置入大的硬脑膜下电极阵列进行分期手术。

SEEG 在记录癫痫发作起始时有着极高的空间分辨率，且通过微创手术置入，通常耐受性非常好，并发症发生率低[72, 73]。尽管深部电极的每个触点可以记录周围 2～3mm 半径的局部 EEG 信号，但它们大脑深部区域进行监测，如岛叶和扣带回，这是硬膜下电极记录难以实现的。此外，SEEG 可实现对双侧的和非连续的脑区进行监测[74, 75]。SEEG 置入的并发症发生率低于 1.3%，最常见的并发症是感染[76, 77]。尽管关于通过 SEEG 和硬膜下电极方法记录颅内 EEG 的作用和适应证仍存在争议，但一些报道表明 SEEG 在 80%～90% 的病例中能够成功定位致痫区[48]。

对于颞叶外病灶性癫痫，可能存在致痫区的范围超出了影像学病变边界的情况，可通过术中 ECoG、位于病灶边缘的 SEEG 评估或置于病灶之上的硬膜下电极等方法来确定致痫区的范围。ECoG 可用于术中明确致痫区的范围。该技术的局限性包括仅能分析发作间期数据和麻醉所导致的发作间期尖波发放的显著降低。从技术上讲，这一过程在成人和儿童中是相似的：电极被放置在假定的致痫区，并对发作间期尖波活动进行记录。一般来说，如果发作间期尖波频率能达到至少 1 个 / 每分钟，则该方法是可靠的。该技术广泛应用于患有脑肿瘤和难治性癫痫的儿童，在这些儿童中，致痫区通常定位于邻近肿瘤的皮质，完整切除间期有异常放电的病灶周围皮质则是术后长期无癫痫发作的重要因素[78, 79]。

对于儿童患者，通过术中唤醒进行术中 ECoG 记录有明显的局限性，而对这一群体置入慢性硬膜下电极似乎不仅耐受性良好，而且考虑到较长的记录时间和能够直接捕获发作期数据，因此可能会产生更多有用的数据。通过两阶段的手术方式，治疗团队能够定位致痫区以及需要经手术处理的与其相关的致痫网络（图 45-1）。

通过硬膜下电极（2.5mm 铂电极阵列，间隔 5mm 或 10mm，安装在硅橡胶条上，在全麻下置入脑内）刺激的术外癫痫病灶定位是一种完善的癫痫病灶定位技术[81, 82]。据报道，颞叶外癫痫患儿的敏感度约为 90%[83]。两阶段手术的缺点是电极置入需要第二次手术，并由此带来了手术风险的增加[81]。大多数中心报道，在使用慢性颅内电极的患者中，总体并发症发生率为 10%～20%[84-90]。

通常报道的并发症包括脑脊液漏或脑脊液培养阳性，但通常没有临床明显的脑膜炎的症状[80, 85, 86, 88, 90]。其他报道的并发症包括一过性神经功能缺失、硬膜外或硬膜下血肿以及梗死。据报道，随着手术经验的增加，可以降低并发症发生率[84, 87]。2 级临床数据显示地塞米松可减轻儿童置入硬膜下栅状电极所引起的脑肿胀。然而，它也降低了癫痫发作的频率，这可能会导致为了获取足够的数据来定位病灶而进行更长时程的监测[91]。对硬膜下电极所覆盖的大脑皮质的病理学研究显示，所有患者均有局灶性、一过性无菌性脑膜炎。然而，这种反应的严重程度与感染发生率或长期手术预后无关[92]。

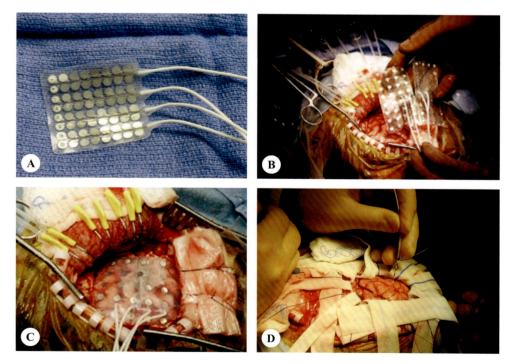

◀ 图 45-1 颅内电极置入
A. 定制的儿童专用 64 导硬膜下栅状电极阵列（电极间距 5mm，）导线从外侧面引出以降低占位效应；B. 将 64 导栅状电极（电极间隔 1cm）弯曲以适应皮质结构，且不影响 CSF 循环；C. 置入的栅状电极；D. 热凝软脑膜，然后将深部电极垂直于皮质表面插入

　　除了发作期数据外，同样是使用硬膜下栅状电极，电极埋置术后进行皮质电刺激也可以获得功能数据。在许多患者中，致痫灶的切除范围可能会受到周围功能皮质受累程度的限制（图 45-2）。由于年龄较小的患儿中可能无法实现术中唤醒来检测皮质功能，因此通常需要采用其他方式，如电极置入术后皮质电刺激来确定皮质功能，特别

是针对语言皮质。在成功完成功能定位后，外科医生就可以根据具体的风险 - 收益考虑，并与患者家属讨论各种治疗方案。过去几年神经导航技术的改进也为癫痫外科医生提供了帮助。无框架和基于框架的导航系统都被用于置入深部电极以辅助手术切除。MRI 三维重建、功能核磁成像以及 MR 血管造影都已被有效地用于确定手术切除的范围[93]。

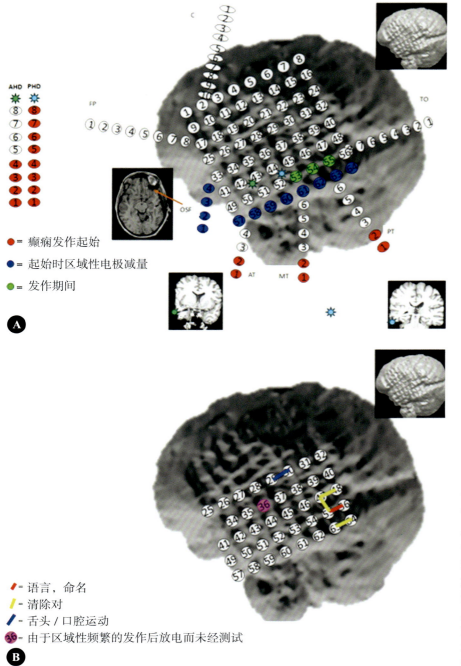

= 癫痫发作起始
= 起始时区域性电极减量
= 发作期间

= 语言，命名
= 清除对
= 舌头 / 口腔运动
36 = 由于区域性频繁的发作后放电而未经测试

◀ 图 45-2　通过颅内电极定位发作起始区及进行功能定位
A. 在一例多脑叶癫痫中，基于发作期及发作间期数据，图示为发作起始区，局部电衰减区及间期异常放电区；B. 相应的功能定位显示，语言功能区位于异常放电皮质的后界。所有显示的电极都至少以周围的电极为参考测试过。图示的是有功能的电极和临床提示有相关性但没有功能的电极

对于一组具有极为复杂的临床表现的颞叶外癫痫患者，一些有经验且并发症发生率低的中心多采用分期手术。这通常包括电极置入、电极置入后监测、切除手术，和电极再置入、第二次监测期，第三次手术拆除电极以及必要情况下的进一步的切除手术。重复的颅内电极监测通常会发现只有在主要致痫灶切除后才会有症状表现的次级致痫灶（图 45-3）。对这一理念的批评包括反复地侵入性监测所带来的额外的手术风险。

根据作者的经验，在第二次术中监测后行第三个阶段手术比几个月后再次返回手术室要简单得多。在这组有手术不良预后因素（例如，多灶起源的发作，发作起始区累及功能皮质，或有手术失败病史）的儿科患者中，我们认为重复地监测有可能改善手术结果。我们推测，在主要致痫灶被切除之前，很难充分评估次级致痫灶成为独立的发作起始的可能性。此外，致痫灶切除术后的急性癫痫发作反映了癫痫预后不良[94-96]。定位次级致痫灶的另一种方法是术中切除主要致痫灶后进行 ECoG 检查。然而，与记录较长时间的发作期和发作间期事件相比，这种方法依赖于记录全麻状态下的发作间期数据。尽管如此，多阶段手术的正当性仍然存在争议，在对此类病情复杂的患者的治疗方案得出任何结论之前，有必要进行进一步的研究。此外，最近 SEEG 的广泛使用使得利用颅内电极进行多次评估更加安全，耐受性更好。MRI 引导的立体定向激光消融技术的发展，也使得微创诊断过程常与微创治疗方案相结合，同步完成[73, 97]。

（一）硬膜下电极的置入

通过在感兴趣的大脑区域进行立体定向引导下的开颅手术，放置栅状电极、条状电极和深部电极。通常情况下，患者被放置在神经外科头架中。由于保持大脑松弛十分重要，患者被置于头高脚低位，并可以在手术初始阶段进行过度通气。通常在开颅时取一部分骨膜，用于水密封缝合硬脑膜和扩大硬脑膜下间隙；或者，也可以使用硬脑膜替代物，如 Durepair（Medtronic, Minneapolis, MN）。根据我们的经验，这样几乎可以完全抵消硬膜下电极的占位效应。电极在无框架立体定向影像导航下放置，每个电极的位置由手术团队和护理人员记录。

用 4-0 的 Nurolon 缝线或可吸收线将电极线间断缝合固定在硬脑膜边缘。用套管装置将导线经皮下潜行至邻近头皮穿出，用 4-0 Nurolon 线或 3-0 丝线荷包缝合进行固定，然后用 0 号 Prolene 缝线相互连接。在监测期间，将 Jackson-Pratt 引流管放置于帽状腱膜下，以便引流从切口和电极出口部位渗出的脑脊液。我们还使用了无框架立体定向影像导航通过硬膜下电极阵列插入深部电极。根据我们的经验，深部电极在监测深部病变和更偏远的皮质（如额叶内侧和顶叶）时特别有用。在随后的手术阶段，取硬膜外和硬膜下的培养拭子。术后进行 MRI 扫描以记录电极位置，并

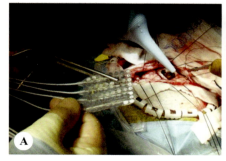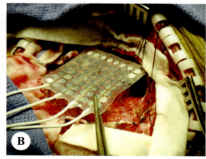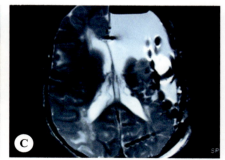

▲ 图 45-3　多期手术。患者首先行颞叶外致痫灶切除术，然后重新置入 64 触点硬膜下栅状电极（5mm 间隔）

A. 栅状电极呈弯曲状；B. 贴附在术区上方；C. 术后 MRI 轴位 T₂ 显示栅状电极覆盖于术区上方，此阶段为三期手术的第二阶段

评估并发症的情况，如颅内出血、梗死或明显的占位效应。尽管有些外科医生选择在颅内电极监测期间将骨瓣冷冻，但我们的做法是将骨瓣留在原位。根据我们的经验，在手术的每个阶段都要大量地灌洗，在整个手术中至少要更换两次无菌手套。

（二）立体定向 EEG

SEEG 电极要么使用手术机器人（ROSA，Zimmer Biomet，Montpellier，France）放置，要么使用传统的立体定向技术（基于框架的或无框架的）放置。当使用手术机器人置入电极时（图 45-4），使用 Mayfield 头架或立体定向头架将患者颅骨固定；随后，将机器人引入并与旋转螺柱适配器对齐并固定。将设备固定以防止移动。接下来进行激光配准。当这一步在低误差范围完成时，就会评估术前根据结构异常或致痫区假设规划的电极的入点、轨迹和靶点的可行性。然后，整个头皮消毒、铺巾。

机器人的机械臂被放置到第一个电极的入点处，钻头的适配器放置在机械臂的末端。钻头被放置在适配器内，并调整到入点。当标记好入点，局麻药浸润，钻孔，形成一个带螺纹的骨孔，然后把钻从适配器上取下。通过机器人机械臂上的适配器，在螺丝刀上放置一个螺钉，然后拧入带螺纹的骨孔。当螺钉固定好，机器人就会计算从

适配器顶部到螺钉顶部的距离。然后在机械臂的顶部拧紧螺丝刀上的一个可移动的适配器，将螺丝刀取下。测量适配器到靶点的距离，再减去之前机器人计算的从适配器顶部到螺钉顶部的距离，就得到了螺钉顶部到靶点的距离。随后，在电极上精确测量这一距离。接下来，将探沿按螺钉方向放置一定深度然后拔除，沿探针方向置入电极，盖与螺钉上的螺纹啮合，取下针柱，盖固定。所有规划好的电极路径都以类似的方式置入。取下手术铺巾，将手术机器人与 Mayfield 固定架断开并撤后，将患者从固定架中移出。患者被转移到重症监护室进行术后早期护理。术后复查的影像可与术前影像融合，以评估每个电极位置的准确性，患者可从重症监护室转至癫痫监测单元。

在传统的无框架立体定向技术中[97-99]。患者被置于颅骨固定架中，通常采用头高位，颈部轻轻弯曲，肩膀下方放置一个凝胶垫肩，这样外科医生就可以接触到整个颅骨。然后，将以导入电极计划的无框立体定向系统与患者注册。消毒铺巾后，装配好立体定向臂，并将其置于第一个电极路径的位置。当该定向臂与入口和目标对齐，且路径被验证为安全，则在立体定向臂内放置一个小口径套管，并在套管内将钻头抵至入点。将这个点标记在头皮上，局部浸润麻醉，做一小的头皮切口，钻孔形成一螺纹骨孔。把钻取下来，

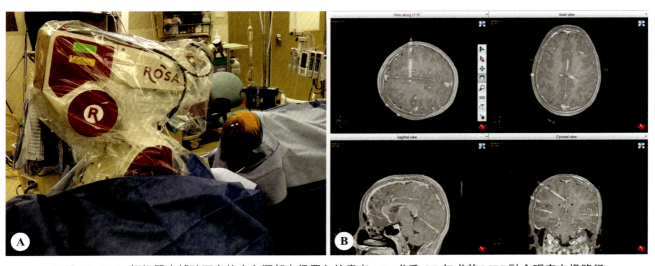

▲ 图 45-4　A. 行机器人辅助下立体定向深部电极置入的患者；B. 术后 CT 与术前 MRI 融合现实电极路径

牢固地固定螺钉。随后，标记螺钉顶部到电极入点的距离，以确定电极的深度，并将和电极导管设置到此深度。与机器人方法类似，将闭孔器放置到目标处，然后取下，通过电极。基于框架的 SEEG 置入方法类似于前面描述的基于框架的立体定向方法[77]。

（三）致痫灶切除

癫痫手术中使用的手术切除技术是独特的，也是其成功的关键。致痫性皮质通常位于大脑的特定脑回，因此将其安全切除无疑需要保存蛛网膜下腔的动脉和静脉，以及位于下方的白质。为了完成对这一皮质组织的安全切除，我们发现超声吸引（如 the CUSA，Integra，Plainsboro，NJ）是一个不可或缺的工具。最初的皮质切口使用双极电凝和显微剪刀来热凝并剪开软脑膜。然后可以在较低的设置下使用 CUSA，在软膜下安全地切除脑回内的灰质组织，并完全保存下面的软膜和血管。也可以在软膜下沿着脑回使用 Penfield 或 Rhoton 剥离子进行锐性分离。切除皮质后暴露的软脑膜的出血很容易处理，只需向其表面覆盖小的脑棉即可（图 45-5）。

在进行颞外切除时，重要的是要确保所有目标脑回内部的灰质都已完整切除直至软脑膜表面。

尤其当手术要求切除内侧额叶、顶叶或枕叶皮质时，外科医生必须确保看到内侧的软脑膜，以确保切除已经完成。

（四）立体定向激光消融术

最近，磁共振引导的激光间质热疗（MRgLITT）或立体定向激光消融术为一部分患者提供了一种微创治疗的选择[73, 97]。在该技术中，利用立体定向技术，将带有冷却系统的光纤置入致痫区，在 MR 温度成像实时监测下利用激光传递的热能毁损致痫灶。尽管其在儿童患者中的安全性和有效性尚不确定，但对于儿童的位于大脑深部致痫灶（如下丘脑错构瘤）的治疗的初步结果似乎很好[100-103]。最近一组采用 LITT 治疗的儿童病灶性癫痫病例显示，术后 1 年无癫痫发作，无任何并发症[104]。总的来说，MRgLITT 的手术风险较少，住院时间较短。虽然有报道称，由于水肿和周围结构损伤而导致短暂的神经功能缺损，但 MRgLITT 仍是此类颞叶外癫痫患儿的一种安全可行的治疗选择[105]。

四、结果

总的来说，与接受药物治疗的儿童相比，接受手术治疗的难治性癫痫患儿在术后 1 年的癫痫

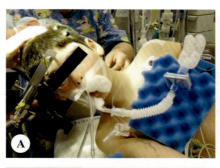
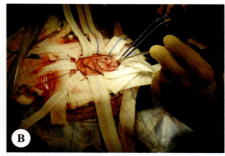
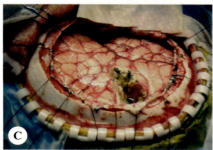
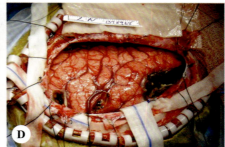

◀ 图 45-5 颞叶外致痫灶开颅病灶切除术

A. 采用侧卧位，颈部与身体的位置一致，避免压迫颈静脉。B. 在需要切除的皮质上用双极电凝进行热凝标记。C. 右顶叶病灶切除术。热凝切开软脑膜，在不损伤功能区的前提下，使用超声吸引器吸除包含有发作起始区的脑回的灰质。D. 多灶切除。多灶性癫痫包括：发作起始仅位于颞叶外或位于颞叶及颞叶外，这在小儿癫痫中是很常见的。此外，证据表明术后急性癫痫发作预示着预后不良。这也支持了多阶段手术的策略，在第一次侵入性监测期间不明显的次级致痫灶可能在第二次监测中被发现，并通过二期手术进行治疗

控制率明显更高，行为和生活质量改善更好[31]。然而，颞叶外致痫灶切除在小儿癫痫手术中仍然是一个重大挑战。多个单中心队列研究和几项系统性综述表明，颞叶外切除术后 1 年癫痫无发作率为 70%，但在术后 5 年发作控制率逐渐下降至约 50%[14, 106–109]。

尽管在一些已发表的儿童颞叶外癫痫手术系列中，癫痫无发作率高达 80%，但这些病例通常包括很大比例的病灶性癫痫，如肿瘤，这倾向于更有利的结果[10]。总的来说，儿童颞叶外癫痫手术的成功率一直低于颞叶癫痫。两项针对儿童人群的长期随访研究报告，颞叶切除的 Engel Ⅰ 级手术预后分别为 78% 和 74%，颞叶外切除的 Engel Ⅰ 级手术预后为 54% 和 60%[11, 15]。同样，接受手术治疗的非病灶性癫痫患儿的手术预后与 MRI 上发现病灶的患儿的手术预后不同[3, 12]。然而，大多数研究只报道了在单中心接受治疗的一小群患者的回顾性分析。最近的一项 Meta 分析研究称，颞叶外癫痫术后发作控制率为 56%，其中 MRI 阳性、EEG 明确的局灶起源的发作和病程短且无继发全面性发作等均为提示手术预后良好的因素。而术后急性发作则一致反映术后长期发作控制率明显降低[96, 100–112]。

在作者对一组连续的接受多期手术的患者的报道中，我们观察到 60% 的儿童术后分级可达 Engel Ⅰ 级，87% 的患者表现出明显的改善（Engel Ⅲ 级或以上）[80]。此外，回顾性数据显示，在接受颞叶和颞叶外致痫灶切除术的患者中，生活质量也有类似的改善[113]。其他关于儿童的数据表明，与成人相比，长期的癫痫控制率类似，但儿童人群发生颞叶外癫痫的频率要高得多[114]。大多数作者建议对儿童难治性癫痫进行早期手术干预[96, 111, 112, 114]。

结论

尽管在功能神经影像、神经导航和神经电生理监测方面取得了显著的技术进步，但儿童颞叶外癫痫的致痫灶往往仍然难以定位。然而，随着外科手术技术的创新和新的微创诊疗方法的出现，我们仍然乐观地认为，更有效的治疗方法即将出现，在使患者无癫痫发作的同时，手术并发症亦降至最低。

参考文献

[1] Wiebe S, Blume WT, Girvin JP, Eliasziw M; Effectiveness and Efficiency of Surgery for Temporal Lobe Epilepsy Study Group. A randomized, controlled trial of surgery for temporal-lobe epilepsy. N Engl J Med 2001;345(5):311–318

[2] Yasuda CL, Tedeschi H, Oliveira EL, et al. Comparison of shortterm outcome between surgical and clinical treatment in temporal lobe epilepsy: a prospective study. Seizure 2006;15(1):35–40

[3] Engel J Jr, van Ness P, Rasmussen T, Ojemann L. Outcome with respect to epileptic seizures. In: Engel J Jr, ed. Surgical Treatment of the Epilepsies. 2nd ed. New York, NY: Raven; 1993:609–621

[4] Kellett MW, Smith DF, Baker GA, Chadwick DW. Quality of life after epilepsy surgery. J Neurol Neurosurg Psychiatry 1997;63(1):52–58

[5] Birbeck GL, Hays RD, Cui X, Vickrey BG. Seizure reduction and quality of life improvements in people with epilepsy. Epilepsia 2002;43(5):535–538

[6] Wyllie E, Lüders H, Morris HH III, et al. Subdural electrodes in the evaluation for epilepsy surgery in children and adults. Neuropediatrics 1988;19(2):80–86

[7] Morrison G, Duchowny M, Resnick T, et al. Epilepsy surgery in childhood. A report of 79 patients. Pediatr Neurosurg 1992;18(5–6):291–297

[8] Rossi GF. Epilepsy in the pediatric age and its surgical treatment. Childs Nerv Syst 1995;11(1):23–28

[9] Adelson PD, Black PM, Madsen JR, et al. Use of subdural grids and strip electrodes to identify a seizure focus in children. Pediatr Neurosurg 1995;22(4):174–180

[10] Pomata HB, González R, Bartuluchi M, et al. Extratemporal epilepsy in children: candidate selection and surgical treatment. Childs Nerv Syst 2000;16(12):842–850

[11] Van Oijen M, De Waal H, Van Rijen PC, Jennekens-Schinkel A, van Huffelen AC, Van Nieuwenhuizen O; Dutch Collaborative Epilepsy Surgery Program. Resective epilepsy surgery in childhood: the Dutch experience 1992–2002. Eur J Paediatr Neurol 2006;10(3):114–123

[12] Sinclair DB, Aronyk K, Snyder T, et al. Extratemporal resection for childhood epilepsy. Pediatr Neurol 2004;30(3):177–185

[13] Quesney LF. Extratemporal epilepsy: clinical presentation, pre-operative EEG localization and surgical outcome. Acta Neurol Scand Suppl 1992;140(S140):81–94

[14] Englot DJ, Breshears JD, Sun PP, Chang EF, Auguste KI. Seizure outcomes after resective surgery for extra-temporal lobe epilepsy in pediatric patients. J Neurosurg Pediatr 2013;12(2):126–133

[15] Wyllie E, Comair YG, Kotagal P, Bulacio J, Bingaman W, Ruggieri P. Seizure outcome after epilepsy surgery in children and adolescents. Ann Neurol 1998;44(5):740–748

[16] Paolicchi JM, Jayakar P, Dean P, et al. Predictors of outcome in

pediatric epilepsy surgery. Neurology 2000;54(3):642–647

[17] Blumcke I, Spreafico R, Haaker G, et al; EEBB Consortium. Histopathological findings in brain tissue obtained during epilepsy surgery. N Engl J Med 2017;377(17):1648–1656

[18] Cascino GD. Surgical treatment for extratemporal epilepsy. Curr Treat Options Neurol 2004;6(3):257–262

[19] Zentner J, Hufnagel A, Ostertun B, et al. Surgical treatment of extratemporal epilepsy: clinical, radiologic, and histopathologic findings in 60 patients. Epilepsia 1996;37(11):1072–1080

[20] Cascino GD, Jack CR Jr, Parisi JE, et al. MRI in the presurgical evaluation of patients with frontal lobe epilepsy and children with temporal lobe epilepsy: pathologic correlation and prognostic importance. Epilepsy Res 1992;11(1):51–59

[21] Kim DW, Lee SK, Yun CH, et al. Parietal lobe epilepsy: the semiology, yield of diagnostic workup, and surgical outcome. Epilepsia 2004;45(6):641–649

[22] Lee JJ, Lee SK, Lee SY, et al. Frontal lobe epilepsy: clinical characteristics, surgical outcomes and diagnostic modalities. Seizure 2008;17(6):514–523

[23] Olivier A. Surgery of frontal lobe epilepsy. Adv Neurol 1995;66:321–348, discussion 348–352

[24] Jobst BC, Siegel AM, Thadani VM, Roberts DW, Rhodes HC, Williamson PD. Intractable seizures of frontal lobe origin: clinical characteristics, localizing signs, and results of surgery. Epilepsia 2000;41(9):1139–1152

[25] Berg AT, Zelko FA, Levy SR, Testa FM. Age at onset of epilepsy, pharmacoresistance, and cognitive outcomes: a prospective cohort study. Neurology 2012;79(13):1384–1391

[26] Mizrahi EM, Kellaway P, Grossman RG, et al. Anterior temporal lobectomy and medically refractory temporal lobe epilepsy of childhood. Epilepsia 1990;31(3):302–312

[27] Centeno RS, Yacubian EM, Sakamoto AC, Ferraz AF, Junior HC, Cavalheiro S. Pre-surgical evaluation and surgical treatment in children with extratemporal epilepsy. Childs Nerv Syst 2006;22(8):945–959

[28] Loddenkemper T, Holland KD, Stanford LD, Kotagal P, Bingaman W, Wyllie E. Developmental outcome after epilepsy surgery in infancy. Pediatrics 2007;119(5):930–935

[29] Kwan P, Brodie MJ. Early identification of refractory epilepsy. N Engl J Med 2000;342(5):314–319

[30] Otsuki T, Kim HD, Luan G, et al; FACE Study Group. Surgical versus medical treatment for children with epileptic encephalopathy in infancy and early childhood: Results of an international multicenter cohort study in Far-East Asia (the FACE study). Brain Dev 2016;38(5):449–460

[31] Dwivedi R, Ramanujam B, Chandra PS, et al. Surgery for drugresistant epilepsy in children. N Engl J Med 2017;377(17): 1639–1647

[32] Madan N, Grant PE. New directions in clinical imaging of cortical dysplasias. Epilepsia 2009;50(Suppl 9):9–18

[33] Obusez EC, Lowe M, Oh SH, et al. 7T MR of intracranial pathology: preliminary observations and comparisons to 3T and 1.5T. Neuroimage 2018;168:459–476

[34] Zucca I, Milesi G, Medici V, et al. Type II focal cortical dysplasia: ex vivo 7T magnetic resonance imaging abnormalities and histopathological comparisons. Ann Neurol 2016;79(1):42–58

[35] De Ciantis A, Barba C, Tassi L, et al. 7T MRI in focal epilepsy with unrevealing conventional field strength imaging. Epilepsia 2016;57(3):445–454

[36] Feldman RE, Rutland JW, Fields MC, et al. Quantification of perivascular spaces at 7T: a potential MRI biomarker for epilepsy. Seizure 2018;54:11–18

[37] Andersson P, Pluim JP, Siero JC, Klein S, Viergever MA, Ramsey NF. Real-time decoding of brain responses to visuospatial attention using 7T fMRI. PLoS One 2011;6(11):e27638

[38] Nersesyan H, Hyder F, Rothman DL, Blumenfeld H. Dynamic fMRI and EEG recordings during spike-wave seizures and generalized tonic-clonic seizures in WAG/Rij rats. J Cereb Blood Flow Metab 2004;24(6):589–599

[39] Oishi M, Kameyama S, Masuda H, et al. Single and multiple clusters of magnetoencephalographic dipoles in neocortical epilepsy: significance in characterizing the epileptogenic zone. Epilepsia 2006;47(2):355–364

[40] Otsubo H, Ochi A, Elliott I, et al. MEG predicts epileptic zone in lesional extrahippocampal epilepsy: 12 pediatric surgery cases. Epilepsia 2001;42(12):1523–1530

[41] Knowlton RC, Laxer KD, Aminoff MJ, Roberts TP, Wong ST, Rowley HA. Magnetoencephalography in partial epilepsy: clinical yield and localization accuracy. Ann Neurol 1997;42(4): 622–631

[42] Minassian BA, Otsubo H, Weiss S, Elliott I, Rutka JT, Snead OC III. Magnetoencephalographic localization in pediatric epilepsy surgery: comparison with invasive intracranial electroencephalography. Ann Neurol 1999;46(4):627–633

[43] Wheless JW, Willmore LJ, Breier JI, et al. A comparison of magnetoencephalography, MRI, and V-EEG in patients evaluated for epilepsy surgery. Epilepsia 1999;40(7):931–941

[44] Papanicolaou AC, Pataraia E, Billingsley-Marshall R, et al. Toward the substitution of invasive electroencephalography in epilepsy surgery. J Clin Neurophysiol 2005;22(4):231–237

[45] Stefan H, Trinka E. Magnetoencephalography (MEG): past, current and future perspectives for improved differentiation and treatment of epilepsies. Seizure 2017;44:121–124

[46] Englot DJ, Nagarajan SS, Imber BS, et al. Epileptogenic zone localization using magnetoencephalography predicts seizure freedom in epilepsy surgery. Epilepsia 2015;56(6):949–958

[47] Jansen FE, Huiskamp G, van Huffelen AC, et al. Identification of the epileptogenic tuber in patients with tuberous sclerosis: a comparison of high-resolution EEG and MEG. Epilepsia 2006;47(1):108–114

[48] Jayabal V, Pillai A, Sinha S, et al. Role of magnetoencephalography and stereo-electroencephalography in the presurgical evaluation in patients with drug-resistant epilepsy. Neurol India 2017;65(Supplement):S34–S44

[49] Bagić A. Look back to leap forward: the emerging new role of magnetoencephalography (MEG) in nonlesional epilepsy. Clin Neurophysiol 2016;127(1):60–66

[50] Knowlton RC, Razdan SN, Limdi N, et al. Effect of epilepsy magnetic source imaging on intracranial electrode placement. Ann Neurol 2009;65(6):716–723

[51] Fischer MJ, Scheler G, Stefan H. Utilization of magnetoencephalography results to obtain favourable outcomes in epilepsy surgery. Brain 2005;128(Pt 1):153–157

[52] Knowlton RC. The role of FDG-PET, ictal SPECT, and MEG in the epilepsy surgery evaluation. Epilepsy Behav 2006;8(1):91–101

[53] Knowlton RC, Elgavish RA, Bartolucci A, et al. Functional imaging: II. Prediction of epilepsy surgery outcome. Ann Neurol 2008;64(1):35–41

[54] Pirotte B, Goldman S, Salzberg S, et al. Combined positron emission tomography and magnetic resonance imaging for the planning of stereotactic brain biopsies in children: experience in 9 cases. Pediatr Neurosurg 2003;38(3):146–155

[55] Buchhalter JR, So EL. Advances in computer-assisted single-photon emission computed tomography (SPECT) for epilepsy surgery in children. Acta Paediatr Suppl 2004;93(445):32–35, discussion 36–37

[56] Van Paesschen W. Ictal SPECT. Epilepsia 2004;45(Suppl 4):35–40

[57] Ahnlide JA, Rosén I, Lindén-Mickelsson Tech P, Källén K. Does SISCOM contribute to favorable seizure outcome after epilepsy surgery? Epilepsia 2007;48(3):579–588

[58] Lee SK, Lee SY, Yun CH, Lee HY, Lee JS, Lee DS. Ictal SPECT in neocortical epilepsies: clinical usefulness and factors affecting the pattern of hyperperfusion. Neuroradiology 2006;48(9):678–684

[59] Fukuda M, Masuda H, Honma J, Kameyama S, Tanaka R. Ictal SPECT analyzed by three-dimensional stereotactic surface projection in frontal lobe epilepsy patients. Epilepsy Res 2006;68(2):95–102

[60] Duncan JD, Moss SD, Bandy DJ, et al. Use of positron emission tomography for presurgical localization of eloquent brain areas in children with seizures. Pediatr Neurosurg 1997;26(3):144–156

[61] Juhász C, Chugani HT. Imaging the epileptic brain with positron emission tomography. Neuroimaging Clin N Am 2003;13(4):705–716, viii

[62] Sood S, Chugani HT. Functional neuroimaging in the preoperative evaluation of children with drug-resistant epilepsy. Childs Nerv Syst 2006;22(8):810–820

[63] Verger A, Lagarde S, Maillard L, Bartolomei F, Guedj E. Brain molecular imaging in pharmacoresistant focal epilepsy: current practice and perspectives. Rev Neurol (Paris) 2018;174(1–2):16–27

[64] Chandra PS, Salamon N, Huang J, et al. FDG-PET/MRI coregistration and diffusion-tensor imaging distinguish epileptogenic tubers and cortex in patients with tuberous sclerosis complex: a preliminary report. Epilepsia 2006;47(9):1543–1549

[65] Morioka T, Mizushima A, Yamamoto T, et al. Functional mapping of the sensorimotor cortex: combined use of magnetoencephalography, functional MRI, and motor evoked potentials. Neuroradiology 1995;37(7):526–530

[66] Woodward KE, Gaxiola-Valdez I, Goodyear BG, Federico P. Frontal lobe epilepsy alters functional connections within the brain's motor network: a resting-state fMRI study. Brain Connect 2014;4(2):91–99

[67] Vadivelu S, Wolf VL, Bollo RJ, Wilfong A, Curry DJ. Resting-state functional MRI in pediatric epilepsy surgery. Pediatr Neurosurg 2013;49(5):261–273

[68] Theodore WH. Transcranial magnetic stimulation in epilepsy. Epilepsy Curr 2003;3(6):191–197

[69] Macdonell RA, Jackson GD, Curatolo JM, et al. Motor cortex localization using functional MRI and transcranial magnetic stimulation. Neurology 1999;53(7):1462–1467

[70] Jones-Gotman M, Smith M, Zatorre R. Neuropsychological testing for localizing and lateralizing the epileptogenic region. In: Engel J Jr, ed. Surgical Treatment of the Epilepsies. 2nd ed. New York, NY: Raven; 1993:245–261

[71] Bernstein JH, Prather PA, Rey-Casserly C. Neuropsychological assessment in preoperative and postoperative evaluation. Neurosurg Clin N Am 1995;6(3):443–454

[72] González-Martínez J, Bulacio J, Thompson S, et al. Technique, results, and complications related to robot-assisted stereoelectroencephalography. Neurosurgery 2016;78(2):169–180

[73] Gonzalez-Martinez J, Mullin J, Bulacio J, et al. Stereoelectroencephalography in children and adolescents with difficult- to-localize refractory focal epilepsy. Neurosurgery 2014;75(3):258–268, discussion 267–268

[74] Gonzalez-Martinez J, Bulacio J, Alexopoulos A, Jehi L, Bingaman W, Najm I. Stereoelectroencephalography in the "difficult to localize" refractory focal epilepsy: early experience from a North American epilepsy center. Epilepsia 2013;54(2): 323–330

[75] Gonzalez-Martinez J, Lachhwani D. Stereoelectroencephalography in children with cortical dysplasia: technique and results. Childs Nerv Syst 2014;30(11):1853–1857

[76] Mullin JP, Shriver M, Alomar S, et al. Is SEEG safe? A systematic review and meta-analysis of stereo-electroencephalography- related complications. Epilepsia 2016;57(3):386–401

[77] Cardinale F, Cossu M, Castana L, et al. Stereoelectroencephalography: surgical methodology, safety, and stereotactic application accuracy in

500 procedures. Neurosurgery 2013;72(3):353–366, discussion 366

[78] Pilcher WH, Silbergeld DL, Berger MS, Ojemann GA. Intraoperative electrocorticography during tumor resection: impact on seizure outcome in patients with gangliogliomas. J Neurosurg 1993;78(6):891–902

[79] Ojemann SG, Berger MS, Lettich E, Ojemann GA. Localization of language function in children: results of electrical stimulation mapping. J Neurosurg 2003;98(3):465–470

[80] Bauman JA, Feoli E, Romanelli P, Doyle WK, Devinsky O, Weiner HL. Multistage epilepsy surgery: safety, efficacy, and utility of a novel approach in pediatric extratemporal epilepsy. Neurosurgery 2005;56(2):318–334

[81] Tharin S, Golby A. Functional brain mapping and its applications to neurosurgery. Neurosurgery 2007;60(4, Suppl 2):185– 201, discussion 201–202

[82] Duffau H. Lessons from brain mapping in surgery for low-grade glioma: insights into associations between tumour and brain plasticity. Lancet Neurol 2005;4(8):476–486

[83] Bruce DA, Bizzi JW. Surgical technique for the insertion of grids and strips for invasive monitoring in children with intractable epilepsy. Childs Nerv Syst 2000;16(10–11):724–730

[84] Hamer HM, Morris HH, Mascha EJ, et al. Complications of invasive video-EEG monitoring with subdural grid electrodes. Neurology 2002;58(1):97–103

[85] Johnston JM Jr, Mangano FT, Ojemann JG, Park TS, Trevathan E, Smyth MD. Complications of invasive subdural electrode monitoring at St. Louis Children's Hospital, 1994–2005. J Neurosurg 2006;105(5, Suppl):343–347

[86] Onal C, Otsubo H, Araki T, et al. Complications of invasive subdural grid monitoring in children with epilepsy. J Neurosurg 2003;98(5):1017–1026

[87] Rydenhag B, Silander HC. Complications of epilepsy surgery after 654 procedures in Sweden, September 1990– 1995: a multicenter study based on the Swedish National Epilepsy Surgery Register. Neurosurgery 2001;49(1):51–56, discussion 56–57

[88] Simon SL, Telfeian A, Duhaime AC. Complications of invasive monitoring used in intractable pediatric epilepsy. Pediatr Neurosurg 2003;38(1):47–52

[89] Swartz BE, Rich JR, Dwan PS, et al. The safety and efficacy of chronically implanted subdural electrodes: a prospective study. Surg Neurol 1996;46(1):87–93

[90] Yang PF, Zhang HJ, Pei JS, et al. Intracranial electroencephalography with subdural and/or depth electrodes in children with epilepsy: techniques, complications, and outcomes. Epilepsy Res 2014;108(9):1662–1670

[91] Araki T, Otsubo H, Makino Y, et al. Efficacy of dexamathasone on cerebral swelling and seizures during subdural grid EEG recording in children. Epilepsia 2006;47(1):176–180

[92] Stephan CL, Kepes JJ, SantaCruz K, Wilkinson SB, Fegley B, Osorio I. Spectrum of clinical and histopathologic responses to intracranial electrodes: from multifocal aseptic meningitis to multifocal hypersensitivity-type meningovasculitis. Epilepsia 2001;42(7):895–901

[93] Maciunas RJ. Computer-assisted neurosurgery. Clin Neurosurg 2006;53:267–271

[94] Garcia PA, Barbaro NM, Laxer KD. The prognostic value of postoperative seizures following epilepsy surgery. Neurology 1991;41(9):1511–1512

[95] Lüders H, Murphy D, Awad I, et al. Quantitative analysis of seizure frequency 1 week and 6, 12, and 24 months after surgery of epilepsy. Epilepsia 1994;35(6):1174–1178

[96] Mani J, Gupta A, Mascha E, et al. Postoperative seizures after extratemporal resections and hemispherectomy in pediatric epilepsy. Neurology 2006;66(7):1038–1043

[97] Perry MS, Donahue DJ, Malik SI, et al. Magnetic resonance imaging-guided laser interstitial thermal therapy as treatment for intractable insular epilepsy in children. J Neurosurg Pediatr 2017;20(6):575–582

[98] Fujimoto A, Okanishi T, Kanai S, Sato K, Nishimura M, Enoki H. Neuronavigation-guided frameless stereoelectroencephalography (SEEG). Neurol Med Chir (Tokyo) 2017;57(9):496–502

[99] Nowell M, Rodionov R, Diehl B, et al. A novel method for implementation of frameless StereoEEG in epilepsy surgery. Neurosurgery 2014;10(Suppl 4):525–533, discussion 533–534

[100] Buckley R, Estronza-Ojeda S, Ojemann JG. Laser ablation in pediatric epilepsy. Neurosurg Clin N Am 2016;27(1):69–78

[101] Nowell M, Miserocchi A, McEvoy AW, Duncan JS. Advances in epilepsy surgery. J Neurol Neurosurg Psychiatry 2014;85(11):1273–1279

[102] Prince E, Hakimian S, Ko AL, Ojemann JG, Kim MS, Miller JW. Laser interstitial thermal therapy for epilepsy. Curr Neurol Neurosci Rep 2017;17(9):63

[103] Wilfong AA, Curry DJ. Hypothalamic hamartomas: optimal approach to clinical evaluation and diagnosis. Epilepsia 2013;54(Suppl 9):109–114

[104] Curry DJ, Gowda A, McNichols RJ, Wilfong AA. MR-guided stereotactic laser ablation of epileptogenic foci in children. Epilepsy Behav 2012;24(4):408–414

[105] Hawasli AH, Bagade S, Shimony JS, Miller-Thomas M, Leuthardt EC. Magnetic resonance imaging-guided focused laser interstitial thermal therapy for intracranial lesions: single-institution series. Neurosurgery 2013;73(6):1007–1017

[106] D'Argenzio L, Colonnelli MC, Harrison S, et al. Seizure outcome after extratemporal epilepsy surgery in childhood. Dev Med Child Neurol 2012;54(11):995–1000

[107] Dorward IG, Titus JB, Limbrick DD, Johnston JM, Bertrand ME, Smyth MD. Extratemporal, nonlesional epilepsy in children: postsurgical clinical and neurocognitive outcomes. J Neurosurg Pediatr 2011;7(2):179–188

[108] Englot DJ, Wang DD, Rolston JD, Shih TT, Chang EF. Rates and predictors of long-term seizure freedom after frontal lobe epilepsy surgery: a systematic review and meta-analysis. J Neurosurg 2012;116(5):1042–1048

[109] Hauptman JS, Pedram K, Sison CA, et al. Pediatric epilepsy surgery: long-term 5–year seizure remission and medication use. Neurosurgery 2012;71(5):985–993

[110] Tanriverdi T, Olivier NP, Olivier A. Quality of life after extratemporal epilepsy surgery: a prospective clinical study. Clin Neurol Neurosurg 2008;110(1):30–37

[111] Tonini C, Beghi E, Berg AT, et al. Predictors of epilepsy surgery outcome: a meta-analysis. Epilepsy Res 2004;62(1):75–87

[112] Beghi E, Tonini C. Surgery for epilepsy: assessing evidence from observational studies. Epilepsy Res 2006;70(2–3):97–102

[113] Gilliam F, Wyllie E, Kashden J, et al. Epilepsy surgery outcome: comprehensive assessment in children. Neurology 1997;48(5):1368–1374

[114] Terra-Bustamante VC, Fernandes RM, Inuzuka LM, et al. Surgically amenable epilepsies in children and adolescents: clinical, imaging, electrophysiological, and post-surgical outcome data. Childs Nerv Syst 2005;21(7):546–551

第 46 章　辅助感觉运动区的手术
Supplementary Sensorimotor Area Surgery

Jarod L. Roland　Matthew D. Smyth　著

李　霖　译　　朱凤军　校

摘　要

辅助感觉运动区（SSMA）是一个经过充分研究的大脑区域，在小儿癫痫手术时需要特别注意。我们对这个脑区的临床认识中有很大一部分是从成人患者和肿瘤手术中推断出来的。在本章中，我们首先回顾医学文献中 SSMA 的起源及其解剖学定义。然后，我们探讨了与该区域切除相关的功能缺陷和临床转归。这些知识可以作为解释癫痫发作症状学和已报道的小儿癫痫手术预后的基础。

关键词

辅助运动感觉区，辅助运动区，SMA 综合征，癫痫，癫痫手术，儿科，神经外科

涉及额叶内侧后部的手术与对侧偏瘫和语言障碍综合征相关。虽然症状可能很严重，但它们往往是暂时的。文献报道的术后功能障碍的发生率和预测因素各不相同。然而，由于该综合征的恢复概率较大，因此，对于由额叶内侧病灶所致难治性癫痫的患儿，该部位手术的耐受性一般较好。在此，我们回顾了有关辅助感觉运动区的解剖和功能及其与难治性癫痫外科治疗相关的文献。

一、解剖

辅助运动区（supplementary motor area，SMA）的解剖学定义首先由 Penfield 和 Welch[1] 提出。通过皮质电刺激功能定位的方法来描述，并得到 Woolsey 及其同事[2] 的证实。随后的人体实验证实这一区域具有感觉功能，因此将名称修改为辅助感觉运动区（supplementary sensorimotor area，SSMA）[3, 4]。这两个术语，SMA 和 SSMA，在文献中经常互换使用，通常指同一个解剖学上的位置。在本文的剩余部分中，为了保持一致性，我们将使用 SSMA 来指代这一区域。

SSMA 区构成了额上回后部和额叶内侧后部的一部分。其解剖学上的界限最初是由 Penfield 和同事通过对灵长类动物和人类的皮质电刺激研究确定的。其后缘和下缘定位清晰，分别是中央前沟和扣带沟[1, 5]。而外侧界和前界不清，但可能以额上沟作为外侧界，中央前沟前方 5cm 处作为前界[3]。图 46-1 在一个平均皮质表面模型上标记了这一区域。然而，这些边界可能会用来对 SSMA 区进行进一步分区，诸如 SMA 固有区、pre-SMA 区和辅助眼区等区域[6-8]。

此前，在非人灵长类动物模型中，对与 SSMA 有联系的脑区进行了非常详细的研究[9]。这类动物研究已经证明了 SSMA 对运动系统的重要作用。在到达脊髓下部运动神经元的皮质脊髓束中，其中约 10% 的白质纤维来自 SSMA 区[9]。此外，SSMA 与大脑的许多其他区域相互连接。这

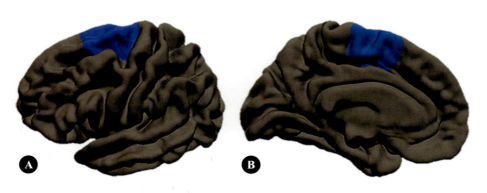

种相互联系有助于更深入地研究 SSMA 区的功能，并可以帮助人们理解该区域切除后出现的功能缺陷。Vergani 等的一项人体实验研究了 SSMA 和其他大脑区域之间的白质连接[10]。他们在尸体解剖和来自人类连接组项目的高分辨率 DTI 检查中发现了 5 个主要白质连接：①连接中央前回的 U 形纤维；②连接扣带回的 U 形纤维；③连接额盖部的纤维；④连接纹状体的纤维；⑤通过胼胝体连接对侧 SSMA 的纤维[10]。有趣的是，连接 Broca 区所在的额盖部的纤维可能可以解释术后 SMA 综合征中观察到的语言障碍。

二、辅助感觉运动区的功能

皮质电刺激和电生理记录提供了与 SSMA 功能相关的实验证据。对该区的电刺激实验既能诱发复杂的运动和感觉，也可以抑制特定的功能，即语言功能。Fried 等的一项研究观察了在接受有创性 ECoG 监测的癫痫患者中进行皮质电刺激的结果[11]。他们发现，对 13 例患者的 169 个位于 SSMA 的电极位点进行刺激，最常见的是运动反应（63%），其次是感觉知觉（30%）和语言障碍（12%）。运动反应的结果与之前 Penfield 和 Welch 所描述的相似[1]。然而，Fried 等注意到，在刺激电流阈值较低的刺激部位，主观感觉体验很容易被忽略，而在较高的刺激电流下则引发了运动反应[11]。Lim 报告了他们对 19 个类似病例进行侵入性 ECoG 监测癫痫发作的研究结果，并为该区具有感觉和运动双重功能提供了进一步的证据[3]。这些在人体的研究及先前在非人灵长类动物上的实验也支持 SSMA 是有特定躯体功能定位的[3, 11, 12]。

现在人们普遍认为，SSMA 的躯体功能定位是由该区的后部代表下肢，前部代表口面和上肢功能。

这些实验观察为解释因 SSMA 皮质切除引起 SMA 综合征的临床表现提供了坚实的基础。Laplane 等的一个早期系列报道描述了三名患者在切除额叶内侧后出现了 SMA 综合征。这三名患者都出现了一过性的对侧运动障碍（包括下肢、上肢和面部）和语言障碍[13]。Zentner 等的一个前瞻性研究报道了 28 例接受背侧额叶切除的患者[14]。他们发现 89% 的入组患者在术后出现了一过性的对侧肢体偏瘫，伴有或不伴有语言障碍。

此外，优势半球的影响也被报道过。语言功能更多地出现在主侧半球，而非主半球更有可能诱发同侧或双侧的运动反应。全面的 SMA 综合征所包含的语言功能障碍最常与主侧额叶有关；不过，这也不是没有例外。

Goldberg 对早期的 SSMA 研究进行了详细的回顾[15]。而 Nachev 等的一篇综述深入地描述了一个被称为辅助运动复合体的更大区域，而其分区包括 SSMA、pre-SMA 和辅助眼动区[6]。这些区域的详细解剖和功能研究可以在动物模型上进行，也可以通过精心设计的研究，在正常人类被试中进行。然而，在癫痫患者的临床研究中，对这些分区的描述并不常见。

三、SMA 综合征

SMA 综合征是指继发的包括对侧偏瘫和失语的一组功能障碍综合征，常因切除 SSMA 而引起。该综合征最早是由 Laplane 及其同事描述的[13]。它很好地描述了患者术后症状的变化，其特征是偏瘫或运动失用以及一系列相关的语言障碍。这些症状可能在麻醉恢复后立即出现，也可能在手术后数小时内出现[16]。随后的恢复阶段通常需要几天到几个月的时间，但多数会在大约 1 周内迅速恢复到接近基线的水平。但如果在手术过程中切除了原始运动皮质则可能会影响恢复的进程，并导致术后持续的功能障碍和恢复期的延长。

Kasasbeh 及其同事回顾了 17 例接受涉及 SSMA 的手术的儿童难治性癫痫患者，这些患者在术后发生了 SSMA 综合征[17]。他们发现 82% 的患者在 1 个月时完全恢复，6 个月时 100% 恢复。Alonso-Vanegas 等的一项更大的研究包括 52 名因癫痫而接受 SSMA 手术的成年患者，其中 50% 的患者术后出现了 SMA 综合征[18]。所有的患者在 6 个月后症状完全消失。这些 SSMA 切除的结果可以与 Pondal-Sordo 等的一项类似的研究进行对比，该研究包括 52 名因癫痫而接受初级感觉运动区手术的成年患者。在他们的队列中，平均随访时间超过 4 年，而在最后一次随访时仍有 50% 的患者伴有神经功能障碍[19]。

并不是所有的研究都报道所有的患者症状都完全缓解。Kim 和他的同事在 2013 年进行了一项回顾性研究，发现有 43 名成人和儿童患者因癫痫接受了 SSMA 手术，其中 23 名患者（53.5%）在术后出现了新的功能障碍[20]。在这 23 名患者中，3 名患者在至少 2 年的随访后未能完全恢复。

有几个团队报道了在他们的病例系列中与术后功能障碍相关的临床因素。Kim 指出，与单独切除 SSMA 相比，同时切除 SSMA 和扣带回更容易导致术后一过性功能障碍。Kasasbeh 等在他们的病例系列中注意到类似的现象，他们测量了从切除部位到扣带回和到中央前回的距离，并发现两者在统计学上均有显著的相关性。他们还发现，在术前影像中发现病灶的病例术后发展为 SMA 综合征的可能性较小。这些发现与早先报道的 11 例接受胶质瘤切除术的患者相似，其中切除的位置和范围与一过性的术后功能障碍相关[21]。

四、功能定位

SSMA 紧邻中央前回。中央前沟是将 SSMA 与初级运动带分开的解剖学标志。当需要对 SSMA 进行手术切除时，通常会使用辅助定位技术避免误切邻近的中央前回。

在涉及 SSMA 切除的病例系列中，通过 ECoG 或直接电刺激进行术中定位经常被报道[17, 20-23]。电刺激功能定位可在术中唤醒或全身麻醉下进行，并同时监测诱发的运动活动。观察肢体的大体运动可以简单地由外科医生和麻醉师完成，也可以借助肌电图来记录。详细的功能定位有助于外科医生将切除范围局限在 SSMA，其所造成的功能缺损多是一过性的，同时避免了初级运动皮质损伤所带来的永久性的功能障碍[19]。

体感诱发电位也可以轻松可靠地识别中央沟，以帮助定位初级运动带。在外周的正中神经施加刺激，观察 ECoG 在相邻电极之间的 N20 处的距离相位反转时。这种相位逆转发生在跨越中央沟的电极之间，因此有助于在暴露的皮质表面定位相关解剖结构。

侵入性功能定位是传统的方法，其他技术经常与之比较。然而，微创定位技术和手术外定位技术往往对手术规划有重要意义，在某些情况下可能足以完成定位[24]。在进入手术室之前，可以使用非侵入性功能定位来识别主要运动区，也可能同时定位 SSMA。

fMRI 通常在学术型神经外科机构使用。它的优势在于提供神经外科医生所熟悉的 MRI 空间的定位信息。此外，功能数据通常可以与神经导航相结合，用于术中导航。基于任务态 fMRI（task-based fMRI，t-fMRI）通常是在 MRI 扫描仪中进行的，通过提示患者执行运动任务，如敲手指或伸出舌头，以一个与静息态交替的模块设计模式进行。任务的选择决定了运动小矮人被激活的区域。使用足部运动的任务范式可以识别出与运动小矮人的下肢区域相对应的内侧额叶后部区域。相似地，手或舌头任务将分别定位运动区的外侧和腹侧部分。这些基于任务的范式可以用来定位初级运动区以及 SMA 区[25]。2017 年，Collinge 等对小儿癫痫患者使用功能成像进行手术前功能定位的文献进行了系统综述[26]。他们得出结论，有充分的初步证据支持 t-fMRI 能够定位儿童患者的运动功能。

在儿童患者中，其对任务范式的依从性可能是有挑战的。对于那些非常年幼、发育迟缓或患有继发于原发病变的急性认知缺陷的儿童来说，情况尤其如此。在这种情况下，静息态 fMRI（resting-state fMRI，r-fMRI）可能对儿童患者有特殊的价值[27]。这是因为 r-fMRI 具有独特的优势，不需要患者参与来定位作为静息状态网络（resting state network，RSN）一部分的功能皮质区域。Biswal 和同事最初对 r-fMRI 的方法描述就是在无须完成任务的情况下，将初级运动皮质作为定位的范例区域[28]。从那时起，静息状态成像领域得到了发展，诸如感觉运动网络（sensorimotor network，SMN）等 RSN 得到了充分的认识和定义。SMN 包括中央前回、中央后回和部分 SSMA[25, 29, 30]。图 46-2 所示为一例儿童患者，在切除包括 SSMA 在内的右侧额叶之前，接受 r-fMRI 进行术前功能定位。最近，已经开发更多的方法技术，特定地用于在 r-fMRI 数据中明确

识别 SSMA 固有区和前 SSMA[31]。

五、起源于 SSMA 的癫痫发作

由于双侧肢体受累和意识保留等不常见的症状，SSMA 引起的癫痫发作可能难以定位，也难以解释其 EEG 结果[7, 32]。然而，刻板的发作症状学可能有助于全面的临床评估。1995 年，Connolly 详细描述了一小样本量的患有 SSMA 癫痫的儿童患者的特征。他们将纳入标准定为发作症状学表现为累及双侧上肢和下肢的强直性姿势，意识保留，无发作后意识不清。在这一组病例中，他们发现在 8~9 名年龄足够大且能够充分评估语言能力的患者中出现了言语功能障碍[33]。

Unnwongse 及其同事在他们对额叶内侧癫痫的研究中，对于 SSMA 的研究占据了其中的很大一部分[7]。他们将起源于 SSMA 的癫痫发作描述为一个或多个肢体的不对称的姿势，通常影响身体两侧。这种姿势可能包括击剑样或 M2e 姿势，表现为对侧手臂的伸展和同侧手臂的屈曲，以及 4 字征，表现为对侧手臂伸直过胸部，同侧手臂弯曲形成 "4" 的形状。在由 SSMA 引起的癫痫中，也常报道各种发声的形式[7]。现有文献报告了症状学上的广泛变化，然而其中有相当一部分为发作泛化至 SSMA 所产生的症状，这增加了通过临床

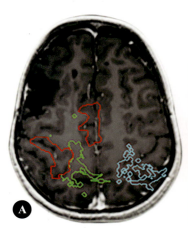
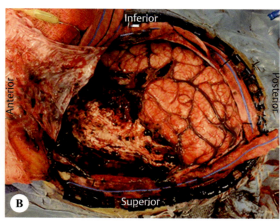
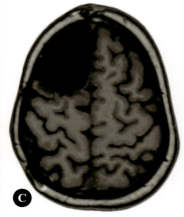

▲ 图 46-2　癫痫儿童 SSMA 切除示例。女性，14 岁，诊断药物难治性癫痫，发作起源于右侧额叶

A. 术前静息状态 fMRI 绘制初级感觉运动和 SSMA 图（红色部分）。DTI 纤维束成像显示双侧皮质脊髓束，分别用绿色和蓝色标示。B. 术中照片显示包括 SSMA 在内的右侧额叶的广泛切除。C. 术后影像证实切除区域包括右侧额叶内侧 SSMA 区。术后她立即表现出了典型的 SMA 综合征，包括偏瘫和语言障碍，1 周后开始恢复，1 个月完全恢复

症状学定位致痫灶的困难。

六、外科切除性手术的预后

文献报道的 SSMA 术后 Engel 分级良好。在 Kasasbeh 等报道的系列中，37 例（84%）的儿科患者在 12 个月随访时达到 Engel Ⅰ 级或 Engel Ⅱ 级[17]。Alonso-Vanegas 回顾了他们的 52 名成年患者系列，同样报道了良好的结果，92% 达到 Engel Ⅰ 级或 Engel Ⅱ 级结果[18]。

von Lehe 及其同事在 2012 年报道的一系列儿童和成人患者表明，癫痫无发作率与切除的扣带回和额叶内侧额叶皮质的范围之间可能存在相关性[34]。他们发现，43% 的患者在只切除扣带回后达到 Engel Ⅰ 级，相比之下，71% 的患者在扩大切除包括额叶内侧皮质后达到 Engel Ⅰ 级。他们注意到，术后功能障碍只发生在那些切除范围包括 SSMA 的患者。因此，根据以上这些数据，结合术后 SMA 综合征只是一过性的，几乎可以完全恢复，我们支持在扣带回和额叶内侧更多地使用病灶扩大切除的方法。

参 考 文 献

[1] Penfield W, Welch K. The supplementary motor area of the cerebral cortex; a clinical and experimental study. AMA Arch Neurol Psychiatry 1951;66(3):289–317

[2] Woolsey CN, Settlage PH, Meyer DR, Sencer W, Pinto Hamuy T, Travis AM. Patterns of localization in precentral and "supplementary" motor areas and their relation to the concept of a premotor area. Res Publ Assoc Res Nerv Ment Dis 1952;30: 238–264

[3] Lim SH, Dinner DS, Pillay PK, et al. Functional anatomy of the human supplementary sensorimotor area: results of extraoperative electrical stimulation. Electroencephalogr Clin Neurophysiol 1994;91(3):179–193

[4] Lüders HO. The supplementary sensorimotor area. An overview. Adv Neurol 1996;70:1–16

[5] Laich E, Kuzniecky R, Mountz J, et al. Supplementary sensorimotor area epilepsy. Seizure localization, cortical propagation and subcortical activation pathways using ictal SPECT. Brain 1997;120(Pt 5):855–864

[6] Nachev P, Kennard C, Husain M. Functional role of the supplementary and pre-supplementary motor areas. Nat Rev Neurosci 2008;9(11):856–869

[7] Unnwongse K, Wehner T, Foldvary-Schaefer N. Mesial frontal lobe epilepsy. J Clin Neurophysiol 2012;29(5):371–378

[8] Dale AM, Fischl B, Sereno MI. Cortical surface-based analysis. I. Segmentation and surface reconstruction. Neuroimage 1999;9(2):179–194

[9] Potgieser AR, de Jong BM, Wagemakers M, Hoving EW, Groen RJ. Insights from the supplementary motor area syndrome in balancing movement initiation and inhibition. Front Hum Neurosci 2014;8:960

[10] Vergani F, Lacerda L, Martino J, et al. White matter connections of the supplementary motor area in humans. J Neurol Neurosurg Psychiatry 2014;85(12):1377–1385

[11] Fried I, Katz A, McCarthy G, et al. Functional organization of human supplementary motor cortex studied by electrical stimulation. J Neurosci 1991;11(11):3656–3666

[12] Mitz AR, Wise SP. The somatotopic organization of the supplementary motor area: intracortical microstimulation mapping. J Neurosci 1987;7(4):1010–1021

[13] Laplane D, Talairach J, Meininger V, Bancaud J, Orgogozo JM. Clinical consequences of corticectomies involving the supplementary motor area in man. J Neurol Sci 1977;34(3):301–314

[14] Zentner J, Hufnagel A, Pechstein U, Wolf HK, Schramm J. Functional results after resective procedures involving the supplementary motor area. J Neurosurg 1996;85(4):542–549

[15] Goldberg G. Supplementary motor area structure and function: review and hypotheses. Behav Brain Sci 1985;8(4):567–588

[16] Duffau H, Lopes M, Denvil D, Capelle L. Delayed onset of the supplementary motor area syndrome after surgical resection of the mesial frontal lobe: a time course study using intraoperative mapping in an awake patient. Stereotact Funct Neurosurg 2001;76(2):74–82

[17] Kasasbeh AS, Yarbrough CK, Limbrick DD, et al. Characterization of the supplementary motor area syndrome and seizure outcome after medial frontal lobe resections in pediatric epilepsy surgery. Neurosurgery 2012;70(5):1152–1168, discussion 1168

[18] Alonso-Vanegas MA, San-Juan D, Buentello García RM, et al. Long-term surgical results of supplementary motor area epilepsy surgery. J Neurosurg 2017;127(5):1153–1159

[19] Pondal-Sordo M, Diosy D, Téllez-Zenteno JF, Girvin JP, Wiebe S. Epilepsy surgery involving the sensory-motor cortex. Brain 2006;129(Pt 12):3307–3314

[20] Kim Y-H, Kim CH, Kim JS, et al. Risk factor analysis of the development of new neurological deficits following supplementary motor area resection. J Neurosurg 2013;119(1):7–14

[21] Fontaine D, Capelle L, Duffau H. Somatotopy of the supplementary motor area: evidence from correlation of the extent of surgical resection with the clinical patterns of deficit. Neurosurgery 2002;50(2):297–303, discussion 303–305

[22] Yamane F, Muragaki Y, Maruyama T, et al. Preoperative mapping for patients with supplementary motor area epilepsy: multimodality brain mapping. Psychiatry Clin Neurosci 2004;58(3):S16–S21

[23] Ibe Y, Tosaka M, Horiguchi K, et al. Resection extent of the supplementary motor area and post-operative neurological deficits in glioma surgery. Br J Neurosurg 2016;30(3):323–329

[24] Liégeois F, Cross JH, Gadian DG, Connelly A. Role of fMRI in the decision-making process: epilepsy surgery for children. J Magn Reson Imaging 2006;23(6):933–940

[25] Hiroshima S, Anei R, Murakami N, Kamada K. Functional localization of the supplementary motor area. Neurol Med Chir (Tokyo) 2014;54(7):511–520

[26] Collinge S, Prendergast G, Mayers ST, et al. Pre-surgical mapping of eloquent cortex for paediatric epilepsy surgery candidates: evidence from a review of advanced functional neuroimaging. Seizure 2017;52:136–146

[27] Roland JL, Griffin N, Hacker CD, et al. Resting-state functional

magnetic resonance imaging for surgical planning in pediatric patients: a preliminary experience. J Neurosurg Pediatr 2017;20(6):583–590

[28] Biswal B, Yetkin FZ, Haughton VM, Hyde JS. Functional connectivity in the motor cortex of resting human brain using echo-planar MRI. Magn Reson Med 1995;34(4):537–541

[29] Xiong J, Parsons LM, Gao JH, Fox PT. Interregional connectivity to primary motor cortex revealed using MRI resting state images. Hum Brain Mapp 1999;8(2–3):151–156

[30] Ma L, Wang B, Chen X, Xiong J. Detecting functional connectivity in the resting brain: a comparison between ICA and CCA. Magn Reson Imaging 2007;25(1):47–56

[31] Kim J-H, Lee J-M, Jo HJ, et al. Defining functional SMA and pre-SMA subregions in human MFC using resting state fMRI: functional connectivity-based parcellation method. Neuroimage 2010;49(3):2375–2386

[32] Bass N, Wyllie E, Comair Y, Kotagal P, Ruggieri P, Holthausen H. Supplementary sensorimotor area seizures in children and adolescents. J Pediatr 1995;126(4):537–544

[33] Connolly MB, Langill L, Wong PK, Farrell K. Seizures involving the supplementary sensorimotor area in children: a video-EEG analysis. Epilepsia 1995;36(10):1025–1032

[34] von Lehe M, Wagner J, Wellmer J, Clusmann H, Kral T. Epilepsy surgery of the cingulate gyrus and the frontomesial cortex. Neurosurgery 2012;70(4):900–910, discussion 910

第47章 Rolandic 区手术
Rolandic Cortex Surgery

Ibrahim Jalloh　James T. Rutka　著

李霖 译　朱凤军 校

摘　要

Rolandic 区癫痫的定义是起源于中央前回和（或）中央后回，伴或不伴相邻皮质的癫痫发作。成功切除致痫灶癫痫预后良好，多数患者的发作可有效控制。Rolandic 区手术产生的感觉和运动功能障碍通常是一过性的，而即使症状是永久性的，患者通常也可以很好地耐受。在 Rolandic 区癫痫手术中，初级运动和体感皮质的准确功能定位尤为重要。因此，大多数患者需要有创监测来精确定义致痫区，并准确定位初级运动皮质的躯体分布。在本章中，我们回顾了与精确定位和安全切除位于 Rolandic 区的致痫灶相关的临床、影像学和神经生理学因素，以及手术原则。

关键词

Rolandic 区癫痫，癫痫外科，颅内电极，多处软脑膜下横切术，皮质切除术，并发症

　　Rolandic 区癫痫的定义是起源于中央前回和（或）中央后回，伴或不伴相邻皮质的癫痫发作。它可能是位于 Rolandic 区的肿瘤和血管畸形等局灶性病变所导致的。在这种情况下，手术处理的重点往往在于对病灶的处理，而不是癫痫本身。许多难治性 Rolandic 区癫痫患者并没有明确的局灶性病变导致癫痫发作。这些患者的术前评估对于精确定位致痫灶至关重要。并且往往需要进行颅内脑电监测。

　　成功切除致痫灶癫痫预后良好，多数患者的发作可有效控制，并减轻难治性癫痫所带来的有害的认知和社会心理症状。然而，永久性神经功能缺损的风险也是患者预后的重要组成部分。Rolandic 区手术产生的感觉和运动障碍通常是一过性的，而即使症状是永久性的，患者通常也可以很好地耐受。然而，功能缺失确实发生在一部分

患者身上，因此必须尽可能地对其进行预测，以便术前对患者及其家属进行告知。因此，初级运动和体感皮质的准确功能定位在 Rolandic 区手术中尤为重要。

　　在本章中，我们回顾了与精确定位和安全切除位于 Rolandic 区的致痫灶相关的临床、影像学和神经生理学因素，以及手术原则。

一、Rolandic 区手术的历史背景

　　对 Rolandic 区癫痫的手术治疗并不新鲜。现代最早的一些神经外科手术就是在这个区域进行的，这反映了当时对脑内病变的定位依赖于临床表现，而不是现代的影像技术。19 世纪 80 年代，维克多·霍斯利（Victor Horsley）第一个描述了软膜下切除 Rolandic 区治疗癫痫的方法。他的手术早于抗癫痫药物的使用，霍斯利的许多患者都是

真正因癫痫发作而致残的，其中有一位患者在住院期间发作了近 3000 次[1]。

霍斯利的工作启发了包括曾经与他一起工作过的欧内斯特·萨克斯（Ernest Sachs）以及伦纳德·弗洛（Leonard Furlow）和科布·皮尔彻（Cobb Pilcher）在内的医生完成了一系列更大量、更系统的手术。他们在 20 世纪 30 年代和 40 年代发表的论文描述了 Rolandic 区手术的后续发展[2-4]。特别是，他们描述了使用皮质刺激进行解剖和致痫灶定位，并加深了对术后癫痫和神经功能预后的理解。重要的是，他们认识到，即使在明显治愈数年之后，患者也可能出现癫痫复发，而且大多数患者在 Rolandic 区手术后，肢体无力和功能至少可以部分恢复。

二、Rolandic 区癫痫的临床和病理特征：原发性和病灶性

由 Rolandic 区皮质引起的特发性癫痫综合征通常是良性的。重要的是要将良性 Rolandic 区癫痫与需要手术治疗的更恶性的 Rolandic 区癫痫综合征区分开来。良性 Rolandic 区癫痫又称伴有中央－颞部棘波的良性小儿癫痫（benign partial epilepsy of childhood with centrotemporal spikes，BECCTS）约占小儿癫痫的 15%，预后良好[5]。此类患者无须手术治疗。通常，BECCTS 患者癫痫发作起始于 4—10 岁，包括在睡眠中发生的累及面部和舌头的简单部分癫痫发作，偶尔会继发全面性发作。此种发作不会引起神经或认知功能障碍，很容易通过药物控制。无论治疗与否，癫痫通常都会在青春期结束。这与更恶性的 Rolandic 区癫痫综合征相反，在 Rolandic 区癫痫综合征中，感觉运动性癫痫发作很容易泛化为全面性癫痫发作，抗癫痫药物治疗无效[6]。这类患者常伴有相关的认知障碍。良性癫痫和恶性癫痫的结构影像通常都是正常的，而在中央颞区观察到的 EEG 发作起始时的波形也难以区分这些病变[6, 7]。

虽然在术中切除的皮质组织的病理学检查中经常发现轻微的结构异常，但许多接受手术治疗

的 Rolandic 区癫痫患者在 MRI 上没有明显的病灶。这些微结构异常包括皮质发育不良、皮质星形胶质细胞增生、微小皮质发育不良和弥漫性星形细胞包涵体[8-10]。随着场强更大的 MRI 扫描设备的分辨率的不断提高，这些病灶的细微的影像学改变越来越被人们所认识。

病灶性 Rolandic 区癫痫的病理改变可分为多种类型，包括肿瘤性病灶（最常见的是胚胎发育不良性神经上皮肿瘤）、发育性病灶、血管病变以及其他病理改变[8-12]（表 47-1，图 47-1）。

表 47-1 病灶性及非病灶性 Rolandic 癫痫的病因

类　别	病灶性	非病灶性
占位性病变	DNET，神经节细胞胶质瘤，胶质瘤	
发育性疾病	皮质发育不良，结节	弥漫性星形细胞包涵体，轻微皮质发育不良
血管性病灶	AVM，海绵状血管瘤	
其他病理	胶质增生，梗死，Sturge-Weber 综合征	组织细胞浸润

三、对患者的手术评估

接受 Rolandic 区癫痫手术的患者包括病灶性和非病灶性病例。根据不同的治疗目的（如仅需要确定此病灶为癫痫发作的起始，还是需要在未见明确病灶的情况下确定致痫区），治疗流程可能有所不同。术前评估的一个重要部分是确定初级运动和体感皮质的解剖定位（图 47-2）。

（一）术前评估

患者接受仔细的临床评估、长时程头皮视频脑电监测和结构 MRI 成像。视频 EEG 可以对发作症状学进行详细评估，这对指导手术切除非常重要。头皮 EEG 最多能将致痫灶定位到一个相对广泛的皮质区域。在第一阶段的评估之后，治疗团队需明确癫痫发作的类型，是否属于难治性癫痫，发作期 EEG 是否有侧向性/局灶性，以及是

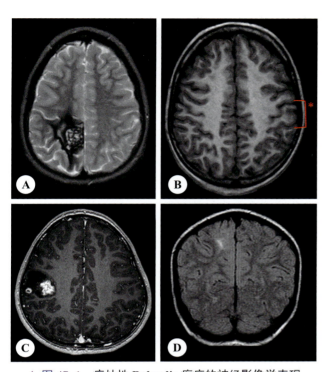

▲ 图 47-1　病灶性 Rolandic 癫痫的神经影像学表现

A. MRI 轴位 T_2 像显示位于中央后回旁中线区域的呈混杂信号的病灶。MRI 诊断为海绵状血管畸形，最终的病理检查也证实了影像学诊断。B. MRI 轴位 T_1 像显示位于左侧额叶后部的局灶性皮质增厚（由括号和星号标示），后经病理证实为皮质发育不良。C. 轴位 T_1 像钆增强 MRI 可见位于右侧顶叶边界清晰的不均匀增强病灶，其前界累及中央后回，后经病理证实为发育不良性神经上皮肿瘤（DNET）。D. MRI 冠位 T_2 液体衰减反转回复（FLAIR）序列显示位于皮质下和白质的线形高信号影，其前端朝向右侧侧脑室，后经病理证实为局灶性皮质发育不良

否需要考虑手术治疗。第二阶段的评估包括神经心理学评估和功能影像学。我们常规使用 MEG 与结构 MRI 进行融合，这使得致痫灶的定位比头皮 EEG 更准确，可达几毫米之内，尽管它通常仅限于发作间期记录。此外，脑磁图可用于功能定位（见下文）。我们之前已经发表过 MEG 癫痫性棘波的检测、定位和分析方法 [13, 14]。人们已经将使用 MEG 和有创性监测定位致痫灶一起进行了评估，并证明两者的定位既准确又可靠 [15]。

用于帮助确定致痫区的辅助检查还包括 PET 和 SPECT。在定位病灶有困难时，例如，发作扩散的速度快和范围广泛，则可以选择性地使用 PET 和 SPECT 辅助定位。我们的经验是，在这些复杂的颞叶外癫痫病例中，SPECT 和（或）PET 检查并不能帮助准确定位致痫灶 [8, 11]。

（二）定位致痫灶：埋置颅内电极定位致痫灶

对于局灶性病变且临床表现、EEG 和影像学检查结果一致的患者，侵入性脑电监测并非绝对必需。然而，对于 Rolandic 区癫痫，在致痫灶全部或部分位于功能皮质的情况下，通常建议进行侵入性脑电监测，最大限度地确保致痫灶定位的准确性。对于可能无法进行术中唤醒的儿童，也需要进行有创性监测，以实现准确的言语和语言功能定位。

四、硬膜下栅状电极置入

一个多达 128 个触点的硬膜下电极阵列（栅状电极）被用于术后脑电监测。硬膜下栅状电极放置的部位是根据术前患者癫痫发作的症状学、头皮 EEG 和脑磁图等检查结果而决定的（Ad-Tech，Racine，WI）。并且根据癫痫发作症状学和 MEG 结果，在其他未被栅状电极覆盖的潜在致痫区辅以置入条状电极和深部电极（图 47-3）。为了置入栅状电极，我们进行了大骨瓣开颅术，并以矢状窦为基底大 M 型剪开硬脑膜。在神经导航的帮助下，通过肉眼识别中央沟，并使用条形电极确定由正中神经电刺激触发的 SSEP 的反转电位（SSEP 相位反转法），从而进行确认 [16]（图 47-4）。通过对手投射区的直接电刺激以及肌电图监测来确定初级运动皮质所在的脑回。电刺激的方法有两种，一种是使用双极双相脉冲（50Hz）电刺激，一种是直接使用单极 "5 串" 短时高频刺激，后者是作者首选的方法（图 47-4）。尽管短时高频刺激引发发作的风险较低，但术中仍需准备好冰冻的生理盐水随时可用于终止直接皮质刺激引起的癫痫发作 [17]。

栅状电极的边缘固定在硬脑膜的边缘。拍摄最终术野的照片，然后用硬脑膜补片扩大缝合硬脑膜。还纳骨瓣并在其上缘与周围骨窗固定。电极线和帽状腱膜下下引流管穿过皮瓣，采用荷包

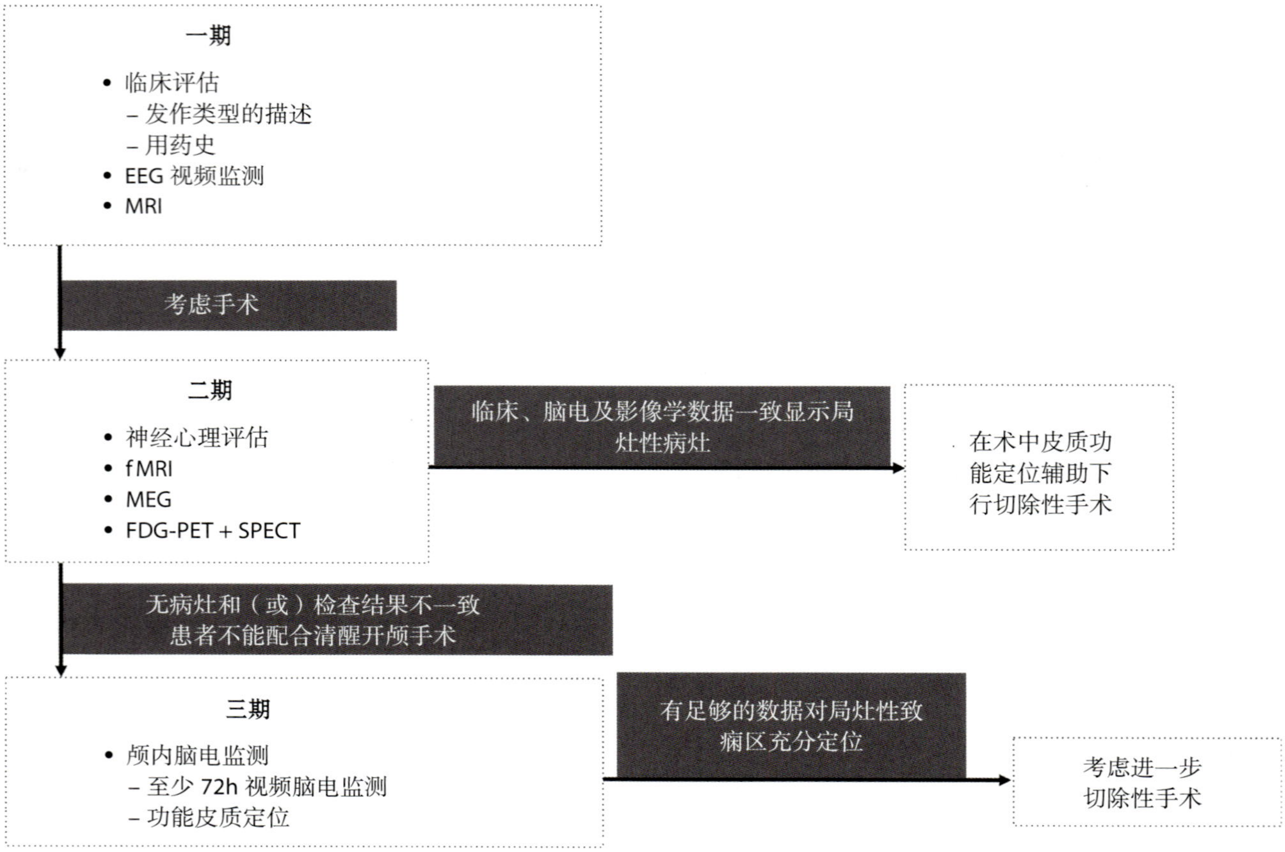

一期

- 临床评估
  - 发作类型的描述
  - 用药史
- EEG 视频监测
- MRI

考虑手术

二期

- 神经心理评估
- fMRI
- MEG
- FDG-PET + SPECT

临床、脑电及影像学数据一致显示局灶性病灶

在术中皮质功能定位辅助下行切除性手术

无病灶和（或）检查结果不一致
患者不能配合清醒开颅手术

三期

- 颅内脑电监测
  - 至少 72h 视频脑电监测
  - 功能皮质定位

有足够的数据对局灶性致痫区充分定位

考虑进一步切除性手术

▲ 图 47-2 Rolandic 癫痫患者的诊疗流程

如下所示，一期评估包括详细的临床检查，视频脑电监测及结构影像检查。检查结果提交至癫痫手术团队，由他们决定是否可以选择手术治疗。二期包括神经心理评估和功能影像。如果临床、脑电及影像学检查结果一致，提示在 Rolandic 区存在局限性病灶，则可能不需要进行电极置入脑电监测（三期），但是对于大多数 Rolandic 癫痫手术患者，一段时间的颅内电极置入脑电监测及功能定位对于精准定位致痫区和功能皮质是有帮助的

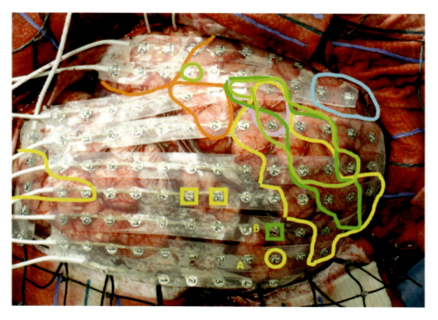

◀ 图 47-3 使用硬膜下栅状电极对致痫区和功能区进行定位

开颅后行硬膜下栅状电极置入，暴露半球外侧面大部分。栅状电极与额叶和颞叶条状电极联合使用。同时置入了颞叶深部电极。不同发作形式相关的发作起始区分别用黄色、绿色、蓝色和橙色标示。标注的字母、圆圈和正方形代表 MEG 的定位数据（A=MEG 运动功能，B=MEG 感觉运动诱发电位），术后感觉运功诱发电位（绿色方块），术后皮质电刺激（黄色方块 = 手，黄色圆圈 = 脚）

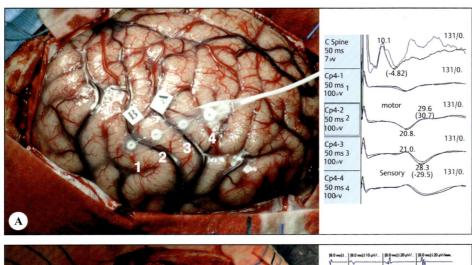

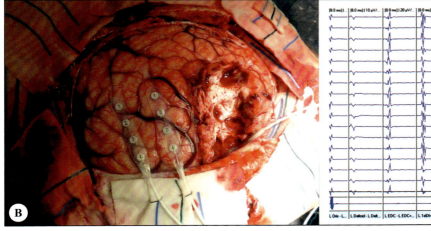

◀ 图 47-4 在 Rolandic 区手术中，使用术中电生理定位及监测初级运动皮质

A. 体感诱发电位相位反转技术（SSEP）。4 触点条状电极置于中央沟上，显示记录于体感皮质（触点 3、4），以及运动皮质（触点 1、2）的 SSEP 相位反转。字母"A"和"B"分别标注体感皮质和运动皮质，与术前 MEG 的定位一致。B. TOF（5 个成串电刺激）持续监测。4 个触点的条状电极置于初级运动皮质及前运动皮质。这样可在切除性手术中持续监测运动皮质和皮质脊髓束

缝合法固定。当置入硬膜下栅状电极后，我们通常在术后预防性使用广谱抗生素。术后第一天进行 CT 或 MRI 检查，明确电极位置，排除术后脑组织水肿和（或）血肿。

抗癫痫药物通常在置入电极之前停用。在术后监测期间可以记录到癫痫发作情况，并根据不同的癫痫发作类型确定相应的发作起始区。

五、初级运动和感觉运动皮质的定位

Rolandic 区手术需要对初级运动和体感皮质的位置和躯体定位结构有详细的了解，以便评估和降低术后神经功能缺损的风险。在正常皮质解剖结构被扭曲的情况下，这一点尤为重要。此外，Rolandic 区癫痫患者的运动功能可能有重组[17]。功能定位可以通过多种方法实现，包括手术前功能 MRI（fMRI，伴或不伴有 DTI 重建的皮质脊髓束）、MEG、直接记录皮质感觉诱发电位、清醒患者的直接皮质刺激、患者睡眠中直接皮质电刺激并监测诱发的肌电反应等，以及这些方法的联合使用。

fMRI 和 MEG 都可以通过监测血氧水平依赖性信号或诱发磁场的变化来定位体感皮质，分别通过 fMRI 或 MEG 对触觉或电刺激的响应来实现[18, 19]。然而，可靠地定位初级运动皮质可能是有困难的，因为它需要患者进行重复的自主运动。fMRI 和 MEG 都有重要的方法学局限性，对数据的解释受到各种各样的限制。对于 Rolandic 区癫痫患者，不能仅依靠 fMRI 和 MEG 来精确定位功能皮质。

对清醒患者进行直接皮质刺激，无论是术中还是术后，都是功能定位的黄金标准。作者通常在术后的第三天或第四天通过置入的硬脑膜下栅

状电极进行皮质定位。我们使用 50Hz 的双相脉冲序列进行运动、感觉和语言功能的定位，单次刺激时间为 25s，起始刺激强度为 2mA，最高可达 20mA，1～2mA 递增。刺激过程中若诱发癫痫发作可以给予短效苯二氮䓬类药物处理。初级躯体感觉皮质是通过使用栅状电极的诱发电位来定位的。

六、切除性手术

从发作症状学、结构 MRI、MEG 和 EEG 分析以及功能定位中获得的解剖信息被用于定位致痫灶范围和初级运动和体感皮质（图 47-3）。这既可用于手术计划，更重要的是术前告知患者及其家人癫痫控制的预后和神经功能缺失的风险。

在置入栅状电极时拍摄的照片，其上标注计划切除的边界以及功能皮质的定位，用于帮助确定手术时的切除边界。切除边缘外的栅状电极被去除，留下与皮质相对应的电极部分用于指导切除。利用 SSEP 相位反转法再次确定体感皮质的位置。当存在病灶时，使用神经导航和术中超声对病灶进行定位。皮质切除的深度应向下到达白质，以确保病灶完整切除，同时注意保存表面静脉和穿行的动脉。

Morrell 等所描述的多处软膜下横切术（multiple subpial transections，MST）是皮质完整切除的替代方法，已被用于功能皮质的切除，目的是在保留神经功能的同时阻止发作期癫痫样波的传播[20]。然而，我们的经验是，尽管 MST 通常在术后早期可以控制癫痫发作，但结果并不持久[21]。因此，近年来我们对 MST 的使用受到了限制。

在切除手术时，可以使用 ECoG 来检测病灶附近皮质的间期癫痫样放电，即确定"刺激区"。将"刺激区"连同病灶一起切除，与仅切除病灶相比，可以获得更好的癫痫预后[15, 22]。然而，使用 ECoG 以这种方式指导皮质切除的效果尚存争议。对皮质的电刺激可能会诱发反应性癫痫样放电，导致对致痫灶的错误评估[23]。因此，必须谨慎使用这一策略。

七、手术并发症

明确的硬膜下栅状电极置入术的并发症包括脑脊液漏、脑水肿和颅内出血[8, 24]。我们通过用荷包缝合固定电极线和留置帽状腱膜下引流来降低脑脊液漏的风险。约 15% 的患者在术后复查时提示硬膜下出血。然而，这些患者中很少有临床表现或需要额外的手术来清除血肿[24]。同样，大约 15% 的患者在术后复查时发现脑水肿，但是很少有症状[24]。我们通过使用硬脑膜扩大缝合并在其上缘固定骨瓣，将临床严重脑水肿的风险降至最低。我们还注意确保栅状电极的边缘不压迫和阻碍主要引流静脉回流进入硬脑膜静脉窦。

二期皮质切除术后出现的最常见的并发症是感染和伤口愈合问题。伤口感染、脑膜炎、骨髓炎和硬膜外脓肿形成在几个有创监测的病例系列中均有报道，总体感染率为 4%～12%[8, 10, 11, 24]。伤口愈合时间延长和瘢痕过度增生也会发生。我们的许多患者在住院期间需要输血，这反映出硬膜下栅状电极置入通常需要进行大范围开颅。

八、神经功能预后

Rolandic 区手术后的神经功能缺损和功能恢复是可以预测的。下 Rolandic 区（低于拇指投射区域）的切除通常不会造成长期的功能缺损。部分患者出现语言功能障碍，极有可能是由于一侧面部和舌运动通路损伤造成的神经失用所导致的。这些损伤往往是轻微的，所有患者均有所改善[8-10, 12]。在上 Rolandic 区（手和肢体投射的初级运动皮质）切除后可立即产生弛缓性偏瘫（或加重原有的肌力减弱）。从近端肌肉开始恢复，在 6～12 周时基本完成，但在几年后仍可观察到更细微的改善[8-12]。尽管肌张力较高，但大多数患者可以在没有辅助的情况下行走。大约 25% 的患者会出现手功能的长期损伤，10% 的患者会出现手功能的完全丧失[8, 11]。

初级躯体感觉皮质的切除通常是可以耐受的，然而特别是对于儿童来讲，有时会出现类似于原发性运动障碍的严重感觉缺失。这些症状几乎都能完全恢复。其他感觉障碍，如图形觉障碍、两点辨别感觉障碍和本体感觉受损，有时是可以通过查体发现，但通常没有症状[8]。

九、发作预后

文献报道了 Rolandic 区手术患者癫痫发作预后良好，包括我们在内的大多数系列报道了 70% 的有价值的改善（Engel Ⅰ～Ⅲ级）[8-12, 25]。31%～63% 的患者达到 Engel Ⅰ级。从小样本量的单变量分析判断，可能影响癫痫发作预后的因素包括患者的年龄和术后脑电的情况。年龄较大的儿童比年龄较小的儿童预后更好，那些 Rolandic 区间期持续癫痫样放电的儿童可能预后较差[8, 12]。

Engel Ⅰ级的结果或许不是判断 Rolandic 区手术疗效的最合适的方法。许多患者在术前因癫痫而严重致残，因此，与完全消除癫痫发作不同，即使是减少癫痫发作，也是一个值得奋斗的目标。

此外，在考虑 Rolandic 区手术的治疗效果时，必须同时评估术后神经功能缺损的所带来的影响。

结论

对于患者、他们的家人和癫痫团队来说，选择牺牲功能（皮质）来换取癫痫无发作的机会是一个艰难的决定。Rolandic 区癫痫手术需要详细了解每个患者的癫痫发作情况，以及通过手术切除来实现癫痫发作明显改善的可能性。此外，必须仔细评估永久性神经功能缺损的风险。因此，大多数患者需进行有创性监测，以精确定义致痫区，并准确定位初级运动皮质的躯体定位结构。专业的癫痫中心在治疗复杂的颞叶外癫痫患者方面具有相当丰富的经验，在这些中心可以安全地进行 Rolandic 区癫痫的手术治疗。在风险可控的前提下，我们的患者获得了良好的预后。手术治疗 Rolandic 区癫痫是一种有价值的治疗方法，可减轻药物难治性癫痫有时带来的对认知和社会心理的灾难性后果。

参考文献

[1] Horsley V. Remarks on ten consecutive cases of operations upon the brain and cranial cavity to illustrate the details and safety of the method employed. BMJ 1887;1(1373):863–865

[2] Sachs E. The subpial resection of the cortex in the treatment of jacksonian epilepsy (Horsley operation) with observations on areas 4 and 6. Brain 1935;58:492–503

[3] Furlow LT. Subpial resection of the cortex for focal epilepsy: further observations. J Am Med Assoc 1938;111(23):2092–2095

[4] Pilcher C, Meacham WF, Holbrook TJ. Partial excision of the motor cortex in treatment of jacksonian convulsions; results in 41 cases. Arch Surg 1947;54(6):633–643

[5] Camfield P, Camfield C. Epileptic syndromes in childhood: clinical features, outcomes, and treatment. Epilepsia 2002;43(June, Suppl 3):27–32

[6] Otsubo H, Chitoku S, Ochi A, et al. Malignant rolandic-sylvian epilepsy in children: diagnosis, treatment, and outcomes. Neurology 2001;57(4):590–596

[7] Ong HT, Wyllie E. Benign childhood epilepsy with centrotemporal spikes: is it always benign? Neurology 2000;54(5):1182–1185

[8] Benifla M, Sala F Jr, Jane J, et al. Neurosurgical management of intractable rolandic epilepsy in children: role of resection in eloquent cortex. Clinical article. J Neurosurg Pediatr 2009;4 (3):199–216

[9] Sarkis RA, Jehi LE, Bingaman WE, Najm IM. Surgical outcome following resection of rolandic focal cortical dysplasia. Epilepsy Res 2010;90(3):240–247

[10] de Oliveira RS, Santos MV, Terra VC, Sakamoto AC, Machado HR. Tailored resections for intractable rolandic cortex epilepsy in children:

a single-center experience with 48 consecutive cases. Childs Nerv Syst 2011;27(5):779–785

[11] Behdad A, Limbrick DD Jr, Bertrand ME, Smyth MD. Epilepsy surgery in children with seizures arising from the rolandic cortex. Epilepsia 2009;50(6):1450–1461

[12] Pondal-Sordo M, Diosy D, Téllez-Zenteno JF, Girvin JP, Wiebe S. Epilepsy surgery involving the sensory-motor cortex. Brain 2006;129(Pt 12):3307–3314

[13] Otsubo H, Sharma R, Elliott I, Holowka S, Rutka JT, Snead OC III. Confirmation of two magnetoencephalographic epileptic foci by invasive monitoring from subdural electrodes in an adolescent with right frontocentral epilepsy. Epilepsia 1999;40(5):608–613

[14] Otsubo H, Ochi A, Elliott I, et al. MEG predicts epileptic zone in lesional extrahippocampal epilepsy: 12 pediatric surgery cases. Epilepsia 2001;42(12):1523–1530

[15] Minassian BA, Otsubo H, Weiss S, Elliott I, Rutka JT, Snead OC III. Magnetoencephalographic localization in pediatric epilepsy surgery: comparison with invasive intracranial electroencephalography. Ann Neurol 1999;46(4):627–633

[16] Romstöck J, Fahlbusch R, Ganslandt O, Nimsky C, Strauss C. Localisation of the sensorimotor cortex during surgery for brain tumours: feasibility and waveform patterns of somatosensory evoked potentials. J Neurol Neurosurg Psychiatry 2002;72(2):221–229

[17] Ng WH, Ochi A, Rutka JT, Strantzas S, Holmes L, Otsubo H. Stimulation threshold potentials of intraoperative cortical motor mapping using monopolar trains of five in pediatric epilepsy surgery.

Childs Nerv Syst 2010;26(5):675–679

[18] Gallen CC, Schwartz BJ, Bucholz RD, et al. Presurgical localization of functional cortex using magnetic source imaging. J Neurosurg 1995;82(6):988–994

[19] Tieleman A, Deblaere K, Van Roost D, Van Damme O, Achten E. Preoperative fMRI in tumour surgery. Eur Radiol 2009;19(10):2523–2534

[20] Morrell F, Whisler WW, Bleck TP. Multiple subpial transection: a new approach to the surgical treatment of focal epilepsy. J Neurosurg 1989;70(2):231–239

[21] Blount JP, Langburt W, Otsubo H, et al. Multiple subpial transections in the treatment of pediatric epilepsy. J Neurosurg 2004;100(2, Suppl Pediatrics):118–124

[22] Palmini A, Gambardella A, Andermann F, et al. Intrinsic epileptogenicity of human dysplastic cortex as suggested by corticography and surgical results. Ann Neurol 1995;37(4):476–487

[23] Schwartz TH, Bazil CW, Forgione M, Bruce JN, Goodman RR. Do reactive post-resection "injury" spikes exist? Epilepsia 2000;41(11):1463–1468

[24] Onal C, Otsubo H, Araki T, et al. Complications of invasive subdural grid monitoring in children with epilepsy. J Neurosurg 2003;98(5):1017–1026

[25] Devinsky O, Romanelli P, Orbach D, Pacia S, Doyle W. Surgical treatment of multifocal epilepsy involving eloquent cortex. Epilepsia 2003;44(5):718–723

第 48 章　环岛叶前象限离断术
Anterior Peri-insular Quadrantotomy

Giulia Cossu　Mahmoud Messerer　Sebastien Lebon　Etienne Pralong　Margitta Seeck　Roy Thomas Daniel　著

李　霖 译　　朱凤军 校

摘　要

离断手术越来越多地应用在继发于次半球和半球癫痫综合征的药物难治性癫痫患儿。完全离断整个致痫区可确保充分控制癫痫发作。对于运动功能完好的次半球性癫痫患者，手术还应确保运动功能的保存。当致痫灶局限于运动皮质前方的一个额叶的脑回，且有运动功能残留时，保留初级运动皮质及其白质传导通路的环岛叶前象限皮质切开术是替代传统额叶切除术的可行方法。术中功能定位是指导整个离断过程和保留残余运动功能的关键点。从技术角度来看，手术可以总结为以下四个步骤：岛叶上部开窗、前胼胝体切开术、额内离断、额基底离断。本章介绍了该手术的指征，详细介绍了该前象限次半球性癫痫手术的手术步骤。

关键词

次半球性癫痫，额叶离断术，离断性手术，象限切开术，环岛叶离断术

针对次半球性和半球性癫痫综合征的儿童难治性癫痫的手术方式已经发生了变化，大多数中心更倾向于实施离断性手术而不是切除性手术。通过完全离断整个致痫区，可以确保充分控制癫痫发作。对于运动功能完好的次半球性癫痫患者，手术还应确保运动功能的保存。当致痫灶局限于运动皮质前方的一个前额部的脑叶，且有运动功能残留时，保留初级运动皮质及其白质传导通路的环岛叶前象限离断术是替代传统额叶切除术的可行方法。本章讨论这种次半球性癫痫手术的适应证、手术步骤和预后。

一、适应证

与所有切除性或离断性癫痫手术的评估过程

类似，临床表现、影像学和电生理数据之间是基本一致的，均提示致痫灶位于运动区前方的一个额叶的脑回，且患者的运动功能正常或接近正常。从病因学的角度，常见的病理改变包括局灶型皮质发育不良（萎缩型或增生型），Sturge-Weber 综合征、产前缺血性损伤，以及出血性损伤。

示例

患者 6 岁，男性，诊断为药物难治性癫痫。他在 3.5 岁时出现第一次癫痫发作，表现为全面性强直 – 阵挛发作，发作后出现左侧偏瘫。卡马西平、拉莫三嗪和丙戊酸钠对癫痫发作无效。EEG 显示右侧额叶快节律及尖波活动。发作期和发作间期 EEG 显示右额叶有严重的癫痫样放电（图 48-1 至图 48-3）。MRI 显示右侧额叶大范围的皮

质发育不良，并累及到基底节、岛叶上部和胼胝体（图 48-4）。FDG-PET 显示右侧大脑半球更广泛的低代谢，以右侧额叶皮质、岛叶和基底节区为著。256 导高密度 EEG 提示右侧额叶有两个病灶。他能够配合进行功能性核磁共振成像检查，发现支配手脚活动的运动功能皮质位于发育不良病灶的后方。

患者发作的特点是每年有 4～5 次全面性发作，主要是在夜间发作，并以左腿疼痛和麻刺感起始。还可能存在伴有认知障碍的癫痫发作，在发作期间，孩子的反应有几分钟的延迟，但是正确的，表明在发作期间没有意识丧失和失语。患者另一个重要的表现是严重的头痛（没有侧别）和呕吐，这些症状主要在白天发生，但有时发生在夜间时

会让他从睡眠中醒过来。有时这种头痛也出现在发作后期，因此怀疑与癫痫有关。

除了语言能力差和右侧面部无力之外，他的神经系统查体基本正常。发育里程碑的检查提示语言功能发育不良，特点是词汇量减少，但在其他表达或综合技能方面没有缺陷。他需要接受特殊教育，因为他患有严重的注意力不集中。由于这一重要的注意力缺陷，他在大多数任务中得分很低。

在行环岛叶前象限切开术后，他在过去的3 年里没有癫痫发作，只有一次因漏服药出现了发作（Engel Ⅰ级）。现在他可以正常上学，发育良好。头痛已经完全消失了。一部分抗癫痫药物已减少使用。

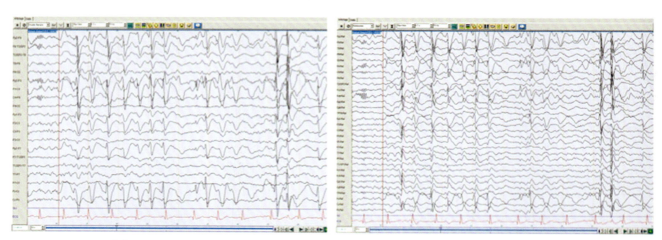

▲ 图 48-1　发作间期 EEG：以右额为主（Fp2，F4，FC2，F4）近持续发放。注意放电总会传播至左侧半球，以至于产生双侧额叶的症状

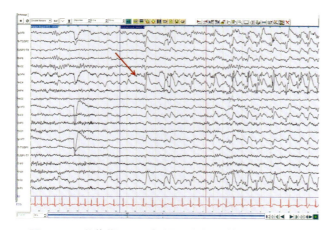

▲ 图 48-2　发作期 EEG 起源于右侧（箭）。其他的区域除了继发放电没有其他显著改变

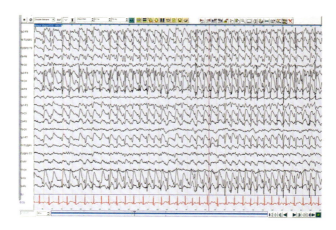

▲ 图 48-3　发作期 EEG 显示右侧额叶为主尖慢波节律性发放

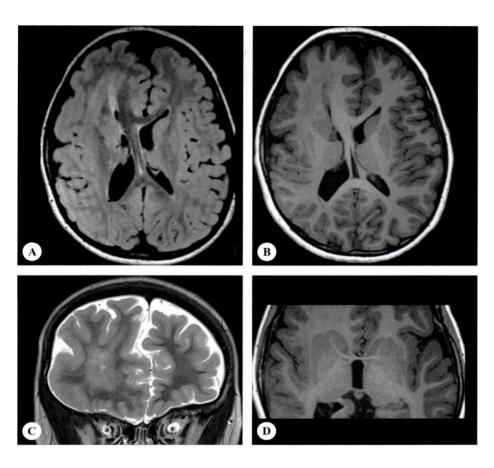

◀ 图 48-4　A. 轴位 FLAIR 序列显示右侧额叶增大，脑回增粗，伴广泛白质高信号改变。B. 与 A 同一层面，轴位 T_1 像。发育不良皮质延伸至右侧岛叶及基底节。丘脑似乎大致对称。C. 冠状位 T_2 像，明确右侧额叶皮质畸形。D. 冠状位 T_1 像，关注基底节。注意右侧基底节比左侧大

二、术前评估

此类患者神经功能通常是正常的。常见发育里程碑的落后。当致痫灶位于左前象限时，可发现轻至中度语言功能障碍。视频 EEG 可证实致痫灶位于单侧额叶，异常放电可以泛化至同侧半球的其余部分或对侧额叶。大脑 MRI 可见额叶异常信号。影像学数据应与电生理结果一致。

三、麻醉的注意事项

手术应在专业的儿科麻醉师辅助下完成。完美的配合和沟通是避免并发症的关键。患者往往很脆弱，可能伴有服用慢性抗癫痫药物继发的多种并发症。由于常合并发育延迟，患儿常常难以配合。

由于颅骨和大脑的重要血管化，可能术中会出现大出血，因此，建立大的静脉通路以维持正常血容量是必要的。有创动脉压监测以及中心静脉压监测也是必须要做的。血氧饱和度、电解质

和凝血功能的连续监测是基础。理想情况下，麻醉不应干扰 EEG 记录，并在维持稳定颅内压的同时提供神经保护。患者越年轻，干预的难度越大。

常用吸入性气体，如七氟醚和异氟醚，会引起中度低碳酸血症。异丙酚可有助于降低颅内压值。在避免高血压的同时，应保证正常的脑灌注。必须进行充分、及时的容积置换。

四、术中功能定位

仔细分辨术中解剖结构是识别原始运动和感觉皮质的第一步。首先可定位中央前沟、中央沟和中央后沟。中央前沟是最靠前的一条垂直的脑沟，在它前面通常可以辨认出额上回、中回和额下回（inferior frontal gyrus，IFG）。额叶外侧沟和岛盖部分可定位。

术前 MRI 可能有助于识别影像学异常，这些异常可能指导或混淆外科医生对环 Rolandic 皮质的识别。我们必须记住，次半球性癫痫患者表现

为前象限的结构异常，正常解剖结构可能被扭曲。此外，血管化也可能发生变化。

然而，最安全的方法是通过电生理学来识别环 Rolandic 结构。在已识别的中央前回和中央后回皮质上放置一个铂电极。通过对侧正中神经刺激时的相位反转记录，可以识别中央前回（P22）和中央后回（N20）。我们使用 Ad-Tech 电极，用于刺激正中神经的参数为：3.7Hz，10mA，200ms[1]。根据所使用的系统，刺激参数可能会有所不同。对侧运动反应也被用于验证运动皮质的位置，刺激参数为 5 串，500Hz，200μs，5mA 的皮质阳极刺激。同样的方法也被用于白质刺激，以避免在离断过程中损伤锥体束。

持续的体感诱发电位监测也用于指导离断性手术，避免术后功能缺失。

五、环岛叶前象限皮质切开术的技术

患者仰卧位，头部固定在头架上，并转向对侧。切口可以采用"谷仓门式"，也可采用大问号切口。行大的额 – 顶 – 颞开颅，基底下方打开硬脑膜。这样可以广泛暴露额叶、侧裂和颞盖。术中需通过解剖结构和神经电生理来判断位置，因此很好的暴露 Rolandic 区周围皮质是必要的。

第一步：岛叶上部开窗

切口从额下回处的侧裂以上 5mm 开始。热凝软脑膜，从前向后，经过眶部、三角部和盖部切除额盖（图 48-5）。该手术最好在软膜下进行，以保存侧裂中的血管并减少出血。切除额盖可以看到岛叶的上半部。然后在环岛沟脑池的深部向脑室方向开始进行离断，离断内囊的前肢，直至侧脑室的额角处，就在尾状核头部的前方（图 48-6）。

在这一步中，丘脑前辐射和额桥束断开（内囊前肢）。在切开 IFG 时，额枕下束（inferior fronto-occipital fasciculus，IFOF）的浅表部分和弓状束（arcuate fasciculus，AF）的纤维也被切断。IFOF 从颞基底面的后部和枕叶开始，沿着脑室的侧壁和顶，在岛叶的下界沟延伸，到达 IFG、背外

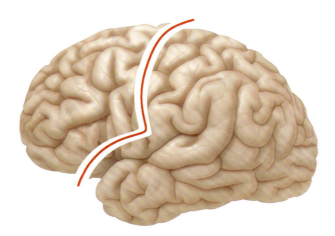

▲ 图 48-5　离断步骤
上岛叶开窗并在内侧离断（位于初级运动皮质前方）

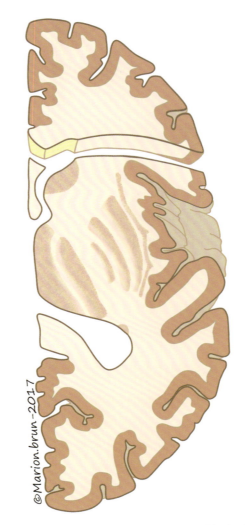

▲ 图 48-6　在额盖下方至环岛沟脑池水平进行岛叶切开，离断内囊的前肢。此部分离断直至侧脑室额角处，就在尾状核头部的前方。此处也展示了胼胝体前部离断，在旁矢状位平面向下离断至胼周的脑沟

侧前额叶和运动前皮质。IFOF 的深部是垂直的颞额方向的纤维束，隔断了其到达前额叶皮质、额中回和额基皮质的神经纤维。AF 包绕着连接颞上回和 IFG 的岛叶。钩束的纤维在到达眶额叶皮质之前同样被切断。

第二步：胼胝体前部切开

一旦到达同侧脑室，胼胝体纤维在矢状面旁被切断，到达大脑半球间裂中的胼胝体周池。利用蛛网膜解剖和大脑前动脉识别胼胝体周池（图48-6）。在识别出胼周动脉后，沿着动脉进行两个方向的胼胝体切开。前界为 A2～A3 交界处，后界对应于起源于运动前皮质的胼胝体纤维。这就保证了体部的前部、膝和胼胝体的喙部的完整离断（图 48-7）。

这样，在胼胝体的喙部和膝部连接两侧额叶的联合纤维就被离断了，同时保留了起源于环 Rolandic 区皮质的后部的纤维。

第三步：额叶内侧的离断

从凸面的额盖切除开始，热凝剪开软脑膜，在初级运动皮质（由神经电生理技术所确认）的前方，自下而上沿着与其平行的方向进行切除（图 48-5）。沿此路径继续将白质离断，直至脑室完全打开。随后，切开脑室内侧壁，沿其整个垂直方向到达纵裂（图 48-7）。

在这一步骤中，放射冠的额部被离断。上纵

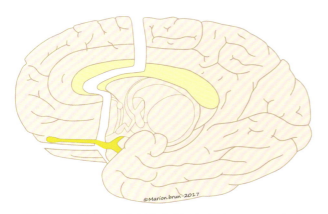

▲ 图 48-7　额叶下方内侧的离断，切开直回和眶回完成额叶基底部的离断。同样展示了胼胝体前部切开，离断了胼胝体的膝部和喙部

束和额枕上束，以及它们的水平额顶部的纤维均被离断。从颞叶、顶叶和枕叶到额叶的传入纤维中断。此外，在这一手术步骤中，中央前回与辅助运动区、运动前区和前额叶皮质之间的额叶内的皮质 – 皮质纤维连接被中断。

第四步：额叶基底部的离断

从盖部皮质切口向下，沿着与蝶骨嵴平行的方向切开额叶基底的凸面软膜，并切开深部的眶额回（图 48-7）。继续沿嗅沟平行于嗅觉束离断，然后向内侧离断直回直至内侧软脑膜。继续向深部离断，直到到达脑室，而在后方，两条离断线在胼胝体喙部水平相交。

至此，额叶与扣带回、终板旁和嗅旁区断开，从而切断了来自边缘系统（主要是杏仁核）的纤维传入。

第五步：关颅

反复冲洗脑室，以确保充分止血。留置脑室内引流管。小心地缝合硬脑膜，逐层缝合头皮，并留置帽状腱膜下引流管。术后 24～48h 拔除切口处引流管。留置脑室外引流留管至少 4～5 天，直到脑脊液变得清亮。

六、主要的注意事项及并发症

由于多种原因，离断术的并发症发生率可能低于解剖切除的病例。一般来讲，离断手术的手术时间及出血量均较为局限，因此降低了术后血容量不足和凝血障碍的风险。注意保护软脑膜平面，从而避免血管损伤，可以保护离断的皮质。这将显著降低术后脑肿胀和颅内高压的发生率[1]。至少在半球性癫痫手术中，离断性手术可以减少由于腔隙变窄和大腔内发生的轻微出血，离断手术可以减少腔体并发症，如脑积水。术中对脑室系统的充分冲洗和术后的脑室引流也有助于这一过程。

次半球性癫痫手术依赖于环 Rolandic 区皮质的良好定位，这是避免术后运动障碍的关键。其关键是判断额内离断的位置和胼胝体切开的程度。

术中持续的 SSEP 监测应在整个过程中保持稳定。

术后抗惊厥药物应保持与术前相同的剂量，至少 3 个月之后可以根据临床和 EEG 情况逐渐减少这些药物。术后一般不需要预防性使用抗生素。

七、预后

在约 20% 的难治性癫痫病例中，致痫灶局限于额叶。这类癫痫的治疗尚不规范，经典的方法是进行额叶切除术[2, 3]。额叶癫痫的手术比颞叶癫痫的手术更具挑战性。在明确发现小的局限性病变时，可进行额叶病变切除术[3]。

然而，在许多情况下，可能无法确定致痫灶的确切范围，切除大面积脑组织可能导致较高的术后并发症和神经系统功能障碍发生率[4]。当影像学及神经电生理检查结果相一致，均提示一个局限于额叶的较大的病灶，离断手术可能能够获得与切除性手术相同的癫痫控制率，类似于后象限离断[5, 6]。这一假设是基于这样一个事实，即完全隔离致痫灶会引起异常癫样放电传播的中断。

在我们示例中，患儿因额叶皮质发育不良而接受环岛叶前象限切开术，随访 3 年无癫痫发作（Engel I 级）。在手术开始时即明确了运动功能区的位置，并在术中全程采用神经电生理监测，因此术后神经功能亦得到有效保护。

致谢

作者感谢 Jean-Guy Villemure 教授，他是本科前任主任，也是小儿分离性癫痫手术的先驱，他对我们的癫痫手术项目进行了指导和指导。我们还要感谢洛桑大学医院耳鼻咽喉科的 Marion Brun 夫人，她为这一程序制作了图解图像。

参考文献

[1] Daniel RT, Villemure JG. Peri-insular hemispherotomy: potential pitfalls and avoidance of complications. Stereotact Funct Neurosurg 2003;80(1–4):22–27

[2] Englot DJ, Wang DD, Rolston JD, Shih TT, Chang EF. Rates and predictors of long-term seizure freedom after frontal lobe epilepsy surgery: a systematic review and meta-analysis. J Neurosurg 2012;116(5):1042–1048

[3] Garcia PA, Laxer KD. Lateral frontal lobe epilepsies. In: Lüders HO, Comair YG, eds. Epilepsy Surgery. 2nd ed. Philadelphia, PA: Lippincott Williams and Wilkins; 2001:111–134

[4] Stone JJ, Reynolds MR, Leuthardt EC. Transient hemispatial neglect after surgical resection of a right frontal lobe mass. World Neurosurg 2011;76(3–4):361.e7–361.e10

[5] Daniel RT, Thomas SG, Thomas M. Role of surgery in pediatric epilepsy. Indian Pediatr 2007;44(4):263–273

[6] D'Agostino MD, Bastos A, Piras C, et al. Posterior quadrantic dysplasia or hemi-hemimegalencephaly: a characteristic brain malformation. Neurology 2004;62(12):2214–2220

第 49 章　环岛叶后象限切开术
Posterior Peri-insular Quadrantotomy

Giulia Cossu　Mahmoud Messerer　Sebastien Lebon　Etienne Pralong
Krothapalli Srinivasa Babu　Margitta Seeck　Roy Thomas Daniel　著
李　霖　译　　朱凤军　校

摘　要

难治性癫痫的外科手术已逐步从切除性手术发展到离断性手术。当导致难治性癫痫的病灶局限于后象限（颞 – 顶 – 枕叶），且患者有残余的运动功能时，环岛叶后象限切开术可能是首选的手术策略。该手术的目的是离断后象限，同时保留关键的解剖区域，即环 Rolandic 区皮质。术中辨别和电生理监测对中央前回和中央后回的识别是安全完成手术的前提。手术可分为两个步骤：①岛叶下部开窗；②顶枕叶离断（侧裂后部离断、顶叶下部离断、后胼胝体切开术、海马后部切开术）。在本章中，我们将描述环岛叶后象限切开术的指征、手术步骤与功能的关系，以及环岛叶后象限切开术的手术预后。

关键词

后象限，癫痫外科，环岛叶离断，颞 – 顶 – 枕叶离断术

　　由较大范围的脑内病灶导致的难治性癫痫的手术已经逐步从切除性手术发展到离断性手术。当整个大脑半球受累且出现偏瘫时，大脑半球切除术是首选的治疗方法。当致痫灶局限于后象限（颞 – 顶 – 枕叶）而且是稳定的，患者存在残余的运动功能，环岛叶后象限切开术可能是首选的手术策略。这种手术的目的是离断后象限，同时保留关键的解剖区域，即环 Rolandic 区皮质。

一、适应证

　　环岛叶后象限切开术的适应证取决于临床、影像和电生理检查的一致性，这些检查结果将致痫区定位到单侧后象限。致痫灶的病理改变应是静止的而非进展性的。

　　根据我们的经验和文献报道，病灶的病理可能为皮质发育不良、Sturge-Weber 综合征、缺血性产前损伤或出血性 / 缺血性事件的后遗症，如破裂的动静脉畸形 / 动脉瘤，或在年幼时因其他情况而进行手术后的改变。

二、病例

　　对于次半球性后头部癫痫，我们的经验包括连续的 14 例因难治性颞顶枕叶癫痫而需要手术治疗的患者。该系列（一部分之前报道过[1]）包括 8 名男性和 6 名女性，平均年龄为 16.4 岁。婴儿表现为全面性阵挛性癫痫或复杂部分发作伴婴儿痉挛（2 例患者，分别为 9 月龄和 4 月龄）。年龄较大的患儿有部分性发作继发全面性发作。不同

的病因见表 49-1。8 例患者的责任病灶位于右侧后象限。平均随访 6.7 年，11 例患者 Engel 分级为 Ⅰa 级，1 例 Engel 分级为 Ⅰb 级，1 例 Engel 分级为 Ⅲa 级。

表 49-1　在作者的患者群体中，需要做后象限离断的难治性癫痫的不同病理		
病　因	数　量	比例（%）
脑穿通畸形	5	36
皮质萎缩	3	21
皮质畸形	3	21
Sturge-Weber 综合征	2	14
AVM 破裂出血	1	7

AVM. 动静脉畸形

一名 17 岁的塞尔维亚裔女孩，右利手，因癫痫发作加重来就诊。由于丢失了医疗文书，以及家人提供的关于她癫痫发作的信息相互矛盾，她的早期病史一直不清楚。尽管没有提供细节，但她的家人说她之前有过头部创伤。然而，她的磁共振成像提示病灶为产后早期损伤所致。发作症状学表现为右顶部头痛，继而左侧肢体阵挛及感觉障碍。同时伴有呼吸节律改变和口咽自动症。极少会有继发全面发作。癫痫发作频率在每天 3 次至每月 3 次之间变化。神经系统查体提示严重的左侧肢体痉挛性偏瘫和萎缩，其中以左侧面部和上肢肌力减弱为主。她还有左侧上象限视野偏盲。她主要表现为执行（"额部"）和语言相关的缺陷（语言语义混乱，语言记忆障碍，命名障碍），这些功能障碍在发作后有所加重。

EEG 检查提示发作起始于右侧顶 - 颞 - 枕区。部分停药后，患者出现右侧后头部起始的局灶性癫痫持续状态，但无意识丧失，并可进行神经心理功能测试。在癫痫持续状态的过程中没有发现记忆功能障碍、一侧忽视、感觉消失或语言改变，证实了大部分右侧后头部的功能已转移到对侧半球，因此，这可能是一种发生在非常早期的血管

源性的损伤。

MRI 显示在右侧大脑半球后下半部分有一个穿通性空腔。右侧顶叶、颞叶和枕叶萎缩，胼胝体变薄，以其后部为主，并有其表面的颅骨缺损（图 49-1）。PET 检查结果与 MRI 一致，提示萎缩的右侧大脑半球的低代谢区主要位于颞叶和枕叶（图 49-2）。

考虑到 EEG 提示异常放电主要位于后头部，我们决定为其施行后象限离断术。术后 5 年患者无癫痫发作，存在持续性轻度认知障碍，与术前相比有一定改善。

三、术前评估

神经系统查体一般会证实存在同向性偏盲。如手指活动和足部敲击等运动功能得以保留，但患者可能出现一定程度的顶叶皮质感觉障碍。术前评估包括头部 MRI 和 EEG 记录。头部 MRI 提示局限于后象限的结构异常。EEG 记录证实了致痫灶定位在颞顶枕叶，发作期异常放电泛化至对侧半球或前头部的脑叶。在我们的病例系列中，均不需要侵入性脑电监测。导致难治性癫痫的病因应是稳定、非进行性的，如 Rasmussen 脑炎。

如果环岛叶后象限切开术是在优势脑半球进行，那么术后的语言功能障碍可能是一个潜在的风险。根据我们的经验，引发难治性癫痫的病灶通常是先天性的（14 例病例中的 12 例为先天性），通常存在向非主侧大脑半球的功能转移。术前可补充功能 MRI 来评估这一情况。

四、麻醉的注意事项

次半球性癫痫患者多为儿童；有些是婴儿[2-4]，在这种情况下麻醉可能具有风险。这些孩子中的大多数还表现出发育迟缓，通常不合作。他们可能有继发于长期服用抗癫痫药物治疗的全身性并发症，如牙龈肥大、牙齿松动、腺样体增大或心脏问题。一些抗癫痫药物也与麻醉药和肌松药的酶诱导和修饰代谢有关。经口气管插管后，在右侧颈内静脉或锁骨下静脉放置中心静脉导管。应

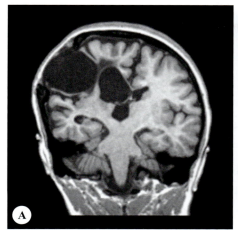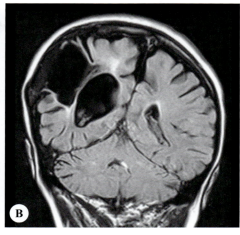

◀ 图 49-1　MRI T₁ 冠状位显示右侧后头部巨大穿通畸形空腔。右侧颞叶、顶叶、枕叶萎缩、结构异常，胼胝体后部变薄。伴上方颅骨缺失

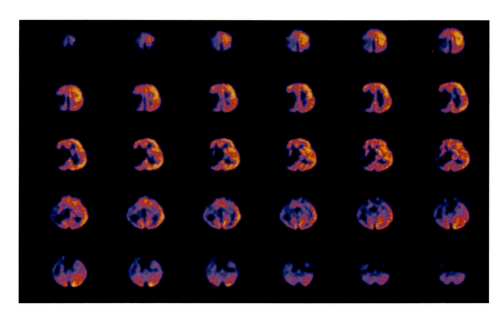

◀ 图 49-2　大脑 FDG-PET 显示右侧后头部低代谢，与 MRI 病灶一致

尽量减少术中失血量，术中应维持外周两个静脉通路和一个动脉通路，密切监测血氧饱和度、有创动脉血压、体温、呼气末二氧化碳潴留和麻醉气体、尿量、连续红细胞压积、动脉血气、电解质和凝血指标。连续的动脉内血压和中心静脉压监测是必须要做的，因为这些监测仪有助于优化容积置换。

通过晶体、胶体和必要时的输血的联合使用来维持正常血容量。根据凝血状态，应随时提供新鲜冰冻血浆和冷沉淀。异氟醚和异丙酚常联合使用，在全麻同时起到镇痛和神经保护作用。对于年龄较小的患者，失血量、容积置换、血流动力学和体温的管理更加困难，因此，与具有婴幼儿管理专业知识的团队合作具有重要意义，应该成为护理标准。

五、术中功能定位

（一）环 Rolandic 区的解剖定位

仔细分析术中解剖和术前 MRI，可指导外科医生初步识别中央沟。血管的形态可能也有帮助，但在之前的一篇文章中，我们报道过只有 68% 的病例在中央沟中存在主要引流静脉[5]。皮质发育不良、结构异常或大脑移位可能会改变经典的解剖标志。术前应仔细研究头部 MRI。手术导航系统和术中 MRI 也可能有助于中央沟的识别，但电生理监测仍被认为是金标准。

（二）环 Rolandic 区的电生理定位

术中电生理检测的主要应用是对环 Rolandic 皮质和锥体束的定位。皮质直接电刺激定位运动皮质，是利用单极正极电刺激，刺激参数：5 串刺激，刺激频率 500Hz，波宽 200μs，刺激强度 5mA，通过引起对侧运动反应定位运动皮质。相反，对白质进行负极刺激，以识别各种纤维束，避免对锥体束的损伤。我们还进行了连续的体感诱发电位（SSEP）监测：刺激对侧手腕处正中神经，在我们中心会使用四极硬膜下铂电极（Ad-Tech，WI）以便监测。每次刺激都是波宽 200μs 的恒定双极电脉冲，速率为 4.7/s。刺激强度应明确下来，以获得适度的拇指抽动。每次平均记录约 100 次抽动。参考电极根据国际 10–20 系统定位在 Fpz，接地电极位于 Erb 点。电极在暴露的皮质上移动，以定位在 20ms 潜伏期产生最大反应的区域，即为手运动区。在 20 个电极中的 2 个电极可以记录到对侧正中神经刺激（3.7Hz，10mA，200μs）产生的位于额叶（P22）和顶叶（N20）之间的相位反转：这表明这两个电极分别正位于中央前回和中央后回之上[6]。在整个离断过程中，SSEP 应保持稳定：这可以确保环 Rolandic 皮质不受损伤。

（三）皮质 EEG 的定位和环 Rolandic 皮质的监测

术中使用皮质 EEG 以确定致痫区的确切位置以及确保离断手术的完整性。该技术具有比头皮 EEG 更高的空间分辨率。在皮质表面放置一个栅状或条形电极，电极的数量可能为 4～256 个。在手术区域外也可放置头皮 EEG 电极。对于未暴露的皮质区域，可将电极在硬膜下滑至该皮质区域以进行监测。可以置入深部电极来记录颞叶内侧的活动。这样就可以在离断的各个阶段监测 EEG。没有癫痫样放电传播到同侧额叶和对侧脑半球可以证明离断完全。

六、环岛叶后象限皮质切开术的技术

患者平卧位，头部固定在 Mayfield 三脚头架中，轻微仰头并转向对侧。对于年龄较小的儿童，头部可以放置在一个柔软的支撑物中。在同侧肩下放一个垫子，方便头部旋转，而不会过度拉伸颈部。

做一个"谷仓门"式切口，切口前部从颧骨上缘开始，内侧部分距中线约 1.5cm 向后延伸，后部向下直至横窦的骨性突起处。打开一个大骨瓣，硬脑膜翻向下方。在手术过程中，充分暴露中央前回和中央后回是识别和保存它们的基础（见术中功能定位部分）。这确保了避免新的术后功能缺损，从而增加了手术的安全性。

第一步：暴露岛叶下部

首先从前向后距离外侧裂约 5mm 开始热凝颞上回表面软脑膜开始。在软膜下切除颞盖，继续向深部离断，直至暴露岛叶的下半部分，同时也暴露了环岛池的下半部分（图 49-3）。从下环岛沟开始，斜向下方继续离断，直到到达侧脑室的颞角。进入脑室后，在脑室的前内侧暴露杏仁核，将其与钩突和海马体的前部一起切除，直到脉络膜裂。整个切除过程应在软膜下进行，血术中应小心保护血管结构。

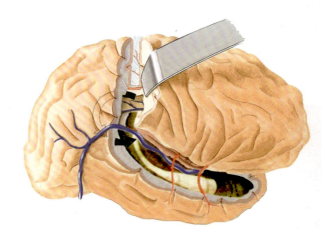

▲ 图 49-3　离断主要步骤

切除颞盖，继续向下暴露岛叶下部。然后斜向下方直至暴露侧脑室颞角（下岛叶开窗）。向后方切除颞上回，保留 Labbe 静脉以及 M4 的外周分支。吸除顶盖皮质，切开白质到达脑室和同侧脑室体的后部（环侧裂区后部离断）。然后在中央后回后方继续分离，直至到达大脑纵裂（顶叶内离断）。黑箭显示的是胼胝体压部离断。整个切除过程在软膜下完成，并仔细保留血管结构

功能神经解剖

在通过下环岛沟向侧脑室颞角顶部离断的过程中，需要切开颞干的白质束[7]。从表面离断岛叶岛盖的纤维联系，然后切开钩回和额枕下束的前部（分别经过极外囊和外囊的腹侧）以及中纵束的后部（经过极外囊的背侧）[7-9]。横跨内囊的豆状核下部和后部、听辐射、皮质顶盖纤维、颞桥纤维和皮质丘脑纤维以及形成 Meyer 环的视辐射都被离断[10]。在这一步中，尾状核的尾部也会被切开。它沿着脑室前壁延伸并向上方弯曲。与边缘系统的连接通过切除颞叶内侧结构（钩回，海马以及杏仁核）而离断。岛叶皮质与边缘系统（杏仁核、边缘皮质、内嗅皮质、眶额皮质和扣带回）、丘脑背侧、感觉和听觉皮质的传入和传出通路也被离断。

第二步：顶枕叶离断

- 第 1 阶段（环侧裂区后部离断）：在保留 Labbé 静脉和 M4 外周支的情况下，继续向后离断颞上回。吸除顶盖皮质，切开白质到达脑室和同侧脑室体的后部（图 49-3）。脑室的内侧壁由胼胝体和胼胝体球、海马尾、穹窿底、楔前叶和楔叶组成，在脑室的脉络膜丛后方向上离断，直到到达由胼胝体的体部构成的脑室顶。脑室内侧壁的离断应在血管球后方进行，以避免对丘脑的损伤。

- 第 2 阶段（顶叶内离断）：从顶盖向上继续离断至中央后回的后方。向下方离断直至到达大脑

纵裂和大脑镰。切断沿着大脑镰一直到软脑膜，暴露上方矢状窦和下方胼胝体（图 49-4、图 49-5）。

- 第 3 阶段（胼胝体后部切开术）：在矢状面旁行脑室内胼胝体后部切开术（脾）。此切口到达先前进行的顶叶内断裂处（顶叶内侧部分水平的断裂处）。

- 第 4 阶段（海马后切开术）：在穹窿脚离断后，切开同侧脑室内侧壁，离断穹窿。暴露内侧软脑膜的切口必须到达脉络膜裂，以确保海马切

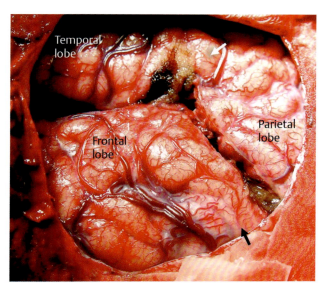

▲ 图 49-4　累及后头部的 Sturge-Weber 综合征患者，术中照片显示下岛叶开窗及顶叶内离断
白箭指示颞叶、顶叶及枕叶已完全与额叶离断；黑箭指示中央沟的位置；顶叶离断线位于中央后回的后方

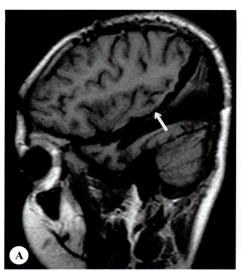
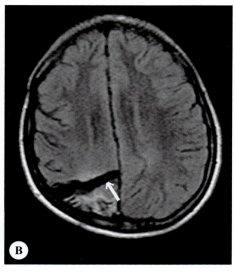

◀ 图 49-5　后头部广泛萎缩的患者的术后 MRI，矢状位（A，MRI T_1）和轴位（B，FLAIR MRI）显示岛叶下方和顶叶的离断线（白箭）

开术的完成。

功能神经解剖

• 侧裂后部离断：在这一阶段内囊的后肢在其后缘被切断，因此离断了来自顶叶后部的纤维。

• 顶叶内离断：通过长、短弓形纤维的皮质 – 皮质连接在此离断。此外，上纵束（superior longitudinal fasciculus，SLF）也被切断。该束分为四个部分：SLF Ⅰ 从顶叶上叶和额叶开始，延伸到背侧运动前区和背外侧前额叶区；SLF Ⅱ 从角回延伸到前额叶区域；SLF Ⅲ 从缘上回延伸到腹侧前运动区和前额叶皮质。第四个组成部分是弓状束，它包围着岛叶，连接着颞上回和额下回[11]。在顶叶内断连的深度处，扣带也会被离断。

• 胼胝体后部切开术：横跨胼胝体体部后部与胼胝体膝部处连接处的顶枕联合纤维被离断（大钳）。

• 海马后部切开术：穹窿的切开确保了海马传出神经的离断。在此步骤结束时，颞顶枕叶皮质即与额叶和中央区皮质、基底节和对侧半球离断。

七、关颅和术后早期处理

在整个离断过程中，供应颞叶、顶叶、枕叶的大脑中、后动脉的大的分支，以及最重要的引流静脉，都要小心保存，以避免术后脑肿胀。进行持续的术中电生理监测，整个过程中应保持诱发电位稳定，以确保术后无功能缺损。

冲洗脑室，术腔留置脑室引流管。应小心地缝合硬脑膜，帽状腱膜下留置引流管，逐层缝合伤口。术后 24～48h 拔除帽状腱膜下引流管，脑室内引流管保留至少 4～5 天，直到脑脊液变清亮。

术后 2～3 个月，应保持与术前相同剂量的抗惊厥药物。此后可根据临床病情对治疗方案进行逐步调整。在术后期间一般不需要预防性使用抗生素治疗。

八、手术并发症

文献描述了婴儿和小儿癫痫手术的几种并发症。与切除性手术相比，离断性手术的并发症风险更低，特别是对于半球 / 次半球性手术。使用离断技术，手术时间和术中出血量减少，最重要的是，预计发生脑室相关并发症的风险会更低。

血管的保存是避免术后脑肿胀的关键。应小心控制脑脊液流失，以避免过度引流而引起的远隔部位出血（远离手术部位）。术中彻底止血，以及使用脑棉和冲洗减少血液进入脑室，都可以降低早期和晚期脑积水的发生率[12]。在整个过程中，麻醉医师应补充失血，以避免低血容量和凝血功能障碍。

癫痫手术可被定义为"基于解剖学的显微手术"，明确解剖知识和仔细研究术前 MRI 是避免并发症和实现致痫灶完全离断的根本因素。

九、手术预后

报道颞顶枕叶离断患者预后的文献资料较少，而多脑叶手术的资料较多。我们先前报道了一组接受后象限癫痫手术的患者[1]：随访 6 年，92% 的患者获得 Engel Ⅰ 级预后。未报道严重的并发症和死亡病例。大多数患者的生活质量得到了显著改善，并停用抗癫痫药物。多动或攻击行为也得到了改善。

Boesebeck 等报道称，在后象限手术后 1 年和 2 年，分别有 68.5% 和 48% 的患者达到 Engel Ⅰ 级。良好的预后指标包括偏侧性先兆和偏侧性发作症状学、肿瘤及术后 EEG 中未记录到癫痫样放电[13, 14]。

Jehi 还报道了 73% 的患者在 6 个月、68.5% 的患者在 1 年、65.8% 的患者在 2～5 年、54.8% 的患者在 6 年及以上的术后结果。根据他们的研究，顶叶切除术的预后比枕叶或顶叶 – 枕叶切除术的预后更差（顶叶切除术：52% 无发作率，枕叶切除术：89%，顶枕叶切除术：93%）。在该系列病例中，大多数癫痫复发（75%）发生在术后的前 6 个月内[15]。根据 Dorfer 等的研究，10 例后象限离断患者中有 9 例在术后随访 2 年期间无癫痫发作[3]。

Mohamed 等也报道了一组 16 名后象限离断患者的队列：在平均 52 个月的随访期间，56% 的患者无癫痫发作，31% 的患者报告癫痫发作减少超过 50%[16]。50% 的儿童表现出发育进展。没有一个孩子在术后出现新的运动功能障碍。术后，一般家长都报告孩子有显著的进步，术后精神运动发育迅速，并且能够快速掌握新的技能。

即使证据有限，我们相信，在癫痫控制方面，后象限离断手术可能会达到与切除性手术相同的效果。在文献中，后象限癫痫手术的成功率（即 Engel Ⅰ 级或 Engel Ⅱ 级）各不相同，但我们的个人经验显示，90% 以上的患者癫痫发作预后良好。

致谢

作者感谢 Jean-Guy Villemure 教授，他是我科前主任，也是小儿离断性癫痫手术的先驱，他对我们的癫痫手术项目进行了指导。

参考文献

[1] Daniel RT, Meagher-Villemure K, Farmer JP, Andermann F, Villemure JG. Posterior quadrantic epilepsy surgery: technical variants, surgical anatomy, and case series. Epilepsia 2007;48(8):1429–1437

[2] Daniel RT, Meagher-Villemure K, Roulet E, Villemure JG. Surgical treatment of temporoparietooccipital cortical dysplasia in infants: report of two cases. Epilepsia 2004;45(7):872–876

[3] Dorfer C, Czech T, Mühlebner-Fahrngruber A, et al. Disconnective surgery in posterior quadrantic epilepsy: experience in a consecutive series of 10 patients. Neurosurg Focus 2013;34(6):E10

[4] Thomas SG, Chacko AG, Thomas MM, Babu KS, Russell PS, Daniel RT. Outcomes of disconnective surgery in intractable pediatric hemispheric and subhemispheric epilepsy. Int J Pediatr 2012;2012:527891

[5] Chandy MJ, Babu KS, Srinivasa BK. Surgery of perirolandic mass lesions with central sulcus mapping. Neurol India 1997;45(1):14–19

[6] Allison T, McCarthy G, Wood CC, Jones SJ. Potentials evoked in human and monkey cerebral cortex by stimulation of the median nerve. A review of scalp and intracranial recordings. Brain 1991;114(Pt 6):2465–2503

[7] Kucukyuruk B, Yagmurlu K, Tanriover N, Uzan M, Rhoton AL Jr. Microsurgical anatomy of the white matter tracts in hemispherotomy. Neurosurgery 2014;10(Suppl 2):305–324, discussion 324

[8] Fernández-Miranda JC, Rhoton AL Jr, Kakizawa Y, Choi C, Alvarez-Linera J. The claustrum and its projection system in the human brain: a microsurgical and tractographic anatomical study. J Neurosurg 2008;108(4):764–774

[9] Saur D, Kreher BW, Schnell S, et al. Ventral and dorsal pathways for language. Proc Natl Acad Sci U S A 2008;105(46):18035–18040

[10] Rubino PA, Rhoton AL Jr, Tong X, Oliveira Ed. Three-dimensional relationships of the optic radiation. Neurosurgery 2005;57(4, Suppl):219–227, discussion 219–227

[11] Makris N, Kennedy DN, McInerney S, et al. Segmentation of subcomponents within the superior longitudinal fascicle in humans: a quantitative, in vivo, DT-MRI study. Cereb Cortex 2005;15(6):854–869

[12] Daniel RT, Villemure JG. Peri-insular hemispherotomy: potential pitfalls and avoidance of complications. Stereotact Funct Neurosurg 2003;80(1–4):22–27

[13] Boesebeck F, Janszky J, Kellinghaus C, May T, Ebner A. Presurgical seizure frequency and tumoral etiology predict the outcome after extratemporal epilepsy surgery. J Neurol 2007;254(8):996–999

[14] Boesebeck F, Schulz R, May T, Ebner A. Lateralizing semiology predicts the seizure outcome after epilepsy surgery in the posterior cortex. Brain 2002;125(Pt 10):2320–2331

[15] Jehi LE, O'Dwyer R, Najm I, Alexopoulos A, Bingaman W. A longitudinal study of surgical outcome and its determinants following posterior cortex epilepsy surgery. Epilepsia 2009;50(9):2040–2052

[16] Mohamed AR, Freeman JL, Maixner W, Bailey CA, Wrennall JA, Harvey AS. Temporoparietooccipital disconnection in children with intractable epilepsy. J Neurosurg Pediatr 2011;7(6): 660–670

第 50 章　儿童颞叶外癫痫的裁剪式切除
Tailored Extratemporal Resection in Children with Epilepsy

Alessandro Consales　Massimo Cossu　著

李霖　译　　朱凤军　校

摘　要

儿童的颞叶外局灶性癫痫比成人更常见，在小儿癫痫手术系列中，颞叶外手术的比例通常超过 50%。与颞叶癫痫相比，颞外癫痫的手术需要因人而异，而不是统一标准地切除。这种情况有多种原因，例如，儿童颞叶外癫痫的病因主要为皮质畸形，且常累及重要的功能区，以及 MRI 阴性病例的比例较高等。在许多情况下，需要用硬膜下电极或 SEEG 进行有创性 EEG 检查来确定致痫区。采用先进的多模态成像的术前规划可以整合所有可用的结构和功能信息，以完善有创 EEG 评估策略，并选择更合适和更安全的手术入路。在精确和个性化的临床、电生理和解剖功能手术前评估的指导下，可以进行一系列的裁剪式切除，包括从小范围的病灶切除术到大范围的多脑叶切除或离断。立体定向神经导航和术中神经生理监测可以更安全地切除功能皮质。颞叶外癫痫手术预后不如颞叶癫痫好，但仍有约 60% 的儿童可实现无癫痫发作。神经可塑性增强了年轻患者功能恢复的潜力，因此可以在关键皮质功能区域进行切除。

关键词

药物难治性癫痫，儿童，癫痫外科，颞叶外癫痫，致痫区，裁剪式切除，立体定向 EEG，癫痫预后

儿童颞叶外癫痫的发生频率高于在成人手术系列中常见的颞叶癫痫。事实上，已报道的儿童颞叶外癫痫的发生率通常超过 50%[1, 2]。这一患者群体有着不同于成人的一系列特征，包括病理类型、癫痫病程、手术预后等。儿童颞叶外癫痫的病理类型不同，如皮质畸形和低级别皮质肿瘤[3-5]。儿童颞叶外癫痫的手术预后也优于成人[6, 7]，尤其是癫痫病程较短的患者[8]。此外，与成人相比，儿童经颞叶外癫痫手术后的功能区功能恢复潜力要高得多[4, 9]。

一、患者的选择和术前评估

患者的选择和术前评估包括一系列个性化的检查，其目的是确定致痫区（EZ），即癫痫发作起始和早起扩散的皮质区域[10, 11]。EZ 的切除有望使癫痫不再发作[12]。

（一）非侵入性检查

临床评估、记录发作性事件的视频脑电图（video-EEG）和高分辨率 MRI 仍然是术前评估的基础。必须评估癫痫发作时的年龄以及发作频率。应从患者和家属处获得包括发作年龄和发作频率

在内的详细信息以及有关癫痫发作症状学的信息。应详细记录癫痫发作病史，包括主观症状（在婴幼儿和不配合的儿童中常被忽略）、发作症状和体征的类型和先后顺序、意识丧失的发生、发作后出现的功能障碍、可能引发癫痫发作的诱因包括睡眠等。这一初步地评估可能为癫痫发作的定侧和（或）大体定位提供重要线索[13]。间期 EEG 有助于确定癫痫样活动的侧别和部位。当需要建立电 - 临床关系时，必须使用头皮视频 EEG 进行长时程监测[14]。高分辨率 MRI 可以提供必要的定位信息。如前文所述，儿童的 MRI 方案不同于我们的成人方案[15]。神经放射科医生必须了解患者的电临床特征，以便根据每个病例的具体要求定制检查方案。儿童最常见的病理类型是皮质发育畸形，包括局灶性皮质发育不良（focal cortical dysplasia，FCD）和发育性肿瘤。FCD 的检测可能是具有挑战性的，因为其影像学改变往往是微小的，并且可能需要特定的经验才能识别。患者的年龄也需要考虑在内，因为不完全的髓鞘化可能使一些皮质畸形在 MRI 上难以观察，因此在婴幼儿期可能需要特定的 MRI 序列来明确致痫灶[16]。颞叶外癫痫常累及高级功能区，并可能改变解剖形态。在这些情况下，fMRI 可能有助于确定关键功能区的边界，以便更安全的切除。

据报道，针对 MRI 阴性的难治性颞叶外癫痫患者，发作间期 PET 有 60%～80% 的灵敏度可以发现低代谢区[17]。然而，间期 FDG-PET 可能缺乏精准规划皮质切除手术所需的特异性。但它仍然为优化有创 EEG 的评估策略提供了有价值的信息。SPECT 能识别癫痫发作时血流增加的区域，并能够很好地反映参与发作起始的皮质区域[18]。SISCOM 可使发作期 SPECT 的灵敏度提高约 70%，据报道，它是术后无癫痫发作的良好的预测指标[19]。

（二）侵入性评估

当无创检查不能提供足够的一致的结果时，有创性 EEG 检查可用于定位 EZ 和确定切除范围。

有创性检查的另一个目的是定位功能区。目前有两种不同类型的电极可用：硬膜下条状 / 栅状电极[20]。和用于 SEEG 的深部电极[21]。有些中心同时使用硬膜下和深部电极。

每种记录技术都有一定的优缺点。硬膜下电极对目标皮质区域表面提供了广泛的覆盖。它的缺点包括不能有效记录深部结构的放电，对硬膜下电极的电极点的定位精度较差，即使是不需要做切除术的手术患者也需要再次进行开颅手术来移除电极。SEEG 的主要缺点则是由单一电极提供的某种"管状视野"，以及对皮质的有限的空间采样率。SEEG 电极可以置入到任何一个皮质（外侧、内侧、脑沟内）和皮质下区域，并可以在三维空间内提供有关发作期异常放电扩散的信息。在一些颞叶外癫痫的评估中，特别是岛叶癫痫，对其进行电生理监测是特别重要的，SEEG 电极即可通过几个路径很容易地到达岛叶（图 50-1）。

此外，将 SEEG 电极置入前后的影像进行配准，可以准确标记电极触点的位置，因此，功能定位可以通过深部电极由皮质扩展到皮质下区域[22]。关于有创监测电极置入过程的安全性，有报道称 SEEG 比其他有创监测方法的风险更低[23]。

这两种记录技术都广泛应用于儿童和婴儿[24]。在尼瓜尔达医院（表 50-1），我们为 321 名患有颞叶外癫痫的儿童患者做了手术：25 名患者（22%）MRI 阴性，116 名患者（36%）接受了 SEEG 评估，可以根据电临床和功能信息进行裁剪式切除。

二、手术

（一）术前计划

与标准的颞叶切除（前颞叶切除，选择性海马杏仁核切除）相比，制定一个裁剪式的颞叶外切除手术计划可能是一项具有挑战性的任务，特别是当 EZ 与功能区相邻或重叠时。在三维解剖空间中通过图像配准获得不同的形态学和功能信息，为外科医生提供了一种非常有用的手术规划工具。多个检查模式可以集成在同一个多模态场景中（图 50-2），包括皮质形态、病灶、血管系统、白质纤

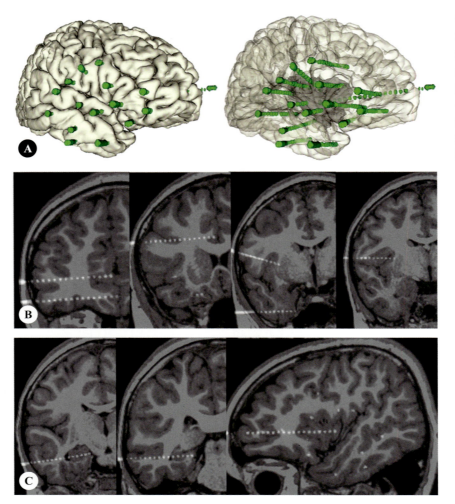

◀ 图 50-1　SEEG 检查

在此病例中，设计颅内电极以验证癫痫发作起源于右侧颞叶的假说。A. 电极在皮质表面的入点（左），重点显示颅内电极路径（右）；B 和 C. 术后 CT 与术前 MRI T₁ 融合显示电极影像：显示电极和每个触点的准确位置。注意多根电极的多个触点位于岛叶（右侧影像）

维束、fMRI 激活区域、颅内电极和 PET 扫描结果等。多模态共配准成像技术为 SEEG 置入[25] 和手术切除的规划提供了有价值的数据。评估假定的 EZ 区的范围，确定切除范围，并明确它们与关键功能区域的关系以最大限度地减少手术风险。对于包括皮质血管解剖在内的解剖标志的识别，有助于医生选择最佳的手术入路。后处理技术可以将共注册的多模态影像导入到神经导航系统中用于术中指导（图 50-3）。最近有报道称，在手术前规划中使用多模态共注册技术降低了进行侵入性检查的必要性，并可以改善局灶性癫痫患儿术后 2 年内的癫痫预后[26]。

（二）切除性手术的类型

癫痫手术的主要目标是通过切除 EZ 使患者无癫痫发作。从小范围的病灶切除术到扩大的脑叶

和多脑叶皮质切除术，在广泛的手术选择中，根据每个患者的具体要求进行个性化的手术，可能会获得良好的结果（图 50-4）。术语"病灶切除术"指的是对假定的致痫性的异常结构的切除。对于近期才出现发作的和（或）虽然发作频率较低，但 MRI 可见明显病灶（例如，定位明确的小范围的 FCD 2 型病灶）的患者可以采用此种术式。然而，必须强调的是，在癫痫手术中进行病灶切除的决定是基于临床表现、神经生理和解剖特征做出的，治疗方案的制定过程与典型的以切除病灶为目的的神经外科并不相同。病灶切除不一定等同于小范围切除。大面积皮质畸形的病灶切除术可以调整为多脑叶切除，以控制癫痫发作。

切除的范围可能由几个因素决定，包括癫痫学、功能和肿瘤学方面的考虑。根据患者的个体

类　别	SEEG 定位后手术切除（116 例），N（%）	未行 SEEG（205 例），N（%）	P a
表 50-1　儿童颞叶外裁剪式手术			
手术年龄（岁）	10.8 ± 4.5	9.0 ± 4.8	NS
起病年龄（岁）	3.1 ± 3.0	3.7 ± 4.2	NS
MRI			
有病灶	91（78%）	205（100%）	0.0001
无病灶	25（22%）	0（0%）	
切除部位			
额叶	43（37%）	78（38%）	NS
后象限	33（28%）	82（40%）	0.04
环侧裂 / 岛叶	17（15%）	9（4%）	0.002
Rolandic/ 环 Rolandic 区	12（10%）	30（15%）	NS
其他多脑叶	11（10%）	6（3%）	0.017
病理			
肿瘤（ ±FCD ）	9（8%）	52（25%）	0.0001
FCD Ⅱ	51（44%）	64（31%）	0.029
FCD Ⅰ	21（18%）	18（9%）	0.020
其他 MCD	7（6%）	13（7%）	NS
结节性硬化症	2（2%）	31（15%）	0.0001
其他病理类型	14（12%）	15（7%）	NS
无明确诊断	12（10%）	12（6%）	NS
发作预后			
Engel Ⅰ级	68（60%）	150（79%）	0.0009
Engel Ⅱ～Ⅳ级	45（40%）	41（21%）	

FCD. 局灶性皮质发育不良；MCD. 皮质发育畸形；NS. 无意义
a. 统计分析：连续变量的 t 检验；Fisher 对分类变量的精确检验

特征和手术目的，制定相应的手术方案。切除范围可以严格限制在较大的皮质畸形病灶的致痫部分，如较大范围的多细小脑回畸形[27]，或当致痫病灶部分位于重要功能区时，可计划将次全切除作为最佳选择。如果病灶是肿瘤，则应在可行的情况下对与癫痫相关的肿瘤进行全切除。当影像学检查未显示任何结构异常时，则根据侵入性 EEG 检查等电临床信息确定手术策略。在特定的病例中，当电临床数据显示病灶周围存在致痫区时，剪裁式手术可能会将 EZ 及周围看上去正常的皮质一并切除。

（三）外科技术

软膜下剥离是切除致痫性皮质的首选技术。尽可能遵循脑沟回的解剖，保护穿越切除区域的大血管，避免对切除计划外的皮质造成缺血性损伤。超声吸引器也可能有帮助，但应适当使用，以便为病理科医生提供足够数量的组织进行病理诊断。

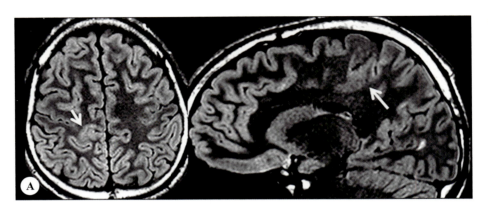

◀ 图 50-2　使用多模态影像后处理方法设计手术计划

A. 患者可见右侧 Rolandic 区后方的局灶性皮质发育不良（箭）；B. 重建的皮质表面（左）和白质（右），并融合了感兴趣区：病灶（红色），由 DTI 重建的皮质脊髓束（淡蓝色），功能核磁左手指敲打引起的 BOLD 信号改变（黄色）；C. 静脉标志（血管成像相位对比序列）

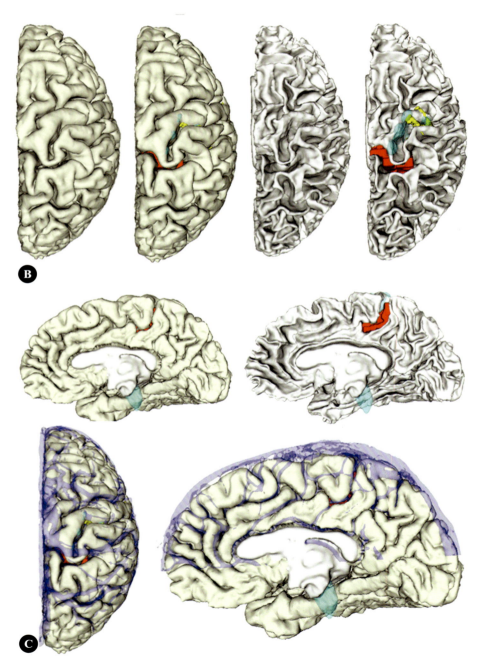

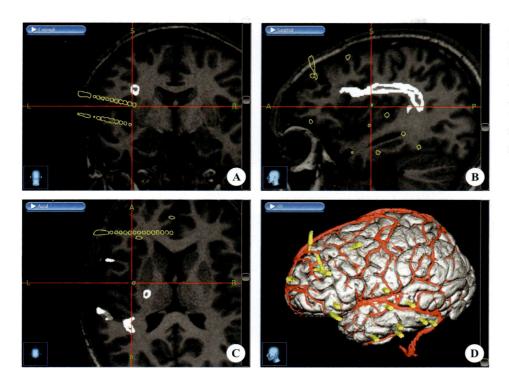

◀ 图 50-3　经 SEEG 评估后拟行左侧环侧裂病灶切除，神经导航计划
A～C. SEEG 电极位置（黄色）及弓状束和皮质脊髓束（白色）；D. 皮质表面和血管结构（由血管成像重建），在三维重建大脑融合 SEEG 电极

显微外科离断 EZ，伴或不伴组织切除，可能是切除性手术的一种重要的替代方法。离断性手术，包括解剖性或功能性离断致痫灶，可以在离断脑组织的同时保留来自离断区域的血供，可避免术后缺血性脑水肿。这最初是为半球性手术设计的，以减少半球切除术相关的并发症。它基于这样一个理念，即离断一个结构在功能上等同于切除它。同样，当切除手术后存在严重的脑移位风险时，可以考虑行裁剪式的脑叶或多脑叶离断术（图 50-4）。当伴有脑室系统增大的患者行扩大的后象限离断术时[28]。有可能出现的术后并发症包括残余脑组织移位导致的脑外血肿或积液、脑积水以及含铁血黄素沉积症，建议采用这种方法。在推测癫痫的病因为肿瘤时，不建议行离断性癫痫手术。

神经导航有助于识别解剖学和功能上的关键标志，包括脑回 – 脑沟的模式、血管结构、皮质下白质纤维束和先前置入颅内电极记录的区域。当计划切除的致痫灶靠近 Rolandic 区和（或）运动通路时，通过皮质和皮质下电刺激进行神经生理学定位和监测有助于保留这些关键结构，并将神经功能缺损的风险降至最低[29]。语言区的神经生理定位需要术中唤醒，这在年幼的儿童中不可行。

（四）切除部位

在已发表的病例系列中，解剖切除的部位存在显著的异质性，特别是在颞叶外癫痫患者中。例如，一项关于小儿癫痫手术的国际调查提示，额叶、顶叶、枕叶和多脑叶切除分别占颞外病例的 50%、8%、5% 和 37%[1]。然而，同时包含顶叶和枕叶切除的病例被划入多脑叶切除组中，使得后象限切除的比例被严重低估。此外，环侧裂或环 Rolandic 区的手术常被记入额叶或顶叶的组中。通过分析 Niguarda 的经验，确定了五种位置模式，包括额叶（38% 的病例）、后象限（36%）、环侧裂区 / 岛叶（8%）、Rolandic 区 / 环 Rolandic 区（10%）和其他多脑叶（8%），这些模式在临床特点、解剖功能和外科特性方面似乎更一致。此外，有趣的是，裁剪式的 SEEG 引导下的切除部位与未经 SEEG 检查的病例显著不同：SEEG 组中有更多的环侧裂 / 岛叶和多脑叶病例，而后象限切除在非 SEEG 患者中占多数（表 50-1）。

（五）病理检查

如前所述，儿童颞叶外局灶性癫痫最常见的病理类型是皮质发育畸形和癫痫相关肿瘤[30-32]。Niguarda 报道的系列病例的病理学结果证实了这一结果（表 50-1）。有趣的是，在 SEEG 检查后进行手术的病例中，FCD 的发生率明显更高，而肿瘤和结节性硬化症在仅进行无创评估的患者中占多数。

三、预后

（一）发作预后

与颞叶切除的患者相比，接受颞叶外癫痫手术的患者癫痫发作的预后较差，术后无癫痫发作率为 54%～66%[33]。此外，来自长期随访的系列数据显示无癫痫发作率随时间延长而逐渐下降，从 1 年的约 70% 下降到 5 年的 45%～50%[34-38]。在与无发作相关的因素中，有创性 EEG 的使用值得注意：在我们的系列中，接受裁剪式的、SEEG 引导的颞叶外切除术的患者无发作的概率（60%）低于接受无创性评估后手术的患者（79%）[8]（表 50-1）。

这很可能与需要侵入性检查的病例的复杂性有关。

（二）功能预后

与成人患者相比，大脑的可塑性为儿童从术后神经功能缺损中恢复提供了更高的潜力。因此，尽早为儿童施行手术是有充分理由的，特别是对涉及重要功能区的癫痫患者。癫痫手术可以改善耐药性癫痫患儿的认知能力[39, 40]。生活质量与癫痫手术后的改善程度有关[41]。在颞叶外皮质切除术后，常可观察到患儿行为、社交和高级认知功能的改善，但这种改变应该归功于癫痫的控制或药物的终止尚不清楚。

四、并发症

麻醉技术和显微外科技术的改进以及术前功能规划和术中定位技术的进步共同降低了并发症的发生率[42-45]。报道的死亡率低于 0.5%[43]，并发症发生率为 5%～10%[43, 46, 47]。手术并发症包括手术部位感染、脑梗死、颅内出血、皮质损伤和脑外积液。颅内电极置入的过程也可能因不良事件

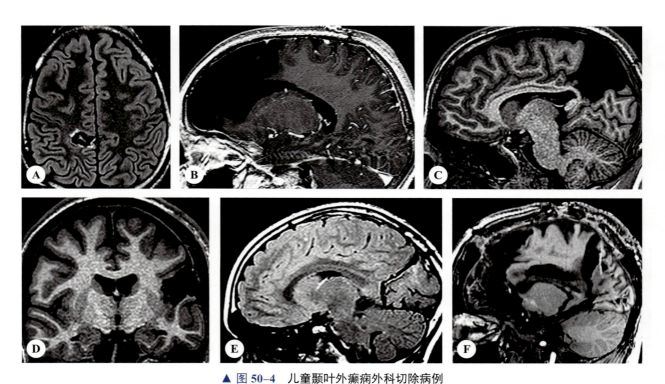

▲ 图 50-4　儿童颞叶外癫痫外科切除病例

A. 单纯病灶切除；B. 额叶切除；C. 顶叶切除；D. 岛叶岛盖切除；E. 枕叶离断；F. 保留中央区的联合额颞离断及顶枕离断

而复杂化，包括硬膜下电极的出血、感染、水肿和脑脊液漏，以及 SEEG 电极的出血。SEEG 电极置入过程不良事件的发生率（约 1%）要低于硬膜下电极置入（5%～8%）[38]。

五、病例

病例 1

9 岁女孩，右利手，在 2 岁时开始在睡眠中出现癫痫发作。她的身体和认知发育情况正常。转诊时，她每晚都有几次癫痫发作。癫痫发作的表现是在睡眠中醒来、行为激动、恐惧表情、无意识地游走，无明显言语障碍。头皮视频 EEG 显示左前头部导联可记录到发作间期和发作期的异常电活动。头部 MRI 最初报告显示正常，但高分辨率 MRI 发现左侧眶额和额叶前内侧面有轻微皮质增厚，边界模糊（图 50-5A）提示 FCD。通过在左额叶和颞叶的前部放置多根 SEEG 电极以识别 EZ（图 50-5B）。SEEG 检查提示发作累及眶额皮质和额叶前内侧部分，随后扩散至邻近区域。我们进行了裁剪式的额极切除，包括眶额回和扣带回膝部。病理结果为 FCD Ⅱb 型。患者术后 5 年无癫痫发作。

病例 2

3 岁发育正常的小女孩在 2 个月大时首次出现癫痫发作。发作大多发生在睡眠中：患儿哭喊着醒来，恐惧感，好像看到了什么可怕的东西，头和眼睛都向右偏转，右侧肢体有肌张力障碍。发作间期和发作期 EEG 均显示左侧后头部导联有癫痫样放电。头部 MRI 阴性，仅显示左侧后部脑回形态有细微异常。在左侧枕叶、颞叶和顶叶置入电极进行 SEEG 监测（图 50-6A 和 B）。发作起源于枕叶的外侧皮质，并传播到相邻的颞叶和顶叶的外侧部分（图 50-6C）。切除左侧枕叶外侧皮质，并对外侧颞顶皮质进行有限切除（图 50-6D），术后 6 年癫痫发作频率显著改善（Engel Ⅱa）。病理检查为阴性。

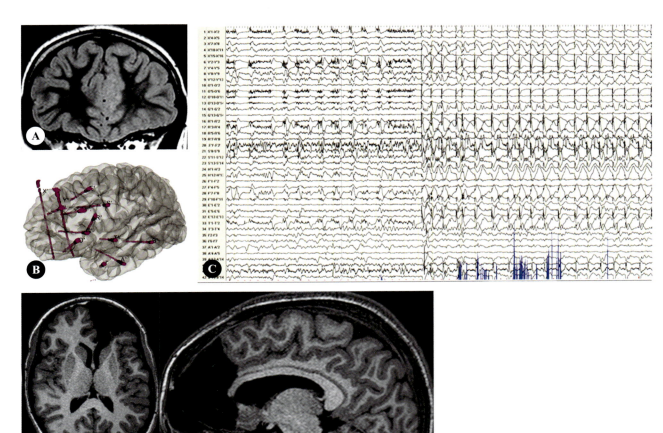

▲ 图 50-5　病例 1

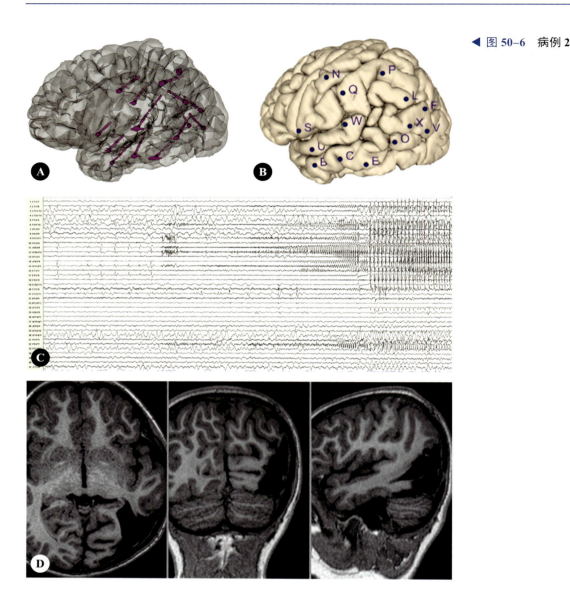

◀ 图 50-6　病例 2

参 考 文 献

[1] Harvey AS, Cross JH, Shinnar S, Mathern GW; ILAE Pediatric Epilepsy Surgery Survey Taskforce. Defining the spectrum of international practice in pediatric epilepsy surgery patients. Epilepsia 2008;49(1):146–155

[2] Cossu M, Lo Russo G, Francione S, et al. Epilepsy surgery in children: results and predictors of outcome on seizures. Epilepsia 2008;49(1):65–72

[3] Farrell MA, DeRosa MJ, Curran JG, et al. Neuropathologic findings in cortical resections (including hemispherectomies) performed for the treatment of intractable childhood epilepsy. Acta Neuropathol 1992;83(3):246–259

[4] Wyllie E, Comair YG, Kotagal P, Bulacio J, Bingaman W, Ruggieri P. Seizure outcome after epilepsy surgery in children and adolescents. Ann Neurol 1998;44(5):740–748

[5] Paolicchi JM, Jayakar P, Dean P, et al. Predictors of outcome in pediatric epilepsy surgery. Neurology 2000;54(3):642–647

[6] Cascino GD. Surgical treatment for extratemporal epilepsy. Curr Treat Options Neurol 2004;6(3):257–262

[7] Zentner J, Hufnagel A, Ostertun B, et al. Surgical treatment of extratemporal epilepsy: clinical, radiologic, and histopathologic findings in 60 patients. Epilepsia 1996;37(11): 1072–1080

[8] Liava A, Francione S, Tassi L, et al. Individually tailored extratemporal epilepsy surgery in children: anatomo-electro-clinical features and outcome predictors in a population of 53 cases. Epilepsy Behav 2012;25(1):68–80

[9] Centeno RS, Yacubian EM, Sakamoto AC, Ferraz AF, Junior HC, Cavalheiro S. Pre-surgical evaluation and surgical treatment in children with extratemporal epilepsy. Childs Nerv Syst 2006;22(8):945–959

[10] Talairach J, Bancaud J, Szikla G, Bonis A, Geier S, Vedrenne C. Approche nouvelle de la neurochirurgie de l'épilepsie. Méthodologie stéréotaxique et résultats thérapeutiques. 1. Introduction et historique. Neurochirurgie 1974;20(Suppl 1):1–240

[11] Kahane P, Landré E, Minotti L, Francione S, Ryvlin P. The Bancaud and Talairach view on the epileptogenic zone: a working hypothesis.

Epileptic Disord 2006;8(Suppl 2):S16–S26

[12] Lüders HO, Najm I, Nair D, Widdess-Walsh P, Bingman W. The epileptogenic zone: general principles. Epileptic Disord 2006;8 (Suppl 2):S1–S9

[13] Wieser HG, Williamson PD. Ictal semiology. In: Engel J Jr, ed. Surgical Treatment of the Epilepsies. 2nd ed. New York, NY: Raven Press; 1993:161–171

[14] Munari C, Kahane P. Traitement neurochirurgical de l'épilepsie. Encycl Méd Chir Neurole 1998

[15] Martinez-Rios C, McAndrews MP, Logan W, Krings T, Lee D, Widjaja E. MRI in the evaluation of localization-related epilepsy. J Magn Reson Imaging 2016;44(1):12–22

[16] Gaillard WD. Structural and functional imaging in children with partial epilepsy. Ment Retard Dev Disabil Res Rev 2000;6(3):220–226

[17] Juhász C, Chugani HT. Imaging the epileptic brain with positron emission tomography. Neuroimaging Clin N Am 2003;13(4): 705–716, viii

[18] Kumar A, Chugani HT. The role of radionuclide imaging in epilepsy, part 1: sporadic temporal and extratemporal lobe epilepsy. J Nucl Med Technol 2017;45(1):14–21

[19] Chiron C. SPECT (single photon emission computed tomography) in pediatrics. Handb Clin Neurol 2013;111:759–765

[20] Bruce DA, Bizzi JWJ. Surgical technique for the insertion of grids and strips for invasive monitoring in children with intractable epilepsy. Childs Nerv Syst 2000;16(10–11):724–730

[21] Cossu M, Cardinale F, Castana L, Nobili L, Sartori I, Lo Russo G. Stereo-EEG in children. Childs Nerv Syst 2006;22(8):766–778

[22] Cardinale F, Cossu M, Castana L, et al. Stereoelectroencephalography: surgical methodology, safety, and stereotactic application accuracy in 500 procedures. Neurosurgery 2013;72(3):353–366, discussion 366

[23] Mullin JP, Shriver M, Alomar S, et al. Is SEEG safe? A systematic review and meta-analysis of stereo-electroencephalographyrelated complications. Epilepsia 2016;57(3):386–401

[24] Cossu M, Schiariti M, Francione S, et al. Stereoelectroencephalography in the presurgical evaluation of focal epilepsy in infancy and early childhood. J Neurosurg Pediatr 2012;9(3):290–300

[25] Nowell M, Rodionov R, Zombori G, et al. Utility of 3D multimodality imaging in the implantation of intracranial electrodes in epilepsy. Epilepsia 2015;56(3):403–413

[26] Perry MS, Bailey L, Freedman D, et al. Coregistration of multimodal imaging is associated with favourable two-year seizure outcome after paediatric epilepsy surgery. Epileptic Disord 2017; 19(1):40–48

[27] Cossu M, Pelliccia V, Gozzo F, et al. Surgical treatment of polymicrogyria- related epilepsy. Epilepsia 2016;57(12):2001–2010

[28] Daniel RT, Meagher-Villemure K, Farmer JP, Andermann F, Villemure JG. Posterior quadrantic epilepsy surgery: technical variants, surgical anatomy, and case series. Epilepsia 2007;48 (8):1429–1437

[29] Sala F, Lanteri P. Brain surgery in motor areas: the invaluable assistance of intraoperative neurophysiological monitoring. J Neurosurg Sci 2003;47(2):79–88

[30] Sinclair DB, Aronyk K, Snyder T, et al. Extratemporal resection for childhood epilepsy. Pediatr Neurol 2004;30(3):177–185

[31] Dagar A, Chandra PS, Chaudhary K, et al. Epilepsy surgery in a pediatric population: a retrospective study of 129 children from a tertiary care hospital in a developing country along with assessment of quality of life. Pediatr Neurosurg 2011;47(3):186–193

[32] Obeid M, Wyllie E, Rahi AC, Mikati MA. Approach to pediatric epilepsy surgery: state of the art, part II: approach tospecific epilepsy syndromes and etiologies. Eur J Paediatr Neurol 2009;13(2):115–127

[33] Spencer S, Huh L. Outcomes of epilepsy surgery in adults and children. Lancet Neurol 2008;7(5):525–537

[34] Englot DJ, Breshears JD, Sun PP, Chang EF, Auguste KI. Seizure outcomes after resective surgery for extra-temporal lobe epilepsy in pediatric patients. J Neurosurg Pediatr 2013;12(2): 126–133

[35] Englot DJ, Wang DD, Rolston JD, Shih TT, Chang EF. Rates and predictors of long-term seizure freedom after frontal lobe epilepsy surgery: a systematic review and meta-analysis. J Neurosurg 2012;116(5):1042–1048

[36] D'Argenzio L, Colonnelli MC, Harrison S, et al. Seizure outcome after extratemporal epilepsy surgery in childhood. Dev Med Child Neurol 2012;54(11):995–1000

[37] Hauptman JS, Pedram K, Sison CA, et al. Pediatric epilepsy surgery: long-term 5–year seizure remission and medication use. Neurosurgery 2012;71(5):985–993

[38] Blount JP. Extratemporal resections in pediatric epilepsy surgery- an overview. Epilepsia 2017;58(Suppl 1):19–27

[39] Helmstaedter C. Neuropsychological aspects of epilepsy surgery. Epilepsy Behav 2004;5(Suppl 1):S45–S55

[40] Freitag H, Tuxhorn I. Cognitive function in preschool children after epilepsy surgery: rationale for early intervention. Epilepsia 2005;46(4):561–567

[41] Hallböök T, Tideman P, Rosén I, Lundgren J, Tideman E. Epilepsy surgery in children with drug-resistant epilepsy, a long-term follow-up. Acta Neurol Scand 2013;128(6):414–421

[42] Ventureyra EC, Higgins MJ. Complications of epilepsy surgery in children and adolescents. Pediatr Neurosurg 1993; 19(1):40–56

[43] Behrens E, Schramm J, Zentner J, König R. Surgical and neurological complications in a series of 708 epilepsy surgery procedures. Neurosurgery 1997;41(1):1–9, discussion 9–10

[44] Tebo CC, Evins AI, Christos PJ, Kwon J, Schwartz TH. Evolution of cranial epilepsy surgery complication rates: a 32–year systematic review and meta-analysis. J Neurosurg 2014;120(6): 1415–1427

[45] Bjellvi J, Flink R, Rydenhag B, Malmgren K. Complications of epilepsy surgery in Sweden 1996–2010: a prospective, population-based study. J Neurosurg 2015;122(3):519–525

[46] Duchowny M, Harvey AS. Pediatric epilepsy syndromes: an update and critical review. Epilepsia 1996;37(Suppl 1): S26–S40

[47] Goldring S. Surgical management of epilepsy in children. In: Engel J Jr, ed. Surgical Treatment of Epilepsies. New York, NY: Raven; 1987:445–464

第51章　MRI 阴性颞叶外癫痫的外科治疗

Surgical Management of MRINegative Extratemporal Lobe Epilepsy

Jarod L. Roland　Matthew D. Smyth　著

谭泽世　译　　梁树立　刘　畅　校

摘　要

可以通过外科手术治疗的癫痫通常累及颞叶，并且常与 MRI 上的结构异常有关。在术前评估中，在结构磁共振中不显现病灶的病例往往具有挑战性。在小儿癫痫中，MRI 阴性的病例通常累及的脑区并非颞叶，故称为颞叶外癫痫。MRI 阴性的颞叶外癫痫是儿童神经外科医生的巨大挑战。在本节中，我们将探讨病灶定位于颞叶以外、在结构 MRI 上未能发现明确异常的药物难治性癫痫患儿的术前评估。围绕该主题，我们回顾了展现 MRI 阴性颞叶外小儿癫痫特点的代表性文献。相关讨论遵循典型的工作流程，包括癫痫发作症状学的评估与标准的影像学分析，以及此后更先进的功能影像学研究（如 PET 和 SPECT）。尽管挑战重重，已发表的关于 MRI 阴性的颞叶外癫痫文献依然显示具有较高比例的手术成功率，当然，相关结果与累及颞叶或 MRI 上有病灶的病例相比术后无发作率较低。

关键词

MRI 阴性，无病灶，颞叶外，癫痫，儿科

一、致痫区

癫痫是一种以反复、非诱发的癫痫发作为特征的脑部疾病[1]。这个疾病的潜在病因广泛，从局灶皮质发育不良等大脑病变到 Lennox-Gastaut 综合征等全身性疾病过程。准确的诊断具有挑战性，需进行一系列的临床检查。其中诊断不同类型的癫痫是神经外科医生考虑对药物难治性癫痫患者进行外科治疗介入的一个重要因素。尤其是，区分局灶性发作与非局灶性发作是决定适合的治疗选择时的早期二分法。

在局灶起始的发作病例中，致痫灶定位的原则就是收集充分一致的强烈证据提示典型发作起源于一侧的单个脑区。如果这样的脑区在完整的切除或彻底的离断以后，癫痫发作得以终止，那么这样的脑区就被定义为致痫区[2, 3]。通过这样的定义，致痫区只有在成功地离断使患儿无癫痫发作以后才能得以确认。与由功能上定义的致痫区相比，癫痫发作起始区是由 EEG 定义的区域。癫痫发作起始区是指癫痫发作最早被记录到的脑区，如通过皮质 EEG 和立体定向 EEG。致痫区和癫痫发作起始区通常是重叠的，但是这可能不完全相同。例如，致痫区可能位于脑沟深部的皮质发育不良，在影像学上可明显，亦可不明显；而此时癫痫发作起始区可能通过皮质 EEG 定位于邻近脑回的表面。这区别在对于解析和应用手上的数据来为治疗患儿的癫痫发作而制订的最佳的手术方

案具有重要意义。对大多数手术治疗的局灶性癫痫而言，致痫区通常与标准的术前评估影像学上可识别的病灶相关。

MRI 方面的进展为发现与癫痫起源相关的大脑病灶提供了更多手段。高场强的 MRI（如 3.0T 与 1.5T 相比）有更高的信噪比（signal-to-noise ratio，SNR），提高了发现微小病变的能力。更高场强和其他 MRI 序列，如 FLAIR 和 DWI，对提高与局灶性癫痫相关的局灶性皮质发育不良诊断有帮助[4-8]。有报道指出，通过 3.0T MRI 发现既往在 1.5T MRI 未诊断病灶的比例为 5%～65%[9, 10]。Rubinger 等专门研究了在儿童患者中的作用，更多的研究表明在 3.0T MRI 可以诊断 92% 的病灶，与他们既往通过 1.5T 诊断病灶的比例（86%）相对，并没有显著意义[11]。在本书写作之时尚未广泛被临床医生使用的 7T MRI 与之对比，在一个纳入成人和儿童患者的研究中，有 23% 的病灶在低场强的 MRI 中未被诊断[12]。

这些研究提示 MRI 阴性癫痫一部分在组织病理学上脑组织呈现异常，而在标准的影像学上表现正常癫痫病例，亦有一部分病例在组织病理学和影像学上均表现正常。对于这类病例缺乏准确的定义，故在文献中也表述模糊[13]。例如，在患者的病理类型不明确，MRI 表现是正常时，癫痫则可能分类为隐源性癫痫。然而，一些患者手术切除标本的组织病理学检查可以诊断为皮质发育不良，而术前影像学上的表现可能并不明显。这样的情况下，一个在术前诊断为"MRI 阴性的隐源性癫痫"也许应该定义为继发于 FCD 的病灶性癫痫，当然，这只能在成功手术切除后才能诊断。与之相反的，一例类似的病例同样在 3.0T MRI 上无异常，然而在组织病理学上表现也正常，所以就定义为"MRI 阴性且非病灶性"。为了满足准确的描述和推测预后的需要，对于这些病例，迫切需要准确的定义。

MRI 阴性和组织病理学上未发现病灶的癫痫病例手术切除后提示较低的术后无发作率。据报道，MRI 阴性癫痫患者接受术前评估的比例在

1.6%～32%[14-16]。2010 年 Téllez-Zenteno 等开展的 Meta 分析提示，MRI 或组织病理学[17]上有异常的癫痫患者的术后无发作率要比 MRI 阴性和非病灶性的患者高 2.5 倍。该研究也发现了，在颞叶外癫痫中，正常的 MRI 和组织病理学表现更加常见（在 ETLE[18]中为 45% vs. 累及颞叶的为 24%），在儿童患者中亦更常见（儿童患者为 31%，成人患者为 21%）。所以，尽管技术在持续进步，MRI 阴性癫痫仍将是小儿癫痫外科治疗中一个重要的因素。

在 MRI 阴性癫痫的术前评估中，挑战依然是寻找充分一致性的证据来准确定位致痫区。在成人和儿童患者中最常见的局灶性发作起始部位是颞叶，但儿童的发生率相对较高[18]。ILAE 曾组织专家组对医疗中心进行国际性的调研，并报道了小儿癫痫的局灶性皮质切除术的比例（在全部 543 例手术治疗的病例中为 45%），其中颞叶为 23.2%，额叶为 17.5%，顶叶为 2.8%，枕叶为 1.7%[15]。

预后情况在颞叶外癫痫和颞叶癫痫（TLE）[19]中呈现显著差异。与颞叶癫痫相比，MRI 阴性的颞叶外癫痫的手术成功率较低[17]。两项由 Englot 等开展的 Meta 分析在研究了小儿癫痫颞叶外癫痫和颞叶癫痫的治疗后的癫痫控制情况后着重指出了上述观点。颞叶癫痫组入组 1318 名患儿，其术后无发作率为 76%（Engel Ⅰ级）[20]。颞叶外癫痫组入组了 1259 名患儿，发现其术后无发作率仅为 56%[21]。由 Ansari 等在 2010 年开展了一项类似的 Meta 分析，主要研究了在组织病理学上定义为非病灶性癫痫的病例，在入组的 95 名患儿中无发作率为 34%[18]。上述的数据都表明了成功治疗颞叶外癫痫的困难。

尽管挑战重重，本章的后续部分将讨论颞叶外癫痫的手术决策以及不同治疗的细微差别。我们首先回顾了与发作起始的解剖部位相关的发作症状学特点，继而讨论了其他更为先进的影像学技术以及在 MRI 上表现不显著时的可提供癫痫定位所需的辅助数据的诊断模型。在传统的结构 MRI 上缺乏异常发现时，则称为"MRI 阴性"，对此为了确定致痫区需进一步的诊断检查，其中包

括了进一步的影像学检查和诊断学研究在内的多种辅助方法。只要收集到充足的一致性数据，就应当做出手术治疗的决策并告知患者。

二、癫痫症状学

症状学是关于症状和体征研究的语言学[22]。在癫痫研究中，癫痫发作症状学是指癫痫发作的明显的症状与体征。与癫痫的电生理特点不同，癫痫发作症状学帮助我们描述所观察到的癫痫发作的临床表现。掌握症状学与脑功能的联系，有助于将癫痫发作定位于具体脑区。然而，与发作症状学相关的脑区定义为症状产生区（symptomatogenic zone，SZ）[23]，这也许不同于致痫区（EZ）。例如，癫痫起始区可能位于相对寂静的脑区，如前额叶，那么只有在痫样放电扩散至邻近皮质如中央前回时，就会引起临床表现（在该例子中即对侧肢体的阵挛动作）。挑战在于，如中央前回作为症状产生区在颞叶或额叶致痫区的病例都可以出现，这取决于痫样放电如何扩散。仔细注意观察到的动作与其他癫痫相关症状（如意识丧失）的发作时间，可以帮助区分与 EZ（更接近开始）和 SZ（发生在过程后期）。因此，许多如此观察到的症状学在定位致痫区上并不具有特异性。然而，对于 MRI 阴性癫痫而言，对于癫痫发作症状学的描述依然是廉价、无创的诊断方法[23]。本章将讨论一些有助于通过发作症状学定位的最常见和最具特异性的症状和体征。

（一）半球定侧

在癫痫发作时，发作后阶段里能强烈提示定侧于一侧半球的临床体征是对侧肢体或身体的瘫痪[24]。轻偏瘫是暂时的，通常无须治疗就能缓解。发作后的偏瘫现象是 Todd 在 1849 年阐述的，现在已经被命名为 Todd 麻痹或 Todd 轻偏瘫[25]。近期，更多研究结合了视频 EEG 数据及对同期的发作后的局部瘫痪或半侧轻偏瘫的情况的观察，并发现这种发作后瘫痪与对侧的癫痫发作高度一致[26, 27]。然而当该体征提示累及一侧半球

的运动皮质时，将致痫区定位于额叶或 Rolandic 区的毗邻脑区并不可靠。因为来自颞叶或其他脑区的痫样放电的扩散亦可引起上述发作也同样普遍。另外，存在双侧发作起始的癫痫患者，可能有一种发作因发作后的瘫痪强烈提示起始于一侧，但是该患者的其他的发作可能起始于对侧大脑半球，而没有出现同样的发作后轻偏瘫。所以，在 MRI 阴性癫痫中，发作后瘫痪并不足以定位一个致痫区[25]。

除了半球的定侧外，一些发作期的体征及发作前的先兆有助于进一步将发作定位于一个脑叶。通常区分致痫区和症状产生区的难点在于一些特定的癫痫发作症状学可能累及了两个邻近脑叶的特定脑区。因此，同样的症状产生区能受到不同致痫脑区的影响。

（二）额叶发作

额叶是 MRI 阴性颞叶外癫痫中最常见的脑叶[28, 29]。然而，额叶发作往往很难单独通过发作症状学来定位。在 McGonigal 研究额叶癫痫术前评估的复杂性的综述中已得出上述结论[30]。癫痫发作累及额叶后部进而激惹运动皮质的发作是其经典症状学。

原始运动皮质是额叶的后缘。起始于中央前回的发作通常被描述为肢体远端的局灶性阵挛动作。当发作期电活动传至邻近皮质时，阵挛的动作会沿着肢体近端延伸，逐渐累及身体其他部位，最终形成全面性阵挛。这个现象是由 John Hughlings Jackson 描述的，现在被命名为 Jacksonian 扩散[31]。

过度运动发作引起更大的、更复杂的动作，如类似于跑步或骑自行车的动作[23]。这些发作可能累及了腹内侧的额叶。累及前额叶腹内侧皮质的边缘系统的发作表现出强烈的恐惧或其他的情感表现，并出现面部表情的变化，如尖叫、好斗或激惹[23, 32]。

额眼区（frontal eye field，FEF）位于额叶背外侧。累及额眼区的发作通常表现为双眼向对侧

凝视。偏转发作是一类刻板的转动头部和眼球的癫痫发作。上述刻板动作出现时，偏转出现于发作早期，致痫区往往定位于额叶，并定侧于眼球凝视的方向。然而，偏转也可能在意识丧失出现后，出现于发作后期，此时则为颞叶起始的发作期电活动累及额叶眼动区所致[33]。

夜间额叶癫痫（nocturnal frontal lobe epilepsy，NFLE）的发作起始于额叶，并在睡眠中出现[34]。该发作最常见于儿童，难以与儿童中同样常见的睡眠异常相鉴别[35]。患者可能出现简单的刻板性动作或复杂的运动，如突然的短暂觉醒、发声或其他惊恐表情。Nobili 及其同事回顾了他们对夜间额叶癫痫患者开展裁剪式额叶切除术的经验，在 21 名患者中有 75% 达到术后无发作，表明通过外科手术治疗夜间额叶癫痫具有较高成功率[36]。

一项由 Englot 及其同事开展的 Meta 分析纳入了 21 项研究，入组了 1199 名接受外科治疗的额叶癫痫患者，术后无发作率达 45%。通过术前的 MRI 结果分为 2 组，MRI 阴性组的术后无发作率为 39.2%，低于 MRI 阳性组的 60.7%[37]。

（三）顶枕叶起始

原始感觉皮质位于中央后回，其作为的顶叶的前缘。起始于此脑区的发作通常表现为位于对侧肢体的明显的躯体感觉先兆[23]，可描述为疼痛或难以分类的感觉异常。轻微头痛或与头部相关的模糊的感觉等头部的感觉均为顶叶癫痫发作的相关的感觉先兆[38]，但无显著的特异性[39]。类似的先兆可能被误诊为眩晕[38]。视觉先兆常见于顶叶及枕叶癫痫，这可能与颞枕叶在解剖上毗邻关系相关[39]。

枕叶发作常常伴有视觉先兆[39]。与顶叶发作或颞叶发作相比，枕叶发作的视觉先兆表现更为简单（如对侧看见多彩的圆圈）。发作期的一过性黑矇或局灶性视野缺损是枕叶发作独有的先兆[40]。另外，许多枕叶癫痫患者在术前即被诊断为视野缺损[41, 42]，除此之外，异常的眼球活动及其感觉均提示患有枕叶癫痫[43]。

因为难以将致痫区定位于顶叶或枕叶的其中一个脑叶，许多研究将顶叶和枕叶癫痫文献常将两个脑叶合并称为后头部皮质。其原因在于痫样放电可在这两个脑叶间快速传导和研究半球间枕叶内侧皮质的困难。因此，准确定位于内侧面以及与枕叶外侧面的鉴别通常需要侵入性的电生理监测[42]。尽管面临上述挑战，对于后头部皮质癫痫通过皮质切除术或离断术的成功的手术治疗，据报道其术后无发作率可达 60%～75%[38, 43-46]。在儿童枕叶癫痫手术的病例中，术后无发作率为 33%～86%[47-51]。Harward 等发表于 2017 年的入组了成人和小儿癫痫病例的 Meta 分析中，报道了 18 岁以下的患者总体的术后无发作率达 65%，且年龄小于 18 岁是影响术后无发作的具有统计学差异的因素[52]。

（四）岛叶癫痫

对起始于岛叶皮质的癫痫发作定位困难，其通常可模拟颞叶癫痫发作的表现[53]。部分颞叶癫痫手术失败可归因于岛叶癫痫致痫区定位错误[53, 54]。实际上，一些对岛叶功能的早期认识就是来自对初步定位于颞叶癫痫手术的术中观察结果[55]。所以，当电生理诊断学提示颞叶发作时，但是影像学和症状学与颞叶癫痫表现不符时，就应当考虑到岛叶致痫区[2]。

岛叶癫痫发作常以口周和喉部的感觉开始，以局灶性的运动结束[54]。若癫痫发作症状学包括躯体感觉、内脏感觉、运动的体征和感觉时，则提醒医生注意检查岛叶。此外，意识丧失并不符合单纯的岛叶癫痫[2]。

因为位置较深，对岛叶皮质进行侵入性的监测极具挑战性。皮质 EEG 并不能直接监测外侧裂深部或岛叶表面。准确研究岛叶通常需要利用侵入性的深部电极进行的电生理监测，这可以与皮质电极联合或利用立体定向 EEG 完成监测。

（五）确认定位

通过发作症状学的临床评估来定位是第一步，在与其他一致性的信息联合起来定位致痫区时，这是一项有用的基本信息。但是，MRI 缺少明确病灶时，单纯依靠发作症状学难以定位致痫区。因此，MRI 阴性的颞叶外癫痫的术前评估是高度依靠先进的影像诊断技术和侵入性电生理诊断技术[56, 57]。

三、高级的影像学技术和电生理技术

（一）PET

PET 是功能影像学检查，可能间接检查脑代谢。首先，将作为示踪剂的放射性核素经外周静脉注射入患者。示踪剂所释放的正电子，继而放射出 γ 线。示踪剂会优先聚集于代谢活跃的脑区。当扫描设备检测到 γ 线时，信号产生的空间区域就能通过计算机断层摄影技术重建出大脑代谢的分布图。临床上，PET 成像用于小儿癫痫时，通常使用葡萄糖类似物 18 氟 – 脱氧葡萄糖或称 FDG 作为示踪剂，其显影相对低代谢区域即代表了致痫区。

在结构 MRI 中异常不明显的病例中，PET 可检测功能异常，这有助于定位致痫区。2014 年，Perissinotti 等研究了 54 名因难治性癫痫而接受术前评估的患儿，发现 PET 可以在 57% 的病例中定位致痫区，而只有 39% 的病例可以通过结构 MRI 来定位[58]。在占其研究病例的 61% 的 MRI 阴性病例中，PET 可在 67% 的病例中定位所推断的致痫区。另一项更大的研究入组了 194 名患者的 PET（主要为成人），其中 MRI 阴性有 158 例，临床致痫区定位信息不一致的病例有 24 例，通过 PET 检查得出类似的定位结果，在 51% 的病例中的可发现单侧局灶性的低代谢区，其中 54% 完全位于颞叶外结构[59]。在该研究的 MRI 阴性病例中，PET 存在低代谢区的 62%，其结论与 Perissinotti 等开展的儿童研究结论类似[58, 59]。

综合分析 MRI 和 PET 有助于发现通过单模态检查体现的影像学异常。通过融合 MRI 和 PET，将功能学的 PET 结果以伪影形式呈现，并叠加于结构 MRI 上（图 51-1）。两者的融合结果可以更好地发现部分既往未发现的皮质发育不良等微小病灶[60]。

（二）SPECT

SPECT 是另一种与 PET 互补的功能影像学模态。锝 –99m 是 SPECT 常用的放射性同位素示踪剂，可直接放射 γ 射线，可被计算机断层扫描技术直接记录并重建。与 PET 检查在发作间期利用葡萄糖类似物来发现低代谢区不同，SPECT 检查通常是在癫痫发作时立即注射示踪剂并迅速扫描，以发现与发作期相关的高灌注区。另外，在发作间期，再次注射示踪剂来获取 SPECT 的发作间期影像，获取方式与 PET 类似。同时获取发作期及发作间期的 SPECT 影像后，两个影像通过数字减影来突出发作期和发作间期的灌注上的差异。影像学的差异部分经校准后可叠加于结构 MRI 上，此过程即将数字减影的发作期 SPECT 影像与 MRI 融合（SISCOM）（图 51-2）。

2014 年，Perissinotti 等发现通过 SISCOM 可在 67% 的小儿癫痫病例中完成定位，而单独用 MRI 仅为 39% 可定位致痫区[58]。将 PET 结合 SISCOM，累计可在全部 54 个病例中的 76% 完成定位，其中 18 个病例进行了切除性手术[58]。2013 年，Kudr 等报道了一组 14 名 MRI 阴性的颞叶外癫痫患者的病例（其中大部分为儿童患者），在接受外科手术切除后证实为局灶性皮质发育不良，93%（13 例）通过 SISCOM 定位致痫区，36%（5 例）通过 PET 定位致痫区[61]。2011 年由 Kim 等报道的另一项类似的研究，关注了以儿童为主的局

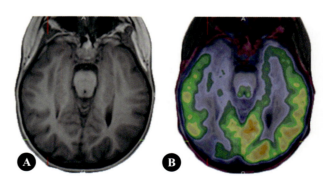

▲ 图 51-1　PET 与 MRI 融合

A. 以 MRI 的 T_1 加权像呈现的解剖影像学未发现结构异常；
B. 与结构影像学融合并叠加于其上的 PET 将低代谢区定位于右侧颞顶枕叶交界区的后部

灶性皮质发育不良病例：在 48 名完成结构 MRI 检查的患者中，63% 可定位病变；36 名完成 PET 检查的患者中，83% 可定位病变；27 名完成发作期 SPECT 的患者中，89% 可定位病变[62]。

上述的研究以及成人患者中类似的研究结果，阐述了如何独立和联合应用 SPECT 和 PET 检查来协助癫痫定位，尤其应用于结构影像学上无病灶和临床致痫区定位信息不一致性的 MRI 阴性癫痫病例。尽管 PET 和 SPECT 检查结果极具价值，但是假阴性病例并不少见，所以应当考虑利用侵入性电生理检查来进一步评估。

（三）MEG

MEG 是另一项应用于定位致痫区和功能区的技术，其优势在于无须接受电离辐射、无创，常与结构 MRI 联合应用形成磁源成像（magnetic source imaging，MSI）技术。MSI 技术有助于神经外科医生将 MEG 提供的功能信息与解剖结构相关系，进而定位致痫区和功能区以做出手术决策。尽管有着众多优点，MEG 对许多临床医生而言利用率不高。

对有条件运用 MEG 的医生[63]，MEG 可对多种类型的癫痫定位致痫区和功能皮质，且定位结果可与皮质 EEG 及立体定向 EEG 保持一致[64-67]。MEG 通过检测偶极子来记录来发作间期的癫痫样

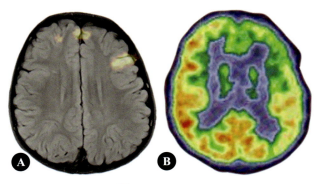

▲ 图 51-2　SISCOM

A. 已在发作期 SPECT 上减影了发作间期 SPECT 所得差异的影像已叠加于结构影像学并定位于左侧额叶皮质；B. 这与发作间期 PET 的低代谢区是一致的。该患者后续接受侵入性的电生理监测，并证实发作发作症状起始区是与功能影像学表现一致

放电，并在识别手术切除的目标和预测癫痫无发作率方面具有价值。Englot 等研究了一组 132 例患者的病例（年龄为 3—68 岁），其在切除性手术前均接受了 MEG 检查[67]。他们指出，接受颞叶外切除性手术的患者中有 43% 曾接受 MEG 检查以定位致痫区。在入组的病例中，MEG 结论与手术切除范围、皮质 EEG 结论或 MRI 异常一致的患者中有 85% 可达到术后无发作。

（四）皮质 EEG

相对于临床更常见、无创和颅外的头皮 EEG，皮质 EEG 也可以被称为颅内 EEG。应用 ECoG 进行的侵入性监测通常是在一次住院治疗中通过分期手术来实现，其中第一期手术进行电极置入，第二期手术进行外科治疗（如致痫灶切除术）。相比头皮 EEG，皮质 EEG 的优势在于在硬膜下的皮质表面直接放置电极后呈现更好的空间分辨率，以及因避免颅骨和头皮而带来的低通滤波效应和减少颞肌和眼外肌的伪差等而带来的更好频谱分辨率。但是，这些优势需要与长期监测带来的开颅手术的风险和潜在的感染风险进行权衡。总体而言，侵入性监测风险较低，也能很好地被儿童所耐受。

2006 年，Johnston 等回顾他们十年内开展的 112 例以儿童患者为主的病例，发现伤口感染率为 2.4%，因手术并发症而进行的再次手术率为 7%（不包括增补电极手术）[68]。此外，在其病例中，一过性神经功能障碍发生率为 3.3%，无永久性神经功能障碍或死亡病例。一篇文献系统综述分析了颅内脑电监测的儿童和成人病例，发现儿童的并发症发生率高于成人（轻微并发症：5.7% vs. 4.3%，严重并发症：4.5% vs. 1.7%），儿童的神经功能障碍发生率也高于成人（一过性功能障碍：11.2% vs. 5.5%，永久性功能障碍：5.1% vs. 3.3%）[69]。

在筛选的病例中进行一期手术期间进行皮质脑电监测时，并发症的发生率显著降低。2017 年，Bansal 等回顾了 130 名接受在一期手术并在术中 ECoG 引导下行癫痫病灶切除术的 130 名患儿的病

例，报告了 6.9% 的并发症发生率，且未发现永久性神经功能障碍[70]。在 MRI 阴性癫痫中较少可一期手术治疗。然而，Bansal 等的研究表明如辅助性的临床信息与 PET 保持一致（或其他可能的功能性影像学检查），一期手术也可考虑。

为 MRI 阴性的癫痫患者进行侵入性脑电监测亦存在因无法定位局灶性发作起始区而导致侵入性电生理诊断失败的风险。这可能的原因是监测期间无发作，或进行无创性评估时未记录到的多灶性发作。2011 年，Dorward 等的研究中，43 名 MRI 阴性的颞叶外癫痫患儿接受了 ECoG 监测，其中 10 名患儿（23%）可定位发作起始区，并接受了切除性手术或多处软膜下横切术[71]。2015 年，Brna 等的研究入组了 102 名癫痫患儿，包括累及任何脑叶的 MRI 阳性和 MRI 阴性病例，发现侵入性脑电监测对 87% 的病例有帮助[72]。

ECoG 定位失败的其中一个原因可能为皮质下电极只是覆盖于软脑膜表面的这一内在特性所致。大部分的皮质位于脑沟内，而位于脑表面的电极只能记录到脑回表面的放电。这对于岛叶致痫区的定位尤为困难，因为此处无法置入皮质栅状电极。在发作起始区提示最可能位于岛叶或脑沟深部时，脑实质内的深部电极可以单独置入或联合脑表面的皮质电极使用，最大程度提高定位成功率[57]。

（五）SEEG

SEEG 是皮质 EEG 的替代方案，通过神经导航系统进行经皮穿刺将电极准确置入脑实质内来实现颅内脑电监测。其优势在于创伤性更小，因为每根电极置入只需一个穿刺的皮肤切口，利用旋钻形成的钻孔将电极置入预设的深度（图 51-3）。另外，有策略地、系统地在大脑表面合理选择入点，每根深部电极沿着长轴分布着多个电极触点[73]，因此 SEEG 可以在三维空间内立体地完成数据采样，如此，就可以在三维空间内研究癫痫网

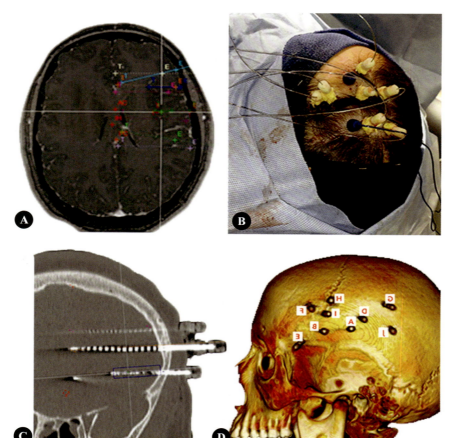

◀ 图 51-3　SEEG
A. 电极置入计划术前应用特定的软件制订；B. 借助于影像学引导下的手术机器人机械臂将 SEEG 的电极在手术室通过经皮穿刺后置入颅内；C. 术后 CT 检查可以排除出血的并发症并确认电极已准确置入；D. 通过影像学重建的三维模型可将已经标注的经皮穿刺后的电极与床边电生理监测相结合，有助于定位癫痫发作起始区

络，而不是如同 ECoG 只能置入于脑表面。掌握癫痫发作在大脑的复杂三维空间内的传播过程，对于一些在二维空间研究中提示发作起始区位于脑回表面顶部而可能远离真正的致病区的病例尤为重要。

SEEG 技术在 50 年前由 Talairach 等[74] 创立，已经在欧洲的部分地区应用很长时间，近年来在北美再次兴起[75]。SEEG 应用增长加得益于对于 MRI 阴性及颞叶外癫痫病例的外科治疗认识上的巨大进步[76]。此外，近期立体定向技术进步使得在脑实质内准确置入电极更加安全和高效。早期的 SEEG 技术使用以框架为基础的立体定向技术，目前已经被无框架的立体定向神经导航所取代。近年来，手术机器人导航系统及其辅助下电极置入技术使 SEEG 技术取得了长足的进步。ROSA 机器人（Medtech）和 Neuromate 机器人（Renishaw）是两套不同的手术机器人辅助设备，由无框架的立体定向技术引导下的机器人机械臂构成，可以准确、高效地将电极置入到预设的位置。一项比较了通过无框架、有框架和机器人辅助下的 SEEG 置入准确性的 Meta 分析发现难以在已报道的研究中发现三者之间的显著差异。不过，以上三种技术方法均具有小于 3mm 的平均误差[77]。

尽管利用穿刺置入电极的过程缺乏直观性，但是 SEEG 依然是被儿童患者良好耐受的安全技术[78]。因此，许多中心利用血管成像技术以在设定电极置入路径时避开血管。一项评估 SEEG 安全性的 Meta 分析发现出血发生率为 1.0%（每根电极则为 0.2%），总体而言，并发症发生率为 1.3%[79]。2017 年，Bourdillon 等回顾了岛叶 SEEG 的经验，此处的大脑中动脉的分支血管是置入深部电极较大的风险因素，不过，置入岛叶相关的电极并未造成血肿，在其他部位的电极中，每根电极的出血发生率为 0.1%[56]。上述数据表明，与开颅手术相比，SEEG 相对安全。

四、癫痫预后

虽然 MRI 阴性的颞叶外癫痫极具挑战性，但是通过外科治疗依然可以取得良好的预后效果。Ansari 等报道了分别研究无病灶颞叶外癫痫的儿童和成人患者术后预后情况的 Meta 分析[18]，术后无发作率为 33.7%，在 95 名颞叶外癫痫患儿中有 73.7% 患者癫痫发作显著减少（Engel Ⅰ、Ⅱ、Ⅲ级）[18]。近期，另外还有数项关于 MRI 阴性的颞叶外癫痫的病例组报告，术后无发作率在 28%～46%[28, 29, 71]。上述研究报道的 MRI 阴性的颞叶外癫痫儿童患者的术后无发作率低于成人患者，Meta 分析得出的术后无发作率为 45.8%[80]。

在解释文献中报告的结果时，另一个考虑因素是 MRI 阴性病例中未进行手术干预的比例。一项强调这一影响的研究回顾了 85 名 MRI 阴性药物难治性癫痫患者，其中 31 名（36%）接受了侵入性监测，24 名（28%）接受了切除手术。在接受切除的患者中，有 9 人（38%）取得了良好的结果（Engel Ⅰ～Ⅱa 级）。然而，这只占接受侵入性监测的患者的 29%，占总患者的 11%[81]。一方面，这些比例不高的数字强调了 MRI 阴性癫痫的挑战；另一方面，它们证明了在合理选择的患者中进行切除手术的意义。

参 考 文 献

[1] Fisher RS, Acevedo C, Arzimanoglou A, et al. ILAE official report: a practical clinical definition of epilepsy. Epilepsia 2014;55(4): 475–482

[2] Foldvary-Schaefer N, Unnwongse K. Localizing and lateralizing features of auras and seizures. Epilepsy Behav 2011;20(2):160–166

[3] Lüders HO, Najm I, Nair D, Widdess-Walsh P, Bingman W. The epileptogenic zone: general principles. Epileptic Disord 2006; 8(2, Suppl 2):S1–S9

[4] Goyal M, Bangert BA, Lewin JS, Cohen ML, Robinson S. High-resolution MRI enhances identification of lesions amenable to surgical therapy in children with intractable epilepsy. Epilepsia 2004;45(8):954–959

[5] Phal PM, Usmanov A, Nesbit GM, et al. Qualitative comparison of 3-T and 1.5-T MRI in the evaluation of epilepsy. AJR Am J Roentgenol 2008;191(3):890–895

[6] Zijlmans M, de Kort GA, Witkamp TD, et al. 3T versus 1.5T phased-array MRI in the presurgical work-up of patients with partial epilepsy of uncertain focus. J Magn Reson Imaging 2009;30(2):256–262

[7] Mellerio C, Labeyrie MA, Chassoux F, et al. 3T MRI improves

the detection of transmantle sign in type 2 focal cortical dysplasia. Epilepsia 2014;55(1):117–122

[8] Martinez-Rios C, McAndrews MP, Logan W, Krings T, Lee D, Widjaja E. MRI in the evaluation of localization-related epilepsy. J Magn Reson Imaging 2016;44(1):12–22

[9] Knake S, Triantafyllou C, Wald LL, et al. 3T phased array MRI improves the presurgical evaluation in focal epilepsies: a prospective study. Neurology 2005;65(7):1026–1031

[10] Nguyen DK, Rochette E, Leroux J-M, et al. Value of 3.0 T MR imaging in refractory partial epilepsy and negative 1.5 T MRI. Seizure 2010;19(8):475–478

[11] Rubinger L, Chan C, D'Arco F, et al. Change in presurgical diagnostic imaging evaluation affects subsequent pediatric epilepsy surgery outcome. Epilepsia 2016;57(1):32–40

[12] Veersema TJ, Ferrier CH, van Eijsden P, et al. Seven tesla MRI improves detection of focal cortical dysplasia in patients with refractory focal epilepsy. Epilepsia Open 2017;2(2):162–171

[13] Bast T. Outcome after epilepsy surgery in children with MRI-negative non-idiopathic focal epilepsies. Epileptic Disord 2013;15(2):105–113

[14] Berg AT, Vickrey BG, Langfitt JT, et al; Multicenter Study of Epilepsy Surgery. The multicenter study of epilepsy surgery: recruitment and selection for surgery. Epilepsia 2003;44(11):1425–1433

[15] Harvey AS, Cross JH, Shinnar S, Mathern GW; ILAE Pediatric Epilepsy Surgery Survey Taskforce. Defining the spectrum of international practice in pediatric epilepsy surgery patients. Epilepsia 2008;49(1):146–155

[16] Bien CG, Szinay M, Wagner J, Clusmann H, Becker AJ, Urbach H. Characteristics and surgical outcomes of patients with refractory magnetic resonance imaging-negative epilepsies. Arch Neurol 2009;66(12):1491–1499

[17] Téllez-Zenteno JF, Hernández Ronquillo L, Moien-Afshari F, Wiebe S. Surgical outcomes in lesional and non-lesional epilepsy: a systematic review and meta-analysis. Epilepsy Res 2010;89(2–3):310–318

[18] Ansari SF, Maher CO, Tubbs RS, Terry CL, Cohen-Gadol AA. Surgery for extratemporal nonlesional epilepsy in children: a meta-analysis. Childs Nerv Syst 2010;26(7):945–951

[19] Pomata HB, González R, Bartuluchi M, et al. Extratemporal epilepsy in children: candidate selection and surgical treatment. Childs Nerv Syst 2000;16(12):842–850

[20] Englot DJ, Rolston JD, Wang DD, Sun PP, Chang EF, Auguste KI. Seizure outcomes after temporal lobectomy in pediatric patients. J Neurosurg Pediatr 2013;12(2):134–141

[21] Englot DJ, Breshears JD, Sun PP, Chang EF, Auguste KI. Seizure outcomes after resective surgery for extra-temporal lobe epilepsy in pediatric patients. J Neurosurg Pediatr 2013;12(2):126–133

[22] Blume WT, Lüders HO, Mizrahi E, Tassinari C, van Emde Boas W, Engel J Jr. Glossary of descriptive terminology for ictal semiology: report of the ILAE task force on classification and terminology. Epilepsia 2001;42(9):1212–1218

[23] Tufenkjian K, Lüders HO. Seizure semiology: its value and limitations in localizing the epileptogenic zone. J Clin Neurol 2012;8(4):243–250

[24] Werhahn KJ. Weakness and focal sensory deficits in the postictal state. Epilepsy Behav 2010;19(2):138–139

[25] Todd RB. On the pathology and treatment of convulsive diseases. London Med Gaz 1849;8:822

[26] Kellinghaus C, Kotagal P. Lateralizing value of Todd's palsy in patients with epilepsy. Neurology 2004;62(2):289–291

[27] Gallmetzer P, Leutmezer F, Serles W, Assem-Hilger E, Spatt J, Baumgartner C. Postictal paresis in focal epilepsies—incidence, duration, and causes: a video-EEG monitoring study. Neurology 2004;62(12):2160–2164

[28] Shi J, Lacuey N, Lhatoo S. Surgical outcome of MRI-negative refractory extratemporal lobe epilepsy. Epilepsy Res 2017;133:103–108

[29] Arya R, Leach JL, Horn PS, et al. Clinical factors predict surgical outcomes in pediatric MRI-negative drug-resistant epilepsy. Seizure 2016;41:56–61

[30] McGonigal A, Chauvel P. Frontal lobe epilepsy: seizure semiology and presurgical evaluation. Pract Neurol 2004;4(5):260–273

[31] Jackson J. Selected Writings of John Hughlings Jackson on Epilepsy and Epileptiform Convulsions. London: Hodder and Stoughton. Arch NeurPsych Volume 1. 1932;27(3):757

[32] Bonini F, McGonigal A, Trébuchon A, et al. Frontal lobe seizures: from clinical semiology to localization. Epilepsia 2014;55(2):264–277

[33] Stoyke C, Bilgin O, Noachtar S. Video atlas of lateralising and localising seizure phenomena. Epileptic Disord 2011;13(2):113–124

[34] Nobili L, Proserpio P, Combi R, et al. Nocturnal frontal lobe epilepsy. Curr Neurol Neurosci Rep 2014;14(2):424

[35] Miano S, Peraita-Adrados R. Nocturnal frontal lobe epilepsy is often misdiagnosed as sleep disorders in children: a case series [in Spanish]. Rev Neurol 2013;56(5):257–267

[36] Nobili L, Francione S, Mai R, et al. Surgical treatment of drug-resistant nocturnal frontal lobe epilepsy. Brain 2007;130(Pt 2):561–573

[37] Englot DJ, Wang DD, Rolston JD, Shih TT, Chang EF. Rates and predictors of long-term seizure freedom after frontal lobe epilepsy surgery: a systematic review and meta-analysis. J Neurosurg 2012;116(5):1042–1048

[38] Francione S, Liava A, Mai R, et al. Drug-resistant parietal epilepsy: polymorphic ictal semiology does not preclude good post-surgical outcome. Epileptic Disord 2015;17(1):32–46, quiz 46

[39] Ye BS, Cho Y-J, Jang SH, Lee MK, Lee BI, Heo K. The localizing and lateralizing value of auras in lesional partial epilepsy patients. Yonsei Med J 2012;53(3):477–485

[40] So E, Ryvlin P. MRI-Negative Epilepsy: Evaluation and Surgical Management. Cambridge University Press; 2015

[41] Yang P-F, Jia Y-Z, Lin Q, et al. Intractable occipital lobe epilepsy: clinical characteristics, surgical treatment, and a systematic review of the literature. Acta Neurochir (Wien) 2015;157(1):63–75

[42] Blume WT, Wiebe S, Tapsell LM. Occipital epilepsy: lateral versus mesial. Brain 2005;128(Pt 5):1209–1225

[43] Liava A, Mai R, Cardinale F, et al. Epilepsy surgery in the posterior part of the brain. Epilepsy Behav 2016;64(Pt A):273–282

[44] Ramantani G, Stathi A, Brandt A, et al. Posterior cortex epilepsy surgery in childhood and adolescence: predictors of long-term seizure outcome. Epilepsia 2017;58(3):412–419

[45] Jehi LE, O'Dwyer R, Najm I, Alexopoulos A, Bingaman W. A longitudinal study of surgical outcome and its determinants following posterior cortex epilepsy surgery. Epilepsia 2009; 50(9):2040–2052

[46] Dalmagro CL, Bianchin MM, Velasco TR, et al. Clinical features of patients with posterior cortex epilepsies and predictors of surgical outcome. Epilepsia 2005;46(9):1442–1449

[47] Battaglia D, Chieffo D, Tamburrini G, et al. Posterior resection for childhood lesional epilepsy: neuropsychological evolution. Epilepsy Behav 2012;23(2):131–137

[48] Ibrahim GM, Fallah A, Albert GW, et al. Occipital lobe epilepsy in children: characterization, evaluation and surgical outcomes. Epilepsy Res 2012;99(3):335–345

[49] Kuzniecky R, Gilliam F, Morawetz R, Faught E, Palmer C, Black L. Occipital lobe developmental malformations and epilepsy: clinical spectrum, treatment, and outcome. Epilepsia 1997;38(2):175–181

[50] Liava A, Mai R, Tassi L, et al. Paediatric epilepsy surgery in the posterior cortex: a study of 62 cases. Epileptic Disord 2014;16(2):141–164

[51] Sinclair DB, Wheatley M, Snyder T, Gross D, Ahmed N. Posterior resection for childhood epilepsy. Pediatr Neurol 2005;32(4):257–263

[52] Harward SC, Chen WC, Rolston JD, Haglund MM, Englot DJ. Seizure outcomes in occipital lobe and posterior quadrant epilepsy surgery: a systematic review and meta-analysis. Neurosurgery 2018;82(3):350–358

[53] Isnard J, Guénot M, Ostrowsky K, Sindou M, Mauguière F. The role of the insular cortex in temporal lobe epilepsy. Ann Neurol 2000;48(4):614–623

[54] Laoprasert P, Ojemann JG, Handler MH. Insular epilepsy surgery. Epilepsia 2017;58(Suppl 1):35–45

[55] Penfield W, Faulk ME Jr. The insula; further observations on its function. Brain 1955;78(4):445–470

[56] Bourdillon P, Ryvlin P, Isnard J, et al. Stereotactic electroencephalography is a safe procedure, including for insular implantations. World Neurosurg 2017;99:353–361

[57] Weil AG, Fallah A, Lewis EC, Bhatia S. Medically resistant pediatric insular-opercular/perisylvian epilepsy. Part 1: invasive monitoring using the parasagittal transinsular apex depth electrode. J Neurosurg Pediatr 2016;18(5):511–522

[58] Perissinotti A, Setoain X, Aparicio J, et al. Clinical role of subtraction ictal SPECT coregistered to MR imaging and 18F-FDG PET in pediatric epilepsy. J Nucl Med 2014;55(7): 1099–1105

[59] Rathore C, Dickson JC, Teotónio R, Ell P, Duncan JS. The utility of 18F-fluorodeoxyglucose PET (FDG PET) in epilepsy surgery. Epilepsy Res 2014;108(8):1306–1314

[60] Salamon N, Kung J, Shaw SJ, et al. FDG-PET/MRI coregistration improves detection of cortical dysplasia in patients with epilepsy. Neurology 2008;71(20):1594–1601

[61] Kudr M, Krsek P, Marusic P, et al. SISCOM and FDG-PET in patients with non-lesional extratemporal epilepsy: correlation with intracranial EEG, histology, and seizure outcome. Epileptic Disord 2013;15(1):3–13

[62] Kim YH, Kang HC, Kim DS, et al. Neuroimaging in identifying focal cortical dysplasia and prognostic factors in pediatric and adolescent epilepsy surgery. Epilepsia 2011;52(4): 722–727

[63] Fernández S, Donaire A, Serès E, et al. PET/MRI and PET/MRI/SISCOM coregistration in the presurgical evaluation of refractory focal epilepsy. Epilepsy Res 2015;111:1–9

[64] Castillo EM, Kleineschay T, Baumgartner JE. Contributions of magnetoencephalography to characterizing brain function in pediatric epilepsy: evidences of validity and added value. J Pediatr Epilepsy 2015;4(4):207–215

[65] Minassian BA, Otsubo H, Weiss S, Elliott I, Rutka JT, Snead OC III. Magnetoencephalographic localization in pediatric epilepsy surgery: comparison with invasive intracranial electroencephalography. Ann Neurol 1999;46(4):627–633

[66] Rozendaal YJ, van Luijtelaar G, Ossenblok PP. Spatiotemporal mapping of interictal epileptiform discharges in human absence epilepsy: a MEG study. Epilepsy Res 2016;119:67–76

[67] Englot DJ, Nagarajan SS, Imber BS, et al. Epileptogenic zone localization using magnetoencephalography predicts seizure freedom in epilepsy surgery. Epilepsia 2015;56(6):949–958

[68] Johnston JM Jr, Mangano FT, Ojemann JG, Park TS, Trevathan E, Smyth MD. Complications of invasive subdural electrode monitoring at St. Louis Children's Hospital, 1994–2005. J Neurosurg 2006;105(5, Suppl):343–347

[69] Hader WJ, Téllez-Zenteno J, Metcalfe A, et al. Complications of epilepsy surgery: a systematic review of focal surgical resections and invasive EEG monitoring. Epilepsia 2013;54(5):840–847

[70] Bansal S, Kim AJ, Berg AT, et al. Seizure outcomes in children following electrocorticography-guided single-stage surgical resection. Pediatr Neurol 2017;71:35–42

[71] Dorward IG, Titus JB, Limbrick DD, Johnston JM, Bertrand ME, Smyth MD. Extratemporal, nonlesional epilepsy in children: postsurgical clinical and neurocognitive outcomes. J Neurosurg Pediatr 2011;7(2):179–188

[72] Brna P, Duchowny M, Resnick T, Dunoyer C, Bhatia S, Jayakar P. The diagnostic utility of intracranial EEG monitoring for epilepsy surgery in children. Epilepsia 2015;56(7):1065–1070

[73] Kalamangalam GP, Tandon N. Stereo-EEG implantation strategy. J Clin Neurophysiol 2016;33(6):483–489

[74] Talairach J, Bancaud J, Bonis A, Tournoux P, Szikla G, Morel P. Functional stereotaxic investigations in epilepsy. Methodological remarks concerning a case. [in French]. Rev Neurol (Paris) 1961;105:119–130

[75] Bulacio JC, Chauvel P, McGonigal A. Stereoelectroencephalography: Interpretation. J Clin Neurophysiol 2016;33(6):503–510

[76] Jehi L, Friedman D, Carlson C, et al. The evolution of epilepsy surgery between 1991 and 2011 in nine major epilepsy centers across the United States, Germany, and Australia. Epilepsia 2015;56(10):1526–1533

[77] Vakharia VN, Sparks R, O'Keeffe AG, et al. Accuracy of intracranial electrode placement for stereoencephalography: a systematic review and meta-analysis. Epilepsia 2017;58(6):921–932

[78] Taussig D, Chipaux M, Lebas A, et al. Stereo-electroencephalography (SEEG) in 65 children: an effective and safe diagnostic method for pre-surgical diagnosis, independent of age. Epileptic Disord 2014;16(3):280–295

[79] Mullin JP, Shriver M, Alomar S, et al. Is SEEG safe? A systematic review and meta-analysis of stereo-electroencephalography-related complications. Epilepsia 2016;57(3):386–401

[80] Ansari SF, Tubbs RS, Terry CL, Cohen-Gadol AA. Surgery for extratemporal nonlesional epilepsy in adults: an outcome meta-analysis. Acta Neurochir (Wien) 2010;152(8):1299–1305

[81] Noe K, Sulc V, Wong-Kisiel L, et al. Long-term outcomes after nonlesional extratemporal lobe epilepsy surgery. JAMA Neurol 2013;70(8):1003–1008

第52章 下丘脑错构瘤的外科处理
Surgical Management of Hypothalamic Hamartomas

Neena I. Marupudi　Sandeep Mittal　著
谭泽世　译　　梁树立　刘　畅　校

摘　要

下丘脑错构瘤（HH）是罕见的、异常的脑组织发育结节，可导致药物难治性癫痫，一般出现痴笑发作、流泪发作或其他的难治性发作类型。尽管这些病灶并不具有肿瘤的特点，这些组织仍可以无序生长，以新生组织相同的速率生长。

关键词

痴笑发作，癫痫综合征，性早熟，内在的癫痫发生机制，显微手术切除，经胼胝体入路，神经内镜下离断，立体定向放射外科，激光消融

一、解剖特点

下丘脑是由灰质构成的端脑底部综合性结构，第三脑室将其分成对称的两部分。通过丰富的相互传入和传出的连接，下丘脑协调多种自主神经、躯体、内分泌和行为活动。下丘脑错构瘤与大笑、微小的行为表现以及其他的情绪（如伤心）密切相关[1-3]。下丘脑的范围则以下丘脑沟为上界、终板为前界、乳头体的吻尾带和后联合之间的界线为后界、灰结节（沿着第三脑室底壁的灰质凸起）为腹侧界[2]。下丘脑的外侧界是以视束、内囊、大脑脚和丘脑底部组成的粗略界线。

下丘脑错构瘤是下丘脑神经元和胶质细胞的先天性异位病灶[4]。异常组织贴附于下丘脑根部，在灰结节和乳头体之间，并突向基底池。偶然发现的无症状错构瘤发现于约20%的尸检中。下丘脑功能紊乱是罕见的，但是可发生于病灶增大并对周围组织产生压迫时。无蒂型病灶与癫痫相关，其与乳头体关系密切[5,6]；若病灶毗邻灰结节或漏斗部，则可能与性早熟相关[7]。

解剖上，下丘脑错构瘤可分为两个亚型：无蒂型和有蒂型[8]。无蒂型或下丘脑内错构瘤部分或完全地贴附于第三脑室[9]，其大小不同，通常可扭曲穿窿、乳头体等周围的神经结构[10]。尽管在疾病初期时这类病灶不会出现典型的性早熟，但是在病程的某个节点中约高达40%的无蒂型错构瘤患者可出现中枢性性早熟。此外，无蒂型下丘脑错构瘤和如痴笑发作的神经系统表现关系非常密切[6,9,11-13]。另外，有蒂型或下丘脑旁的错构瘤仅贴附于第三脑室底壁或悬吊一个根部[9]。有蒂型的病灶较少引起小儿癫痫综合征或严重的神经发育性疾病；相反，其可导致儿童早期的中枢性性早熟。

二、分子学和遗传学特点

下丘脑错构瘤可呈单发病灶，亦可与其他的脑病变并发，或者以遗传综合征的一部分表现而出现。下丘脑错构瘤是一些发育性疾病的主要

特点，其中包括 Pallister-Hall 综合征，由染色体 7p13 上的 GLI3 基因突变引起的一因多效的显性遗传综合征[14]，其主要的症状是由下丘脑错构瘤引起的，并伴有多器官畸形（包括中枢性轴后性多指畸形、垂体发育不良、会厌分叉、指甲发育不良、肛门闭锁）。其他的特点有心脏畸形、肾脏畸形和精神发育迟缓。

GLI 蛋白通过下调音猬因子（sonic hedgehog，SHH）信号通路来调控目标基因的表达，其在中枢神经系统发育过程中对于引导背腹侧的结构形成具有关键作用[15, 16]。Pallister-Hall 综合征患儿，GLI3 基因的移码突变导致形成缩短的蛋白，该蛋白在功能上与缩短的、处理过的 GLI3 蛋白的阻抑蛋白是一样[17]。所以，Pallister-Hall 综合征患者的致病突变导致 SHH 因子不能将 GLI3 蛋白在抑制态和激活态之间转换。体细胞的 GLI3 突变可导致自发性的非综合征性的下丘脑错构瘤并出现痴笑发作[18, 19]。FOXC1（位于 6 号染色体）是另一个引起散发下丘脑错构瘤的潜在基因，其表达 DNA 结合转录因子[20]。

三、临床表现

（一）癫痫

具有特异性的发作类型，痴笑发作是自发性的不畅快的笑。癫痫患者往往在幼年就开始出现大笑的发作，通常出现在新生儿期。1971 年，Gascon 和 Lombroso 首先描述了痴笑发作并命名为"痴笑事件"，为反复的、短暂的原始的不露情感的大笑或扮鬼脸[21]。稍年长的儿童和成人可能会表达不舒服的感觉或上腹部不适或单纯强迫性的大笑[22]。亦常有流泪发作或哭泣发作。除了发作性的大笑或哭泣，其他的发作形式还有通常在疾病后期出现的致残行为[23, 24]。

除了经典的痴笑发作外，下丘脑错构瘤患者还有其他的发作形式，包括全面性强直 - 阵挛发作、复杂部分性发作、跌倒发作和不典型失神发作。在 85% 的下丘脑错构瘤患者中，痴笑发作是首发的发作类型[25]。另外，超过 75% 的患者还有

其他的难治性发作类型，35.5% 患者有伴或不伴继发性全面性发作的复杂部分性发作，17.7% 的患者有强直发作，15.1% 的患者有强直 - 阵挛发作[26]。与下丘脑错构瘤相关的晚发型癫痫提示为病情较轻的癫痫综合征，而痴笑发作是下丘脑错构瘤患儿的发作症状学的主要成分[27]。此外，痴笑发作也并非所下丘脑错构瘤特有的或特异的症状[25]。额叶癫痫或颞叶癫痫患者也可出现痴笑发作，其病因也是多种多样的，如皮质发育不良、结节性硬化症、垂体肿瘤、胶质瘤、脑膜瘤和基底动脉瘤[23, 26, 28-33]。

癫痫发作是最常见的临床表现（61%），很大一部分患者（66%）患有性早熟，25% 的患者出现癫痫发作和性早熟[34]。大多数病例中，持续的癫痫发作和药物难治性癫痫可以导致癫痫性脑病、多种全面性发作、跌倒发作、认知减退和精神类的合并症[9, 24, 30, 34-36]。

尽管痴笑发作和流泪发作期间的 EEG 表现可以是正常的，但是依然推荐进行 EEG 检查，因为微小的异常依然可以在 EEG 上有显著表现[26]。随着时间推移，EEG 的改变，如弥漫性的波幅降低提示患者的发育落后。癫痫发作症状学通常提示累及颞叶或额叶结构，这支持了这些患者中的继发性癫痫发生机制[10, 24]。进展为灾难性症状性全面性癫痫或癫痫性脑病与严重的认知障碍和行为障碍有关，有时可伴有孤独症表现[24, 37]。

（二）性早熟

中枢性性早熟的定义为：女孩的青春期早于 8 岁，男孩早于 9 岁[38]。有蒂型下丘脑错构瘤位于第三脑室底，通常与性早熟相关，癫痫发作较为罕见。与有蒂型下丘脑错构瘤相关的中枢性性早熟发病年龄明显早于原发性中枢性性早熟的患儿，在 80% 的病例中较之发病早 2 年[39]。引起性早熟的下丘脑错构瘤与不伴发性早熟的相比，通常体积更大，并贴附于灰结节或漏斗部[7]。目前下丘脑错构瘤如何导致性早熟的确切机制仍未完全明确，下丘脑错构瘤已证实分泌促性腺激素释放激素并

可转化生长因子 α，其可刺激促性腺激素释放激素的释放[7]。

（三）行为、认知和精神疾病

因下丘脑错构瘤导致药物难治性癫痫的患者通常会进展为严重小儿癫痫综合征和伴有多动、易怒和攻击行为等严重行为障碍的癫痫性脑病[11, 36, 40, 41]。与下丘脑错构瘤相关的发作性行为障碍如犯罪和攻击行为爆发有时可被误诊为原发性精神疾病[42]。不过，下丘脑错构瘤和癫痫患者合并出现精神疾病的比例更高，如对立违抗性障碍（83.3%）、注意缺陷多动障碍（75%）、品行障碍（33.3%）和情感障碍（17.6%）[35]。重度抑郁症和社交焦虑障碍的高发使得合并症覆盖了全部的精神疾病[43]。

下丘脑错构瘤相关的癫痫加重和进展时，这些患者的认知功能会出现进行性下降[24, 28, 30, 44, 45]。超过 50% 的丘脑错构瘤和痴笑发作的在认知表现测试中会出现损害的表现[36]。对于伴难治性癫痫的下丘脑错构瘤患者而言，服用的抗癫痫药物的数量和下丘脑错构瘤病灶的神经解剖特点与智力测试中的损害表现是相关的[46]。认知情况是评判手术治疗效果的研究指标，与此同时，健康相关的生活质量评分对于选择最佳治疗方案亦同样重要。下丘脑错构瘤患儿在学校功能评分测试（school function assessment，SFA）中分数明显低于良性癫痫患儿，并且合并出现精神运动发育迟缓同样提示较低的生活质量[47]。

四、神经影像学特点

为了确诊诊断和可能制定手术计划的需要，务必进行充分的影像学检查。高分辨率的颅脑 MRI 增强扫描可以显示毗邻下丘脑的小的、无强化的病灶。有助于诊断的序列包括 T_2 加权像的轴位和冠状位，T_1 加权像的轴位、冠状位和矢状位和自旋回波增强扫描。利用容积的体液衰减反转恢复序列（FLAIR）而重建的形象的三个垂直方位的序列（轴位、冠状位和矢状位）是很有用的[5]。

（一）CT

在 CT 上，下丘脑错构瘤表现为位于脚间池或鞍上池的等密度、无强化的占位性病变[48]。虽然通常这些病灶体积较小，但是也可以部分或完全阻塞鞍上池或第三脑室的前部[48]。在高分辨率的 MRI 扫描普及和广泛应用之前，利用甲泛葡胺（一种非离子型造影剂）的 CT 脑池造影术可以提高下丘脑和垂体的小的、隐匿的病灶的诊断率；占位的体积及其与周围神经血管等结构的关系可以更好地明确[49]。

（二）MRI 和 MRS

随着高分辨率 MRI 的出现，其他的影像诊断方法就不再应用了。MRI 极大地促进了外科治疗技术的发展，在微创治疗和立体定向治疗方面尤为突出。伴有难治性癫痫的下丘脑错构瘤在 T_2 加权像上典型表现为高信号影（93%），其中有 74% 在 T_1 加权像上呈低信号[10]。因为下丘脑错构瘤通常并不破坏血脑屏障，所以强化是罕见的。

磁共振波谱成像（magnetic resonance spectroscopy，MRS）可发现颞叶和伴有痴笑发作的下丘脑错构瘤患者的错构瘤的神经功能异常[50]。与下丘脑功能正常的人相比，下丘脑错构瘤患者的 NAA（N-乙酰门冬氨酸）/Cr（肌酐）的比例明显降低[50]。在下丘脑错构瘤患者中，有 NAA 的明显下降及肌醇（myoinositol，mI）增高的报道[10]。与正常灰质和杏仁核相比，除了 NAA/Cr 比例的下降，mI/Cr 比例可出现升高；Cho（胆碱）/ Cr 比例也升高[51]。综上，MRS 研究表明，与正常灰质相比，下丘脑错构瘤呈现神经元密度降低及一定程度的胶质增生。

五、电生理特点

伴有痴笑发作的患者，其发作间期和发作期 EEG 可以表现正常或非特异性的异常。发作逐渐进展为全面性发作后，双侧同步化脑波活动中可发现棘波活动增多[26]。通过头皮 EEG 检查发现，下丘脑错构瘤患者的一些发作与起源于额叶或颞叶的复杂部分性发作很类似[52]。总体而言，在下丘脑错构瘤患者之间，发作间期 EEG 表现存在很大的变异性，包括局灶性、多灶性和全面性棘波和慢波发放[53]。在发作期表面 EEG 记录中，甚至使用颅内皮质电极时，发作可以表现为起源于额叶或颞叶皮质[53]。众所周知，新皮质切除术对于终止下丘脑错构瘤相关的痴笑发作收效甚微。

虽然通过头皮 EEG 通常难以定位下丘脑错构瘤患者痴笑发作的起始部位，但是对下丘脑错构瘤的患者置入深部电极并直接记录 EEG，提供的证据表明痴笑发作及其相关的发作直接起源于错构瘤本身[54-58]。这类患者的复杂部分性发作和全面性发作提示放电自下丘脑错构瘤传至额区和颞区。尽管这些发作并不直接从起源于下丘脑错构瘤本身，发作的运动症状和 EEG 发作间期的侧向性是由于错构瘤对一侧脑实质的压迫引起的。

六、手术决策

随着对下丘脑错构瘤内在的癫痫发生机制的理解深入，早期手术治疗已经越来越被接受。对于未经治疗的下丘脑错构瘤，出现进行性加重的认知障碍和行为异常的风险较高，尤其是对于发作频率增高和逐渐出现多种发作形式的患者。在患者行为评估和神经心理评估结果不理想时，早期进行外科会诊是有益的。对于下丘脑错构瘤及其周围神经血管结构关系的准确理解，对选择最佳的手术入路至关重要。几位学者已经根据各种形态学特点对下丘脑错构瘤进行分类（图 52-1）。

Delalande 和 Fohlen 根据合适的手术入路将下丘脑错构瘤分为 I～IV 型[59]。I 型错构瘤水平地贴附于下丘脑上，可以通过翼点入路进行手术。II 型错构瘤位于脑室内，贴附于一侧的下丘脑，可在内镜下切除。III 型错构瘤是 I、II 型错构瘤的混合型，因此可以通过内镜切除脑室内的肿瘤、通过翼点入路切除脑室的部分。巨大错构瘤为IV型，并无特别的手术入路建议。

由 Régis 等提出的另一种分类方法，总结了根据病灶是否适合 γ 刀放射外科治疗的治疗指南[60, 61]。在该分类中，I 型（下丘脑内型肿瘤）和II 型（脑室内型肿瘤）是建议立体定向放射外科治疗。III 型生发于第三脑室底部，亦建议行 γ 刀放射外科治疗。IV 型错构瘤是脚间窝的无蒂型肿瘤，最好的治疗方式为联合外科手术和放射外

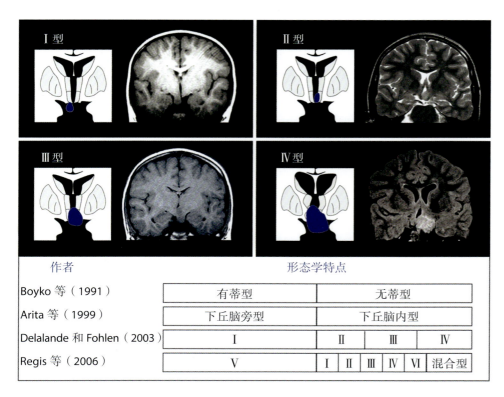

作者	形态学特点					
Boyko 等（1991）	有蒂型		无蒂型			
Arita 等（1999）	下丘脑旁型		下丘脑内型			
Delalande 和 Fohlen（2003）	I		II	III	IV	
Regis 等（2006）	V		I	II	III	IV	VI	混合型

◀ 图 52-1　根据 MRI 特点的下丘脑错构瘤局部解剖学分类

科治疗。V 型下丘脑错构瘤是通过下丘脑下方的柄与下丘脑相连的有蒂型肿瘤；最佳的治疗凡是为立体定向放射外科或离断性手术。最后，VI 型是巨大错构瘤，需要开颅手术切除，但在次全切除术后的 γ 刀放射外科治疗中获益。

术前准备包括神经心理、精神、内分泌、视野和视力方面的检查。

七、手术技术

下丘脑错构瘤的外科治疗在过去的 50 年间取得了长足的进步。1967 年，Northfield 和 Russell 为一位中枢性性早熟患者成功施行首例下丘脑错构瘤切除术[62]。其他几位学者介绍了应用显微外科手术技术切除下丘脑错构瘤后，随着高分辨率 MRI 在发现下丘脑错构瘤中得以应用后，针对下丘脑错构瘤的外科治疗广泛开展[63-66]。下丘脑错构瘤及其相关的痴笑发作治疗的外科技术包括显微外科开颅手术、内镜下离断术、立体定向放射外科、射频热凝术和 MRI 引导下的激光消融术。多个显微手术入路已被报道成功治疗伴有药物难治性癫痫的下丘脑错构瘤患者，其中包括：经胼胝体入路、前穹窿间入路或翼点入路行手术切除[67, 68]。内镜技术包括经皮质入路或经脑室入路行离断术或切除术[59, 69]。微创治疗方法包括放射外科、近距离放射治疗[70-75]、稀土激光热凝治疗[69]和乳头丘脑束刺激治疗[71]。近期微创治疗技术方面越来越多的进步已经降低手术并发症，极大改善预后。

根据患者的年龄、错构瘤的体积、与周围神经血管结构及下丘脑的解剖关系、外科医生对特定技术的适应程度和经验为患者选择和制定合适的手术入路。

（一）显微手术入路

1. 额颞入路

手术切除下丘脑错构瘤的显微手术入路可以分为病灶上方入路和病灶下方入路[76]。在早期的临床病例中，显微手术技术的演进首先是从额颞入路和翼点入路开始的[63, 77]。根据病灶的大小以

及特异性的位置，选择使用额下入路、颞下入路、经侧裂入路和其他颅底入路有助于完整切除下丘脑肿瘤[78, 79]。额颞入路肯定可以最直接且最短距离地暴露病灶。然而，这个入路也伴随着其他挑战：为了暴露第三脑室和错构瘤，需要利用颈内动脉、视神经、视交叉、动眼神经和漏斗部的间隙。借助该入路难以解剖出错构瘤的边界，尤其是肿瘤广泛侵犯下丘脑和乳头体的时候。据报道，翼点入路的并发症有一过性和永久性的动眼神经麻痹、视野缺损、丘脑内囊梗死、尿崩症和摄食过量[67, 80]。眶颧入路适用于贴附于第三脑室底部的下丘脑错构瘤；另外，其他的大部分的下丘脑错构瘤患者可以采取额上入路或经内镜入路[80]。最适用于一点入路的是引起中枢性性早熟的有蒂型下丘脑错构瘤。即便是部分切除也可以缓解内分泌紊乱[81]。相比于无蒂型下丘脑错构瘤，有蒂型的更易于完整切除。

Palmini 等报道了 13 例患者经翼点入路行下丘脑错构瘤切除术，发作频率下降了 90%～100%。术后，所有患者均在行为和认知方面取得进步。经额颞入路切除下丘脑错构瘤的患者中，有 23%～40% 的患者术后无发作[67, 80]。据报道，其余的患者的发作频率术后也是大幅降低，最大减少了 90%[67, 80]。尽管在发作控制方面取得了突出的效果，额颞入路可导致严重的神经功能障碍，故而在取得较高的术后无发作率的同时，需要其他的手术入路和手术步骤来降低手术相关的致残率。

2. 经胼胝体入路

经胼胝体入路通过第三脑室后切除下丘脑错构瘤，为暴露错构瘤在脑室内提供开阔的视野，可以对错构瘤进行充分的减容和分离（图 52-2）。该入路降低了下述结构损伤的风险：乳头体、视交叉和垂体柄。对该入路早期的描述为通过第三脑室经胼胝体、经透明隔、经穹窿间入路切除下丘脑错构瘤[68]。尽管穹窿损伤存在一定的风险，导致短期记忆障碍，但是该入路避免在鞍上池和脚间窝对神经血管结构进行操作，继而大大降低

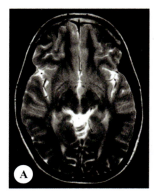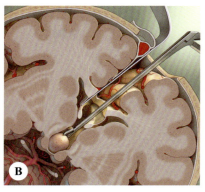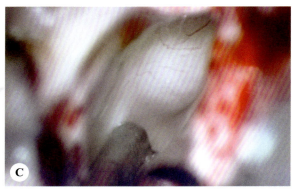

▲ 图 52-2　经胼胝体、经透明隔和经穹窿间入路显微手术切除一个小的下丘脑错构瘤

了脑梗死和动眼神经麻痹的发生率。该入路需要对膝后的胼胝体切开 1.5～2cm，切开透明隔，分离穹窿[68, 82]。第三脑室便呈现眼前，进入后便可切除或离断下丘脑错构瘤。此外，与穹窿间入路相反的，应用脉络膜下入路可以降低术后记忆障碍的发生率[83]。借助经胼胝体入路，在超过 50% 的患者中可达到术后无发作，在至少 24% 的患者中发作频率至少降低 90%[82]。年幼的患者在经胼胝体入路术后，在认知的多个领域中展现出稳定的进步[84]。较年长的青少年和成人并未在术后呈现出类似的进步，所以他们更适合于立体定向放射外科治疗或其他的微创治疗[84]。这些稍年长的患者因其透明隔的分叶的分离过程并非如年轻患者那么顺利，故增加了穹窿损伤的风险[85]。

下丘脑错构瘤的切除范围和发作控制预后情况存在直接的关系[85]。此外，癫痫发作的病程与癫痫无发作率之间存在负相关关系[85]。

没有一种单一的外科技术适应于切除所有类型的下丘脑错构瘤。一些大的病灶可能需要多步的手术入路，包括内镜下活检，离断，和 / 或显微手术切除。务必根据下丘脑错构瘤的部位，类型（无蒂型 vs. 有蒂型），范围或下丘脑错构瘤的附着物。在显微手术技术中，为求最高的术后无发作率，众多的癫痫中心倾向于选择经胼胝体入路和穹窿间入路。

3. 下丘脑错构瘤的内镜手术治疗

首先用于下丘脑错构瘤治疗的内镜手术是在内镜下活检术后进行激光热凝治疗[86]。并非所有患者均适用于内镜下入路切除下丘脑错构瘤。附着于一侧下丘脑壁的小错构瘤是内镜下经脑室入路最佳适应证[87]。另外，应用内镜下入路的理想条件是错构瘤底部和脚间池软脑膜间隙之间存在空间[87]。在下丘脑错构瘤顶部和第三脑室底部之间存在至少 6mm 的工作空间将有助于内镜下切除。

4. 下丘脑错构瘤的分离手术

通过单纯的离断来孤立致病病灶，而非切除，亦可达到良好的癫痫控制效果[59]。在开颅或内镜下离断术后，其癫痫无发作率可达约 50%[59, 88]。术中，进行单纯的错构瘤离断术，在内镜下离断术前和术后通过置入深部电极监测癫痫电活动的改善情况[56, 88]。与大而有蒂的病灶，较小的错构瘤通过离断术总体上可以取得更好的效果[56, 88]。成功的离断术取决于多个因素，包括错构瘤附着下丘脑的平面和范围[89]。完整离断有助于提高癫痫无发作率。

（二）分期手术和再手术

对于因下丘脑错构瘤导致灾难性难治性癫痫的患者，神经外科手术治疗效果是显著的。如在外科手术治疗后，仍出现致残性癫痫发作或行为和认知状态持续恶化，进一步的药物治疗手段不仅有限，甚至是徒劳的。对于第一次手术效果不理想的患者进行再次评估，预判患者是否能从再次手术治疗中获益是非常必要的。再手术可以明显减少发作，其致残率亦较低[90]。

（三）立体定向 γ 刀放射外科

通过高选择性定位于下丘脑错构瘤的放射外科治疗痴笑发作，已经可以借助基于直线加速器放射外科的近距离放射治疗和 γ 刀放射外科来实现。大多数中心利用放射外科治疗下丘脑错构瘤均利用立体定向 γ 刀放射外科技术。第一例报道的通过 γ 刀放射外科成功治疗下丘脑错构瘤的患者是一位 25 岁男性，患有小错构瘤，伴有长期的药物难治性痴笑发作和强直 – 阵挛发作病程。他在 50% 的等剂量线接受了 18Gy 的剂量，在治疗的 3 个月后完全无癫痫发作、12 个月后错构瘤完全消失[91]。γ 刀治疗下丘脑错构瘤的中位边缘照射剂量为 17Gy（范围：13～26Gy）[60]。射线束阻断策略用于减少辐射到周围重要结构（如乳头体、灰结节、穹窿、漏斗部、视神经和视交叉）的射线剂量[60]。许多研究表明 γ 刀放射外科是对部分适合的下丘脑错构瘤相关癫痫患者的有效治疗手段[60, 80, 88, 92-96]。前瞻性的立体定向放射外科实验表明病灶大小、结构和预后的关系，即小的、下丘脑内的病灶可取得最佳疗效[73]。在边缘照射剂量大于 16Gy 的患者中可以发现癫痫发作控制率呈剂量依赖关系[97]。其中一个主要的缺点是放射外科治疗后起效较慢。

除了发作减少以外，甚至对于频繁发作的灾难性癫痫患者，γ 刀放射外科治疗还带来了心理和认知等进步，以及在校表现和社交表现更佳等改善[73]。尽管疗效可与外科治疗相仿，但是高达 60% 的患者需重复治疗[73]。此外，γ 刀治疗不会引起一过性或永久性记忆障碍或因外科手术（经胼胝体入路，经穹窿间前入路，内镜手术和近距离放射治疗）引起的内分泌并发症。

利用 γ 刀放射外科治疗下丘脑错构瘤仍是新技术，长期随访研究还在进行中。此外，其他的微创技术，如间质内激光消融术可以减少再次治疗的需要，但是还需要收集更多的临床数据来支持其成为标准的疗法，其长期的治疗效果也正在评估。

（四）立体定向激光消融术

立体定向射频热凝术此前已成为直接显微手术切除下丘脑错构瘤的治疗方法[98, 99]。但是，因为消融的范围被高估，无法实施监测，消融过程可能带来周围重要结构损伤的风险（下丘脑、静脉、视束、乳头体和穹窿）。该技术已经被更为可控的 MRI 引导下立体定向激光消融术所取代。

立体定向激光消融术因为其在离断治疗和消融治疗的模式中应用情况都很理想，目前正被研究并用于所有类型的下丘脑错构瘤治疗中。MRI 引导下立体定向间质内激光热凝术包括向深部的结构置入立体定向管道，并对软组织进行准确的毁损。术中实时监测病灶和周围软组织的温度变化情况，以减少对周围脑组织的损伤。在几组病例中已经报道可以达到术后无发作，即便在既往外科手术治疗失败的病例中亦可做到[100-103]。在报道的 25 名患者的病例中，21 名患者达到术后无发作，尽管该技术应用时间不长，随访时间相对较短。MRI 引导下立体定向激光消融治疗正成为下丘脑错构瘤治疗的选择，因为其部位较深，邻近重要神经、血管结构，故而治疗上需要对病灶更加精准、可控地定位和消融治疗。

结论

下丘脑错构瘤及其相关癫痫的处理和治疗已经从先进的开颅显微外科手术向微创治疗和立体定向技术进步。只要针对病灶特点挑选合适的技术，所有的治疗方法都可能做到治疗后无癫痫发作，大幅降低癫痫发作频率，甚至可以逆转癫痫性脑病。但是完成切除抑或离断能为患者带来最大获益的争论仍在继续，有证据表明早期识别错构瘤、较小的肿瘤体积、更短的癫痫发作病程、更小的发病年龄和总体上完整的切除是达到无癫痫发作的全部因素。除了良好的癫痫发作控制效果外，成功的下丘脑错构瘤治疗还可以改善神经认知和行为水平。

参考文献

[1] Arroyo S, Lesser RP, Gordon B, et al. Mirth, laughter and gelastic seizures. Brain 1993;116(Pt 4):757–780

[2] Freeman JL. The anatomy and embryology of the hypothalamus in relation to hypothalamic hamartomas. Epileptic Disord 2003;5(4):177–186

[3] Shumake J, Edwards E, Gonzalez-Lima F. Hypermetabolism of paraventricular hypothalamus in the congenitally helpless rat. Neurosci Lett 2001;311(1):45–48

[4] Paillas JE, Roger J, Toga M, et al. [Hamartoma of the hypothalamus. Clinical, radiological and histological study. Results of excision] Rev Neurol (Paris) 1969;120(3):177–194

[5] Parvizi J, Le S, Foster BL, et al. Gelastic epilepsy and hypothalamic hamartomas: neuroanatomical analysis of brain lesions in 100 patients. Brain 2011;134(Pt 10):2960–2968

[6] Valdueza JM, Cristante L, Dammann O, et al. Hypothalamic hamartomas: with special reference to gelastic epilepsy and surgery. Neurosurgery 1994;34(6):949–958, discussion 958

[7] Chan YM, Fenoglio-Simeone KA, Paraschos S, et al. Central precocious puberty due to hypothalamic hamartomas correlates with anatomic features but not with expression of GnRH, TGFalpha, or KISS1. Horm Res Paediatr 2010;73(5):312–319

[8] Mittal S, Mittal M, Montes JL, Farmer JP, Andermann F. Hypothalamic hamartomas. Part 1. Clinical, neuroimaging, and neurophysiological characteristics. Neurosurg Focus 2013;34(6):E6

[9] Kerrigan JF, Ng YT, Chung S, Rekate HL. The hypothalamic hamartoma: a model of subcortical epileptogenesis and encephalopathy. Semin Pediatr Neurol 2005;12(2):119–131

[10] Freeman JL, Coleman LT, Wellard RM, et al. MR imaging and spectroscopic study of epileptogenic hypothalamic hamartomas: analysis of 72 cases. AJNR Am J Neuroradiol 2004;25(3):450–462

[11] Arita K, Ikawa F, Kurisu K, et al. The relationship between magnetic resonance imaging findings and clinical manifestations of hypothalamic hamartoma. J Neurosurg 1999;91(2):212–220

[12] Boyko OB, Curnes JT, Oakes WJ, Burger PC. Hamartomas of the tuber cinereum: CT, MR, and pathologic findings. AJNR Am J Neuroradiol 1991;12(2):309–314

[13] Jung H, Neumaier Probst E, Hauffa BP, Partsch CJ, Dammann O. Association of morphological characteristics with precocious puberty and/or gelastic seizures in hypothalamic hamartoma. J Clin Endocrinol Metab 2003;88(10):4590–4595

[14] Démurger F, Ichkou A, Mougou-Zerelli S, et al. New insights into genotype-phenotype correlation for GLI3 mutations. Eur J Hum Genet 2015;23(1):92–102

[15] Bertrand N, Dahmane N. Sonic hedgehog signaling in forebrain development and its interactions with pathways that modify its effects. Trends Cell Biol 2006;16(11):597–605

[16] Pleasure SJ, Guerrini R. Hypothalamic hamartomas and hedgehogs: not a laughing matter. Neurology 2008;70(8):588–589

[17] Lai K, Kaspar BK, Gage FH, Schaffer DV. Sonic hedgehog regulates adult neural progenitor proliferation in vitro and in vivo. Nat Neurosci 2003;6(1):21–27

[18] Craig DW, Itty A, Panganiban C, et al. Identification of somatic chromosomal abnormalities in hypothalamic hamartoma tissue at the GLI3 locus. Am J Hum Genet 2008;82(2):366–374

[19] Wallace RH, Freeman JL, Shouri MR, et al. Somatic mutations in GLI3 can cause hypothalamic hamartoma and gelastic seizures. Neurology 2008;70(8):653–655

[20] Kerrigan JF, Kruer MC, Corneveaux J, et al. Chromosomal abnormality at 6p25.1–25.3 identifies a susceptibility locus for hypothalamic hamartoma associated with epilepsy. Epilepsy Res 2007;75(1):70–73

[21] Gascon GG, Lombroso CT. Epileptic (gelastic) laughter. Epilepsia 1971;12(1):63–76

[22] Helen Cross J, Spoudeas H. Medical management and antiepileptic drugs in hypothalamic hamartoma. Epilepsia 2017;58 (Suppl 2):16–21

[23] Castro LH, Ferreira LK, Teles LR, et al. Epilepsy syndromes associated with hypothalamic hamartomas. Seizure 2007;16(1):50–58

[24] Mullatti N, Selway R, Nashef L, et al. The clinical spectrum of epilepsy in children and adults with hypothalamic hamartoma. Epilepsia 2003;44(10):1310–1319

[25] Tassinari CA, Riguzzi P, Rizzi R. Gelastic seizures. In: Tuxhorn I, Holthausen H, Boenigk H, eds. Paediatric Epilepsy Syndromes and Their Surgical Treatment. London: John Libbey; 1997

[26] Harvey AS, Freeman JL. Epilepsy in hypothalamic hamartoma: clinical and EEG features. Semin Pediatr Neurol 2007; 14(2):60–64

[27] Oehl B, Brandt A, Fauser S, Bast T, Trippel M, Schulze-Bonhage A. Semiologic aspects of epileptic seizures in 31 patients with hypothalamic hamartoma. Epilepsia 2010;51(10):2116–2123

[28] Arzimanoglou AA, Hirsch E, Aicardi J. Hypothalamic hamartoma and epilepsy in children: illustrative cases of possible evolutions. Epileptic Disord 2003;5(4):187–199

[29] Cercy SP, Kuluva JE. Gelastic epilepsy and dysprosodia in a case of late-onset right frontal seizures. Epilepsy Behav 2009;16(2):360–365

[30] Frattali CM, Liow K, Craig GH, et al. Cognitive deficits in children with gelastic seizures and hypothalamic hamartoma. Neurology 2001;57(1):43–46

[31] Kovac S, Deppe M, Mohammadi S, et al. Gelastic seizures: a case of lateral frontal lobe epilepsy and review of the literature. Epilepsy Behav 2009;15(2):249–253

[32] Leal AJ, Monteiro JP, Secca MF, Jordão C. Functional brain mapping of ictal activity in gelastic epilepsy associated with hypothalamic hamartoma: a case report. Epilepsia 2009;50(6):1624–1631

[33] Oehl B, Biethahn S, Schulze-Bonhage A. Mirthful gelastic seizures with ictal involvement of temporobasal regions. Epileptic Disord 2009;11(1):82–86

[34] Nguyen D, Singh S, Zaatreh M, et al. Hypothalamic hamartomas: seven cases and review of the literature. Epilepsy Behav 2003;4(3):246–258

[35] Weissenberger AA, Dell ML, Liow K, et al. Aggression and psychiatric comorbidity in children with hypothalamic hamartomas and their unaffected siblings. J Am Acad Child Adolesc Psychiatry 2001;40(6):696–703

[36] Quiske A, Frings L, Wagner K, Unterrainer J, Schulze-Bonhage A. Cognitive functions in juvenile and adult patients with gelastic epilepsy due to hypothalamic hamartoma. Epilepsia 2006;47(1):153–158

[37] Striano S, Santulli L, Ianniciello M, Ferretti M, Romanelli P, Striano P. The gelastic seizures-hypothalamic hamartoma syndrome: facts, hypotheses, and perspectives. Epilepsy Behav 2012;24(1):7–13

[38] Berberoğlu M. Precocious puberty and normal variant puberty: definition, etiology, diagnosis and current management. J Clin Res Pediatr Endocrinol 2009;1(4):164–174

[39] Cassio A, Cacciari E, Zucchini S, Balsamo A, Diegoli M, Orsini F. Central precocious puberty: clinical and imaging aspects. J Pediatr Endocrinol Metab 2000;13(Suppl 1):703–708

[40] Veendrick-Meekes MJ, Verhoeven WM, van Erp MG, van Blarikom W, Tuinier S. Neuropsychiatric aspects of patients with hypothalamic hamartomas. Epilepsy Behav 2007;11(2): 218–221

[41] Waldau B, McLendon RE, Fuchs HE, George TM, Grant GA. Few isolated neurons in hypothalamic hamartomas may cause gelastic

seizures. Pediatr Neurosurg 2009;45(3):225–229

[42] Al-Hail HJ, Sokrab TE, Al-Moslamani NJ, Miyares FR. Hypothalamic hamartoma presenting with gelastic seizures, generalized convulsions, and ictal psychosis. Neurosciences (Riyadh) 2010;15(1):43–45

[43] Ali S, Moriarty J, Mullatti N, David A. Psychiatric comorbidity in adult patients with hypothalamic hamartoma. Epilepsy Behav 2006;9(1):111–118

[44] Andermann F, Arzimanoglou A, Berkovic SF. Hypothalamic hamartoma and epilepsy: the pathway of discovery. Epileptic Disord 2003;5(4):173–175

[45] Berkovic SF, Kuzniecky RI, Andermann F. Human epileptogenesis and hypothalamic hamartomas: new lessons from an experiment of nature. Epilepsia 1997;38(1):1–3

[46] Prigatano GP, Wethe JV, Gray JA, et al. Intellectual functioning in presurgical patients with hypothalamic hamartoma and refractory epilepsy. Epilepsy Behav 2008;13(1):149–155

[47] Park C, Wethe JV, Kerrigan JF. Decreased quality of life in children with hypothalamic hamartoma and treatment-resistant epilepsy. J Child Neurol 2013;28(1):50–55

[48] Mori K, Handa H, Takeuchi J, Hanakita J, Nakano Y. Hypothalamic hamartoma. J Comput Assist Tomogr 1981;5(4):519–521

[49] Pang D, Rosenbaum AE, Wilberger JE Jr, Gutai JP. Metrizamide computed tomographic cisternography for the diagnosis of occult lesions of the hypothalamic-hypophyseal axis in children. Neurosurgery 1981;8(5):531–541

[50] Tasch E, Cendes F, Li LM, et al. Hypothalamic hamartomas and gelastic epilepsy: a spectroscopic study. Neurology 1998;51(4): 1046–1050

[51] Amstutz DR, Coons SW, Kerrigan JF, Rekate HL, Heiserman JE. Hypothalamic hamartomas: correlation of MR imaging and spectroscopic findings with tumor glial content. AJNR Am J Neuroradiol 2006;27(4):794–798

[52] Troester M, Haine-Schlagel R, Ng YT, et al. EEG and video-EEG seizure monitoring has limited utility in patients with hypothalamic hamartoma and epilepsy. Epilepsia 2011;52(6):1137–1143

[53] Cascino GD, Andermann F, Berkovic SF, et al. Gelastic seizures and hypothalamic hamartomas: evaluation of patients undergoing chronic intracranial EEG monitoring and outcome of surgical treatment. Neurology 1993;43(4):747–750

[54] Munari C, Kahane P, Francione S, et al. Role of the hypothalamic hamartoma in the genesis of gelastic fits (a videostereo- EEG study). Electroencephalogr Clin Neurophysiol 1995;95(3):154–160

[55] Palmini A, Chandler C, Andermann F, et al. Resection of the lesion in patients with hypothalamic hamartomas and catastrophic epilepsy. Neurology 2002;58(9):1338–1347

[56] Choi JU, Yang KH, Kim TG, et al. Endoscopic disconnection for hypothalamic hamartoma with intractable seizure. Report of four cases. J Neurosurg 2004;100(5, Suppl Pediatrics): 506–511

[57] Kahane P, Ryvlin P, Hoffmann D, Minotti L, Benabid AL. From hypothalamic hamartoma to cortex: what can be learnt from depth recordings and stimulation? Epileptic Disord 2003;5(4):205–217

[58] Kuzniecky R, Guthrie B, Mountz J, et al. Intrinsic epileptogenesis of hypothalamic hamartomas in gelastic epilepsy. Ann Neurol 1997;42(1):60–67

[59] Delalande O, Fohlen M. Disconnecting surgical treatment of hypothalamic hamartoma in children and adults with refractory epilepsy and proposal of a new classification. Neurol Med Chir (Tokyo) 2003;43(2):61–68

[60] Régis J, Scavarda D, Tamura M, et al. Epilepsy related to hypothalamic hamartomas: surgical management with special reference to gamma knife surgery. Childs Nerv Syst 2006;22(8):881–895

[61] Régis J, Scavarda D, Tamura M, et al. Gamma knife surgery for epilepsy related to hypothalamic hamartomas. Semin Pediatr Neurol 2007;14(2):73–79

[62] Northfield DW, Russell DS. Pubertas praecox due to hypothalamic hamartoma: report of two cases surviving surgical removal of the tumour. J Neurol Neurosurg Psychiatry 1967;30(2): 166–173

[63] Nishio S, Fujiwara S, Aiko Y, Takeshita I, Fukui M. Hypothalamic hamartoma. Report of two cases. J Neurosurg 1989;70(4): 640–645

[64] Ponsot G, Diebler C, Plouin P, et al. [Hypothalamic hamartoma and gelastic crises. Apropos of 7 cases] Arch Fr Pediatr 1983;40(10):757–761

[65] Sato M, Ushio Y, Arita N, Mogami H. Hypothalamic hamartoma: report of two cases. Neurosurgery 1985;16(2):198–206

[66] Mittal S, Mittal M, Montes JL, Farmer JP, Andermann F. Hypothalamic hamartomas. Part 2. Surgical considerations and outcome. Neurosurg Focus 2013;34(6):E7

[67] Palmini A, Paglioli-Neto E, Montes J, Farmer JP. The treatment of patients with hypothalamic hamartomas, epilepsy and behavioural abnormalities: facts and hypotheses. Epileptic Disord 2003;5(4):249–255

[68] Rosenfeld JV, Harvey AS, Wrennall J, Zacharin M, Berkovic SF. Transcallosal resection of hypothalamic hamartomas, with control of seizures, in children with gelastic epilepsy. Neurosurgery 2001;48(1):108–118

[69] Calisto A, Dorfmüller G, Fohlen M, Bulteau C, Conti A, Delalande O. Endoscopic disconnection of hypothalamic hamartomas: safety and feasibility of robot-assisted, thulium laser-based procedures. J Neurosurg Pediatr 2014;14(6): 563–572

[70] Homma J, Kameyama S, Masuda H, et al. Stereotactic radiofrequency thermocoagulation for hypothalamic hamartoma with intractable gelastic seizures. Epilepsy Res 2007;76(1):15–21

[71] Khan S, Wright I, Javed S, et al. High frequency stimulation of the mamillothalamic tract for the treatment of resistant seizures associated with hypothalamic hamartoma. Epilepsia 2009;50(6):1608–1611

[72] Régis J, Bartolomei F, de Toffol B, et al. Gamma knife surgery for epilepsy related to hypothalamic hamartomas. Neurosurgery 2000;47(6):1343–1351, discussion 1351–1352

[73] Régis J, Lagmari M, Carron R, et al. Safety and efficacy of Gamma Knife radiosurgery in hypothalamic hamartomas with severe epilepsies: a prospective trial in 48 patients and review of the literature. Epilepsia 2017;58(Suppl 2):60–71

[74] Schulze-Bonhage A, Trippel M, Wagner K, et al. Outcome and predictors of interstitial radiosurgery in the treatment of gelastic epilepsy. Neurology 2008;71(4):277–282

[75] Wagner K, Buschmann F, Zentner J, Trippel M, Schulze-Bonhage A. Memory outcome one year after stereotactic interstitial radiosurgery in patients with epilepsy due to hypothalamic hamartomas. Epilepsy Behav 2014;37:204–209

[76] Rosenfeld JV. The evolution of treatment for hypothalamic hamartoma: a personal odyssey. Neurosurg Focus 2011;30(2):E1

[77] Machado HR, Hoffman HJ, Hwang PA. Gelastic seizures treated by resection of a hypothalamic hamartoma. Childs Nerv Syst 1991;7(8):462–465

[78] Miller ML, Kaufman BA, Lew SM. Modified osteoplastic orbitozygomatic craniotomy in the pediatric population. Childs Nerv Syst 2008;24(7):845–850

[79] Miranda P, Esparza J, Cabrera A, Hinojosa J. Giant hypothalamic hamartoma operated through subfrontal approach with orbitary rim osteotomy. Pediatr Neurosurg 2006;42(4): 254–257

[80] Abla AA, Rekate HL, Wilson DA, et al. Orbitozygomatic resection for hypothalamic hamartoma and epilepsy: patient selection and outcome. Childs Nerv Syst 2011;27(2):265–277

[81] Ghanta RK, Koti K, Kongara S, Meher GE. Surgical excision of

hypothalamic hamartoma in a twenty months old boy with precocious puberty. Indian J Endocrinol Metab 2011;15 (Suppl 3):S255–S258

[82] Harvey AS, Freeman JL, Berkovic SF, Rosenfeld JV. Transcallosal resection of hypothalamic hamartomas in patients with intractable epilepsy. Epileptic Disord 2003;5(4):257–265

[83] Bunyaratavej K, Locharernkul C, Tepmongkol S, Lerdlum S, Shuangshoti S, Khaoroptham S. Successful resection of hypothalamic hamartoma with intractable gelastic seizures—by transcallosal subchoroidal approach. J Med Assoc Thai 2006;89(8):1269–1276

[84] Anderson JF, Rosenfeld JV. Long-term cognitive outcome after transcallosal resection of hypothalamic hamartoma in older adolescents and adults with gelastic seizures. Epilepsy Behav 2010;18(1–2):81–87

[85] Ng YT, Rekate HL, Prenger EC, et al. Transcallosal resection of hypothalamic hamartoma for intractable epilepsy. Epilepsia 2006;47(7):1192–1202

[86] Akai T, Okamoto K, Iizuka H, Kakinuma H, Nojima T. Treatments of hamartoma with neuroendoscopic surgery and stereotactic radiosurgery: a case report. Minim Invasive Neurosurg 2002;45(4):235–239

[87] Cappabianca P, Cinalli G, Gangemi M, et al. Application of neuroendoscopy to intraventricular lesions. Neurosurgery 2008;62(Suppl 2):575–597, discussion 597–598

[88] Shim KW, Chang JH, Park YG, Kim HD, Choi JU, Kim DS. Treatment modality for intractable epilepsy in hypothalamic hamartomatous lesions. Neurosurgery 2008;62(4):847–856, discussion 856

[89] De Ribaupierre S, Delalande O. Hemispherotomy and other disconnective techniques. Neurosurg Focus 2008;25(3):E14

[90] Pati S, Abla AA, Rekate HL, Ng YT. Repeat surgery for hypothalamic hamartoma in refractory epilepsy. Neurosurg Focus 2011;30(2):E3

[91] Arita K, Kurisu K, Iida K, et al. Subsidence of seizure induced by stereotactic radiation in a patient with hypothalamic hamartoma. Case report. J Neurosurg 1998;89(4):645–648

[92] Barajas MA, Ramírez-Guzman MG, Rodríguez-Vázquez C, Toledo-Buenrostro V, Cuevas-Solórzano A, Rodríguez- Hernández G. Gamma knife surgery for hypothalamic hamartomas accompanied by medically intractable epilepsy and precocious puberty: experience in Mexico. J Neurosurg 2005; 102(Suppl):53–55

[93] Drees C, Chapman K, Prenger E, et al. Seizure outcome and complications following hypothalamic hamartoma treatment in adults: endoscopic, open, and Gamma Knife procedures. J Neurosurg 2012;117(2):255–261

[94] Dunoyer C, Ragheb J, Resnick T, et al. The use of stereotactic radiosurgery to treat intractable childhood partial epilepsy. Epilepsia 2002;43(3):292–300

[95] Mathieu D, Kondziolka D, Niranjan A, Flickinger J, Lunsford LD. Gamma knife radiosurgery for refractory epilepsy caused by hypothalamic hamartomas. Stereotact Funct Neurosurg 2006;84(2–3):82–87

[96] Unger F, Schröttner O, Feichtinger M, Bone G, Haselsberger K, Sutter B. Stereotactic radiosurgery for hypothalamic hamartomas. Acta Neurochir Suppl (Wien) 2002;84:57–63

[97] Quigg M, Barbaro NM. Stereotactic radiosurgery for treatment of epilepsy. Arch Neurol 2008;65(2):177–183

[98] Fujimoto Y, Kato A, Saitoh Y, et al. Stereotactic radiofrequency ablation for sessile hypothalamic hamartoma with an image fusion technique. Acta Neurochir (Wien) 2003;145(8):697–700, discussion 700–701

[99] Parent AG. Stereotactic radiofrequency ablation for the treatment of gelastic seizures associated with hypothalamic hamartoma. Case report. J Neurosurg 1999;91(5):881–884

[100] Burrows AM, Marsh WR, Worrell G, et al. Magnetic resonance imaging-guided laser interstitial thermal therapy for previously treated hypothalamic hamartomas. Neurosurg Focus 2016;41(4):E8

[101] Buckley RT, Wang AC, Miller JW, Novotny EJ, Ojemann JG. Stereotactic laser ablation for hypothalamic and deep intraventricular lesions. Neurosurg Focus 2016;41(4):E10

[102] Rolston JD, Chang EF. Stereotactic laser ablation for hypothalamic hamartoma. Neurosurg Clin N Am 2016;27(1): 59–67

[103] Tovar-Spinoza Z, Carter D, Ferrone D, Eksioglu Y, Huckins S. The use of MRI-guided laser-induced thermal ablation for epilepsy. Childs Nerv Syst 2013;29(11):2089–2094.

第53章 大脑半球切除术及大脑半球离断术在小儿癫痫外科的应用

Hemispherectomy and Hemispherotomy Techniques in Pediatric Epilepsy Surgery

Oğuz Çataltepe 著

李 聪 朱凤军 译 梁树立 翟 锋 校

摘 要

大脑半球切除术是治疗儿童单侧多脑叶或半球性癫痫最有效的手术方式之一。1928年，Dandy首次实施了大脑半球切除术，后来McKenzie首次使用大脑半球切除术治疗癫痫伴有偏瘫患儿。自"解剖性大脑半球切除术"开展以来，逐渐发展衍生出新的或改良的技术。Rasmussen首先开展"功能性大脑半球切除术"，新一代的神经外科医生发展各种"大脑半球离断术"来减少脑组织切除体积。所有的改良都旨在逐步减少切除的脑组织体积，同时仍能将整个半球彻底离断。所有这些大脑半球切除技术在非常具有挑战性的儿科患者人群中提供了非常令人满意的癫痫控制率，且并发症发生率相对较低。病理是对于癫痫预后最重要的影响因素，离断不够彻底是手术失败最常见的原因。

关键词

大脑半球切除术，功能性大脑半球切除术，大脑半球离断术

大脑半球切除术是治疗儿童单侧多脑叶或半球性癫痫最有效的手术方法之一。自从Krynauw在1950年成功地将该技术应用于治疗癫痫伴有偏瘫患儿以来[1]，半球切除术已被用于半球癫痫的外科治疗，且成功率非常高。最初的手术技术为"解剖性大脑半球切除"，即切除整个异常的大脑半球[2]。从那时起，大脑半球切除术有了许多变化和改良。所有的改良都是为了逐步减少切除的脑组织体积，同时仍然实现整个半球的完全离断。

1970年Rasmussen首次提出该理念，且命名为"功能性大脑半球切除术"[3]。Rasmussen的功能性大脑半球切除术技术被新一代神经外科医生进一步改良，以更进一步减少切除脑组织体积。1990年发展为"大脑半球离断术"，不需要切除大量的大脑皮质情况下离断所有的神经纤维束，从而在功能上隔离受损的大脑半球[4-7]（视频53-1）。

大脑半球手术技术从解剖性大脑半球切除术到大脑半球离断术的演变过程在小儿癫痫外科发

展长河中颇为精彩。在此，我们将总结这些技术的发展，并回顾其在小儿癫痫外科的适应证和应用。本书的第 54 章至第 61 章更加详细且深入介绍大脑半球切除术和大脑半球离断术的演变。

视频 53-1　环岛半球切除术（视频由 Oğuz Çataltepe 提供）https://www.thieme.de/de/q.htm?p=opn/tp/255910102/9781626238176_c053_v001&t=video

一、半球癫痫手术：从切除发展为离断

大脑半球切除术或完整切除一侧大脑半球的术式，最早由 Dandy[2] 于 1928 年实施。Dandy 用这种技术治疗了一位患有半球胶质瘤的患者。1938 年，加拿大神经外科医生 McKenzie[8, 9] 首次使用大脑半球切除术治疗癫痫伴有偏瘫的患儿。此后，Krynauw[1] 于 1950 年发表了第一篇关于仅癫痫患者（12 例难治性癫痫伴有偏瘫患儿）的大脑半球切除术文章，该手术在随后几年变得更加流行。

然而，在 20 世纪 60 年代后期发表了几篇关于大脑半球切除术患者迟发性和危及生命的并发症的文章。这些报告令人震惊，随后，半球切除术的病例数开始下降。1966 年 Oppenheimer 和 Griffith 发表的报告[10]。以及关于术后脑表含铁血黄素沉积的尸检报告[3, 5]，解剖性大脑半球切除术几乎完全被放弃。在这个时代之后，一些神经外科医生开始尝试新的策略来改良或替代解剖性大脑半球切除术，包括大脑半球半皮质切除术、改良性解剖性大脑半球切除术和功能性大脑半球切除术。其中成功的手术，也有一些失败案例。这些探索逐步发展为目前使用的大脑半球离断术[11]。目前开展的大脑半球离断是功能性大脑半球切除术理念和技术演变的最新阶段。

二、半球病变相关的癫痫综合征

大脑半球切除术是治疗半球癫痫综合征的有效手术方法。大脑半球切除术所选择的经典病例为先天性或后天性病变所导致一侧大脑半球受损而继发偏瘫的患者。引起单侧多脑叶或半球癫痫的最常见疾病常见于患有灾难性癫痫的婴儿，如婴儿痉挛、偏侧惊厥 – 偏瘫 – 癫痫（hemiconvulsion-hemiplegia-epilepsy，HHE）综合征、Sturge-Weber 综合征、半侧巨脑综合征、多脑叶皮质发育不良和围生期脑梗死引起的先天性偏瘫。此外，一些后天性疾病也可能导致难治性半球癫痫，如 Rasmussen 脑炎、迟发脑缺血和创伤相关半球损伤。

（一）婴儿痉挛症

婴儿痉挛症几乎均在出生后第一年发病，伴有发育迟缓、倒退和药物难治性癫痫发作。患者典型的 EEG 表现为高度失律。婴儿痉挛发作呈簇状，甚至在睡眠中发作，引起疲乏和嗜睡。各种类型的肌阵挛发作，如屈肌和伸肌痉挛伴哭闹，随后伴有短暂的运动障碍。许多疾病都可能导致婴儿痉挛，如神经皮肤综合征、先天性脑畸形、代谢性和退行性疾病以及缺血缺氧性损伤[12]。

（二）偏侧性惊厥 – 偏瘫 – 癫痫综合征

HHE 综合征最常见于生后 2 年内发病。该综合征的初始阶段表现为累及面部、手臂和腿部的单侧长时间惊厥性发作。第二阶段特征性表现为一侧偏瘫，第三阶段以癫痫局灶性发作为特征。该综合征在 1～2 年进展为慢性癫痫。虽然 HHE 综合征有许多可能的原因，包括脑膜炎、硬膜下积液、外伤和半球病变，但仍有许多其他病例无法确定病因。目前对于病因仍然知之甚少。在病程中，偏侧性惊厥发作和偏瘫逐渐发展为偏侧大脑半球进行性萎缩[12, 13]。

（三）Sturge-Weber 综合征

Sturge-Weber 综合征是一种进展性神经皮肤综合征，主要累及大脑皮质的软脑膜，面部及头皮三叉神经区域皮肤的血管瘤。在这些病例中出现面部血管瘤（葡萄酒色斑）占 90%。面部和软脑膜血管瘤大多发生在单侧和同侧，但也有高达 20% 的患者出现在双侧。软脑膜血管瘤大多累及

顶枕区，但也可表现为弥漫性，在某些病例中可累及一侧大脑半球。

Sturge-Weber 患者软脑膜的血管非常特殊，软脑膜血管扩张，常缺乏静脉窦和皮质桥静脉。这种异常的血管解剖结构产生了强有力的静脉逆行流入心室。这种异常的血流动力学由于血液从脑组织流失及静脉淤滞而导致其周围脑组织缺氧。这种异常的血液循环最终导致脑实质细胞损伤及继发癫痫发作。

Sturge-Weber 患者最常见的症状是癫痫发作（75%～90%）、发育迟缓、轻偏瘫和各种眼科相关疾病，如青光眼和视神经萎缩。癫痫发作通常是 Sturge-Weber 患者的最早起病症状，70% 的患者在出生后第一年发生癫痫发作。甚至更早在新生期即出现癫痫发作。如果癫痫发作开始于婴儿期，那么通常预后不佳。大多数癫痫发作为简单 / 复杂部分性发作，常继发全面性发作，且通常药物难治（仅 10% 对药物治疗效果良好）。患者在出生后第一年频繁出现癫痫发作后可能导致偏瘫。因此，婴儿期有效的治疗措施对预防惊厥后继发脑损伤至关重要。虽然多脑叶切除 / 离断或大脑半球切除术是治疗 Sturge-Weber 伴有难治性癫痫患者的主要方式，但在某些病例中，等到患儿 1 岁后确诊药物难治性癫痫再进行手术不失为一种合理的方式[12-15]。

（四）半侧巨脑综合征

半侧巨脑畸形是一种累及整个大脑半球的广泛的神经元迁移障碍。这个异常的、单侧肥大的半球通常没有正常脑皮质分层结构，但表现为脑皮质增宽、肥厚、扁平，脑沟变浅。其他异常的组织学和影像学发现包括脑沟数量减少、白质体积减小、灰质异位、钙化、灰白质分界不清、胼胝体发育不良和同侧脑室扩大或缩小。在异常侧的半球中，颞叶通常表现为体积缩小，而额叶及枕叶通常表现为体积增大。

半侧巨脑畸形可单独存在，也合并 Klippel-Trenaunay 综合征、伊藤黑色素减少症、Jadassohn 线状神经性皮脂腺病或 Proteus 综合征。难治性癫痫是最常见症状，通常始发于婴儿期[16]。这些患儿通常伴有严重的癫痫性脑病和发育迟缓[16]。如果癫痫发作控制不好，患者可能继发轻偏瘫、偏盲和智力障碍。由于癫痫持续发作，这些患者在出生后的头几个月死亡率很高[12, 13, 17]。

（五）皮质发育不良

单侧、多脑叶或弥漫性皮质发育不良是另一种与儿童早期多脑叶癫痫相关的先天性疾病。半球切除术或多脑叶切除术通常是治疗这些患者的最佳治疗方案。

（六）Rasmussen 脑炎

Rasmussen 脑炎是一种慢性、进展性疾病，其特征是难治性癫痫和一侧大脑半球进行性萎缩。Rasmussen 在 1958 年首次描述该综合征。虽然 Rasmussen 脑炎的癫痫发作常以全身性强直 - 阵挛发作起始，但通常仍是局灶性癫痫。Rasmussen 脑炎是一种进展性疾病，在大多数病例里会导致偏瘫。发病早期的影像学检查结果可能为正常，病程进展后的影像学检查表现为单侧脑室扩大，随后 MRI 出现高信号改变，最后是初级感觉运动皮质和岛叶的局灶性萎缩。在这些病例中，颞叶内侧受累通常发生得很晚，而枕叶受累发生得更晚[13, 18, 19]。

（七）脑穿通性囊肿

围产期血管性损伤，如大脑颈内动脉和中动脉梗死、动静脉畸形和先天性凝血功能障碍继发脑内出血以及创伤性脑损伤可导致大面积、半球性脑穿通囊肿[14, 18]。这些患者经常出现单侧脑室扩大和继发于大面积脑穿通囊肿区脑组织缺失的严重脑萎缩。通常出现偏瘫及难治性癫痫症状，此类患者适合行大脑半球切除术，尤其适合行大脑半球离断术。

三、术前评估

大脑半球切除术是一种广泛切除性外科手术，

其疗效良好。然而，它存在较高并发症概率和致死率。因此，术前对患者进行详细评估，选择理想的患者至关重要。半球切除术患者的术前评估应包括以下问题：患者是否为药物难治性？患者的临床症状是否支持行如此大范围切除性手术？患者的电生理检查结果是否强烈提示癫痫发作起源于单侧半球？结构影像学及功能影像学检查提示病灶局限于单侧半球吗？对侧半球的结构、功能和 EEG 是否正常？患者及其家属是否充分了解手术干预的程度、相关风险和潜在结果？患者是否获得家庭成员可靠的支持？

癫痫外科团队应使用术前评估设备、量表和技术全面分析以便明确这些问题的答案。如果答案均是肯定的，则认为该患者适合行大脑半球切除术。

（一）药物难治性

与所有癫痫手术病例一样，术前评估的第一步是确定癫痫发作的难治性。虽然有些患者可能需要反复尝试多种抗癫痫药物来证明癫痫发作是药物难治性的，但继发于半球病变的癫痫患儿并不需要如此。在半球病变患者中，如 Rasmussen 脑炎、Sturge-Weber 综合征和皮质发育不良，由于这些疾病的性质，确定癫痫发作对主要 ASM 的难治性可能相对容易。相反，对于其他病因的患者可能需要更长的时间和更多的治疗策略来证明其为药物难治性癫痫。

（二）临床症状

大脑半球切除术的理想候选者是单侧半球病变继发偏瘫及偏盲的药物难治性癫痫患者。如果患者没有运动无力或仅有轻度轻偏瘫和部分偏盲，虽然半球离断术后癫痫控制效果良好，但会损坏神经功能。这些患者的手术决定并不简单，关于这些患者是否适合进行手术的意见经常存在争议。然而，部分患者由于长期严重的癫痫发作导致脑功能受损，这些患者可能被选为适合行大脑半球切除术的患者。

对于某些公认的进展性疾病，如 Rasmussen 脑炎，其病程最终导致运动和认知恶化。灾难性婴儿癫痫综合征患儿可能每天出现数百次癫痫发作，导致没有生活质量。频繁的癫痫发作对患儿发育中的脑组织造成损害的风险非常高。早期手术可以防止认知功能和精神运动发育的最终衰退，因此这些患儿即使没有偏瘫，但仍然可以被认为适合行大脑半球切除术 [5, 15, 17–20]。

（三）体格检查

单侧半球病变的患者肌力下降情况通常表现为远端较近端肌力下降显著，上肢无力也比下肢无力更明显。肩关节功能总体良好，肘关节运动幅度正常；患者可将手臂抬至肩部水平面。然而，腕关节功能通常是最差的，精细的手指运动消失了。

这些患者下肢近端力量尚可，大关节运动良好，但是没有脚趾运动。这些患者中的绝大多数都有不同程度的挛缩，但他们可以独立行走或在辅助下行走 [5, 13]。肢体近端和远端功能差异的最大可能原因是大脑中控制这些功能的相应解剖位置差异。虽然对指运动和踩踏运动等精细和重复轮替运动的主要功能区位置是大脑皮质，但粗大运动，如大关节运动，起源于皮质下结构，同侧也参与支配 [11]。因此，这些患者的远端功能损伤比近端更显著。

这些患者的另一个主要神经功能障碍是偏盲。术前详细的眼科检查是很重要的，以评估目前视力的基线状态，并给予家长合理的建议。此外，一些单侧半球病变的综合征也可能和其他异常眼科检查结果相关：如视网膜损伤、眼外肌无力和视觉通路损伤。术前确认视野缺损非双侧的也非常重要 [13]。然而，由于年龄或发育状况，许多儿童可能施行不了眼科检查。

（四）EEG 检查

术前发作期和发作间期 EEG 检查有助于证实致痫区的单侧性并确定其范围。确定致痫区的范围对于决定是否需行大脑半球切除术，或进行局部的皮质切除，或者脑叶离断术就足够至关重要。最重要的是，术前应证实患者的癫痫发作是单侧的，致痫区域包含在受损半球内。

这些患者预后良好的预测因素包括：存在局限于病灶侧半球的多灶性癫痫异常伴同侧电活动抑制、起源于病灶侧半球的双侧同步化放电，不伴对侧慢波。无全身性放电和双侧独立棘波、病灶对侧半球无异常背景活动。尽管有散发的癫痫样活动，一些继发或独立的 EEG 异常发现，"正常"半球有非癫痫样异常，并不排除这些患者作为半球切除术适应证，但可能意味着预后欠佳，特别是如果"正常侧"半球 EEG 发作间期存在独立尖波活动[13, 14, 18, 21]。

（五）结构影像

结构影像学主要是 MRI，可提供病灶半球详细的结构信息。它非常有助于在决策最适合患者的手术方式之前，确定病灶的病因和范围、评估"健侧"半球的完整性，并可视化受损半球的解剖细节。如侧脑室大小、侧裂的形态和深度、解剖标志的移位和变形、胼胝体的厚度、脑表面解剖（包括脑皮质厚度和脑沟深度）以及脑实质萎缩的严重程度，对神经外科医生至关重要。了解这些细节有助于神经外科医生对病灶半球解剖结构有清晰了解，并在术前设计最佳手术策略。

一些发现，如同侧大脑脚和延髓出现萎缩，也有助于预测术后出现功能恶化的风险较低[11]。相反，其他异常 MRI 发现，如"健侧"半球深部核团出现高信号表现，需警惕线粒体或代谢性疾病；在这些病例中，手术决策应该非常慎重。PET也在术前评估中有一定帮助。磁共振静脉造影成像有一定的价值，尤其是适用于 Sturge-Weber 患者，可更深入了解静脉引流模式。必要时，还应对这些患者进行脑血管造影检查[5, 11, 13, 14, 17]。

（六）功能影像学

功能影像学可提供关于功能受损区的范围和解剖位置、部分皮质功能区的转移、"健侧"半球的代谢状态和手术预后的预测信息。最常用评估脑功能状态的检查有功能性 MRI、PET 和 SPECT。如果低代谢区和致痫区局限在病损侧半球内，则预示着术后疗效较好。如果在"健侧"半球也出

现低代谢，需警惕致痫区可能为双侧弥漫性。有关细节及其在患者术前评估中的应用，详见第 21 章[13, 14, 17]。

（七）Wada 试验

Wada 试验对于验证离断病侧半球后，"健侧"半球能令人满意地进行语言和记忆功能具有重要意义。但是，由于儿童的年龄和发育状况，Wada 试验并不总是可行的。应强调的是，Wada 试验应仅在受损半球上进行，而不是在"健侧"半球上进行，以避免对后者造成缺血性损伤[13, 14, 17]。有关 Wada 试验及其应用的更多信息见第 26 章。

（八）神经心理评估

神经心理评估是癫痫术前评估的常规部分。这对大脑半球切除术患者非常重要，因为这些患者的一侧大脑半球已经严重受损，术前确定"健侧"半球的功能水平至关重要。

神经心理学评估检查可以确定认知功能状态的基线水平，定位某些皮质功能，评估功能障碍的程度和位置，并针对手术预后向父母提供建议。语言功能的早期转移常见于早期严重半球损伤的患者。完整的语言功能优势半球偏侧化是在 5—6 岁时习得的。此后，语言功能的完全转移是非常困难的。因此，半球损伤时患者的年龄对于术后语言功能的恢复至关重要。除年龄外，其他影响因素，如受损脑区，致痫区的范围和严重程度以及疾病的进展程度，对语言功能的转移也至关重要。神经心理评估中发现重度认知障碍可能意味着弥漫性，双侧半球受累或结构或电生理异常，并可能意味着预后不良[5, 11, 14, 15, 18]。

四、手术计划

小儿癫痫外科手术的目的不仅是控制癫痫发作，而且还保护未成熟的大脑在最脆弱的时期免受癫痫发作和 ASM 的有害影响。在过去 20 年中，发作期和发作间期致痫性活动对未成熟大脑的影响已成为一个日益受到关注的问题，对伴有半球病损的小儿癫痫患者早期进行手术干预的观念逐

渐被接受。越来越多的人支持对灾难性小儿癫痫患者早期进行手术干预，这不仅是源于癫痫发作对发育阶段大脑造成损害的关注，同时也是源于对可塑性窗口认识的逐渐加深[15, 18]。

大脑半球切除术病例的首要问题是患者术后是否会产生额外的神经功能缺损。如果孩子低于3 岁，那么一般不会出现新的神经功能缺损。然而，在一些迟发性病例中，如 Rasmussen 脑炎，手术时机的选择难以明确。在这些病例中，应考虑几个因素来确定大脑半球切除术的最佳时机：癫痫发作的严重程度及其对患者当前功能状态的影响、癫痫发作对儿童认知和神经心理发育的潜在危害、规范 ASM 治疗可行性和病程的自然转归[19]。

同样重要的是要记住，癫痫发作和手术之间的时间间隔越短，成功率越高。这在 Rasmussen 脑炎患者中尤其如此[11]。同样关键的要记住，儿童早期癫痫发作控制提供了最好的社会心理环境，以最少的癫痫负担，产生最佳的社会心理发育[11, 14–18, 20, 21]。

五、手术技术

半球性癫痫一旦明确拟进行外科手术干预，下一步就是选择最合适的手术技术。如前所述，半球性病灶的外科术式已经从解剖性半球切除术发展到半球离断术。目前，已经实践了多种大脑半球切除术技术。我们将在这里对这些技术进行简要概述，关于每种技术的更详细的信息请参见第 54 章到第 61 章。

（一）解剖性大脑半球切除术

解剖性大脑半球切除术最早由 Dandy 于 1928 年实施[2]。该技术的历史和细节可参见第 55 章。尽管解剖大脑半球切除术逐渐失宠，但在过去十年中，它也获得过短暂的复兴。最近一篇关于解剖性大脑半球切除术病例研究的长期随访报告了并发症发生率比早期病例低得多。据称，早期研究中报告的迟发性并发症发生率很可能是被高估了[10, 18, 20, 22, 23]。

（二）大脑半球皮质切除术

Ignelzi 和 Bucy 在 1968 年提出大脑半球皮质切除术并称其为解剖性大脑半球切除术的替代术式[9]。该术式先分侧裂，阻断大脑中动脉血供，随后阻断大脑前动脉和大脑后动脉血供。然后整块切除整个大脑皮质，保留基底节及丘脑，保留侧脑室额角及侧脑室体部白质。

在 1990 年报道了关于该技术另外两种改良术式。Winston 等[24]在 1992 年将他们的半球皮质切除术描述为"剥脱"整个大脑皮质通过剥离侧脑室周围的大脑皮质的方式，分侧裂暴露环岛沟，沿环岛沟进行剥离，最后仅保留侧脑室周围一层白质。首先剥脱额叶、顶叶和枕叶上皮质，然后剥脱颞叶皮质，最后移除整个皮质套。1996 年，Carson 等[19]进行一些改良后发表了一组 Johns Hopkins 病例研究。该技术的详细内容可参见第 56 章。

半皮质切除术的主要问题是失血过多、感染风险增加，尤其是在大脑内侧面和脑叶底面进行完全皮质切除的技术困难。

（三）功能性大脑半球切除术

功能性大脑半球切除术是由 Rasmussen 改良而来，其技术细节于 1983 年发表[3]。它被定义为病损半球脑组织部分解剖切除且完全离断。在其引进后，该技术已成为应用最广泛的大脑半球切除术技术。它保留了前额叶、后顶叶和枕叶，同时切除了中央区和颞叶的前 2/3，包括内侧结构；切开胼胝体全长，从而离断所有连合及投射纤维；并通过离断额底及顶枕从而切断与脑干和丘脑的连接。该技术的原理是通过保留大部分脑组织，脑组织解剖结构不完全切除，但病灶侧大脑功能完全切除，以避免解剖性大脑半球切除术后因颅腔巨大空腔而出现相关的众所周知的并发症。

Rasmussen 报道了其 75% 的患者无癫痫发作，并发症发生率低。功能性大脑半球切除术的其他改良也有描述，包括 Comair 的经侧裂功能性大脑半球切除术[13]。功能性大脑半球切除术的更多细节可参见第 57 章。

（四）大脑半球离断术

癫痫手术中解剖性大脑半球切除术的主要目的是切断病损半球的功能（视频 53-1）。通常进行半球切除术来实现这一目标，与神经肿瘤手术不同，切除脑组织不是该手术的主要目的。Rasmussen 通过描述他的功能性大脑半球切除术技术提出了半球离断的理念，并表明在无须切除全部整个半球的情况下，仍实现半球功能彻底离断，且癫痫的预后与半球离断相比无差异。

新一代神经外科医生基于这一思路继续改良新的的手术技术，通过更进一步减少切除脑组织的体积，同时仍能实现半球的彻底离断。1992 年，Delalande 等 [4, 5] 引入术语“大脑半球离断术”来描述此改良的半球手术技术，该技术旨在尽量减少切除脑组织，同时仍然完全离断半球。自 1992 年以来，其他几位神经外科医生改良了不同的大脑半球离断术的技术，每种技术的改良特色是皮质切口越小，切除的脑体积越小 [4, 5, 25-29]。

大脑半球离断术是大脑半球手术技术逐渐演变的最新一步。各种半球离断术技术之间的差异主要涉及切除脑组织的体积、侧脑室的入路、是否切除岛叶皮质、切除或离断海马，以及保留或阻断岛叶周围区域的血供。尽管本节中的以下章节详细介绍了每种技术，我们将在此简要总结这些方法，以强调它们的共同特征以及它们之间的差异。大脑半球离断术或功能性大脑半球切除术是否是描述这些新技术的正确术语是有争议的。无论如何，这些技术可以被归纳成两组：使用垂直入路的技术和使用外侧裂入路的技术。

（五）垂直入路 – 经脑室垂直大脑半球离断术

1992 年 Delalande 等描述了最常用的垂直入路，经脑室垂直入路半球离断术 [4, 5]。与其他手术技术一样，该手术技术也在不断演变，自最初的术式也几经改良而产生一些变化 [5, 30]。目前的手术方式是采用旁正中平行于矢状缝的小的直切口。在冠状缝前 1/3 至后 2/3 处，中线旁开 1~2cm 处

进行小的（3cm×5cm）额顶开颅术。然后进行小的（3cm×2cm）皮质切除，远离中线，进入同侧侧脑室。胼胝体的体部及压部经脑室内离断，然后在穹窿后柱的三角部水平切开，到达丘脑枕后的脉络膜裂。然后在颞角脉络丛的引导下，从丘脑外侧做一个垂直离断。该离断线从三角区延伸至颞角的最前部，完全离断侧脑室。然后离断胼胝体的膝部和胼胝体嘴部，从而离断胼胝体全长。在软脑膜下切除直回后部，暴露大脑前动脉（anterior cerebral artery，ACA）和视神经。完成大脑半球分离的最后一步是沿着 ACA 在前外侧做直切口，始于直回，经尾状核，止于颞角前部 [4]。关于该技术的更多细节，请参见第 59 章。

Delalande 等 [4] 报道了 83 例接受该手术的患者，包括 30 例（36%）多脑叶皮质发育不良（半侧巨脑畸形）患者，25 例（30%）Rasmussen 综合征患者，10 例（12%）Sturge-Weber 综合征患者，18 例（22%）缺血缺氧性后遗症患者。术后无癫痫发作率为 74%。在 Rasmussen 脑炎和 Sturge-Weber 综合征患者疗效最佳，无癫痫发作率高达 92%。术后脑积水发生率为 16%，死亡率为 3.6%。

外侧裂入路

(1) 经侧裂脑室功能性大脑半球离断术：1995 年 Schramm 等描述了经侧裂脑室功能性大脑半球离断术 [7]。该手术的目的是离断病损半球与对侧半球之间近乎所有皮质结构的纤维，从受损半球与基底神经节连接处。第一步是经典的前颞叶内侧切除术，然后环绕岛叶皮质从颞角至额角切开脑室。保留主要的浅表静脉和部分大脑中动脉主要分支。下一步接着离断额角底壁。在脉络膜裂处切除海马的尾端，从软膜下白质穿过距状沟离断至胼胝体压部。然后，在脑室内行完整的胼胝体切开术。完成大脑半球离断术的最后一步是离断额底，位于 A1 段的前部，蝶骨翼和胼胝体嘴部之间，保持软脑膜下断离。

(2) 经侧裂锁孔功能性大脑半球切除术：2001 年 Schramm 等报告了该技术，作为其先前描述的最初技术的改良 [24, 31]。在该新改良术式中，前内

侧颞叶切除术替换为选择性海马杏仁核切除术。关于这个术式的更多信息详见第 58 章。

(3) 环岛叶大脑半球离断术：1995 年 Villemure 和 Mascott 描述了环岛叶大脑半球离断术（视频 53-1）[6] 它被定义为 Rasmussen 提出的功能性大脑半球切除术之后理念上和技术上的改良，代表了其发展的最新阶段[11, 19, 26, 32]。关于该技术的更多信息，请参见第 60 章。Shimizu 和 Maehara 也在 Villemure 的环岛叶大脑半球离断术基础上进行过改良[29]。

六、关于半球手术入路的个体化考虑

由于近期的病例研究表明解剖性大脑半球切除的并发症发生率显著降低，故该技术仍在一些中心使用[17, 18, 23]。然而，许多并发症和顾虑仍然存在。与其他大脑半球切除术技术相比，解剖性大脑半球切除术的失血量更大、凝血功能障碍风险更大、住院时间更长、脑积水发生率更高、脑梗死病例癫痫无发作率更低、中线结构暴露更广泛而导致矢状窦血栓形成风险更高[7, 28, 33]。相反，采用该术式的再次手术率最低。在 Cleveland Clinic Foundation 的病例研究中表明，所有接受功能性大脑半球切除术的半侧巨脑畸形的患者都有一定程度的持续性癫痫发作，但是接受解剖性大脑半球切除术的半侧巨脑畸形患者并非如此，所有患者都没有癫痫发作[17, 34]。解剖性大脑半球切除术也可能更适合于一些多脑叶皮质发育不良和偏侧巨脑回畸形的患者，因为在这些病例中，通常继发颞角发育异常和脑室形态不规则、皮质异常增厚、随着 ACA 走行异常解剖标志发生变异、侧裂畸形伴随异常粗大静脉等因素导致离断的手术难度较大。

大脑半球皮质剥脱术通常也伴随着大量的并发症，包括失血量更大，感染率更高。由于解剖定位困难，这也导致离断不够彻底的风险更高[7, 19, 35, 36]。由于功能性大脑半球切除术将切除大量皮质，这项技术更适合于多脑叶皮质发育不良和偏侧巨脑畸形病例。通过切除皮质创造更多的

颅腔空间，这项技术可有效避免了术后继发脑肿胀的并发症。

大脑半球离断术具有许多优势，例如骨窗较小，手术时间及重症监护病房住院时间缩短。它还可以降低感染风险、脑积水发生率以及对于患者的创伤更小[4, 25, 26, 37]。它的局限性在于视野暴露较小、经脑室入路难度大、术后脑肿胀、解剖定位困难、即使通过术后 MRI 也难以确认是否离断彻底以及再次手术率较高。大脑半球离断术最适用于半球萎缩伴脑室扩张的患者，但在所有病例中都可以由经验丰富的医师来进行手术[4, 11, 30, 37]。

七、并发症

虽然现代病例研究中并发症发生率比早期病例显著降低，但大脑半球切除术及其改良术式仍然是应用极其广泛的术式，其并发症的风险仍然较高甚至死亡。尽管绝大多数患者表现为明显的轻偏瘫，但术后仍可能出现偏瘫加重。术后偏瘫加重通常是暂时的，且 3 岁以下的患儿一般不会出现。大多数患者术后可行走，但肢体远端肌力差，手指精细运动无法恢复。如果患者术前只有部分偏盲，术后将无法避免出现完全性偏盲。

另一个常见并发症是脑积水，在大型病例研究中报告的脑积水发生率为 0%～28%[5, 38–40]。一项多中心最多病例数的回顾性研究中发现，736 例接受大脑半球切除术的患者术后脑积水发生率为 23%[41]。脑膜炎、无菌性脑膜炎、失血、血容量不足、凝血功能障碍和弥散性血管内凝血 – 最可能与脑组织大面积的离断继发的促凝血酶原激酶释放有关 – 是大脑半球切除术相关的其他潜在并发症。在最新的病例研究中，死亡率在 0%～5.7% 之间。报道的死亡原因有：脑移位、脑干损伤、失血过多继发低血容量、血流动力学不稳定、脑水肿、缺氧以及感染[4, 11, 13, 18, 22, 25, 28, 29, 32, 35, 37, 42–44]。

八、预后

几乎所有大脑半球切除术的术后癫痫无发作率都很高。最常见的影响预后的因素似乎是病理。

预后最理想的是 Rasmussen 脑炎和 Sturge-Weber 综合征患者；术后癫痫无发作率最低常见于半侧巨脑畸形和多脑叶皮质发育不良的病例[5, 39–41]。多个癫痫外科中心大病例数量基于病因学回顾性研究分析，皮质发育不良组的癫痫无发作率最低（56.5%）。分解后，Rasmussen 脑炎癫痫无发作率为 77%，Sturge-Weber 综合征为 82.1%，血管性病变为 76.1%，半球性萎缩为 77.3%[36]。系统回顾先前 29 篇关于大脑半球切除术的病例研究，共包括 1161 例小儿癫痫患者，该人群的术后癫痫无发作率为 73.4%[45]。

由于外科医生经验水平的参差不齐及病理学的差异，基于外科术式来比较癫痫预后是非常困难的。最大的数据库之一是来自多中心合并的患者库，包括 333 例大脑半球切除术病例[36]。该组的总体癫痫无发作率为 70.4%。术后癫痫无发作率最高的是大脑半球离断术组（85.7%），其次是 Adams 氏改良的大脑半球切除术组（78.3%）、功能性大脑半球切除术组（66.1%）、解剖性大脑半球切除术组（64.3%）和半球皮质剥脱术组（60.7%）。在另一项大样本病例研究中[28]，总体癫痫无发作率为 79%，解剖性大脑半球切除术组的癫痫无发作率最低（59%）。在同一研究中，功能性大脑半球切除术组的无癫痫发作率为 73%，大脑半球切除术组为 83%。

大脑半球切除术后的手术失败可能与以下几个因素有关，包括离断不够彻底、岛叶皮质残留或对侧大脑半球存在活动性致痫灶。若离断不够彻底将仍存在与对侧半球连接的皮质组织，与同侧基底节和丘脑，或直接与下行纤维仍保持有皮质连接。在一项研究中表明，离断不彻底的解剖位置最常见于额叶底面及岛叶区域[46]。

术后神经功能障碍是另一个关键话题，正如我们之前讨论过的。Moosa 等回顾了 115 名儿童在大脑半球切除术后运动功能的变化，平均随访时长 6 年[47]。83% 的患者能够独立行走，较术前增长了 21%。64% 的患者轻偏瘫无变化或改善。70% 的患者语言功能良好。

手术时机的选择目前被认为是一个关键因素；癫痫病程发作起始到手术的时间越短，预后越好。这可能与早期癫痫控制对社会心理和认知发育的改善有关，另外与 6～8 岁以下的患儿言语和运动功能的大脑可塑性潜在帮助有关[2, 3, 48]。

结论

在极具挑战性的儿科患者人群中，大脑半球切除术及其改良术式的并发症发生率相对较低，且癫痫控制率令人满意。文献表明，由于手术专业水平、病例数、患者纳入标准、癫痫病程时间甚至病因学等因素的存在差异，基于外科术式比较癫痫预后是非常困难的[5]。然而，病理学对癫痫预后似乎是最主要的影响因素，离断不够彻底似乎是最常见的手术失败的原因。大脑半球切除术式上的选择在很大程度上取决于外科医生的培训以及经验。病理类型对于手术入路的选择也有一定的影响。

参考文献

[1] Krynauw RA. Infantile hemiplegia treated by removing one cerebral hemisphere. J Neurol Neurosurg Psychiatry 1950;13(4):243–267

[2] Dandy WE. Removal of right cerebral hemisphere for certain tumors with hemiplegia. JAMA 1928;90(11):823–825

[3] Rasmussen T. Hemispherectomy for seizures revisited. Can J Neurol Sci 1983;10(2):71–78

[4] Delalande O, Bulteau C, Dellatolas G, et al. Vertical parasagittal hemispherotomy: surgical procedures and clinical longterm outcomes in a population of 83 children. Neurosurgery 2007;60(2, Suppl 1):ONS19–ONS32, discussion ONS32

[5] De Ribaupierre S, Delalande O. Hemispherotomy and other disconnective techniques. Neurosurg Focus 2008;25(3):E14

[6] Villemure JG, Mascott CR. Peri-insular hemispherotomy: surgical principles and anatomy. Neurosurgery 1995;37(5):975–981

[7] Schramm J, Behrens E, Entzian W. Hemispherical deafferentation: an alternative to functional hemispherectomy. Neurosurgery 1995;36(3):509–515, discussion 515–516

[8] Daniel RT, Villemure JG. Peri-insular hemispherotomy: potential pitfalls and avoidance of complications. Stereotact Funct Neurosurg 2003;80(1–4):22–27

[9]　Ignelzi RJ, Bucy PC. Cerebral hemidecortication in the treatment of infantile cerebral hemiatrophy. J Nerv Ment Dis 1968;147(1):14–30

[10]　Oppenheimer DR, Griffith HB. Persistent intracranial bleeding as a complication of hemispherectomy. J Neurol Neurosurg Psychiatry 1966;29(3):229–240

[11]　Villemure JG, Daniel RT. Peri-insular hemispherotomy in paediatric epilepsy. Childs Nerv Syst 2006;22(8):967–981

[12]　Arzimanoglou A. Major types of epileptic seizures in childhood and corresponding epileptic syndromes. In: Arzimanoglou A, Guerrini R, Aicardi J, eds. Aicardi's Epilepsy in Children. 3rd ed. Philadelphia, PA: Lippincott Williams & Wilkins; 2004:12–37, 167–168, 290–292, 308–310

[13]　Comair YG. Transsylvian functional hemispherectomy: patient selection and results. In: Luders HO, Comair YG, eds. Epilepsy Surgery. 2nd ed. Philadelphia, PA: Lippincott Williams & Wilkins; 2001:699–704

[14]　Montes JL, Farmer JP, Andermann F, Poulin C. Hemispherectomy. In: Wyllie E, ed. The Treatment of Epilepsy: Principles and Practice. 3rd ed. Philadelphia, PA: Lippincott Williams & Wilkins; 2001:1147–1159

[15]　Graveline C, Hwang PA, Fitzpatrick T, Jay V, Hoffman HJ. Sturge-Weber syndrome: implications of functional studies on neural plasticity, brain maturation, and timing of surgical treatment. In: Kotagal P, Luders HO, eds. The Epilepsies: Etiologies and Prevention. San Diego, CA: Academic Press; 1999:61–70

[16]　Bulteau C, Otsuki T, Delalande O. Epilepsy surgery for hemispheric syndromes in infants: hemimegalencephaly and hemispheric cortical dysplasia. Brain Dev 2013;35(8):742–747

[17]　Nagel SJ, Elbabaa SK, Hadar EJ, Bingaman WE. Hemispherectomy techniques. In: Luders HO, ed. Textbook of Epilepsy Surgery. London, UK: Informa; 2008:1121–1129

[18]　Peacock WJ. Hemispherectomy for the treatment of intractable seizures in childhood. Neurosurg Clin N Am 1995;6(3):549–563

[19]　Carson BS, Javedan SP, Freeman JM, et al. Hemispherectomy: a hemidecortication approach and review of 52 cases. J Neurosurg 1996;84(6):903–911

[20]　González-Martínez JA, Gupta A, Kotagal P, et al. Hemispherectomy for catastrophic epilepsy in infants. Epilepsia 2005;46(9):1518–1525

[21]　Peacock WJ, Wehby-Grant MC, Shields WD, et al. Hemispherectomy for intractable seizures in children: a report of 58 cases. Childs Nerv Syst 1996;12(7):376–384

[22]　Davies KG, Maxwell RE, French LA. Hemispherectomy for intractable seizures: long-term results in 17 patients followed for up to 38 years. J Neurosurg 1993;78(5):733–740

[23]　Di Rocco C, Iannelli A. Hemimegalencephaly and intractable epilepsy: complications of hemispherectomy and their correlations with the surgical technique. A report on 15 cases. Pediatr Neurosurg 2000;33(4):198–207

[24]　Winston KR, Welch K, Adler JR, Erba G. Cerebral hemicorticectomy for epilepsy. J Neurosurg 1992;77(6):889–895

[25]　Schramm J, Kral T, Clusmann H. Transsylvian keyhole functional hemispherectomy. Neurosurgery 2001;49(4):891–900, discussion 900–901

[26]　Villemure JG, Vernet O, Delalande O. Hemispheric disconnection: callosotomy and hemispherotomy. Adv Tech Stand Neurosurg 2000;26:25–78

[27]　Wen HT, Rhoton AL Jr, Marino R Jr. Anatomical landmarks for hemispherotomy and their clinical application. J Neurosurg 2004;101(5):747–755

[28]　Cook SW, Nguyen ST, Hu B, et al. Cerebral hemispherectomy in pediatric patients with epilepsy: comparison of three techniques by pathological substrate in 115 patients. J Neurosurg 2004;100(2, Suppl Pediatrics):125–141

[29]　Shimizu H, Maehara T. Modification of peri-insular hemispherotomy and surgical results. Neurosurgery 2000;47(2):367–372, discussion 372–373

[30]　Dorfer C, Czech T, Dressler A, et al. Vertical perithalamic hemispherotomy: a single-center experience in 40 pediatric patients with epilepsy. Epilepsia 2013;54(11):1905–1912

[31]　Schramm J, Kuczaty S, Sassen R, Elger CE, von Lehe M. Pediatric functional hemispherectomy: outcome in 92 patients. Acta Neurochir (Wien) 2012;154(11):2017–2028

[32]　Kestle J, Connolly M, Cochrane D. Pediatric peri-insular hemispherotomy. Pediatr Neurosurg 2000;32(1):44–47

[33]　Brian JE Jr, Deshpande JK, McPherson RW. Management of cerebral hemispherectomy in children. J Clin Anesth 1990;2(2):91–95

[34]　Carreño M, Wyllie E, Bingaman W, Kotagal P, Comair Y, Ruggieri P. Seizure outcome after functional hemispherectomy for malformations of cortical development. Neurology 2001;57(2):331–333

[35]　Kossoff EH, Vining EP, Pyzik PL, et al. The postoperative course and management of 106 hemidecortications. Pediatr Neurosurg 2002;37(6):298–303

[36]　Holthausen H, May TW, Adams TB, et al. Seizures post hemispherectomy. In: Tuxhorn I, Holthausen H, Boenigk H, eds. Pediatric Epilepsy Syndromes and Their Surgical Treatments. London, UK: John Libbey; 1997:749–773

[37]　Binder DK, Schramm J. Transsylvian functional hemispherectomy. Childs Nerv Syst 2006;22(8):960–966

[38]　Vadera S, Griffith SD, Rosenbaum BP, et al. National trends and in-hospital complication rates in more than 1600 hemispherectomies from 1988 to 2010: a Nationwide Inpatient Sample Study. Neurosurgery 2015;77(2):185–191, discussion 191

[39]　Lin Y, Harris DA, Curry DJ, Lam S. Trends in outcomes, complications, and hospitalization costs for hemispherectomy in the United States for the years 2000–2009. Epilepsia 2015;56(1):139–146

[40]　Lew SM, Koop JI, Mueller WM, Matthews AE, Mallonee JC. Fifty consecutive hemispherectomies: outcomes, evolution of technique, complications, and lessons learned. Neurosurgery 2014;74(2):182–194, discussion 195

[41]　Lew SM, Matthews AE, Hartman AL, Haranhalli N; Post-Hemispherectomy Hydrocephalus Workgroup. Posthemispherectomy hydrocephalus: results of a comprehensive, multiinstitutional review. Epilepsia 2013;54(2):383–389

[42]　De Almeida AN, Marino R Jr, Aguiar PH, Jacobsen Teixeira M. Hemispherectomy: a schematic review of the current techniques. Neurosurg Rev 2006;29(2):97–102, discussion 102

[43]　Devlin AM, Cross JH, Harkness W, et al. Clinical outcomes of hemispherectomy for epilepsy in childhood and adolescence. Brain 2003;126(Pt 3):556–566

[44]　Villemure JG, Adams CBT, Hoffman HJ, Peacock WJ. Hemispherectomy. In: Engel Jr. J, ed. Surgical Treatment of the Epilepsies. 2nd ed. New York, NY: Raven Press; 1993:511–518

[45]　Griessenauer CJ, Salam S, Hendrix P, et al. Hemispherectomy for treatment of refractory epilepsy in the pediatric age group: a systematic review. J Neurosurg Pediatr 2015;15(1):34–44

[46]　Vadera S, Moosa ANV, Jehi L, et al. Reoperative hemispherectomy for intractable epilepsy: a report of 36 patients. Neurosurgery 2012;71(2):388–392, discussion 392–393

[47]　Moosa AN, Jehi L, Marashly A, et al. Long-term functional outcomes and their predictors after hemispherectomy in 115 children. Epilepsia 2013;54(10):1771–1779

[48]　Beier AD, Rutka JT. Hemispherectomy: historical review and recent technical advances. Neurosurg Focus 2013;34(6):E11

第54章 多灶性癫痫和多脑叶切除术
Multifocal Epilepsy and Multilobar Resections

Rafael Uribe George I. Jallo Caitlin Hoffman 著

谭泽世 朱凤军 译 梁树立 翟 锋 校

摘 要

多灶性癫痫的概念是与癫痫手术的治疗原则本质上是相悖的。大多数多灶性或全面性癫痫患者通常只适合接受姑息性手术治疗（如迷走神经刺激术或胼胝体切开术）。对结节性硬化症患者的治疗经验引导我们认识到，多灶性癫痫患者可以通过致痫灶切除术治疗。但是，关于多脑叶切除术的文献依然存在下列的局限性：患者接受治疗时病情的异质性、已报道的手术方式各异和病例系列研究的样本量较小。大多数关于多脑叶切除术的报道，通常作为小儿癫痫、颞叶外癫痫和局灶性皮质发育不良的大型病例系列研究中的一部分出现。多灶性癫痫的概念可应用于不同理论上的临床情况。

关键词

多灶性，癫痫发作，手术

难治性癫痫患者接受术前检查的目的是，评估其发作是否起源于大脑中最终可以切除的脑区[1]。理想的病例包括以下内容。

(1) 致痫区具有独立的解剖位置。

(2) MRI 可见位于非功能区的病灶。

(3) 发作症状学与已知的临床关联性相符。

(4) 电生理检查、临床表现和影像学检查结果具有一致性。

然而，理想化的临床病例常是可遇不可求。这在儿童患者中尤为突出，一方面因其病灶位于颞叶外及双重病理的情况更为常见[2]，另一方面则因其仍处于髓鞘化形成阶段，癫痫放电扩散速度更快。

多灶性癫痫的概念是与癫痫手术的治疗原则相悖。大多数多灶性或全面性癫痫患者通常只适合接受姑息性手术治疗（如迷走神经刺激术或胼胝体切开术）。对结节性硬化症患者的治疗经验[3-5]。引导我们认识到，多灶性癫痫患者是可以通过致痫灶切除术治疗的。但是，多脑叶切除术的文献依然存在如下的局限性：患者接受治疗时病情的异质性、已报道的手术方式各异和病例系列研究的样本量较小。大多数关于多脑叶切除术的报道，通常作为小儿癫痫[6-9, 10]、颞叶外癫痫[11] 和局灶性皮质发育不良[12] 的大型系列研究中的一部分出现，Sarkis 等已经对上述的情况进行过描述[13]。

多灶性癫痫的概念可应用于不同的理论上的临床情况。

(1) 在一个脑叶中存在 1 个以上独立致痫灶的患者。

(2) 在一侧大脑半球中存在多个独立致痫灶并累及 1 个以上脑叶的患者。

(3) 在一侧大脑半球中存在 1 个致痫灶但其累

及 1 个以上脑叶的患者。

（4）在双侧大脑半球中存在多个独立致痫灶的患者。

多个解剖学病灶并不等同于在头皮 EEG 上有多灶性的癫痫样放电。结节性硬化症就是一个很好的例子，其背景可以是正常的或是在皮质结节上记录到局灶性慢波。Major 等通过对皮质结节进行直接的脑电记录发现，部分结节是没有明显异常放电的，只有周围的脑实质才有致痫性[14]。此外，累及多个脑叶的病灶也可以表现为其中一个脑叶的局灶性症状。Catenoix 等的研究[15]报道了一组 7 例存在多脑叶病灶而以颞叶内侧症状为表现的患者，所有患者经立体定向 EEG 检查证实存在颞叶内侧的放电。该组所有患者都接受了颞叶切除术，术后平均随访 37.4 个月后，均为 Engel Ⅰ级[15]。

因此，多灶性癫痫是癫痫外科团队面临的特别挑战。在本章中，我们将回顾难治性癫痫患者中多脑叶切除术的适应证及预后情况。

一、适应证

明确可疑多灶性癫痫患者的手术目标是很重要的。如果患者存在多种形式的发作，那么手术目标则不应为术后无任何发作，而应是术后最主要的致残性发作消失。对于只有一种主要发作形式的患者，即使存在多脑叶的病灶，若局灶性的致痫区可以解释其症状，术后亦可能完全无发作。在进行有创性评估前，务必与患者及其家属沟通他们的治疗期望。

适合行多脑叶切除术的病因很多，包括围产期卒中、先天性畸形（如 Sturge-Weber 综合征、脑面血管瘤等）、皮质发育不良、肿瘤、神经迁移障碍、脑外伤和血管畸形[13, 16]。受累半球残留的神经功能情况决定患者进行大脑半球切除术，抑或仅需进行次大脑半球切除术[17]。

二、流行病学

明确接受多脑叶切除术的多灶性癫痫的流行病学情况是极其困难的。已发表关于多脑叶切除术的大型病例系列研究，其入组病例数均未超过 100 例。Cho 等的病例系列研究，报道了 18 年间（1995—2013 年）90 例接受了多脑叶切除术的患者，研究功能影像学在预后评估中的作用[18]。Sarkis 等报道了克利夫兰诊所 1994—2010 年多脑叶切除术的治疗经验。这 16 年间共 63 名患者接受了多脑叶切除术[13]。UCLA 报道了 1986—2000 年的 52 名接受多脑叶切除术的患者的治疗经验[19]。Cossu 等报道了 1996—2004 年米兰的治疗经验，113 名儿童患者的队列研究中有 21 名患儿接受了多脑叶切除术[7]。除了样本量外，报道的研究中患者病情及潜在病因各异。多脑叶切除术的准确比例难以精确计算。有些研究，如 Millard 等所报道的，其中详细阐述了接受多脑叶切除术的患者比例[20]；而其他的研究，如 Paolicchi 等所报道的，其中仅仅提及癫痫发作的预后，并未给出施行的各类切除性手术的详细数据[6]。

三、评估流程

对可能适合切除性手术治疗的多灶性癫痫患者的评估流程，与其他药物难治性癫痫患者的相同。第一阶段的评估包括详细的病史记录和认真的查体，以及专门的神经影像学检查和长程视频 EEG 检查[21]。完成第一阶段评估后，癫痫团队将会回顾已有的非侵袭性评估资料，进而形成可疑发作起始区的假设。如果找到可疑的致痫灶，需要进一步检查时，则需要考虑应用 PET、MEG 和 SPECT 等更先进的影像技术[22]。目前已提出了不同的电极置入策略，包括立体定向 EEG[15]、联合使用硬膜下栅状电极及条状电极和深部电极。Weiner 及其同事对多灶性癫痫患者提出了三阶段的评估方案，在术中对患者进行致痫灶切除后，术中再次置入栅状和条状电极以明确是否有需要进行其他致痫灶的切除[1, 23]。两种方法分别具有其优势与不足。立体定向 EEG 是侵袭性较小并可有效行双侧监测的方法，而且可避免患者接受较大的开颅手术，在开展病灶切除术时可能让部分患者量身定制地接受更小的开颅手术。不过，在进行功能定位时，立体定向 EEG 存在局限性[24]。

四、手术策略

多脑叶切除术的手术方案是根据病灶（若病灶清晰可见）和（或）致痫区的范围而决定的。由 Sarkis 等归纳的手术方案是最全面的，包括额颞切除术、颞顶切除术、额顶切除术及枕叶扩大切除术（颞顶枕切除术、顶枕切除术、颞枕切除术）[13]。其中，枕叶扩大切除术在他们的研究中报道最多的（57%），其次为额颞切除术（21%）[13]。Nilsson 等的研究中，额叶扩大切除术（额颞切除术、额顶切除术和额颞顶切除术）是最常见的手术类型（20/57，35%）[25]。在 Leiphart 等的研究中，最多的是后头部切除术（尤其是颞顶枕切除术，46%）[19]。这些大型的病例系列研究提示后头部癫痫是最常见的多脑叶切除术类型。

与侵袭性较小的术式相比，多脑叶切除术的并发症发生率较高。Sarkis 等报道了 19% 的患者术后出现新发视野缺损或视野缺损加重了，11%的患者术后出现新发运动功能障碍或运动功能障碍加重了[13]。Nilsson 等报道了严重的并发症为 5.3%，包括 1 例大脑中动脉脑梗死、1 例硬膜外脓肿和 1 例偏瘫。17.5% 的患者出现轻微并发症：切口感染、一过性神经功能障碍、尿路感染、分流装置障碍和脑脊液漏[25]。Leiphart 等并未在其手术的病例系列研究中提及并发症发生率[19]。Serletis 等的研究中，11 例因眶额回病变行多脑叶切除术的患者无一出现并发症[26]。Shaver 等的研究，入组了在首次癫痫手术失败后而再次接受手术治疗的患儿。20 名患儿中，有 4 名接受了多脑叶切除术。其中 3 名患儿出现了手术并发症，故作者认为在切除性手术失败后接受多脑叶切除术的患者有着更高的并发症发生率[27]。Cho 发表的大型病例系列研究报道了并发症发生率为 15.5%（14 例），其中 4 例永久性轻瘫痪、4 例视野缺损（未特别注明是术后新发抑或加重）、4 例轻度失语、3 例因

手术部位感染行引流术、1 例面孔失认症[18]。推荐术前应用 PET、MEG 和 SPECT 等先进的影像技术以定位致痫区。

五、病理

大部分的研究中，最常见的病理类型是皮质发育畸形（malformations of cortical development，MCD）。Sarkis 等的病例系列研究中，46% 的病理类型为 MCD[13]。UCLA 的病例系列研究中，54%为皮质发育不良[19]。瑞典的病例系列研究报道了最常见病因为皮质畸形，占分析样本的 28.1%[25]。

六、预后

因为临床表现、潜在病因、累及脑区、诊断及治疗方法各异，目前尚且缺乏多脑叶切除术后患者预后资料。大部分的文献来源于对后头部癫痫患者的研究中。近期，Harward 等的系统综述，研究了后头部癫痫患者的癫痫预后情况。共分析了 27 项研究，入组的 584 名患者中，其平均术后无发作率为 65%（范围 25%~100%）。术后无发作最常见于儿童（年龄低于 18 岁）、皮质发育畸形相关的病例及在术前 MRI 上可见病灶的病例[28]。Fauser 等报道了，皮质发育不良累及多脑叶时，将明显增大术后 1 年时仍有癫痫发作的风险[12]。

Sierra-Marcos 等关于后头部癫痫患儿预后的综述表明，62% 患儿达到无发作。其研究分析了术后癫痫控制情况相关的因素有：术前癫痫发作的严重程度、曾使用过的抗癫痫药种类数量、病灶在 MRI 上清晰可辨、病灶仅仅局限于后头部、术后 EEG 提示癫痫样放电已消失[29]。病灶累及功能区皮质的患者，其术后癫痫发作控制率降低是预料之中的。Devinsky 等发表的研究提示，仅有 31% 的患者在术后可评为 Engel Ⅰ 级[30]。

总结

多灶性癫痫依然是治疗中的难点。不过，令人鼓舞的是通过手术治疗一定程度上给癫痫控制情况带来了确切的改善，故手术也应作为治疗的

选择。因为手术患者人数相对较少、治疗情况的异质性、报道的手术方案种类繁多等因素制约，我们对于多灶性癫痫的理解和术后患者预后情况的掌握都存在局限性。皮质发育畸形是最常见的

病理类型。有关预后的报道主要源于后头部癫痫的文献。将来需要开展大型的病例系列研究或注册研究，以便更好地掌握适应证、手术技术和临床预后情况。

参考文献

[1] Bauman JA, Feoli E, Romanelli P, Doyle WK, Devinsky O, Weiner HL. Multistage epilepsy surgery: safety, efficacy, and utility of a novel approach in pediatric extratemporal epilepsy. Neurosurgery 2008;62(Suppl 2):489–505

[2] Lee YJ, Lee JS. Temporal lobe epilepsy surgery in children versus adults: from etiologies to outcomes. Korean J Pediatr 2013;56(7):275–281

[3] Carlson C, Teutonico F, Elliott RE, et al. Bilateral invasive electroencephalography in patients with tuberous sclerosis complex: a path to surgery? J Neurosurg Pediatr 2011;7(4):421–430

[4] Guerreiro MM, Andermann F, Andermann E, et al. Surgical treatment of epilepsy in tuberous sclerosis: strategies and results in 18 patients. Neurology 1998;51(5):1263–1269

[5] Romanelli P, Najjar S, Weiner HL, Devinsky O. Epilepsy surgery in tuberous sclerosis: multistage procedures with bilateral or multilobar foci. J Child Neurol 2002;17(9):689–692

[6] Paolicchi JM, Jayakar P, Dean P, et al. Predictors of outcome in pediatric epilepsy surgery. Neurology 2000;54(3):642–647

[7] Cossu M, Lo Russo G, Francione S, et al. Epilepsy surgery in children: results and predictors of outcome on seizures. Epilepsia 2008;49(1):65–72

[8] Hemb M, Velasco TR, Parnes MS, et al. Improved outcomes in pediatric epilepsy surgery: the UCLA experience, 1986–2008. Neurology 2010;74(22):1768–1775

[9] Englot DJ, Breshears JD, Sun PP, Chang EF, Auguste KI. Seizure outcomes after resective surgery for extra-temporal lobe epilepsy in pediatric patients. J Neurosurg Pediatr 2013;12(2):126–133

[10] Eriksson S, Malmgren K, Rydenhag B, Jönsson L, Uvebrant P, Nordborg C. Surgical treatment of epilepsy—clinical, radiological and histopathological findings in 139 children and adults. Acta Neurol Scand 1999;99(1):8–15

[11] Elsharkawy AE, Behne F, Oppel F, et al. Long-term outcome of extratemporal epilepsy surgery among 154 adult patients. J Neurosurg 2008;108(4):676–686

[12] Fauser S, Bast T, Altenmüller DM, et al. Factors influencing surgical outcome in patients with focal cortical dysplasia. J Neurol Neurosurg Psychiatry 2008;79(1):103–105

[13] Sarkis RA, Jehi L, Najm IM, Kotagal P, Bingaman WE. Seizure outcomes following multilobar epilepsy surgery. Epilepsia 2012;53(1):44–50

[14] Major P, Rakowski S, Simon MV, et al. Are cortical tubers epileptogenic? Evidence from electrocorticography. Epilepsia 2009;50(1):147–154

[15] Catenoix H, Montavont A, Isnard J, et al. Mesio-temporal ictal semiology as an indicator for surgical treatment of epilepsies with large multilobar cerebral lesions. Seizure 2013;22(5):378–383

[16] Binder DK, Schramm J. Multilobar resections and hemispherectomy. In: Engel JP, Pedley TA, ed. Epilepsy: A Comprehensive Textbook. II.

2nd ed. Philadelphia: Lippincott Williams & Wilkins; 2008:1879–1889

[17] Daniel RT, Meagher-Villemure K, Farmer JP, Andermann F, Villemure JG. Posterior quadrantic epilepsy surgery: technical variants, surgical anatomy, and case series. Epilepsia 2007;48(8):1429–1437

[18] Cho EB, Joo EY, Seo DW, Hong SC, Hong SB. Prognostic role of functional neuroimaging after multilobar resection in patients with localization-related epilepsy. PLoS One 2015;10(8):e0136565

[19] Leiphart JW, Peacock WJ, Mathern GW. Lobar and multilobar resections for medically intractable pediatric epilepsy. Pediatr Neurosurg 2001;34(6):311–318

[20] Maillard LG, Tassi L, Bartolomei F, et al. Stereoelectroencephalography and surgical outcome in polymicrogyria-related epilepsy: a multicentric study. Ann Neurol 2017;82(5):781–794

[21] Obeid M, Wyllie E, Rahi AC, Mikati MA. Approach to pediatric epilepsy surgery: State of the art, Part I: General principles and presurgical workup. Eur J Paediatr Neurol 2009;13(2):102–114

[22] Obeid M, Wyllie E, Rahi AC, Mikati MA. Approach to pediatric epilepsy surgery: State of the art, Part II: Approach to specific epilepsy syndromes and etiologies. Eur J Paediatr Neurol 2009;13(2):115–127

[23] Bauman JA, Feoli E, Romanelli P, Doyle WK, Devinsky O, Weiner HL. Multistage epilepsy surgery: safety, efficacy, and utility of a novel approach in pediatric extratemporal epilepsy. Neurosurgery 2005;56(2):318–334

[24] Podkorytova I, Hoes K, Lega B. Stereo-encephalography versus subdural electrodes for seizure localization. Neurosurg Clin N Am 2016;27(1):97–109

[25] Nilsson DT, Malmgren K, Flink R, Rydenhag B. Outcomes of multilobar resections for epilepsy in Sweden 1990–2013: a national population-based study. Acta Neurochir (Wien) 2016;158(6):1151–1157

[26] Serletis D, Bulacio J, Alexopoulos A, Najm I, Bingaman W, González-Martínez J. Tailored unilobar and multilobar resections for orbitofrontal-plus epilepsy. Neurosurgery 2014;75(4):388–397, discussion 397

[27] Shaver EG, Harvey AS, Morrison G, et al. Results and complications after reoperation for failed epilepsy surgery in children. Pediatr Neurosurg 1997;27(4):194–202

[28] Harward SC, Chen WC, Rolston JD, Haglund MM, Englot DJ. Seizure outcomes in occipital lobe and posterior quadrant epilepsy surgery: a systematic review and meta-analysis. Neurosurgery 2018;82(3):350–358

[29] Sierra-Marcos A, Fournier-Del Castillo MC, Álvarez-Linera J, Budke M, García-Fernández M, Pérez-Jiménez MA. Functional surgery in pediatric drug-resistant posterior cortex epilepsy: electro-clinical findings, cognitive and seizure outcome. Seizure 2017;52:46–52

[30] Devinsky O, Romanelli P, Orbach D, Pacia S, Doyle W. Surgical treatment of multifocal epilepsy involving eloquent cortex. Epilepsia 2003;44(5):718–723

第55章 解剖性大脑半球切除术
Anatomical Hemispherectomy

Concezio Di Rocco Kostas N. Fountas Luca Massimi 著
李 聪 朱凤军 译 梁树立 翟 锋 校

摘 要

解剖性大脑半球切除术是一种外科手术，旨在切除一侧大脑半球，保留或不保留基底节，以治疗难治性半球癫痫。1928年Dandy首次将解剖性大脑半球切除术，用于治疗一例非优势半球弥漫性胶质瘤的患者，后迅速考虑用于治疗耐药性半球癫痫。然而，在20世纪60年代末和70年代初，因为晚期并发症的发生，如阻塞性脑积水和慢性硬膜下积液，导致晚期死亡率显著升高，对于解剖性大脑半球切除术的研究热度迅速下降。随着影像学和外科技术的发展，解剖性大脑半球切除术在20世纪80年代复兴，并引入了新的改良式式，目的是消除大脑半球切除术引起的颅腔容量和脑组织比例失衡所及术后脑积水的并发症。解剖性大脑半球切除术所选择的患者为一侧大脑半球弥漫性病变所引起的难治性、灾难性癫痫的患者。在先天性疾病中，神经元迁移和分化障碍，即半侧巨脑畸形、多脑叶皮质发育不良、Sturge-Weber综合征和围产期缺血后遗症是最常见的临床病例。解剖性大脑半球切除术是一种非常有效控制癫痫发作的方法。文献中最大的系列研究显示，即使随访20年以上，癫痫控制疗效Engel Ⅰ级及Engel Ⅱ病例高达80%～90%。

关键词

大脑半球切除术，半球癫痫，Sturge-Weber综合征、半侧巨脑畸形

解剖性大脑半球切除术是一种切除一侧大脑半球的外科手术，保留或不保留基底节，适用于半球性难治性癫痫患者。大脑半球切除可分脑区逐步切除或整体切除。大脑半球切除术衍生出几种改良式式，旨在减少由于切除先天皮质发育畸形或出生后损伤侧大脑半球所导致的颅脑比例失调，并预防所保留的正常半球的机械性位移影响。

一、历史背景

1928年，Dandy[1]提出了解剖性大脑半球切除术，用于治疗一个非优势半球的弥漫性胶质瘤的患者，术后以良好的临床状况度过了围术期，最终死于恶性肿瘤。该技术是通过在颈内动脉分叉处分离大脑前动脉和大脑中动脉并电凝，切开胼胝体全长，打开侧脑室的方式从而完全切除右侧大脑半球，包括基底节。同年，法国的Lhermitte[2]发表了一篇关于这种手术的生理特征的论文。1933年，由Gardner[3]提出首个改良的术式，通过阻断豆纹动脉远端的大脑中动脉及Heubner回返动脉远端的大脑前动脉来保留基底节区。

虽然最初设想用于治疗大脑半球胶质瘤，但

解剖性大脑半球切除术很快被拓展使用于治疗耐药的半球性癫痫。1938 年，McKenzie[4] 对一名患有难治性癫痫和婴儿偏瘫的儿童进行了解剖性大脑半球切除术，术后癫痫发作完全消失。后来，在 1950 年，Krynauw[5] 报告了小儿癫痫病例研究获得的有利结果，这些儿童专门采用这种方法来控制癫痫发作。事实上，作者描述了 12 例癫痫伴有婴儿偏瘫患者，他们不仅表现出良好的癫痫结局，而且术后运动和认知能力显著改善。基于这些原因，在接下来的 20 年里，解剖性大脑半球切除术在神经外科界越来越受欢迎，因为在可接受的手术死亡率（6%～10%）情况下，能使外科医生对于 70%～80% 的患者进行手术治疗后达到完全或接近完全的无癫痫发作预后[6]。这个过程通过两种主要的手术技术来实现：完整切除一侧大脑半球以及分步进行大脑半球切除术（依次、分别进行多个脑叶的切除术）[7-9]。

在 20 世纪 60 年代末和 70 年代初，对解剖性大脑半球切除术的研究热度迅速下降，因为晚期并发症的发生，如梗阻性脑积水和慢性硬膜下积液，导致较高的晚期死亡率（高达 25% 的病例）[7, 10]。残留脑组织移位后导致血管反复撕裂，进而在术腔形成伪膜并在脑组织表面形成慢性铁沉积，继而引起慢性的颅内出血，最终导致上述并发症的发生。迟发性含铁血黄素沉着症是晚期神经功能恶化的常见和不可避免的原因，这一观点被广泛接受，导致该术式在实际应用中逐渐被放弃，改良为尽可能减少致痫半球切除体积从而减少术后残腔体积的术式（大脑半球次全切除术或功能性大脑半球切除术）。尤其是在 1973 年，Rasmussen[11] 引入了一种被迅速接纳的术式，仅切除部分中央区和颞区脑组织，并离断剩余脑区的大脑皮质，但解剖结构仍保持原位。虽然功能性大脑半球切除术与解剖性大脑半球切除术相比，并发症发生率较低，且癫痫控制效果相当，但一些当代学者认为解剖性大脑半球切除术在癫痫控制方面具有更高的疗效。1973 年，Northfield[12] 在写解剖学大脑半球切除术时评论说：事实上，"放弃这样一种疗效确切的术式很遗憾"。

解剖大脑半球切除术复兴于 20 世纪 80 年代，在引进 CT 技术后，有可能明确迟发性神经功能恶化的主要原因，即迟发性进展性脑积水，在 CT 和 MRI 广泛应用之前，仅在临床症状上很难识别这种现象。在过去的几十年里，少有医学文献报告含铁血黄素沉着症。但它仍然以几乎自然而然的方式被认为是支持采用功能性大脑半球切除术而非解剖性大脑半球切除术的主要因素之一[13]。如今，含铁血黄素沉着症继续被引用着，尽管有报告否认手术患者在相当长的时间观察到含铁血黄素沉着症的发生（确切地说，过去认为发生并发症所需的时间超过 8～10 年）[14-17]。

随着该术式的复兴，新的改良术式被引入，所有这些改良均是为了避免大脑半球切除术后颅腔容量和脑容量之间的比例失调以及术后脑积水的发生。1983 年，Adams[18] 提出了 Oxford-Adams 改良术式，包括封堵同侧室间孔和缩小硬脑膜成形术。在接下来的几年里，逐渐发展出其他改良术式，大脑半球皮质剥脱术和大脑半球皮质切除术等[19, 20]。同时，神经影像学诊断技术的进步使外科医生能够选择更适合的患者进行手术，即那些患有偏侧巨脑回畸形和弥漫性皮质发育不良的患者，由于中线结构的解剖学变异和畸形半球脑组织体积增大，功能性大脑半球切除术可能存在局限性。

二、适应证

解剖性大脑半球切除术的候选者是那些因一侧大脑半球弥漫性病变所导致的难治性、灾难性癫痫患者。引起癫痫的解剖学基础可以是先天性或后天性的。在先天性疾病中，神经元迁移和分化障碍，即偏侧巨脑畸形、多脑叶皮质发育不良、Sturge-Weber 综合征和围生期大脑中动脉闭塞是最常见的临床表型。创伤和感染后所致的弥漫性单侧脑损伤及 Rasmussen 脑炎几乎是所有后天性致痫病因，可能需要切除或离断性手术治疗。实际上无论是解剖性大脑半球切除术，还是功能性大脑半球切除术对所有类型的单侧大脑半球病损的癫痫预后良好，癫痫预后与皮质离断的有效性相关，精神运动的代偿与对侧半球是否完全"正常"有关[21-28]。然而，与其他先天性病损或后天性病损的患者相比，无论采用哪种技术进行大脑半球切除术，与神经元移行障碍相关的结果都没有那么有益。

最适合进行离断性手术（功能性大脑半球切除术、大脑半球离断术）的病例是脑萎缩伴有脑室扩张的患者。相反，弥漫性神经元移行障碍引起的半球体积增大，或体积缩小，侧脑室形态变异的患者，可能更适合行解剖性大脑半球切除术。事实上，对这些患者而言，畸形半球的解剖性切除确保了致癫痫病灶的彻底切除，同时保护对侧中线解剖结构的完整性。事实上，由于畸形半球异常增大及变异，这些结构经常从其正常解剖位置上发生移位，如果在没有充分暴露的情况下进行分离性手术操作可能会损坏这些中线结构。此外，解剖学半球切除术通过完全切除肿大的半球，释放了先前受压的健康半球，并为其正常的发育提供必要的空间。

几项研究表明，早期进行大脑半球切除术，精神运动发育有明显的优势[17, 29, 30]。因此，建议在婴儿期或幼儿期就进行大脑半球切除术。这一理念尤其适用于解剖性大脑半球切除术患者，因为大多数接受该手术的儿童患有先天性皮质畸形，导致早期灾难性癫痫发作[31]。

三、术前评估

解剖性大脑半球切除术的低龄患者需要全面精准的术前评估，以制定合适的手术计划（表 55-1）。为实现这一目标，术前须采取以下评估步骤。

(1) 采集详细的癫痫病史，重点是癫痫发作和症状学，以及其演变和药物治疗后癫痫病情的进展。

(2) 进行详细的神经系统查体，以核实是否存在偏瘫及偏瘫程度，是否存在视野缺损（偏盲）。

(3) 根据年龄定制量表进行神经心理评估，目的是评估婴儿和严重精神发育障碍患儿的发育水平，以及对年龄较大儿童测试认知和行为技能（记忆、语言、视觉空间和感觉－运动功能、注意力、执行指令能力、行为特点）。

(4) 确保进行充分的 EEG 检查，以明确癫痫的诊断并确认可能的癫痫综合征（例如，大田原综合征、West 综合征、Lennox-Gastaut 综合征），以检测癫痫致痫灶，分析发作间期和发作期模式，并确认无对侧半球起源的癫痫发作。这种检查通常通过使用长程头皮视频脑电监测来进行。若临床症状与影像学不一致的情况下，可能需要进行侵入性 EEG 检查（SEEG）（例如，MRI 显示弥漫性半球病变，临床检查和头皮 EEG 仅显示局部病变）。

(5) 详细的神经影像学检查，包括结构和功能 MRI 采用标准扫描序列、波谱、弥散和灌注成像以及血管造影序列显示很好的脑组织和血管结构的解剖细节，这些信息对于制定合适的大脑半球

表 55-1　癫痫手术和大脑半球切除术的选择标准		
癫痫手术的总体标准	癫痫手术的具体标准	大脑半球切除术的具体标准
存在癫痫发作及药物难治性癫痫	存在与临床症状明确相关的局灶性可切除病灶	有轻偏瘫或偏瘫
患者或家属的治疗依从性和手术意愿	非进展神经系统疾病或慢性精神障碍	仅有起源于病侧半球的癫痫发作
可能的手术社会收益		对侧半球的功能和解剖结构正常
		较保守的脑叶切除预测疗效欠佳

说明：这个标准并非一成不变的。例如，患有轻度但进展中的单侧运动障碍的患者也可以考虑进行半球切除术，如果该手术可以防止这种障碍的进一步恶化

切除术计划至关重要。实际上，对于半侧巨脑畸形患儿，术前必须确认是否存在解剖学变异，因为侧脑室畸形、中线血管结构向对侧偏移、汇入矢状窦的静脉肥大/深静脉系统发育不全、侧裂静脉畸形汇入矢状窦、皮质血管增生等因素的影响。在某些情况下，完成术前神经影像学评估，可能需要进行功能影像学检查（功能核磁、单光子发射计算机断层扫描、正电子发射断层扫描和结合脑磁图）。

四、手术技术

（一）麻醉与手术期间的监测

解剖性大脑半球切除术需要一支专业的小儿神经麻醉团队。最常用的麻醉方案包括静脉给予阿片类药物（芬太尼或瑞芬太尼）及低剂量异氟烷或七氟烷。阿片类药物具有诱导镇静和镇痛而无重大副作用，以及降低脑组织有氧代谢率和降低颅内压而脑灌注压无显著波动的优点。由于诱导和恢复时间较短，七氟烷尤其适用于儿科麻醉。

术中重点监测指标应包括脉搏血氧测定、呼末二氧化碳、有创血压监测、中心静脉压、中心和外周体温、尿量、酸碱平衡状态、血清渗透压以及红细胞压积和血清蛋白的动态监测。

（二）手术定位和切口

患者仰卧位平躺手术台上，垫高患侧半球同侧的肩部，轻微旋转躯干使头部处于侧卧位（向对侧旋转 90°）。头部使用 Mayfield 头架（Integra，Plainsboro，NJ）固定，如果是非常年幼的儿童，则使用黏性铺巾固定头部。

开颅的目的是尽可能充分暴露异常半球。因此，需要大的皮肤切口和大骨瓣开颅。皮肤切口通常以问号的形式切开，从颧弓正上方起始，向后延伸至枕骨隆突，然后向前越过中线到达发际线正后方且距中线 1~2cm 的对侧前额叶区。或者，也可以做一个 T 形切口，较长的一段从额部（发际线后）延伸到枕骨隆突，较短的一段从中线（冠状缝后 2cm）延伸到颧弓。为了减少头皮出血，可以用止血混合剂局部浸润［例如，0.25%~0.50% 盐酸利多卡因与（1∶200 000）~（1∶400 000）肾上腺素加 0.25%~0.50% 布比卡因与（1∶400 000）~（1∶800 000）肾上腺素］。然而，皮肤切开时，双机电凝镊止血可能不是必须的。翻开皮瓣并向前反折（若采用 T 形切口，前方皮瓣向前，后方皮瓣向后翻折）。随后切开颞肌筋膜并向前翻转，而无须将其从头皮上分离，以保护面神经的额支。颞肌勿从颞骨上剥离以形成骨成形瓣（图 55-1A）；其被前后切开，尽可能保留大的基底以降低神经损伤和血供障碍的风险。

使用气动颅骨钻钻孔。骨孔位置一个在额正面、一个在额骨上，正好位于冠状缝的开始处，2~3 个沿着正中线但略偏矢状缝对侧，沿着人字缝 1~2 个，一个在颞鳞上。中线部位旁开钻孔，以安全、完整地暴露上矢状窦（图 55-1A）。在半侧巨脑畸形的病例中，需要对上矢状窦有准确的认识，以完全暴露可能越过中线的异常增大的半球。颅缝上钻孔是为了小心地将硬脑膜与颅骨分离，因为颅缝处的硬脑膜与颅骨粘连比较紧密。这可以使用 3 号 Penfield 剥离子或 Yasargil 剥离子（Aesculap，Tuttlingen，德国）进行操作。通过使用（高速）气动开颅铣刀连接每个钻孔来铣开颅骨。仔细剥离硬脑膜及颅骨的粘连，逐渐抬起骨瓣，在颞底水平折断颅骨，然后与颞肌和骨膜一起反折。开颅时需用咬骨钳咬除部分的颞骨前部，以增加颞极的暴露。

从前方、下方和后方剪开硬脑膜（对应于骨瓣的额嵴、颞枕嵴和顶枕嵴），并从底部向中线方向反折。或者，也可以用放射状方式剪开硬脑膜。

（三）大脑半球切除术

手术的第一步是热凝阻断大脑半球的前部动脉血管。在显微镜下，精细分离外侧裂，使用蛛网膜刀、显微剪和 9 号 Rhoton 剥离子（Codman，Raynham，MA）。轻轻牵开额叶和颞叶自固定式［Greenberg 牵开器（Codman，Raynham，MA）］后，观察、解剖并充分暴露颈内动脉及其远端分支（图 55-1B）。夹闭 MCA，于分叉处近端分离，从而保留基底节的穿支血供（图 55-2A）。

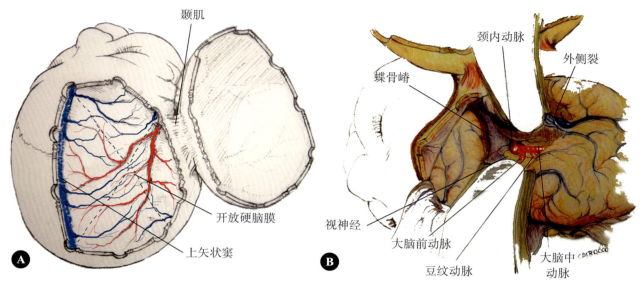

▲ 图 55-1　锯开颅骨后暴露右侧外侧裂

A. 骨瓣边缘打孔数个后铣刀铣开，充分暴露术区。跨过中线，暴露上矢状窦和桥静脉。保持颞肌完整（皮瓣骨瓣）。在本案例中，采用放射状形剪开硬脑膜。B. 通过显微解剖技术分离侧裂，轻轻牵开额叶及颞叶。为了正确识别重要的血管、神经和骨骼标志，需要充分分离侧裂，比如颈内动脉及其与大脑前动脉和大脑中动脉的分叉，以及它们的穿支视神经，还有蝶骨嵴

在胼缘动脉起点近端夹闭并分离大脑前动脉（anterior cerebral artery，ACA）。为了避免意外夹闭对侧 ACA，在分离同侧 ACA 之前必须正确识别该血管和前交通动脉。最后，沿着额叶底面切开蛛网膜暴露嗅束，沿着颞叶切开蛛网膜以显露小脑幕切迹。由于颞叶和额叶皮质之间紧密交错，在低龄儿童或半侧巨脑畸形的病例中，外侧裂的分离可能特别困难。在这种情况下，标准额叶或颞叶切除术可以作为大脑半球切除术的第一步进行，以获得足够的空间至 Willis 环的前部。

阻断血供后，轻轻牵开大脑半球的中线部位，逐渐切开、热凝和分离与上矢状窦桥接的皮质静脉，直到下方的胼胝体（图 55-2B）。在偏侧巨脑畸形的病例中，桥静脉可能异常增大，且其血管壁比正常静脉壁更脆弱，使用双极热凝该静脉相当困难；在这样的情况下，建议在皮质表面开始热凝，而不是沿着血管的蛛网膜下热凝。胼胝体暴露后，热凝同侧胼周围动脉（图 55-3A）。然而，由于对侧胼周围动脉的鉴别可能存在困难，可以在打开侧脑室之后再进行热凝会更安全，因为这样外科医生可以观察到更多的解剖标志。基于同

样的原因，主要通过吸引器完成胼胝体切除，尽可能避免使用双极电凝（图 55-3A）。胼胝体从膝部到压部被完全切除。一旦进入侧脑室，用脑棉片封堵住室间孔，以避免血液流入对侧脑室，并保护脉络丛。经脑室室管膜离断额底白质，前界至基底节，吸引器吸除白质以将额叶与基底核分离（图 55-3B）。

在逐段解剖性大脑半球切除的情况下，通过将室管膜离断线延伸至外侧裂，并从外侧裂至中线切开表面皮质，完成额叶切除术。对于偏侧巨脑回畸形，整块切除可能难以完成，建议采用分段脑叶切除术。施行分段多脑叶切除术的优势在于降低了病损半球切除过程中脑干变形和牵拉的风险，并增加了术野暴露，从而使手术更安全、更轻松。另一方面，整块大脑半球切除术的优点是减少了因逐块切除脑叶所需的多个皮质切口引起的出血。

手术接下来进行颞叶和顶枕叶的离断。然而，在此之前，必须辨认出同侧脉络膜前动脉、后交通动脉和大脑后动脉（posterior cerebral artery，PCA）。在 P3 段水平分离 PCA，阻断颞枕底部的血

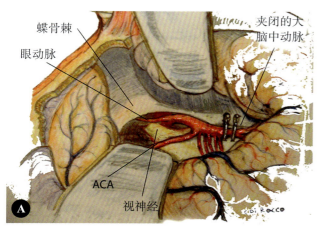

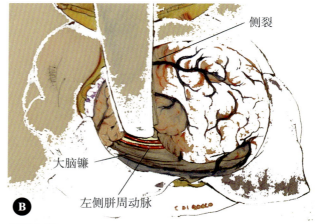

▲ 图 55-2　阻断血供

A. 大脑中动脉在其分叉处近端闭合。为了保留基底节血供，豆纹动脉分叉处远端电凝剪断。B. 双极电凝逐步热凝并轻轻牵拉病侧半球至深部中线结构以暴露并阻断同侧胼周动脉血供

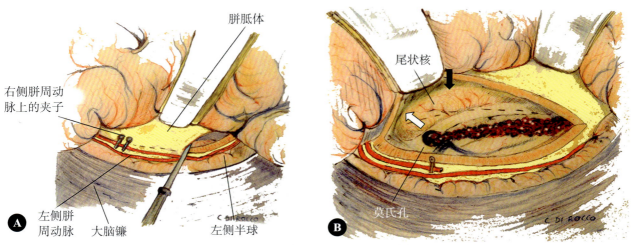

▲ 图 55-3　胼胝体切开及进入侧脑室

A. 通过小的切口和吸除进行胼胝体切开。应该小心采取这种方法是为了避免损伤对侧半球（位于大脑镰下）。B. 一旦进入侧脑室就可以识别出室间孔、脉络丛和尾状核。额底白质由室管膜外侧切口进行离断至基底节前方。侧面切口呈 90° 倾斜（黑箭），而前面切口呈 45° 倾斜（白箭）

供（图 55-4A）。脑室内切口延伸至三角区和颞角，吸除胼胝体压部残余物，从而分离颞干。热凝后方桥静脉后，游离顶枕叶，可与颞叶一起整块切除，也可通过皮质深部切口逐块切除（图 55-4B）。如果脑室体积小，无法从三角区进入颞角，则可以蝶骨翼为标记，从皮质表面进入。杏仁核及海马的切除可以通过软膜下剥离或进入颞角后直接吸除完成，或者也可以在切除颞叶后进行。

基底节和丘脑可以切除或保留。在皮质发育畸形的病例中建议切除，因为这些深部结构可能导致癫痫的复发。除皮质发育畸形之外的病例，可以保留基底节，因为有观点认为它们参与了患者的残余运动功能。热凝脉络丛被认为可以降低术后脑积水的风险。

（四）关颅

彻底止血后开始关颅。实际上，术后术区存在较大的残余无效腔，即使是来自残余基底节或硬膜结构（大脑镰、小脑幕）的少量出血也可能发展成大量的硬膜下血肿，从而引起贫血或压迫对侧脑组织。术后最初几天可留置硬膜下的外引流管，以引流手术稀碎脑组织并监测可能的活动性出血。

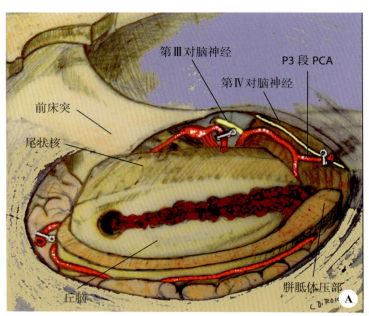
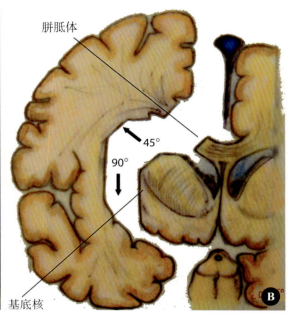

▲ 图 55-4　大脑半球切除术完成

A. 在阻断大脑后动脉的 P3 段后，离断后头部白质。注意不要损伤第Ⅲ对和第Ⅳ对脑神经。B. 脑白质离断手术路径的冠状位视图。PCA. 大脑后动脉

在脉络丛热凝的情况下，用一小块肌肉或明胶海绵（Pfizer，New York，NY）填塞室间孔，并用纤维蛋白胶加固。基底节用速即纱覆盖（Ethicon Inc.，Somerville，NJ）。为了减少与头部运动相关所导致剩余结构可能移位，可通过将筋膜或冻干硬脑膜收缩缝合到大脑镰、小脑幕和基底硬脑膜上固定这些结构[32]。自 Adams 于 1983 年[18] 描述以来，已使用了各种技术，例如使用不同的替代硬脑膜补片、带血管蒂大网膜游离瓣[33]、冻干猪皮[34]，甚至是硅胶假体填充硬膜下腔[35]。使用 3-0 或 4-0 丝线连续锁边缝合或间断缝合硬脑膜补片关闭硬脑膜。关闭后，使用丝线将硬脑膜周围及中心悬吊于颅骨上，以降低硬膜外积液的风险。还纳颅骨后使用 0 号丝线缝合或可吸收接颅骨锁固定。最后，用可吸收缝线缝合肌肉、肌筋膜、帽状腱膜和头皮。通常术后留置帽状腱膜下引流管 48～72h。

五、并发症

解剖性大脑半球切除术是一种非常彻底的根治性的术式，更常用于治疗低龄的灾难性癫痫患者。因此，相关手术风险较高。然而，随着神经外科和神经麻醉技术的不断改进，手术风险与其他主流的神经外科手术类似。实际上，手术死亡率为 1%～7%，最新最大系列研究数据表明死亡率接近这个范围的低值[13, 14, 17, 36-38]。同样，大多数非特异性手术并发症（例如，手术切口脑脊液漏、皮瓣浅表或深部的感染、术后血肿）的发生率和严重程度与其他神经外科手术大致相同[15]。

在更常见的并发症中，术中失血和继发性贫血是最重要的并发症，也是手术死亡的主要原因[37, 39]。据报告，术中大出血发生率约 10%[17, 19, 40]；术中可能需要替换一遍全部血容量甚至更多，以及凝血因子[41]。由于半侧巨脑畸形或弥漫性皮质发育不良患者的血管网异常丰富和脆弱，失血量更加显著。有时候，这部分患者在一次手术中甚至需要置换全部血容量 3～4 倍[40]。大量输血会大幅增加弥散性血管内凝血的风险[41]。除了可能导致术后脑实质内血肿外，弥散性血管内凝血也是一种潜在的致命并发症[34]。

必须考虑一些重要的措施以减少术中的出血量。在开始脑切开和切除之前第一步先热凝阻断

主要供血动脉。第二个关键步骤是术中控制桥静脉出血。这些静脉可能非常脆弱且很靠近上矢状窦；因此在移除脑组织过程中必须非常小心以避免它们的意外撕裂。此外，应尽可能靠近皮质表面电凝以确保桥静脉更完全闭合，并避免可能损伤矢状窦。细致充分逐步止血是第三步，也是必须执行的手术步骤。实际上，儿童血容量小，因为皮瓣和骨瓣较大，术中出血量仅在开颅过程中已非常大，可能在关颅之后仍在持续。最后，严谨的术中监测和及时补充血容量有助于预防上述的出血性并发症。

解剖性大脑半球切除术的另一个特异并发症是意外阻断对侧 Willis 环动脉导致的缺血性病变。因此，电凝阻断 MCA 被认为是足以降低大出血的风险。热凝阻断 ACA 的确存在意外损伤对侧动脉的风险，尤其是在偏侧巨脑症中，在变异纵裂联合处这两条血管可能交叉一起。另外，在半侧巨脑畸形或后头部皮质发育不良患者中，由于异常肥大的脑组织对于中脑后外侧的压迫，PCA 热凝阻断可能非常困难。

解剖性大脑半球切除术的一个罕见但可能严重的急性并发症表现为脑干变形或水肿。这种并发症通常与整块解剖性大脑半球切除术有关，因为这种术式需要将整个大脑半球移除[19]。它表现为术后短暂或持续的意识下降，伴或不伴脑干病损的其他体征。

解剖性大脑半球切除术后，可能是由于细胞和血凝块随 CSF 循环的结果，短暂性发热很常见[17]。其特征为术后 1~4 周出现无菌性脑膜炎综合征，全身系统和脑脊液培养阴性。对术区残腔进行长时间冲洗并留置硬膜下的外引流管有助于减少此类并发症。

手术稀碎脑组织的循环也可产生急性梗阻性脑积水，约 7% 的病例发生这种情况[42]。严密的早期临床症状观察和影像学的监测使外科医生很容易发现脑积水。永久性脑积水可通过标准脑室腹腔分流术治疗。

15%~35% 的病例中，脑积水也可能作为迟发性并发症发生[14, 43]。据推测，迟发性脑积水可

能与急性脑积水具有相同的发病机制，或者可能是由于侧脑室的开放以及一侧大脑脑半球蛛网膜空间的消除导致 CSF 循环受损所致。多个临床病例研究的分析表明可能有两个影响因素：①致痫病因的影响大于所用半球切除术的类型；②手术时患者的年龄。实际上，与其他先天性疾病（即 Sturge-Weber 综合征或产前大脑中动脉缺血）相比，弥漫性皮质发育畸形患者的晚期脑积水更为常见[13]。实际上，据报告，偏侧巨脑畸形患者行功能性大脑半球切除术 / 大脑半球离断术后该并发症发生率更高[25, 26, 28, 37, 44, 45]。由于偏侧巨脑畸形通常在早期引起灾难性癫痫，因此可以猜测脑脊液间隙尚未发育成熟，因为迟发性脑积水主要见于手术时 <1 岁的儿童[13]。这可能是由于低龄患者的硬脑膜大面积长期暴露于环境中可能会导致该结构的功能受损，最终影响其对于脑脊液吸收能力并导致脑积水，因为婴儿和幼儿在接受其他不同类型神经外科手术治疗后常出现该现象。然而，值得注意的是，迟发性脑积水甚至可以在手术后 30 多年才发生[46]。

有文献报告了解剖性大脑半球切除术后一种罕见的晚期并发症，肌张力障碍发作或攻击行为[47]。通常这种并发症是一过性的。

健侧半球疝入对侧术区残腔被认为是术后并发症的潜在原因，主要是由于头部运动导致的大脑机械性移位引起的迟发性出血[35]。我们无法在任何患者中证明这种相关性。相反，根据我们的经验，在术后精神运动发育最佳的患者中，发现了其健侧半球逐渐向对侧术区残腔侵入发育[30]。

六、结论分析

至于并发症，不同类型的大脑半球切除术在手术死亡率[17, 25, 37]，或术后无菌性脑膜炎方面没有显著差异[13, 48]。解剖性大脑半球切除术的术中失血量更大 [（600~750）ml vs.（250~350）ml]，术后分流发生率较高 [（15%~35%）vs.（0%~15%）]，手术时间更长[19, 25, 26, 28, 31, 37]。这些数据是一侧大脑半球根治性切除的结果，而大脑半球的大部分由

离断术式保留（尤其是半球离断术）。然而，值得注意的是，离断的大脑半球会经历一定程度的迟发性萎缩，特别是如果在手术过程中热凝阻断了 MCA 的分支，那么，根据 Wen 等的说法[49]，"从长远来看，半球离断术和解剖学半球切除术在脑组织剩余方面的结果可能几乎没有差异"。功能性大脑半球切除术或半球离断术最主要的并发症是需要二期手术来完成病侧大脑半球彻底离断，在一些病例研究中报道该并发症发生高达 15%～20%[17, 37, 50]，并且在解剖性大脑半球切除术后该并发症尚未有报道。

解剖性大脑半球切除术是控制癫痫发作非常有效的治疗方法。文献中最大的病例队列研究显示，即使在随访时间超过 20 年[14, 52]，80%～90% 的病例[13, 17, 19, 20, 36] 的癫痫预后良好（Engel I 级或 Engel II 级）[51]。然而，在某些病例中，癫痫发作的控制情况随着术后时间的推移而逐渐恶化，因此后期随访的成功率通常在 60%～80%[31, 37]。较为保守的功能性大脑半球切除术（标准或半球离断术）目前在癫痫控制方面的结局与解剖性大脑半球切除术相似或稍略低[25, 28, 53, 54]。然而，文献中描述癫痫控制的随访时间，解剖性大脑半球切除术通常比离断术更长[14, 25, 38]。

然而，若要对比手术预后，应考虑临床病例的分组，因为多项研究表明，癫痫预后受病因学的影响大于所采用的术式的影响。病因为 Sturge-Weber 综合征、脑穿通囊肿或 Rasmussen 脑炎的患者比皮质发育畸形的患者术后预后好得多[31, 37, 45, 50, 54]。更进一步影响预后的因素包括目前诊疗技术尚未能发现的健侧半球的可能受累，以及可能妨碍标准外科手术的不利解剖结构。

对比术后运动和认知发育结局也可得出类似的结果。术后认知功能通常有显著改善（高达 60%～70% 的病例），尤其是早期治疗的患者[30]。同样，病因为半侧巨脑畸形或弥漫性皮质发育不良的患者术后精神运动功能的改善程度较小[29, 31, 50]，可能是由于灾难性癫痫发病年龄早，癫痫预后较差以及精神运动的改善程度不理想。无论病因或采用何种术式，仅有一小部分大脑半球切除患者在后期随访时，精神运动发育表现出正常或接近正常水平。最后，术后运动功能通常保持稳定（50%～60%）或有轻度改善[14, 55]；无论采用何种类型的半球切除术式，哪怕术后运动功能进一步恶化，通常也会在数个月内逐渐恢复[36, 56]。

参考文献

[1] Dandy WE. Removal of right cerebral hemisphere for certain tumors with hemiplegia. JAMA 1928;90(11):823–825

[2] Lhermitte J. L'ablation complète de l'hemisphère droit dans les cas de tumeur cérébrale localisée compliquée d'hémiplegie: La décérébration suprathalamique unilaterale chez l'homme. Encephale 1928;23:314–323

[3] Gardner WJ. Removal of the right cerebral hemisphere for infiltrating glioma. JAMA 1933;12:154–164

[4] McKenzie KG. The present status of a patient who had the right cerebral hemisphere removed. JAMA 1938;111:168–183

[5] Krynauw RA. Infantile hemiplegia treated by removing one cerebral hemisphere. J Neurol Neurosurg Psychiatry 1950;13(4):243–267

[6] Wilson PJE. Cerebral hemispherectomy for infantile hemiplegia. A report of 50 cases. Brain 1970;93(1):147–180

[7] Falconer MA, Wilson PJE. Complications related to delayed hemorrhage after hemispherectomy. J Neurosurg 1969;30(4):413–426

[8] Griffith HB. Cerebral hemispherectomy for infantile hemiplegia in the light of the late results. Ann R Coll Surg Engl 1967;41(2):183–201

[9] Obrador Alcalde S. About the surgical technique for hemispherectomy in cases of cerebral hemiatrophy. Acta Neurochir (Wien) 1952;3(1):57–63

[10] Oppenheimer DR, Griffith HB. Persistent intracranial bleeding as a complication of hemispherectomy. J Neurol Neurosurg Psychiatry 1966;29(3):229–240

[11] Rasmussen T. Postoperative superficial hemosiderosis of the brain, its diagnosis, treatment and prevention. Trans Am Neurol Assoc 1973;98:133–137

[12] Northfield DWC. The Surgery of the Central Nervous System. Oxford, UK: Blackwell; 1973:570

[13] Di Rocco C, Iannelli A. Hemimegalencephaly and intractable epilepsy: complications of hemispherectomy and their correlations with the surgical technique. A report on 15 cases. Pediatr Neurosurg 2000;33(4):198–207

[14] Davies KG, Maxwell RE, French LA. Hemispherectomy for intractable seizures: long-term results in 17 patients followed for up to 38 years. J Neurosurg 1993;78(5):733–740

[15] Fountas KN, Smith JR, Robinson JS, Tamburrini G, Pietrini D, Di Rocco C. Anatomical hemispherectomy. Childs Nerv Syst 2006;22(8):982–991

[16] Kossoff EH, Vining EP, Pyzik PL, et al. The postoperative course and management of 106 hemidecortications. Pediatr Neurosurg

2002;37(6):298–303

[17] Peacock WJ, Wehby-Grant MC, Shields WD, et al. Hemispherectomy for intractable seizures in children: a report of 58 cases. Childs Nerv Syst 1996;12(7):376–384

[18] Adams CBT. Hemispherectomy—a modification. J Neurol Neurosurg Psychiatry 1983;46(7):617–619

[19] Carson BS, Javedan SP, Freeman JM, et al. Hemispherectomy: a hemidecortication approach and review of 52 cases. J Neurosurg 1996;84(6):903–911

[20] Winston KR, Welch K, Adler JR, Erba G. Cerebral hemicorticectomy for epilepsy. J Neurosurg 1992;77(6):889–895

[21] Delalande O, Pinard JM, Basdevant C, Gauthe M, Plouin P, Dulac O. Hemispherotomy: a new procedure for central disconnection. Epilepsia 1992;33:99–100

[22] Kanev PM, Foley CM, Miles D. Ultrasound-tailored functional hemispherectomy for surgical control of seizures in children. J Neurosurg 1997;86(5):762–767

[23] Morino M, Shimizu H, Ohata K, Tanaka K, Hara M. Anatomical analysis of different hemispherotomy procedures based on dissection of cadaveric brains. J Neurosurg 2002;97(2):423–431

[24] Schramm J, Beherns F, Entzian W. Hemispherical deafferentation: a modified functional hemispherectomy technique. Epilepsia 1992;33:71

[25] Schramm J, Kral T, Clusmann H. Transsylvian keyhole functional hemispherectomy. Neurosurgery 2001;49(4):891–900, discussion 900–901

[26] Shimizu H, Maehara T. Modification of peri-insular hemispherotomy and surgical results. Neurosurgery 2000;47(2):367–372, discussion 372–373

[27] Smith JR, Fountas KN, Lee MR. Hemispherotomy: description of surgical technique. Childs Nerv Syst 2005;21(6):466–472

[28] Villemure JG, Mascott CR. Peri-insular hemispherotomy: surgical principles and anatomy. Neurosurgery 1995;37(5):975–981

[29] Battaglia D, Di Rocco C, Iuvone L, et al. Neuro-cognitive development and epilepsy outcome in children with surgically treated hemimegalencephaly. Neuropediatrics 1999; 30(6):307–313

[30] Lettori D, Battaglia D, Sacco A, et al. Early hemispherectomy in catastrophic epilepsy: a neuro-cognitive and epileptic long-term follow-up. Seizure 2008;17(1):49–63

[31] Di Rocco C, Battaglia D, Pietrini D, Piastra M, Massimi L. Hemimegalencephaly: clinical implications and surgical treatment. Childs Nerv Syst 2006;22(8):852–866

[32] Di Rocco C. Surgical treatment of hemimegalencephaly. In: Guerrini R, ed. Dysplasias of the Cerebral Cortex and Epilepsy. Philadelphia, PA: Lippincott-Raven; 1996:295–304

[33] Matheson JM, Truskett P, Davies MA, Vonau M. Hemispherectomy: a further modification using omentum vascularized free flaps. Aust N Z J Surg 1993;63(8):646–650

[34] Dunn LT, Miles JB, May PL. Hemispherectomy for intractable seizures: a further modification and early experience. Br J Neurosurg 1995;9(6):775–783

[35] Sorano V, Esposito S. Hemispherectomy complications in the light of craniocerebral disproportion: review of the literature and rationale for a filling-reduction cranioplasty. Childs Nerv Syst 1998;14(9):440–447

[36] Adams CBT. Hemispherectomy. In: Kaye AH, Black PM, eds. Operative Neurosurgery. Edinburgh, UK: Churchill Livingstone; 2000:1285–1291

[37] Cook SW, Nguyen ST, Hu B, et al. Cerebral hemispherectomy in pediatric patients with epilepsy: comparison of three techniques by pathological substrate in 115 patients. J Neurosurg 2004;100(2, Suppl Pediatrics):125–141

[38] Schramm J. Hemispherectomy techniques. Neurosurg Clin N Am 2002;13(1):113–134, ix

[39] Devlin AM, Cross JH, Harkness W, et al. Clinical outcomes of hemispherectomy for epilepsy in childhood and adolescence. Brain 2003;126(Pt 3):556–566

[40] Vining EP, Freeman JM, Pillas DJ, et al. Why would you remove half a brain? The outcome of 58 children after hemispherectomy— the Johns Hopkins experience: 1968 to 1996. Pediatrics 1997;100(2, Pt 1):163–171

[41] Piastra M, Pietrini D, Caresta E, et al. Hemispherectomy procedures in children: haematological issues. Childs Nerv Syst 2004;20(7):453–458

[42] Montes JL, Farmer JP, Andermann F, Poulin C. Hemispherectomy: medications, technical approaches, and results. In: Wyllie E, Gupta A, Lachwani DK, eds. The Treatment of Epilepsy: Principles & Practice. Philadelphia, PA: Lippincott Williams & Wilkins; 2006:1111–1124

[43] Rasmussen T. Cerebral hemispherectomy: indications, methods and results. In: Schmidek HH, Sweet WH, eds. Operative Neurosurgical Techniques. New York, NY: Grune & Stratton; 1988:1235–1241

[44] González-Martínez JA, Gupta A, Kotagal P, et al. Hemispherectomy for catastrophic epilepsy in infants. Epilepsia 2005;46(9):1518–1525

[45] Kossoff EH, Vining EPG, Pillas DJ, et al. Hemispherectomy for intractable unihemispheric epilepsy etiology vs outcome. Neurology 2003;61(7):887–890

[46] Kalkanis SN, Blumenfeld H, Sherman JC, et al. Delayed complications thirty-six years after hemispherectomy: a case report. Epilepsia 1996;37(8):758–762

[47] Wroe S, Richens A, Compston A. Bilateral ballistic movements occurring as a late complication of hemispherectomy and responding to sulpiride. J Neurol 1986;233(5):315–316

[48] Villemure JG. Cerebral hemispherectomy for epilepsy. In: Schmidek HH, Sweet WH, eds. Operative Neurosurgical Techniques. New York, NY: WB Saunders; 2000:1499–1510

[49] Wen HT, Rhoton AL Jr, Marino R Jr. Anatomical landmarks for hemispherotomy and their clinical application. J Neurosurg 2004;101(5):747–755

[50] Jonas R, Nguyen S, Hu B, et al. Cerebral hemispherectomy: hospital course, seizure, developmental, language, and motor outcomes. Neurology 2004;62(10):1712–1721

[51] Engel J. Jr. Outcome with respect to epileptic seizures. In: Engel Jr. J, ed. Surgical Treatment of Epilepsies. New York, NY: Raven Press; 1987:553–571

[52] Anderman F, Rasmussen TB, Villemure JG. Hemispherectomy: results for control of seizures in patients with hemiparesis. In: Lüders HO, ed. Epilepsy Surgery. Philadelphia, PA: Lippincott-Raven; 1991:625–632

[53] Bittar RG, Rosenfeld JV, Klug GL, Hopkins IJ, Harvey AS. Resective surgery in infants and young children with intractable epilepsy. J Clin Neurosci 2002;9(2):142–146

[54] Carreño M, Wyllie E, Bingaman W, Kotagal P, Comair Y, Ruggieri P. Seizure outcome after functional hemispherectomy for malformations of cortical development. Neurology 2001;57(2):331–333

[55] Danielpour M, von Koch CS, Ojemann SG, Peacock WJ. Disconnective hemispherectomy. Pediatr Neurosurg 2001;35(4):169–172

[56] Wyllie E. Surgical treatment of epilepsy in children. Pediatr Neurol 1998;19(3):179–188

第56章 半球皮质切除术治疗难治性癫痫
Hemidecortication for Intractable Epilepsy

Nir Shimony　George I. Jallo 著

孙　洋　朱凤军　译　梁树立　翟　锋　校

摘　要

半球皮质切除术是切断大脑半球之间大部分白质连接的外科手术，这是一种极端的治疗难治性灾难性癫痫的手术方式。有各种术式可以导致广泛的切断和切除。离断应阻止两个半球之间的电活动的传播。在充分评估了解两侧半球断开风险后再慎重选择手术患者。半球皮质切除术或半球切除术是通过切除皮质，同时保留脑室和一层白质的手术。最后全部或大部分的皮质（包括运动和感觉皮质）与双侧半球的白质连接将被切断。引起大脑半球广泛病变的病理，如 Rasmussen 脑炎、大面积缺血性卒中和广泛的皮质发育不良，都是这种手术的适应证。该术式的某些操作步骤对于实现手术目标，并尽量减少并发症（如弥散性血管内凝血）是至关重要的。外科医生在规划包括半球皮质切除术在内的术式时，需要考虑多方面的因素，并有相应的处理方案。

关键词

半球皮质术，半球切除术，癫痫，切断，皮质，白质，拉斯穆森，血管

半球皮质切除术是切断大脑半球之间大部分白质连接的外科手术。现今半球切除术包括各种术式，这些术式最终目标都是形成大面积离断，差异主要在于脑实质切除的程度和手术入路不同。离断后应阻止电活动在两个半球之间的传播。在过去的几十年里已有诸多文献报道，对于累及整个或大部分大脑半球的重症难治性癫痫患者（尤其是儿科人群），半球切除术在术后无癫痫发作或显著减少癫痫发作的次数及频率方面提供了最有效的保障。在充分评估了解两侧半球断开风险后再慎重选择手术患者。

半球皮质切除术或半球切除术是通过切除皮质灰质，同时保留脑室和一层白质的手术。最后全部或大部分的皮质（包括运动和感觉皮质）与双侧半球的白质连接将被切断。

一、历史与发展

本章对整个半球切除术的发展历史不再赘述。简而言之，在 1950 年 Krynauw[1] 首次发表了半球切除术治疗婴儿偏瘫的病例。在他发表文章之后的几年里，陆续有许多从该极端术式获益的拓宽了病例范围的病例报道[2]。令人满意的是，半球切除术可使癫痫活动完全停止，已发表的文章中癫痫发作控制率为 85%～100%，或者至少有 70%～80% 的患者癫痫发作显著减少[3-5]。在大多数报道的病例中，手术可以改善患者的发育，提高智商，并极大地减少癫痫合并症。在过去报道的病例中，围术期死亡率为 5%～6%。然而，更

需要关注的是长期的并发症和死亡率，长期并发症通常在术后 3 年以后出现，包括潜伏性神经功能恶化和慢性颅内压增高（intracranial pressure，ICP）[6, 7]。

二、患者的选择和适应证

半球皮质切除术已在临床得到广泛应用，包括治疗先天性疾病及后天性疾病。这种术式的总体目标是切除病变的皮质，同时保留下面的白质和深部皮质。当决定采用半球切除术作为癫痫的治疗方法时，若病变主要位于皮质，此时行半球皮质切除术效果可能特别好。考虑到癫痫发作是由异常的神经元活动产生的，并通过大脑的正常连接结构传播，半侧皮质切除术可以仅切除受影响最严重的组织，同时保留功能仍可能正常的结构。因此，病理改变主要累及皮质的疾病：Rasmussen 脑炎、Sturge-Weber 综合征、半侧巨脑畸形和新生儿大面积脑卒中，适合行半球皮质切除术[8]。

（一）Rasmussen 脑炎

Rasmussen 脑炎是一种以难治性癫痫和神经损伤为特征的脑部进行性炎症性疾病。这种综合征具有典型的儿童早期发病、单侧脑受累和进展性特点，如果内科治疗失败，适合行大脑半球切除术。虽然其典型的临床表现是进行性神经功能缺损伴难治性癫痫，但也有诊断为 Rasmussen 脑炎而没有癫痫发作的病例，这表明癫痫发作不是 Rasmussen 脑炎的必然结果[9]。

20 世纪 50 年代末，神经外科医生 Theodore Rasmussen 及其同事首次报道了 Rasmussen 脑炎[10]。从那时起，许多理论被提出和报道，这在临床决策中产生了真正的困惑。2005 年，关于 Rasmussen 脑炎的发病机制、诊断和治疗的欧洲共识发表，随后又有许多后续出版物，但这份共识文件仍然是公认的评价标准指南[11-13]。由于真正的病理过程尚不清楚，因此仍然难以制定针对性的治疗方案。已知的 Rasmussen 脑炎的各种病因包括病毒性疾病（包括 EB 病毒、巨细胞病毒和单纯疱疹病毒 -1）、抗体（病例报道的，例如具有抗离子型谷氨酸受体一个亚单位 GluR 3 和突触前蛋白 munc-8 抗体的患者）或 T 细胞失调[11]。然而经过多年的研究，仍然没有形成一致的假说[14]。尽管成年人也有 Rasmussen 脑炎[17]，但这些病例中大约 10% 发病于青春期或成年期[13]，临床起病中位年龄为 5—6 岁[15, 16]。成人患者病情进展较慢，后遗症不像儿童那样严重[15, 18]，症状学可能更具有颞叶癫痫的特征[18, 19]。

有些患者，病情进展分为三个阶段：前驱期特征为癫痫发作和轻度偏瘫；急性期特征为更频繁的癫痫发作和半球的进行性神经功能损伤；后遗症期特征为较少的癫痫发作和永久的神经功能损伤[11]。

最终，该疾病会导致耐药性局灶性癫痫、进行性偏瘫、认知能力下降，并伴有单侧脑萎缩。Rasmussen 脑炎可出现任何类型的癫痫发作，但局灶性运动性癫痫发作（包括持续性部分性癫痫）是最常见的，症状产生区可不在同一区域（例如，面部和腿部），并且约 50% 的患者为部分性持续性癫痫[13, 14, 20, 21]。

EEG 可能会引起混淆（即有时可见双侧异常），但影像学通常显示单侧脑萎缩[14]。MRI 是重要的检查手段，尤其是 T_2-FLAIR 高信号改变。MRI 将显示脑损伤的程度和最终萎缩的情况。任何脑叶都可能受累，但最近的放射学研究与长期病理研究结果相一致，额岛叶受累多见，而枕叶皮质较少受到影响。因此，在术前影像学检查中会发现外侧裂周围皮质通常易受累。当枕叶皮质受累时，通常患者要么很年轻，要么病情严重。关于 EEG，患者之间的差异相当大。这种差异和不一致性通常与临床进展有关。没有特异性的 EEG 异常可以区分 Rasmussen 脑炎和其他原因的局灶性癫痫。随着时间的推移，在临床癫痫发作前数月，顽固性癫痫活动在受累半球可导致持续性高波幅 δ 活动[13]。25% 的患者在 6 个月内出现非受累半球的独立的发作间期 EEG 异常，62% 的患者在发作后 3～5 年出现上述异常。这些对侧 EEG 异常与认知功能下降相关，并可作为认知功能下降的标志，但并不能以此证实为双侧病变[20]。

如果不及时治疗，癫痫发作的症状学可能发生演变和变化。癫痫发作的局灶性可能反映了病理组织检查结果的分布：血管周围袖套、小胶质细胞结节、外观正常的组织区域内散在的神经元缺失[22]。这种斑块状的受累是我们在实践中避免使用活检来诊断 Rasmussen 脑炎的原因之一。已经提出了基于各种临床和临床旁发现的诊断标准[5]，药物治疗包括控制癫痫发作的抗惊厥药（尽管这种治疗经常不成功）、免疫治疗（包括静脉注射免疫球蛋白、皮质类固醇或血浆置换）和免疫调节剂（如他克莫司）。一些患者通过药物治疗得到的帮助有限，但控制癫痫发作（或在不可接受的药物副作用背景下缓解癫痫发作）的最有效治疗是大脑半球切除术，特别是如果有单侧半球功能障碍的证据（如轻偏瘫、语言受累）。尽管非常罕见，很少有文献描述双侧 Rasmussen 脑炎，但是手术前必须进行彻底的评估检查[13]。

（二）皮质发育畸形

半球皮质病变的另一个常见病因是皮质发育畸形[8]。皮质发育在任何阶段都可能受到不利影响：细胞增殖、神经元迁移或皮质组织[23]。畸形的大小可以从涉及面积小的灰质异位到广泛的皮质发育不良，甚至涉及整个半球的偏侧巨脑畸形。偏侧巨脑畸形的临床表现包括神经发育迟缓伴对侧轻偏瘫和顽固性癫痫发作[24]。除了难治性癫痫外，这些儿童还可能有发育障碍、对侧运动障碍、相关的神经皮肤体征（如表皮神经）和颅面畸形（如偏头痛）。对于那些通常不局限于一侧大脑半球的畸形，评估中最大的挑战之一是确保对侧大脑半球功能良好。有些 Rasmussen 脑炎患者有皮质发育畸形的证据[22]。这可能部分解释了为什么 EEG 可以看到双侧异常放电，这也使得术前风险和收益评估对确保术后成功起到至关重要的作用。

（三）血管损伤

血管损伤（围产期卒中）是导致半球皮质改变的另一常见病理[8]。缺血性（动脉和静脉）和出血性卒中可能在新生儿期出现，并可能导致癫痫发作[25]。各种产前和围产期事件、凝血功能障碍、先天性心脏病变、感染和代谢异常可导致脑血管皮质病变，最终可能需要手术切除以控制癫痫发作。很少有文献表明行半球切除技术可以减轻癫痫负担，甚至改善这些新生儿的认知功能[26]。

（四）Sturge-Weber 综合征

许多关于半球皮质切除术的早期文献报道了 Sturge-Weber 综合征的患者[27-29]。Sturge-Weber 综合征以面部葡萄酒色斑伴软脑膜静脉畸形和脑回状颅内钙化为特征[30]。颅内病变通常是单侧的，但也可以是双侧的，尽管它很罕见。许多患者还患有难治性癫痫、发育迟缓、青光眼和脑血管并发症。大脑半球切除术的适应证和时机存在一定争议：1 岁以下开始癫痫发作的患者似乎更容易发展为难治性癫痫，然而，很难对某一患者是否随时间推移发展为难治性癫痫做出早期预测[30]。没有确凿的证据表明最佳手术时机或最佳手术选择（大脑半球切除术与局灶性切除术相比），尽管大脑半球切除术后无癫痫发作率高于局灶性切除术后（尽管每种手术患者的非随机选择可能是这一发现的主要混杂因素）[31,32]。半球皮质切除术可能适用的其他病理包括大的恶性肿瘤和结节性硬化症，两者都包括了致痫性皮质相关的肿块病变，有时合并皮质发育相关畸形。

三、半球皮质切除术与其他术式的区别

半球切除有多种术式可以选择，不同的术式之间是有区别的。对不同半球切除术式的全面比较超出了本章的范围。Carson 等早期对半球皮质切除术做了报道[2]，术后有 96% 的患者无癫痫发作。然而，在 Kwan 等最近的研究中[33]，有 52% 的患者预后达到 Engel Ⅰ/Ⅱ级，当一些患者接受再次手术时，最终有 70% 可达到 Engel Ⅰ/Ⅱ级。在进行半球皮质切除时，外科医生将大部分额叶、颞叶、顶叶，以及小范围枕叶灰质与其白质连接

断开，这会干扰或断开大部分表面起源癫痫。然而，岛叶皮质、额叶的额底和内侧皮质没有切除，与其他术式相比，这些部分残余皮质的存在可能导致较低的癫痫控制率[33]。实现完全或接近完全的癫痫控制一直是癫痫外科手术的目标。近年来，多篇论文在比较不同的半球切除术方法的同时也讨论了这一问题。解剖性大脑半球切除术在过去相对流行，近年来不太流行，主要是因为存在迟发性脑含铁血黄素沉着症这一并发症。已知其可达到 70%～80% 的完全或接近完全癫痫控制率，相对可接受的复发率为 5%～6%[34]。其他半球切除技术，如本书其他章节所述，术后达到 Engel Ⅰ/Ⅱ 级的占 60%～90%[34-40]。

四、术前准备

　　评估半球皮质切除术候选者第一步最重要的是正确诊断癫痫综合征。通过癫痫科医师、神经外科医师和神经病理学家的协作互动，可以实现最佳的术前评估和选择正确的治疗方案。临床工作涉及的其他学科，包括神经/放射科医生、神经生理学家和神经心理学家也有助于提高神经病理学服务的预期收益[41]。因此，在考虑切除一个半球时出现了涉及手术的预期效益的几个问题（癫痫控制和癫痫发作缓解后改善的发育结果及药物副作用），潜在风险（对侧手功能完全丧失和可能部分视野丧失），另一半球不受癫痫发作活动影响，另一半球术后的功能代偿，最后，手术的时机（即早期和晚期）对于癫痫专家和患者家属来说，半球手术的时机是一个相当具有挑战性的问题。在大多数病例中，手术最终控制了局灶性癫痫发作，并改善患者的认知状态。然而，由于不同病理的病程不同，即使在同一病理中，如 Rasmussen 脑炎[15]，在大多数病例中，我们仍然缺乏有效的方法来预测认知能力下降和癫痫发作的预后[42]。

　　根据临床经验，虽然没有一种方法可以完全预测，但仍有几种方法可以对这些参数进行一些评估。理想的情况是，结构和功能研究都表明，

剩下的半球结构正常、没有癫痫发作、功能代偿好。不幸的是，情况并非总是如此。在半球皮质剥脱之前评估癫痫发作的起源和放电的传导是非常重要的，尤其当怀疑存在双侧病变时，如罕见的双侧 Rasmussen 脑炎，这一点尤为重要。当术前评估有明确的病理证据时，这个决定就比较简单了。MRI 和计算机断层扫描等成像研究有助于评估结构特征，如病变程度（灰质或白质受累，单脑叶或多脑叶受累，以及可能累及到更正常的一侧）。不同的 MRI 序列可以给神经外科医生提供更多信息。磁共振波谱可能有助于定位所涉及的皮质，但很少是患者评估中唯一的异常研究。功能磁共振成像可能有助于定位涉及关键语言和运动功能区的位置，特别是对于那些起源于早期发育性病变的患者，因为他们的功能区定位可能是异常的。PET 可识别相对代谢低下的区域，提示不同区域代谢功能障碍的程度。建议在行 PET 检查同时进行脑电监测，以避免出现假阴性结果（在检查中具有癫痫灶的异常区域活跃，这些区域在癫痫样活动的延长运行期间可能比基线时代谢更活跃，这将使它们看起来比实际情况更正常）。

　　EEG 提供了癫痫样电活动来源的功能图，可用于分析癫痫发作起源和术前评估健侧大脑半球脑电情况。如果需要对多种不同的癫痫发作类型进行特征描述，或者需要对不同发作类型进行研究，从而决定行局灶切除还是大脑半球切除，那么在癫痫监测单元中进行扩展视频脑电监测可能特别有用。脑磁图和静息态功能性 MRI 等先进成像模式的整合尚未广泛普及，但最近的研究似乎看到了一些希望，这些可能会改变我们对这些患者的治疗方式[43]。发育性筛查或神经心理测试是评估患者当前认知和语言功能水平的宝贵工具。它们可以起到为患者术后康复做准备的作用，并作为术后评估的基线比较。另一个寻找与语言相关的皮质区域的测试是 WADA 试验。考虑到发育障碍的高患病率、缺乏配合以及这些检查很少对该人群的手术决策有决定性影响，我们在考虑行

半球皮质切除术的患者中并不常规进行 WADA 试验。在术前咨询和预后评估中，使用各种方法评估健侧的重要性再怎么强调也不过分。

五、手术技术要点及风险点

与任何神经外科手术一样，在开始手术时，患者的体位是至关重要的。患者取仰卧位，Mayfield 头架固定，然后将头部平行于地面放置，使患侧半球位于手术视野的上方。头部定位，使手术侧的耳朵与地板平行，并进行轻微的向下侧弯，利用重力作用以实现颞叶与颅中窝的轻微分离。标记 T 形切口，其中中线切口从发际线后开始并向后延伸至枕骨隆突，侧切口从颧骨弓处的耳屏前开始并延伸至冠状缝后约 2cm 的中线切口。术者应注意枕部皮肤切口的低点，以免损伤枕动脉。备皮，铺巾足够宽，为可能的脑室导管和帽状腱膜下引流留出适当的位置。

铺巾后，应使用利多卡因和肾上腺素的混合物浸润切口线以辅助止血。在切皮时，必须仔细止血，因为婴儿和幼儿在没有补充的情况下少量失血可能会产生灾难性后果。Raney 夹和双极烧灼用于控制出血。颞肌可随皮肤切开形成肌皮瓣，从而保护面神经额支，免受意外损伤。同样，最好是切除和保护颞浅动脉，避免不必要的出血。

颅骨完全暴露后，使用开颅钻钻孔。正中线钻孔位于矢状窦稍外侧。这种骨瓣钻孔的关键位置通常是：1~2 孔靠近上矢状窦、1 孔靠近颞上线末端、1 孔靠近耳屏前颧弓根部、1 孔靠近枕部横窦。

钻孔完成后，将硬脑膜与颅骨剥离。使用带底板的开颅器在骨孔之间进行切割，取下骨瓣。铣骨过程中可能导致硬脑膜静脉和动脉（如脑膜中动脉）的严重出血。由于该操作可能会导致持续渗血，严重情况下可能导致弥散性血管内凝血（disseminated intravascular coagulation，DIC），因此术者在操作的每一步都必须小心，以避免潜在的失血。如果矢状窦出血，术者应立即使用各种止血材料，如明胶海棉、速即纱、Avitene、Surgiflow 或 Flowseal 和血管夹，并应准备好处理任何侵犯窦的情况。取下骨瓣后，仔细检查开颅后骨窗边界，尤其是颞底，确保颅中窝在附近并可见，以便在打开硬脑膜进行颞叶切除前获得最佳暴露（图 56-1）。

如果需要，可以去除更多颞骨增加暴露。然后在骨周边用 4~0 Nurolon 缝线悬吊硬脑膜。打开硬脑膜，皮瓣翻向中线，以尽量减少上矢状窦附近大的桥静脉损伤。没有必要在上矢状窦上方或跨窦进行开颅手术，因为如果开颅术离 SSS 足够近，广泛切除大脑皮质后，额上回将很容易暴

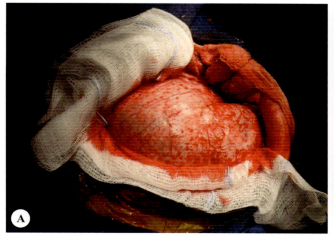 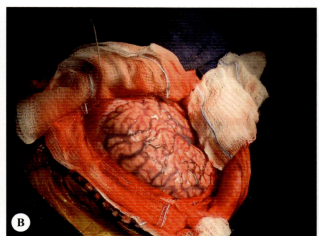

▲ 图 56-1 广泛暴露
A. 用 T 型皮瓣翻开头皮后，进行一个大范围的开颅术，显示硬脑膜，并在打开硬脑膜之前实现彻底的硬膜外止血；
B. 我们倾向于在额底部以宽马蹄形打开硬脑膜沿开口。打开时应注意避免不必要的出血

露。尽管手术可以在放大镜下进行，但手术显微镜已在半球皮质切除术中得到了应用。

半球皮质切除术的手术步骤可以改进，但几乎一致认为，第一步应该是控制近端 MCA，以避免 MCA 或其穿支出血。仔细解剖分开外侧裂，在颈内动脉分叉处识别 MCA。由于半球皮质切除术的目的是保留中线结构，因此在不损伤外侧豆纹动脉的情况下仔细分离 MCA 是很重要的。在豆纹外侧支外侧和分叉近端夹闭并剪断 MCA（图 56-2）。

接下来，处理内侧桥接皮质静脉，将其热凝并剪断。这一步将额叶和顶叶与上矢状窦分离，以便后续能安全的在额叶和顶叶进行手术操作，而不会引起静脉过多的出血（图 56-2）。然后热凝剪断颞桥静脉。下一步是行半球皮质切除术。通过使用吸引器和双极电凝来进行额叶、顶叶和枕叶的皮质剥除，去除灰质，同时在室管膜表面留下一层白质覆盖层，以保护脑室系统。基底节和丘脑完好无损。如前所述，通常首先要切除的是颞叶（图 56-3）。由于切除了颞叶，术中用明胶海

绵填塞侧脑室三角区以防止脑脊液流出。在切除额叶过程中，当遇到 ACA 的分支时，将其电凝并切断。如果外科医生想在胼缘动脉近端切断 ACA，术前影像学研究是至关重要的，因为在 ACA 复合体变异的情况下，可能会意外夹断对侧 ACA[44]。最后切除岛叶皮质，因为在该区域进行手术操作可能引起心血管不稳定，尤其是在幼儿中（图 56-4）[2]。进行半球皮质切除的最终目标如图 56-5 所示。

仔细止血后，用生理盐水大量冲洗术腔，直至清亮。术区贴敷止血纱及填塞明胶海绵，以防止出血。如果脑室开放，则使用低压引流管。使用 4-0 尼龙缝线尽可能水密封缝合硬脑膜，必要时使用人工硬脑膜修补。术后在中间固定缝线悬吊硬脑膜，减少硬膜外腔隙，还纳固定骨瓣。使用 3-0 薇乔缝线逐层缝合颞肌、筋膜及帽状腱膜。留置硬膜外引流管，然后用 3-0 尼龙缝线连续缝合皮肤（图 56-6）。

表 56-1 总结了半球皮质切除术的主要步骤。

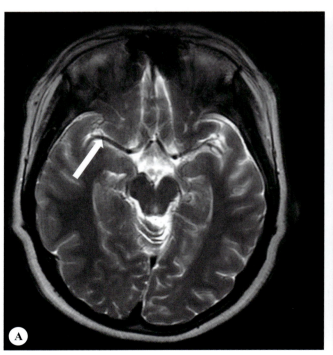 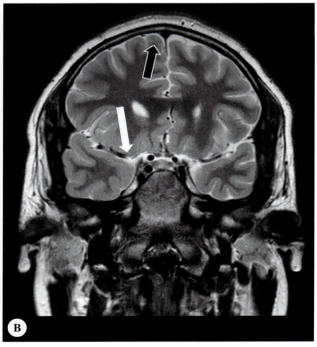

▲ 图 56-2　第一步是控制血管。打开硬脑膜后应当首先控制血管，以减少不必要的出血。外科医生需要在 M1 分支（白箭）上闭合 MCA，就在豆纹动脉分支的外侧（保留中线结构）。下一步将引流到上矢状窦的桥静脉进行分离、电凝和剪断将大脑上（黑箭）

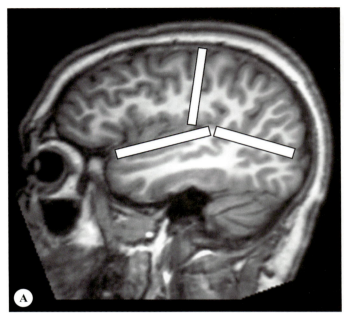
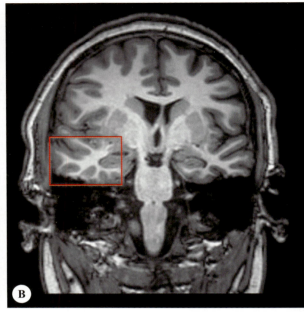

▲ 图 56-3　A. 设计皮质切除方案，切除脑实质的第一步应该是分离脑叶；B. 如果存在高度怀疑癫痫发作起源的区域，则从该区域开始切除，否则首先行全颞叶切除术

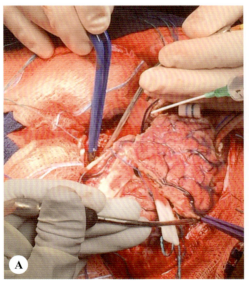
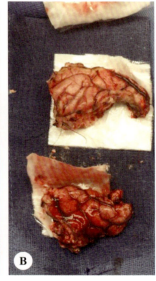
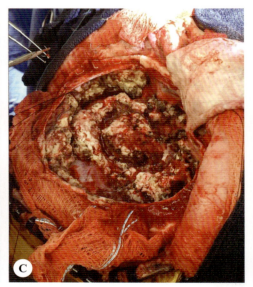

▲ 图 56-4　半球皮质切除术

A. 切断供血动脉及回流静脉，术者将脑叶分离并逐个切除（通常从颞叶切除开始）；B. 标记各脑叶并送病理检查；C. 术后可以看到剩余白质、脑室结构、完整的丘脑和基底节，以及断开的胼胝体（包括膝和压部）

六、术后管理

在术后即刻处理中，行半球皮质切除术的儿童在术后早期出现发热、脑膜炎和脑积水的概率高于正常儿童。除了这些早期并发症外，还有神经系统损伤，其中一些是暂时性的，而另一些是永久性的。

（一）脑容量损失

手术最直接的后果是由于手术中的肿块减少而产生的空腔中的空气和液体的积聚。我们倾向于在术后给予严格的定位或处理：在前 24h，患

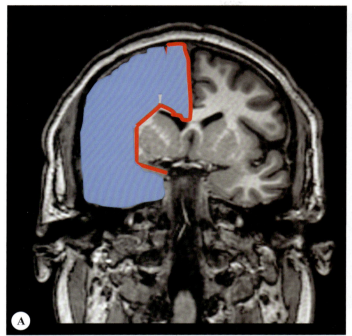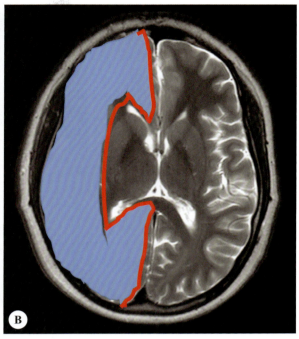

▲ 图 56-5　最终目标。半球皮质切除术最终目标是通过切除大部分脑实质，将大部分灰质与白质分离，中线结构（丘脑、基底节）予以保留。我们建议切除岛叶皮质

A. T_1 冠状位；B. T_2 轴位，红线为切除的边界，蓝色区域为应切除的实质

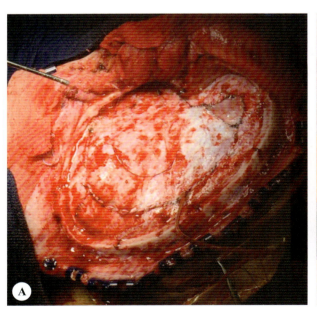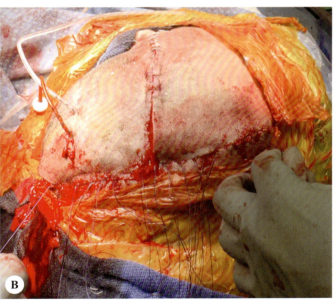

▲ 图 56-6　A. 关颅尽可能以水密方式闭合硬脑膜；B. 我们建议留两个引流管，一个在术腔内，有助于引流碎屑，一个在硬脑膜外，防止大的硬膜外血肿形成

者将平躺，手术侧朝上；然后在接下来的 24h 内，患者将平躺在中间位置，并且患者的床头被抬高并允许完全走动。这种位置限制有助于防止健康的大脑转移到相反的一侧。

（二）术后用药

我们倾向于在术后 48h 内给患者使用高剂量类固醇治疗，随后根据患者的恢复情况，在术后 7 到 10 天内逐渐减少口服类固醇剂量。除术后

表 56-1 半球皮质切除术的主要步骤

- 全面评估（多学科小组决定患者的最佳治疗方案）[a]
  - 全面神经系统评估
  - 电生理检查（无创，头皮；侵入性，栅状、深部电极）
  - 解剖学研究（MRI，需要时进行 CT 检查）
  - 高级解剖学研究（正电子发射断层摄影术，单光子发射计算机断层摄影）
  - 功能研究（神经认知评估，发育性筛选，功能性MRI，静息态功能性 MRI）
- 定位（马蹄形头枕）
- 切口（足够宽的肌皮瓣可以暴露整个半球，进而行大范围的开颅手术；我们提倡 T 形皮瓣）
- 开颅和硬脑膜暴露（大骨瓣开颅术，多次缝合）
- 剥离及皮质切除
  - 血管处理（近端 MCA；上矢状窦旁桥静脉）
  - 额叶、颞叶、顶叶和枕叶皮质分离
  - 颞叶切除术
  - 额叶、顶叶和枕叶剥脱完成
  - 岛叶剥脱术
  - 脑白质连接束（胼胝体、压部）的断开
  - 必要时重建脑室解剖结构
- 严格止血
- 留置引流管（如果脑室系统在手术期间打开，则留置脑室引流管；硬膜外引流管）
- 尽可能严密缝合硬脑膜
- 皮瓣缝合（T 形连接处需格外小心）
- 逐渐复苏和头部可活动后入 ICU

a. 检查的选择取决于个体患者的需要

24h 外，我们不给予额外的抗生素预防治疗。所有抗癫痫药物均维持术前常规剂量。

（三）引流

由于切口大、肌肉和骨膜剥离，患者通常采用脑室外引流和帽状腱膜下引流。我们倾向于在术后早期几个小时内关闭外脑室引流管，然后逐渐打开引流管以引流腔内碎屑。

七、发病率和死亡率

半球皮质病变可能与术后并发症有关。据报道，大脑半球切除术的死亡率为 1%～6.6%，但由于手术技术的改进，死亡率或许处于这一范围的下限[45, 46]。在大多数病例中，死亡继发于无法控制的术中出血，而在其他病例中，术后明显的脑干移位和阻塞性脑积水是导致死亡的主要原因[45-48]。虽然小儿神经麻醉已经取得了显著的进展，但并发症可能是由大量的术中失血、体温过低和儿童电解质变化引起的。由于麻醉和手术技术的进步，这些并发症的发生率大大降低。在过去，浅表性脑含铁血黄素沉着症是一种晚期术后并发症，但后来的系列研究没有报告此类病例[46, 49, 50]。

（一）脑膜炎

脑膜炎是半皮质切除手术的一种可怕并发症，因为血液供应的丧失使剩余的组织很容易受到感染（如脑脓肿）。围术期出现发热很常见，但实际的脑脊液细胞数升高特别是脑膜炎相对少见，真实感染率仅为 6%[8]。在 2002 年一份关于半球皮质切除术的大型报告中，Kossoff 及其同事发现半球切除术后患者脑脊液白细胞和蛋白质常常会出现升高[8, 25, 27]。这种化学刺激很常见，但通常与感染发病率无关。在临床中，我们经常看到这些现象，脑脊液中白细胞明显增多，但实际上没有脑脊液感染。只要没有脑膜炎的症状，只要孩子是活跃的、合作的、好玩的，我们就可以继续观察。这种化学刺激被称为化学性脑膜炎，通常会自行消退，不需要使用抗生素，有时会对类固醇产生反应。发生脑脊液感染的患者中很大可能需要进行分流术治疗，也需要积极使用广谱抗生素进行治疗，另外，因为脑内空腔较大且血管分布少，有时需要鞘内注射抗生素治疗。

（二）脑积水

文献中已广泛报道了脑积水的发生。然而如不同系列中报道的，分流的实际需求是不同的[5, 28, 51-54]。脑室大小的改变很常见，但并不一定表明颅内压的变化。颅内压持续升高表明脑脊液吸收不足，需要及时分流以防止产生任何长期影响[2]。此外，必须及时处理脑脊液漏，以预防包括脑膜炎在内的感染。之前的一系列研究表明，发生颅内感染的患者更普遍的需要分流。一些特定的微生物感染主要通过阻塞脑脊液循环和吸收系统，从而更容易引起交通性脑积水[8, 31, 55]。

八、结局和预后

包括半球皮质切除术在内的，不同大脑半球切除术的主要目的是降低癫痫发作的频率和强度。作为实现这一目标的一部分，我们的目标是减少抗癫痫药物的负担，特别是对幼儿发育中的大脑。我们试图早期进行干预，以防止对大脑结构、功能和连接性造成不可逆的损害，我们推行利用大脑可塑性对患者尤其儿科人群进行根治性外科手术。大脑半球切除术后的可塑性说明了大脑对广泛损伤的恢复能力。大脑半球切除术前患者的不良的临床和认知状态是大脑的可塑性和大脑内部连接的变化的不利因素。最近一项对接受功能性半球切除术的儿童的研究发现，先天性病因的儿童与获得性病因的儿童运动结局存在明显差异[56]。此外，大脑半球切除术适用于患有严重癫痫且没有其他有效治疗选择的患者，这意味着这些患者大脑功能连接和结构完整性通常已经受到了严重的损害[43]。有几个因素将影响接受大脑半球切除术的患者的预后，其中，年龄是很值得讨论的。当手术在幼儿早期进行时，半球皮质切除后的脑可塑性最佳。然而，有证据表明，一名 15 岁患者进行了半球皮质切除术，术后也可以发生大脑重塑[57, 58]。

动物模型已经显示出半脑切除后的显著变化，

包括术前部分感觉运动功能的恢复，甚至是受累下肢的全部功能的恢复[43, 59, 60]。之前对半球切除术后患者使用弥散张量成像来研究运动和感觉束的重塑[61-63]。这些过去的研究显示，病灶同侧皮质脊髓束内有明显的显微结构改变，而病灶同侧和对侧内侧丘系之间未见差异[64]。2016 年，Meoded 等研究了 19 例患者（大多数为儿童或青少年）在半球切除术后大脑连接的变化，他们发现先天性癫痫患者的可塑性往往比后天性癫痫患者小[64]。

在大脑半球切除术后的长期随访中，van Schooneveld 及其同事发现，至少在手术后 5 年，患者的认知、行为和日常功能等，从严重迟缓和几乎完全依赖发展到低水平的正常认知和一定的独立生活[65, 66]。不同的研究发现，大多数患者最终能够自行行走（70%～80% 最终能够独立行走）。接近 50% 的儿童最终能够参加校外或日托的休闲活动，这表明他们的行为和认知状况接近正常[65]。

结论

半球皮质切除术是大脑半球切除术的方法之一。该术式主要是切断大部分皮质与白质的纤维连接，减少癫痫发作的成功率相当高（60%～90%），但术者要格外注意可能的并发症，包括大量出血、DIC 和进展性脑积水。患者恢复行走的可能性很高，但认知功能减退的可能性也更高。在制订治疗方案包括行半球皮质切除术时，术者必须考虑几个因素，并有相应的解决预案。

参 考 文 献

[1] Krynauw RA. Infantile hemiplegia treated by removing one cerebral hemisphere. J Neurol Neurosurg Psychiatry 1950; 13(4):243–267

[2] Carson BS, Javedan SP, Freeman JM, et al. Hemispherectomy: a hemidecortication approach and review of 52 cases. J Neurosurg 1996;84(6):903–911

[3] Beier AD, Rutka JT. Hemispherectomy: historical review and recent technical advances. Neurosurg Focus 2013; 34(6):E11

[4] Muh CR. Current and emerging surgical therapies for severe pediatric epilepsies. Semin Pediatr Neurol 2016;23(2): 143–150

[5] Davies KG, Maxwell RE, French LA. Hemispherectomy for intractable seizures: long-term results in 17 patients followed for up to 38 years. J Neurosurg 1993;78(5):733–740

[6] Hamad AP, Caboclo LO, Centeno R, et al. Hemispheric surgery for refractory epilepsy in children and adolescents: outcome regarding seizures, motor skills and adaptive function. Seizure 2013;22(9):752–756

[7] Basheer SN, Connolly MB, Lautzenhiser A, Sherman EM, Hendson G, Steinbok P. Hemispheric surgery in children with refractory epilepsy: seizure outcome, complications, and adaptive function. Epilepsia 2007;48(1):133–140

[8] Kossoff EH, Vining EP, Pyzik PL, et al. The postoperative course and management of 106 hemidecortications. Pediatr Neurosurg 2002;37(6):298–303

[9] Antel JP, Rasmussen T. Rasmussen's encephalitis and the new hat. Neurology 1996;46(1):9–11

[10] Rasmussen T, Olszewski J, Lloydsmith D. Focal seizures due to chronic localized encephalitis. Neurology 1958;8(6):435–445

[11] Bien CG, Granata T, Antozzi C, et al. Pathogenesis, diagnosis and treatment of Rasmussen encephalitis: a European consensus statement. Brain 2005;128(Pt 3):454–471

[12] Olson HE, Lechpammer M, Prabhu SP, et al. Clinical application and evaluation of the Bien diagnostic criteria for Rasmussen encephalitis. Epilepsia 2013;54(10):1753–1760

[13] Varadkar S, Bien CG, Kruse CA, et al. Rasmussen's encephalitis: clinical features, pathobiology, and treatment advances. Lancet Neurol 2014;13(2):195–205

[14] Vining EP. Struggling with Rasmussen's syndrome. Epilepsy Curr 2006;6(1):20–21

[15] Bien CG, Widman G, Urbach H, et al. The natural history of Rasmussen's encephalitis. Brain 2002;125(Pt 8):1751–1759

[16] Granata T, Gobbi G, Spreafico R, et al. Rasmussen's encephalitis: early characteristics allow diagnosis. Neurology 2003; 60(3):422–425

[17] Oguni H, Andermann F, Rasmussen TB. The syndrome of chronic encephalitis and epilepsy. A study based on the MNI series of 48 cases. Adv Neurol 1992;57:419–433

[18] Hart YM, Andermann F, Fish DR, et al. Chronic encephalitis and epilepsy in adults and adolescents: a variant of Rasmussen's syndrome? Neurology 1997;48(2):418–424

[19] Hennessy MJ, Koutroumanidis M, Dean AF, et al. Chronic encephalitis and temporal lobe epilepsy: a variant of Rasmussen's syndrome? Neurology 2001;56(5):678–681

[20] Longaretti F, Dunkley C, Varadkar S, Vargha-Khadem F, Boyd SG, Cross JH. Evolution of the EEG in children with Rasmussen's syndrome. Epilepsia 2012;53(9):1539–1545

[21] Thomas JE, Reagan TJ, Klass DW. Epilepsia partialis continua. A review of 32 cases. Arch Neurol 1977;34(5):266–275

[22] Pardo CA, Vining EP, Guo L, Skolasky RL, Carson BS, Freeman JM. The pathology of Rasmussen syndrome: stages of cortical involvement and neuropathological studies in 45 hemispherectomies. Epilepsia 2004;45(5):516–526

[23] Barkovich AJ, Kuznlecky RI, Jackson GD, Guerrini R, Dobyns WB. A developmental and genetic classification for malformations of cortical development. Neurology 2005;65(12):1873–1887

[24] Cuddapah VA, Thompson M, Blount J, Li R, Guleria S, Goyal M. Hemispherectomy for hemimegalencephaly due to tuberous sclerosis and a review of the literature. Pediatr Neurol 2015;53(5):452–455

[25] Golomb MR, Garg BP, Carvalho KS, Johnson CS, Williams LS. Perinatal stroke and the risk of developing childhood epilepsy. J Pediatr 2007;151(4):409–413, 413.e1–413.e2

[26] Taussig D, Dorfmüller G, Save J, et al. Hemispherotomy for isolated infantile spasms following perinatal ischemic stroke. Eur J Paediatr Neurol 2015;19(5):597–602

[27] Hoffman HJ, Hendrick EB, Dennis M, Armstrong D. Hemispherectomy for Sturge-Weber syndrome. Childs Brain 1979;5(3):233–248

[28] Ogunmekan AO, Hwang PA, Hoffman HJ. Sturge-Weber-Dimitri disease: role of hemispherectomy in prognosis. Can J Neurol Sci 1989;16(1):78–80

[29] Arzimanoglou A, Aicardi J. The epilepsy of Sturge-Weber syndrome: clinical features and treatment in 23 patients. Acta Neurol Scand Suppl 1992;140:18–22

[30] Comi AM. Update on Sturge-Weber syndrome: diagnosis, treatment, quantitative measures, and controversies. Lymphat Res Biol 2007;5(4):257–264

[31] Kossoff EH, Buck C, Freeman JM. Outcomes of 32 hemispherectomies for Sturge-Weber syndrome worldwide. Neurology 2002;59(11):1735–1738

[32] Bourgeois M, Crimmins DW, de Oliveira RS, et al. Surgical treatment of epilepsy in Sturge-Weber syndrome in children. J Neurosurg 2007;106(1, Suppl):20–28

[33] Kwan A, Ng WH, Otsubo H, et al. Hemispherectomy for the control of intractable epilepsy in childhood: comparison of 2 surgical techniques in a single institution. Neurosurgery 2010;67(2, Suppl Operative):429–436

[34] Wilson PJ. Cerebral hemispherectomy for infantile hemiplegia. A report of 50 cases. Brain 1970;93(1):147–180

[35] Peacock WJ, Wehby-Grant MC, Shields WD, et al. Hemispherectomy for intractable seizures in children: a report of 58 cases. Childs Nerv Syst 1996;12(7):376–384

[36] Terra-Bustamante VC, Inuzuka LM, Fernandes RM, et al. Outcome of hemispheric surgeries for refractory epilepsy in pediatric patients. Childs Nerv Syst 2007;23(3):321–326

[37] González-Martínez JA, Gupta A, Kotagal P, et al. Hemispherectomy for catastrophic epilepsy in infants. Epilepsia 2005; 46(9):1518–1525

[38] Villemure JG, Mascott CR. Peri-insular hemispherotomy: surgical principles and anatomy. Neurosurgery 1995;37(5):975–981

[39] Villemure JG, Daniel RT. Peri-insular hemispherotomy in paediatric epilepsy. Childs Nerv Syst 2006;22(8):967–981

[40] Delalande O, Bulteau C, Dellatolas G, et al. Vertical parasagittal hemispherotomy: surgical procedures and clinical longterm outcomes in a population of 83 children. Neurosurgery 2007;60(2, Suppl 1):ONS19–ONS32, discussion ONS32

[41] Blümcke I, Aronica E, Miyata H, et al. International recommendation for a comprehensive neuropathologic workup of epilepsy surgery brain tissue: a consensus Task Force report from the ILAE Commission on Diagnostic Methods. Epilepsia 2016;57(3):348–358

[42] Guan Y, Chen S, Liu C, et al. Timing and type of hemispherectomy for Rasmussen's encephalitis: analysis of 45 patients. Epilepsy Res 2017;132:109–115

[43] Otte WM, van der Marel K, van Meer MP, et al. Altered contralateral sensorimotor system organization after experimental hemispherectomy: a structural and functional connectivity study. J Cereb Blood Flow Metab 2015;35(8):1358–1367

[44] Fountas KN, Smith JR, Robinson JS, Tamburrini G, Pietrini D, Di Rocco C. Anatomical hemispherectomy. Childs Nerv Syst 2006;22(8):982–991

[45] Carmichael EA. The current status of hemispherectomy for infantile hemiplegia. Clin Proc Child Hosp Dist Columbia 1966;22(10):285–293

[46] Di Rocco C, Iannelli A. Hemimegalencephaly and intractable epilepsy: complications of hemispherectomy and their correlations with the surgical technique. A report on 15 cases. Pediatr Neurosurg 2000;33(4):198–207

[47] White HH. Cerebral hemispherectomy in the treatment of infantile hemiplegia; review of the literature and report of two cases. Confin Neurol 1961;21:1–50

[48] Cabieses F, Jeri R, Landa R. Fatal brain-stem shift following hemispherectomy. J Neurosurg 1957;14(1):74–91

[49] Falconer MA. Delayed complications associated with ventricular dilatation following hemispherectomy. Dev Med Child Neurol Suppl 1969;20:96–97

[50] Peacock WJ. Hemispherectomy for the treatment of intractable seizures in childhood. Neurosurg Clin N Am 1995;6(3):549–563

[51] Chugani HT, Shewmon DA, Peacock WJ, Shields WD, Mazziotta JC, Phelps ME. Surgical treatment of intractable neonatal-onset seizures: the role of positron emission tomography. Neurology 1988;38(8):1178–1188

[52] Mathew NT, Abraham J, Chandy J. Late complications of hemispherectomy: report of a case relieved by surgery. J Neurol Neurosurg Psychiatry 1970;33(3):372–375

[53] Strowitzki M, Kiefer M, Steudel WI. Acute hydrocephalus as a late complication of hemispherectomy. Acta Neurochir (Wien) 1994;131(3–4):253–259

[54] Taha JM, Crone KR, Berger TS. The role of hemispherectomy in the treatment of holohemispheric hemimegaloencephaly. J Neurosurg 1994;81(1):37–42

[55] Lettori D, Battaglia D, Sacco A, et al. Early hemispherectomy in catastrophic epilepsy: a neuro-cognitive and epileptic long-term follow-up. Seizure 2008;17(1):49–63

[56] van der Kolk NM, Boshuisen K, van Empelen R, et al. Etiologyspecific differences in motor function after hemispherectomy. Epilepsy Res 2013;103(2–3):221–230

[57] Chiricozzi F, Chieffo D, Battaglia D, et al. Developmental plasticity after right hemispherectomy in an epileptic adolescent with early brain injury. Childs Nerv Syst 2005;21(11):960–969

[58] Rath-Wilson K, Guitton D. Oculomotor control after hemidecortication: a single hemisphere encodes corollary discharges for bilateral saccades. Cortex 2015;63:232–249

[59] Burke MW, Kupers R, Ptito M. Adaptive neuroplastic responses in early and late hemispherectomized monkeys. Neural Plast 2012;2012:852423

[60] Burke MW, Zangenehpour S, Ptito M. Partial recovery of hemiparesis following hemispherectomy in infant monkeys. Neurosci Lett 2010;469(2):243–247

[61] Wakamoto H, Eluvathingal TJ, Makki M, Juhász C, Chugani HT. Diffusion tensor imaging of the corticospinal tract following cerebral hemispherectomy. J Child Neurol 2006;21(7): 566–571

[62] Mori H, Aoki S, Abe O, et al. Diffusion property following functional hemispherectomy in hemimegalencephaly. Acta Radiol 2004;45(7):778–781

[63] Choi JT, Vining EP, Mori S, Bastian AJ. Sensorimotor function and sensorimotor tracts after hemispherectomy. Neuropsychologia 2010;48(5):1192–1199

[64] Meoded A, Faria AV, Hartman AL, et al. Cerebral reorganization after hemispherectomy: a DTI study. AJNR Am J Neuroradiol 2016;37(5):924–931

[65] van Schooneveld MM, Braun KP, van Rijen PC, van Nieuwenhuizen O, Jennekens-Schinkel A. The spectrum of long-term cognitive and functional outcome after hemispherectomy in childhood. Eur J Paediatr Neurol 2016;20(3):376–384

[66] Longo E, Badia M, Orgaz BM. Patterns and predictors of participation in leisure activities outside of school in children and adolescents with cerebral palsy. Res Dev Disabil 2013;34(1):266–275

第57章 加州大学洛杉矶分校功能性大脑半球切除术

Functional Hemispherectomy at the University of California, Los Angeles

Sandi Lam Gary W. Mathern 著

朱凤军 译 梁树立 翟 锋 校

摘 要

改良的加州大学洛杉矶分校（UCLA）功能性大脑半球切除术旨在通过切除脑深部结构来提高术后无癫痫发作的概率，限制手术失血量，减少手术并发症。我们的手术方式适用于高难度的患者人群：严重皮质发育不良、半侧巨脑和其他皮质发育畸形导致的具有畸形的小脑室系统的婴儿和幼儿，而不是围产期卒中的患者。在本章中，我们介绍了该方法的历史发展和原理，详细的手术技术和围术期护理，以及我们中心经验总结。

关键词

大脑半球切除术，癫痫手术，半侧巨脑畸形，皮质发育不良，Sturge-Weber，Rasmussen 综合征，围产期卒中

大脑半球切除术仍然是最常见和效果上引人注目的小儿癫痫手术类型之一。在 2004 年 ILAE 对欧洲、美国和澳大利亚的 20 个小儿癫痫外科中心的调查显示，大脑半球切除术占所有外科手术的 16%[1]。尽管大脑半球切除术治疗癫痫首次描述于 20 世纪 50 年代[2]，外科医生可以成功地切除半侧大脑仍然吸引着媒体的注意，因为这个技术是未曾被人们了解过的且令人震惊的。公众通常认为，做过这种手术的孩子一定是处于没有语言和人格的植物状态，却惊奇地发现一个微笑、顽皮、互动的孩子开始走路和说话。因此，即使在 70 年后，仍有相当大的兴趣通过大脑半球切除术来治疗难治性癫痫。

本章将重点介绍 UCLA 自 1998 年以来发展和实施的大脑半球切除术[3]。我们的手术用于患有严重皮质发育不良和其他皮质发育畸形导致的以畸形的小脑室系统为特点的婴儿和幼儿。本章还将讨论以下问题。

(1) UCLA 功能性大脑半球切除术的历史发展和基本原理。

(2) 手术技术和围术期护理。

(3) 介绍 UCLA 大脑半球切除术病例。

(4) UCLA 功能性大脑半球切除术的效果评估和未来发展设想。

一、UCLA 功能性大脑半球切除术的历史和原理

在 UCLA 进行的大脑半球切除术是根据最常见的患者手术类型及我们在解剖学[4, 5]和 Rasmussen 功能性大脑半球切除术[6]方面的经验制定的。主要考虑因素是减少围术期出血和最大限度地提高无癫痫发作结局。在 UCLA 小儿癫痫外

科，典型的大脑半球切除术患者是 3 岁以下患有严重皮质发育不良和半侧巨脑畸形的儿童，而非围产期卒中导致的癫痫患者[7]。我们的患者人群在手术时体重通常<15kg（有些<6kg），循环血容量为 500～1000ml。典型的特点，脑室系统较小或畸形，这些因素将对手术解剖和离断带来挑战（图 57-1 A～D）。

我们中心的经验：解剖性大脑半球切除术，术后无发作率高低与深层结构基底节和丘脑的切除有关。解剖性大脑半球切除术在严重皮质发育不良的儿童中也伴随着最高的手术出血量和最高的手术并发症发生率[3, 8]。Rasmussen 功能性大脑半球切除术后无癫痫发作的患者较少。许多患者需要二次手术切除与癫痫发作相关的脑深部结构，患者的手术失血量与解剖性大脑半球切除术相当。基于我们的患者人群和 1997 年之前的手术经验，Gary W. Mathern 改良了功能性脑大脑半球切除术以解决这些问题。并于 1997 年和 1998 年实施。

改良的 UCLA 功能性大脑半球切除术旨在通过切除脑深部结构提高术后癫痫无发作率，减少手术出血量，并降低大脑发育不良的婴儿和儿童手术并发症。该改良手术的关键理念是从技术角度观察到，手术难度最低的病例是那些有围产期 MCA 梗死或严重大脑皮质萎缩病史的大脑半球切除术患者。在这些病例中，脑室系统扩大，使得离断更容易，而更深部的结构已经萎缩或不存在。

UCLA 手术的中心思想是通过在大脑外侧裂中分离大脑中动脉分支并切除包括外侧丘脑和基底节在内的中央盖，为皮质发育不良病例创建一个类似的手术区域[9]。切除中央盖和深部结构，切断大脑皮质与同侧丘脑和脑干之间的几乎所有连接，为半球内侧离断提供一个充分暴露的脑室系统。术区的空间可以缓解任何术后出现的脑肿胀。与解剖性和 Rasmussen 功能性脑大脑半球切除术相比，这种手术方式可以减少开颅范围。早期分离 MCA 可以最大限度地减少手术出血。该术式还可以最大限度地减少术中脑牵拉。例如，在解剖性大脑半球切除术中，经常需要牵开大脑半球的坚硬的皮质发育不良部分（深部中线处具有短的易破裂静脉），以暴露大脑前动脉和大脑后动脉。我们的技术避免了牵开操作，并降低了这些异常脆弱的血管结构撕脱出血的风险。此外，我们的技术保留了上矢状窦附近的蛛网膜颗粒，减少了术后脑积水出现的风险。最后，功能性大脑半球切除术在大脑中线顶部保留了足够的脑组织，与解剖性大脑半球切除术相比，婴儿随着生长，后期出现颅骨不对称的可能性更低（图 57-1 E 和 F）。

该技术的解剖学目的与其他大脑半球切除术相同：切除或断开所有的大脑半球同侧皮质与同侧丘脑的连接，切断两个大脑半球之间的连接。这是通过切除中央盖和伞部切开的内侧离断来完成的。治疗目标是尽快消除癫痫发作，优化认知和社会心理发展[10]。

二、术前评估

大脑半球切除术患者术前评估的一般概述在本教科书的其他地方提供。在 UCLA，决定进行大脑半球切除术是一个风险 - 受益的综合分析：外科手术的风险与癫痫终止的益处，已知的持续癫痫发作的风险包括死亡率增加和癫痫性脑病导致的严重发育迟缓相权衡[11]。如果癫痫发作足够严重，大脑半球切除术基本上没有年龄或体型大小的最低要求。但儿童一般要求手术前至少 5kg 以上[3]。患者通常在术前评估前尝试过三种或三种以上的抗癫痫药物；在婴幼儿，则取决于这几周到几个月的癫痫发作。在选择手术前我们不需要最小时间间隔的 ASM 治疗。儿童难治性婴儿痉挛症和癫痫持续状态应及时进行术前评估[12, 13]。在我们机构，无论多大年龄，轻偏瘫和障碍缺陷不是进行大脑半球切除术的必要条件。

标准术前评估包括头皮 EEG/ 视频监测、MRI、FDG-PET 和 MEG[14-17]。对于皮质发育不良的婴幼儿，FDG-PET 在术前评估中的作用尤其重要，因为代谢减退的区域通常大于结构性 MRI 识别的异常区域[18]。

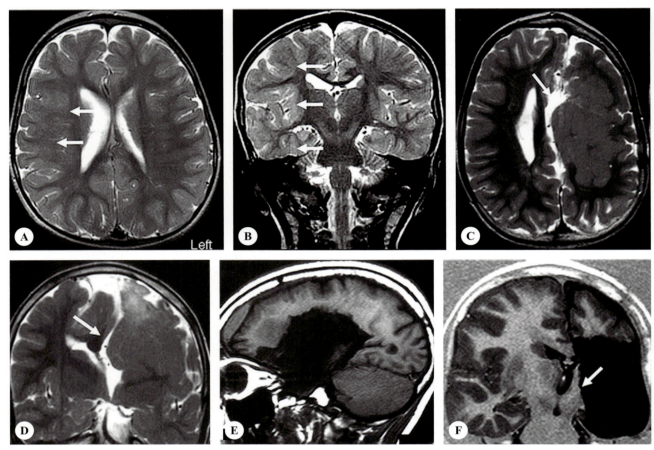

▲ 图 57-1　大脑半球切除术前后的 MRI

A 和 B. 具有相对正常解剖标志的脑部 MRI，用于手术计划。这个 2.5 岁的男孩在 4 个月大时出现癫痫发作，并且 6 种抗癫痫药物治疗失败。他的左臂和左腿存在运动障碍，左手手指灵活。EEG 偏向右侧半球。MRI 显示右侧额叶、颞叶和岛叶区域的白质 T_2 信号降低（箭）。此外，右侧岛叶皮质比对侧更厚。右侧脑室略大于左侧脑室。组织病理学显示重度皮质发育不良，无气球样细胞（Palmini ⅡA 型）。（这个患者的手术操作展示见图 57-2 和图 57-3）。C 和 D. 大脑半球畸形的示例。该 4 岁患儿在 2 周龄时出现癫痫发作，10 种以上药物治疗失败。MRI 显示左侧大脑半球畸形，这是由累及基底节和丘脑的大面积中央区灰质异位引起。畸形的左侧脑室开口直接通向第三脑室（箭）；胼胝体前部有异位组织，左半球越过中线。由于大脑半球解剖结构的畸形，特别是侧脑室，该患儿进行了解剖性大脑半球切除术，其中脑叶被单独取出，以免损伤对侧大脑半球。术后 5 年以上无癫痫发作。功能性大脑半球切除术后 6 个月的 MRI。E. 矢状位视图显示切除了中央盖，保留了离断的额叶、顶叶和枕叶皮质。F. 冠状位显示胼胝体切开、深部结构分离（箭）和颞叶内侧结构切除

三、手术技术与围术期护理

本节概述了在 UCLA 进行的功能性大脑半球切除术的手术技术。与任何外科技术一样，手术技术随着时间的推移而发展，随着时间的推移，可以预期会有其他细微的变化。

（一）切皮前

全身诱导麻醉和气管插管后，插入尿管，麻醉团队留置血管内通路。血管内通路通常包括动脉导管、中心静脉导管（腹股沟或颈部放置）和两个与儿童静脉大小相对应的大口径外周静脉导管。对于婴儿，血管通路的建立可能需要一个多小时。术前告知家长，当进行切皮时将通过电话告知，内部医院消息传递或患者联络沟通。儿童大脑半球切除术的围术期用药包括以下内容。

(1) 静脉注射抗生素（如切口前头孢唑啉 25mg/kg，每 6 小时重复给药一次）。

(2) 类固醇（手术开始时，地塞米松 0.1～

0.5mg/kg，每 6 小时重新给药一次）。

（3）甘露醇（切开前 1g/kg）。

（4）静脉注射负荷剂量抗癫痫药物（手术结束前，根据不同团队选择）。

整个手术中要进行监测的实验室参数包括红细胞压积、血生化的酸碱状态、凝血状态和纤维蛋白原水平（表 57-1）。对于体重小于 10kg 的儿童，尤其是患有的半侧巨脑畸形的婴儿，手术室必须有血液供应（或）在皮肤切口之前准备好。更小的孩子在切皮时即需要开始应用血液替代品。

表 57-1　儿童大脑半球切除术的围术期实验室检查目标值	
检查项目	**目标值**
红细胞压积	28%～32%
血钠	136～140mmol/L
国际标准化比值	＜1.3
纤维蛋白原	＞100mg/dl

图 57-2 及图 57-3 展示了一系列逐步描述手术步骤的术中照片。头侧位，颅骨略高于胸部。外侧额颞部与地面平行（图 57-2A）。患者呈仰卧位，放置一个小的垫子以抬高同侧肩关节。将患儿放置在羊皮垫上，脚跟和肘部的所有压力点都垫上。对于 18 个月以上的儿童，使用 Mayfield 头部固定器，18 个月以下的婴儿，首选小儿马蹄形头托。当使用马蹄形头托固定时，应特别注意避免在对侧眼、眶部和耳朵上方的接触点施加压力。我们喜欢做 T 形切口，并在皮肤上做标记（图 57-2A）。切口的一支是同侧瞳孔中线水平上的旁正中，平行于矢状缝从发际线延伸到顶骨区。切口的另一支开始于颞骨处耳屏的前面，垂直向上并稍微向前延伸，以在冠状缝处与第一切口成 90° 相交。皮肤切口和开颅位置如图 57-4 所示。应用局麻药与肾上腺素进行切口皮下注射，并对 Mayfield 针的扎入点进行注射，以缓解皮质脑电监测期间的疼痛。

（二）开颅

切口是标准的大骨瓣，稍改良以暴露前颅中窝和眶额底（图 57-2B 至 D）。我们不常规使用术中神经导航。皮瓣连同颞肌、筋膜和颅骨膜一并翻起（图 57-2B）。在儿童中，我们很少使用单极电凝器，因为影响伤口愈合。皮瓣被包裹在浸湿的棉垫中，用皮钩和橡皮筋固定在 Greenberg 牵开器上。额颞脂肪垫，颧弓的前部延伸到颧骨根部的下层筋膜与皮瓣一起剥离（图 57-2B，星号）。沿着颞肌和筋膜切开颞下区的筋膜，暴露颧根和额部"关键孔"（图 57-2B，箭）。

虽然使用这种成形骨瓣开颅需要更多的时间，但更利于我们术中暴露，术后美容效果在我们看来是很好的。通过保留骨瓣的血液供应，我们最大限度地为儿童永久骨连接创造了环境，我们还感觉到使用骨成形骨瓣可以降低骨髓炎的发生风险。钻孔位置为颧骨根的正上方和正前方、脑室引流管最终出颅位置后缘、冠状缝后部和额部"关键孔"处。应用铣刀通过骨孔形成骨瓣时注意暴露眶额底 2～3cm，骨瓣位于额颞间的骨孔连接使用"掰"断的方式处理。扩大切除颅骨以暴露前颅中窝、颅中窝底和眶额底（图 57-2C，箭）。很少使用骨蜡，仅在有出血的骨边缘部分，以最大限度地实现术后骨愈合。

以额颞部为基底切开硬脑膜并缝合（图 57-2D）。我们检查大脑表面外侧皮质的异常脑回特征和血管解剖。我们常规进行术中 ECoG 以确定用于研究目的的活检部位。ECoG 在标准麻醉条件下进行，不使用吸入麻醉剂[14]。

（三）外侧面切除

充分暴露脑凸面以进行该手术，包括前方眶额底、上方额中回、运动感觉皮质中部、后侧裂三角部上方、颞侧颅中窝底和前颞极（图 57-2D）。切除皮质时，我们使用 2mm 双极镊，功率设置为 60W，可控吸引器头，头灯和手术放大镜。我们使用可控吸引器轻轻地移除脑组织，以暴露血管，

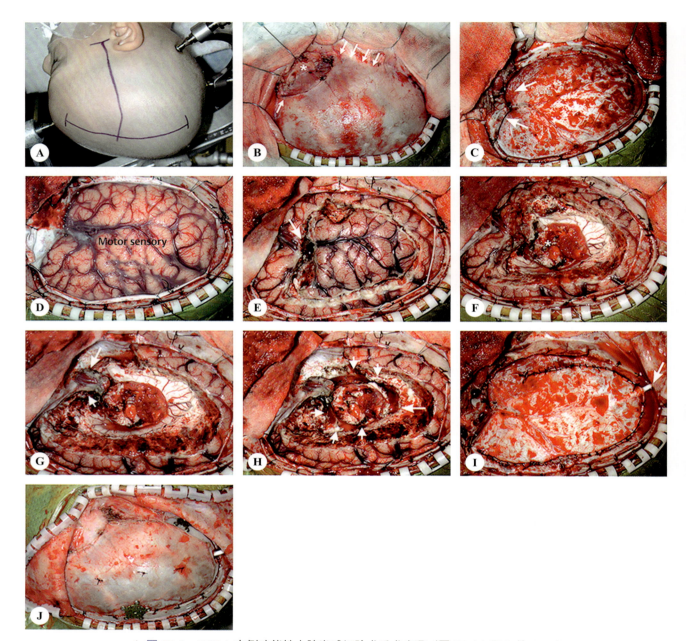

▲ 图 57-2　UCLA 右侧功能性大脑半球切除术手术步骤（图 57-1A 和 B 的 MRI）

A. 铺巾前的状态。标记 T 形切口。剃发的程度因患者和家属的选择而异。B. 切开后，用皮钩和橡皮筋将皮肤固定。注意切开额颞脂肪垫和颞肌筋膜（星号），为打开骨瓣做准备。标记肌肉切口（箭）。C. 开颅术后图。将骨瓣包裹在湿润的棉垫中，并用橡皮筋固定。这样可以更好地暴露眶底和前颞窝（箭）。扩大骨窗以暴露颅中窝底、颞极前方和自蝶骨外侧到包括眶底的部分。D. 打开硬脑膜后视图。固定硬脑膜，以沿前中颞区提供一个液体槽。感觉运动皮质被标示出来。E. 最初的大脑皮质外侧切除。首先分离全部前外侧裂、识别电凝阻断大脑中动脉分支，暴露额颞沟蛛网膜。皮质切口与脑室系统平行。F. 切除中央盖后的视图。脑室系统暴露，脉络膜位于深断离区的顶部（星号）。G. 在使用手术显微镜前。还需切除近外侧裂两侧的两处皮质。切除前颞极及眶额皮质至脑室水平（箭）。切除这两处皮质可以为近中线部位的离断提供视角。H. 在手术显微镜下进行近中线离断后的视图。离断包括沿大脑前动脉从胼胝体膝部到 ACA 起点、胼胝体切开和海马切除（箭）。I. 缝合硬脑膜后的视图。注意脑室引流管位于后钻孔处，并通过单独的皮肤切口穿出（箭）。J. 骨性固定后视图。注意硬脑膜中心悬吊和使用钛板将骨瓣牢固固定到并在静脉和动脉破裂出血前提前热凝阻断。我们不使用超声吸引器，我们发现这会导致过多出血，尤其是在皮质发育不良的婴儿和幼儿。

外侧切除从垂直于前外侧裂的皮质切口开始。我们解剖外侧裂颞侧和额侧的大脑皮质，然后在外侧裂前 1/3 的底部识别并结扎大脑中动脉的分支（图 57-2E，箭）。早期阻断大脑中动脉可以大大减少后续解剖部分的失血，特别是对于半侧巨脑畸形的儿童，因为大脑皮质表面的血管通常非常脆弱。此外，解剖分离后还可识别外侧裂的底部，并暴露环岛沟的额侧和颞侧，这也是解剖中央盖前肢的参考点。大致平行于下方的脑室系统并位于脑室系统正上方切除额中回，颞中回周围皮质（图 57-2E 和图 57-4C）。切除皮质依次深入至放射冠的白质。必要时，使用自固定牵开器牵开。通常在脑室三角部附近最宽的点进入，脑室系统沿着外侧和颞侧自后向前打开。

由于脑室室管膜壁的静脉可能较粗，特别是在半侧巨脑畸形婴儿或脑室周围结节性异位儿童中，应特别注意识别和热凝阻断这些静脉。一旦脑室被打开，皮质切除的边缘被深入到岛叶额侧和颞

侧的脑室水平。在切除的这一部分时，外科医生开始遇到 ACA 的小分支，为尾状核和苍白球供血。

用牵开器轻轻提起中央盖块露出脉络膜丛。在脉络膜裂的侧面（上方），切开室管膜内侧，切断与脑室额角和脑室颞角的脉络膜丛平行的脑组织块（图 57-2F 和图 57-4D）。该切口平面穿过内囊、丘脑、苍白球和尾状核。在额角和颞角的前部，脉络丛终止处，我们在脑室水平转入到岛叶深部进行分离。进入尾状核深部和基底节结构的穿支动脉需要仔细识别、热凝和切断，如果破裂，它们可能会回缩和出血。中央盖在底部切开后去除。去除中央盖脑组织后暴露脑室系统的方式类似于在 MCA 梗死后的患者中所看到的（图 57-2F）。我们切除大部分尾状核内侧部以暴露前额叶脑室系统，通常可暴露 Monroe 孔（图 57-3A，箭）。我们也切除杏仁核以暴露前颞角和钩回。

为创建近中线处离断的入路，在前外侧裂的任一侧切除多余的皮质组织：眶额皮质和前颞至脑室水平（图 57-2G，箭）。在覆盖 MCA 主干的蛛网膜两侧以软膜下方式切除皮质。

此时，需评估患者的凝血指标，如凝血酶原

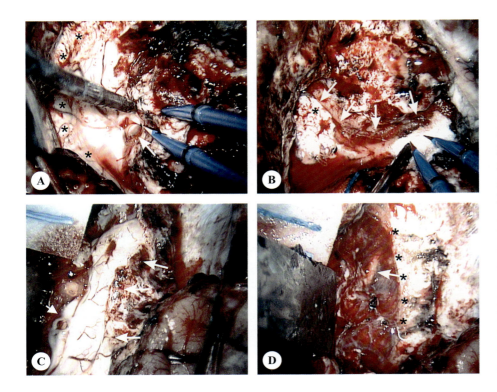

◀ 图 57-3　A. 显微镜下图在脑室额角软膜下切除尾状核暴露 Monroe 孔（箭）。注意脉络丛正好在箭头后方进入。未切除的胼胝体位于牵开器正下方（星号）。B. 胼胝体前部切除和额内侧离断后视图。可见胼胝体膝（星号）。大脑前动脉从膝部至其与颈动脉的起始处被蛛网膜覆盖（箭）。C. 切除前暴露海马。可见海马体和海马足（箭）及沿着脉络丛正下方的海马伞（短箭）。D. 海马切除术后的视图显示天幕的边缘（星号），蛛网膜保护的脑干和其他结构。通过蛛网膜可以看到第三根脑神经（箭）

时间（prothrombin time，PT）、部分凝血活酶时间（partial thromboplastin time，PTT）和纤维蛋白原水平。进行大面积切除术后，特别是在半侧巨脑畸形婴儿中，国际标准化比值（international normalized ratio，INR）大于 1.3 并不罕见。如果是这种情况，开始适当输入新鲜冷冻血浆、血小板或冷沉淀（表 57-1）。

图 57-4 E 显示了本手术中计划切除和分离的冠状面。

（四）显微镜下的近中线处解剖

在显微镜下，进行双侧大脑半球的离断和同侧额叶内侧与同侧丘脑的离断。我们从暴露胼胝体前部开始（图 57-3A，星号）。可使用牵开器牵开侧脑室的顶部尾状核头的对侧，以辅助该区域的操作。使用吸引器和双极电凝，切除胼胝体，暴露蛛网膜，将胼胝体与同侧扣带回断开。通常可见扣带回的灰质和覆盖胼周动脉的蛛网膜平面（图 57-4F）。该平面绕过胼胝体膝部向前。对于前部离断，有必要暴露出受蛛网膜平面保护的 ACA（图 57-3B，箭）。沿 ACA 从远端到近端进行离断，直到到达眶额切除的底部。

同侧前丘脑与内侧额叶连接的离断是手术中最难理解概念和准确操作的部分。这是导致术后癫痫复发的最常见的不完全断离部位。ACA 可以

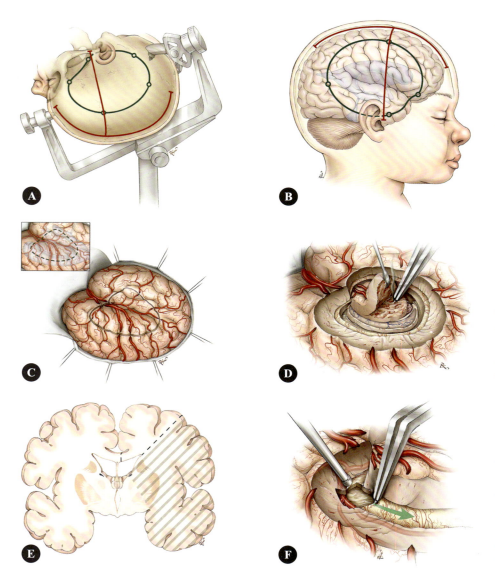

◀ 图 57-4 A. 患者体位：侧方偏转头部，额颞区平行于地平面固定。我们更喜欢用 T 形切口。B. 切口的一个分支是在同侧瞳孔中线水平的旁正中，从发际平行于矢状缝延伸至顶骨区。切口的垂直分支在颧骨处的耳屏前面开始，垂直分支在冠状缝水平处以 90° 与第一切口相交。皮肤切口和开颅位置如 A 图所示。C. 沿着额中回和颞中回的皮质切开进入脑室系统。大脑中动脉被仔细热凝和分离，这是 UCLA 功能性大脑半球切除术设计的早期止血控制技术的一部分。D. 将中央盖脑组织抬起并切除。在脉络膜裂的外侧，切开室管膜内层，自底部切除脑组织块。切口平行于额角和颞角的脉络丛，穿过内囊、丘脑、苍白球和尾状核。E. UCLA 功能性大脑半球切除术皮质切除和分离的冠状视角。F. 切除胼胝体暴露蛛网膜将胼胝体与同侧扣带回分开。典型可见扣带回的灰质和覆盖胼周动脉的蛛网膜平面

非常深，甚至可以对侧额叶潜行：例如半无脑畸形，经常会出现这种具有挑战的解剖学情况。

接下来，切除胼胝体的体部和尾部，直至到达压部。重要的是需要意识到，Galen 静脉的位置有时可能会紧邻压部的下表面。我们以标准的方式切除海马足、体和尾（为了研究目的，还切除了内嗅区和海马旁回）（图 57-3C 和 D）[19, 20]。外科医生通常会遇到大脑后动脉，因为它越过小脑幕并走行至内侧颞叶。最后一个离断处是从海马后部切除到压部。切除白质和皮质，暴露覆盖大脑镰的蛛网膜（图 57-2H，箭）。这些全部离断操作断开了以前连接两个半球的内侧白质纤维。应注意避免对中线处的剩余皮质块的操作，以免引起顶枕部中线处引流入 Galen 静脉的静脉血管破裂[21]。认识到这一概念非常重要，尤其是在脑组织较硬、皮质发育不良的儿童中。

（五）关颅

要求麻醉师在缝合硬脑膜时给予患者负荷剂量的静脉 ASM。以标准神经外科操作关颅。将脑室引流管置入到切除腔内，通过后部骨孔穿出术区切口，并通过单独穿刺的皮肤切口固定（图 57-2I，箭）。骨瓣中央进行硬脑膜悬吊。使用固定板和螺钉进行颅骨固定。重新缝合颞肌和筋膜（图 57-2J）。关闭皮瓣，特别注意 T 形切口交叉处的皮缘重新对合。皮肤用 U 形钉或缝线缝合。我们不放置硬膜外或帽状腱膜下引流。

（六）围术期和 ICU 护理

在转运至麻醉恢复室之前几乎全部患者都是在手术室拔管，例外的情况是在癫痫持续状态下被带到手术室插管的儿童。择期手术的患者，婴儿和儿童应在术后当晚苏醒并可进行互动。最常见的情况是，儿童应在术后 48h 内耐受进食。一旦经口进食流食，他们就重新开始服用术前的 ASM。告知父母，在术后 48h 脑肿胀高峰期，互动水平将短暂轻微下降，然后改善。疼痛可以通过对乙酰氨基酚、非甾体抗炎药（如布洛芬）和小剂量静脉注射麻醉剂来治疗。非甾体类药物也

有助于降低术后常见的化学性脑膜炎引起的发热。

术中和术后（前 3 天），目标实验室检查值应维持如下：红细胞压积保持在 28%~32%，血钠保持在 136~140mg/dl，INR 保持在 1.0~1.2（表 57-1）。维持这些检查数值是基于经验观察，即采用这些措施儿童的术后恢复更好。半侧巨脑畸形的婴儿通常需要在术后的前 24~48h 在 ICU 输注额外的血液和血液制品。

脑室（切除腔）引流导管保持开放，控制在 5~6cmH_2O 高度引流。尽管手术结束时止血良好，但通常 CSF 在术后数天内会变得浑浊和呈血性。在一些机构，ICU 进行脑室引流管管理，这就规定了患者在 ICU 的时间。否则，患者通常可以被转出 ICU 环境，转移到神经外科监护病房。每隔一天抽取 CSF 用于监测培养。一旦 CSF 蛋白降至 300mg/dl 以下，我们尝试整夜测试夹闭脑室导管。如果颅内压（ICP）低于 15~17cmH_2O，则拔除引流管。否则，我们再继续开放脑室引流 12h，并第二次尝试夹闭引流管过夜。如果第二次测试夹失败，将进行脑室腹腔分流术。如果需要分流，则将脑室导管置入大脑半球切除后的切除腔内。我们避免在对侧大脑半球做手术。我们更喜欢使用非程控防虹吸低压阀，因为其在术后连续 MRI 扫描时产生的伪影较少，并且非常适合我们的年轻患者人群。

第一次术后影像检查通常是在脑室减压最佳时进行头部 CT：移除脑室导管时，或在试验性夹闭失败时，放置分流管后。如果术后需要进行其他扫描以确定是否发生脑积水，则将初次头部 CT 用作基线作为脑室大小的参考。在最初的 CT 中，常见的术后变化包括充满血液和空气的 1~2cm 硬膜外腔隙。在头部 CT 上确定脑积水包括对侧脑室，脑室颞角和第三脑室的评价。脑积水的出现可发生在大脑半球切除术后许多年。因此，如果进行过大脑半球切除术的儿童出现头痛、学习成绩下降、新发癫痫或任何颅内压升高的表现，则应进行神经影像学检查以排除迟发继发性脑积水。

住院期间理疗师会诊决定患儿在大脑半球切除术后是否需要住院或门诊康复治疗。手术前能够行走的年龄较大儿童通常需要住院康复。

与化学性脑膜炎相关的发热，包括颈强直和不适，通常在术后 4～5 天开始，并可能持续数天至数周。用消炎药很容易控制发烧。一旦患儿能耐受经口进食，发热低于 38.5℃，患者即可出院。通常在术后 7～14 天内出院。出院时强调卫生和日常伤口护理的具体说明。可吸收缝线是儿童人群的极佳选择。如使用 U 形钉或不可吸收缝线，则在术后 10～14 天取出。

（七）长期随访

我们的标准的随访时间表包括术后 6 个月和 12 个月的随访访视，此后每年随访一次。在 6 个月随访时进行脑部 MRI 检查，以评估手术离断情况（图 57-1E、F）。小儿癫痫科医生可在术后 3 个月开始减少 ASM。在每次随访时，评估以下内容：①发作控制情况；②抗癫痫药物的数量和用量；③运动发育；④言语发育；⑤社会心理互动和行为；⑥当前的物理和其他治疗。有必要进行多年的长期随访，以确定癫痫发作或迟发性脑积水。我们还旨在了解孩子是否表现出适当的发育里程碑。

四、UCLA 大脑半球切除术病例队列

自 1986 年以来，UCLA 有超过 240 名患者进行了大脑半球切除术。自 1998 年至 2014 年，

UCLA 开始采用这种特殊手术技术以来，已有 96 例患者接受了功能性大脑半球切除术。这种手术占比同期所有小儿癫痫手术的 38%。96 例功能性大脑半球切除术患者中有 4 例既往进行过额叶和顶叶切除术，经第二次手术转为大脑半球切除术。癫痫发作时的平均（±SD）年龄为（1.9±3.3）岁，中位数为 3 个月，年龄范围为出生至 19 岁。手术时的平均年龄为（4.8±5.6）岁，中位数为 2.5 岁，范围为 10 周至 36 岁。47% 的病例在 2 岁前接受手术，28% 在 1 岁前接受手术。这些病例特征通常比在其他机构使用其他手术技术进行大脑半球切除术的患者队列年龄小[22-24]。平均癫痫发作持续时间为（2.9±3.6）年，中位数为 1.25 年，范围为 1 个月至 17 年。91 例（95%）患者在手术前每天至少发作一次或多次。另外 5% 的患者每周至少发作一次。

女性 46 例（48%），左侧切除 49 例（51%）。44 例（46%）患者有婴儿痉挛症病史，28 例（29%）患者出现急性癫痫持续状态，需要立即手术。最常见的病因是皮质发育不良（34%），其次是半侧巨脑畸形（22%，表 57-2）[25, 26]。因此，在我们的大脑半球切除术系列中，皮质发育畸形是最常见的组织病理类型（58%），并且这主要发生在 2 岁或以下接受手术的儿童中。在之前的回顾性研究中，我们发现与解剖和 Rasmussen 功能性大脑半球切除术相比，我们的手术失血量最少，ICU 住院时间最短，并发症发生率最低[3]。

表 57-2　1986—2014 年加州大学洛杉矶分校按技术和病理分类的大脑半球切除术病例

病　理	解剖性	功能性	UCLA 半球切除	总　计
HME	8	5	27	40（16.6%）
皮质发育不良	11	10	55	76（31.5%）
梗死 / 缺血	13	6	35	54（22.4%）
Rasmussen 脑炎	6	7	34	47（19.5%）
脑炎（12）、SWS 综合征（5）、肿瘤（5）、创伤（2）	4	4	16	24（10.0%）
总计	42	32	167	241

（一）病因学的特征

我们和其他学者已经注意到，与大脑半球切除的技术相比，病因和癫痫发作持续时间对手术风险和愈后差异的影响更大，半侧巨脑畸形儿童最具挑战性[12, 27, 28]。与 Rasmussen 脑炎和脑梗死患者相比，半侧巨脑畸形和半球皮质发育不良患者癫痫起始年龄和手术时年龄更小（表 57-3）。手术时婴儿痉挛症和癫痫持续状态病史在皮质发育畸形儿童中也更为常见[13]。同样，据报道，与其他病因相比，半侧巨脑畸形儿童的手术失血量也最高[28]。

（二）手术时间和预期失血量

根据我们的经验，手术时间和失血量因病因而异[29]。UCLA 手术的失血量范围为 200~600ml，其中一半通常是在铣开骨瓣时的失血。与 Rasmussen 脑炎和脑梗死相比，皮质发育畸形儿童的失血量最高[30]。对于萎缩性病因的年龄偏大患者，通常不需要输血。但是，体重小于 15kg 的皮质发育不良儿童，在我们队列占比很大，可以预期进行大脑半球切除术时需要输血。此外，与体重小于 8kg 的半侧巨脑畸形婴儿（长达 10~12h）相比，围产期梗死导致脑室增大的患者完成手术所需时间（通常＜5h）更少。

（三）术后脑脊液分流术

在我们的系列研究中，31 例（32%）患者最终因继发性脑积水置入了分流管。大约一半的分流管是在术后前 2 周放置的，其他是在术后数月至数年放置的。1 例患者在大脑半球切除术后 4.5 年发生脑积水。分流管的放置与病因无关（表 57-3）并且没有确定的临床因素来预测哪些患者最终需要 CSF 分流术（$P<0.05$）。大脑半球切除术后脑积水的发生率与一系列手术技术报告的发生率相当[31]。

（四）手术相关并发症和再次手术

UCLA 功能性大脑半球切除术的并发症发生率和死亡率较低。在 96 名患者中没有死亡病例，也没有患者处于植物人状态。持续 3 个月以上的严重并发症包括 2 例（2%）第三脑神经部分麻痹患者。轻微并发症（9%）包括 1 例患者在术后 3 个月因骨瓣周围部分骨髓炎清创而再次手术（无发热或白细胞计数升高），8 例患者在术后前 2 周因疑似术后 CSF 感染而接受治疗（4 例培养阳性）。有 3 例（3%）因持续性癫痫发作而再次手术，其中 2 例在进一步断开内侧额叶至同侧丘脑的白质纤维束后无癫痫发作。尚无表面含铁血黄素沉积病例。

表 57-3　加州大学洛杉矶分校大脑半球切除术系列中不同病因的临床特征比较

变 量	偏侧巨脑症（n = 21）	CD（n = 24）	Rasmussen（n =17）	梗死（n = 16）	P
癫痫起病年龄（岁）	0.2 ± 0.6	0.4 ± 0.8	5.7 ± 5.1	3.4 ± 2.8	＜0.0001
手术年龄（岁）	1.2 ± 2.1	3.1 ± 3.9	9.3 ± 8.2	7.8 ± 4.1	＜0.0001
癫痫病程（年）	1.1 ± 2.0	2.7 ± 3.4	3.6 ± 4.7	4.4 ± 3.0	0.025
末次随访无癫痫发作	86%	81%	88%	100%	0.16
手术时癫痫持续状态	52%	20%	41%	12%	0.022
婴儿痉挛症病史	71%	56%	6%	37%	0.0004
分流百分比	19%	38%	23%	31%	0.45
侧别（左 / 右）	16/5	15/19	6/11	10/6	0.04
性别（女 / 男）	9/12	13/21	10/7	9/7	0.44

（五）癫痫控制、抗癫痫药物使用和认知发育结果

在最后一次随访时，UCLA 病例队列中 86% 的患者在大脑半球切除术后无癫痫发作。这与 2004 年以来文献中报道的其他大脑半球切除术技术相当，据报道，超过 75% 的患者无癫痫发作[22, 24, 32-34]。在 UCLA 病例队列中，无癫痫发作患者的百分比不随随访时间（图 57-5A）或病因（表 57-3）而出现显著变化。手术前平均使用 3 种 ASM，大脑半球切除术后 2 年和 5 年下降到平均使用 1 种 ASM（图 57-5B）。在我们的大脑半球切除术队列中，17% 的患者在末次随访时停用 ASM。我们及其他人报道称，癫痫发作病程超过 18 个月，病因（半侧巨脑畸形）与大脑半球切除

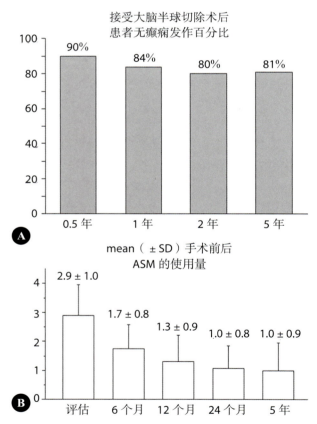

▲ 图 57-5 UCLA 系列中大脑半球切除术后患者无癫痫发作的百分比和手术前后 ASM 的使用量柱状图

A. 根据随访时间显示了加州大学洛杉矶分校功能性大脑半球切除术后无癫痫发作的患者百分比。手术前，91% 的患者每天癫痫发作或每天多次癫痫发作。B. 大脑半球切除术前后每例患者使用的 ASM mean（±SD）数量

术后 Vineland 发育结局较差相关[12, 24, 28]。

（六）运动技能、语言和康复的长期研究结果

大脑半球切除术后的患者队列提供了研究只有半侧大脑的大脑发育的机会[35]。手臂和腿部远端肌肉的运动恢复取决于手术时机和病因[36]。围产期中风的年幼儿童运动能力恢复强于 Rasmussen 脑炎的年长儿童[37-39]。然而，甚至年龄较大的儿童在术后多年也可表现出功能可塑性的迹象。例如，我们已经证明，在大脑半球切除术后多年，强化康复治疗的儿童行走改善与功能性 MRI 变化相关[40]。语言功能也取决于手术时机和病因。与进行大脑半球切除术的其他病因的儿童相比，许多偏侧巨脑症儿童语言不会改善[41, 42]。然而，我们最近观察到，如果在 6 个月大之前早期进行大脑半球切除术，半侧巨脑畸形儿童的语言能力会有所改善。因此，大脑半球切除术后的儿童应该继续接受物理和康复训练，并可能在术后多年受益。临床和研究随访是必不可少的，因为这些患者群体提供了一个独特的机会来研究人类大脑皮质的功能可塑性。

五、评价和结论

UCLA 的大脑半球切除术技术已经实现了原定目标。该手术技术适用于具有较大范围脑发育异常的婴儿和幼儿，并且与高无癫痫发作率、少的手术失血量和最小并发症相关。更好的术后癫痫控制可能取决于丘脑和基底节的切除，特别是在半侧巨脑畸形和 Rasmussen 脑炎的儿童中。切除的脑组织数量少于解剖性大脑半球切除术，但多于经侧裂大脑半球离断术和其他一些技术。虽然我们强调了这种手术技术的优势，但总有改进的空间。失血量可以更少，另外，尽管保留了中线的静脉和蛛网膜颗粒，半球切除术后脑积水的发生率仍然令人失望。随着外科医生技术的更新，可以预期这种手术和其他大脑半球切除术技术的进一步改进。

需要注意的是，改良的大脑半球切除术减少脑切除量并不适用于所有患者。例如，我们曾见

过2例皮质发育不良严重到侧脑室系统完全闭塞的患者（图57-1C和D）。在这种情况下，我们进行了解剖性大脑半球切除术，以便能够在切除前确定近中线结构。因此，没有一种单一的大脑半球切除术技术最佳地适用于所有患者。外科医生应采用熟悉的技术，并应能够解决特定患者存在的预期和非预期解剖结构。在为难治性癫痫患者选择大脑半球切除术技术方法时，安全性和有效性是需要考虑的最重要因素：这个决定应该考虑到病因学、脑室系统和脑深部结构的大小和位置及手术时儿童的年龄。

致谢

这项工作得到了美国国立卫生研究院R01NS38992拨款和加州大学洛杉矶分校Davies/Crandall癫痫研究基金主席G.W.M.的支持。

参考文献

[1] Harvey AS, Cross JH, Shinnar S, Mathern GW; ILAE Pediatric Epilepsy Surgery Survey Taskforce. Defining the spectrum of international practice in pediatric epilepsy surgery patients. Epilepsia 2008;49(1):146–155

[2] Krynauw RA. Infantile hemiplegia treated by removing one cerebral hemisphere. J Neurol Neurosurg Psychiatry 1950;13(4):243–267

[3] Cook SW, Nguyen ST, Hu B, et al. Cerebral hemispherectomy in pediatric patients with epilepsy: comparison of three techniques by pathological substrate in 115 patients. J Neurosurg 2004;100(2, Suppl Pediatrics):125–141

[4] Fountas KN, Smith JR, Robinson JS, Tamburrini G, Pietrini D, Di Rocco C. Anatomical hemispherectomy. Childs Nerv Syst 2006;22(8):982–991

[5] Peacock WJ, Wehby-Grant MC, Shields WD, et al. Hemispherectomy for intractable seizures in children: a report of 58 cases. Childs Nerv Syst 1996;12(7):376–384

[6] Rasmussen T. Hemispherectomy for seizures revisited. Can J Neurol Sci 1983;10(2):71–78

[7] Salamon N, Andres M, Chute DJ, et al. Contralateral hemimicrencephaly and clinical-pathological correlations in children with hemimegalencephaly. Brain 2006;129(Pt 2):352–365

[8] Jahan R, Mischel PS, Curran JG, Peacock WJ, Shields DW, Vinters HV. Bilateral neuropathologic changes in a child with hemimegalencephaly. Pediatr Neurol 1997;17(4):344–349

[9] Cats EA, Kho KH, Van Nieuwenhuizen O, Van Veelen CW, Gosselaar PH, Van Rijen PC. Seizure freedom after functional hemispherectomy and a possible role for the insular cortex: the Dutch experience. J Neurosurg 2007;107(4, Suppl):275–280

[10] Battaglia D, Chieffo D, Lettori D, Perrino F, Di Rocco C, Guzzetta F. Cognitive assessment in epilepsy surgery of children. Childs Nerv Syst 2006;22(8):744–759

[11] Cross JH, Jayakar P, Nordli D, et al; International League against Epilepsy, Subcommission for Paediatric Epilepsy Surgery. Commissions of Neurosurgery and Paediatrics. Proposed criteria for referral and evaluation of children for epilepsy surgery: recommendations of the Subcommission for Pediatric Epilepsy Surgery. Epilepsia 2006;47(6):952–959

[12] Jonas R, Asarnow RF, LoPresti C, et al. Surgery for symptomatic infant-onset epileptic encephalopathy with and without infantile spasms. Neurology 2005;64(4):746–750

[13] Koh S, Mathern GW, Glasser G, et al. Status epilepticus and frequent seizures: incidence and clinical characteristics in pediatric epilepsy surgery patients. Epilepsia 2005;46(12):1950–1954

[14] Cepeda C, André VM, Flores-Hernández J, et al. Pediatric cortical dysplasia: correlations between neuroimaging, electrophysiology and location of cytomegalic neurons and balloon cells and glutamate/GABA synaptic circuits. Dev Neurosci 2005;27(1):59–76

[15] Chandra PS, Salamon N, Huang J, et al. FDG-PET/MRI coregistration and diffusion-tensor imaging distinguish epileptogenic tubers and cortex in patients with tuberous sclerosis complex: a preliminary report. Epilepsia 2006;47(9):1543–1549

[16] Mathern GW, Giza CC, Yudovin S, et al. Postoperative seizure control and antiepileptic drug use in pediatric epilepsy surgery patients: the UCLA experience, 1986–1997. Epilepsia 1999;40(12):1740–1749

[17] Wu JY, Sutherling WW, Koh S, et al. Magnetic source imaging localizes epileptogenic zone in children with tuberous sclerosis complex. Neurology 2006;66(8):1270–1272

[18] Chugani HT, Shields WD, Shewmon DA, Olson DM, Phelps ME, Peacock WJ. Infantile spasms: I. PET identifies focal cortical dysgenesis in cryptogenic cases for surgical treatment. Ann Neurol 1990;27(4):406–413

[19] Mathern GW, Leite JP, Pretorius JK, Quinn B, Peacock WJ, Babb TL. Children with severe epilepsy: evidence of hippocampal neuron losses and aberrant mossy fiber sprouting during postnatal granule cell migration and differentiation. Brain Res Dev Brain Res 1994;78(1):70–80

[20] Mathern GW, Leiphart JL, De Vera A, et al. Seizures decrease postnatal neurogenesis and granule cell development in the human fascia dentata. Epilepsia 2002;43(Suppl 5):68–73

[21] Di Rocco C, Battaglia D, Pietrini D, Piastra M, Massimi L. Hemimegalencephaly: clinical implications and surgical treatment. Childs Nerv Syst 2006;22(8):852–866

[22] Villemure JG, Daniel RT. Peri-insular hemispherotomy in paediatric epilepsy. Childs Nerv Syst 2006;22(8):967–981

[23] Schramm J, Kral T, Clusmann H. Transsylvian keyhole functional hemispherectomy. Neurosurgery 2001;49(4):891–900, discussion 900–901

[24] Delalande O, Bulteau C, Dellatolas G, et al. Vertical parasagittal hemispherotomy: surgical procedures and clinical long-term outcomes in a population of 83 children. Neurosurgery 2007;60(2, Suppl 1):ONS19–ONS32, discussion ONS32

[25] Vinters HV, Fisher RS, Cornford ME, et al. Morphological substrates of infantile spasms: studies based on surgically resected cerebral tissue. Childs Nerv Syst 1992;8(1):8–17

[26] Mischel PS, Nguyen LP, Vinters HV. Cerebral cortical dysplasia associated with pediatric epilepsy. Review of neuropathologic features and proposal for a grading system. J Neuropathol Exp Neurol 1995;54(2):137–153

[27] Devlin AM, Cross JH, Harkness W, et al. Clinical outcomes of hemispherectomy for epilepsy in childhood and adolescence. Brain 2003;126(Pt 3):556–566

[28] Jonas R, Nguyen S, Hu B, et al. Cerebral hemispherectomy: hospital

course, seizure, developmental, language, and motor outcomes. Neurology 2004;62(10):1712–1721

[29] Piastra M, Pietrini D, Caresta E, et al. Hemispherectomy procedures in children: haematological issues. Childs Nerv Syst 2004;20(7):453–458

[30] Pietrini D, Zanghi F, Pusateri A, Tosi F, Pulitanò S, Piastra M. Anesthesiological and intensive care considerations in children undergoing extensive cerebral excision procedure for congenital epileptogenic lesions. Childs Nerv Syst 2006;22(8):844–851

[31] Lew SM, Matthews AE, Hartman AE, Haranhill N; Post-Hemispherectomy Hydrocephalus Workgroup. Posthemispherectomy hydrocephalus: results of a comprehensive, multiinstitutional review. Epilepsia 2013;54(2):383–389

[32] O'Brien DF, Basu S, Williams DH, May PL. Anatomical hemispherectomy for intractable seizures: excellent seizure control, low morbidity and no superficial cerebral haemosiderosis. Childs Nerv Syst 2006;22(5):489–498, discussion 499

[33] Binder DK, Schramm J. Transsylvian functional hemispherectomy. Childs Nerv Syst 2006;22(8):960–966

[34] Basheer SN, Connolly MB, Lautzenhiser A, Sherman EM, Hendson G, Steinbok P. Hemispheric surgery in children with refractory epilepsy: seizure outcome, complications, and adaptive function. Epilepsia 2007;48(1):133–140

[35] de Bode S, Sininger Y, Healy EW, Mathern GW, Zaidel E. Dichotic listening after cerebral hemispherectomy: methodological and theoretical observations. Neuropsychologia 2007;45(11):2461–2466

[36] van Empelen R, Jennekens-Schinkel A, Buskens E, Helders PJ, van Nieuwenhuizen O; Dutch Collaborative Epilepsy Surgery Programme. Functional consequences of hemispherectomy. Brain 2004;127(Pt 9):2071–2079

[37] de Bode S, Firestine A, Mathern GW, Dobkin B. Residual motor control and cortical representations of function following hemispherectomy: effects of etiology. J Child Neurol 2005;20(1):64–75

[38] Wakamoto H, Eluvathingal TJ, Makki M, Juhász C, Chugani HT. Diffusion tensor imaging of the corticospinal tract following cerebral hemispherectomy. J Child Neurol 2006;21(7): 566–571

[39] Dijkerman HC, Vargha-Khadem F, Polkey CE, Weiskrantz L. Ipsilesional and contralesional sensorimotor function after hemispherectomy: differences between distal and proximal function. Neuropsychologia 2008;46(3):886–901

[40] de Bode S, Mathern GW, Bookheimer S, Dobkin B. Locomotor training remodels fMRI sensorimotor cortical activations in children after cerebral hemispherectomy. Neurorehabil Neural Repair 2007;21(6):497–508

[41] Curtiss S, de Bode S, Mathern GW. Spoken language outcomes after hemispherectomy: factoring in etiology. Brain Lang 2001; 79(3):379–396

[42] Liégeois F, Connelly A, Baldeweg T, Vargha-Khadem F. Speaking with a single cerebral hemisphere: fMRI language organization after hemispherectomy in childhood. Brain Lang 2008;106(3): 195–203

Johannes Schramm　著

朱凤军　译　　梁树立　翟　锋　校

摘　要

经外侧裂大脑半球离断术是一种替代解剖性或功能性大脑半球切除术的锁孔手术。其优点是显著减少手术时间、出血量和术后脑积水发生率。适应证、影像学检查和术前评估与其他半球切除术相似。关键特征是小的外侧裂上开颅和经侧裂暴露岛叶，然后经后皮质通路通过岛叶周围打开脑室系统。由 M1 和 A1 段引导从额角把额叶基底部白质和皮质断开。沿着 A2，大脑镰下缘进行胼胝体旁纤维横切，然后沿天幕缘至颞内侧离断。共进行了 113 例经侧裂锁孔手术，包括 71 例儿童锁孔手术，随访良好，结局数据详细。89% 的儿童锁孔手术实现了 ILAE Ⅰ 级结局。

关键词

传入神经阻滞，耐药性癫痫，功能性大脑半球切除术，半球切开术，偏侧巨脑畸形，Rasmussen 脑炎

功能性大脑半球切除术、半球切除术或半球离断术 [1, 2] 是治疗大脑半球损伤所致难治性癫痫发作患者的手术选择。这些术语反映了这样的事实，即倾向于较少的组织切除和采取更广泛的离断步骤。在引入 Rasmussen 的技术后，1992 年提出了微创技术的下一步发展方向 [3]，随后于 1995 年波恩对第一批患者进行了研究 [4]，之后采用了该锁孔技术 [5] 和相关的外侧裂周技术 [1, 2]，矢状旁垂直半球切开术采用了完全不同的方法，但使用了相同的经脑室离断原理（见第 59 章）。这些入路的共同点是通过经脑室入路对皮质进行离断。虽然半球离断一词并不意味着需要大面积切除，但一些经侧裂周半球切除术 [6] 切除了更多的大脑，因此构成了一种不同类型的干预。本章将重点介绍经外侧裂 / 经脑室锁孔半球离断术，也可称为经外侧裂锁孔半球切开术 [5]。

一、适应证和术前评价

典型的适应证是严重半球损伤的耐药癫痫患者或婴儿早期耐药癫痫（灾难性癫痫）患者。这些患者通常为儿童或青少年。在成人中，该手术应用的频率较低。因这些患者通常已经有痉挛性轻偏瘫、明显的部分偏盲，以及运动和语言功能到转移另一个（健康的）大脑半球，使半球手术可行。典型的诊断可分为获得性（脑外伤、脑膜炎）、进展性（Sturge-Weber 综合征、Rasmussen 脑炎）或发育性脑疾病（广泛发育不良、半侧巨脑畸形）。

如果半球损伤是先天性的或围产期发生的，适应证是没有问题的。如果大脑半球损伤发生在出生后的前 3 年，通常不太可能出现运动缺陷的增加；这里，手术后常常仅存在食指和拇指之间的精细对指动作障碍。下肢运动功能的恶化通常是短暂的；这些儿童通常可重新行走，但常常不

仅丧失拇指和食指之间的对指功能，同时会丧失他们患侧手的抓握功能。表明这种手术在 4 岁后开始表现的患有进展性类型疾病的儿童中实施可能会更加困难。在 Rasmussen 的文章中得知，这些儿童不仅会受到手术的影响（偏盲和运动障碍的增加），通常癫痫发作也会加重功能损失。

术前评估总是通过 MRI 和 EEG 试图证明疾病进程仅限于异常半球。EEG 检查包括发作间期和发作期视频 EEG。在计划进行大脑半球切除术的病例中，将发作活动定位于受累半球的某些区域并不重要，但如果可能的话，可仅定侧至患侧。根据我们的经验，在这些患者中很少需要使用侵入性记录，例如，确定患者是需要多叶切除术而不是半球切除术时。在这些病例的少数患者中观察到的健侧半球中癫痫 EEG 活动的存在表明术后

无癫痫发作的机会较小[7]。然而，这并不排除存在半球离断后无癫痫发作的可能性[8]。在一个大型系列研究中，77% 的疑似双侧半球病变的患者无癫痫发作或仅有"轻微事件"[9]。从 EEG 中可清楚辨别的来自健侧半球独立出现的癫痫发作活动和来自患者半球的明确的病变影像可视为相对禁忌证。在所谓的健康半球中仅在从受累半球记录到癫痫发作活动同时观察到癫痫发作活动出现的情况下，解释更加困难。在这里，我们应该记住，即使手术后癫痫发作活动只是显著减少，家属和患者也认为是值得的，并可能为成功的药物治疗打开大门。需要认识到，尽管 EEG 中存在对侧癫痫发作活动，但仍有 30%～50% 的术后无癫痫发作可能。

在各种影像学检查中，最重要的是 MRI，CT 对显示 SWS 中的钙化最有用（图 58-1）。MRI 检

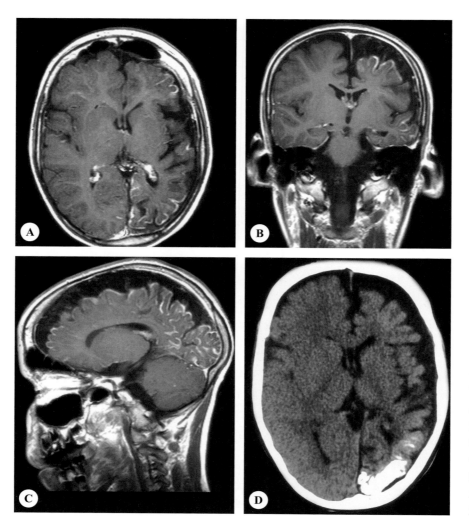

◀ 图 58-1 10 岁男孩，患有 Sturge-Weber 综合征并伴有左侧海马硬化
A 至 C. MRI 检查；D. CT 检查，注意 CT 中的钙化。虽然枕顶区异常软脑膜血管的表现最为明显，但整个半球都萎缩。手术期间，给予 1 袋悬浮红细胞。从切皮到缝皮的手术时间为 225min。术后 8 年，患者无癫痫发作

查的价值对于疑似皮质发育畸形尤为重要。旋转障碍、皮质带不规则或增厚、脑大体畸形和灰质异位是其特征性表现。萎缩、脑室大小、半球结构、广泛的外伤后或脑炎后损害，以及 Rasmussen 脑炎早期更细微的局部萎缩，均可被发现。在急性脑炎和 SWS 中，增强 MRI 可显示典型的表现。在疑似 Rasmussen 脑炎的情况下，仔细对比随时间延续的连续 MRI 检查对于发现是否出现萎缩和局部炎症体征非常有用。

在我们中心，PET 或 SPECT 很少适用于这些患者。Wada 试验仍用于语言功能偏侧性不明确的病例，以确定语言功能的侧向性或证明语言功能的完全转移。功能磁共振用于语音功能定位并不可靠。神经心理学评估常规进行，或在存在智力低下的患者中进行。

疑似 Rasmussen 脑炎的诊断并不总是那么明确，如果对诊断有顾虑，通常在 F1 脑回区进行开颅脑活检，以提供 1cm×1cm×1cm 的组织样本。

二、经侧裂锁孔入路传入阻滞术的优点和局限性

已证明这种经侧裂脑室离断微创技术的重要优势是失血量减少、输血需求减少、手术时间缩短[5]以及术后分流率较低（HME 除外）。Shimizu 和 Maehara（2000 年）[1]、Kestle 等（2000 年）[10]和 Cook 等（2004 年）[6]也证明了其相关技术对血液需求的减少。锁孔技术非常适用于围产期大面积脑梗死、脑室扩大和脑萎缩伴岛-基底节中央块比正常病例小的患者。锁孔技术在 HME 病例中更困难。岛盖可能厚得多，外侧裂池的结构也不典型，因此定位困难得多。如果与切除岛盖技术相结合，可以大大增加经侧裂进入脑室的可能性，仍然可以使用经侧裂经脑室的离断术。在我们系列的 9 例 HME 病例中，有 7 例完成了该操作。锁孔技术的一个可能的益处是，与围侧裂开窗技术相比，岛盖被抬起和保留[1, 6, 11]，几乎不需要切除任何具有小梗死的 MCA 分支。该方法的局限性包括其在 HME 中的适用性有限，以及解剖定位困难，存在不完全离断的固有风险。

经侧裂锁孔技术和相关的侧裂周或经脑室技术没有出现解剖性切除术中已知的高脑室腹腔分流率。在各种脑室内手术中，一定比例的分流置入似乎是不可避免的，在这些半球切开术中也是如此。相关经脑室切除大量侧裂周围组织手术的分流率为 8%～23%[1, 11, 12]。在回顾三种手术类型的洛杉矶病例队列中，列出了 Mathern 改良的岛周手术变体的优点：手术失血量最少，总体并发症发生率最低，甚至无癫痫发作率更高[6]。本书第 55、56、57、59、60 和 61 章，以及其他两篇出版物对各种手术的利弊进行了综述[13, 14]。

三、术前管理

术前不停用抗惊厥药物。实验室检查包括常规血液检查，凝血参数和血型。地塞米松仅在脑容量接近正常或半侧巨脑畸形患者术前给药，存在萎缩的大囊肿或巨大脑室的患者则不需要。在切开皮肤之前，给予预防性抗生素。放置两根静脉导管和一根动脉导管，仅在非常小的婴儿患者放置中心静脉导管。留置尿管后，仔细将患者包裹，并使用 Bair Hugger 保暖。

四、手术技术

小骨瓣入路行侧裂脑室半球离断，因骨瓣入路小，故称为"锁孔入路"。成人胼胝体长约 7.0～7.5cm，为了在胼胝体周围实现分离，在这些病例中采用了前后径不大于 4～5cm 的开颅术（图 58-2）。

外侧颅骨切口位置距离大脑镰 5～6cm，因此通过该骨窗易于观察到胼胝体膝部正前方至压部正后方的区域。这与锁孔观点或锁孔方法类似。小骨瓣本身并不重要，但事实上，骨瓣尺寸在（4cm×4cm）～（5cm×6cm）范围内已经相当令人满意。这种方法包括四个主要特点，可细分为五个步骤。

(1) 直线或曲线皮肤切口，通过小骨窗开颅暴露侧裂。

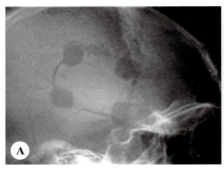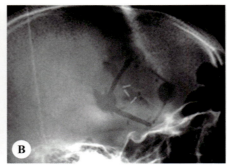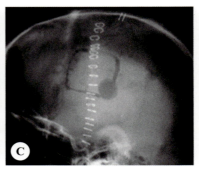

▲ 图 58-2　三张侧位头颅 X 线片显示锁孔入路开颅术的大小和位置

（2）通过经颞干切除杏仁核海马进行颞内侧分离。

（3）沿环岛沟走行切开皮质，通过环岛沟完全暴露整个脑室系统，暴露从颞角尖端到额叶尖端的脑室。

（4）基底部和中线处离断：①沿着大脑中动脉和大脑前动脉行额底离断，沿大脑镰缘行后内侧离断。②通过脑室内入路，沿着胼胝体在中线周围暴露大脑前动脉和胼周动脉，并沿大脑镰缘向后直接暴露至压部，从而进行胼胝体旁离断。

（一）开颅和暴露侧裂

患者侧卧位，或仰卧，肩抬高，使头部水平并略向下。皮肤切口从耳屏正前方开始，小骨窗开颅时（4cm×4cm）为线性切口，在稍大骨窗开颅时（5cm×6cm）可做略微弯曲的切口。使用神经导航确认骨窗位置。骨窗上缘应在胼胝体水平（而不是侧脑室顶部水平，因为侧脑室顶部可能高于胼胝体水平）。骨窗的下缘应在 M1 升分支水平下方 0.5～1cm。因此，当打开硬脑膜时，骨窗通常位于外侧裂上方 90%，外侧裂下方不超过 10%（图 58-3、图 58-4 和图 58-5）。从前面看，应该能够沿着 M1 升支纵览额叶的基底面。如果萎缩程度不够，或无脑穿通囊肿，或基底节 – 岛叶块未萎缩，则可扩大骨窗范围。

打开硬脑膜后，通过牵拉额盖，打开外侧裂，暴露出岛叶皮质的全长（49～57mm），额盖覆盖岛叶皮质的程度比颞盖大得多（图 58-4）。岛叶的皮质表面为一个三角形，其底部位于前部，窄角

指向后部。岛叶皮质的轮廓与环岛沟相对应。如果萎缩明显，基底节和岛叶皮质可能萎缩，周围有扩大的颞角和额角。大脑中动脉及其分支可能比健康大脑中的要小得多，岛叶皮质可能要硬得多，或者偶尔无法识别出与基底节区分离的皮质层。在梗死导致大囊腔的患者中，很少可以看到一个大囊腔。相反，会有被两层膜分开的几个囊腔，膜之间可能仍然有小动脉和静脉。多发囊腔很可能是由于蛛网膜层仍存在，蛛网膜层覆盖了盖回。通常难以立即找到穿过由囊腔、囊壁、扩大的脑室和残留的脑组织层（通常是胶质增生并变硬）形成的迷宫一样的路径。如果脉络仍丛在，则是一个很好的指导，以识别这些多囊腔下的脑室。

（二）颞内侧离断及钩回杏仁核海马切除

海马 – 海马旁区可能萎缩或看起来相当正常。可通过环岛沟的下缘到达颞角，从而横断颞干（图 58-6 下方黄线）。用超声吸引器清空钩回，在内嗅皮质内离断或切除膨出的杏仁体。海马伞沿着脉络膜裂升高。海马 – 海马旁组织只能通过超声吸引或整块切除或离断，以进行良好的组织学诊断。这一步骤完成后，颞叶的前部和大部分后部即在颞干的水平上从近中基底面断开。这样做的时候要小心，要保护脑干周围大血管上近中线处蛛网膜的完整性。

（三）整个脑室系统暴露

将背侧颞盖和顶盖从岛叶皮质抬起，暴露后环岛沟，并进行脑室颞角和三角部的经皮质暴露。

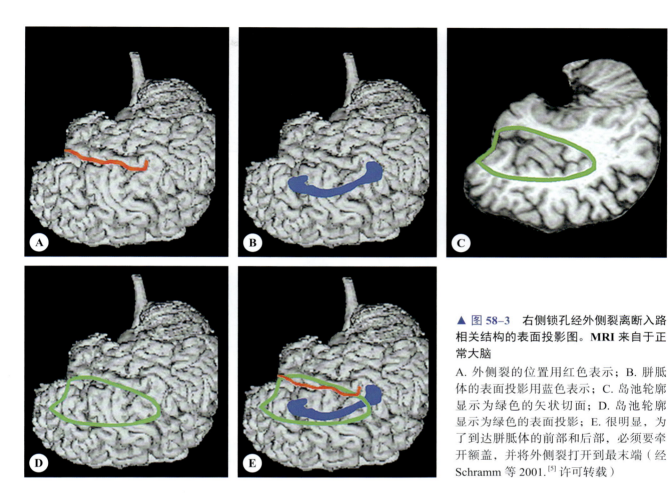

▲ 图 58-3　右侧锁孔经外侧裂离断入路
相关结构的表面投影图。**MRI** 来自于正
常大脑

A. 外侧裂的位置用红色表示；B. 胼胝
体的表面投影用蓝色表示；C. 岛池轮廓
显示为绿色的矢状切面；D. 岛池轮廓
显示为绿色的表面投影；E. 很明显，为
了到达胼胝体的前部和后部，必须要牵
开额盖，并将外侧裂打开到最末端（经
Schramm 等 2001.[5] 许可转载）

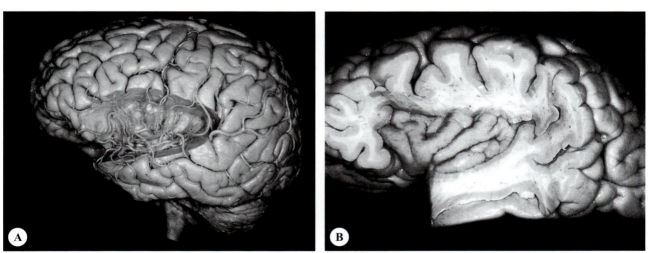

▲ 图 58-4　岛叶区域的解剖

这两个大脑标本显示了岛盖覆盖岛叶皮质的范围。同时，可以容易地看到丰富的大脑中动脉分支，这些分支起源于
岛叶皮质上方的大脑中动脉（MCA），然后在岛盖下方弯曲，通过岛盖沟到达表面。在经侧裂锁孔暴露中，大部分
这些围岛盖大脑中动脉分支可以保留，然而在切除岛盖的病例中，根据本系列的经验，当锁孔入路辅以岛盖切除
时，很难保留所有这些分支（经 Yasargil 许可复制：Yasargil：Microneurosurgery，Vol IVA，Thieme，Stuttgart-New
York，1994.）

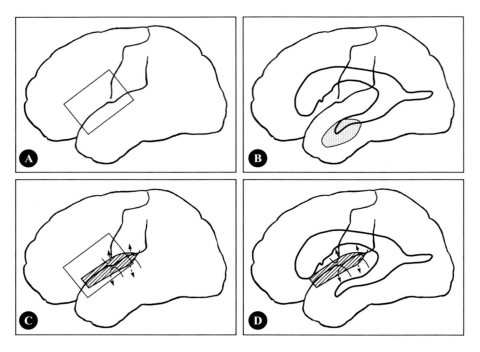

图 58-5 侧裂上方开颅位置及其与脑室系统的关系

A. 大脑表面轮廓，以及骨窗在外侧裂上的投影。B. 杏仁海马复合体在脑表面的投影和脑室系统在脑表面的投影。C. 大脑的轮廓，略微抬起额盖和颞盖。短箭表示向环岛沟剥离的方向；叠加骨窗的轮廓。D. 脑轮廓，表面上有脑室系统的投影。阴影区域表示通过侧裂锁孔暴露的侧裂皮质。短箭指示通过岛沟进入脑室系统的解剖方向（经 Schramm 等[5] 2001. 许可转载）

脑组织可能很薄，有时只有几毫米。沿着环岛沟轮廓做皮质切口，额盖现在缩回，脑室从前三角到额角的暴露完成。保留大脑中动脉的交叉分支不受影响。室管膜静脉需要热凝和切断。在完成该步骤之后，通过围绕环岛沟的类似 U 形切口完全打开了 U 形的脑室系统（图 58-6A）。

（四）基底部和近中线处的离断

除额底白质外，近中线处的离断主要从脑室内进行。将额盖抬起到前角水平，可以同时看到额叶的侧面和前角的内部。离断从 M1 段上行分支穿过额叶底部的水平上进行，并在纵裂处结束。方向是沿着大脑中动脉走行，因为它沿着岛阈垂直向下走行的。沿着一条线热凝额叶的软脑膜表面，该线在底部指向 M1，向上指向脑内前角的下端。打开额叶侧面的蛛网膜后，我们就可以对蛛网膜的内表面进行操作，蛛网膜覆盖着大脑中动脉，位于岛阈的正前方。外科医生沿着自己的路径越来越深地进行，沿着大脑中动脉的走行进入直接超过 M1/A1 分叉的深度，从 M1/A1 分叉处开始，A1 是仍然在朝向中线相同方向的引导结构。我们总是沿着 A1 较深暴露处与前角底部内瞄准点调整离断线，慢慢地穿过额底白质和皮质。

通常可以看到 M1 或 A1 的轮廓，而额叶基底部的蛛网膜是完整的。偶尔视野会模糊，然后蛛网膜上的一个小孔可以验证是否仍在沿着 M1 或 A1。这样做，你将自动到达 A1 延伸到 A2 的区域。这是一个已经到达中线的点，这时脑室中的断开线也会发生一些变化。沿着胼胝体前膝周围的 A2 段，离断线从其下方点更向上地进入到额角中，并且很快将发现离断线正在沿胼胝体膝向前弯曲，仅在大约 2cm 后又转回，此时使得暴露胼胝体顶部的胼周动脉成为可能。由于这些萎缩脑的脑室顶通常高于胼胝体下缘，胼胝体切开不是中线上的胼胝体切断，而是在胼胝体纤维向上转向扩大的侧脑室顶的位置进行的（图 58-7）。这里，组织层通常只有几毫米，并且这种分离可以从前角向后非常快速地进行。

在侧脑室的后部，胼胝体慢慢转入三角区，一个不丢失方向的简单方法是利用胼胝体中部或后部 1/3 处的大脑镰下缘作为引导结构。胼胝体周围动脉变细，不易辨认。因此，在切开胼胝体的末端部分，建议沿着大脑镰下缘走行，其更靠后的部分转向基底节外侧进入小脑幕缘。这将引导外科医生自动从胼胝体压部后方进入脑室三角区的后部。通过三角区内侧白质暴露幕缘，可到达

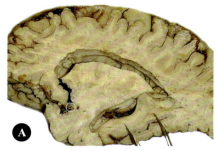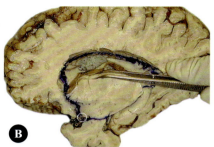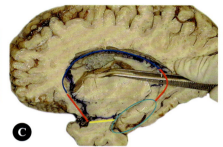

▲ 图 58-6　在福尔马林固定的大脑中，矢状旁切口穿过脑室系统，暴露从额叶到三角区和颞角尖端的脑室。矢状旁切口略微倾斜，以便同时从额角到三角区暴露侧脑室和更外侧的颞角

A. 底部额叶前部的黑线表示从额角尖端到上行至 M1 分支的离断线（白色圆圈）。用镊子沿着脉络膜裂旋转海马 / 海马旁区，使其远离粘连。B. 用镊子抬高基底神经节 / 丘脑块。黑线表示脑室系统的横切，穿过额叶底部的白质和皮质，颞干和三角区。白色圆圈标记了升支 M1 位于阈岛的前方。C. 颞内侧切除和不同离断线用不同颜色描绘：海马 / 海马旁区周围闭合的绿色椭圆显示这些结构的切除。穿过颞干的黄色横线显示颞内侧切除腔和与 M1 升支平行的岛阈之间的颞干横切。额基底 - 前内侧离断由从大脑中动脉（MCA）上升到额角尖端的前部红线指示。与胼胝体平行的蓝色长线表示胼胝体离断。后方红线表示三角区枕内侧 - 颞内侧离断

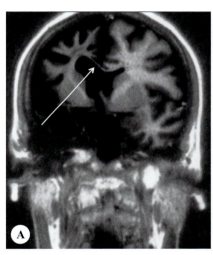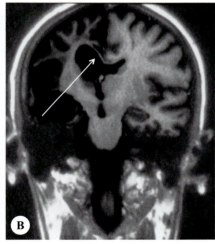

◀ 图 58-7　A. 严重损伤并萎缩的大脑半球的冠状位 MRI，显示经胼胝体纤维是如何在患侧上行（箭）到达脑室顶的。B. 当从侧面观察打开的脑室时，胼胝体纤维（箭）在外科医生的视野中呈直接展平状态。这使得胼胝体离断可以在略高于萎缩的胼胝体水平的旁正中平面进行

颞内侧的离断腔。必须注意不要损伤大脑后动脉，它位于距状沟下方，通常有一条或两条静脉伴行。保护枕叶近中线蛛网膜，可保留大脑后动脉及其伴行静脉。

近中分离线的止血通常不复杂，使用小条 Surgicel 即可完成。自 1993 年以来的离断手术，一直是常规热凝大脑中动脉分支之间的岛叶皮质。通过切除岛叶皮质，理论上已经避免了岛叶皮质可能引起持续性癫痫发作的可能性。几位作者发现残余岛叶皮质与癫痫控制之间没有相关性[15, 16]，但一位作者却发现了明确的相关性[17]。

取出所有牵开器后，可将 Surgicel 放置在岛盖的损伤表面。对脑室腔进行大量冲洗，直到液体相对清澈。遵循经典程序缝合硬脑膜、骨瓣和伤口闭合。

五、术后管理

所有的患者都要去重症监护室至少到第二天早上，通常在重症监护室进行拔管。有较高脑肿胀风险的小婴儿和偏侧巨脑患者可能会在重症监护室度过第二个晚上。通常的监测包括跟踪言语反应、清醒状态、对命令和刺激的运动反应以及脉搏、体温和血压等常规参数。重要的是，尤其是在婴儿和小婴儿中，尽早开始纠正电解质、凝血和血红蛋白的异常，甚至在术中即开始。

抗癫痫发作药物的剂量保持与术前不变。运

动功能恶化的患者通常被转移到康复科，到目前为止，我们还没有看到一例患者因手术影响而丧失独立行走能力。建议仔细监测可能的术后癫痫发作，尤其是与术前癫痫发作类型不同的癫痫发作。所有患者均进行行术后早期 MRI 检查，新鲜带血速即纱的痕迹就像造影剂一样，可指示离断是否到达额叶基底部、枕叶基底部和近中线蛛网膜各处，从而验证彻底离断。

六、我们的病例系列和癫痫控制结局

我们进行了 142 例大脑半球切除术，包括 111

例儿童病例和 113 例经侧裂锁孔手术。92 例儿童病例可用于后期随访和评估（详情见 Schramm 等 [13] ）。在 92 例儿童病例中，71 例为锁孔手术。71 例儿童经侧裂锁孔手术的癫痫发作结局为 89% ILAE Ⅰ级（ $n=63$ ）、1% Ⅲ级（ $n=1$ ）、7% Ⅳ级（ $n=5$ ）和 3% Ⅴ级（ $n=2$ ）。随访 5 年时 88% 的病例保持Ⅰ级结局，随访 10 年时为 87%（图 58-8）。92 例儿童病例（包括 21 例其他切除类型）的总体Ⅰ级结局为 85%。病因包括 58% 继发性病变、20% 进展性病变和 22% 发育性病变。其他作者也观察到类似的无癫痫发作率 [18-20]。

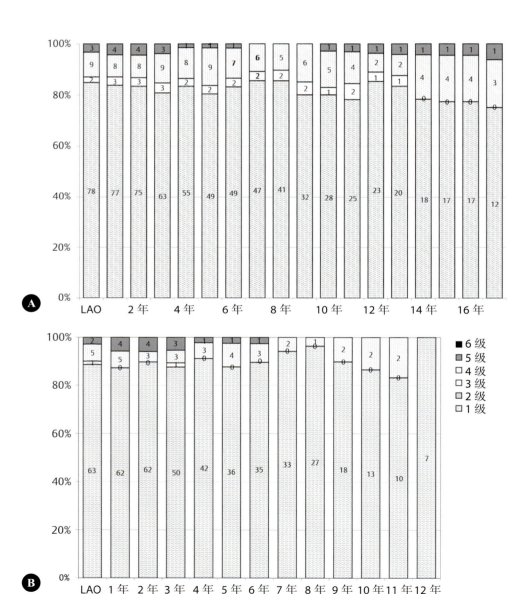

◀ 图 58-8 A. 条形图所示全儿童组不同随访年度的 ILAE 分级；B. 条形图所示儿童锁孔组不同随访年度的 ILAE 分级

LAO. 末次可用结果（经 Schramm 等 [13] 2012. 许可转载）

七、并发症

术中并发症可能包括出血量增加，不一定在经常预期的 SWS 中，但在 HME 中，因为解剖更复杂，定位更困难，出血可能增加。在这些病例中，需要更多的手术时间，偶尔会在脑白质深处遇到不典型的大静脉。一个潜在的灾难性术中并发症是患侧半球的近中蛛网膜转移到健康半球，并损伤了半球间的血管。如果根据大脑前动脉和胼缘动脉主要沿着闭合的蛛网膜走行，通常可以很好地看到蛛网膜，这种风险可以降到最低。典型的手术并发症包括硬膜外或硬膜下出血、脑室炎、骨瓣感染和手术侧或对侧半球的脑水肿。Vadera 等发表了一项全国性调查中 1600 例半球切除术住院患者并发症的大型综述结果[21]。

到目前为止，我们的病例系列中没有半球水肿案例。数年后出现 1 例骨瓣感染患者。我们也没有观察到中线处或额 – 枕 – 基底蛛网膜不完全离断的病例，但我们观察到两例额基底前离断线的位置不够理想，不像大脑前动脉的水平那么靠后，而稍微在其前方[22]。其他作者观察到，即使在 Rasmussen 型手术中，不完全离断率也在 7%、19%、21% 和 54% 之间[12, 23-25]。罕见的帽状腱膜下积液可自行吸收。我们观察到 1 例慢性硬膜下血肿需要用钻孔清除，2 例术区囊肿患者（1 例钻孔清除）和 1 例肺炎，治疗后痊愈。所有并发症均在治疗后顺利解决。

我们经常观察到持续数天的体温升高，有时超过一周，这与非感染性细胞数升高有关；这种情况必须与颅内感染相鉴别。在这种情况下，培养物总是阴性的，细胞数高于脑室内操作和脑组织碎屑带来的预期升高值。我们曾出现脑膜炎，但从未出现严重的脑室炎，所有病例的细胞计数在 10～12 天恢复正常。

在平均随访 99 个月的 92 例小儿大脑半球切开术中，仅 5 例进行了分流。71 例经侧裂锁孔半球离断术中出现 2 例；因此我们的锁孔手术术后分流率为 2.8%。2 例患者行囊肿脑室造瘘术，未

进行分流。Delalande 技术的分流率为 10/53（19%），但 Dorfer 垂直入路围丘脑半球离断术病例系列中仅为 1/40（2.5%）[18]。Villemure[11] 围侧裂开窗术的发生率为 5/63（8%），Cleveland 系列为 5/22（23%），Shimizu 和 Maehara 系列为 5/32（16%），在 700 多个病例的回顾中为 26%[26]。切除大量脑组织的功能性大脑半球离断术似乎需要更多的分流[17, 23]。严重的术中出血仅在 Rasmussen 技术中发生，而在经侧裂技术中从未发生。在锁孔技术中我们也没有发现的严重低血压。

非预期的神经功能恶化极为罕见。我们有 1 例患者出现持续 3 天的暂时性记忆障碍，很可能是由于透明隔开窗时影响到对侧穹窿所致，该患者透明隔因原有的单侧脑积水而移位。另外，在一小部分病例中，观察到运动功能障碍的加重，主要见于起病较晚且未完全转移至另一侧的患者。这应该被视为预期事件，而不一定是并发症，就像完全同向偏盲一样，这是不可避免的。到目前为止，在 111 例儿童功能性大脑半球切除术病例中有 1 例死亡（死亡率为 0.9%），这是 113 例经侧裂锁孔离断术中的 1 例（亚组死亡率为 0.88%）。如果仅考虑儿童锁孔手术，则 1 例死亡率相当于亚组死亡率 1.04%。在手术顺利结束的围术期，术后第五晚的早晨，发现存在严重残疾的 5 岁男孩死在床上，立刻进行 CT 扫描未发现明显原因。

结论

经侧裂锁孔入路的大脑半球离断术是功能性大脑半球切除术之一，手术切除体积小。到目前为止，几位作者证实，与其他手术技术（解剖切除术和 Rasmussen 技术）相比，手术时间无疑更短，出血量更少，并且根据我们的经验，术中无严重事件。在我们的研究中，分流率非常低，低于切除岛盖和岛叶皮质不同部分的相关侧裂周技术。最后一句话是关于众所周知的晚期出现的并发症，如含铁血黄素沉积症，现在还不能下结论，因为整个锁孔手术组的平均随访时间还不够长（即 20 年）。对于 HME 病例，锁孔手术应辅以盖部

切除，并且应注意实现真正完全的离断，上文已经描述了未完全离断的病例。它是大脑萎缩、脑室非常大或大脑中动脉供血区出现脑穿通囊腔病例的理想手术方法。在我们自己的系列中，锁孔技术的无癫痫发作率为 89%，Rasmussen 技术为 79%。与许多其他系列报道一样，无癫痫发作率更多地取决于病因而非手术技术。

致谢

作者感谢 C. E. Elger，MD，癫痫科主任；S. Kuczaty，MD 和 R. Sassen，MD 在过去的几年里一直作为这些手术病例的儿童神经科和癫痫科合作伙伴。S. Kuczaty，MD 回顾了本章中描述的术前程序章节。M. von Lehe，MD 进行了一些手术，并帮助评估结果。

参考文献

[1] Shimizu H, Maehara T. Modification of peri-insular hemispherotomy and surgical results. Neurosurgery 2000;47(2):367–372, discussion 372–373

[2] Villemure JG, Mascott CR. Peri-insular hemispherotomy: surgical principles and anatomy. Neurosurgery 1995;37(5):975–981

[3] Schramm J, Behrens E, Entzian W. Hemispherical deafferentation: a modified functional hemispherectomy technique. Epilepsia 1992(33):71

[4] Schramm J, Behrens E, Entzian W. Hemispherical deafferentation: an alternative to functional hemispherectomy. Neurosurgery 1995;36(3):509–515, discussion 515–516

[5] Schramm J, Kral T, Clusmann H. Transsylvian keyhole functional hemispherectomy. Neurosurgery 2001;49(4):891–900, discussion 900–901

[6] Cook SW, Nguyen ST, Hu B, et al. Cerebral hemispherectomy in pediatric patients with epilepsy: comparison of three techniques by pathological substrate in 115 patients. J Neurosurg 2004;100 (2, Suppl Pediatrics):125–141

[7] Smith SJ, Andermann F, Villemure JG, Rasmussen TB, Quesney LF. Functional hemispherectomy: EEG findings, spiking from isolated brain postoperatively, and prediction of outcome. Neurology 1991;41(11):1790–1794

[8] Döring S, Cross H, Boyd S, Harkness W, Neville B. The significance of bilateral EEG abnormalities before and after hemispherectomy in children with unilateral major hemisphere lesions. Epilepsy Res 1999;34(1):65–73

[9] Kossoff EH, Vining EPG, Pillas DJ, et al. Hemispherectomy for intractable unihemispheric epilepsy etiology vs outcome. Neurology 2003;61(7):887–890

[10] Kestle J, Connolly M, Cochrane D. Pediatric peri-insular hemispherotomy. Pediatr Neurosurg 2000;32(1):44–47

[11] Villemure JG, Vernet O, Delalande O. Hemispheric disconnection: callosotomy and hemispherotomy. Adv Tech Stand Neurosurg 2000;26:25–78

[12] González-Martínez JA, Gupta A, Kotagal P, et al. Hemispherectomy for catastrophic epilepsy in infants. Epilepsia 2005;46(9): 1518–1525

[13] Schramm J, Kuczaty S, Sassen R, Elger CE, von Lehe M. Pediatric functional hemispherectomy: outcome in 92 patients. Acta Neurochir (Wien) 2012;154(11):2017–2028

[14] Schramm J. Hemispheric disconnection procedures. In: Winn RH, ed. Youmans and Winn's Neurological Surgery. 7th ed. Vol. 1. Philadelphia, PA: Elsevier; 2016:515–524

[15] Holthausen H, May T, Adams C. Seizures post hemispherectomy. In: Tuxhorn I, Holthausen H, Boenigk H, eds. Paediatric Epilepsy Syndromes and Their Surgical Treatment. London: John Libbey; 1997:749–773

[16] Griffith HB. Cerebral hemispherectomy for infantile hemiplegia in the light of the late results. Ann R Coll Surg Engl 1967;41(2):183–201

[17] Cats EA, Kho KH, Van Nieuwenhuizen O, Van Veelen CW, Gosselaar PH, Van Rijen PC. Seizure freedom after functional hemispherectomy and a possible role for the insular cortex: the Dutch experience. J Neurosurg 2007;107(4, Suppl): 275–280

[18] Dorfer C, Czech T, Dressler A, et al. Vertical perithalamic hemispherotomy: a single-center experience in 40 pediatric patients with epilepsy. Epilepsia 2013;54(11): 1905–1912

[19] Ramantani G, Kadish NE, Brandt A, et al. Seizure control and developmental trajectories after hemispherotomy for refractory epilepsy in childhood and adolescence. Epilepsia 2013; 54(6):1046–1055

[20] Cukiert A, Burattini J, Cukiert C. Long-term outcome after functional hemispherectomy. Epilepsia 2013(54):82

[21] Vadera S, Griffith SD, Rosenbaum BP, et al. National trends and in-hospital complication rates in more than 1600 hemispherectomies from 1988 to 2010: a nationwide inpatient sample study. Neurosurgery 2015;77(2):185–191, discussion 191

[22] Schramm J. Hemispherectomy techniques. Neurosurg Clin N Am 2002;13(1):113–134, ix

[23] Kawai K, Shimizu H. Clinical outcome and comparison of surgical procedures in hemispherotomy for children with malformation of cortical. Epilepsia 2004(45):168

[24] Peacock WJ, Wehby-Grant MC, Shields WD, et al. Hemispherectomy for intractable seizures in children: a report of 58 cases. Childs Nerv Syst 1996;12(7):376–384

[25] Shimizu H. Our experience with pediatric epilepsy surgery focusing on corpus callosotomy and hemispherotomy. Epilepsia 2005;46(46, Suppl 1):30–31

[26] Lew SM, Matthews AE, Hartman AL, Haranhalli N; Post-Hemispherectomy Hydrocephalus Workgroup. Posthemispherectomy hydrocephalus: results of a comprehensive, multiinstitutional review. Epilepsia 2013;54(2):383–389

第59章　经矢状窦旁垂直入路半球离断术
Vertical Parasagittal Hemispherotomy

Georg Dorfmüller　Mikael Levy　Sarah Ferrand-Sorbets　著

任晓帆　朱凤军　译　　梁树立　翟　锋　校

摘　要

经矢状窦旁垂直入路半球离断术由 Olivier Delalande 于 1992 年提出。它可以应用于所有病因的半球药物难治性癫痫，包括伴有中线结构移位的半侧巨脑畸形病例。解剖核心结构从侧脑室上方的旁正中额中央窗进入，以暴露所有重要的脑室标志，并从侧脑室内进行完全的半球离断，其优点是血管暴露最小。离断的主要部分是通过斜入路胼胝体切开术，在室间孔水平切断海马传出神经，通过去顶颞角进行外侧丘脑分离，以及从直回后部到颞角尖端的额叶分离。在我们的系列研究中，平均随访 6.8 年，总体癫痫无发作率为 79%。大脑半球离断术最重要的并发症是脑积水，发生率为 20%。

关键词

经矢状窦旁垂直入路半球离断术，脑畸形，半球离断

一般来说，大脑半球离断术的适应证，与解剖性或 Rasmussen 功能性半球离断术的适应证是一样的，即源于一侧大脑半球内广泛或多病灶区域的药物难治性癫痫发作，无法通过离断范围小于大脑半脑离断术（如多脑叶切除或离断）充分控制癫痫发作。在大多数病例中，MRI 显示潜在单侧半球或次半球病变，可以是获得性、发育性或进行性病变。

对手术资格的评估不应取决于每个癫痫手术中心所采用的首选手术方式，而应遵循既定的纳入标准，如影像学显示药物难治性癫痫的单侧特征及其与病理的相关性，确认对侧大脑半球功能完好，对已经存在的神经功能缺陷进行评估，考虑运动或语言功能恶化的可能来权衡该手术的优势。

由于治疗癫痫的半球手术需要高水平的手术技巧和丰富的经验，大多数神经外科医生多年来掌握了他们首选的半球切除术 / 半球离断术，对所有患者应用相同的术式，而不考虑潜在的病理类型。此外，几篇关于不同类型大脑半球切除术或大脑半球离断术治疗癫痫的文章，并未发现它们在癫痫发作效果方面有显著差异[1-3]。

一、历史背景

Theodore Rasmussen 是第一个在癫痫的半球手术中引入离断概念的人[4]。在完成颞叶切除术和整个 Rolandic 区周围皮质切除术后，暴露胼胝体全部和岛叶，他对胼胝体压部正后方、胼胝体膝部前方和颞叶下方的半球前后部分的纤维进行了完全切断。

Rasmussen 称之为改良性功能性大脑半球切除术，证明可以降低解剖性大脑半球切除术的并发症发生率，尤其是作为晚期并发症的浅表脑含铁

血黄素沉着症[5]，还降低了术中出血量，同时获得了相同的癫痫无发作效果，在接下来的 20 年中，其他离断手术不断发展。他们都有相同的目的：通过离断术进一步减少切除脑组织的范围，同时在癫痫控制方面获得相同的结果，进而降低围术期的发病率[1]。

Olivier Delalande 于 1992 年首次报道了垂直方向的大脑半球离断术，并创造了半球离断术这个术语[6]。这种经矢状窦旁垂直入路半球离断术（vertical parasagittal hemispherotomy，VPH）的局限入路是从侧脑室上方的旁正中额中心窗，以暴露所有重要的脑室标志，并从侧脑室内进行完全的半球离断，其优点是血管暴露最少[7,8]。

几乎同时，Jean-Guy Villemure 提出了经外侧裂岛叶周围半球离断术，这似乎是 Rasmussen 功能性半球离断术的改良结果，并在解剖学上相关[9,10]。Johannes Schramm 随后发表了经外侧裂半球离断术，类似于 Villemure 的侧脑室入路，以进一步减少组织切除量[11]。

在本章中，我们介绍 Delalande 的 VPH，这是由他和随后的两个作者（G. D. 及 S.F.-S.）在我们的机构里治疗了将近 300 名患者，其中大部分是儿童。以及在过去 22 年的单中心队列中使用相同技术的手术结果。

二、垂直入路半球离断的手术技巧

患者全身麻醉，仰卧位，头部伸直，Mayfield 头架固定（图 59-1）。神经导航并非必不可少，但在过去十年中，我们更频繁地将其用于教学目的。此外，它还有助于确定半侧巨脑畸形患儿的解剖标志，因为脑组织肿大、中线结构移位和同侧脑室变形会导致识别该手术中的解剖关键标志困难。

（一）入路及中心旁切除术

在中线旁开 1.5~2cm 处行额顶头皮纵切口，旁正中骨窗 3.5cm×（5~6）cm，骨窗一般在冠状缝前方 1/3 和后方 2/3 处。然后在中央旁小叶水平行（2.5~3.0）cm×（4~5）cm 的矩形皮质切除，

但保留大脑内侧皮质，以减少离断主要桥静脉的必要性。

切除的皮质/皮质下组织将作为组织学检查的主要标本。一旦侧脑室的中央部分被打开，就暴露了脑室的解剖结构，室间孔在前面，侧脑室前房在后外侧。

（二）后路胼胝体切开术

大脑半球的离断始于胼胝体后部。从旁正中经脑室入路解剖胼胝体在解剖学上比通过纵裂更具挑战性。为了更好地识别扣带回下方的胼周动脉，显微镜必须略微倾斜 20°~30°（图 59-2）。

整个解剖过程用超声吸引器在尽可能小的吸力下进行，以充分切除组织，最大程度上避免血管损伤。双侧半球的单根胼周动脉发生率为 4%~12%[12]，在沿着胼胝体进行手术时要记住牢记，以减少对侧缺血的风险。与半球间入路胼胝体切开术一样，中线胼胝体切开可以暴露对侧脑室的透明隔和室管膜内膜。

胼胝体切开术向后切开压部。如果压部没有完全切开，直到暴露下面四叠体池上方的蛛网膜和后面的 Galen 静脉，半球切开术可能是不完整的。由于胼胝体的形状和厚度可能差异较大，在手术准备过程中通过研究 MRI，可更好地了解这一步的组织剥离程度。

（三）切断海马尾

然后显微镜再次垂直，从压部继续沿横向方向离断，穿过脑室底，直到脉络丛（脉络膜腱）附着。通过此方法，切断海马尾与海马体连合纤维，然后向前转，构成侧脑室内侧底的穹窿体。

（四）外侧丘脑离断

下一步，外侧丘脑离断，显微镜保持在严格的垂直方向。颞角将从脑室水平向前方打开，从而将颞角底部与脉络丛和海马体暴露在内侧（图 59-3）。这种切断将穿过壳核，并向前继续，直到到达颞角的尖端，从而在不暴露岛叶的情况下切断了颞干、前连合的所有纤维（图 59-4）和整个

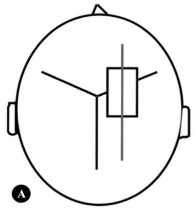

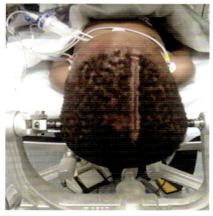

◀ 图 59-1 **A.** 方法，仰卧位（头部中立位）。**B** 和 **C.** 矢状旁冠周开颅 [3.5cm×（5～6）cm，距中线 1～2cm，冠状缝线前 1/3]。**B.** 中心旁切除，室管膜顶至中心旁皮质切除术 [（2.5～3.0）×（4～5）]。保留矢状旁皮层／回。我们交替使用双极和超声吸引器以减少失血，因为这个手术步骤可能会大量出血（在 HME 和 SW）。**D** 和 **E.** 解剖标本和 MRI：术后 3 个月 T₁ 序列冠状图显示皮质／皮质下入路进入侧脑室，胼胝体切开术，外侧丘脑切断至颞角。1.3cm × 5cm 皮质切除；2. 维持旁矢状皮质；3. 中线；4. 白质；5. 室管膜

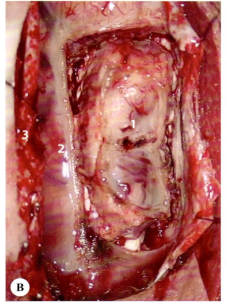

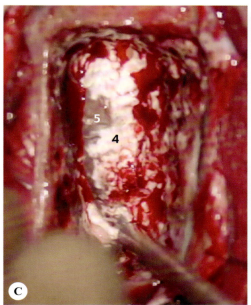

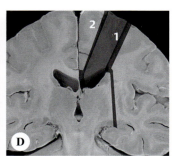

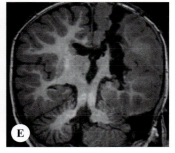

岛叶皮质。进而切除海马体头部上内侧的杏仁核。

　　将脑棉放在丘脑离断线的最前部，因为在半球离断术的最后一步，额叶离断时，我们将回到这一点，以完成半球离断的"圆"。

（五）胼胝体前部切开术

　　接下来，再次从起始点开始进行胼胝体切开术，但这次是朝向膝部和体部，显微镜略微倾斜。在直视下沿胼周动脉，在中线上完全切开胼胝体，避免偏离至对侧。神经导航也可以用来确认中线，特别是一旦到达膝部。在这一步中，手术台升高，以更水平地显示弯曲的胼胝体动脉和胼胝体膝部（图 59-5）。

　　胼胝体前部完全切开后，切除胼胝体下皮质

和直回最后部，暴露对侧额叶皮质内侧，露出保留在软脑膜下的大脑前动脉（A1）和视交叉。人们应该充分意识到与下丘脑毗邻，因此要始终保持在 Monro 孔和前连合线的前面，以避免下丘脑的任何损伤。半球切除／离断后激素紊乱的报告是非常罕见的，在半球切除或半球离断术中没有任何特定的技术动作。虽然术后 MRI 显示不明显，但我们认为至少有一少部分患者（3%）发生短暂或永久性下丘脑调节失调可能是由于 VPH 这一步中下丘脑前部的机械性或血管性损伤。

（六）额叶离断

　　在 VPH 的最后一步，所有从额叶皮质投射出来的纤维束都将被切断。从切除直回后，沿着位

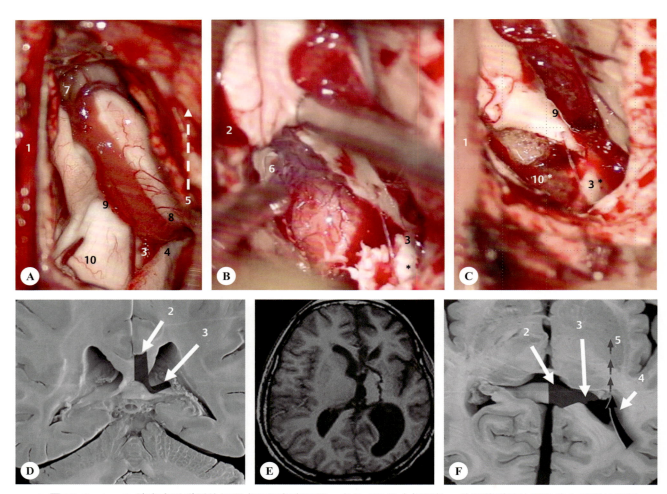

▲ 图 59-2　A～C. 脑室内后胼胝体切开术和阻断海马尾。它从 CC 的中间开始，并沿着胼胝体周动脉向后延伸至压部。1. 中线；2. 胼胝体后部；3. 海马尾部被室管膜覆盖（星号，B 和 C 中已经切断）；4. 颞角孔和脉络丛；5. 下一步操作路径，外侧丘脑离断（虚线）；6. 第三脑室上方蛛网膜；7. 莫氏孔；8.Pulvinar；9. 脉络膜丛插入（脉络裂）；10. 脑室体底部。D 至 F. 解剖标本和 MRI：术后有 3 个 T_1 轴位扫描显示离断线

于颞角顶端的前丘脑断开前点的直线横向进行离断。在这最后一步中，我们将穿过额角和尾状核的头部。接下来通过软脑膜下切除术，保留完整的软脑膜而暴露大脑中动脉的第一段。在整个手术过程中，可以看到只有少数动脉出血，应该用双极电凝止血。小的实质出血也可以看到，并且可以通过使用被小棉片覆盖的止血剂（Surgicel）来控制。额叶离断沿大脑中动脉向外侧裂离断（图 59-4）。

一旦到达颞角顶端的外侧丘脑离断线最前面部位，整个半球离断术就完成了。我们通常用大量生理盐水冲洗所有离断的离断缘和整个侧脑室，以冲洗血凝块，从而减少以后做分流手术。只有出血高于平均水平的儿童才需要进行脑室外引流

术。然而，在半脑畸形手术患儿中，因术中出血倾向通常较高，我们常规使用脑室外引流术，因为术后第一天可能由于术后水肿引起的颅内压升高可以通过适当的脑室引流得到更好的处理[13]。

三、并发症

半球切开术最重要的并发症是脑积水，发生在 20% 的患者中（294 例中有 60 例），对于不断增长的硬膜下积液患者，将需要 VP 分流或硬膜下 - 腹腔分流。在我们中心的三个病例中，内镜脑室 - 脑池造瘘术能够解决 CSF 循环障碍。分流率因病理变化而异，几乎每 4 例患者中就有 1 例发生在皮质发育畸形组（图 59-6）。

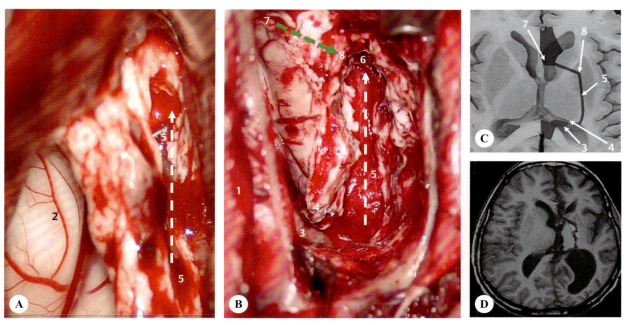

▲ 图 59-3　A 和 B. 外侧丘脑断开：从心室心房开始，剥离开始于丘脑枕侧，通过打开颞角朝前方向进行。当它的内侧部分位于周围池直到它的外侧端，脉络膜沟时，它就完成了。在中矢状和严格垂直方向上的显微镜。1. 中线；2. 侧脑室底；3. 心房白质 / 穹窿层不连通；4. 后丘脑 / 枕核；5. 外侧丘脑断连（白色虚线），露出颞角的全长；6. 颞角前端，即最后一步中额叶断开点的终点（7 至 8 绿色虚线）。C 和 D. 解剖标本和 MRI：术后 3 个月 T₁ 轴位序列显示断连线

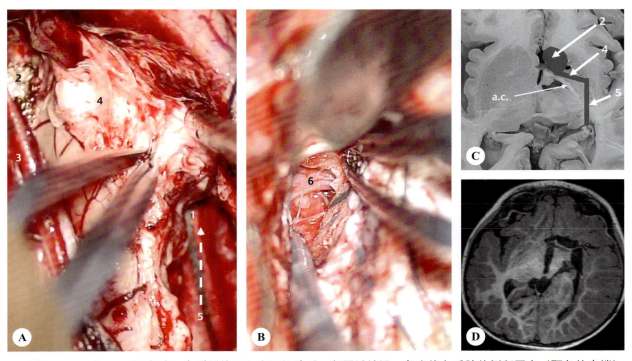

▲ 图 59-4　A 和 B. 正面断连。在胼胝体下和直回切除后，断开继续沿一条直线向丘脑外侧断开点（颞角的尖端）前进。这个前部的断开会穿过前部角和尾状核的头部。下图是大脑中动脉干的脑池。一旦到达颞角的顶端，半脑切开术就完成了。1. 颞角尖部（被棉状物覆盖）；2. 术中照片上切除腹直回的点，用外科覆盖；3. 中线；4. 穿过尾状核；5. 先前完成的外侧丘脑断连（白色虚线）；6. 逐步揭露大脑中动脉。交流，前连合，在外侧丘脑断开时 VPH 中断。C 和 D. 解剖标本和 MRI：术后 3 个月 T₁ 轴向序列显示断续线

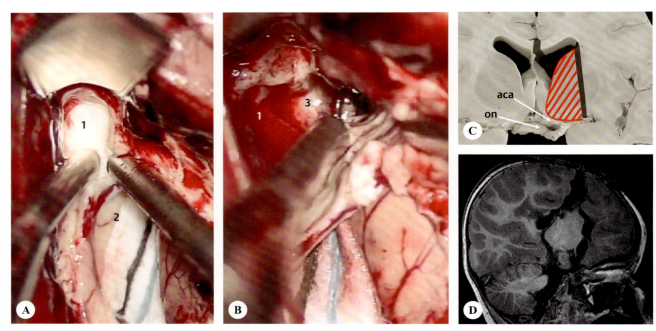

▲ 图 59–5　A 和 B. 胼胝体前部切开术和直肌扣带 / 回断开。从图 59–2 的起点开始，前胼胝体切开术沿着胼胝体周动脉向膝和吻部进行，以避免向对侧偏移。胼胝体周动脉的膝部显示了前面的边界，从这里我们继续向腹侧向胼胝体下皮质到直回，暴露在 A1 下方和视神经（上）。靠近下丘脑的位置应始终牢记于内侧后边界，即永远不要越过 Monro 水平的后方。1. 胼胝体切开术前（左）和切开术后（右）CC 的膝 / 嘴；2.Monro 孔水平；3. 将最后残余的扣带 / 直回切除，以到达颅底近中 / 腹侧。红线面（C）：近额基点与丘脑外侧断连前部的断连图。C 和 D. 解剖标本和 MRI：术后 3 个月 T$_1$ 矢状位序列显示断续线

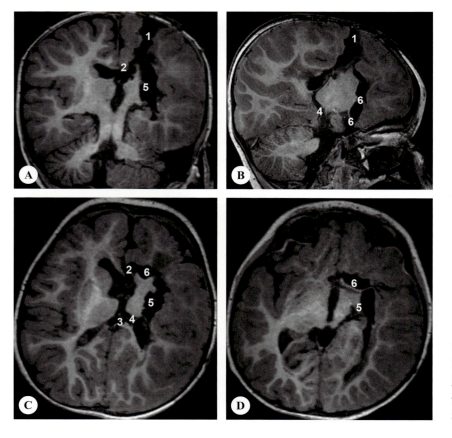

◀ 图 59–6　术后 3 个月 MRI

1. 额中央皮质切除术；2. 前胼胝体切开术；3. 后路胼胝体切开术；4. 海马尾部断开；5. 外侧丘脑断开；6. 正面断路

需要治疗的脑积水或进行性硬膜下积液主要见于四个亚组。

(1) Rasmussen 脑炎：9/60=15%。

(2) 婴幼儿偏瘫：11/64=17%。

(3) Stuge-Weber 病：7/33=21%。

(4) 皮质发育畸形（包括半脑 – 半脑畸形）：33/135=24%。

其他并发症包括以下内容。

(1) 手术相关死亡，术后<1 个月：5/1.7%。由于无法控制的糖尿病尿失禁和脑水肿（1），脑膜炎（1，国外），过敏性休克（1），潜在的线粒体病伴连续多器官衰竭（1），夜间呼吸骤停（1）。

(2) 感染（脑室炎 / 脑膜炎，其他）：28/10%。值得注意的是，所有病例的 CSF 培养均为阴性。

(3) 静脉窦血栓形成：3 例。均累及横窦：1 例同侧，2 例半球切开术对侧，2 例于术后第 3 天确诊，1 例于术后第 19 天确诊。

(4) 持续性下丘脑调节异常：8/3%。手术时中位年龄 4.4 年（2 个月至 36 年）。皮质发育畸形和

Sturge-Weber 病儿童的手术年龄比 Rasmussen 脑炎或婴儿偏瘫的手术年龄更小。

结果

到 2016 年，罗斯柴尔德基金会医院的三名神经外科医生在我们的机构做了 294 例 VPH 手术，他们使用的技术与本章中描述的相同。图 59-7 显示了患者的特征和不同病因的百分比。

关于癫痫发作的结局，平均随访 6.8 年后，全球癫痫无发作率为 79%（图 59-7B）。根据主要病因，Sturge-Weber 病和 Rasmussen 脑炎患者的癫痫预后优于围生期缺血或皮质发育畸形患者。

四、离断不彻底

当大脑半球离断被认为是完全时，持续的癫痫发作可能来自病变半球的皮质下，也可能来自对侧独立的致痫灶，或者是由于多年频繁癫痫发作后继发的癫痫发作，或者是由于对侧病理所致。半球离断不彻底可能是癫痫持续发作或复发的

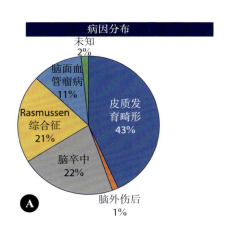

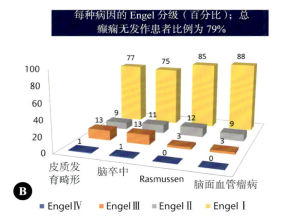

流行病学及并发症			
所有患者	294	分流术率（脑室腹腔分流术）	20%
女性 / 男性	43%/57%	脑室脑池造口术	1%
手术年龄	4.4y(0.2-36.8)	手术相关死亡率	1.7%
右 / 左侧	45/55%	脑室炎，脑膜炎	10%
术前行 SEEG 检查	1.4%	静脉窦血栓形成	1%
曾行其他术式手术	9.6%	持续下丘脑功能失调	3%
平均随访时间	6.8 years	因不完全离断再次手术率	1.7%

Ⓒ 皮质发育畸形和脑面血管瘤病患者普遍年龄较小，术后行分流术比率较高。

◀ 图 59-7　A. 流行病学；B. 结果；C. 并发症

另一原因。

在我们自己的患者中，我们怀疑 5 例儿童（1.7%）VPH 离断不彻底，术后还有癫痫发作，我们决定再手术。其中 4 例潜在的病理为 MCD，1 例为围产期缺血。半球切除术的年龄分别为 9 个月，2 岁，5 岁，5 岁和 15 岁。

在 3 例患者中，胼胝体切开术不完全：2 例在压部，1 例在膝部。一例婴儿偏瘫患者，靠近中线的额底皮质没有完全离断，这与 Mittal 等[14] 报道的一个病例相似，尽管患者的潜在病理是皮质发育不良。在我们的第一个患者中，潜在的不完全离断的解剖位置没有很好的记录。再次手术后，2 例患者无癫痫发作（包括 1 例小儿偏瘫），3 例好转（从 Engel Ⅲ 级到 Engel Ⅱ 级）。2 例患者没有改善；其中一例，术中未发现可解释其不良预后的持续连接纤维。

鉴于我们的 5 名患者中有 3 人在第二次手术后取得了令人鼓舞的结果，我们认为第二次手术不应该像其他作者[15]。建议的那样包括更彻底的解剖性大脑半球离断术，而是应该通过关注 MRI 怀疑的区域，进行了额外的纤维追踪，来追踪前半球断开的路径。对于疑似胼胝体不完全切开术的患者，我们宁可采用中线半球间入路胼胝体，而不是通过最初的矢状旁入路再次介入。

对于半脑切开术后持续发作的患者，头皮 EEG 在怀疑离断不完全时也可能有用。它大致表明癫痫从离断侧向对侧大脑半球传播，从而确认剩余的连接纤维在离断更前方或后方。

结论

VPH 是一种优美的、解剖学上直观的技术，可以应用于半球药物难治性癫痫的所有病因，包括具有强烈过度生长和中线结构移位的半脑畸形。可以立即进入侧脑室的中央部分这一解剖核心结构，并从 Monro 孔暴露到脑室体部。切断连接的主要部分是通过斜入路切断胼胝体，在脑室水平切断海马传出信号，通过切除颞角的顶盖切断丘脑外侧连接，以及从直回到颞角尖端的额叶离断。

用超声吸引器从脑室内部向外和皮质下进行整个半球离断，可以很容易避免损伤颅底、侧裂和岛叶上方所有主要血管。在术后 CT 和 MRI 上，可以在三个平面上清楚地识别半球离断线（图 59-6、图 59-8）。在我们看来，这种从上而下的解剖性脑室入路也有助于在小儿癫痫发作和怀疑半球不完全离断的第二次检查手术中的定位。

我们人群癫痫发作结局的结果与最近的文献相当（全球长期癫痫无发作率为 79%）。Rasmussen 脑炎和 Sturge-weber 病的预后优于皮质发育畸形或婴儿偏瘫患者。在我们的 VPH 系列中，总分流率为 20%，与其他系列和其他半球技术中发表的分流率一致[16]。

致谢

我们感谢 P. Mercier，O. Delalande 和 C. Bulteau 为我们提供了解剖性的大脑模板，我们将其修改并整合到图中。

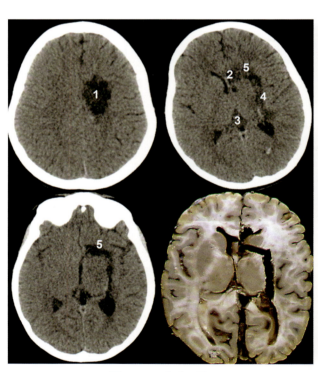

▲ 图 59-8 术后 3 天 CT

1. 额中央皮质切除术；2. 前皮质切除术；3. 后路胼胝体切开术及海马 / 穹窿断连；4. 外侧丘脑断开；5. 额骨断连。右下：解剖标本，水平面显示垂直半矢状旁切面半球切面部分线

参考文献

[1] Cook SW, Nguyen ST, Hu B, et al. Cerebral hemispherectomy in pediatric patients with epilepsy: comparison of three techniques by pathological substrate in 115 patients. J Neurosurg 2004;100(2, Suppl Pediatrics):125–141

[2] Griessenauer CJ, Salam S, Hendrix P, et al. Hemispherectomy for treatment of refractory epilepsy in the pediatric age group: a systematic review. J Neurosurg Pediatr 2015; 15(1):34–44

[3] Holthausen H, May TW, Adams CTB, et al. Seizures post hemispherectomy. In: Tuxhorn I, Holthausen H, Boenigk H, eds. Paediatric Epilepsy Syndromes and Their Surgical Treatment. London: 1997:749–773

[4] Rasmussen T. Hemispherectomy for seizures revisited. Can J Neurol Sci 1983;10(2):71–78

[5] Oppenheimer DR, Griffith HB. Persistent intracranial bleeding as a complication of hemispherectomy. J Neurol Neurosurg Psychiatry 1966;29(3):229–240

[6] Delalande O, Pinard JM, Basdevant C, et al. Hemispherotomy: a new procedure for central disconnection. Epilepsia 1992;33 (Suppl 3):99–100

[7] Villemure JG, Vernet O, Delalande O: Hemispheric disconnection: Callosotomy and hemispherotomy; in Cohaden F (ed): Advances and Technical Standards in Neurosurgery. Wien, Springer, 2000, vol 26, pp 25–78

[8] Delalande O, Bulteau C, Dellatolas G, et al. Vertical parasagittal hemispherotomy: surgical procedures and clinical long-term outcomes in a population of 83 children. Neurosurgery 2007;60(2, Suppl 1):ONS19–ONS32, discussion ONS32

[9] Villemure JG, Mascott C. Hemispherotomy: the peri-insular approach: technical aspects. Epilepsia 1993;34(Suppl 6):48

[10] Villemure JG, Mascott CR. Peri-insular hemispherotomy: surgical principles and anatomy. Neurosurgery 1995;37(5):975–981

[11] Schramm J, Kral T, Clusmann H. Transsylvian keyhole functional hemispherectomy. Neurosurgery 2001;49(4):891–900, discussion 900–901

[12] Kakou M, Velut S, Destrieux C. Arterial and venous vascularization of the corpus callosum [in French]. Neurochirurgie 1998;44(1, Suppl):31–37

[13] Di Rocco C, Battaglia D, Pietrini D, Piastra M, Massimi L. Hemimegalencephaly: clinical implications and surgical treatment. Childs Nerv Syst 2006;22(8):852–866

[14] Mittal S, Farmer JP, Rosenblatt B, Andermann F, Montes JL, Villemure JG. Intractable epilepsy after a functional hemispherectomy: important lessons from an unusual case. Case report. J Neurosurg 2001;94(3):510–514

[15] Vadera S, Moosa AN, Jehi L, et al. Reoperative hemispherectomy for intractable epilepsy: a report of 36 patients. Neurosurgery 2012;71(2):388–392, discussion 392–393

[16] Lew SM, Matthews AE, Hartman AL, Haranhalli N; Post-Hemispherectomy Hydrocephalus Workgroup. Posthemispherectomy hydrocephalus: results of a comprehensive, multiinstitutional review. Epilepsia 2013;54(2):383–389

第 60 章　环岛叶大脑半球离断术
Peri-insular Hemispherotomy

Robert J. Bollo　Nicholas M. Wetjen　著

郭　强　译　　李　霖　校

摘　要

大脑半球切除术，广义上定义为大脑半球的切除或离断。当致痫灶广泛累及一侧大脑半球时，它是一种有效的治疗此类药物难治性癫痫的外科方法。功能性大脑半球切除术或功能性大脑半球离断术是一种通过离断神经纤维束来实现大脑半球功能性断开的外科技术，它可以尽量减少皮质切除。本章着重介绍环岛叶大脑半球离断术。它是通过一个环岛叶的小切口来实现半球的纤维束离断。该手术的优点包括手术时间短和出血量少，能够更好地保留离断半球的原有解剖结构，同时还可减少术后并发症。

关键词

大脑半球切除术，功能性大脑半球离断术，耐药性癫痫

大脑半球切除术，广义上定义为大脑半球的切除或离断。当致痫灶广泛累及一侧大脑半球时，它是一种有效的治疗此类药物难治性癫痫的外科方法。Dandy[1] 和 L'hermitte[2] 最初在 20 世纪 20 年代末设想采用大脑半球切除术来治疗恶性脑肿瘤，1938 年加拿大的 McKenzie[3] 首次将该手术应用于癫痫的治疗。1950 年，Krynauw[4] 通过对 12 例经大脑半球切除术治疗的婴儿偏瘫患者的研究，证实其对控制癫痫发作有效。解剖性大脑半球切除术需切除受损的大脑半球，导致术后残留由脑脊液填充的巨大空腔。据报道，在接受该手术的患者中，有多达 33% 的患者脑内可发现由于蛛网膜下腔反复大量出血而形成的脑表含铁血黄素沉积症（superficial cerebral hemosiderosis，SCH）[5-7]。

为了预防 SCH，Rasmussen[8] 在 20 世纪 70 年代引入了功能性大脑半球切除术以达到离断大脑半球的目的。在这个手术中，额极和枕极被保留下来，但功能上与大脑的其他部分断开。通过颞叶切除术、胼胝体全段切开术和岛叶皮质切除术来离断它们和中央区的联系，并切除中央区皮质。功能性大脑半球切除术的治疗效果和解剖性大脑半球切除术是相似的，但由于大部分脑组织是完好无损的，只留下一个较小的空腔，从而减少了 SCH 的发生。大脑半球切除术的其他改良方式是为了减少远期含铁血黄素沉积的发生，包括通过将凸面的硬脑膜与前颅中窝底和小脑幕相缝合从而缩小硬膜下腔[9]、用肌肉封堵室间孔[10]；术后施行硬膜下引流和脑室腹腔分流术[11] 或行半侧大脑皮质切除术[12, 13]。

最近，改良性功能性半球离断术要求切除的脑皮质更小，通过离断神经纤维束来实现患侧半球的功能性断开[14-16]。这个技术之所以被称为环岛叶半球离断术，是因为神经纤维束的离断是通

过一个环绕岛叶的方式来实现的。这个手术的优点包括手术时间短，术中出血量少，从而更好地保护了手术侧半球的脑组织，减少了术后并发症。虽然其他形式的功能性脑半球切除术和各种半球切开术在本卷的其他章节中有描述，但本章的重点是环岛叶大脑半球离断术。

一、术前评估

大脑半球切除术（包括环岛叶大脑半球离断术）的手术指征主要是引起药物难治性癫痫的一侧半球性病变[17]。最常见的大脑半球综合征包括婴儿偏侧惊厥 – 偏瘫综合征、Sturge-Weber 综合征、Rasmussen 脑炎、血管损伤或颅脑创伤引起的脑半球萎缩、多脑叶皮质发育不良和半侧巨脑畸形。这些疾病在大多数情况下会导致大脑半球综合征，其特征是偏瘫和偏盲。所有患者都接受详细的无创术前评估，包括通过长程脑电监测记录癫痫发作、神经心理学测验和 MRI 结构成像以确认癫痫发作起源于病变半球。

二、手术流程

环岛叶大脑半球离断术最早由 Villemure 和 Mascott[16] 在 1995 年提出，之后很少有修改[18, 19]。手术在气管插管全麻下进行，患者取仰卧位，头转向一侧以便手术侧半球朝上。头部固定在头架上，也可以横向放置在马蹄形头架上。改良的问号或 U 形头皮切口可以提供有效的手术暴露。切口向下达颧骨根，向上达颞肌的上方。骨瓣的设计应使其前端到达冠状线，上端位于颞上线，后端刚好位于胼胝体压后部，下端达颅中窝底。考虑个体解剖差异、脑萎缩和脑组织漂移等情况，基于无框架磁共振定向技术在设计颅骨骨瓣时非常有用。铣开骨瓣后，剪开硬脑膜，暴露下面的额盖、顶盖和颞盖。

环岛叶大脑半球离断术目的是断开致痫半球与中枢神经系统其他部分的神经纤维联系。手术操作主要在脑室内进行。进入脑室主要有两个皮质通路：岛叶上入路（岛上入路）和岛叶下入路（岛下入路）（图 60-1）。

岛叶上入路从额下回开始到顶叶，需要在侧裂上切除脑皮质。切除范围从额盖延伸到顶盖，暴露上岛叶和上环岛沟。从上环岛沟上方的白质进入，直至侧脑室。随后从侧脑室前角到后角打开侧脑室。沿此入路进入脑室会离断放射冠和内

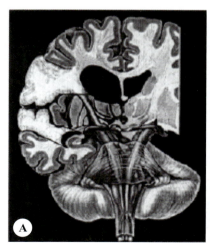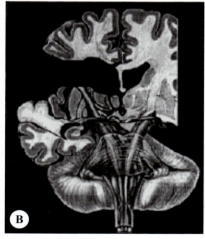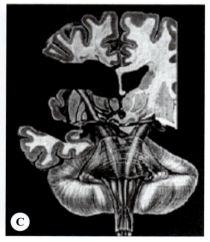

▲ 图 60-1　脑室扩大的患者进行半球离断术具有技术优势

A. 切除额顶盖皮质可以暴露岛叶上部。B. 从岛叶上方的白质离断进入，直到脑室系统。在此过程中，放射冠白质纤维被离断。手术的这一部分操作流程被称为岛叶上入路。通过该操作可以进入侧脑室体部，并能从脑室内进行胼胝体全段切开。切除颞盖皮质可以暴露岛叶皮质的下部。C. 从岛叶下部进入侧脑室颞角需要切开颞干。这个手术操作流程被称为 "岛叶下入路"（转载自 Nieuwenhuys R，Voogd J，van Huijzen C：The Human Central Nervous System. 3rd ed. Berlin：Springer-Verlag；1988.）

囊的上行和下行纤维。岛叶下入路需要切除颞上回皮质，直至颞盖，暴露下岛叶和下环岛沟。然后进入侧脑室颞角。一旦进入颞角并打开，就可以看到海马、杏仁核和脉络膜裂等解剖结构。两个入路的操作顺序由外科医生决定。一般来说，在保持侧脑室解剖结构可视的情况下，从岛叶的后下方的岛盖到颞盖切除皮质更容易。

（一）岛叶上入路

剪开硬脑膜，电凝额盖和顶盖的软脑膜，沿额下回在距侧裂上约 5mm 处切开脑皮质。显微镜下在软膜下吸除岛盖皮质，直至暴露岛叶皮质和上环岛沟（图 60-2）。通过上环岛沟上方的放射冠进入侧脑室体部。神经导航对于侧脑室小的患者是有帮助的，例如半脑巨脑回畸形患者。当侧脑室较大时，例如缺血性脑半球，脑室通常很容易被识别（图 60-2B）。一旦进入脑室，侧裂上入路从前完全离断上环岛沟到侧脑室三角部。通过在室间孔处放置一块棉片来防止血液进入脑室系统的其余部分是很重要的。侧脑室沿其前后轴打开后，可见透明隔。

（二）胼胝体切开术

侧脑室内透明隔清晰可见是胼胝体切开术的必要条件。术中超声或立体定向导航可用于识别胼胝体上方的大脑前动脉或大脑镰，有助于明确胼胝体切开术的路径。在透明隔与脑室顶部的交界处开一个 2mm 宽的小切口，切口平行于矢状面冠状切开，便于在软脑膜下识别半球间裂和胼胝体顶部。该操作常在侧脑室前部进行，因为这里的胼周动脉较大，操作刚好在半球间裂的胼胝体上方。有时，为了使脑半球间裂暴露，可能需要对扣带回下部进行软膜下吸除。一旦辨认清楚胼胝体及旁边软膜下的胼周动脉，就从前向后方吸除侧脑室顶的室管膜，扩大半球间裂和胼胝体背部软膜下暴露。确认大脑前动脉和前交通动脉后，我们可以看到胼周动脉起始于胼胝体膝部，沿胼胝体体部走行。

在胼胝体的后 1/3 处，胼周动脉在扣带沟缘

支上方演变为楔前动脉。此时，外科医生必须以胼胝体的背部为标志，继续软膜下离断半脑间裂。胼胝体离断向后延伸至胼胝体压部，直到在其下方发现盖伦静脉。这样就完成了胼胝体纤维束在矢状面的断开（图 60-2C 和图 60-3）。重要的是不要进入垂直于中矢状面的胼胝体，因为这可能导致无意中进入对侧半球。

胼胝体切开术完成后开始离断额叶水平纤维。注意力从侧脑室内部转移到蝶骨嵴前方约 1cm 处的额下回。额叶被离断，并在冠状面上沿眶额皮质水平进行离断（图 60-3）。离断向内跨过嗅束，穿过直回到达半球间裂。一旦实现了这一点，通过侧脑室额角和额叶基底段及半球间裂的皮质的离断，额叶内侧面的离断和侧脑室内胼胝体切开术在胼胝体膝部相连续了。这就形成了一个从额下回穿过眶额叶皮质到半球间裂的分离平面，胼

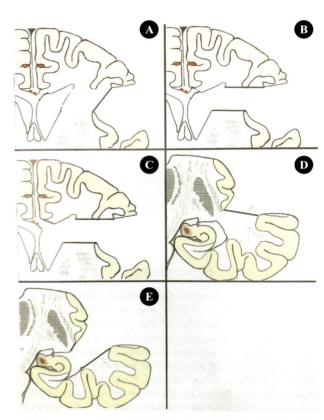

▲ 图 60-2 A. 侧裂上岛盖切除（冠状面）；B. 侧裂上放射冠离断（冠状面）；C. 侧裂上矢状窦旁胼胝体切开（冠状面）；D. 侧裂下颞盖切除（冠状面）；E. 侧裂下离断颞干（冠状面）（转载已得到 Villemure 和 Danie 的许可）

胼胝体从膝部到压部连续离断。通过对胼胝体下部、额眶回和直回的额叶基底皮质切除术，离断了额眶回尾部和额基底皮质的上升和下降支（它们是通过前豆状核相连的），离断了额眶回皮质和岛叶之间的纤维连接，以及与颞叶相连的纤维 – 钩束。

（三）岛叶下入路

经过岛叶上入路完成胼胝体切开和离断额叶纤维束后，注意力需要开始集中在岛叶下入路。在侧裂下约 5mm 处电凝颞上回水平的硬脑膜。岛叶下入路常从岛叶后部的颞上回开始。完成岛叶上入路手术后，侧脑室后部（胼胝体压部水平）是打开的。在岛叶后部及后环岛沟与颞上回皮质之间离断进入侧脑室（图 60-2D 和图 60-3）。在可行的情况下，应特别注意保留大脑中动脉分支和大静脉引流血管，以防止术后梗死和脑水肿。这个开口可以从侧脑室额角到颞角连续看到室管膜和侧脉络膜丛。从侧脑室三角区开始从后到前切除颞上回皮质，通过沿着岛叶后部及下环岛沟

离断皮质及皮质下纤维束进入到侧脑室颞角。侧脑室颞角一旦暴露，就可以很容易地看到杏仁核和海马。

从侧脑室颞角开始的脉络膜裂和完全胼胝体切开术后的胼胝体压部水平的后部范围允许切除侧脑室内侧壁的白质和室管膜（图 60-4）。这个切口离断了顶枕叶的纤维连接，包括上纵束的短和长弓状纤维、扣带束、海马伞的纤维（图 60-3）。在下方从胼胝体压部到脉络膜裂切除侧脑室内侧的白质，透过蛛网膜可以看到基底静脉和 Galen 静脉。

完全离断顶枕叶纤维束后，可以在颞角的脉络裂前部看到海马头的前部和杏仁核（图 60-2 E）。杏仁核的切除范围是从颞角的脉络点到大脑中动脉的 M2 分支以外的软膜下吸除。向后切除到海马，包括海马尾部的穹窿伞。完成岛叶下入路和从侧脑室三角部到颞角打开脑室后，内囊豆状核的下部和后部也被切除。切除杏仁核和海马前部可以离断上杏仁核和纹状体之间的纤维联系 – 前联合的后肢，可以离断杏仁核和基底节区的神经纤维联系。海马投射到海马旁回和其他内嗅区皮质的神经纤维联系可以通过岛叶下入路和切除海马伞所离断。

岛叶皮质与基底神经节、丘脑、下丘脑和脑干之间的纤维联系可以通过吸除岛叶皮质被断开（图 60-5）。手术结束时，需要再次软膜下确认离

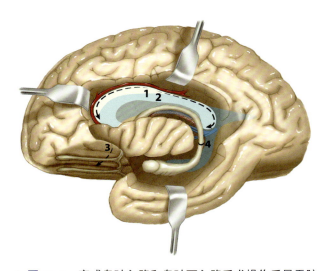

▲ 图 60-3　完成岛叶入路和岛叶下入路手术操作后暴露脑室系统和胼胝体及离断穹窿和额叶基底部的示意图。箭 1 和箭 2 所指都为胼胝体。箭 1 所指为侧脑室额角的前端，胼胝体离断开始需要在半球间裂的软膜下确认胼周动脉。胼周动脉从胼胝体膝部延伸到胼胝体压部。箭 2 所指为胼胝体的后背部，紧邻大脑大静脉。箭 3 显示了沿着额眶回皮质进行额叶基底离断的轨迹：外侧面从额下回向内延伸到大脑间裂。在侧脑室三角部，岛叶上窗通过后环岛沟进入岛叶下窗，从而打开颞角。标记线 4 为在脉络裂外侧离断穹窿及其与胼胝体压部相连的部分

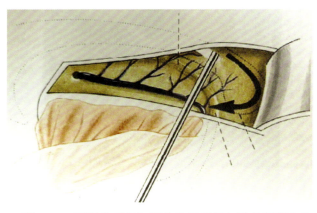

▲ 图 60-4　胼胝体后部切开和海马后部切除的侧裂上外侧面观
转载已得到 Villemure 和 Danie 的许可

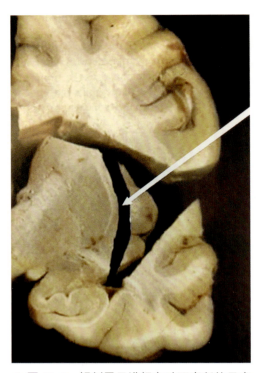

▲ 图 60-5　解剖展示进行岛叶下离断的示意
（箭为离断路径）

转载已得到 Villemure 和 Danie 的许可

断的范围：从额叶底部的颅前窝底和蝶骨平台，跨过视束，到达半球间裂；向上到岛叶的前部和基底节区，扩展到额叶内侧面的胼胝体体部；向后沿着胼胝体矢状面到达压部；向下沿侧脑室三角部达到颞角脉络裂。沿着离断痕迹在软膜下进行再次确认非常重要，因为这些离断的痕迹在术后的 MRI 很难显现。离断结束后，在侧脑室内放置一个外脑室外引流管，并通过头皮隧道排出残渣和血性脑脊液。

三、改良

Villemure 和 Mascott 在 1995 年对原来的手术流程进行了改良[16, 20-24]。大脑半球离断术的基本理念是通过各种技术离断颞叶内侧结构、内囊、胼胝体和额叶的水平联络纤维（图 60-6）。大脑半球离断术的基本流程如下。

(1) 离断内囊和半卵缘中心。

(2) 切除颞叶内侧结构。

(3) 经脑室离断胼胝体。

(4) 离断额叶的水平联络纤维。

Shimizu 和 Maehara 在 2000 年介绍了第一种改良术式 – 经岛盖大脑半球离断术[23]。在这种术式中岛叶上半部分的暴露主要是经侧裂入路。岛叶皮质所有的升支动脉都被电凝和切除。覆盖岛叶的额顶盖的切除，包括灰质及皮质下白质，主要通过岛叶上入路锁孔进行。这样可以在侧裂的上边缘产生一个非常大的空间。术腔的上缘平行于或稍高于胼胝体顶部水平。侧脑室体部可以通过这个术腔进入，这样也就离断了内囊和放射冠的神经联系纤维。打开侧脑室后向前可以延伸至额角外侧缘，向后延伸至三角区。

侧脑室三角区的岛盖切口可以向下延伸至侧脑室颞角。这个切口将下岛叶和颞干的纤维断开，可以看到海马体和杏仁核。海马体头部连同杏仁核一起被整块切除以便进行组织学检查。内侧杏仁核与基底神经节相邻[21]。然后完成从胼胝体膝部到压部的经侧脑室胼胝体全段切开术，并按照 Villemure 和 Mascott 所描述的相同方式横断额叶纤维[16]。

2003 年，Daniel 和 Villemure 发表了一篇关于半脑切开术相关的手术并发症的文章，书中同时描述了一些为了手术更安全而尝试的改良方法[26]。他们不再建议建立一个连续的岛周窗口，而是主张在岛叶周围使用多个进入侧脑室的窗口，以尽可能多地保留 MCA 分支和侧裂区静脉结构（图 60-7）。如果存在围侧裂区囊肿，他们同样建议可以通过囊肿进入侧脑室。这样，可以通过屏状核和外囊解剖性离断岛叶皮质而不是切除岛叶皮质。

Comair[27] 提出了经侧裂功能性大脑半球切除术作为 Yasargil[28] 教授经侧裂入路切除颞叶内侧结构手术入路的拓展。在这个入路中，剪开硬脑膜后，需要在手术显微镜下打开侧裂。该手术需要广泛暴露岛叶，作者描述了打开侧裂的岛前、岛叶和岛后段。一旦侧裂在大脑中动脉处打开，岛叶脑回和岛叶周围的环岛沟的边界就可以被识别出来。一旦打开侧裂和确认大脑中动脉主干，环岛沟的下缘可以被电凝和切除。然后切口沿平行

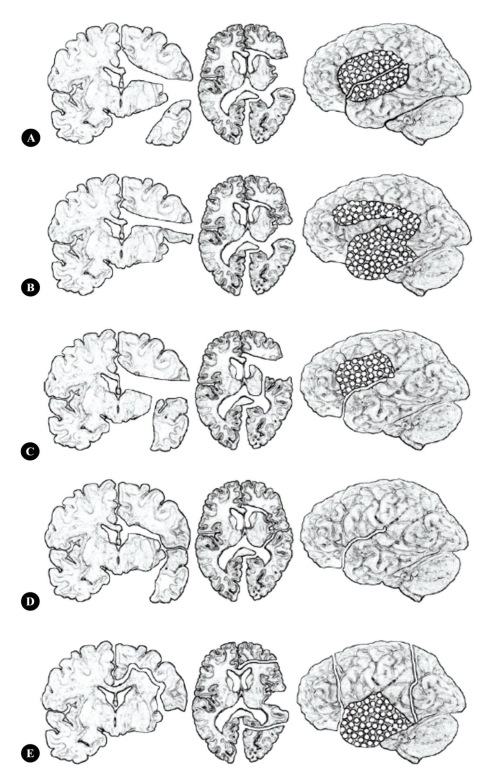

◀ 图 60-6　基于断开技术的脑半球切除术示意

图 60-6　基于断开技术的脑半球切除术示意
虚线区显示切除的皮质。组 2 - 亚组 C，侧方入路：A. Villemure 和 Mascott；B. Schramm 等；C. Shimizu 和 Maehara；D. Schramm 等；E. Kanev 等（经 De Almeida 等许可转载）

于脑岛的平面穿过颞干，穿过颞叶，进入侧脑室的颞角。使颞干从前到后整个离断，并完全暴露了后面的颞角进入三角区。通过打开颞角，可以切除内侧的杏仁核海马。在这个手术过程中，海马体被整块切除，而不是单纯向后横断穿窿。一旦完成杏仁核海马切除，下一步注意力就会转移到上环岛沟的中央区来。在中央区下方切除一个 3cm×3cm 的脑皮质区域，然后进入岛叶上方的侧

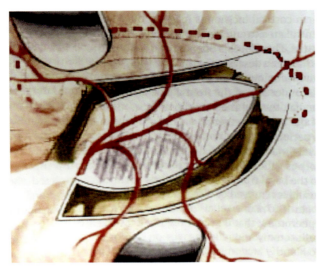

▲ 图 60-7　岛周离断的侧位示意图和岛叶皮质血管保护
转载已获 Villemure 和 Danie 许可

脑室进行胼胝体全段切开，这和其他围岛叶大脑半球切开术一样。胼胝体切开术完成后，以大脑前动脉 A1 段为标志，从外侧到内侧，朝向胼胝体下区，开始断开额叶。切口从脑室内进入额叶白质，断开连接后，也就在额叶基底区完成胼胝体前切开。一旦这部分完成，岛叶被切除或被软膜下吸除。

1997 年，Kanev 等 [25] 引入了一种不需要经脑室行胼胝体切开术的半球切开术，主要依赖术中超声来识别解剖标志。皮肤切口和开颅术与前面描述的相似。硬脑膜剪开后，超声被置入手术视野用来识别侧脑室。首先，超声探头放置在后颞上回后部以识别侧脑室三角部。这个区域也被视为颞叶切除的后界。颞叶切除先整块切除外侧颞叶，然后利用超声引导进入侧脑室颞角，暴露海马。颞叶内侧结构包括杏仁核、海马和钩回都被软膜下吸除。枕角通过超声识别，冠状切口标记颞叶切除术的后界是在冠状面向上延伸穿过枕角外侧的顶叶皮质到枕角后的半球间裂，穿过胼胝体的大钳和压后部以避免进入枕角。

超声探头再次用于识别侧脑室额角，在额叶外侧皮质再做一个从胼胝体前部到半球间裂的冠状切口，避开进入侧脑室额角。接下来，分离侧裂向上延伸的大脑中动脉远端分支，软膜下吸除大脑外侧皮质直到中线并确认胼胝体软膜。通过

这个横过外侧新皮质的冠状切口，从前部的额叶延伸到后部的枕叶，完成半球离断。

2001 年，Schramm 及其同事 [22] 报道了经侧裂锁孔功能性大脑半球切除术。手术流程和 Comair [27] 报道的经侧裂大骨瓣半球切除相似。一旦打开侧裂，并确定上环岛沟的整个前后和上下范围，离断通过勾勒出整个环岛沟进入侧脑室的投影来进行。在这个过程中，要特别注意保护大脑中动脉的大部分外围分支。颞角通过经皮质入路经下环岛沟的下支打开。通常会取颞叶组织病理检查，并进行杏仁核海马切除术，切除杏仁核的外侧核和钩回部分。进入侧脑室后部丘脑枕，暴露侧脑室三角区。经皮质离断进入脑室系统向前上延伸到额角，向后延伸至环岛沟的前上支。通常需要倾斜显微镜以暴露脑室系统的最后方和前部。需要在脑室内离断岛盖、基底节区和岛叶。这样就可以在软膜下吸除岛叶皮质。

Cook 及其同事 [29] 提出了"改良的外侧半球切开术"。该术式可以减少解剖性大脑半球切除术的术中失血量，降低功能性脑半球切除术的再手术率。该手术的基本操作是通过去除丘脑、基底神经节、尾状核和其他深部半球结构，从而在脑室周围形成一个工作空间（图 60-8）。作者提出在手术早期通过结扎侧裂中大脑中动脉的近心端，来防止过多的失血。他们认为切除深部半球结构可以减少在功能性脑半球切除术后复发性癫痫导致的再手术。

四、手术预后

大脑半球切除术对弥漫性半球病变引起的顽固性癫痫疗效良好。目前还没有临床随机对照试验来比较各种方法，大多数报告是对单个医疗机构或外科医生经验的回顾性分析。因此，它们会受到差异选择偏差和补偿性均衡的影响。癫痫发作控制的成功率通常较好，不同系列之间的效果相似 [13, 16, 18, 19, 23, 25, 29–41]。大多数作者报告他们的结果和病理情况。病理结果可能会影响手术的成功率 [12, 30, 41–44]。

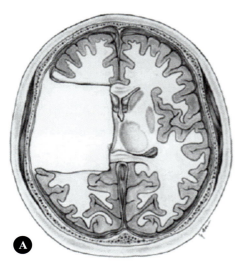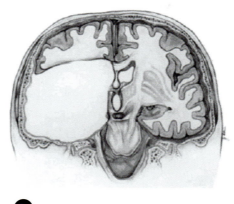

▲ 图 60-8　轴位图（A）和冠状线图（B）为改良大脑半球离断术需要离断的和切除的部分
经许可转载，摘自 Cook 等

在 Holthausen 等[12] 对脑半球切除术后癫痫发作结果的回顾中，癫痫控制的成功率在 Sturge-Weber 综合征患者组中最高（82.1%），其次是 infantile hemiplegia 综合征（77.3%），Rasmussen 脑炎（77.1%）、血管原因（76.1%）、其他原因（67.9%）和皮质发育不良（56.6%）。最近一项回顾性研究回顾了 115 例在克利夫兰诊所接受脑半球切除术的儿童患者的癫痫控制情况，平均随访 6 年，56% 的儿童无癫痫发作。但是该研究并没有注明采用何种大脑半球切除技术[45]。Lew 和他的同事们[41] 最近报道了一个单中心 50 例行改良的外侧半球切开术的研究。在该研究中，药物难治性癫痫最常见的原因是中风，92% 的患者获得了 Engel Ⅰ级[46]。皮质发育畸形是癫痫发作的第二大常见原因，有 83% 的患者无癫痫发作[46]。在一组 34 例接受环岛叶半球离断术的患者中，随访长达 9 年，90% 的患者达到 Engel Ⅰ级[18]。在患有继发于产前或围产期中风的婴儿偏瘫（93%）和 Rasmussen 脑炎（90%）的儿童中获得了最好的结果。因皮质迁移障碍（75%）或半侧巨脑畸形（67%）而接受手术的患者预后不佳。

主要儿童医院和不列颠哥伦比亚省儿童医院的联合研究中报道了 16 例弥漫性半球病变手术的结果[19]。5 例患者行半球脑皮质切除术，而其余患者行环岛叶半脑离断术。11 例接受环岛叶半球离断术的患者中有 8 例预后为Ⅰ级类，5 例接受半球脑皮质切除的患者中有 4 例预后为Ⅰ级类。癫痫发作的预后没有根据病理诊断结果进行划分，因为在整个系列中患者数量较少。在 Basheer 与同事在 2007 年发表的一篇随访文章中[32]，与第一项研究中的随访中位数 3 年相比，他们的中位随访年限为 6 年，79% 的患者继续完全控制癫痫发作，其中 90% 以上的患者不再服用抗癫痫药物。在其他 5 例患者中，4 例使用抗癫痫单药治疗，1 例 Rasmussen 脑炎患者使用两种抗癫痫药物治疗。5 例癫痫控制不佳的患者中有 4 例双侧 MRI 异常。术前对侧半球少量癫痫样放电的 14 例患者中，有 12 例无癫痫发作。

大多数已发表的关于环岛叶半球离断术结果的系列报道的作者讨论了癫痫的预后和术后并发症。最近，研究人员正在检查术后适应功能水平的结果，并报告了认知行为运动结果的各个方面。例如，Basheer 及其同事[32] 描述了通过评估运动技能、社交互动、沟通技能、个人生活技能和社区生活技能的量表来评估的适应功能水平。此外，认知功能测试由皮博迪图片词汇测试第三版（peabody picture vocabulary test—third edition, PPVT-Ⅲ）和贝尔视觉运动整合发展测试评估也被报道。适应和认知评估的平均年龄为 10.5 岁，中位时间至最近随访检查的年限为 5.5 年。整个组的 SIB-R 广义独立得分平均值很低，为 45.5。这项测量以标准分数形式记录，如智商，均值为

100，标准差为 15，分数越高表明功能独立性越好。接受大脑半球癫痫手术的患者在进行所有与年龄相符的日常生活活动方面都有严重障碍。只有 14% 的人得分高于 80 分，这可能在正常范围内。PPVT-Ⅲ 和社交技能的平均分与语言技能的轻度损伤的边缘线一致。正如预期的那样，SIB-R 运动量表总体得分最低，82% 的儿童得分低于第一个百分位，反映了他们严重的疼痛和较差的功能性运动技能。癫痫持续时间与所有四种 SIB-R 技能得分的总体 SIB-R 宽独立性得分显著相关，癫痫持续时间越短，每个病例得分越高。手术年龄也与这些分数显著相关，年龄越小的孩子功能越好。

在 115 名接受大脑半球切除术的儿童的研究中 [45]，平均随访 6 年，平均随访年龄为 12.7 岁，作者描述了患者的功能结果。总体而言，83% 的儿童能够独立行走，70% 的儿童具有令人满意的口语能力，但在随访时，只有 42% 的 6 岁以上儿童具有令人满意的阅读语言技能。30% 的儿童报告有严重的行为问题。在学龄儿童中，只有 6.2% 的人能够自主在主流学校就读，而 59% 的人需要在家人的协助下才能在主流学校就读。功能预后不良的主要预测因素是癫痫复发和对侧半球结构异常。癫痫复发也预示其他区域功能预后较差 [45]。

与健康相关生命质量（health-related quality of life，HR-QoL）是另一个重要的结局衡量的客观和主观幸福感的指标，特别是在患有慢性健康疾病的儿童中。Basheer 等 [32] 最近的研究反映了癫痫患者行为和适应问题发生率的升高，强调了考虑这些对生活质量的损害的重要性。同样来自不列颠哥伦比亚大学和不列颠哥伦比亚儿童医院的 Griffiths 及其同事 [47]，对脑半球切除术患者进行了横向对比研究，以描述术后的 HR-QoL，然后将脑半球切除术后的 HR-QoL 与颞叶或额叶切除术患者以及非手术小儿癫痫患者的 HR-QoL 进行了比较。对基线特征的检查显示，接受半球手术的儿童通常比接受颞叶或额叶切除术的儿童年轻。非手术组的患者在评估时比颞叶或额叶手术组的

患者年轻，患病时间更短。额叶切除组服用的抗癫痫药物最多。脑半球切除术组的全量表智商和 SIB-R 都低于其他所有组。

此外，脑半球切除术组的 11 名患者因为功能低下而无法完成测试。HR-QoL 评分由完成儿童疾病影响量表（impact of childhood illness，ICI）和海牙小儿癫痫限制量表（hague restrictions in childhood epilepsy scale，HARCES）的父母提供。儿童疾病影响量表不是癫痫特异性的，最初是为患有各种疾病和残疾的儿科患者设计的。儿童疾病影响量表评估了障碍及其治疗的影响，对儿童发展和适应的影响，对父母的影响，以及对家庭的整体影响。此外，对于每一个项目，父母应该评估这些问题或情况发生的频率及程度。HARCES 评估儿童与癫痫障碍所施加的限制有关的残疾。有两个一般量表项目反映了全球限制和活动，然后有八个项目与特定的日常活动有关。ICI 和 HARCES 都是结构化的，因此得分越高意味着健康相关的困难越多，通常对生活质量产生不利影响，如人力资源 – 生活质量得分越低所示。有趣的是，接受了脑半球切除术、颞叶切除术或额叶切除术的患者的父母与未接受手术的患者的父母在两个量表上的 HR-QoL 大致相似。HR-QoL 只有一个组差异，接受颞叶切除术患者的父母报告的小儿癫痫相关身体限制比非手术患者的父母报道少。线性回归分析用于评估脑半球切除术是否为健康相关生命质量更低的独立危险因素。女性、较多的抗癫痫药物和较低的 SIB-R 功能独立性预示着较低的 HR-QoL。

五、并发症

环岛叶半球离断术术后可能遇到的手术并发症包括术中失血需要输血、术后发热、离断不全、脑积水、远隔部位出血、脑梗死、脑水肿和死亡。总体手术时间和术中出血量明显低于其他半球切除术技术。在一项研究中，半球脑皮质切除术的平均估计失血量为 1300ml，所有 5 名患者都需要输血。相比之下，环岛叶半球切开术患者的失血

量为 462ml，11 名患者中有 8 名需要输血[19]。16 例患者中有 14 例术后立即出现偏瘫较术前加重。在没有恶化的 2 名患者中，已经存在长期稳定的偏瘫，一名由于围产期大面积梗死，另一名由于半球皮质发育不良。除 2 例患者外，其余患者患侧手脚的运动功能均恢复到术前状态，没有患者因手术而导致活动状态下降。3 例不完全性斜视患者术后出现完全性斜视，无一例患者术后言语功能改变。与半球皮质切除术相比，环岛叶半球离断术的术后发热、脑膜炎、烦躁的发生率明显降低。这种情况有时持续长达 3 周，目前没有证据表明进行性脑室增大或感染可能和这些症状有关。其他小组也报道了这种综合征。但与其他半球切除术技术相比，接受环岛叶半球离断术的患者发生这种综合征的概率更低。

环岛叶半球离断术术后后脑积水需要脑室 - 腹腔分流术的发生率为 0%～4%[18, 19, 22, 26]。大多数患者只需要脑室外引流几天，清除血液和脑组织碎片。Shimizu 和 Maehara[23] 在他们的经岛盖半球切开术系列中报道，15% 的患者需要脑室 - 腹腔分流术；这个结果与比率与其他专家报道的非常相似。Delalande 等[48] 报道了经垂直入路半球切开术（15.7%），Cook 等[29] 报道了 22%，Lew 等[41] 报道了 26%，以及 Schramm 等[15] 报道了半球切开术后急性失联合综合征（8%）。解剖性脑半球切除术与功能性脑半球切除术相比，脑积水的发生率明显提高（解剖性 10%～78%[8, 29, 37, 38, 49, 50] vs. 功能性 5%～12%[8, 34]），而半球性脑皮质切除发生的概率是 9%～40%[13, 19, 33]。

严重的神经疾病和死亡在环岛叶半球离断术后是很罕见的（3%～4%）[17, 18, 24]。死亡常继发于脑梗死和远处出血引起的脑水肿。一例死亡与离断侧的大脑半球梗死有关。水肿继发于梗死，这是由于离断岛叶上下脑组织的时候电凝牺牲了侧裂区的动脉和静脉。出于这个原因，Villemure 和 Daniel[18] 建议保留来自侧裂中的大脑中动脉分支和静脉系统。另一位患者因手术后萎缩的脑半球对侧发生远隔部位出血导致死亡。第二种并发症没有明确的解释，但普遍认为是由于手术侧脑脊液过度流失导致大脑移位[24]。因此，当开放脑室系统出现脑脊液外溢时，应注意在术中和术后防止脑脊液过度流失。

参 考 文 献

[1] Dandy W. Removal of right cerebral hemisphere for certain tumors with hemiplegia: preliminary report. JAMA 1928;90(11):823–828

[2] L'hermitte J. L'ablation complete de l'hemisphere droit dans les cas de tumeur cerebrale localisee compliquee d'hemiplegia. La decerebration supra-thalamique unilateral chez l'homme. Encephale 1928;23:314–323

[3] McKenzie KG. The present status of a patient who had the right cerebral hemisphere removed. JAMA. 1938;111:168–183

[4] Krynauw RA. Infantile hemiplegia treated by removing one cerebral hemisphere. J Neurol Neurosurg Psychiatry 1950; 13(4):243–267

[5] Laine E, Pruvot P, Osson D. [Ultimate results of hemispherectomy in cases of infantile cerebral hemiatrophy productive of epilepsy] Neurochirurgie 1964;10:507–522

[6] Feichtinger M, Schröttner O, Eder H, et al. Efficacy and safety of radiosurgical callosotomy: a retrospective analysis. Epilepsia 2006;47(7):1184–1191

[7] Oppenheimer DR, Griffith HB. Persistent intracranial bleeding as a complication of hemispherectomy. J Neurol Neurosurg Psychiatry 1966;29(3):229–240

[8] Rasmussen T. Hemispherectomy for seizures revisited. Can J Neurol Sci 1983;10(2):71–78

[9] Adams CB. Hemispherectomy--a modification. J Neurol Neurosurg Psychiatry 1983;46(7):617–619

[10] Wilson PJ. Cerebral hemispherectomy for infantile hemiplegia. A report of 50 cases. Brain 1970;93(1):147–180

[11] Andermann F, Rasmussen T, Villemure JG. Hemispherectomy: results for control of seizures in patients with hemispherectomy. In: Luders H, ed. Epilepsy Surgery. New York: Raven Press; 1991:625–632

[12] Holthausen H, May TW, Adams CTB, et al. Seizures post hemispherectomy. In: Tuxhorn I, Holthausen H, Boenigk H, eds. Pediatric Epilepsy Syndromes and Their Surgical Treatment. London: John Libbey & Co.; 1997:749–773

[13] Winston KR, Welch K, Adler JR, Erba G. Cerebral hemicorticectomy for epilepsy. J Neurosurg 1992;77(6):889–895

[14] Delalande O, Pinard JM, Basdevant C, Gauthe M, Plouin P, Dulac O. Hemispherotomy: a new procedure for central disconnection. Epilepsia 1992;33:99–100

[15] Schramm J, Behrens E, Entzian W. Hemispherical deafferentation: an alternative to functional hemispherectomy. Neurosurgery 1995;36(3):509–515, discussion 515–516

[16] Villemure JG, Mascott CR. Peri-insular hemispherotomy: surgical principles and anatomy. Neurosurgery 1995;37(5):975–981

[17] Kwan P, Arzimanoglou A, Berg AT, et al. Definition of drug resistant epilepsy: consensus proposal by the ad hoc Task Force of the ILAE Commission on Therapeutic Strategies. Epilepsia 2010;51(6):1069–1077

[18] Villemure JG, Daniel RT. Peri-insular hemispherotomy in paediatric epilepsy. Childs Nerv Syst 2006;22(8):967–981

[19] Kestle J, Connolly M, Cochrane D. Pediatric peri-insular hemispherotomy. Pediatr Neurosurg 2000;32(1):44–47

[20] De Almeida AN, Marino R Jr, Aguiar PH, Jacobsen Teixeira M. Hemispherectomy: a schematic review of the current techniques. Neurosurg Rev 2006;29(2):97–102, discussion 102

[21] Morino M, Shimizu H, Ohata K, Tanaka K, Hara M. Anatomical analysis of different hemispherotomy procedures based on dissection of cadaveric brains. J Neurosurg 2002; 97(2):423–431

[22] Schramm J, Kral T, Clusmann H. Transsylvian keyhole functional hemispherectomy. Neurosurgery 2001;49(4):891–900, discussion 900–901

[23] Shimizu H, Maehara T. Modification of peri-insular hemispherotomy and surgical results. Neurosurgery 2000;47(2):367–372, discussion 372–373

[24] Wen HT, Rhoton AL Jr, Marino R Jr. Anatomical landmarks for hemispherotomy and their clinical application. J Neurosurg 2004;101(5):747–755

[25] Kanev PM, Foley CM, Miles D. Ultrasound-tailored functional hemispherectomy for surgical control of seizures in children. J Neurosurg 1997;86(5):762–767

[26] Daniel RT, Villemure JG. Peri-insular hemispherotomy: potential pitfalls and avoidance of complications. Stereotact Funct Neurosurg 2003;80(1–4):22–27

[27] Comair Y. The transsylvian functional hemispherectomy: patient selection and results. In: Luders H, Comair Y, eds. Epilepsy Surgery. 2nd ed. Philadelphia, PA: Lippincott Williams & Wilkins; 2001:699–704

[28] Yaşargil MG, Teddy PJ, Roth P. Selective amygdalo-hippocampectomy. Operative anatomy and surgical technique. Adv Tech Stand Neurosurg 1985;12:93–123

[29] Cook SW, Nguyen ST, Hu B, et al. Cerebral hemispherectomy in pediatric patients with epilepsy: comparison of three techniques by pathological substrate in 115 patients. J Neurosurg 2004;100(2, Suppl Pediatrics):125–141

[30] Jonas R, Nguyen S, Hu B, et al. Cerebral hemispherectomy: hospital course, seizure, developmental, language, and motor outcomes. Neurology 2004;62(10):1712–1721

[31] Terra-Bustamante VC, Inuzuka LM, Fernandes RM, et al. Outcome of hemispheric surgeries for refractory epilepsy in pediatric patients. Childs Nerv Syst 2007;23(3):321–326

[32] Basheer SN, Connolly MB, Lautzenhiser A, Sherman EM, Hendson G, Steinbok P. Hemispheric surgery in children with refractory epilepsy: seizure outcome, complications, and adaptive function. Epilepsia 2007;48(1):133–140

[33] Carson BS, Javedan SP, Freeman JM, et al. Hemispherectomy: a hemidecortication approach and review of 52 cases. J Neurosurg 1996;84(6):903–911

[34] Davies KG, Maxwell RE, French LA. Hemispherectomy for intractable seizures: long-term results in 17 patients followed for up to

38 years. J Neurosurg 1993;78(5):733–740

[35] Lindsay J, Ounsted C, Richards P. Hemispherectomy for childhood epilepsy: a 36–year study. Dev Med Child Neurol 1987; 29(5):592–600

[36] Morino M, Shimizu H, Uda T, et al. Transventricular hemispherotomy for surgical treatment of intractable epilepsy. J Clin Neurosci 2007;14(2):171–175

[37] Ogunmekan AO, Hwang PA, Hoffman HJ. Sturge-Weber-Dimitri disease: role of hemispherectomy in prognosis. Can J Neurol Sci 1989;16(1):78–80

[38] Peacock WJ, Wehby-Grant MC, Shields WD, et al. Hemispherectomy for intractable seizures in children: a report of 58 cases. Childs Nerv Syst 1996;12(7):376–384

[39] Vigevano F, Di Rocco C. Effectiveness of hemispherectomy in hemimegalencephaly with intractable seizures. Neuropediatrics 1990;21(4):222–223

[40] Villemure JG, Rasmussen T. Functional hemispherectomy in children. Neuropediatrics 1993;24(1):53–55

[41] Lew SM, Koop JI, Mueller WM, Matthews AE, Mallonee JC. Fifty consecutive hemispherectomies: outcomes, evolution of technique, complications, and lessons learned. Neurosurgery 2014;74(2):182–194, discussion 195

[42] Bourgeois M, Crimmins DW, de Oliveira RS, et al. Surgical treatment of epilepsy in Sturge-Weber syndrome in children. J Neurosurg 2007;106(1, Suppl):20–28

[43] Di Rocco C, Battaglia D, Pietrini D, Piastra M, Massimi L. Hemimegalencephaly: clinical implications and surgical treatment. Childs Nerv Syst 2006;22(8):852–866

[44] Tubbs RS, Nimjee SM, Oakes WJ. Long-term follow-up in children with functional hemispherectomy for Rasmussen's encephalitis. Childs Nerv Syst 2005;21(6):461–465

[45] Moosa AN, Jehi L, Marashly A, et al. Long-term functional outcomes and their predictors after hemispherectomy in 115 children. Epilepsia 2013;54(10):1771–1779

[46] Engel JJ, Van Ness P, Rasmussen T, Ojemann L. Outcome with respect to epileptic seizures. In: Engel JJ, ed. Surgical Treatment of the Epilepsies. New York: Raven Press; 1993:609–621

[47] Griffiths SY, Sherman EM, Slick DJ, Eyrl K, Connolly MB, Steinbok P. Postsurgical health-related quality of life (HRQOL) in children following hemispherectomy for intractable epilepsy. Epilepsia 2007;48(3):564–570

[48] Delalande O, Bulteau C, Dellatolas G, et al. Vertical parasagittal hemispherotomy: surgical procedures and clinical longterm outcomes in a population of 83 children. Neurosurgery 2007;60(2, Suppl 1):ONS19–ONS32, discussion ONS32

[49] Taha JM, Crone KR, Berger TS. The role of hemispherectomy in the treatment of holohemispheric hemimegaloencephaly. J Neurosurg 1994;81(1):37–42

[50] Villemure JG. Anatomical to functional hemispherectomy from Krynauw to Rasmussen. Epilepsy Res Suppl 1992;5:209–215

第61章　神经内镜辅助下大脑半球离断术
Endoscope-Assisted Hemispherotomy

P. Sarat Chandra　Jitin Bajaj　Heri Subianto　Manjari Tripathi　著
郭　强　译　李　霖　校

摘　要

功能性大脑半球切除术是一种成熟的半球切开技术，其适应证包括经严谨的术前评估诊断为半球性药物难治性癫痫。手术步骤包括胼胝体离断、前部离断、中部离断和后部离断。硬式内镜支架、超长吸引器和可变阻抗双极电凝都是有用的辅助工具。我们应该在学习曲线的最初阶段做一些脑萎缩的病例。与传统开颅半球离断术相比，神经内镜下大脑半球离断术同样也是安全有效，而且还能提供更好的照明和更微创。术中出血量少，手术时间更短，术后并发症发生率更低。

关键词

神经内镜，半球离断术，半侧巨脑畸形，Sturge-Weber 综合征，Rasmussen 综合征，机器人，神经导航，术中磁共振

大脑半球离断术已经是一种广被接受的半脑切开技术[1-4]。正如本书第 53 至 60 章所述，尽管对手术方式进行了许多修改，但基本的手术策略主要包环岛周和垂直矢状旁入路[5-15]。现在，神经内镜辅助下的大脑半球离断术已经成为一种可行的半球切开术[16-21]。自从作者 P.S.C.[18, 20, 22] 首次报道了神经内镜下大脑半球离断术后，该术式现在已成为我们医院的首选。我们认为，在目前的情况下，由于以下原因，神经内镜辅助下大脑半球离断术形成了一种进行半球切开的逻辑思维。

(1) 随着近来技术的发展，特别是引进和开发高清摄像系统、3D 内镜和内镜兼容仪器（如吸引器和双极电凝），优化了神经内镜手术的视觉效果和性能。

(2) 大部分接受大脑半球离断术的患者都是儿童，这就需要开颅时尽量采用小骨瓣，减少失血

和保持体温。因此，原则上发展微创手术很重要，只有这样才可能实现上述目标。

(3) 大脑半球离断术是一种"切开技术"。它并不涉及大块的切除，因此原则上没有理由说它不可以转换成神经内镜技术。

一、神经内镜下大脑半球离断的原理

2010 年，Bahuleyan 等在一项尸体研究中发表了可以使用神经内镜进行大脑半球离断术的理念[16]。他们介绍了通过引入两个内镜进行手术：一个通过额骨锁孔下进行额叶离断，另一个通过顶骨锁孔下进行后头部离断。虽然这是一项出色的研究，但由于锁孔下进行止血和离断路径面临明显挑战，其理念无法转化为临床应用。

重要的是要理解，如果要为大脑半球离断术开发神经内镜手术，则必须遵循某些基本原则。

（1）大脑半球离断术的脑池和脑室脑脊液空间：手术入路必须通过天然的脑脊液空间，因此它必须通过脑池或脑室。除非做到这一点，否则通过神经内镜就不会有足够的视野。

（2）双极电凝和吸引器的使用：应该通过同时使用吸引器和双极电凝来充分控制出血。因此，至少要有最小的空间供外科医生使用双极电凝和吸引器。此外，还需要改进这些器械的设计：①双极电凝和吸引器都应该有足够的长度；②应采用双极可变阻抗和低温不黏电凝。

（3）神经外科最小入路最大切除原理：入路原则应遵循扩锥原理（遵循内镜最小入路原理[23, 24]），使目标处达到的面积远大于入口点（图 61-1）。在经胼胝体行半球离断术的时候，入口点应能提供从胼胝体膝部到压部的手术视野。

（4）颅骨骨瓣的前方定位：根据 3 中所述的原则，可以看出，如果内镜下半脑离断术通过半脑

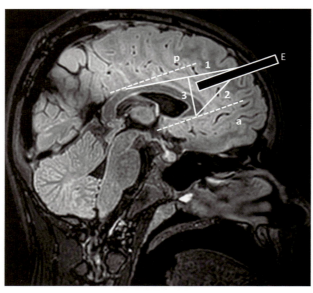

▲ 图 61-1　神经内镜下通过前方骨瓣颅骨开口的优势
a 线和 p 线是分别平行于胼胝体膝部和压部的两条平行线。神经内镜的入点（E）位于在这两条线之间，可以获得最佳的外科手术视野。颅骨开口的锥型视野很明显就是手术暴露视野前后界（分别是胼胝体膝部和压部）的三角形区域。这个三角形的底部（3）现在就形成了整个手术的最大范围。正如图所示，前方入路可以缩小开颅范围。另外，前方入路也可避免遇到桥静脉。相比图 61-2 所示的入路，借助神经内镜可以达到胼胝体压部的更远距离。颅骨的开口位置可以借助神经导航，它还可以帮助避免遇到桥静脉

间的胼胝体入路进行，神经内镜可放置在比传统 Delalande 垂直入路[11, 12] 更靠前的骨瓣位置。如图 61-1 所示，神经内镜手术的入口应与手术暴露的前界（胼胝体膝）部和后界（胼胝体压部）等距。事实上，这反而成为一个优势，因为前部开颅可以避免损伤更多的桥静脉。这不同于 Delalande 所描述的经典垂直入路，后者更喜欢以冠状缝为中心的矢状窦旁入路，这增加了遇到大桥静脉的风险（这也是 Delalande 从中线入路转移到矢状窦旁入路的根本原因）。图 61-2 所示为经典的经矢状窦旁垂直入路的大脑半球离断术示意图。可以看出，手术的前后界限（分别为 a 和 p）相距非常远。这实际上会使神经内镜通过该入路变得更困难。

（5）脑室或脑池的脑脊液排出后大脑变塌陷：众所周知，一旦脑脊液腔被排干，大脑就会很塌陷，但脑脊液腔排干的过程必须是循序渐进的。将脑脊液从脑池中排出可以为手术创造操作空间。Yasargil 等神经外科大师也强调了这一点[25]。根据我们的经验，在脑脊液排出后，我们找到了足够的空间进行胼胝体切开术，然后再进行半球离断。令人惊讶的是，即使是对于一些复杂病理情况如半侧巨脑畸形中，这种方式也没有太大的变化。事实上，通过脑室通道进行大脑半球离断术有助于我们保留解剖界面。

（6）使用硬式神经内镜支架：我们强调在手术细微差别方面绝不能妥协。与内镜下垂体手术（首选徒手内镜辅助）不同，神经内镜下大脑半球离断术是一个复杂的过程。外科医生需要对关键结构进行手术。因此，使用最佳的固定装置来稳定内镜是很重要的。作者更喜欢使用机器人设备（ROSA，Medtech，Montpellier，France），因为它提供触觉反馈；也就是说，在移动过程中，内镜的重量仍然由机器人设备支撑，从而减少了外科医生的疲劳。这和当代的手术显微镜非常相似，释放磁锁并不会导致显微镜的重量落在外科医生的手上。在没有机器人系统的情况下，其他支架也可以。然而，作者建议支架应具有最佳的质量

以实现最佳的手术操作（建议使用气动内镜支架，例如德国 Karl Storz 支点持物系统）。

（7）使用定制仪器：作者倾向于使用定制超长吸引器，它有锥形可拆卸的尖端。此外，拥有足够长的双极电凝非常重要。作者采用可变阻抗、低温和不黏的长镊双极电凝系统（建议采用：Sutter Medizintechnik or molecular resonance based Vesalius，Medilife Technologies）。此外，单通道神经内镜双极系统也非常有助于深部止血。作者强调，可变阻抗系统是一种必需品，而不是奢侈品，因为外科医生将通过具有正常脑实质密度的区域。例如额叶离断经过的是正常脑组织密度带，而中间离断需要经过高密度的基底节区，这就需要设置不同的双极参数。同时控制纹状体动脉出血需要较低的阻抗。

二、手术技术

（一）术前检查

术前检查应包括间歇期 EEG、视频脑电监测和 MRI（根据癫痫病情决定查 1.5T 或 /3T 磁

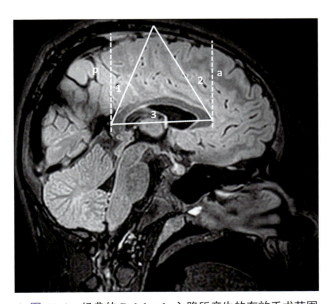

▲ 图 61-2　经典的 Delalande 入路所产生的有效手术范围
从图可以看到，采用后方入路的三角形的底部面积（3）比图 61-1 中所采用的入路要大得多。虽然这种入路确实提供了等距的手术前后界，但它的缺点是让外科医生需要处理更大的手术区域。因此这入路更适合显微入路，而前方入路更适合神经内镜入路

共振）[18, 22, 26]。更先进的检查，如发作期 SPECT，PET（FDG）和（或）MEG 是可选查的[27]。然而，大多数中心倾向于至少进行一次功能检查，如 SPECT 或 PET，以提供有关受影响的脑叶的代谢情况。语言和记忆 fMRI[28] 通常不能在儿童中进行，但在可以配合检查的患者中可以评估受影响的脑叶功能。在决定手术前，重要的是在综合性癫痫病例会议上讨论该病例。术前告知和知情同意非常重要，因为患者的陪护人员 / 护理人员必须充分理解术后可能需要通气、延长住院时间和延长康复时间。

从实用的放射学角度看，我们将病理大致分为萎缩性和非萎缩性。定义萎缩组的标准是：①与正常侧相比，脑沟变宽，特别是侧裂周围，②同侧侧脑室和颞角扩张，③存在梗死后后遗症引起的巨大脑穿通畸形。萎缩性病理包括梗死后脑穿通畸形和部分晚期 Rasmussen 脑炎，而非萎缩性病理包括半侧巨脑畸形、半球皮质发育不良、不伴有皮质萎缩的 Rasmussen 脑炎和 Sturge-Weber 综合征。这样的分类在最初阶段对我们是有用的，因为萎缩的病例比非萎缩性病例更有利于神经内镜技术的初期开展。

（二）手术流程

全身麻醉下，患者取仰卧位。开颅位置的设计是非常重要的，可以使用神经导航来规划最佳入路（图 61-1）。在冠状线前方切开一个长度为 5cm 的横切口，在中线一侧铣开大小约 4cm×3cm 的骨瓣（图 61-3）。神经导航在所有病例中都被用于标记骨瓣的确切位置，尤其在避免桥静脉时是有用的。内镜的摆放如图 61-4 所示，手术操流程如图 61-5 所示[17, 18]。硬脑膜以 C 型方式打开，基底位于矢状窦上方。使用连接莱拉臂的大脑牵开器牵拉同侧半球。同样重要的是要注意，硬脑膜打开后，大脑通常是膨出的，进行神经内镜手术似乎对初学者是巨大的挑战。然而，随着当脑脊液从脑半球间裂中小心翼翼地释放出来时，大脑就会"像翻书一样"逐渐变得塌陷。作者（P.S.C.）

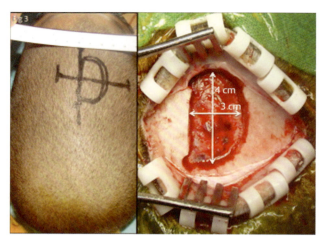

▲ 图 61-3　颅骨骨瓣的典型位置和大小

A. 显示皮肤切口的典型尺寸；B. 图像显示颅骨骨瓣的大小

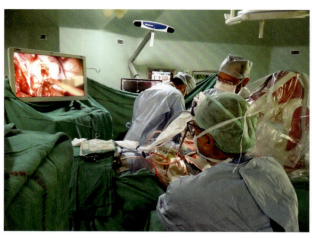

▲ 图 61-4　神经内镜的经典位置

如图所示，神经内镜必须足够长，这样神经内镜的摄像系统和光源系统不会干扰外科医生的操作器械。另外，一个硬式支架（ROSA 机器人系统中）可以很好地固定神经内镜，这样可以便于外科医生进行双手操作。资深的医生（P.S.C.）喜欢坐在有手托和手腕支撑的手术椅上，这样手术操作更舒适

建议早期学习者在起步阶段可以让更擅长内镜技术的同事参与，尤其是主刀医生并不擅长神经内镜手术时。

　　作者在打开硬脑膜后，倾向于使用硬度 0°、长 30cm、厚 10mm 的内镜（Karl Storz，GmbH & Co. KG，Tuttlingen，Germany）执行整个手术操作。有时，在执行中间离断时可能需要 30° 瞄准镜。作者喜欢将神经内镜固定在机器人装置上（ROSA，Medtech，Montpellier，France），它也是一种神经导航装置（图 61-4）。该机器人装置还提供触觉反馈，从而避免任何突然意外的移动，进而避免了外科医生在移动神经内镜时的疲劳。但是如果没有机器人装置，外科医生应该选择像前面提到的那种硬式支架。

　　手术的第一步是使用内镜检查硬膜下有无桥静脉。当大脑轻轻向一侧收缩几毫米时，就应该这样做。如果发现骨瓣前方有桥静脉，则应将其电凝。对于骨瓣后方的桥静脉，需要小心分离和保护。在传统垂直入路的前方开颅，通常可以避免遇到任何桥静脉。另外，术前使用神经导航设计骨瓣也可以避免遇到桥静脉。此外，手术的牵拉程度通常不超过 3cm，而且深部拉开的程度更多，对静脉造成的拉伸最小（遵循微创手术的原则，即"最小切口最大程度切除"）。牵开一侧半球后，打开半球间纵裂池，小心地暴露胼胝体与

大脑前动脉（anterior cerebral arteries，ACA）（视频 61-1）。手术分为三个基本步骤：①胼胝体全段切开术；②大脑前部、中间离断；③后头部离断。

视频 61-1　内镜辅助下大脑半球切开术（该视频由 P. Sarat Chandra 惠赠）https://www.thieme.de/de/q.htm?p=opn/tp/255910102/9781626238176_c053_v001&t=video

1. 胼胝体离断

　　首先，作者喜欢从胼胝体膝部到压部暴露胼胝体，而神经内镜下离断胼胝体则喜欢从压部到膝部。胼胝体压部最厚的纤维部分远离内镜视野，位于环状视野的下方（图 61-1）。因此，最好先切开胼胝体后部，再切断胼胝体膝部纤维。与单纯胼胝体切开术不同，半脑离断术的胼胝体切开术必须置于一侧，并打开患侧脑室。在进行胼胝体前段切开时，必须完全切断胼胝体膝部，直达前连合，这样，可以看到大脑前动脉的 a2 段弯曲在胼胝体膝周围。

2. 前部离断

　　前部离断在胼胝体完全离断之后进行。前部离断从胼胝体膝部与大脑前动脉的交界处开始进

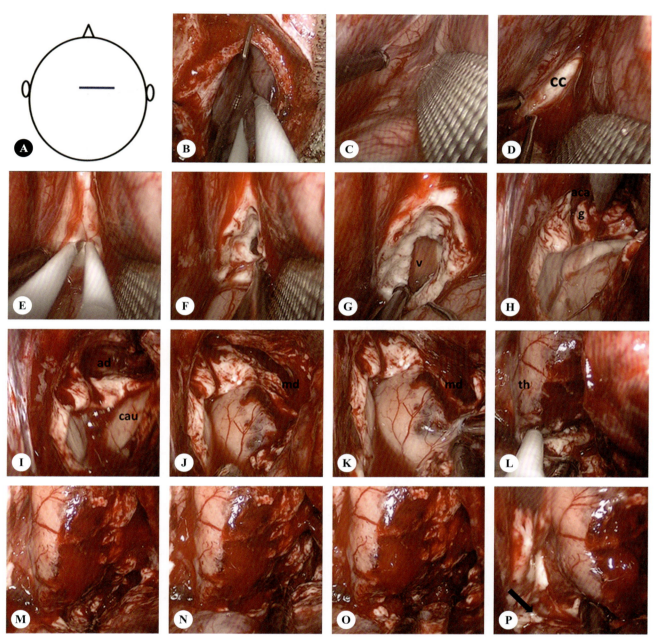

▲ 图 61-5 内镜下半球切开术的步骤

A. 显示横向切口的长度。颅骨开口是用神经导航。注意这里所显示的所有图像都是在内镜下。B. 硬脑膜以C形打开，基底在矢状面上方窦。C. 轻轻地将患侧半球向侧面牵开，内镜可用于观察颅缘下的桥静脉。D. 胼胝体由前向后暴露。E 和 F. 从胼胝体后部开始切开，然后继续到压部（压部向下环绕，一旦切开胼胝体后部就可以看到），然后向前直到膝部。G. 注意胼胝体切开应进入同侧脑室，而不是像单独进行胼胝体切开术那样向中线开放。H. 然后在膝切面上，可以看到环绕膝部的大脑前动脉。I. 接下来开始前路断开尾状核头的前部，在膝部和大脑前部交界处的室外区域的中线处开始动脉沿冠状面向外侧延伸，进入脑室。J 和 K. 中间断裂从杏仁核的最外侧部分开始，沿冠状面穿过豆状核外侧。L 和 M. 中间断开通向丘脑后外侧直到它与心室相连。N～P. 后路断开是在脉络膜丛之间进行的短断开（箭）中间和压部外侧。它有效地切断了环绕脑室（海马体尾部和穹窿）的时间传出信号行脑室外冠状面离断。从尾状核头部的前方横断进入脑室。在脑室外进行离断是为了避免损伤深部的间脑核团。前部离断向下直达颅前窝底的后部。离断过程中保护嗅束和蛛网膜的完整性很重要。前部离断横向经过尾状核的前方，直达基底节的外侧。

3. 中间离断

中间离断从前部离断的最外侧点开始，沿矢状面向后达丘脑枕部。手术从侧脑室体部到颞角，经过基底核核和丘脑的外侧，岛叶的内侧。这也有效地实现了岛叶离断。中间离断是最困难的，如果外科医生最初用神经内镜进行离断很难做到，那么他/她应该毫不犹豫地在起步阶段使用显微镜操作。此外，在像半侧巨脑畸形这样的病例中，为了创造分离的空间，需要吸除更多的脑实质。一般情况下，作者不使用超声吸引器，而是使用双极电凝和吸引器的组合。但是，如果外科医生觉得舒服的话，也可以使用超声吸引器。中间离断向下方达颞角，并向前方达蝶骨嵴处的大脑中动脉及其分支。

当进行岛叶离断时，会有一些纹状体血管出血。这种出血有时可能难以控制，因为这些脑组织的密度不同于正常想血管和周边更致密的基底节。作者发现使用可变阻抗双极电凝（不黏钳）对这个部位特别有用。在中间离断后，很重要的一点是要吸除腹侧杏仁核和海马前部，这是因为杏仁核腹侧可以通过杏仁核背侧与中线间脑核相连接。

4. 后部离断

这是大脑半球离断术的最后一部分。它基本上离断了颞叶的传出纤维，包括环绕脑室的海马尾部和穹隆。后部离断是吸除脉络丛和胼胝体压部之间的脑组织，直至看到蛛网膜界面。操作主要在脉络丛下面进行，这样下面的脑实质也会被吸出来。

随后进行彻底止血，放置脑室外引流管，并留置72h。胶水封闭硬脑膜，复位骨瓣，并逐层缝合头皮。

我们更喜欢在手术室内立即进行术后 MRI 检查。如果没有术中 MRI 检查，应在 3h 内进行 CT 扫描。MRI 复查可在 3 个月及 1 年随访时再次进行。这在许多病例中都是非常重要的，因为离断的半球会发生传入纤维阻断后萎缩，一些病例还会发生症状性脑积水。图 61-6 为一名 6 岁男童非萎缩性半球皮质发育不良的术前 MRI 和脑磁图及术后 MRI。

（三）术后护理

我们在术后倾向使用抗生素。脑室外引流袋必须放置在大脑的水平，一旦脑脊液变得清亮，或在术后 72h 内，甚至更早应该拔出。在我们的病例中，大约 30% 的患者在没有任何感染原因的情况下出现发热。我们认为，这可能是因为脑室表面的积血的产热效应，这在其他病例中也有报道。如果出现发烧，可以口服对乙酰氨基酚和冷海绵冰敷降温。

三、术后随访

我们使用 ILAE 量表[29] 和 Hague 癫痫发作严重程度量表（Hague seizure severity scale，HASS）[30] 为主要评估预后量表。次要结果评估指标包括认知、行为和生活质量。采用 Binet Kamath 测验 / Vineland 社会成熟度量表（Binet Kamath test/ Vineland social maturity scale，BKT/VSMS）对儿童的智商 / 社交商（intelligence quotient/social quotient，IQ/SQ）进行测试。行为问题用行为检查表（child behavior checklist，CBCL），生活质量用儿童生活质量量表（pediatric quality of life，PedsQOL）。癫痫控制疗效 ILAE Ⅰ级和Ⅱ级归为效果良好，ILAE Ⅲ级以上归为效果不佳。另外对于一些患者，我们在随访时使用了对患者父母 / 护理人员的主观五分制问卷（未验证）。后者包括父母 / 看护人提供的主观评判，例如，①对手术的满意度；②总体轻松感 / 相比大切口，看到小切口的幸福感；③切口小，护理方便；④术后肿胀；⑤美容效果。要求患者的护理人员给出从 1 到 5 的评分（1 分最不满意，5 分优秀）。

从 2013 年 4 月到 2017 年 4 月，我们进行了

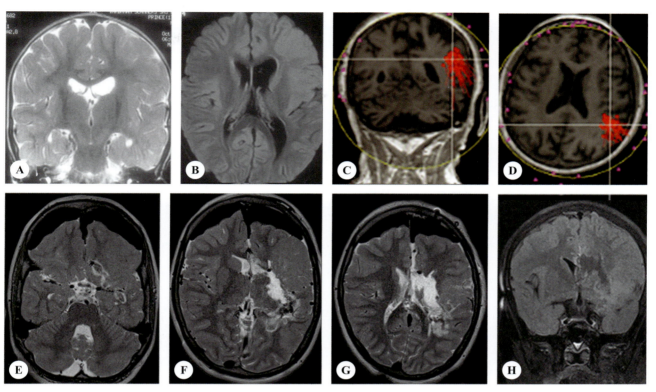

▲ 图 61-6　"非萎缩性"病理的神经内镜技术

8 岁男童，6 岁起癫痫发作。A 和 B. MRI 显示额叶、颞叶、岛叶和顶叶大面积皮质发育不良。C 和 D. 脑磁图显示左顶叶区密集成簇。这孩子经历了一次神经内镜下左侧半球离断术。术后当天的 MRI 显示半脑连接断开。E 至 G. 轴位片分别展示了丘脑周围的前部离断，中部离断和侧脑室水平的离断。H. 杏仁核水平的冠状位 MR 片。MR 可以清楚地展示神经内镜下大脑半球离断术术野非常干净而不损伤周围区域。另外，可以看出神经内镜技术也可以运用于非萎缩性病例当中

33 例神经内镜下大脑半球离断术。在此之前，作者（P.S.C.）有超过 27 例采用显微镜经半球间胼胝体入路行大脑半球离断术的经验。后者实际上是神经内镜下大脑半球离断术的前身，在使用神经内镜前提供了足够的学习曲线。神经内镜下大脑半球离断术的平均年龄为（8.6 ± 5.3）岁，平均癫痫发作频率为 7 次 / 天。偏瘫 / 偏瘫（伴钳握无力）占 96%。最常见的癫痫发作症状是复杂的部分性发作（74%），其次为单纯部分性发作（46.5%）和继发性全身性强直 - 阵挛性发作（39.6%）。1 例患儿表现为癫痫持续状态，进行急诊神经内镜辅助下大脑半球离断术。所有患者都有一种以上的癫痫发作类型（平均为 3 种）。病理包括梗死后脑软化灶（n=11）、Rasmussen 脑炎（n=6）、半侧巨脑畸形（n=7）、半球脑皮质发育不良（n=4）、脑炎后遗症（n=2）和 Sturge-Weber 综合征（n=1）。其

中 13 例被归类为萎缩性病理。该组病例的早期患者主要为脑萎缩性病例，这样可使外科医生有一个更平滑的学习曲线[18]。在至少随访 1 年［平均随访：（21.2 ± 5.07）个月］的 74%（23/31）患者中，78% 的患者预后良好（ILAE 评分[29] Ⅰ级和Ⅱ级，即无癫痫发作，或仅有发作先兆）。另外 14% 的患者癫痫发作频率和严重程度降低了 75% 以上。

术前 HASS 为 40.32 ± 3.95，术后 1 年时为 17.6 ± 4.7（$P < 0.001$）。术后 6 个月和 1 年评估的次要指标评分在智商方面无显著差异，但其他结局评分如 PedsQOL 和行为评分（儿童行为检查表）均有显著改善（$P < 0.01$）。一个孩子出现了癫痫持续状态，他的次要指标评分没有改善，智商仍然很差。54% 的患者的偏瘫症状在术后保持不变，46% 的患者出现了恶化（但在之后随访中发现改善了 84%）。其他研究小组也证实了类似的

结果[9, 15, 31-39]。认知评分不太可能在 1 到 2 年的时间内提高，但在较长时间的随访中显示评分出现了改善。相比之下，行为分数改善比较明显。其他研究也表明，在半球离断手术后，父母 / 照顾者经常注意到，孩子变得不那么暴力，即使在他发脾气时也显得相对温和，变得不那么好斗和好动。"偏瘫儿童"的行为障碍在脑半球离断术后得到了改善这一现象很早就被注意到了，例如 Wilson 在 1967 年[40] 和 Lindsay 等在 1987 年[41] 分别报道。更多的当代研究[35, 42-46] 利用客观的方法来评估行为障碍，已经证明了半球离断手术后的行为表现得到了显著改善。

平均失血量为（210.42 ± 197.25）ml，与同一作者行开颅半脑离断术的病例相比明显减少（P=0.02，99% CI）。内镜组术后平均住院时间也较短（P=0.049，99% CI）。在主观问卷（n=19）中，家长在所有评分指标中总体表现为"非常满意"到"优秀"（平均得分为 4.2）。大多数幼儿家长在术后看到这么小的头皮切口时，普遍表现出"如释重负"的主观感受。

四、并发症

无死亡率，但有一名患者出现了严重的并发症。这个孩子在一次平顺的手术中突然出现原因不明的低血压。患者术后未恢复。CT 未见明显异常。孩子需要长时间机械通气，随后进行了气管切开。术后 MRI 显示基底节区和间脑区多发低信号。患者恢复非常缓慢，出院时处于半植物人状态。其他并发症包括术后发热（n=10）和 1 例假性脑膜膨出。术后发热为住院时间延长的主要原因，通常发热持续 6～7 天。我们认为与感染无关的发热是一种常见现象，在其他大量病例报告中也有描述。它不应该被认为是像术后偏瘫一样的并发症。

结论

我们提出的神经内镜辅助下大脑半球离断术已被证明是安全有效的。它的疗效与开颅显微镜下大脑半球离断术的效果相当。然而，为了获得如此专业的操作经验，需要有一个学习曲线。我

们认为，由于大脑半球手术通常在儿童中进行，微创方法将是一种理想的技术，以避免放置大皮瓣，防止失血和体温过低。关键要点包括以下几点。

（1）神经内镜下大脑半球离断术需要使用神经内镜辅助，通过一个小的头颅开口，通过半脑间经胼胝体入路进行。

（2）重要的是要有最佳的仪器来支持这个操作过程。最重要的是要一个硬式神经镜支架。作者使用了机器人引导的支架装置。如果没有，一个硬式支架也是可以的。其他重要的器械包括带锥形尖端的长吸引器和可变阻抗双极电凝系统。其他仪器包括常规的微型仪器，但应该有足够的长度。

（3）神经导航对于定位颅骨骨瓣开口非常重要。神经内镜入路比传统的 Delalande 垂直入路设计得更靠前。正如文中所讨论的，这种方法不仅避免了桥静脉，而且优化了神经内镜入路的颅骨骨瓣开口，缩小了手术的暴露范围。

（4）非常重要的一点是可以利用神经内镜首先观察硬膜下桥静脉的存在。

（5）手术本身分为四个基本步骤：胼胝体全段切开，大脑前部离断和中部离断，以及后部离断。

（6）虽然我们并没有发现在非萎缩性病例（如半侧巨脑畸形）存在离断困难，但作者建议初学者应该先在萎缩性病理中进行神经内镜下大脑半球离断术。现在所有的半球的离断术都是采用作者的神经内镜路线进行的。

（7）总的来说，作者发现神经内镜下大脑半球离断术和显微镜下大脑半球离断术一样安全有效，但神经内镜下大脑半球离断术出血量更少，住院时间更短。

致谢

我们要感谢 Mahendra Singh Chauhan 博士提供的示意图。这项工作由卓越癫痫中心资助。该项目是印度 Manesar 国家大脑研究中心和印度新德里全印度医学科学院之间的一个合作项目，并由印度政府科技部生物技术司资助（赠款：BT/01/COE/09/08）。

参 考 文 献

[1] Beardsworth ED, Adams CB. Modified hemispherectomy for epilepsy: early results in 10 cases. Br J Neurosurg 1988;2(1):73–84

[2] Bulteau C, Otsuki T, Delalande O. Epilepsy surgery for hemispheric syndromes in infants: hemimegalencepahly and hemispheric cortical dysplasia. Brain Dev 2013;35(8):742–747

[3] Carson BS, Javedan SP, Freeman JM, et al. Hemispherectomy: a hemidecortication approach and review of 52 cases. J Neurosurg 1996;84(6):903–911

[4] De Ribaupierre S, Delalande O. Hemispherotomy and other disconnective techniques. Neurosurg Focus 2008;25(3):E14

[5] Rasmussen T. Hemispherectomy for seizures revisited. Can J Neurol Sci 1983;10(2):71–78

[6] Delalande O, Pinard J, Basdevant C, et al. Hemispherotomy: a new procedure for central disconnection. Epilepsia 1992;33(Suppl 3):99–100

[7] Villemure JG, Mascott CR. Peri-insular hemispherotomy: surgical principles and anatomy. Neurosurgery 1995;37(5):975–981

[8] Shimizu H, Maehara T. Modification of peri-insular hemispherotomy and surgical results. Neurosurgery 2000;47(2):367–372, discussion 372–373

[9] Kawai K, Morino M, Iwasaki M. Modification of vertical hemispherotomy for refractory epilepsy. Brain Dev 2014;36(2):124–129

[10] Kovanda TJ, Rey-Dios R, Travnicek J, Cohen-Gadol AA. Modified periinsular hemispherotomy: operative anatomy and technical nuances. J Neurosurg Pediatr 2014;13(3):332–338

[11] Delalande O, Bulteau C, Dellatolas G, et al. Vertical parasagittal hemispherotomy: surgical procedures and clinical longterm outcomes in a population of 83 children. Neurosurgery 2007;60(2, Suppl 1):ONS19–ONS32, discussion ONS32

[12] Delalande O, Dorfmüller G. [Parasagittal vertical hemispherotomy: surgical procedure] Neurochirurgie 2008;54(3):353–357

[13] Delalande O, Fohlen M, Bulteau C, et al. [Surgery for intractable focal epilepsy in children]. Rev Neurol (Paris) 2004;160(Spec No) (1):5S:195–202

[14] Schramm J, Kuczaty S, Sassen R, Elger CE, von Lehe M. Pediatric functional hemispherectomy: outcome in 92 patients. Acta Neurochir (Wien) 2012;154(11):2017–2028

[15] Cook SW, Nguyen ST, Hu B, et al. Cerebral hemispherectomy in pediatric patients with epilepsy: comparison of three techniques by pathological substrate in 115 patients. J Neurosurg 2004;100(2, Suppl Pediatrics):125–141

[16] Bahuleyan B, Manjila S, Robinson S, Cohen AR. Minimally invasive endoscopic transventricular hemispherotomy for medically intractable epilepsy: a new approach and cadaveric demonstration. J Neurosurg Pediatr 2010;6(6):536–540

[17] Baumgartner JE, Blount JP, Blauwblomme T, Chandra PS. Technical descriptions of four hemispherectomy approaches: From the Pediatric Epilepsy Surgery Meeting at Gothenburg 2014. Epilepsia 2017;58(Suppl 1):46–55

[18] Chandra PS, Kurwale N, Garg A, Dwivedi R, Malviya SV, Tripathi M. Endoscopy-assisted interhemispheric transcallosal hemispherotomy: preliminary description of a novel technique. Neurosurgery 2015;76(4):485–494, discussion 494–495

[19] Chandra PS, Tripathi M. Letter to the editor: endoscope-assisted hemispherotomy and corpus callostomy. J Neurosurg Pediatr 2016;18(1):141–144

[20] Chandra PS, Tripathi M. Endoscopic epilepsy surgery: emergence of a new procedure. Neurol India 2015;63(4):571–582

[21] Sood S, Marupudi NI, Asano E, Haridas A, Ham SD. Endoscopic corpus callosotomy and hemispherotomy. J Neurosurg Pediatr 2015;16(6):681–686

[22] Tripathi M, Garg A, Gaikwad S, et al. Intra-operative electrocorticography in lesional epilepsy. Epilepsy Res 2010;89(1):133–141

[23] Fries G, Perneczky A. Intracranial endoscopy. Adv Tech Stand Neurosurg 1999;25:21–60

[24] Perneczky A, Boecher-Schwarz HG. Endoscope-assisted microsurgery for cerebral aneurysms. Neurol Med Chir (Tokyo) 1998;38(Suppl):33–34

[25] Yasargil MG, Kasdaglis K, Jain KK, Weber HP. Anatomical observations of the subarachnoid cisterns of the brain during surgery. J Neurosurg 1976;44(3):298–302

[26] Chandra PS, Tripathi M. Epilepsy surgery: recommendations for India. Ann Indian Acad Neurol 2010;13(2):87–93

[27] Jayakar P, Gaillard WD, Tripathi M, Libenson MH, Mathern GW, Cross JH; Task Force for Paediatric Epilepsy Surgery, Commission for Paediatrics, and the Diagnostic Commission of the International League Against Epilepsy. Diagnostic test utilization in evaluation for resective epilepsy surgery in children. Epilepsia 2014;55(4):507–518

[28] Chaudhary K, Kumaran SS, Chandra PS, Wadhawan AN, Tripathi M. Mapping of cognitive functions in chronic intractable epilepsy: role of fMRI. Indian J Radiol Imaging 2014;24(1):51–56

[29] Wieser HG, Blume WT, Fish D, et al; Commission on Neurosurgery of the International League Against Epilepsy (ILAE). ILAE Commission Report. Proposal for a new classification of outcome with respect to epileptic seizures following epilepsy surgery. Epilepsia 2001;42(2):282–286

[30] Carpay JA, Vermuelen J, Stroink H, et al. Seizure severity in children with epilepsy: a parent-completed scale compared with clinical data. Epilepsia 1997;38(3):346–352

[31] Devlin AM, Cross JH, Harkness W, et al. Clinical outcomes of hemispherectomy for epilepsy in childhood and adolescence. Brain 2003;126(Pt 3):556–566

[32] Liu X, Otsuki T, Takahashi A, Kaido T. Vertical parasagittal hemispherotomy for Sturge-Weber syndrome in early infancy: case report and literature review. Springerplus 2016;5(1):1434

[33] Nagai Y, Fujimoto A, Okanishi T, et al. Successful hemispherotomy for a patient with intractable epilepsy secondary to bilateral congenital brain malformation with lateralized pyramidal tract of diffusion tensor image tractography. Epilepsy Behav Case Rep 2016;6:30–32

[34] Kamath AA, Limbrick DL, Smyth MD. Characterization of postoperative fevers after hemispherotomy. Childs Nerv Syst 2015;31(2):291–296

[35] Granata T, Matricardi S, Ragona F, et al. Hemispherotomy in Rasmussen encephalitis: long-term outcome in an Italian series of 16 patients. Epilepsy Res 2014;108(6):1106–1119

[36] Di Rocco C, Battaglia D, Pietrini D, Piastra M, Massimi L. Hemimegalencephaly: clinical implications and surgical treatment. Childs Nerv Syst 2006;22(8):852–866

[37] Villemure JG, Daniel RT. Peri-insular hemispherotomy in paediatric epilepsy. Childs Nerv Syst 2006;22(8):967–981

[38] Daniel RT, Villemure JG. Peri-insular hemispherotomy: potential pitfalls and avoidance of complications. Stereotact Funct Neurosurg 2003;80(1–4):22–27

[39] Daniel RT, Villemure JG. Hemispherotomy techniques. J Neurosurg 2003;98(2):438–439, author reply 439

[40] Wilson PJ. Cerebral hemispherectomy for infantile hemiplegia. A report of 50 cases. Brain 1970;93(1):147–180

[41] Lindsay J, Ounsted C, Richards P. Hemispherectomy for childhood epilepsy: a 36–year study. Dev Med Child Neurol 1987;29(5):592–600

[42] Hu WH, Zhang C, Zhang K, Shao XQ, Zhang JG. Hemispheric surgery for refractory epilepsy: a systematic review and meta-analysis with emphasis on seizure predictors and outcomes. J Neurosurg 2016;124(4):952–961

[43] Griessenauer CJ, Salam S, Hendrix P, et al. Hemispherectomy for treatment of refractory epilepsy in the pediatric age group: a systematic review. J Neurosurg Pediatr 2015; 15(1):34–44

[44] Lew SM, Koop JI, Mueller WM, Matthews AE, Mallonee JC. Fifty consecutive hemispherectomies: outcomes, evolution of technique, complications, and lessons learned. Neurosurgery 2014;74(2):182–194, discussion 195

[45] Chugani HT, Asano E, Juhász C, Kumar A, Kupsky WJ, Sood S. "Subtotal" hemispherectomy in children with intractable focal epilepsy. Epilepsia 2014;55(12):1926–1933

[46] Wiebe S, Berg AT. Big epilepsy surgery for little people: what's the full story on hemispherectomy? Neurology 2013;80(3): 232–233

Part F 其他离断技术
Other Disconnective Procedures

第62章 胼胝体切开术
Corpus Callosotomy

Tai-Tong Wong　Shang-Yeong Kwan　Kai-Ping Chang　Min-Lan Tsai　Kevin Li-Chun Hsieh　著

钱若兵 译　梁树立 刘 畅 校

摘 要

当非外科的合理治疗无法采用且排除可切除或离断的致痫性病变存在的可能时,胼胝体切开术是儿童耐药性癫痫的一种有效的姑息性手术。本章将回顾胼胝体切开的概念、历史演变、解剖和影像基础、手术操作技术、并发症和失连合综合征。本文简要展示了一个成功的胼胝体前1/2离断段胼胝体切开术病例的术后 MRI 的弥散张量成像。此外,还报道了台北荣民总医院的经验总结和胼胝体前部切开术的简短手术视频。

关键词

癫痫,耐药性,癫痫手术,胼胝体切开术,离断,Lennox-Gastaut 综合征,儿童

癫痫儿童的抗药性可能会在确诊为癫痫后某一不确定时期内产生,根据评判标准的不同,报道的发病率也不同,波动在 6%～23%;在一项儿童耐药性癫痫的队列研究(*n*=459)中,仅 19% 的治疗患者符合 ILAE 的新诊断标准。研究结果提示 2 年、6 年和 10 年的累积耐药性癫痫比例分别为 10%、19% 和 23%[1-3]。大多数难治性癫痫患儿可能是局灶性癫痫伴有脑结构性异常或全面性癫痫综合征。儿童早期癫痫发作、癫痫病因和特定类型的癫痫综合征与难治性风险密切相关。耐药性癫痫对于儿童往往是一种灾难,这些患者的管理包括新的 ASM、生酮饮食和癫痫手术[4-7]。癫痫手术有两种方法:一种方法是针对可定位致痫灶的切除 / 离断手术,手术范围从局灶性或单 / 多脑叶切除 / 离断到半球离断 / 切除;另一种方法是姑息性手术,包括胼胝体切开术、迷走神经刺激术(vagus nerve stimulation,VNS)和其他神经调控手术。当排除代谢性紊乱或维生素缺乏[8],并排除可切除的致痫性病变时,可以在小儿癫痫患才中进行姑息性手术[9-12]。姑息性手术主要适用于 Lennox-Gastaut 综合征、West 综合征和其他癫痫综合征。胼胝体切开术和 VNS 是小儿癫痫最常见的姑息性手术方法[9-16],由于手术风险相对较低,建议优先实施 VNS。然而,胼胝体切开术对难治性跌倒发

作的患儿更有帮助，在发展中国家接受度尚可。

一、胼胝体切开术

部分或全段胼胝体切开术旨在阻断癫痫放电的半球间扩散，虽然手术后的无发作率很低，但该手术对缓解不同类型的药物难治性癫痫和癫痫综合征的失张力、强直 – 阵挛性和强直性发作很有帮助。患有 LGS 和多种发作类型的儿童最常选用本手术方法，跌倒（失张力 / 强直）发作和其他发作类型可以得到有效改善[11, 16-22]。胼胝体前部切开术保留了胼胝体的压部，保留了足够的半球间知觉信息传递，阻断了神经心理功能障碍的恶化[15, 21, 23-25]。在胼胝体前部切开术失败后，二期的全段胼胝体切开术对顽固性强直 / 阵挛性和强直性癫痫发作仍可能有益[26, 27]。一期全段胼胝体切开术可以有效地缓解更多的癫痫发作类型[17, 27]。在青春期前或严重发育迟缓的大龄儿童中，手术后可能不定出现永久性或致残性离断性缺陷[28]，然而决定采用分期胼胝体切开术还是一期全段胼胝体切开术应考虑患儿的年龄、癫痫发作类型、原发疾病所累及脑部病变范围、EEG 发作模式、癫痫综合征以及相对较高的手术并发症风险[11, 19, 29]。据报道，胼胝体切开术后头皮 EEG 或侵入性双侧硬膜下栅状电极置入有助于在胼胝体切开术后识别致痫灶[30-32]。

（一）胼胝体切开术的发展历程

1940 年 van Wagenen 和 Herron 首次报道了使用胼胝体切开术作为难治性癫痫患者的姑息治疗[33]，对胼胝体进行不同程度的离断，切开了前连合，在一些病例中结扎了上矢状窦的前 1/3，并在一些患者中离断了单侧或双侧穹窿[34]。由于这种手术方法的并发症发生率高而没有得到普及。20 年后的 20 世纪 60 年代 Bogen 及其同事又恢复了这项手术[35]，他们采取了两种不同的方法：完全切开和部分切开。完全切开是手术离断整个胼胝体、前连合、单侧穹窿、海马连合和中间块[35]。1970 年 Luessenhop 等报道了在婴儿和儿童中进行

大脑半球间联合切开术的经验[36]。从 1940 年的 van Wagenen 和 Herron 到 1970 年的 Luessenhop 等，这些早期的胼胝体切开术包括离断胼胝体和其他前脑的联合。

在 1978 年和 1982 年，Wilson 等在开展离断整个胼胝体和海马连合的手术时选择了更保守的做法，不进入侧脑室以避免术后发生脑积水；后来又进行了二期胼胝体切开术，以减少术后"急性失连合综合征"的持续时间和严重程度[37, 38]。自20 世纪 80 年代以来，分期胼胝体切开术有更多应用。首先进行前部 2/3～3/4 胼胝体切开术，如果患者不能从第一期的前胼胝体切开术中获益，则在第二期切开剩余的后胼胝体[39]。1993 年 Wyler 开展了胼胝体前部切开术，在两条胼周动脉之间沿中线切开胼胝体，进入透明隔腔；Wyler 主张切开大部分胼胝体，仅保留完整的胼胝体压部[40]。最近的报道支持对青春期前的儿童或有严重发育迟缓的大龄儿童进行一期全段胼胝体切开术，使更多癫痫发作类型得到更好缓解，并可以将失联合障碍的发生率降到最低[17]。据报道，与使用前段胼胝体切开术相比，使用选择性后段胼胝体切开术来离断胼胝体后半部至中段，对跌倒发作有一定的效果，这种手术技术的理论依据是解剖学和影像学数据表明来自运动前区和初级运动皮质的纤维分别穿过胼胝体的体部和峡部[41-43]。其他已开展的胼胝体切开技术包括伽马刀放射外科手术[44-46]和神经内镜辅助下利用神经外科显微吸引器进行微创手术[47-49]。

自 20 世纪 80 年代 Wilson 等[38]的报道以来，治疗儿童难治性癫痫的半球间连合切开仅限于胼胝体。分期胼胝体切开术，包括最初保留压部的胼胝体前段切开术、选择性胼胝体后段切开术、分期后部胼胝体切开术，以及一期全段胼胝体切开术的选择，需要根据临床多种因素综合决定。

（二）胼胝体切开术的解剖学 / 影像学基础和理论依据

胼胝体、前连合、后连合、海马连合和缰连

合部是连接两个大脑半球的中线联接部分。胼胝体是大脑半球间最大的联合，也是连接大脑半球间（如果只说连接大脑半球，则也可以是联络纤维）的主要解剖和神经生理通路，胼胝体从前至后包括嘴、膝、体、峡部和压部；胼胝体嘴部含有可能连接额底皮质的纤维；膝部连合纤维连接前额叶皮质和前扣带区；体部的纤维连接中央前皮质（运动前区、辅助运动区）、毗邻的部分岛叶和扣带回；峡部是胼胝体毗邻穹窿的局部狭窄区域，该区域的纤维连接中央前回和中央后回（运动和躯体感觉区）以及初级听觉区域；压部含有三组连合纤维，上组连接后顶叶皮质，后组连接内侧枕叶皮质，下组连接内侧颞叶皮质。压部下方是通过穹窿连接到前连合的海马连合部[42]。

应用先进的 MRI 技术，如弥散张量 MRI（DTI）和 fMRI，可以可视化在体胼胝体内神经纤维束的分布和皮质投射[43, 50-53]（图 62-1）。根据 2006 年 Hofer 和 Frahm 对胼胝体正中矢状面上的新的形态分类[43]，前 1/2 胼胝体切开术将离断连接前额叶、运动前区和辅助运动皮质区域的神经纤维；前 2/3 胼胝体切开术将额外离断运动皮质区域的连合神经纤维；前 3/4 胼胝体切开术将额外离断感觉皮质区和初级听觉区的神经纤维。除了前胼胝体切开术外，在全胼胝体切开术中压部也会被离断，压

部是胼胝体的后 1/4[43]，后顶叶、内侧枕叶和内侧颞叶皮质区的神经纤维也被离断，这是进行前 1/2 至 3/4 胼胝体切开术，以及分阶段至单一阶段全胼胝体切开术的解剖学依据和基本原理。

（三）患有 LGS 和多种发作类型的青春期前儿童的前 1/2 胼胝体切开术的病例报告

男性，21 岁，生产史无异常、3 岁首次癫痫发作前发育正常，癫痫发作表现为全面性强直 - 阵挛性发作（generalized tonic–clonic seizure，GTCS），持续了大约 3min，没有发绀或发作后瘫痪；此后出现了其他类型的癫痫发作，包括非典型失神、肌阵挛和失张力跌倒发作；随着病程进展这名患者最终出现耐药。8 岁时患者开始接受生酮饮食治疗，在此之前跌倒发作的频率每天 20～30 次，生酮饮食治疗后，没有再出现跌倒发作、非典型失神和肌阵挛性发作的症状，但是睡眠中 GTCS 持续存在，频率为每几天一次；后期由于生酮饮食不耐受并伴有影响生活的腹泻症状，最终接受了癫痫术前评估。术前评估的结论是，这个青春期前的孩子患有 LGS 伴有界限性智力发育迟滞，脑部 MRI 和 EEG 均显示没有局灶性致痫性病变，EEG 和视频 EEG 显示出弥漫性脑功能障碍，双侧额区波幅最高；EEG 提示有癫痫样活动，包括双侧额区和前颞区的频繁棘波、尖波或棘慢波。15 岁的时候患者接受了前 1/2 胼胝体切开术，离断了连接前额、运动前区和大部分辅助运动皮质区域的神经纤维（图 62-2）。术后患者母亲根据患者的情况临时性部分性生酮饮食约 6 个月。术后出现了 2 次 GTCS。此患者目前于职业学校在读，已连续 6 年未出现癫痫发作，并且未服用任何抗癫痫发作药物。

二、患者入选标准、手术适应证和术前评估

耐药性癫痫患儿接受胼胝体切开术的入选标准包括。

(1) 有明确记录提示对主要 ASM 具有耐药性。

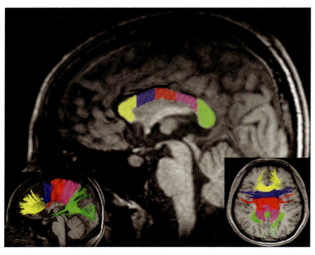

▲ 图 62-1　健康的 23 岁男子的 MR 弥散张量图像；胼胝体的各段包括嘴和膝（黄色）、喙体部（蓝色）、中体部（红色）、峡部 / 后体部（粉色）和压部（绿色）

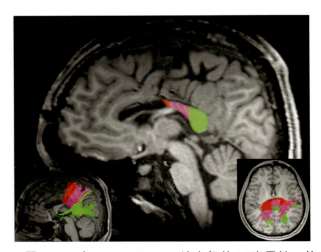

▲ 图 62-2　患 Lennox-Gastaut 综合征的 21 岁男性，前 1/2 胼胝体切开术后 MR 弥散张量成像；离断了喙、膝、体前 1/2；在体中部残留的连合纤维（红色）连接双侧初级运动皮质以及部分辅助运动区、后中央皮质和旁中央小叶；前额叶、运动前皮质和大部分辅助运动区的纤维被断开

（2）不适合行致痫病灶切除术或局灶脑区离断术。

（3）具有高风险的致残性癫痫发作，或因癫痫发作而导致生活质量下降。

（4）某些类型的癫痫综合征，如 LGS 和 West 综合征；或某些类型的癫痫发作，如跌倒（失张力或强直）发作、强直 - 阵挛或强直发作，胼胝体切开术可能使这类患者受益。

（5）在现有的治疗方案中，家长对手术具有较强的意愿。

（6）有证据表明智力低下不是手术禁忌证[54]。

（7）有证据表明癫痫伴有进行性神经系统或代谢性疾病不是手术绝对禁忌证。

（8）需要排除现有的维生素依赖性和代谢性癫痫等对非手术治疗有效的疾病[8]；一个例子是由于 *SLC2A1* 基因突变引起的转运到大脑内的葡萄糖减少的葡萄糖转运体 1（GLUT1）缺乏综合征[55]。

（9）在尝试进行胼胝体切开术之前，可以尝试生酮饮食[56-59]。

目前在中国台湾地区儿童胼胝体切开术的入选标准遵循上述标准和临床因素。对儿童耐药性癫痫的定义如下：①经小儿癫痫专家治疗不少于 1 年的患儿，符合药物难治性发作；②在药物剂量和血药浓度在合理范围情况下，应用目前主要 ASM 治疗患儿反应差；③一个月内有 2 次以上的致残性发作；④需要重点强调排除非手术治疗可治愈的癫痫。

儿童胼胝体切开术的术前评估包括以下内容。

（1）详细的病史和癫痫发作临床症状的记录。

（2）详细的全身及神经系统查体。

（3）EEG 和长程视频脑电监测。

（4）MRI 和 FDG-PET。

（5）智力量表和社会心理行为的神经心理学测试。

（6）临床评估和实验室检查，以排除可以非手术治疗的癫痫和癫痫综合征。

（7）用于手术前计划的 MR 静脉成像（MR venography，MRV），但是这并不是绝对需要的[13]。

三、外科手术技术

全身麻醉，仰卧位，手术台头部抬高约 10°，患者的头部放在头枕上，矢状面垂直于地面。如果为达到最大程度的胼胝体离断，使用术中图像导航来优化开颅和手术路径时，则用三点式头钉固定头部。沿着冠状缝做一个弧形的头皮切口，进行跨中线的额部开颅手术，骨瓣通常大部分做在右侧，开颅手术的侧别可根据 MRV 的术前静脉引流情况进行调整。对于前段胼胝体切开术，进行 6cm×6cm 跨越中线的额部开颅术，其中 2cm 跨越中线，以便于交替使用对侧部位的半球间隙和术中进行双侧额部胼胝体切开术前 / 后皮质电极描记。颅骨瓣的后缘正好在冠状缝线的后面，并向前方延伸 5～6cm。对于一期胼胝体切开术，颅骨瓣的后缘应再向后延伸 2cm，并进行 8cm×6cm 的跨中线额部开颅手术[17]。硬脑膜剪开翻向矢状窦方向。虽然皮质桥静脉的位置因人而异，但在冠状缝线前的桥静脉很少影响神经外科医生手术操作。

如果遇到任何硬脑膜静脉窦或大的引流静脉，硬脑膜切口要沿着这些桥静脉相应延长，以避免任何损伤，并达到矢状窦的边缘。根据经验，如果因为大的桥静脉或静脉湖而难以进行半球间的手术，可以从另一侧进行手术。术中用明胶海绵和脑棉覆盖暴露的皮质静脉，以避免手术过程中出现任何意外伤害；然后在显微镜或神经内镜辅助下进行半球间的显微离断。首先切开蛛网膜附着物，释放脑脊液逐渐暴露半球间的裂隙，在继续解剖的同时，通过轻柔抽吸大脑半球间的脑脊液，可以使大脑进一步塌陷，扩大中线间的空间，以满足手术操作的需求，而不需要进行腰椎管穿刺引流或应用渗透剂脱水；下一步是充分切开半球间的粘连，以避免大脑半球在逐步回缩之前损伤额叶内侧皮质，也可以充分显露胼周动脉及其分支。在某些情况下，由于蛛网膜粘连，两侧的扣带回可能粘连紧密而难以分离，此时需要将手术入路调整到容易进行解剖的部分，然后使用细尖的双极电凝器和适当的手术器械进一步分离。

最后打开胼胝体上部的脑池，暴露出下面晶莹的白色胼胝体和胼周动脉。根据计划离断的程度，充分暴露胼胝体以方便手术操作。在罕见病例中可以看到，单一的胼周动脉供应双侧半球。胼周动脉用双极电凝器尖端和分离器轻轻地分离，在胼胝体嘴的中线处用微型刮刀在胼周动脉之间进行离断，尽可能不要进入脑室，以避免发生化学性脑膜炎的风险。由于侧脑室顶之间的中线裂缝被显露出来，沿着这条裂缝向下切开胼胝体膝部，一直到前连合，然后在后部切开胼胝体的后部，尽可能地达到压部。图 62-3 和视频 62-1 展示了前面提到的主要流程。在纳入的严重智力障碍的病例中，可以进行单一阶段的全胼胝体切开术。胼胝体切开后用生理盐水冲洗手术区，细致止血，重新检查皮质引流静脉的入口，如果需要可以在其周围填充明胶海绵。缝合硬脑膜，固定颅骨、缝合皮瓣。术后通过 MR 弥散张量成像来了解胼胝体纤维及其走行情况，以评估胼胝体切开程度以及其和失连接综合征的相关性（图 62-2）。

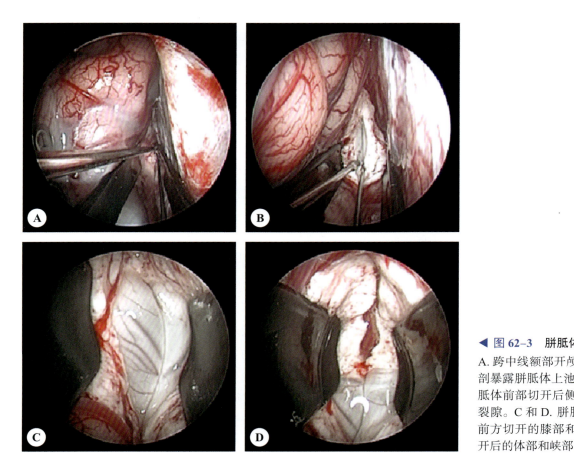

◀ 图 62-3　胼胝体前部切开术
A. 跨中线额部开颅术和纵裂显微解剖暴露胼胝体上池和胼胝体。B. 胼胝体前部切开后侧脑室顶部之间的裂隙。C 和 D. 胼胝体前部切开后，前方切开的膝部和蛛网膜间隙，切开后的体部和峡部

视频 62-1　前部胼胝体切开术：经由前部胼胝体切开术进行前 1/2 胼胝体切开术。通过左侧半球间入路进行前 1/2 胼胝体切除术在左侧通过半球间入路进行前半胼胝体切开术（视频由 Tai-Tong Wong 提供）https://www.thieme.de/de/q.htm?p=opn/tp/255910102/9781626238176_c062_v001&t=video

四、并发症和失连合综合征

胼胝体切开术的常见并发症是脑水肿、梗死、出血、脑膜炎（化脓性 / 无菌性）和脑积水，这些并发症一般都是在大脑回缩、桥静脉损伤和进入脑室后继发；也有一些罕见的术后硬膜外和硬膜下血肿的报道[13, 23]。部分和完全胼胝体切开术也可能发生术后失连接综合征[19, 27, 60]。胼胝体切开术后最常见的报道是与言语有关的功能障碍，如短暂的缄默症，言语障碍大多发生在交叉优势侧或需要双侧半球参与言语加工的患者中[28, 61, 62]。大脑半球功能障碍表现为对侧手部的灵活性会下降，或者操作空间技能逐渐退化，可能会影响到日常生活[28, 62]。Lassonde 等的系列研究中所纳入的几位大龄儿童患者也表现出长时间的非优势侧手部失调，这导致双侧动作协调性的降低和操作智商下降[63]。然而在儿童，尤其是 13 岁以下的儿童，比成年人更能适应裂脑。有人认为，未成熟的大脑有更大的脑部可塑性，这使得手术后大脑可以进行显著调整[57, 63]。

失连接综合征可分为急性失连合综合征、后部断开综合征、裂脑综合征和缺失恢复。言语启动困难、缄默症、不同程度的左腿瘫痪、左手强行抓握和急迫性尿失禁可能是非优势侧的矢状窦旁皮质受到牵拉所致。急性失连合综合征通常是暂时的，可能持续几天到几周。偶尔会观察到局灶运动性癫痫发作的短暂增加。后部（感觉）断开综合征可能发生在二期后部胼胝体切开术或一期胼胝体切开术的压部切开后，患者表现出触觉和视觉传递缺陷。胼胝体全段切开或近全段切开后，可能出现裂脑综合征，患者表现出语言障碍，半球竞争和注意力 - 记忆顺序功能紊乱；裂脑综合

征通常会随着时间的推移而得到改善。某些有早期大脑半球损伤伴经胼胝体代偿或混合优势侧半球的患者会出现功能障碍的恢复。在分期胼胝体前部切开术中，这些并发症较少出现，尤其是在儿童中[11, 64, 65]。

五、医院的经验

从 1989 年到 2005 年，共有 166 例患者接受了胼胝体切开术，平均年龄为 9.3 岁。其中 153 例（92.2%）患者的手术时年龄小于 18 岁。在 121 例（72.9%）病例中实现了 2/3 以上的胼胝体次全切开术，只有 1 例患者进行了分期后段胼胝体切开术。5 例患者在胼胝体切开术后因癫痫控制不理想而进行了 VNS 治疗。有 5 例患者进行了一期全段胼胝体切开术。3 例患者在同一手术中进行了前段胼胝体切开术联合脑叶切除术。没有发生手术死亡或开颅术后感染。侧脑室意外打开的情况仅发生于一例患者。没有患者出现术后脑膜炎或脑积水。由于仔细保留了皮质引流静脉，没有发生与手术有关的急性一过性或持续性偏瘫或腿部单瘫现象。3 例患者出现了术后急性并发症，其中 2 例患儿出现了术后硬膜外出血，1 例婴儿出现了单侧脑积水并有占位效应；1 例急性硬膜外血肿的患儿需要进行血肿清除术。硬膜下积液的婴儿需要行硬膜下 - 腹腔分流术。

1 例患有 LGS 的 9 岁男孩出现了严重的并发症，胼胝体切开术后在 ICU 病房发生了右桡动脉血栓，导致坏疽并因此截断前半手掌。自胼胝体前部切开术后，已经 9 年没有癫痫发作。对于急性失连合综合征，一些患者出现了短暂的缄默症。在术后第一周，一些患者的简单局灶性发作暂时增加，表现为多灶性抽搐。持久的失连接综合征并未得到规律的研究和记录，仅记录了 1 例持续的缄默症患者。单纯部分性发作作为一种新的发作类型出现在 4 例患者身上，4 例患者在平均 4.3 年的随访期中死亡，其中 1 例患者在洗澡时溺水身亡，睡眠中死亡，且原因不明确。在表 62-1 中，总结了胼胝体切开术后儿童的临床数据和癫痫发作预后[13]。对于癫痫发作的预后情况，回顾了

类　别	1989—1996 年（*n*=84）	1989—1999 年（*n*=127）	1991 年 7 月至 2003 年 4 月（*n*=75）
			表 62-1　胼胝体切开术治疗儿童难治性癫痫临床资料分析
癫痫起病年龄	2.6（1 天至 12 年）	2.4 年（1 天至 13 年）	3.3 年（12 天至 17 年）
癫痫现程	5.4 年（3.9 个月至 14 年）	6.2 年（3.9 个月至 18.2 年）	6.6 年（3.9 个月至 25.2 年）
胼胝体切开术年龄	8.1 年（1～20 年）	8.6 年（0.7～30 年）	9.8 年（0.7～30 年）
精神发育迟滞（界线 - 显著）	98.80%	98.40%	97.30%
癫痫病因	*n*=84	*n*=127	*n*=75
隐源性	26（31.0%）	45（35.4%）	28（37.3%）
围产期事件	19（22.6%）	29（22.8%）	16（21.3%）
脑炎	12（14.3%）	19（15.0%）	11（14.7%）
脑膜炎	1（1.2%）	1（0.8%）	0（0.0%）
接种疫苗后	3（3.6%）	3（2.4%）	1（1.3%）
脑发育不良	10（11.9%）	13（10.2%）	9（12.0%）
创伤后	8（9.5%）	9（7.1%）	4（5.3%）
肿瘤	1（1.2%）	1（0.8%）	1（1.3%）
脑室穿通畸形	1（1.2%）	1（0.8%）	0（0.0%）
其他症状性	2（2.4%）	5（3.1%）	5（6.7%）
癫痫或癫痫综合征类型	*n*=84	*n*=127	*n*=75
LGS	68（81.0%）	100（79.5%）	53（70.7%）
IS-LGS	22（32.4%）	34（34.0%）	16（32.2%）
IS	2（2.4%）	3（1.6%）	3（4.0%）
SE-MISF	2（2.4%）	5（3.9%）	1（1.3%）
HHE	3（3.6%）	3（2.4%）	3（4.0%）
PS ± 2G	11（13.1%）	15（1.8%）	10（13.3%）
2G?		2（1.6%）	5（6.7%）
胼胝体切开范围	*n*=84	*n*=127	*n*=75
<1/2	5（6.1%）	5（3.9%）	3（4.0%）
>1/2 至 <2/3	19（23.1%）	20（15.8%）	9（12%）
>2/3 至 <3/4	30（36.6%）	38（29.9%）	26（34.7%
>3/4 至 <4/5	9（11.0%）	15（11.8%）	11（14.7%）
>4/5 至近全段	19（23.2%）	42（33.7%）	23（30.7%）
全段		5（3.9%）	2（2.7%）

（续表）

类　别	1989—1996 年（n=84）	1989—1999 年（n=127）	1991 年 7 月至 2003 年 4 月（n=75）
结果			
随访时间	>2 年	3.9 年（1 个月至 10 年）	7.1 年（1.7～13.9 年）
	n=74	n=119	n=75
无发作率	13（17.6%）	24（20.2%）	17（22.7%）
>50% 癫痫发作减少	49（66.2%）	70（58.8%）	48（64.0%）
>75% 癫痫发作减少			29（38.7%）
服药无发作率	14（18.9%）	21（17.6%）	7（9.3%）a

IS-LGS. 婴儿痉挛演变为 Lennox-Gastaut 综合征；S. 婴儿痉挛；SE-MISF. 多灶性严重癫痫；HHE. 偏侧惊厥 – 偏瘫 – 癫痫综合征；CPS2G. 复杂部分性发作伴继发性全面性；PS±2G. 部分性发作伴 / 不伴继发全面性；2G?. 难以分类但可能继发性全面性癫痫
资料来源：经 Wong 等许可转载[13]
a. 在 75 例患者中，有 7 例达到长期无癫痫发作，平均 5.3 年（1.3～12 年）

1989—1996 年期间进行手术的 74 例，平均随访时间超过 2 年；1989—1999 年期间进行了 119 例手术，平均随访时间为 3.9 年；1991—2003 年期间完成手术 75 例，平均随访时间为 7.1 年。在不同时期和随访时间的三组患者中，有一半以上的患者发作频率减少了 50% 以上。在随访时间较长的患者组中，术后无癫痫发作而停用抗 ASM 率从 18.9% 降至 9.3%，这意味着胼胝体切开术后许多患者的癫痫控制仍有波动。

结论

胼胝体切开术的概念和技术自 20 世纪 80 年代以来已经得到很好的确立，它是一种姑息性手术，主要应用于患有 LGS 和跌倒发作的儿童，与前段胼胝体切开术相比，一期阶段全胼胝体切开术更有效，能更好地控制更多类型的癫痫发作，包括跌倒发作。最近一种新方法，即选择性胼胝体后部切开术，在 2016 年被报道为可有效控制跌倒发作[41]。

单一阶段完全性胼胝体切开术适用于青春期前的儿童和有严重发育迟缓的大龄儿童。在经过合理筛选的患者中，胼胝体切开术后，只有在正式测试中才会出现明显的神经心理学变化，这些神经心理学变化通常被患者和家属所忽视，而且很少影响到日常生活。对于没有弥漫性大脑异常和 EEG 癫痫活动局限于大脑前半球的患者，可能适合选择前部胼胝体切开术或分阶段的完全胼胝体切开术。胼胝体切开术后癫痫控制的改善总是与患者生活质量的提高、家长的满意和家庭生活质量的改善相关。经验丰富的神经外科医师进行该手术，可提高安全性，降低手术并发症和不良事件数量。手术并发症和可接受的不良事件很少。尽早发现耐药性癫痫并适当选择胼胝体切开术的手术对象，对获得满意的结果非常重要。

参 考 文 献

[1] Berg AT, Shinnar S, Levy SR, Testa FM, Smith-Rapaport S, Beckerman B. Early development of intractable epilepsy in children: a prospective study. Neurology 2001;56(11):1445–1452

[2] Sillanpää M, Schmidt D. Natural history of treated childhood-onset

epilepsy: prospective, long-term population-based study. Brain 2006;129(Pt 3):617–624

[3] Ramos-Lizana J, Rodriguez-Lucenilla MI, Aguilera-López P, Aguirre-Rodríguez J, Cassinello-García E. A study of drug-resistant childhood epilepsy testing the new ILAE criteria. Seizure 2012;21(4):266–272

[4] Rosati A, De Masi S, Guerrini R, De Masi S, Guerrini R. Antiepileptic drug treatment in children with epilepsy. CNS Drugs 2015;29(10):847–863

[5] Lambrechts DAJE, de Kinderen RJA, Vles JSH, de Louw AJ, Aldenkamp AP, Majoie HJM. A randomized controlled trial of the ketogenic diet in refractory childhood epilepsy. Acta Neurol Scand 2017;135(6):678

[6] Kellermann TS, Wagner JL, Smith G, Karia S, Eskandari R. Surgical management of pediatric epilepsy: decision-making and outcomes. Pediatr Neurol 2016;64:21–31

[7] Sugano H, Arai H. Epilepsy surgery for pediatric epilepsy: optimal timing of surgical intervention. Neurol Med Chir (Tokyo) 2015;55(5):399–406

[8] Agadi S, Quach MM, Haneef Z. Vitamin-responsive epileptic encephalopathies in children. Epilepsy Res Treat 2013;2013:510529

[9] Zimmerman RS, Sirven JI. An overview of surgery for chronic seizures. Mayo Clin Proc 2003;78(1):109–117

[10] Benifla M, Rutka JT, Logan W, Donner EJ. Vagal nerve stimulation for refractory epilepsy in children: indications and experience at The Hospital for Sick Children. Childs Nerv Syst 2006;22(8):1018–1026

[11] Asadi-Pooya AA, Sharan A, Nei M, Sperling MR. Corpus callosotomy. Epilepsy Behav 2008;13(2):271–278

[12] Graham D, Tisdall MM, Gill D. Corpus callosotomy outcomes in pediatric patients: A systematic review. Epilepsia 2016;57(7):1053–1068

[13] Wong TT, Kwan SY, Chang KP, et al. Corpus callosotomy in children. Childs Nerv Syst 2006;22(8):999–1011

[14] Wheless JW. Managing severe epilepsy syndromes of early childhood. J Child Neurol 2009;24(8, Suppl):24S–32S, quiz 33S–36S

[15] Tanriverdi T, Olivier A, Poulin N, Andermann F, Dubeau F. Longterm seizure outcome after corpus callosotomy: a retrospective analysis of 95 patients. J Neurosurg 2009;110(2):332–342

[16] Pinard JM, Delalande O, Chiron C, et al. Callosotomy for epilepsy after West syndrome. Epilepsia 1999;40(12):1727–1734

[17] Kasasbeh AS, Smyth MD, Steger-May K, Jalilian L, Bertrand M, Limbrick DD. Outcomes after anterior or complete corpus callosotomy in children. Neurosurgery 2014;74(1):17–28, discussion 28

[18] Asadi-Pooya AA, Malekmohamadi Z, Kamgarpour A, et al. Corpus callosotomy is a valuable therapeutic option for patients with Lennox-Gastaut syndrome and medically refractory seizures. Epilepsy Behav 2013;29(2):285–288

[19] Luat AF, Asano E, Kumar A, Chugani HT, Sood S. Corpus callosotomy for intractable epilepsy revisited: the Children's Hospital of Michigan Series. J Child Neurol 2017;32(7):624–629

[20] Douglass LM, Salpekar J. Surgical options for patients with Lennox-Gastaut syndrome. Epilepsia 2014;55(Suppl 4):21–28

[21] Liang S, Zhang S, Hu X, et al. Anterior corpus callosotomy in school-aged children with Lennox-Gastaut syndrome: a prospective study. Eur J Paediatr Neurol 2014;18(6):670–676

[22] Rathore C, Abraham M, Rao RM, George A, Sankara Sarma P, Radhakrishnan K. Outcome after corpus callosotomy in children with injurious drop attacks and severe mental retardation. Brain Dev 2007;29(9):577–585

[23] Turanli G, Yalnizoğlu D, Genç-Açikgöz D, Akalan N, Topçu M. Outcome and long term follow-up after corpus callosotomy in childhood onset intractable epilepsy. Childs Nerv Syst 2006;22(10):1322–1327

[24] Oguni H, Olivier A, Andermann F, Comair J. Anterior callosotomy in the treatment of medically intractable epilepsies: a study of 43 patients with a mean follow-up of 39 months. Ann Neurol 1991;30(3):357–364

[25] Fuiks KS, Wyler AR, Hermann BP, Somes G. Seizure outcome from anterior and complete corpus callosotomy. J Neurosurg 1991;74(4):573–578

[26] Spencer SS, Spencer DD, Sass K, Westerveld M, Katz A, Mattson R. Anterior, total, and two-stage corpus callosum section: differential and incremental seizure responses. Epilepsia 1993;34(3):561–567

[27] Jalilian L, Limbrick DD, Steger-May K, Johnston J, Powers AK, Smyth MD. Complete versus anterior two-thirds corpus callosotomy in children: analysis of outcome. J Neurosurg Pediatr 2010;6(3):257–266

[28] Sauerwein HC, Lassonde M. Neuropsychological alterations after split-brain surgery. J Neurosurg Sci 1997;41(1):59–66

[29] Schaller K, Cabrilo I. Corpus callosotomy. Acta Neurochir (Wien) 2016;158(1):155–160

[30] Oguni H, Andermann F, Gotman J, Olivier A. Effect of anterior callosotomy on bilaterally synchronous spike and wave and other EEG discharges. Epilepsia 1994;35(3):505–513

[31] Clarke DF, Wheless JW, Chacon MM, et al. Corpus callosotomy: a palliative therapeutic technique may help identify resectable epileptogenic foci. Seizure 2007;16(6):545–553

[32] Hur YJ, Kang HC, Kim DS, Choi SR, Kim HD, Lee JS. Uncovered primary seizure foci in Lennox-Gastaut syndrome after corpus callosotomy. Brain Dev 2011;33(8):672–677

[33] Van Wagenen WP, Herren RY. Surgical division of commissural pathways in the corpus callosum: relation to spread of an epileptic attack. Arch Neurol Psychiatry 1940;44(4):740–759

[34] Mathews MS, Linskey ME, Binder DK. William P. van Wagenen and the first corpus callosotomies for epilepsy. J Neurosurg 2008;108(3):608–613

[35] Bogen JE, Fisher ED, Vogel PJ. Cerebral commissurotomy. A second case report. JAMA 1965;194(12):1328–1329

[36] Luessenhop AJ, Dela Cruz TC, Fenichel GM. Surgical disconnection of the cerebral hemispheres for intractable seizures. Results in infancy and childhood. JAMA 1970;213(10):1630–1636

[37] Wilson DH, Reeves A, Gazzaniga M. Division of the corpus callosum for uncontrollable epilepsy. Neurology 1978;28(7):649–653

[38] Wilson DH, Reeves AG, Gazzaniga MS. "Central" commissurotomy for intractable generalized epilepsy: series two. Neurology 1982;32(7):687–697

[39] Maxwell RE, Gate JR, Gumnit RJ. Corpus callosotomy at the University of Minnesota. In: Engel Jr. J, ed. Surgical Treatment of the Epilepsy. New York, NY: Raven Press; 1986:659–666

[40] Wyler AR. Corpus callosotomy. In: Wyllie E, ed. The Treatment of Epilepsy: Principles and Practice. Philadelphia, PA; London, UK: Lea & Febiger; 1993:1120–1125

[41] Paglioli E, Martins WA, Azambuja N, et al. Selective posterior callosotomy for drop attacks: a new approach sparing prefrontal connectivity. Neurology 2016;87(19):1968–1974

[42] Raybaud C. The corpus callosum, the other great forebrain commissures, and the septum pellucidum: anatomy, development, and malformation. Neuroradiology 2010;52(6):447–477

[43] Hofer S, Frahm J. Topography of the human corpus callosum revisited— comprehensive fiber tractography using diffusion tensor magnetic resonance imaging. Neuroimage 2006; 32(3):989–994

[44] Feichtinger M, Schröttner O, Eder H, et al. Efficacy and safety of radiosurgical callosotomy: a retrospective analysis. Epilepsia 2006;47(7):1184–1191

[45] Bodaghabadi M, Bitaraf MA, Aran S, et al. Corpus callosotomy with gamma knife radiosurgery for a case of intractable generalised epilepsy. Epileptic Disord 2011;13(2):202–208

[46] Pendl G, Eder HG, Schroettner O, Leber KA. Corpus callosotomy with radiosurgery. Neurosurgery 1999;45(2):303–307, discussion 307–308

[47] Sood S, Marupudi NI, Asano E, Haridas A, Ham SD. Endoscopic corpus callosotomy and hemispherotomy. J Neurosurg Pediatr

2015;16(6):681–686

[48] Chandra PS, Kurwale NS, Chibber SS, et al. Endoscopic-assisted (through a mini craniotomy) corpus callosotomy combined with anterior, hippocampal, and posterior commissurotomy in Lennox-Gastaut syndrome: a pilot study to establish its safety and efficacy. Neurosurgery 2016;78(5):743–751

[49] Smyth MD, Vellimana AK, Asano E, Sood S. Corpus callosotomy—open and endoscopic surgical techniques. Epilepsia 2017;58(Suppl 1):73–79

[50] Park HJ, Kim JJ, Lee SK, et al. Corpus callosal connection mapping using cortical gray matter parcellation and DT-MRI. Hum Brain Mapp 2008;29(5):503–516

[51] Chao YP, Cho KH, Yeh CH, Chou KH, Chen JH, Lin CP. Probabilistic topography of human corpus callosum using cytoarchitectural parcellation and high angular resolution diffusion imaging tractography. Hum Brain Mapp 2009;30(10): 3172–3187

[52] Pannek K, Mathias JL, Bigler ED, Brown G, Taylor JD, Rose S. An automated strategy for the delineation and parcellation of commissural pathways suitable for clinical populations utilising high angular resolution diffusion imaging tractography. Neuroimage 2010;50(3):1044–1053

[53] Fabri M, Pierpaoli C, Barbaresi P, Polonara G. Functional topography of the corpus callosum investigated by DTI and fMRI. World J Radiol 2014;6(12):895–906

[54] Lassonde M, Sauerwein C. Neuropsychological outcome of corpus callosotomy in children and adolescents. J Neurosurg Sci 1997;41(1):67–73

[55] Leen WG, Klepper J, Verbeek MM, et al. Glucose transporter-1 deficiency syndrome: the expanding clinical and genetic spectrum of a treatable disorder. Brain 2010;133(Pt 3):655–670

[56] Ferrie CD, Patel A. Treatment of Lennox-Gastaut syndrome (LGS).

Eur J Paediatr Neurol 2009;13(6):493–504

[57] Lemmon ME, Terao NN, Ng YT, Reisig W, Rubenstein JE, Kossoff EH. Efficacy of the ketogenic diet in Lennox-Gastaut syndrome: a retrospective review of one institution's experience and summary of the literature. Dev Med Child Neurol 2012;54(5): 464–468

[58] Kossoff EH, Shields WD. Nonpharmacologic care for patients with Lennox-Gastaut syndrome: ketogenic diets and vagus nerve stimulation. Epilepsia 2014;55(Suppl 4):29–33

[59] Caraballo RH, Fortini S, Fresler S, et al. Ketogenic diet in patients with Lennox-Gastaut syndrome. Seizure 2014;23(9):751–755

[60] Arya R, Greiner HM, Horn PS, Turner M, Holland KD, Mangano FT. Corpus callosotomy for childhood-onset drug-resistant epilepsy unresponsive to vagus nerve stimulation. Pediatr Neurol 2014;51(6):800–805

[61] Sass KJ, Novelly RA, Spencer DD, Spencer SS. Postcallosotomy language impairments in patients with crossed cerebral dominance. J Neurosurg 1990;72(1):85–90

[62] Jea A, Vachhrajani S, Widjaja E, et al. Corpus callosotomy in children and the disconnection syndromes: a review. Childs Nerv Syst 2008;24(6):685–692

[63] Lassonde M, Sauerwein H, Geoffroy G, Décarie M. Effects of early and late transection of the corpus callosum in children. A study of tactile and tactuomotor transfer and integration. Brain 1986;109(Pt 5):953–967

[64] Cendes F, Ragazzo PC, da Costa V, Martins LF. Corpus callosotomy in treatment of medically resistant epilepsy: preliminary results in a pediatric population. Epilepsia 1993; 34(5):910–917

[65] Pilcher WH, Roberts DW, Flanigin HF, et al. Complications of epilepsy surgery. In: Engel Jr. J, ed. Surgical Treatment of the Epilepsies. 2nd ed. New York, NY: Raven Press; 1993:565–581

第63章 内镜辅助的胼胝体切开联合前连合、海马连合和后连合切开术
Endoscope-Assisted Corpus Callosotomy with Anterior, Hippocampal, and Posterior Commissurotomy

P. Sarat Chandra　Jitin Bajaj　Heri Subianto　Manjari Tripathi　著

钱若兵 译　　梁树立 刘 畅 校

摘 要

胼胝体切开术是对药物难治性癫痫的一种有效的姑息性手术，该手术是在通过详细的术前评估排除了患者有治愈性切除手术的指征后进行的。最常见的适应证是 Lennox-Gastaut 综合征，对于跌倒发作控制疗效最好。胼胝体完全切开术与全连合切开术是安全和有效的。主要的副作用是短暂的运动性缄默症、失语和裂脑综合征。内镜手术创伤小，并发症少。

关键词

胼胝体切开术，内镜，大脑半球切开术，Lennox-Gastaut 综合征

胼胝体切开术（corpus callosotomy，CC）是一种"姑息性"手术，旨在减轻不能定位的双侧半球性癫痫患者的癫痫发作[1-4]，这可能是除迷走神经刺激术外，Lennox-Gastaut 综合征（Lennox-Gastaut syndrome，LGS）伴频繁跌倒发作患者的唯一选择[5-8]。CC 的切开程度仍然存在争议，许多学者主张仅通过前部 CC 来避免失连合综合征，同时达到控制癫痫发作的效果[3, 9]。其他一些作者认为，考虑到更大范围的纤维交叉、术后病情更快恢复，后部 CC 更好，而且在这一过程中还可以切开海马连合[10]。大约 1/3 的接受前部 CC 的患者出现癫痫复发，需要二次手术进行全段 CC[1, 2, 11-18]。完全 CC 虽然更有效，但仍被认为是一种姑息性手术[11, 14]。自本中心癫痫手术开展以来，一直进行完全 CC，原因有以下三个：①我们认为完全

的 CC 患者术后更有可能达到无癫痫发作；②很难说服大多数患者因分期手术而进行第二次手术；③正如最近的研究所报道的那样，假设提前在最终手术疗效不佳的病例中进行了胼胝体切开，可能有助于定位致痫灶。因此，如果在第一次手术中就进行了完全 CC，那么手术的次数将会减少[11, 14, 19-21]。

20 世纪 70 年代末医师们曾尝试过前连合切开术（anterior commissurotomy，ACT）、海马连合切开术（hippocampal commissurotomy，HCT）和后连合切开术（posterior commissurotomy，PCT），但由于少数病例术后出现各种并发症（主要与失连接有关）而被放弃[22]。在动物模型中，胼胝体的切开对治疗继发性全面性癫痫很有帮助，但在实验研究中缺乏同质性，无法看到海马前部和胼胝体

后部切开对放电的泛化的影响[23]。

我们也倾向于将 CC 与前、中、后连合切开进行组合[24, 25]，特别是对有多次跌倒发作和严重脑病的 LGS 患者，主要原因是为这些患者提供了最大的"大脑半球间"离断的"获益"，可以使患者最大可能地达到术后无癫痫发作。

2012 年以来，我们利用内镜辅助技术完成 CC，如果需要，我们还结合前、中、后连合切开术（全连合切开术）。在本章中，我们将简要介绍这一技术以及我们的结果。

一、适应证

内镜辅助 CC 的适应证与其他开颅形式 CC 的适应证相同，重要的是要确定入颅的确切位置，特别是要避开大的引流静脉。在本中心考虑到前面提到的原因，从一开始就实施了完整的 CC。此外，根据以下适应证，更倾向于对 LGS 患者进行前连合、海马连合和后连合切开术。

(1) 无单一定侧 / 定位的癫痫放电区 / 网络。

(2) 跌倒发作是主要的发作类型。

(3) 智商 / 社交商低于 50。

(4) 癫痫发作频率高，每天至少 1～2 次。

(5) 父母同意手术。

二、内镜辅助胼胝体切开术及前、中、后连合切开术的原则

1. 开颅

颅骨瓣大小及开颅方式与内镜下大脑半球切除术相似，颅骨瓣位置也比传统的开放式垂直旁矢状窦半球切开术的位置更靠前，在神经导航辅助下进行，以避免遇到主要的桥静脉。

2. 半球间入路

与大脑半球切除术中的胼胝体切开不同，在胼胝体切开术中需要严格在中线通过腔隙进行，分离两侧的隔膜以进入腔隙。即使在影像学上没有看到腔隙的情况下，腔隙也会存在。

3. 保护血管和正常结构

与大脑半球切除术中可以牺牲整个半球不同，

在 CC 中两个半球都具有功能且不能损伤，因此应避免任何程度的血管或大脑损伤；更重要的是，由于癫痫性脑病，室间隔血管等中线血管损伤可能导致严重的认知障碍[16, 26]。

4. 避免血液进入脑室

这是另一个重要原则，外科医生应将手术限制在脑室中间的脑室外区域，如果不慎进入脑室，必须在脑室内放置带尾线的脑棉，以防止血液进入脑室。如果计划进行后连合切开[24]，则同样必须在导水管中放置一片脑棉。血液进入脑室可能会引起术后发热、延长住院时间。

5. 胼胝体及多处连合切开术

全段胼胝体切开术（首先由 van Wagenen 和 Herren 在 1940 年提出[27]）是一个非常有效的"姑息性"手术[1, 2, 11, 12, 16, 17]，有文献报道 CC 与多处脑连合切开术的各种组合：全段 CC+HCT[28]，全段 CC[29]，全段 CC+ 前连合切开术[30]，全段 CC+ 海马连合切开术[31]，这些作者中的大多数报道了术后 10%～20% 患者无效以及近 30% 患者在接下来的几年中复发，此后结果大多保持稳定[17, 18]。

6. 癫痫发作通过连合扩散被认为是 CC 失败的最常见原因[18, 32-34]

Jang 和 Kwon 在 2013 年和 2014 年使用 DTI 证明了穹窿的连接范围更广，包括大脑皮质（中央前回、中央后回和后顶叶皮质），也包括通过丘脑连接的脑干[35-37]。前连合连接着高致痫性的颞叶[32]，人类的海马连合大多被认为不成熟，它连接两个海马（同样是高度致痫性的），并在胼胝体后部的下方连接两个穹窿体[6, 33]，因此切开前连合和海马连合可能对减轻癫痫发作有显著作用。到目前为止，后连合部分还未发现与控制癫痫发作相关，后连合含有瞳孔收缩纤维来调节双侧光反射，一项详细的解剖学研究使用前向纤维变性和逆向轴突运输（使用马过氧化物酶），发现后连合在黑质网状部、连接头尾两侧网状系统的导管周围灰质、腹外侧膝状核、Forel 的 H 区和隔区的分布要更加广泛[38]，因此它有可能负责癫痫发作的皮质下扩散和向对侧传递。在胚

胎学上，在胼胝体发育前不久，就出现了大脑的连合，它们也作为胼胝体发育的种子。因此有可能出现胼胝体发育不全但大脑连合完好的情况，但是不存在大脑连合缺失而胼胝体完好的情况[26, 30, 38, 39]。Sharan 等[40] 报告了一个关于癫痫患者的胼胝体发育不全的有趣案例，通过 SEEG 的放置证实了癫痫通过前联合的扩散。在我们的临床实践中，目前对所有病例都进行了前联合切开术＋海马联合切除术的全段 CC 手术；只在患有严重进行性脑病的 LGS 患儿中增加后连合切开术。

7. 胼胝体合并连合切开术的相关并发症

完全 CC 和大脑连合切开术的主要并发症是与急性失连接相关的并发症[26, 29-31, 41, 42]。经常会观察到轴性失用（例如，唾液在口腔中汇集）和四肢失用（非优势侧手的运动不能）。此外，经常发现儿童需要更长的时间才能从麻醉中清醒过来，因此更愿意对这些患者进行选择性机械通气。类似的并发症和癫痫发作控制情况在目前的系列文献中也有报道[22, 29, 43]。大多数患者有中度至重度智力障碍伴重度癫痫，在 CC 和全连合切开后，手术后没有恶化（相当轻微的改善），这可能是因为大多数儿童的认知状态已经严重受损。因此，即使患儿最初会出现急性失连接，我们仍进行 CC＋大脑连合切开术。

8. 术后引流

因为出血很少，我们倾向于不放置脑室引流；如果脑室被打开，有大量的血液进入脑室，那么可以放置引流管至术后 24～36h，如果血液被清除，放置的时间则更短。

三、外科技术

（一）术前准备工作

类似于第 61 章中所描述的内容，在考虑行 CC 时，需要排除颅内病变，在综合术前评估会议中，应当进行癫痫序列成像（薄扫、T_1、T_2 和 FLAIR）序列，经常可以发现一些细微的病变，而 SPECT、PET 和 MEG 等一些更高级别的检查，发现可疑异常区域并不少见，然后在 MRI 上详细分析以确认是否为病变。因为物理胶片上图像数量有限，因此更倾向于在高分辨率显示器上进行 MRI 分析。

LGS 中出现的跌倒发作为诊疗团队明确后续治疗方案提供强有力的证据，可以考虑进行 CC。在印度国家脑研究中心，对于伴有明显癫痫性脑病的 LGS 患儿，倾向于进行完全的 CC，包括前连合、海马连合和后连合都进行切开，可以最大限度离断大脑半球，以防止癫痫发作的半球间扩散。

（二）手术步骤

患者取仰卧位，头部固定在头架中，在冠状缝线前 1cm 处做一个 5～6cm 的横向皮肤切口，纵向的颅骨瓣为 4cm×3cm，使用神经导航确定开颅手术的最终部位（以避开静脉）。逐步进行的过程见图 63-1，视频 63-1。

视频 63-1　内镜下进行全段胼胝体切开术，联合前联合、海马联合和后联合切开术（本视频由 P. Sarat Chandra 提供）
https://www.thieme.de/de/q.htm?p=opn/tp/255910102/9781626238176_c063_v001&t=video

我们喜欢使用与内镜辅助大脑半球切除术中描述的相同类型的内镜系统和器械。硬脑膜打开后，进入半球间的裂隙，释放脑脊液以使大脑松弛塌陷，从后部开始进行胼胝体切开，然后进行胼胝体压部切开，接下来进行前部和膝部切开。

与大脑半球切除术不同，CC 的离断应严格沿中线进行，进入腔隙内而不是脑室。一旦胼胝体被完全切开，两侧的隔膜被分离开。首先切开离断前连合，通过分离隔膜并沿着它的后方切开海马连合；海马连合位于胼胝体后部的水平或位于压部的正前方；最后切开离断后连合，它位于第三脑室的背侧和上部，可以使用显微剪刀来剪开，一旦剪开，导水管就会变得清晰可见。由于患者术前虚弱、智力迟钝、每天都有几次癫痫发作，为了避免拔管后立即出现的任何并发症，所有患者建议术后使用呼吸机至少 24h。术后立即进

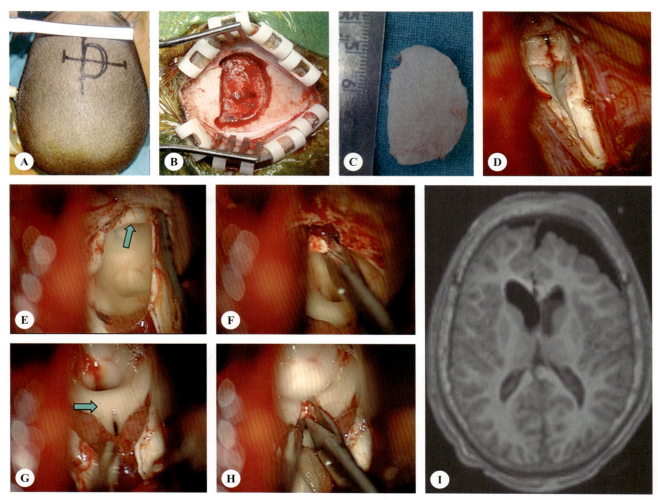

▲ 图 63-1 从皮肤切开（A）、开颅（B）和颅骨瓣（C）大小分阶段进行手术，然后切开胼胝体各段（D）。完整切开胼胝体后，确定前连合（E）和后连合（G）（E 和 G 中的箭）并分别切开（F 和 H）。术后 MRI 检查显示胼胝体和后连合被切开（I）

行 MRI 检查，术后 6h 内进行 CT 扫描。图 63-2 显示了 1 例双侧巨脑回的 LGS 患者；图 63-3 显示了前连合、胼胝体前部和压部以及后连合切开后的情况；图 63-4 显示了胼胝体膝部切开的术后 MRI 轴位图像。

（三）结果

所有患者都使用 Vineland 社会成熟度量表（Vineland Social Maturity Scale，VSMS）进行社会商（social quotient，SQ）的评估。采用 Iwasaki 等[44]的量表评估癫痫发作的预后和父母的满意度。儿童行为检查量表（child behavior check list，CBCL）得分（ASEBA Inc.，USA）用于行为评估

（父母评估 113 个项目）。CBCL 分数大于 60 分提示边缘或有风险，而大于 64 分表示有明显的临床行为问题。所有患者最初 3、6、9 和 12 个月时接受评估，随后每 6 个月评估一次；3 个月时进行常规 EEG 检查，1 年后再根据神经科医生的临床决定进行检查；1 年后进行了详细的神经心理学评估；癫痫发作的预后在最后一次门诊随访时被记录；术后 MRI 在手术后立即进行一次，然后在 3 至 7 个月内安排检查。

共有 18 例患者［平均年龄：（11±6.9）岁，12 例男性］接受了 CC、前联合切开术和海马联合切开术，16 例患者在接受 CC、前联合和海马联合切开术同时还接受了后联合切开术，这组患者

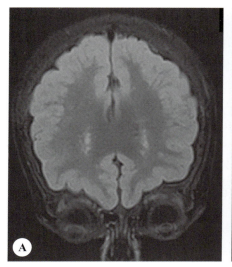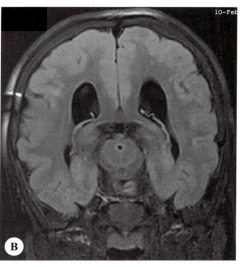

◀ 图 63-2　2 岁 的 LGS 合 并双侧巨脑回的儿童，在胼胝体前后部水平的 MRI 冠状面图像

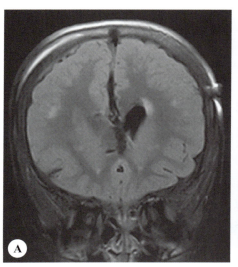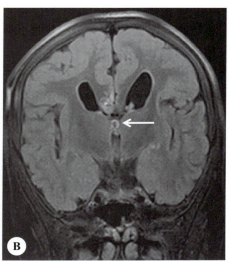

◀ 图 63-3　本例患者接受了内镜下的完全胼胝体切开术，包括前连合、海马连合和后连合切开术。A. 显示切开了前连合和胼胝体前部；B. 胼胝体压部和后连合（箭）

包括患有严重癫痫性脑病的 LGS 儿童，有多种发作类型［强直性发作（n=12）、强直–阵挛性发作（n=11）、失神（n=4）、肌阵挛发作（n=4）和局灶性认知障碍发作（n=3）］，发作频率高［平均发作频率为（24.5 ± 19.8）/ 天（1～60 天）］。平均术前癫痫病程为（11 ± 5.4）年。

（四）癫痫发作的预后

平均随访时间为（19 ± 5.7）个月（15～32 个月），所有患者的跌倒发作得到改善，27 例患者的癫痫发作频率明显下降（＞90%），6 例患者中度下降（≤90%，＞50%），1 例患者的癫痫发作频率增加。在这些患者中所有类型的癫痫发作（强直、强直–阵挛、失神和肌阵挛发作）频率减少。1 例

患者最初只接受了完全 CC，术后第 3 天出现癫痫持续状态，床边 EEG 显示持续非惊厥性癫痫持续状态并伴有双侧顶叶中央区域的发作性放电，又急诊进行了 ACT、HCT 和 PCT；此后癫痫发作停止。另 1 例患者的发作持续时间增加，发作类型从痉挛变为单侧强直发作，持续时间较长。

（五）神经心理学结果

8 例患者出现了攻击性行为（前 3 个月），在 6～9 个月有 3 名患者的攻击性行为减少。术前平均智商为 26.3 ± 11.1，术后没有恶化（术后平均得分：6 个月为 27 ± 8.4，1 年为 28.8 ± 9.5）。行为参数（特别是社会接触、注意力和学习）也没有出现恶化。详细的 SQ 分析（6 个月和 12 个月）

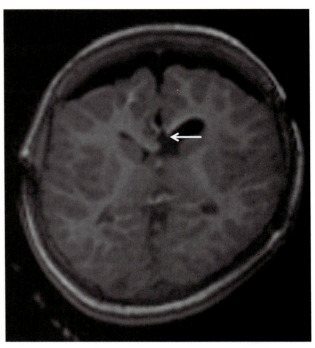

▲ 图 63-4　所示的同一患者手术后的轴位磁共振成像，显示了胼胝体膝部的切开情况（箭）

没有显示任何恶化。CBCL 评分也没有显示出明显的恶化（术后反而有轻微的改善）。术前 CBCL 的平均分是 69.25±2.5，术后 1 年随访时的得分是 61.81±3.8。在家长问卷调查中，28 位家长对手术效果表示满意，并愿意向其他人推荐这种手术。

（六）对照组情况

本研究组与一个类似的队列［n=16，平均年龄为（12±4.7）岁，范围为 4—21 岁］进行了比较，后者只进行了完整的 CC。出现首次癫痫发作的平均年龄为（26.7±29.1）月龄，平均发作频率为（10.3±4.8）次 / 天（远低于研究组），所有患者都有跌倒发作，并伴有其他多种发作类型。在接受 CC 治疗后，16 人中有 10 人（62%）的跌倒发作得到缓解（＞90%），16 人中有 7 人（43%）的其他发作类型得到缓解（＞90%），平均随访时间为 16.4 个月（13.2～21 个月）。应用 "Fisher 精确检验"，研究组在跌倒发作方面优于对照组，并有显著差异（P=0.003），研究组更好；但是其他发作类型没有显著差异（P=0.240）。

（七）并发症

6 例患者有急性失接合征的症状，表现为意识混乱和非优势侧的肢体失用症，口腔失用（有唾液积聚），在住院期间改善到术前的功能水平。1 例患者出现了高血氨性脑病，需要停止使用丙戊酸并服用乳果糖。1 例患者出现了细菌性脑膜炎，并得到了恰当的治疗。平均住院时间为（9.5±5.1）天，无死亡或远期手术并发症。1 例 MRI 阴性的患者在 SEEG 置入后接受了相应的手术，但又出现了多次癫痫发作，随后接受了 CC+AC+HC+PC 手术，但是情况并没有改善，仍有癫痫发作，由于神经系统状况不佳，不得不接受气管切开术。由于患者有严重的认知功能障碍，无法检查眼球运动。所有患者都没有对侧光反射，这对患者及其看护者没有任何影响。

四、讨论

1940 年由 van Wagenen 和 Herren 首次提出的胼胝体离断术 [27] 被认为是一种打破双侧继发双侧同步化和减轻跌倒发作的有效方法，跌倒症状改善了 90% 以上，且具有长期缓解率 [1, 2, 11, 12, 16, 17]。不同的学者尝试了不同的组合：全段 CC+ 海马连合切开术 [28]、全段 CC [29]、全段 CC+ 前连合切开术 [30] 和全段 CC+ 后连合切开术 [31]，大多数作者报道了术后 10%～20% 患者无效，以及近 30% 患者在接下来的几年中复发，此后结果大多保持稳定 [17, 18]。胼胝体切开术不能缓解跌倒发作或复发的常见原因是癫痫样活动可能通过其他大脑间通路传播，如前、后和海马连合 [18, 32-34]。如前所述，Jang 和 Kuan 在 2013 年和 2014 年使用 DTI 展示了穹窿之间更广泛的联系，包括大脑皮质（中央前回、中央后回和后顶叶皮质）以及通过丘脑连接脑干 [35-37]。前联合连接双侧颞叶 [32]，而大多认为在人类中初级的海马连合连接两个海马体，并恰好在胼胝体体部的后部连接穹窿的两个体部 [6, 33]。因此，切断前部和海马的连合有望对减轻癫痫发作有显著的效果。

众所周知，后联合通过瞳孔收缩神经纤维来调节双侧光反射，但用顺行纤维变性和逆行轴突运输（用马过氧化物酶）进行的详细解剖学研究发现，PC 在黑质网状部、导水管周围灰质、外侧膝状体核的腹侧部、Forel-H 区和隔区的分布要广泛得多[38]。因此，它可能是癫痫发作通过皮质下扩散和向对侧传播的原因。早期的完整 CC 联合 ACT 或 HCT 切开术的主要并发症是与急性失连合相关[26, 29–31, 41, 42]，在目前的系列文献中也报道过类似并发症和发作预后[22, 29, 43]。虽然我们观察到了急性失连接综合征，但这并没有影响我们患者的功能状态。尽管所有患者都有中度到重度的智力低下和严重的癫痫发作，但手术后没有恶化（相当轻微的改善）。原因之一可能是患者的认知状态已经严重受损，即额外的失连接可能不会改变他们的生活质量或留下永久性残疾。相反，在术后这一阶段中，父母认为改善的最大因素是致残性癫痫的缓解。

最近微创开颅手术越来越多地用于癫痫手术，如环岛周半球切开术，甚至用于胼胝体前部切开术[6, 11]。新近有人描述了通过经胼胝体途径的内镜辅助半球切开术[45, 46]。我们第一次提出内镜 CC 联合前部、海马和后连合切开术这一概念[24, 25]，首次证明这种方法对 CC、AC、HC 和 PC 切开的有效性和安全性；我们认为通过微创开颅手术的内镜辅助方法有助于最大限度地减少不必要的大脑暴露，减少出血。术前定位静脉解剖结构变得非常重要（钆磁共振成像和磁敏感加权成像），这样可以规划开颅手术的最佳位置。总的来说，在有一定经验的情况下，通过"微创开颅手术"内镜辅助方法可行，且具有一定优势。

在所有主要系列文献报道中，神经系统并发症发生率为 2%～5%，其中 5% 的患者有永久性后遗症[2, 11, 13]，我们没有遇到任何运动功能障碍或永久性障碍，但是术后运动不能、表现为流涎的口腔失用症和肢体失用症是常见的；我们认为这些变化都是由急性失连接综合征引起的，并在随后几周内消失；癫痫发作减少和认知功能改善的获益大于这些短期并发症。

尽管有后面提到的局限性，这项研究成功地确定了 CC 联合前连合、海马连合和后连合切开的安全性、有效性和可接受的致残率。与全段 CC 疗效相似。为了更好地了解其疗效和安全性，需要对更大的队列进行长期跟踪和比较研究。此外，本研究还首次展示了经锁孔内镜辅助下的胼胝体前连合、海马连合和后连合切开术。

结论

在 LGS 患者中，包含前连合、海马连合和后连合切开术的全段 CC 在严重跌倒发作和不能确定致痫灶的癫痫患者是安全和有效的方案；所有患者的跌倒发作完全停止，所有其他发作类型都有明显改善（66% 的病例减少＞90%），还伴随着认知能力的显著改善。同时，能否在认知状态良好的患者中进行这一手术还需考虑。今后更大规模特别是单纯 CC 的盲法研究，可能有助于进一步确定 CC 的作用。

致谢

这项研究是癫痫卓越中心的一部分，由科技司（科技部）资助。所有作者感谢 Shri Vidya Malviya 博士提供的统计资料。

参 考 文 献

[1] Tanriverdi T, Olivier A, Poulin N, Andermann F, Dubeau F. Longterm seizure outcome after corpus callosotomy: a retrospective analysis of 95 patients. J Neurosurg 2009;110(2):332–342

[2] Jalilian L, Limbrick DD, Steger-May K, Johnston J, Powers AK, Smyth MD. Complete versus anterior two-thirds corpus callosotomy in children: analysis of outcome. J Neurosurg Pediatr 2010;6(3):257–266

[3] Oguni H, Olivier A, Andermann F, Comair J. Anterior callosotomy in the treatment of medically intractable epilepsies: a study of 43 patients with a mean follow-up of 39 months. Ann Neurol 1991;30(3):357–364

[4] Reutens DC, Bye AM, Hopkins IJ, et al. Corpus callosotomy for intractable epilepsy: seizure outcome and prognostic factors. Epilepsia 1993;34(5):904–909

[5] Asadi-Pooya AA, Malekmohamadi Z, Kamgarpour A, et al. Corpus callosotomy is a valuable therapeutic option for patients with Lennox-Gastaut syndrome and medically refractory seizures. Epilepsy Behav 2013;29(2):285–288

[6] Asadi-Pooya AA, Sharan A, Nei M, Sperling MR. Corpus callosotomy. Epilepsy Behav 2008;13(2):271–278

[7] Benedetti-Isaac JC, Torres-Zambrano M, Fandiño-Franky J, et al. Vagus nerve stimulation therapy in patients with drug-resistant epilepsy and previous corpus callosotomy [in Spanish] Neurocirugia (Astur) 2012;23(6):244–249

[8] Benifla M, Rutka JT, Logan W, Donner EJ. Vagal nerve stimulation for refractory epilepsy in children: indications and experience at The Hospital for Sick Children. Childs Nerv Syst 2006;22(8):1018–1026

[9] Turanli G, Yalnizoğlu D, Genç-Açikgöz D, Akalan N, Topçu M. Outcome and long term follow-up after corpus callosotomy in childhood onset intractable epilepsy. Childs Nerv Syst 2006;22(10):1322–1327

[10] Paglioli E, Martins WA, Azambuja N, et al. Selective posterior callosotomy for drop attacks: a new approach sparing prefrontal connectivity. Neurology 2016;87(19):1968–1974

[11] Kasasbeh AS, Smyth MD, Steger-May K, Jalilian L, Bertrand M, Limbrick DD. Outcomes after anterior or complete corpus callosotomy in children. Neurosurgery 2014;74(1):17–28, discussion 28

[12] Shim KW, Lee YM, Kim HD, Lee JS, Choi JU, Kim DS. Changing the paradigm of 1-stage total callosotomy for the treatment of pediatric generalized epilepsy. J Neurosurg Pediatr 2008;2(1):29–36

[13] Spencer SS, Spencer DD, Sass K, Westerveld M, Katz A, Mattson R. Anterior, total, and two-stage corpus callosum section: differential and incremental seizure responses. Epilepsia 1993;34(3):561–567

[14] Bower RS, Wirrell E, Nwojo M, Wetjen NM, Marsh WR, Meyer FB. Seizure outcomes after corpus callosotomy for drop attacks. Neurosurgery 2013;73(6):993–1000

[15] Cukiert A, Cukiert CM, Burattini JA, et al. Long-term outcome after callosotomy or vagus nerve stimulation in consecutive prospective cohorts of children with Lennox-Gastaut or Lennox- like syndrome and non-specific MRI findings. Seizure 2013;22(5):396–400

[16] Maehara T, Shimizu H. Surgical outcome of corpus callosotomy in patients with drop attacks. Epilepsia 2001;42(1):67–71

[17] Sunaga S, Shimizu H, Sugano H. Long-term follow-up of seizure outcomes after corpus callosotomy. Seizure 2009;18(2):124–128

[18] Wong TT, Kwan SY, Chang KP, et al. Corpus callosotomy in children. Childs Nerv Syst 2006;22(8):999–1011

[19] Chen PC, Baumgartner J, Seo JH, Korostenskaja M, Lee KH. Bilateral intracranial EEG with corpus callosotomy may uncover seizure focus in nonlocalizing focal epilepsy. Seizure 2015;24:63–69

[20] Hausmann M, Corballis MC, Fabri M, Paggi A, Lewald J. Sound lateralization in subjects with callosotomy, callosal agenesis, or hemispherectomy. Brain Res Cogn Brain Res 2005; 25(2):537–546

[21] Lin JS, Lew SM, Marcuccilli CJ, et al. Corpus callosotomy in multistage epilepsy surgery in the pediatric population. J Neurosurg Pediatr 2011;7(2):189–200

[22] Wilson DH, Reeves A, Gazzaniga M, Culver C. Cerebral commissurotomy for control of intractable seizures. Neurology 1977;27(8):708–715

[23] Papo I, Quattrini A. The role of corpus callosum in experimental epileptogenesis. A brief survey of literature. J Neurosurg Sci 1997;41(1):27–30

[24] Chandra PS, Kurwale NS, Chibber SS, et al. Endoscopic-assisted (through a mini craniotomy) corpus callosotomy combined with anterior, hippocampal, and posterior commissurotomy in Lennox-Gastaut syndrome: a pilot study to establish its safety and efficacy. Neurosurgery 2016;78(5):743–751

[25] Chandra PS, Tripathi M. Endoscopic epilepsy surgery: emergence of a new procedure. Neurol India 2015;63(4):571–582

[26] Harbaugh RE, Wilson DH, Reeves AG, Gazzaniga MS. Forebrain commissurotomy for epilepsy. Review of 20 consecutive cases. Acta Neurochir (Wien) 1983;68(3–4):263–275

[27] Van Wagenen WP, Herren RY. Surgical division of commissural pathways in the corpus callosum: relation to spread of an epileptic attack. Arch Neurol Psychiatry 1940;44(4):740–759

[28] Marcus EM, Watson CW. Symmetrical epileptogenic foci in monkey cerebral cortex. Mechanisms of interaction and regional variations in capacity for synchronous discharges. Arch Neurol 1968;19(1):99–116

[29] Wilson DH, Reeves A, Gazzaniga M. Division of the corpus callosum for uncontrollable epilepsy. Neurology 1978;28(7):649–653

[30] Musgrave J, Gloor P. The role of the corpus callosum in bilateral interhemispheric synchrony of spike and wave discharge in feline generalized penicillin epilepsy. Epilepsia 1980;21(4):369–378

[31] Gates JR, Leppik IE, Yap J, Gumnit RJ. Corpus callosotomy: clinical and electroencephalographic effects. Epilepsia 1984;25(3):308–316

[32] Adam C. [How do the temporal lobes communicate in medial temporal lobe seizures?] Rev Neurol (Paris) 2006;162(8–9):813–818

[33] Gloor P, Salanova V, Olivier A, Quesney LF. The human dorsal hippocampal commissure. An anatomically identifiable and functional pathway. Brain 1993;116(Pt 5):1249–1273

[34] Wada JA. Transhemispheric horizontal channels for transmission of epileptic information. Jpn J Psychiatry Neurol 1991;45(2):235–242

[35] Jang SH, Kwon HG. Perspectives on the neural connectivity of the fornix in the human brain. Neural Regen Res 2014;9(15):1434–1436

[36] Jang SH, Kwon HG. Neural connectivity of the posterior body of the fornix in the human brain: diffusion tensor imaging study. Neurosci Lett 2013;549:116–119

[37] Yeo SS, Seo JP, Kwon YH, Jang SH. Precommissural fornix in the human brain: a diffusion tensor tractography study. Yonsei Med J 2013;54(2):315–320

[38] Shoumura K, Imai H, Kimura S, Suzuki T, Ara M. Posterior commissural connections of area pretectalis and neighboring structures in cat, with special reference to pupilloconstrictory pathway via posterior commissure. Jpn J Ophthalmol 1987;31(2):289–304

[39] Gonçalves Ferreira AJ, Farias JP, Carvalho MH, Melancia J, Miguéns J. Corpus callosotomy: some aspects of its microsurgical anatomy. Stereotact Funct Neurosurg 1995;65(1–4):90–96

[40] Sharan A. SEEG Confirmation of transmission of seizures through anterior commissure in a patient with agenesis of corpus callosum (personal communication). Thomas Jefferson University, PA; 2016

[41] Harbaugh RE, Wilson DH. Telencephalic theory of generalized epilepsy: observations in split-brain patients. Neurosurgery 1982;10(6, Pt 1):725–732

[42] Amacher AL. Midline commissurotomy for the treatment of some cases of intractable epilepsy. Preliminary report. Childs Brain 1976;2(1):54–58

[43] Wilson DH, Reeves AG, Gazzaniga MS. "Central" commissurotomy for intractable generalized epilepsy: series two. Neurology 1982;32(7):687–697

[44] Iwasaki M, Uematsu M, Nakayama T, et al. Parental satisfaction and seizure outcome after corpus callosotomy in patients with infantile or early childhood onset epilepsy. Seizure 2013;22(4):303–305

[45] Chandra PS, Kurwale N, Garg A, Dwivedi R, Malviya SV, Tripathi M. Endoscopy-assisted interhemispheric transcallosal hemispherotomy: preliminary description of a novel technique. Neurosurgery 2015;76(4):485–494, discussion 494–495

[46] Chandra PS, Subianto H, Bajaj J, Girishan S, Doddamani R, Ramanujam B, Chouhan MS, Garg A, Tripathi M, Bal CS, Sarkar C, Dwivedi R, Sapra S, Tripathi M. Endoscope-assisted (with robotic guidance and using a hybrid technique) interhemispheric transcallosal hemispherotomy: a comparative study with open hemispherotomy to evaluate efficacy, complications, and outcome. J Neurosurg Pediatr. 2018 Nov 1:1–11

第64章 内镜下下丘脑错构瘤离断术
Endoscopic Disconnection of Hypothalamic Hamartomas

Georg Dorfmüller　Sarah Ferrand-Sorbets　著

钱若兵　译　　梁树立　刘　畅　校

摘　要

手术切除下丘脑错构瘤（HH）具有较高的神经、血管或内分泌并发症风险。由于 HH 是具有高度致痫性的不生长的、异位的、排列紊乱但成熟的神经胶质组织团块，手术离断可以阻断错构瘤内癫痫发作活动的传播。与其他微创技术相比，经脑室内镜下 HH 离断术的优点在于整个手术过程的可视化。一般来说，即使是幼儿也很容易耐受内镜手术，术后只需要短暂住院，如果有足够范围的 HH 瘤蒂有足够的断开范围，手术疗效立即显现。图像引导对于选择最佳入路是必不可少的；由于脑室通常不会扩大，因此导航引导是进入最佳脑室入路所必需的，一般选择错构瘤主体与下丘脑附着面的相对一侧为侧脑室入路，从而能最好的接近 HH 附着平面。HH 全部或主要附着于第三脑室内下丘脑（Delalande 外科 HH 分型中的 2 型）是经脑室内镜离断的最佳适应证。在我们的 126 例儿童和成人 HH 患者中，总体术后癫痫无发作率为 70%。

关键词

下丘脑错构瘤，内镜下离断，发笑性癫痫，Delalande 分型

下丘脑错构瘤（hypothalamic hamartoma，HH）是一种由成熟的神经细胞和神经胶质细胞组成的异位和排列紊乱的先天性脑组织肿块，除了与正常大脑发育平行的一定的体积增加外，没有进一步的进展，病变附着在下丘脑一侧或两侧，大多数情况下位于第三脑室底部的灰结节或乳头体，可能导致内分泌功能障碍，特别是性早熟、行为障碍和癫痫，癫痫往往具有耐药性，发作可以从出生开始。在大多数情况下，癫痫发作典型的特点是发笑性发作（大笑），但也可以出现其他发作类型。

在 MRI 之前的时代，较小的 HH 可能仍未得到诊断。20 多年前，通过对错构瘤本身引起的癫痫发作的深部电极记录证实癫痫发作起源于 HH 本身[1]，几乎同时发作期 SPECT [2] 研究证实了这一结果。

对于 HH 这种非生长性病变的手术最初应用于性早熟儿童[3]。较大的 HH 延伸到第三脑室底部以下，可采用经典的颅底入路。然而，主要位于第三脑室的 HH 的手术可及性是临床所面临的一个难题，类似于第三脑室内肿瘤一样，与手术相关的死亡率较高。在 20 世纪初提出了两种新的手术入路：显微经胼胝体入路和内镜经脑室入路。Jeff Rosenfeld 介绍了经胼胝体前穹窿间入路，以便进入第三脑室进行 HH 的显微手术切除[4]。另一方面 Olivier Delalande 提出了一种经脑室内镜方法，

最初使用电凝针（图 64-1）将 HH 与第三脑室壁分离[5-7]，后来使用铥激光[8]。为此，Delalande 根据它们的附着平面和大小将所有无柄 HH 分为四个亚型[5]。

在这一章中我们将描述内镜下经脑室离断 HH 的技术、适应证及我们 130 例以儿童为主的单中心队列中的手术结果。

一、内镜下经脑室切除术的适应证

一般来说，无蒂或下丘脑内型 HH（相对于下丘脑附着的形式）与癫痫有关，而有蒂型或下丘脑外型 HH 主要与性早熟有关[9]。2003 年，Delalande 提出了一个任何小儿癫痫中心都需要面临的无蒂错构瘤分型方案，根据其附着在下丘脑的方向和大小分为四个亚型（图 64-2）[5]。当在冠状面 MRI 进行研究时，HH 更容易被区分为四种亚型中的一种（图 64-3）。这一分型的提出是为了便于评估所选择的手术入路，特别是评估经脑室内镜入路的疗效。

二、内镜下经脑室离断技术介绍

手术可以通过神经导航系统或立体定向机器人引导来完成，我们使用 StealthStation（美敦力公司）或 ROSA 机器人（Zimmer Biomet 公司）。由于脑室通常不会扩大，在导航引导下可以确定最佳的进入脑室路径，所以我们建议图像引导对于选择最佳入路必不可少。此外，正如我们前面强调的[6]，颅骨钻孔的确切位置应该在 Monro 孔与作为靶点的错构瘤中心的连线上（图 64-4），使内镜在分离过程中能够最大限度地移动，以显露 HH 的最前面和最后面部分，而不会压迫 Monro 孔周边结构，特别是前方的穹窿柱和后方突起的静脉。对前者的损害可能会导致短暂或永久性的记忆障碍，对后者的损害会在手术过程中引发出血，能见度降低，甚至需要提前结束手术。

患者处于仰卧位，头部垂直固定在 Mayfield 头架上，安装带有神经导航系统或立体定向机器人辅助系统的图像引导系统（我们交替使用无框架模

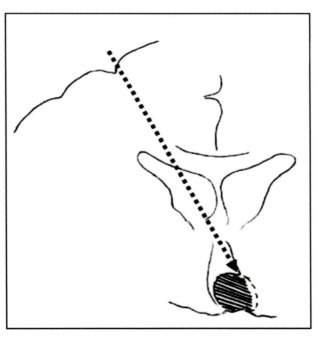

▲ 图 64-1　内镜下经脑室入路切除附着于对侧室壁和下丘脑的下丘脑错构瘤。从图中可以清楚地看出，不建议通过该轨迹进入同侧附着性的错构瘤。在双侧附着的情况下，入颅点应选择在更靠近中线的位置
经 Dorfmüler 等许可复制[7]

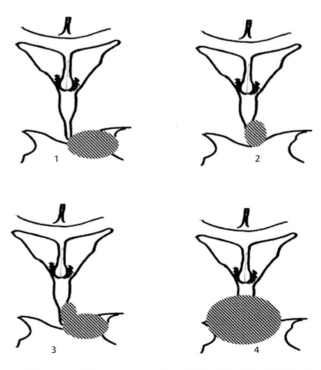

▲ 图 64-2　根据 Delalande 手术分型方案，下丘脑错构瘤的四种亚型

式下的 StealthStation 或 ROSA 机器人，图 64-5)。

内镜选择与错构瘤在下丘脑主要附着部相对的一侧进入侧脑室，以便更好地进入 HH 附着面（图 64-1)。

在计划好轨迹后，根据确定的轨迹，在冠状缝线的前、中线外侧 2.5～3.0cm 处钻孔，硬脑膜切开和皮质点状热凝后，在图像引导下置入刚性神经内镜（Decq 套装，Karl Storz)，直到进入侧脑室额角。30° 内镜连接摄像机（Karl Storz ）并进入工作模式后，可以观察到侧脑室前部的解剖结构，Monro 孔就在内镜直视下。

有时通过向狭缝状的侧脑室内注入生理盐水

的方法可以使脑室适度扩张，扩大 Monro 孔，从而更容易进入第三脑室。通过 Monro 孔进入第三脑室，可以观察错构瘤的形状和范围（图 64-6)。大多数情况下下丘脑的主要附着处是单侧的，这一点应该在手术前进行 MRI 检查就明确了，但即便如此，也经常存在在 HH 最后方的两侧均附着于下丘脑的情况。

对于附着线上的分离，我们使用了非常低能量的精细电凝针（电凝针电极直径 1mm，Karl Storz；Lamidey Medical Surgilec MC4 单极电凝器)。一旦进入错构瘤表面，在开始垂直凝固之前，应了解沿着这条线的病变深度，以避免进入错构瘤

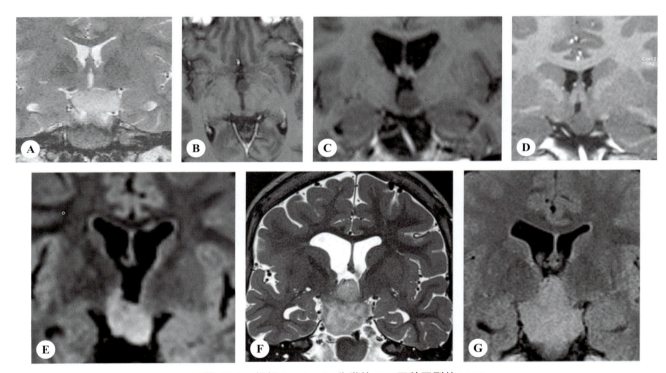

▲ 图 64-3　根据 Delalande 分类的 HH 四种亚型的 MRI

A. 1 型错构瘤冠状位 T_2 加权 MRI，双侧水平位置附着于下丘脑下表面。错构瘤肿块完全位于第三脑室底部下方；在这些病变中，建议采用颅底入路切除或离断。2 型错构瘤：B. T_1 加权 MRI 轴位；C. T_1 加权 MRI 冠状位，病变完全位于第三脑室内，附着于左侧下丘脑；与其他 HH 类型相比，根据其垂直的附着平面，通过对侧经脑室入路的内镜下切除将有更多的机会实现完全或接近完全切除，并有望获得良好的癫痫发作控制。3 型错构瘤：D. T_1 加权 MRI；E. FLAIR 冠状位 MRI，这些病变部分位于第三脑室内，部分延伸至脑室底部以下。从垂直和水平位，HH 从单侧或双侧的不同方向与下丘脑相连；这种情况可以通过内镜手术进行切除，但是只能切除一部分，术后癫痫发作的控制效果可能不太理想，后期可能需要通过经胼胝体间或颅底入路进行切除手术，以实现无癫痫发作。4 型错构瘤：F. 冠状位 T_2 加权；FLAIR MRI，这些病变总是附着于下丘脑的两侧，扩大的三脑室几乎被肿块长满，单侧或双侧 Monro 孔扩张。像 3 型错构瘤一样延伸至三脑室底部并进入脚间池；当 HH 肿块靠近 Monro 孔时，由于第三脑室内解剖标志的丧失和第三脑室缺乏内镜移动的空间，内镜下分离不完整，定位困难；然而我们已经能够在少数这种巨大类型错构瘤患者中，通过多次的内镜手术也能显著减少癫痫发作，有时超过 90%

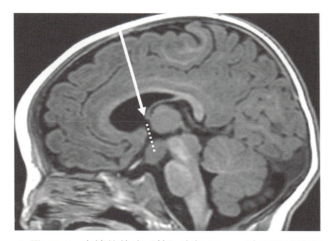

▲ 图 64-4　内镜的轨迹（箭）应与 Monro 孔和下丘脑错构瘤中心连线（虚线）一致，以便减少在离断错构瘤最前界和最后界时内镜倾斜对 Monro 孔的压力。在非常大的病变中，甚至有必要分两步计划通过两个不同的钻孔进行离断，以便分别离断最前面和最后面的部分

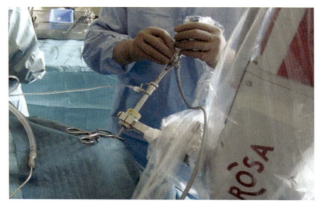

▲ 图 64-5　机器人辅助（ROSA 机器人在无框架立体定向模式下）神经内镜手术中的图像引导。内镜的轴被连接到 ROSA 的工具适配器上，在手术过程中，外科医生轻推内镜缓慢移动，而机器人将在钻孔水平上稳定所有的运动。在手术前的轨迹规划中，已经确定了内镜在脑室内移动的等中心水平和安全边界

下方的间隙，引起对第三对脑神经、视束或血管结构的热损伤。此外，更后方和更深的热凝轨迹可以到达大脑脚和脑干。

　　沿着错构瘤和第三脑室壁交界处的连线进行连续的热凝（图 64-7），也可以使用内镜下的铥激光探头（图 64-8）（Revolix Junior 15-W Tulum：YAG 外科激光装置，Lisa 激光产品 OHG）的脉冲方式来实现，这一点我们已经在先前的文章中详细报道过 [8]。这两种方法也可以在一次手术中结合使用。

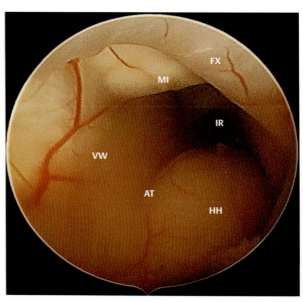

▲ 图 64-6　从右侧 Monro 孔进入第三脑室所见，前壁是由穹窿前柱形成的，该前柱从中线向外向下弯曲；穹窿前方的中间块（或丘脑间粘连）通常是突出的；HH 通常很容易在脑室底部识别，在这种情况下，左室壁有一个单侧附着物，错构瘤的右侧在脑室内是游离的。在前面，可以观察到深部漏斗隐窝

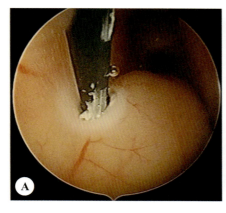
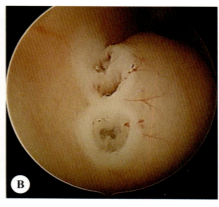

◀ 图 64-7　在错构瘤附着于室壁的水平使用热凝探头实现深度热凝，热凝深度要小于附着面的整个深度

通常，我们先使用一连串的电凝以确定分离线，然后使用铥激光进行纵向切割，将先前电凝产生的凝固孔相连接以形成更连续和更深的切割。用一个小的 Fogarty 导管（最小尺寸，绿色）进入切割处，用大约 0.8ml 生理盐水充盈球囊几秒，可以将错构瘤的肿块从室壁分离开，从而阻断更多的神经纤维，也提高了离断程度。通常球囊膨胀在错构瘤的前部、中部和后部会重复 2～3 次。

在手术过程中，我们观察到大约 1/3 的患者心率增加，并持续到手术结束，但几小时内科自行缓解。尽管我们谨慎操作，但在内镜关闭的情况下，通过冲洗系统进行生理盐水冲洗可能导致对脑室壁的刺激和（或）体积的变化而造成一过性颅内高压，进而导致上述情况。这种现象很可能是由于手术过程中生理盐水冲洗对脑室壁的刺激和（或）体积的变化，尽管我们非常小心地避免在内镜工作通道关闭的情况下，通过冲洗系统造成的一过性颅内高压。

这一手术过程持续 30～60min，在证实脑室内没有任何出血后，小心地取出内镜，用自体骨粉填充骨孔，缝合手术切口。

HH 离断对癫痫发作活动的影响在术后起初几天就可以看到，有时伴随着行为功能障碍的显著改善；另一方面，术后第一周仍然可能存在癫痫发作，这并不预示着不良的结果；应继续服用 ASM，并在术后 3 个月随访患者及其家属，以了解术后发作情况。即使使用 3.0T 磁共振采集的高分辨率 T_1 或 T_2 加权序列也不能可靠地追踪断端的

区域，但我们仍然会此时对患者进行术后 MRI。

第二次内镜下离断手术，对于双侧附着的 HH，无论是从同侧还是对侧入路都可行。但是，我们通常等待 9～12 个月的时间才决定进行第二次手术，因为在术后的前几个月，癫痫发作的活动可能会有很大变化。

我们对术后抗癫痫药物减停方案更加慎重，即开始减药的时间较晚，减药时间持续较长。在这种癫痫手术中，与切除性癫痫手术相比，HH 离断在解剖学上很少达到 100%，因此，术后反复发作的阈值较低。

当处理更大和更复杂的 3 型或 4 型 HH 时，即只有部分肿块在第三脑室内有附着，而较大的附着物在三脑室以下平面，我们建议第一次手术可以用内镜下离断可触及的上部，第二步可以采用翼点 / 额下手术的方式切除或离断下半部。

三、手术结果

从 1998—2015 年，在我们研究所共有 126 例 HH 患者因耐药性癫痫接受手术治疗，其中大部分是儿科患者。根据 Delalande 的分型，3% 的患者为 1 型错构瘤，60% 为 2 型错构瘤，27% 为 3 型错构瘤，10% 为 4 型错构瘤。错构瘤的离断是在神经导航或机器人引导，内镜辅助下经过脑室，使用单极电凝、铥激光或少数情况下的超声离断。1 型 HH 患者和少数 3 型或 4 型 HH 患者应用翼点 / 额下开放入路手术，可以单独或在内镜下离断后进行开放手术。

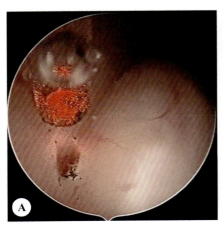
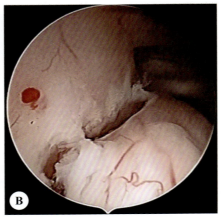

◀ 图 64-8　使用铥激光器（Revolix）的脉冲模式进行离断，由于纤维探头的刚性，在离断汽化过程中可以沿错构瘤附着面进行水平移动，从而产生多个相邻的切割

所有儿科和成人患者的平均手术年龄为 14 岁，首次癫痫发作平均年龄为 2.6 岁，84% 的患者以发笑性发作（大笑发作）为单一表现或合并其他发作类型，智力低下的比例为 41%。96% 的患者接受了内镜下经脑室离断术，60% 的患者在一次操作中完成，40% 的患者在一次以上（2～5 次）操作中完成。平均随访 3.6 年，70% 的 2 型 HH 患者癫痫发作消失，所有 HH 型患者的这一比例为 58%。

在我们的整个患者队列中的术后并发症包括一过性短期记忆障碍（6 例）、偏瘫（4 例）、内分泌功能障碍（12 例）、第三对脑神经麻痹（5 例）、脑膜炎（2 例）和脑积水（1 例）。绝大部分为一过性并发症。

结论

作为第三脑室内的肿瘤，HH 的开放手术有更高的神经、血管或内分泌并发症的风险，由于 HH 是具有高度致痫性的不生长的、异位的、无组织的、成熟的神经胶质组织团块，手术离断应该足以阻断错构瘤内癫痫发作的传播，这与癫痫外科中开展的其他脑切断（单叶、多叶或半球）没有什么不同。

单纯或主要附着在第三脑室内下丘脑的 HH 患者（Delalande 外科 HH 分类的 2 型）是经脑室内镜辅助下离断的最佳手术适应证，在 2015 年之前接受治疗的 126 例儿童和成人中，70% 的 2 型 HH 患者在一次或多次内镜手术后癫痫发作消失。

在手术过程中，需要注意器械的倾斜度和每个内镜位置上 HH 的不同深度，以避免对脑神经、主要血管或运动通路的损害，手术相关并发症的发生率可以保持在相对较低水平。当然，图像导航并不能取代术前对 MRI 图像的全面研究，这可以更好地了解 HH 周边的神经解剖结构。

在再次手术的情况下，可以很容易地识别在脑室壁沿着离断线形成的手术瘢痕，手术操作会比第一次手术更复杂，特别是在组织粘连或出血方面（图 64-9）。

与其他微创技术相比，经脑室辅助内镜下 HH 切除术的优点是在整个手术过程中可以直视。一般来说，即使是幼儿也很容易耐受内镜下离断，住院时间短，如果足够程度的 HH 附着物被离断，手术后的效果也将立竿见影。

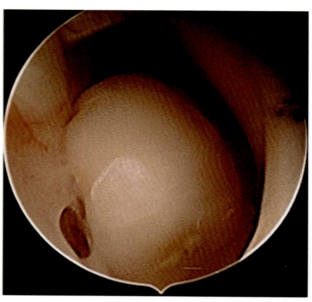

▲ 图 64-9　一个反复进行内镜下离断的病例，在错构瘤的左侧附着处可以看到第一次手术形成的瘢痕

参 考 文 献

[1] Munari C, Kahane P, Francione S, et al. Role of the hypothalamic hamartoma in the genesis of gelastic fits (a video- stereo-EEG study). Electroencephalogr Clin Neurophysiol 1995;95(3):154–160

[2] Kuzniecky R, Guthrie B, Mountz J, et al. Intrinsic epileptogenesis of hypothalamic hamartomas in gelastic epilepsy. Ann Neurol 1997;42(1):60–67

[3] Northfield DW, Russell DS. Pubertas praecox due to hypothalamic hamartoma: report of two cases surviving surgical removal of the tumour. J Neurol Neurosurg Psychiatry 1967;30(2):166–173

[4] Rosenfeld JV, Harvey AS, Wrennall J, Zacharin M, Berkovic SF. Transcallosal resection of hypothalamic hamartomas, with control of seizures, in children with gelastic epilepsy. Neurosurgery 2001;48(1):108–118

[5] Delalande O, Fohlen M. Disconnecting surgical treatment of hypothalamic hamartoma in children and adults with refractory epilepsy and proposal of a new classification. Neurol Med Chir (Tokyo) 2003;43(2):61–68

[6] Procaccini E, Dorfmüller G, Fohlen M, Bulteau C, Delalande O.

Surgical management of hypothalamic hamartomas with epilepsy: the stereoendoscopic approach. Neurosurgery 2006; 59(4, Suppl 2):ONS336–ONS344, discussion ONS344–ONS346

[7] Dorfmüller G, Fohlen M, Bulteau C, Delalande O. Surgical disconnection of hypothalamic hamartomas Neurochirurgie 2008;54(3):315–319

[8] Calisto A, Dorfmüller G, Fohlen M, Bulteau C, Conti A, Delalande

O. Endoscopic disconnection of hypothalamic hamartomas: safety and feasibility of robot-assisted, thulium laser-based procedures. J Neurosurg Pediatr 2014;14(6):563–572

[9] Valdueza JM, Cristante L, Dammann O, et al. Hypothalamic hamartomas: with special reference to gelastic epilepsy and surgery. Neurosurgery 1994;34(6):949–958, discussion 958

第65章 儿童难治性癫痫的多处软膜下横纤维切断术

Multiple Subpial Transections in Children with Refractory Epilepsy

Zulma S. Tovar-Spinoza　James T. Rutka　著

钱若兵　译　　梁树立　刘　畅　校

摘　要

多处软膜下横纤维切断术（MST）是一种用于治疗致痫灶位于功能区且常规切除手术可能导致难以接受的神经功能缺损的技术，它基于选择性破坏短的横向纤维连接，阻止病性放电的同步化和传播，同时保留正常的皮质功能。在软膜下定向平行切割，直到致痫区全部被横断。MST可以作为一个独立的手术进行，也可以结合皮质切除术或病变切除术。致痫区定位于重要功能区皮质的局灶性发作是MST的主要适应证，其他适应证包括Landau-Kleffner综合征、皮质发育不良、局灶性癫痫持续状态、Rasmussen脑炎和难治性Rolandic-外侧裂区癫痫。

关键词

多处软膜下横纤维切断术，重要功能区，Landau-Kleffner综合征

Frank Morrell描述了MST作为一种手术技术，用于致痫灶位于功能区且常规切除手术可能导致难以接受的神经功能缺损[1-3]。理论上，MST主要基于选择性破坏短的横向纤维连接，阻止癫痫放电的同步化和传播，同时保留正常的皮质功能[1-4]。

一、MST手术原理

MST手术原理是基于以下事实和假设。

(1) 皮质的柱状结构：MST是基于实验证据，它主要描述功能区皮质单位由垂直方向神经元和垂直方向的传入和传出神经纤维组成[5-9]。

(2) 神经元同步化放电：致痫灶需要临界数量的神经元阵发性同步化放电和相关横向结构相互连接以扩散癫痫发作活动[10-13]。

(3) 皮质细胞的临界质量：一个相邻神经元的临界体积（$1cm^3$）是维持同步化棘波所必需的。研究证实皮质区域>5mm宽或切向连接>5mm宽对于产生阵发性神经元放电是必不可少的[14-16]，这一观察结果解释了经典MST手术横切间隔为5mm。

(4) 癫痫放电的扩散：所有皮质都存在皮质-皮质神经元间的横向辐射联系，但主要在大脑皮质的第Ⅳ层到Ⅴ层，是癫痫活动扩散的主要部分[17, 18]。Morrell认为，中断这种癫痫发作活动的传播模式可能会消除癫痫放电的传播[11-13]。

(5) 皮质血供的保护：从解剖学上看，脑回血管垂直于皮质表面进入，动脉和静脉回流与轴索纤维呈平行轨迹，因此MST手术不会破坏皮质的血供，并能保持软膜下皮质的完整性[2]。

二、MST手术适应证

虽然MST是一项著名的技术，但其应用仍不广泛。Harvey等最近发表的且所有病例来自于

ILAE 小儿癫痫外科小组委员会的调查报告显示，MST 是最不常使用的癫痫手术技术（约 0.6%）[19]。

（一）致病灶位于重要功能区的局灶性发作

致病灶位于重要功能区的局灶性发作是当前 MST 的主要适应证。在儿童和成人中，MST 可以作为一个独立的手术技术进行，也可以结合皮质切除术或病变切除术[20-22]。最大的 MST 手术系列之一是 Shimizu 和 Maehara[23] 展示了 31 例儿童接受 MST 手术的经验，25 例患者同时进行了切除手术（脑叶切除术、皮质切除术或病变切除术），其余 6 例患者单纯进行 MST 手术；有 25 例患者随访 1 年以上，其中 10 例为 Engel Ⅰ 或 Ⅱ 级预后，但没有说明这些患者是单独进行 MST 还是联合皮质切除术；术中或术后均无死亡或并发症。此后，Blount 等[20] 报道了 30 例接受 MST 的儿童病例，4 例患者单纯进行 MST 术，26 例患者进行 MST 联合皮质切除术；23 例患儿接受侵入性硬膜下栅状电极监测，其余 7 例患儿术中进行皮质 EEG 检查；该组的平均随访时间为 3.5 年（所有病例至少 30 个月）；所有在初级运动皮质进行 MST 治疗的 20 例患者都经历了持续长达 6 周的短暂性偏瘫；在长期随访期间无患者出现永久性运动障碍；在 26 例进行皮质切除术后 MST 的患者中，12 例儿童（46%）术后无癫痫发作（Engel Ⅰ 级），11 例患者（42%；Engel Ⅱ 级和Ⅲ级）继续有癫痫发作，但仍有癫痫发作的改善；23 例患者放置硬膜下栅状电极，通过侵入性视频脑电图（video-electro-encephalography，VEEG）捕捉发作起始区，MST 术区面积平均占栅状电极下手术治疗面积的 37%。因为大多数发表的系列研究包括 MST 联合病变切除术或皮质切除术的患者，所以很难评估 MST 作为一种独特的手术方法的有效性。

Schramm 等[24]、Smith 等[25]、Lui 等[26] 和 Whisler 等[27] 报道了 MST 作为一种独立的手术治疗方法在成人和儿童中应用。Schramm 等根据 Engel 和 Spencer 的分级方法统计了患者术后良好预后分别达到了 45% 和 50%。在 Schramm 的研究

系列中，患者术后无癫痫发作率为 5%，在 Smith 的研究系列中为 37.5%，在 Whisler 的研究系列中为 63%。Téllez-Zenteno 等[28] 发表了一项对多个系列 MST 患者的 Meta 分析，包括单纯 MST 手术和联合切除手术，此项研究平均随访期为 5 年；他们得出的结论是，在所有癫痫手术方法中，MST 的术后长期无发作率最低（16%）。此前，Spencer 等[29] 对 6 个系列研究进行 Meta 分析，并回顾了来自 6 个不同中心的 211 名患者的数据；55 例患者接受了单纯 MST 术，156 例患者进行了 MST 切除联合手术；无论患者是单纯的 MST 还是 MST 联合皮质切除术，局灶性癫痫的总体术后癫痫无发作率相似；然而全面性癫痫发作患者接受 MST 联合皮质切除术有更好的预后；不幸的是，本研究没有明确规定术后随访期以进行结果分析。这项研究以及其他研究得出，MST 可以被认为是一种可选择的有效手术治疗方案，可以治疗发作不受控制的起源于重要功能区的癫痫[22, 25, 26, 30-33]。

（二）Landau-Kleffner 综合征

目前认为，Landau-Kleffner 综合征（Landau-Kleffner syndrome，LKS）是儿童接受 MST 的另一个主要适应证[3]。这种罕见的综合征包括获得性癫痫性失语症或言语听觉失认症，发生在儿童，可能突然或缓慢发病，发病前发育正常。这种综合征明确的电生理特征包括清醒时频繁的癫痫放电，以及慢波睡眠期外侧裂周围区域的广泛性慢棘慢复合波[34]。抗癫痫药物可以缓解癫痫发作，但 EEG 检查结果常常预示着耐药性[35]。

MST 最初是由 Morrell 等[3] 应用于 LKS 患者，他们报告了 14 例患者的经验，其中 7 例恢复了和年龄相符的语言能力，不再需要语言治疗或特殊教育课程，另外 4 例的语言能力有显著改善，但仍需要语言治疗，有 3 例儿童没有变化。Sawhney 等[33] 报道了 3 例接受 MST 治疗的 LKS 患者均有改善。Neville 等[36] 报道了 1 例术后在阅读、词汇、手语和非言语等子测试方面有显著改善的病例。Nass 等[37] 描述了 7 例非典型 LKS 患者中的手术

经验，术后接受性语言功能有轻度改善。Irwin 等[38] 报道了 5 例患有 LKS 的儿童接受了 MST，语言技能有所改善，但均未提高到与年龄相符的水平。所有患者的癫痫发作和行为障碍均立刻改善。Castillo 等[34] 报道了 1 例在 2 年随访后语言有显著改善的病例。

总之，MST 在 LKS 中的应用可以提高术后的沟通技巧和行为；然而语言能力的提高需要相当长的时间[39, 40]。使用 MST 治疗小儿癫痫共患严重自闭症，其自闭症好转或痊愈与认知和行为功能的改善并不完全相关。需要进一步的研究来证明它在这种情况下的价值[37]。

（三）难治性 Rolandic- 外侧裂区癫痫综合征

Otsubo 等[41] 描述了这种非病变综合征，包括难治性 Rolandic 区局灶性癫痫发作，可进展为全面性发作、EEG 上为额 – 中央 – 颞区棘波、MEG 显示为 Rolandic- 外侧裂区域的局灶性棘波源以及神经认知问题等。非功能区皮质需要手术切除，作为一种额外的手术策略，MST 也被推荐于整个功能区皮质。该系列研究包括 7 例患者，并报道了联合手术可以减少或消除癫痫发作，避免术后永久性运动障碍或进一步的语言障碍。

（四）其他适应证

MST 已被报道用于治疗皮质发育不良、局灶性癫痫持续状态（epilepsia partialis continua，EPC）、Rasmussen 脑炎的患者。Molyneux 等描述了 1 例使用 MST 成功治疗致痫灶位于左侧中央区皮质的 EPC 患者[42]，该患者的 MRI 扫描正常，但通过活检诊断为皮质发育不良。MST 也尝试应用在由 Rasmussen 脑炎引起的 EPC 患者中，得出不同结果[33, 43]。

三、术前评估

确定癫痫发作的致痫灶是对所有具体癫痫手术适应证的患者术前评估的主要目标，包括 MST。尽管不同中心存在不同的方案，大多数癫痫中心使用许多常见的技术来评估手术候选者。Harvey

等[19] 最近发表了一项调查，收集了来自美国、欧洲和澳大利亚 20 个项目的 543 例患者，在所有患者的术前评估中，均使用头皮 EEG、VEEG 和 MRI 的数据；8% 的中心使用发作期 SPECT；85% 使用 FDG-PET；70% 使用 fMRI，通常用于语言区定位；35% 使用脑磁图 / 磁源成像；50% 进行了颈动脉内异戊巴比妥试验（IAP；Wada 测试）；只有 3 个中心使用了所有的术前检查（发作期 SPECT、FDG-PET、fMRI、MEG 和 IAP）。

多伦多儿童医院的癫痫手术评估方案包括发作期和发作间期头皮 EEG、发作期和发作间期 VEEG 以及具有特殊序列的 MRI 来评估髓鞘形成、皮质通路，并排除肿瘤[21]；此外，还进行了系统的神经科和神经心理学评估，以确定术前语言和记忆功能的水平及其侧别。语言优势侧别是由 Wada 测试、功能磁共振成像或功能性脑磁图确定的。MEG 棘波源定位可以叠加在 MRI 上，以生成 MSI[44]。MSI 也可以被输入神经导航系统，在手术中定位棘波。将所有这些评估的数据综合判断将有助于确定致痫灶，并选择适合的手术治疗方法。

四、外科技术

MST 的原始技术由 Morrell 和 Whisler 描述和发展[1, 2, 27]。使用双极电凝在脑回一侧或顶部确定的致痫灶上烧灼出一个小点[45]，用 11 号手术刀的尖端穿透这个部位的皮质，通过切开的小孔插入直角钝剥离器，向对侧指向脑沟边缘，在脑回的长轴上做一个直角切割，深度为 5～7mm（图 65-1）。MST 刀的叶片（图 65-2）应严格保持在垂直方向，以免从下部切开皮质。MST 刀的尖端沿着软脑膜下间隙被拉回，完成横断。外科医生在手术过程中应避免破坏软脑膜或损伤脑沟血管。如果插入点在脑回中心，在前半切开后，取下切割刀重新插入，向相反方向完成横断。该技术的另一个变化是使用尖刀而不是钝刀，以减少使用钝器造成的损伤[45]。

间隔 5mm 进行平行的切割，直到整个致痫区

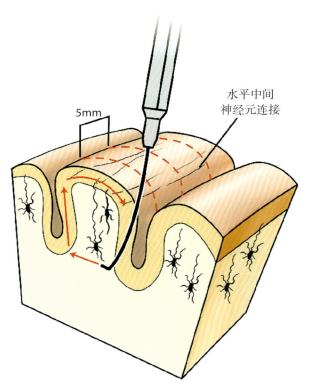

▲ 图 65-1　MST 的切割刀通过切开的皮质小孔插入，向对侧朝向脑沟缘，在脑回的长轴上做一个直角切割，深度 5～7mm。MST 刀的叶片保持严格的垂直方向，MST 刀的尖端沿软脑膜下完成横断

经许可转载自 Tovar-Spinoza ZS, Rutka JT. Multiple subpial transections. In: Lozano A, Gildenberg P, Tasker R, eds. Textbook of Stereotactic and Functional Neurosurgery. 2nd ed. Berlin: Springer: 2009.

被横断。刀片插入点的静脉出血可以用双极电凝或一小块凝血酶浸泡的明胶海绵来控制。在广泛的大脑区域进行 MST，术中超声可以排除急性脑内血肿的存在[21]。

在 MST 术中前后可通过皮质 EEG 判断手术的切除范围和有效性，然而皮质 EEG 在预测癫痫发作结果中的作用一直存在争议[20, 21, 46]。

五、并发症

一般来说，MST 的并发症发生率低。虽然术后短暂的神经功能缺损常见，但即使在广泛的皮质区域被横切时，持续超过 3 个月的永久性功能缺损也是罕见的[20, 24, 27, 30, 32]，这些并发症包括偏瘫[25, 27, 29, 33, 47, 48]、偏身感觉障碍、记忆障碍、视野

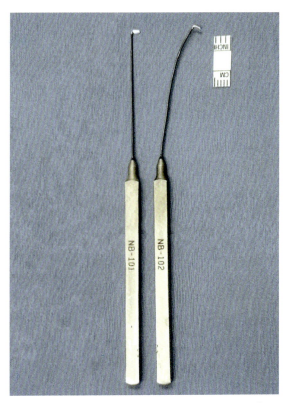

▲ 图 65-2　多处软膜下横纤维切断术的手术切割刀

缺损[29]、本体感觉改变[31]、失语 / 语言障碍[24, 27, 29]和轮替运动障碍；儿童通常在手术后 1 周内出现临床症状改善；除了小量的蛛网膜下腔出血和脑内出血外[27, 49]，一些数量巨大和有症状的血肿也有报道[24, 27]；术后可能会有轻度脑肿胀，但与血肿形成无关的脑过度肿胀仅报道过 1 例[24]。

六、讨论

在 MST 的应用和结果中存在广泛差异的原因有很多，在术前评估、致癫痫灶的定义、适应证和手术技术方面的差异可以显著影响癫痫发作的结果[50]。

MST 的手术技术并不存在标准，不同的外科医生在手术中存在一些变化，这也可能会影响结果。横断间隔和深度，横切脑回冠部，或横切整个脑回很容易影响手术结果。横断面未能保持垂直于脑回表面，可能导致脑沟处的皮质组织和 U 纤维保留[31]。皮质第Ⅳ～Ⅴ层或第Ⅴ～Ⅵ层的未横切组织桥可以允许癫痫发作的传播[18]。MST 弯

曲切割刀长度的差异也可能是是否恰当完成横切手术的一个因素[51]。

影响结果的另一个原因是患者的选择，虽然对于 MST 的益处还没有产生共识，但儿童 MST 最常见的两种适应证是致痫灶位于大脑重要功能区和 LKS，其他适应证更具有争议性，手术标准也取决于各个中心。

造成不同结果的另一个原因是使用 MST 技术作为一个单独术式或结合切除手术。如前所述，MST 作为单纯治疗的作用仍然存在争议，需要进一步的研究来明确。

在已发表的研究中，一些作者根据不同的随访期提出了他们的结果数据。众所周知，癫痫发作可能会随着时间的推移而改变[2, 24, 52]。在术后的前 1～2 年，最初的癫痫发作改善是否会在随后的几年中持续下去尚不清楚。此外，由于缺乏一个可接受的和标准化的癫痫发作结局量表，以及不同研究使用不同的量表，如 Engel 分级[53]、改良 Engel 分级[52] 或 Spencer 分类法[24]，结果对比困难。

结论

目前儿童难治性癫痫术前评估技术的进展清楚地表明，如果尽早进行手术，儿童患者可以从病灶确定的手术中最终获益。某些中心提倡即使致痫灶位于重要功能皮质区域，也对儿童采取更激进的方法。然而，通常切除重要功能区手术风险高，且引起难以接受的神经功能缺损。MST 在这一组患者中是一种相对安全的手术选择。目前的数据也表明，MST 与皮质切除联合使用的手术效果比单独应用 MST 可能更有效。然而，需要前瞻性研究来评估儿童中 MST 作为独立治疗的全部潜力。

参 考 文 献

[1] Morrell F, Hanbery JW. A new surgical technique for the treatment of focal cortical epilepsy. Electroencephalogr Clin Neurophysiol 1969;26(1):120

[2] Morrell F, Whisler WW, Bleck TP. Multiple subpial transection: a new approach to the surgical treatment of focal epilepsy. J Neurosurg 1989;70(2):231–239

[3] Morrell F, Whisler WW, Smith MC, et al. Landau-Kleffner syndrome. Treatment with subpial intracortical transection. Brain 1995;118(Pt 6):1529–1546

[4] Kaufmann WE, Krauss GL, Uematsu S, Lesser RP. Treatment of epilepsy with multiple subpial transections: an acute histologic analysis in human subjects. Epilepsia 1996;37(4):342–352

[5] Asanuma H, Sakata H. Functional organization of a cortical efferent system examined with focal depth stimulation in cats. J Neurophysiol 1967;30(1):35–54

[6] Asanuma H, Stoney SD Jr, Abzug C. Relationship between afferent input and motor outflow in cat motorsensory cortex. J Neurophysiol 1968;31(5):670–681

[7] Hubel DH, Wiesel TN. Receptive fields, binocular interaction and functional architecture in the cat's visual cortex. J Physiol 1962;160:106–154

[8] Mountcastle VB. Modality and topographic properties of single neurons of cat's somatic sensory cortex. J Neurophysiol 1957;20(4):408–434

[9] Powell TP, Mountcastle VB. Some aspects of the functional organization of the cortex of the postcentral gyrus of the monkey: a correlation of findings obtained in a single unit analysis with cytoarchitecture. Bull Johns Hopkins Hosp 1959;105:133–162

[10] Tharp BR. The penicillin focus: a study of field characteristics using cross-correlation analysis. Electroencephalogr Clin Neurophysiol 1971;31(1):45–55

[11] Reichenthal E, Hocherman S. The critical cortical area for development of penicillin-induced epilepsy. Electroencephalogr Clin Neurophysiol 1977;42(2):248–251

[12] Lueders H, Bustamante L, Zablow L, Krinsky A, Goldensohn ES. Quantitative studies of spike foci induced by minimal concentrations of penicillin. Electroencephalogr Clin Neurophysiol 1980;48(1):80–89

[13] Lueders H, Bustamante LA, Zablow L, Goldensohn ES. The independence of closely spaced discrete experimental spike foci. Neurology 1981;31(7):846–851

[14] Dichter M, Spencer WA. Penicillin-induced interictal discharges from the cat hippocampus. II. Mechanisms underlying origin and restriction. J Neurophysiol 1969;32(5):663–687

[15] Dichter M, Spencer WA. Penicillin-induced interictal discharges from the cat hippocampus. I. Characteristics and topographical features. J Neurophysiol 1969;32(5):649–662

[16] Goldensohn ES, Zablow L, Salazar A. The penicillin focus. I. Distribution of potential at the cortical surface. Electroencephalogr Clin Neurophysiol 1977;42(4):480–492

[17] Ebersole JS, Chatt AB. The laminar susceptibility of cat visual cortex to penicillin induced epileptogenesis. Neurology 1980;30:355

[18] Telfeian AE, Connors BW. Layer-specific pathways for the horizontal propagation of epileptiform discharges in neocortex. Epilepsia 1998;39(7):700–708

[19] Harvey AS, Cross JH, Shinnar S, Mathern GW; ILAE Pediatric Epilepsy Surgery Survey Taskforce. Defining the spectrum of international practice in pediatric epilepsy surgery patients. Epilepsia 2008;49(1):146–155

[20] Blount JP, Langburt W, Otsubo H, et al. Multiple subpial transections in the treatment of pediatric epilepsy. J Neurosurg 2004;100(2, Suppl Pediatrics):118–124

[21] Benifla M, Otsubo H, Ochi A, Snead OC III, Rutka JT. Multiple subpial transections in pediatric epilepsy: indications and outcomes. Childs Nerv Syst 2006;22(8):992–998

[22] Guénot M. [Surgical treatment of epilepsy: outcome of various surgical procedures in adults and children] Rev Neurol (Paris) 2004;160(Spec No 1):S241–S250

[23] Shimizu H, Maehara T. Neuronal disconnection for the surgical treatment of pediatric epilepsy. Epilepsia 2000;41(Suppl 9):28–30

[24] Schramm J, Aliashkevich AF, Grunwald T. Multiple subpial transections: outcome and complications in 20 patients who did not undergo resection. J Neurosurg 2002;97(1):39–47

[25] Smith MC. Multiple subpial transection in patients with extratemporal epilepsy. Epilepsia 1998;39(Suppl 4):S81–S89

[26] Liu Z, Zhao Q, Li S, Tian Z, Cui Y, Feng H. Multiple subpial transection for treatment of intractable epilepsy. Chin Med J (Engl) 1995;108(7):539–541

[27] Whisler WW. Multiple subpial transection. Tech Neurosurg 1995;1:40–44

[28] Téllez-Zenteno JF, Dhar R, Wiebe S. Long-term seizure outcomes following epilepsy surgery: a systematic review and meta-analysis. Brain 2005;128(Pt 5):1188–1198

[29] Spencer SS, Schramm J, Wyler A, et al. Multiple subpial transection for intractable partial epilepsy: an international meta-analysis. Epilepsia 2002;43(2):141–145

[30] Mulligan LP, Spencer DD, Spencer SS. Multiple subpial transections: the Yale experience. Epilepsia 2001;42(2):226–229

[31] Pacia SV, Devinsky O, Perrine K, et al. Multiple subpial transections for intractable partial seizure: seizures outcome. J Epilepsy 1997;10:86–91

[32] Rougier A, Sundstrom L, Claverie B, et al. Multiple subpial transection: report of 7 cases. Epilepsy Res 1996;24(1):57–63

[33] Sawhney IMS, Robertson IJ, Polkey CE, Binnie CD, Elwes RD. Multiple subpial transection: a review of 21 cases. J Neurol Neurosurg Psychiatry 1995;58(3):344–349

[34] Castillo EM, Butler IJ, Baumgartner JE, Passaro A, Papanicolaou AC. When epilepsy interferes with word comprehension: findings in Landau-Kleffner syndrome. J Child Neurol 2008; 23(1):97–101

[35] Buelow JM, Aydelott P, Pierz DM, Heck B. Multiple subpial transection for Landau-Kleffner syndrome. AORN J 1996;63(4):727–729, 732–735, 737–739, quiz 741–744

[36] Neville BG, Harkness WF, Cross JH, et al. Surgical treatment of severe autistic regression in childhood epilepsy. Pediatr Neurol 1997;16(2):137–140

[37] Nass R, Gross A, Wisoff J, Devinsky O. Outcome of multiple subpial transections for autistic epileptiform regression. Pediatr Neurol 1999;21(1):464–470

[38] Irwin K, Birch V, Lees J, et al. Multiple subpial transection in Landau-Kleffner syndrome. Dev Med Child Neurol 2001; 43(4):248–252

[39] Harkness W. How to select the best surgical procedure for children with epilepsy. In: Epilepsy Surgery. Luders H, ed. Philadelphia, PA: Lippincott Williams & Wilkins; 2001:767–780

[40] Grote CL, Van Slyke P, Hoeppner JA. Language outcome following multiple subpial transection for Landau-Kleffner syndrome. Brain 1999;122(Pt 3):561–566

[41] Otsubo H, Chitoku S, Ochi A, et al. Malignant rolandic-sylvian epilepsy in children: diagnosis, treatment, and outcomes. Neurology 2001;57(4):590–596

[42] Molyneux PD, Barker RA, Thom M, van Paesschen W, Harkness WF, Duncan JS. Successful treatment of intractable epilepsia partialis continua with multiple subpial transections. J Neurol Neurosurg Psychiatry 1998;65(1):137–138

[43] Nakken KO, Eriksson AS, Kostov H, et al. [Epilepsia partialis continua (Kojevnikov's syndrome)] Tidsskr Nor Laegeforen 2005;125(6):746–749

[44] Otsubo H, Oishi M, Snead OCI. Magnetoencephalography. In: Miller J, Silbergeld D, eds. Epilepsy Surgery: Principles and Controversies Neurological Disease and Therapy. New York, NY: Marcel Dekker Inc; 2007:752–767

[45] Wyler AR. Multiple subpial transections in neocortical epilepsy: Part II. Adv Neurol 2000;84:635–642

[46] Wennberg R, Quesney LF, Lozano A, Olivier A, Rasmussen T. Role of electrocorticography at surgery for lesion-related frontal lobe epilepsy. Can J Neurol Sci 1999;26(1):33–39

[47] Hufnagel A, Zentner J, Fernandez G, Wolf HK, Schramm J, Elger CE. Multiple subpial transection for control of epileptic seizures: effectiveness and safety. Epilepsia 1997;38(6): 678–688

[48] Patil AA, Andrews R, Torkelson R. Isolation of dominant seizure foci by multiple subpial transections. Stereotact Funct Neurosurg 1997;69(1–4, Pt 2):210–215

[49] Shimizu H, Suzuki I, Ishijima B, Karasawa S, Sakuma T. Multiple subpial transection (MST) for the control of seizures that originated in unresectable cortical foci. Jpn J Psychiatry Neurol 1991;45(2):354–356

[50] Wyler A. Multiple subpial transections: a review and arguments for use. In: Miller J, Silbergeld D, eds. Epilepsy Surgery. New York, NY: Taylor & Francis Group, LLC; 2006:524–529

[51] Patil AA, Andrews RV, Torkelson R. Surgical treatment of intractable seizures with multilobar or bihemispheric seizure foci (MLBHSF). Surg Neurol 1997;47(1):72–77, discussion 77–78

[52] Orbach D, Romanelli P, Devinsky O, Doyle W. Late seizure recurrence after multiple subpial transections. Epilepsia 2001;42(10):1316–1319

[53] Engel J, Van Ness PC, Rasmussen TB, Ojemann LM, et al. Outcome with respect to epileptic seizures. In: Engel J Jr, ed. Surgical Treatment of the Epilepsies. New York, NY: Raven Press; 1993:609–621

第66章 海马软膜下横断术
Hippocampal Subpial Transection

Hiroyuki Shimizu 著

钱若兵 译 梁树立 刘 畅 校

摘 要

海马软膜下横断术在 2006 年首次被报道为治疗颞叶癫痫患者的一种新的外科方法，海马软膜下横断术的基本原理是基于 MST 的理论，在不损伤垂直纤维的前提下，对海马内的纵行纤维进行垂直切割，可以在不影响海马功能的情况下中断癫痫发作的传播。因此，使用该方法，即使是在没有海马萎缩的左侧颞叶内侧癫痫患者，术后的言语记忆也可以保留下来。我们在 45 例年龄在 2—42 岁的患者中使用了海马软膜下横断术，78% 的患者术后为 Engel Ⅰ级预后。海马软膜下横断术是优势侧颞叶内侧癫痫患者的一种很好的替代手术技术。

关键词

颞叶内侧癫痫，海马软膜下横断术，纵向纤维，海马

仅有轻微或无海马硬化的癫痫患者术后出现言语记忆功能障碍的风险更高，且这种情况在儿童患者和成人左侧颞叶切除术后都可以观察到[1-3]。海马软膜下横断术于 2006 年首次被报道为一种治疗上述类型颞叶癫痫患者的新的手术方法[4]。使用这种方法，即使是在没有海马萎缩的左侧颞叶内侧癫痫患者中，也可以保留术后言语记忆。

我们还将这种新的手术技术应用于儿科患者，并获得了良好的癫痫发作控制和语言功能的保留。本章介绍总体手术技术和成人和儿童患者的手术结果，并列举一个代表性的儿童病例。

一、海马软膜下横断术的原理

海马体通路与言语记忆密切相关，它起源于颞下联合皮质，在穿过嗅旁皮质直接投射到 CA1 锥体神经元上[5]。海马包含两个环路：横向薄层路径和纵行路径。横向薄层路径垂直于海马的长径，包括对记忆加工很重要的贯穿通路。纵行通路已被发现是对癫痫发作放电的同步和传播的重要途径[6-9]。因此，海马软膜下横断术的垂直切割会破坏海马内的纵行纤维而不破坏垂直纤维，阻止癫痫发作的传播而不影响海马的功能。

二、海马的外科手术暴露

基于前面提到的神经功能数据，我们在距离颞尖 4.5cm 的范围内做一个小的皮质切开术。沿外侧裂吸除颞上回的灰质后，暴露颞干。如果颞干吸除至岛叶灰质下方，则颞角很容易打开（图66-1A）。侧脑室颞角的前外侧部分被尽可能广泛吸除，完全暴露海马体的头部和杏仁核。

三、在海马体和杏仁核上进行皮质 EEG 描记

在开始手术之前，将特别设计的电极放置在海马和杏仁核上，多点记录海马皮质脑电图（electrocorticography，ECoG）。用 2 个带有 4 触点的小条状和方形点击分别对海马体、尾部和海马头部、杏仁核进行描记。因此，在整个海马体和杏仁核记录 ECoG 时，一般包括 12 个接触点（图 66–1B 和 C）。

四、海马横断

海马横断的基本原理是基于 Morrell 等[11] 提出的 MST 理论。由于海马锥体细胞层距离表面在 2mm 以内[5]，我们设计了一个直径为 2mm 的环形横切器（图 66–2A）。由于覆盖锥体层的海马槽非常坚韧，需要用显微剪刀尖锐地剪切。一个 2mm 的环形切割器通过这个狭缝插入，使用与 MST 相同的横断距离，锥体细胞层间隔 4mm 被横断。在双侧 CA4 的侧角和下托附近，锥体层变厚，需要使用 4mm 的环形横切器进行横断。在海马的后部，海马的宽度变窄，双侧角采用直径为 4mm 长的卵圆形横切器（图 66–2B）。海马伞部完好无损。

根据术中 ECoG 的结果确定锥体细胞层的横断面积。有癫痫放电的区域被横断后，再次 ECoG 描记以检测残留的癫痫活动。如果发现有残留的棘波，可以继续进行横断，直到棘波完全消失（图 66–2C）。

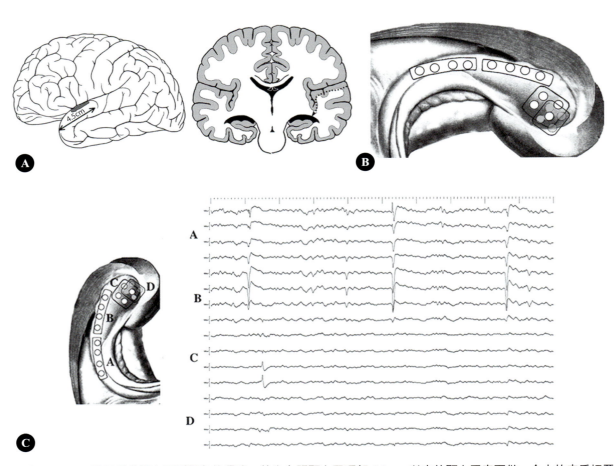

▲ 图 66–1　A. 显示了从颞上回到颞角的通路，首先在距颞上回顶部 4.5mm 以内的颞上回表面做一个小的皮质切开术，沿外侧裂（虚线）吸除颞上回灰质到达颞干，通过 sectioning 漏译颞干达到侧脑室颞角，确认海马和杏仁核。B. 在海马和杏仁核上放置两个含有 4 触点的条状电极与两个 4 触点的方形电极记录皮质脑电图（ECoG）。C. 术中 ECoG 显示癫痫样放电分布

五、癫痫发作预后

我们对 45 例患者进行了海马横断术，左侧 23 例，右侧 22 例；包括 22 例男性和 23 例女性；患者年龄 2—42 岁，平均 25 岁。在所有患者中，术前 MRI 均未显示海马体萎缩或不对称的迹象（图 66-3）。有 6 例患者的海马体前部证实有器质性病变。12 例患者置入颅内硬膜下电极，并确定颞叶内侧癫痫的发作侧别。在其余患者中，根据头皮和蝶骨电极 EEG、SPECT 和神经心理测量数据确定侧别。

术后 2 周内行 MRI 检查。与术前 MRI 对比，可以看到沿外侧裂的手术中被吸除的颞上回灰质，但海马横断后未见海马形态异常（图 66-4）。36 例随访 1 年以上，28 例（78%）为 Engel Ⅰ级，4 例（11%）为 Ⅱ级，3 例（8%）为 Ⅲ级，1 例（3%）为 Ⅳ级。

六、术后言语记忆

听觉语言学习测试（auditory verbal learning test，AVLT）被认为是一种非常敏感的评估短时语言记忆的测试[12]，以 AVLT 作为评价术前、术后海马功能的客观指标。在左侧海马横断术的病例中，患者的 AVLT 评分显示术后立即短暂下降，然而在 6 个月内，AVLT 评分一般会恢复到术前水平。

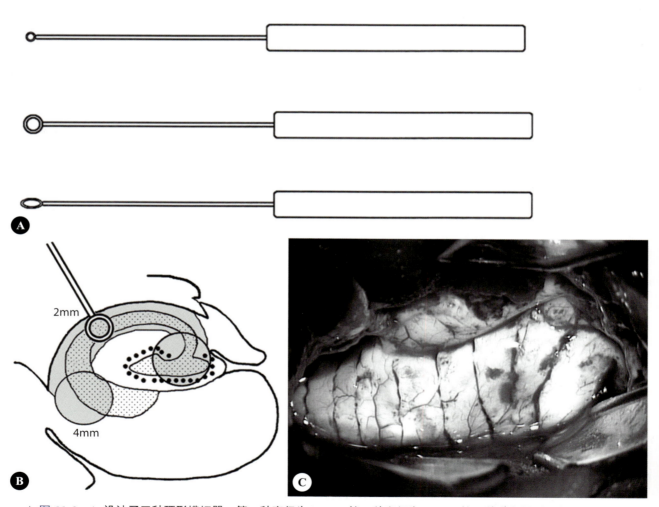

▲ 图 66-2   **A.** 设计了三种环形横切器：第一种直径为 **2mm**，第二种直径为 **4mm**，第三种为卵圆形，长径 **4mm**。**B.** 显示了锥体细胞层的横断面（小的虚线区域）。用显微剪刀切断坚韧的海马槽，并通过狭缝插入。一个带有 **2mm** 圆环的横切器被用来暴露海马体的表面。然而，在双侧角，因锥体层区域变深，则使用 **4mm** 环形横切器。**C.** 显示了横切的海马表面的手术视图。在海马体的头部，沿着海马体形成了横切线

术后约 6 个月，横切后的海马通常出现轻微萎缩；尽管如此，患者仍可以恢复记忆功能，且此后没有记忆下降。在某些病例中，术后 AVLT 也没有立即恶化，这可能是因为海马横断手术的范围不同。如果手术过程仅限于海马横断，则术后 AVLT 评分一般保持在术前水平。然而，当进行其他手术，如颞叶外侧皮质 MST 或颞叶基底部切除时，AVLT 评分立即下降和随后恢复的趋势更大。

七、儿科资料和病例报告

我们对 8 例儿童患者（≤18 岁）进行了海马横断术，包括 6 例男孩和 2 例女孩，年龄 2—17

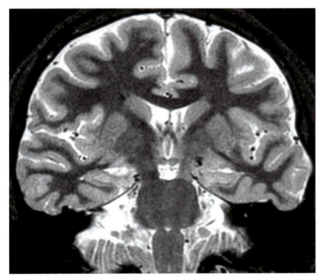

▲ 图 66-3　我们的海马横断术系列病例中，术前 MRI 未显示海马萎缩或不对称

岁(平均年龄 10 岁)。术后随访时间为 1.7～5.8 年。除 1 例患者仍有少量残余癫痫发作外，所有患者均无癫痫发作。由于大多数儿童难以进行 AVLT 检查，他们的言语记忆功能通过发育商进行评估，大多数患者在言语 - 社会类别方面表现出不同程度的改善。

病例

患者为一例 5 岁男孩，无既往相关病史。发病前发育正常，2 岁 11 月龄时出现首次癫痫发作。此后，惯常发作为先出现无目的凝视，然后是毫无意义的手动动作，发作通常持续约 1min。当患者站着时，他经常在癫痫发作开始后逐渐晕倒。癫痫发作主要发生在每天上午 5～10 次。他言语发育迟滞，且常表现出攻击性行为。

他转到我们的诊所来评估手术的可能性。神经系统检查未见任何异常。头皮 EEG 显示左侧颞区有高波幅多棘波；MRI 显示左侧颞极的异常信号，提示皮质结节或其他类型的发育不良，海马体双侧对称（图 66-5）；SPECT 显示左侧颞区低灌注。根据神经心理学检查，他表现发育迟缓，言语 - 社会和认知 - 适应能力的发育商数均为 49。

根据上述资料，患者被诊断为左颞叶癫痫，并接受了左颞叶手术。根据术中 ECoG，致痫区被处理保留脑功能。左侧海马被横断，MRI 显示在侧脑室下部前方前颞伴颞角区也被切除。MST 广

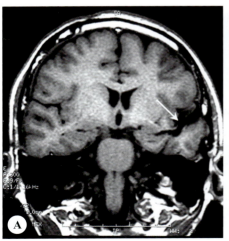
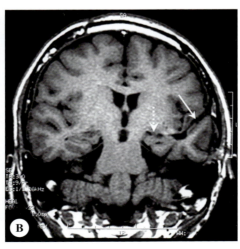

◀ 图 66-4　海马横断后 MRI 显示从表面到下角的束（箭）。然而，横切的海马没有形态异常（虚箭）

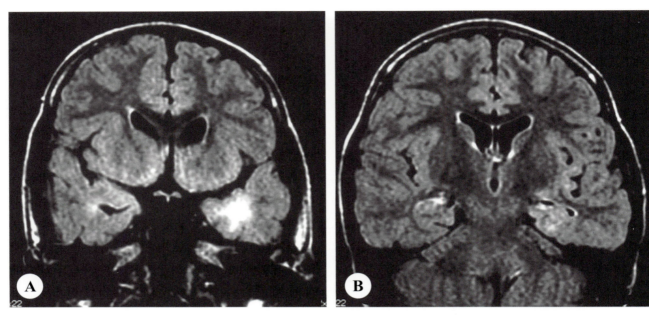

▲ 图 66-5 术前 MRI 显示左侧颞极有发育不良病变，然而，在同侧的海马体没有萎缩

泛应用于颞叶外侧皮质。术后病程很平稳。切除的颞极的组织病理学显示为皮质发育不良。

患者术后 2 年余无癫痫发作。患儿现在能够更集中精力地投入课堂，他的精神状态也变得更平静、更稳定。术后 2 年，他的神经心理评估显示了语言能力的发展，发育商为 58，而术前评分为 49。

八、其他研究系列

自从这本书的第一版以来，其他几个小组已经发表了他们运用海马软膜下横断术的手术技术经验[6, 7, 10, 13, 14]。这些主要是成人系列，但仍然值得在这里总结他们的结果。Patil 和 Andrews 对 15 例患者进行了海马横断，随访时间至少为 2 年[6, 7]。他们报告了 94.7% 的患者无癫痫发作结果（Engel Ⅰ级），77.8% 的患者言语记忆得到改善。Koubeissi 等[10] 发表了另一个系列研究，其中包括 13 例患者。术后整体癫痫无发作率为 77%，所有患者均未出现记忆丧失和认知能力下降。Uda 等[14] 发表了他们对 37 例患者进行海马横断的经验。该组还对原有的海马横断技术进行了一些改良，他们采用经侧裂入路进入颞角，并使用钝的环形横切器从海马槽的切口线插入以横断海马旁回和内嗅区；他们强调了完全横断的重要性，同时仔细地保存了海马伞。Uda 等报道了 25 例（67.6%）患者术后 Engel Ⅰ级，10 例（27%）患者 Engel Ⅱ级；他们报告右侧患者术后言语记忆显著改善，左侧患者没有变化[14]。

参 考 文 献

[1] Szabó CA, Wyllie E, Stanford LD, et al. Neuropsychological effect of temporal lobe resection in preadolescent children with epilepsy. Epilepsia 1998;39(8):814–819

[2] Dlugos DJ, Moss EM, Duhaime AC, Brooks-Kayal AR. Language-related cognitive declines after left temporal lobectomy in children. Pediatr Neurol 1999;21(1):444–449

[3] Gleissner U, Sassen R, Lendt M, Clusmann H, Elger CE, Helmstaedter C. Pre- and postoperative verbal memory in pediatric patients with temporal lobe epilepsy. Epilepsy Res 2002;51(3):287–296

[4] Shimizu H, Kawai K, Sunaga S, Sugano H, Yamada T. Hippocampal transection for treatment of left temporal lobe epilepsy with preservation of verbal memory. J Clin Neurosci 2006;13(3):322–328

[5] Duvernoy H. The Human Hippocampus. Berlin, Germany: Springer; 1998;26–37

[6] Patil AA, Chamczuk AJ, Andrews RV. Hippocampal transections for epilepsy. Neurosurg Clin N Am 2016;27(1):19–25

[7] Patil AA, Andrews R. Long term follow-up after multiple hippocampal transection (MHT). Seizure 2013;22(9):731–734

[8] Amaral D, Lavenex P. Hippocampal neuroanatomy. In: Andersen P, Morris R, Amaral D, bliss T, O'Keefe J, eds. The Hippocampus Book. Oxford, UK: Oxford University Press; 2006

[9] Umeoka SC, Lüders HO, Turnbull JP, Koubeissi MZ, Maciunas RJ. Requirement of longitudinal synchrony of epileptiform discharges in the hippocampus for seizure generation: a pilot study. J Neurosurg 2012;116(3):513–524

[10] Koubeissi MZ, Kahriman E, Fastenau P, et al. Multiple hippocampal transections for intractable hippocampal epilepsy: seizure outcome. Epilepsy Behav 2016;58:86–90

[11] Morrell F, Whisler WW, Bleck TP. Multiple subpial transection: a new approach to the surgical treatment of focal epilepsy. J Neurosurg 1989;70(2):231–239

[12] Rosenberg SJ, Ryan JJ, Prifitera A. Rey Auditory-Verbal Learning Test performance of patients with and without memory impairment. J Clin Psychol 1984;40(3):785–787

[13] Sunaga S, Morino M, Kusakabe T, Sugano H, Shimizu H. Efficacy of hippocampal transection for left temporal lobe epilepsy without hippocampal atrophy. Epilepsy Behav 2011;21(1):94–99

[14] Uda T, Morino M, Ito H, et al. Transsylvian hippocampal transection for mesial temporal lobe epilepsy: surgical indications, procedure, and postoperative seizure and memory outcomes. J Neurosurg 2013;119(5):1098–1104

Part G　神经调控技术
Neuromodulation Procedures

第 67 章　迷走神经刺激术
Vagal Nerve Stimulation

Jarod L. Roland　David D. Limbrick Jr.　Matthew D. Smyth　著

谭泽世　译　　梁树立　刘　畅　校

摘　要

迷走神经刺激术（VNS）是一种对于不适合侵袭性颅脑手术的药物难治性癫痫患者的安全、有效的姑息性治疗手段。早期将 VNS 应用于早期有关 VNS 人体研究的纳入标准，局限于 12 岁以上的部分性癫痫患者。应用于儿童患者的年龄范围继而得以进一步地研究，2017 年 FDA 批准在 4 岁及以上的儿童中开展迷走神经刺激术。然而，从此许多研究将适应证扩大至患有各种癫痫综合征的更低龄患儿。在本章中，我们总结了关于 VNS 发展和现代应用的相关文献。在本章的开始部分，我们阐明了推动动物研究的早期理论概念，这些理论奠定了早期人体试验的基础。继而，我们介绍了扩展了临床应用范围的后续临床试验。我们侧重讨论了与儿童患者相关的研究，其中大部分已被列入了系统综述和 Meta 分析中。后续，我们介绍了 VNS 置入的手术过程及其潜在并发症。我们最后介绍设备的细节和典型的应用方式。本章中所回顾的信息可以让读者全面理解 VNS 治疗及其在儿童患者中的应用。

关键词

迷走神经，迷走神经刺激术，癫痫，神经调控，儿科

自 1988 年以来，置入式的对迷走神经进行慢性刺激〔迷走神经刺激术（vagal nerve stimulation，VNS）〕已经成为药物难治性癫痫的辅助治疗手段[1]。自此开始，大量的文献，包括几个随机对照试验（randomized controlled trials，RCT）已经证实了 VNS 在难治性癫痫治疗中的有效性[2-7]。在本章中，我们回顾了迷走神经刺激术的技术现状及其在小儿癫痫中的应用。

一、迷走神经刺激术的解剖学和生理学基础

迷走神经约 80% 为传入纤维[8]，包括有髓鞘的 A 纤维和 B 纤维以及无髓鞘的 C 纤维。来自咽、喉、外耳道和颅后窝硬脑膜的一般感觉传入纤维经迷走神经传至脊柱三叉神经脊髓束和三叉神经脊束核。与 VNS 生理学基础关系更密切的内脏感觉纤维成分通过迷走神经上行并广泛投射到中枢神经系统[9]。一些投射的靶点与节律性兴奋性的传

导通路相关，或其本身具备潜在致痫性。汇总大量数据后发现，以上靶点通过对核心发作网络的直接和间接调控而对发作产生影响[10, 11]。

尽管 VNS 抑制癫痫发作的确切机制仍有待研究，在发现对外周的迷走神经进行刺激后其对中枢神经系统的影响效果方面的研究已经取得了进步。已证明 VNS 可以增加蓝斑核和中缝背核的神经元放电，通过化学的方式诱导产生的蓝斑核的病灶将削弱 VNS 产生的癫痫抑制作用。在孤束核、蓝斑核和中缝背核的神经核团中存在交叉调控的传导通路，即在 VNS 作用过程中的传入神经递质通路。微渗透试验已经证明 VNS 可以提高杏仁核、海马和大脑皮质的去甲肾上腺素水平。实际上，蓝斑核神经元是海马和皮质的去甲肾上腺素产生的主要来源，强烈提示该核团在 VNS 作用机制中起作用。如需了解更详尽的综述，请阅读 Rufolli 等的研究成果[12]。

二、迷走神经刺激术应用于临床前的研究历史

在 1884 年，James Corning 医生最早介绍了将迷走神经刺激术用于控制癫痫发作[13]。基于大脑充血会导致癫痫发作的推测，Corning 发明了一个"电压迫器"，由可对颈动脉进行治疗性压迫的经皮迷走神经刺激器构成。尽管这项技术同时降低了心脏供血的输出和颈动脉的灌注，但对癫痫发作控制的效果并不稳定，随后这项技术被放弃了。

在 20 世纪 30 年代，Bailey 和 Bremer 证明了刺激迷走神经后可以影响猫的脑电模式[14]。后续的研究证实通过结扎[15]或刺激迷走神经[16-18]在众多动物癫痫模型中可以减少 EEG 的棘波。很大程度上有了上述研究的基础，在将 VNS 设备置入于人体之前，安全且有效的研究便在灵长目[1, 19, 20]中开展了。

三、迷走神经刺激术治疗癫痫的临床试验

早期在人体开展迷走神经刺激术的病例研究发表于 1990 年，入组了 4 名难治性部分性癫痫的成人患者[1]。早期的病例研究报道了良好的疗效[20-23]，促进了迷走神经刺激术研究工作组的建立并合作开展随机对照试验来评估迷走神经刺激术的安全性和有效性[24]。该工作组与 Cyberonics 公司合作开展了 3 项非盲随机对照试验和 2 项双盲的随机对照试验。

首个试验（E03）入组了 114 名 12 岁以上的患者（平均年龄 33.3 岁），在服用抗癫痫药物期间每月发作仍多于 6 次[25]。患者被随机分入 VNS 的低刺激组（每 90min 刺激 30s；频率为 1Hz；脉宽 130μs；刺激强度≤3.5mA）和高刺激组（每 5min 刺激 30s；频率 30Hz；脉宽 500μs；刺激强度最大可达 3.5mA）。经过 14 周的 VNS 治疗后，高刺激组的患者在癫痫发作频率上减少了 30.9%，而低刺激组降低了 11.3%，差异具有统计学意义。

第二项主要的试验（E05）入组了 199 名 12 岁以上的部分性发作的难治性癫痫患者（平均年龄 33.2 岁，年龄范围 13—60 岁）[2]。患者同样随机分入低刺激组和高刺激组，开展试验 3 个月，评估癫痫发作减少情况和设备的安全性。高刺激组患者的癫痫发作频率降低了 28%，低刺激组降低了 15%。此外，高刺激组的总体评估分数得到明显改善，但是该组的构音障碍和呼吸困难的并发症更为常见。这些早期的研究成果促使美国食品和药品监督管理局在 1997 年批准将 VNS（Cyberonics 公司，得克萨斯州休斯顿）用于 12 岁以上的患有部分性发作的药物难治性癫痫患者的辅助治疗。

1999 年，一篇 Meta 分析报道了迷走神经刺激术研究工作组的 5 项临床试验的长期疗效和安全性的结果[24]。总共 454 名患者接受了 3 年的随访。尽管仅有 1%~2% 的患者术后无癫痫发作，但大部分患者均长期获益。VNS 术后 1 年时癫痫发作减少率中位数为 35%，术后 3 年时增至 44.1%。发作减少超过 50% 的比例在术后 3 个月时为 23%，随着时间推移，术后 3 年时增至 43%。

后续一项发表于 2011 年的 Meta 分析纳入了 74 项临床研究中的 3321 名患者[26]。同样显示随着时间的延长，VNS 的疗效会逐渐增强，即在术后

3～12 个月癫痫发作减少了 36%，在术后 1 年以后减少了 51%。这些研究成果拓宽了 VNS 的适应证，全面性癫痫患者和儿童患者亦可从 VNS 中获益良多。

四、迷走神经刺激术在小儿癫痫中的应用

如上所述，迷走神经刺激术研究工作组开展的研究入组的患者均大于 12 岁。在为少部分药物和手术治疗欠佳的难治性癫痫患儿置入迷走神经刺激器这个初步研究成果的基础上[27]，儿童迷走神经刺激术研究工作组在 1999 年报道了一项前瞻性、非盲的安全性试验[28]。研究入组了 60 名伴有多种发作形式的儿童患者（<18 岁），其中 16 例小于 12 岁。术后 3 个月时，中位的癫痫发作频率减少率为 23%，在术后 18 个月时为 42%。两年后，一项多中心的回顾性研究入组了 95 名儿童 VNS 术后患者，报道了良好的安全性和疗效，术后 3 个月时，中位的癫痫发作频率减少率为 36%，在术后 6 个月时为 45%[29]。

首个专门研究 VNS 治疗儿童患者的随机对照试验发表于 2012 年[30]。41 名儿童（平均年龄 11.2 岁，年龄范围 3.8—17.7 岁）被随机分入高刺激组和低刺激组，这与既往的试验设计类似。在 20 周的双盲试验阶段结束时，癫痫发作减少率在高刺激组（16%）和低刺激组（21%）并无统计学差异。然而延长研究时间，对所有患者继续以高刺激进行治疗 19 周后，发作频率减少 50% 的患者占比 26%，总体的发作严重程度均得以改善。此外，Blount 等发表了有关低龄儿童的治疗经验，报道了在 5 岁以下儿童中（平均年龄 20.5 月龄）亦有良好疗效[31]。尽管早期试验的年龄入组标准较高，这些研究成果表明低龄并非 VNS 的限制因素。

自 2017 年起，FDA 批准了 VNS 可用于 4 岁及以上的伴有部分性发作的药物难治性癫痫患者。然而，对于那些不适合进行切除性手术的患儿，这些文献的研究结果为进行开展 VNS 治疗这项"超说明书"辅助性治疗提供了有力支持。

五、迷走神经刺激器置入的手术技巧

迷走神经刺激器置入的外科手术通常是在全身麻醉下进行，需耗时 1～2h。在我们中心，该手术通常在门诊完成；而在其他的医疗机构，要求患者术后需住院观察 1 晚。除了特殊情况外，迷走神经刺激器通常置入于左侧。选择在左侧置入的原因是迷走神经对心脏支配的不对称性。右侧迷走神经支配窦房结（sinoatrial，SA），而左侧迷走神经支配房室结（atrioventricular，AV）[32]。所以刺激左侧迷走神经将减少对心率调控的影响。

患者处于仰卧位，使其颈部位于中间的位置。一个凝胶垫肩横向置于肩部下面以便轻柔地使颈部延展。将手术床顺时针转动 90°，这样外科医生可以更靠近左侧颈部和胸部进行操作。切皮前，静脉注射头孢唑啉（25mg/kg）并用消毒液对术区皮肤进行消毒。首先在胸锁乳突肌（SCM；图 67-1）中部处，沿自然的颈纹做一长 2～3cm 的颈部切口。切口的 1/3 在胸锁乳突肌内缘外侧，切口的 2/3 在胸锁乳突肌内缘的内侧，切口与椎间盘切除术前入路的类似。

随后横向地分离颈阔肌，对其自上而下地牵拉后暴露下方结构。沿着胸锁乳突肌的内侧缘的无血管的层次内切开颈筋膜。将胸锁乳突肌向外侧牵拉，通过扪及颈动脉搏动来定位颈动脉鞘。锐性切开颈动脉鞘后，松解神经血管束。迷走神经的与颈动脉和颈内静脉位置关系变异较大，不过通常在颈动脉鞘的后部、在颈内静脉的内侧。将导管环在迷走神经的下方穿过，继而协助固定迷走神经，以便置入 VNS 电极（图 67-2）。小心地解剖和分离迷走神经至少 3～4cm，以便提供足够空间缠绕 2 个电极和锚定线圈。

颈部操作完成后，便在胸壁形成囊袋以置入 VNS 脉冲发生器。尽管囊袋的位置因术者的习惯而异，通常我们沿着胸大肌外缘做一垂直的切口，在锁骨下窝于胸大肌筋膜上形成皮下囊袋。电极自囊袋上缘跨越锁骨，通过皮下隧道到达颈部切口。

仔细操作并尽可能减少对迷走神经的牵拉，

通过抓住每个线圈的缝线尾端来展开导线的结构以便将螺旋电极固定于神经上。线圈展开后，电极就缠绕在神经上了。操作时，首先固定锚定线圈（底部），继而固定正极（中部），最后固定负极（上部）。在电极缠绕于迷走神经后，便将迷走神经还纳在颈动脉鞘内的原始的解剖位置内，轻

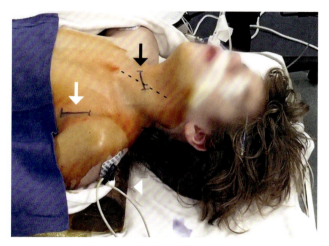

▲ 图 67-1　患者的标准体位和切口

患者处于仰卧位，将一个凝胶垫肩横向置于肩部下面（白箭）以便使颈部舒展、暴露。头部维持在中间的位置以避免胸锁乳突肌旋转至术区中间。在胸锁乳突肌中点处，沿自然的颈纹做横行颈部切口（黑箭），切口的 1/3 在胸锁乳突肌内缘（黑虚线）的外侧，切口的 2/3 在胸锁乳突肌内缘的内侧，切口与椎间盘切除术前入路的类似。沿着胸大肌外侧缘做锁骨下的囊袋切口（白箭）

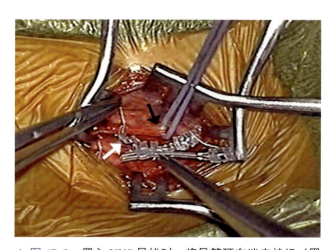

▲ 图 67-2　置入 VNS 导线时，将导管环在迷走神经（黑箭）下方穿过，并轻轻提起迷走神经后固定。通过抓住缝线的尾端轻轻拉伸螺旋导线（白箭）后使其展开。将展开的电极缠绕于神经上，随后其回缩后可产生螺旋的张力使其贴附于神经上

柔地操作以减少对电极的牵拉。将冗余的导线形成一个松紧环（图 67-3），并用不可吸收性缝线固定在胸锁乳突肌上。将位于 VNS 导线远端尽头的连接头插入脉冲发生器，并用配套的改锥固定。随后将脉冲发生器置入皮下囊袋中。冗余的导线卷在脉冲发生器的深面，这样就可以在进行调整手术时避免损坏。最后，将脉冲发生器置入囊袋，用丝线将其固定于内置的卡口上。两个切口均用大量的抗生素盐水冲洗，用可吸收缝线逐层关闭切口，用皮肤黏合剂关闭皮肤切口。

六、特殊考虑和并发症

如上所述，因为迷走神经对心脏的支配具有不对称性[32]，我们倾向于在左侧行迷走神经刺激术。但是，一些临床情况下，我们可能也需要考虑在右侧行迷走神经刺激术。3%～6% 的患者中出现了迷走神经刺激的硬件引起的感染，并且需要手术移除硬件[33]。对于因感染需要取出迷走神经刺激的硬件而此前在术后出现发作频率明显下降的患者，就需要考虑在右侧行迷走神经刺激术[34]。小样本研究证实，对于因这些原因需在右侧置入迷走神经刺激器的患者，发作频率降低的同时并未出现心脏并发症[34]。

已有报道多种迷走神经刺激器置入过程中的手术技巧的改进方法，以使得手术过程更加流畅

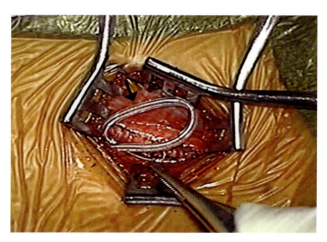

▲ 图 67-3　将冗余的导线放入颈部切口中并形成一个松紧环（黑箭）。以三点式固定的方式用丝线将该环确切地固定在附近的筋膜上

或避免可预见的手术并发症。对于认知障碍患儿，在迷走神经刺激术后常常会挠抓伤口，进而增加了伤口感染的机会。为了避免感染，已经有将脉冲发生器置入到其他部位的报道，包括：置入到胸大肌下[35]或肩胛间[36]。此外，也有在颈部较低部位行单切口后同时置入迷走神经电极和脉冲发生器的手术技术，进而避免形成第二个切口或皮下隧道[37]（图 27-4）。

在 2003 年，Smyth 等报道了一组 74 名年龄＜18 岁的患者的病例，至少随访 1 年（平均 2.2 年）[33]。7 名患者（9.4%）最终需要取出迷走神经刺激的设备，其中 3 名患者（3.5%）因为切口深部的感染，4 名患者（5.4%）则是因为无法耐受置入设备或疗效不佳。一个大型的持续 25 年的单中心研究（入组 247 名患者，其中 55 名儿童）发现，最常见的手术并发症包括感染（2.6%）、血肿（1.9%）和声带麻痹（1.4%）[38]。一项入组了 1249 名迷走神经刺激术后患儿的系统综述发现了感染率为 3%（入组的研究中的感染率范围：0%～11.1%）[39]。

虽然心动过缓和心脏停搏罕见，但可能会致命；术中的电极测试中预估刺激相关的不良反应率为 0.1%[39]。因心脏停搏导致设备取出的病例报告极少。在大多数情况下，心动过缓是短暂的，在随后的刺激中不会重现。在手术室进行心电图监测并备好阿托品，并以较低的参数启动设备，这已经是我们的操作常规了。其他与刺激

相关的不良反应包括声带功能障碍，声音改变，aspiration，咳嗽，感觉异常，流涎，呼吸困难。声音改变是报道最多的不良反应[39]。许多不良反应可以由医生调整刺激参数后改善，亦可在患者自行用刺激磁铁暂时停止刺激后改善。

七、迷走神经刺激设备和刺激参数

Cyberonics 公司（得克萨斯州休斯顿 LivaNova 公司的下属公司）的迷走神经刺激治疗设备在医疗市场上应用最多。附带的带有专有软件和射频遥测棒的手持或平板设备用于设备的非侵入性查询和编程置入体内的脉冲发生器由寿命约 6 年的锂碳电池驱动，具体寿命由刺激参数而定[40]。

在术前，要核实在手术室中的迷走神经刺激电极和脉冲发生器是正确型号，并确保遥测装置运作良好。在打开包装前，应当对脉冲发生器进行查询，并完成系统的检测。术前，由患者的经治神经内科医师确定起始的刺激参数。在表 67-1 中列出了置入时的 VNS 标准模式和快速循环模式的经典参数。术后 2 周检查伤口，并将刺激电流从 0.25mA 调至 0.5mA。后续参数的调整一般在门诊由经治的神经内科医师完成。

每位患者都配备了手持的磁铁，在一些特殊的临床状态下患者可以通过磁铁调控 VNS 设备。通过磁铁，患者或父母可以根据需要临时给予一次刺激以避免或终止癫痫发作。使用时，将磁铁置于脉冲发生器上 1s 以上，随即移开。这个操作就可将 VNS 设备从正常模式调至磁铁模式，随即临时发放一次预设的、根据每名患者设定的刺激。将磁铁置于脉冲发生器上 65s 以上时，刺激器就会暂停工作。

106 型（AspireSR）是首款在正常模式、磁铁模式基础上增加了自动监测心脏情况刺激模式的刺激器。心脏监护模式是用于发现与癫痫发作[41]相关的心率加快，并以闭环模式自动地给予刺激。这对于在发作前无法及时手动启动磁铁模式的患者和认知障碍的患者非常有帮助。在两项评估自动刺激模式的小样本试验结果表明患者耐受性良

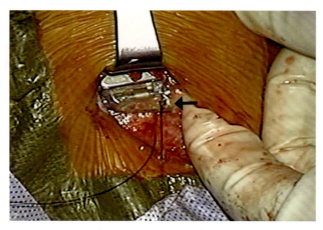

▲ 图 67-4　脉冲发生器置入锁骨下窝的囊袋中，用丝线借助内置的卡口将其固定在下方的筋膜上（黑箭）

表 67-1　迷走神经刺激的经典设定（102 型迷走神经刺激器）

参　　数	标准模式的原始参数	快速循环模式的原始参数
正常模式		
输出电流	0.25mA	0.25mA
刺激频率	20Hz	20Hz
脉宽	250ms	250ms
刺激时间	30s	7s
间歇时间	5min	1.8min
磁铁模式		
输出电流	0.5mA	0.5mA
脉宽	250ms	250ms
刺激时间	60s	60s

好[42, 43]。如患者不愿意启动或无法耐受自动刺激模式，可以用程控设备选择性地关闭自动模式，继续以正常模式和磁铁模式工作[40]。目前仍需要更多的研究来了解其带来的获益。

结论

迷走神经刺激术是对于不适宜接受局灶性皮质切除术的药物难治性癫痫患儿的有效辅助治疗手段。尽管对于 12 岁以下的儿童仍是"超说明书"（译著注：目前，中国批准的适应证已经达到 3 岁）的治疗方法，迷走神经刺激术在低龄儿童中的安全性和耐受性仍较好。VNS 对合理选择的多种部分性发作和全面性发作的患儿均有效。随着时间的延长，VNS 带来的获益会逐渐增多，表现为癫痫发作的显著减少、应答率逐年增加。迷走神经刺激术是不适宜接受切除性手术的药物难治性癫痫患儿的重要治疗手段。

参 考 文 献

[1] Penry JK, Dean JC. Prevention of intractable partial seizures by intermittent vagal stimulation in humans: preliminary results. Epilepsia 1990;31(Suppl 2):S40–S43

[2] Handforth A, DeGiorgio CM, Schachter SC, et al. Vagus nerve stimulation therapy for partial-onset seizures: a randomized active-control trial. Neurology 1998;51(1):48–55

[3] George R, Sonnen A, Upton A, et al; The Vagus Nerve Stimulation Study Group. A randomized controlled trial of chronic vagus nerve stimulation for treatment of medically intractable seizures. Neurology 1995;45(2):224–230

[4] DeGiorgio C, Heck C, Bunch S, et al. Vagus nerve stimulation for epilepsy: randomized comparison of three stimulation paradigms. Neurology 2005;65(2):317–319

[5] Ryvlin P, Gilliam FG, Nguyen DK, et al. The long-term effect of vagus nerve stimulation on quality of life in patients with pharmacoresistant focal epilepsy: the PuLsE (Open Prospective Randomized Long-term Effectiveness) trial. Epilepsia 2014;55(6):893–900

[6] Aalbers MW, Klinkenberg S, Rijkers K, et al. The effects of vagus nerve stimulation on pro- and anti-inflammatory cytokines in children with refractory epilepsy: an exploratory study. Neuroimmunomodulation 2012;19(6):352–358

[7] Panebianco M, Rigby A, Weston J, Marson AG. Vagus nerve stimulation for partial seizures. Cochrane Database Syst Rev 2015(4):CD002896

[8] Foley JO, DuBois F. Quantitative studies of the vagus nerve in the cat: I, the ratio of sensory and motor fibers. J Comp Neurol 1937;67:49–97

[9] Rhoton AL Jr, O'Leary JL, Ferguson JP. The trigeminal, facial, vagal, and glossopharyngeal nerves in the monkey. Afferent connections. Arch Neurol 1966;14(5):530–540

[10] Ben-Menachem E. Vagus-nerve stimulation for the treatment of epilepsy. Lancet Neurol 2002;1(8):477–482

[11] Krahl SE. Vagus nerve stimulation for epilepsy: a review of the peripheral mechanisms. Surg Neurol Int 2012;3(Suppl 1): S47–S52

[12] Ruffoli R, Giorgi FS, Pizzanelli C, Murri L, Paparelli A, Fornai F. The chemical neuroanatomy of vagus nerve stimulation. J Chem Neuroanat 2011;42(4):288–296

[13] Lanska DJ. J.L. Corning and vagal nerve stimulation for seizures in the 1880s. Neurology 2002;58(3):452–459

[14] Bailey P, Bremer F. A sensory cortical representation of the vagus nerve. With a note on the effects of low blood pressure on the cortical electrogram. J Neurophysiol 1938;1:405–412

[15] Zanchetti A, Wang SC, Moruzzi G. The effect of vagal afferent stimulation on the EEG pattern of the cat. Electroencephalogr Clin Neurophysiol 1952;4(3):357–361

[16] Chase MH, Sterman MB, Clemente CD. Cortical and subcortical patterns of response to afferent vagal stimulation. Exp Neurol 1966;16(1):36–49

[17] Chase MH, Nakamura Y, Clemente CD, Sterman MB. Afferent vagal stimulation: neurographic correlates of induced EEG synchronization and desynchronization. Brain Res 1967;5(2):236–249

[18] Woodbury DM, Woodbury JW. Effects of vagal stimulation on experimentally induced seizures in rats. Epilepsia 1990;31 (Suppl 2):S7–S19

[19] Lockard JS, Congdon WC, DuCharme LL. Feasibility and safety of vagal stimulation in monkey model. Epilepsia 1990;31 (Suppl 2):S20–S26

[20] Uthman BM, Wilder BJ, Hammond EJ, Reid SA. Efficacy and safety of vagus nerve stimulation in patients with complex partial seizures.

Epilepsia 1990;31(Suppl 2):S44–S50

[21] Uthman BM, Wilder BJ, Penry JK, et al. Treatment of epilepsy by stimulation of the vagus nerve. Neurology 1993;43(7):1338–1345

[22] Landy HJ, Ramsay RE, Slater J, Casiano RR, Morgan R. Vagus nerve stimulation for complex partial seizures: surgical technique, safety, and efficacy. J Neurosurg 1993;78(1):26–31

[23] Holder LK, Wernicke JF, Tarver WB. Treatment of refractory partial seizures: preliminary results of a controlled study. Pacing Clin Electrophysiol 1992;15(10, Pt 2):1557–1571

[24] Morris GL III, Mueller WM. Long-term treatment with vagus nerve stimulation in patients with refractory epilepsy. The Vagus Nerve Stimulation Study Group E01–E05. Neurology 1999;53(8):1731–1735

[25] Ben-Menachem E, Mañon-Espaillat R, Ristanovic R, et al; First International Vagus Nerve Stimulation Study Group. Vagus nerve stimulation for treatment of partial seizures: 1. A controlled study of effect on seizures. Epilepsia 1994;35(3): 616–626

[26] Englot DJ, Chang EF, Auguste KI. Vagus nerve stimulation for epilepsy: a meta-analysis of efficacy and predictors of response. J Neurosurg 2011;115(6):1248–1255

[27] Murphy JV, Hornig G, Schallert G. Left vagal nerve stimulation in children with refractory epilepsy. Preliminary observations. Arch Neurol 1995;52(9):886–889

[28] Murphy JV; The Pediatric VNS Study Group. Left vagal nerve stimulation in children with medically refractory epilepsy. J Pediatr 1999;134(5):563–566

[29] Helmers SL, Wheless JW, Frost M, et al. Vagus nerve stimulation therapy in pediatric patients with refractory epilepsy: retrospective study. J Child Neurol 2001;16(11):843–848

[30] Klinkenberg S, Aalbers MW, Vles JS, et al. Vagus nerve stimulation in children with intractable epilepsy: a randomized controlled trial. Dev Med Child Neurol 2012;54(9):855–861

[31] Blount JP, Tubbs RS, Kankirawatana P, et al. Vagus nerve stimulation in children less than 5 years old. Childs Nerv Syst 2006;22(9):1167–1169

[32] Randall WC, Ardell JL. Differential innervation of the heart. In: Sipes D, Jalife J, eds. Cardiac Electrophysiology and Arrhythmias. New York: Grune and Stratton; 1985:137–144

[33] Smyth MD, Tubbs RS, Bebin EM, Grabb PA, Blount JP. Complications of chronic vagus nerve stimulation for epilepsy in children. J Neurosurg 2003;99(3):500–503

[34] McGregor A, Wheless J, Baumgartner J, Bettis D. Right-sided vagus nerve stimulation as a treatment for refractory epilepsy in humans. Epilepsia 2005;46(1):91–96

[35] Bauman JA, Ridgway EB, Devinsky O, Doyle WK. Subpectoral implantation of the vagus nerve stimulator. Neurosurgery 2006;58(4, Suppl 2):ONS-322–ONS-325, discussion ONS-325– ONS-326

[36] Le H, Chico M, Hecox K, Frim D. Interscapular placement of a vagal nerve stimulator pulse generator for prevention of wound tampering. Technical note. Pediatr Neurosurg 2002;36(3):164–166

[37] Kumar R, Winston KR, Folzenlogen Z. Experience with a low single cervical incision for implantation of a vagus nerve stimulator: technique and advantages. World Neurosurg 2015;84(6):1785–1789

[38] Révész D, Rydenhag B, Ben-Menachem E. Complications and safety of vagus nerve stimulation: 25 years of experience at a single center. J Neurosurg Pediatr 2016;18(1):97–104

[39] Klinkenberg S, Majoie H, Aalbers M, et al. Vagus nerve stimulation in children with epilepsy a review of literature on efficacy, secondary effects, and side-effects. VNS in children. 2015:17

[40] Physician's Manual. VNS therapy. Cyberonics. June 2017. https://dynamic.cyberonics.com/manuals/emanual_download. asp?lang=English-US&docid={995B06C4–6469–4683–A30DC3A3C429DA67}. Accessed March 4 2019

[41] Jansen K, Varon C, Van Huffel S, Lagae L. Peri-ictal ECG changes in childhood epilepsy: implications for detection systems. Epilepsy & Behavior. 2013;29(1):72–6

[42] Boon P, Vonck K, van Rijckevorsel K, et al. A prospective, multicenter study of cardiac-based seizure detection to activate vagus nerve stimulation. Seizure 2015;32:52–61

[43] Fisher RS, Afra P, Macken M, et al. Automatic Vagus Nerve Stimulation Triggered by Ictal Tachycardia: Clinical Outcomes and Device Performance—The US E37 Trial. Neuromodulation: Technology at the Neural Interface 2015

第 68 章　皮质和深部脑刺激
Cortical and Deep Brain Stimulation

Edward E. Woodward　Nir Shimony　George I. Jallo　著
谭泽世　译　　梁树立　刘　畅　校

摘　要

癫痫外科亚专业的神经外科医师面对许多病例时，需要做出困难的医疗决策。许多切除性手术并非针对特定的病灶，而是以破坏与致痫区相关的特定癫痫网络为目的。但是在许多病例中，无法找到这样特定的病灶或癫痫网络，或是无法进行切除（记忆优势侧）。在这些病例中，如果进一步的评估手段（如颅内深部电极）已经充分应用或无法应用，这些患者只能采取神经调控治疗（如迷走神经刺激术、反应性神经刺激术和脑深部刺激术），或者继续随诊以进一步明确患者的真正致痫区（适用于选择反应性神经刺激术时）。脑部不同的靶点有助于减轻癫痫发作的负担。最常用的解剖部位是丘脑前核、海马和杏仁核。其他已经研究过的潜在癫痫网络还有小脑网络和基底节网络。将反应性神经刺激术和脑深部刺激术用于癫痫治疗仍在研究当中，我们对于其用于癫痫治疗的认识在逐年增加。在本章中，我们给读者介绍了不同的降低发作次数和减轻发作频率的脑刺激治疗手段。

关键词

脑深部刺激术，丘脑，癫痫，刺激，海马，杏仁核，反应性神经刺激术，皮质

在本书中，我们已经讨论了癫痫病灶切除术和多病灶难治性癫痫姑息性手术的风险和获益。对于切除癫痫病灶会引起严重功能障碍的患儿，或者由于合并症造成较高手术风险的患儿而言，不建议进行切除性手术，但神经调控治疗可成为一种选择。除此以外，正如在另一章中所述，手术治疗面临失败风险，并且一些家长会选择非手术（亦非药物）治疗。并非所有的难治性癫痫患者均适合接受切除性手术，这类患者需要比切除性手术创伤更小的治疗方式来减少发作或终止致残性发作[1]。对于不适合接受切除性手术的患者，两个主要的、行之有效的非药物治疗手段分别是生酮饮食和迷走神经刺激术（VNS）。尽管过去

20年间，抗癫痫药物种类增长了近一倍，上述两种治疗手段在临床的应用和科研成果仍都有大幅增加。

在癫痫研究领域其中一个令人兴奋的成果是运用电刺激终止癫痫发作，而这不只是迷走神经的持续刺激，还有对脑深部结构和大脑皮质进行刺激。因为直接对癫痫病灶和神经环路进行刺激，所以相较VNS，上述刺激更具创新性，患者从中获益更大，但是在应用这些新技术时，癫痫内科医生和神经外科医生参与的时间和需要做的准备工作却呈指数式增加。深部脑刺激（deep brain stimulation，DBS）术中置入神经刺激器时，必须根据每个患者的实际病情来决定，尤其需要参考

他们的脑部影像学和术中的发现。两项采用了两种不同刺激方式的多中心研究展示其巨大的治疗潜力。通过刺激丘脑前核治疗癫痫（stimulation of the anterior nucleus of the thalamus for epilepsy，SANTE）的试验和反应性神经刺激（responsive neurostimulation，RNS）关键性研究分别存在 69% 和 60% 的发作减少率。但是，上述两种治疗方式在儿童患者中均未经长期有效性评估或批准用于儿童，均仅在 18 岁及以上患者中证实了有效性和安全性。但是，目前这两项治疗手段都着力于打破年龄限制，将这些技术应用于儿童患者。

本章将讨论对目前仍在观察疗效的对脑深部电刺激治疗手段。本章重点关注神经解剖靶点和这些治疗的技术要求。目前大部分的研究都是针对成人的，对于这些治疗手段在儿童年龄方面的要求，我们将在结论部分阐述。

一、脑刺激部位

（一）皮质下结构

目前对脑部直接神经刺激研究最多的部位是皮质下结构，主要包括丘脑、尾状核和小脑。DBS 的研究已经表明了在术中将电极准确地置入特定的结构和靶点的重要性。实时神经影像学上的进步已经使人们能够利用立体定向技术更精准地置入脑深部电极。这些结构虽然不是典型的、确切的致痫病灶，但是有着广泛的兴奋性和抑制性的连接，可以进行安全的电刺激而不会引起功能损伤。

1. 小脑和尾状核

对于小脑和尾状核刺激的对照和非对照试验相关结果繁多[2-5]。因为尾状核与丘脑和新皮质有着密切的联系，所以是理论上是电刺激的合适的靶点。只有一项 1997 年的研究表明对其的刺激可有效控制癫痫，但是至今未能通过对照试验证实[2]。小脑同样与丘脑有兴奋性的联系，故理论上可以通过神经刺激得以抑制。1992 年，一项较大的研究入组了 32 名成人患者，报道了 23 名患者（85%）在接受小脑电刺激后发作减少了[3]。2005

年，Velasco 开展了一项双盲对照前瞻性研究，入组了 5 名患者，发现了患者经电刺激开启后发作平均减少了 67%，而对于置入电极后未做电刺激的患者发作平均减少 7%（P=0.02）。有趣的是，在时长超过 2 年的研究期中患者的发作控制效果持续改善。

2. 丘脑

在过去 10 年间，对尾状核和小脑的研究有减少的趋势，因为其他的皮质下结构可能证实效果更佳。近 10 年来，丘脑已经成为大多数脑刺激靶点的研究对象[6-8]。对丘脑进行电刺激，在皮质下结构的刺激治疗中，其对发作减少的效果尤为突出，一方面是因为丘脑与皮质存在广泛的抑制性联系，另一方面近 20 年来应用 VNS 治疗是间接刺激丘脑的证据[9-11]。

丘脑核团中一个首先开展研究的是中央中核，因为从脑干上行通路经丘脑中央中核向整个大脑皮质投射[6, 12]。然而，疗效仍不是很确切，因为其对于 Lennox-Gastaut 综合征患者疗效很好、对于复杂部分性发作的患者疗效却欠佳。目前中央中核是 DBS 治疗全面性癫痫患者的靶点[13, 14]。在一些小型的研究中也曾对丘脑底核进行刺激，但是效果一般[15, 16]。一个病例报告阐述了中央顶区局灶性发育不良的患者在对丘脑下核刺激后获益良多[17]。研究发现，丘脑网状核是 DBS 缓解失神发作的靶点，此发作常见于儿童和年轻的青少年。Wang 等[18]运用生物物理学平均场强模型证实，刺激网状核的抑制性 GABAB 受体后可抑制慢波发放，故失神发作是其适应证。

近年来，对于丘脑前核电刺激的研究热度高涨。这一微小的结构远离颅底的血管，且其通过 Papez 环路与边缘系统联系，而 Papez 环路为海马、穹窿、乳头体与扣带回和海马旁回构成的功能性环路系统。第一个前瞻性研究，入组了 5 名接受了双侧丘脑前核刺激的患者，术后发作平均减少 54%；但是置入电极而未行电刺激的患者亦出现类似的疗效[19]。其他小型研究大多数亦得出类似的结论；近期一项研究，入组了 4 名成年患者，每月的发作频率平均减少 76%，程度略高于同期的研究[20]。

在这些早期研究的基础上，美敦力公司近期支持并完成了 SANTE 研究（刺激丘脑前核治疗癫痫的研究)[21]，是通过对丘脑前核刺激治疗难治性部分性癫痫的多中心研究。SANTE 研究还在进行中，已经发现 DBS 对药物难治性癫痫患者带来潜在的获益。Halpern 等[22] 已经在近期的一篇综述中介绍了置入电极的手术过程。用于成人患者的设备示意图已在图 68-1 中展示。DBS 适应证为：年龄在 18—65 岁；在尝试至少 2 种抗癫痫药 12~18 个月后治疗失败；每个月至少有 6 次部分性和致残性发作。

截至本书出版时，已经对 110 名接受电极置入和刺激治疗的药物难治性癫痫患者进行了超过 10 年的随访，并仍将继续随访工作。试验前 4 个月时双盲阶段表明，试验组与对照组相比总体发作频率下降了 29%。2 年的非双盲阶段试验结束时，54% 的患者发作减少 50% 以上[23]。刺激治疗已证明在减少患者最严重的癫痫发作方面有显著的疗

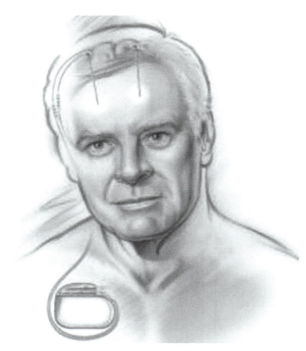

▲ 图 68-1　在刺激丘脑前核治疗癫痫试验中，用于刺激丘脑前核的刺激器和电极示意
感谢 Robert Fisher 博士提供的图片

效。Salanova 等[23] 开展的长期随访发现术后 5 年应答率达 68%（发作频率减少 50%），并且发作严重程度减轻、生活质量改善。据报道，16% 的患者至少无发作 6 个月。

与电极置入手术相关的围术期并发症主要是置入部位感染（约 13%）和无症状性出血（约 5%)[21]。一项 5 年的随访研究报道了与置入设备相关的严重不良反应发生率为 34%[23]。需要关注的一个问题是刺激组患者抑郁和记忆障碍的发生率要高于对照组。Salanova 等[23] 报道了，DBS 组的抑郁、自杀行为和癫痫患者的不明原因猝死发生率与非 DBS 组的相当。Sprengers 等发现了丘脑前核的刺激治疗在发作减少方面有统计学意义，但是因为自我报告的抑郁、记忆障碍和对发作起始区刺激后的不明原因猝死发生率的提高，故仍需要更大样本量的患者随访。SANTE 实验报道了神经行为和神经心理数据，与非刺激组的患者相比，尽管对行为和注意力的客观检查中并未发现刺激组有相关的抑郁和记忆障碍发生率增高，但是刺激组患者主观上自我报告的发生率增高了[24]。

美敦力公司已在欧洲、加拿大和澳大利亚获准应用 DBS 治疗的癫痫，但是截至 2018 年美国食品药品监督局仍未批准。美国食品药品监督局需要更多的信息来确保 DBS 用于癫痫治疗的有效性和安全性。

3. 海马

海马与颞叶癫痫及 Papez 环路相关，因此可作为额外的神经刺激靶点。目前对以丘脑作为靶点的 DBS 治疗有效性相关多中心研究较多，但以海马作为靶点的相关研究较少，仅有既往少量非对照研究及和近期少量对照、双盲研究。既往的非对照研究表明术后有着一定水平上的改善，其中一项研究阐述了在入组的 7 名患者中有 4 名患者发作减少了 50%，一名患者术后无发作[25, 26]。

越来越多的双盲对照研究结论类似。一项对颞叶内侧癫痫患者进行海马刺激治疗的研究表明，4 名患者仅发作减少 15%，并且他们在术后未行刺激治疗时亦经历了发作频率减少的阶段[27]。另

一项研究，8 名难治性颞叶癫痫患者针对双侧海马行持续性的脑深部刺激治疗，并运用了 MRI 确认了电极置入的位置，治疗后发作频率减少了 50% 以上 [28, 29]。

这些小型的研究表明海马的 DBS 治疗有望成为治疗难治性颞叶癫痫的选择，但是证实其为安全、有效的治疗的证据仍不足 [7]。需要开展更多的大样本量、长期、多中心的随机对照试验来证明其安全性和有效性。

（二）大脑皮质

上述的脑深部结构是神经刺激治疗的潜在靶点，可以通过立体定向技术置入电极，通过刺激来加强癫痫环路中的抑制性神经元活动来控制癫痫发作。然而，大多数的癫痫并非起始于皮质下结构，反而是自皮质本身起始。直接对致痫区的皮质进行刺激在理论上具有吸引力。理想的适应证为局灶性皮质癫痫病灶，但因为术后预计会导致功能障碍而不建议切除性手术、既往手术治疗失败或术后仍有部分性癫痫发作。皮质正成为对于多种药物治疗失败的难治性癫痫患者的刺激靶点，尤其是致痫区位于功能区而无法接受切除性手术的患者 [11, 30, 31]。手术切除致痫皮质会导致患者出现严重的功能障碍，而颅内皮质刺激正有望成

为治疗的选择。RNS 系统在识别到癫痫活动后进行反应性的刺激，平均的发作减少率超过 60% [31]。Child 等 [32] 报道了 3 名致痫区位于功能区的难治性癫痫患儿接受了持续的直接皮质刺激治疗。他们运用慢性刺激治疗癫痫的理论基础是，新皮质的发作起始期的活动是以小范围的异常电活动开始，逐渐演变为广泛的、严重的异常电活动，而在异常电活动范围扩大前，反应性刺激系统可以对其进行识别。以皮质癫痫致痫区为靶点进行慢性刺激将干扰小范围的异常电活动，进而阻断大范围的扩散 [32, 33]。

二、反应性神经刺激术

上述的包括皮质下刺激和皮质刺激在内的所有神经刺激治疗手段，都是非反应性或开环的系统。NeuroPace 反应性神经刺激（RNS）系统（NeuroPace 公司，Mountain View，CA）是首个利用反应性刺激器对致痫皮质进行直接刺激的开环皮质刺激设备 [30, 31]。该设备只有在患者出现癫痫电活动时做出反应，通过计算机控制的装置来发放刺激。癫痫监测算法和微型计算机技术的进步使得反应性神经刺激器技术稳步发展，并将其置入颅内，以金属钳来固定（图 68-2）。

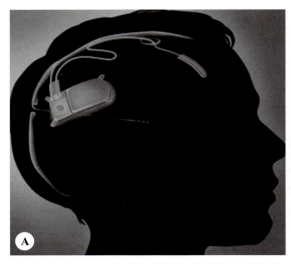
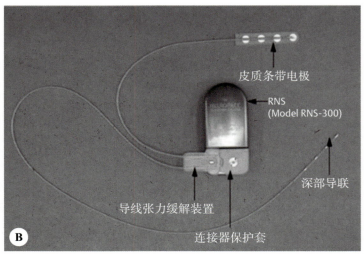

皮质条带电极

RNS
(Model RNS-300)

深部导联

导线张力缓解装置

连接器保护套

▲ 图 68-2　A. 在患者中置入反应性神经刺激器（Neuropace 公司）及其皮质条带电极和深部导联的示意；B. 真实仪器照片

感谢 Martha Morrell 博士和 NeuroPace 公司提供照片

由表面电极和（或）深部电极组成的两个电极导线在术中置入到术前确定的致痫区，并将导线连接至刺激器。当电池需要置换时，只需要切开头皮而不需要切开硬脑膜，短暂地将电极与刺激器断开链接，重新置入新的电池并与之连接。RNS 系统可以持续地接收实时皮质 EEG 的数据以识别异常的癫痫的 EEG 活动，继而通过对 1~2 个致痫区进行电刺激来干扰癫痫电活动。调控系统记录了时长为数秒的 EEG 间歇期，并利用类似于迷走神经刺激器遥测感应装置在计算机检索的储存模块中记录刺激频率，并通过互联网将数据上传至中枢的患者数据处理系统[31]。早期的研究，在成人中通过置入的硬膜下电极来识别癫痫发作和监测刺激算法确认了该技术的安全性和有效性。

2013 年，RNS 系统获得 FDA 批准用于一项正在进行的多中心前瞻性研究，适用于存在 1~2 个致痫区的频繁致残性部分性发作的成人患者。一项已持续 7 年的多中心长期随访研究入组了 191 名患者，仍需要进一步评估 RNS 系统的长期安全性和有效性[34]。该前瞻性研究的 3 个月随机双盲阶段试验表明，在积极反应性刺激组患者发作频率降低 38%，而未刺激组降低了 17%。研究的开放阶段表明，在术后 1 年时发作减少 44%，术后 2 年时发作减少 53%，术后 3 年时发作减少 60%，在术后 6 年时发作平均减少 66%，此时减少程度最大。尽管在整个试验过程中并没有患者可以达到无发作，但是 256 名置入了 RNS 的患者中有 37% 至少有 3 个月无发作的阶段，23% 有 6 个月无发作，13% 有 1 年无发作[34]。总体发作频率平均减少 60%。

三、经颅磁刺激治疗

经颅磁刺激治疗（transcranial magnetic stimulation，TMS）是无创性治疗，不同于直接的电流刺激，其利用线圈形成电场来产生磁脉冲来刺激皮质，进而减少癫痫发作[35-37]。利用手持的磁体或配套的框架，TMS 通常在致痫皮质上方以 0.5~1Hz 的频率刺激 15~30min，每天治疗 2 次，持续治疗数天时间[38]。在一项研究中，24 名患者随机分为对照组（TMS 治疗时，以成角方式远离患者）和治疗组，在前两周内治疗组患者发作减少 16%，对照组无变化[39]。日本一项研究入组了 7 名颞叶外癫痫患者得出类似结论，治疗后 2 周发作减少 19%，尽管该结果无统计学意义[40]。巴西一项入组了 21 名患者的随机对照试验，对比了非刺激组和刺激组患者，在治疗后即刻和治疗 4 周后癫痫发作均有改善[41]。

由 Allen 等开展的系统综述表明在儿童患者中，TMS 的安全性和有效性与成人相仿，在更多儿童长期随访研究完成后，安全性的指南同样被应用于儿童患者[42]。一项评估 TMS 对药物难治性癫痫患者治疗效果的 Cochrane 综述得出不同的结论[43]。尽管 TMS 经证实可有效减少癫痫样放电，但是只有 2 项研究表明发作明显减少，其余 5 项研究中与对照组相比报道了发作减少不显著[43]。目前需要更多的长期随访研究来证实 TMS 可有效减少发作频率[35, 43-45]。

TMS 也可作为定位运动和语言相关皮质的检查手段来确定语言和运动的优势半球[36, 46, 47]。切除性手术前，准确定位致痫区的重要性不言而喻。尤其是致痫区位于功能区时，该无创技术可以进行定位[35, 47]。应用 TMS 的运动功能刺激技术定位功能区皮质，因其安全性和可靠性正成为术前评估推荐手段[46]。

四、手术技术

Neuropace 设备相关的手术步骤包括开颅，置入皮质电极或深部电极，随后置入金属套圈和神经刺激器。所以，置入神经刺激器时，必须能保证在致痫区核心区同时置入双侧深部电极和（或）硬膜下栅状电极。在切皮和摆体位前，根据金属套圈和导线的位置设计好切口，避免套圈和导线横跨切口。例如，双侧颞叶内侧癫痫患者在置入设备时需要用到固定钉固定于仰卧位。术前需完善立体定向导航序列的 MRI 来协助置入双侧深部电极。在摆好合理的仰卧体位后，需要设计 3 个切口来钻孔和置入金属套圈。务必提前设计枕部的两个直切口，通过立体定向技术置入深部电极，连接反应性神经刺激器，避免切口之间交叉。需设计 S 形或马蹄形切口，以便切开颅骨或开颅后置入金属套圈。在连接两根导线后，确保神经反应性刺激器固定于金属套圈上。随后运行监测算法来识别癫痫电活动。

五、在儿童患者中应用

目前，两项正在进行的多中心研究（SANTE 和 RNS）已得到美国食品药品监督管理局的批准，入组 18 岁以上的成人进行研究，17 岁以下的患者不允许使用 Neuropace 公司的 RNS 系统。截至本书发表时，并没有正在进行的评估儿童患者神经刺激治疗的安全性和有效性的研究。但是，大多数参与皮质刺激治疗和 DBS 试验的小儿癫痫学家都迫切希望将上述治疗用于儿童。许多难治性癫痫患儿存在多灶性致痫灶或者可以接受严重的功能障碍时才能进行切除性手术（如广泛的大脑半球发育不良）。由于在幼龄儿童中发作对生活治疗影响较小、MRI 上癫痫病灶定位不明确或 PET 阴性、家长寄希望于患儿的发作可以自行缓解等原因，家长推迟手术治疗的情况并不罕见。迷走神经刺激术和生酮饮食治疗可以为孩子推迟手术治疗赢得时间，以便年龄增长后进行必须开展的手术 [48]。因为皮质电刺激治疗和 DBS 具有相对低风险、可逆性和理论上能干扰广泛的癫痫环路的优点（尤其是皮质下电刺激治疗技术），而广泛的癫痫环路也是引起许多小儿癫痫的主要问题，从而越来越多地用于药物难治性癫痫患者。

一项欧洲的前瞻性研究评估了 8 名患儿应用亚急性皮质电刺激治疗（subacute cortical stimulation，SCS）和 DBS 的安全性和有效性。3 名患儿接受了丘脑的 DBS 治疗，其中 2 名患儿发作频率减少 60%，另 1 名患者发作未有改善。5 名患儿接受了 SCS，其中 4 名患儿发作频率减少 50%，另 1 名患儿发作未有改善。如前文讨论的皮质电刺激，Child 等发表了在 3 名患儿中应用慢性皮质电刺激安全性和有效性的小样本研究 [12, 32]。原始的研究结果为支持这些新治疗技术在儿童中应用的安全性和有效性提供了原始的证据，但是将来仍需要开展和长期随访研究，评估其成果。在目前儿童研究基础上，将来有希望有经验丰富的小儿癫痫外科医生在研究型中心内为儿童开展治疗。

结论

应用皮质电刺激和 DBS 是难治性癫痫治疗中令人兴奋和快速发展的领域。SANTE 试验和 RNS 的前瞻性研究及其 5 年的随访已经为 DBS 可有效为患者降低发作频率提供了有力的统计学证据。随着新的计算机技术、立体定向技术、癫痫监测算法和电池技术的发展，这些癫痫治疗技术会得到进一步发展。目前仍需要更多的大型多中心随机对照试验来支持当前的研究成果，并确保安全性和有效性 [7]。尽管目前在成人中广泛开展研究，期待着未来将这些治疗手段扩大应用到多灶性或无法进行切除性手术的癫痫患儿中。

参 考 文 献

[1] Wozny TA, Lipski WJ, Alhourani A, Kondylis ED, Antony A, Richardson RM. Effects of hippocampal low-frequency stimulation in idiopathic non-human primate epilepsy assessed via a remote-sensing-enabled neurostimulator. Exp Neurol 2017;294:68–77

[2] Beaumont E, Campbell RP, Andresen MC, et al. Cervical vagus nerve stimulation augments spontaneous discharge in second- and higher-order sensory neurons in the rat nucleus of the solitary tract. Am J Physiol Heart Circ Physiol 2017; 313(2):H354–H367

[3] Davis R, Emmonds SE. Cerebellar stimulation for seizure control: 17–year study. Stereotact Funct Neurosurg 1992;58(1–4): 200–208

[4] Velasco F, Carrillo-Ruiz JD, Brito F, et al. Double-blind, randomized controlled pilot study of bilateral cerebellar stimulation for treatment of intractable motor seizures. Epilepsia 2005;46(7):1071–1081

[5] Wright GD, McLellan DL, Brice JG. A double-blind trial of chronic cerebellar stimulation in twelve patients with severe epilepsy. J Neurol Neurosurg Psychiatry 1984;47(8):769–774

[6] Morace R, DI Gennaro G, Quarato P, et al. Deep brain stimulation for intractable epilepsy. J Neurosurg Sci 2016;60(2):189–198

[7] Sprengers M, Vonck K, Carrette E, Marson AG, Boon P. Deep brain and cortical stimulation for epilepsy. Cochrane Database Syst Rev 2017;7:CD008497

[8] Sweeney-Reed CM, Lee H, Rampp S, et al. Thalamic interictal

epileptiform discharges in deep brain stimulated epilepsy patients. J Neurol 2016;263(10):2120–2126

[9] Panebianco M, Rigby A, Weston J, Marson AG. Vagus nerve stimulation for partial seizures. Cochrane Database Syst Rev 2015(4):CD002896

[10] Chkhenkeli SA, Chkhenkeli IS. Effects of therapeutic stimulation of nucleus caudatus on epileptic electrical activity of brain in patients with intractable epilepsy. Stereotact Funct Neurosurg 1997;69(1–4, Pt 2):221–224

[11] Sun L, Peräkylä J, Holm K, et al. Vagus nerve stimulation improves working memory performance. J Clin Exp Neuropsychol 2017; 39(10):954–964

[12] Valentín A, García Navarrete E, Chelvarajah R, et al. Deep brain stimulation of the centromedian thalamic nucleus for the treatment of generalized and frontal epilepsies. Epilepsia 2013;54(10):1823–1833

[13] Velasco AL, Velasco F, Jiménez F, et al. Neuromodulation of the centromedian thalamic nuclei in the treatment of generalized seizures and the improvement of the quality of life in patients with Lennox-Gastaut syndrome. Epilepsia 2006;47(7):1203–1212

[14] Fisher RS, Uematsu S, Krauss GL, et al. Placebo-controlled pilot study of centromedian thalamic stimulation in treatment of intractable seizures. Epilepsia 1992;33(5):841–851

[15] Loddenkemper T, Kellinghaus C, Lüders HO. Effects of subthalamic nucleus (STN) stimulation on motor cortex excitability. Neurology 2003;60(5):885–886, author reply 885–886

[16] Loddenkemper T, Pan A, Neme S, et al. Deep brain stimulation in epilepsy. J Clin Neurophysiol 2001;18(6):514–532

[17] Benabid AL, Koudsie A, Benazzouz A, et al. Deep brain stimulation of the corpus luysi (subthalamic nucleus) and other targets in Parkinson's disease. Extension to new indications such as dystonia and epilepsy. J Neurol 2001;248(Suppl 3):III37–III47

[18] Wang Z, Wang Q. Eliminating Absence Seizures through the Deep Brain Stimulation to Thalamus Reticular Nucleus. Front Comput Neurosci. 2017 19;11:22. PMID: 28469569

[19] Hodaie M, Wennberg RA, Dostrovsky JO, Lozano AM. Chronic anterior thalamus stimulation for intractable epilepsy. Epilepsia 2002;43(6):603–608

[20] Osorio I, Overman J, Giftakis J, Wilkinson SB. High frequency thalamic stimulation for inoperable mesial temporal epilepsy. Epilepsia 2007;48(8):1561–1571

[21] Fisher R, Salanova V, Witt T, et al; SANTE Study Group. Electrical stimulation of the anterior nucleus of thalamus for treatment of refractory epilepsy. Epilepsia 2010;51(5):899–908

[22] Halpern CH, Samadani U, Litt B, Jaggi JL, Baltuch GH. Deep brain stimulation for epilepsy. Neurotherapeutics 2008;5(1): 59–67

[23] Salanova V, Witt T, Worth R, et al; SANTE Study Group. Long-term efficacy and safety of thalamic stimulation for drug-resistant partial epilepsy. Neurology 2015;84(10):1017–1025

[24] Tröster AI, Meador KJ, Irwin CP, Fisher RS; SANTE Study Group. Memory and mood outcomes after anterior thalamic stimulation for refractory partial epilepsy. Seizure 2017;45:133–141

[25] Vonck K, Boon P, Claeys P, Dedeurwaerdere S, Achten R, Van Roost D. Long-term deep brain stimulation for refractory temporal lobe epilepsy. Epilepsia 2005;46(Suppl 5):98–99

[26] Vonck K, Sprengers M, Carrette E, et al. A decade of experience with deep brain stimulation for patients with refractory medial temporal lobe epilepsy. Int J Neural Syst 2013;23(1):1250034

[27] Tellez-Zenteno JF, McLachlan RS, Parrent A, Kubu CS, Wiebe S. Hippocampal electrical stimulation in mesial temporal lobe epilepsy. Neurology 2006;66(10):1490–1494

[28] Cukiert A, Cukiert CM, Burattini JA, Lima AM. Seizure outcome after hippocampal deep brain stimulation in a prospective cohort of patients with refractory temporal lobe epilepsy. Seizure 2014;23(1):6–9

[29] Cukiert A, Cukiert CM, Burattini JA, Mariani PP, Bezerra DF. Seizure outcome after hippocampal deep brain stimulation in patients with refractory temporal lobe epilepsy: a prospective, controlled, randomized, double-blind st udy. Epilepsia 2017;58(10):1728–1733

[30] Jobst BC, Kapur R, Barkley GL, et al. Brain-responsive neurostimulation in patients with medically intractable seizures arising from eloquent and other neocortical areas. Epilepsia 2017;58(6):1005–1014

[31] Sun FT, Morrell MJ, Wharen RE Jr. Responsive cortical stimulation for the treatment of epilepsy. Neurotherapeutics 2008;5(1):68–74

[32] Child ND, Stead M, Wirrell EC, et al. Chronic subthreshold subdural cortical stimulation for the treatment of focal epilepsy originating from eloquent cortex. Epilepsia 2014;55(3): e18–e21

[33] Stead M, Bower M, Brinkmann BH, et al. Microseizures and the spatiotemporal scales of human partial epilepsy. Brain 2010;133(9):2789–2797

[34] Bergey GK, Morrell MJ, Mizrahi EM, et al. Long-term treatment with responsive brain stimulation in adults with refractory partial seizures. Neurology 2015;84(8):810–817

[35] Garcia MAC, Souza VH, Vargas CD. Can the recording of motor potentials evoked by transcranial magnetic stimulation be optimized? Front Hum Neurosci 2017;11:413

[36] Kumru H, Albu S, Rothwell J, et al. Modulation of motor cortex excitability by paired peripheral and transcranial magnetic stimulation. Clin Neurophysiol 2017;128(10): 2043–2047

[37] Rossi S, Santarnecchi E, Valenza G, Ulivelli M. The heart side of brain neuromodulation. Philos Trans A Math Phys Eng Sci 2016;374(2067)

[38] Theodore WH, Fisher RS. Brain stimulation for epilepsy. Lancet Neurol 2004;3(2):111–118

[39] Theodore WH, Hunter K, Chen R, et al. Transcranial magnetic stimulation for the treatment of seizures: a controlled study. Neurology 2002;59(4):560–562

[40] Kinoshita M, Ikeda A, Begum T, Yamamoto J, Hitomi T, Shibasaki H. Low-frequency repetitive transcranial magnetic stimulation for seizure suppression in patients with extratemporal lobe epilepsy- a pilot study. Seizure 2005;14(6): 387–392

[41] Fregni F, Otachi PT, Do Valle A, et al. A randomized clinical trial of repetitive transcranial magnetic stimulation in patients with refractory epilepsy. Ann Neurol 2006;60(4):447–455

[42] Allen CH, Kluger BM, Buard I. Safety of transcranial magnetic stimulation in children: a systematic review of the literature. Pediatr Neurol 2017;68:3–17

[43] Chen R, Spencer DC, Weston J, Nolan SJ. Transcranial magnetic stimulation for the treatment of epilepsy. Cochrane Database Syst Rev 2016(8):CD011025

[44] Nune G, DeGiorgio C, Heck C. Neuromodulation in the treatment of epilepsy. Curr Treat Options Neurol 2015;17(10):375

[45] Strigaro G, Matino E, Falletta L, et al. Defective interhemispheric inhibition in drug-treated focal epilepsies. Brain Stimul 2017;10(3):579–587

[46] Krieg SM, Lioumis P, Mäkelä JP, et al. Protocol for motor and language mapping by navigated TMS in patients and healthy volunteers; workshop report. Acta Neurochir (Wien) 2017;159(7):1187–1195

[47] Papanicolaou AC, Rezaie R, Narayana S, et al. On the relative merits of invasive and non-invasive pre-surgical brain mapping: new tools in ablative epilepsy surgery. Epilepsy Res 2018;142:153–155

[48] Stainman RS, Turner Z, Rubenstein JE, Kossoff EH. Decreased relative efficacy of the ketogenic diet for children with surgically approachable epilepsy. Seizure 2007;16(7):615–619

Part H 放射外科与消融技术
Radiosurgery and Ablative Procedures

第 69 章 癫痫的放射外科治疗
Radiosurgical Treatment for Epilepsy

Jean Régis Hussein Hamdi Patrick Chauvel 著

姚 远 张 凯 译 李 霖 校

摘 要

放射外科指通过立体定向手段，使用聚焦、汇聚且窄束的电离射线在预定的靶点产生预期生物学效应的一种治疗手段，该方法对靶点周围的组织只产生较少辐射。伽马刀同样能够用于治疗癫痫患者。在我们的癫痫患者队列中，大部分患者为颞叶内侧癫痫（90 例）、下丘脑错构瘤（100 例）和胼胝体切开术（22 例），以及合并严重癫痫的微小良性病变（43 例），此时致痫区局限于病灶周边皮质。只有术前已经严格确认了致痫网络范围的患者才能够从放射外科疗法中获益。该疗法必须在确认患者的风险 – 获益比优于开颅手术或至少与开颅手术相当时才能够应用。目前的经验表明：伽马刀疗法在经过谨慎选择的癫痫患者中是有效的，在得到与其他疗法相似结果的同时，并发症也较轻微、短暂且罕见。

关键词

放射外科，伽马刀，颞叶内侧癫痫，下丘脑错构瘤，胼胝体切开术

一、历史回顾

从定义上来说，放射外科是一种通过立体定向手段，使用聚焦、汇聚且窄束的电离射线在预定的靶点产生期望的生物学效应，并对靶点周围的组织产生较少辐射且无须开颅的神经外科手术方式。随着在世界范围内伽马刀愈加广泛地应用于各类病变，也体现出放射外科的并发症是罕见、短暂且通常是易于预测的[1]。当对一个体积较小且位置深在的病变实施切除性手术存在较高发生并

发症或功能损伤的风险时，可以考虑将伽马刀作为一种替代方法。

Talairach 于 20 世纪 60 年代第一次将放射外科疗法用于癫痫患者[2]。早在 1974 年，Talairach 等就报道了在没有占位性病变的颞叶内侧型癫痫患者中使用放射性钇置入物，并在致痫灶局限于颞叶内侧结构的患者中得到了较高的发作控制率。1980 年，基于 Baudouin 等和 Wieser Von[4, 5] 的先前报道，Elomaa[3] 提出了应用局部放射来治疗颞

叶癫痫的观点。此外，根据伽马刀和基于 LINAC 的放射手术治疗动静脉畸形和皮质 – 皮质下肿瘤的临床经验，在没有组织坏死的情况下，放射外科就能够产生抗癫痫作用[6-8]。在小型动物身上进行的一系列实验研究证实了这种效应[9, 10]。并强调了其与剂量之间的关系[11, 12]。

位于马赛的功能神经外科是法国癫痫外科和放射外科主要的医疗中心，他们报道了第一个经过全面评估且由伽马刀成功治疗的颞叶内侧癫痫患者队列。1993 年，伽马刀第一次被用于治疗颞叶内侧型癫痫患者，1994 年该团队报道了这组病例[13]。同时，他们的几项前瞻性试验也证实了以下几点。

(1) 该治疗手段的安全性[14-18]。

(2) 一个非常具体的临床和放射学事件的时间表[16, 19]。

(3) 海马旁回前部在控制癫痫发作中的重要作用[17, 20]。

(4) 边缘剂量对疗效的重要性[20]。

(5) 伽马刀对优势侧癫痫患者保留记忆功能的可行性[14, 18]。

(6) 放射外科的非损伤性作用机制[21-23]。

近年来，以上的这些发现均被美国的前瞻性研究所证实[24-27]。自 1992 年以来，马赛的团队共进行了 17 372 例伽马刀手术，其中包括 255 例癫痫患者的手术。其中大多数是颞叶内侧癫痫（90 例），下丘脑错构瘤（100 例），胼胝体切开术（22 例）以及致痫区局限于邻近皮质的伴有严重癫痫的微小良性病变（43 例）[28]。

目前认为癫痫发作的控制可能是由放射手术产生的特定神经调节作用产生的，而不是大量组织坏死所导致的[13, 19, 21, 29, 30]。选择合适的技术参数（如剂量、目标体积等），让我们能够在脑组织不受损伤的情况下精准地获得预期的效果，目前仍然是一个重要的挑战。通过对这些病例以及其他临床和实验数据的详细回顾，我们发现只有那些在术前已对致痫网络的范围做出了严格定义[18, 31]。并严格遵守剂量计划规则[32] 的患者才能够从手术

中获益。同时，该疗法必须在已经确认患者的风险 – 获益比高于开颅手术，或至少与开颅手术相当时才能够应用。

二、颞叶内侧癫痫

第一例颞叶内侧癫痫的伽马刀治疗于 1993 年在马赛的癫痫中心完成。由于当时的文献报道中没有类似的经验可供参考，我们只能根据当时治疗其他病变的放射手术经验来制定我们的手术治疗标准和选择技术参数。我们最初用不同的技术参数（剂量、体积、靶区等）治疗了四位患者，在几个月后，我们观察到这些患者出现了一些明显的放射性改变[19]。这一发现让我们决定暂时停止这种治疗并对最初的这四位患者继续进行长期随访。长期随访的结果再次证明了该手术的临床安全性并且磁共振影像上的急性期改变也在几个月后消失。因此，我们再次决定在严格的前瞻性对照试验条件下开始新一轮的临床治疗。这一经典的计划模式包括选择两个 18mm 等剂量中心，覆盖靶点周围 7ml 容积，等剂量曲线为 50%（24Gy）（图 69-1）。该组患者获得了相当高的癫痫缓解率[15, 16]。

之后，我们将治疗靶点重新选择在海马旁回，并且保留杏仁核和海马体的重要区域，以此来减少并发症的发生。我们又将边缘剂量从 24Gy 降低至 18～20Gy，希望能得到一个术后只产生轻微 MRI 短暂急性放射性改变的剂量，来进一步优化我们的伽马刀手术技术。但是，我们发现放射剂量的减小会显著降低患者的癫痫缓解率。我们目前在颞叶癫痫中仍使用 24Gy 的剂量，同时我们对最初以 24Gy 治疗的 15 位颞叶内侧型癫痫患者进行了长期随访。平均随访时间为 8 年，且癫痫无发作率达到 73%，该结果与开颅手术相当。除了 9 位患者出现部分视野缺损外，没有其他患者出现神经功能缺失[18]。

我们会在术前告知患者放射手术的延迟治疗效应是其主要缺点，并且我们将术后典型的癫痫发作病程分为 3 个阶段：在最初的几个月内不

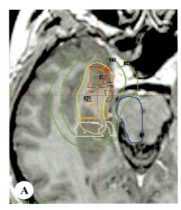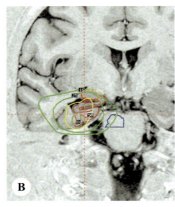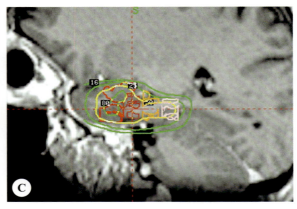

▲ 图 69-1　伽马刀治疗右侧颞叶内侧癫痫的手术计划，轴位（A），冠状位（B），矢状位（C）。剂量为 24Gy，等剂量曲线为 50%（黄色）。脑干接收的剂量小于 12Gy（25%），视交叉接收的剂量小于 8Gy（16%）。患者在术后第 12 个月癫痫得到完全缓解，且未出现并发症

会出现明显的发作频率改变，之后会出现快速而明显的先兆增多，持续数天或数周，最后癫痫发作会逐渐消失。我们观察到癫痫发作的终止最常出现在术后第 8 个月到第 18 个月，但我们在一位患者中观察到在术后第 26 个月才出现发作终止。我们一般把判断手术疗效最短的时间窗定为 2 年。同样，在所有患者术后 MRI 的改变上也能够观察到同样的模式，并且这种模式与边缘剂量（18～24Gy）和治疗容积（5.0～8.5ml）无关。但是，这些改变的程度以及出现的时间在不同边缘剂量，治疗容积以及不同个体中是存在差异的。如果患者术后短期内没有或只有极小的放射性改变和临床获益，那么我们的建议是继续等待，直至 MRI 改变开始出现。为了能够对手术疗效进行适当的评价，我们建议在进行放射治疗后的 3 年内不考虑其他后续的显微手术治疗。如果患者癫痫发作长时间无法改善，那么应当认真地考虑手术失败的原因。根据我们的病例回顾，手术失败的原因有以下几点。

(1) 不恰当的患者选择（例如患者的致痫区超出颞叶内侧结构）。

(2) 过早被确定为"手术失败"案例并进行手术干预（放射治疗后时间＜3 年）[33]。

(3) 靶点为杏仁核和海马体，而非海马旁回[34]。

(4) 剂量不足[25, 33, 34]。

（一）剂量

最初，功能性伽马刀手术（内囊切开术，丘脑腹中间核切开术，丘脑中央中核切开术，苍白球切开术）通常使用较大的剂量（150～300Gy）在较小范围内（直径 3～5mm）进行治疗[35]。Barcia-Salorio 等报道过一个样本量较小且接受过不同剂量下不同类型放射外科治疗的患者队列[36]。其中一些患者以极低剂量（约 10Gy）进行了大范围的照射。这些结果使其他一些团队也考虑使用极低剂量（10～20Gy 边缘剂量）来达到与 24Gy 边缘剂量方案相同的手术疗效。这也是我们最初用于治疗颞叶内侧癫痫患者的剂量[16]。但是，在 Barcia-Salorio 等的报道中，真正的癫痫无发作率仅有 36%（4/11），该结果远差于切除性手术[36-38]。

在另一项研究中，Yang 等基于一个 176 例的非同质化患者队列的结果发现，低边缘剂量（9～13Gy）的癫痫控制率非常低[25]。同样，一项最近的降阶梯治疗研究也表明：与接受 24Gy 边缘剂量的患者相比，接受 18Gy 或 20Gy 的患者治疗效果明显差[17, 39]。这一发现非常重要，因为任何癫痫无发作率很低的放射外科疗法都是不可接受的，因为颞叶内侧型癫痫切除性手术的术后无发作率一般较高。Grabenbauer 等曾对 12 例患者进行过分阶段式立体定向放疗；术后没有患者癫痫完全无发作，仅能观察到发作次数的减少[40, 41]。

（二）靶区

如果放射外科的靶区是一个病灶，那么它就能够精确的从放射学角度进行确定。并且边缘剂量的选择相对容易，因为能够通过分析安全性，有效性和患者预后与边缘剂量之间的关系来进行确定。还能够通过病灶体积，位置，患者年龄等信息再进行剂量选择上的优化。但是，在颞叶内侧型癫痫的患者中并非如此，主要有以下两个原因：首先，目前对于能够获得较好疗效的颞叶内侧结构的切除范围并没有达成共识。其次，关于颞叶内侧癫痫的症状与一个能够作为手术靶区的固定的致痫区之间的关系仍然存在争议[42, 43]。众所周知，与边缘剂量相关的照射容积是决定放射外科组织学效应的重要因素，正如风险 / 剂量与容积公式所示[44]。因此，靶区的确定对于颞叶内侧痫的患者尤为重要。在最初接受治疗的患者队列中，我们的边缘等剂量容积设为约 7ml（5～8.5ml）。在最近发表的研究中，有作者尝试对剂量 / 容积，MRI 改变程度以及癫痫控制率之间做相关性分析[39]。结果表明，当照射剂量和容积越大时，MRI 改变的程度越重且出现概率越高，同时癫痫无发作率也越高。

毫无疑问，若要在有效的前提下规划更小的等剂量容积就需要对颞叶内侧的照射靶点进行精准定位。目前有越来越多的研究将致痫区定义为一个网络，根据这些假说，致痫区域包括几个位置不同且可能远隔的结构，这些区域在电临床发作中能够同时放电。这一观点能够解释为什么伴有良性病变的严重药物难治性癫痫在不经过术前评估而直接切除后，手术失败率很高的原因[45-48]。这一现象在颞叶内侧癫痫的患者中也有报道[42, 43]。因此，精准定位靶区在放射外科中十分重要。Wieser 等分析了由 Yasargil 进行杏仁核海马切除术患者的术后 MRI 影像[49]，他们将颞叶内侧各个亚区的切除程度与患者预后之间做了相关性分析并发现仅有前海马旁回的切除与癫痫发作终止之间有较强的相关性[49]。我们在进行伽马刀治疗的患者中也尝试进行过类似的研究[39]。

（三）患者选择

在一项先前的研究中，Whang 和 Kwon 报道了一组癫痫无发作率为 38%（12/31）的与缓慢进展病变相关的癫痫患者[50]。这一结果与我们之前总结的经验表明：术前对致痫区的精准定位及明确致痫区与病灶之间的关系是十分重要的[45, 51]。因此，本中心的理念是对每位患者制定个体化的术前检查计划和治疗策略。比如在一部分患者中，电 – 临床资料，结构与功能影像和神经心理学评估的结果具有较高的一致性，那么这部分患者就不需要进行深部电极置入而直接手术。但是当术前无创评估不能精准定位致痫区时，对患者进行 SEEG 检查就是必要的。SEEG 一般被用于验证先前的致痫区假设（颞叶内侧结构）或备用假设（颞极，颞叶外侧，颞底，岛叶等）。该检查的目的是通过记录患者的惯常发作来确定患者发作时异常放电的时空模式，以此来精确地确定手术范围。此外，如果能够根据 SEEG 的结果进一步确定颞叶内侧癫痫的亚型，就可以进一步缩小手术范围。放射外科的主要劣势就在于治疗范围的大小（等剂量容积），因此精准定位致痫区是十分关键的。要实现这一目标极具挑战，这也让伽马刀疗法只能够在经过谨慎选择的患者中应用。

（四）并发症

众所周知，青年患者接受放疗后可能会出现认知功能下降[52, 53]和肿瘤性病变[54]，其中也包括一些癌性病变[55]。但是，关于肿瘤性病变的病例报道十分罕见[56-59]，且难以明确一定由射线导致的肿瘤[60]。甚至说，尽管有这种风险存在，发生率也仅为约 1/10 000，这远低于颞叶切除术的致死率[61-66]。癫痫发作也可导致癫痫患者不明原因的猝死，且癫痫患者的死亡率高于正常人群[67-71]。这种风险在服用两种以上抗癫痫药物且智商较低的患者中尤其高（IQ＜70）。切除性手术可能在术后能够立即终止发作，从而降低患者的死亡风险[71-73]。相反，对于接受伽马刀治疗的患者来说，由于延迟治疗效应的存在，死亡风险并不会在术后立即消失。

（五）目前的适应证

放射外科疗法对于颞叶内侧癫痫目前仍然是实验性疗法。其优势在于无创、无须全麻、无切除手术并发症（包括死亡）、住院时间短、能够立即恢复工作。关于放射外科手术是否能更好地保留记忆功能目前仍然存在争论且需要通过对照性研究来明确。长期疗效和安全性也需要进一步研究。微创手术因为其并发症罕见且术后无发作率高，也能够为颞叶内侧癫痫患者提供满意的疗效。因此，患者应该在清楚地知道各种疗法的优势和劣势后再谨慎的做出选择。我们认为，伽马刀最重要的患者选择依据是致痫区是否局限于颞叶内侧。

另外一类适合伽马刀治疗的颞叶内侧癫痫患者为因手术切除范围不足而导致手术失败的患者。总的来说，最适合的患者类型为癫痫严重程度中等，社会适应能力良好且各项神经功能完好，但切除性手术导致记忆损伤风险大的患者。如优势侧的颞叶内侧癫痫伴轻度海马萎缩和词语记忆能力下降。切除性手术后的记忆功能缺失会对这类患者回归社会产生极大的影响。因此，伽马刀是一个非常好的替代治疗选择。

三、下丘脑错构瘤

下丘脑错构瘤是一种罕见的先天性组织异位性病变，当它与乳头体紧密相连时具有致痫性[74-76]。患者的典型症状为在生后一年内出现发笑发作[77]。当病情进展的更严重时，患者会在接下来的几年中出现癫痫性脑病，表现为药物难治性癫痫，包括多种发作类型，如全面性发作和跌倒发作[77]，以及认知下降[78-81]和严重的精神共患病[82, 83]。癫痫发作一般在生后早期出现且最初就是药物难治性的。发作的症状往往提示与颞叶和额叶相关，甚至会出现继发致痫性。下丘脑错构瘤可能是无症状的，也可能与性早熟，神经系统

疾病（癫痫，行为异常，认知障碍）相关，两者可同时存在。

在大多数患者中，该疾病的自然病史并不乐观，因为患者存在行为症状（尤其是攻击性行为）和由癫痫发作直接导致的智力下降[84]。有趣的是，根据我们的经验，放射外科术后行为症状的转变会在癫痫完全缓解前就出现，并且同时伴 EEG 背景活动的改善。笔者推断，持续的异常放电导致了脑内多个系统的功能紊乱，其中包括边缘系统。异常放电的消失使注意力，记忆力，认知功能和冲动行为都得到了改善。在这些患者中，放射外科在改善行为症状中的重要性不亚于其改善癫痫发作的作用。因此，我们认为无论采取何种手术方式（切除或放射外科），尽早手术都是必要的。

尽管 Paillas 等在 1969 年就报道了第一例成功且安全切除的下丘脑错构瘤手术[74]，但直到 20 世纪 90 年代，手术治疗才开始受到关注。根据 Valdueza 等的报道，只有在与灰结节和乳头体相连的中，大型下丘脑错构瘤中，才会出现癫痫[85]。通过显微手术在这一深部区域进行切除会有极大风险出现动眼神经麻痹，偏瘫和视野缺损[86-88]。第一个用于评价翼点入路和额中线入路手术疗效的患者队列并未强调术后并发症[85, 89-91]。但是，在 2002 年，Palmini 等分析了一些曾在世界顶级癫痫外科中心进行过手术切除的患者，他们报道了在 13 例患者中有 7 例出现了严重的术后并发症[92]。这些并发症主要包括一例丘脑囊性梗死伴对侧偏瘫，四例短暂性动眼神经麻痹，一例中枢性尿崩症和一例不可逆性食欲过盛[92]。但同时他们也证实了放射外科手术对于这种病变的疗效。更具体地来说，有 3 例患者术后完全无发作，其余 10 例癫痫发作的缓解率也在 90% 以上。

通过离断性手术治疗下丘脑错构瘤的基本理论依据是：该病变并非是肿瘤性的，所以其全切并不是必要的。另一个支持离断性手术的原因是这样能够避免在脑池中进行切除性操作，这在显微手术切除中是不可避免的，进而避免手术并发症。Delalande 等同样也强调了这一点[87]，因为他

们的第一例切除性手术患者出现了严重的术后并发症。当治疗结果并不满意或当病变的上部主要位于第三脑室内时，Delalande 等提出了进一步的治疗手段，即通过内镜的方法到达第三脑室。在 2003 年，Delalande 和 Fohlen 等发表了一个包含 17 例患者的队列研究，随访时间在 1 个月至 5.4 年[86]，其中有 8 例患者进行了二次干预（通常是内镜）。在该队列中，47% 的患者术后癫痫无发作（8/17），在无发作的患者中，有 3 例进行了二次手术。作者同时也报道了一些永久性并发症，分别为：1 例偏瘫，1 例偏身轻瘫，2 例食欲过盛，1 例垂体功能减退，1 例甲减，1 例生长激素缺乏。短期并发症包括一例脑膜炎和两例尿崩症。其次，作者还报道了一例无症状的术后额叶缺血性病灶。总的来说，只有 6 例（35%）患者在不出现永久性功能缺损的情况达到术后癫痫无发作。不同于其他胼胝体入路病例报道的描述，Delalande 等没有观察到任何记忆功能缺损出现。但是他们发现，癫痫发作的控制与是否完全离断之间有相关性。

我们回顾性分析了来自世界上不同中心的 10 例接受放射外科治疗的下丘脑错构瘤患者[93]，发现这些患者的风险 - 获益比极高（所有患者均有改善，50% 完全治愈，除一例体温调节异常外，无其他并发症）。这一振奋人心的结果也促使我们开展了一项前瞻性研究[76]，我们纳入了 1999—2007 年间 57 例术前有认知功能下降和行为异常的下丘脑错构瘤患者。还研究了解剖分型和认知功能与癫痫严重程度之间的关系[78]。术前均对患者进行了基本神经功能和内分泌功能的检查，所有手术使用的伽马刀机器型号均为 Leksell 201-source Cobalt 60（Elekta 工业，斯德哥尔摩，瑞典）。

我们会选择多个等剂量中心来实现病灶的精准照射。当错构瘤与视束或下丘脑关系密切时，我们会选用较低的边缘剂量（中位数：17Gy；范围：14～25Gy）。由于术后疗效不佳，有 28 例（58.3%）患者需要二次治疗。在制定照射计划时，我们会

格外关注乳头体和穹窿所接受到的剂量，并且会在使用 4mm 准直器进行一次照射的基础上对每例患者的剂量进行量身定制。病变体积的中位数为 398mm[3]。（范围：28～1600mm[3]。）患者会分别在术后 6、12、18、24 和 36 个月后对癫痫发作，认知，行为和内分泌方面进行评估，之后则每年进行一次。有 48 位患者的随访时间 >3 年。随访时间中位数为 71 个月（范围：36～153 个月）。根据 Engel 分级[94]，在最近一次随访中，Engel Ⅰ 级占 39.6%，Ⅱ 级占 29.2%（Ⅰ、Ⅱ 级共 68.8%），Ⅲ级为 20%。

根据我们的策略，当病变小且定位准确的患者术后仅部分获益时，我们会为患者再次进行放射外科手术。7 例患者曾进行过显微手术（16.6%），他们的错构瘤普遍较大且放射外科术后效果较差，Engel Ⅰ 级和Ⅱ级仅占 28.6%。有 28% 的患者精神共患病被治愈，56% 的患者有改善，8% 未发生改变，还有 8% 持续恶化。未见到永久性神经功能并发症（尤其是记忆缺损）。有 3 例（6.2%）患者出现了暂时性的体温调节异常，8 例（16.6%）患者出现了短暂性发作增多，持续时间的中位数为 30 天（范围：9～90 天）。伽马刀还能够改善精神症状和认知功能，主要体现为患者术后良好的学校和社会适应，比如社交，工作，参加集体活动等[76]。基于这一相较于切除性手术喜人的结果，我们考虑将放射外科作为治疗中小型下丘脑错构瘤的一线治疗手段，主要包括 Ⅰ～Ⅲ型。

（一）下丘脑错构瘤的分型及治疗策略

病变的形态学分型是决定手术策略的重要因素[76, 93]（图 69-2）。分型应当基于优质的高分辨率 MRI 来确定。先前的分型主要是基于解剖学[86, 95] 和对切除性手术的考虑[86]。这些分型未能很好地描述病灶的变异性及治疗结局。正如 Palmini 等所提出的：病变的精确位置及其与脚间窝和第三脑室壁之间的关系极其重要。这些形态学特点与手术切除范围，癫痫控制情况和并发症发生率都是相关的[92]。基于此，我们一共将下丘脑错构瘤分

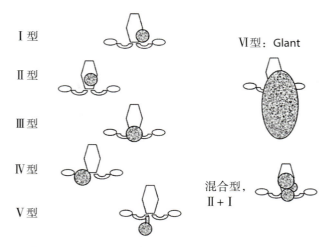

▲ 图 69-2 　根据 MRI 特点将下丘脑错构瘤分为 6 型，该分型与患者症状和手术预后存在相关性，适用于临床治疗当中

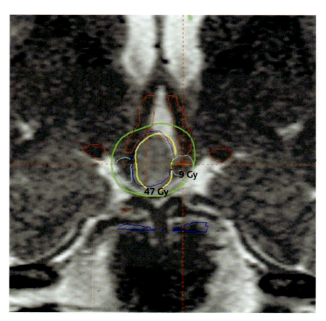

▲ 图 69-3 　2 型下丘脑错构瘤的放射外科手术计划。边缘剂量为 17Gy（黄色）。绿线代表 25% 等剂量曲线并显示出一个很好的剂量下落梯度。5 个月后，患者的癫痫发作得到完全缓解，且 MRI 上未出现放射性改变

为 6 型，根据我们的经验，这一分型与患者的临床症状和疾病严重程度具有较强的相关性。同时，这一分型对制定手术计划也十分有用。

Ⅰ 型

病变较小且主要位于下丘脑内，部分侵及第三脑室壁。由于该组患者手术切除的术后并发症风险大，所以最适合进行伽马刀治疗。

Ⅱ 型

病变较小且主要位于第三脑室内。同样，放射外科在该组患者中也具有较高的安全性（图 69-3）。尽管通过内镜和经胼胝体穹窿间入路能够到达该区域，但即使是经验非常丰富的神经外科医生，术后也有可能出现短期记忆下降，内分泌功能紊乱（肥胖症，甲减，水盐代谢紊乱），丘脑或丘脑囊性梗死。然而，对于一些伴有严重的癫痫持续状态的患者来说，我们仍然建议通过开颅手术或内镜治疗。当病灶较小且三脑室空间较大时，内镜治疗是一个合理的选择。

Ⅲ 型

该型的错构瘤基本位于第三脑室底部，我们选择为该型的患者进行伽马刀手术是因为其与乳头体、穹窿之间关系密切。我们认为这种无柄的错构瘤或多或少都会延伸至下丘脑，与乳头体十分邻近。因此，Ⅱ 型和Ⅲ型的下丘脑错构瘤在

MRI 影像上的特点为：均位于第三脑室内，且在下丘脑侧有一个基底。

Ⅳ 型

该型通常是无柄的，位于脑池内。我们一般采取经翼点入路进行开颅手术治疗，并根据具体情况选择是否进行眶部和颧部截骨术。但是，当病变很小时，伽马刀治疗仍然是推荐的，因为其具有较高的安全性，并且它还能够治疗位于下丘脑内的病变部分，这通常能够在高分辨率 MRI 上观察到。在 Delalande 和 Fohlen 的报道中，在 14 例仅接受经翼点入路离断手术的患者中只有 2 例术后完全无发作[86]。因此，我们建议仅对错构瘤体积过大的患者进行手术治疗，并可以将伽马刀作为开颅手术后的补充治疗。在多数情况下，开颅术后的患者癫痫发作能够得到改善，但无法完全缓解。手术 3 月后可以考虑将伽马刀作为下一步的治疗方案。

Ⅴ 型

带蒂的错构瘤均归为该型。该型的致痫性一般极低，且较容易通过放射外科或经翼点入路术

式治愈。毫无疑问，在伴有严重癫痫的患者中，手术离断能够比伽马刀更快速的终止癫痫发作。但是，仍然需要仔细观察在高分辨率 MRI 中是否存在病变向下丘脑区域的延伸，当病变延伸至接近乳头体的区域时，我们会更推荐采取伽马刀治疗来获得更好的疗效。这对于那些位于脑池内较小的病变也是适用的。

VI型

指巨大型下丘脑错构瘤。伽马刀并不适合作为该类患者的最初治疗。几乎在该型的所有患者中，都需要用到多种治疗手段。尽管伽马刀并不适用于较大的病灶，但是放射外科离断的方式仍然值得考虑。将放射靶点设在病变上部位于下丘脑和第三脑室内的区域而不对病变下部进行照射的方法取得了令人失望的效果。我们认为，这种治疗策略可能会影响儿童的生长发育，所以并不推荐。对这类患者应当采取分期治疗的方式，当手术切除后有三脑室内的残留时，可以考虑通过伽马刀治疗。

（二）伽马刀对行为和认知功能的影响

我们在接受治疗的患者中均观察到了明显的行为和认知功能改善。其中包括有突发暴力行为的患者，还有一部分术前表现为过度行为抑制的患者，他们的情绪和语言流利度也得到了改善。睡眠质量的改善也常常被患者父母提及。最终在三位青少年患者中观察到了明显的发育加速。由于下丘脑错构瘤病灶常常较深，我们一般会尝试在使用 4mm 准直器且只进行一轮照射的前提下尽量减小照射剂量。同时，我们也会格外关注乳头体和穹窿所接收到的剂量。根据我们的观察，术后早期 EEG 放电的改变与睡眠质量改善，行为和认知功能提升密切相关。伽马刀能够安全的逆转癫痫性脑病的进展 [75, 76, 93, 96, 97]。

（三）放射外科治疗下丘脑错构瘤的优势与劣势

尽管治疗下丘脑错构瘤的手术方式已经取得了长足的进步，但目前仍存在两个主要的问题：首先，我们已经知道对于控制癫痫发作来说，对

于病灶的全切或整体照射不是必须的 [98-101]。但我们仍不清楚的是，对于每一位患者来说，要达到良好的癫痫控制所需的具体治疗范围是多少。其次是患者致痫区的具体范围，因为患者会往往表现出与额叶或颞叶相关的放电和临床症状 [102, 103]。根据我们的经验，尽管有一些患者能够通过单一的治疗方式得到完全的治愈，但仍有部分患者虽然有明显的精神和认知功能改善，但癫痫发作未能完全缓解。

我们最初的研究结果表明，伽马刀的手术疗效与显微手术相近，且并发症较少。伽马刀同样能避免一些会在射频热凝中出现的风险。放射外科疗法的劣势在于其延迟治疗效应，因此，需要较长的随访时间来评估手术疗效。对于病变较小且局限于第三脑室内的患者来说，疗效出现的较早且更确切。因为显微切除手术的疗效差且有创，目前我们将伽马刀作为治疗中小型错构瘤伴癫痫的一线手段。但是，广泛皮质发育不良和继发致痫性的存在应当在进行术前评估和制定治疗策略时被充分考虑。

四、海绵状血管畸形

海绵状血管畸形是大脑的一种先天性血管畸形。这种病变能够导致出血和神经功能缺损，但最常见的症状是癫痫 [104, 105]。其致痫性是由病灶周围铁元素和血液代谢产物的沉积所导致的 [106, 107]。该病变中耐药性癫痫的发生率目前尚不清楚。但在一项较大的病例报道中，40% 的幕上海绵状血管畸形患者有耐药性癫痫 [107, 108]。伽马刀治疗该病目前仍存在争议，仅少数研究可供参考，并且对伽马刀在预防出血中的作用评价不一 [109-112]。综合考虑较高的放射性并发症的发生率和切除性手术的安全性和有效性 [107, 113]，后者更被推荐作为首选治疗手段 [106, 114]。然而，继发于海绵状血管畸形的出血与病变所在的位置相关。症状性出血的发生率与病变位于皮质还是皮质下有关，且出血风险往往较低 [115, 116]。因此，手术的主要目的是控制癫痫发作，显微手术切除常作为最佳治疗手段。但在一些病例报道中，伽马刀也能使继发于幕上海

绵状血管畸形的癫痫发作得到控制[111, 117]。由于伽马刀通常对病灶周边组织的损伤较小，该技术同样能够作为替代治疗方法，尤其是当病变位置有较高的手术风险时。

一项多中心的回顾性研究对伽马刀治疗海绵状血管畸形所致耐药性癫痫的疗效进行了评价（法国马赛，奥地利格拉茨，日本小牧市，英国谢菲尔德，捷克布拉格）[45, 46]。共 59 例有皮质或皮质下海绵状血管畸形且伴耐药性癫痫的患者被纳入研究，且均进行了伽马刀术后 1 年以上的随访。平均病程为（7.5±9.3）年，平均发作频率为（6.9±14）次 / 月。平均边缘照射剂量为（19.17±4.4）Gy。在 59 例患者中，35% 的患者病灶位于功能区附近。在随访中，53% 的患者达到了 Engel Ⅰ 级预后，包括 49% 的 Ⅰa 级，还有 4% 的患者仅遗留先兆。20% 的患者癫痫发作频率明显降低（Ⅱ级）。其余 26% 的患者癫痫发作仅得到部分缓解或未缓解。在这些患者中，病灶位于颞叶内侧结构的患者手术失败的风险较高。1 例患者在观察期时出现了出血，还有 1 例出现了由放射性水肿导致的短暂性失语。5 例患者在放射外科术后进行了切除性手术，1 例患者接受了第二次放射外科手术。

（一）预后的相关因素

癫痫发作的类型与病灶位置是影响预后的重要因素。简单部分性发作的患者预后比复杂部分性发作的患者好。病灶的位置可能是影响预后最重要的因素，它也会影响癫痫发作的类型。病灶位于颞叶内侧的患者预后差（12/14），位于颞叶外侧的患者预后较好（6/7）。病灶位于中央区的患者预后最好，全部四位患者术后均无发作。病灶位于其他部位的患者预后较难预测。整体的并发症发生率较低，7 例患者在术后 1 年内出现了放射性水肿。两例患者出现了严重的偏瘫和语言障碍，但在之后的随访中均得到了完全缓解。

（二）治疗策略

海绵状血管畸形的治疗策略较为复杂，通常认为手术切除是治疗伴发耐药性癫痫患者的最佳手段。根据患者的初次发病时间和发作类型，有两种手术策略能够应用[118]。对于新发的癫痫且症状学和病灶位置较为一致时，病灶切除术是最佳的疗法。对于有长期癫痫病史且临床症状和 EEG 之间的相关性不明确的患者，制定手术策略时应当从治疗癫痫的角度出发，而非单纯的切除病灶。对于这类患者，多模态的评估手段包括侵入性检查应当被考虑。以上策略的应用与否或许能够解释既往报道的手术成功率为 20%～80%[94, 106, 108, 115, 118-127]。对于海绵状血管畸形的患者，伽马刀对于治疗癫痫和预防出血的作用是不同的。在 Kida 等的报道中，有 11 例接受伽马刀治疗的耐药性癫痫伴海绵状血管瘤的患者，其中 7 例（65%）术后癫痫得到了良好的控制，尽管海绵状血管瘤的体积并未明显改变[110]。该种病灶的体积会随着血色素的产生和吸收而产生波动。2015 年，Kida 等又报道了一个共 298 例海绵状血管畸形患者的多中心研究，该研究表明经过伽马刀治疗后，出血的风险会显著降低[111]。

尽管目前仍缺少长期随访的前瞻性研究，但目前的回顾性研究已经表明：伽马刀能够有效地控制海绵状血管畸形患者的癫痫发作，且并发症发生率较低。值得强调的是，伽马刀手术直接针对病灶及周边的组织。通过该策略治疗的患者术后疗效与病灶切除术相当[106, 108, 115, 119, 121-123, 125, 128-130]。病灶位置为手术预后的最主要预测因素。对这一发现的合理解释是，对于某些特定位置的病灶，其与致痫区之间的关系十分密切。尤其是当病灶位于 Rolandic 区，且表现为简单部分性运动症状时更是如此。相反，当病灶位于颞叶内侧区域时，可能存在更复杂的致痫网络，此时针对癫痫的手术策略应当被考虑。这也能够解释为何有复杂部分性发作的患者预后比简单部分性发作的患者差。

我们目前仍然缺少与伽马刀预防海绵状血管瘤出血相关的临床数据。在早期的报道中，并未表明伽马刀有该方面的疗效[113, 131, 132]。最近，有报道称伽马刀术后 2 年内出血发生率有减

少 [111, 112, 133, 134]，但大部分的报道仍然与早期的结果一致。因此，放射外科疗法对于出血的治疗目前仍存在争议 [133, 134]。甚至有研究报道，海绵状血管畸形术后的放射性并发症发生率相当高 [109, 113, 135]。这可能与早期手术定位或剂量规划软件不够精准相关。这些问题已经通过对血管性病变使用更低的照射剂量得到了解决。

（三）靶区规划

有研究称手术切除病灶周边有含铁血黄素沉积的区域对于终止癫痫发作极其重要 [136, 137]。因此，手术预后并非由病灶所接受的边缘剂量决定，而是病灶周边的致痫区所接受的电离辐射剂量来决定的。对于主要表现为出血症状的血管瘤患者，手术切除是控制和预防出血的最佳手段。但是，对于病灶位于功能区且主要表现为癫痫的患者，伽马刀是一个合适的选择。而显微手术切除仍应当作为非功能区海绵状血管畸形的最佳治疗手段。考虑到对于大部分患者手术切除的安全性都较高，需要进一步的前瞻性对照研究来确定伽马刀在该病变中的适用性。

（四）剂量选择

有多种照射剂量曾在动物实验性研究 [30, 138, 139] 和伴发癫痫的临床患者中应用过 [28, 45, 76, 93, 140, 141]。照射剂量与癫痫疗效之间存在明确的关系。根据剂量的不同，动物实验中出现了以下结果：癫痫完全缓解，癫痫发作减少，无改变及癫痫发作加重 [139]。目前我们认为仍然缺少可信的证据支持对海绵状血管瘤伴发癫痫的患者常规应用伽马刀疗法。尽管一些研究的结果振奋人心，但本章的目的并不是推广伽马刀广泛用于该疾病。我们目前的仍然需要对剂量选择，靶区规划和手术有效性做更深入的研究。

五、放射外科胼胝体切开术

胼胝体（corpus callosum，CC）是大脑内在连接的核心结构，双侧半球间 80% 的信息传递都由它传递 [142]。正是由于其连接双侧半球的重要作用，它对于大脑的感觉、认知、执行和运动功能都至关重要。同时，胼胝体是病性放电传播至对侧半球的主要途径，继而泛化产生双侧同步且对称的放电模式和跌倒发作 [143]。因此，切断双侧半球的这种同步性也许能够消除这种发作形式 [144]。Van Wagenen 和 Herren 在猴子模型上检验了这个假设 [145-146]。与其他白质纤维束不同的是，胼胝体位于中线位置且在矢状位上易于成像分析，这使得它非常适合用于研究、评估和治疗癫痫 [147-148]。从脑网络的角度分析胼胝体，连合纤维切断或胼胝体切开术阻断或减弱了双侧半球间病性活动的同步化。因此，胼胝体切开术可以减少以下种类的癫痫发作：严重的药物难治性全面性癫痫；有害的甚至威胁生命的跌倒发作；以及阵挛、失神、肌阵挛、简单和复杂部分性癫痫发作，这些种类的发作都会对大脑的认知和发育带来严重的损害 [149-155]。

（一）胼胝体切开手术技术

Van Wagenen 和 Herren 在 1940 年首次提出，胼胝体切开术能够作为难治性癫痫的姑息性手术疗法 [145]。大量的证据表明，与接受药物治疗的患者相比，采用胼胝质切开术的患者可以在放电和临床症状方面获得更大的改善，并能够显著延长预期寿命 [156-159]。胼胝体切开术后跌倒发作频率的降幅在 60%～100%，其对于全面性强直 - 阵挛性发作（GTCS）的效果也非常明显（降低 > 50%），胼胝体前部切开术后 GTCS 的发生率为 35%～40%。对于儿童和青少年患者来说，早期进行手术干预是更好的选择。

胼胝体切开术后严重的手术并发症和神经功能缺损也应当被谨慎考虑，包括感染（1%～12%）、颅内血肿（1%～10%）、脑水肿 / 肿胀（0%～3%）、中风（0%～1.5%）、脑膜炎、缄默症 [141]、轻偏瘫 [160]，以及死亡（0%～2.8%）[160]。神经系统并发症包括离断综合征（13%）、失用症、触觉和（或）视觉失认、失写症、忽视综合征和阅读障碍 [161]。

由于并发症发生率较高，目前很少进行完整

的胼胝体切开术。因此，需要并发症更少、疗效更好的替代疗法。随着时间的推移，各种技术都在不断地摸索中改进，包括经前额叶半球间入路术式、分期切开术、内镜，以及最近的伽马刀放射外科胼胝体切开术[156, 157, 161, 162]。

（二）伽马刀胼胝体切开术

Pendl 等在 1999 年首次对 3 例患者实行了伽马刀胼胝体切开术，平均随访时间 38 个月，伽马刀最大剂量为 170Gy，患者的失张力发作和全面强直阵挛发作频率均显著改善，且无手术或神经系统并发症[161]。之后，越来越多放射外科胼胝体切开术的研究展现出了该技术的安全性和有效性，只在少部分经过放射外科胼胝体前部切开术[163, 164]或后部切开术[165, 166]的患者出现了由于水肿所导致的头痛和恶心[167]等短暂的并发症（表 69-1）。尽管开放手术和伽马刀切开术都不能达到癫痫完全无发作，但伽马刀切开术对于致残性癫痫发作（尤其是 GTCS 和跌倒发作）患者术后的疗效不亚于传统的开颅手术，且几乎无并发症[141]。

（三）适应证

在本中心，目前所有的胼胝体切开术均用伽马刀进行。一般来说，对于适当选择的难治性癫痫患者，胼胝体切开术是一种被广泛接受的姑息性手术，主要包括有严重的跌倒发作和难以定位的额叶癫痫患者。主要的适应证如下。

(1) 跌倒发作[168]。

(2) Lennox-Gastaut 综合征伴强直，失张力，强直阵挛发作[162]。

(3) 复杂部分性发作快速继发全身化，没有明确致痫区，病灶位于多脑叶或广泛的患者[169]。

(4) GTCS 伴药物难治性先天性全面癫痫[169]。

(5) 全面性癫痫伴失神发作[169]。

（四）胼胝体切开范围

不同中心选择的切开范围可能不同。胼胝体前 2/3 和全长切开均能得到良好的癫痫发作控制。但是，对于那些前 2/3 切开术后失败又进行胼胝体全长切开和最开始就进行全长切开的患者，他们能够得到改善的发作类型比仅接受前 2/3 切开的患者多[170]。

此外，最初就接受全长切开患者的癫痫发作控制率好于分期手术进行全长切开的患者。但是，在决定切开长度时，应当仔细考虑到术后神经功能缺损的风险。

前胼胝体切开术或保留压部的前 2/3 胼胝体切开术目的是保留足够的胼胝体纤维来防止神经功能缺损的出现，尤其是离断综合征（主要与胼胝体全长切开或后部切开相关）[160]和失用症[159]。

（五）剂量规划

边缘剂量一般在 55～85Gy（曾报道过的最高边缘剂量为 170Gy，图 69-4）。这意味着放射外科胼胝体切开术的剂量 - 体积比明显高于颞叶内侧癫痫。通过在相对较小的体积内应用较高的剂量能够产生局部破坏胼胝体纤维的作用[171]。

目前，在关于伽马刀行胼胝体切开术的病例报道中，无论前后，均未报道离断综合征的出现。其原因可能是大部分选择进行胼胝体切开术的患者一般都已经有严重的残疾和认知功能下降，所以这些患者可能并没有更多的神经功能下降空间。在马赛，我们目前共进行了 22 例伽马刀胼胝体切开术，均获得了良好的手术效果且至今没有永久性并发症出现。目前我们的经验表明伽马刀行胼胝体切开术是开颅手术可行的替代选项，主要有以下几个原因。

(1) 相似的手术疗效。

(2) 并发症轻微，罕见且短暂。

(3) 当第一次手术疗效不满意时，可作为再次手术的选择。

(4) 严重的小儿癫痫综合征经半球性手术后的辅助治疗。

结论

癫痫外科是一个崭新的，富有前景的放射外科应用领域。但是，精准的定位致痫区对终止癫痫发作至关重要，需要特定的专业知识。其次，

表 69-1 目前关于放射外科胼胝体切开术的报道总结

作者（年份）	患者数量	年龄	癫痫持续时间（年）	切开范围	疗法	剂量（Gy）	平均随访时间（月）	患者特点	疗效	并发症及不良预后
Pendl 等[161]（1999）	3	30, 31, 70	20~37	前	伽马刀	50~85	38	• 2；LGS • 1；多灶性病变伴 AB, GTCS	发作频率明显减少	1；短暂头痛
Feichtinger 等[163]（2006）	8	5—69	前（6），中（1），后（2）	伽马刀	55~85	58	• 全面性癫痫伴 DA • 2；半球性手术后	• 3；DA 完全消失 • 2；GTCS 完全消失 • 1；DA/GTCS 减少 50%~60% • 2；无效	• 1；短暂头痛 • 1；术后 6 个月短暂恶心，伴恶心，持续 4 个月
Eder 等[166]（2006）	3	4, 6, 14	3, 5, 13	后，前	伽马刀	55~60	35	• 2；半球皮质发育不良 • 1；LGS 伴脑炎后	• 2；GTCS 完全消失，CP 减少 20%~70%，智力改善	1；无效（LGS 伴脑炎后）
Celis 等[167]（2007）	1	17	16	前，中	LC	等剂量中心 40.0，边缘 36.0	32	多灶，新生儿窒息性脑萎缩	发作减少 84%，行为改善	短暂头痛，短暂左侧偏瘫
Smyth 等[165]（2007）	1	9	7	后	伽马刀	65	12	LGS, VNS 无效, ACC 切开无效	行为明显改善	无
Bodaghabadi 等[164]（2011）	1	13	3	前，中	伽马刀	最大剂量 50.51，边缘剂量 22.2	20	全面性癫痫	完全无发作，行为改善	无

AB. 失神发作；ACC. 前胼胝体；DA. 跌倒发作；GTCS. 全面性强直–阵挛性发作；LGS. Lennox-Gastaut 综合征；VNS. 迷走神经电刺激

a. Feichtinger 等的报道中包括 Pendl 等报道中的病例

对于放射外科来说，一些需要精确调整的技术细节会对手术疗效及并发症的出现产生巨大的影响。

目前，该技术的适应证仍然有待探索，仍需要进行更多的前瞻性实验。

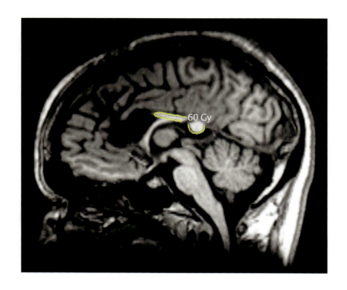

◀ 图 69-4　23 岁女性患者的矢状面放射外科手术计划 T_1 加权像，患者术前有严重的跌倒发作（30 次 / 日）。曾行迷走神经电刺激术和前胼胝体切开术，均无效。本次计划行伽马刀胼胝体后段切开术，用 4mm 准直器进行 8 个等剂量中心的照射，用 8mm 准直器进行 1 个等剂量中心的照射，使胼胝体后部接受 60Gy 的照射剂量，等剂量曲线为 50%。计划剂量的照射容积为 1.36cm [3]。患者术后跌倒发作得到明显改善

参 考 文 献

[1] Flickinger JC, Kondziolka D, Lunsford LD. Clinical applications of stereotactic radiosurgery. Cancer Treat Res 1998;93: 283–297

[2] Talairach J, Bancaud J, Szikla G, Bonis A, Geier S, Vedrenne C. Approche nouvelle de la neurochirurgie de l'épilepsie. Méthodologie stéréotaxique et résultats thérapeutiques. 1. Introduction et historique. Neurochirurgie 1974;20(Suppl 1):1–240

[3] Elomaa E. Focal irradiation of the brain: an alternative to temporal lobe resection in intractable focal epilepsy? Med Hypotheses 1980;6(5):501–503

[4] Baudouin A, Stuhl L, Perrard AC. Un cas d'épilepsie focale traité par la radiothérapie. Rev Neurol (Paris) 1951;84(1):60–63

[5] Wieser Von W. Die Roentgentherapie der traumatischen Epilepsie. Mschr Psychiat Neurol 1939;101:422–424

[6] Heikkinen ER, Konnov B, Melnikov L, et al. Relief of epilepsy by radiosurgery of cerebral arteriovenous malformations. Stereotact Funct Neurosurg 1989;53(3):157–166

[7] Rogers LR, Morris HH, Lupica K. Effect of cranial irradiation on seizure frequency in adults with low-grade astrocytoma and medically intractable epilepsy. Neurology 1993;43 (8):1599–1601

[8] Rossi GF, Scerrati M, Roselli R. Epileptogenic cerebral low-grade tumors: effect of interstitial stereotactic irradiation on seizures. Appl Neurophysiol 1985;48(1–6):127–132

[9] Barcia Salorio JL, Roldan P, Hernandez G, Lopez Gomez L. Radiosurgical treatment of epilepsy. Appl Neurophysiol 1985;48(1–6):400–403

[10] Gaffey CT, Montoya VJ, Lyman JT, Howard J. Restriction of the spread of epileptic discharges in cats by means of Bragg peak, intracranial irradiation. Int J Appl Radiat Isot 1981; 32(11):779–784

[11] Chen ZF, Kamiryo T, Henson SL, et al. Anticonvulsant effects of gamma surgery in a model of chronic spontaneous limbic epilepsy in rats. J Neurosurg 2001;94(2):270–280

[12] Maesawa S, Kondziolka D, Dixon CE, Balzer J, Fellows W, Lunsford LD. Subnecrotic stereotactic radiosurgery controlling epilepsy produced by kainic acid injection in rats. J Neurosurg 2000;93(6):1033–1040

[13] Régis J, Peragui JC, Rey M, et al. First selective amygdalohippocampal radiosurgery for 'mesial temporal lobe epilepsy'. Stereotact Funct Neurosurg 1995;64(Suppl 1):193–201

[14] Régis J, Rey M, Bartolomei F, et al. Gamma knife surgery in mesial temporal lobe epilepsy: a prospective multicenter study. Epilepsia 2004;45(5):504–515

[15] Régis J, Bartolomei F, Rey M, Hayashi M, Chauvel P, Peragut JC. Gamma knife surgery for mesial temporal lobe epilepsy. J Neurosurg 2000;93(Suppl 3):141–146

[16] Régis J, Bartolomei F, Rey M, et al. Gamma knife surgery for mesial temporal lobe epilepsy. Epilepsia 1999;40(11):1551–1556

[17] Hayashi M, Régis J, Hori T. [Current treatment strategy with gamma knife surgery for mesial temporal lobe epilepsy] No Shinkei Geka 2003;31(2):141–155

[18] Bartolomei F, Hayashi M, Tamura M, et al. Long-term efficacy of gamma knife radiosurgery in mesial temporal lobe epilepsy. Neurology 2008;70(19):1658–1663

[19] Regis J, Semah F, Bryan RN, et al. Early and delayed MR and PET changes after selective temporomesial radiosurgery in mesial temporal lobe epilepsy. AJNR Am J Neuroradiol 1999;20(2):213–216

[20] Regis J, Levivier M, Motohiro H. Radiosurgery for intractable epilepsy. Tech Neurosurg 2003;9(3):191–203

[21] Régis J, Bartolomei F, Hayashi M, Chauvel P. Gamma Knife surgery, a neuromodulation therapy in epilepsy surgery! Acta Neurochir Suppl (Wien) 2002;84:37–47

[22] Régis J. Radiosurgery as neuromodulation therapy! Acta Neurochir Suppl (Wien) 2013;116:121–126

[23] Régis J, Carron R, Park M. Is radiosurgery a neuromodulation therapy?: A 2009 Fabrikant award lecture. J Neurooncol 2010;98(2):155–162

[24] Yang I, Barbaro NM. Advances in the radiosurgical treatment of

epilepsy. Epilepsy Curr 2007;7(2):31–35

[25] Yang KJ, Wang KW, Wu HP, Qi ST. Radiosurgical treatment of intractable epilepsy with low radiation dose. Di Yi Jun Yi Da Xue Xue Bao 2002;22(7):645–647

[26] Quigg M, Harden C. Minimally invasive techniques for epilepsy surgery: stereotactic radiosurgery and other technologies. J Neurosurg 2014;121(Suppl):232–240

[27] Rolston JD, Quigg M, Barbaro NM. Gamma Knife radiosurgery for mesial temporal lobe epilepsy. Epilepsy Res Treat 2011;2011:840616

[28] Régis J, Bartolomei F, Hayashi M, Roberts D, Chauvel P, Peragut JC. The role of Gamma Knife surgery in the treatment of severe epilepsies. Epileptic Disord 2000;2(2):113–122

[29] Régis Y, Roberts DW. Gamma Knife radiosurgery relative to microsurgery: epilepsy. Stereotact Funct Neurosurg 1999;72 (Suppl 1):11–21

[30] Régis J, Kerkerian-Legoff L, Rey M, et al. First biochemical evidence of differential functional effects following Gamma Knife surgery. Stereotact Funct Neurosurg 1996;66(Suppl 1):29–38

[31] Bartolomei F, Cosandier-Rimele D, McGonigal A, et al. From mesial temporal lobe to temporoperisylvian seizures: a quantified study of temporal lobe seizure networks. Epilepsia 2010;51(10):2147–2158

[32] Régis JHM. The dose selection issue in epilepsy surgery. In: International Stereotactic Radiosurgery Symposium. Kyoto, Japan: Karper; 2003:190–196

[33] Cmelak AJ, Abou-Khalil B, Konrad PE, Duggan D, Maciunas RJ. Low-dose stereotactic radiosurgery is inadequate for medically intractable mesial temporal lobe epilepsy: a case report. Seizure 2001;10(6):442–446

[34] Kawai K, Suzuki I, Kurita H, Shin M, Arai N, Kirino T. Failure of low-dose radiosurgery to control temporal lobe epilepsy. J Neurosurg 2001;95(5):883–887

[35] Lindquist C, Kihlström L, Hellstrand E. Functional neurosurgery— a future for the gamma knife? Stereotact Funct Neurosurg 1991;57(1–2):72–81

[36] Barcia-Salorio JL, Barcia JA, Hernández G, López-Gómez L. Radiosurgery of epilepsy. Long-term results. Acta Neurochir Suppl (Wien) 1994;62:111–113

[37] Barcia-Salorio JL. Radiosurgery in epilepsy and neuronal plasticity. Adv Neurol 1999;81:299–305

[38] Barcia-Salorio JL, Barcia JA, Roldán P, Hernández G, López-Gómez L. Radiosurgery of epilepsy. Acta Neurochir Suppl (Wien) 1993;58:195–197

[39] Hayashi M, Bartolomei F, Rey M, Farnarier P, Chauvel P, Régis J. MR changes after gamma knife radiosurgery for mesial temporal lobe epilepsy: an evidence for the efficacy of subnecrotic doses. In: Kondziolka D, ed. Radiosurgery. Basel, Switzerland: Karger; 2002:192–202

[40] Grabenbauer GG, Reinhold C, Kerling F, et al. [Fractionated stereotactically guided radiotherapy for pharmacoresistant epilepsy] Strahlenther Onkol 2003;179(1):1–7

[41] Grabenbauer GG, Reinhold Ch, Kerling F, et al. Fractionated stereotactically guided radiotherapy of pharmacoresistant temporal lobe epilepsy. Acta Neurochir Suppl (Wien) 2002;84:65–70

[42] Bartolomei F, Wendling F, Bellanger JJ, Régis J, Chauvel P. Neural networks involving the medial temporal structures in temporal lobe epilepsy. Clin Neurophysiol 2001;112(9): 1746–1760

[43] Spencer SS, Spencer DD. Entorhinal-hippocampal interactions in medial temporal lobe epilepsy. Epilepsia 1994;35(4):721–727

[44] Flickinger JC. An integrated logistic formula for prediction of complications from radiosurgery. Int J Radiat Oncol Biol Phys 1989;17(4):879–885

[45] Régis J, Bartolomei F, Kida Y, et al. Radiosurgery for epilepsy associated with cavernous malformation: retrospective study in 49 patients. Neurosurgery 2000;47(5):1091–1097

[46] Lévêque M, Carron R, Bartolomei F, Régis J. Radiosurgical treatment for epilepsy associated with cavernomas. Prog Neurol Surg 2013;27:157–165

[47] Scholly J, Staack AM, Kahane P, et al. Hypothalamic hamartoma: epileptogenesis beyond the lesion? Epilepsia 2017;58 (Suppl 2):32–40

[48] Sevy A, Gavaret M, Trebuchon A, et al. Beyond the lesion: the epileptogenic networks around cavernous angiomas. Epilepsy Res 2014;108(4):701–708

[49] Wieser HG, Siegel AM, Yaşargil GM. The Zürich amygdalo-hippocampectomy series: a short up-date. Acta Neurochir Suppl (Wien) 1990;50:122–127

[50] Whang CJ, Kwon Y. Long-term follow-up of stereotactic Gamma Knife radiosurgery in epilepsy. Stereotact Funct Neurosurg 1996;66(Suppl 1):349–356

[51] Kitchen N. Experimental and clinical studies on the putative therapeutic efficacy of cerebral irradiation (radiotherapy) in epilepsy. Epilepsy Res 1995;20(1):1–10

[52] Glosser G, McManus P, Munzenrider J, et al. Neuropsychological function in adults after high dose fractionated radiation therapy of skull base tumors. Int J Radiat Oncol Biol Phys 1997;38(2):231–239

[53] McCord MW, Buatti JM, Fennell EM, et al. Radiotherapy for pituitary adenoma: long-term outcome and sequelae. Int J Radiat Oncol Biol Phys 1997;39(2):437–444

[54] Strasnick B, Glasscock ME III, Haynes D, McMenomey SO, Minor LB. The natural history of untreated acoustic neuromas. Laryngoscope 1994;104(9):1115–1119

[55] Simmons NE, Laws ER Jr. Glioma occurrence after sellar irradiation: case report and review. Neurosurgery 1998;42(1):172–178

[56] Kaido T, Hoshida T, Uranishi R, et al. Radiosurgery-induced brain tumor. Case report. J Neurosurg 2001;95(4):710–713

[57] Shamisa A, Bance M, Nag S, et al. Glioblastoma multiforme occurring in a patient treated with gamma knife surgery: case report and review of the literature. J Neurosurg 2013; 119(Suppl):816–821

[58] Yu JS, Yong WH, Wilson D, Black KL. Glioblastoma induction after radiosurgery for meningioma. Lancet 2000;356 (9241):1576–1577

[59] Arán-Echabe E, Cascallar Caneda L, Lobato Busto R, Reyes Santías RM, Varela Pazo A, Gelabert-González M. [High-grade glioma after stereotactic radiosurgery for vestibular schwannoma] Neurocirugia (Astur) 2016;27(1):33–37

[60] Cahan WG, Woodard HQ, et al. Sarcoma arising in irradiated bone; report of 11 cases. Cancer 1948;1(1):3–29

[61] Ganz JC. Gamma knife radiosurgery and its possible relationship to malignancy: a review. J Neurosurg 2002;97(5, Suppl):644–652

[62] Rowe J, Grainger A, Walton L, Silcocks P, Radatz M, Kemeny A. Risk of malignancy after gamma knife stereotactic radiosurgery. Neurosurgery 2007;60(1):60–65, discussion 65–66

[63] Muracciole X, Cowen D, Régis J. [Radiosurgery and brain radio-induced carcinogenesis: update] Neurochirurgie 2004;50(2–3, Pt 2):414–420

[64] Loeffler JS, Niemierko A, Chapman PH. Second tumors after radiosurgery: tip of the iceberg or a bump in the road? Neurosurgery 2003;52(6):1436–1440, discussion 1440–1442

[65] Bydon M. Erratum. Thirty-day postoperative morbidity and mortality after temporal lobectomy for medically refractory epilepsy. J Neurosurg 2018;128(4):1258

[66] Kerezoudis P, McCutcheon B, Murphy ME, et al. Thirty- day postoperative morbidity and mortality after temporal lobectomy for medically refractory epilepsy. J Neurosurg 2018;128(4):1158–1164

[67] Berl MM, Goodkin HP, Kroner BL, Bumbut A, Lapham G, Gaillard WD. Sudden death in epilepsy: knowledge among pediatric providers. J Pediatr 2017;188:291–293.e3

[68] Lapham G, Gaillard WD, Sexter J, Berl MM. Increasing awareness of sudden death in pediatric epilepsy together. Pediatrics 2017;139(2):e20163127

[69] Ficker DM. Sudden unexplained death and injury in epilepsy. Epilepsia 2000;41(Suppl 2):S7–S12

[70] Ficker DM, So EL, Shen WK, et al. Population-based study of the incidence of sudden unexplained death in epilepsy. Neurology 1998;51(5):1270–1274

[71] Sperling MR, Feldman H, Kinman J, Liporace JD, O'Connor MJ. Seizure control and mortality in epilepsy. Ann Neurol 1999; 46(1):45–50

[72] Sperling MR, Harris A, Nei M, Liporace JD, O'Connor MJ. Mortality after epilepsy surgery. Epilepsia 2005;46(Suppl 11):49–53

[73] Kinney MO, Sperling MR, Barshow S, Nei M, Asadi-Pooya AA. A reappraisal of mortality after epilepsy surgery. Neurology 2016;87(19):2067

[74] Paillas JE, Roger J, Toga M, et al. [Hamartoma of the hypothalamus. Clinical, radiological and histological study. Results of excision] Rev Neurol (Paris) 1969;120(3):177–194

[75] Régis J, Hayashi M, Eupierre LP, et al. Gamma knife surgery for epilepsy related to hypothalamic hamartomas. Acta Neurochir Suppl (Wien) 2004;91:33–50

[76] Régis J, Lagmari M, Carron R, et al. Safety and efficacy of Gamma Knife radiosurgery in hypothalamic hamartomas with severe epilepsies: a prospective trial in 48 patients and review of the literature. Epilepsia 2017;58(Suppl 2):60–71

[77] Tassinari CA, Riguzzi P, Rizzi R, Passarelli D, Volpi L. Gelastic seizures. In: Tuxhorn I, Holthausen H, Boenigk H, eds. Current Problems in Epilepsy. London, UK: John Libbey; 1997:429–446

[78] Frattali CM, Liow K, Craig GH, et al. Cognitive deficits in children with gelastic seizures and hypothalamic hamartoma. Neurology 2001;57(1):43–46

[79] Nguyen D, Singh S, Zaatreh M, et al. Hypothalamic hamartomas: seven cases and review of the literature. Epilepsy Behav 2003;4(3):246–258

[80] Quiske A, Frings L, Wagner K, Unterrainer J, Schulze-Bonhage A. Cognitive functions in juvenile and adult patients with gelastic epilepsy due to hypothalamic hamartoma. Epilepsia 2006;47(1):153–158

[81] Wagner K, Wethe JV, Schulze-Bonhage A, et al. Cognition in epilepsy patients with hypothalamic hamartomas. Epilepsia 2017;58(Suppl 2):85–93

[82] Weissenberger AA, Dell ML, Liow K, et al. Aggression and psychiatric comorbidity in children with hypothalamic hamartomas and their unaffected siblings. J Am Acad Child Adolesc Psychiatry 2001;40(6):696–703

[83] Killeen Z, Bunch R, Kerrigan JF. Psychiatric comorbidity with hypothalamic hamartoma: systematic review for predictive clinical features. Epilepsy Behav 2017;73:126–130

[84] Deonna T, Ziegler AL. Hypothalamic hamartoma, precocious puberty and gelastic seizures: a special model of "epileptic" developmental disorder. Epileptic Disord 2000;2(1):33–37

[85] Valdueza JM, Cristante L, Dammann O, et al. Hypothalamic hamartomas: with special reference to gelastic epilepsy and surgery. Neurosurgery 1994;34(6):949–958, discussion 958

[86] Delalande O, Fohlen M. Disconnecting surgical treatment of hypothalamic hamartoma in children and adults with refractory epilepsy and proposal of a new classification. Neurol Med Chir (Tokyo) 2003;43(2):61–68

[87] Delalande O, Fohlen M, Jalin C, et al. Surgical treatment of epilepsy due to hypothalamic hamartoma: technique and preliminary results in five cases. Epilepsia 1998;39(Suppl 6):90–91

[88] Stewart L, Steinbok P, Daaboul J. Role of surgical resection in the treatment of hypothalamic hamartomas causing precocious puberty.

Report of six cases. J Neurosurg 1998;88(2):340–345

[89] Machado HR, Hoffman HJ, Hwang PA. Gelastic seizures treated by resection of a hypothalamic hamartoma. Childs Nerv Syst 1991;7(8):462–465

[90] Nishio S, Fujiwara S, Aiko Y, Takeshita I, Fukui M. Hypothalamic hamartoma. Report of two cases. J Neurosurg 1989;70(4):640–645

[91] Nishio S, Shigeto H, Fukui M. Hypothalamic hamartoma: the role of surgery. Neurosurg Rev 1993;16(2):157–160

[92] Palmini A, Chandler C, Andermann F, et al. Resection of the lesion in patients with hypothalamic hamartomas and catastrophic epilepsy. Neurology 2002;58(9):1338–1347

[93] Régis J, Bartolomei F, de Toffol B, et al. Gamma knife surgery for epilepsy related to hypothalamic hamartomas. Neurosurgery 2000;47(6):1343–1351, discussion 1351–1352

[94] Engel J Jr. Update on surgical treatment of the epilepsies. Summary of the Second International Palm Desert Conference on the Surgical Treatment of the Epilepsies (1992). Neurology 1993;43(8):1612–1617

[95] Maixner W. Hypothalamic hamartomas—clinical, neuropathological and surgical aspects. Childs Nerv Syst 2006;22 (8):867–873

[96] Régis J, Scavarda D, Tamura M, et al. Gamma knife surgery for epilepsy related to hypothalamic hamartomas. Semin Pediatr Neurol 2007;14(2):73–79

[97] Régis J, Scavarda D, Tamura M, et al. Epilepsy related to hypothalamic hamartomas: surgical management with special reference to gamma knife surgery. Childs Nerv Syst 2006;22 (8):881–895

[98] Pascual-Castroviejo I, Moneo JH, Viaño J, García-Segura JM, Herguido MJ, Pascual Pascual SI. [Hypothalamic hamartomas: control of seizures after partial removal in one case] Rev Neurol 2000;31(2):119–122

[99] Rosenfeld JV, Harvey AS, Wrennall J, Zacharin M, Berkovic SF. Transcallosal resection of hypothalamic hamartomas, with control of seizures, in children with gelastic epilepsy. Neurosurgery 2001;48(1):108–118

[100] Feiz-Erfan I, Horn EM, Rekate HL, et al. Surgical strategies for approaching hypothalamic hamartomas causing gelastic seizures in the pediatric population: transventricular compared with skull base approaches. J Neurosurg 2005;103(4, Suppl):325–332

[101] Watanabe T, Enomoto T, Uemura K, Tomono Y, Nose T. [Gelastic seizures treated by partial resection of a hypothalamic hamartoma] No Shinkei Geka 1998;26(10):923–928

[102] Cascino GD, Andermann F, Berkovic SF, et al. Gelastic seizures and hypothalamic hamartomas: evaluation of patients undergoing chronic intracranial EEG monitoring and outcome of surgical treatment. Neurology 1993;43(4):747–750

[103] Munari C, Kahane P, Francione S, et al. Role of the hypothalamic hamartoma in the genesis of gelastic fits (a videostereo- EEG study). Electroencephalogr Clin Neurophysiol 1995;95(3):154–160

[104] Maciunas JA, Syed TU, Cohen ML, Werz MA, Maciunas RJ, Koubeissi MZ. Triple pathology in epilepsy: coexistence of cavernous angiomas and cortical dysplasias with other lesions. Epilepsy Res 2010;91(1):106–110

[105] Chen DJ, Severson E, Prayson RA. Cavernous angiomas in chronic epilepsy associated with focal cortical dysplasia. Clin Neuropathol 2013;32(1):31–36

[106] Maraire JN, Awad IA. Intracranial cavernous malformations: lesion behavior and management strategies. Neurosurgery 1995;37(4):591–605

[107] Girard R, Fam MD, Zeineddine HA, et al. Vascular permeability and iron deposition biomarkers in longitudinal follow- up of cerebral cavernous malformations. J Neurosurg 2017;127(1):102–110

[108] Casazza M, Broggi G, Franzini A, et al. Supratentorial cavernous angiomas and epileptic seizures: preoperative course and postoperative

outcome. Neurosurgery 1996;39(1):26–32, discussion 32–34

[109] Steiner L, Karlsson B, Yen CP, Torner JC, Lindquist C, Schlesinger D. Radiosurgery in cavernous malformations: anatomy of a controversy. J Neurosurg 2010;113(1):16–21, discussion 21–22

[110] Kida Y, Kobayashi T, Mori Y. Radiosurgery of angiographically occult vascular malformations. Neurosurg Clin N Am 1999;10(2):291–303

[111] Kida Y, Hasegawa T, Iwai Y, et al. Radiosurgery for symptomatic cavernous malformations: a multi-institutional retrospective study in Japan. Surg Neurol Int 2015;6(Suppl 5):S249–S257

[112] López-Serrano R, Martínez NE, Kusak ME, Quirós A, Martínez R. Significant hemorrhage rate reduction after Gamma Knife radiosurgery in symptomatic cavernous malformations: longterm outcome in 95 case series and literature review. Stereotact Funct Neurosurg 2017;95(6):369–378

[113] Karlsson B, Kihlström L, Lindquist C, Ericson K, Steiner L. Radiosurgery for cavernous malformations. J Neurosurg 1998;88(2):293–297

[114] Dammann P, Wrede K, Jabbarli R, et al. Outcome after conservative management or surgical treatment for new-onset epilepsy in cerebral cavernous malformation. J Neurosurg 2017;126(4):1303–1311

[115] Porter PJ, Willinsky RA, Harper W, Wallace MC. Cerebral cavernous malformations: natural history and prognosis after clinical deterioration with or without hemorrhage. J Neurosurg 1997;87(2):190–197

[116] Gross BA, Du R. Hemorrhage from cerebral cavernous malformations: a systematic pooled analysis. J Neurosurg 2017; 126(4):1079–1087

[117] Bartolomei F, Régis J, Kida Y, et al. Gamma Knife radiosurgery for epilepsy associated with cavernous hemangiomas: a retrospective study of 49 cases. Stereotact Funct Neurosurg 1999;72(Suppl 1):22–28

[118] Kahane P, Munari C, Hoffmann D, et al. Approche chirurgicale multimodale des angiomes caverneux épileptogènes. Epilepsies 1994;6:113–130

[119] Dodick DW, Cascino GD, Meyer FB. Vascular malformations and intractable epilepsy: outcome after surgical treatment. Mayo Clin Proc 1994;69(8):741–745

[120] Hugelshofer M, Acciarri N, Sure U, et al. Effective surgical treatment of cerebral cavernous malformations: a multicenter study of 79 pediatric patients. J Neurosurg Pediatr 2011;8(5):522–525

[121] Acciarri N, Giulioni M, Padovani R, Galassi E, Gaist G. Surgical management of cerebral cavernous angiomas causing epilepsy. J Neurosurg Sci 1995;39(1):13–20

[122] Cohen DS, Zubay GP, Goodman RR. Seizure outcome after lesionectomy for cavernous malformations. J Neurosurg 1995;83(2):237–242

[123] Giulioni M, Acciarri N, Padovani R, Galassi E. Results of surgery in children with cerebral cavernous angiomas causing epilepsy. Br J Neurosurg 1995;9(2):135–141

[124] Acciarri N, Galassi E, Giulioni M, et al. Cavernous malformations of the central nervous system in the pediatric age group. Pediatr Neurosurg 2009;45(2):81–104

[125] Zevgaridis D, van Velthoven V, Ebeling U, Reulen HJ. Seizure control following surgery in supratentorial cavernous malformations: a retrospective study in 77 patients. Acta Neurochir (Wien) 1996;138(6):672–677

[126] Flemming KD. Clinical management of cavernous malformations. Curr Cardiol Rep 2017;19(12):122

[127] Davies JM, Kim H, Lawton MT. Surgical treatment of cerebral cavernous malformations. J Neurosurg Sci 2015;59(3):255–270

[128] Engel J, ed. Outcome with respect to epileptic seizures. In: Surgical Treatment of the Epilepsies. New York, NY: Raven Press; 1993:609–622

[129] Giulioni M, Acciarri N, Padovani R, Frank F, Galassi E, Gaist G.

Surgical management of cavernous angiomas in children. Surg Neurol 1994;42(3):194–199

[130] Schroeder HW, Gaab MR, Runge U. Supratentorial cavernous angiomas and epileptic seizures: preoperative course and postoperative outcome. Neurosurgery 1997;40(4):885

[131] Kida Y, Kobayashi T, Tanaka T, Oyama H, Iwakoshi T. [Clinical presentations and MRI findings of angiographically occult vascular malformations] No Shinkei Geka 1994;22(2):141–145

[132] Seo Y, Fukuoka S, Takanashi M, et al. Gamma Knife surgery for angiographically occult vascular malformations. Stereotact Funct Neurosurg 1995;64(Suppl 1):98–109

[133] Kondziolka D, Lunsford LD, Flickinger JC, Kestle JR. Reduction of hemorrhage risk after stereotactic radiosurgery for cavernous malformations. J Neurosurg 1995;83(5):825–831

[134] Kondziolka D, Monaco EA III, Lunsford LD. Cavernous malformations and hemorrhage risk. Prog Neurol Surg 2013;27:141–146

[135] Amin-Hanjani S, Ogilvy CS, Candia GJ, Lyons S, Chapman PH. Stereotactic radiosurgery for cavernous malformations: Kjellberg's experience with proton beam therapy in 98 cases at the Harvard Cyclotron. Neurosurgery 1998;42(6):1229–1236, discussion 1236–1238

[136] Kraemer DL, Griebel ML, Lee N, Friedman AH, Radtke RA. Surgical outcome in patients with epilepsy with occult vascular malformations treated with lesionectomy. Epilepsia 1998;39(6):600–607

[137] Dammann P, Schaller C, Sure U. Should we resect perilesional hemosiderin deposits when performing lesionectomy in patients with cavernoma-related epilepsy (CRE)? Neurosurg Rev 2017;40(1):39–43

[138] Barcia-Salorio JL, Vanaclocha V, Cerdá M, Ciudad J, López- Gómez L. Response of experimental epileptic focus to focal ionizing radiation. Appl Neurophysiol 1987;50(1–6):359–364

[139] Kondziolka D. Stereotactic radiosurgery for the treatment of epilepsy evaluated in the rat kainic acid model. In: 8th International Leksell Gamma Knife Society; June 22–25; Marseille, France; 1997

[140] Régis J, Bartolomei F, Metellus P, et al. Radiosurgery for trigeminal neuralgia and epilepsy. Neurosurg Clin N Am 1999;10(2):359–377

[141] McGonigal A, Sahgal A, De Salles A, et al. Radiosurgery for epilepsy: systematic review and International Stereotactic Radiosurgery Society (ISRS) practice guideline. Epilepsy Res 2017;137:123–131

[142] van der Knaap LJ, van der Ham IJ. How does the corpus callosum mediate interhemispheric transfer? A review. Behav Brain Res 2011;223(1):211–221

[143] Musgrave J, Gloor P. The role of the corpus callosum in bilateral interhemispheric synchrony of spike and wave discharge in feline generalized penicillin epilepsy. Epilepsia 1980;21(4):369–378

[144] Asadi-Pooya AA, Sharan A, Nei M, Sperling MR. Corpus callosotomy. Epilepsy Behav 2008;13(2):271–278

[145] Van Wagenen WP, Herren RY. Surgical division of commissural pathways in the corpus callosum: relation to spread of an epileptic attack. Arch Neurol Psychiatry 1940;44:740–759

[146] Erickson TC. Spread of the epileptic discharge: an experimental study of the after-discharge induced by electrical stimulation of the cerebral cortex. Arch NeurPsych 1940;43(3):429–452

[147] Ji F, Pasternak O, Liu S, et al. Distinct white matter microstructural abnormalities and extracellular water increases relate to cognitive impairment in Alzheimer's disease with and without cerebrovascular disease. Alzheimers Res Ther 2017;9(1):63

[148] Arfanakis K, Hermann BP, Rogers BP, Carew JD, Seidenberg M, Meyerand ME. Diffusion tensor MRI in temporal lobe epilepsy. Magn Reson Imaging 2002;20(7):511–519

[149] Cendes F, Ragazzo PC, da Costa V, Martins LF. Corpus callosotomy in treatment of medically resistant epilepsy: preliminary results in a pediatric population. Epilepsia 1993; 34(5):910–917

[150] Fuiks KS, Wyler AR, Hermann BP, Somes G. Seizure outcome from anterior and complete corpus callosotomy. J Neurosurg 1991;74(4):573–578

[151] Gates JR, Leppik IE, Yap J, Gumnit RJ. Corpus callosotomy: clinical and electroencephalographic effects. Epilepsia 1984; 25(3):308–316

[152] Graham D, Gill D, Dale RC, Tisdall MM. Seizure outcome after corpus callosotomy in a large paediatric series: Corpus callosotomy outcome study groupDev Med Child Neurol 2018; 60(2)199–206

[153] Spencer SS, Katz A, Ebersole J, Novotny E, Mattson R. Ictal EEG changes with corpus callosum section. Epilepsia 1993; 34(3):568–573

[154] Wyllie E. Corpus callosotomy for intractable generalized epilepsy. J Pediatr 1988;113(2):255–261

[155] Oguni H, Olivier A, Andermann F, Comair J. Anterior callosotomy in the treatment of medically intractable epilepsies: a study of 43 patients with a mean follow-up of 39 months. Ann Neurol 1991;30(3):357–364

[156] Lin JS, Lew SM, Marcuccilli CJ, et al. Corpus callosotomy in multistage epilepsy surgery in the pediatric population. J Neurosurg Pediatr 2011;7(2):189–200

[157] Maxwell RE, Gumnit RJ. Corpus callosotomy at the University of Minnesota. In: Engel J Jr., ed. Surgical Treatment of the Epilepsies. New York: Raven Press; 1986:659–666

[158] Ragazzo PC, Manzano GM, Marino R Jr, Gronich G. Functional microsurgical partial callosotomy in patients with secondary generalized epilepsies. II. Mesial surface electrocorticography. Appl Neurophysiol 1988;51(6):307–316

[159] Lassonde M, Sauerwein C. Neuropsychological outcome of corpus callosotomy in children and adolescents. J Neurosurg Sci 1997;41(1):67–73

[160] Graham D, Tisdall MM, Gill D. Corpus callosotomy outcomes in pediatric patients: A systematic review. Epilepsia 2016;57(7):1053–1068

[161] Pendl G, Eder HG, Schroettner O, Leber KA. Corpus callosotomy with radiosurgery. Neurosurgery 1999;45(2):303–307, discussion 307–308

[162] Smyth MD, Vellimana AK, Asano E, Sood S. Corpus callosotomy-open and endoscopic surgical techniques. Epilepsia 2017;58(Suppl 1):73–79

[163] Feichtinger M, Schröttner O, Eder H, et al. Efficacy and safety of radiosurgical callosotomy: a retrospective analysis. Epilepsia 2006;47(7):1184–1191

[164] Bodaghabadi M, Bitaraf MA, Aran S, et al. Corpus callosotomy with gamma knife radiosurgery for a case of intractable generalised epilepsy. Epileptic Disord 2011;13(2):202–208

[165] Smyth MD, Klein EE, Dodson WE, Mansur DB. Radiosurgical posterior corpus callosotomy in a child with Lennox-Gastaut syndrome. Case report. J Neurosurg 2007;106(4, Suppl): 312–315

[166] Eder HG, Feichtinger M, Pieper T, Kurschel S, Schroettner O. Gamma knife radiosurgery for callosotomy in children with drug-resistant epilepsy. Childs Nerv Syst 2006;22(8):1012–1017

[167] Celis MA, Moreno-Jimenez S, Larraga-Gutierrez JM, et al. Corpus callosotomy using conformal stereotactic radiosurgery- Childs Nerv Syst 2007;8:917–920

[168] Maehara T, Shimizu H, Oda M, Arai N. Surgical treatment of children with medically intractable epilepsy—outcome of various surgical procedures. Neurol Med Chir (Tokyo) 1996;36(5):305–309

[169] Jenssen S, Sperling MR, Tracy JI, et al. Corpus callosotomy in refractory idiopathic generalized epilepsy. Seizure 2006;15(8):621–629

[170] Archer JS, Warren AE, Jackson GD, Abbott DF. Conceptualizing Lennox-Gastaut syndrome as a secondary network epilepsy. Front Neurol 2014;5:225

[171] Moreno-Jiménez S, San-Juan D, Lárraga-Gutiérrez JM, Celis MA, Alonso-Vanegas MA, Anschel DJ. Diffusion tensor imaging in radiosurgical callosotomy. Seizure 2012;21(6): 473–477

第70章　立体定向激光消融治疗下丘脑错构瘤
Stereotactic Laser Ablation for Hypothalamic Hamartomas

Daniel J. Curry　Nisha Gadgil　著
樊修良　张凯　译　李霖　校

摘　要

磁共振引导下激光间质热疗或称为立体定向激光消融术（SLA），是近年来所用的一种治疗下丘脑错构瘤的微创方法。这种方法利用磁共振热成像技术，能够对组织破坏进行近乎实时的监测，从而提高了热消融的安全性。术前检查和患者评估应该由多学科合作的癫痫团队来完成。讨论了设备选择、路径规划、安全机制和图像导航监控等技术考虑因素。一项包含了59例经SLA治疗的下丘脑错构瘤患者的初步队列研究显示，93%的患者在1年内痴笑发作停止，86%的患者在最后一次随访时未见痴笑发作。儿童痴笑发作常常为药物难治性且严重影响发育，MR引导的SLA能显著改善风险收益比。虽然并非所有的患者都适合进行激光消融术，但较少的并发症使其成为多数下丘脑错构瘤患者理想的首次手术方式。

关键词

下丘脑错构瘤，激光间质热消融术，痴笑癫痫，磁共振热成像技术

下丘脑错构瘤既往的手术入路相关的并发症多且疗效不理想[1-4]。为了改善手术的风险效益比，MR引导的激光间质热疗（MR-guided laser interstitial thermal therapy，MRgLITT）或立体定向激光消融（stereotactic laser ablation，SLA）应运而生[5, 6]。该技术结合了立体定向手术微创的优点和热凝的即时效果。磁共振热成像技术结合在程序中，增加了一层额外的技术保障，使外科医生能够几乎实时地观察到热消融的情况[7]。这一功能能够即时调整能量，并显著提高了热消融手术的安全性。自2011年以来，我们一直使用MR引导的SLA作为我们治疗下丘脑错构瘤相关癫痫的主要术式。下文中我们会介绍这一进步对该疾病治疗方面的影响。

一、适应证

考虑行SLA手术的下丘脑错构瘤患者应在术前明确是否为难治性癫痫。需要应用至少两种抗癫痫药物，剂量合适并且治疗足够长的时间，以评估是否有效。尽管下丘脑错构瘤以药物难治著称，但这一步骤必须进行。此外，对于以复杂部分性发作或其他非痴笑发作为症状学特点的继发性癫痫，除非明确错构瘤不再驱动致痫网络，一般不采取单独针对上述发作形式的治疗。鉴于激光消融的技术相对于其他手术方法还比较新，如开放性的经胼胝体－穹窿间入路、眶颧/额下入路、内镜切除和立体定向放射外科手术等，不选择这些手术方式而选择SLA治疗下丘脑错构瘤的

绝对适应证目前还没有。然而，与开颅切除或内镜切除策略相比，使用激光消融术治疗认知正常的病灶较小的患者，也许能更好地保护认知功能。需要快速见效的癫痫性脑病患者也可以选择激光消融而非利用延迟效应治疗的立体定向放射外科手术。

二、术前检查

下丘脑错构瘤患者的术前检查首先是痴笑发作的识别，但通常发现时间较晚，随后再根据神经影像结果明确诊断。除了神经影像，其他诊断方法在评估下丘脑错构瘤方面的作用有限。视频 EEG 可以帮助癫痫团队评估癫痫性脑病情况，也可以提示受影响的最大一侧半球，从而了解错构瘤的致痫网络。此外，一些癫痫中心利用 PET 扫描和脑磁图扫描来评估继发性癫痫的影响程度。最后，静息态功能磁共振成像（resting state functional magnetic resonance imaging，rs-fMRI）提示了连接模式，可用于设计离断的方案。

三、激光系统的选择与应用

有两种商用激光消融系统可供外科医生用于治疗下丘脑错构瘤。可用的系统有 Medtronic 公司的 Visualase 系统和 Monteris 公司的 NeuroBlate 系统。Visualase 系统在治疗下丘脑错构瘤方面有一些优势，例如相对较短的消融时间，以及设置温度预警点的下限实现激光的自动终止。然而，它在消融范围上确实有局限性，而这在治疗巨大错构瘤时尤其明显。NeuroBlate 系统的优势是消融范围较大，但它用来向目标传递热量的探头更大，并且没有自动终止系统。

下丘脑错构瘤的 SLA 手术计划从容积成像技术开始，该成像能够通过商用的立体定向规划软件在虚拟三维空间中重建大脑和错构瘤。至少需要高分辨率的 T_1、T_2 和 T_1 的增强序列来创建消融路径；有时候也需要其他序列，如 FLAIR、FIESTA 和 PET 扫描。手术计划有两个目标：切断传导和瘤体破坏。首选路径指向错构瘤最后下

部，入点选在瘤蒂最大层面、穹窿和乳头丘脑束的中点。有时静息态功能磁共振或视频脑电数据有助于选择入路的侧向性。然后使用软件创建倾斜路径图像，并将轨迹延续到颅骨表面以识别手术时的入颅点。避开脑室壁内侧的室管膜是一个相对谨慎的做法，但如果最佳路径需要横穿脑室，有时会选择这种方法。路径直径应尽可能扩展到 14mm，这是使用 Visualase 激光光纤和 3mm 漫射器尖端可能的最大直径。然后应该调整这个加宽的路径，直到它覆盖距离错构瘤 - 乳头体交界处 1～2mm 的错构瘤组织，这样消融时能断开传导。这个加宽的路径也应该消融到错构瘤和下丘脑的交界处。如果路径加宽后仍然有一部分错构瘤不在其中，则会规划另一条路径来覆盖该区域。

在规划路径时，还应考虑消融范围内是否存在散热区域。具有流动性的鞍上池、第三脑室和室间孔是主要的散热区域。多数情况下，散热区域位于错构瘤的中下部。因此，我们通常不以错构瘤的中心为目标，而是调整路径，以穿越病变内侧直径 1/3 的点和外侧直径 2/3 之间的点。这使得热源更接近散热区域，即使在最靠近散热区域的病变部位也能达到破坏性温度（图 70-1）。最后，该软件的"光纤视角"扫描应采用层厚 3mm 的 T_1 增强扫描，以确保计划的路径是无血管的。也可以使用 CT 血管造影。

光纤或探头的置入可以利用外科医生习惯的任何立体定向系统。这些选项包括刚性立体定向框架、立体定向机器人（具有骨内基准定位来优化精度）、StarFix 预制直接定位框架或术中 MRI 系统（如 Clearpoint）。无论使用什么系统来获取立体定向路径，置入都是从一个直径 3.2mm 的骨孔开始，由刺入切口沿着路径测量骨厚度。接下来，选择骨锚，要么是 Visualase 提供的塑料锚（不会产生磁共振热图伪影），要么是钛锚（最多产生 5mm 的磁共振伪影）。沿着计划的路径将钛骨锚拧入骨中。可用 T 形手柄扳手协助完成。烧灼通过硬脑膜后，将导向杆推进到靶点，然后将其取出。接着将带有硬性导丝的 Visualase 冷却套管推

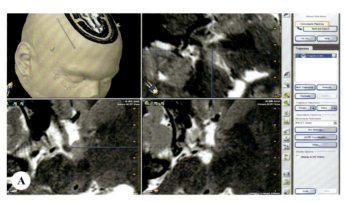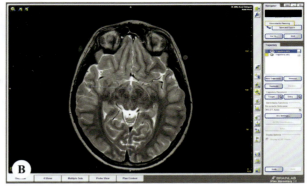

▲ 图 70-1　计划路径

A. BrainLab iPlan（德国慕尼黑 BrainLab AG）路径斜面；B. 正交轴 T_2 加权磁共振成像中的路径规划示例的屏幕截图。注意错构瘤上部路径规划在中心，下部路径的规划偏离中心，以补偿之前预测的位于下方区域的散热

进到目标位置，固定冷却套管，拔除导丝，导入 Visualase 激光光纤。如果选择塑料骨锚，则烧灼通过硬脑膜后，通过骨锚将导杆推进到靶点。然后将塑料骨锚拧入骨孔，用手指拧紧。通常情况下，3mm 散射探头更适合于消融下丘脑错构瘤，这是因为此时激光色散最小，沿着路径通过目标的热传导最小，而这一热传导在选定平面的热图上并不可见。手术开始之前，患者需要被转移到磁共振环境中。

四、成像和消融

接下来，患者接受 T_1 加权磁共振扫描，技术人员和外科医生确定套管的路径，以便在这个倾斜的平面上显示热图。然后选择理想的 T_2 加权的背景图像，一个在斜冠状位上，另一个在所选的轴位上，能最佳地显示错构瘤周围需要避免热损伤的结构。包括双侧穹窿、双侧乳头丘脑束、视交叉和视束，以及下丘脑错构瘤和下丘脑的交界处。设计了当温度达到 50℃ 时用于切断激光的温度预警点，放置在要避免损伤的结构周围（想要更安全的话，可以将阈值降低到 48℃）。这些预警点沿着热源方向，被放置在距离要保护的结构 1.5～2mm 处。其中一个温度上限标记被放置在热源处的套管附近，这个标记的作用是当该点的温度超过 90℃ 时自动切断激光。之后未使用的温度上限标记被用来监测其他结构的温度，以避免消

融损伤，但是没有自动关闭激光的功能。在这两个平面上进行了近实时的磁共振热成像。每个切片的刷新率约为 3.5s，被监测的两个平面的总体刷新率为 7s。

在此之后，MR 热图开始获取近乎实时的图像。开启对冷却套管的冲洗，并通过测定从冲洗回路返回的液体量来确认流量。接着将激光器设置为 10W 的极限，并在亚损毁温度下进行测试，功率为 8%～10%，以确认热源的最佳位置。沿着路径进行调整以优化热源位置，并相应地调整上限标记后，激光功率就会增加到消融水平。然后增加激光功率，直到套管附近的温度上限在 80～90℃，并且低温预警点未切断激光。基于 Arrhenius 方程的不可逆损害图显示了被破坏的组织，并由橙色的像素颜色来表示。一旦橙色损害区域覆盖了目标损害区域，消融即完成（图 70-2，图 70-3）。在次全消融中，如果温度在 80～90℃ 维持 3min，不可逆损害范围不太可能扩大。如果病变在冠状平面上超过一个消融高度，则激光光纤可以从冷却套管中拉出一段已测量的距离，并在路径中更近的位置进行另一次消融。

五、术后影像

一旦外科医生认为安全地达到了所需的消融量，就可以开始消融后的确证成像。一般用弥散成像，或更高分辨率的弥散张量成像，来评估与

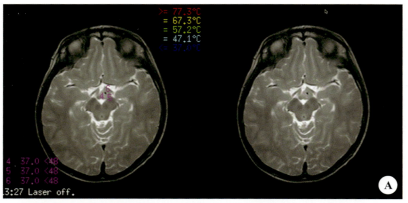

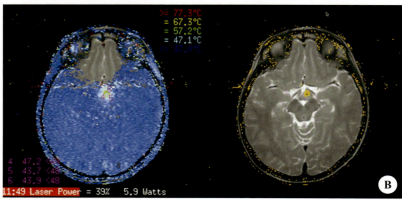

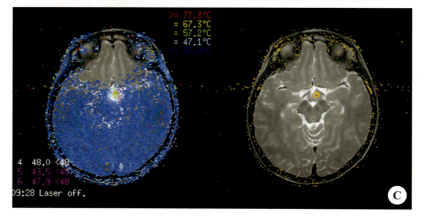

◀ 图 70-2　磁共振热图引导下丘脑错构瘤激光消融术：T₂ MRI 背景图像叠加热图（左图）和不可逆损伤图（右图）

A. 在激光打开之前，低温预警点首先放置在右侧乳头体（4）、左侧乳头体（5）和左侧视束（6）附近；B. 激光被打开到最大功率的 39%，左边的热图显示了温度变化，右边是以橙色表示的不断扩大的不可逆转的毁损图；C. 右乳头体旁边的低温预警温度达到 48℃，自动切断激光

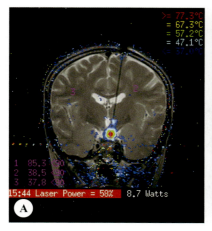

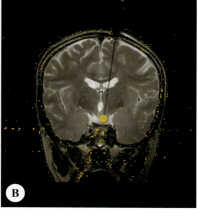

◀ 图 70-3　立体定向激光消融术治疗下丘脑错构瘤的斜冠状位

A. T₂ MRI 背景图像叠加了热图；B. 不可逆毁损图，显示在斜冠状平面上，以显示容纳激光的整个颅内冷却套管。1 号高温预警点的温度为 85℃，表示病变的最佳热传递。在这种特殊的情况下，选择了经脑室路径

热损伤相关的即刻水肿。下一步，进行 T_1 加权磁共振成像，增强扫描。这通常会显示先前无强化的下丘脑错构瘤的强化，并显示血脑屏障的破坏区域，表明这是不可逆的损害（图 70-4）。最后，将套管从颅中取出，从颅骨上拧下锚栓，并用一针缝合伤口。然后进行快速场回波或梯度回波（gradient echo，GE）序列的后续成像，以检测出血。

六、术后管理

接受下丘脑错构瘤 SLA 手术患者的术后过程中，一般很少会有与切口或其他入路相关的并发症。然而，必须特别注意预防和治疗消融后的水肿，这一般要比开放手术后更严重。在消融手术前 1 周使用大剂量类固醇，术后 10 天使用类固醇，可最大限度地降低下丘脑迅速出现水肿的风险。此外，年幼的儿童，特别是那些患有巨大错构瘤的儿童，他们的血钠水平可能会出现波动，不过通常不会像开放手术那样严重。通过细致地监测和补钠可以减轻这种风险。最后，位于垂体柄附近的病变应该注意是否有术后尿崩症。

七、预后

我们对 59 例下丘脑错构瘤的 SLA 患者在消融后 3 个月和 1 年进行了随访评估，之后每年进行一次随访评估。16 名患者（27%）其他手术或放射外科干预失败。SLA 后，93% 的患者在 1 年内痴笑发作停止，截止最后一次随访 86% 的患者无痴笑发作。本组患者中有 19 例为继发性非痴笑发作，消融后症状改善，药物控制发作更容易。13 名患者（22%）需要 2 次消融，两名患者需要 3 次消融。大多数患者的整体神经状况几乎立即得到改善；12% 的患者无癫痫发作，停用所有抗癫痫药物。

八、并发症

一例尿崩症经激光消融后恶化为 DDAVP 依赖。消融术后没有新发或恶化的下丘脑性肥胖的患者。一名患者之前曾接受过右颞叶切除术，术后因左乳头体损伤而出现严重的短期记忆障碍[8]。虽然他的记忆障碍随着调节技术的进步而得到改善，但仍然存在问题。

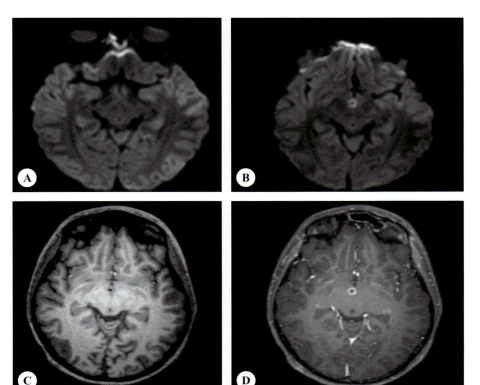

◀ 图 70-4　确证成像

上图显示了消融前（A）和消融后（B）即刻的 DTI 图像，以及消融前（C）和消融后（D）即刻的 T_1 磁共振成像。这些序列显示了消融的范围，确定了靶向消融的完整性

结论

MR 引导的 SLA 在治疗患有这种高度难治性并且影响发育的癫痫的儿童方面带来了风险收益比的显著改善。虽然并非所有的患者都适合进行激光消融术，但激光消融的术后并发症较少，这可能是由于 MRI 能够更好地显示错构瘤和下丘脑之间的边界，因此这种方法成为大多数下丘脑错构瘤患者理想的首次术式。不受限的下限标记物和散热预测技术等技术的进步无疑将改善手术预后。

参 考 文 献

[1] Ng YT, Rekate HL, Prenger EC, et al. Transcallosal resection of hypothalamic hamartoma for intractable epilepsy. Epilepsia 2006;47(7):1192–1202

[2] Ng Y-T, Rekate HL, Prenger EC, et al. Endoscopic resection of hypothalamic hamartomas for refractory symptomatic epilepsy. Neurology 2008;70(17):1543–1548

[3] Harvey AS, Freeman JL, Berkovic SF, Rosenfeld JV. Transcallosal resection of hypothalamic hamartomas in patients with intractable epilepsy. Epileptic Disord 2003;5(4):257–265

[4] Mukherjee D, Carico C, Nuño M, Patil CG. Predictors of inpatient complications and outcomes following surgical resection of hypothalamic hamartomas. Surg Neurol Int 2011; 2(105):105

[5] Curry DJ, Gowda A, McNichols RJ, Wilfong AA. MR-guided stereotactic laser ablation of epileptogenic foci in children. Epilepsy Behav 2012;24(4):408–414

[6] Wilfong AA, Curry DJ. Hypothalamic hamartomas: optimal approach to clinical evaluation and diagnosis. Epilepsia 2013;54(Suppl 9):109–114

[7] Stafford RJ, Fuentes D, Elliott AA, Weinberg JS, Ahrar K. Laser-induced thermal therapy for tumor ablation. Crit Rev Biomed Eng 2010;38(1):79–100

[8] Zubkov S, Del Bene VA, MacAllister WS, Shepherd TM, Devinsky O. Disabling amnestic syndrome following stereotactic laser ablation of a hypothalamic hamartoma in a patient with a prior temporal lobectomy. Epilepsy Behav Case Rep 2015;4:60–62

第71章 MRI 引导下激光热疗在小儿癫痫手术中的应用
MRI-Guided Laser Thermal Therapy in Pediatric Epilepsy Surgery

Zulma S. Tovar-Spinoza　James T. Rutka　著

蔡　渡　张　凯　译　李　霖　校

摘　要

MRI 引导下激光热疗（MRIgLITT）是一种新型的微创手术，为一部分病例的治疗提供了新的选择。LITT 通过组织对激光的吸收产热以达到消融效果。MRIgLITT 通常在全麻的状态下实施，只需在颅骨上钻一个小孔。随后，激光探针通过无框架、机器人引导的方式置入，或是通过传统的立体定向框架置入。如前所述，热能的传导可以通过磁共振热成像实时监测，直到获得理想的消融效果。MRIgLITT 可以在适度镇静的条件下局麻进行，也可以全麻进行。作为一种辅助治疗的方式，消融术既可以用于初始或后续的治疗，也可以作为重复治疗的一种手段，因为它没有次数的限制。在小儿癫痫的调查中，仅有少数短期随访的报告证明了 MRIgLITT 能够完全治愈癫痫。尽管如此，许多关于成人癫痫的研究结果仍然鼓励将其用于以下原因所导致的药物难治性癫痫，如颞叶内侧癫痫伴海马硬化、下丘脑错构瘤、皮质发育不良（包括岛叶病变）、结节性硬化、脑室旁灰质异位和肿瘤，并将其作为首选的治疗方式。还可将其用于胼胝体切开术。

关键词

MRIgLITT，立体定向 EEG，下丘脑错构瘤，皮质发育不良

经过目前的最佳药物治疗，小儿癫痫患者中仍有 25% 的病例发作不能终止，从而被诊断为难治性癫痫[1]。ILAE 对于药物难治性癫痫（drug-resistant epilepsy，DRE）的定义标准为：在经过两种能够耐受的、适当选择的并且常用的抗癫痫药物足量足疗程治疗后，仍然无法完全控制发作[2]。在进行小儿癫痫手术的相关决策时，必须要考虑到如下几点因素：无法控制的发作产生的影响；长期药物治疗；手术对患儿的学习能力、发育和日常活动产生的影响[1]。

在过去的几十年里，微创技术和激光技术快速发展，为 DRE 的治疗提供了新的选择。

MRIgLITT 这种新型的微创技术，是处理致痫区的全新策略，并且在经过筛选的病例中，它能够达到与病灶切除术、离断术以及消融术相似的治疗效果[3]。

一、MRI 引导下激光热疗技术

激光热疗（laser-induced thermal therapy，LITT）通过组织对激光的吸收产热以达到消融效果。LITT 与磁共振 T_1 加权图像相结合，就可以通过热成像的方式监测消融的区域，从而避免对于大脑功能区的损伤[4-7]。和其他任何的新技术一样，对于 MRI 引导下激光热疗（MRI-guided laser-induced thermal therapy，MRIgLITT）的学习和应用也需要一个过程，因为操作者需要深入理解光子学在手术的设计和激光的精准应用这两方面的重要性[8]。在 45℃的条件下持续一段时间[9]，热能就会导致组织细胞产生不可逆性的损伤，而当温度高于 60℃时，组织就会立刻发生凝固性坏死和组织凝固[10]。每一种组织对于能量都有一定的吸收率，被称为"质子共振频率（proton resonance frequency，PRF）[6]"；病变的脑组织有着更高的吸收系数，意味着当病变被消融时正常的组织能够幸免[11]。这使得在消融区和正常脑组织的交界处有一个约 1mm 的过渡区，它可以被磁共振热成像（MRI thermal imaging，MRTI）实时监测到[12]。

MRIgLITT 通过同步的磁共振 T_1 加权图像实时监测消融情况[13, 14]。消融区域组织一旦被激光激活之后，其氢键连接就会变得疏松，这会使得组织的通透性增加，进而导致磁场强度和质子共振频率降低[15, 16]。MRTI 通过对比热疗前后的快速扰相梯度回波序列信号来测量热度差异，通过热疗后的信号减去热疗前正常体温下的参考信号便可获得当前组织的热度情况[6, 15, 17]，因此基线温度信号的准确测量对于相关软件衡量消融损伤至关重要。单层面、双层面和三层面视图的获得分别需要 3s、6s 和 8s 的扫描时间[18]。

两种 LITT 设备经过了 FDA 的批准，可经商业途径购得。他们使用颜色深度编码的热图叠加在核磁共振成像上。该软件通过组织热疗的 Arrhenius 模型计算出不可逆损伤的范围[12, 19]。该模型基于蛋白质变性过程的时间和温度依赖性来估计细胞死亡[20, 21]。

在 Visualase system（Medtronic，Minneapolis，MN）这一系统中，组织坏死[22] 的定量估计结果被实时地显示为橙色的区域，而在 NeuroBlate 系统（Monteris Medical Inc，Plymouth，MN）系统上黄色、蓝色和白色的线条被用于勾勒相应区域[18]。

二、市售的 MRIgLITT 系统

其中之一的 Visualase Thermal Therapy System

（图 71-1）在前文已提及[3, 8, 19, 22-23]。一个 15W、980nm 的双极激光和激光冷却器都被连接到一个图像处理工作台上，从而在实时监测下进行 MRIgLITT 治疗。探针与磁共振成像兼容，其直径只有 1.6mm，中心是一个 400μm 核心的硅纤维散射头和一个外部柔性且透光的冷却套管（图 71-2）。这套设备的激光沿着 1cm 放射原件的长轴方向呈圆柱形或椭球形分布。激光探针连接着蠕动泵，泵中循环流动着生理盐水，温度控制在室温的水平，从而冷却激光纤维和周围组织，防止组织过热。该工作站的软件被设计用于执行近实时的 MRTI 并估计消融区范围（图 71-3）。PRF 的变化可以在影像图片上显示，与温度的变化成线性相关。在此基础上，相关组织的温度可以被计算出来。工作站依据温度和时间数据，将每一块体素显示为不同深浅的橙色来编码以形成热图。由此，我们可以评估不可逆损伤的区域的大小[18]。

NeuroBlate system 使用了一个 CO_2 气冷的激光探针，以及能够将可控的激光能量传导至目标区域的热电偶[21]。这套系统还有一个 Nd：YAG 材料的激光光纤，和有着 12W 输出功率的激光。探针一端直径为 2.2mm，另一端为 3.3mm，包括侧向发射头和散射头（图 71-4、图 71-5）。这套系统与连接着 MRI 系统的工作站相适配，提供着实时的热成像数据。一个机器人探针导航装置可以与激光纤维连接到一起，通过 MRI 图像显示面板就可以实现对于激光放射深度的调节（图 71-6）。其他的辅助装置还包括 AtamA 患者转运和头架系统，以及 AXiiiS 立体定向微框架（图 71-7）。

这套软件以热损伤阈值（thermal damage threshold，TDT）为分界画线，显示出了热能传播的范围。黄线勾勒的区域表示着该体积范围内的组织被加热至 43℃至少 2min，相应的，蓝线表示被加热至 43℃至少 10min，白线表示被加热至 43℃至少 60min。低于黄线阈值范围之外的组织不会发生不可逆的损伤，在蓝线勾勒范围内的组织则必然发生了严重的损伤，而在白线勾

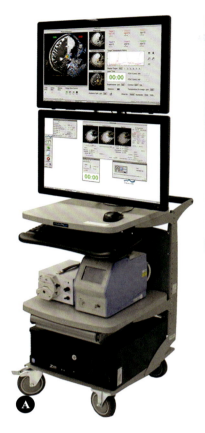

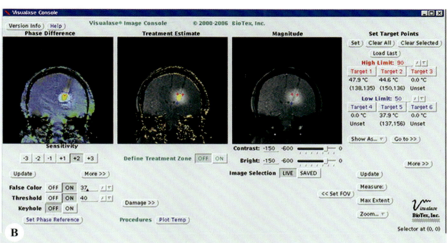

▲ 图 71-1　可视化软件系统工作站和显示面板
经美敦力公司许可转载 ©2017

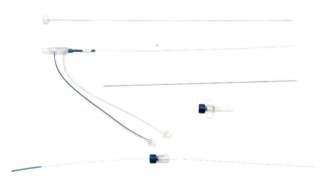

▲ 图 71-2　**Visualase 系统的激光探针与套管等**
经美敦力公司许可转载 ©2017

勒的范围内的组织已经发生了不可逆的凝固性坏死 [18, 24]。

三、外科技术

MRIgLITT 在全麻下实施，只需钻入一个小孔。整个过程可以在无框架、机器人引导的方式下置入，或是通过传统的立体定向框架置入。颅骨螺钉安装在导向杆上，并按计算的角度拧入钻

孔，形成了一个锚点，使得激光光纤能够稳固地置入。随后，激光探针按照既定的位置被送入目标区域。如前所述，MRTI 技术会实时监测热传递情况，直到获得理想的消融效果。额外的加热和对激光探头位置的调整也是必需的 [3, 25]。

四、MRIgLITT 的优势

MRIgLITT 可以在适度镇静的条件下局麻进行，也可以全麻进行。作为一种辅助治疗的方式，消融术既可以用于初始或后续的治疗，也可以作为重复治疗的一种手段，因为它没有次数的限制。同时根据目标区域的形状和大小，这项技术也预测了损伤的情况。

MRIgLITT 可以针对单个或多个目标区域，使用单个或多个电极，并在每个病变处进行单次或多次的消融，而且这些操作都可以在一次手术中完成。进一步讲，这项技术减少了手术时长和住院时间。它不仅在术后美观程度上让患者满意，还将整体的不适感降到最低 [26, 27]。

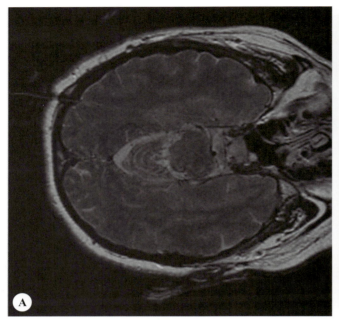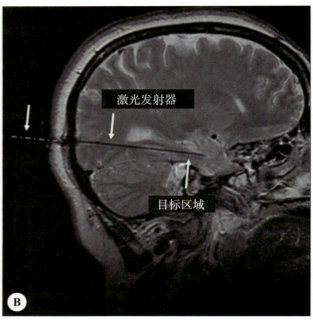

▲ 图 71-3　颞叶内侧癫痫（MTLE）消融术中的 Visualase 系统 MRI 视图，可见图中的激光光纤
经美敦力公司许可转载 ©2017

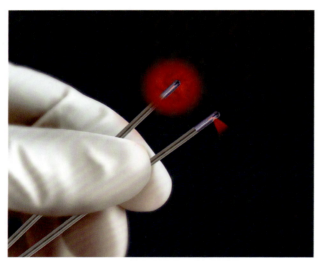

▲ 图 71-4　NeuroBlate 激光探针：全角度散射（散射头）和侧向发射

经 Monteris 医疗公司许可 ©2017。使用任何 Monteris 医学公司的照片或图像并不意味着 Monteris 对任何文章或出版物发表评论或持认可态度

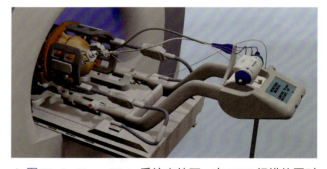

▲ 图 71-5　NeuroBlate 系统支持下，在 MRI 扫描的同时行机器人引导下探针置入示意
© 蒙特里斯医疗公司 2017

五、MRIgLITT 在小儿癫痫治疗中的应用

根据现有研究，使用 MRIgLITT 治疗成人癫痫是一个不错的选择 [8, 24, 28-41]，但是这项技术对小儿癫痫的治疗效果还少有报道。Curry 等发表了他

们的研究，入组的患者是 5 例 5 岁到 15 岁之间的患者，包括 1 例结节性硬化（ $n=1$ ），1 例额叶皮质发育不良（ $n=1$ ），2 例下丘脑错构瘤（HH, $n=2$ ），以及 1 例同时患有颞叶内侧硬化和颞上回神经囊尾蚴病伴钙化的患者 [42]，其中 3 例患者术后癫痫无发作，疗效达到了 Engel Ⅰ 级。但这篇病例报告随访时间较短，只有 2~13 个月。随后，Wilfong 和 Curry [43] 报道了 14 例儿童患者采用 MRIgLITT 治疗 HH，术后癫痫无发作的比例达到了 86%，中位随访时间为 9 个月。Zubkov 等 [44] 描述了 1 例 19 岁的患者，其优势侧为右侧且曾行右侧颞叶切

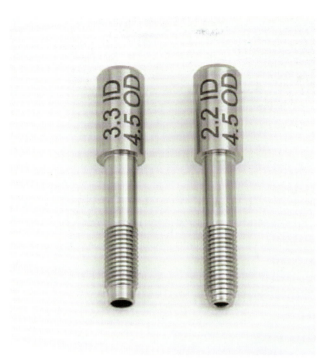

▲ 图 71-6　NeuroBlate 系统中的颅骨螺栓
© 蒙特里斯医疗公司 2017

除术，在采用 HH 激光消融术后出现了严重的遗忘综合征。本例患者的术后影像显示双侧乳头体水肿，作者认为这种改变加重了记忆功能的缺失，尽管优势侧切除的影响还没有定论。

　　最近以来，Kang 等[28] 发表了有关 20 例患者的研究，其中既有儿童也有成人，术后 6 个月，12 个月及 24 个月癫痫无发作的比例分别为 8/15，4/11 和 3/5。对于那些术后仍有癫痫发作的患者，他们的癫痫发作情况并没有得到改善，除了 1 例患者在热疗后癫痫发作频率逐渐随时间下降。其中有 4 例患者在 MRIgLITT 失败后又进行了标准的切除术，4 例中有 2 例患者在切除术后癫痫无发作[28]。Lewis 等[45] 报道了对 17 例有着不同病理类型的患者所进行的 19 次手术，包括 12 例皮质发育不良、5 例结节性硬化、1 例下丘脑错构瘤、1 例颞叶内侧硬化（medial temporal sclerosis，MTS）、1 例 Rasmussen 脑炎和 1 例肿瘤。59% 的患者术后疗效达到 Engel Ⅰ 级或 Ⅱ 级（其中 7 例患者 Engel Ⅰ 级，1 例患者 Engel Ⅱ 级）；然而，这项研究所选取的患者样本异质性较高，且随访时

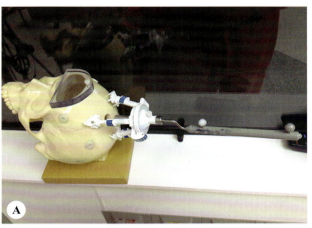

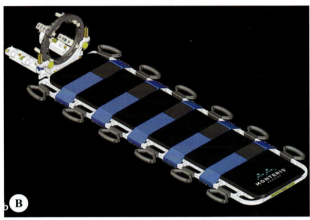

▲ 图 71-7　NeuroBlate 系统辅助装置
A. AXiiiS 立体定向微型框架；B. AtamA 患者转移和头部稳定系统（©Monteris 医疗公司 2017）

间较短，只有 16.1 个月。其中 4 例患者出现了术后并发症，具有代表性的情况是：套管定位错误（$n=2$），脑水肿（$n=1$），以及冷却系统故障导致的套管损坏（$n=1$）。17 例患者中，有 11 例患者的住院时长仅为 1 天[45]。

　　已经有大量研究针对 MRIgLITT 在成人癫痫治疗中的应用展开评估[32]。据相关研究报道，对于颞叶内侧癫痫（mesial temporal lobe epilepsy，MTLE）的患者[28–31, 36, 39, 46]，接受 MRIgLITT 手术的患者术后癫痫无发作的比例低于开颅手术（术后 6 个月的比例为 53%）。然而，经过 MRIgLITT 治疗的患者，其致痫区如果被遗漏或是消融不完全，治疗还可以重复进行[28, 31]，因为 LITT 的使用并不会妨碍再次的消融操作或进一步的手术及其他治疗[27]。MTLE 消融的并发症，包括视野缺损、

出血、激光定位错误、癫痫发作以及头痛[28-29, 47]。

激光消融以微创为特点，尤其适用于深在的颅内病变如脑室旁灰质异位（ periventricular nodular heterotopia，PVH ）。在一项研究中，MRIgLITT 被用于治疗 4 例 PVH 的患者[41, 47, 48]，其中 3 例患者在术后通过改变用药控制了癫痫发作，另外 1 例在进行了额外的手术治疗后也实现了对于癫痫发作的控制。Buckley 等[38] 与 Bandt 和 Leuthardt 报道了 MRIgLITT 用于治疗 1 例同时患有颞叶局灶性皮质发育不良和 DNET 的患者。McCracken 等近期报道了 5 例使用 MRIgLITT 治疗海绵状血管畸形的患者，在平均 17.4 个月的随访中，80% 的患者获得了 Engel Ⅰ 级癫痫无发作的疗效，且无围术期并发症[33]。Bandt、Leuthardt[49] 和 Hawasli 等[50] 报道了岛叶消融术并取得了良好疗效的病例。

结论

在小儿癫痫的调查中，仅有少数短期随访的报告证明了 MRIgLITT 能够完全治愈癫痫。尽管如此，许多关于成人癫痫的研究结果仍然鼓励将其用于以下原因所导致的药物难治性癫痫，如颞叶内侧硬化、下丘脑错构瘤（图 71-8）、皮质发育不良（包括岛叶病变）、结节性硬化、脑室旁灰质异位和肿瘤，并将其作为首选的治疗方式。还可将其用于胼胝体切开术。

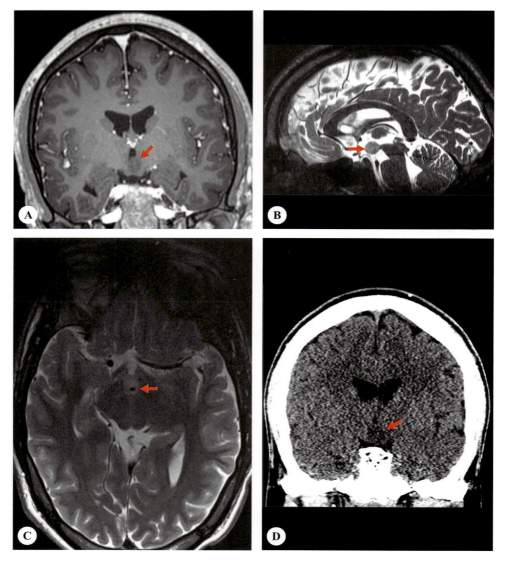

◀ 图 71-8　激光消融治疗下丘脑错构瘤

A. 14 岁男性，伴笑发作，MRI 冠状位显示下丘脑错构瘤（箭）；B. 同一患者矢状位显示下丘脑错构瘤（箭）与乳头体的位置关系；C. 轴位 MRI 显示激光光纤处于下丘脑错构瘤瘤体的中央（箭）；D. 消融术后 CT 显示原下丘脑错构瘤区域呈低密度（箭）

　　针对 DRE 患者的外科手术治疗指南已经发生变化。随着机器人辅助下电极的精确置入，连同 MRI 技术和无创性功能定位技术的进步，立体定向技术下颅内 EEG 记录发作起始和传播的三维时空信息的能力也在进步，使得致痫区的辨认变得更加容易。根据现有报道，在这些技术的结合下，MRIgLITT 能够获得与开放手术相同甚至更好的疗效。

　　实际上，MRIgLITT 以及当前的工作系统还处于初步发展阶段；随着各种新技术与热消融术不断整合，在实时对被毁损致痫区和功能信息关系的外科可视化方面，未来将继续进步。

参 考 文 献

[1] Snead OC III. Surgical treatment of medically refractory epilepsy in childhood. Brain Dev 2001;23(4):199–207

[2] Kwan P, Arzimanoglou A, Berg AT, et al. Definition of drug resistant epilepsy: consensus proposal by the ad hoc Task Force of the ILAE Commission on Therapeutic Strategies. Epilepsia 2010;51(6):1069–1077

[3] Tovar-Spinoza Z, Carter D, Ferrone D, Eksioglu Y, Huckins S. The use of MRI-guided laser-induced thermal ablation for epilepsy. Childs Nerv Syst 2013;29(11):2089–2094

[4] Carpentier A, Chauvet D, Reina V, et al. MR-guided laser-induced thermal therapy (LITT) for recurrent glioblastomas. Lasers Surg Med 2012;44(5):361–368

[5] Kahn T, Bettag M, Ulrich F, et al. MRI-guided laser-induced interstitial thermotherapy of cerebral neoplasms. J Comput Assist Tomogr 1994;18(4):519–532

[6] Schwabe B, Kahn T, Harth T, Ulrich F, Schwarzmaier HJ. Laser-induced thermal lesions in the human brain: shortand long-term appearance on MRI. J Comput Assist Tomogr 1997;21(5):818–825

[7] Schwarzmaier H, Eickmeyer F, Fiedler VU, Ulrich F, et al. Basic principles of laser induced interstitial thermotherapy in brain tumors. Med Laser Appl 2002;17(2):147–158

[8] Medvid R, Ruiz A, Komotar RJ, et al. Current applications of MRI-guided laser interstitial thermal therapy in the treatment of brain neoplasms and epilepsy: a radiologic and neurosurgical overview. AJNR Am J Neuroradiol 2015;36(11):1998–2006

[9] Goldberg SN, Gazelle GS, Mueller PR. Thermal ablation therapy for focal malignancy: a unified approach to underlying principles, techniques, and diagnostic imaging guidance. AJR Am J Roentgenol 2000;174(2):323–331

[10] Yaroslavsky AN, Schulze PC, Yaroslavsky IV, Schober R, Ulrich F, Schwarzmaier HJ. Optical properties of selected native and coagulated human brain tissues in vitro in the visible and near infrared spectral range. Phys Med Biol 2002;47(12): 2059–2073

[11] McNichols RJ, Gowda A, Kangasniemi M, Bankson JA, Price RE, Hazle JD. MR thermometry-based feedback control of laser interstitial thermal therapy at 980 nm. Lasers Surg Med 2004;34(1):48–55

[12] Rieke V, Butts Pauly K. MR thermometry. J Magn Reson Imaging 2008;27(2):376–390

[13] Schwarzmaier HJ, Yaroslavsky IV, Yaroslavsky AN, Fiedler V, Ulrich F, Kahn T. Treatment planning for MRI-guided laser-induced interstitial thermotherapy of brain tumors—the role of blood perfusion. J Magn Reson Imaging 1998;8(1):121–127

[14] De Poorter J, De Wagter C, De Deene Y, Thomsen C, Ståhlberg F, Achten E. Noninvasive MRI thermometry with the proton resonance frequency (PRF) method: in vivo results in human muscle. Magn Reson Med 1995;33(1):74–81

[15] Quesson B, de Zwart JA, Moonen CT. Magnetic resonance temperature imaging for guidance of thermotherapy. J Magn Reson Imaging 2000;12(4):525–533

[16] Welch AJ, van Gemert MJC, Star WM, eds. Definitions and overview of tissue optics. In: Optical-Thermal Response of Laser-Irradiated Tissue. New York: Springer; 1995:15–46

[17] Welch AJ, Motamedi M, Rastegar S, LeCarpentier GL, Jansen D. Laser thermal ablation. Photochem Photobiol 1991;53(6):815–823

[18] Tovar-Spinoza Z, Choi H. MRI-guided laser interstitial thermal therapy for the treatment of low-grade gliomas in children: a case-series review, description of the current technologies and perspectives. Childs Nerv Syst 2016;32(10):1947–1956

[19] Jethwa PR, Barrese JC, Gowda A, Shetty A, Danish SF. Magnetic resonance thermometry-guided laser-induced thermal therapy for intracranial neoplasms: initial experience. Neurosurgery 2012;71(1, Suppl Operative):133–144, 144–145

[20] von Tempelhoff W, Ulrich F. Laser interstitial thermal therapy (LITT) of the brain. Photonics Lasers Med 2014;3(2):67–69

[21] Mohammadi AM, Schroeder JL. Laser interstitial thermal therapy in treatment of brain tumors—the NeuroBlate System. Expert Rev Med Devices 2014;11(2):109–19

[22] Carpentier A, McNichols RJ, Stafford RJ, et al. Real-time magnetic resonance-guided laser thermal therapy for focal metastatic brain tumors. Neurosurgery 2008;63(1, Suppl 1):ONS21–ONS28, discussion ONS28–ONS29

[23] Choi H, Tovar-Spinoza Z. MRI-guided laser interstitial thermal therapy of intracranial tumors and epilepsy: state-of-the-art review and a case study from pediatrics. Photonics Lasers Med 2014;3(2):107–115

[24] Missios S, Bekelis K, Barnett GH. Renaissance of laser interstitial thermal ablation. Neurosurg Focus 2015;38(3):E13

[25] Ravindra VM, Sweney MT, Bollo RJ. Recent developments in the surgical management of paediatric epilepsy. Arch Dis Child 2017;102(8):760–766

[26] Tovar-Spinoza Z, Choi H. Magnetic resonance-guided laser interstitial thermal therapy: report of a series of pediatric brain tumors. J Neurosurg Pediatr 2016;17(6):723–733

[27] Jethwa PR, Barrese JC, Gowda A, Shetty A, Danish SF. Magnetic resonance thermometry-guided laser-induced thermal therapy for intracranial neoplasms: initial experience. Neurosurgery 2012;71(1, Suppl Operative):133–144, 144–145

[28] Kang JY, Wu C, Tracy J, et al. Laser interstitial thermal therapy for medically intractable mesial temporal lobe epilepsy. Epilepsia 2016;57(2):325–334

[29] Willie JT, Laxpati NG, Drane DL, et al. Real-time magnetic resonance- guided stereotactic laser amygdalohippocampotomy for mesial temporal lobe epilepsy. Neurosurgery 2014;74(6):569–584, discussion 584–585

[30] Drane DL, Loring DW, Voets NL, et al. Better object recognition

and naming outcome with MRI-guided stereotactic laser amygdalohippocampotomy for temporal lobe epilepsy. Epilepsia 2015;56(1):101–113

[31] Gross RE, Willie JT, Drane DL. The role of stereotactic laser amygdalohippocampotomy in mesial temporal lobe epilepsy. Neurosurg Clin N Am 2016;27(1):37–50

[32] LaRiviere MJ, Gross RE. Stereotactic laser ablation for medically intractable epilepsy: the next generation of minimally invasive epilepsy surgery. Front Surg 2016;3:64

[33] McCracken DJ, Willie JT, Fernald BA, et al. Magnetic resonance thermometry-guided stereotactic laser ablation of cavernous malformations in drug-resistant epilepsy: imaging and clinical results. Oper Neurosurg (Hagerstown) 2016;12(1):39–48

[34] Ho AL, Miller KJ, Cartmell S, Inoyama K, Fisher RS, Halpern CH. Stereotactic laser ablation of the splenium for intractable epilepsy. Epilepsy Behav Case Rep 2016;5:23–26

[35] Ellis JA, Mejia Munne JC, Wang SH, et al. Staged laser interstitial thermal therapy and topectomy for complete obliteration of complex focal cortical dysplasias. J Clin Neurosci 2016;31:224–228

[36] Dredla BK, Lucas JA, Wharen RE, Tatum WO. Neurocognitive outcome following stereotactic laser ablation in two patients with MRI-/PET+ mTLE. Epilepsy Behav 2016; 56:44–47

[37] Burrows AM, Marsh WR, Worrell G, et al. Magnetic resonance imaging- guided laser interstitial thermal therapy for previously treated hypothalamic hamartomas. Neurosurg Focus 2016;41(4):E8

[38] Buckley RT, Wang AC, Miller JW, Novotny EJ, Ojemann JG. Stereotactic laser ablation for hypothalamic and deep intraventricular lesions. Neurosurg Focus 2016;41(4):E10

[39] Waseem H, Osborn KE, Schoenberg MR, et al. Laser ablation therapy: an alternative treatment for medically resistant mesial temporal lobe epilepsy after age 50. Epilepsy Behav 2015;51:152–157

[40] Meng Y, Suppiah S, Mansouri A. Journal Club: Real-time magnetic resonance-guided stereotactic laser amygdalohippocampotomy for mesial temporal lobe epilepsy. Neurosurgery 2015;77(2):307–309

[41] Clarke DF, Tindall K, Lee M, Patel B. Bilateral occipital dysplasia, seizure identification, and ablation: a novel surgical technique. Epileptic Disord 2014;16(2):238–243

[42] Curry DJ, Gowda A, McNichols RJ, Wilfong AA. MR-guided stereotactic laser ablation of epileptogenic foci in children. Epilepsy Behav 2012;24(4):408–414

[43] Wilfong AA, Curry DJ. Hypothalamic hamartomas: optimal approach to clinical evaluation and diagnosis. Epilepsia 2013;54(Suppl 9):109–114

[44] Zubkov S, Del Bene VA, MacAllister WS, Shepherd TM, Devinsky O. Disabling amnestic syndrome following stereotactic laser ablation of a hypothalamic hamartoma in a patient with a prior temporal lobectomy. Epilepsy Behav Case Rep 2015;4:60–62

[45] Lewis EC, Weil AG, Duchowny M, Bhatia S, Ragheb J, Miller I. MR-guided laser interstitial thermal therapy for pediatric drug-resistant lesional epilepsy. Epilepsia 2015;56(10): 1590–1598

[46] Wu C, Boorman DW, Gorniak RJ, Farrell CJ, Evans JJ, Sharan AD. The effects of anatomic variations on stereotactic laser amygdalohippocampectomy and a proposed protocol for trajectory planning. Neurosurgery 2015;11(Suppl 2):345–356, discussion 356–357

[47] Esquenazi Y, Kalamangalam GP, Slater JD, et al. Stereotactic laser ablation of epileptogenic periventricular nodular heterotopia. Epilepsy Res 2014;108(3):547–554

[48] Gonzalez-Martinez J, Vadera S, Mullin J, et al. Robot-assisted stereotactic laser ablation in medically intractable epilepsy: operative technique. Neurosurgery 2014;10(Suppl 2):167–172, discussion 172–173

[49] Bandt SK, Leuthardt EC. Minimally invasive neurosurgery for epilepsy using stereotactic MRI guidance. Neurosurg Clin N Am 2016;27(1):51–58

[50] Hawasli AH, Ray WZ, Murphy RK, Dacey RG Jr, Leuthardt EC. Magnetic resonance imaging-guided focused laser interstitial thermal therapy for subinsular metastatic adenocarcinoma: technical case report. Neurosurgery 2012;70(2, Suppl Operative): 332–337, discussion 338

第五篇

术后病程及结果
Postoperative Course and Outcome

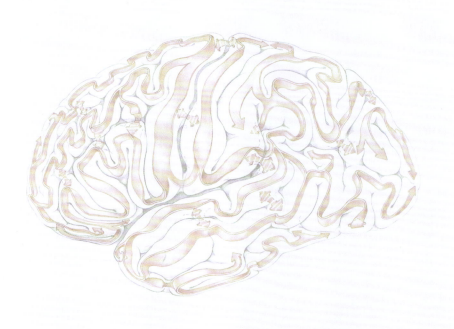

第72章　手术失败和再手术
Surgical Failure and Reoperation

Matthew C. Davis　Jeffrey P. Blount　著

唐晓伟　郭　强　译　　李　霖　校

摘　要

本章介绍了小儿癫痫治疗中手术失败的特点，并回顾了对该人群进行再次手术的方法。小儿癫痫手术失败和再次手术的理念在过去十年发生了转变。不断发展的技术使得在再次手术中进行更精确的定位成为可能。越来越多地采用微创技术进行定位和毁损使得侵入性检查逐步地发展。我们回顾各种观点的发展演变，其中包括癫痫手术后的长期疗效，再次手术中关于影像和治疗选择的技术改进，以及对分期和姑息性癫痫手术的理解进展。我们还分析癫痫手术失败的预测因素和原因、再次手术的适应证，以及之前失败手术的再定位。最后我们讨论了特殊小儿癫痫综合征的首次手术和再次手术之间的细微差别。

关键词

再次手术，癫痫，儿科，EEG

　　癫痫发作表现比较具有特征性，且相对易于识别，因此人们很容易将癫痫手术的结果两极分化：癫痫发作的实质性减少或根治，以及术后持续性癫痫发作。传统上，术后持续性癫痫发作患者被认为癫痫手术失败，这些病例可能需要再次手术。然而，全新的治疗策略、先进的影像技术和改进的操作技巧已经引发癫痫外科治疗方法的根本改变，癫痫外科手术成功与失败的定义也由此增加了细微差别。仅仅将再次手术视为一次不满意的首次切除术后的"第二次机会"已不再准确，它忽略了分期、姑息性和微创技术在癫痫手术中扮演的作用。

　　手术失败和再次手术是小儿癫痫手术必须面对的固有问题[1-3]。小儿癫痫患者更常考虑再次手术，因为小儿癫痫手术的成功率与成人不一样，成人最常进行颞叶切除。在儿童中，药物难治性癫痫常常定位在新皮质，伴有皮质发育畸形（malformations of cortical development，MCD），也称为皮质发育不良（cortical dysplasias，CD），这样的病理结果在小儿癫痫外科中占大多数[4]。作为一种只是结构紊乱的正常新皮质[5, 6]，这些致痫灶通常在影像学上是隐匿的，并呈现出多种分类情况，使初步定位变得困难。

　　因此，小儿癫痫手术传统上既费时间又耗资源，失败率常常接近50%。对于严谨评估的患者，再次手术非常有效。然而，再次手术的风险会高于初次手术[7, 8]。

一、手术失败

（一）手术失败的定义

　　癫痫外科干预的首要目标是减少或消除癫痫

发作，降低相关并发症。手术失败是指手术未能达到预定目标，通常意味着手术后癫痫复发。许多小儿癫痫综合征非常严重，完全控制不发作是不现实的，但减少癫痫发作频率或类型可以显著提高患者和家属的生活质量。因此，姑息性手术，如胼胝体切开术，只要能够消除跌倒发作，甚至即使术后全面性癫痫仍然存在，也可以认为是成功的。

虽然癫痫无发作是癫痫手术成功的金标准，但手术失败概念的核心是术前目标有无实现，而不一定是癫痫无发作。虽然手术失败传统上被视为计划或执行的失败，但在某些情况下癫痫复发可能是疾病原本固有的。手术失败率因小儿癫痫综合征、手术方法、外科医生和制定的手术目标不同而异。术后随访时间也越来越被重视，它是界定癫痫复发率和手术失败率的关键指标。早期无癫痫发作并不能保证永久根治，所引用的癫痫无发作率必须结合术后随访时间的长短来表述。

（二）术后急性期癫痫发作

术后急性期癫痫发作（acute postoperative seizures，APOS）通常定义为手术后 7～14 天出现的发作，另外也有一些研究人员建议将时间延长至 30 天[9-11]。APOS 的预测危险因素包括低年龄段、抗癫痫药物浓度降低和侵入性脑电监测[12-14]。以前认为 APOS 是局部脑出血或水肿引起的良性短暂现象，现在越来越被认为是长期预后不良的预测因素。在近 25% 的儿科研究中有 APOS 发生[9, 12, 15]。其中，颞叶以外的切除术后 APOS 的发生率明显高于半球切除术后。Greiner 等最近对 112 名接受癫痫切除手术的儿童患者进行了一项研究，没有 APOS 的患者占 76%，与之相比，只有 26% 的 APOS 患者的癫痫发作负担在临床上显著减轻[11]。尽管颞叶和颞叶以外切除术后发生 APOS 的预后明显较差，但大脑半球切除术后的 APOS 不能预测长期癫痫控制效果。这与 Koh 等的一项研究形成对比，该研究发现，大脑半球切除术患者有五次以上 APOS，其长期癫痫控制率明显较低。虽然与术前发作症状相似的 APOS

已被确定为成人无病灶性颞叶癫痫持续发作的危险因素，但尚未对儿童进行研究[13]。

虽然一些中心提倡通过三步法积极处理 APOS（置入颅内电极进行监测；补置电极后手术切除；延长监测时间和视情况再次手术切除）[16]，但我们主张推迟观察期后再重新评估。当皮质切除术后癫痫复发时，患者是否会持续发作仍不确定（尽管可能性较小）。因此，最好让患者有时间从手术中恢复，重新评估癫痫发作频率和症状，必要时重新评估定位，然后重新考虑下一步的药物治疗或手术方案。离断手术，如功能性半球切除术或胼胝体切开术可能是这种方法的例外。反复发作、频繁发作应考虑仔细阅读分析影像学，来确定是否有离断不完全或失败的区域（图 72-1）。如果有明确离断不完全的区域，那么尽早再次行离断手术可能优于推迟观察期方法，在这种情况下，胶质增生和瘢痕形成可能会增加手术风险。

（三）手术失败的预测

对于大多数小儿癫痫病例，在临床、电生理或放射学方面，缺乏可靠且可推广的手术失败预

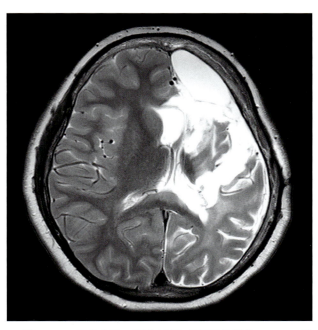

▲ 图 72-1 手术失败：环岛叶半球离断术后的 MRI T_2 显示胼胝体压部未断开。该患者仍继续发作，症状学与术前相同，直到完全断开后发作症状才停止

测因素。Englot 及其同事发现，颞叶切除术、术前癫痫较低的发作频率以及病理提示肿瘤或颞叶内侧硬化是小儿癫痫患者手术预后良好的预测因素，而与持续性癫痫发作相关的因素包括术腔附近残留的致痫组织、术腔远隔部位的额外致痫区、存在大脑半球癫痫综合征[17]。

明确的病变、早期干预、无全面性癫痫发作和局灶起源的发作性 EEG 表现也可预测儿童患者的良好预后[18-20]。虽然仔细研究手术失败的预测因素对于癫痫手术的初步计划和患者咨询很有用，但这种方法有一些局限性。这些预测因子有很多是不可改变的，大多数关于癫痫手术预后的研究都没有调查清楚失败的原因是否是计划不当或是执行不力所致[17]。

对于一部分皮质发育不良，手术疗效唯一可靠的一致性预测因子是手术切除范围。然而，这一事实的实际意义比较有限，因为许多皮质发育不良的范围既不能通过 MRI 也不能通过手术显微镜识别。此外，发育不良与功能皮质的关系，将主要决定是否可以安全地切除所有发育不良的皮质。不完全的切除或离断也是胼胝体切开术和功能性半球切除术的关键问题是手术失败的主要原因。

（四）手术失败的原因

手术失败的类型可以根据致痫灶定位、切除范围和癫痫综合征的演变来确定。定位可能是正确的、不正确的或不完整的（如多个发作起始致痫灶的情况）。同样，对于术后癫痫控制无发作的患者，切除范围可能充分的或者是不充分的。

1. 错误定位

难治性癫痫的定位是基于症状学、EEG 和无创功能影像学检查的一致性评估，这些检查提示了癫痫产生的特定皮质区域。由于每一种技术都取得了进步，无创评估定位比以往任何时候都更准确。EEG 的进步包括新的导联方式的应用和密集 EEG 阵列的发展。功能成像的进展比较广泛，包括 MEG、SPECT、SISCOM 及正电子发射断层

扫描（图 72-2）等技术的发展和广泛应用。尽管取得了这些重大进展，但检查结果的绝对一致很少见，癫痫灶定位仍然是一个充满挑战和不完善的过程。错误定位是手术失败和需要再次手术的重要原因。

我们应该识别和总结定位错误的类型。第一类错误发生在癫痫灶激活区未能被识别时。这类错误的一个例子比如双重病理，其中颞叶激活区过于活跃，以至于同时出现的额叶激活区要么未被检测到，要么被忽略。另一个更常见的错误发生在测试检测到的区域时，被误解为比实际情况更不活跃，或对整体癫痫的影响更小。当疾病是多灶性的，当癫痫的症状学或其他特征涉及其他脑区时，或者当癫痫传播的网络复杂时，也可能会发生这种情况。尽管所有检查结果一致是癫痫定位的基本原则，但功能影像研究中获得的信息往往显示出显著的不一致，这就需要解释说明（可能非常具有挑战性）。

经验丰富的癫痫中心能迅速了解到对于既定患者定位信息的一致性程度，并对颅内电极的需求产生一定程度的信心。虽然我们急于希望能够帮助患有严重进展性和致残性癫痫患儿，但是如果无创性检查的结果一致性不高，这样反而会导致电极置入不当。像这种"钓鱼式探索"的特点是电极覆盖广泛，但手术成功率不高。

2. 不充分的切除

当首次切除未完全清除致痫灶时，再次手术追求扩大原来的切除边界。这会增加永久性神经功能障碍的风险；颞叶再切除术会增加视野缺损的风险，而根据发作起始区定位的颞叶外再切除可能会导致各种功能障碍[22]。

定位正确但未达到预期结果时，通常涉及致痫灶与功能皮质重叠的情况。在这种情况下，必须控制切除范围，以避免不可逆的严重神经功能障碍。这种情况并不总是直截了当的决定，而必须谨慎权衡对待；手术引起的功能障碍对患儿整体生活质量的负面影响应该比癫痫发作影响小。对运动功能障碍尤其如此，而记忆、语言和额叶

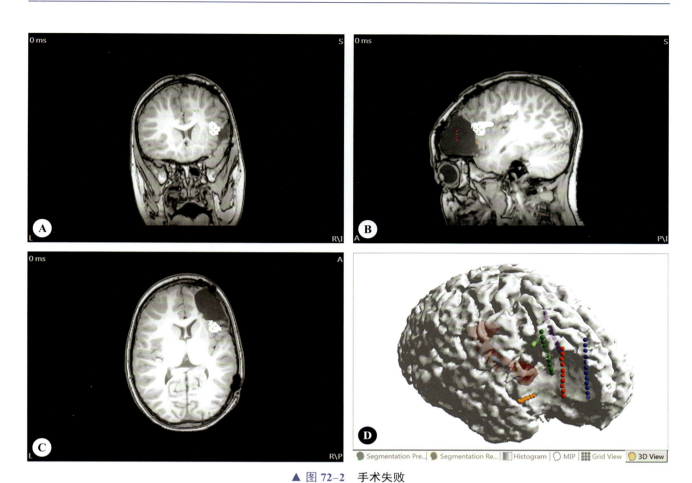

▲ 图 72-2　手术失败

切除术后 MRI 与发作期 SPECT 的融合图像显示了高激活区和紧邻术腔前方的发作起始区（参见图 72-3，CURRY 软件生成的融合图像）

去抑制等关键而细微的功能则明显更少。与这些功能相关的神经损伤可能是长久的，并且不太容易通过术后康复治疗以获得患者神经功能的显著改善。通常情况下，固定的运动功能障碍可以很容易地适应（尤其是轻度或中度），而对记忆、语言和额叶执行功能的影响则更为严重。因此，当由于接近功能表达皮质而可能会手术失败时，外科医生和癫痫专家必须考虑额外的辅助技术，例如具有实时功能评估的唤醒技术、无框架导航平台上改进的功能成像或手术技术，如多处软膜下横切术或脑回内切除术可使扩大切除范围时更安全、更有意义[23]。

手术失败的另一种情况，是切除位于非功能表达皮质中适当局限的致痫区。在某些皮质发育不良中，切除不完全是一个特定的挑战，因为病变组织可以不知不觉地融入周围的脑组织中，并且在术中很难确定病变的确切范围。无框架导航可能会降低难度，但当切除大的病变时发生的组织移位会导致初始注册配对不准确。硬膜下电极的移位或误标以及栅状电极点的误解或误标是技术误差的少见来源，即使定位正确，也会导致手术失败。

3. 癫痫的发展

新皮质癫痫因其建立新的癫痫发生和传播区域的能力而声名狼藉。尽管手术定位的过程本质上是为了确定与癫痫发生相关的局灶皮质或局部区域，但皮质发育不良可能涉及大量的新皮质区域。切除术后，新的病理结构网络可能会演变，其核心通常转变为原本切除术腔的边缘。目前已经提出了几种机制来解释发育不良组织如何诱导癫痫发生[6]。巨型神经元作为皮质发育不良的特征，通常出现在电生理最异常的区域[24]。这种细胞本质上来讲具有超兴奋的膜特性，以及兴奋性和抑制性输入之间的失衡，因此导致了发育不良的皮质具有高致痫性[24, 25]。GABA 能神经递质抑制功能受损以及 GABA 受体介导的同步化被认为促进了癫痫的发生[26]，而 N- 甲基 -D- 天冬氨酸（N-methyl-D-aspartate，NMDA）受体亚基表达的改变，与膜相关鸟苷酸激酶（membrane-associated guanylate kinase，MAGUK）蛋白家族的异常表达相互作用，也参与诱导了脑组织形态学的异常改变[27]。由于定位研究涉及癫痫发生的最活跃区域，但无法确定皮质发育不良的细胞界限，所有以皮质发育不良为主要病理结果的切除手术都有结构重组和手术失败的潜在风险。

4. 多个癫痫发作起始区

双重病理机制是颞叶病变中癫痫发生的公认驱动因素，因为即使在完全切除病灶后，胶质增生和海马硬化也会导致顽固性癫痫发作[28]。因此，一些学者建议对新皮质颞叶癫痫进行更广泛的切除，包括杏仁核 – 海马切除术和前颞叶皮质切除术，以提高术后疗效[29, 30]。尽管伴随的风险，特别是与神经认知功能有关的风险，让我们不太建议将新皮质颞叶切除术的范围常规扩大到包括内侧结构，但通过磁共振成像、发作症状学、普遍的电极策略和（或）术中 ECoG 评估双重病理仍然是需要谨慎对待的[31]。

（五）再次手术评估

1. 确定备选方案

顽固性癫痫的严重程度只是评估患者是否可能再次手术时需要考虑的一个因素。临床医生必须将顽固性癫痫发作的风险与再次手术的风险进行比较，并考虑再次手术成功的可能性。大多数局灶性癫痫失败的部位靠近先前切除手术的边缘；因此，可以粗略估计，那些受邻近功能皮质限制的患者，要比那些远离功能皮质的患者的切除风险高得多。

同样重要的是，要强调并非每一次手术失败都需要考虑手术干预。有些失败相对较小，术后癫痫发作类型明显优于术前，且不能保证再次手术对患者和家庭是否会带来风险、不适和压力。在其他方面，手术团队认识到已经达到了合理的手术限制。由于不同患者存在的特定因素，这些因素超出了简单、客观的指标，如癫痫发作类型和频率，因此必须个性化地考虑是否再次手术。

此外，必须提高定位成功的信心。有时首次手术干预反而提高了监测和定位的能力。它明确提示发作起始区是弥漫的或多因素的。相比之下，如果能够实现准确的定位，再次手术能够成功实现长期的癫痫发作控制[32]。

2. 癫痫持续发作的风险

除了脑卒中，癫痫的不明原因猝死是所有神经系统疾病中死亡的主要原因[33]。慢性癫痫的伴随疾病包括头部创伤、烧伤、机动车事故、癫痫引起的骨外伤和吸入性肺炎[34, 35]。癫痫带来了严重的耻辱感，辍学率和失业率。进行性认知障碍、精神疾病和进行性脑萎缩在难治性癫痫中也更常见[36]。抗癫痫药物可诱发特异性和潜在致命的过敏反应，并增加心血管疾病和肥胖的风险[37]。成功的手术降低了癫痫相关的死亡率[38]、与发作有关的损伤和其他相关疾病发病率。成功衡量癫痫持续发作的细微和多方面影响是一个高度个性化的过程，需要深入了解临床情况、患者偏好和家族背景。癫痫团队必须考虑药物难治性癫痫带来的情绪困扰、看护人员的压力、经济负担、患者对抗癫痫药物的耐受性和预期依从性、癫痫的计划生育、癫痫发作和抗癫痫药物的认知影响以及一些进展性的癫痫等诸多因素。

在考虑再次手术时，评估个体患者的基础认知和功能状态，以及术后癫痫发作减少或消除后的预期改善程度是至关重要的。成功的癫痫手术的一个重要组成部分是提高患者参与家庭和社会活动方面的能力。如果癫痫手术不大可能改善患者的脑功能状态（如果高知患者癫痫手术的神经认知功能风险很大），手术的其他好处，如持续性癫痫的发病率和死亡率降低，或患者和家庭负担减轻，将成为手术的主要依据。

3. 治疗预期

患者和家属愿意承担重大风险，希望通过手术干预减少或消除癫痫发作。特别是在小儿癫痫手术中，家长同意对孩子进行神经外科干预，因为持续性癫痫发作可能会对情绪造成毁灭性打击。

特别是考虑到术后急性期癫痫发作的较高发生率，有必要对患者和家属进行适当的宣教，使其了解术后急性期癫痫发作的可能性和影响。尽管术后急性期癫痫发作至少在一些儿童综合征中增加了顽固性癫痫的可能性，但应该强调的是，并非所有术后发作事件的长期疗效都很差。术后癫痫发作应被视为一个重大但非灾难性事件，并根据所执行的手术、发作症状学和基础发作负担进行检查。无论是初次手术还是再次手术都是如此。

患者和家属有必要了解，癫痫团队将继续随访、评估和治疗患者，直到癫痫得到控制，或者家属和治疗团队认为进一步治疗会给患者带来不可接受的风险。癫痫治疗团队对这一过程的承诺有助于缓解患者和家人的失望和焦虑，并有助于建立团队对长期关系的信心，这对于儿童新皮质癫痫的成功治疗通常是必要的。

二、再手术

（一）再手术中的重复定位

计划进行再手术的患者的再次致痫区定位与首次手术时的定位方法相似。基于症状学、头皮 EEG 和影像学检查提出假设，并确定是否有必要进行有创颅内脑电监测。

特别是在美国，除了硬膜下栅状电极和徒手放置的深部电极外，立体 EEG 引导下的颅内电极置入得到更广泛应用，对先前接受过手术的患者置入颅内 EEG 电极的已知的风险有着重要的影响（图 72-3）。SEEG 可用于癫痫发作起始和传播的三维时空评估，在评估患儿疑似双侧癫痫发作起始、多灶性病变，以及脑深部靶点的记录方面尤

其有价值[39]。儿童对 SEEG 电极置入的耐受性也高于硬膜下电极，这可能是因为颅内损伤反应更低和避免大开的颅手术。以下章节将更详细地讨论与特定流程相关的注意事项。

影像学技术

高质量的结构磁共振是首次癫痫手术和再次手术的影像学检查的第一步。磁共振上明确的病变与癫痫手术后更高的成功率密切相关[40-42]。在一项 1.5T MR 报告正常的癫痫患者队列研究中，65% 的患者使用 3T 相位阵列 MR 成像发现了新的病变[43]。更广泛地使用 7-T MR 技术可以进一步增强临床识别相关异常的能力[44]。因此，在考虑再次手术的所有患者的术前评估中，应包括具有癫痫特定序列的高分辨力 MRI。

^{18}F-FDG PET 可用于首次手术评估，但在再次手术中产生致痫区假设的可能性较低，术后变化可能掩盖了低代谢的区域。SPECT 也可能受到与 18F-FDG PET 相同的限制。最新的弥散成像技术，如轴突定向弥散和密度成像，在再次手术评估中可能更具价值，尤其是对于怀疑切除范围不充分的皮质发育不良[45]。基于体素的形态计量学对识别皮质发育不良的细微区域也有价值[46]。

也许除了结构磁共振成像以外，相比任何非侵入性检查，纤维束成像可以说是对需再次手术

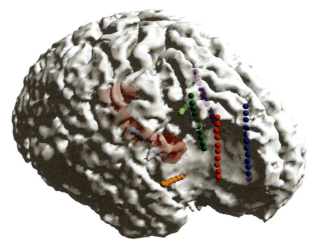

▲ 图 72-3　手术失败：CURRY 软件的融合图像显示，通过 SEEG 阵列进行的切除术后二次评估，确定了发作起始区在术腔边缘的前方

的患者中最有用的影像学检查。它由磁共振弥散加权成像产生，可以相对容易地描绘视辐射和皮质脊髓束。DTI 在大脑半球切开术或胼胝体切开术后持续性癫痫发作患者中显示离断不完全的区域方面也很有价值[47]。

除了结构影像学检查，功能成像在需再次手术的患者中发挥着重要作用，尤其是那些初次切除手术后多年的大龄儿童。功能 MRI 可以定位语言网络和运动功能区，而对于功能 MRI 无法明确定侧的大龄儿童，可以使用颈内动脉异戊巴比妥测试。

比较少应用的技术，如头皮 EEG 同时联合 fMRI 或脑电源成像技术，在发作期和发作间期定位异常电活动方面具有应用前景。然而，这些技术在首次癫痫手术患者的术前评估中的作用尚未确定，更不用说需要再次手术的患者了。

（二）局灶性皮质切除的再手术

1. 皮质发育不良的再手术

皮质发育畸形是儿童部位相关难治性癫痫中最常见的病理类型[6]。皮质发育不良原本就难以靠非侵入性检查定位，并且几乎全部需要使用侵入性电极记录来精准定位。皮质发育不良通常广泛性生长，边界不清，难以识别。因此，当皮质发育不良病灶与功能皮质相邻时，需要使用侵入性电极在功能上确定致痫灶及其与相邻功能皮质的位置关系。因此，通过合理地放置电极来进行广泛的皮质电刺激，是当代儿童非病灶性药物难治性局灶癫痫手术策略的核心（图 72-4）。一些作者主张，对癫痫儿童的皮质进行更广泛的检测和功能定位可以更好地控制癫痫发作[21]。栅状电极覆盖不足或放置不当，可能导致致痫灶的定位特征及其与功能区的关系不明确。由此产生的定位不确定性是手术失败和需要再次手术的重要原因。

基于栅状电极的局灶性皮质发育不良切除术有 60% 概率达到癫痫无发作，90% 概率显著减少癫痫发作，与病灶不完全切除（20%）相比，病灶完全切除术后的癫痫无发作率（80%）明显更

高[48-51]。尽管完全切除是皮质发育不良手术的主要目标，但预计可能出现的神经功能障碍是不完全切除的最常见原因[48]。

由于硬膜下栅状电极应用后产生的瘢痕增生和组织纤维化，定位失败后的再手术会很困难。即使用轻柔的操作技巧放置硬膜下网格电极，并进行大量冲洗，皮质也会发生炎症反应。这种炎症变化在初次切除时很少有影响，但可能会增加再次手术的复杂程度。粘连通常形成于软脑膜和硬脑膜之间，在切除部位、切除边缘和沿硬脑膜缝合边缘处尤其牢固。在二次手术中仅打开硬脑膜就可能会是一项容易出血、耗时且艰难的任务。软脑膜表面通常也受到影响，潜在的致痫模式也可能发生改变。

此外，解剖结构经常移位并形成瘢痕；周围胶质细胞增生并扭曲切除术腔的边缘，从而使正常和异常组织平面之间偏斜。如果二次手术需要广泛地放置硬膜下栅状电极，那么软脑膜和硬脑膜之间的瘢痕是一个需要重视的问题。因为瘢痕通常需要进行显微外科解剖分离，所以硬膜下栅状电极的放置可能仅限于骨瓣下方的区域。皮质静脉周围的瘢痕是非常危险的，因为瘢痕组织通常比静脉壁更坚韧、更牢固。因此，如果要按照计划但错误地将一个小电极塞入先前遇到阻力的

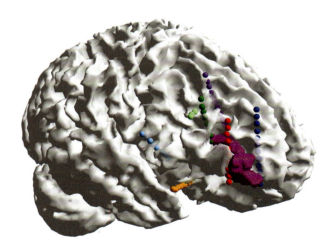

▲ 图 72-4　手术失败：CURRY 软件的融合图像显示，通过 SEEG 电极阵列进行的切除术后评估，叠加（红色块）MIMS 定位了发作期 SPECT 的高激活区，确定了复发的致痫灶位于术腔的前方

瘢痕区域，则可能会导致明显出血。

尽管存在这些限制，使用侵入性电极的再次手术可以取得良好的效果。因此，在从软脑膜中轻轻剥离硬脑膜以及将电极巧妙地放置在空隙时，是需要努力和耐心的。

2. 脑叶切除术后再手术

一些病变的不同之处在于，它们可能需要反复进行脑叶切除，最终进展为需要进行半球切除。其中最常见、最明显的就是 Rasmussen 脑炎，但进行性结构改变也可见于皮质发育不良或神经皮肤综合征，如 Sturge-Weber 综合征。与局灶性切除术相比，大脑半球切除术可明确有偏瘫和偏盲，并比局灶性切除手术有更高的脑积水风险[52]。在疑似半球性癫痫综合征的病例中，局灶性切除失败后，最大的困难是确定再次进行局灶性切除手术，还是直接通过半球性切除手术来最大限度地控制癫痫发作[53]。另外，必须考虑患者的年龄和神经功能重塑能力、原有基础脑功能状态、发作的程度和家庭的倾向。

Rasmussen 脑炎是一种研究机制不明的脑炎，被认为是一种自身免疫性疾病。一侧大脑半球有选择性地受累，并导致进行性和顽固性发作的癫痫综合征，通常表现为部分性癫痫持续状态或顽固性局灶性部分癫痫的模式。在早期发病时，Rasmussen 脑炎可能表现为局灶性，但如果行局灶性切除术会导致短时间内失败。手术失败和再次手术的关键是正确诊断 Rasmussen 脑炎的能力，以及在典型 Rasmussen 脑炎漫长、痛苦的临床发作期间，如何选择合适的半球切除手术时机。传统的临床观点是，当疾病充分进展，直到轻瘫发展为偏瘫时才进行手术干预。然而，这种疾病的持续进展、药物难以控制的癫痫发作，以及累及对侧半球的潜在可能，都加剧了对半球离断最佳时机的争议，并促使许多经验丰富的中心积极尽早进行半球离断。

3. 功能性大脑半球离断术后再手术

大脑半球切除术是一种非常有效的术式，癫痫无发作率可达到 80%~85%[4, 54, 55]。功能性大脑半球切除术失败的原因通常是离断不完全（图72-1）。切除或离断大脑半球的手术方式有几种，但它们都有各自的离断风险区[56]。不同术式的癫痫发作预后相近，但解剖性大脑半球切除术的并发症发生率高于功能半球切除术或环岛叶大脑半球离断术[57]。由于功能性大脑半球切除术的天然优势，如失血量少、手术时间短、硬膜下含铁血黄素沉积和术后脑积水的发生率低，现在很少采用解剖性大脑半球切除术。因此，最近很少有文章讨论解剖性大脑半球切除术失败的技术原因。类似地，除了环岛叶半球离断术（peri-insular hemispherectomy，PIH）外，很少有关于半球皮质去除术或其他旨在通过解剖下切除实现完全离断的术式的失败报道[58]。

环岛叶大脑半球离断术因其简便高效的方式而获得广泛的青睐和应用，它利用了岛叶边缘的环岛沟、额叶和颞干皮质下走行的白质以及下方侧脑室的解剖关系。然而，环岛叶半球离断术最后一步涉及的额叶底面离断步骤，通常是该术式离断不完全导致失败的最常见原因。这是因为外科医生认为没有独立解剖标志能供术中参考[59]。

额叶底面离断的关键是在进行胼胝体切开步骤时保护好胼周动脉[60]。胼周动脉在走行靠近胼胝体膝部时，与 ACA 远端的 A2 段合并。然后继续离断至前交通动脉和大脑中动脉分叉处。通过这种方式借用大脑前动脉的解剖结构，可以确保额叶底面离断完全，但同时这有进入基底节或下丘脑的风险。

无论选择何种技术，关键问题是大脑半球要离断完全。仔细查看术后影像可以判断是否离断完全，或者哪里有离断不完全的地方。如前所述，大脑半球离断术后癫痫复发应尽早进行磁共振检查并考虑再次手术。事实上，对于术后早期癫痫发作的患者，磁共振在术后急性期比 EEG 更有价值。磁共振可以显示离断不完全的区域，而 EEG 不能区分患侧半球是否已经断开。由于脑组织仍保持在原位，血供完整，EEG 仍将显示患侧大脑半球大范围异常。

DTI 可以显示白质纤维走行，因此在对于功能性大脑半球离断术后仍持续性发作的患者，它在影像学评估中是一项特别有价值的检查[4]。

4. 胼胝体切开术后再手术

胼胝体切开术包括部分大脑半球的离断（胼胝体前 2/3 段切开术）或整个大脑半球的离断（胼胝全段切开术）。尽管胼胝体切开术是一种非常有效的手术，但它仍然没有得到充分利用。跌倒发作最适合采用胼胝切开术，另外，当癫痫以半球双侧同步化放电为主时，胼胝体切开术也会减少全面性癫痫发作的频率和严重程度。手术失败通常是由于操作技术上未能达到预期的胼胝体切开程度，或者是由于胼胝体前 2/3 段切开术未能达到预期的临床目标。术后磁共振，尤其是冠状位 T_1 图像，可以很容易地辨认任何术后胼胝体仍保持完整的区域。如果达到了预期的胼胝体切开程度，癫痫治疗团队必须确定是否需要将切开离断扩大到胼胝体全段，以达到更好的疗效，或者是否应考虑其他治疗方案，如迷走神经刺激器置入术。

从技术上讲，如果在初次手术后立即再次进行胼胝体切开术（如术后 MRI 显示胼胝体切开不完全时）相对简单，但如果二次手术的时间推迟，则手术明显更困难。再次胼胝体切开术最危险的部分是移开上矢状窦上的骨瓣。原本在硬脑膜和骨瓣之间留下的瘢痕组织，使得在静脉窦上的硬膜外间隙进行分离操作时候既困难又非常危险。处理该问题的外科选择包括：①调整入路以不需要分离的方法接近残余的胼胝体；②改变骨瓣的大小或结构；③尝试小心分离先前的骨瓣；④考虑替代治疗技术，如放射外科或激光间质内热疗来完成胼胝体的离断。如果选择沿用前次的骨瓣开颅，额外的钻孔通常是有帮助的。手术半球的软脑膜与硬脑膜和大脑镰之间形成的瘢痕组织也会导致再次行胼胝体切开术的难度加大。

因为手术需要暴露半球间纵裂，所以要保护好其中重要的皮质引流静脉。当瘢痕组织累及到这些重要血管时，外科医生必须特别小心，不要将其电凝回缩，这种回缩可引起汇入上矢状窦的

血管阻塞，这可能导致静脉窦边缘大量出血，难以控制。合理的操作顺序包括用棉片或棉球轻轻地局部填塞，并加入止血材料，如氧化纤维素（Surgicel R，Ethicon，Somerville，NJ）或明胶海绵（Pfizer，New York，NY），必要时小心使用血管夹封堵上矢状窦的开放边缘。

当进入胼胝体时，必须立即定位清楚离断不完全的部分。无框架导航有助于定位离断不完全的区域。还必须考虑是否应将离断范围扩大到胼胝体全段（即将前 2/3 胼胝体切开术转为胼体全段切开术）。通常来说，离断不完全区域的组织不比正常组织更难分开，因为顾名思义，它没有经过手术操作，因此没有瘢痕增生和纤维化。然而，显露它可能更具挑战性。离断不完全最常见的部位是胼胝体膝部和嘴部的前方、上方（在前 2/3 胼胝体切开术中）和压部（在胼胝体全段切开术中）。血管的解剖标志有助于预防这种情况。在前方，可以沿着胼周动脉走行，继续向前一旦看到前交通动脉复合体，就可以确保离断完全。在后方，看到 Galen 大静脉周围的软膜 – 蛛网膜平面，可以认为压部已离断。

（三）致病病灶切除后再手术

1. 肿瘤的二次手术

相对于其他病理类型，肿瘤和血管病变切除后通常会有更高的癫痫无发作率，因此手术失败的发生率通常较低[32, 61]。引起儿童难治性癫痫最常见的肿瘤是良性、生长缓慢、异位的肿瘤，如节细胞胶质瘤、胚胎发育不良性神经上皮肿瘤（dysembryoplastic neuroepithelial tumor，DNET）[62] 和多形性黄色星形细胞瘤[63]。这些肿瘤通常都是良性的，间变恶性的发生率很低。引起癫痫发作的肿瘤好发于颞叶。关于这些肿瘤手术失败的两个重要问题是：①癫痫相关检查评估，以确保病变是致痫的；②切除是否应局限于单纯的病灶切除或是否需要扩大切除来达到癫痫无发作[64]。致痫区包括病变和周围的异常结构，通过无创检查很难辨别[65]。虽然未能准确判断和切除全部的致

痫区会增加术后持续癫痫发作的可能性，但切除额外的组织会增加永久性神经功能障碍的风险。

在对 185 名儿童 DNET 患者手术治疗的回顾中，手术切除后超过 98% 患者明显改善了癫痫发作，86% 的患者实现了癫痫无发作[66]。充分完整切除是与长期癫痫无发作率显著相关的唯一因素。手术总体上是安全的，没有死亡报告，12% 的并发症率几乎都是短暂的。在一项对致痫性节细胞胶质瘤患儿的回顾性研究中，癫痫发作控制同样良好，90% 的患者癫痫无发作，其余 10% 的患者在临床上显著减轻了发作[67]。

在接受肿瘤切除术的患者中，癫痫控制无发作似乎非常持久。Wessling 等报道称，在所有因难治性癫痫接受肿瘤切除手术的儿童患者中，10 年以上的癫痫无发作率为 82.2%。本研究中绝大多数肿瘤为 WHO Ⅰ 级或 Ⅱ 级，永久性术后功能障碍发生率为 5.6%，长期功能预后良好，91% 的患者能接受正规学校 / 大学和（或）专业的教育培训[68]。

当影像学上的异常与头皮 EEG 结果一致时，通常不会进行有创脑电监测，直接进行病灶切除。考虑到传统上肿瘤切除后的癫痫无发作率通常很高，这个观点尤其正确。然而，越来越多的数据证实致痫区范围超出了病灶范围，尤其是 DNET（其周围发育异常的皮质也具有致痫性）[69]和颞叶病变（其中颞叶内侧结构引起的癫痫可导致术后持续性发作）[70]。Jooma 等[71]研究了 30 名伴有颞叶病灶的难治性癫痫患者，并将其分为两组，一组为直接病灶切除术，另一组为在 EEG 引导下的切除术。他们发现，用 EEG 确定致痫区后手术的组获得了 92% 的癫痫无发作率，而仅采用病灶切除治疗的组仅获得了 19% 的癫痫无发作率[71]。类似地，Minkin 等发现颞叶 DNET 行单纯性病灶切除术后仍有不等比例的癫痫发作[61]。基于侵入性监测技术的病灶扩大切除术提高了癫痫无发作率[64, 71]，在考虑切除致痫性肿瘤的患者中要谨慎选择侵入性脑电监测。

2. 血管性病变的再手术

尽管症状性药物难治性癫痫可以发生在脑海绵状血管畸形（cerebral cavernous malformation，CCM）或动静脉畸形（arteriovenous malformation，AVM）中，但最大的不确定性存在于 CCM 引起癫痫的处理。CCM 随着年龄的增长而进展，在青春后期达到一个稳定期[72]，绝大多数位于幕上和脑叶。所有 CCM 均表现出一定程度的微出血，并显示出含铁血黄素沉积带。含铁血黄素沉积带具有潜在致痫性[73]，通常建议切除该组织和海绵状血管畸形本身[74, 75]。在多项研究中，完全切除含铁血黄素沉积带和术中使用 ECoG 与改善癫痫发作预后相关[76]。经一些研究发现的推测，术中 ECoG 引导下指切除与癫痫预后没有显著相关，这可能是由于选择使用 ECoG 的都是有更严重的癫痫发作的或者病变位于功能皮质的患者[76, 77]。对于 CCM 切除术后持续性癫痫发作的治疗，几乎没有数据可供参考。从逻辑上讲，反复进行无创检查定位和考虑颅内脑电监测似乎是最合适的。

症状性 CCM 的微创治疗方案包括立体定向放射外科、磁共振引导聚焦超声消融和磁共振引导激光间质热疗。然而，迄今为止，这些技术都没有在因症状性 CCM 而导致的药物难治性癫痫中获得广泛应用或长期随访。

儿童真正的 AVM 由于其本身的出血风险，需要积极治疗。通常，通过外科手术切除或放射外科栓塞治疗 AVM 可显著改善癫痫发作。手术切除和放射手术也会诱发癫痫发作，但这些通常是轻微的，相对容易控制；难治性癫痫比较罕见[78]。因此，真正的动静脉畸形通常需要显微手术切除（联合或不联合栓塞治疗）或放射外科手术治疗，而药物难治性癫痫很少是治疗的首选适应证或是治疗后的结果。

（四）颞叶切除后的再手术

儿童颞叶手术区域通常位于新皮质（30%）和病灶性的（40%），而不是成人常见的颞叶内侧硬化。因此，所涉及的区域通常是颞叶外侧和下方，而单纯的海马硬化不太常见。颞叶外侧和底面新皮质内的致痫区传导至内侧的边缘系统通路并迅速扩散，从而导致复杂部分性发作，其发作症状在临床上与成人中常见的颞叶内侧硬化相同。如果没有考虑到儿童颞叶癫痫好发于新皮质，则会增加癫痫定位不当和手术失败的风险[79, 80]。

儿童颞叶癫痫的第二个重要区别是双重病理的高发生率，其中颞叶和额叶新皮质由于在皮质发育过程中的一致性而往往都参与到癫痫的发生过程中。额叶病灶通常以眶额回和额叶下部定位为主。因此，在小儿颞叶癫痫手术的计划中，考虑双重病理的可能至关重要。必须记住，在儿童颞叶癫痫中，单纯的内侧颞叶硬化是比较罕见的，典型的成人内侧颞叶硬化的海马结构变化可能是由于儿童时期新皮质癫痫的边缘系统传导通路频繁累及所致。因此，主要集中于颞叶内侧结构的标准前颞叶切除术可能会有更高的失败率（图 72-2）。在儿童颞叶癫痫病例中，即使存在颞叶内侧硬化的一些典型特征，也应更积极地监测，增加使用有创电极来充分监测颞叶和额叶/眶额叶新皮质。

虽然儿童颞叶切除术在术后早期的成功率为 70%～80%，但随着时间的推移，癫痫无发作率也会下降[81]。如果需要再次手术，会遇到许多与其他新皮质切除相同的问题。硬脑膜与软脑膜紧密粘连，颞叶引流静脉可能变得混乱和危险，胶质和瘢痕增生扭曲了正常解剖平面。如果先前有过颞叶内侧离断，这些问题尤为重要。特别重要的是清楚颞叶内侧的软脑膜在先前切除时是否受到骚扰。外科医生应该假定动眼神经、后交通动脉和大脑脚是没有颞底软脑膜保护的。

三、小儿癫痫手术目标的观点进展

（一）小儿癫痫手术的变化

随着小儿癫痫手术中新技术和治疗选择的发展，潜在干预措施的范围不断扩大，为每个儿童提供了更细致和个性化的治疗方法。在这个领域，我们以前认为预后是两个极端，要么"治愈"要么"失败"，现在认知已经发生转变，将预后视为 Kaplan-Meyer 曲线，多年来癫痫复发率不断下降（但仍然显著）。作为对新型微创外科技术发展

的部分回应，许多研究人员开始提倡将难治性癫痫的治疗划分为姑息性、阶段性和循序渐进式。可以借鉴外科史上的一个例子，即在乳腺癌治疗的发展中，有显著手术并发症发病率的根治性切除术（仍有一些复发）已被乳房肿瘤切除术、辅助治疗和观察随访所取代，并在必要时进行反复干预。

（二）再次手术和姑息性治疗的新技术

微创外科技术的新发展正在迅速改变癫痫手术后持续性发作患者的管理。在某些情况下，这些不断发展的技术引起了对以前被认为不适合再次手术患者的重新评估。

1. MRI 引导下的激光间质热疗

利用 MR 热成像技术提供激光热能输送的实时图像引导，已经引起了人们对激光间质热凝治疗各种颅内病变的兴趣[82]。LITT 的优势包括减少住院时间、失血少、降低术后疼痛以及提供高度精确和局部消融的能力[82]（见第 71 章）。

与其他微创技术（如 SEEG）相结合，以微创、渐进式和低风险的方法去治疗多发颅内病变是小儿癫痫治疗领域的发展前景。然而，LITT 在小儿癫痫手术中仍处于研究阶段，目前仍是小宗的病例报道。尽管如此，LITT 在小儿癫痫手术失败后的治疗技术拓展方面有着巨大的希望[83]。

2. 反应性神经刺激器

置入式脑反应神经刺激装置 NeuroPace 已被证明是新皮质和内侧颞叶癫痫患者的安全有效治疗选择。可以将多个导线连接到设备，并且可以使用深部导线和带状导线。该系统通过颅内电极实现连续性脑电监测，并提供皮质刺激器来中断癫痫发作[39]。在成年人中，新皮质和内侧颞叶癫痫发作减少的中位数为 70%[84, 85]。NeuroPace 被批准用于患有局灶性难治性癫痫的成年人，但尚未在儿童患者中应用研究。

3. 迷走神经刺激术

与 RNS 的情况不同，VNS 已在儿科癫痫治疗中进行了评估应用，FDA 批准用于 12 岁以上的患

者。VNS 降低癫痫发作频率的机制尚不清楚。有趣的是，切除性手术随着时间的推移癫痫无发作率下降，但是对迷走神经刺激的反应随着治疗时间的延长而增加。虽然一半的 VNS 患者在置入后的头 4 个月内癫痫发作频率只降低了 50% 以上，但在置入后 2～4 年，有效率提高到了 63%[86]。VNS 被证明对未被批准的 12 岁以下儿童也具有相似的疗效和并发症发生率[87]。

VNS 被认为是一种姑息性手术方式，因为只在少数患者中实现了完全的癫痫无发作。然而，在切除手术失败的情况下，它仍然是一个有价值的方式，特别是对于多灶性癫痫发作或致痫灶位于功能皮质引起的癫痫患者[88]。此外，在成年人中，先前失败的癫痫手术并不影响对 VNS 治疗的反应[89]。这表明，VNS 仍然是小儿癫痫手术失败的可行选择，尤其是当颅内再手术的风险高得难以接受时。

结论

过去十年，儿童手术失败和再次手术的方法发生了转变。不断发展的技术使得医生在再次手术中更精确地定位，并且越来越多地使用微创技术来定位和切除病变，这使得侵入性治疗的方式逐步改进。然而，手术失败和再次手术是儿童难治性癫痫的手术治疗中固有存在的。手术失败的定义必须考虑到对特定儿童需要特定治疗方式的实际术前目标。尽管癫痫完全无发作仍是手术治疗的目标，但由于许多癫痫综合征的严重性，对于许多儿童来说，没有达到癫痫完全无发作的任何结果就是失败，这种传统定义是不合适的。再次手术需权衡第一次手术后癫痫发作的负担以及二次手术的潜在风险。全面重新评估定位对于皮质切除至关重要，首次手术为离断性手术时可以短时间内再次手术。磁共振可以显示离断不完全的区域，短时间内再次对该区域进行手术的风险较低，而不是推迟到瘢痕组织形成后再进行干预。再次手术可能非常成功，但一般来说，失败和并发症的风险要高一些，如果需要再次手术，每一次手术都有独立的考量因素。

参 考 文 献

[1] Kim DW, Lee SK, Chu K, et al. Predictors of surgical outcome and pathologic considerations in focal cortical dysplasia. Neurology 2009;72(3):211–216

[2] Kim S-K, Wang K-C, Hwang Y-S, et al. Epilepsy surgery in children: outcomes and complications. J Neurosurg Pediatr 2008;1(4):277–283

[3] Wyllie E, Comair YG, Kotagal P, Bulacio J, Bingaman W, Ruggieri P. Seizure outcome after epilepsy surgery in children and adolescents. Ann Neurol 1998;44(5):740–748

[4] Harvey AS, Cross JH, Shinnar S, Mathern GW; ILAE Pediatric Epilepsy Surgery Survey Taskforce. Defining the spectrum of international practice in pediatric epilepsy surgery patients. Epilepsia 2008;49(1):146–155

[5] Andres M, Andre VM, Nguyen S, et al. Human cortical dysplasia and epilepsy: an ontogenetic hypothesis based on volumetric MRI and NeuN neuronal density and size measurements. Cereb Cortex 2005;15(2):194–210

[6] Wang VY, Chang EF, Barbaro NM. Focal cortical dysplasia: a review of pathological features, genetics, and surgical outcome. Neurosurg Focus 2006;20(1):E7

[7] Awad IA, Nayel MH, Lüders H. Second operation after the failure of previous resection for epilepsy. Neurosurgery 1991;28(4):510–518

[8] Schwartz TH, Spencer DD. Strategies for reoperation after comprehensive epilepsy surgery. J Neurosurg 2001;95(4):615–623

[9] Mani J, Gupta A, Mascha E, et al. Postoperative seizures after extratemporal resections and hemispherectomy in pediatric epilepsy. Neurology 2006;66(7):1038–1043

[10] Tigaran S, Cascino GD, McClelland RL, So EL, Richard Marsh W. Acute postoperative seizures after frontal lobe cortical resection for intractable partial epilepsy. Epilepsia 2003;44(6):831–835

[11] Greiner HM, Horn PS, Arya R, et al. Acute postoperative seizures and long-term outcome following pediatric epilepsy surgery. Seizure 2014;23(6):483–486

[12] Park K, Buchhalter J, McClelland R, Raffel C. Frequency and significance of acute postoperative seizures following epilepsy surgery in children and adolescents. Epilepsia 2002; 43(8):874–881

[13] Malla BR, O'Brien TJ, Cascino GD, et al. Acute postoperative seizures following anterior temporal lobectomy for intractable partial epilepsy. J Neurosurg 1998;89(2):177–182

[14] Garcia PA, Barbaro NM, Laxer KD. The prognostic value of postoperative seizures following epilepsy surgery. Neurology 1991;41(9):1511–1512

[15] Koh S, Nguyen S, Asarnow RF, et al. Five or more acute postoperative seizures predict hospital course and long-term seizure control after hemispherectomy. Epilepsia 2004;45(5): 527–533

[16] Bauman JA, Feoli E, Romanelli P, Doyle WK, Devinsky O, Weiner HL. Multistage epilepsy surgery: safety, efficacy, and utility of a novel approach in pediatric extratemporal epilepsy. Neurosurgery 2005;56(2):318–334

[17] Englot DJ, Han SJ, Rolston JD, et al. Epilepsy surgery failure in children: a quantitative and qualitative analysis. J Neurosurg Pediatr 2014;14(4):386–395

[18] Englot DJ, Lee AT, Tsai C, et al. Seizure types and frequency in patients who "fail" temporal lobectomy for intractable epilepsy. Neurosurgery 2013;73(5):838–844, quiz 844

[19] Englot DJ, Rolston JD, Wang DD, Sun PP, Chang EF, Auguste KI. Seizure outcomes after temporal lobectomy in pediatric patients. J Neurosurg Pediatr 2013;12(2):134–141

[20] Englot DJ, Breshears JD, Sun PP, Chang EF, Auguste KI. Seizure outcomes after resective surgery for extra-temporal lobe epilepsy in pediatric patients. J Neurosurg Pediatr 2013;12(2):126–133

[21] Krsek P, Maton B, Jayakar P, et al. Incomplete resection of focal cortical dysplasia is the main predictor of poor postsurgical outcome. Neurology 2009;72(3):217–223

[22] Grote A, Witt J-A, Surges R, et al. A second chance—reoperation in patients with failed surgery for intractable epilepsy: long-term outcome, neuropsychology and complications. J Neurol Neurosurg Psychiatry 2016;87(4):379–385

[23] Chamoun RB, Nayar VV, Yoshor D. Neuronavigation applied to epilepsy monitoring with subdural electrodes. Neurosurg Focus 2008;25(3):E21

[24] Najm I, Ying Z, Babb T, et al. Mechanisms of epileptogenicity in cortical dysplasias. Neurology 2004;62(6, Suppl 3):S9–S13

[25] Aronica E, Crino PB. Epilepsy related to developmental tumors and malformations of cortical development. Neurotherapeutics 2014;11(2):251–268

[26] D'Antuono M, Louvel J, Köhling R, et al. GABAA receptor-dependent synchronization leads to ictogenesis in the human dysplastic cortex. Brain 2004;127(Pt 7):1626–1640

[27] Qu M, Aronica E, Boer K, et al. DLG3/SAP102 protein expression in malformations of cortical development: a study of human epileptic cortex by tissue microarray. Epilepsy Res 2009;84(1):33–41

[28] Spencer S, Huh L. Outcomes of epilepsy surgery in adults and children. Lancet Neurol 2008;7(6):525–537

[29] Englot DJ, Han SJ, Berger MS, Barbaro NM, Chang EF. Extent of surgical resection predicts seizure freedom in low-grade temporal lobe brain tumors. Neurosurgery 2012;70(4):921–928, discussion 928

[30] Giulioni M, Rubboli G, Marucci G, et al. Seizure outcome of epilepsy surgery in focal epilepsies associated with temporomesial glioneuronal tumors: lesionectomy compared with tailored resection. J Neurosurg 2009;111(6):1275–1282

[31] Kim H, Lee C, Knowlton R, Rozzelle C, Blount JP. Safety and utility of supplemental depth electrodes for localizing the ictal onset zone in pediatric neocortical epilepsy. J Neurosurg Pediatr 2011;8(1):49–56

[32] González-Martínez JA, Srikijvilaikul T, Nair D, Bingaman WE. Long-term seizure outcome in reoperation after failure of epilepsy surgery. Neurosurgery 2007;60(5):873–880, discussion 873–880

[33] Thurman DJ, Hesdorffer DC, French JA. Sudden unexpected death in epilepsy: assessing the public health burden. Epilepsia 2014;55(10):1479–1485

[34] Forsgren L, Hauser WA, Olafsson E, Sander JW, Sillanpää M, Tomson T. Mortality of epilepsy in developed countries: a review. Epilepsia 2005;46(Suppl 11):18–27

[35] Kaiboriboon K, Schiltz NK, Bakaki PM, Lhatoo SD, Koroukian SM. Premature mortality in poor health and low income adults with epilepsy. Epilepsia 2014;55(11):1781–1788

[36] Devinsky O, Spruill T, Thurman D, Friedman D. Recognizing and preventing epilepsy-related mortality: a call for action. Neurology 2016;86(8):779–786

[37] Mintzer S. Metabolic consequences of antiepileptic drugs. Curr Opin Neurol 2010;23(2):164–169

[38] Seymour N, Granbichler CA, Polkey CE, Nashef L. Mortality after temporal lobe epilepsy surgery. Epilepsia 2012;53(2):267–271

[39] Karsy M, Guan J, Ducis K, Bollo RJ. Emerging surgical therapies in

the treatment of pediatric epilepsy. Transl Pediatr 2016;5(2):67–78

[40] Englot DJ, Wang DD, Rolston JD, Shih TT, Chang EF. Rates and predictors of long-term seizure freedom after frontal lobe epilepsy surgery: a systematic review and meta-analysis. J Neurosurg 2012;116(5):1042–1048

[41] Chang EF, Wang DD, Barkovich AJ, et al. Predictors of seizure freedom after surgery for malformations of cortical development. Ann Neurol 2011;70(1):151–162

[42] Yun C-H, Lee SK, Lee SY, Kim KK, Jeong SW, Chung C-K. Prognostic factors in neocortical epilepsy surgery: multivariate analysis. Epilepsia 2006;47(3):574–579

[43] Knake S, Triantafyllou C, Wald LL, et al. 3T phased array MRI improves the presurgical evaluation in focal epilepsies: a prospective study. Neurology 2005;65(7):1026–1031

[44] De Ciantis A, Barba C, Tassi L, et al. 7T MRI in focal epilepsy with unrevealing conventional field strength imaging. Epilepsia 2016;57(3):445–454

[45] Winston GP, Micallef C, Symms MR, Alexander DC, Duncan JS, Zhang H. Advanced diffusion imaging sequences could aid assessing patients with focal cortical dysplasia and epilepsy. Epilepsy Res 2014;108(2):336–339

[46] Focke NK, Symms MR, Burdett JL, Duncan JS. Voxel-based analysis of whole brain FLAIR at 3T detects focal cortical dysplasia. Epilepsia 2008;49(5):786–793

[47] Wakamoto H, Eluvathingal TJ, Makki M, Juhász C, Chugani HT. Diffusion tensor imaging of the corticospinal tract following cerebral hemispherectomy. J Child Neurol 2006;21(7):566–571

[48] Hauptman JS, Mathern GW. Surgical treatment of epilepsy associated with cortical dysplasia: 2012 update. Epilepsia 2012;53(Suppl 4):98–104

[49] Mrelashvili A, Witte RJ, Wirrell EC, Nickels KC, Wong-Kisiel LC. Seizure freedom in children with pathology-confirmed focal cortical dysplasia. Pediatr Neurol 2015;53(6):513–518

[50] Rowland NC, Englot DJ, Cage TA, Sughrue ME, Barbaro NM, Chang EF. A meta-analysis of predictors of seizure freedom in the surgical management of focal cortical dysplasia. J Neurosurg 2012;116(5):1035–1041

[51] Fauser S, Essang C, Altenmüller D-M, et al. Long-term seizure outcome in 211 patients with focal cortical dysplasia. Epilepsia 2015;56(1):66–76

[52] Fountas KN, Smith JR, Robinson JS, Tamburrini G, Pietrini D, Di Rocco C. Anatomical hemispherectomy. Childs Nerv Syst 2006;22(8):982–991

[53] Ramantani G, Strobl K, Stathi A, et al. Reoperation for refractory epilepsy in childhood: a second chance for selected patients. Neurosurgery 2013;73(4):695–704, discussion 704

[54] Jonas R, Nguyen S, Hu B, et al. Cerebral hemispherectomy: hospital course, seizure, developmental, language, and motor outcomes. Neurology 2004;62(10):1712–1721

[55] Peacock WJ, Wehby-Grant MC, Shields WD, et al. Hemispherectomy for intractable seizures in children: a report of 58 cases. Childs Nerv Syst 1996;12(7):376–384

[56] Cook SW, Nguyen ST, Hu B, et al. Cerebral hemispherectomy in pediatric patients with epilepsy: comparison of three techniques by pathological substrate in 115 patients. J Neurosurg 2004;100(2, Suppl Pediatrics):125–141

[57] Pinto ALR, Lohani S, Bergin AMR, et al. Surgery for intractable epilepsy due to unilateral brain disease: a retrospective study comparing hemispherectomy techniques. Pediatr Neurol 2014;51(3):336–343

[58] Cats EA, Kho KH, Van Nieuwenhuizen O, Van Veelen CWM, Gosselaar PH, Van Rijen PC. Seizure freedom after functional hemispherectomy and a possible role for the insular cortex: the Dutch

experience. J Neurosurg 2007;107(4, Suppl):275–280

[59] Rangel-Castilla L, Hwang SW, Al-Shamy G, Jea A, Curry DJ. The periinsular functional hemispherotomy. Neurosurg Focus 2012;32(3):E7

[60] Binder DK, Schramm J. Transsylvian functional hemispherectomy. Childs Nerv Syst 2006;22(8):960–966

[61] Minkin K, Klein O, Mancini J, Lena G. Surgical strategies and seizure control in pediatric patients with dysembryoplastic neuroepithelial tumors: a single-institution experience. J Neurosurg Pediatr 2008;1(3):206–210

[62] Daumas-Duport C, Scheithauer BW, Chodkiewicz JP, Laws ER Jr, Vedrenne C. Dysembryoplastic neuroepithelial tumor: a surgically curable tumor of young patients with intractable partial seizures. Report of thirty-nine cases. Neurosurgery 1988;23(5):545–556

[63] Johnson JH Jr, Hariharan S, Berman J, et al. Clinical outcome of pediatric gangliogliomas: ninety-nine cases over 20 years. Pediatr Neurosurg 1997;27(4):203–207

[64] Khajavi K, Comair YG, Wyllie E, Palmer J, Morris HH, Hahn JF. Surgical management of pediatric tumor-associated epilepsy. J Child Neurol 1999;14(1):15–25

[65] Guan J, Karsy M, Ducis K, Bollo RJ. Surgical strategies for pediatric epilepsy. Transl Pediatr 2016;5(2):55–66

[66] Ranger A, Diosy D. Seizures in children with dysembryoplastic neuroepithelial tumors of the brain—a review of surgical outcomes across several studies. Childs Nerv Syst 2015;31(6):847–855

[67] Ogiwara H, Nordli DR, DiPatri AJ, Alden TD, Bowman RM, Tomita T. Pediatric epileptogenic gangliogliomas: seizure outcome and surgical results. J Neurosurg Pediatr 2010;5(3):271–276

[68] Wessling C, Bartels S, Sassen R, Schoene-Bake J-C, von Lehe M. Brain tumors in children with refractory seizures—a longterm follow-up study after epilepsy surgery. Childs Nerv Syst 2015;31(9):1471–1477

[69] Lee J, Lee BL, Joo EY, et al. Dysembryoplastic neuroepithelial tumors in pediatric patients. Brain Dev 2009;31(9):671–681

[70] Englot DJ, Chang EF. Rates and predictors of seizure freedom in resective epilepsy surgery: an update. Neurosurg Rev 2014;37(3):389–404, discussion 404–405

[71] Jooma R, Yeh HS, Privitera MD, Gartner M. Lesionectomy versus electrophysiologically guided resection for temporal lobe tumors manifesting with complex partial seizures. J Neurosurg 1995;83(2):231–236

[72] Al-Holou WN, O'Lynnger TM, Pandey AS, et al. Natural history and imaging prevalence of cavernous malformations in children and young adults. J Neurosurg Pediatr 2012;9(2):198–205

[73] Kraemer DL, Awad IA. Vascular malformations and epilepsy: clinical considerations and basic mechanisms. Epilepsia 1994;35(Suppl 6):S30–S43

[74] Baumann CR, Schuknecht B, Lo Russo G, et al. Seizure outcome after resection of cavernous malformations is better when surrounding hemosiderin-stained brain also is removed. Epilepsia 2006;47(3):563–566

[75] Hammen T, Romstöck J, Dörfler A, Kerling F, Buchfelder M, Stefan H. Prediction of postoperative outcome with special respect to removal of hemosiderin fringe: a study in patients with cavernous haemangiomas associated with symptomatic epilepsy. Seizure 2007;16(3):248–253

[76] Ghali MGZ, Srinivasan VM, Mohan AC, Jones JY, Kan PT, Lam S. Pediatric cerebral cavernous malformations: Genetics, pathogenesis, and management. Surg Neurol Int 2016;7(Suppl 44):S1127–S1134

[77] Englot DJ, Han SJ, Lawton MT, Chang EF. Predictors of seizure freedom in the surgical treatment of supratentorial cavernous malformations. J Neurosurg 2011;115(6):1169–1174

[78] Husain AM, Mendez M, Friedman AH. Intractable epilepsy following radiosurgery for arteriovenous malformation. J Neurosurg 2001;95(5):888–892

[79] Benifla M, Rutka JT, Otsubo H, et al. Long-term seizure and social outcomes following temporal lobe surgery for intractable epilepsy during childhood. Epilepsy Res 2008;82(2–3):133–138

[80] Schramm J. Temporal lobe epilepsy surgery and the quest for optimal extent of resection: a review. Epilepsia 2008;49(8):1296–1307

[81] Edelvik A, Rydenhag B, Olsson I, et al. Long-term outcomes of epilepsy surgery in Sweden: a national prospective and longitudinal study. Neurology 2013;81(14):1244–1251

[82] Missios S, Bekelis K, Barnett GH. Renaissance of laser interstitial thermal ablation. Neurosurg Focus 2015;38(3):E13

[83] Kang JY, Wu C, Tracy J, et al. Laser interstitial thermal therapy for medically intractable mesial temporal lobe epilepsy. Epilepsia 2016;57(2):325–334

[84] Jobst BC, Kapur R, Barkley GL, et al. Brain-responsive neurostimulation in patients with medically intractable seizures arising from eloquent and other neocortical areas. Epilepsia 2017;58(6):1005–1014

[85] Geller EB, Skarpaas TL, Gross RE, et al. Brain-responsive neurostimulation in patients with medically intractable mesial temporal lobe epilepsy. Epilepsia 2017;58(6):994–1004

[86] Englot DJ, Rolston JD, Wright CW, Hassnain KH, Chang EF. Rates and predictors of seizure freedom with vagus nerve stimulation for intractable epilepsy. Neurosurgery 2016;79(3): 345–353

[87] Elliott RE, Rodgers SD, Bassani L, et al. Vagus nerve stimulation for children with treatment-resistant epilepsy: a consecutive series of 141 cases. J Neurosurg Pediatr 2011;7(5): 491–500

[88] Engel J Jr, Wiebe S. Who is a surgical candidate? Handb Clin Neurol 2012;108:821–828

[89] Elliott RE, Morsi A, Geller EB, Carlson CC, Devinsky O, Doyle WK. Impact of failed intracranial epilepsy surgery on the effectiveness of subsequent vagus nerve stimulation. Neurosurgery 2011;69(6):1210–1217

第73章　术后癫痫发作的控制
Postoperative Seizure Control

Seema Adhami　Chellamani Harini　著

唐晓伟　郭　强　译　李　霖　校

摘　要

癫痫治疗的最终目的是提高生活质量，术后癫痫控制情况是生活质量的重要预测因素。在本章中，我们根据癫痫手术预后阐述术后发作控制情况，以及与此相关的后续发作控制和可能影响术后发作的因素。尽管在过去三十年中涌现了大量关于术后癫痫疗效的文献，但对小儿癫痫的手术治疗缺乏前瞻性、随机性和对照性研究。术前 MRI 对局灶性致痫病变的识别可能会影响成年和儿童患者的术后癫痫疗效，但对非病灶性癫痫患儿的手术预后可能相对不利，尽管报道非病灶性癫痫手术预后的文献仍在出现。总的来说，手术对于经过严格筛选的难治性癫痫患儿是一种有效的治疗选择，而且在所有局灶性癫痫病因以及最年轻和癫痫最难控制的患者中，经手术治疗后癫痫控制良好的机会很大。

关键词

术后癫痫预后，小儿癫痫，癫痫管理，癫痫复发，难治性癫痫

癫痫是儿童神经病学中的常见问题。1975年，戴维森和法尔科纳首次提出手术可以改变颞叶癫痫（temporal lobe epilepsy，TLE）患儿的预后[1]。过去二十年来，外科手术已成为治疗儿童难治性局灶性癫痫的一种有价值的和可行的选择。10%～20% 的小儿癫痫病例属于这一类[2, 3]。早期关于癫痫术后疗效的文献大多涉及成人，但儿童难治性癫痫手术治疗的重要性已得到广泛认可。小儿癫痫手术的问题在几个方面与成人不同，包括可能影响癫痫预后的因素。儿童在致痫病灶中有更高比例的肿瘤性病变和皮质发育畸形，颞叶外致痫灶更常见[2, 4-8]。对发育中的大脑进行手术本身可能会影响儿童术后癫痫发作的控制。

为什么发作控制作为癫痫手术预后的一项指标很重要？一个显而易见的答案是，除了为难治性癫痫患儿的家庭提供手术治疗的选择外，它还使内科医生能够考虑为个体患者提供手术治疗的选择。任何癫痫治疗的最终目的都是提高生活质量。成人研究表明，术后癫痫发作控制是生活质量的重要预测因素[9-11]。癫痫发作频率也与成人意外猝死风险增加有关[12]。与成人相比，对于儿童另一个因素是反复发作对发育中的大脑有潜在危害，以及 ASM 对脑发育潜力的长期副作用。

在本章中，我们根据癫痫手术预后阐述术后发作控制，以及与此相关的后续发作控制和可能影响术后发作的因素。随后讨论小儿癫痫手术后的医学管理方面。

一、手术后癫痫发作控制的相关预后

最广泛公认的癫痫术后发作疗效分类是恩格尔提出的方案[13]。该方案将术后疗效分为四级，即Ⅰ至Ⅳ级。Ⅰ级患者无致残性癫痫发作（不包括术后早期癫痫发作），并进一步细分为四类：①手术后完全无发作；②手术后出现非致残性、简单的部分癫痫发作或仅有先兆；③术后早期有一些致残性癫痫发作，但至少2年没有出现；④全面性抽搐仅出现在停用抗癫痫药物后。Ⅱ级患者致残性癫痫发作很少。该类分为四个亚组：①最初没有致残性癫痫发作，目前仅有少量发作；②手术后很少出现致残性发作；③不仅术后致残性癫痫发作非常少，而且最近2年发作很少；④仅限于夜间发作。Ⅲ级是指患者癫痫发作出现有意义的改善，包括发作频率降低，以及在不少于2年的随访期中，癫痫无发作时间间隔延长并超过随访期的一半。Ⅳ级患者的癫痫发作没有明显改善。良好的癫痫术后疗效通常被认为是EngelⅠ级或Ⅱ级。

儿童手术预后数据的系统性评价受到手术队列异质性的限制，包括手术方式（如颞叶切除、颞叶外切除、半球切除、软脑膜下横切、胼胝体切开术）和癫痫发作或癫痫综合征的潜在病因。因此，同质性的病例数量并不多。在评价癫痫手术预后时需要注意的混杂因素包括，每个队列中不同年龄组（出生至18岁）儿童的比例不同，更重要的是术后随访的持续时间。尽管在过去三十年中出现了大量关于术后癫痫控制的文献，但仍缺乏小儿癫痫手术治疗的前瞻性随机随机性。

表73-1总结了7个儿科癫痫手术预后相关的队列研究[14-20]，这些研究有着合理的样本量和足够的随访时间。这些儿童的平均术后随访时间为2.7年至接近11年；67%～81%的患者术后无癫痫发作，74%～86%的患者有良好的癫痫发作预后（EngelⅠ级或Ⅱ级）。

（一）结构性病变手术后的癫痫控制

影像学可见的病变引起的儿童难治性癫痫不大可能随着时间的推移而缓解[21]。病变的位置，特别是颞叶与颞叶外，也被认为是影响癫痫手术预后的潜在因素[14, 18-20]。

（二）颞叶手术后的癫痫控制

过去25年中，对接受手术治疗的难治性癫痫患儿进行的回顾性研究表明，58%～74%的患儿无癫痫发作。最高可达67%～82%，这显示出良好的癫痫预后[3, 7, 8, 20, 22, 23]。在过去几年中，随机对照研究比较了手术与药物治疗成人颞叶癫痫的疗效[24, 25]。尽管在儿童中没有此类随机对照试验，但几个儿童系列报告已经证明了颞叶切除对癫痫控制的有效性[16, 17, 26-28]。

在Benifla及其同事报道的一个大型队列研究中（表73-1），纳入了106名接受颞叶癫痫手术治疗的儿童，74%的儿童在平均67个月的随访期内无癫痫发作（EngelⅠ级）。其中包括7名在第二次手术后无癫痫发作的患者。另外两名患者为EngelⅡ级，该队列中75%的患者癫痫发作预后良好。26名患者（25%）的预后较差（EngelⅢ级和Ⅳ级）。在复发患者中，癫痫复发的平均时间为手术后15个月[17]。在另一组109名接受颞叶切除术的患者中，81.7%的患者无癫痫发作（EngelⅠ级），另有4.6%的患者符合EngelⅡ级标准，109名患者中86%的癫痫发作得到良好控制[16]。

与颞叶切除术预后不良的因素包括MRI阴性、发育相关疾病、术后EEG提示广泛异常（EEG；隐匿性双侧半球疾病，累及双侧颞叶的同一部位、相邻额叶或双颞叶）、肿瘤残余或向恶性转化，以及因有创术前评估并发症而需要紧急行颞叶切除术[20]。

（三）颞叶外切除术后的癫痫控制

颞叶切除术的癫痫预后通常优于颞叶外切除术（表73-2），颞叶手术后癫痫无发作率为72%～88%，而颞叶以外切除术后癫痫无发作率为54%～60%[14, 18-20]。然而，在大多数严格筛选的患者中，颞叶外病变的手术改善了癫痫控制，超过50%的患者实现了癫痫无发作（表73-2）。

表 73-1 小儿癫痫手术预后的研究

作 者	病例数	手术的平均年龄（范围）	发作的平均年龄（范围）	癫痫术前的病程	平均随访时间（范围）	基于 Engel 分级的癫痫手术预后（例数）			
						Engel I	Engel II	Engel III	Engel IV
Gilliam 等[14]	33	7.75 岁（8 月龄至 12 岁）	2.2 岁（6 日龄至 5 岁）	无	2.7 年（7 个月至 6 年）	67%（22）	9%（3）	12%（4）	12%（4）
Bourgeois 等[1,5]	200	8.3 岁（10 月龄至 15 岁）	（6 周龄至 12 岁）	2.5 年（1 个月至 12 年）	5.2 年（18 个月至 17 年）	71.3%	7.2%	2.9%	4.7%
Benifla 等[17]	106	13.5 岁（1 月龄至 17 岁）	5.9 岁（1 月龄至 17 岁）	5.6 年	67 个月（2~13 年）	74%（78）	1.8%（2）	5.6%（6）	19%（20）
Cossu 等[18]	113	8.8 岁（1~15 岁）	3.1 岁（0~15 岁）	5.7 年（0~14 年）	55.1 个月（24~115 个月）	68%（77）	9%（10）	10%（11）	13%（15）
Kan 等[19]	58	11.2 岁（1.8~21 岁）	—	4.8 年（6 个月至 15 年）	4.7 年（1~8 年）	74%	无	无	无
Kim 等[20]	134	8.5 岁（8 月龄至 18 岁）	4.3 岁（0~14 岁）	无	62.3 个月（12~168 个月）	69%（93）	5%（7）	7%（9）	19%（25）

作者（病例数）	颞叶切除		颞叶外切除	
	例 数	癫痫无发作率	例 数	癫痫无发作
Gilliam 等[14]（n=33）	18	72%	15	60%
Cossu 等[18]（n=113）	43	91%	70	54%
Kan 等[19]（n=58）	33	85%	25	60%
Kim 等[20]（n=134ᵃ）	59	88%	56	55%

表 73-2 颞叶和颞叶外切除手术治疗小儿癫痫后的发作控制情况

a. 未包括 19 例功能性大脑半球切除术、胼胝体切开术或多处软膜下横切术的患者

Kim 及其同事（表 73-2）发现，88% 的颞叶切除患者无癫痫发作，90% 的患者有良好的癫痫发作预后。相比之下，55% 的颞叶外切除患者无癫痫发作，64% 的患者预后良好。尽管对颞叶外切除手术组进行了更多的侵入性术前检查，但这一观点仍然成立[20]。本研究的平均随访时间超过 5 年。Gilliam 及其同事报道了一个小样本量病例，平均随访 2.7 年，显示颞叶切除后癫痫无发作率为 72%，额叶切除后为 60%[14]。另一组关于 113 名意大利儿童的研究[18]。显示，54% 的患者在颞叶外切除术后无癫痫发作。颞叶切除后，91% 的患者无癫痫发作。平均随访时间为 55 个月[18]。

儿童颞叶外切除术预后不良的相关因素与颞叶切除术的相似，即磁共振上无结构异常、发育相关疾病、比术前预估更广泛的病变、肿瘤残余或恶变。颞叶外切除术预后不良的其他相关因素包括多脑叶切除、由于保护功能皮质而进行的有限切除、不完整的病灶切除或肿瘤进展[20]。

（四）半球切除术后的癫痫控制

成功的术后癫痫发作控制主要取决于是否去除可能导致癫痫发作的皮质。半球切除术被称为最极端的局灶性切除术，通常在患有弥漫性半球病变的儿童中进行。这包括发育相关疾病（半侧巨脑回畸形、弥漫性和局灶性皮质发育不良、多细小脑回、微小皮质发育不良）、围产期或产后相关事件（梗死 / 缺血、感染、创伤、偏侧惊厥 - 偏瘫 - 癫痫综合征），或进行性疾病，如 Rasmussen 脑炎和 Sturge-Weber 综合征。对于筛选后符合适

应证的患者，大脑半球切除术后的癫痫无发作率为 70%～80%。由于大脑半球的大部分被切除，病理可能并不是最重要的[20, 31, 32]。在加州大学洛杉矶分校的研究中，有 62 名接受半球切除术的患者，包括大量皮质发育不良和其他非皮质发育不良的结构破坏性病变，其中 64% 在术后两年为 Engel Ⅰ 级[33]。婴儿偏瘫、Rasmussen 脑炎和 Sturge-Weber 综合征的大脑半球切除术后癫痫无发作率为 54%～82%[34-37]。表 73-3 总结了三项大脑半球切除术治疗难治性癫痫的手术预后研究[29, 30, 38]。在 Devlin 及其同事报道的病例研究中[30]，获得性病理患者（33 例中的 11 例）的癫痫无发作率为 82%，进行性疾病患者（33 例儿童中的 6 例）的为 50%，发育性病理患者（33 例中的 16 例）的为 31%。所有组的癫痫发作都有显著的减少[30]。相比之下，克利夫兰临床基金会的病例研究显示，在 18 名 2 岁以下儿童因为灾难性癫痫接受大脑半球切除术中，其病因与术后癫痫发作预后无关。离断不完全是该研究中与癫痫发作预后相关的唯一因素[38]。

（五）癫痫发作预后与致病病变病理类型的关系

低级别肿瘤、皮质发育畸形（malformations of cortical development，MCD）、颞叶内侧硬化（mesial temporal sclerosis，MTS）、血管畸形和缺血缺氧性损伤（包括宫内缺血性损伤）都是儿童局灶性癫痫的病因[14, 16-20]。表 73-4 显示了 6 个儿童系列报告中术后病理的相对分布情况，以及病理与癫痫发作预后的关系。低级别肿瘤和皮质发育畸形共同或独立构成最常见的病理类型。颞叶内侧硬化

表 73–3　大脑半球切除术后癫痫发作控制情况

作　者	例　数	平均手术年龄（范围）	平均随访时间（范围）	发作预后			
				无发作	发作少	明显改善	无改善
Vining 等[29]	54	7.1 岁（0.2—20.6 岁）	6.2 年（0.5～27.3 年）	54%	24%	17%[a]	6%[b]
Devlin 等[30]	33	4.25 岁（0.33—17 岁）	3.4 年（1～8 年）	52%	9%	30%>75% 发作减少	9%<75% 或无发作减少
González, Martínez 等[38]	18	11.7 月龄（3—22 月龄）	34.8 月（12～74 个月）	66%		22%>90% 发作减少	

a. 中等频率和严重程度的癫痫发作，在一定程度上影响了功能。
b. 发作的频率和严重程度显著降低

作为一种独立的病变，在儿童中很少见到。Mittal 及其同事报道的研究是一个例外[16]；45%（49/109）的患者表现为颞叶内侧硬化，并形成了最大宗的单中心病理诊断[16]。在肿瘤中，节细胞胶质瘤、胚胎发育不良性神经上皮肿瘤、低级星形细胞瘤和混合性胶质瘤是最常见的肿瘤，少数是其他肿瘤，如毛细胞星形细胞瘤、少突胶质瘤和脉络丛乳头状瘤[14,16-20]。在通过手术切除治疗癫痫的较大例数儿童研究中，高达 25% 的儿童不止一种病理学表现，即双重或多重病理[16,18,20]。

如表 73-4 最后一列所示，当致痫病变为低级别肿瘤或独立的颞叶内侧硬化时，术后癫痫控制效果更好[16,17,19]。与其他病理类型相比，神经节细胞胶质瘤切除后癫痫控制更好[18]。一般来说，肿瘤比皮质发育畸形的手术预后更好。不止存在一种病理类型时，癫痫发作预后更差[19,20]。

在癫痫患儿中，年龄越小的皮质发育不良、结节性硬化或其他结构性病变患者，治疗难度越大[39,40]。颞叶癫痫是典型的局灶性癫痫综合征，治疗效果良好，但这些病例中的结构性病变范围通常比颞叶癫痫更广泛。来自加州大学洛杉矶分校的 Mathern 及其同事进行的一项研究中，病理是大范围的单侧皮质发育不良和非皮质发育不良性疾病（如婴儿偏瘫、围产期中风、感染、拉斯穆森脑炎、Sturge-Weber 综合征和其他）的症状性癫痫患儿，与病理为局灶的颞叶癫痫患儿对比癫痫

发作预后。分别评价术后 6、12、24 个月和 5、10 年的癫痫发作预后[33]。

CD 组和非 CD 组的术前癫痫平均发作频率明显高于 TLE 组。CD、非 CD 和 TLE 患者术后 6、12、24 个月和 10 年的癫痫发作频率无差异。CD（64 名儿童中的 65%）、非 CD（71 名儿童中 56%）和 TLE（31 名儿童中 65%）患者术后 2 年癫痫无发作的比例相似。术后 5 年，CD 患者的癫痫发作频率明显高于 TLE 患者，原因尚不清楚。作者认为，大多数癫痫复发是复杂的部分性发作，并且比先前的癫痫发作更剧烈。然而，随访 5 年和 10 年的病例数很少。

一些证据表明，早期完整切除 CD 病变可能有助于儿童比成人 CD 更好的术后癫痫控制[41-46]。

（六）再次手术后的发作控制情况

对于初次手术后疗效不好的难治性癫痫患儿，考虑第二次手术并非不合理，尤其是在药物治疗效果不佳的情况下。在一些大型儿童队列研究中，接受再次手术的患者比例较低。在其中一组患者中，134 例患者中有 7 例在第一次手术后因癫痫发作控制不佳而需要进行第二次手术。7 例患者中有 4 例（57%）经再次手术后达到了良好的发作控制[20]。

二、无明显结构性病变的儿童经癫痫手术治疗的发作控制情况

难治性局灶性癫痫患儿的结构性病变并不总

作者（病例数）	肿　瘤	MCD	MTS	多重病理	胶质增生	混杂异常	无异常	术后病理和发作预后的相关性
Gilliam 等[14]（n=33）	36.4%（12）	33.3%（11）	3%（1）	3%（1）	6%（2）	12%（4）	6%（2）	病理与发作预后无关
Mittal 等[16]（n=109）	35%（38）	35%（38）	45%（49）	25%	—	4.6%（5）	5.5%（6）	病理作为独立变量与发作预后相关
Benifla 等[17]（n=126）	51%（64）	10%（13）	13%（16）	8%（10）	12%（15）	2%（3）	3%（5）	肿瘤的发作预后更好
Cossu 等[18]（n=113）	38%（43）	83%（94）	10%（11）	24%（27）	—	4%（5）	2%（2）	节细胞胶质瘤的发作预后比其他病理更好
Kan 等[19]（n=58）	28%（16）	22%（13）	28%（16）	5%（3）		17%（10）		肿瘤和内侧颞叶结构硬化的发作预后最好
Kim 等[20]（n=124；总共134 例，10 例无路径样本）	36%（45）	57%（71）	15%（19）	21%（26）		—	—	肿瘤比皮质发育畸形的预后更好；双重病理的预后更差

表 73-4　术后病理和发作控制情况

是明确的，高达 29% 的局灶性癫痫患者的 MRI 可能是阴性的[47]。对于可能接受手术治疗的难治性癫痫患儿，MRI 正常的比例无法准确估计。在 75 例 12 岁以下儿童难治性癫痫切除性手术的研究中，有 35 例（47%）在 MRI 上没有明确的局灶性病变[7]。

　　根据病变的位置和病理，术前 MRI 对局灶性致痫病变的识别可能会影响成年和儿童患者的术后发作控制情况。当 MRI 阴性时，术后癫痫控制效果较差[7, 13, 23, 48-61]。在对 47 项研究的 Meta 分析中，发现 MRI 异常是癫痫手术预后的有利因素[62]。尽管与 MRI 阳性的儿童相比，MRI 阴性癫痫患儿的术后疗效可能相对较差，但由于该类患者术前通常有严重的癫痫发作且药物难以控制，因此癫痫发作的减少对该类患者仍然是一个重要改善。

　　非病灶性癫痫术后疗效的文献仍在不断涌现，但关于难治性非病灶性癫痫患儿的术后发作控制情况的循证依据却很少。选择性偏差和观察性偏差主要发生在没有对照研究或标准化的术前评估指南来确定致痫区，并评估术后发作控制情况。这也许就能解释报道中手术成功率的差异，非病灶性癫痫的癫痫无发作比例范围为 37% 至 51%。

这些研究大多由成年患者组成。成人的研究结论不一定适用于儿童或青少年患者。需要进行多中心前瞻性研究，以获得对非病灶性癫痫儿童的发作疗效进行合理估计。

　　最近的一些包括或仅限于儿童的研究（表 73-5），显示术后癫痫发作的预后相对较好[7, 63-68]。Paolicchi 及其同事在一项纳入 35 名非病灶性癫痫儿童队列研究中发现，达到术后无发作的患儿比例为 51%。然而，根据 0.5T MRI，其中 21 名儿童被认为是 MRI 阴性的。在另一个儿科队列研究中，22 名患者中有 36% 术后无癫痫发作，而 77% 的患者预后良好[66]。最近一项以儿童为主的队列研究在手术后进行了长达 10 年的随访，所总结的术后癫痫发作控制情况更为乐观[67]。在该研究中，术后随访 2 年，44% 的患者无癫痫发作，58% 的患者预后良好。5 年后，这一数字相似，44% 仍无癫痫发作，59% 有良好的癫痫发作结果。术后 10 年，38% 的患者无癫痫发作，68% 的患者仍保持良好预后。尽管术后 10 年内可获得随访数据的患者人数约为初始队列的 43%，但令人鼓舞的是，癫痫发作的有效控制可持续到术后 10 年。这些数据表

表 73-5 非病灶性癫痫患者手术治疗的发作预后

作者	病例数	首次发作平均年龄	癫痫病程	手术平均年龄	平均随访时间	颞叶切除	颞叶新皮质/颞叶外切除	发作预后	
								无发作	良好a
Paolicchi 等[7]	35	2.8岁(0~9.7岁)	无	7.7岁(0.5~11.9岁)	5年(1~10年)	9	19	51%	
Siegel 等[55]	25	12.2岁(0.5~40.3岁)	19.2年(2.9~40.6年)	31.3岁(16.8~51.8岁)	>2年	5	19	62%	
Blume 等[63]	70	13岁(1~47岁)	17年(1~41年)	31岁(6~65岁)	8.1年(2~12年)	43	27	37%	
Sylaja 等[64]	17								
Lee 等[65]	89	(6.8±6.1)岁(2~49岁)	(13.5±6.5)年(3~28年)	—	至少2年(3.54±1.85年)	—	NTLE-31 FLE-35 PLE-11 OLE-11 Multifocal-1	47.20%	*80%
Ramachandran Nair 等[66]	22	4.3岁(0.5~9岁)	7.4年(2.5~13年)	11.7岁(4~18岁)	27月(9~67个月)	两个或更多脑叶切除	—	36%	*77%
Jayakar 等[67]	102	3.5岁(0~15.2岁)	无	10.7岁(1.5~21岁)	最少2年	47	54	44%	

a. 良好的预后是指 Engel I 级或 II 级；*. 从 I 级到 III 级的除外
N. 接受手术的非病变性癫痫病例数；NTLE. 颞叶新皮质癫痫

明，即使在非病灶性癫痫患者中，手术也可以改善癫痫发作，从而提高生活质量。在大多数情况下，切除组织的病理可能与 MRI 阴性癫痫儿童的手术预后没有相关性（表 73-6）。

三、影响术后癫痫发作的因素

癫痫手术后可能影响发作的因素可分为术前、术中和术后三部分。术前因素包括癫痫的起病年龄、病程、发作频率、手术年龄和 MRI 表现。手术中因素包括手术部位、病变切除程度或致痫区的确定。主要的术后因素是切除组织的病理、术后急性癫痫发作（acute postoperative seizures，APOS）和术后随访时间。回顾有关术后癫痫发作预后这方面的文献，很明显由于报道常常相互矛盾，因此无法进行概括。以下是接受癫痫手术的儿童的有效数据总结。

（一）术前因素

在大多数小儿癫痫研究中，癫痫的起病年龄、病程和手术时的年龄并不能预测手术预后[7, 17]。然而，有报道称，随着癫痫起病年龄的增加，癫痫复发的风险会降低[18]。在这种情况下，癫痫发作对未成熟大脑影响的动物研究就可能具有重要的意义[68, 69]。与主要生理网络已经形成之后再出现发作相比，致痫网络建立在大脑成熟的早期阶段可能会导致癫痫发作的易感性增加。大多数研究没有提示癫痫病程是预测发作预后的因素。然而，至少有一项儿科研究发现，术前癫痫病史超过 5 年与发作预

后不良相关[16]。其他术前因素，如明确的热性惊厥病史（无热癫痫除外）、局灶性癫痫的继发泛化和多种癫痫类型，与术后癫痫控制有关。在 TLE 患儿中，热性惊厥病史是癫痫发作预后的有利预测因素[16, 64]，而继发泛化是癫痫发作预后的不利预测因素[17]，而术前合并多种癫痫发作类型也是如此[55, 66]。

MRI 上单一病灶的患者与 MRI 上多个病灶或 MRI 阴性的患者相比，癫痫复发的风险更低[18, 20, 23]。颞叶病变通常比颞叶外病变有更好的癫痫发作预后[14, 18-20]。相反，在一项对 75 名 12 岁以下接受手术治疗的儿童的研究中，无论病灶位于颞叶或颞叶外，抑或 MRI 上发现病变，均对癫痫手术预后没有影响[7]。发作症状学、影像学以及 EEG 定位之间的一致性与良好的癫痫预后相关[19]。

致痫区的术前定位本身就是一个课题。术前评估一节介绍了基于特定和专业定位模式（如功能成像、MEG 检查和有创脑电监测）的癫痫发作控制预测。一般来说，用于定位致痫区的不同方法之间的高度一致性与良好的癫痫发作预后相关。

（二）手术因素

对于癫痫发作预后，颞叶切除通常优于颞叶外切除[14, 18-20]，独立脑叶切除优于多脑叶切除[14, 18, 20]。正如可以预计的那样，病变的部分或不完全切除与癫痫发作预后不良相关。当切除完全时，可以观察到癫痫预后倾向于无发作[66]。致痫区是否完全切除可能受到邻近功能区皮质或病灶

表 73-6　非病灶性癫痫的病理和预后

作　者	例　数	正　常	皮质发育不良或移行[a]	肿　瘤	非特异组织	发作预后
Siegel 等[55]	24	13	1	1	9	与病理无关
Blume 等[63]	70（无病理结果）	19	—	—	48	与病理无关
Sylaja 等[64]	17	11	—	—	6	海马神经元丢失与良好预后相关
Lee 等[65]	89（80 例有病理结果）	—	68	1	11	与病理无关
Ramachandran Nair 等[66]	22（21 例有病理）	4	9	1	7	与病理无关

a. 包括胶质增生、灰质异位、慢性炎症、微小梗死、海马萎缩、海马硬化、微小皮质发育不良、软膜下胶质增生

边缘无肉眼分界的限制。

（三）术后因素

在儿童中，与病理阴性或非肿瘤性病理相比，低级别肿瘤与更好的术后癫痫预后相关[17]。病理诊断为神经胶质瘤则通常术后发作预后良好[18]。肿瘤比发育性病变术后预后更好，发育性病变通常界限不清，往往有广泛的致痫区，即使是有创脑电监测也无法准确定位。这种病变在 MRI 上并不总是明显的，或者可见的病变可能只是弥漫性结构异常的一部分[20]。如果术后 EEG 显示广泛的异常，如双重病理性疾病、双侧颞叶发作起始和多脑区发作，这与癫痫预后不良有关[20]。

APOS 被定义为癫痫手术后最初 7 至 10 天内发生的癫痫发作。在一项 18 岁以下接受手术治疗的癫痫患者的研究中，25% 的患者出现 APOS。与出现 APOS 的患者相比，没有 APOS 的患者癫痫无发作的概率更大[70]。在另一项儿科研究中，在接受半球切除术的患者中，术后发生超过 5 次 APOS 预示着更糟糕的癫痫发作预后[71]。

重要的是目前所有可用数据都来自回顾性研究，并且长期随访的患者数量可能不多。Jarrar 及其同事在对儿童颞叶切除术的长期随访中发现，1 岁时，75% 的患者属于 Engel Ⅰ级。15 岁时，仅有 53% 的患者属于 Engel Ⅰ级；在这项研究中，37 名患者中 86% 的随访时间超过 15 年[26]。在一项手术治疗儿童难治性颞叶癫痫的队列研究中[17]，74% 的病例出现了总体良好的癫痫预后。该研究的平均随访时间为 67 个月（范围：2～13 年）。其中有 20 例 Engel Ⅳ级患者，3 例患儿在 4 年内复发，另一例患儿在大约 10 年后复发。这一发现支持了以下观点，即癫痫发作预后不一定会随时间保持稳定。而恩格尔分级的局限性在于，某一患者的手术效果分类是基于末次随访前 2 年的癫痫发作状态[13]。

四、癫痫手术后的医学管理

癫痫手术治疗后，抗癫痫药物治疗会持续一段时间。根据术后癫痫发作控制情况，在一段不定的时期后考虑停用或减少药物。大多数关于计划停用 ASM 的文献主要来自于接受 TLE 手术的成年人，且实际上是回顾性研究。大约 1/3 按计划停药的患者在撤药后 1 至 5 年内癫痫复发[72]。一旦重新开始用药，大多数复发患者会再次得到控制。一项前瞻性研究考察了术后 1 年无癫痫发作患者的 ASM 减量和停用情况。1/3 的术后患者在尝试减少 AED 后复发[73]。有人提出儿童停药后的复发率可能更低，但尚未得到证实，已报道的比例为 10% 至 16%[74, 75]。然而，也有报道称复发率较高，为 44%[76]。在 ASM 减少后复发的成年人中，几乎有 2/3 在重新开始用药后获得缓解。然而，部分患者永远无法恢复癫痫无发作状态。诱发难以控制的癫痫的风险可能很小但很明确，包括癫痫持续状态和死亡的风险。据一些报道估计，高达 9% 的成人患者[77] 和 3% 的儿童患者[74] 经历了与 ASM 停药相关的癫痫发作，并且在重新用药后仍难以控制。然而总体而言，数据表明与因其他原因复发的患者相比，那些在减药过程中复发的患者的发作可能更容易得到控制[73]。

对于癫痫手术预后良好的儿童和青少年，目前尚无良好的循证依据来确定开始停药或减少用药的最佳时机。从一些报道的数据来看，儿童在癫痫术后 1 年无发作和成人在癫痫术后 2 年无发作再尝试停用 ASM 药物并无益处[72]。最近的一些儿童数据表明，在术后癫痫控制良好的情况下，可以在术后 1 年之内考虑停用 ASM。癫痫手术成功后 6 个月内停用 ASM 与 6 个月以上减药或完全停药相比，癫痫复发的风险更高，尽管手术后 1 年以上停药似乎没有任何额外的收益[78]。

术后即刻和最初几个月的药物调整比较困难。术前简化药物方案可能更好，尤其是在接受综合治疗的患者中。在术后围术期阶段，ASM 浓度即使在剂量不变的情况下仍可能会发生波动，建议仔细监测血药浓度。在此期间，可能需要增加剂量以防止术后急性发作。手术的影响消失后可以下调剂量[79]。目前缺乏关于围术期新型 ASM 药代动力学的具体数据。

结论

手术是儿童难治性癫痫的有效选择，当药物治疗不能充分控制癫痫发作时，应考虑手术。过去二十年的经验表明，只要经过严格筛选评估，对于所有病因的局灶性癫痫，术后癫痫控制良好的机会很大，即使是最年轻、最难治的患者。大部分因药物难治性癫痫接受手术的儿童能够在手术后停止或减少抗癫痫药物。对于复发的患者，重新开始用药通常会比手术前更容易控制癫痫发作。

参 考 文 献

[1] Davidson S, Falconer MA. Outcome of surgery in 40 children with temporal-lobe epilepsy. Lancet 1975;1(7919):1260–1263

[2] Kim SK, Wang KC, Hwang YS, et al. Pediatric intractable epilepsy: the role of presurgical evaluation and seizure outcome. Childs Nerv Syst 2000;16(5):278–285, discussion 286

[3] Morrison G, Duchowny M, Resnick T, et al. Epilepsy surgery in childhood. A report of 79 patients. Pediatr Neurosurg 1992;18(5–6):291–297

[4] Fish DR, Smith SJ, Quesney LF, Andermann F, Rasmussen T. Surgical treatment of children with medically intractable frontal or temporal lobe epilepsy: results and highlights of 40 years' experience. Epilepsia 1993;34(2):244–247

[5] Holmes GL. Intractable epilepsy in children. Epilepsia 1996;37(Suppl 3):14–27

[6] Leiphart JW, Peacock WJ, Mathern GW. Lobar and multilobar resections for medically intractable pediatric epilepsy. Pediatr Neurosurg 2001;34(6):311–318

[7] Paolicchi JM, Jayakar P, Dean P, et al. Predictors of outcome in pediatric epilepsy surgery. Neurology 2000;54(3):642–647

[8] Sinclair DB, Aronyk KE, Snyder TJ, et al. Pediatric epilepsy surgery at the University of Alberta: 1988–2000. Pediatr Neurol 2003;29(4):302–311

[9] Baker GA, Jacoby A, Buck D, Stalgis C, Monnet D. Quality of life of people with epilepsy: a European study. Epilepsia 1997;38(3):353–362

[10] Kellett MW, Smith DF, Baker GA, Chadwick DW. Quality of life after epilepsy surgery. J Neurol Neurosurg Psychiatry 1997;63(1):52–58

[11] Vickrey BG, Berg AT, Sperling MR, et al. Relationships between seizure severity and health-related quality of life in refractory localization-related epilepsy. Epilepsia 2000;41(6): 760–764

[12] Tomson T. Mortality in epilepsy. J Neurol 2000;247(1):15–21

[13] Engel J Jr, Van Ness PC, Rasmussen TB, Ojemann LM. Outcome with respect to epileptic seizures. In: Engel J Jr., ed. Surgical Treatment of the Epilepsies. 2nd ed. New York, NY: Raven Press, Ltd; 1993:609–622

[14] Gilliam F, Wyllie E, Kashden J, et al. Epilepsy surgery outcome: comprehensive assessment in children. Neurology 1997;48(5):1368–1374

[15] Bourgeois M, Sainte-Rose C, Lellouch-Tubiana A, et al. Surgery of epilepsy associated with focal lesions in childhood. J Neurosurg 1999;90(5):833–842

[16] Mittal S, Montes JL, Farmer JP, et al. Long-term outcome after surgical treatment of temporal lobe epilepsy in children. J Neurosurg 2005;103(5, Suppl):401–412

[17] Benifla M, Otsubo H, Ochi A, et al. Temporal lobe surgery for intractable epilepsy in children: an analysis of outcomes in 126 children. Neurosurgery 2006;59(6):1203–1213, discussion 1213–1214

[18] Cossu M, Lo Russo G, Francione S, et al. Epilepsy surgery in children: results and predictors of outcome on seizures. Epilepsia 2008;49(1):65–72

[19] Kan P, Van Orman C, Kestle JRW. Outcomes after surgery for focal epilepsy in children. Childs Nerv Syst 2008;24(5):587–591

[20] Kim SK, Wang KC, Hwang YS, et al. Epilepsy surgery in children: outcomes and complications. J Neurosurg Pediatr 2008;1(4):277–283

[21] Wyllie E. Surgery for catastrophic localization-related epilepsy in infants. Epilepsia 1996;37(Suppl 1):S22–S25

[22] Terra-Bustamante VC, Fernandes RM, Inuzuka LM, et al. Surgically amenable epilepsies in children and adolescents: clinical, imaging, electrophysiological, and post-surgical outcome data. Childs Nerv Syst 2005;21(7):546–551

[23] Wyllie E, Comair YG, Kotagal P, Bulacio J, Bingaman W, Ruggieri P. Seizure outcome after epilepsy surgery in children and adolescents. Ann Neurol 1998;44(5):740–748

[24] Bien CG, Kurthen M, Baron K, et al. Long-term seizure outcome and antiepileptic drug treatment in surgically treated temporal lobe epilepsy patients: a controlled study. Epilepsia 2001;42(11):1416–1421

[25] Wiebe S, Blume WT, Girvin JP, Eliasziw M; Effectiveness and Efficiency of Surgery for Temporal Lobe Epilepsy Study Group. A randomized, controlled trial of surgery for temporal-lobe epilepsy. N Engl J Med 2001;345(5):311–318

[26] Jarrar RG, Buchhalter JR, Meyer FB, Sharbrough FW, Laws E. Longterm follow-up of temporal lobectomy in children. Neurology 2002;59(10):1635–1637

[27] Chen LS, Wang N, Lin MI. Seizure outcome of intractable partial epilepsy in children. Pediatr Neurol 2002;26(4):282–287

[28] Sinclair DB, Aronyk K, Snyder T, et al. Pediatric temporal lobectomy for epilepsy. Pediatr Neurosurg 2003;38(4):195–205

[29] Vining EP, Freeman JM, Pillas DJ, et al. Why would you remove half a brain? The outcome of 58 children after hemispherectomy— the Johns Hopkins experience: 1968 to 1996. Pediatrics 1997;100(2, Pt 1):163–171

[30] Devlin AM, Cross JH, Harkness W, et al. Clinical outcomes of hemispherectomy for epilepsy in childhood and adolescence. Brain 2003;126(Pt 3):556–566

[31] Daniel RT, Joseph TP, Gnanamuthu C, Chandy MJ. Hemispherotomy for paediatric hemispheric epilepsy. Stereotact Funct Neurosurg 2001;77(1–4):219–222

[32] Pulsifer MB, Brandt J, Salorio CF, Vining EP, Carson BS, Freeman JM. The cognitive outcome of hemispherectomy in 71 children. Epilepsia 2004;45(3):243–254

[33] Mathern GW, Giza CC, Yudovin S, et al. Postoperative seizure control and antiepileptic drug use in pediatric epilepsy surgery patients: the UCLA experience, 1986–1997. Epilepsia 1999;40(12):1740–1749

[34] Wilson PJ. Cerebral hemispherectomy for infantile hemiplegia. A report of 50 cases. Brain 1970;93(1):147–180

[35] Carson BS, Javedan SP, Freeman JM, et al. Hemispherectomy: a hemidecortication approach and review of 52 cases. J Neurosurg 1996;84(6):903–911

[36] Peacock WJ, Wehby-Grant MC, Shields WD, et al. Hemispherectomy for intractable seizures in children: a report of 58 cases. Childs Nerv Syst 1996;12(7):376–384

[37] Holthausen H, May TW, Adams CTB, et al. Seizures post hemispherectomy. In: Tuxhorn I, Holthausen H, Boenigk H, eds. Pediatric Epilepsy Syndromes and Their Surgical Treatment. London, UK: John Libbey; 1997:749–773

[38] González-Martínez JA, Gupta A, Kotagal P, et al. Hemispherectomy for catastrophic epilepsy in infants. Epilepsia 2005; 46(9):1518–1525

[39] Sander JWAS, Sillanpaa M. Natural history and prognosis. In: Engel Jr. J, Pedley TA, eds. Epilepsy: A Comprehensive Textbook. Philadelphia, PA: Lippincott-Raven; 1997:69–86

[40] Tuxhorn I, Holthausen H, Boenigk H. Pediatric Epilepsy Syndromes and Their Surgical Treatment. London, UK: John Libbey; 1997:894

[41] Palmini A, Andermann F, Olivier A, et al. Focal neuronal migration disorders and intractable partial epilepsy: a study of 30 patients. Ann Neurol 1991;30(6):741–749

[42] Palmini A, Andermann F, Olivier A, Tampieri D, Robitaille Y. Focal neuronal migration disorders and intractable partial epilepsy: results of surgical treatment. Ann Neurol 1991;30(6):750–757

[43] Palmini A, Costa Da Costa J, Anderman F, et al. Surgical results in epilepsy patients with localized cortical dysplastic lesions. In: Tuxhorn I, Holthausen H, Boenigk H, eds. Pediatric Epilepsy Syndromes and Their Surgical Treatment. London, UK: John Libbey; 1997:216–224

[44] Hirabayashi S, Binnie CD, Janota I, Polkey CE. Surgical treatment of epilepsy due to cortical dysplasia: clinical and EEG findings. J Neurol Neurosurg Psychiatry 1993;56(7):765–770

[45] Otsubo H, Hwang PA, Jay V, et al. Focal cortical dysplasia in children with localization-related epilepsy: EEG, MRI, and SPECT findings. Pediatr Neurol 1993;9(2):101–107

[46] Wyllie E, Baumgartnet C, Prayson R, et al. The clinical spectrum of focal cortical dysplasia and epilepsy. J Epilepsy 1994;7(4):303–312

[47] Semah F, Picot MC, Adam C, et al. Is the underlying cause of epilepsy a major prognostic factor for recurrence? Neurology 1998;51(5):1256–1262

[48] Zentner J, Hufnagel A, Ostertun B, et al. Surgical treatment of extratemporal epilepsy: clinical, radiologic, and histopathologic findings in 60 patients. Epilepsia 1996;37(11):1072–1080

[49] Zentner J, Hufnagel A, Wolf HK, et al. Surgical treatment of temporal lobe epilepsy: clinical, radiological, and histopathological findings in 178 patients. J Neurol Neurosurg Psychiatry 1995;58(6):666–673

[50] Schramm J, Kral T, Grunwald T, Blümcke I. Surgical treatment for neocortical temporal lobe epilepsy: clinical and surgical aspects and seizure outcome. J Neurosurg 2001;94(1):33–42

[51] Patel H, Garg BP, Salanova V, Boaz JC, Luerssen TG, Kalsbeck JE. Tumor-related epilepsy in children. J Child Neurol 2001;16(2):141–145

[52] Edwards JC, Wyllie E, Ruggeri PM, et al. Seizure outcome after surgery for epilepsy due to malformation of cortical development. Neurology 2000;55(8):1110–1114

[53] Kuzniecky R, Ho SS, Martin R, et al. Temporal lobe developmental malformations and hippocampal sclerosis: epilepsy surgical outcome. Neurology 1999;52(3):479–484

[54] Mohamed A, Wyllie E, Ruggieri P, et al. Temporal lobe epilepsy due to hippocampal sclerosis in pediatric candidates for epilepsy surgery. Neurology 2001;56(12):1643–1649

[55] Siegel AM, Jobst BC, Thadani VM, et al. Medically intractable, localization-related epilepsy with normal MRI: presurgical evaluation and surgical outcome in 43 patients. Epilepsia 2001;42(7):883–888

[56] Berkovic SF, McIntosh AM, Kalnins RM, et al. Preoperative MRI predicts outcome of temporal lobectomy: an actuarial analysis. Neurology 1995;45(7):1358–1363

[57] Smith JR, Lee MR, King DW, et al. Results of lesional vs. nonlesional frontal lobe epilepsy surgery. Stereotact Funct Neurosurg 1997;69(1–4, Pt 2):202–209

[58] Cukiert A, Buratini JA, Machado E, et al. Results of surgery in patients with refractory extratemporal epilepsy with normal or nonlocalizing magnetic resonance findings investigated with subdural grids. Epilepsia 2001;42(7):889–894

[59] Won HJ, Chang KH, Cheon JE, et al. Comparison of MR imaging with PET and ictal SPECT in 118 patients with intractable epilepsy. AJNR Am J Neuroradiol 1999;20(4):593–599

[60] Park SA, Lim SR, Kim GS, et al. Ictal electrocorticographic findings related with surgical outcomes in nonlesional neocortical epilepsy. Epilepsy Res 2002;48(3):199–206

[61] Holmes MD, Born DE, Kutsy RL, Wilensky AJ, Ojemann GA, Ojemann LM. Outcome after surgery in patients with refractory temporal lobe epilepsy and normal MRI. Seizure 2000;9(6):407–411

[62] Tonini C, Beghi E, Berg AT, et al. Predictors of epilepsy surgery outcome: a meta-analysis. Epilepsy Res 2004;62(1):75–87

[63] Blume WT, Ganapathy GR, Munoz D, Lee DH. Indices of resective surgery effectiveness for intractable nonlesional focal epilepsy. Epilepsia 2004;45(1):46–53

[64] Sylaja PN, Radhakrishnan K, Kesavadas C, Sarma PS. Seizure outcome after anterior temporal lobectomy and its predictors in patients with apparent temporal lobe epilepsy and normal MRI. Epilepsia 2004;45(7):803–808

[65] Lee SK, Lee SY, Kim KK, Hong KS, Lee DS, Chung CK. Surgical outcome and prognostic factors of cryptogenic neocortical epilepsy. Ann Neurol 2005;58(4):525–532

[66] Ramachandran Nair R, Otsubo H, Shroff MM, et al. MEG predicts outcome following surgery for intractable epilepsy in children with normal or nonfocal MRI findings. Epilepsia 2007;48(1):149–157

[67] Jayakar P, Dunoyer C, Dean P, et al. Epilepsy surgery in patients with normal or nonfocal MRI scans: integrative strategies offer long-term seizure relief. Epilepsia 2008;49(5):758–764

[68] Ben-Ari Y, Holmes GL. Effects of seizures on developmental processes in the immature brain. Lancet Neurol 2006;5(12): 1055–1063

[69] Stafstrom CE. Neurobiological mechanisms of developmental epilepsy: translating experimental findings into clinical application. Semin Pediatr Neurol 2007;14(4):164–172

[70] Park K, Buchhalter J, McClelland R, Raffel C. Frequency and significance of acute postoperative seizures following epilepsy surgery in children and adolescents. Epilepsia 2002; 43(8):874–881

[71] Koh S, Nguyen S, Asarnow RF, et al. Five or more acute postoperative seizures predict hospital course and long-term seizure control after hemispherectomy. Epilepsia 2004;45(5): 527–533

[72] Schmidt D, Baumgartner C, Löscher W. Seizure recurrence after planned discontinuation of antiepileptic drugs in seizure-free patients after epilepsy surgery: a review of current clinical experience. Epilepsia 2004;45(2):179–186

[73] Berg AT, Vickrey BG, Langfitt JT, et al; Multicenter Study of Epilepsy Surgery. Reduction of AEDs in postsurgical patients who attain remission. Epilepsia 2006;47(1):64–71

[74] Hoppe C, Poepel A, Sassen R, Elger CE. Discontinuation of anticonvulsant medication after epilepsy surgery in children. Epilepsia 2006;47(3):580–583

[75] Lachhwani D, Wyllie E, Loddenkemper T, Holland K, Kotagal P, Bingaman W. Discontinuation of antiepileptic medications following epilepsy surgery in childhood and adolescence. [abstract] Neurology 2003;60(Suppl 1):A259

[76] Sinclair DB, Jurasek L, Wheatley M, et al. Discontinuation of antiepileptic drugs after pediatric epilepsy surgery. Pediatr Neurol 2007;37(3):200–202

[77] Schiller Y, Cascino GD, So EL, Marsh WR. Discontinuation of antiepileptic drugs after successful epilepsy surgery. Neurology 2000;54(2):346–349

[78] Lachhwani DK, Loddenkemper T, Holland KD, et al. Discontinuation of medications after successful epilepsy surgery in children. Pediatr Neurol 2008;38(5):340–344

[79] McLachlan RS, Maher J. Management of antiepileptic drugs following epilepsy surgery: a review. Can J Neurol Sci 2000;27 (Suppl 1):S106–S110, discussion S121–S125

Klajdi Puka　Mary Lou Smith　著

李　颖　译　李　霖　校

摘　要

癫痫儿童发生认知和行为功能障碍的风险增加，人们希望通过癫痫手术改善及控制癫痫发作，提高患儿认知和社会心理功能。在评估手术结果时，最重要的问题是，手术是否改善了儿童在癫痫发作过程中所导致的发育障碍。在本章中，我们重点回顾了最近关于癫痫手术的神经心理学和社会心理预后文献，以及采用客观措施来调查认知和社会心理结果的研究。大多数研究都评估了术后相对短期预后（6～24个月），直到最近才研究了长期预后。我们描述了颞叶、颞叶外和半球切除后的神经心理学预后，主要是智力和记忆功能。此外，还讨论了术后的精神、行为和生活质量结局。人们对评估长期预后的研究特别感兴趣。这篇综述表明，尽管术后生活质量通常会改善，但关于手术及其对癫痫发作的影响是否会给儿童带来神经心理和社会心理的益处，目前研究结果仍不一致。研究结果的一些差异来源于研究方法的不同。该领域的特点仍然是研究方法薄弱，样本量不足以检验对结果有贡献的许多潜在重要变量的影响。未来的研究显然需要有术前基线和适当的对照组的前瞻性设计。

关键词

认知，智力，记忆，精神，行为，情绪，生活质量，儿童，小儿外科，长期结果

癫痫儿童发生认知和行为功能障碍的风险增加，严重的功能缺陷与癫痫发作持续时间长和发病年龄早有相关性。人们一直希望通过癫痫手术改善及控制癫痫发作，从而改善儿童的认知和社会心理功能。这种理论基于三个假设：癫痫发作会干扰大脑功能，消除癫痫发作将增加实现最佳认知和心理功能的可能性[1]；儿童时期的癫痫的认知和社会心理后遗症可能不像在以后的生活中那样根深蒂固，早期干预是一种预防形式；年轻大脑的可塑性可以通过重组或重构的形式支持大脑功能的进一步发展。因此，在评估手术效果时，最重要的问题是，手术是否能够逆转癫痫患儿由

于持续发作所导致的发育落后的进程。在本章中，我们重点回顾了最近的癫痫手术的神经心理和社会心理预后的文献，以及采用客观方法来调查认知和社会心理预后的研究。大多数研究检查了术后相对短期预后（6～24个月），但最近一些研究者发表了关于长期随访的文章，这些重要的结果将在本章后面进行回顾。

一、神经心理学预后

（一）颞叶切除术

一项针对小儿癫痫外科中心的国际调查显示，颞叶切除占切除手术的23.2%[2]。大多数关于认知

预后的文献都是针对接受颞叶切除的儿童。许多研究尚未证明群体水平的 IQ 变化，即使有，这些变化的幅度也很小，不太可能具有临床意义 [3]。

个体水平的发育结局仅在一些神经心理学研究中评估过；这些研究发现，颞叶切除术后 IQ 显著提高的儿童数量要多于显著下降者 [4]。然而，将难治性癫痫患儿手术组与非手术组进行对比后发现，随着时间的推移，两组之间可能没有显著性差异 [5]，这意味着手术在改善认知水平方面没有优势。

在成人中，颞叶切除术后可能会出现神经心理并发症；语言优势侧（多数情况下为左侧）颞叶切除的患者有顺行性言语记忆下降的风险 [6]。在儿童中，由于大脑不断地发育成熟、病因的差异以及生理和功能的可塑性等多种因素发挥了重要作用，结果可能所不同 [7]。然而，除了个别研究提示小儿癫痫术后记忆功能有改善或者恶化，大多数证据表明，术后 2 年内记忆功能没有显著变化 [3]。一项纵向研究特别有趣，文章比较了儿童和成人在术前和颞叶切除术后 3 个月和 12 个月的记忆功能 [8]。在短期随访中，儿童和成人均表现为言语记忆显著下降。然而，在 12 个月随访时，儿童的记忆力评分与其术前相当，但成年人的评分没有好转，这表明儿童的功能结局更好。另一方面，Smith 等发现，在接受颞叶或颞叶外切除术的儿童中，没有证据表明随着时间的推移，记忆评分有显著变化（回归分析表明，切除部位对记忆结局没有显著影响）[1]。然而，在本研究中，首次随访在术后 1 年，这是 Gleissner 等研究中的长期随访时间 [8]，此时儿童的结果得到很大改善，要优于或相当于术前评分。总之，这些发现表明，在儿童中，颞叶切除术后儿童的记忆重组可能迅速发生；然而，直至最近，关于这种变化是否会在长期发生的信息仍然很少（请参阅本章后面关于长期结局的章节）。

目前关于颞叶癫痫儿童自传体记忆和语义记忆的研究很少。一个病例研究直接评估了一个男孩的自传体记忆 [9]，他最初在 9 岁时（大约在颞叶癫痫发作后 1.5 年）接受神经心理学评估。他在记忆测试中的分数在适龄范围内，但他很难回忆起自传体事件。他在 10 岁时接受了颞叶切除治疗，8 年后的随访显示了同样的结果。有证据表明，他的日常记忆问题可能是由于记忆巩固受损造成的。一项研究从词汇知识和图片命名两个方面考察了词汇语义记忆，结果表明 [10]，左侧颞叶切除术后的儿童的命名能力下降。

很少有研究评估记忆结局是否因切除类型而异。Clusmann 和同事 [11] 比较了下列手术方式的言语记忆：病灶切除 + 海马切除术（lesionectomy plus hippocampectomy，LX+HC）、颞叶外侧病灶切除术（lateral temporal lesionectomy，Lat.LX）、杏仁核海马切除术（amygdalohippocampectomy，AH）。与接受左侧病灶切除 + 海马切除或颞叶外侧病灶切除的儿童相比，接受左侧杏仁核海马切除的儿童在术后出现显著记忆缺陷的风险增加。Beaton [12] 报道了 8 例海马硬化的患儿经侧裂入路选择性杏仁核海马切除术术后的神经心理学结果。大多数儿童在视觉或言语记忆方面没有变化，在即时视觉记忆、即时言语记忆和延迟言语记忆方面有改善或下降的儿童数量大致相等，在视觉延迟记忆方面有改善的儿童数量要多于下降者。这项研究不包括与其他类型手术方式的比较。Law 等 [13] 发现，与保留了颞叶内侧面的儿童相比，左侧颞叶切除（包括颞叶外侧面和内侧面均切除）的儿童记忆力下降更明显。术前记忆力完好的患者与术前记忆力较差的患者相比，术后记忆力明显下降。

而其他认知领域（如注意力、语言和视觉空间技能）在术后的改变，几乎没有被研究过。有报道称在颞叶切除术后注意力有改善 [8, 11]，这可能得益于良好的癫痫发作控制和抗癫痫药物的减少。然而，Clusmann [11] 等发现注意力和癫痫发作结局之间的关系并不显著，尽管超过 80% 的儿童被报道没有癫痫发作。

在儿童中，Dlugos 等首次报道了颞叶切除术后与语言相关的认知功能下降 [14]。然而，Blanchette

和 Smith[15] 质疑这一发现的有效性，因为他们指出 Dlugos[14] 等没有使用特定的语言处理任务。相反，他们使用了涉及语言的任务（如言语学习）去评估其他认知技能（即顺行性言语记忆）。Blanchette 和 Smith[15] 发现左侧（颞叶，n=10；或额叶，n=9）病变的儿童在手术前后（类别流畅性和语言理解任务）的表现均差于右侧病变，而与发作部位无关。但没有证据表明术后他们的语言分数显著下降。然而，在对颞叶切除术后的单项评分变化进行评估时，发现一些儿童的单项评分发生了显著变化，最有可能下降的是语音流利性任务（5/10 儿童），与切除的侧别无关。后来的一项研究显示，接受左侧颞叶切除术的儿童命名能力确实有所下降，Clusmann[11] 等在一项使用单一（联合）语言评分的研究中[10] 发现，右侧颞叶切除后语言评分显著提高，而左颞叶切除术后没有证据表明语言评分下降。Gleissner 等[8] 报告了个案结果，发现少数儿童在接受右侧或左侧颞叶切除术后，语言分数有明显提高（无明显下降）。不过，增加的人数并没有统计学意义。

最后，很少有研究使用任务来检查特定的视觉空间技能。一项研究发现，右侧颞叶切除术后 3 个月，视觉空间技能下降的儿童数量明显高于预期[8]。然而，只有少数患者在术后 12 个月仍有损失（相对于术前评分）。有趣的是，Clusmann[11] 等发现左颞叶切除术后 1 年的视觉空间技能显著提高，并指出这种改善通常来源于致病灶对侧半球。

（二）颞叶外切除术

虽然颞叶外癫痫在儿童中并不罕见，但有关与手术后认知结果的研究（与颞叶切除相比）却少得多。这些研究的特点通常是样本量较小。

将 12 例额叶癫痫患儿（左侧 6 例，右侧 6 例）与 12 例行颞叶切除的患儿（年龄和手术侧相匹配）在术前及术后 1 年进行了比较。额叶组包括 6 例病灶切除术，4 例病灶切除术加多处软膜下横切（multiple subpial transactions，MST），2 例仅行多处软膜下横切。研究内容包括注意力、执行功能、记忆、运动协调和语言。手术前，额叶组的智商较高，但运动协调性比颞叶组受损更严重。术后，患者的注意力和记忆力有所改善，这与手术部位和侧别无关；检查的其他功能没有变化。对个体变化的分析表明，大多数患者在一段时间内没有明显的变化。术后认知的改善与术后癫痫完全缓解无关。

在语言优势半球进行切除手术时，对儿童语言能力的潜在风险是值得注意的。在前述的研究中[16]，两名患者接受了涉及左半球 44 区的手术。其中 1 例经颈内动脉异戊巴比妥试验确定双侧语言表达，术前语言功能正常。术前电刺激 44 区对她的语言没有干扰。术后，她表现出言语流利性和理解力下降。第二个病例语言优势侧为右侧半球，但电刺激左侧额叶的一个小区域会出现语言停止，这个区域在手术中得到了保护。术后，此患儿语言流畅性和命名能力得到改善。另一个病例研究记录了一个 8 岁男孩的左侧辅助运动区切除术后出现的一过性缄默症和右侧偏瘫，在术后几周内得到缓解[17]。然而，言语不流畅和执行功能受损，包括冲动和注意力分散的情况持续了 12 个月以上。

在另一项研究中[15]，所有儿童都有左半球语言优势，研究内容包括语言流畅性、阅读能力、拼写能力、词汇量和理解能力。手术前后没有发现与手术部位（额叶与颞叶）有关的差异，额叶或颞叶切除术后，这些功能均未受到显著影响。左半球功能受损的儿童在语言流畅性和理解力方面的得分较低，但在其他任务中不存在这种侧向性特点。

在一项对 15 例接受顶叶切除儿童的研究中，有相对较高比例的儿童在手术前智力、记忆、语言、视觉空间处理、注意力、执行功能和运动功能方面存在缺陷[18]。左侧和右侧病例之间未观察到差异；有很大比例的功能缺陷与病变侧不一致。最常见的功能障碍是注意力。手术后，仅在注意力领域有明显改善。一项研究[19] 纳入了行顶叶（n=8）或枕叶（n=4）切除术的患儿，术后随访约 16 个月。虽然枕叶病例的视觉 – 空间智力表现有降低的趋势，但术前并没有发现与手术部位有关的差异。手术后，两组患者在智商、注意力、精细运动协调性和记忆力方面均无变化。在接受顶枕切除术后 3～7 年评估的一个小队列（*n*=5）中[20]，儿童术后的言语 IQ 有所提高；执行 IQ 明显低于言语 IQ，术后亦未发生改变。在额叶、顶叶或枕叶切除的儿童病例中，术前智力水平低于正常认知水平范围，术后即使无癫痫发作也无进展[21]。对 12 例后头部病变癫痫儿童（4 例枕叶、5 例顶叶和 3 例枕顶叶病变）的研究发现，手术后特定认知能力总体上没有显著变化[22]。

（三）半球切除术

由于大多数患儿在手术前表现出明显的发育迟缓，因此对大脑半球切除或离断（hemispheric resection or disconnection，HR）的神经心理学结局的研究变得复杂。严重功能缺陷和频繁的癫痫发作往往限制了他们所能接受的认知测试的类型和数量。此外，测试可能无法得出与他们实际年龄相符的标准化分数，或者可能没有足够低的基础分数来准确地反映患儿的功能水平。在本节中，我们将对以术前数据作为评估结果的基线，并对其神经心理状态进行直接评估的研究进行综述。个案病例的研究不包括在内，因为这些研究通常说明的是特殊而非典型的结果。

大多数接受大脑半球切除或离断的儿童在发育或认知功能方面并没有发生显著变化[23-25]。最近一项涉及 400 多名患者的回顾性研究发现，62% 的儿童认知能力没有变化，30% 的儿童认知能力有所改善，8% 的儿童认知能力下降[3]。即使术后有所改善的儿童，通常仍有明显的发育迟缓。

有几项研究探讨了病因和病理类型的影响[26, 27]。一项研究发现，与脑梗死 / 缺血的儿童相比，皮质发育不良的儿童术后智商或发育商更有可能提高，但另一项研究发现，这两种病理类型术后认知功能都没有变化[27]。其他研究报告，获得性病变患者术后认知更有可能得到改善[28, 29]。

Althausen 等研究表明[30]，术前智商、癫痫发作得到控制和手术年龄较大可预测术后平均 9 年的认知能力。据报道，出生后右半球早期病变的患者语言能力最好，而 Rasmussen 脑炎患儿在接受左侧大脑半球切除或离断术后长期预后下降[27]。

（四）长期预后

大多数评估儿童期癫痫手术后神经心理结局的研究都侧重于短期结果，通常是术后 1 或 2 年。然而，可能需要延长随访期，才能发现手术后有无明显的认知功能改善。两项早期研究发现，随着时间的推移，患者的智力功能没有明显改善[3]；然而，这些研究在方法上存在局限性，包括患者样本量较少，缺乏对照组，以及患者的异质性，使得研究之间难以进行比较。同样值得注意的是，当对儿童进行长期评估时，如果发现认知功能的评分没有变化，就可以认为是治疗的积极结果。由于认知功能的评分通常是与健康的同龄人组进行比较，因此患儿必须不断获得新的技能和信息，才能随着时间的推移保持相同的分数。分数的下降可能反映了技能的丧失、技能的停滞或相对于同龄人技能获得的速度较慢。

在将随访期限制在两年以上的研究中，大多数对智力功能进行了评估，并报告了智力功能的长期变化或改善。Hallböket 等[31]对 33 名接受颞叶切除或颞叶外切除治疗的儿童进行了随访，术后随访时间中位数为 11 年，研究发现他们的总体智商、言语理解、知觉推理和工作记忆得分相似；然而，在无癫痫发作的患者中，认知处理速度有所提高。在利用较大样本和对照组的研究中，有报告称智力水平在群体和个人层面上的均有显著改善。Skirrow 等[32]发现 42 名儿童在颞叶切除术后 6 年或更长时间内智力得到改善，而在对照组中没有发现任何变化。Skirrow 等[33]还发现右侧颞叶切除术后，言语情景记忆改善，左侧颞叶切除术后，视觉情景记忆改善。Puka 和 Smith[34, 35]在颞叶切除或颞叶外切除术后也发现了类似的现象。尽管手术患者和非手术患者在智力功能或记忆方面没有差异，但通过手术或药物控制癫痫发作的儿童，智力表现出显著改善，而持续癫痫发作的儿童则出现恶化。此外，在颞叶癫痫患儿亚组中，左侧颞叶病灶的患者在随访时的言语情景记忆较右侧颞叶病灶的患者差。总体而言，这些研究报道了与癫痫发作控制相关的各个领域的改善。

二、心理社会预后

（一）精神和行为预后

据报道，大多数考虑接受癫痫手术的儿童存在精神和行为问题，其中颞叶癫痫儿童的发病率最高[36, 37]。虽然有些儿童在手术后表现出明显的改善，但大多数儿童的精神和行为问题仍然存在，甚至有些儿童在手术后出现问题[36-39]。精神和行为问题的高发病率以及这些问题在术后的持续存在和发展突出了神经心理评估在癫痫手术综合计划中的重要性。

对手术后短期内的精神和行为问题进行评估的研究发现，手术后在许多领域几乎没有什么变化，包括内部、外部和社会问题[35, 37, 40]。相反，Andresen等[41]研究发现术后平均8个月时会出现部位和特定侧别相关的焦虑和抑郁症状的改善。具体而言，接受左侧额叶手术的儿童在术前有更明显的情绪和行为功能障碍，但相对于左侧颞叶手术的儿童来说，他们在术后表现出更明显的改善。其他报告术后在某些领域有所改善的研究，往往采用小样本，随访时间很短和（或）缺乏非手术对照组。

对长期结果进行评估的研究较少。McLellan等[36]通过病例记录和《精神疾病诊断与统计手册》（*Diagnostic and Statistical Manual of Mental Disorders*，DSM-IV）的标准，获得了60例左侧颞叶癫痫患儿术前和术后平均5年（2~10年）的精神诊断。手术前和手术后有精神疾病诊断的儿童比例相同（72%），尽管有些患者的问题已经解决，但有些患者的问题则是在手术后出现的。此外，有多种精神问题的儿童也很常见，手术前和手术后分别有45%和57%的儿童出现了这些问题。

手术后出现的精神问题通常是情绪障碍，重要的是，即使癫痫发作得到控制也会发生。

同一研究小组的另一项研究发现，71名接受颞叶外切除术（主要是额叶手术）的儿童在术前和术后1~12年后也出现了类似情况[38]。手术前后被诊断出患有精神疾病的儿童的比例类似（44%和45%），有些儿童的问题在手术后得到了解决，而有些儿童的问题则进一步发展，与癫痫发作控制情况无关。值得注意的是，由于这些研究中没有包括非手术癫痫对照组，因此尚不清楚新的精神疾病的长期发展是由手术造成的还是由时间的推移/癫痫儿童发育所造成的。最近，Puka和Smith等[39]随访了71例手术和37例非手术患者，平均术后7年（范围：4~12年），并使用儿童行为检查表评估外化性问题和相关症状。在术前或术后随访中，手术和非手术患者之间没有差异。总体来讲，所有患者在外化性行为汇总量表和大多数分量表上都有适度的改善，并且在统计学上有显著性差异。尽管如此，仍有大量患者（44%）在随访时有行为问题，其中28%的患者的行为问题出现在手术后。重要的是，12个月的癫痫无发作期在群体和个体层面均与大多数行为问题有显著相关性。同一研究小组还评估了内化性问题，结果发现焦虑和抑郁症状在术前和术后几乎没有变化。不过，癫痫发作得到控制的患者在随访时焦虑和抑郁症状较少。

（二）与健康相关的生活质量

与健康相关的生活质量（quality of life，QoL）是一个广义的概念，包括对个人身体健康、心理健康、社会功能和独立性的主观感知。大多数研究发现手术后生活质量出现整体改善。Sabaz及其同事[43]发现，与持续癫痫发作的患者相比，无癫痫发作的儿童在总体生活质量和一般健康以及一些生活质量领域（认知、社会、情感、行为和身体生活领域）有更大的改善。其他评估手术前后生活质量的研究，以及评估术后单个时间点生活质量的研究，同样报告了更好的癫痫控制情况与总体生活质量有相关性。就 QoL 子量表而言，虽然并非所有研究都发现所有领域的情况都有所改善，但癫痫发作控制通常与 QoL 改善有关。大多数研究仅仅报道了术后单一时间点的 QoL，只对患者进行了短期随访，和 / 或缺乏对照组[44]。利用对照组进行的长期随访研究至关重要，因为 QoL 在手术后的几个月内会迅速提高，并随着时间的推移而趋于稳定。此外，由于青少年在步入成年后会面临各种压力和生活变化，因此从长远来看，他们的 QoL 可能会发生变化。

许多研究报告了儿童术后短期和长期生活质量的随访结果，但没有根据随访期进行分层。这些研究报告了与癫痫发作控制相关的术后生活质量改善情况，或与健康对照组相似的生活质量改善情况。很少有研究进行长期随访（术后 2 年或更长时间）。Keene[45] 等的一项早期研究对 64 例手术患者进行了平均 7.6 年的术后随访，发现无癫痫发作的患者在所有领域的 QoL 均优于持续癫痫发作的患者。Elliott 等[46] 对 69 例癫痫术后患者进行平均 8.9 年的随访，发现相对于手术或非手术的持续癫痫发作患者，无癫痫发作患者在大多数领域的 QoL 评分都更高。同样，对有或无癫痫发作的儿童进行非手术对照组的研究表明，无论癫痫发作是通过手术还是药物控制，长期而言，较好的 QoL 与癫痫发作控制有关[32, 47]，并证明了抑郁 / 焦虑症状对 QOL 的重要性。

总体而言，大多数评估小儿癫痫手术后短期和长期 QoL 的研究都发现了与癫痫发作控制相关的有利结果。尽管如此，仍需进行前瞻性、方法可靠的研究，以进一步评估长期的 QoL 结果。过去的长期研究只评估了长期的 QoL，而没有测量癫痫手术前的 QoL。还需要在认知结果、内化和外化性行为以及家庭环境的背景下进行全面的研究来评估长期的 QoL 结果。

三、神经心理和社会心理结果的预测因素

研究探索了可能预测术后功能或术后变化的因素，包括性别、癫痫发病年龄、癫痫病程占寿命的比例、接受检查或手术的年龄、抗癫痫药物的数量、智力、切除部位、侧向性和组织病理学[48]。其中的一些因素中已经在前面的章节中进行了回顾，并已被证明具有不一致性或没有预测能力。最受关注的两个变量是年龄和癫痫发作状态。

有一种强烈的观点认为，如果在很小的时候进行手术，发育结果会更好。这个问题很难通过实验来解决，因为在生命早期接受手术的儿童可能在许多重要方面（癫痫发作频率、癫痫发作年龄、神经病理学）与较晚接受手术的儿童有所不同。当手术在学龄期或学龄期以后进行时，年龄并不能预测认知或社会心理结局[1, 5, 40]。最近的研究对学龄早期或更小的儿童手术后的结果进行了回顾，以寻找与手术时机相关的优势证据。其中一些研究包括病灶切除和半球离断或切除的混合病例，并且没有根据切除类型对结果进行区分[24, 49]。

Freitag 和 Tuxhorn 研究了 3—7 岁接受过手术的儿童的发育轨迹[49]。主要结果是随访时的功能与术前水平一致。癫痫发作到手术间隔时间较短的儿童发育方面的进步更大。然而，癫痫发作结局与术后认知变化无相关性；认知能力的提高几乎全部出现在无癫痫发作的患者身上，但认知能力的丧失也是如此。

在对 24 名 3 岁前接受手术的儿童的随访（中位数为术后 6 个月）中，手术年龄较小与发育商（developmental quotients，DQ）的改善有关[24]。然而，这种影响是有限的，因为在 12 个月以后手术与认知预后无相关性。只有癫痫性痉挛的婴儿在手术后有显著改善，这一发现进一步证实了年龄对结果的影响。发育迟缓在样本中很突出，只有两名儿童的 DQ 在手术前处于平均水平，3 名在术后随访中达到了平均水平。另外两项纳入了 6 岁之前进行大脑半球切除或离断的患者的研究发现，很少有病例在术前发育差而在术后有所改善[23, 25]。

在社会心理功能方面最一致的发现是，癫痫发作控制的改善或无癫痫发作预示着各个领域的改

善[16, 32, 39, 43, 45, 47]。尽管这种相关性并不总是存在[5]。癫痫结局与改善认知功能并不一致[1, 5, 11, 16, 48]。

四、未来方向和结论

这篇综述表明，关于手术及其对癫痫发作的影响是否会给儿童带来神经心理和社会心理方面的益处，目前的研究结果不一。研究结果的一些差异是由于方法上的差异造成的。该领域的特点仍然是研究方法薄弱，样本量不足以检验许多潜在的重要变量对结果的影响。未来的研究显然需要有术前基线和适当对照组的前瞻性设计。一项关于癫痫手术长期疗效的 Meta 分析表明，非对照研究一致报告了术后社会心理状况的改善，但在对照研究中手术的效果并不明显[50]。如果没有对照组，就无法确定变化是持续成熟的结果还是手术的影响。

一个相当有趣的发现是，父母认为孩子手术后至少在某些方面的生活质量更好。目前还不清楚为什么这些发现没有与其他测量指标所反映的儿童认知、行为和情感状况更加一致。这种差异表明，需要继续对构成 QoL 的认知和心理社会功能的各个方面及其意义和测量方法进行研究。最后，社会功能的改善已有文献记载，但可能需要一段时间才能显现。术后儿童认知或心理社会功能的其他方面是否会随着时间的进展而改善，这是一个重要的问题。

参考文献

[1] Smith M, Elliott IM, Lach L. Memory outcome after pediatric epilepsy surgery: objective and subjective perspectives. Child Neuropsychol 2006;12(3):151–164

[2] Harvey AS, Cross JH, Shinnar S, Mathern GW; ILAE Pediatric Epilepsy Surgery Survey Taskforce. Defining the spectrum of international practice in pediatric epilepsy surgery patients. Epilepsia 2008;49(1):146–155

[3] Smith ML, Baldeweg T. Cognition, language and memory outcomes. In: Arzimanoglou A, Cross H, Gaillard WD, et al., eds. Pediatric Epilepsy Surgery. Montrouge, France: John Libbey Eurotext; 2017

[4] Lah S. Neuropsychological outcome following focal cortical removal for intractable epilepsy in children. Epilepsy Behav 2004;5(6):804–817

[5] Smith ML, Elliott IM, Lach L. Cognitive, psychosocial, and family function one year after pediatric epilepsy surgery. Epilepsia 2004;45(6):650–660

[6] Davies KG, Bell BD, Bush AJ, Wyler AR. Prediction of verbal memory loss in individuals after anterior temporal lobectomy. Epilepsia 1998;39(8):820–828

[7] Smith ML. Presurgical neuropsychological assessment. In: Jambaque I, Lassonde M, Dulac O, eds. Neuropsychology of Childhood Epilepsy. New York: Kluwer Academic/Plenum Publishers; 2001:207–214

[8] Gleissner U, Sassen R, Schramm J, Elger CE, Helmstaedter C. Greater functional recovery after temporal lobe epilepsy surgery in children. Brain 2005;128(Pt 12):2822–2829

[9] Cronel-Ohayon S, Zesiger P, Davidoff V, Boni A, Roulet E, Deonna T. Deficit in memory consolidation (abnormal forgetting rate) in childhood temporal lobe epilepsy. Pre and postoperative longterm observation. Neuropediatrics 2006;37(6):317–324

[10] Lah S, Smith ML. Verbal memory and literacy outcomes one year after pediatric temporal lobectomy: a retrospective cohort study. Epilepsy Behav 2015;44:225–233

[11] Clusmann H, Kral T, Gleissner U, et al. Analysis of different types of resection for pediatric patients with temporal lobe epilepsy. Neurosurgery 2004;54(4):847–859, discussion 859–860

[12] Beaton AE, Durnford A, Heffer-Rahn PE, Kirkham F, Griffin A, Gray WP. Transsylvian selective amygdalohippocampectomy in children with hippocampal sclerosis: seizure, intellectual and memory outcome. Seizure 2012;21(9):699–705

[13] Law N, Benifla M, Rutka J, Smith ML. Verbal memory after temporal lobe epilepsy surgery in children: Do only mesial structures matter? Epilepsia 2017;58(2):291–299

[14] Dlugos DJ, Moss EM, Duhaime AC, Brooks-Kayal AR. Language-related cognitive declines after left temporal lobectomy in children. Pediatr Neurol 1999;21(1):444–449

[15] Blanchette N, Smith ML. Language after temporal or frontal lobe surgery in children with epilepsy. Brain Cogn 2002; 48(2–3):280–284

[16] Lendt M, Gleissner U, Helmstaedter C, Sassen R, Clusmann H, Elger CE. Neuropsychological outcome in children after frontal lobe epilepsy surgery. Epilepsy Behav 2002;3(1):51–59

[17] Endo Y, Saito Y, Otsuki T, et al. Persistent verbal and behavioral deficits after resection of the left supplementary motor area in epilepsy surgery. Brain Dev 2014;36(1):74–79

[18] Gleissner U, Kuczaty S, Clusmann H, Elger CE, Helmstaedter C. Neuropsychological results in pediatric patients with epilepsy surgery in the parietal cortex. Epilepsia 2008;49(4): 700–704

[19] Sinclair DB, Wheatley M, Snyder T, Gross D, Ahmed N. Posterior resection for childhood epilepsy. Pediatr Neurol 2005;32(4):257–263

[20] Lippé S, Bulteau C, Dorfmuller G, Audren F, Delalande O, Jambaqué I. Cognitive outcome of parietooccipital resection in children with epilepsy. Epilepsia 2010;51(10):2047–2057

[21] D'Argenzio L, Colonnelli MC, Harrison S, et al. Cognitive outcome after extratemporal epilepsy surgery in childhood. Epilepsia 2011;52(11):1966–1972

[22] Battaglia D, Chieffo D, Tamburrini G, et al. Posterior resection for childhood lesional epilepsy: neuropsychological evolution. Epilepsy Behav 2012;23(2):131–137

[23] Lettori D, Battaglia D, Sacco A, et al. Early hemispherectomy in catastrophic epilepsy: a neuro-cognitive and epileptic long-term follow-up. Seizure 2008;17(1):49–63

[24] Loddenkemper T, Holland KD, Stanford LD, Kotagal P, Bingaman W,

Wyllie E. Developmental outcome after epilepsy surgery in infancy. Pediatrics 2007;119(5):930–935

[25] Maehara T, Shimizu H, Kawai K, et al. Postoperative development of children after hemispherotomy. Brain Dev 2002;24(3):155–160

[26] Caplan R, Siddarth P, Mathern G, et al. Developmental outcome with and without successful intervention. Int Rev Neurobiol 2002;49:269–284

[27] Pulsifer MB, Brandt J, Salorio CF, Vining EP, Carson BS, Freeman JM. The cognitive outcome of hemispherectomy in 71 children. Epilepsia 2004;45(3):243–254

[28] Liégeois F, Cross JH, Polkey C, Harkness W, Vargha-Khadem F. Language after hemispherectomy in childhood: contributions from memory and intelligence. Neuropsychologia 2008;46(13):3101–3107

[29] Ramantani G, Kadish NE, Brandt A, et al. Seizure control and developmental trajectories after hemispherotomy for refractory epilepsy in childhood and adolescence. Epilepsia 2013;54(6):1046–1055

[30] Althausen A, Gleissner U, Hoppe C, et al. Long-term outcome of hemispheric surgery at different ages in 61 epilepsy patients. J Neurol Neurosurg Psychiatry 2013;84(5):529–536

[31] Hallböök T, Tideman P, Rosén I, Lundgren J, Tideman E. Epilepsy surgery in children with drug-resistant epilepsy, a long-term follow-up. Acta Neurol Scand 2013;128(6):414–421

[32] Skirrow C, Cross JH, Cormack F, Harkness W, Vargha-Khadem F, Baldeweg T. Long-term intellectual outcome after temporal lobe surgery in childhood. Neurology 2011;76(15):1330–1337

[33] Skirrow C, Cross JH, Harrison S, et al. Temporal lobe surgery in childhood and neuroanatomical predictors of long-term declarative memory outcome. Brain 2015;138(Pt 1):80–93

[34] Puka K, Tavares TP, Smith ML. Development of intelligence 4 to 11 years after paediatric epilepsy surgery. J Neuropsychol 2017;11(2):161–173

[35] Puka K, Smith ML. Remembrance and time passed: memory outcomes 4–11 years after pediatric epilepsy surgery. Epilepsia 2016;57(11):1798–1807

[36] McLellan A, Davies S, Heyman I, et al. Psychopathology in children with epilepsy before and after temporal lobe resection. Dev Med Child Neurol 2005;47(10):666–672

[37] Law N, Kerr E, Smith ML. Evaluation of behavioral outcomes in children 1 year after epilepsy surgery. Epilepsia 2015;56 (10):1605–1614

[38] Colonnelli MC, Cross JH, Davies S, et al. Psychopathology in children before and after surgery for extratemporal lobe epilepsy. Dev Med Child Neurol 2012;54(6):521–526

[39] Puka K, Smith ML. Long-term outcomes of behavior problems after epilepsy surgery in childhood. J Neurol 2016;263(5):991–1000

[40] Elliott IM, Lach L, Kadis DS, Smith ML. Psychosocial outcomes in children two years after epilepsy surgery: has anything changed? Epilepsia 2008;49(4):634–641

[41] Andresen EN, Ramirez MJ, Kim KH, et al. Effects of surgical side and site on mood and behavior outcome in children with pharmacoresistant epilepsy. Front Neurol 2014;5:18

[42] Tavares TP, Puka K, Smith ML. Emotional functioning: longterm outcomes after pediatric epilepsy surgery. Epilepsia 2015; 56(5):745–753

[43] Sabaz M, Lawson JA, Cairns DR, et al. The impact of epilepsy surgery on quality of life in children. Neurology 2006;66(4):557–561

[44] Spencer SS, Berg AT, Vickrey BG, et al; Multicenter Study of Epilepsy Surgery. Health-related quality of life over time since resective epilepsy surgery. Ann Neurol 2007;62(4):327–334

[45] Keene DL, Higgins MJ, Ventureyra EC. Outcome and life prospects after surgical management of medically intractable epilepsy in patients under 18 years of age. Childs Nerv Syst 1997;13(10):530–535

[46] Elliott I, Kadis DS, Lach L, et al. Quality of life in young adults who underwent resective surgery for epilepsy in childhood. Epilepsia 2012;53(9):1577–1586

[47] Puka K, Smith ML. Predictors of long-term quality of life after pediatric epilepsy surgery. Epilepsia 2015;56(6):873–881

[48] Van Schooneveld MM, Braun KP. Cognitive outcome after epilepsy surgery in children. Brain Dev 2013;35(8):721–729

[49] Freitag H, Tuxhorn I. Cognitive function in preschool children after epilepsy surgery: rationale for early intervention. Epilepsia 2005;46(4):561–567

[50] Téllez-Zenteno JF, Dhar R, Hernandez-Ronquillo L, Wiebe S. Long-term outcomes in epilepsy surgery: antiepileptic drugs, mortality, cognitive and psychosocial aspects. Brain 2007;130 (Pt 2):334–345

索 引
Index